华夏英才基金学术文库

免疫病学

主　编　张源潮

科学出版社

北京

内 容 简 介

本书是国内首部全面论述免疫系统疾病的专科著作。其主要内容分三篇：上篇包括免疫病的临床特点、实验室检查、诊断思维及治疗要点等。中篇主要讲述免疫专科病，包括自身免疫病、变态反应病、免疫器官结构病、儿童和老年免疫病、免疫系统恶性肿瘤、免疫缺陷病等。下篇主要涉及各专科免疫病等。

本书主要供风湿免疫专科医生和研究生参考使用。其他专业的医生及科研人员也可参考阅读。

图书在版编目(CIP)数据

免疫病学 / 张源潮主编 . —北京：科学出版社，2011
（华夏英才基金学术文库）
ISBN 978-7-03-029529-3

Ⅰ.免… Ⅱ.张… Ⅲ.免疫性疾病 Ⅳ.R593

中国版本图书馆 CIP 数据核字(2010)第 223442 号

责任编辑：向小峰　农　芳／责任校对：钟　洋　宋玲玲
责任印制：刘士平／封面设计：黄　超

科学出版社 出版
北京东黄城根北街 16 号
邮政编码：100717
http://www.sciencep.com

中国科学院印刷厂 印刷
科学出版社发行　各地新华书店经销

*

2011 年 1 月第 一 版　　开本：787×1092　1/16
2011 年 1 月第一次印刷　　印张：81 1/2　插页：1
印数：1—2 000　　　　　字数：2 158 000

定价：**248.00 元**

（如有印装质量问题，我社负责调换）

《免疫病学》编写人员

主　编　张源潮

副主编　杨清锐

编　委　（按姓氏笔画排列）

王　冰	王　欣	王占奎	王梅英	户中丹
尹新芹	申家泉	付　敏	白　艳	冯永强
冯建利	吕晓霞	朱贵月	刘　军	刘　新
刘东霞	刘执玉	刘庆华	刘忠志	闫　鹏
许世峰	许冬梅	牟慧君	孙　鹏	孙红胜
孙志坚	杜怡峰	杨清锐	李　鸣	李　莉
肖东圭	肖东杰	吴　倩	吴大玮	何玉祥
汪运山	汪定山	沈伦乾	张　鹏	张文龙
张成银	张先东	张忠臣	张怡婧	张春青
张源潮	陈　星	陈　楠	陈子江	陈立辉
武树朋	金讯波	周明花	周新丽	宗　梅
房玉芳	赵　波	赵东波	赵家军	胡乃文
胡莉华	侯传云	侯岩峰	姜玉杰	姚博
秦成勇	夏光涛	徐功立	菅向东	梅焕平
曹乃清	葛勇鹏	董　波	董　静	潘正论

序

  免疫系统是人体的一个生理系统,有独立的胚胎发育规律和解剖组织结构。在生物进化史上,免疫系统和生物个体几乎同时出现并不断进化。免疫学是现代生命科学的支柱学科之一,人类对疾病的认识和对免疫学的了解几乎同步发展。人所共知,免疫系统可保护人体祛病延年,但这种认识只是事物的一个方面。人类通过世代研究逐步认识到免疫系统也会患病,其中免疫功能不足可以加重外感性疾病已为两千年前的先贤们论及。随着近代医学的发展,人们逐渐发现,免疫系统本身可出现功能缺陷或功能亢进,免疫系统可出现恶变或炎症性增生。借助于分子生物学和人类基因组学的先进手段,医务工作者在基因、分子、细胞组织和器官等不同层次上不断阐明了对疾病的免疫学认识,免疫病学领域的研究如火如荼。在美国国立卫生院的官方网站 Pubmed 的检索系统中,输入免疫学(immunology)一词,可以检出 110 多万篇文献,足见这一古老而新生领域的强大生命力。回顾近半个世纪来免疫学对整个生物医学领域的影响,用"星星之火,可以燎原"一词来形容毫不夸张。

  由山东大学医学院、山东省立医院风湿免疫科主任张源潮教授编著的《免疫病学》是目前我国首部全面论述免疫系统疾病的专科著作。张源潮教授是山东省风湿病学发展的奠基人和开拓者,他长期致力于免疫病学的临床、教学和科研工作,目前兼任中国免疫学会理事、中国医师协会风湿病分会委员和山东免疫学会副理事长。1996 年他在山东大学首开研究生选修课程《临床免疫学》,培养了一大批优秀的学生,许多授课教师也已经成长为齐鲁大地上著名的专科免疫病专家,结出了丰硕的成果。

  《免疫病学》共分 66 章,洋洋洒洒 200 余万字。纵观全书,深感内容新颖,笔路清晰,图文并茂,资料翔实。作者在国内首次提出免疫病的新分类,系统总结了免疫病的临床表现、实验室特点、诊断规律、治疗方法和临床预后,在医学科学的百花园中开辟出一片免疫专科病的生机盎然的新苗圃,它历经作者们的几载耕耘,已成长为"一花绽放满园香"的热门学科。该书中原发免疫缺陷病虽以儿科为主进行编写,但创新性地增加了成人原发免疫缺陷病。目前,绝大多数临床专家都认为先天性免疫缺陷是一种少见的遗传病,但本书作者基于自己的临床经验和研究成果,对该病提出了挑战性的新观点:①成人可以新发免疫缺陷,成人可有先天免疫缺陷,成人常见部分免疫缺陷。②免疫缺陷和自身免疫可以重叠并发。该书的作者队伍是目前活跃在齐鲁大地免疫病学医教研前沿的一批骨干力量,在他们身上寄托着老一代专家对免疫病学发展的厚望。现在,他们将自己长期积累的免疫病学知识总结和提炼,奉献给大家,希望广大读者与我一样乐于分享,同时我衷心希望,该书的出版会对我国的免疫病研究的发展起到重要的推动作用。

中国工程院院士

山东大学副校长 张运

2010 年 5 月于济南

前　言

　　历经3年,三易其稿,在本书编委会和出版社编辑的共同努力下,《免疫病学》即将与读者见面。本书每章的主笔都是该领域的临床免疫学专家,同时吸收了对某种疾病有深入研究的学者参加执笔。主编逐字逐段修改全稿3遍,但错误仍在所难免,敬请同仁斧正。全体编委都先后参加了山东大学《临床免疫学》课程的教学。自1996年开始已达13年之久,执教内容之一就是讲授免疫病的诊治和临床研究方法,从而积累了本书的理论素材。各位医生每天面临日渐增多的免疫病病人,经常为新病种新问题所困惑,产生了扩大视野、互相融合、前后贯通、学术提高的共同要求,同时激发了创作本书的意愿和追求。

　　书如其名,建立免疫病学就是编写本书的主旨。貌似争开先河,实为抛砖引玉。1988年,山东大学风湿科创立时,就发生过是否叫风湿免疫科的争论。早期的风湿病学杂志曾拒载有关疾病的免疫学基础研究文章。现在人们逐渐明确了免疫病学和风湿病学分别研究的是免疫系统和结缔组织的病变,虽然国内大多数医院建立了风湿免疫科,但只是把两个亚科合并在一起。免疫系统是人体生理功能的一个构成部分,免疫系统疾病和人类的存在同样久远,但国内至今没有全面论述免疫病诊治的临床参考书。国内的内科学专著和内科学教材都没有免疫系统疾病的专科位置。在论及常见免疫病的病理机制时,一直称是"免疫学基础理论对临床的渗透"。因而免疫系统疾病没有像消化、呼吸、循环等系统疾病具有自己的专科位置。再视而不见、不争不鸣,更待何时?

　　本书共66章,200余万字。本书涵盖了绝大部分免疫专科病和大部分专科免疫病的病种。免疫专科病分为良性病和恶性病,又分为原发性疾病和继发病变。再分为功能病和组织病。良性功能病分为免疫功能亢进病和免疫功能缺陷病。其中免疫功能亢进病还可分为:自身免疫病和变态反应病。免疫组织的良性结构病变和恶性结构病变正式纳入免疫病范畴。原发免疫缺陷病仍以儿科为主进行讨论,本书创新增加了成人原发免疫缺陷病。专科免疫病尽量保持其所在专科的原貌。

　　本书对每个病的论述采用了9段式经典结构。包括:①概念;②流行病学资料;③免疫病理;④组织病理;⑤临床表现;⑥实验室检查和影像学检查;⑦诊断和鉴别诊断;⑧治疗;⑨预后。这种表达适用于免疫专科病,但对少数专科免疫病则缺少参考资料。每个病种的名称如果存在"约定俗成"的称谓,就尽量采用,既可和传统衔接,又避免了通篇尽是"某某免疫病"的枯燥。目前大多数免疫病的病因不清,改成写免疫病理机制,对指导免疫研究和认识疾病本质是必不可少的;但每个病种的免疫病理一节,内容和深度差别较大。对于有争议的资料,原则上留待以后再版时评价是否使用。关于每个病的诊断要求写出已有的诊断标准,避免使用"根据临床表现和实验室检查,做出诊断不困难、不复杂"的老套话。但部分疾病没能写出诊断标准,有些疾病的鉴别诊断也写得粗糙、简单。

　　学完临床免疫学的研究生明白了怎样去研究一个免疫病的某个病理问题、药理问题、诊断问题和治疗问题,但他们不能在临床诊治免疫病。《免疫病学》就是要教会临床研究生能够诊治处理免疫病。本书勾勒出了免疫病的临床范围，可以给免疫病专科医生一个自学和提高的平台。书中反映出有些免疫亢进病和免疫缺陷病是共存的，有些临床表现是重叠或转移的；对于风湿病专科医生是一部案头参考书。本书对于其他专业的各科医生，也会开卷有益。

　　欢迎读者对再版提出意见，欢迎你参加再版的著述。可以预见免疫病专科将会在中国的内科学系中占有一个专科位置；可以预见免疫病专科的医师队伍日益壮大，学术水平日渐提高。建立免疫病科，不但惠及患者，也不会在起跑线上输于国外同行。

张源潮

于泉城·济南

山东大学医学院

山东省立医院

2010 年 9 月 30 日

目　　录

序

前言

上　篇　免疫病学总论

第一章　绪论…………………………………………………………（3）

第二章　免疫病的临床特点………………………………………（22）

第三章　免疫病的实验室检查……………………………………（29）

　第一节　常用实验检查技术……………………………………（29）

　第二节　免疫病的化验结果分析………………………………（35）

第四章　免疫病的诊断思维………………………………………（47）

第五章　免疫病治疗要点…………………………………………（53）

第六章　免疫病常用药物…………………………………………（72）

　第一节　非甾体抗炎药…………………………………………（72）

　第二节　糖皮质激素……………………………………………（117）

　第三节　免疫抑制剂……………………………………………（148）

　第四节　免疫调节剂……………………………………………（161）

　第五节　慢缓解病情药…………………………………………（170）

　第六节　组胺拮抗药……………………………………………（180）

　第七节　生物制剂………………………………………………（203）

　第八节　中草药…………………………………………………（210）

中　篇　免疫专科病

第一单元　自身免疫病

第七章　类风湿关节炎……………………………………………（217）

　第一节　类风湿关节炎概述……………………………………（217）

　第二节　复发性风湿症…………………………………………（231）

　第三节　血清阴性滑膜炎综合征………………………………（233）

　第四节　Felty 综合征…………………………………………（235）

第八章　自身免疫发热……………………………………………（239）

　第一节　成人 Still 病…………………………………………（239）

　第二节　炎性周期发热综合征…………………………………（246）

第九章　幼年特发性关节炎………………………………………（252）

第十章　系统性红斑狼疮……………………………………………………（259）
　第一节　系统性红斑狼疮概述………………………………………………（259）
　第二节　皮肤狼疮……………………………………………………………（273）
　第三节　狼疮肾炎……………………………………………………………（274）
　第四节　狼疮脑病……………………………………………………………（277）
　第五节　狼疮精神病…………………………………………………………（281）
　第六节　狼疮患者妊娠………………………………………………………（283）
第十一章　抗磷脂综合征……………………………………………………（286）
第十二章　血清阴性脊柱关节病……………………………………………（294）
　第一节　强直性脊柱炎………………………………………………………（294）
　第二节　赖特综合征…………………………………………………………（304）
　第三节　银屑病关节炎………………………………………………………（308）
　第四节　炎症性肠病关节炎…………………………………………………（311）
　第五节　未分化脊柱关节病…………………………………………………（313）
第十三章　硬皮病……………………………………………………………（316）
　第一节　硬皮病概述…………………………………………………………（316）
　第二节　局限性硬皮病………………………………………………………（317）
　第三节　系统性硬皮病………………………………………………………（318）
　第四节　CREST 综合征………………………………………………………（327）
　第五节　未分化结缔组织病…………………………………………………（331）
第十四章　特发性炎性肌病…………………………………………………（335）
　第一节　多发性肌炎和皮肌炎………………………………………………（335）
　第二节　包涵体肌炎…………………………………………………………（347）
第十五章　系统性血管炎……………………………………………………（351）
　第一节　血管炎分类…………………………………………………………（351）
　第二节　巨细胞动脉炎………………………………………………………（356）
　第三节　多发大动脉炎………………………………………………………（358）
　第四节　贝赫切特综合征……………………………………………………（364）
　第五节　结节多动脉炎………………………………………………………（368）
　第六节　川崎病………………………………………………………………（372）
　第七节　显微镜下多血管炎…………………………………………………（376）
　第八节　韦格纳肉芽肿………………………………………………………（379）
　第九节　变应性肉芽肿血管炎………………………………………………（385）
　第十节　过敏性紫癜…………………………………………………………（387）
　第十一节　冷球蛋白血症……………………………………………………（390）
　第十二节　皮肤白细胞破碎血管炎…………………………………………（391）
第十六章　干燥综合征………………………………………………………（394）
　第一节　干燥综合征概述……………………………………………………（394）
　第二节　干燥综合征肾小管酸中毒…………………………………………（406）

第三节　干燥综合征胆汁淤积肝损伤 …………………………………………………（413）

第十七章　重叠综合征 ……………………………………………………………（418）

第一节　重叠综合征概述 ……………………………………………………………（418）

第二节　混合性结缔组织病 …………………………………………………………（421）

第十八章　反应性关节炎 …………………………………………………………（429）

第一节　反应性关节炎概述 …………………………………………………………（429）

第二节　病毒相关性关节炎 …………………………………………………………（432）

第三节　Poncet 综合征 ……………………………………………………………（437）

第四节　风湿热 ………………………………………………………………………（438）

第五节　解脲脲原体感染相关反应性关节炎 ………………………………………（445）

第十九章　骨关节炎 ………………………………………………………………（450）

第一节　骨关节炎概述 ………………………………………………………………（450）

第二节　侵蚀性炎性骨关节炎 ………………………………………………………（463）

第三节　原发性全身性骨关节炎 ……………………………………………………（465）

第四节　特发性弥漫肥厚性骨炎 ……………………………………………………（466）

第二十章　淀粉样变 ………………………………………………………………（470）

第二单元　变态反应病

第二十一章　变态反应病概述 ……………………………………………………（476）

第二十二章　眼变态反应病 ………………………………………………………（483）

第一节　过敏性眼病 …………………………………………………………………（483）

第二节　花粉症 ………………………………………………………………………（486）

第二十三章　上呼吸道变态反应病 ………………………………………………（490）

第一节　过敏性鼻炎 …………………………………………………………………（490）

第二节　鼻息肉 ………………………………………………………………………（493）

第二十四章　气道变态反应病 ……………………………………………………（495）

第一节　过敏性哮喘 …………………………………………………………………（495）

第二节　阿司匹林哮喘 ………………………………………………………………（502）

第三节　职业性哮喘 …………………………………………………………………（504）

第四节　反应性气道功能不全综合征 ………………………………………………（504）

第二十五章　肺泡变态反应病 ……………………………………………………（506）

第一节　超敏性肺泡炎 ………………………………………………………………（506）

第二节　过敏性支气管肺曲霉菌病 …………………………………………………（509）

第二十六章　皮肤变态反应病 ……………………………………………………（512）

第一节　特应性皮炎 …………………………………………………………………（512）

第二节　接触性皮炎 …………………………………………………………………（517）

第三节　荨麻疹与血管神经性水肿 …………………………………………………（519）

第四节　Stevens-Johnson 综合征 …………………………………………………（523）

第五节　中毒性表皮坏死松解症 ……………………………………………………（524）

第二十七章　其他变态反应病 ……………………………………………………（525）

第一节　药物过敏 ·· (525)

第二节　食物过敏 ·· (530)

第三节　昆虫过敏 ·· (534)

第四节　严重过敏反应 ·· (536)

第三单元　免疫器官结构病

第二十八章　淋巴管病 ·· (541)

第一节　淋巴系统概述 ·· (541)

第二节　淋巴水肿 ·· (543)

第三节　克利佩耳综合征 ···································· (549)

第四节　淋巴管肿瘤分类 ···································· (550)

第五节　单纯淋巴管瘤 ·· (550)

第六节　海绵状淋巴管瘤 ···································· (550)

第七节　囊状淋巴管瘤 ·· (551)

第八节　混合性脉管瘤 ·· (552)

第九节　淋巴管恶性肿瘤分类 ······························ (552)

第十节　Kaposi 肉瘤 ··· (554)

第二十九章　良性淋巴结病 ·································· (558)

第一节　淋巴结的良性疾病 ·································· (558)

第二节　急性非特异淋巴结炎 ······························ (558)

第三节　慢性非特异淋巴结炎 ······························ (559)

第四节　组织细胞坏死淋巴结炎 ··························· (559)

第五节　结节病 ·· (560)

第六节　猫抓病 ·· (560)

第七节　疫苗后淋巴结炎 ···································· (561)

第八节　传染性单核细胞增多症 ··························· (561)

第九节　巨细胞病毒相关淋巴结炎 ························ (561)

第十节　药物过敏淋巴结炎 ·································· (562)

第十一节　皮病性淋巴结炎 ·································· (562)

第十二节　嗜酸粒细胞淋巴肉芽肿 ······················· (563)

第十三节　肠系膜淋巴结炎 ·································· (563)

第十四节　性病相关淋巴肉芽肿 ··························· (564)

第十五节　血管免疫母细胞淋巴结病 ···················· (564)

第十六节　淋巴结纤维脂肪病变 ··························· (565)

第十七节　淋巴结梗阻样变 ·································· (565)

第四单元　儿童和老年免疫病

第三十章　小儿免疫功能与免疫病特点 ·················· (567)

第一节　小儿免疫病理特点 ·································· (567)

第二节　新生儿生理性免疫缺陷病 ························ (574)

第三节　小儿自身免疫病 ···································· (577)

第三十一章　老年免疫病……………………………………………………………（583）
　　第一节　阿尔茨海默病……………………………………………………………（585）
　　第二节　老年黄斑变性……………………………………………………………（595）
　　第三节　老年耳聋…………………………………………………………………（600）
　　第四节　老年甲状腺功能低下……………………………………………………（603）
　　第五节　老年皮肤瘙痒症…………………………………………………………（608）

第五单元　免疫系统恶性肿瘤

第三十二章　淋巴细胞白血病………………………………………………………（611）
　　第一节　急性淋巴细胞白血病……………………………………………………（611）
　　第二节　慢性淋巴细胞白血病……………………………………………………（617）
第三十三章　淋巴瘤…………………………………………………………………（624）
　　第一节　霍奇金淋巴瘤……………………………………………………………（624）
　　第二节　非霍奇金淋巴瘤…………………………………………………………（629）
第三十四章　免疫系统其他恶性肿瘤………………………………………………（637）
　　第一节　多发性骨髓瘤……………………………………………………………（637）
　　第二节　胸腺瘤……………………………………………………………………（648）
　　第三节　恶性组织细胞病…………………………………………………………（653）

第六单元　免疫缺陷病

第三十五章　原发免疫缺陷病分类和概述…………………………………………（657）
第三十六章　B细胞免疫缺陷病……………………………………………………（680）
　　第一节　X连锁无丙种球蛋白血症………………………………………………（680）
　　第二节　普通变异型免疫缺陷病…………………………………………………（683）
　　第三节　婴儿暂时性低丙种球蛋白血症…………………………………………（685）
　　第四节　高IgM综合征……………………………………………………………（685）
　　第五节　选择性免疫球蛋白缺陷症………………………………………………（686）
第三十七章　T细胞免疫缺陷病……………………………………………………（690）
　　第一节　先天胸腺发育不良………………………………………………………（690）
　　第二节　X连锁严重联合免疫缺陷病……………………………………………（692）
第三十八章　吞噬细胞免疫缺陷病…………………………………………………（695）
　　第一节　慢性肉芽肿病……………………………………………………………（695）
　　第二节　中性粒细胞减少症………………………………………………………（697）
　　第三节　白细胞黏附分子缺陷症…………………………………………………（701）
第三十九章　补体免疫缺陷病………………………………………………………（704）
　　第一节　补体免疫缺陷病概述……………………………………………………（704）
　　第二节　补体固有成分缺陷病……………………………………………………（705）
　　第三节　补体系统其他成分免疫缺陷病…………………………………………（709）
第四十章　伴有特殊临床表现的免疫缺陷病………………………………………（715）
　　第一节　湿疹血小板减少伴免疫缺陷综合征……………………………………（715）
　　第二节　共济失调毛细血管扩张免疫缺陷综合征………………………………（717）

第三节 胸腺发育不全综合征 ……………………………………………（719）

第四十一章 成人免疫缺陷病 ………………………………………（722）

第一节 成人免疫缺陷病概述 ……………………………………（722）

第二节 普通变异免疫缺陷病 ……………………………………（723）

第三节 成人湿疹血小板减少免疫缺陷综合征 …………………（725）

第四节 IgA 缺乏症 ………………………………………………（727）

第五节 高 IgM 血症免疫缺陷病 …………………………………（730）

第六节 成人丙种球蛋白缺乏症 …………………………………（733）

第七节 成人联合免疫缺陷病 ……………………………………（736）

第四十二章 继发性免疫缺陷病 ……………………………………（741）

第一节 继发性免疫缺陷病概述 …………………………………（741）

第二节 成人艾滋病 ………………………………………………（744）

第三节 小儿艾滋病 ………………………………………………（748）

下 篇 各专科免疫病

第一单元 内科专科免疫病

第四十三章 呼吸系统免疫病 ………………………………………（757）

第一节 呼吸系统免疫病概述 ……………………………………（757）

第二节 支气管哮喘 ………………………………………………（761）

第三节 特发间质性肺炎 …………………………………………（769）

第四节 特发性肺纤维化 …………………………………………（769）

第五节 非特异性间质性肺炎 ……………………………………（773）

第六节 脱屑性间质性肺炎 ………………………………………（774）

第七节 急性间质性肺炎 …………………………………………（775）

第八节 隐源性机化性肺炎 ………………………………………（776）

第九节 呼吸性细支气管炎相关性间质性肺病 …………………（778）

第十节 淋巴细胞性间质性肺炎 …………………………………（780）

第十一节 结节病 …………………………………………………（781）

第十二节 特发肺血管炎 …………………………………………（785）

第十三节 急性呼吸窘迫综合征 …………………………………（789）

第十四节 特发肺动脉高压 ………………………………………（794）

第四十四章 心血管系统免疫病 ……………………………………（809）

第一节 心脏免疫病分类 …………………………………………（809）

第二节 风湿性心脏瓣膜病 ………………………………………（810）

第三节 扩张型心肌病 ……………………………………………（818）

第四节 限制型心肌病 ……………………………………………（824）

第五节 非细菌性栓塞性心内膜炎 ………………………………（828）

第六节 Libman-Sacks 心内膜炎 …………………………………（830）

第七节 特发性心包炎 ……………………………………………（831）

　　第八节　炎症相关动脉粥样硬化症·······································(834)
　　第九节　围生期心肌病···(845)
第四十五章　消化系统免疫病···(851)
　　第一节　食管免疫病分类···(851)
　　第二节　食管硬化病···(851)
　　第三节　食管反流性哮喘···(853)
　　第四节　胃十二指肠免疫病分类··(856)
　　第五节　嗜酸粒细胞胃肠炎··(857)
　　第六节　慢性萎缩性胃炎和恶性贫血···································(861)
　　第七节　肝脏免疫病分类···(864)
　　第八节　自身免疫肝炎··(870)
　　第九节　原发硬化性胆管炎··(877)
　　第十节　原发胆汁性肝硬化··(880)
　　第十一节　特发门脉高压症···(884)
　　第十二节　布-加综合征···(888)
　　第十三节　免疫性胆管炎···(891)
　　第十四节　肠免疫病分类···(893)
　　第十五节　溃疡性结肠炎···(895)
　　第十六节　Crohn 病··(900)
　　第十七节　胰腺免疫病分类··(904)
　　第十八节　慢性自身免疫胰腺炎··(904)
　　第十九节　肛肠免疫病分类··(906)
　　第二十节　肛门 Crohn 病··(907)
第四十六章　泌尿系统免疫病···(911)
　　第一节　肾脏免疫病概述···(911)
　　第二节　肾小球免疫病分类··(913)
　　第三节　急性肾小球肾炎···(914)
　　第四节　急进性肾小球肾炎··(917)
　　第五节　慢性肾小球肾炎···(920)
　　第六节　隐匿性肾小球肾炎··(923)
　　第七节　肾病综合征··(924)
　　第八节　IgA 肾病··(932)
　　第九节　ANCA 相关肾炎···(934)
　　第十节　肾小管和肾间质免疫病分类···································(937)
　　第十一节　急性肾间质性肾炎··(937)
　　第十二节　特发性肾小管间质性肾炎···································(940)
　　第十三节　急性过敏肾间质肾炎··(942)
　　第十四节　输尿管膀胱免疫病分类·····································(944)
　　第十五节　特发间质性膀胱炎··(944)

第十六节　原发尿道淀粉样变性……………………………………………（946）
第十七节　炎症相关肾动脉狭窄……………………………………………（947）
第十八节　Goodpasture 综合征……………………………………………（951）
第四十七章　血液系统免疫病…………………………………………………（956）
第一节　血液系统免疫病概述………………………………………………（956）
第二节　白细胞免疫病分类…………………………………………………（958）
第三节　原发性免疫粒细胞减少症…………………………………………（958）
第四节　红细胞免疫病分类…………………………………………………（961）
第五节　自身免疫溶血性贫血………………………………………………（961）
第六节　血小板免疫病分类…………………………………………………（965）
第七节　原发血小板减少性紫癜……………………………………………（965）
第八节　单核/巨噬细胞免疫病分类…………………………………………（969）
第九节　朗格汉斯细胞组织细胞增生症……………………………………（969）
第十节　特发性脾功能亢进症………………………………………………（973）
第十一节　巨球蛋白血症……………………………………………………（976）
第四十八章　内分泌系统免疫病………………………………………………（984）
第一节　腺垂体功能减退症…………………………………………………（984）
第二节　Graves 病……………………………………………………………（986）
第三节　亚急性甲状腺炎……………………………………………………（992）
第四节　慢性淋巴细胞甲状腺炎……………………………………………（993）
第五节　甲状腺功能减退症…………………………………………………（995）
第六节　甲状旁腺功能减退症………………………………………………（997）
第七节　原发肾上腺皮质功能减退症………………………………………（1000）
第八节　自身免疫性多发内分泌腺病综合征………………………………（1002）
第九节　1 型糖尿病…………………………………………………………（1004）
第四十九章　神经系统免疫病…………………………………………………（1009）
第一节　神经系统免疫病概述………………………………………………（1009）
第二节　多发性硬化…………………………………………………………（1012）
第三节　视神经脊髓炎………………………………………………………（1015）
第四节　急性播散性脑脊髓炎………………………………………………（1018）
第五节　急性炎症性脱髓鞘多发性神经病…………………………………（1019）
第六节　慢性炎症性脱髓鞘多发性神经病…………………………………（1021）
第七节　重症肌无力…………………………………………………………（1023）
第八节　急性脊髓炎…………………………………………………………（1026）
第九节　神经系统肉样瘤病…………………………………………………（1029）
第十节　神经贝赫切特综合征………………………………………………（1033）
第十一节　原发中枢神经系统血管炎………………………………………（1038）
第十二节　僵人综合征………………………………………………………（1040）
第十三节　获得性神经性肌强直……………………………………………（1043）

第十四节　肌萎缩侧索硬化 …………………………………………… (1045)

第十五节　小舞蹈病 ……………………………………………………… (1047)

第十六节　原发 Moyamoya 病 ………………………………………… (1050)

第十七节　特发性自主神经功能不全 ………………………………… (1052)

第十八节　干燥综合征脑病 …………………………………………… (1054)

第十九节　结节性多动脉炎脑病 ……………………………………… (1057)

第二十节　小柳-原田综合征 ………………………………………… (1060)

第二十一节　Lambert-Eaton 综合征 ………………………………… (1063)

第二单元　眼科免疫病

第五十章　眼免疫病概述 ……………………………………………… (1067)

第五十一章　外眼免疫病 ……………………………………………… (1072)

第一节　过敏性结膜炎 ………………………………………………… (1072)

第二节　蚕食性角膜溃疡 ……………………………………………… (1074)

第三节　免疫巩膜炎 …………………………………………………… (1076)

第四节　干眼征 ………………………………………………………… (1077)

第五十二章　内眼免疫病 ……………………………………………… (1081)

第一节　晶状体过敏性葡萄膜炎 ……………………………………… (1081)

第二节　视神经炎 ……………………………………………………… (1082)

第三节　交感性眼炎 …………………………………………………… (1083)

第四节　葡萄膜大脑炎 ………………………………………………… (1084)

第五节　视网膜静脉周围炎 …………………………………………… (1086)

第三单元　耳鼻喉科免疫病

第五十三章　免疫耳病 ………………………………………………… (1089)

第一节　免疫耳病分类 ………………………………………………… (1089)

第二节　自身免疫性感音性耳聋 ……………………………………… (1090)

第三节　特发免疫性耳聋 ……………………………………………… (1095)

第四节　梅尼埃病 ……………………………………………………… (1097)

第五节　分泌性中耳炎 ………………………………………………… (1101)

第六节　耳硬化症 ……………………………………………………… (1105)

第七节　中耳乳突胆脂瘤 ……………………………………………… (1107)

第八节　Bell 麻痹 ……………………………………………………… (1109)

第九节　耳郭复发性多软骨炎 ………………………………………… (1112)

第五十四章　鼻免疫病 ………………………………………………… (1115)

第一节　变应性鼻炎 …………………………………………………… (1115)

第二节　鼻息肉和鼻息肉病 …………………………………………… (1119)

第三节　变应性真菌性鼻窦炎 ………………………………………… (1122)

第五十五章　咽喉免疫病 ……………………………………………… (1125)

第一节　变态反应性咽炎 ……………………………………………… (1125)

第二节　病灶性扁桃体炎 ……………………………………………… (1126)

第三节　变应性喉炎 ·· (1128)

第四单元　口腔科免疫病

第五十六章　口腔黏膜免疫病 ··· (1132)

第一节　口腔黏膜免疫病概述 ·· (1132)

第二节　口腔免疫性溃疡分类 ·· (1135)

第三节　复发性阿弗他溃疡 ·· (1136)

第四节　舌免疫病 ·· (1139)

第五节　舌灼痛 ·· (1139)

第六节　免疫口腔斑纹病 ·· (1141)

第七节　牙周免疫病分类 ·· (1144)

第八节　成人牙周炎 ·· (1144)

第五十七章　牙体免疫病 ··· (1148)

第五单元　皮肤科免疫病

第五十八章　原发皮肤免疫病 ··· (1150)

第一节　原发皮肤免疫病分类 ·· (1150)

第二节　银屑病 ·· (1153)

第三节　天疱疮 ·· (1156)

第四节　白癜风 ·· (1160)

第五节　扁平苔藓 ·· (1162)

第五十九章　获得性皮肤免疫病 ··· (1169)

第一节　特应性皮炎 ·· (1169)

第二节　荨麻疹 ·· (1171)

第六十章　皮肤血管炎 ··· (1176)

第一节　皮肤血管炎分类 ·· (1176)

第二节　过敏性紫癜 ·· (1176)

第三节　结节性红斑 ·· (1178)

第六单元　生殖系统免疫病

第六十一章　男性生殖器官免疫病 ······································· (1181)

第一节　男性生殖器官免疫病分类 ·· (1181)

第二节　阴茎海绵体硬结症 ·· (1181)

第三节　男生殖器软斑病 ·· (1184)

第四节　非特异肉芽肿前列腺炎 ·· (1185)

第五节　阴茎头浆细胞炎 ·· (1186)

第六节　阴茎淋巴管瘤 ·· (1186)

第七节　阴茎硬化淋巴管炎 ·· (1187)

第八节　自身免疫睾丸炎 ·· (1187)

第九节　睾丸原发淋巴瘤 ·· (1187)

第六十二章　女性生殖器官免疫病 ······································· (1189)

第一节　女性生殖器官免疫病分类 ·· (1189)

第二节　自身免疫性卵巢早衰 ·· (1190)

第三节　卵巢不敏感综合征 ··· (1193)

第四节　子宫内膜异位症 ··· (1194)

第五节　子宫腺肌病 ··· (1202)

第六节　免疫性不孕 ··· (1203)

第七节　免疫性反复自然流产 ·· (1208)

第七单元　职业与中毒免疫病

第六十三章　免疫系统中毒与免疫毒理 ······································ (1214)

第一节　百草枯中毒 ··· (1214)

第二节　汞及其无机化合物中毒 ·· (1217)

第六十四章　职业性免疫病 ··· (1221)

第一节　职业性哮喘 ··· (1221)

第二节　职业性急性变应性肺泡炎 ·· (1224)

第八单元　移植免疫与移植后免疫病

第六十五章　器官移植与免疫排斥 ··· (1227)

第六十六章　移植后免疫病 ··· (1235)

第一节　心脏移植 ··· (1235)

第二节　肺移植 ··· (1244)

第三节　肝脏移植 ··· (1251)

第四节　肾移植 ··· (1254)

第五节　骨髓移植 ··· (1268)

第六节　多能造血干细胞移植 ·· (1273)

第七节　器官移植后纤维淤胆性肝炎 ·· (1277)

索引 ··· (1282)

彩图

上 篇
免疫病学总论

第一章 绪 论

免疫病学(immunotology)是一门新的临床学科,是在现代基础免疫学特别是分子免疫学飞速发展的基础上,在国内外的临床免疫学特别是在自身免疫病和免疫缺陷病广泛展开的前提下,由临床分化、综合创立的临床新学科。新学科的特点表现为:①本学科是在呼吸、循环、消化、泌尿、血液、内分泌等学科之外,具有相同学术地位的一个独立的学科。②本学科的建立使得免疫学基础研究的成果直接深入到人类学的中心点之一的临床医学。③本学科的建立使得人类认识免疫病的知识和现代社会日益增多的免疫病患者获得衔接和诊治。新学科产生的原因可以归纳为:①免疫系统是人体生理器官,具有独立的解剖学结构,如胸腺、脾、淋巴管、淋巴结等;具有独立的组织成分,如T淋巴细胞、B淋巴细胞等。由此而产生对应的疾病群是必然的。②免疫病理的研究已经积累了丰富的资料,已是继感染、中毒、创伤、肿瘤、遗传之外的第六个病理学支柱理论。有病理生理学理论系统必然存在相应的专科。③人类对免疫病种的认识并没有因为学科淹没而停止探索和研究。自古代到近代已经记载和明确了免疫病的核心——"免疫专科病各病种",又大部分明确了与其他专科交叉的"专科免疫病各病种",形成了符合医学规律的疾病分类。④针对部分免疫病的研究,建立专科的医疗实践一直没有停止过,从而形成了愈来愈多的免疫病医生队伍。⑤近现代生活方式和生存环境的改变使得免疫病患者愈来愈多,来自患者的需求压力愈来愈大。⑥信息技术的发展使得古代和现代大量有关免疫病的信息资料得以整合与系统化。

免疫病(immune disease)是因免疫系统组织结构和免疫器官生理功能发生病因明确或病因不明确的损伤或者变异,进而产生一系列的症状、体征和实验室检查异常,这样一类疾病又被称为免疫系统疾病(diseases of immune system)。探索免疫病的发生发展、临床过程和治疗反应的学科称为免疫病学,全称为免疫系统疾病学。临床把明确有免疫系统病变,疾病过程并不具体表现为某一系统或某一脏器损伤而是表现为多靶系统损伤的免疫病称为免疫专科病(immune disease of specific department)。以往曾有人称谓的"器官非特异性自身免疫病(non-specific organ autoimmune disease)"即属这个范畴。这是免疫病这一大概念中的核心疾病范围。临床把尚不能明确免疫结构有原发病变,疾病过程具体表现为另外某一系统或某个脏器的免疫相关病变的免疫病称为专科免疫病(immune diseases of cther department)。以往曾有人称谓的"器官特异性自身免疫病(organ specific autoimmune disease)"即属这个范畴。免疫病还包括免疫缺陷病、变态反应病、免疫系统肿瘤、淋巴管和淋巴结病等。免疫病学是临床免疫学(clinical immunology)的重点研究内容之一。临床免疫学和医学基础免疫学共同构成医学免疫学。临床免疫学所研究的免疫病理、免疫药理、免疫诊断和免疫治疗都是为免疫病的诊断和防治服务的。医学基础免疫学研究的免疫系统的解剖、组织、发生、发育、生理、生化等分支,不但是临床免疫学的发展基础,也同样是免疫病学的研究基础。另外,人类在研究免疫病学时,还会借鉴植物免疫学、动物免疫学和微生物免疫学等基础免疫学的知识。免疫学技术不但广泛应用于生物学研究,也是免疫病学研究的主要技术手段之一。

一、疾 病 分 类

一个新学科成熟的标志是具备了公认的、清晰的、全面的研究内容分类。分类是人类认识疾病和攻克疾病的一个研究热点。针对某一部分免疫病的分类已有不少方案提出,例如,自身免疫病的分类、免疫缺陷病的分类等。疾病分类是临床研究的前提,也是一个百家争鸣、动态完善的领域。像其他系统的疾病分类一样,免疫病也可以从多个角度分类。

(一) 免疫病的年龄分类

1. 儿童免疫病

国内普通儿科疾病的年龄界限是 12 周岁。儿童风湿病的年龄上限是 16 周岁,儿童免疫病的年龄上限也是 16 周岁。近年有人提出 18 周岁为上限。儿童的免疫系统组织结构基本成熟且功能趋于完善。儿童的成长环境对免疫系统的发育完善影响很大。过敏性疾病和先天免疫缺陷病在儿童高发。针对儿童的任何治疗不仅要观察近期疗效,还要考虑远期影响生长发育。性成熟前的儿童免疫功能男女差异不甚明显。

2. 成人免疫病

18 周岁列为成年人基本无争论。成人两性之间免疫病谱的分布有较大差异。有些病还具有地域、人种和家族的发病差别。成人多见自身免疫病,少见原发免疫缺陷病。

3. 老年免疫病

60 周岁以上进入老年。过去笼统地形容老年人均呈免疫力下降是不严格的。衰老多病的老年人可以存在免疫力下降,大多数正常生存的老年人呈现部分免疫机制增强和部分免疫功能下降的杂处共存状态。所以老年人呈免疫平衡失调状态。老年多见变态反应病和继发免疫缺陷病。人总是要死亡的,免疫机制参与了细胞和脏器的生理性凋亡和死亡过程。以上两个观点正引起临床医生的关注和研究兴趣。

(二) 免疫病的病理分类

病理分类是疾病分类研究的支点。免疫病的病理改变涉及组织结构病变和免疫功能病变。从病理组织学角度积累的形态学资料远不如其他系统疾病丰富。免疫病大多数病的病因不清楚,临床已知的重要病理因素都可能成为发病之诱因,这些因素包括感染、创伤、中毒、癌变、营养、应激等。免疫病的病理分类研究早已存在于临床免疫学和医学基础免疫学中且内容丰富。传统的病理学分类Ⅰ型、Ⅱ型、Ⅲ型、Ⅳ型变态反应分类仍存有其实用价值。

组织病理学分类:

1. 非特异免疫病

①皮肤、黏膜屏障作用受损;②血液中炎细胞的功能与数量变化;③补体系统病变;④血浆炎蛋白的含量与功能变化;⑤兼有抗炎作用物质的功能变异。

2. 特异免疫病变

①胸腺病变;②淋巴管病变;③淋巴结病变;④T 淋巴细胞病变;⑤T 细胞相关的细胞因子及

受体病变;⑥B淋巴细胞病变;⑦浆细胞与免疫球蛋白及其受体病变;⑧单核/巨噬细胞及相关细胞因子病变;⑨免疫相关细胞内信号转导病变。

（三）免疫病的临床分类

免疫病的临床分类与较常见的临床分类稍有不同。前提是把免疫病先分类为：①免疫专科病;②专科免疫病。免疫专科病是指免疫器官、免疫组织、免疫分子结构发生的病变。这些疾病是免疫病的核心疾病,是免疫专科医师在免疫病科处置的主要临床业务。专科免疫病是免疫专科以外的在呼吸、循环、消化、泌尿、血液、代谢、五官等专科存在的与免疫关系密切的疾病。这类疾病的靶损伤器官是该专科的核心器官,是由特定各专科医师来处理的相关免疫病。专科免疫病在相应专科疾病分类中都已有一定的病名和位置。

免疫专科病临床分类:首先把免疫病分为原发免疫专科病和继发免疫专科病。其次进一步分为良性免疫专科病和恶性免疫专科病。再分为免疫功能亢进病和免疫功能缺陷病。以上是免疫病分类树的主干。其中继发性免疫专科病和专科免疫病有交叉。

二、原发免疫专科病

（一）免疫亢进病

1. 淋巴器官原发良性病变

（1）特发性胸腺肥大。
（2）特发性淋巴结炎:免疫母细胞增生型淋巴结炎、组织细胞增生型淋巴结炎、浆细胞增生型淋巴结炎、结节硬化型淋巴结炎、血管淋巴增生型淋巴结炎。
（3）特发性淋巴管炎、淋巴水肿。
（4）淋巴水瘤。

2. 自身免疫病

①弥漫性结缔组织病:类风湿关节炎、儿童特发性关节炎、系统性红斑狼疮、多发性肌炎皮肌炎、硬皮病、干燥综合征、脂膜炎、血管炎病、多软骨炎、风湿性多肌痛/巨细胞动脉炎、抗磷脂综合征、贝赫切特综合征、混合性结缔组织病等;②血清阴性脊柱关节病:强直性脊柱炎、赖特综合征、银屑病关节炎、炎症性肠病关节炎;③反应性关节炎、风湿热、Poncet综合征、乙肝类风湿关节炎、性病相关炎症性关节炎;④血管炎:大动脉炎、巨细胞动脉炎、结节性多动脉炎、嗜酸粒细胞肉芽肿血管炎、微多血管炎、Wegener肉芽肿等。

3. 变态反应病

荨麻疹、血管神经性水肿、过敏性血管炎、过敏性紫癜、接触性皮炎、花粉症、过敏性鼻炎、过敏性结合膜炎、过敏性喉炎、哮喘、过敏性肺泡炎、嗜酸粒细胞胃肠炎、过敏性腹泻、血清病、药物过敏。

4. 淋巴良性肿瘤和肉芽肿

血管免疫母细胞淋巴结病、嗜酸粒细胞肉芽肿病、Mikulizi病、肉芽肿病、B细胞淋巴瘤样增生、T细胞瘤样增生、淋巴细胞瘤样增生、组织细胞瘤样增生、淋巴网状细胞瘤样增生。

5. 炎细胞增多症

①中性粒细胞增多症;②特发性嗜酸粒细胞增多症;③特发性组织细胞增多症;④浆细胞增多症;⑤网状细胞增多症;⑥单核细胞增多症;⑦淋巴细胞增多症。

(二) 免疫缺陷病

1. T 细胞缺陷为主的免疫缺陷病

①原发性 CD4 缺陷病;②原发性 CD8 缺陷病;③IL-2 缺陷病;④多细胞因子缺陷病;⑤IL-12 (P40)缺陷病;⑥IL-12 受体 β_1 缺陷病;⑦IFN-γ 缺陷病等。

2. 抗体缺陷为主的免疫缺陷病

①性连锁无丙种球蛋白血症;②非性连锁高 IgM 血症;③IgG 重链缺失症;④κ 链缺失症;⑤选择性 IgG 亚类缺陷病;⑥IgA 缺陷病;⑦常染色体隐性遗传无丙种球蛋白血症;⑧婴儿暂时性低免疫球蛋白血症;⑨普通变异型免疫缺陷病;⑩免疫球蛋白量正常的抗体缺陷病等。

3. 联合免疫缺陷病

①严重联合免疫缺陷病包括:性连锁严重联合免疫缺陷病,非性连锁严重联合免疫缺陷病,Rag1/2 缺陷病,腺苷脱氧酶缺陷病,网状发育不良病;②性连锁高 IgM 综合征;③嘌呤核苷磷酸化酶缺陷病;④MHC-Ⅱ类抗原缺陷病;⑤酪氨酸激酶 ZAP-70 缺陷病;⑥CD3 缺陷病;⑦TAP-2 多肽转移因子缺陷病等。

4. 伴重要特征的免疫缺陷病

①湿疹、血小板减少免疫缺陷病;②共济失调、毛细血管扩张免疫缺陷病;③胸腺发育不全免疫缺陷病等。

5. 吞噬细胞数量和功能缺陷病

①先天性中性粒细胞减少症;②周期性中性粒细胞减少症;③白细胞黏附Ⅰ类分子缺陷病;④白细胞黏附Ⅱ类分子缺陷病;⑤Chediak-Higashi 病;⑥白细胞特异性颗粒缺乏症;⑦慢性肉芽肿病;⑧Schwachman 病;⑨中性粒细胞 G6PD 缺乏症;⑩髓过氧化物酶缺陷病;⑪IFN-γ 受体缺陷病等。

6. 补体缺陷症

引起补体缺陷病的有:C1q、C1r、C2、C3、C4、C5、C6、C7、C8α、C8β、C9、C1 抑制物、因子 I、因子 H、因子 D、备解素等。

(三) 恶性免疫病

1. 淋巴器官恶性肿瘤

胸腺癌、淋巴肉瘤、淋巴管肉瘤。

2. 淋巴瘤

(1) T 细胞淋巴瘤:小淋巴细胞性 T 细胞淋巴瘤、蕈样肉芽肿 T 细胞淋巴瘤、免疫母细胞性

T 细胞淋巴瘤、透明细胞性 T 细胞淋巴瘤、多形细胞性 T 细胞淋巴瘤、曲核淋巴母细胞性 T 细胞淋巴瘤、非曲核淋巴母细胞性 T 细胞淋巴瘤。

（2）B 细胞淋巴瘤：小淋巴细胞性 B 细胞淋巴瘤、淋巴浆细胞性 B 细胞淋巴瘤、裂细胞性 B 细胞淋巴瘤、裂与无裂细胞性 B 细胞淋巴瘤、髓外浆细胞性 B 细胞淋巴瘤、无裂细胞性 B 细胞淋巴瘤、伯基特淋巴瘤、免疫母细胞 B 细胞淋巴瘤。

（3）白血病：急性 T 淋巴细胞白血病、急性 B 淋巴细胞白血病、慢性 T 淋巴细胞白血病、慢性 B 淋巴细胞白血病。

（4）网状组织细胞肉瘤：恶性网状细胞增生症、恶性组织细胞增生症。

三、继发免疫专科病

（一）继发免疫亢进病

1. 感染继发免疫亢进

①病毒感染；②细菌感染；③螺旋体、立克次体感染；④原虫感染；⑤朊病毒；⑥感染后反应性炎症。

2. 中毒继发免疫亢进

①异体蛋白或核酸侵入人体；②药物；③其他抗原或半抗原物质输入。

3. 肿瘤继发免疫亢进

①抗肿瘤抗体、抗肿瘤免疫活性细胞输注；②肿瘤相关炎症；③生物治疗继发炎症。

4. 创伤继发免疫亢进

①外科手术后反应性炎症；②慢性劳损和慢性疲劳综合征；③创伤后反应性炎症；④挤压综合征。

5. 移植继发免疫亢进

①急性免疫排斥；②GVHD；③移植后脉管炎症。

（二）继发免疫缺陷病

1. 营养不良继发免疫缺陷

①营养摄入不足，低热量、低蛋白、微量元素缺乏、维生素缺乏。②营养成分丢失，长期腹泻，大面积烧伤。③过度消耗，恶性肿瘤广泛转移，肠瘘。

2. 治疗继发免疫缺陷

治疗引起短期的可恢复的免疫缺陷有时是不可避免的，引起不可恢复的免疫抑制是不合理的。①放疗。②药物：细胞毒药物和特殊免疫抑制剂，淋巴细胞单克隆抗体，大剂量糖皮质激素，抗痉挛药物，重金属离子药物。③器官移植。

3. 感染继发免疫缺陷

普通感染一般不应引发免疫缺陷。引起免疫缺陷的感染有：①长期感染，严重感染，难治感染。②菌群失调,条件致病菌感染,霉菌感染。③合并脏器功能严重受损的感染。④特殊感染。⑤嗜免疫组织感染,如 AIDS。

4. 恶性肿瘤继发免疫缺陷

肿瘤早期患者呈现免疫功能亢进。晚期肿瘤的免疫功能缺陷继发于恶病质、放化疗损伤、骨髓造血功能低下、免疫组织遭肿瘤扩散损伤。

5. 慢性病继发免疫缺陷

各专科慢性病的晚期均会出现程度不等的继发免疫缺陷。较常见的是晚期多脏器衰竭,如尿毒症晚期、肝硬化晚期、肺纤维化晚期、脑痴呆晚期、糖尿病晚期。

6. 先天性或遗传性疾病伴免疫缺陷

①染色体异常:21 三体综合征,ICF 综合征,染色体不稳定综合征等。②先天性酶缺乏:16 糖原积累症、糖蛋白积累症、半乳糖血症等。③先天性肌强直。④先天性无脾症。⑤特发性发育不良。

四、专科免疫病分类

专科免疫病尚没有全面的单独使用的分类方案,这些疾病在各专科的疾病分类中均有分类位置。已被专科医生公认为专科免疫病的有:

1. 呼吸免疫病

如特发性肺间质纤维化、肺结节病等。

2. 心血管免疫病

如特发性心肌炎、特发性心包炎等。

3. 消化免疫病

如 Crohn 病、自身免疫性肝炎等。

4. 泌尿免疫病

如急性肾小球肾炎、肾小管肾炎等。

5. 血液免疫病

如恶性贫血、免疫性溶血等。

6. 内分泌免疫病

如 Graves 病、Addison 病。

7. 神经免疫病

如重症肌无力、多发性硬化等。

8. 结缔组织免疫病

如纤维化综合征、骨关节炎等。

9. 骨骼系统免疫病

如 Paget 骨炎、无菌性骨坏死等。

10. 眼免疫病

如交感性眼炎、虹膜睫状体炎等。

11. 耳免疫病

如爆发性耳聋、梅尼埃病等。

12. 鼻免疫病

如鼻窦肉芽肿、过敏性鼻炎等。

13. 口腔免疫病

如阿弗他口炎、坏死溃疡性牙龈炎等。

14. 皮肤免疫病

如湿疹、扁平苔藓等。

15. 男性生殖免疫病

如特发性慢性睾丸炎、抗精子不孕等。

16. 女性生殖免疫病

如抗卵巢透明带不孕、特发性卵巢功能衰竭等。

17. 血管免疫病

如 Burger 病、下肢静脉炎等。

18. 肌肉免疫病

如嗜酸粒细胞肌筋膜炎、重症肌无力等。

五、免疫病临床表现特点

一个系统的疾病应该具备与该系统主要生理功能发生病变后相匹配的表现特点。这是一个普遍规律。如凡是纳入消化系统的疾病都会有不同程度的消化和吸收障碍等临床表现。免疫病临床特点为：①免疫系统最主要的生理功能是抗感染，所以免疫病的主要临床表现是感染；或者是全身的感染或者是针对某种病原体局部的感染。这一特点是任何一个免疫病个体早早晚晚都会表现出来的。感染会引起体温升高、中毒症状、白细胞升高。②炎症：除前述的感染炎症之外,还见于异物引起的非感染性炎症和自体抗原引起的非感染性炎症。可见到全身性炎症,也可以仅有局部炎症病灶,炎症部位会有红、肿、热、痛。③结缔组织会广泛或局部受累。这主要是因为结缔组织的网状内皮系统是免疫系统的结构组成,两个部分不能截然分开生存;所以风湿病中的第一大类疾病"弥漫结缔组织病"都是自身免疫病。有几种免疫亢进病易和早期 AIDS 合并存在。④多系统受累时会对心、脾、肺、肾、胃、肠、脑、腺、肌、骨、口、眼、耳、鼻、皮肤等器官有侧重,有组合谱,又有受损伤先后顺序。每当出现一套组织受累,就会增加相应的临床表现,从而使得临床表现十分复杂;更使得各个疾病的诊断标准条目数大于 6 个,成为复杂诊断的一类病。治疗时保护重要脏器功能显得十分重要。⑤易发生残疾。这是基于病程相对漫长、多系统炎症和结缔组织增生纤维化所致。其中四肢运动器官残疾为本病所常见。⑥病因不清楚,随着分子病理学的进展,部分免疫病致病基因组的某些环节已经明了。免疫病的病理生理比组织病理学有更多的素材积累。多数疾病可以复制出疾病动物模型。其中致病诱因相对清楚,涉及感染、中毒、药物、遗传、环境、创伤、肿瘤、应激等因素。⑦正因为病因不清楚,所以没有特效治疗。疗效判断只能使用不缓解、部分缓解、完全缓解 3 级判断。疾病分类也处于动态研究的完善状态。⑧大部分免疫病除了多系统脏器损伤外,在不同的疾病阶段总会表现出某种特征性的靶损伤,使得多因素计量诊断标准中的这些项目权重增加,应引起临床的重视。⑨实验室检查对免疫病的诊断具有重要意义。血中各种免疫因子和免疫细胞生理值的测定,各种特异或非特异自身抗体的测定,各种影像学检测手段都被适当地组合使用。但活组织病理学检查相对其他专科是一个研究的薄弱环节。⑩该类疾病尚无根本治疗方法,可以缓解病情的治疗手段渗入内、外、妇、儿、中医、康复、精神等各种科室的治疗,多为组合方案、分病程使用,仍为多数患者的基本治疗方法。调节免疫的药物开发进展很快,基因治疗、干细胞移植、器官移植的探索性治疗都有研究报告。神经-内分泌-免疫生理金三角的互相调整,药物不良反应的远期影响,都困惑着临床医生。⑪专科免疫病的靶损伤器官就是该专科命名用的系统脏器。表现为受损脏器的结构或功能障碍。免疫病理机制是主要的损伤环节,免疫治疗有一定疗效。

六、免疫病研究史

确立一个新的专科除了划定病种核心范围和分类之外,还应该明确该类疾病已由前人进行的研究。没有历史,没有文献回顾,就不是一个新专科。

(一) 自身免疫病西医研究回顾

公元前 460~337,Hippocrater 最早描述口疮和"风湿"。

18 世纪末,Jenner 创用牛痘疫苗治疗天花。

1800 年,A. J Lander Beavais 最早描述 9 例类风湿关节炎。

1808 年,David Dundas 提出"风湿热"。

1819 年,Bostock 报告第 1 例枯草热(花粉症)。

1822 年,Biett 报告第 1 例系统性红斑狼疮。

1827 年,Bright 描述第 1 例肾小球肾炎。

1831 年,I Lhiotson 报告花粉症。

1838 年,Blackley 建立皮肤过敏试验。

1840 年,Machenzie 报告交感性眼炎。

1842 年,W. D. Chowne 首次确切描述小儿硬皮病。

1846 年,James Startin 首次描述成人硬皮病。

1848 年,Bowman 报告蚕食性角膜炎。

1851 年,Addison 和 Gull 首次报告原发性胆汁淤滞肝硬化。

1854 年,Virchow 首次报告淀粉样变性。

1856 年,Savory 报告多发大动脉炎。

1860 年,Bazin 提出银屑病关节炎亚型。

1861 年,Meniere 报告梅尼埃病。

1866 年,Kussmaul 和 Maier 首次描述结节性多动脉炎。

1875 年,Wilks 和 Moxon 首次报告溃疡性结肠炎。

1877 年,Hatchinse 首次报告结节病。

1881 年,Pasteur 制成炭疽菌减毒活疫苗。

1884 年,Louis Duhring 报告麸质敏感性肠病。

1885 年,Pasteur 用狂犬病疫苗治疗首例狂犬病患者。

1885 年,John K. Spender 提出骨关节炎。

1885 年,Ernst L. wagner 首次提出多发肌炎。

1888 年,William Bruce 描述了风湿性多肌痛症。

1888 年,Hadden 首次报告干燥症。

1890 年,Tonagana 发现白喉抗毒素,开创血清疗法。

1890 年,Jonathan Hutchinson 首次描述巨细胞动脉炎。

1890 年,Kitasato Shibasburo 创立血清凝集、沉淀、补体结合反应。

1891 年,Heinrich Unverricht 首次提出皮肌炎。

1894 年,Targett 首次描述多中心网状组织细胞增生症。

1902 年,Portier 和 Richert 首次报告过敏现象。

1903 年,Arthus 提出超急性炎症反应。

1906 年,Von Pirquet 提出变态反应概念。

1906 年,Pirquet 和 Schck 阐述血清病。

1908 年,M. Takayasu 报道高干动脉炎。

1911 年,Noon 首次用小剂量花粉脱敏疗法治疗过敏性鼻炎。

1912 年,Stilman 首次报告特发性嗜酸粒细胞增多症。

1912 年,Hashimoto 首次报告桥本甲状腺炎。

1913 年,MunK 首次描述微小病变肾炎。

1916 年,Minot 报告首例特发性血小板减少性紫癜。

1917 年,Reiter 首次描述赖特综合征。

1919 年,Goodpasture 首次报道肺肾出血综合征。

1922 年,Kazenlson 提出纯红细胞再生障碍性贫血。

1924 年,Delbet 报告原发性硬化性胆管炎。

1927 年,Jaksch 报告复发性多软骨炎。

1931 年,Hein Klinger 首次描述韦格纳肉芽肿。

1932 年,Crohn 首次描述克罗恩病。

1933 年,Dawson 首次描述亚急性脑白质全脑炎。

1934 年,Hamman 提出特发性肺纤维化。

1935 年,Hamman 和 Rich 提出特发性肺间质肺炎。

1937年，Hulusi Behcet 首次报告贝赫切特综合征。

1938年，Dameshek 提出溶血性贫血存在溶血素假说。

1939年，Rackemann Green 首次描述嗜酸粒细胞肉芽肿性血管病。

1945年，Coombs 设计出库姆试验方法。

1948年，Darvon 首次报告显微镜下多血管炎。

1950年，Weldenstronm 首次提出自身免疫性肝炎。

1953年，Young LE 和 Dacie 共同提出自身免疫性溶血性贫血。

1956年，Crow 首次报告 POEMS 病。

1959年，Landay 报告急性脱髓鞘性多发性神经根炎。

1963年，Gell 和 Coombs 提出变态反应的四种病理分型。

1966年，Berger 首次报告 IgA 肾病。

1966年，Merkey 和 Burnet 合著《自身免疫病》。

1967年，Kawasaki 首次报告川崎病。

1971年，Eric L. Bywater 首次报告成人 Still 病。

1972年，Sharp 首次报告 MCTD。

1975年，Dobrin 报告急性肾小管间质肾炎伴葡萄膜炎综合征。

1975年，Lalezari 和 Boxer 纯化抗中性粒细胞胞浆抗体。

1976年，Cline 报告纯白细胞再障。

1978年，McCabe 描述了自身免疫性神经性耳聋。

1979年，Chorzelaki 报告 IgA 大疱样皮肤病。

1980年，LeRoy 提出未分化结缔组织病。

1982年，Daries 报告 ANCA 阳性肾小球肾炎。

1982年，Mathur 检测了血清抗子宫内膜抗体。

1987年，Harris 提出抗磷脂综合征。

1991年，Marmont 提出免疫性骨髓病。

1993年，Lappe MA 报道硅酮反应症。

1995年，Layzer RB 报道了神经性肌强直。

2005年，Costabel U 和 Guzman J 报道了肺泡蛋白沉积症。

（二）免疫缺陷病西医研究回顾

文献中提出免疫缺陷病的概念比自身免疫病的提出迟了一个世纪。

1937年，Wiskott 首次报告湿疹血小板减少免疫缺陷病。

1943年，Chediak 首次描述 Chediak-Higashi 综合征。

1946年，Burnet 提出抗体减少会引起感染。

1950年，Glanzmann 和 Riniker 首次报告粒细胞缺陷病。

1952年，Bruton 报告首例丙种球蛋白缺乏症。

1954年，Sanford 报告普通变异型免疫缺陷病。

1956年，Kostmann 报告首例严重先天性中性粒细胞减少症。

1957年，Berendes 报告首例慢性肉芽肿吞噬细胞缺陷病。

1958年，Hitzig 提出联合免疫缺陷病。

1960年，Alper 和 Rosen 报告第一例血浆补体缺乏病。

1961年，Thieffry 报告共济失调-毛细血管扩张免疫缺陷病。

1962 年，West 报告选择性 IgA 缺陷症。

1965 年，Klemperper 描述 C2 缺陷病。

1965 年，Omenn 报告 Rag1/Rag2 缺陷病。

1965 年，DiGeorge 报告胸腺发育不全病。

1969 年，Hamblleton 报告 X-连锁淋巴组织增生综合征。

1971 年，Berkel 报告 C1q 缺乏。

1972 年，Gilbert 报告 2 例腺苷脱氨酶缺弱病。

1975 年，Eloise Gilbert 报告嘌呤核苷酸磷酸化酶缺陷症。

1981 年，发现首例 AIDS 患者。

1989 年，Roifman 描述一例 ZAP-70 激酶缺陷症。

1995 年，美国国家卫生署命名自身免疫生淋巴组织增生综合征。

2006 年，Ismail Reisli 报告 CD19 缺陷病。

（三）免疫学相关诺贝尔获奖回顾

1901 年，Behring 发现抗生素。

1905 年，Koch 创血清疗法，发现病原菌。

1908 年，Ehrlich 抗体生成侧链学说。

1908 年，Metchnikott 细胞吞噬作用。

1913 年，Richet 过敏。

1919 年，Bordet 补体。

1930 年，Landsteriner 人血型。

1960 年，Burnet 细胞克隆选择学说。

　　　　　Medanar 获得性免疫耐受。

1972 年，Edelman 抗体化学结构。

　　　　　Porter 抗体化学结构。

1977 年，Yalow 放射免疫测定法。

1980 年，Dausset 人白细胞抗原。

　　　　　Snell 免疫应答遗传控制。

　　　　　Benacerraf 免疫应答遗传控制。

1984 年，Jerne 免疫网络调节。

　　　　　Kohler 单克隆抗体技术。

　　　　　Milstein 免疫球蛋白基因表达。

1987 年，Tonegana 抗多样性遗传技术。

1990 年，Murray 肾移植。

　　　　　Thomas 骨髓移植。

1996 年，Dohety MHC 生物学功能。

　　　　　Zlnheernagel MHC 生物学功能。

2002 年，Brenner 细胞凋亡。

　　　　　Horvite 细胞凋亡。

　　　　　Sulston 细胞凋亡。

（四）免疫病的中医研究回顾

中医中药维系了人口庞大的中华民族数千年的生息繁衍。中医药早于近现代西医并形成了理论体系,已被国外公认为一种和西医并存的医疗体系。在人类距离认识生命现象、掌握疾病控制距离尚远的今天显然不能忽略中医对免疫病的认知和研究。

中医在2000年前的《黄帝内经》中提出"正气存内,邪不可干",此处所指正气即包括人体的免疫功能。老子《道德经》中的阴阳学是中医理论基础之一,阴阳学强调"阴阳失衡,百病杂陈",其中包括了免疫功能的平衡,免疫失衡者就易生病。《素问》首次区分"外邪致病"和"内伤致病",其中的内伤病包括了免疫病、代谢病、内分泌病等。

《灵枢·百病始生》说:"风雨寒热,不得虚邪,不能独伤人。此必因虚邪之风,与其身形,两虚相得,乃客其形。"明确指出了"邪不能独伤人";疾病的发生,必须具备"虚邪"与"身形之虚"即外部与内部两个条件。其中"虚邪"只有通过"身形之虚"才能起致病作用。故"邪之所凑,其气必虚"、"最虚之处,便是客邪之地"。

1. 关节炎

通论关节肿痛属中医"痹证"。

《素问·痹论》说:"所谓痹者,各以其时,重感于风寒湿之气也。""风寒湿三气杂至,合而为痹也。"痹证分为行痹、痛痹、着痹三类,并认为这三类痹证的形成,与感受邪气的偏盛有密切关系。"其风气胜者为行痹,寒气胜者为痛痹,湿气胜者为着痹也。"

隋·巢元方强调体虚感邪是引起痹证的主要因素。如《诸病源候论·风湿痹身体手足不随候》说:"人腠理虚者,则由风湿气伤之。搏于血气,血气不行则不宣,真邪相击,在于肌肉之间,故其肌肤尽痛。"

《素问》认为:"饮食居处,为其病本也。"又说"所谓痹者,各以其时,重感于风寒湿之气也"。

《金匮要略》曾指出:"病者一身尽疼,发热,日晡所剧者,名风湿。"

宋·《济生方》更明确指出:"皆因体虚,腠理空疏,受风寒湿气而成痹也。"可见痹证的成因除感受风寒湿邪气之外,体质强弱亦起重要作用。

明·《类证治裁·痹症》:"诸痹良由营卫先虚,腠理不密,风寒湿乘虚内袭。正气为邪所阻,不能宣行,因而留滞,气血凝涩,久而成痹。"

2. 干燥综合征

本病属中医"燥证"、"脏毒"、"燥毒"、"内燥"之辨证范围。

《内经》云:"燥胜则干,津之为液,润肤充身泽毛,若雾露之溉,故津充则润,津亏则燥。"

宋·李东垣云:"气少津液不行,阳气虚衰,水津不能上承,口无津液之濡润,涎无水源之来源。"故出现口干眼干症状。

眼干症状,记叙较为详尽的当推明·《证治准绳·七窍门》所载"神水将枯","视珠外神水干涩而不莹润……乃火郁蒸膏泽,故精液不清,而珠不莹润,汁将内竭。虽有淫泪盈珠,亦不润泽,视病气色,干涩如蜒蝣唾涎之光,凡见此症,必有危急。病来治之,缓失则神膏干涩,神膏干涩则瞳神危矣。"

《目经大成》载"神气枯瘁","掀睑细看,外面养睛神水有若蜗牛之涎,延游于黑白之间,徒光无润。须臾风轮内外,气象渐变枯败如死人,故曰神气枯瘁。急合睑,令渠静坐半响,再掀再看状如前,少间始复。","有病攻伐过多,神水亦致枯瘁,且转运白睛随皱"等。

3. 贝赫切特综合征

本病相当于医书记载的"狐惑"。

汉·张仲景在《金匮要略》对此病有专篇讨论，可以作为本病的原始资料。文中指出："狐惑之为病，状如伤寒，默默欲眠，目不得闭，卧起不安，蚀于喉为惑，蚀于阴为狐，不欲饮食，恶闻食臭，其面目乍赤、乍黑、乍白。蚀于上部则声喝……蚀于下部则咽干。""病者脉数，无热，微烦，默默但欲卧，汗出，初得之三四日，目赤如鸠眼。"这是本病的基本症状和体征。路志正说："蚀于喉不仅指咽喉，当包括口唇、舌体等处的溃疡在内。"

隋·《诸病源候论·伤寒病诸候下·伤狐惑候》论述狐惑云："夫狐惑二病者，是喉、阴之为病也。初得状如伤寒，或因伤寒而变成斯病。……此皆由湿毒气所为也。"

明·赵献可云："湿热久停，熏腐气血而成瘀浊。"

4. 硬皮病

本病相当于皮痹。皮痹之名首见于《内经》。

《素问·痹论》曰："风寒湿三气杂至合而为痹也""以秋遇此者谓皮痹"，说明了感受风寒湿邪是皮痹证的外因。

隋·《诸病源候论》载："风寒湿痹病之状，或皮肤顽厚，或肌肉酸痛……此病久不瘥，入于经络，搏于阳经，亦变令身体手足不随。"

清·《医门法律》提出："皮痹不已，传入于肺"，说明皮痹不愈，日久发为肺痹相当于硬皮病肺损害。《素问·痹论》："五脏皆有合，病久而不去者，内舍于其合也。"皮痹不已，复感于邪，内舍于肺""凡痹之客五藏者，肺痹者，烦满，喘而呕。"

清·沈金鳌集诸家之说对本病的病因有较全面的阐发，他说："麻木，风虚病，亦兼寒湿痰血病也""按之不知，掐之不觉，有如木之厚。"

宋·吴彦夔《传信适用方·卷四》云："人发寒热不止，经数日后，以物击之似钟磬，日渐瘦恶"。不仅阐述了皮肤顽厚如木，坚硬如石的症状，综合了风、寒、湿、痰、血诸致病因素，而且描述了"人发寒热不止"到"经数日后，以物击之似钟磬"的质变过程。

5. 肌炎

本病相当于肌肉痹。肌痹亦称肉痹。

《素问·长刺节论》又曰："病在肌肤，肌肤尽痛，名曰肌痹，伤于寒湿。"又对肌痹的症状作了补充："肉痹之状，其先能食而不能充悦，四肢缓而不收持者是也。"

《诸病源候论》也对本病的初期和后期症状加以描述，论曰："人腠理虚者，则由风湿气伤之，搏于血气，血气不行则不宣，真邪相击，在于肌肉之间，故其肌肤尽痛。""风湿之气，客在肌肤，初始为痹。若伤诸阳之经，阳气行则迟缓，而机关弛纵，筋脉不收摄，故风湿痹而复身体手足不随也。"

《素问·痹论》曰："肌痹不已，复感于邪，内舍于脾。""脾痹者，四肢懈堕，发咳呕汁，上为大塞。"这里所致脾闭的症状也很像皮肌炎或多肌炎所出现的肌无力吞咽障碍所引起的咳呛或呕吐的症状。

6. 大动脉炎

大动脉炎又称无脉症，相当于脉痹。早在《内经》对脉痹就有论述。《素问·四时刺逆从论》说："阳明有余，病脉痹身时热。"张介宾注谓："阳明者燥金之气也……故病脉痹。"说明阳明邪热亢盛，阴水亏耗，可造成经脉空虚。

《中藏经》、《奇效良方》都把脉痹与血痹合称为血痹。如《中藏经·五痹》曰："血痹者其脉左寸口脉结而不流行,或如断绝者是也"。《奇效良方·五痹》则曰:"风寒湿三气杂至,合而为痹也。遇夏得者血痹,中于心则血脉不通。"《张氏医通》认为:"脉痹者,即热痹也。脏腑移热,复遇外邪客搏经络,留而不行。其证肌肉热极,皮肤如鼠走,唇口反裂,皮肤色变。"说明本病的病机与热痹是相同的,二者都有热邪搏于经络。

7. 类风湿关节炎、强直性脊柱炎、骨关节炎、大骨节病等

有关节强直畸形者均可参考骨痹进行辨证施治。

《素问·痹论》曰:"风寒湿三气杂至,合而为痹也。以冬遇此者谓骨痹不已,复感于邪,内舍于肾"。《素问·长刺节论》曰:"病在骨,骨重不可举,骨髓酸痛,寒气至,名曰骨痹。"《灵枢·寒热病》曰:"骨痹,举节不用而痛,汗注烦心。取三阴之经,补之"。《素问·气穴论》曰:"积寒留舍,荣卫不居,卷肉缩筋,肋肘不得伸,内为骨痹,外为不仁,名曰不足,大寒留于谿谷也"。

《中藏经》详细分析了骨痹形成的病理机制,"骨痹者,乃嗜欲不节,伤于肾也。"强调肾虚是引邪入里的关键。

清·《张氏医通》曰:"骨痹者,即寒痹、痛痹也。其证痛苦攻心,四肢挛急,关节浮肿。"说明骨痹疼痛较著。

《素问·经脉别论篇》:"故春秋冬夏,四时阴阳,生病起于过用,此为常也。"骨性关节炎起于筋骨过用。

8. 鹤膝风

本病又称膝游风、游膝风、鹤节、膝眼风、膝病、鼓槌风等,本病为类风湿关节炎的一种特殊类型。主要特点为两膝关节明显肿大,"腿细膝粗,如鹤之状",部分患者可同时合并有小关节的病变。

鹤膝风病名始于明·《证治准绳》。该书指出:"若两膝内外皆肿,痛如虎咬之状,寒热间作,肢渐细小,膝愈肿大,名鹤膝风。"

《医学大辞典》说:"此病由三阴亏损,寒湿浸于下焦而成,上下腿细,唯膝肿大,形如鹤膝。初起寒热交作,痛如虎咬,不能步履。"

《类证治裁》说:"膝者筋之府,屈伸不利,两膝壅肿,内外皆痛,腿细膝粗,如鹤之膝,是名鹤膝风,多由足三阴经亏损,风邪乘之使然,治在活血荣筋,兼理风湿。"

《辨证录》说:"人有足胫渐细,足膝渐大,骨中痛,身渐瘦弱,人以为鹤膝之风,谁知水湿之入骨乎?"以上经文说明了鹤膝风病名的含义、病因病机及发病特点。

《曹仁伯医案》"鹤膝风生于右膝盖,大如斗许,漫肿疼痛,足踝亦浮肿而不能移动。寒热早轻暮重口渴""良由气血两亏,风化为火,寒化为热,湿郁酿痰,羁留经络之间,荣卫凝涩不通""今拟益气祛邪,清热通络望痛止肿退,为第一要着。"

9. 风湿热

风湿热属于中医学热痹范畴。

由风邪外袭,湿热留注经络而致。临床症状为发热口渴,关节红肿热痛,不可触摸。《素问·痹论》曰:"风寒湿三气杂至合而为痹也。其热者,阳气多,阴气少,病气胜,阳遭阴,故为痹热。""诸痹不已,亦益内也"。所谓"益内"即外邪由表入里之意。"脉痹不已,复感于邪,内舍于心"。可见痹邪入里至脉而为"脉痹",由于反复感邪,而"内舍于心",即侵害心脏。急性风湿热多发生

于秋冬或早春季节,寒冷和潮湿是其重要诱发因素。其病机为湿热为患和湿热侵袭肌腠,阻滞经络。

10. 系统性红斑狼疮

从 SLE 的临床表现来看,以皮肤损害为主,面部皮肤出现红斑时,应以"鬼脸疮""蝴蝶疮""阳毒发斑"辨证论治,如《金匮要略》指出:"阳毒之为病,面赤斑斑如锦文,咽喉痛,唾脓血"。如血小板减少或血管炎出现的皮下者,与《外科正宗》一书中记载的"葡萄疫其患郁于皮肤不散,结成大小青紫斑点,色如葡萄,发在遍体头面"。

(1)肾虚阴亏乃发病之本,肾虚是 SLE 发病的内因,《灵枢·百病始生》云:"风雨寒热不得虚邪不能独伤人,卒然逢疾风暴雨而不病者,盖无虚。故邪不能独伤人。"所谓"正气存内,邪不可干"。禀赋不足、肾虚阴亏是 SLE 发病的内在因素,起决定性作用。

SLE 患者先天禀赋不足,精血亏损,脏腑阴阳失调,《素问·生气通天论》曰:"阳强不能密,阴气乃绝;阴平阳秘,精神乃治;阴阳离绝,精气乃绝"。肾阴不足,阴阳失调,脏腑功能紊乱,疾病由此而生。

久病阴血暗耗,阴损及阳,阴阳失调而发病。正所谓:"虚邪之至,害必伤阴","无论阴阳,凡病至极,皆所必至,总由真阴之败耳"。

(2)瘀毒内蕴为致病之标,瘀血证贯穿于 SLE 病程的始终。外感六淫之邪,结于血分郁而化毒,《医林改错·积块论》云:"血受寒,则凝结成块;血受热,则煎熬成块。"《瘟疫论》曰:"邪热久羁,无由以泄,血为热搏,留于经络,败为紫血。"热毒之邪煎灼津液,津亏不能使血行或血受煎炼而成血瘀;或由于热毒迫血妄行离经之血而为瘀。

(3)SLE 患者常有腰膝酸痛、劳累加重,中医认为,"腰为肾之府",肝肾精血不足,无以荣养,故腰酸膝软;遇劳作病者多属虚证。

反复出现口腔溃疡,复发性口疮,中医多责之阴虚火旺,治以养阴泻火。

脱发。"肾者,其华在发,肾虚则发不荣矣。"虽发为血之余,然精血互生,肾精亏虚、阴血不足故发枯易落。脱发因血热生风、痰湿浸渍者固有之,而肾虚不荣更为常见。

水肿、蛋白尿、血尿。肾为水脏,司开合,故有"肾为水之主"之说。狼疮肾炎患者之足跗肿胀,多由肾阴亏虚、阴损及阳,蒸化无权,水湿乃成。病之成由于肾阳,病之本源于阴虚。《实用中医风湿病学》论本症谓:"与其他疾病引起的水肿、腹水之脾肾两虚证不同,本证由阴虚内热演变而来,当为阴阳两虚证"。蛋白尿则因肾失封蛰,精微外渗;血尿多由虚火灼络,络损血溢而致。

颜面潮红升火。阴虚火旺,火性炎上,故为此症。

狼疮肾炎患者多有高血压,出现头痛或眩晕,多属肝阳夹湿毒上犯。肾属水,肾阴不足,水不涵木,则肝木失于柔顺条达,导致肝阳上亢。

女子闭经。《内经》云:"女子二七天癸至,任脉通,太冲脉盛,月事以时下"故闭经多责之冲任亏损,而"八脉隶于肝肾",冲任阴血枯涸,常以补肾为法,因此闭经亦与肾阴不足有密切关系。雷诺现象和血管炎所引起的肢端发绀、甲皱红斑、血管炎结节、皮肤网状青斑、肝脾肿大,女性患者还可有闭经、经色紫暗,中医辨证属于"瘀血"表现。

11. 结节性红斑

《医宗金鉴》谓:"此症生于腿胫,流行不定,或发一二处,疱顶形似牛眼,根脚漫肿""若绕胫而发即名瓜藤缠,结核数枚,日久肿痛。"中医学认为,结节性红斑是由于患者脏腑阴虚血热或内有湿痰,加之外感湿热,外邪引动内邪,而致湿痰流注、痰热攻注所致。

12. 末梢神经炎、雷诺病、雷诺症等,中医称肉苛

《素问·逆调论》:"人之肉苛者,虽近衣絮,犹尚苛也,是谓何疾? 岐伯曰:荣气虚,卫气实也。荣气虚则不仁,卫气虚则不用,营卫俱虚则不仁且不用,肉如故也,人身与志不相有,曰死"。病机:营卫俱虚,经络失养。

免疫病的发生与中医理论中的禀赋学说有共通之处。中医认为,人的禀赋取决于先天之精,即"两神相搏,合而成形,常先身生"的生殖之精,即基因,它构成了新生命的基础,不仅决定着体质的强弱、寿夭,还决定人体易患某些疾病的倾向。

七、免疫病学研究

免疫病学的研究和临床其他专业一样分为两大部分。一部分是临床诊断治疗研究,另一部分是临床实验研究。

目前临床诊断治疗研究要点:

1. 鉴别和发现新的免疫专科病和新的专科免疫病

大规模的新病种发现出现在 19 世纪和 20 世纪中叶。21 世纪前后新病种的报告明显减少,这也提示免疫病新专科趋于成熟。但有别于老的专科是仍然有新的疾病和新的综合征被不断报告。这种新病种的鉴别要经过更多医师参与并扩大病例数,特别是运用荟萃分析和临床流行病学分析,有的被确认或公认,有的则被否认或搁置。对已发表新病种的临床样本分析,特别是大样本、多中心、配对研究也是一份有助于科学进步的工作;可惜在国内这一工作曾被某些权威否定。进行这种研究有如下思路:①是完全的免疫病理问题还是部分的免疫问题。②是特异免疫病变为主还是非特异免疫病变为主。③是体液免疫为主还是细胞免疫为主。④如何证明提出的判断。⑤能否提出诊断标准和怎样鉴别诊断。⑥怎样治疗。⑦能否深入到分子水平进行研究。

2. 免疫病的临床流行病学研究

大部分免疫专科病在中国没有发病率、患病率以及主要临床表现各指标的阳性率与可靠性和敏感性的流行病学调查资料。

3. 免疫专科病单病种亚型的分型分类研究

一个病若没有这种亚型分类,就不能被准确认识分型后的治疗疗效,也不能掌握亚型病的治疗方案是否合理。在这方面国内外尚处于起步阶段,国内没有形成研究热点。

4. 免疫病单病种诊断标准的研究

目前每一种免疫病都具有单病种诊断标准,有的病同时存在几个差别不大的诊断标准。这提示有关诊断标准的研究是一个常作常新的争鸣点。其原因是①对疾病的基础研究不断深入;②新的大样本资料不断推出;③随着社会发展,疾病临床表现谱有漂移;④更准确的化验项目不断推出;⑤影像学技术进步很快;⑥治疗后带来新问题;⑦免疫病诊断多采用计量诊断的方法,从方法学上不断推出新方法;⑧临床对不适用的诊断标准有反馈。

5. 新药或新器械的临床试验研究

对免疫病新药和新器械的研究 SFDA 和 FDA 的 GCP 要求基本一致。临床医生临床越来越重视Ⅳ期临床研究结果,越来越重视药物大样本、多中心、设对照的平行研究。越来越重视各种新药的临床药物不良反应。各种新药对免疫系统造成的药物性损伤,往往是潜在的、缓慢进展的。新的治疗方法如基因治疗、干细胞移植、免疫器官移植等都已有试验治疗报告。

6. 老药新组合与老药新用的临床研究

老药多半是药物不良反应较少的药。有些毒性作用大的老药其毒理学机制也比较清楚。免疫病治疗是一个新课题,本身就是从老药移用进行免疫病治疗开始的,这一探索始终没有停止。免疫病作为一个免疫网络病,往往需要多点干预治疗,怎样组合药物、序贯给入、剂量选择都有课题在不间断探索。

7. 康复与精神治疗

由于免疫病不能治愈,成年个体的患者多演变为群体庞大的"慢性病"。又因为多脏器受损,易发生肢体活动障碍,从而给患者造成极大的精神压力,带来生活质量不高的社会问题。这一研究点正引起各国卫生行政主管和政府首脑的关注。相关临床资料应由免疫科医生提供。

目前临床试验研究的几个侧面有:

(1)病因和致病诱因的临床试验研究。传统的高发家族分析,分子遗传学试验方法必须结合临床收集患者家系资料。有关基因和易感基因的研究需要和基础研究人员合作。

(2)为诊断和治疗提供依据的病理机制研究,体现了基础免疫学知识往临床渗透的学术现象,是目前研究课题的主流部分。任何一种新理论、任何一种新技术都会很快用于临床观察,进而分别用于临床免疫病理试验、临床免疫药理试验、临床分子免疫试验等。

(3)实验病理学研究。与传统组织病理学接轨的免疫病理已经在部分国家开展,也积累了一些资料,但比较老专科还相差很远。愈来愈多的医生已注意研究免疫器官组织和免疫活性细胞在光镜和电镜下形态学的变化特征。单克隆抗体技术使免疫组化染色变得实用而可靠。免疫病实验病理学十分重视单病种动物模型的建立。过继试验产生具有短期临床表现的动物模型。基因敲出和基因嵌入技术建立的纯种动物模型能使研究结论能获得更高的重复性。

(4)新的免疫活性因子和测定技术。不论是生理的免疫球蛋白和其亚型及其受体的测定,还是淋巴因子和其家族成员及其受体的测定;不论是特异免疫涉及的免疫活性细胞及其表面标志,还是非特异免疫涉及的血细胞测定,都要经过临床多中心大样本、设对比的研究认定。当技术进步后,旧的方法与化验指标会淘汰,老的指标也会重新排队,供临床选择使用。

(5)影像学研究随影像学技术设备的更新,不断有新鲜图像资料供放射科和免疫科医生判读、解释。普通 X 线、B 超、远红外成像、CT、磁共振成像、放射性核素示踪等各项技术的综合使用,其图像已能够携带分子水平的信息。

八、免疫病科的建设

1. 学科带头人

学科带头人需具有良好学历,教育经验丰富,能够协调团队研究创新和临床进取。

2. 医生

多来自临床已有的各个专科。目前尚无免疫病科专科医生培养的正规教程。现在从事免疫病专科的医生少数是来自基础免疫或临床免疫的教师,多数是来自变态反应科、风湿病科、血液科、肾内科、器官移植科的临床医生。他们各自的专业背景构成了免疫科医师群体广博的医学知识。这种取长补短的知识依存是个人在短期内难以达到的。针对专科医生的继续教育和研究生的培养教育方法:①系统学习基础免疫学和临床免疫学的课程。②认真系统阅读免疫病学著作及相关的著作。③不间断地、大容量地、有分析地总结临床实践。④以课题带动文献复习,追踪学科发展的动态和前沿。国外曾有人提出免疫病学专业研究生能力培养的要求:①积极把基础免疫学知识应用于临床。②有免疫病临床研究的兴趣。③会对比观察。④会使用动物模型。⑤会统计处理实验数据。

3. 学科组

按照专科疾病分类产生学科组是一种渠道。举例一:按年龄分成儿童、成年、老年 3 个组。举例二:按临床分成免疫亢进病组、自身免疫病组、变态反应病组、免疫系统肿瘤组、原发免疫缺陷病组、继发免疫缺陷病组。国外还有按课题组划分学科组,每个组员又承担 1~3 个课题,从而保持学科组之间的交叉和联系,这也有利于研究生的教育和培养。

4. 实验室

中心实验室和专科实验室共存互补是国内外学者逐渐形成共识的仪器设置模式。但作为一个临床科室具体到每一位医生,不可能把临床诊治和临床实验兼而有之地同时做好,应该分出侧重临床和侧重实验的两组工作并进行人员分配。实验室开展临床检验为辅,开展课题研究和研究生培养为主。对从事实验为主的临床医生的培养要求为:①熟悉临床免疫检验技术和结果的临床解释。②掌握免疫病理技术。③掌握免疫药物临床药理学技术。④具有从个案研究深入到分子病理研究的思路和技术。⑤自觉进行质控。

5. 学习

读书是学习,国内外临床免疫相关杂志 10 余种,分科专著数十种。交流也是学习,每年国内外都有与免疫病有关的专题会议。当然,实践是更重要的学习。学习和研究是免疫学发展的两个助跑器。

(张源潮)

参 考 文 献

蒋明,David Yu,林孝义 . 2004. 中华风湿病学 . 北京:华夏出版社.

张乃峥 . 1999. 临床风湿病学 . 上海:上海科学技术出版社.

Annabel Kuek,Brian Hazleman,Andrew Östör,et al. 2007. Immune-mediated inflammatory diseases(IMIDs) and biologic therapy:a medical revolution. Postgrad. Med J,83:251-260.

Biggioggero M,Borghi MO,Gerosa ML,et al. 2007. Immune function in children born to mothers with autoimmune diseases and exposed in utero to immunosuppressants. Lupus,16:651-656.

Calis M,Acgun K,Birtane M,et al. 2000. Diagnostic values of clinical diagnostic tests in subacromial impingement syndrome. Ann Rheum Dis,59:44-47.

Clayton DG,Walker NM,Smyth DJ,et al. 2005. Population structure,differential bias and genomic control in a largescale, case-control association study. Nat Genet,37:1243-1246.

Dransfield MT, Nahm MH, MeiLan K,et al. 2009. Superior immune response to protein-conjugate versus free pneumococcal polysaccharide vaccine in chronic obstructive pulmonary disease. Am J Respir Crit Care Med,180: 499-505.

Firestein GS,Budd RC,Harris ED Jr,et al. 2008. Kelley's Textbook of Rheumatology. London:W. B. Saunders Company.

Hellmann DB,Stone JH. 2000. Current Medical Diagnosis and Treatment. New York:McGraw Hill.

Hootman JM,Helmick CG,Schappert SM. 2002;Magnitude and characteristics of arthritis and other rheumatic conditions on ambulatory medical visits,United States 1997. Arthritis Rheum,47:571-581.

Johnson GC,Esposito L,Barratt BJ,et al. 2001;Haplotype tagging for the identifi cation of common disease genes. Nat Genet,29:233-237.

Khan KM,Cook JL,Bonar F,et al. 1999;Histopathology of common tendinopathies:update and implications for clinical management. Sports Med,27:393-408.

Reich DE,Lander ES. 2001;On the allelic spectrum of human disease. Trends Genet,17:502-510.

Robert G Lahita,Nicholas Chiorazzi,Westley H Reeves. 2000. Textbook of the Autoimmune Diseases. Philadelphia:Lippincott Williams & Wilkins.

第二章　免疫病的临床特点

人体每个系统器官的疾病都会有一百个以上的病种。世界上没有两个相同的病种,也不存在两个一样的患者。免疫病的临床特点是由免疫系统器官生理功能障碍和免疫器官组织的病理学改变所导致,是对系统性病变的概括性认识,否则就不会形成一个新的学科。这些临床特点主要是对前人认知的总结,在海量的信息和数据面前,没有循证医学的处理,所获结论就会有极大偏差。任何时代的医生和患者都不能脱离生存时代的文化科技背景,由于认知水平的限制,传承下来的资料其准确性和失准确的比例一直符合黄金分割定律,人类临床疾病确诊率和误诊率也一直符合这一规律。所以临床特点的总结应该是处于一种动态的完善和修正过程中。

一、免疫病流行病学特点

免疫病流行病学资料的获取较其他疾病要困难。已有资料显示其特点:①多数自身免疫病可以累及各个年龄组。原发免疫缺陷病儿童多发。部分自身免疫病和部分继发免疫缺陷病老人高发。②自身免疫病女性高发,AIDS 和 SLE 均为育龄期女性高发。③部分自身免疫病和变态反应病及免疫系统肿瘤存在地域、人种、家族的聚集高发趋向。④除小部分免疫缺陷病病因初步被认识之外,大部分免疫病病因不清,不能治愈,但可以做到临床完全缓解或部分缓解。⑤很多免疫性疾病特别是结缔组织病易发生于特定的遗传背景人群中,遗传和患者的易感性与疾病表达性密切相关。强直性脊柱炎大多发生于 HLA-B27 阳性人群中是一明显的例子。免疫缺陷病有部分病种是单基因遗传。但显性遗传的并不多。自身免疫病是多基因遗传,目前尚无一种病种能明确遗传基因谱链的全部环节。⑥多数免疫病尤其弥漫结缔组织病皆被称为是一异质性疾病,换言之,都存在不同的亚型。由于引起发病的诱因不同,患者的遗传素质不同,发病机制过程也不全相同,从而临床表现的病程、轻重、类型,甚或治疗反应也不尽相同。类风湿关节炎和系统性红斑狼疮皆有不同亚型。提示临床医生无论在诊断、治疗上都不该是千篇一律。免疫病学的研究方向之一应是区分疾病的不同亚型。

二、病　　程

免疫病的自然病程是"长长短短"。长者可比人均寿命略短,短者出生后即死亡。因为免疫系统是生命个体的保障系统。该系统不能履行抵御感染的功能时会使病情"雪崩"式加重,直至死亡。免疫系统自身有强大的再生和调节潜能,轻症免疫缺陷病和自身免疫病、变态反应症大多呈反复发作、缓慢进展的过程。经过干预治疗后的原发免疫缺陷病部分患者也能生长到成年甚至老年。这种漫长病程带来五种现象:①经济负担沉重(dollar cost),患者终身治疗、长期支付药物费用。较早的不能承担正常工作,减少经济收入。如果能成功保持免疫缺陷病生存,花费是巨大的。②痛苦(discomfort),病情反复,肢体关节疼痛,生活质量下降。药物致胃肠道等不耐受,正常饮食受影响。精神创伤使患者情感生活下降。③残疾(disability),反复感染会造成慢性贫血,体质下降。炎症造成纤维组织增生,导致肺间质纤维化、肝纤维化等。关节纤维化、关节挛缩肿胀变形直至残废。④药物中毒(drug toxcity),几乎所有免疫病都需终身药物治疗。其中为获得完全缓解平均治疗时间为1～2年。对反复发作患者需做反复的追加强化治疗。强化治疗是以西药为主的联合化疗,辅助以中药。长期用药及药物积累性损伤属A型药物不良反应。变态反应患者易产生药物过敏属B型药物不良反应。特别是药物热、药物疹和药物性肝炎较为多见。⑤死亡(death),严重免疫缺陷病的自然死亡率高达90%以上,多在生后死于感染。AIDS进入终末期的死亡率为100%,病毒携带期平均5～8年。现有的内科治疗可使上述患者延长生命数年。针对联合免疫缺陷的基因治疗和针对AIDS的疫苗治疗均没有广泛开展。自身免疫病治疗后的10年生存率均在80%以上。其中的10%可达完全缓解,30%达部分缓解,30%不缓解带病生存。30%寿命较短,死亡原因是感染、重要脏器纤维化,功能衰竭。

三、感　染

感染在免疫病的发病、进展和死亡各个阶段都扮演重要角色;存在于"病因"或诱因、临床表现和治疗靶点的各个环节。免疫系统由生物进化建立起来的第一位生理功能就是抗感染能力,免疫系统发生病变必然与感染有关。部分抗感染能力缺乏同样存在于除免疫缺陷病以外的其他各种免疫病。

1. 发病阶段

免疫功能缺陷的患者会因免疫组织成分数量的绝对减少或功能的下降导致抗感染能力下降,频繁发生感染。免疫亢进病特别是自身免疫病多数会在某种感染后发病。如风湿热与A型B组溶血性链球菌感染有关,结节性多动脉炎与乙型肝炎病毒感染相关。感染激活了免疫的APC系统、MHC系统和Th细胞簇。病原微生物的抗原位点和自身靶组织抗原位点通过分子模拟引起免疫系统对自身组织的自我攻击。

2. 病程中

免疫缺陷患者表现为对单纯使用抗生素难以控制的感染,只有加用缺乏的免疫活性组分后才能控制感染。如原发性IgG缺乏症发生感染后,只有用静脉滴注免疫球蛋白后才能控制感染,否则感染会由某个脏器的局部感染进展为败血症。免疫亢进病特别是自身免疫病的病理机制并不是免疫功能全面亢进强盛,而是导致自身免疫病的一部分免疫功能亢进,同时又有部分免疫功能减弱,整个免疫网络处于失衡状态,这种失衡会随病情进展而逐渐加重。自身免疫病的早期感染可仅仅是体表的皮肤、黏膜感染,以后会加重为某个脏器的感染,最终可以是多个脏器的化脓性感染。有些自身免疫病患者因T细胞功能减弱,特别易合并结核感染。这时除了免疫抑制药物之外,在应用抗生素的同时加用免疫调节剂有利于控制感染。另外,治疗过程中使用免疫抑制药物对免疫系统的药物性损害也是感染因素之一,如SLE治疗过程易合并结核感染和霉菌感染。

3. 终末期

感染是免疫病死亡的首要原因。免疫缺陷病可以死于条件致病菌感染、深部霉菌感染等。自身免疫病多死于耐药菌感染、难治性结核感染。在重要脏器硬化和血管炎的基础上发生的感染,可迅速出现脏器功能衰竭。

4. 病原微生物的易感性分析

①T细胞病变易发生病毒感染、结核感染、原虫感染、霉菌感染;②B细胞病变易发生革兰阴

性菌感染、厌氧菌感染、菌群失调感染、败血症;③白细胞和补体等非特异免疫系统易发生 G^+ 球菌感染,皮肤、黏膜化脓性感染,多脏器化脓感染。

5. 感染部位的表现

浅表感染表现为皮肤疖肿、黏膜溃疡、有脓性分泌物,局部红、肿、热、痛;发热伴白细胞升高。内脏感染可以是组织弥漫性炎症,伴肿胀疼痛,脏器内压力升高,功能障碍;也可以是脏器内局部化脓灶;长期弛张热伴中毒症状。全身感染,可以是多脏器化脓性感染,更多见的是败血症;患者高热不退、衰弱、休克、DIC、多脏器功能衰竭。

四、炎　　症

非感染性炎症就是免疫性炎症。免疫亢进病炎症损伤可表现为,全身性小血管炎,多部位的炎性肉芽肿结节,多脏器的炎症性功能障碍伴间质纤维化;关节肿痛残废,皮炎或皮疹,肾损伤等特点。免疫缺陷病的重症患者不能形成炎症反应,表现为对疫苗和异体蛋白试剂不能形成皮肤划痕试验阳性,皮下注射不能形成试验反应。治疗后的免疫缺陷病又较长时间存活者,也会发生类似免疫亢进病的炎症损伤,多数是和免疫调节治疗相关,也和感染炎症的反复发作有关。因病理环节不同,免疫炎症的显微镜下结构表现不尽一样。主要是炎症区域浸润的炎细胞主要成分不一样;浓聚的炎蛋白和细胞因子主要成分不一样;功能细胞坏死后的纤维组织增生程度不一样。以炎症的基本病理特点可分为:①肉芽肿性炎症;②细胞浸润性炎症;③纤维增生性炎症;④血管淋巴管炎症;⑤组织坏死性炎症;⑥炎症继发感染。非感染炎症的临床表现为:不规则发热。炎症部位红、肿、热、痛均较轻,炎症脏器的疼痛、肿胀也不甚明显。皮肤、黏膜炎症多表现为皮疹或浅表溃疡。炎症的进展时轻时重,对抗生素治疗反应不好,对免疫抑制剂或糖皮质激素治疗反应好。炎症最终会造成局部纤维结缔组织增生硬化,受累脏器功能逐渐失代偿,进而出现劳动力丧失和残疾。如果累及部位不是很多,炎症呈慢性进展状态,患者可以仅有乏力、低热、轻度刺痛等非特异性不适感,可能长期不去明确诊断,甚至就诊已处于疾病的中晚期,失去了最佳治疗时间窗,这一特点应该引起临床医生的重视。

五、发　　热

WHO 曾经统计一个人一年内因上呼吸道感染或普通感染造成发热平均 6 次,所以发热是常见的临床症状。几乎所有的免疫病在疾病的不同阶段都会呈现不同热型的发热,所以不少免疫病病种的诊断标准中都免掉发热这一条,认为其不具备特征意义。但作为论述免疫病的临床特点,发热是必须论及的一个特征。不论是感染性炎症,还是免疫性炎症,或是治疗药物的不良反应都会造成发热。肿瘤、中毒、创伤所致发热不再在此详述。免疫病起病的轻症病人常表现为低热或不规则发热,伴随症状也不明显,确诊要按"发热树"进行系统的、逐级的、逻辑鉴别。降温治疗可不必太积极,防止掩盖临床表现,如类风湿关节炎发病初期可呈时有时无的低热。免疫缺陷病特别是联合免疫缺陷病发病即为严重的感染性发热,为抗生素治疗效果差的进展性发热;可以是稽留热、弛张热或是超高热;患者可很快死于败血症或多脏器化脓症。迅速诊断清楚感染发热的致病病原微生物,明了免疫缺陷病免疫系统缺陷的成分;选用有效的抗生素并补充机体所缺乏的免疫活性物质,以保证免疫缺陷病患者抵抗感染,控制发热。此时单纯靠化学降温或物理降温是难以奏效的,应该采用综合降温措施。已经确诊为自身免疫病、淋巴瘤、过敏性哮喘等的患者,在病程进展中百分之百会出现发热,造成发热的原因可以是免疫病发热,也可以是继发感染发热,还可能是药物热。此时鉴别发热的原因成为免疫病科医生常常面临的难题。多数情况下多个因素会同时存在,但总有一个为主的因素成为首要的治疗靶点。免疫病的终末期感染和感染发热是死亡前最常见的临床表现,此时因伴有细菌耐药和脏器功能不耐药使得治疗十分困难。

六、疼　痛

疼痛是目前不能直接准确计数测量的临床症状。痛阈和人的精神状态决定了每个人对疼痛的感受变化较大。免疫病患者可以表现为静息状态痛,也可以是活动痛;可以呈现肢体痛,也可以为内脏痛;有时会有外周神经痛,也有时会有中枢神经痛。但临床较多见到的是肢体痛,特别是关节活动痛。如果合并发热,则疼痛明显加重,造成这种疼痛的原因在疾病早期多为关节的滑膜、韧带、关节囊、软骨、血管等软组织炎症。持续的关节炎会在关节腔内产生软骨破坏和纤维粘连,活动时粘连撕裂会加重疼痛。晚期炎症关节的骨端骨破坏,关节间隙消失、关节功能障碍、活动痛伴有僵直和残疾,以上情况常存在于多种自身免疫病。免疫缺陷病患者易发生化脓性骨髓炎和化脓性关节炎,会伴感染性炎症疼痛。肌肉的免疫性炎症会引起肌肉疼痛、肌肉乏力、肌肉萎缩。缺血性疾病多见于全身性免疫性小血管炎,常见肢体缺血痛(如 Burger 病跛行痛);也见于内脏缺血者,如大动脉炎的肠系膜动脉缺血痉挛性绞窄样腹痛。颅内压升高引起的头痛是免疫病脑病的早期表现之一,应引起免疫病科医生的高度重视。内脏的肿胀痛也可出现,但疼痛仅是免疫病的一个临床表现,止痛治疗是免疫病治疗方案中的一个组成部分,单独使用只能获得短时间疗效。

七、结缔组织病变

结缔组织包括血液、骨骼、肌腱、韧带、脂肪和所有脏器功能细胞之间的间充质等。在这些组织中走行着淋巴管,分布着淋巴结,弥散着淋巴细胞团或淋巴细胞及各种非活性炎细胞。寓于其中的成纤维细胞即承担多能干细胞的职责,又随时进入增殖分化造成纤维化。免疫反应特别是炎症反应必然涉及这个组织部位,因此风湿病专科的弥漫游走性结缔组织病都是自身免疫病,属免疫专科病范畴。当然风湿病并不都是免疫病,但风湿病的基础生理结构是结缔组织,所以免疫病和风湿病有很多病种是共同研究的。

1. 关节炎

关节炎以多关节滑膜炎多见。类风湿关节炎标志体征为对称性手足小关节肿痛,甚至畸形;也可见对称或不对称两个以上大关节受累。关节积液和肿痛比较单纯疼痛的诊断意义大。持续不缓解的骨关节炎多数合并了免疫性炎症。几乎所有的免疫病都会出现各种关节炎。

2. 肌肉病变

肌肉不是结缔组织,但多肌炎和皮肌炎归风湿病范畴;在免疫病范畴,应归免疫肌肉病专科。肌肉免疫炎症表现为肌肉疼痛、有活动痛、静息痛和触压痛,肌肉无力、有活动无力、体位维持无力,肌力检测多在Ⅳ级以下。肌肉萎缩严重者、肢体变细。化验 CK 升高、肌电图表现为肌源性损伤。横纹肌溶解综合征是一种严重的肌肉免疫性破坏。重症肌无力、脊髓侧索硬化症都是神经专科免疫病。

3. 皮肤病变

皮肤硬化是硬皮病的特有表现。荨麻疹是变态反应的常见表现。面部蝶形红斑是系统性红斑狼疮的标志性改变。下肢橘节红斑多为皮下炎性肉芽肿。血管伴行的皮下结节提示为结节性动脉炎。双下肢皮肤凹陷性水肿与多种肾炎低蛋白血症有关。下肢橘皮样皮肤伴皮下组织增厚和非凹陷硬肿可能是淋巴管水肿。卡波西肉瘤多见于 AIDS。反复多发疖肿伴高热多见于免疫功能缺陷病。

4. 血管炎

大动脉血管炎是独立的专科免疫病。除口径 5mm 以上的大动脉受累之外,也可以累计中小动脉。大动脉的炎性狭窄、梗死会造成血管远段供血障碍,产生脏器缺血和狭窄部位血管杂音。血管瘤破裂者可以危及生命。大静脉的血管炎症在四肢很多见,患者可伴有反复皮肤溃疡。布-加综合征会造成肝炎和黄疸。中小血管炎既可以是独立的免疫病,更多见的是参与到免疫专科病大多数病种的中晚期病变之中,表现为肢体发冷、发绀、皮肤网状青斑、雷诺征。

5. 黏膜和外分泌腺上皮炎症

病变早期炎症造成浆膜腔黏膜的分泌功能增强,形成心包积液、胸膜腔积液、腹水。中晚期炎细胞浸润使腺体分泌功能下降,造成口腔唾液和眼泪减少而口眼干燥,胆汁分泌减少而胆汁淤滞性黄疸、胰液分泌障碍而免疫性胰腺炎,肾小管分泌障碍而肾小管肾炎、肾小管酸中毒,肺细支气管肺泡炎而肺间质纤维化。这些症状也可见于淋巴瘤和免疫缺陷病。

八、多系统多脏器病变

系统功能或脏器组织同时超过 3 个受累称为多系统多脏器病变,简称多系统受累。免疫病在中期之后逐渐演变为稳定的多系统受累;而在发病早期可以表现为单系统受累,此时会被误认为是专科免疫病。有些专科免疫病在疾病的晚期也会出现多系统受累,所以有无多系统受累这一临床特点不应成为划分免疫专科病还是专科免疫病的唯一标准。重症免疫缺陷病发病时只要不及时控制感染就会引起多脏器感染,但这只提示感染的轻重,并不和自身免疫病的多系统受累是同一病理含义。长期生存或成年人的免疫缺陷病会重叠多系统受累的自身免疫病。风湿病分类中的弥漫性结缔组织病大部分是自身免疫病。其中一个病种叫"重叠综合征";其概念为多个风湿病病种的描述性临床表现同时存在,诊断单一的病种不能解释全部临床表现。这组临床表现涉及系统性红斑狼疮、硬皮病、多发性肌炎/皮肌炎、类风湿关节炎、干燥综合征等病。根据症状群可以同时诊断以上病种两个或多个病共存时称为"重叠综合征"。有学者又把重叠综合征分为:Ⅰ型,同时存在的重叠综合征。Ⅱ型,混合性结缔组织病(MCTD)。Ⅲ型,移行存在的重叠综合征。多系统损伤是自身免疫病的重要临床特点,其产生机制是:①免疫网络广泛存在于各系统和脏器,单点损伤会演变为多点损伤。这从另一个侧面提示免疫病的治疗是一个网络的治疗。②小血管网、小淋巴管网遍及全身各系统和脏器,系统性小血管炎是自身免疫病的主要病理环节,从而广泛累及全身多部位。③多个脏器同时受到自身抗体的攻击同时产生一群临床表现,如重叠综合征就是抗细胞核内剪接体抗体、抗核小体抗体和抗蛋白酶体抗体攻击身体的多个部位的结果。④疾病中晚期,慢性炎症导致多脏器纤维结缔组织增生、脏器间质纤维化。⑤慢性的长期药物治疗引起的药物性脏器损伤。除上述风湿病的重叠综合征外,多系统受累可以表现为心、肺、肝、肾、皮肤、关节等重要器官受累。出现心肌炎,可表现为心悸、胸闷、心室扩大、心衰。肺间质肺炎肺纤维化或肺肉芽肿,可表现为憋气、咳喘、继发肺感染、呼吸衰竭。肝炎可表现为肝酶升高、黄疸、腹水、肝功能衰竭。肾炎可表现为水肿、高血压、低蛋白、尿毒症。多系统受累的存在使得免疫病的临床表现异常复杂,因此免疫病特别是自身免疫病的诊断被称为"多因素复杂诊断"。正因为这一特点,免疫病的亚型分组聚集性较差,亚型分组较困难。但必须提醒免疫科医生注意的是,在免疫病的某个阶段免疫损伤的主要靶点是相对清楚的,由此而产生的临床主要表现也是清楚存在的,如系统性红斑狼疮的皮肤损伤和肾损伤、类风湿关节炎的滑膜损伤和肺损伤、干燥综合征的外分泌腺上皮损伤和关节损伤等。还要提醒临床注意的是,继发免疫缺陷病的免疫系统损伤是一个渐变的过程,在疾病早期会同时出现一部分免疫功能反应性增强,从而出现自身免疫病的症状。原发免疫缺陷病治疗后长期生存也会出现类似情况。能否完整的鉴别诊断,掌握免疫病全部知识是重要的。免疫病学者除须熟知本专业的基本知识外,还应具备广泛的内科学知识,如心脏疾病、呼吸系统疾病等的基础知识,这样才能以自己敏锐和科学的分析,做出正确的鉴别诊断。免疫病的这些特点也提示应教育患者,树立长期对待疾病的思想,包括乐观情绪、长期定时的追踪观察,与医生配合不乱求医用药,适当的活动锻炼而不是长期休息,寻求与自己疾病相适应的工作等。多系统损伤是免疫病的重要临床特点。多个症状群重叠是免疫病的重要临床特点。

九、实验室检查特点

多数免疫病可以通过动物复制出和临床相似的病变模型。免疫缺陷病几乎都可以通过基因敲除方法做成动物模型。通过去除主要的免疫活性成分,也能造成某些免疫缺陷病"快速模型"。自身免疫病动物模型最著名的方法是"过继实验动物模型"。现在多种免疫病基因干扰的纯种动物已建成家系模型。

免疫病的临床活检组织病理学检查较其他专科明显不足、缺少专业队伍、资料积累较少;这主要是光镜下病变的形态特征难以掌握,免疫组化技术重复性不稳定。电镜标本的制作周期长,人为干扰的痕迹太多,视野太小,是其使用受限的原因。

免疫网络主要节点的免疫活性物质的生理量检测已经没有技术问题,只是因为开展不普遍而成本太高。但这是各个免疫病专科必须建立的化验。基因检测必然会在临床广泛推广。蛋白质芯片技术和基因芯片技术已比较成熟。

自身抗体的检测已在国内外广泛开展,主要服务于风湿病。大多数停留在定性检测技术水平,使得临床辅助诊断意义受限,更难以追踪对比观察。能提纯更多项目的自身抗原,推广半定量化验是亟待开展的工作。间接免疫荧光检测自身抗体有利于发现新的抗体类型,但技术误差较大。用流式细胞技术确定 T、B 淋巴细胞的膜表面标志,有助免疫缺陷病的诊断。

各种影像学手段都不会被免疫病学拒绝。针对靶损伤组织,针对多系统的损伤,针对残废器官的影像学资料是必须采集的。

十、治 疗 反 应

目前免疫病没有治愈的方法。基因治疗,多能干细胞移植治疗,正处于进一步研究阶段,技术日渐成熟,但伦理学争论尚无结论。联合免疫缺陷病是人类第一个进入基因治疗的病,但该病临床缓解后的患者淋巴瘤的发病率明显升高。目前已被 WHO 停止使用。

多数患者在现阶段选择药物治疗。严重免疫缺陷病的生存率已明显提高。已有相当一部分患者可以存活到成年,从而出现了"存活到成年的免疫缺陷病人"的继续治疗问题。器官移植后治疗的首要问题也是一个免疫治疗问题,长期用药的药物不良反应和自身免疫病长期用药一样是临床不容忽视的治疗性损伤问题。

药物学研究热点之一是生物提取药物和基因重组生产免疫活性因子的药物。这类药物本身是异体的生化物质,一方面会带来新的免疫反应;另一方面可以极敏感地干扰免疫网络,其远期疗效和毒性作用正待大样本观察。

药物选择中更多的是在新免疫药理理论指导下的老药新用,中药和民族药物移用。注重神经-内分泌-免疫网络的关系,注重结缔组织-网状内皮-脉管系统的关系;采用联合用药,序贯用药,分阶段用药和个体化用药的方法;多数患者能提高生存质量。

免疫病患者精神异常的发生率大大高于其他专科疾病,这方面已引起临床部分医生地关注。药物的过敏反应可以诱发已缓解的免疫病复发,可以加重正在治疗患者的病情,严重者可以致死。免疫病患者要格外注意药物不良反应的发生。已发生者必须减量或停药。

(张源潮)

参 考 文 献

蒋明,David Yu,林孝义. 2004. 中华风湿病学. 北京:华夏出版社.

蒋明,张奉春. 2004. 风湿病诊断与诊断评析. 上海:上海科学技术出版社.

张乃峥. 1999. 临床风湿病学. 上海:上海科学技术出版社.

Chinen J,Shearer WT. 2009. Advances in basic and clinical immunology in 2008. Allergy Clin Immunol,123(2):328-332.

Clayton DG,Walker NM,Smyth DJ,et al. 2005. Population structure,differential bias and genomic control in a largescale, case-control association study. Nat Genet,37:1243-1246.

Gary S Firestein, Ralph C Budd, Edward D Harris Jr, et al. 2008. Kelley's Textbook of Rheumatology. London: W. B. Saunders Company.

Hellmann DB,Stone JH. 2000. Current Medical Diagnosis and Treatment. New York:McGraw Hill.

Hunter DJ. 2005. Gene-environment interactions in human diseases. Nat Rev Genet,6:287-298.

Johnson GC,Esposito L,Barratt BJ,et al. 2001. Haplotype tagging for the identifi cation of common disease genes. Nat Genet,29:233-237.

Kelley J,Trowsdale J. 2005. Features of MHC and NK gene clusters. Transpl Immunol,14:129-134.

McCarty DJ. 2005. Differential diagnosis of arthritis: analysis of signs and symptoms. In: Koopman WJ,Moreland LW, eds. Arthritis and Allied Conditions. 15th ed. Philadelphia: Lippincott,Williams & Wilkins,37-49.

Rahman MU,Cheema S,Schumacher HR,et al. 1992. Molecular evidence for the presence of chlamydia in thesynovium of patients with Reiter's syndrome. Arthritis Rheum,35:521-529.

Reich DE,Lander ES. 2001. On the allelic spectrum of human disease. Trends Genet,17:502-510.

Robert G Lahita,Nicholas Chiorazzi,Westley H Reeves. 2000. Textbook of the Autoimmune Diseases. Philadelphia:Lippincott Williams & Wilkins.

第三章 免疫病的实验室检查

免疫病实验诊断是免疫病学的重要组成部分,随着现代科学技术的发展,原有的免疫病实验诊断技术也不断改进和更新。免疫病实验诊断已形成包括体液免疫、细胞免疫和自身抗体等一系列具有特色的诊断程序。外源性和内源性抗原均可通过不同的抗原提呈途径诱导机体免疫应答,在体内产生特异性抗体和特异性 T、B 细胞的克隆扩增和效应增强。免疫病实验诊断主要是利用抗原、抗体特异结合反应,建立各种特异性检测方法,协助临床医师对疾病进行诊断。随着实验诊断技术的不断更新和完善,免疫病实验诊断在临床疾病诊断中显示出越来越重要的意义。

免疫功能检测可提供评估免疫功能的参数。体内外试验主要包括:评估细胞介导的免疫反应,常用皮肤迟发性超敏反应试验,流式细胞仪定量测定不同类型细胞的不同表面标志,免疫细胞对抗原、丝裂原、同种异型细胞的反应活性和增殖效应。评估体液免疫可通过测定免疫细胞的可溶性产物。实验室免疫功能检查的结果是最重要的诊断依据。对于免疫缺陷病、自身免疫病、恶性肿瘤、器官和骨髓移植患者,要根据实验原理和技术特征选择合适的实验方法进行检测。

第一节 常用实验检查技术

一、免疫病实验诊断技术

1. 标记免疫分析技术

标记免疫分析技术包括放射免疫、酶联免疫、化学发光、时间分辨荧光、流式细胞术、胶体金标记(金标)、生物芯片等。

(1) 放射免疫(精度为 10^{-12} mol/L):自 20 世纪 60 年代该技术问世以来对临床诊断起了革命性的贡献,是一项较为成熟的诊断技术。夹心法和竞争法的标记原理为现在检测技术基础。但放射性标记物对环境有污染,对检验人员身体也有危害,难以广泛开展。

(2) 酶联免疫(精度为 10^{-9} mol/L):最大优势在于避免了对环境和人体危害。但其灵敏度、重复性不如放射免疫技术,易造成漏检和假阳性。

(3) 化学发光(精度为 10^{-15} mol/L):灵敏度较高,自动化程度高。分类:①以吖啶酯直接标记的 ACS180 系统。②以 HRP 标记、鲁米诺为发光底物的 Amerlite 系统。③以 AP 为标记物,AMPPD 为发光底物的 Immulite 系统。其缺点为发光过程短,样品不能重复检测。在超微量分析及早期诊断方面能力不足。

(4) 电化学发光(精度为 10^{-17} mol/L):20 世纪 80 年代末期问世的新型化学发光免疫分析方法。根据三联吡啶钌[Ru(bpy)3]和三丙胺在电场触发下产生发光的化学发光反应。灵敏度较高、线性范围较宽。

(5) 时间分辨荧光(精度为 10^{-18} mol/L):用三价稀土离子及其螯合物作为示踪物,标记抗原、抗体、激素、核酸探针等物质;当免疫反应发生后,根据稀土离子螯合物的荧光光谱的特点(特异性强、寿命长),用时间分辨荧光分析仪,测定免疫反应最后产物的荧光强度。灵敏度更高,检测范围更广。

(6) 胶体金标记(金标):胶体金标记试验简单、快速,但敏感性较低。

(7) 生物芯片技术:生物芯片(biochip)是指通过微加工技术和微电子技术,将大量生物大分子,如核酸片段、多肽分子甚至组织切片、细胞等生物样品有序地固定在载体上如玻片、硅片、聚丙烯酰胺凝胶、尼龙膜等载体的表面,组成密集二维分子排列,然后与已标记的待检核酸或蛋白分子中的靶分子结合,通过特定的仪器[如激光共聚焦扫描或电荷偶联摄影像机(CCD)]对杂交信号的强度进行快速、准确、高效、大信息量地检测分析,从而实现对化合物、核酸、蛋白质、细胞及其他生物组分的检测,判断样品中靶分子的数量。由于常用玻片/硅片作为固相支持物,且在制备过程模拟计算机芯片的制备技术,所以称为生物芯片技术。目前常见的生物芯片分为三大类:即基因芯片(genechip)、蛋白芯片(proteinchip)、芯片实验室(lab-on-a-chip)。生物芯片主要特点是具有高度平行性、多样性、微型化和自动化。生物芯片上高度集成的成千上万密集排列的分子微阵列,能够在很短时间内分析大量的生物分子,使人们能够快速准确地获取样品中的生物信息,检测效率是传统检测手段的成百上千倍。

(8) 流式细胞术:1968年斯坦福大学的Bill Bonner等研制出第一台荧光活化的细胞筛选仪(fluorescence-activated cell sorfer,FACS)。1973年BD公司以FACS的商品名称出品了第一台商业化的流式细胞仪(FCM),随着荧光标记技术的发展,流式细胞术目前已经发展到同时检测24色标记的荧光染料。流式细胞术具有高敏感性、高特异性、方便、快速等特点,因此,其在临床检测和科研中的应用越来越广泛。

2. 分子生物学诊断技术

DNA重组和杂交瘤技术的发展,也对免疫性疾病发病机制的研究有了更进一步的提高。常用于临床诊断的分子生物学技术包括DNA斑点杂交、RNA斑点杂交、聚合酶链反应等。

(1) DNA斑点杂交(Southern blot):从组织中提取DNA,用限制性内切核酸酶将大分子DNA分解成长短不一的小片段,经琼脂糖凝胶电泳分离这些小片段,再将其转移到硝酸纤维素膜上,最后用放射性或非放射性标记的寡核苷酸探针与之杂交。将正常对照的杂交片段长度多态性与待测的结果做比较,可以作为遗传多态性正常与否的诊断指标。如DNA斑点杂交可显示出的典型免疫功能障碍是Ig重链或κ轻链的异常。

(2) RNA斑点杂交(Northern blot):RNA斑点杂交是将组织细胞中的RNA分离纯化后,进行酶切和电泳,并将其转移到固相支持物上,通过DNA或RNA探针进行分析的方法。它可以定性分析特定基因的RNA产物。本试验需要大量RNA,一般要通过RT-PCR扩增。RNA斑点杂交可以用于诊断淋巴细胞缺陷综合征、腺苷脱氨酶缺陷病、慢性肉芽肿等。

(3) 聚合酶联反应(polymerase chain reaction,PCR):PCR是近年来发展起来的简单、快速的实验方法,应用广泛,主要用于快速克隆、序列分析和基因检测。PCR和RT-PCR能扩增并检测极微量的核酸序列,理论上,一个细胞就能提供足够的分析材料。但PCR诊断技术也有缺点:由于能够把污染的核酸片段也扩增而容易出现假阳性,而且通常只能检测长度在1000～2000bp以下的DNA序列。目前,PCR已用于诊断很多传染性疾病(如HIV等),RT-PCR技术也已成功应用于HIV mRNA的定量检测。

3. 淋巴细胞的免疫表型检测

已经在临床检验实验室广泛开展的淋巴细胞免疫表型有CD3、CD4、CD8、CD19、CD45、CD14、CD16、CD56等淋巴细胞受体(TCR)、HLA抗原及等位基因检测等。淋巴细胞活化的检测指标有CD69、CD25、CD71、HLA-DR等。CD4$^+$或CD8$^+$淋巴细胞亚群测定,通过检测细胞内细胞因子达到 Th1/Th2 分型,Th1 主要表达 IL-2、IFN-γ;Th2 主要表达 IL-4、IL-10 和 IL-15。

外周血和组织特异性淋巴细胞的免疫表型检测主要应用于淋巴网状内皮细胞的谱系检查,HIV 感染检查,以评估潜在的免疫缺陷。免疫表型检测通常是将淋巴细胞和标记了荧光素的一种或多种单克隆抗体混合温育后,用荧光显微镜或流式细胞仪检测。流式细胞仪能非常快速地提供大量细胞的荧光和非荧光参数。外周血细胞的免疫分型可以用全血经溶血素溶解红细胞后或用密度梯度法分离的单个核细胞,再经流式细胞仪区分前向散射光(FSC)和测向散射光(SSC)。如用抗 CD3 单克隆抗体检测外周血淋巴细胞的 T 细胞通常占 50%~84%。正常 T 细胞根据表面分子不同主要分为两个亚型:一种是表达 CD3 和 CD4 分子的 T 细胞,占外周 T 细胞的 27%~51%,在免疫反应中主要发挥辅助调节功能。另一种是表达 CD3 和 CD8 分子的 T 细胞,占 T 细胞的 15%~44%,在免疫反应中主要发挥细胞毒效应和抑制功能。鉴定 B 细胞的传统方法是使用针对特异性重链和轻链的多克隆抗体检测细胞表面的免疫球蛋白。多克隆抗体主要是针对表达 κ 链和 λ 链的细胞,单克隆抗体则只检测 κ 链或 λ 链,有时也检测重链。分化早期的前 B 细胞表面缺乏免疫球蛋白,但表达 CD19 分子;前 B 细胞和成熟 B 细胞还表达 CD20 分子;利用这些分子的单克隆抗体,用流式细胞仪可以检测分化早期的 B 细胞。NK 细胞的定量检测主要依赖 CD16 和 CD56,CD3 阴性的细胞表达 CD16 或 CD56 两种分子中的任何一种即可确定为 NK 细胞。免疫分型能显示白血病和淋巴瘤的细胞特征,并有助于鉴别出良性淋巴组织增生。另外,CD4[+] 和 CD69 T 细胞计数还用于检查 HIV 感染。免疫分型仅仅是测定各种免疫细胞亚群的数量,并不是直接检查实际的免疫学功能。

4. T 淋巴细胞的功能检测

(1)迟发性超敏反应试验:正常细胞免疫反应需要淋巴细胞和单核细胞的相互作用。皮肤迟发性超敏反应(DTH)可用于检测体内的细胞免疫功能。皮肤 DTH 是特异性炎症反应,需要 24~48 小时达到最大反应强度。这种反应可以在个体间被动转移,如将致敏个体的单个核细胞转移给正常受者,受者同样会出现 DTH 反应,并且血清中检测不到特异性抗体。具体的试验方法是将 0.1ml 的抗原溶液(PPD 或破伤风类毒素)皮内注射给受试者,分别在 24、48 和 72 小时测量硬结和红斑的大小。注射抗原 48~72 小时后,注射部位出现直径大于 5mm 的硬结为阳性反应。通常是同时使用 3~5 种抗原(念珠菌属、腮腺炎病毒、破伤风类毒素、发癣菌属和 PPD)来评估受试者的免疫活性。阴性反应则提示可能为 T 细胞功能障碍,但不能确定免疫功能异常的严重程度。DTH 试验使用记忆性抗原,引起二次免疫应答;也可使用新抗原(如钥孔血蓝素,KLH)检测初次免疫应答,试验包括检测致敏阶段时间和随后的 DTH 反应。

(2)增生反应试验:增生反应试验是广泛使用的临床免疫学体外检测方法,和 DTH 一样也是使用记忆性抗原。向培养的淋巴细胞中加入非特异性刺激物如 PHA、特异性抗原如破伤风类毒素和同种异型细胞,进行混合淋巴细胞培养,在培养末期检测增生细胞 DNA 中放射性核素氚标记的胸腺嘧啶脱氧核苷,结果用每分钟放射性元素蜕变表示。丝裂原能活化大部分正常的 T 细胞,培养 3 天即可做出评估。使用外来抗原和同种异型抗原刺激时,因最初具有特异性受体的 T 细胞较少,故需要培养 6~7 天才能做出评估。此试验可以反映原发性和继发性免疫缺陷病患者的免疫功能,并可用于评估免疫治疗的效果。增生试验用于检查 HIV 感染者的自然发病阶段,在 HIV 感染早期,CD4[+] T 细胞数量未下降之前,患者的 T、B 淋巴细胞就已经丧失了对引起记忆反应的抗原的增生能力,随着病程的发展,T 细胞还会逐渐丧失对同种异型抗原和丝裂原的增生能力。增生试验的结果评估需要与患者在年龄、性别和种族方面相同的正常对照。

（3）溶细胞效应检测：免疫细胞的细胞毒效应主要分为两种：T 细胞需要抗原呈递细胞对抗原的预先处理，并且具有 MHC 限制性。其他免疫细胞不需要预先处理抗原就能发挥细胞毒效应，也无 MHC 限制性。$CD8^+$ CTL 是最主要的细胞毒性 T 细胞，受 MHC-Ⅰ类分子的限制。$CD4^+$ T 细胞受 MHC-Ⅱ类分子的限制，较少参与细胞毒效应。T 细胞的细胞毒效应对胞内感染、同种异型器官移植和肿瘤细胞的免疫反应均发挥重要作用。用靶细胞致敏分离的单个核细胞产生活化的 CTL，然后将放射性核素 ^{51}Cr 标记的靶细胞和 CTL 一起温育，通过检测从靶细胞上释放的 ^{51}Cr 来评估杀伤细胞的活性。该实验必须设立正常对照、结合临床病史和其他实验室检查参数，以做出正确的判断。细胞杀伤的机制有多种，包括在靶细胞膜上形成通道而导致细胞裂解，或者直接诱导靶细胞凋亡。细胞毒功能检查对于 HIV 感染者的监控十分重要，因为 CTL 能对 HIV 感染产生有效的免疫反应。

5. B 淋巴细胞的功能检测

B 淋巴细胞的功能状态评估通常是通过测定血清中免疫球蛋白的水平来实现，但免疫球蛋白是一种多克隆抗体，包含有活性的抗体和无活性的抗体。评估 B 细胞的功能状态可以使用蛋白质（如破伤风类毒素）和多糖（如肺炎球菌多糖）等抗原刺激后，定量检测产生反应的抗体。试验需要预先致敏，2～3 周后用 ELISA 法检测血清中特异性抗体的滴度。通过这个试验也可以测定 B 细胞在体内的免疫记忆反应。另外还有体外产生 Ig 的试验，用非特异性多克隆 B 细胞激活剂和特异性细胞因子与 B 细胞混合培养，然后测定 Ig 的产量。这种试验通常用于直接确定细胞水平的 Ig 合成缺陷。

6. NK 细胞的功能检测

通过检测 NK 细胞的活性和 ADCC 效应，能反映非 MHC 限制性的细胞毒效应功能。通常使用标准细胞毒试验检测 NK 细胞的活性，使用 ^{51}Cr 标记的靶细胞（如白血病细胞系、K562）。与 T 细胞毒试验不同的是，NK 细胞的细胞毒试验无需致敏步骤，没有 MHC 限制性。NK 细胞在某些疾病的免疫反应中发挥关键作用，如 NK 细胞的细胞毒活性与癌症患者癌细胞转移呈负相关，直接关系到癌症患者的整体存活时间。此外还发现反复感染疱疹病毒的患者有 NK 细胞缺陷。

ADCC 效应是由 NK 细胞、单核细胞和粒细胞等表达 Fcγ 受体的细胞介导效应细胞通过调理作用和靶细胞结合。ADCC 功能的检测有助于评估针对肿瘤细胞和病毒感染的抗体反应，还用于对移植受者的监控。

7. 单核细胞和巨噬细胞的功能检测

单核细胞和巨噬细胞的功能是对吞噬细胞和细胞毒效应细胞功能的一种补充。有很多试验能检测单核细胞和巨噬细胞的功能，包括检测单核细胞处理和呈递抗原给 T 细胞的能力、化学趋化性运动能力、针对肿瘤细胞的细胞毒效应或 ADCC 效应，但目前这些试验仅限于科研应用。巨噬细胞在 γ 干扰素的刺激下能分泌大量的新蝶呤。通过检测新蝶呤水平能评估患者的免疫状态，可以帮助评估某些疾病的预后。新蝶呤水平对于肿瘤、器官移植排斥或骨髓移植GVHR 的预后判断是一个敏感指标。系统性红斑狼疮的进展期和风湿病的活动期都可检测出高水平的新蝶呤。另外，对新蝶呤水平的有效监控还有助于判断 HIV 感染者的预后。新蝶呤水平的检测，必须考虑几个临床影响因素：儿童和老年人之间新蝶呤水平有差异，但正常成人的新蝶呤水平与性别、年龄无关。肾功能不全会导致血清新蝶呤水平升高，因此评估血清新蝶呤水平时应与血清肌酐水平相结合。通常使用放射免疫测定法(RIA)检测血清新蝶呤水平,用高压液相色谱法检测尿液新蝶呤水平。

8. 细胞因子的检测

免疫细胞产生的各种不同的可溶性产物或细胞因子在免疫反应的调节中发挥着重要作用。细胞因子能促进和调节天然免疫,在天然免疫反应中首先产生的效应物质包括 IL-1、IL-6、IL-8、IL-12、TNF-α、IFN-α 和 IFN-β。主要调节细胞生长和分化的细胞因子是 IL-2、IL-4 和 IL-5。有淋巴细胞活性调节功能的 TGF、IFN-γ 和 IL-10。还有一些细胞因子具有造血生长因子的功能,如 IL-3、IL-6、IL-7、IL-9、IL-10、IL-11、GM-CSF、G-CSF 和 SCF 等。细胞因子网络复杂,它们在免疫调节、炎症反应、造血作用和其他非免疫学效应中的功能具有多向性和重叠性。免疫测定能定量检测悬浮在培养基或体液中的细胞因子,主要方法有:ELISA 法、RIA 法、免疫印迹法、反向溶血空斑试验(RH-PA)等。细胞因子测定通常应用于科研中,也具有很好的临床应用前景。

9. 补体试验

补体系统由 30 多种血浆蛋白组成,它们依次相互联系形成级联反应,调节炎症过程。补体蛋白分为两类:一类活化系统,一类参与效应。两个主要的活化途径是经典途径和替代途径,最终都会形成膜攻击复合物(MAC)。补体还能促进细胞间的相互作用,呈递抗原、启动和保持有效的免疫应答。经典活化途径的启动需要 IgG1、IgG2、IgG3 或 IgM 抗体与相应抗原结合成免疫复合物。而替代途径不需要抗体,只需要多糖或其他等效复合物的刺激。补体系统的检测分为功能测定和成分测定。经典途径补体活性测定的标准方法是补体溶血试验,如 CH50 试验。补体能使抗体致敏的绵羊红细胞发生溶血反应,根据溶血程度可测定补体总活性。替代途径中补体活性测定的方法是 APH50 试验,兔红细胞不经致敏便可激活替代途径,导致兔红细胞溶解;根据兔红细胞的溶解程度,可测定替代途径的总补体活性、补体成分测定,试验通常是为了证明总补体活性下降是由于血清中特定的补体成分降低引起的。

10. 免疫复合物(IC)测定

在正常情况下可被机体的防御系统清除,但在某些情况下体内的 IC 不能被及时清除,则会在局部沉积,通过激活补体,并在血小板和中性粒细胞的参与下引起一系列连锁反应导致组织损伤。循环 IC 的测定分为:抗原特异性方法和抗原非特异性方法。后者在临床上较多用。其检测方法种类也较多。物理方法包括选择性超滤、超速离心法。根据 C1q 能与免疫球蛋白分子 Fc 段结合,设计了 C1q 结合试验。细胞受体法是根据某些细胞上具有补体受体和(或)Fc 受体能与 IC 结合的原理设计的,如 Raji 细胞方法、巨噬细胞法、血小板凝集试验等。这类方法灵敏度和特异性较好,但受许多因素影响,重复性较差。其他方法有葡萄球菌 A 蛋白试验,它是根据 PEG 沉淀血清中的 IC 能吸附到富含 A 蛋白的金葡菌上的原理设计的。IC 的测定需要根据不同 IC 的不同生理化学性质选择不同的方法。

11. 抗原抗体的血清学检测

免疫色谱技术已用于检测血清中的抗原和抗体。血清蛋白电泳可将血清蛋白分成 5 个区带:白蛋白、α₁球蛋白、α₂球蛋白、β 球蛋白和 γ 球蛋白。此方法可以提供有关免疫球蛋白的定性和相对定量的数据,能用于分离血清、尿液、脑脊液和其他体液中的蛋白组分。通常使用醋酸纤维素膜作为支持介质。用这种方法可以测定多发性骨髓瘤中单克隆免疫球蛋白的 IgG 峰,以及 Waldenstrom 巨球蛋白血症中的 IgM 峰。免疫电泳结合区带电泳检测抗原抗体反应分两步进行,蛋白质首先在支持介质(琼脂或琼脂糖)上通过区带电泳分离,再用特异性抗血清与分离的蛋白质反应形成沉淀弧。近来,临床上使用免疫固定电泳评估免疫球蛋白克隆过剩。具体步骤如下:先进行区带电泳,然后加抗重链或抗轻链的特异性抗血清产生免疫沉淀反应,使抗原在电泳位置被免疫固定。这种技术对于检测单克隆和寡克隆蛋白非常敏感,比免疫电泳测定单克隆球蛋白的方法简便且灵敏度更高。双向对流扩散技术是将抗原和抗体溶液分别放在邻近的凝胶孔内,使它们能自由扩散,在彼此交叉且浓度合适的地方形成沉淀,用于检测抗原和抗体的关系是对应、部分对应或完全无关。

免疫球蛋白定量检测的方法之一是单向辐射状免疫扩散,一般是用已知抗体测定未知抗原,可以精确测定溶液中蛋白质抗原浓度。试验时先将抗体加入琼脂凝胶中混匀,制成含抗体的琼脂板,然后在琼脂板上打孔,孔中加入一定量的待测抗原。由于抗体已与琼脂凝胶混合,不会再扩散。仅抗原从小孔向四周扩散。结果在小孔周围出现可见的沉淀环,其大小与抗原量呈正相关。这种试验可用于检测血清中免疫球蛋白、IgG 亚型和补体蛋白的浓度。另一种用于定量检测血清免疫球蛋白的方法是火箭免疫电泳。它将单向免疫扩散和电泳相结合,电泳时包含于琼脂凝胶中的抗体不发生移动,在电场作用下样品孔中的抗原向正极移动;当抗原与抗体分子达到适当比例时,形成一个火箭状的不溶性免疫复合物沉淀峰;峰的高度与样品中抗原浓度呈正相关。因此,琼脂中抗体浓度固定时,以不同稀释度标准抗原的电泳结果做标准曲线,便可以测定样品中的抗原含量。反之,琼脂中的抗原浓度固定时,便可测定样品中抗体的含量。目前,这种方法常用于检测:IgG、IgA、IgM、C3、C4、裂解素、C 反应蛋白、类风湿因子、血浆铜蓝蛋白、α_1 抗胰蛋白酶、载脂蛋白、结合珠蛋白等。用悬液计测量悬液是一种快速、相对简便的方法,在待检样品较多的实验室中很常见。放射性免疫测定可用于检测低水平的抗原、药物成分和激素。ELISA 法可以定量检测小量的蛋白质,且避免了使用放射性核素的污染。

二、免疫学实验诊断对临床诊断的价值

1. 有诊断意义的实验室项目

(1) 免疫缺陷病:Ig、Ig 亚类、补体、T 细胞、B 细胞、NK 细胞、T 细胞亚群、细胞因子与受体、活化的淋巴细胞、中性粒细胞与单核细胞(趋化,吞噬)等。

(2) 免疫移植病:淋巴细胞表型。

(3) 对变态反应性疾病:各种变应原特异性 IgE 等。

(4) 自身免疫病:ds-DNA、Sm、狼疮带试验、病毒血清假阳性、ANA、狼疮细胞、SSB、C3 等。

(5) 感染后免疫:各类病原体抗体检测。

(6) 系统肿瘤:白血病分型等、M 蛋白、本-周蛋白、细胞记数等。

2. 有相对诊断意义的实验室项目

(1) 自身免疫病:自身抗体,自身抗原诱导的淋巴细胞增殖反应。

(2) 移植免疫:各种反应抗体,细胞因子。

(3) 其他:如 AIDS、免疫崩溃、炎性介质、CRP 等。

第二节　免疫病的化验结果分析

一、自身抗体检测在免疫病实验诊断中的意义

系统性自身免疫性疾病以产生抗细胞内蛋白和核酸抗原的自身抗体为主要特点。

1. 自身抗体的命名

自身抗体的命名有些是根据靶抗原的生物化学特点(如 DNA、组蛋白、核糖核蛋白),有些是根据与该抗体有关的疾病,如 SS-A、SS-B;干燥综合征抗原 A、B;PM-Scl:多肌炎、系统性硬化症。有些则用首次发现带有该抗体的患者的名字命名如 Sm、Ro、La。有些核蛋白可用生理缓冲液从胸腺、脾及培养细胞中提取,统称为盐水可提取核抗原(ENA),其中包括核糖核蛋白 U1-nRNP、Sm、SS-A 和 SS-B。

2. 自身抗体的特点

自身抗体具有以下特点:①具有相对的疾病特异性,如在硬皮病中 Scl 抗体、抗 DNA 拓扑异构酶-Ⅰ抗体;SLE 特异性抗体是 dsDNA 和 Sm 抗体;在多发性肌炎和皮肌炎中,Jo-1(组胺酰 tRNA合成酶)、PL-7(苏胺酰 tRNA 合成酶)和 PL-12(丙胺酰 tRNA 合成酶)的抗转运 RNA 合成酶的抗体具有相当高的疾病特异性。②以连锁出现的方式共存于同一血清中。如干燥综合征患者中,SSB/La 抗体常与 SSA/Ro 抗体伴随出现,抗 Sm 抗体常伴有抗细胞核 RNP(U1RNP),抗 DNA 抗体常伴有抗组蛋白抗体(AHA)等。

3. 自身抗体的检测方法

自身抗体各检测方法比较见表 3-1。

表 3-1　自身抗体检测方法比较

检测方法	优点	缺点	应用
对流免疫电泳(CIE)	稳定性高,临床符合率高,灵敏度较高	耗时,需特殊电泳设备	可溶性核抗原抗体 ENA 确认或鉴定
免疫双扩散法	不需特殊设备,稳定性高,临床符合率高	耗时,灵敏度低	可溶性核抗原抗体 ENA 确认或鉴定
免疫荧光测定法	灵敏度高,重复性高	需特殊荧光显微镜	自身抗体 ANA 的初筛选
酶免测定法	快速,灵敏度高,特异性高	一种抗原只能检测一种抗体	ANA,ENA,DNA 抗体的初筛选
免疫印迹法	特异性极高	试剂盒的质量影响结果的准确性	可溶性核抗原抗体 ENA 确认或鉴定
放射性核素法	灵敏度高,定量测试	放射性核素防污染处理,需特殊放射性计数仪	DNA 抗体确认或鉴定
免疫沉淀法	灵敏度高,特异性高,测试特别的 ANA 抗体	放射性核素防污染处理,需特殊电泳设备,不能区分 Sm 与 RNP 抗体	Sm,RNP,SS-A/Ro,SS-B/La 抗体的确认或鉴定
被动凝集法	快速,不需特殊设备	半定量测试	类风湿因子 RF 检测

4. 自身免疫性抗体的检测流程

一般情况下,自身免疫性抗体检测流程为:ANA 筛选→ANA 分类→初步确定→确定,图示如下:

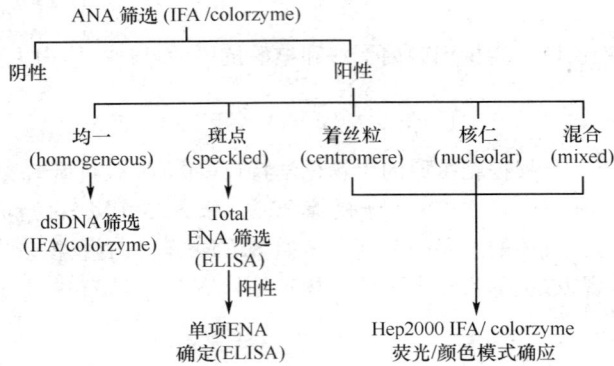

```
                    ANA 筛选 (IFA /colorzyme)
            ┌──────────────────┴──────────────────┐
           阴性                                   阳性
                        ┌───────────┬──────────┬──────────┬──────────┐
                       均一        斑点       着丝粒      核仁       混合
                   (homogeneous) (speckled) (centromere)(nucleolar) (mixed)
                        │           │          └──────────┼──────────┘
                   dsDNA筛选      Total                    │
                  (IFA/colorzyme) ENA 筛选        Hep2000 IFA/ colorzyme
                               (ELISA)            荧光/颜色模式确应
                                │阳性
                             单项ENA
                           确定(ELISA)
```

5. 自身抗体的分类

自身抗体可以分为抗核抗体(ANA)和其他自身抗体。

(1) 抗核抗体种类:常见于系统性红斑狼疮(systemic lupus erythematosus,SLE)、舍格伦/干燥综合征(Sjögren syndrome)、多肌炎(polymyositis)、硬皮病(sclerosis)、混合性结缔组织病(multi-connective tissue diseases)等。

ANA 包括抗核膜抗体、抗染色质抗体、抗核糖核蛋白抗体、抗其他核成分抗体。抗核膜抗体分为抗核孔复合物抗体和抗层素抗体。抗核孔复合物抗体较少见,抗层素抗体主要见于肝炎、皮肤白细胞裂解性血管炎或脑血管炎、血细胞减少并抗磷脂抗体阳性,少见于 SLE。抗染色质抗体又包括:抗 DNA 抗体(dsDNA,ssDNA,dsDNA 为 SLE 血清抗体)、抗组蛋白抗体(AHA)、抗着丝点抗体(是 CREST 综合征高度特异性抗体)、抗 Scl-70 或 DNA 拓扑异构酶-Ⅰ抗体(为硬皮病的血清标记抗体)、抗 Ku 抗体、抗 RNA 聚合酶-Ⅰ抗体、抗 NOR-90 抗体(仅见于硬皮病,阳性率极低)、高迁移率非组蛋白抗体。抗核糖核蛋白抗体又包括:Sm 抗体、抗 RNP 抗体或抗 U1RNP 抗体、抗 U2RNP 抗体、抗 U3RNP 抗体、抗 SS-A/Ro 和 SS-B/La 抗体、抗核糖体或抗 rRNP 抗体、抗转运 RNA 合成酶抗体、抗信号识别粒子(SRP)抗体、抗 Th/To 抗体、抗 RA33 抗体、抗核糖体抗体等。抗其他核成分抗体,包括抗增殖细胞核抗原(PCNA)抗体和抗核、Ki/S1 抗体、抗 PM/Scl 抗体和抗 PM-1 抗体、抗 Mi-2 抗体、抗线粒体抗体等。

(2) 抗核抗体(ANA)的临床意义:很多自身免疫病都能检测到 ANA,目前广泛采用间接荧光抗体法进行 ANA 筛查检查。早期的 ANA 检测是利用啮齿动物的肝或肾作为抗核抗体底物,因为人的抗核抗体的作用底物与啮齿动物并不完全相同如抗着丝点抗体和抗增生细胞核抗体,所以目前普遍改用在组织培养基中生长的人细胞系(Hep2)做底物。现已有几种用于核荧光染色的染料,用它们检测 SLE 患者的 ANA,阳性率为 $95\%\sim98\%$。但单独 ANA 阳性并不能确诊为 SLE,因为有很多疾病可导致 ANA 阳性;有时正常个体也能检测出低水平的 ANA,滴度为 $1:40\sim1:20$,并且检出率随着年龄的增加而升高。ANA 滴度与疾病的活动相关性不明确。

抗核抗体与重要的相关疾病见表 3-2。

表 3-2　抗核抗体与最重要的相关疾病

抗体	相关疾病	阳性率
dsDNA 抗体	系统性红斑狼疮	30%～90%
ssDNA 抗体	系统性红斑狼疮	70%～95%
	药物诱导的红斑狼疮	80%
	混合性结缔组织病（MCTD）	20%～50%
	多肌炎/皮肌炎	40%～50%
	硬皮病、干燥综合征、类风湿关节炎	8%～14%
RNA 抗体	系统性红斑狼疮	50%
	硬皮病、干燥综合征	65%
组蛋白抗体	药物诱导的红斑狼疮	95%
	系统性红斑狼疮	30%～70%
	类风湿关节炎	15%～50%
U1-nRNP 抗体	混合性结缔组织病（MCTD）	95%～100%
	系统性红斑狼疮	15%～40%
		3%
	重叠综合征	
Sm 抗体	系统性红斑狼疮	5%～30%
SS-A(Ro)抗体	干燥综合征	40%～95%
	系统性红斑狼疮	20%～60%
	新生儿狼疮综合征	100%
SS-B(La)抗体	干燥综合征	40%～95%
	系统性红斑狼疮	10%～20%
原纤维蛋白抗体	弥漫型系统性硬化症	5%～10%
RNA 多聚酶 I 抗体	弥漫型系统性硬化症	4%
PM-Scl(PM-1)抗体	多肌炎/皮肌炎/重叠综合征	50%～70%
	弥漫型系统性硬化症	5%～10%
着丝点抗体	局限型系统性硬化症	80%～95%
Scl-70 抗体	弥漫型系统性硬化症	25%～70%
PCNA 抗体	系统性红斑狼疮	3%
Ku 抗体	系统性红斑狼疮	10%
	多肌炎/皮肌炎/系统性硬化症	>50%
Mi-1 抗体，Mi-2 抗体	皮肌炎	5%～10%

6. 其他抗体

抗线粒体抗体（AMA）常见于原发性胆汁性肝硬化。抗中性粒细胞胞质抗体（c-ANCA、p-ANCA）见于韦格纳肉芽肿、各种类型的肾小球肾炎、原发性硬化性胆管炎、溃疡性结肠炎及克罗恩病，对韦格纳肉芽肿有重要的诊断意义。抗麦胶蛋白抗体，见于麸质过敏性肠病，杜林疱疹样皮炎。特异性甲状腺球蛋白抗体（TG）和抗甲状腺过氧化物酶抗体（Tpo）见于突眼性甲状腺肿、乔本自身免疫性甲状腺炎。抗胃/小肠抗体,抗胃壁细胞抗体,见于慢性萎缩性胃炎、恶性贫血、索性脊髓病及各种自身免疫性内分泌疾病。抗神经系统抗体包括抗神经元抗体、抗灰质抗体(谷氨酸脱羧酶 GAD 见于僵人综合征,1 型糖尿病)、抗 Yo 抗体(小脑浦肯野细胞胞浆,见于恶性副瘤性小脑综合征)、抗 Hu 和 Ri 抗体(灰质)、抗神经丛抗体(颗粒层)、抗髓鞘抗体、抗髓鞘相关糖蛋白抗体(MAG,见于吉兰-巴雷综合征)抗 T、B 淋巴细胞抗体等。

二、自身免疫病的实验诊断

1. 类风湿关节炎(RA)的实验诊断

(1) 常规检查:包括免疫球蛋白、循环免疫复合物、抗链球菌溶血素"O"检查、急性时相反应物(ESR 和 CRP 等)。RA 患者的免疫复合物检测通常是阳性,混合冷沉淀球蛋白试验阳性提示存在大量的免疫复合物,这会导致脉管炎等关节外症状增多。

(2) 类风湿因子(rheumatoid factor,RF):类风湿因子包括通常测定的 IgM 型 RF 和隐匿型 RF,后者多属于 IgA、IgG、IgD 型。其检测方法有乳胶凝集试验、ELISA、羊红细胞凝集试验、固相免疫吸附法等。RF 在 RA 中的阳性率为 $50\%\sim80\%$,在部分患者可出现在发病早期甚至发病之前,是诊断 RA 的重要血清学标准之一,但不是唯一的标准,因为正常人的阳性率为 5%。另外,RF 阳性还可见于干燥综合征、SLE、MCTD、系统性硬化症、TB、乙肝、EB 病毒感染、风湿热、高 γ 球蛋白血症等。临床上 RF 常作为区分血清阴性脊柱关节病的标准,必须指出的是,对 RF 阴性,临床上高度怀疑 RA 的患者,应进一步测定 IgG-RF 和 IgA-RF,这两种类型的 RF 对 IgG 分子特异性强,不易与其他非相关抗原反应。在 IgM-RF 阴性的 RA 患者中,隐匿型 RF 阳性率约为 40%,因此,隐匿型 RF 与 IgM-RF 联合检测有益于 RA 早期诊断。RF 滴度越高,对 RA 诊断的特异性越强;RF 持续高滴度,常提示 RA 在活动且骨侵蚀发生率高,健康成人存在持续高滴度的 IgM-RF 是发生 RA 的危险因子。高滴度 IgM-RF 患者,病情进展快,且有比较严重的关节外表现,不易缓解,预后较差。IgG-RF 阳性与类风湿血管炎的发展有平行关系。类风湿伴发胸膜炎和关节外表现时 IgE-RF 增高在发病的 3 年内,若存在高滴度的 RF,尤其是 IgA-RF,则预示在发病的最初 6 年中病情更为严重,若与 IgM-RF 同时阳性则引起骨侵蚀的可能性更大。RF 阴性的患者极少发生血管炎、神经病变、皮下结节和干燥综合征。RF 可以作为筛选试验,乳胶颗粒粒度和质量影响结果,试剂变性 IgG 质量也影响结果。对包被人 IgG 的乳胶颗粒,有可疑阳性结果应将血清灭活后重做,高滴度 RF 和动态升高 RF 对诊断意义较大。

(3) 抗核周因子(anti-perinuclear factor,APF):抗核周因子以 IgG 型抗体为主,是一种 RA 特异性的抗体指标,可出现在 RA 的早期阶段,对 RA 诊断的特异性高达 90% 以上,大于 40%RF 阴性的患者可以检出 APF,少见于 SLE 等非 RA 的患者及正常人。APF 在幼年类风湿关节炎(JRA)中的阳性率为 49%。由于其阳性率与年龄、病程长短和性别无关,故对 JRA 的诊断价值较大。此外,HLA-DR4/DR1 阳性的 RA 患者有较高的 APF 阳性率。干燥综合征患者阳性率较高。常用间接免疫荧光法测定 APF:采集正常人颊黏膜细胞铺片、固定,加入待测血清,再加入荧光标记羊抗人 IgG,观察核周荧光颗粒强度。

(4) 抗角蛋白抗体(anti-keratin antibody,AKA):AKA 主要为 IgG,也可测 IgA 或 IgM。AKA 的出现可以先于疾病的临床表现,有时可提前几年的时间。该抗体罕见于其他 CTD 关节炎和非炎症性关节炎,因此,可以作为 RA 早期诊断的指标之一。AKA 对 RA 诊断的特异性为 $87\%\sim95\%$,但敏感性相对较低,故阴性结果不能除外 RA 诊断。现初步证实,AKA 与关节压痛数、晨僵时间和 CRP 有关,与疾病的严重程度和活动性相关;因此,是一个判断预后的潜在指标。

AKA 与 RF、RA33/RA36 抗体、Sa 抗体等无交叉反应,故对上述抗体阴性的患者提供了一个有用的诊断指标。值得注意的是 AKA 和 APF 存在相当高的交叉反应,为 74%～92%;同时检测可以提高检出率。检测 AKA 常采用间接免疫荧光法:用大鼠食管中段冰冻切片铺片待测,加入待测血清(1:10 稀释),再加入荧光标记羊抗人 IgG。荧光模式分为线性分层均质荧光和光线状荧光。

(5) 抗丝集蛋白抗体(anti-filaggrin antibody,AFA):抗丝集蛋白抗体对 RA 诊断的特异性为 93.7%,敏感性为 35.9%～54%。在 RF 阴性患者中可检出并能用于 RA 的早期诊断。AFA、APF 和 AKA 具有相同的靶抗原,即丝集蛋白 filaggrin,只是结合的抗原结合点的背景蛋白不完全相同;因此,联合检测可以提高对 RA 诊断的敏感性。检测方法有免疫印迹法、ELISA 法。因提取方法不一样,结合重组环瓜氨酸丝集蛋白的抗原位点暴露不稳定,AFA 敏感性变化范围大,现常常被 CCP 取代。

(6) 抗 Sa 抗体:抗 Sa 抗体是以患者 Savoic 命名的一个自身抗体,对 RA 诊断的特异性为 92%～98%。该抗体不与 RF、APF、ENA 抗体和 RA33 抗体等发生交叉反应,在发病的早期即可检出。滴度与病情活动和治疗效果一致,提示测定该抗体对病情监测和指导治疗有用。

(7) 抗 RANA 抗体(rheumatoid arthritis nuclear antigen):抗 RANA 抗体即抗增殖细胞核抗原抗体。其抗原是受 EB 病毒诱导,与 RA 发病有关的一种酸性可溶性蛋白。该抗体在 RA 患者中的阳性率为 62%～95%,高于 EB 病毒相关的鼻咽癌,在 RF 阴性患者中的检出率为 38%,该抗体阳性的患者多有关节外表现且病情较重。因此,该抗体有助于 RA 的诊断和预后分析。

(8) Ⅱ型胶原抗体:30%～67%的 RA 患者血清及滑液中可检测出Ⅱ型胶原抗体,对 RA 诊断的特异性为 97%。该抗体多见于 RA 发病中期,可见于关节破坏之前,抗体阴性的患者可在病程中始终阴性,抗体阳性患者的滴度在病程中基本保持不变。

(9) 抗 RA33 抗体:抗 RA33 抗体的靶抗原为 33kDa 的核酸结合蛋白,与 hn-RNP 中的 A2 蛋白一致。用免疫印记检测 RA33 抗体时,诊断 RA 的敏感性为 36%,特异性为 99%。RA33 抗体可出现在不典型的早期 RA 患者。常与抗 RA36 抗体同时出现,且与 Sa 抗体,APF 和 AKA 抗体无交叉反应,同时与病情和治疗效果无关,故该抗体可用于 RA 的诊断,特别是早期的 RA 诊断。在 RA 早期诊断的各项指标中,以 RA33 抗体的特异性最高。研究发现早期 RA 患者同时进行 RF、APF、AKA、Sa 和 RA33 抗体测定时,RF 对早期 RA 诊断的敏感性虽然高于后四种抗体,但其特异性明显低于后四种抗体。在后四种抗体中,任意两种抗体同时阳性对 RA 诊断的特异性达 95%,三种抗体同时阳性者则为 100%。

(10) 抗环状瓜氨酸多肽抗体(cyclic citrullinated peptide,CCP):抗环状瓜氨酸多肽与 APF、AFA 和 AKA 抗原位点相关,是丝集蛋白(filaggrin)的一段肽链,但不完全重叠。CCP 抗体对 RA 的诊断敏感性为 41%～70%,特异性为 90%～98%,与 RF 同时检测其特异性可提高到 99.6%,与 APF 和 AKA 联合检测可提高对 RA 诊断的敏感性和特异性。CCP 抗体可出现于 RA 发病的早期,因此成为 RA 早期诊断的标志性抗体之一。CCP 抗体阳性是侵蚀性关节损害的一个重要标志及危险因素。CCP 阳性患者的病情重,骨质破坏明显,预后可能较差。常采用 ELISA 法检测,实验中酶标板聚乙烯可以降低 CCP 活性。正常人阳性率 1%。

(11) 抗 RA54 抗体:在 RA 患者中首先发现的 54kDa 蛋白多肽,暂命名为抗 RA54。RA 阳性率为 14.5%,对 RA 诊断有高度特异性,有助于 RA 与其他风湿性疾病的鉴别诊断。检测方法常采用免疫印迹法:兔胸腺的盐水提取物(RTE)中有 52kDa、53kDa、54kDa、55kDa 的蛋白多肽,电泳印迹转膜到硝酸纤维薄膜上形成的区带位置非常接近。52kDa 蛋白多肽能与抗 SSA 反应,53kDa、55kDa 蛋白多肽分别与 PM/DM 中的抗 DM53 和抗 Jo-1 反应;因此,在判别抗 RA54 抗体时,需与上述自身抗体仔细鉴别。

(12) 其他抗体:包括抗软骨细胞抗体、抗滑膜细胞抗体、抗钙活化中性蛋白酶抗体、抗 EB 病毒抗体、抗 TB 抗体、抗心磷脂抗体和抗 DNA 抗体等。

2. 系统性红斑狼疮(SLE)的主要相关抗体

系统性红斑狼疮是多系统病变,患者体内可同时出现多种自身抗体。ANA 的检测非常敏感,SLE 患者 ANA 滴度常常相当高。高滴度的 dsDNA 抗体是 SLE 患者所特有的,常常用于评估 SLE 肾病的活动性。SLE 患者主要的相关自身抗体见表 3-3。

表 3-3　系统性红斑狼疮主要相关自身抗体

抗体	阳性率	抗体	阳性率
dsDNA 抗体	30%～90%	SS-B(La)抗体	10%～20%
ssDNA 抗体	70%～95%	增殖性细胞核抗原(PCNA)抗体	3%
RNA 抗体	50%	Ku 抗体	5%～10%
组蛋白抗体	30%～70%	核糖体 RNP(rRNP)抗体	5%～10%
U1-nRNP 抗体	15%～40%	热休克蛋白 90kDa(Hsp-90)抗体	50%
Sm 抗体	5%～30%	心磷脂抗体	20%～40%
SS-A(Ro)抗体	20%～60%		

3. 弥漫型系统性硬化症的主要相关抗体

系统性硬化症患者检测出的 ANA 通常有细胞核抗原提取物、核仁、着丝粒和 70kDa 可溶性核蛋白(Scl-70)。早期发现高滴度的特异性抗核糖核蛋白(nRNP)抗体被认为是发展成硬皮病的征兆。ANA 呈斑点型核型与硬皮病高度相关,常预示着严重的弥散型硬皮病,累及肾脏的可能性大。抗 PM-Scl 抗体是主要针对核仁的均一型核型抗体,这种患者心肌炎的发生率高。抗 Scl-70 抗体与全身型硬皮病有关。弥散型系统性硬化症的主要相关自身抗体见表 3-4。

表 3-4　弥漫型系统性硬化症主要相关自身抗体

抗体	阳性率
原纤维蛋白抗体	5%～10%
PM-Scl(PM-1)抗体,包括重叠综合征	50%～70%
Scl-70 抗体	25%～75%
RNA 多聚酶 I 抗体	4%
7-2-RNP(To)抗体	罕见
核仁形成中心抗体	罕见

4. 局限性硬化症的主要相关抗体

抗着丝点抗体是局限性硬化症的特异性敏感指标,也是 CREST 的标志抗体,阳性率为80%～90%。

5. 多肌炎和皮肌炎的主要相关抗体

ANA 呈斑点型阳性提示有抗 nRNP 和 Jo-1 抗体,抗 nRNP 抗体可见于未分化结缔组织病的患者,抗 Jo-1 抗体则多见于多肌炎患者,常有肺部受累。多肌炎和皮肌炎主要的自身抗体见表 3-5。

表 3-5　多肌炎和皮肌炎主要相关自身抗体

抗体	阳性率
PM-Scl(PM-1)抗体,包括重叠综合征	50%～70%
Jo-1(组氨酰-tRNA 合成酶)抗体	25%～35%
Mi-1 抗体	10%
Mi-2 抗体	5%
Ku 抗体	50%
单链 DNA 抗体	40%～50%
PL-7(苏氨酰-tRNA 合成酶)抗体	4%
PL-12(甘氨酰-tRNA 合成酶)抗体	3%

6. 原发性干燥综合征(sjögren syndrome,SS)主要的相关抗体

SS 的免疫学特征包括高丙种球蛋白血症、ANA、类风湿因子阳性和抗涎腺导管自身抗体阳性等。原发性干燥综合征主要的自身抗体见表 3-6。

表 3-6　原发性干燥综合征主要相关自身抗体

抗体	阳性率
SS-A(Ro)抗体	40%～95%
SS-B(La)抗体	40%～95%
单链 DNA 抗体	13%
类风湿关节炎核抗原抗体	70%
涎腺导管自身抗体	40%～60%
类风湿因子	60%～80%

7. 混合性结缔组织病主要的相关抗体

混合性结缔组织病主要的相关自身抗体见表 3-7。其中 U1RNP 抗体高滴度阳性是该病的标志特点。

表 3-7　混合性结缔组织病主要相关自身抗体

抗体	阳性率
U1-nRNP 抗体	95%～100%
单链 DNA 抗体	20%～50%

三、移植患者的实验诊断

细胞表面的糖蛋白是决定组织相容性程度的结构之一,参与了 T 细胞和抗原呈递细胞(APC)之间识别非己抗原的反应。人类的主要组织相容性复合体(MHC)又称为白细胞抗原或HLA 系统,是器官和骨髓移植以及输入血液有核细胞成分时最重要的同种异型免疫原。人类

HLA 是一组密切连锁的具有高度多态性的基因,位于第 6 染色体的短臂上。HLA-Ⅰ类分子又分为 HLA-A、HLA-B 和 HLA-C,它们表达于所有有核细胞和血小板表面,HLA-Ⅱ类抗原又分为 HLA-DR、HLA-DQ 和 HLA-DP,主要表达于 APC,包括单核细胞、巨噬细胞和树突状细胞,也表达于 B 细胞。用多次生育的妇女或多次输血的个体的血清,做补体依赖的血清学试验可以检测出Ⅰ类、Ⅱ类分子的多态性。基于 PCR 的 DNA 分型技术直接检测基因的多态性,能查出更多的等位基因。HLA 分型技术用于器官和骨髓移植。

1. 肾脏移植

在肾脏移植中,HLA-B 和 HLA-DR 基因匹配最重要,HLA-A 的配型有一定的辅助作用。用环孢素治疗的肾移植受者,移植物的存活期与 HLA-B、HLA-DR 和 HLA-A 的匹配程度密切相关。血清学方法进行 HLA-DR 配型很困难,通常是采用 DNA 分型的方法。环孢素作为常规使用的免疫抑制剂后,移植后发生排斥的患者大为减少,但排斥反应仍然是一个主要问题。通过增生反应试验、检测 IL-2 受体 α 链(CD25)的表达、CD4$^+$、CD8$^+$ T 细胞比例等方法可以监测患者外周血中突然出现的淋巴母细胞或活化 T 细胞数量;上述细胞增加与排斥反应有关。但其他免疫反应,如病毒或细菌感染也能导致 T 细胞活化。体外 Th 细胞功能检测可能较适合于诊断和预测排斥反应。移植后免疫监测技术并未得到广泛应用,主要原因是易产生假阳性结果而妨碍早期治疗。临床医师通常是等待移植排斥的发生,或通过活组织检查获得直接的组织学诊断依据。

2. 肝脏移植

HLA 配型在肝脏移植中具有双重学术意义,一是可以诊断排斥的发生,另一方面有研究证明 HLA 配型对肝脏移植的总体结果并无益处,甚至会引起移植物存活时间缩短。这可能是免疫机制而不是排斥反应造成的,这种免疫反应可能是直接针对病毒抗原或与自身免疫病相关,通过 HLA 限制性的机制发挥作用。与肾脏移植相同,ABO 血型不相容会明显缩短肝脏移植物的存活期。肝脏移植中同种异型体液免疫的临床意义不明,由超急性排斥引起的移植失败很少见。尽管肝脏对体液免疫损害的抵抗较强,但供者 HLA 特异性抗体的存在仍然会增加由于排斥反应导致移植失败。

3. 心脏和肺移植

心肺移植的患者通常都会因为病情过重不能等待获得配型最佳的供体器官。心肺同种异型排斥的发生率与 HLA 的错配相关。心肌的活组织检查是诊断排斥反应发生的金标准。有研究证明将病理形态细胞学检查和 T 细胞亚群分析结合起来的免疫学监测较为有效,但这些试验不能明确区分排斥反应和感染;还有一个问题就是排斥反应发生时同种异型反应淋巴细胞在移植物内,外周血中不易检测到。跨支气管的组织病理学检查对监测肺移植的排斥反应十分有效,利用支气管肺泡灌洗液所做的体外试验能有效诊断并区分移植排斥和感染。

4. 骨髓移植

骨髓移植是指在大剂量化疗后移植多能造血干细胞(HSC),以重建患者免疫系统和血液细胞成分。骨髓移植能引起移植排斥反应。骨髓中含有大量成熟的免疫活性 T 细胞,能启动免疫反应导致移植物抗宿主反应(GVHR)。有些组织特别容易发生 GVHR,如明确定位的 HSC、皮肤、黏膜、胃肠道和肝脏。引起受者死亡的原因通常是骨髓再生障碍、肝衰竭、大面积肠炎、进展性免疫缺陷或继发感染。移植后使用免疫抑制剂或除去供者骨髓中的 T 细胞能减少 GVHR 的发生。因为要求没有遗传差异,最理想的供者是单卵双生个体之间的骨髓移植,不会发生同种异型免疫排斥反应或 GVHR。大多数骨髓移植都选择基因型相同的兄弟姐妹作为供者,以求减少发生排斥反应的可能。但兄弟姐妹间 HLA 相同的概率只有 25%,这就给配型带来了困难。如果使用 HLA 单元型相同的亲属或 HLA 表型相同的非亲属作为供体,会增加发生急性 GVHR 的可能性,因为存在一些常规分型方法检测不到的 HLA 多态性,或者是因为 HLA-C、HLA-DP 或 HLA-DQ 基因座位的不匹配。在混合淋巴细胞培养(MLC)试验中,同种异型 MHC 分子不但能刺激产生增生反应,也能产生特异性的 CTL 反应。CTL 的识别作用受 HLA-Ⅰ类分子的限制,有些情况下,血清学方法检测不到这些限制性Ⅰ类分子。在 MLC 中,HLA 基因型相同的兄弟姐妹之间不会产生 CTL 活性细胞,如果 HLA 不相容,就可观察到细胞毒效应,并能定量检测出一定量的溶解细胞会刺激产生一定数量的效应细胞。效应细胞在 MLC 中能识别供者的溶解细胞,也能识别带有同样抗原的其他个体的溶解细胞。如何有效利用细胞毒试验预测产生 GVHR 或移植物排斥的风险和严重程度仍是目前研究的热点。

移植后监测:患者一般在移植后 10~15 天可通过检测骨髓抽吸物而获得移植成功的临床证据。通常巨核细胞系的恢复比髓样细胞和红细胞系要慢。影响移植成功的因素包括原发性疾病、急性 GVHR、感染和造血生长因子的应用。如果供受者是异性,利用常规细胞分析或用 Y 染色体特异性探针原位杂交,最早在移植后 14 天就能提供监测证据。用 RFLP 或 PCR 分析其他的遗传标记也能证明供者细胞是否移植成功。检测细胞因子如 TNF-α、IL-6、C 反应蛋白(CRP)、可溶性 TNF 受体(TNFR)的水平也有助于预测和判断主要的移植相关并发症。但这些指标还没用作常规检查。如果有足够的免疫重建时间,可以通过血清中的同种异型免疫球蛋白评估 B 细胞的来源。骨髓移植后,淋巴细胞的重建需要几个月的时间,在这期间,患者处于严密监控之下,以避免发生严重感染。

四、免疫缺陷病的实验诊断

1. 原发性免疫缺陷病

(1) 细胞免疫缺陷:对于怀疑为 T 细胞功能缺陷的患者,实验室检查非常重要。伴有细胞免疫缺陷的先天性免疫缺陷病的典型例子是重症联合免疫缺陷病(SCID),其患者表现为无免疫反应,对迟发型超敏反应的皮肤试验无反应,T 细胞计数极少或完全缺失,淋巴细胞对丝裂原、外来抗原和同种异型抗原无增生反应。细胞免疫缺陷的分子水平治疗可用骨髓移植,可使用 HLA 相容的供者、HLA 单元型一致的供者和 HLA 配型相符的非亲属供者。免疫缺陷病的基因缺陷诊断和基因替代治疗能为细胞免疫缺陷患者的免疫重建提供新的途径。基因治疗的最初研究是将基因插入到 SCID 患者 T 细胞和脐带血干细胞中。基因替代治疗后的免疫监测包括:对迟发型超敏反应皮肤试验的免疫反应,免疫球蛋白水平,致敏后特异性抗体的生成,淋巴细胞亚群,T 细胞对丝裂原、外来抗原和同种异型抗原的增生反应。对嘌呤补救合成途径(ADA 和 PNP)缺陷的患者,能通过检测特异性酶的活性进行评估。

(2) 抗体缺陷:B 细胞在骨髓中发育成熟的过程并不依赖抗原和 T 细胞。B 细胞分化成浆细胞包括有序的活化、增生和分泌抗体,成熟 B 细胞要分化成浆细胞后才能产生免疫球蛋白。这个过程依赖于与特异性抗原结合以及与 T 细胞和 T 细胞分泌的细胞因子的相互作用。X 连锁的 Bruton 丙种球蛋白缺乏症(XLA)是由于 B 细胞成熟缺陷导致的抗体缺乏而发病的。典型的 XLA 发生于出生 6 个月后的男婴,此时经胎儿接受的母亲的 IgG 逐渐消失。患者表现为淋巴组织如扁桃体发育不良,所有同种异型抗体包括抗原特异性抗体严重缺少。流式细胞仪分析可发现外周血中缺乏表面表达 CD19$^+$、CD20$^+$ 和 Ig 的 B 淋巴细胞,但骨髓中的前 B 细胞数量正常。XLA 患者编码 Bruton 酪氨酸激酶(BTK)的基因突变位于 X 染色体上。免疫球蛋白生成缺陷时,循环血中有正常数量的成熟 B 细胞。很多免疫功能紊乱都表现有抗体生成减少。最常见的是选择性 IgA 缺陷,定量测定选择性 IgG 亚型缺陷时,偶尔会发现伴有 IgA 缺陷。尽管这些患者中有些发生感染的几率增加,但很多 Ig 亚型缺陷的患者临床表现正常;因此,定量测定 Ig 亚型缺陷时应同时检测是否存在抗原特异性抗体的产生缺陷。极少数情况下,IgA 和(或)IgG 亚型缺陷的患者会进展成全丙种球蛋白减少血症和普通变异型免疫缺陷病(common variable immune deficiency,CVID),对这种患者应定期检测免疫球蛋白水平,通常会表现为同种型免疫球蛋白减少,反复感染,自身免疫病和恶性肿瘤的发病率增高,约 50% 的患者迟发型超敏反应皮肤试验为阴性。对 CVID 和 XLA 患者静脉注射免疫球蛋白是主要的替代疗法,通过对 IgG 水平的检测选择合适的治疗剂量和治疗时间。

2. HIV 感染

HIV 感染者的数量不断升高使 HIV 广泛流行,临床检测也越来越重要。HIV 感染患者会出现各种不同的免疫功能异常,这些异常会影响细胞免疫和体液免疫的各个环节,包括①T 细胞的免疫分型,特别是 CD4$^+$T 细胞的绝对计数和百分数均下降,CD4$^+$T 细胞减少是 HIV 患者病情发展的指标,CD4$^+$T 细胞数量小于 0.05×10^9/L(或 50/µl)则提示预后极差。CD4$^+$T 细胞的长期检测是对 HIV 感染者的标准追踪指标。CD4$^+$T 细胞的稳定下降伴随早期 CD8$^+$T 细胞数量增加是对病毒感染的正常免疫反应。②淋巴细胞对丝裂原、可溶性抗原和同种异型抗原的增生反应能力下降,联合使用同种异型抗原、丝裂原和免疫记忆抗原的体外 T 细胞试验,能定量检测 HIV 感染患者 T 细胞功能缺陷的进展状况。③高丙种球蛋白血症。④血清蛋白异常,包括:β₂微球蛋白、新蝶呤和可溶性免疫复合物水平增高。⑤检测刺激后 CD4$^+$T 淋巴细胞活化指标 CD69 表达对监测 HIV 病情和预后也具有重要意义,如 CD4$^+$ 绝对记数相同的 HIV 阳性患者 2 例,甲患者的 CD4$^+$T 细胞对刺激有反应,乙患者的 CD4$^+$T 细胞对刺激无反应,甲乙患者对 CD8$^+$T 细胞的刺激均有反应,结果甲患者在 5 个月的研究中病情稳定,乙患者则迅速死亡。⑥用 T 细胞其他活化指标如 HLA-DR 和 CD25 等的表达,检测 NK 细胞、单核细胞和 T 细胞介导的细胞毒效应对 HIV 感染的评估也有一定的价值。对怀疑有多重免疫功能缺陷患者的监测可以采用以上方法进行评估。

五、恶性肿瘤的实验诊断

免疫系统有将肿瘤细胞作为外来抗原识别的潜在能力,这有助于宿主抵抗肿瘤。增强机体对肿瘤的免疫活性,是治疗肿瘤的理想方法之一。免疫学试验对检测肿瘤比较敏感,可用于肿瘤的诊断检测和预后判断。

1. 肿瘤引起的免疫反应

近年来,肿瘤特异性免疫研究尤其是 T 细胞介导的免疫是肿瘤免疫学家研究的热点。研究发现恶性黑色素瘤患者体内的 CD8$^+$T 细胞对自身肿瘤细胞有很强的细胞毒效应,该免疫反应依赖于 MHC 分子的抗原呈递作用,能使 CTL 对抗原发生反应。肿瘤浸润淋巴细胞(TIL)、活化的 NK 细胞、淋巴因子激活的杀伤细胞(LAK)对肿瘤细胞均具有免疫攻击效应。NK 细胞对体外已建立的各种人类肿瘤细胞株都有杀伤作用,对从白血病和淋巴瘤患者分离的新鲜肿瘤细胞也有杀伤效应,但对实体肿瘤的体外杀伤作用不明显。。活化的 NK 细胞能对针对人类大多数肿瘤包括新鲜分离的实体肿瘤细胞产生有效的细胞毒作用。乳腺癌、鳞状细胞癌等不同的实体肿瘤患者循环血中 NK 细胞的数量和活性各不相同,这与患者的预后有关,如果患者 NK 细胞活性较低,则癌细胞发生转移的可能性更大。

2. 循环肿瘤标志物

在各种肿瘤细胞表达的肿瘤相关性抗原(TAA)能制备相关的单克隆抗体,采用放射免疫测定或 ELISA 法即可检测患者循环系统中的 TAA,可以有效评估患者体内肿瘤的存在和生长状况。癌胚抗原(CEA)和甲胎蛋白(AFP)是肿瘤患者血液中重要的标志物。血浆中 CEA 水平升高可初步认为是结直肠癌,但其他类型肿瘤患者也可能存在血浆中 CEA 水平升高,有些良性肿瘤引起的炎症反应也会导致 CEA 水平中度增高。因此,CEA 检测不能作为诊断依据,但可用于评估结直肠癌患者的预后,也可用于监测其他恶性肿瘤的病情反复和治疗效果。AFP 不仅与肝癌有关,也是睾丸生殖细胞肿瘤的重要标志物。检测 AFP 和人绒毛膜促性腺激素(hCG)能有效监测睾丸癌和绒毛膜癌的治疗过程。其他的循环肿瘤标志物如 CA125 与卵巢癌有关,前列腺特异抗原(PSA)与前列腺癌有关;CA153、CA19-9 等与恶性肿瘤的关系的研究也越来越多。但是,血浆中肿瘤标志物的检测依赖肿瘤患者的负荷状态,许多标志物的测定对肿瘤的早期诊断和局部小的原发灶的意义不大。此外,多数肿瘤标志物分子在正常细胞上也有少量表达,如果循环肿瘤标志物轻中度升高,很难区分是恶性还是良性因素引起的。

3. 抗体介导的肿瘤体内成像技术

利用抗 TAA 抗体可以在体内显示肿瘤的生长部位。选择在肿瘤细胞和正常细胞上表达量差异较大的 TAA,制备其放射性标记的特异性抗体,检测这种抗 TAA 抗体在体内的积聚,就可以显示肿瘤的原发灶和转移灶。这种方法敏感性高,尤其在显示转移灶方面能提供更准确的信息。这种技术在临床上应用最广泛的是抗 CEA 抗体,有时它能比其他检测技术提前几个月显示出一些隐蔽的损害部位。但这种技术通常使用的是鼠源性抗体,这些抗体在人体内会被迅速清除。最近使用 $F(ab')_2$ 片段或人源化的单克隆抗体可以弥补这个技术的缺陷。

(汪运山 肖东杰)

参 考 文 献

蒋明,David Yu,林孝义. 2004. 中华风湿病学. 北京:华夏出版社.

张乃峥. 1999. 临床风湿病学. 上海:上海科学技术出版社.

Costabile M, Quach A, Ferrante A. 2006. Molecular approaches in the diagnosis of primary immunodeficiency diseases. Hum Mutat, 27(12):1163-1173.

Fautrel B, Zing E, Golmard JL, et al. 2002. Proposal for a new set of classification criteria for adult-onset Still disease. Medicine (Baltimore), 81:194-200.

Fujinami M, Sato K, Kashiwazaki S, et al. 1997. Comparable histological appearance of synovitis in seropositive and seronegative rheumatoid arthritis. Clin Exp Rheumatol, 15:11-17.

Gary S Firestein, Ralph C Budd, Edward D Harris Jr, et al. 2008. Kelley's Textbook of Rheumatology. London: W. B. Saunders Company.

Harley JB, Alexander EL, Bias WB, et al. 1986. Anti-Ro (SS-A) and anti-La (SS-B) in patients with Sjögren's syndrome. Arthritis Rheum, 29:196-206.

Haugbro K, Nossent JC, Winkler T, et al. 2004. Anti-dsDNA antibodies and disease classification in antinuclear antibody positive patients: the role of analytical diversity. Ann Rheum Dis, 63: 386-394.

Hayakawa I, Hasegawa M, Takehara K, et al. 2004. Anti-DNA topoisomerase II a autoantibodies in localized scleroderma. Arthritis Rheum, 50: 227-232.

Lerner MR, Steitz JA: 1979. Antibodies to small nuclear RNAs complexed with proteins are produced by patients with systemic lupus erythematosus. Proc Natl Acad Sci, 76: 5495-5499.

Robert G Lahita, Nicholas Chiorazzi, Westley H Reeves. 2000. Textbook of the Autoimmune Diseases. Philadelphia: Lippincott Williams & Wilkins.

Yamanaka K, Takasaki Y, Nishida Y, et al. 1992. Detection and quantification of anti-Ki antibodies by enzyme-linked immunosorbent assay using recombinant Ki antigen. Arthritis Rheum, 35: 667-671.

第四章　免疫病的诊断思维

　　诊断是医生基于医学知识对患者的一切临床表现的探究和掌握;是基于思维规律对临床资料的分析和总合;是基于诊断标准对待就诊患者的判断和甄别;是基于医疗常规对继续治疗的决策与核实。

　　诊断是医生的思维活动,是一种劳动。诊断是医学科学与人文科学主要是哲学思维完善结合的具体体现。免疫科医生要加强人文科学的修养。

　　诊断有以下属性:①临床工作首重诊断,没有正确的诊断就没有正确合理的处置;没有及时的诊断就没有早期有效的治疗。②好的诊断的标准是正确、完整、全面、迅速、经济、合理。③诊断是一种思维过程,属临床思维的研究范畴。同时具有判断、区别、决策三个特点。④诊断所完成的判断应该遵循形式逻辑的基本规律,诊断所进行的鉴别应该是辩证的。⑤诊断具有追求终极正确,对"错误"排它的特点。所以医生对诊断结果必须持分析、修正、动态补充的态度。⑥诊断的正确性永远是相对的。这是因为诊断操作的"黑箱"存在,对疾病认知的"黑洞"存在所致;医生对诊断的研究与追求是无止境的,但又受经济和伦理的限制。⑦医生的诊断准确率部分依靠经验,这是因为从活体患者所获取的资料相当一部分有"模糊信息"的特点。⑧诊断是参与治疗决策的首位因素但不是唯一因素;在抢救生命时是可以短时残缺的因素。⑨诊断可以在短时间由医生个人完成,但经过一段时间又由多个医生补充完整;所以最终是一个集体行为。为此产生了被大家认可的诊断标准。每一病都有专科医生研究过的诊断标准。⑩正确诊断的金标准是现阶段的死亡后尸解病理诊断,但不能在临床使用。临床使用的称为"临床诊断标准",诊断标准处于动态修改补充之中。

　　诊断内容分类:

1. 完整诊断包括

　　①病因诊断;②功能诊断;③病理诊断。

2. 全面诊断包括

　　①主要疾病诊断;②次要疾病诊断;③既往疾病回顾诊断。

3. 过程诊断包括

　　①拟似诊断;②怀疑诊断;③假说诊断;④修正诊断;⑤确立诊断。

4. 常用诊断包括

　　①临床诊断;②症状诊断;③并发症诊断;④不良反应诊断;⑤死亡诊断;⑥尸解诊断;⑦鉴别诊断。

5. 辅助诊断包括

　　①护理诊断;②化验诊断;③影像诊断;④活检病理诊断;⑤会诊诊断等。

　　诊断技术分类:①简单诊断和复杂诊断。②多因素诊断和寡因素诊断;③直接诊断和间接诊断。免疫病的诊断是建立在上述诊断的基本知识平台之上的。

一、诊 断 技 术

1. 寡因素简单诊断

是指诊断标准中涉及的指标少于 5 个。病因明确且可以临床检出,病因诊断和疗效的因果关系明确;用简单逻辑判断就能直接完成的诊断。因为病因明确所以疗效可靠。能归入这种诊断的免疫病有:①儿童免疫缺陷病。特别是重症患者。②过敏原因明确的变态反应性疾病,但过敏原不明确的拟似变态反应病不在此范围。③有组织病理学资料的淋巴系统肿瘤或缺少病理资料的晚期淋巴瘤患者。④部分感染反应性自身免疫病。如 Lyme 病、Poncet 综合征。⑤部分的专科免疫病。

2. 多因素复杂诊断

是指诊断标准的指标在 6 个以上。病因不明又没有特异的辅助检查项目。不能用简单逻辑分析完成诊断,必须用多因素分析或间接判断方法完成的诊断。复杂诊断的间接诊断方法有:①使用"诊断树",排除法诊断法;②观察治疗对比诊断法;③专家会诊讨论诊断法。复杂诊断的多因素诊断方法有:①计量诊断法;②计算机辅助诊断法。临床使用最多的计量诊断法又分为:①等值积分法计量诊断;②分段值积分法计量诊断;③加权分段值积分计量诊断。如 SLE 是采用等值积分法计量诊断制定的诊断标准。风湿热是采用分段值积分法计量诊断制定的诊断标准。凡有活检病理诊断标准时,其加权后积分值应该增高。大部分免疫专科患者的临床诊断是采用的多因素复杂诊断:①几乎全部的自身免疫病;②部分专科免疫病;③治疗后存活的原发或继发免疫缺陷病;④部分感染反应性自身免疫病。

3. 鉴别诊断

鉴别就是分析和比较,是达成正确认知的必然思维方式。鉴别诊断分为:鉴别纳入诊断和鉴别排除诊断。在没有确诊时,医生把可能纳入的疾病逐一比较,最终确定可能正确的诊断。在拟似诊断建立之后,由同一个医生或其他医生把需要比较后排除的疾病再进行一遍逐一的比较,最终反证原来建立的诊断是正确的。这两步思维在以往的教科书上分别强调的不明确。人们在临床实践中的自觉或不自觉地实施了这两步鉴别诊断。鉴别诊断对于多因素复杂诊断是十分必要的。它有时和排除法诊断法有些相似,但具有明显的差别。临床实践中,鉴别纳入诊断并非越庞大越复杂就好,事实上应该做到"疏而不漏"。鉴别排除诊断则应"密不透风"。

二、诊断资料的获取

诊断资料的获取包括病史和症状采集,体格检查,实验室化验和影像学检查等。临床工作中诊断资料的获取和纳入鉴别诊断思维是同时进行的。进行最后诊断的再思维时又是不可或缺的。完整的诊断资料是达成诊断的基础,不可能用任何单一的先进的科技检查手段取代。准确的文字记录是依法行医的基本依据和证明;也可以帮助梳理思维,帮助演绎推理。

1. 病史和症状

有经验的医师通过病史就能得出大部分的正确诊断,但仅适用于寡因素简单诊断。详细准确的病史可以帮助多因素复杂诊断缩小鉴别诊断纳入疾病的数量。要从可能疑诊病种的流行病学资料去看待年龄和性别,原发免疫缺陷病以儿童多见,自身免疫病以女性多见,继发免疫缺陷病老年多见。主诉和病史都要高度重视；发热和热型，疼痛和疼痛指数，肿胀和肿胀程度，皮疹和变化情况等；争取做到时间明确的记录治疗方法和治疗反应，不要怕被别人讥笑为流水账。对于持续不缓解的症状，更要问清楚发展结局，治疗情况和最后转归。要仔细聆听患者的陈诉和疑问，掌握前任医生和医院的诊断治疗及推荐意见。如果病情已影响工作生活和休息，则应判断是否有残疾。详细参考相关专科医生的会诊报告，如风湿病专科可提出类风湿、系统性红斑狼疮、硬皮病的疑诊，内分泌专科可提出 1 型糖尿病、Graves 病的疑诊。在系统回顾中，对慢性炎症性疾病不准遗漏；如果没有曾经确诊，则详细追问症状，如口眼干燥、红眼、胸闷胸痛、口腔和生殖器溃疡、皮肤光过敏、慢性腹泻、手足发冷等。自身免疫病常具有漫长的病史。恰当区分现病史和既往史对原发免疫缺陷病反复感染有时是困难的。愈来愈多的免疫病家族史已列入诊断的辅助条件，如对银屑病关节炎应该有明确的记录。最后一定要记录明确药物过敏情况，一定要记录疫苗接种情况。

2. 体格检查

体检的格言是"亲自动手""眼见为实"。要做到"由上而下""由表及内""视触叩听""切闻问测"缺一不可。因为免疫病是具有多种临床表现的病，非此即易丧失诊断信息。

（1）一般检查：包括生命指数、体态步态、精神状态、毛发皮肤、营养和发育状态等。要明确体温和热型。例如是否强直性脊柱炎体态和关节残疾步态。年轻人额际脱发提示可能与 SLE 有关。浅表淋巴结是否肿大、有无贫血貌、皮肤溃疡、网状青斑。皮肤变硬、面蝶形斑、牛皮样银屑斑，以上分别提示中小血管炎、硬皮病、SLE 和银屑病。年轻女性不明原因的精神异常要警惕免疫病脑病。多发疖肿、反复咳脓痰、长期腹泻要警惕免疫功能缺陷。

（2）头颅五官：头痛也是免疫病脑病的特征。巨细胞动脉炎特征性体征是颞动脉区闪击痛和动脉搏动消失。各种内眼炎症和与之相关的眼充血、眼痛、视力下降几乎都是免疫病表现。"耳开窍于肾"提示耳鸣可能与肾炎有关。上呼吸道和咽鼻喉溃疡性炎症提示要鉴别 Wegener 肉芽肿。唾液和泪液减少、腮腺肿大要考虑干燥综合征。牛肉舌有可能是萎缩胃炎伴恶性贫血。无诱因的隐球菌脑炎要检查免疫功能。

（3）颈胸部：甲状腺结节肿大涉及 Graves 病和 Hashimato 病。颈静脉怒张可能与肺动脉高压右心功能下降有关。颈动脉杂音提示多发大动脉炎。胸膜摩擦音和心包摩擦音见于无菌性胸膜炎和无菌性心包炎。干咳、憋气、发绀可提示肺纤维化。心脏扩大伴心律失常要考虑心肌炎特别是心肌免疫炎症。胸骨后剧痛可以是胸主动脉瘤破裂前的征兆。胸腺扩大伴重症肌无力会造成呼吸肌麻痹。发现卡波西肉瘤要查 HIV。

（4）腹部和会阴：腹痛、腹泻、腹压痛要考虑炎性肠病。口腔、肛门都有溃疡又伴腹痛和腹部包块要鉴别克罗恩病。突发的黄疸要考虑胆汁淤滞和免疫性胆管炎。脾大和淋巴结肿大具有同等重要的意义。胰头胰尾触及实性包块又伴慢性胰腺炎要注意鉴别胰腺免疫炎症。肾炎的腹部体征不多。硬化性输尿管和膀胱炎可以触及不到腹部异常。子宫免疫性肌瘤能通过双合诊发现肿块。慢性腹泻伴发热除了要考虑 Crohn 病以外，还要注意鉴别免疫缺陷病。

（5）神经与肌肉：颅内特发性血管炎可造成颅神经受损出现定位体征。脑白质脑炎在累及脊髓时有相应节段的感知缺损。四肢烧灼感和手套袜套样感觉缺失提示外周神经炎。肌肉触痛、肌力下降、肌肉轮廓萎缩提示有肌炎。上肢的无力可造成握力的减弱，下肢的无力可造成从椅子上站起及上下楼的困难，可通过握力表和计算步行时间来测量。肌力的程度一般分为 6 级。0 级：完全瘫痪，肌力完全丧失。1 级：可见肌肉轻微收缩，但无肢体运动；2 级：肢体可在床上移动位置，但不能抬起；3 级：肢体能抬离床面，但不能对抗阻力；4 级：能做对抗阻力的运动，但肌力减弱;5级:肌力正常。肌肉萎缩的程度可通过测量肢体的固定关节上下一定距离的周径来完成。治疗生存的成人免疫缺陷病,可以表现为症状性肌无力或反应性肌炎。

(6) 血管、淋巴管:大动脉体检随所在体段进行。小血管炎往往同时累及动脉和静脉,体征有手足发凉、血管搏动消失,网状青斑、雷诺征阳性、坏疽或溃疡。淋巴管炎急性者是一"红线",慢性者引起"粗腿大蛋"或皮肤淋巴水肿。

(7) 骨骼与关节:特发性慢性骨髓炎会在炎症低位上溃破出窦道口。GALS(步态、臂、腿、脊柱)运动筛查是快速诊断肌肉骨骼疾病的检查方法。首先询问患者3个基本问题:①你的肌肉关节或后背有过疼痛或僵直吗?②你能无困难地自己穿衣服吗?③你上下楼有困难吗?其次应系统地观察患者步态、脊柱、手和腿,发现任何异常都应进行更仔细的局部检查。对大多数患者均可在3~4分钟完成GALS检查。肿胀为关节炎的重要体征。肿胀可由于软组织水肿,滑膜增生,关节腔积液或骨性隆起所致。应确定肿胀是局限在关节还是在关节周围。关节滑囊内积液会沿关节边缘形成隆起物,压缩一侧会造成另一侧膨胀。关节腔内液体积聚造成的肿胀当关节屈曲时关节变得绷紧。炎症性关节炎的滑膜衬里组织肥厚造成的对称性肿胀,摸起来感到像海绵状,而不是囊性感。骨性关节炎的肿胀,触诊时可感到关节肿胀具有骨样硬度。拿手指用一定的压力按压患者自指疼痛的关节:①轻度,只有疼痛表情;②中度,痛喊失声;③重度,拒按。关节疾病可使关节各个平面的主动和被动活动受限,产生关节活动疼痛。关节区域,如脊柱旁、斜方肌和肱桡肌、大转子和膝关节内外侧也有反应性疼痛,对有症状的区域轻微按压,能诱出压痛和肌肉收缩。活动性关节炎关节内摩擦音来源于粗糙软骨之间的摩擦及骨与骨之间的摩擦。OA患者受累大关节如膝关节活动或负重时,可闻及一种特殊的、细的捻发音称关节摩擦音。类风湿关节炎的特征性改变是在其病变的晚期,出现关节的不同畸形。最常见的是掌指关节的半脱位和手指的尺侧偏斜。近端指间关节过度伸展加上远端指间关节的屈曲,形成天鹅颈样畸形。近端指间关节的屈曲伴远端指间关节的伸展形成纽扣花样畸形。重症病例关节最终出现纤维性强直。膝、肘、腕多固定在半屈曲位。强直性脊柱炎的晚期临床表现是驼背。免疫缺陷病多次关节内感染后会形成关节强直。

3. 实验室化验

(1) 常规检查:这些老的指标是临床观察疗效、药物不良反应、病情变化的"常青树指标"。

(2) 生化检查:是反映多系统损伤各脏器功能的主要指标。

(3) 细菌和病毒化验:证明可能的发病诱因。要同时做感染病原微生物的药敏。免疫病多数和感染有某种关联。这项化验对免疫缺陷病感染是至关重要的。

(4) 免疫功能检测:用流式细胞仪检测T、B淋巴细胞的表面标志,区分细胞功能簇。用ELASA法、免疫荧光法、酶免法检测血清淋巴因子,免疫介质和炎蛋白的含量;检测免疫球蛋白及其亚型和受体含量。检查补体、免疫复合物的浓度等。这一部分检查可以明确大部分免疫缺陷病的类型。

(5) 活组织病理检查:骨髓活检、淋巴结活检、血管活检、皮肤活检、肾活检、溃疡坏死组织活检、关节滑膜活检、肌肉活检、肝活检、肺活检等。病理资料对诊断恶性肿瘤是尽可能必备的。

(6) 自身抗体检测:定性检测仅起临床过筛试验的作用。确诊应作标志性抗体的半定量检测。例如,ENA定性过筛,阳性者可做Sm半定量,升高者可拟诊为SLE。每一个自身免疫病除标志抗体和主要疾病抗体外都会存在一个协同升高的自身抗体谱。大部分早期免疫缺陷病特别是长期生存者也会发生自身抗体。

(7) 过敏原检测。

（8）疫苗接种反应检测、PPD检测等。

（9）基因检测：部分免疫缺陷病可由基因检测确诊和分型。

4. 影像检查

（1）普通X线片、CR或DR片：是最经济、最便捷的观察疗效常用的检查。资料积累丰富，基层使用广泛。

（2）CT：分辨率较X线片高出1～2个数量级，目前已能做到高速、高分辨和立体三维成像。CT造影和CT引导下活组织穿刺及CT引导下介入都是非常有用的诊断方法。

（3）磁共振成像：较CT在软组织分辨方面高出一个数量级。目前也在向高速、高通量、三维成像进展。也能完成造影和引导介入。

（4）B超：是检查血管和淋巴管必用的手段，能动态的反复观察病变部位，能测出管内液流速，但口径小的脉管成像质量差。用管腔内B超，已能准确测定炎症部位和管壁的分层病变。

（5）放射性核素成像：主要用来观察活体代谢物和异常分解物在体内的浓集，是确诊多发性骨髓瘤的检查之一。PET-CT可用来鉴别炎性肉芽肿。

（6）内镜：内镜已发展到"无孔不入"。不但可以直观腔内面病变，还可以染色观察，实体放大显微观察，更能直接取活检。

三、诊断思维路线

第一步：核实与梳理诊断资料，做到去伪存真，去粗取精，分门别类，突出重点。

第二步：找出疾病的标志性症状、体征、化验和影像学证据。把分散的临床表现组合成"临床表现组合群"简称"症状群"，以增加其特异性。

第三步：以上述标志性症状和症状群为诊断线索，推测出主要和次要诊断病种。要求熟悉拟似诊断疾病的诊断标准，熟悉纳入鉴别诊断疾病的诊断标准。

第四步：用临床表现组合群中的逐个组成条件，特别是标志性条件排列组合，然后和已知的诊断标准作对比，把相互吻合度高的疾病排列在前面。

第五步：用末位淘汰法把纳入鉴别疾病逐个去除掉。保留下的疾病作为确诊疾病。

第六步：列出排除鉴别疾病，使用其诊断标准再一次对确诊病种做对比分析，逐个把待排除疾病排除掉，反证确诊的正确性。也可使用临床表现的病理解释串联论证的方法，免疫病的诊断基本都可使用上述思维路线。

四、免疫病诊断几个思维论点

1963年，Mackay在他的《Autoimmune Disease》一书中提出了筛选自身免疫病的6条标准于1993年获WHO再次认定：①血清γ球蛋白升高（＞15g/L）；②血清有高效价的自身抗体；③组织损伤部位有丙种球蛋白沉积，或免疫复合物形成；④病损部位有淋巴细胞和浆细胞浸润；⑤用糖皮质激素或免疫抑制治疗有效；⑥合并其他免疫性疾病。以上4条阳性即可考虑。这一标准也应在疑难病鉴别时成为一个思维点。

免疫缺陷病诊断标准：①抗生素和激素疗效不好的感染发热。②多发疖肿，长期脓痰，慢性腹泻等慢性化脓性感染。③霉菌感染、细胞内病毒感染、结核等长期特殊感染。④免疫活性组分有一个减少，补充免疫活性组分有助控制感染。⑤合并弱表现的自身免疫病，合并淋巴瘤。⑥营养不良，发育迟缓。以上4条阳性可考虑免疫缺陷病。

　　免疫病每个病种的临床表现多种多样，能用来参与诊断的临床表现又称"疾病谱"。每个病的存在环境都在不断改变，疾病谱除个体差异之外，总体特征也会发生微小变化、飘移。与之对应的诊断标准也必须做相应得变动和修改。这对多因素复杂诊断是一个重要的工作。国外部分国家每隔10年都集中专家用循证医学的方法明确疾病谱漂移状态，修订免疫病的诊断标准。中国医生在选用诊断标准时应注意选择中国的诊断标准，至少是国外近期修订的诊断标准。

　　构成诊断标准各个指标有症状、体征、化验、影像学；也有病理学和基因学指标。诊断标准的各构成都是间接指证诊断的，多数不是用来指示病因的。免疫病中大部分病是易感性多基因遗传疾病，不能因为不是主要致病基因就排斥基因检测的诊断价值。能否进入诊断标准要由临床流行病学资料加数据统计分析来决定。

　　疗效观察可以间接印证或排除某种疾病，但这种观察必须是设对照、有指标、定时间。否则不会获得客观的结论。

　　诊断的完整性对免疫病有时是不能完成的，大部分免疫病没有病因诊断，因为大部分免疫病病因不清楚。免疫缺陷病的单基因病变可以把基因诊断列入病因诊断一栏。免疫病的病理组织学诊断一栏也常常空项。这一现象正逐渐改变。

　　诊断全面是指要把患者已患的急性、慢性病都明确诊断出来。免疫病常有较多的并发症，也常有数个免疫病同时重叠存在，尤其是有免疫缺陷的自身免疫病。

（张源潮）

参 考 文 献

蒋明，David Yu，林孝义．2004．中华风湿病学．北京：华夏出版社．
张乃峥．1999．临床风湿病学．上海：上海科学技术出版社．
张希德．2000．内科临床思维．北京：科学出版社．
Firestein GS，Budd RC，Harris ED Jr，et al. 2008. Kelley's Textbook of Rheumatology. London：W. B. Saunders Company.
Hellmann DB，Stone JH. 2000. Current Medical Diagnosis and Treatment. New York：McGraw Hill.
Kirkham BW，Lassere MN，Edmonds JP. ，et al. 2006. Synovial membrane cytokine expression is predictive of joint damage progression in rheumatoid arthritis：A two-year prospective study (the DAMAGE study cohort). Arthritis Rheum，54：1122-1131.
Liao H，Wu J，Kuhn E，et al. 2004. Use of mass spectrometry to identify protein biomarkers of disease severity in the synovial fluid and serum of patients with rheumatoid arthritis. Arthritis Rheum，50：3792-3803.
Lunn MP，Willison HJ. 2009. Diagnosis and treatment in inflammatory neuropathies. J Neurol Neurosurg Psychiatry，80 (3)：249-258.
Robert G Lahita，Nicholas Chiorazzi，Westley H Reeves. 2000. Textbook of the Autoimmune Diseases. Philadelphia：Lippincott Williams & Wilkins.
Swan A，Amer H，Dieppe P. 2002. The value of synovial fluid assays in the diagnosis of joint disease：a literature survey. Ann Rheum Dis，61：493-498.
Thiel A，Wu P，Lauster R，et al. 2000. Analysis of the antigen-specific T cell response in reactive arthritis by flow cytometry. Arthritis Rheum，43：2834-2842.
von Essen R，Holtta AM. 1990. Quality control of the laboratory diagnosis of gout by synovial fluid microscopy. Scand J Rheumatol，19：232-234.
Yamamoto K. 2008. Progress on diagnostic tests for rheumatoid arthritis. Nippon Naika Gakkai Zasshi, 97 (10)：2380-2386.

第五章　免疫病治疗要点

免疫病目前是不能治愈的疾病,免疫病的治疗目的是:缓解病情,减轻痛苦,保持体能,优化生存。

免疫病的治疗原则是:早诊早治,分段联合,长期用药,个体处置。

免疫病的治疗技术有内科药物治疗、介入治疗、基因治疗、干细胞移植等。外科手术及器官移植、人工器官置入等。中医:针灸、推拿、火罐、小针刀、中成药、汤药、膏药等。理疗:电、磁、声、光、冷、热。体疗:功、操、舞、泳、游、精神治疗:音乐、语言、药物。

免疫病目前是病因不清,不能治愈的疾病。化学药物疗效的判定可采用:不缓解、部分缓解、完全缓解三级评定标准。中药可采用:无效、有效、比较有效、完全有效四级评定标准。患者有效评定标准可采用:不好、比较好、很好三级评定标准。

一般完全缓解是指:体温正常,不用药物或仅用少量药物即没有不适感。正常睡眠,生活自理,能够工作。常规化验正常,免疫病特异化验指标正常或接近正常。

患者痛苦感既来自躯体又来自精神,即可由免疫病造成又可由长期治疗造成。以上这四个方面在治疗时都必须顾及。在此所指痛苦并不单纯指疼痛,包括了患者统合感受,治疗对路是减轻痛苦的基础,调整治疗强度,更换方法可以减轻治疗性痛苦和精神压力。

保持体能包含了体力和脏器功能两个方面。免疫病会造成多系统生理功能破坏也包括肢体运动和劳动能力破坏,不恰当的治疗甚至恰当而长期的治疗也会造成同样结果。适当调整治疗,寻找出疗效和不良反应的最优化平衡点是至关重要的。

经过治疗提高免疫病患者生存质量是能够做到的和必须做到的治疗目的。当然生活质量还要涉及患者存的社会环境和家庭环境,这是医疗所不能及的。

早诊早治已成为临床一切疾病治疗的公认原则。但近来也有人提出恶性肿瘤到底早到什么程度就应该治疗?因为筛查正常人也会被早诊出携带一定数量的恶性细胞。免疫病同样也存在类似问题。但存在一个尺度即临床诊断的免疫病少部分是早期患者,大部分是中期患者;都必须马上处置,才能获得满意效果。

免疫病在目前只能选择联合治疗。这个联合包括内外科联合,中西医联合,躯体病治疗和精神治疗联合,理疗和体疗联合。当然随时采用最新的医疗科研成果是永恒的主题之一,所以还有一个传统与创新联合。基因治疗、干细胞移植、免疫器官移植、基因工程生产的各种免疫活性物质都在研究和探索使用。

病程分段为急性期、亚急性期、慢性期。病情分为:重症,中症和轻症。以上 ABC 的联合治疗中的种类,联合用药的构成,每种药物的剂量都是不一样的。一般规律是方法愈用愈简单,药物品种愈用愈少,剂量愈来愈小,又被称为下台阶疗法。但台阶不是持续快速走下来的,每个联合方案都要按疗程进行,一个疗程内治疗方案也不是一成不变的,要求个体化调整。急性,亚急性期治疗一般不少于 2 年,以清除记忆淋巴细胞可能启动的病情反跳。慢性期终生用药。在各个疗程的剂量段上都会有一个剂量维持"平台期",有利于克服病情反跳。在慢性维持治疗时,间歇数月应用一次强化冲击可以减少复发。只有分段调整,按疗程使用才能做到用最少的药物最小的剂量达到有效治疗目的。

对免疫病的长期治疗主要是长期用药,现在讲是终身用药。对于进入亚临床的患者,可选用副作用少的中成药,间歇的强化冲击则选用急性亚急性期的化疗方案轮换使用。

个体化选择药物,个体化剂量是临床的普遍原则。治疗免疫病特别强调这一原则是因为免疫病的处置方法和用药数量都比其他专科要多,临时的症状处理也较其他专科多,而治疗又达不到治愈,这时就要衡量量效比和损益比。使个体化治疗最大限度获得高效价比和低损益比的结果。目前的困难是医生可以做到临床诊断完善,病情观察及时。但对疗效观察和药物不良反应观察多数是缺少准确的定量指标。由于经济问题,血药浓度监测开展不普遍;也不能详细测量药物在患者体内代谢的特点,多数情况下是靠临床经验加一般观察来决定个体化治疗,当然这个治疗方向是不容怀疑的。

治疗不良反应,主要是药物不良反应,免疫治疗相关病高发,因为免疫病用药品种多,用药时间长;又因为免疫病患者的免疫系统紊乱。特别容易发生药物性荨麻疹,药物热,药物性肝损伤,造血功能损伤,肾损伤。即便是糖皮质激素、免疫抑制剂、抗组胺药诱发的过敏反应也屡见不鲜。用药前必须询问药物过敏史,是否过敏体质,是否过敏家族,对可能过敏药物必须做过敏试验。

一、自身免疫病治疗要点

1. 自身免疫病

自身免疫病的各个病种都涉及 Ⅲ 型变态反应免疫病理机制。除此而外各个病还有独自存在的病理特点。针对这一共有的病理特点已发现如下免疫药理治疗靶点:

(1)自身抗原的暴露,识别和封闭治疗。

(2)APC 提呈信号与细胞内信号传导的信号阻断治疗。

(3)调节性 T 淋巴细胞凋亡的促进或抑制治疗。

(4)B 淋巴细胞增殖分化的抑制治疗。

(5)淋巴因子及其受体的阻断或激活治疗。

(6)免疫球蛋白及其受体的抑制治疗。

(7)各种致炎相关因子的阻遏治疗。

(8)活血化瘀和血管炎的治疗。

(9)成纤维细胞活化和过度纤维化的调节治疗。

(10)基因治疗。

(11)其他问题和观点。

目前以上各个病理环节都已经临床证实并存在在研的药物。面对众多的治疗靶点人们自然会产生如下疑问:针对一个病,即使一个治疗靶点只选择一种药物,治疗方案也是庞大和无法实施的。新的病理环节还会被研究发现,这意味着还会增加新的药物种类。怎样筛选出重要的,起关键作用的靶点治疗药物? 由此而产生的新的生物化学和免疫学临床检验病人能否承受? 解决这种治疗面临的尴尬的研究方向是什么? 即使 10 个靶点药物序贯给入,面对沉重的经济负担,仍然达不到治愈,而完全缓解又能持续多长时间?

2. 免疫病理上游的治疗

采用这一概念是因为免疫病的病因不清楚,但免疫病理的诸多环节已经清楚而且正逐渐被开发成治疗靶点。

(1)基因治疗:以腺病毒为载体的基因治疗技术已在国内外临床使用。载入的治疗基因有结构基因片段也有功能基因片段。另外 DNA/质粒颗粒,DNA 疫苗,iRNA 的基因封闭治疗也处于临床试验。目前针对自身免疫病的基因治疗存在如下问题。已知的自身免疫病几乎都是多基因致病,多基因谱的构成以及反应和负调节反应的各个调节点尚不完全明了,更没有能够确定哪几个环节是重点环节,因此基因治疗的效果有限。针对多个致病基因的"基因手术"容易导致突变个体,潜在的生物学危险尚无法估量。已有的动物实验均显示过造成免疫缺陷和恶性淋巴瘤的结果。携带致病信息的调节 T 细胞有一部分处于休眠状态,极难从患者体内清除和杀死,这类细胞拒不接受治疗,仍保持一个有记忆活性的细胞克隆。动物实验已经证明经过基因修饰的干细胞移植具有强大的免疫重建功能,有希望越过多个致病基因节点从根本上改变病情,但目前在各国都面临伦理的争论。针对免疫活性细胞的基因疫苗治疗已经有小样本的临床报告,但疗效不持久,且容易造成新的自身免疫病,没有能广泛推开。基因沉默治疗已用于炎症性肠病、自身免疫肝炎,远期疗效和大样本观察均没有开展。以上情况说明自身免疫病的基因治疗效果和免疫缺陷病有很大区别。

(2) 干细胞移植:1997 年欧洲抗风湿联盟(EULAR)与欧洲血液和骨髓移植协作组(EBMT)发表干细胞移植指导纲要,认为除自身干细胞移植外,异基因移植治疗自身免疫病是可行的。截至 2005 年全世界已进行了 800 例以上难治性自身免疫病干细胞移植治疗,截至 2006 年最长疗效随访为 66 个月。动物实验表明不论是诱导型自身免疫病动物模型还是遗传型自身免疫病动物模型都能通过干细胞移植获得临床不同程度的缓解。所以不少学者认为自身免疫病可能就是一种干细胞病。

干细胞移植可分类为:自身外周血干细胞移植、异基因外周血干细胞移植、异基因骨髓移植、异基因骨髓间质干细胞移植、异基因联合移植、脐血移植、脐间充质细胞移植。

针对患者的移植前免疫处理有:CTX 联合其他免疫抑制剂、抗胸腺细胞球蛋白(ATG)或其他淋巴细胞抗体、全身射线照射(TBI)。目前已有的组合有:CTX+TBI,CTX+白消安、CTX+ATG 等。其中 CTX+白消安对系统性红斑狼疮疗效较好。CTX+ATG 对类风湿关节炎使用较多。CTX+TBI 多用于儿童类风湿关节炎。采用哪一种处理方案要看是否有多脏器损伤。患者能否耐受。采取的方法与疾病复发的相关研究情况。排异反应的抑制效果。去除 T 淋巴的效果。

针对干细胞的免疫处理,要求移植物中 T 淋巴细胞含量$<1\times10^4$/kg,可以用 CD2 和 CD3 单抗进行体外识别净化。干细胞表达 $CD34^+$ 抗原,可以用 MY-10 单抗、BL-3C5 单抗进行体外识别。也可以进行双方法净化,能做到去除 4 个对数值 T 细胞。清除 T 细胞对自体干细胞移植可以减少复发,减少产生第二种自身免疫病的危险。针对异基因的移植则可以减少 GVHD。

自身干细胞移植:移植成功率$>95\%$,死亡率$<5\%$。不产生 GVHD。原发病复发的几率较高。该方法的安全性较高。异基因移植对原发病的治疗更为有效,因为清除了患者自身免疫 T 淋巴细胞的记忆细胞。复发的几率较小,因为移植入的是健康者的组织。GVHD 发生率较高。移植手术死亡率 $15\%\sim30\%$。

系统性硬化症移植入选标准:①病程小于 3 年。②皮肤损害$<$Rodnan 积分 16 分。③合并下列至少一项内脏损伤:Ⓐ肺活动性肺泡炎或最大肺活量(FVC)小于 80%。Ⓑ尿蛋白升高血肌酐升高。Ⓒ心脏扩大,心包积液或心律失常。注意,肺动脉压>50mmHg,严重的高血压难获控制者,严重心脏受累,严重肺纤维化均会增加死亡率。CREST 患者把肺动脉压升高纳入选择标准。曾统计 70 例移植患者,一年相关死亡率为 12.3%,总死亡率 17%。5%于移植后病情反而加重。15%在初期改善后又呈现加重,总改善率$>50\%$。

系统性红斑狼疮移植入选标准:①治疗无效是前提标准。Ⓐ口服波尼松 0.5mg/kg 每日 1

次×2个月;Ⓑ最近6个月以内曾静脉用甲泼尼龙3次,每次1g;Ⓒ曾静脉用CTX 3次,每月1次,一次500g/m^2。②狼疮脑病出现癫痫或精神症状,发作控制后。③肺部受累表现之一者:Ⓐ肺X线片浸润样非感染炎症伴肺出血且难以控制出血。Ⓑ6个月内最大肺活量下降>15%。Ⓒ肺动脉高压中度以上。④血液改变之一者:Ⓐ溶血性贫血反复发作,RC>3%,Hb<100g/L。Ⓑ白细胞持续减少。Ⓒ血小板持续减少。⑤SLEDAI>16分。⑥肾受累出现之一者:Ⓐ24小时尿蛋白>1g/L;Ⓑ血红白蛋白<30g/L;Ⓒ血肌酐>15mg/L,伴有血尿和管型尿;Ⓓ肾活检为急性增生性损害。⑦严重的抗磷脂综合征。曾统计SLE移植相关死亡率为11%,总改善率为60%。Traynor 2002年做15例SLE自体移植。2例部分缓解。2例复发,8例停药达一年以上。

类风湿关节炎移植入选标准:①诊断明确。②迅速出现关节软骨破坏。③常规治疗无效,肿瘤坏死因子受体拮抗治疗效果不好。2003年Moor报告,移植后67%能达到部分缓解以上标准。但多数患者只能维持6~12个月。疗效维持2年者约占10%。

儿童类风湿关节炎移植入选标准:①持续发热,激素依赖。②常规治疗无效,对肿瘤坏死因子受体拮抗剂治疗疗效不持久。③关节僵痛不缓解,关节软骨破坏,残废进展快。Fust 2002年报告移植相关死亡率为14.3%,复发率为20%。部分缓解率为>50%。Walffraat曾报告移植后合并巨噬细胞吞噬综合征并死亡2例。

已明确影响移植疗效的因素有:①各种终末期自身免疫病,有广泛而且不可逆转的多脏器病变,移植后效果差。②严重并发症没有获得控制者有可能在免疫预处理时死于感染。③急性排斥反应或GVHD造成死亡。④原病情多发又重叠的自身免疫病。⑤药物损伤严重者。⑥可能合并某种免疫缺陷病的自身免疫病。

自身干细胞移植治疗机制归纳为:①大剂量CTX等化疗药物,淋巴细胞抗体,辐射照射能把患者体内的活性状态的T、B淋巴细胞全部杀死。②T细胞数量恢复约1~2年。其中CD4、CD45、RO[+]记忆T细胞占优势,Th细胞比值下降。③TCR重排导致对自身抗原反应减弱,胸腺活化诱导对自身抗原的中枢耐受。④B细胞数量恢复约6~12个月,移植后头3个月VH_3和VH_4表达延迟。⑤B细胞基因重排显示靶功能不成熟,抗体和自身抗原结合受阻。⑥树突状细胞在移植后2个月才开始恢复,6个月后仍低于正常值。⑦多重环节导致细胞因子分泌水平紊乱或下降。

异基因移植较自身移植还具有以下治疗机制:①异基因干细胞来自健康志愿者,不会伴随输入致病性记忆性T细胞或活性自身免疫细胞。②患者在移植后的急性排斥反应可以针对患者的致病性淋巴细胞产生交叉杀伤效应。③GVHD会针对患者自身免疫反应细胞产生杀伤效应。Lazarus曾报告自身免疫病异基因骨髓移植的GVHD发病较轻。④移植后一株在患者自身造血重建,同时另一株是嵌合体重建。嵌合体株能够诱导患者的淋巴产生免疫耐受,同时也会对自身抗原诱导免疫耐受。⑤CD34[+]干细胞对混入移植的CTL细胞有抑制作用,且能诱导自身残存T细胞凋亡。

3. 免疫病理下游治疗

主要是针对免疫炎症的治疗,显然不是根本性治疗,也不是早期治疗,相当于中医的"治标不治本"。但对于急重患者,"急则治标"有时是必须进行的,也是有效的。

(1)胸腺移植:针对免疫缺陷病,胸腺移植是治疗严重联合免疫缺陷病的有效方法。Yamada用猪同时做胸腺移植和肾移植,发现胸腺移植造成了肾移植的免疫耐受。国内刘效贵在1999年用胎儿胸腺注入患者腹直肌治疗多发性硬化、多发性肌炎、吉兰-巴雷综合征、重症肌无力均取得6个月的症状缓解。

（2）胸腺切除：胸腺主要位于前纵隔，但有 30％～70％会发生移位或迷走于后纵隔，切除胸腺是治疗重症肌无力的重要方法之一。重症肌无力患者体内 80％～90％为血清乙酰胆碱受体抗体（AChR）阳性。1973 年 Lindoqrom 用 AChR 免疫动物制成了重症肌无力动物模型。重症肌无力容易合并 Graves 病、系统性红斑狼疮、类风湿关节炎等免疫病。切除胸腺治疗重症肌无力的机制是：胸腺组织的肌样细胞膜上有 AChR，可持续表达自身抗原。胸腺产生了针对神经骨骼肌接头组织的 CTL。胸腺产生了针对 AChR 的 Th 细胞。过多的产生能调节淋巴增殖的胸腺因子 IL-10、TGF-B。致敏 Treg T 调节 B 细胞产生过多的 AChR 自身抗体。胸腺切除的入选标准：①约 15％患者合并胸腺瘤，必须手术切除。②经抗胆碱药物，免疫抑制剂及血浆置换疗效不持久的患者。③全身型和部分单纯眼型重症肌无力。手术方式选择：经胸骨切口，视野暴露好，可切除周围脂肪，缓解率 70％～96％。经颈部切口，不能清除前纵隔脂肪，缓解率 15.7％。颈和胸 T 形切口，可最大限度地清除异常脂肪，但易发生手术后危象。电视胸腺镜，可以清除大部分脂肪，对心肺功能影响小，并发症少。

（3）脾切除：脾是人体重要的免疫器官，脾窦的树突状细胞能对在脾内破坏细胞的抗原进行信息提呈，多种自身免疫病可以合并脾肿大。合并脾功能亢进时会出现颗粒细胞减少、血小板减少、慢性溶血性贫血、斑替综合征等。缓解脾亢的方法有：①开腹脾切除，能充分结扎血管，清除副脾。②腹腔镜脾摘除，创伤小。③脾区^{60}Co 照射，不用手术，但会产生脾周围炎。④血管介入脾内血管栓塞，能做到"部分切脾"，但易复发。脾切除入选标准：①脾肿大，特别是巨脾。②血小板小于 $50×10^9$，应通过输注血小板后再进行手术。③常规治疗无效。④激素依赖又出现激素禁忌情况。⑤脾放疗或脾栓塞后又复发者。

（4）胸导管淋巴液引流：1983 年苏联 Pyhobny 首次报告采用胸导管引流治疗哮喘。现在这一方法已常规用于成人哮喘的治疗。目前也已用于其他的自身免疫病治疗，如系统性硬化症、特发性肺纤维化、类风湿关节炎、强直性脊柱炎、银屑病等。手术方法：在局麻下于左锁骨上 1.5cm 做一个 5～6cm 横切口，钝性分离至静脉角找到胸导管。把胸导管近心端结扎，将直径 1.0～1.5mm 硅胶管插入胸导管内 1.0～1.5cm 深，见到乳白色的淋巴液引流出来即扎紧固定引流管，缝合伤口。持续开放引流 5～8 天，每次引流量 500～2000ml。引流期间补液，供高蛋白，高热量饮食。引流量 3000ml 左右，病情开始缓解，到 10 000ml 效果达到最佳，但也有引流 400ml 即有效者。达到引流量后拔管，出院后每年随访一次。国内李清平治疗 53 例哮喘，手术找不到胸腺导管 1 例。胸导管分支太多无法插管 1 例。引流量＜4000ml 6 例。4000～10 000ml 16 例，＞10 000ml 33 例。近期疗效，显效 29 例（56.86％），有效 19 例（37.26％），无效 3 例（5.88％），总有效率 94.12％。疗效维持一年的占 71.43％。胸导管淋巴引流入选标准：①常规治疗后反复发作。②没有严重贫血、心衰、肾衰。③肝功能正常。④没有急性感染。手术部位无皮肤破损。⑤免疫球蛋白总量升高或单项升高。胸导管淋巴引流的治疗机制：①引流去除免疫球蛋白。②去除免疫活性淋巴细胞和记忆细胞，CD3 和 CD4 明显下降。③促使大量未成熟淋巴细胞进入淋巴循环，产生免疫耐受。④去除细胞因子和免疫复合物。胸导管淋巴引流不良反应：个别患者胸导管部位有解剖变异无法完成插管。部分病人术后存在颈部水肿，经一段时间后可自行消退。个别患者引流量达 16 000ml 仍无效，所以一般总引流量不超过 15 000ml。

（5）放射治疗：放射治疗可分为体外照射和体内照射。这两种放射治疗又都各自再分成全身照射和局部照射。

局部放疗：20 世纪 50 年代，针对强直性脊柱炎进行脊柱或骶髂关节的局部深 X 线照射获得了显著的短期疗效，曾广泛使用。但经 10～20 年长期追踪，白血病和局部皮肤病的发病率较正常人增多而渐趋弃用。70 年代，采用直线加速器 4MV 能量以上的射线，针对难治性类风湿关节炎,按累及视野照射法,照射炎症关节和附近淋巴结,获得明显的治疗效果。机体可长期处于免疫抑制状态,甚至达 10 年,但恶性肿瘤发生率仍然高于药物治疗组。

全身放射治疗:启自 20 世纪 60 年代的霍奇金淋巴瘤全身放疗,淋巴细胞特别是幼稚淋巴细胞对放射线敏感。全身放射可能会剂量控制不好,应该预存自身造血干细胞并在放射过量时转入移植,从而把这一治疗方法的风险降低。70 年代以来,已有治疗系统性硬化病,系统性红斑狼疮等的报告。可以明显抑制淋巴细胞的数量和活性,抑制中枢免疫器官的功能,治疗后可获得数年的完全缓解。投射方法有全身淋巴照射,次全淋巴照射,斗篷野照射。采用直线加速器 4MV 能量以上射线,斗篷野分割剂量 1.5~2.0Gy,间歇,1~3 次。该方法所致骨髓抑制的危险已大大减小,短期会造成放射心肌炎、放射性肺炎。远期会损伤甲状腺功能和生殖功能,另外有恶性肿瘤发病率升高。

局部内放射治疗:只要剂量合适,操作正确,理论上这种"放射线手术"可适用于所有浆膜腔炎症,但目前临床开展的只有关节腔。在局麻下对关节腔穿刺,抽尽关节积液,注入放射性核素,嘱患者伸屈关节数次,然后卧床减少活动 1 天。治疗 3~6 个月可见效,滑膜厚度变薄,6~18 个月疗效稳定,滑膜渐变性纤维化,有效率 30%~70%。患者入选标准:①滑膜炎由免疫炎症引起。②关节 X 线片为Ⅰ~Ⅱ级改变。无关节骨端骨破坏。③<12 岁儿童禁用,孕妇禁用。④多脏器损伤伴功能障碍者慎用。⑤手术滑膜切除又复发者仍可用本方法。⑥多次做关节腔内药物注射者用本方法易造成"关节干研症"而禁用。已报告使用的核素有^{198}Au(金)、^{90}Y(钇)、^{186}Re(铼)、^{169}Er(铒)、^{165}Dy(镝)、^{32}P(磷)、^{166}Ho(钬)、^{153}Sm(锶)。以发射 β 射线,穿透力适中,半衰期适中的放射性核素为好。所用核素载体有:氢氧化铁聚合物,左旋乳酸聚合物,硫化物胶体,羟基磷灰石,胶体磷酸铬,聚氨基葡聚糖。理想的载体应该有很好的组织结构表面分散性和稳定性,颗粒大小适中,不宜通过淋巴循环向周围组织扩散。不同放射性核素发射杀伤性 β 和 γ 射线的能力不一样。半衰期和储运要求不一样。①^{198}Au(金)半衰期短,β 射线能量较低,γ 射线穿透力强,可造成周围辐射损伤和药物关节外泄露,对膝关节炎和 Baker 囊肿效果较好。②^{90}Y(钇)β 射线能量大,可降低滑液 1~2L 含量,能伤及软骨和骨,关节外泄露较多。对色素沉着绒毛结节滑膜炎,类风湿膝关节炎效果较好,可维持 3~4 年疗效。③^{32}P(磷)只发射 β 射线,软组织穿透力平均 2.6mm,半衰期 $t_{1/2}=14.3$ 天。可较长时间作用于滑膜,对类风湿膝关节炎有效率 84%,对血友病关节炎也有效。④^{186}Re(铼)β 射线强度弱,穿透力小,适用于手指间关节,腕关节,踝关节。关节外泄露较大。⑤^{169}Er(铒)只发射 β 射线,穿透力较小,适用于掌指关节,近指关节,关节外泄露较少。⑥^{153}Sm β 射线能量为 0.81MeV,软组织穿透力为 2.5mm,治疗膝滑膜炎有效率为 75.6%。⑦^{166}Ho(钬)优点是未见关节软骨受伤。

全身内照射治疗:^{99}Tc(锝)发射线 β 射线,穿透力较小,载体为腐植酸钠。该药可以常规室内室温储存,助溶剂和药剂用时混合,药剂含量 1mg/支、5mg/支、250μg/支三种。加入生理盐水,静脉滴注。不用做皮肤过敏试验。每日 1mg 可连用 10~20 天。该药物在血循环中被单核巨噬细胞吞噬,这些细胞或继续在血循环中,或进入脾、淋巴等脏器。经过 ^{99}Tc 的 β 射线内照射后巨噬细胞和附近细胞死亡,抑制了 APC 细胞的功能,从而阻断免疫炎症反应。

(6)血液净化治疗:血液净化分为血细胞净化和血浆净化。

血细胞净化采用血细胞分离机技术和膜表面标志单克隆抗体固化柱吸附技术或者用免疫磁珠技术。目前已做到可以分离出大部分免疫活性细胞组分。临床用于治疗较多的是血细胞分离机去除淋巴细胞,细胞分离机采用离心法,每个循环旷置体外血液 250ml。分离和收集淋巴细胞后,其他血细胞和血浆又回输患者体内。该方法分离的淋巴细胞悬液中同时含有一定数量的干细胞,这个方法又可用于多能干细胞移植的采集。由于骨髓造血的强大代偿能力,单纯血细胞净化疗效不明显不持久。获得淋巴细胞悬液是研制淋巴细胞疫苗的一个过程。有报告对淋巴细胞悬液做放射线照射后回输，能刺激产生抗淋巴细胞抗体，又称自体淋巴细胞疫苗疗法。

血浆净化治疗：血浆净化从技术上分成血细胞分离后血浆净化和全血血浆净化两种。1914年 Abel 就提出了血浆弃除方法。1960 年 Schwab 采用分次抽抗凝血，抗凝血袋静置至血浆和血细胞分层后弃除血浆，并回输血球治疗了一例原发巨球蛋白血症。这种人工方法现在仍有其实用价值。20 世纪 60 年代有了全自动连续离心式血细胞分离机；1978 年 Millward 又研制了膜式血细胞分离机。采用血细胞分离机进行血浆净化的优点是可以同时进行血细胞清洗。可以选择性处理血细胞的某一个组分，可以把血浆直接弃除，不再回输，同时补充白蛋白、盐水和代血浆。可以把血浆进行有害成分选择性弃除，再把净化后的血浆回输。针对患者血浆有害成分的净化方法有多重过滤，冷沉淀，免疫吸附。连续离心式血细胞分离机使用时间最长，使用范围较广泛。操作如下：从动脉置针抽血，通过管道注入离心杯，同时自动泵入抗凝剂，每杯采血量 250 ml。血细胞层按质量不同被采集到不同的血袋中，掺入盐水后对患者静脉回输。离心杯中的血浆流入血浆袋后被弃除。完成上述循环又重复，一般重复 8 次为一个疗程。一次血浆置换要求达到净化患者血浆 1500～2000 ml。除了回输盐水外，术后补充一定量的 706 代血浆，白蛋白或者新鲜冷冻血浆。视病情可以一天一次，或隔日一次，或隔 2～3 天一次，至少使用 3 次。血浆置换可以迅速去除血液中的免疫致病因子。但不是一个根本治疗。血浆免疫复合物和免疫球蛋白会在一次置换后 3～4 天恢复到置换前的水平，所以一定要血浆置换配合药物治疗才能取得更好的疗效。常用的配合药物是 CTX 300～400mg 静脉注射，每天一次至每周一次，MTX 10mg 静脉注射，每周一次，CTX 总量达到 1000mg 后可延长用药间隔，然后进入正常维持治疗。国内资料显示经过血浆置换，5 年内 CTX 用量可减少。血浆置换治疗的入选标准：①自身免疫病和部分变态反应病。②血小板＞$10×10^9$/L，PT 正常，没有先天性凝血异常疾病。③体温正常，没有严重感染。④心功能正常，肝肾功能正常。心包积液但尿量正常的肾功能不全可在严密观察下用本方法治疗。⑤没有神志不清或精神障碍，能配合完成动静脉穿刺置管。血浆置换常见的不良反应：①穿刺渗漏，管道破裂，血液污染。（0.3%～1.3%）。②口舌麻木，手足抽搐低血钙（1.3%）。③过敏反应。④回输过快发生肺水肿，左心衰。⑤发生寒战。个别有术后发热（0～3%）。⑥抽血过快发生胸闷、胸痛、眩晕、低血压（1.3%～7.4%）。⑦术后出血（0～4%）。

1976 年 Towes 用血浆置换治疗了第一例 SLE 患者。Frase 总结血浆置换可用于特发性血小板减少性紫癜、重症肌无力、寻常天疱疮、抗Ⅷ因子血友病、新生儿 Rh 溶血、Graves 病，急性肾炎、雷诺病、血栓性血小板减少性紫癜、类风湿关节炎、系统性硬化症、干燥综合征、溶血尿毒症综合征。血浆置换的治疗机制有：直接去除血浆已知致病因子，免疫球蛋白，淋巴因子，免疫复合物等，也去除尚未被认识的致病因子。稀释了各种残存致病因子的浓度。去除了过量的药物等外源性毒物浓度。降低血浆黏滞度，有利于从微循环中排出毒物。激活整个免疫细胞网络，增加其对药物的治疗反应。

2006 年中国在世界独创了不用分离血细胞的血浆净化技术。采用免疫柱吸附的技术，目前尚无大样本评价资料。

（7）局部介入治疗：通过导管介入体内，在探头直视下或在 X 线显影下准确对病变部位实时手术或给药治疗。基于这个概念下的介入治疗，对免疫网络的介入呈现为对分布于各个部位的介入。

1）淋巴导管介入：采用淋巴导管对淋巴管水瘤等良性病变对接近淋巴管扩张的侧支进行导管内栓塞手术；导管内激光手术，导管内药物固化栓塞等。

2）蛛网膜下腔介入：骶椎孔置管给药用于治疗强直性脊柱炎。腰椎穿刺置管给药用于治疗各种自身免疫病脑病。

　　3) 大动脉炎和中动脉炎的介入:该治疗方法已成为血管外科的主要手术方式之一并能随时根据病情转变为开放式血管手术。能进行血管介入治疗的血管炎有:多发大动脉炎、巨细胞动脉炎、结节性多动脉炎、Buerger病、布-加综合征、弥漫结缔组织病并发的大血管炎。血管炎的介入治疗不是根本病因治疗,用于解决重要脏器和四肢的血液循环障碍,防止血管瘤破裂的危险。导管或导管镜常见手术:①出血部位血管内栓堵。②梗死部位血管内扩张和扩张后腔内金属网支持。③血栓形成部位血管内溶血栓药物准确给药。④陈旧血栓形成部位激光烧灼或旋切后再通手术。⑤动脉瘤样扩张部位或夹层动脉瘤部位血管壁金属网屏蔽。

　　4) 纵隔镜、胸腔镜、心包镜介入。腹腔镜、胃镜、肠镜、膀胱镜等见相关章节。

　　5) 关节介入治疗:关节腔是与外界不相连通的密闭腔体,有其特殊的免疫学特点,大部分免疫病都有关节疼痛。需要介入治疗的仅限于部分关节炎,如类风湿关节炎、骨关节炎、痛风关节炎、血清阴性脊柱关节病等。关节穿刺保留置管关节冲洗并最后注入的药物,这一方法因为简单而在临床使用了较长时间。关节镜介入治疗已经可以在指间关节操作,除了骨科大夫用关节镜开展较复杂的手术之外,风湿科大夫也在国内外逐步开展关节镜治疗,主要从事滑膜活检,关节软骨活检,简单的关节面刨削和止血、滑膜切除、关节内给药等。

4. 传统治疗

　　传统治疗又称常规治疗,是指目前正在使用的以中西医药物治疗为主的治疗方法。在使用药物的同时要求患者:①按医嘱长期服药,定期复诊。②戒烟酒,营养均衡注意食疗。③恰当锻炼和休息,练气功。保持体力,保护工作技能。④及时控制可能出现的各种感染。⑤避免可能出现的过敏。⑥乐观的应对各种应激和各种压力。

　　用药原则:联合、适量、分段、调整。其含义是治疗方案要多种药物联合,分时段序贯给入。治疗起始要足量,每个疗程要足量。治疗分A、B、C三段调整剂量和药物组合。以最小的药物组合和单药剂量,最少的药物不良反应,最低的经济投入,获取最大疗效。

　　选择药物要点:保护脏器,减小反应,避免骤停,有所侧重。

　　自身能免疫病的传统治疗十分重视抗感染治疗。感染是大多数自身免疫病发病的诱因之一。感染所诱导的抗感染免疫力增高会加重自身免疫的炎症反应。

　　常用传统药物分为:免疫抑制剂、激素抗炎药物、慢作用经验药物、生物制剂等。

5. 免疫抑制剂药理学分类

　　(1) 抗癌药免疫抑制剂:①几乎每一个抗癌药物都具有免疫抑制作用。能否被用于免疫抑制药物主要靠临床经验来决定。②该类药物对免疫系统的抑制没有选择性。其主要药理机制与抗癌机制是一致的。即抑制了细胞的增殖和代谢。③对增殖状态细胞的杀伤大于休眠状态的细胞,对免疫细胞也是如此。④其药物毒性作用均较大,有抑制骨髓、肝肾损伤、胃肠道反应等,并且药物毒副作用多与剂量相关。⑤两个作用位点不一样的药物联用可以增加疗效,又会增加毒性。目前临床用量大,药源丰富,价格适中。

　　(2) 特异免疫抑制剂:①这一名称是相对于抗癌免疫抑制剂来划分的,即这类药不兼有抗癌作用。对免疫组分有选择性抑制作用。②该药对免疫活性成分抑制作用有侧重,但不是绝对的。部分药物是由抗癌药物改构衍生而来。③对骨髓、肝、肾的毒性较抗癌药物小,但胃肠道反应亦常见。④多为新开发药物,远期不良反应正在观察。⑤价格较贵,部分为生物工程制备的生物药物。

（3）中药：这部分药物有①含重金属药，如砒霜、雄黄等；②生物碱，如长春新碱、雷公藤多苷等；③动物毒素如斑蝥、蛇毒；④传统有毒中药如巴豆、乌头等。其特点：①这类药物多数尚不明确有效成分；②剂量不好掌握；③对机体的综合毒性也不小；④有希望发现有效单体。

二、免疫缺陷病治疗要点

免疫缺陷病主要涉及免疫功能组分的数量减少甚至缺如，或者是免疫功能组分的功能障碍甚至缺失。因此会造成免疫系统恶性肿瘤高发，但更重要的是抗感染能力下降。感染增加和抗感染下降是免疫缺陷病的常见临床表现。反复的、难以控制的感染是致死的主要原因，存活个体也会因感染影响发育，继发多脏器损伤。免疫缺陷分成非特异免疫功能缺陷和特异免疫功能缺陷。非特异免疫功能缺陷多为继发性。特异免疫功能缺陷多为原发性，常见的是 B 淋巴细胞缺陷和 T 淋巴细胞缺陷。

（一）特异免疫功能缺陷

1. B 淋巴细胞缺陷

临床多见为免疫球蛋白减少，对免疫球蛋白功能障碍研究的较少。
（1）淋巴干细胞分化增殖障碍和治疗。
（2）B/浆细胞分化成熟减少和治疗。
（3）T/B 调控障碍和治疗。
（4）重链/轻链/J 链生成和装配障碍和治疗。
（5）B 免疫母细胞生成减少和治疗。
（6）免疫球蛋白分泌减少和治疗。

2. T 淋巴细胞缺陷

临床多见为 T 细胞调控功能障碍。亦可见 NK 细胞减少，淋巴因子减少。
（1）T 细胞定向分化膜表面标志成熟障碍和治疗。
（2）MHC 系统病变和治疗。
（3）细胞内信号传递障碍和治疗。
（4）细胞因子分泌障碍和受体减少治疗。
（5）T 免疫母细胞归巢减少和治疗。
（6）NK 细胞减少和治疗。

3. 其他免疫缺陷

（1）能量代谢酶链障碍导致吞噬细胞功能缺陷。
（2）功能酶障碍导致吞噬细胞功能缺陷。
（3）细胞分化或成熟障碍致吞噬细胞数量减少。
（4）以上三个原因造成单核/巨噬细胞/网状内皮系统功能障碍。
（5）补体蛋白生成减少或功能障碍。

（二）免疫病理上游环节治疗

1. 基因治疗

基因治疗是指把正常基因片段植入靶细胞，代替患病细胞中的致病基因片段，或者关闭致病基因，或者抑制沉默致病基因。从理论上讲这是根本性治疗。20 世纪 90 年代国外首先针对严重联合免疫缺陷病的腺苷脱氨酶缺陷症的外周血细胞和骨髓细胞移植了基因 ADA。载体为新城鸡瘟病毒。随访 2 年，T 和 B 淋巴细胞均有 ADA 表达，但严重者并不能完全停止用 ADA 的酶替代治疗。至 20 世纪末，接受基因移植的患儿均生存成长为成年人，抗感染能力明显改善，可以摆脱"无菌气泡"的生存环境，但淋巴瘤的发病率比较正常人高出数十倍，从而由 WHO 提议暂停临床使用。

按基因导入方法分为：①基因枪导入；②生物导入；③电导入；④化学导入。按基因载体分类为：①病毒载体，有腺病毒、新城鸡瘟病毒等。用于治疗恶性肿瘤效果好。用于免疫缺陷病易造成再发自身免疫病。其携带基因的容量小，为 4.5～30kbp，储存稳定性差。②普通脂质体载体，有单室或多室，有单层、双层或多层脂质体。常用的粒径在 100nm 以下，外表荷阴电荷，能从细胞表面渗入到细胞内，然后脂质体膜在胞内降解；无毒无抗原性，能大量生产。其基因载量大，对基因保护性好。但大量生产的包被率质控不稳定，不易长期储存，在体内靶向性差。③pH/脂质体，用以包被的脂膜上的脂肪酸羧基在 pH 5.3～6.3 时会变成六角形晶状体，能黏附在细胞膜上然后融合进入细胞内和溶酶体结合，使用时先在靶区域调低体液 pH 值。从而增加了基因导入的靶向性。④脂质体/DNA 复合物，把带阳电荷的脂质与 DNA 混合，DNA 交替嵌入双层脂膜间隙内，从而形成液晶状混合物。这种混合物极易进入细胞膜，胞内环境有利于 DNA 从复合物中解脱出来。⑤阳离子高分子载体，在 pH 5～7 时具有保护 DNA 作用的阳离子高分子材料有：聚乙烯亚胺、脱乙酰壳多糖、明胶、阳离子多肽、阳离子聚酯、阳离子聚磷酸酯、聚乙烯基吡啶盐、聚乙基甲基丙烯酸酯等。阳离子高分子和带负电的 DNA 结合成复合物，能有效对抗 DNA 核酸酶的降解。这类复合物可被细胞吞饮结合，内化进入细胞再和溶酶体结合，然后裂解出 DNA。⑥负离子高分子载体，脱乙酰壳多糖和 DNA 结合成复合物，在其表面附着一层乳糖聚乙二醇或者附着一层麦芽糖聚乙二醇，这样复合物表面寡糖基荷负电容易和细胞表面黏附，如果进入血液，也不容易形成血栓。⑦两性高分子聚合物/DNA 复合体：这类物质有聚乙烯吡啶烷酮、聚乙烯醇、三嵌合聚合物 PEO-TO-EO，化合物的亲水集团和 DNA 结合，又以疏水集团掩蔽 DNA，从而保护 DNA 不受酶降解。⑧纳米 DNA 载体，采用物理方法把 DNA 及其载体缩小到纳米级微粒，这种粒子能直接穿过细胞膜。用聚乳酸制成带负电的纳米级微粒，再用 0-甲基壳聚糖制成带正电的纳米级微粒，通过调节两种微粒的数量比例来控制正负电荷的比例，可以更准确地聚集向靶细胞。这类材料对还有多聚赖氨酸和硅油，壳聚糖和二棕榈酸壳聚糖，壳聚糖和甘油-3-磷酸胆酸。

目前基因治疗的小样本实验的研究报告不断出现。其存在以下问题：①采用基因治疗必须明确病变基因。以单基因或少基因病变为首选。如慢性肉芽肿瘤，通过中性粒细胞导入 P47CDNA 能部分纠正 NADPH 氧化酶缺乏，改善临床症状。各种功能酶缺陷引起的白细胞吞噬功能缺陷病，均已有基因治疗的报告。②远期并发恶性肿瘤问题。③潜在的伦理障碍。特别是针对胎儿的基因治疗。④多基因病变尚不推荐基因治疗。

2. 干细胞移植

1957 年 Thomas 进行了首例骨髓移植，1988 年 Gluckman 进行了首例脐血干细胞移植。

1989年又进行了外周血干细胞移植。干细胞移植是治疗免疫缺陷病临床较常用的高端治疗手段。尤其是T细胞免疫缺陷病,干细胞移植是主要缓解病情的治疗方法之一。移植技术成功率已达75%～90%,移植后近期有效率达100%。按临床使用,以干细胞移植为主治疗的病有:①X-连锁严重联合免疫缺陷病、Jak-3缺陷病、Rag1/Rag2缺陷病、嘌呤核苷酸磷酸化酶缺陷病、ZAP-70缺陷病、白细胞黏附分子缺陷病等。②干细胞移植为辅助治方法的病有:网状系统发育不全症、X-连锁高IgM血症、MHC-Ⅰ/MHC-Ⅱ缺陷病、湿疹血小板减少免疫缺陷病、胸腺发育不全症、各种白细胞先天缺陷病等。③干细胞移植疗效有限的病有:共济失调毛细血管扩张重症免疫缺陷病、X-连锁淋巴组织增生症、γ-干扰素受体缺陷病、B细胞相关免疫缺陷病。

移植细胞来源分类为:①外周血造血干细胞移植。自身外周血造血干细胞移植能否使用要看干细胞本身是否已存在基因病变,这种移植没有GVHD发生。等基因外周血干细胞移植的干细胞来自健康志愿者。G-CSF动员优于GS-CSF,但易发生GVHD。②骨髓造血干细胞移植。自身骨髓移植基本不用于免疫缺陷病。异基因骨髓移植必须作清髓处理,减少献髓中T细胞数量,减轻GVHD发生。③骨髓间充质干细胞移植。能否自体骨髓间充质干细胞移植,前提是要明确病损是否侵犯间充质干细胞。异基因间充质干细胞移植也应做献髓T淋巴细胞清除。以减少GVHD的危险性。如果是同胞间单倍体移植,还可以同时做造血干细胞和骨髓间充质干细胞双移植。④脐血干细胞移植:因脐血干细胞数量较少可以采用多份脐血同时移植。也可以在体外对脐血干细胞进行培养扩增。脐血干细胞的免疫源性很弱,不特别强调HLA配型。脐血间充质干细胞移植报告较多疗效。根据干细胞供和受体基因配合分析分类为:①同基因移植,临床出现概率不到1%,见于单卵双胎之间。没有免疫排斥,安全提高。但必须注意单卵双胎同胞之间共患同一种免疫缺陷病的概率也大大高于普通志愿者。②异基因移植,有血缘关系的父子、母子、姐妹、兄弟之间HLA半相合,移植成功率也较高。没有血缘关系的志愿者和受者之间要求HLA-A、B、DR三个位点配合符合,移植成功率较高。CD34$^+$干细胞对T细胞功能恢复有良好作用,但对B细胞功能恢复的作用不明显。为预防GVHD,受者要终身服免疫抑制剂。

(三)免疫病理下游环节治疗

1. 淋巴结移植

淋巴结具有局部免疫防护功能,以"泵"作用参与局部淋巴液引流和淋巴细胞循环。局部淋巴结缺如的患者,不能抵御免疫屏障的破坏而感染。针对先天性淋巴结缺如的患者,淋巴结移植是治疗方法之一。Shosel和Rabson已完成带血管的淋巴结移植动物实验,移植后2周淋巴结内结构紊乱,4周后又重新建立。

2. 胸腺移植

作为免疫中枢器官,胸腺参与了未成熟淋巴细胞的分化发育的阳性选择。胸腺参与了对携带MHC限制性TCR的T细胞进入生存的阴性选择。胸腺的微环境对于"归巢"细胞的增殖是必需的。胸腺分泌的各种胸腺因子调节外周血淋巴细胞的功能和生存。1978年Touraine进行了首次胚胎胸腺移植。1997年Davis用新生儿胸腺移植治疗第一例严重联合免疫缺陷病DiGeorge综合征,移植后3个月,移植胸腺中找到正常T细胞,移植后9个月外周血T细胞恢复正常,T细胞抗原V组分显示多克隆嵌合体。2000年Market用类似方法治疗AIDS,获得一定疗效。胸腺移植方法分类:①胸腺细胞悬液移植,采用胎儿胸腺细胞悬液,注射到肌肉间隙。带血管的胸腺组织移植,2001年Ortake首先进行了动物实验。移植后头1～3周胸腺结构全发生紊乱,5～7周后结构恢复正常。②在胸腺内注射移植脾细胞,认为有助于胸腺本身树突状细胞的重建。

（四）传统治疗

1. 免疫生理物质补充

（1）免疫球蛋白临床广泛使用，制剂分类：①胎盘血丙种球蛋白肌内注射剂。②人血丙种球蛋白肌内注射剂。③静脉注射用丙种球蛋白。④高效价专用免疫球蛋白。人血浆中的五种免疫球蛋白都可以被分离、纯化、结晶。但 IgA 使用后容易产生抗 IgA 抗体，故不主张使用。19S IgM 的抗原性太强，会引起过敏反应，不能广泛使用。所以肌内注射的丙种球蛋白虽然是免疫球蛋白的混合制剂，但主要成分是 IgG。肌内注射的免疫球蛋白绝对不可静脉注射，两者不可混为一谈，静脉注射丙种球蛋白是 IgG 的 F(ab) 片段，抗原性极小，可以不做过敏试验即使用，也可以肌内注射。

免疫球蛋白的药理机制为：①大剂量使用起免疫封闭作用和免疫抑制。②中剂量使用可补充免疫活性物质抗感染，中和毒素，激活 NK 细胞。③小剂量使用具有激活树突状细胞，阻遏 Fas，减少凋亡。以 IVIG 治疗为主的病：X 连锁无丙种球蛋白血症，选择性 IgG 亚型缺陷病，普通变异型免疫缺陷病，选择性 IgM 缺陷病，Kappa 链缺陷病，MHC-Ⅰ/MHC-Ⅱ缺陷病，X 连锁高 IgM 血症，胸腺发育不全，γ-干扰素受体缺陷病。选择使用 IVIG 的病：婴儿暂时性无丙种球蛋白血症，伴 B 细胞异常以 T 病变为主的免疫缺陷病；治疗后长期生存伴发自身免疫病的免疫缺陷病。不使用 IVIG 的病：选择性 IgA 缺陷病，单纯 T 病变的免疫缺陷病，单纯非特异免疫缺陷病。

（2）肌内注射丙种球蛋白

1）肌内注射普通丙种球蛋白，分为胎盘血丙种球蛋白和人血丙种球蛋白。前者已很少见到。有效成分是人血免疫球蛋白的沉淀物，以 IgG 为主，这种 IgG 具有针对多种病原微生物的敏感性，能中和毒素；曾是治疗麻疹和甲型肝炎的主要药物之一。制剂为每支 $150\mu g/ml$。可以引起过敏反应，大剂量应用注射部位疼痛明显。抗感染推荐剂量 $0.06\sim0.12ml/kg$。预防感染，$0.02\sim0.04ml/kg$，每个月 1 次。治疗免疫缺陷病：初始剂量 $200mg/kg$ 直到血清 IgG 维持到 2g/L，改用维持剂量，因使用剂量大的，可在 1 天内分 $2\sim3$ 次给入。

2）肌内注射高效价免疫球蛋白：目前市售药品有乙型肝炎免疫球蛋白、破伤风免疫球蛋白、狂犬病免疫球蛋白、带状疱疹免疫球蛋白、腮腺炎免疫球蛋白、百日咳免疫球蛋白、Rh(D) 免疫球蛋白等。这些药物用于辅助抗感染，主张早期足量使用。对阻断乙肝母婴传播有预防作用。对免疫缺陷病的特殊感染主张早期大剂量使用。

（3）静脉注射用丙种免疫球蛋白：对供静脉注射的丙种免疫球蛋白临床要求为抗原性极弱或没有。药物制备过程的杂质尽量去除。活性成分愈多愈好。半衰期不能太短。为达到上述目的，要把 IgG 的重链水解成片段，去除抗原性强的 Fc 段，保留 F(ab)$_2$ 片段。目前常用的药物制备方法：①酶解法，可以准确控制酶切位点，但残留酶蛋白易诱发过敏。②磺基化法，使 Ig 结构变形，进入体内可以恢复，从而生物功能活性好，但不易长期储存。③酸解法，在 pH＝4 酸环境长时间分解重链，这是目前最多用的方法，兼有分解病毒的作用。④聚乙二醇法。本品的作用机制并不十分清楚。药理作用可能有：①抑制自身抗体合成和中和自身抗体，大量抗抗体，可结合病理性自身抗体的独特型表位。②结合成的循环免疫复合物，易被单核-吞噬细胞系统清除。③通过其 Fc 段与巨噬细胞、B 和 T 细胞的 Fc 受体或 B 细胞表面的免疫球蛋白再结合，抑制 B 细胞产生自身抗体。④抑制细胞因子及炎症介质，抑制 IL-1、IL-6、TNF 的产生和释放，上调 IL-1 受体拮抗剂，使 Th4/CD8 细胞比值降低。⑤激活补体系统，有助于清除细菌及致感染因子，对抗细菌的黏附。IVIG 临床使用：①可以用于各种免疫缺陷病的治疗，但疗效不一样。②可以用于各种免疫缺陷病继发感染的治疗，都可以获得大小不等的疗效，增强抗生素的作用，对重症急性感染尤为有效。③特别对 B 细胞免疫缺陷病,可获得临床缓解。定期使用可以预防感染的发生。④对 T 细胞和 B 细胞联合免疫缺陷病,可以延长寿命,减缓感染程度。⑤对免疫缺陷病经常伴发的自身免疫病如:SLE、PM/DM、PSS、SSc、ITP 是首选治疗药物,可以通过免疫封闭控制自身免疫病,避免了使用免疫抑制剂带来的药物性免疫缺陷。⑥小剂量使用,可以协同抗病毒感染的治疗。国产制剂 2.5g/支,一般用丙种球蛋白 400mg/(kg·d)静脉滴注,连用 3 天为一疗程,以后蛋白浓度每月重复一个疗程,或根据病情、治疗反应及经济情况而定。用 5% 葡萄糖溶液稀释本品至 3% 蛋白浓度后静脉滴注,开始滴速应较慢(10~20 滴/分),30 分钟后无不良反应可适当加快。免疫缺陷病的用量以把血清免疫球蛋白维持到正常值最低标准为目的。如果有感染,单次用量加倍。普通人治疗感染用量为 2.5~10g/次。药物不良反应:个别患者以出现急性过敏反应,虽然不要求做过敏试验,但在给药初始的 10~15 分钟,应该严密观察患者。滴速过快,会诱发急性血容量扩张,可造成急性左心功能衰竭。对急性尿毒症、易发生血栓患者禁用。部分患者在连续使用的 1~2 周内会出现“感冒样综合征”,患者表现为:面色潮红、低热、关节刺痛,持续 1~2 周后会自动消失。曾有报道在有偏头痛病史的患者中,引起免疫性脑炎。长期生存、长期用药可产生冷球蛋白血症、高免疫球蛋白血症、淀粉样变性。用药的注意事项:肌内注射可引起局部疼痛、红肿、发热、荨麻疹等,甚至有过敏休克。静脉注射偶见有短时高热(38~40℃持续 3 小时)、发冷,有时伴有关节痛和气短、低血压、心率增快等;一般在 1~2 小时内消退。过敏体质者禁用。

（4）免疫球蛋白的其他应用:丙种球蛋白液滴眼滴鼻腔使用。丙种球蛋白的口服使用。富含 IgA 的牛乳制剂。

2. 生化技术与生物工程技术制备的免疫活性物质

除前述免疫球蛋以外,人体免疫网络的免疫活性物质正不断被认识;经过提取、纯化、鉴定不断用于临床试验。这类药物的制备方法有:①动物组织生物化学提取。②人细胞培养纯化提取。③基因工程制备。药物生化结构分为:短肽、多肽、糖蛋白、脂蛋白。其抗原随分子质量增加而增大。已面市的药物按生物学功能分类:①非特异免疫介质,例如转移因子(包括定向专用转移因子),干扰素(α、β、γ 三种)、胸腺肽(五肽、混合肽)。②白细胞介素,如 IL-2、IL-6、IL-10、IL-11 等。③生长因子:胰生长因子、骨生长因子、神经生长因子、血小板生长因子、表皮生长因子、血管内皮生长因子。④集落细胞刺激因子:G-CMF、GS-CMF、EPO、TPO 等。这类药物的临床使用注意事项:①选择合适的给药途径,防止药物灭活,避免过敏反应。②免疫缺陷病者缺什么补什么。③单一药物具有多样功能,注意伍用药物,发挥用药的协同作用。④是非特异免疫功能缺陷病的有效治疗药物。⑤对细胞免疫功能缺陷,通过缺什么补什么,部分缓解病情。

3. 免疫调节剂

免疫调节剂又称免疫调整剂及生物效应修饰剂。本类药物能使低下的免疫功能提高,使免疫应答加速,对正常的免疫功能没有继续提高的功能,固有双方向调节免疫功能之作用,故多数学者现采用免疫调节剂这一名词。

免疫调节剂的分类:①化学制剂。一些化学制剂具有明显的免疫刺激作用,如左旋咪唑、多聚核苷酸、西咪替丁、异丙酯酰酐等,能通过不同的环节刺激机体的免疫功能。其中左旋咪唑和西咪替丁是研究得比较多的免疫增强药物。②微生物制剂。具有非特异地刺激免疫功能的作用,研究和应用比较多的有卡介苗(BCG)、短小棒状杆菌等。③微生物提取物。一些细菌和真菌,尤其是食用菌如香菇、灵芝等的多糖成分有明显的非特异免疫刺激作用,可以增加淋巴细胞的分裂增殖,促进产生多种细胞因子。目前一些真菌多糖作为药物已在临床应用。④中药及其有效成分。植物药物,如黄芪、人参、枸杞子、刺五加等都有明显的免疫刺激作用。从中药中提取的多糖,如黄芪多糖、枸杞子多糖、刺五加多糖等能增加抗体产生,促进 IL-2、IL-3、IFN-γ 等细胞因子的分泌,明显地提高机体的细胞免疫和体液免疫功能;同时有抗衰老的作用。

免疫调节剂主要适应证:①自身免疫性疾病。临床上已试用一些能选择性增强细胞免疫的药物(如左旋咪唑等),用以治疗类风湿关节炎。②免疫缺陷病。先天性免疫缺陷病用免疫增强药物治疗没有明显的疗效。对某些继发性免疫缺陷,应用免疫增强疗法有一定的效果。实验研究发现,刺五加多糖、枸杞、当归等中药都可促进辐射损伤小鼠的免疫功能恢复,加速骨髓移植后造血与免疫功能的重建。在艾滋病的治疗中,一些中药方剂取得一定疗效,患者主观症状改善,CD4$^+$T 细胞比例上升等。③感染性疾病。特别是慢性、反复性的病毒感染、真菌感染,往往都与免疫功能低下有关。应用免疫调节剂,可以起到明显的辅助治疗效果。如左旋咪唑在治疗儿童上呼吸道反复感染、复发性疱疹性口腔炎等方面获得了较好的效果。④肿瘤治疗。机体抗肿瘤免疫力除包括致敏淋巴细胞、自然杀伤细胞和依赖于抗体的杀伤细胞的细胞毒作用外,还与单核/巨噬细胞等有关,卡介苗、左旋咪唑等能非特异性地激活上述一种或多种细胞,由此提高机体抗肿瘤的免疫功能。

三、变态反应病防治要点

免疫功能亢进病包括免疫器官增生病、自身免疫病和变态反应病。对普通大多数人群是生存环境的物质和有益的食品药品,对具有超敏素质的少数人群却发生超出正常的炎症性过敏反应,造成病理改变和临床表现的一组疾病就是变态反应病。变态反应病的免疫病理分为Ⅰ型、Ⅱ型、Ⅲ型和Ⅳ型。Ⅲ型变态反应病理改变也是自身免疫病的主要病理基础。单独的Ⅲ型变态反应病最常见的是血清病。Ⅳ型变态反应病理可见于各种急性免疫炎症和慢性免疫反应炎症;以变态反应疾病独立存在,见于器官移植后排异反应病,故本章不再重复讨论。变态反应的急性发作、初次发作和慢性反复发作其治疗差别很大,急性发作和预防发作治疗也不一样。

(一)Ⅰ型变态反应病治疗要点

1. 免疫药理治疗靶点

(1) 避免接触过敏原和脱敏治疗。

(2) 超敏素质的基因多态性检出和治疗。

(3) IgE 分泌细胞的分化抑制和凋亡。

(4) 肥大细胞、嗜碱粒细胞膜稳定。

(5) 抑制嗜酸粒细胞。

(6) 抗组胺、5-羟色胺等过敏介质。

(7) 抗炎症介质。

2. 免疫病理上游环节治疗

鉴别过敏原,避免接触,脱敏治疗,防止再次接触复发,是根本性治疗,且普遍有效。鉴别过敏原的方法有:①确定发病规律,从病史和发作规律核实过敏环境和接触的物质。②分离过敏物质,萃取纯化,常用萃取方法有水溶萃取、醇溶萃取、脂溶萃取。对过敏物质做理化鉴定。把过敏物质配成试剂和脱敏液。③皮肤试验,取过敏试剂让患者接触,有皮表贴斑法、皮内注射法、皮内点刺法、还有鼻嗅、滴眼法等。试验前后可对比检测 IgE。④激发试验：以确定的过敏物质再次接触患者，诱发一次轻微的变态反应发作，并做激发前后对比观察 IgE。本方法有一定危险性，要确保激发的过敏反应可控、可治、可恢复正常。⑤脱敏治疗：拿已知不同浓度过敏原脱敏液反复给患者皮下注射，脱敏液浓度由小到大，剂量由低到高，直到患者毫无不适反应为止。脱敏治疗对过敏性荨麻疹、过敏性结合膜炎、过敏性鼻炎、昆虫过敏、花粉症有可靠的疗效，对鼻吸入激素和 β 受体阻滞剂无效的哮喘有效。

Ⅰ型变态反应病易感者具有超敏素质，因为这类人群不发作时呈正常生活状态，发作时没有发现有致病基因高表达，所以目前没有可以置换 DNA 片段的基因治疗。以哮喘为例，已发现与超敏反应有关的酶蛋白基因呈多态性的单核苷酸高表达聚集趋势，同时在正常人也有表达，鉴于这种特殊情况，使用小 RNA 基因沉默技术，下调高发家族患者的某段多态性高表达基因可以取得长时间临床缓解。

Ⅰ型变态反应病在发作间歇，没有临床症状，与该病相关的细胞都是形态和功能正常的细胞；包括分泌 IgE 的浆细胞、肥大细胞、嗜碱粒细胞、嗜酸粒细胞。发作后上述细胞数目有数量不等的增多，呈激活状态。但这种瞬间的细胞数量增多，不能用控制多能干细胞或定向干细胞增殖分化的方法解决，否则会干扰患者发作间歇生存状态，也不能满足临床治疗时间的急迫要求。已有文献报告对发作间期患者输注脐血间充质干细胞可以缓解发作，机制不清。

3. 免疫病理下游的治疗

急性初次发病和慢性反复发作的治疗原则是有区别的。

针对浆细胞、肥大细胞、嗜酸粒细胞、嗜碱粒细胞数目增多和功能激活，采用以下治疗：小剂量、短疗程的免疫抑制剂，能控制病情，又避免影响上述细胞的正常增殖。①可用 CTX 或 MTX，小剂量 1～3 次。可用 CD20 单抗 1～2 次。可用甲泼尼龙 200～500mg 1～3 次。②小剂量糖皮质激素，长时间应用，可使上述细胞数目处于稳定状态，因而可预防发作，减轻发作。③IFN-γ 可以抑制浆细胞对 IgE 的分泌。氮䓬斯汀可抑制 IL-4 的水平，进而抑制浆细胞分泌 IgE 的量。④抗CCR3 单克隆抗体可以阻止嗜酸粒细胞迁移，抗 IL-5 单抗可阻止骨髓中嗜酸粒细胞向血液中转移。⑤色苷酸钠有肥大细胞膜稳定作用。新药是奥洛他定。

拮抗炎症因子、炎症介质的治疗，对急性发作又持续不缓解者是有益的，对慢性反复发作者是必要的。急性初次发作、患者是 Th1 优势表达、分泌相关的细胞因子。慢性化患者逐渐演变为 Th2 和相关的细胞因子增多。以上统称为 Th1/Th2 失衡状态。与之相配合的是 CRP 升高，补体升高。进入炎症状态又有前列腺素和白三烯浓集到局部。①地氯雷他定可以抑制 IL-4、IL-6、IL-8、IL-13 的释放，抑制黏附分子选择蛋白 P 的表达。IL-4、IL-6、IL-8 的单抗已完成实验室研究。其中 IL-8 抗过敏反应效果较好。②TNF-α 单抗（infliximab remcade）100mg 一支，按5～10mg/kg 使用。依那西普（elitanerecept enbrel）是 TNF-α 受体融合蛋白，12.5mg/支，每周一次，每月 5mg。能够拮抗肿瘤坏死因子的作用，能明显下调 Th1 及其细胞因子。③重组干扰素-γ 能下调 CD4⁺ Th2 及其细胞因子，对严重变应患者有效，IL-5 单抗也有 Th2 拮抗作用。④非甾体抗炎药，如阿司匹林，其抗炎作用不强，但具有拮抗嗜碱粒细胞释放缓激肽的作用。氮䓬斯汀有白三烯拮抗作用。⑤糖皮质激素是一个作用点较全面、能有效缓解病情的药物。

治疗过敏症状常用抗过敏药物，包括抗组胺药、5-羟色胺拮抗剂、抗气道痉挛药、交感神经兴奋剂或拟交感神经药、抗胆碱药、血管收缩药等。糖皮质激素可以直接或间接与上述药物产生交叉治疗作用，从而是一个作用最强的抗过敏药。临床使用最广泛的是抗组胺药，其临床使用特点为：①沿着抗组胺药理主线，已开发了数十种药品，临床各科均会使用，疗效可靠。②除抗组胺之外,每种药物还具有各自独特的药理特点。例如兼有 5-羟色胺拮抗作用或兼有炎症拮抗作用,或有解除气道痉挛作用,或有拟交感神经作用等等,要求医生熟知药物特点,灵活选用。③一种药物在 72 小时不能缓解病情进展,在 7～14 天不能完全控制病情,应考虑更换药物。④这类药物都有程度不等的中枢抑制作用,使情绪低下,和镇静药伍用则更为明显,影像注意力和食欲,嗜睡、抑郁。⑤本药单独使用只是一种症状控制药物,用则有效,不用又复发。但在治疗方案中,本药又不可缺少。⑥新研药物均追求起效快,半衰期长,血药浓度平稳。目前已面市的药物有:阿代斯汀、阿司咪唑、苯海拉明、苯茚胺、氮卓斯汀、地氯雷他定、二甲替嗪、盐酸二氯丙嗪、非尼拉敏、非索非那定、富马酸氯马斯汀、美海屈林、美奎他嗪、咪唑斯汀、哌海苯碱、曲普利啶、去氯羟嗪、赛庚啶、司他斯汀、松齐拉敏、特非那定、托普帕敏、西替利嗪、希司咯啶、依匹斯汀、异丙嗪、异西喷地、盐酸左卡巴斯汀、左西替利嗪、依巴斯汀等。以上抗组胺的药理作用为:①H_1 受体阻断;②抗 5-羟色胺;③抗胆碱能、抗肾上腺能作用;④解除气道痉挛;⑤减小血管壁通透性;⑥轻度白三烯 C4 抑制;⑦抗缓激肽;⑧抗趋化因子和黏附因子。本类药可治疗的范围:①抗瘙痒;②荨麻疹;③消肿;④镇静、镇吐;⑤抗鼻痒、流涕;⑥抗眼痒、流泪、眼红;⑦抗哮喘;⑧增强镇痛药作用;⑨降温。

4. 慢性反复发作的 I 型变态反应病

治疗这组患者的加强点是:①鉴定多价过敏源,避免接触,减少急性发作。做脱敏治疗,减轻发作强度。②从上游病理环节寻找治疗方法和治疗指征。③从下游病理环节加强抗炎症治疗,加强对 Th1/Th2 失衡的治疗。④治疗由反复发作造成的重要脏器间质纤维化和功能的病理改变。

(二) II 型变态反应病的治疗要点

II 型变态反应病常见于药物过敏、昆虫叮咬、输液反应。本病多为全身性、剧烈的、多器官受累,处理不恰当可以是致死或致残的。药物过敏,初次用药即发生严重过敏,要考虑本病。再次用药才发病者,有可能是 I 型变态反应病。药物过敏多数是不可知、不可防、不可避免的,这种 A 型药物不良反应没有量效关系。少数是医源性疾病,必须十分重视救治。如果再次接触同一药物,会再次发生反应,而且第二次反应也可能是致死性的。

1. II 型变态反应病免疫药理治疗靶点

(1) 鉴定过敏药物,戒绝再次接触,不准激发试验,不准脱敏治疗。
(2) 易感者靶细胞细胞膜损伤,血细胞膜病变者的修复,封闭治疗。
(3) "过敏体质"者的干细胞移植。
(4) 对 ADCC 炎症反应的治疗。
(5) 抗过敏治疗。
(6) 急性溶血治疗。
(7) 急性肾衰治疗。
(8) 多脏器功能衰竭。
(9) 急性过敏性休克。

2. 免疫病理上游环节治疗

对 II 型药物变态反应病应采取只准自然发生一次原则。有时判断过敏药物会十分困难,但原则上不准拿数种药物分别做激发试验,因此该病没有脱敏治疗。如果确实获得了唯一过敏原,脱敏治疗也不是绝对不能实施,但要十分慎重。避免主动再次使用过敏药物。

Ⅱ型变态反应的靶损伤细胞可以有细胞膜生化结构的异常。这一改变已在血细胞上获得肯定。这种膜损伤可以是基因病变导致的膜结构异常。可以是后天多种因素对膜的继发损伤。大部分患者找不到膜损伤证据,先天性膜损伤机制及治疗靶点:①膜表面与膜稳定相关的蛋白,不能稳定"锚固"在膜结构中,成为暴露的自身抗原,锚固蛋白发生变异,源自其调控基因病变。阵发睡眠血红蛋白尿的红细胞膜呈这种膜损伤,能被某些药物诱发急性免疫溶血。②血细胞内能量代谢酶功能障碍,多数是源自酶蛋白结构基因病变。细胞膜运动失去能量支持,膜变得僵硬,易被单核巨噬细胞系统部分吞噬,残余部分暴露部分自身抗原,易结合药物形成完全抗原,激发变态反应。后天性膜损伤原因很多,已公认的是:①宇宙高能射线对细胞膜的直接电离损伤,复杂电磁环境的附加损伤。能激活膜的IgG受体,由ADCC介导对靶细胞的炎症破坏。②多种原因引起体内超氧离子集聚,引起细胞膜脂质的过氧化,脂膜的流塑性下降,寡糖链暴露,能直接激活补体损伤。先天性膜损伤的基因突变各不相同。基因治疗是将置换基因用载体携入靶细胞的祖细胞内,然后回输患者体内,这种传统基因治疗可以保证嵌入治疗基因的细胞形成优势细胞簇。患者保持优势细胞的百分比和持续时间各不相同。多数仍然需要膜稳定治疗,常用方法:①活细胞外膜洗涤。②平衡血浆离子,调节膜的钾、钠、钙、镁泵。③IVIG封闭膜抗原。④白蛋白封闭膜表面。⑤多聚阴离子物质封闭抗原位点。⑥络合血浆有色物质。⑦碱化血液pH。⑧糖皮质激素。

大部分患者特别突发一次的患者,其免疫细胞结构是正常的,发作时单核/巨噬细胞、浆细胞、T细胞的功能激活。发作间歇则和常人无异。但反复发作者,Th1/Th2均呈持续高表达,急性期则为Th1优势,与Th1相关的细胞因子血浆浓度升高。发作间歇期则低表达IL-17A阳性VY6/Vε1$^+$γεT细胞。这是一种对CD4$^+$T细胞负反馈调节细胞,在发作间歇期提高γεT细胞活性,对预防和减轻发作是有效的治疗靶点。急性发作时,采用甲泼尼龙冲击、MTX冲击,可以迅速压低Th1和各种致炎因子以及免疫活性细胞的数量。

急性发作时抗炎治疗是必需的。抗过敏治疗是应该的。首先大剂量甲泼尼龙冲击。静脉用CTX的总剂量不宜过大。严重者可试用静脉滴注骁悉。吲哚美辛栓肛门置入、NSAID肌内注射均可试用。配合降温,抗过敏可选氯丙嗪。

急性溶血的治疗:①去除致溶血变应原;②输三洗红细胞;③甲泼尼龙冲击;④碱化血液;⑤保证尿量,谨防尿闭;⑥升压、扩容、抗休克。

急性肾衰的治疗:①急性尿毒症立即血浆置换和血液透析;②扩容、升压、保证尿量;③血管扩张,保证循环;④碱化尿液;⑤袢利尿剂;⑥纠正水、电解质平衡。

抗休克保护多脏器治疗:①扩容、升压;②疏通微循环;③吸氧;④针对重要脏器分别用药;⑤抗超氧离子;⑥全身热量和营养。

四、免疫系统器官病

免疫系组织有悬浮细胞即淋巴细胞,还有实体组织即淋巴结、脾、胸腺、骨髓,淋巴管网和血管网。举例,淋巴结外膜是纤维组织的外膜。腔内流动着淋巴细胞、各种炎细胞、抗原提呈细胞。在外膜和流动细胞之间填充着各种组织细胞。免疫组织结构本身也可以发生感染、中毒、创伤、畸形、肿痛、失营养等病变。

1. 感染

对淋巴结炎的治疗,要选用药敏试验阳性的、足量、强效抗生素。如发生化脓,则必须切开引流。淋巴管炎可引起败血症,应作同级别急诊抗感染处理。对易发生上述感染的慢性内分泌代谢病者、营养不良者、免疫功能低下者应该配合使用 IVIG。为防止感染局灶化和慢性复发,在西医治疗后期还应加用 1～3 个月的中药治疗。

2. 畸形

先天畸形发病早,损伤大,主要见于淋巴管畸形,可手术切除,但整形效果并不好。后天畸形多由感染、中毒、外伤包括手术创伤引起,可使淋巴结变成小的纤维结节,可使中小淋巴管梗阻,手术切除效果好。针对先天缺如的淋巴结移植、淋巴管移植、胸腺移植手术均已见成功报告,但临床使用很少。

3. 良性淋巴管瘤

良性肿大淋巴结,手术切除效果好,但必须同时送病理。为防止复发,可再做小剂量放疗。

淋巴结的上皮癌、恶性肉瘤都是恶性程度高于 T、B 淋巴瘤的恶性肿瘤。可以是原发肿瘤,也可以是在治疗淋巴瘤、自身免疫病、AIDS 时诱发的第二肿瘤。主张先手术切除肿大的淋巴结,然后放疗或化疗。清髓处理的异基因骨髓移植效果较自身干细胞移植好。基因治疗配合自身干细胞移植也能取得好的疗效。

因为免疫病多数病因不清,没有靶向明确的病因治疗。所以疗效评价不能使用治愈、部分治愈和不治愈,而是用缓解、部分缓解和不缓解来评价。对于目前不能治愈的病,采用的治疗方法不能无限加重患者的生存负担,不能减低患者的生活质量。衡量治疗方案的经济投入量和治疗效果比(量效比),衡量药物等方法对患者的损害和治疗获益比(损益比),是免疫病医生必须认真对待的问题,不可忽视的问题。

(张源潮)

参 考 文 献

蒋明,David Yu,林孝义. 2004. 中华风湿病学. 北京:华夏出版社.

张乃峥. 1999. 临床风湿病学. 上海:上海科学技术出版社.

Belza B,Henke C,Yelin E,et al. 1993. Correlates of fatigue in older adults with rheumatoid arthritis. Nurs Res,42:93-99.

Dubouloz CJ,Laporte D,Hall M,et al. 2004. Transformation of meaning perspectives in clients with rheumatoid arthritis. Am J Occup Ther,58:398-407.

Gary S Firestein, Ralph C Budd, Edward D Harris Jr, et al. 2008. Kelley's Textbook of Rheumatology. London: W. B. Saunders Company.

Hellmann DB,Stone JH. 2000. Current Medical Diagnosis and Treatment. New York:McGraw Hill.

Mimori T. 2009. Immunosuppressants. Nippon Rinsho. Mar,67(3):582-587.

Robak E,Robak T. 2009. Monoclonal antibodies in the treatment of systemic lupus erythematosus. Curr Drug Targets,10(1):26-37.

Robert G Lahita, Nicholas Chiorazzi, Westley H Reeves. 2000. Textbook of the Autoimmune Diseases. Philadelphia: Lippincott Williams & Wilkins.

Sokka T,Mkinen H. 2009. Drug management of early rheumatoid arthritis-2008. Best Pract Res Clin Rheumatol,23(1):93-102.

Solomon DH,Warsi A,Brown-Stevenson T,et al:2002. Does self-management education benefit all populations with arthritis? A randomized controlled trial in a primary care physician network. J Rheumatol,29:362-368.

Stoll T,Bruhlmann P,Stucki G,et al:1995. Muscle strength assessment in polymyositis and dermatomyositis evaluation of the reliability and clinical use of a new,quantitative,easily applicable method. J Rheumatol,22:473-477.

Van Baar ME,Assendelft WJJ,Dekker J,et al:1999. Effectiveness of exercise therapy in patients with osteoarthritis of the hip or knee: a systematic review of randomized clinical trials. Arthritis Rheum,42:1361-1369.

Yoo SA,Kwok SK,Kim WU. 2008. Proinflammatory role of vascular endothelial growth factor in the pathogenesis of rheumatoid arthritis: prospects for therapeutic intervention. Mediators Inflamm,129873.

Zhang W,Doherty M,Arden N,et al. 2005. EULAR evidence based recommendations for the management of hip osteoarthritis:report of a task force of the EULAR Standing Committee for International Clinical Studies Including Therapeutics (ESCISIT). Ann Rheum Dis,64:669-681.

第六章　免疫病常用药物

第一节　非甾体抗炎药

非甾体抗炎药(nonsteroidal anti-inflammatory drugs,NSAIDs)是指一大类不同化学结构的具有抗炎、镇痛、解热等功能的非类固醇药物,临床上主要用于各种病因引起的肌肉、关节疼痛,发热及关节炎的抗炎治疗。NSAIDs 不能消除致炎的根本原因,不能改变疾病的基本进程,为缓解症状的对症治疗。尽管如此,在免疫病的全面治疗中,NSAIDs 仍占有相当重要的地位。

一、NSAIDs 分类

NSAIDs 药物种类繁多,按化学结构分类如下:

1. 水杨酸类

阿司匹林;双水杨酯;二氟尼柳;呱西替柳;卡巴匹林钙;卡巴匹林镁;赖氨酸阿司匹林;水杨酸镁;水杨酸咪唑;水杨酸。

2. 苯胺类

贝诺酯;对乙酰氨基酚。

3. 吡唑酮类

安乃近;保泰松;非普拉宗;羟布宗;异丙安替比林。

4. 乙酸类

阿西美辛;桂美辛舒林酸;吲哚美辛。

5. 灭酸类

醋氯芬酸;单氯芬那酸;甲芬那酸;双氯芬酸;依托芬那酯。

6. 丙酸类

阿明洛芬;奥沙普秦;布洛芬;非诺洛芬钙;芬布芬;氟比洛芬;精氨酸布洛芬;洛索洛芬;萘普生;普拉洛芬;舒洛芬;酮洛芬;右布洛芬;右酮洛芬;右旋酮洛芬氨丁三醇。

7. 昔康类

西地吡罗昔康;吡罗昔康;氯诺昔康;美洛昔康。

8. 选择性环氧化酶 2 抑制剂

塞来昔布;依托考昔。

9. 其他 NSAIDs

丁苯羟酸;盐酸苄达明;萘丁美酮;酮咯酸氨丁三醇;异丙吡兰。

二、NSAIDs 的作用机制

非甾体抗炎药主要作用机制是通过抑制环氧化酶(COX),阻断花生四烯酸合成前列腺素(PG),而产生抗炎、镇痛和解热作用。

20 世纪 90 年代以来,研究发现 COX 有多种同工异构体,主要有 COX-1 和 COX-2。COX-1 主要在内质网,COX-2 的活性主要在内质网和核包膜。COX-1 作为"管家基因"基本表达在所有组织,被称为结构酶,用于合成维持机体正常生理过程和生理功能所需的前列腺素,炎性因子对其诱导性差。COX-2 主要表达在巨噬细胞、成纤维细胞、软骨细胞、上皮细胞和内皮细胞中,主要合成参与炎症反应的前列腺素。生理状态下在大多数组织中不能检出,由内毒素、促炎症细胞因子及组织修复的刺激因子可增加诱导产生,这种诱导能被糖皮质激素完全阻断。抑制 COX-1,减少了维持胃肠和肾等器官生理功能的前列腺素的合成,加重药物不良反应。大量资料显示,NSAIDs 达到抑制 COX-2 活性的浓度时,COX-1 通常也会受到抑制,这可能就是各种药物的疗效和不良反应往往并存的原因。

应该注意的是,COX-1 与 COX-2 的区别并非绝对。COX-2 在肾、卵巢及羊膜中有生理性分布,与病理炎症无关。提示 NSAID 在阻断 COX-2 生理活性后亦可能会产生不良反应。COX-1 可因诱导而表达增强,在炎性脂多糖的诱导下,单核细胞及巨噬细胞中 COX-1 的表达可增强 2~3 倍,但远少于 COX-2 表达增大的幅度,达 20 倍之多。动物模型研究:敲除 COX-1 的纯合子小鼠生长良好,无胃黏膜病变的发现。而敲除 COX-2 基因的小鼠的生存期缩短,虽无胃肠道病变,但表现为肾功能异常,并进行性恶化等,行为表现等与老年鼠相仿,提示 COX-2 在多种器官的发育过程中起重要作用。

三、NSAIDs 的选用注意事项

NSAIDs 皆具有抗炎、止痛、解热等作用,但每个品种可能有所偏重。如阿司匹林、吲哚美辛退热作用较强。药物疗效侧重点与剂量相关,如阿司匹林,小、中剂量有退热、止痛作用,其成人抗炎剂量则为 4~6g/d。不同患者对不同 NSAIDs 的反应不同,其最大耐受剂量、毒副作用也有较大的个体差异。当前没有任何一种 NSAID 对所有患者都是最好的,因此必须结合每个患者的具体情况选用 NSAIDs。应用原则如下:

1. 用药时间对药效的影响

NSAIDs 的解热、止痛作用在用药后较短时间即可生效,而其抗炎作用则需 2 周左右才能完全呈现,因此需要用一定的用药时间来评价抗炎疗效。当患者正规服用一种 NSAID 2~3 周确实无效时,可更换另一药品,不应短期内频繁换药。

2. 尽量不叠加用药

一般不主张同时足量使用两种或两种以上的 NSAIDs,它们会竞争性与血浆白蛋白结合,游离药物被代谢排出,相互影响血药浓度,疗效不能增加,副作用增加。

3. 根据具体疾病选择

不同疾病的经验用药不同,需根据疾病选择药物。如强直性脊柱炎首选吲哚美辛;风湿热首选阿司匹林;骨关节炎不宜长期使用吲哚美辛、阿司匹林等干扰关节软骨基质合成的 NSAIDs。

4. 药物不良反应

NSAIDs 的主要不良反应是胃肠道不适和肾间质损害。因此消化道溃疡或出血、肾功能不全、血细胞减少、出血倾向等为使用 NSAIDs 的禁忌证。考虑 NSAIDs 可能对胎儿、新生儿产生不利影响,妊娠及哺乳期妇女属相对禁忌。肝功能不正常、围手术期的患者慎用;直肠肛门疾患的患者不宜使用栓剂;局部皮肤破溃的患者不宜使用外用药。老年、小儿患者胃肠道、肝肾功能相对较弱,耐受力降低,应酌情减量。药物过敏也应时刻警惕。

5. 注意药物的相互作用

同时服用其他药物时应注意药物间的相互作用,如 NSAIDs 可增加抗凝药物作用引起出血;对抗某些利尿剂的作用;与激素合用增加胃肠道不良反应的危险;与洋地黄制剂合用时,应注意防止洋地黄中毒。另外,NSAIDs 之间可出现交叉过敏,当患者对其中一种药品发生过敏时,应慎用或禁用其他 NSAIDs。

四、常用的 NSAIDs

(一)阿司匹林

化学名称:2-(乙酰氧基)苯甲酸

化学结构式:

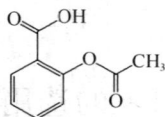

分子式:$C_9H_8O_4$

相对分子质量:180.16

【药理作用】

本药通过抑制前列腺素合成,产生解热、镇痛、抗炎作用。本药可使血小板的环氧合酶乙酰化,减少血栓烷 A_2(TXA_2)的生成,对 TXA_2 诱导的血小板聚集产生不可逆的抑制作用;对 ADP 或肾上腺素诱导的 II 相聚集也有阻抑作用;并可抑制低浓度胶原、凝血酶、抗体-抗原复合物、某些病毒和细菌所致的血小板聚集和释放反应及自发性聚集,减少血栓形成。本药低剂量已成为 50 岁及以上人群心肌梗死的一级预防用药。

【药代动力学】

本药口服吸收迅速、完全。普通口服片剂、肠溶缓释片、肠溶微粒胶囊达峰时间分别为 1～2 小时、7.3 小时、约 6 小时。镇痛、解热的血药浓度为 $25\sim50\mu g/ml$,抗炎时要增加到 $150\sim300\mu g/ml$。吸收后分布于各组织中,也能渗入关节腔和脑脊液中,并可通过胎盘屏障。本药蛋白结合率低,但水解后的水杨酸盐蛋白结合率为 65%～90%。大部分在胃肠道、肝及血液内很快水解为水杨酸盐,然后在肝脏代谢。本药以结合的代谢物(大部分)和游离的水杨酸(小部分)

形式从肾脏排泄。半衰期为 15～20 分钟。

【适应证】

1. 抗炎、镇痛

用于风湿热、类风湿关节炎、强直性脊柱炎、痛风性关节炎及其他非风湿性炎症的关节肌肉疼痛。

2. 镇痛、解热

①可缓解轻度或中度疼痛,如头痛、牙痛、神经痛、肌肉痛及痛经等。②可缓解感冒引起的发热、咽喉痛。③可用于多种急、慢性发热性疾病的降温。

3. 抑制血小板聚集

①用于急性心肌梗死的治疗。②预防动脉粥样硬化、心肌梗死、一过性脑缺血及脑卒中。③预防多种心血管疾病导致的血栓形成以及人工心脏瓣膜、动静脉瘘或其他手术后的血栓形成。④治疗不稳定型心绞痛。⑤预防瓣膜性心脏病发生全身性动脉栓塞。

4. 治疗胆道蛔虫症

【用法用量】

口服给药。

1. 解热、镇痛

①1 次 300～600mg,1 日 3 次,必要时可每 4 小时 1 次,但 24 小时内不超过 2000mg。②泡腾片为 1 次 500mg,一日 1～4 次。③缓释片为 1 次 150～225mg,一日 3 次。

2. 抗风湿

①一日 3000～6000mg,分 4 次服用。疗程根据病情而定。②泡腾片为 1 次 500～1000mg,一日 3000～4000mg。③缓释片为 1 次 300～375mg,一日 3～4 次。

3. 抑制血小板聚集

应用小剂量,通常为 1 次 50～300mg,一日 1 次。

4. 治疗胆道蛔虫病

1 次 1000mg,一日 2～3 次,连用 2～3 日。阵发性绞痛停止 24 小时后停用。

5. 治疗 X 线照射或放疗引起的腹泻

1 次 600～900mg,一日 4 次。

【不良反应】

1. 胃肠道

表现为恶心、呕吐、上腹部不适或疼痛等,发生率为 3%～9%,停药后多可消失。长期或大剂量服用可引起胃肠道溃疡、出血、穿孔。

2. 血液

长期使用本药可使凝血因子Ⅱ减少，凝血时间延长，出血倾向增加。本药可促使 6-磷酸葡萄糖脱氢酶缺陷患者发生溶血性贫血。有引起再生障碍性贫血、粒细胞减少、血小板减少的报道。

3. 肝功损害

与剂量有关，为可逆性损害，停药后恢复。

4. 中枢神经系统

有头晕、头痛、精神障碍等。

5. 肾功能损害

与剂量有关，为可逆性损害，停药后可恢复。有引起肾乳头坏死的报道。

6. 过敏反应

0.2%的患者可出现过敏反应，表现为哮喘、支气管痉挛、荨麻疹、血管神经性水肿或休克。阿司匹林哮喘多发生于有家族史的易感者。慢性反复发作者表现为皮疹、哮喘和鼻息肉三联征。

7. 耳

出现可逆性耳鸣、听力下降等。

【禁忌证】

对本药过敏者，或有其他非甾体类抗炎药过敏史者，尤其是出现哮喘、神经血管性水肿或休克者。

消化道溃疡或出血者。

血友病或血小板减少症患者。

哮喘患者。

孕妇及哺乳期妇女。

【注意事项】

1. 交叉过敏

对本药过敏者也可能对其他非甾体抗炎药过敏。

2. 慎用

①对其他类型镇痛药、抗炎药和抗风湿药过敏者。②有过敏性反应如哮喘患者。③花粉性鼻炎、鼻息肉或慢性呼吸道感染尤其是过敏患者。④葡萄糖-6-磷酸脱氢酶缺陷者。⑤痛风患者。⑥肝功能不全者。⑦心功能不全或高血压者。⑧肾功能不全者。⑨血小板减少者。⑩慢性或复发性胃或十二指肠病变患者。

3. 药物对儿童的影响

急性发热性疾病,尤其发热有脱水时,如流感及水痘患儿使用本药,可能发生瑞氏综合征。

4. 药物对老人的影响

老年人长期使用本药特别是吸烟者可发生肺水肿。体弱者宜用小剂量。

5. 药物对妊娠的影响

本药易通过胎盘,动物试验,妊娠早期使用本药可致畸胎,出现脊椎裂、头颅裂、面部裂、腿部畸形以及中枢神经系统、内脏和骨骼的发育不全。人类使用本药后也有出现胎儿缺陷的报道;在妊娠晚期中长期大量使用本药可使妊娠期延长,并有增加过期产综合征及产前出血的危险。在妊娠的最后 2 周用药,可增加胎儿出血或新生儿出血的危险。在妊娠晚期长期用药可能使胎儿动脉导管收缩或早期闭锁,导致新生儿持续性肺动脉高压及心力衰竭。曾有报道,妊娠晚期过量应用或滥用本药可增加死胎或新生儿死亡的发生率(可能由于动脉导管闭锁、产前出血或体重过低)。孕妇禁用。美国食品和药品管理局(FDA)对本药的妊娠安全性分级为 C 级,妊娠晚期足量给药时为 D 级。

(二) 赖氨酸阿司匹林

化学名称:DL-赖氨酸单[2-(乙酰氧基)苯甲酸]盐
分子式:$C_{15}H_{22}N_2O_6$
相对分子质量:326.35

【药理作用】

本药为阿司匹林和赖氨酸的复盐。具有解热、镇痛、抗炎、抗血小板凝集作用。其作用机制参见阿司匹林相应部分。与阿司匹林相比,本药具有易溶、对胃肠道刺激小的特点。

【药代动力学】

口服后吸收迅速、完全,大部分在胃肠道、肝及血液内很快水解为水杨酸盐,血药浓度达峰时间约 3.7 小时。吸收后分布于各组织,也能渗入关节液和脑脊液中。水杨酸盐的蛋白结合率为 65%~90%,血药浓度高时结合率相应降低。水杨酸盐进一步代谢为水杨尿酸及葡萄糖醛酸结合物,小部分氧化为龙胆酸,代谢物及小部分游离水杨酸由肾脏排泄。水杨酸盐的半衰期受剂量大小与尿 pH 值影响,单次小剂量服用时半衰期为 2~3 小时,大剂量可达 20 小时。静脉注射后血药浓度约为口服的 1.8 倍。肌内注射后血药浓度可维持 36~120 分钟。肌内注射的生物利用度略低于静脉给药。

【适应证】

1. 用于缓解轻度或中度疼痛

如类风湿关节炎、骨性关节炎、头痛、牙痛、肌肉痛、痛经、神经痛、偏头痛、手术疼痛等。

2. 用于多种原因引起的发热

如普通感冒、流行性感冒、上呼吸道感染引起的发热。

3. 用于抑制血小板聚集

减少心肌梗死、短暂性脑缺血或脑卒中发生。

【用法用量】

口服给药

1. 解热镇痛

①散剂或颗粒剂，一次 0.45~0.9g，一日 2~3 次。②肠溶片，一次 0.6g，一日 3 次。

2. 抗风湿

①散剂或颗粒剂，一次 0.9~1.8g，一日 4 次。②肠溶片，一次 1.2g，一日 3 次。

3. 血栓栓塞性疾病

肠溶胶囊一日 0.1~0.3g，一次或分次服用。

肌内注射或静脉注射。解热镇痛：一次 0.9~1.8g，一日 2 次。以注射用水或 0.9%氯化钠注射液溶解后使用。

【不良反应】

1. 心血管系统

个别患者可见血管性头痛、颜面潮红。

2. 精神神经系统

头痛、头晕，严重者可发生精神紊乱。

3. 泌尿生殖系统

可见肾功能损害，停药后可恢复。有引起肾乳头坏死的报道。

4. 胃肠道

较常见恶心、上腹部不适、呕吐、腹泻、腹痛等，停药后多消失。长期或大剂量服用可见胃肠道出血或溃疡。

5. 肝脏

肝功能可逆性损害，停药后可恢复。

6. 血液

抑制血小板聚集，可发生出血倾向。

7. 眼

视力减退。

8. 耳

偶见可逆性耳鸣、听力下降。

9. 过敏反应

过敏反应表现为哮喘、支气管痉挛、皮疹、荨麻疹、黏膜充血、血管神经性水肿或休克。有的表现为过敏、哮喘和鼻息肉三联征。多为易感者，服药后迅速出现呼吸困难，严重者可致死亡。

10. 其他

偶见呼吸加快、酸碱平衡失调。12 岁以下儿童可发生瑞氏综合征。

【禁忌证】

对本药及阿司匹林过敏者。

近期脑出血者。

鼻息肉综合征患者。

严重肝病、出血性疾病或接受抗凝药治疗者。

妊娠早期及分娩前 2～3 周的妇女。

围手术期疼痛的患者。

【注意事项】

1. 交叉过敏

本药与其他非甾体抗炎药存在交叉过敏反应。

2. 慎用

①对其他非甾体类抗炎药有过敏史者。②慢性肾功能不全者。③消化性溃疡患者。④有胃肠道溃疡、出血或穿孔者。⑤有血液凝固障碍史者。⑥有肝功能障碍者。⑦体液潴留或慢性充血性心力衰竭者。⑧有发生 Reye 综合征的危险者。⑨严重贫血的患者。⑩哮喘患者。

3. 药物对妊娠及哺乳的影响

故妊娠早期及分娩前 2～3 周的妇女禁用。妊娠晚期用药，可能出现动脉导管未闭的早产儿，故妊娠晚期妇女应避免使用本药。本药可分泌入人乳，对乳儿的影响尚不明确，哺乳妇女用药应权衡利弊。

（三）对乙酰氨基酚

化学名称：N-(4-羟基苯基)乙酰氨

化学结构式：

$$OH-\!\!\!\!\bigcirc\!\!\!\!-NHCOCH_3$$

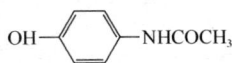

分子式：$C_8H_9NO_2$

相对分子质量：151.16

【药理作用】

本药为乙酰苯胺类解热镇痛药，其镇痛机制尚不完全清楚。可能是通过抑制中枢神经系统中前列腺素的合成以及阻断痛觉神经末梢的冲动而产生镇痛作用。其阻断痛觉神经末梢冲动的作用，可能与抑制前列腺素或其他能使痛觉受体敏感物质（如 5-羟色胺、缓激肽等）的合成有关。本药可影响下丘脑体温调节中枢,增加解热作用,也与下丘脑的前列腺素合成受到抑制有关。

本药具有良好的解热、镇痛作用。与阿司匹林相比,解热作用相似但较持久,镇痛作用较弱,几无抗炎作用。这是因为本药抑制背侧丘脑前列腺素合成和释放作用较强,而抑制外周前列腺素的合成和释放作用弱的缘故。因此,本药不能代替阿司匹林或其他非甾体抗炎药治疗各种类型关节炎,但可用于对阿司匹林过敏、不耐受或不适于应用阿司匹林的病例。

【药代动力学】

口服后自胃肠道吸收迅速而完全,生物利用度为 60%～80%。栓剂经直肠给药时,吸收速度和程度随栓剂的基质而异。

口服血药浓度达峰时间为 0.5～2 小时,口服本药 650mg 的血药浓度峰值为 5～20μg/ml。口服后 0.5 小时起效,达峰时间为 1～3 小时。作用持续时间为 3～4 小时。直肠给药时达峰时间为 107～288 分钟。

本药大部分通过体液在全身广泛分布。分布容积(V_d)为 (0.95 ± 0.12) L/kg。当血药浓度小于 60μg/ml 时本药与血浆蛋白的结合率约为 25%;中毒浓度时则结合率可达 43%。哺乳妇女服用 650mg,1～2 小时后乳汁中药物浓度为 10～15μg/ml。本药可通过胎盘屏障和血-脑脊液屏障。本药 90%～95% 在肝脏代谢,主要与葡萄糖醛酸、硫酸及半胱氨酸结合,转变为无活性的代谢产物。小部分经羟基化后成为有活性的 N-羟基中间代谢产物。本药的一氧化代谢物对肝脏有毒性作用,再与谷胱甘肽结合,变为无毒物。本药过量时体内谷胱甘肽逐渐耗竭,可导致肝毒性。

本药主要以结合物的形式经肾脏排泄。24 小时内约有 3% 以原形随尿排出。清除率为 (5.0 ± 1.4)ml/(kg·min)。半衰期通常为 1～4 小时(平均 2 小时),在乳汁中的半衰期为 1.35～3.5 小时;某些肝脏疾病患者、老年人和新生儿半衰期可能延长;小儿半衰期则可能缩短。本药可经血液透析清除,但不经腹膜透析清除。

【适应证】

适用于缓解轻至中度疼痛,如头痛、关节痛、神经痛、肌肉痛、偏头痛、牙痛及痛经等;也可用于退热,如感冒发热等。

【用法用量】

口服给药:一次 0.3～0.6g,一日 4 次或每 4 小时 1 次;一日不宜超过 2g。用于退热时疗程通常不超过 3 日,用于镇痛时疗程不宜超过 10 日。缓释片用法:一次 0.65～1.3g,每 8 小时 1 次。一日不超过 4g。

肌内注射:一次 0.15～0.25g。用于退热时疗程通常不超过 3 日,用于镇痛时疗程不宜超过 10 日。

【不良反应】

不良反较少,对胃刺激性较小,不引起胃出血,偶见皮疹、荨麻疹、药热及白细胞减少等,长期大量用药会导致肝、肾功能异常。

【禁忌证】

对本药过敏者。

严重肝肾功能不全患者。

酒精中毒者。

【注意事项】

本品为对症治疗药,用于解热、连续使用不得超过 3 天,用于止痛不得超过 10 天。

对本品过敏者禁用。对阿司匹林过敏者,一般对本品不发生过敏反应,但有报告对阿司匹林过敏而发生喘息的患者中,服用本品后发生轻度支气管痉挛。

不能同时服用含有本品及其他解热镇痛药的制剂。

肝、肾功能不全者慎用。

(四)保泰松

化学名称:1,2-二苯基-4-正丁基吡唑烷-3,5-二酮

化学结构式:

$$CH_3(CH_2)_2CH_3 \quad \underset{O}{\overset{O}{\underset{}{}}} \quad N-C_6H_5 \quad N-C_6H_5$$

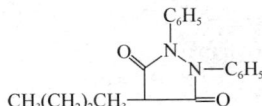

分子式:$C_{19}H_{20}N_2O_2$

相对分子质量:308.38

【药理作用】

本药有较强的抗炎作用,对炎性疼痛效果较好,但解热作用较弱。大剂量时可减少肾小管对尿酸盐的重吸收,促进尿酸盐的排泄。

【药代动力学】

口服后在胃肠道易吸收,约 2 小时达血药浓度峰值。单次口服 0.2g,峰浓度为 $20.8\sim37\mu g/L$。本药在组织中分布广泛,可分布于肾上腺、脾、肾、心肌、肺和骨骼肌,表观分布容积为 120ml/kg,血浆蛋白结合率为 98%。增加剂量时表观分布容积增大,但血药浓度不升高。主要在肝脏缓慢氧化代谢,代谢物之一羟基保泰松仍有抗炎活性。本药代谢和排泄均较慢,肾排泄率为 20%,平均药物清除半衰期约 70 小时。

【适应证】

主要用于治疗各种关节炎如类风湿关节炎、强直性脊柱炎、急性痛风性关节炎等。

【用法用量】

口服给药

1. 关节炎

一次 0.1~0.2g,一日 3 次,饭后服。最大日剂量为 0.8g。一周后若无不良反应且症状改善可继续服用,剂量递减至维持量:一次 0.1~0.2g,一日 1 次。

2. 急性痛风

首剂 0.2~0.4g,之后每 6 小时 0.1~0.2g。症状改善后减为一次 0.1g,一日 3 次,连服 3 日。

【不良反应】

常见不良反应有恶心、呕吐、胃肠道不适、水钠潴留、水肿、皮疹等。

可引起腹泻、眩晕、头痛,长期大剂量致消化道溃疡及胃肠出血。

偶有引起肝炎、黄疸、肾炎、血尿、剥脱性皮炎、多型性红斑、甲状腺肿大、粒细胞及血小板缺乏症。

【禁忌证】

对本药及阿司匹林过敏者。

有溃疡病史患者。

严重水肿患者。

严重高血压患者。

精神病患者。

癫痫患者。

支气管哮喘患者。

心脏病患者。

严重肝、肾功能不全患者。

孕妇。

血液异常患者。

长期接受抗凝血治疗的患者。

风湿性多肌病或颞动脉炎患者。

甲状腺疾病患者。

14 岁以下儿童。

【注意事项】

药物对老人的影响:老年患者慎用,且用药不宜超过一周。

药物对哺乳的影响:本药可少量分泌到乳汁,但并不影响哺乳。哺乳期妇女用药时应监测婴儿可能发生的不良反应。

（五）非普拉宗

化学名称:戊烯那宗

化学结构式:

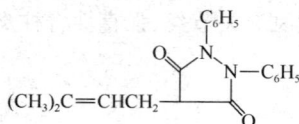

【药理作用】

本药为保泰松的衍生物,属吡唑酮类非甾体抗炎药。作用与保泰松相似,有较好的镇痛、抗炎作用及一定的解热作用。作用机制与抑制前列腺素合成有关。本药的抗炎作用与保泰松、吲哚美辛相当,镇痛作用稍强于等剂量的保泰松。动物实验表明,其抗水肿作用相等或优于氢化可的松、保泰松、甲灭酸。

【药代动力学】

本药口服后经胃肠道迅速吸收,4～6 小时达血药浓度峰值。进入血液后大部分与血浆蛋白结合。血浆半衰期约 20 小时。在体内转化后,以代谢物的形式随尿排泄。

【适应证】

用于治疗轻中度疼痛、发热,治疗类风湿关节炎、骨性关节炎、强直性脊柱炎、肌纤维组织炎、肩关节周围炎、腰痛,治疗血栓性静脉炎、牙周组织炎及上呼吸道感染的发热。

【用法用量】

口服 一次 200mg,一日 2～3 次。维持量为一日 100～200mg。

【不良反应】

少数患者可出现食欲减退、恶心、呕吐、头痛、皮疹、全身瘙痒及面部水肿等,通常不影响继续治疗,停药后即自行消失。

可引起黄疸、耳鸣、肾损伤、血液系统损害等。

【注意事项】

有心、肝、肾功能不全、血液系统疾病及消化性溃疡患者慎用。

(六)舒林酸

化学名称:(Z)-2-甲基-1-[(4-甲基亚磺酰苯基)亚甲基]-5-氟-1-H-茚-3-乙酸

化学结构式:

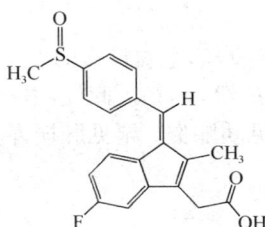

分子式:$C_{20}H_{17}FO_3S$

相对分子质量:356.41

【药理作用】

本药与吲哚美辛结构相似,是活性极小的前体药。进入人体后代谢为硫化物,抑制环氧酶活性,抑制作用较母体药舒林酸强 500 倍,减少前列腺素合成,具有抗炎、镇痛、解热的作用。对肾脏的生理性前列腺素抑制不明显,对肾血流量和肾功能的影响较小,较适用于老年患者和肾血流量潜在不足的患者。也适用于肝硬化、心功能不全、轻度肾病变患者。本药抑制血小板聚集的作用弱于阿司匹林。

【药代动力学】

口服生物利用度为 88％～90％,血药浓度达峰时间为 1～2 小时。可分布于肝、胃、肾、肠等部位。乳汁中的药物浓度为血药浓度的 10％～20％。血浆蛋白结合率约为 95％。本药可代谢为无活性的砜和有活性的硫化物,硫化物和原形药之间可相互转换。原形药的半衰期为 7.8 小时,活性代谢物的半衰期为 14 小时。药物最终以原形,或与葡萄糖醛酸的结合物形式,及无活性的代谢物形式通过粪便及尿液排出;有活性的硫化物在尿中几乎没有,少部分经胆汁排出,大部分转换回母药。

【适应证】

1. 用于多种慢性关节炎

如类风湿关节炎、骨性关节炎、强直性脊柱炎、痛风性关节炎、肩关节周围炎、颈肩腕综合征以及腱鞘炎等的抗炎及镇痛。

2. 用于多种原因引起的疼痛

如痛经、牙痛、外伤、手术后疼痛及轻、中度癌性疼痛等。

【用法用量】

口服给药

1. 抗风湿

一次 0.2g,早晚各 1 次。一日剂量不超过 0.4g。疗程据病情而定。

2. 镇痛

首剂 0.2g,8 小时后重复。

【不良反应】

1. 消化系统

胃肠道反应是本药最常见的不良反应,上腹疼痛的发生率约 10%,消化不良、恶心、腹泻、便秘的发生率约 9%,纳差约 3%,胃溃疡约 0.4%。此外,本药引起胃肠道潜在出血及出血的发生率为阿司匹林的 12.5%~14%。少见胰腺炎。罕见肝损害。

2. 精神神经系统

少见头晕、头痛、嗜睡及失眠。可见出汗、无力、麻木、抽搐、晕厥、无菌性脑膜炎、抑郁和精神障碍等。

3. 肾

罕见急性肾衰竭。老年人用药后有出现肾病综合征的报道,肾活检显示为急性间质性肾炎。

4. 其他

少见发热、皮疹等。极少见耳鸣、水肿、瘙痒。罕见骨髓抑制、心力衰竭和 Steven-Johnson 综合征。

【禁忌证】

对本药或其他非甾体抗炎药过敏者。

活动性消化性溃疡患者或有溃疡出血或穿孔史者。

【注意事项】

1. 交叉过敏

对其他非甾体抗炎药过敏者也可能对本药过敏。

2. 慎用

①肝肾功能不全者。②有凝血功能障碍病史者。③因液体潴留或水肿而加重的高血压或心脏疾病患者。④肾结石患者。

2 岁以下儿童、孕妇、哺乳期妇女不宜使用。

（七）吲哚美辛

化学名称：2-甲基-1-(4-氯苯甲酰基)-5-甲氧基-1H-吲哚-3-醋酸

化学结构式：

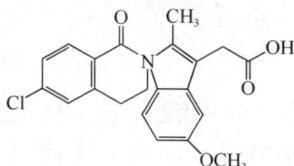

分子式：$C_{19}H_{16}ClNO_4$

相对分子质量：357.79

【药理作用】

本药作用机制为抑制环氧酶而减少前列腺素的合成，抑制炎症组织痛觉神经冲动的形成，抑制炎性反应，包括抑制白细胞的趋化性及溶酶体酶的释放等。本药还可作用于下丘脑体温调节中枢，引起外周血管扩张及出汗，使散热增加，从而产生退热作用。这种中枢性退热作用也可能与在下视丘的前列腺素合成受到抑制有关。

【药代动力学】

药口服吸收迅速而完全，4小时可达给药量的90%，直肠给药更易吸收。口服后1～4小时血药浓度达峰值。血浆蛋白结合率约为99%。服用25mg时血药浓度为1.4μg/ml，50mg时为2.8μg/ml。少量吲哚美辛可透过血-脑脊液屏障，并可透过胎盘。本药部分经肝代谢为去甲基化合物和去氯苯甲酰化合物，代谢物又可水解为吲哚美辛重新吸收而再次循环。本药的半衰期平均为4.5小时，早产儿半衰期明显延长。药物60%经肾脏排泄，其中10%～20%为原形；33%从胆汁排泄，其中1.5%为原形药。经乳汁排泌每日可达0.5～2mg。药物的排泄受年龄的影响，老年人排泄较少。本药不能被透析清除。

【适应证】

可用于缓解类风湿关节炎(包括幼年类风湿关节炎)、骨性关节炎、强直性脊柱炎、银屑病关节炎、Reiter综合征等的症状，减轻疼痛、红肿，改善关节活动功能。

可用于缓解急性痛风性关节炎的疼痛及炎症。

可用于滑囊炎、肌腱炎、肩关节周围炎、腱鞘炎及关节囊炎等非风湿性炎症。

可用于手术后及创伤后疼痛、偏头痛、痛经、牙痛、胆绞痛、输尿管结石引起的绞痛、癌性疼痛及心包炎引起的心前区疼痛等。

可用于恶性肿瘤引起的发热或其他难以控制的发热。

治疗贝赫切特综合征退热效果好，治疗Batter综合征。

抗血小板聚集，防止血栓形成。

【用法用量】

口服给药

1. 抗风湿

①口服普通片剂：起始剂量为一次25～50mg，一日2～3次。最大剂量为一日150mg，分3～4次服。②缓释片：一次75mg，一日1次，整片吞服。必要时可增加一次75mg。③控释片：通常

为一次 75mg，一日 1 次；或一次 25mg，一日 2 次。用于类风湿关节炎时，起始剂量为一次 50～75mg，一日 1 次；1 周后逐渐增加 25～50mg。最大剂量不超过一日 200mg。④控释胶囊或混悬液：一次 75mg，一日 1 次；或一次 25mg，一日 2 次。必要时可增加一次 75mg。⑤缓释胶囊：一次 75mg，一日 1 次。必要时可增至一次 75mg，一日 2 次。

2. 抗痛风

①普通剂型：首剂为 25～50mg；以后一次 25mg，一日 3 次，直到疼痛缓解。②缓释片：同"抗风湿"项。③控释片：起始剂量为一次 100mg，一日 1 次；以后一次 75mg，一日 2 次。疼痛控制后迅速减量至停药。④控释胶囊：同"抗风湿"项。⑤缓释胶囊：同"抗风湿"项。

3. 镇痛

首剂为 25～50mg；然后一次 25mg，一日 3 次，直到疼痛缓解。

4. 退热

一次 6.25～12.5mg，一日不超过 3 次。

【不良反应】

1. 消化系统

①常见胃肠道不良反应为恶心、呕吐、食欲缺乏、腹痛、腹泻、消化不良、胃烧灼感、胃炎等。可见消化性溃疡，也可合并出血和穿孔。②使用本药栓剂，可导致局部的直肠刺激、黏膜炎症或坏死伴大量出血。③可引起肝功能损害。

2. 精神神经系统

①常见头痛、头晕、焦虑及失眠等。可见一过性的精神紊乱、忧郁、惊厥、昏迷、人格解体。②可见困倦、癫痫和帕金森病加重，少见幻觉，严重者可见抽搐等。③老年患者可出现感觉异常和肌无力，但较罕见，停药后可能恢复。

3. 心血管系统

可引起高血压、脉管炎、轻度水肿。少见心绞痛。

4. 泌尿系统

①可出现血尿，老年患者可出现一过性肾功能不全。②肾小球肾炎、肾病综合征或系统性红斑狼疮患者用药后，可出现肌酐清除率进一步下降、肾小管坏死和进行性肾衰竭。③本药能诱发低肾素型醛固酮减少症和高钾血症。④肾功能正常者使用本药后出现肾功能损害的临床报道极少。但有报道本药能抑制正常肾脏排钾，伴或不伴有血钾升高。⑤有报道在使用本药期间，尿中锌及钙明显增多，血尿素氮及血肌酸酐含量常增高。

5. 血液

①常见血小板功能受抑制，少见血小板减少。有报道早产儿用药后由于血小板聚集受抑制而出现严重的凝血障碍。②白细胞减少，也可单独发生粒细胞减少或粒细胞缺乏，有诱发再生障碍性贫血的报告。③少见溶血性贫血。

6. 眼

①可出现瞳孔散大、畏光、视物模糊、复视、中毒性弱视和视觉丧失。较少见眼眶和眼眶周围疼痛。最严重的不良反应为伴有视网膜敏感性下降的慢性视网膜病、角膜及视网膜色素沉着,停药后可缓慢恢复。②晶体移植术后用本药点眼,会使伤口愈合延缓。③长期使用本药可导致视觉改变。

7. 皮肤

可见瘙痒、荨麻疹等皮疹、结节性红斑、皮肤发热、毛发脱落。

8. 肌肉骨骼系统

长期使用本药的患者,负重大关节会发生进行性破坏。

9. 代谢/内分泌系统

偶有高血糖、高钾血症发生。

10. 呼吸系统

偶有急性呼吸困难、哮喘。原有支气管哮喘或过敏疾病史的患者可突然发生支气管痉挛。

11. 其他

耳鸣、血管性水肿、休克。

【禁忌证】

对本药或其他非甾体抗炎药过敏者。
支气管哮喘患者。
血管性水肿或支气管痉挛患者。
有活动性消化性溃疡、溃疡性结肠炎及其他上消化道疾病或病史者。
血友病及其他出血性疾病患者。
震颤麻痹(帕金森病)患者。
肝肾功能不全者。
孕妇及哺乳妇女。
14 岁以下儿童。

【注意事项】

1. 交叉过敏

对阿司匹林交叉过敏者应用本药时可引起支气管痉挛。

2. 慎用

①癫痫、帕金森病及精神疾病患者。②心功能不全、高血压患者。③再生障碍性贫血、粒细胞减少等造血系统疾病患者。④感染疾病患者。

3. 药物对儿童的影响

儿童对本药较敏感,有使用本药后因潜在性感染被激发而死亡的报道。本药在幼儿尤其是早产儿体内代谢缓慢,半衰期长达 18～28 小时,对幼儿血小板聚集的抑制作用较强。由本药诱导发病的幼儿动脉导管未闭会同时产生严重的全身性中毒反应,如肾毒性伴蛋白尿和血尿、腹胀、出血性肠炎和坏死性小肠结肠炎。早产儿大剂量使用本药非常危险,14 岁以下儿童禁用。

4. 药物对老人的影响

老年人使用本药易发生不良反应,如中枢神经系统、胃肠道不良反应,应慎用。

5. 药物对妊娠的影响

妊娠晚期使用可导致胎儿动脉导管未闭继发持续性肺动脉高压。建议孕妇禁用。

（八）双氯芬酸

化学名称:2-[(2,6-二氯苯基)氨基]苯乙酸

化学结构式:

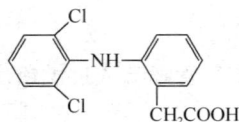

分子式:$C_{14}H_{10}Cl_2NNaO_2$

相对分子质量:318.1

【药理作用】

本品为异丁芬酸类的衍生物,其镇痛、抗炎作用比吲哚美辛强 2～2.5 倍,比阿司匹林强26～50 倍。本品的镇痛、抗炎作用是通过对环氧酶有抑制而减少前列腺素,此外尚有一定抑制脂氧化酶活性从而减少白三烯、缓激肽等产物的作用。

【药代动力学】

直肠给药吸收迅速、完全。0.5～2 小时可达峰值。药物半衰期约 2 小时。血浆蛋白结合率为 99%。在乳汁中药浓度极低,在关节滑液中,用药 4 小时,其水平高于血清水平并可维持 12 小时。大约 50% 在肝脏代谢,40%～65% 从肾排出,35% 从胆汁、粪便排出,长期应用无蓄积作用。

【适应证】

用于缓解类风湿关节炎、骨性关节炎、强直性脊柱炎、痛风性关节炎等多种慢性关节炎的急性发作期或持续性关节肿痛症状。

用于各种软组织疼痛如肌肉炎、腱鞘炎、肌腱炎、滑囊炎等。

用于急性轻、中度疼痛,如腰背痛、扭伤、劳损及其他软组织损伤引起的疼痛,手术后疼痛、创伤后疼痛、痛经、头痛、牙痛、肩痛等。

与抗感染药物合用,治疗耳鼻喉严重的感染性疼痛和炎症,如扁桃体炎、耳炎、鼻窦炎等。

有一定的退热作用。

外用制剂用于缓解类风湿关节炎、骨性关节炎、软组织损伤(如扭伤、劳损、腰背痛等)以及肩周炎、肌腱炎等的局部疼痛和炎症症状。

滴眼液用于：①葡萄膜炎、角膜炎、巩膜炎。②春季结膜炎、季节过敏性结膜炎等过敏性眼病。③抑制角膜新生血管的形成，治疗眼内手术后、激光滤帘成形术后或各种眼部损伤的炎症反应。④抑制白内障手术中缩瞳反应。预防和治疗白内障及人工晶体术后炎症及黄斑囊样水肿（CME）。⑤青光眼滤过术后促进滤过泡形成。

喷雾剂用于复发性口腔溃疡及扁桃体切除术后局部止痛。

含片，口腔黏膜局部用制剂用于减轻或消除口、咽部小手术及口腔溃疡引起的疼痛。

【用法用量】

口服给药

1. 用于关节炎、疼痛等

①缓释片、缓释胶囊：一次 100mg，一日 1 次。②肠溶微粒胶囊：一次 50mg，一日 2 次。③肠溶片：用于关节炎，一日 75～150mg，分 3 次服用，疗效满意后可逐渐减量。用于急性疼痛，首次 50mg，以后一次 25～50mg，每 6～8 小时 1 次。用于原发性痛经，一日 50～150mg，分次服用，必要时可在若干月经周期之内增量至一日 200mg（最大剂量），在出现症状时开始治疗，并持续数日，剂量及疗程视症状而定。

2. 用于口、咽部小手术及口腔溃疡引起的疼痛

使用含片，一次 2mg，两次至少间隔 2 小时，一日不超过 10mg。

肌内注射：深部注射，一次 50mg，一日 1 次，必要时数小时后再注射 1 次。

【不良反应】

1. 消化系统

胃肠道反应为本药的主要不良反应。表现为胃肠道刺激症状，如恶心、呕吐、胃不适、胃烧灼感、消化不良、食欲不振、反酸等，上述症状在停药后均可消失。少数患者可出现胃溃疡、十二指肠溃疡、胃黏膜出血、穿孔等。少见肝功能损害，个别患者出现可逆性黄疸，也有发生急性肝炎的报道。

2. 中枢神经系统

偶见头痛、眩晕、嗜睡、失眠、兴奋等。偶可出现视力、听力障碍。

3. 泌尿生殖系统

偶有肾功能下降，可导致水钠潴留，表现为尿量减少、面部水肿、体重骤增等。个别病例可出现急性肾功能不全、血尿、肾病综合征。

4. 血液

罕见粒细胞减少、血小板减少、溶血性贫血。个别病例可出现白细胞减少。

5. 皮肤

可见一过性过敏性皮疹（约 0.4%）。严重的皮肤反应有多形渗出性红斑、中毒性表皮松解，均十分罕见。个别病例可出现脱发。

6. 其他

①极少数患者可出现心律不齐、耳鸣等。②有发生全身性中毒反应伴脑炎的报道。③滴眼后可出现短暂烧灼、刺痛、流泪等,极少数可有结膜充血、视物模糊。不足 3‰患者可出现乏力、困倦等全身反应。

【禁忌证】

对本药、阿司匹林或其他 NSAIDs 过敏,或应用 NSAIDs 后出现急性鼻炎、哮喘、荨麻疹或其他变态反应的患者。

消化性溃疡活动期患者或曾应用本药引起严重消化道病变(如溃疡、出血、穿孔)者。

过敏体质者。

对丙二醇过敏者禁用本药外搽剂、凝胶剂。

对异丙醇过敏者禁用本药凝胶剂。

肛门炎患者禁用本药栓剂。

孕妇。

哺乳期妇女。

【注意事项】

1. 交叉过敏

对阿司匹林或其他非甾体抗炎药过敏者对本药可有交叉过敏反应。对阿司匹林过敏的哮喘患者,使用本药也可引起支气管痉挛。

2. 慎用

①消化性溃疡患者、有消化性溃疡病史者、溃疡性结肠炎或克罗恩病患者。②血液系统异常患者。③严重高血压、心脏病患者。④须限制钠盐摄入量者。⑤任何原因造成细胞外液丢失者。⑥荨麻疹。⑦有哮喘史者。⑧肝、肾功能不全者。

3. 药物对儿童的影响

1 岁以下的儿童不宜使用本药口服制剂。

4. 药物对老人的影响

本药可能诱导或加重老年人胃肠道出血、溃疡和穿孔,应慎用。

5. 药物对妊娠的影响

本药可通过胎盘。动物实验表明对胎鼠有毒性,但不致畸。国内资料认为孕妇应禁用。美国药品和食品管理局(FDA)对本药的妊娠安全性分级为 C 级。

6. 药物对哺乳的影响

有研究认为,每隔 8 小时口服 50mg,本药活性物质进入乳汁的量极少,不会对婴儿产生不良影响。

(九) 醋氯芬酸

化学名称:2-[2-][2-[(2,6-二氯苯基)-氨基]-苯基]-乙酰基]-氧基]乙酸

分子式：$C_{16}H_{13}Cl_2NO_4$

相对分子质量：354.19

【药理作用】

本药作用类似于双氯芬酸，其抗炎、镇痛作用机制主要是通过抑制环氧化酶活性而减少前列腺素的合成。此外，本药尚可同时减少软骨破坏。

【药代动力学】

本药口服后吸收迅速而完全，1.25～3 小时达血药浓度峰值，生物利用度接近 100%。血浆蛋白结合率大于 99.7%，在滑膜液中的浓度为血药浓度的 60%，分布容积约 30L。本药在肝脏代谢为双氯芬酸及活性极微的 4-羟基醋氯芬酸，约 2/3 的药物主要以结合形式的羟基化代谢物随尿排泄，尿中原形药物仅占给药量的 1%，消除率约为 6L/h，平均消除半衰期为 4～4.3 小时。

【适应证】

用于骨性关节炎、类风湿关节炎和强直性脊柱炎等引起的疼痛和炎症的症状治疗。

【用法用量】

口服给药：一次 100mg，一日 2 次。

【不良反应】

1. 常见不良反应

消化不良发生率 7.5%，腹痛发生率 6.2%。可见恶心、腹泻、肝酶升高。

2. 少见不良反应

可见头晕、腹胀、胃炎、呕吐、便秘、溃疡性口腔黏膜炎、瘙痒、皮疹、皮炎、血尿素氮升高、血肌酸酐升高。

3. 罕见不良反应

（1）心血管系统：心悸、脉管炎。

（2）神经系统：抑郁、多梦、嗜睡、失眠、头痛、疲乏、感觉障碍、震颤、味觉倒错。

（3）代谢/内分泌系统：颜面水肿、肢体水肿、体重增加、高钾血症。

（4）肌肉骨骼系统：腓肠肌痉挛。

（5）泌尿生殖系统：间质性肾炎。

（6）肝脏：碱性磷酸酶升高、肝炎。

（7）胃肠道：胃肠出血、胃肠溃疡、出血性腹泻、胰腺炎、柏油状大便、口腔黏膜炎。

（8）血液：贫血、血小板减少、粒细胞减少、中性粒细胞减少。

（9）皮肤：潮红、紫癜、湿疹、重度皮肤及黏膜过敏。

（10）眼：视觉异常。

【禁忌证】

对本药及其他 NSAIDs 过敏者。

患有或怀疑患有胃、十二指肠溃疡者及有胃、十二指肠溃疡复发史者。

胃肠道出血或其他出血或凝血障碍者。

严重心力衰竭者。

严重肝、肾功能不全者。

妊娠晚期妇女。

有阿司匹林或其他 NSAIDs 引起哮喘、支气管痉挛、急性鼻炎或荨麻疹史,或已知对该类药物过敏者。

【注意事项】

1. 慎用

①胃肠道疾病患者。②脑血管出血患者。③溃疡性结肠炎患者。④克罗恩病患者。⑤系统性红斑狼疮患者。⑥卟啉病及造血和凝血障碍病史者。⑦轻、中度肝、肾功能不全患者。⑧轻、中度心功能不全患者。⑨有体液潴留倾向的患者。⑩正使用利尿药或其他有低血容量危险的患者。⑪体液潴留和水肿导致高血压或心脏病恶化的患者。⑫严重感染患者。

2. 药物对老人的影响

老年患者用药更易出现肝、肾及心血管功能损害等不良反应,且出现严重胃肠出血和(或)穿孔的患者多无前期症状或明显的病史,故老年患者慎用。

3. 药物对妊娠的影响

抗炎药可阻滞子宫收缩和延迟分娩。可引起宫内动脉导管收缩和闭锁,导致新生儿肺动脉高压和呼吸功能不全。可降低胎儿血小板功能和抑制胎儿肾功能。导致羊水过少和新生儿无尿症。故妊娠晚期妇女禁用。

4. 哺乳期妇女不宜使用

(十) 依托芬那酯

化学名称:2-(2-羟基乙氧基)乙基-N-(α,α,α-三氟-间-甲苯基)邻氨基苯甲酸酯

化学结构式:

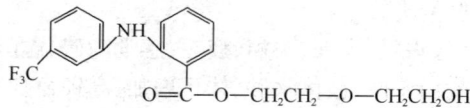

分子式:$C_{18}H_{18}F_3NO_4$

相对分子质量:369.35

【药理作用】

本品为皮肤外用的非甾体抗炎药,属邻氨基苯甲酸的衍生物。它作用于炎症过程的各个阶段,除了抑制前列腺素合成外,还抑制组胺的释放,对缓激肽和 5-羟色胺具有中和作用,抑制补体活动和透明质酸酶的释放。

【药代动力学】

依托芬那酯 300mg 用后 12~14 小时,其血浆浓度达最高峰值。

肾功能不全患者血浆依托芬那酯的水平与正常志愿者相同,药物主要靠胆道排出,蛋白结合率为 98%~99%。依托芬那酯通过肾、胆汁和粪便以下述代谢产物:氢氧化物、醚裂解物、酯裂解物等和它们的结合物形式排出。

【适应证】

1. 骨骼肌肉等软组织风湿病

肌肉疼痛,肌肉僵硬、冻肩(肩周炎),腰痛,坐骨神经痛,腱鞘炎,滑囊炎,脊柱或关节过度紧张,关节侵蚀,椎关节强直,骨关节炎。

2. 挫伤、碰伤、扭伤和劳损

【用法用量】

根据疼痛部位大小,每次 1～2g(直径 5～10cm),每日 3～4 次,涂在疼痛部位并轻轻按摩。

【不良反应】

少数情况会出现皮肤发红。极少数情况下出现皮肤过敏反应,如剧烈瘙痒、皮疹、红斑、肿胀、水疱等,停药后通常迅速减退。

【禁忌证】

对依托芬那酯、氟灭酸和其他非甾体抗炎药过敏者禁用。
孕妇禁用。

【注意事项】

仅可用于完整皮肤,不用于皮肤破损或湿疹性炎症部位。
勿与眼睛及黏膜接触。
哺乳期妇女仅允许小面积、短期使用。
儿童临床研究资料尚不充足,慎用。

(十一) 奥沙普秦

化学名称:4,5-二苯基噁唑-2-丙酸
化学结构式:

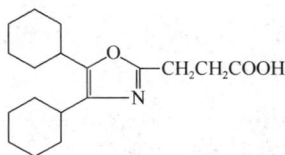

分子式:$C_{19}H_{18}NO_3$
相对分子质量:293.32

【药理作用】

本品属丙酸类非甾体抗炎药。通过抑制环氧化酶而减少炎症介质前列腺素的合成,使局部组织因前列腺素引起的肿胀疼痛得以控制。本品的抗炎作用强于布洛芬,镇痛作用优于布洛芬、保泰松和阿司匹林。对胃黏膜损伤低于阿司匹林和保泰松,对消化道损伤轻微。药效持久。具有一定的中枢性肌肉松弛作用。

【药代动力学】

口服后吸收良好,血药浓度在 3～4 小时达峰值,食物能降低吸收速度而不影响吸收程度。每日一次服药和分二次服药的血药浓度、稳态时间基本相似。本药半衰期约为 50 小时,一次服药后 5 日内尿中排泄率为 31%～38%,15 天内为 60%,尿内含有本品原形及其他代谢物。连续多次服药后原形排泄逐渐减少。

【适应证】

用于类风湿关节炎、骨性关节炎、强直性脊柱炎、肩关节周围炎、颈肩腕综合征、痛风以及牙痛、外伤、手术后的抗炎镇痛。

【用法用量】

口服给药。

1. 抗风湿

一次 0.4g,一日 1 次,饭后口服,一日最大剂量 0.6g。

2. 镇痛

一次 0.2～0.4g,必要时可用 2 次。

【不良反应】

1. 胃肠道反应

包括胃痛、上腹不适、恶心、食欲不振、腹泻、便秘等发生率为 5%～10%,大多不需停药,予以对症药物即可耐受。

2. 少见头痛、头晕、一过性肝功能异常

【禁忌证】

消化性溃疡,严重肝肾疾病患者。对其他非甾体抗炎药过敏患者,粒细胞减少症、血小板减少症患者禁用。

妊娠及哺乳期妇女禁用。

儿童禁用。

【注意事项】

有消化道溃疡、出血病史患者慎用。

长期服用者有肝肾功能、血象异常时要停药观察。

口服抗凝剂应慎重并用本药。

(十二) 布洛芬

化学名称:α-甲基-4-(2-甲基丙基)苯乙酸或异丁苯丙酸

化学结构式:

$$CH_3-CH-CH_2 \quad \bigcirc \quad CH-COOH \quad (CH_3)$$

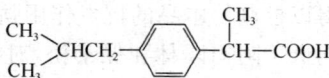

分子式:$C_{13}H_{18}O_2$

相对分子质量:206.28

【药理作用】

本药具有镇痛、抗炎、解热作用。镇痛、抗炎作用机制:通过抑制细胞膜的环氧酶,抑制花生四烯酸代谢为炎性介质前列腺素,从而减轻由前列腺素(PGE_1、PGE_2、PGI_2)引起的局部组织充血、肿胀,降低局部周围神经对缓激肽等的痛觉敏感性。此外,本药还可作用于下丘脑体温调节中枢而起到解热作用。

临床报道,本药用于类风湿关节炎时,其抗炎、镇痛、解热作用与阿司匹林、保泰松相似,比对乙酰氨基酚强。

【药代动力学】

本药口服易吸收,吸收率达90%以上。服药普通药片后达峰时间为1.2~2.1小时;服缓释胶囊达峰时间为4~5小时,服缓释片达峰时间为(3.6±0.7)小时。服用分散片、泡腾片及缓释混悬剂,血药峰浓度分别为33.66μg/ml(口服600mg)、(52.00±9.12)μg/ml及(20.81±30)μg/ml。血药浓度在用量200mg时为22~27μg/ml,用量400mg时为23~45μg/ml,用量600mg时为43~57μg/ml。药物吸收后广泛分布于肾上腺、卵巢、关节滑膜腔、甲状腺、皮肤和脂肪组织中。本药血浆蛋白结合率为99%。分布容积为(0.15±0.02)L/kg。服药5小时后,关节液中药物浓度与血药浓度相等;以后的12小时内药物在关节液中的浓度高于血药浓度。

本药在肝脏代谢。药物24小时内100%排出。60%~90%经肾由尿排出,其中约1%为原形药物;部分药物随粪便排出。半衰期为1.8~2小时。

【适应证】

用于缓解类风湿关节炎、骨性关节炎、脊柱关节病、痛风性关节炎等各种慢性关节炎急性发作期或持续性的关节肿痛症状。

用于非关节性的各种软组织风湿性疼痛或炎症,如肌腱及腱鞘炎、滑囊炎、肩痛、肌痛及运动后损伤性疼痛等。

用于急性轻、中度疼痛,如手术、创伤、劳损后疼痛、原发性痛经、继发性痛经、下腰疼痛、牙痛、头痛等。

口服或直肠给药可用于感冒、急性上呼吸道感染、急性咽喉炎等疾病引起的发热。

【用法用量】

1. 抗风湿

一次0.4~0.8g,一日3~4次。一日最大用药量不超过2.4g。

2. 轻、中度疼痛

①一次0.2~0.4g,每4~6小时1次。一日最大用药量不宜超过2.4g。②分散片:推荐剂量为一次0.2~0.4g,一日3次。③缓释片:一次0.3~0.6g,早、晚各一次。④缓释胶囊:一次0.3g,早、晚各一次。⑤缓释混悬剂:推荐剂量为一次0.3~0.6g,一日2次。

3. 发热

①一次0.2g,一日3~4次。②分散片:推荐剂量为一次0.2~0.4g,一日3次。③缓释混悬剂:推荐剂量为一次0.3~0.6g,一日2次。

4. 抗炎

①缓释片:一次0.3~0.6g,早、晚各一次。②缓释胶囊:一次0.3g,早、晚各一次。③缓释混悬剂:推荐剂量为一次0.3~0.6g,一日2次。

【不良反应】

1. 消化系统

出现消化不良约 16%，多见胃烧灼感、胃痛、恶心、呕吐等，停药后即消失，不停药也可耐受。偶见消化性溃疡和消化道出血，亦有因溃疡而致穿孔的报道。

2. 神经系统

发生率为 1%～3%，偶可出现头痛、嗜睡、眩晕、耳鸣等。抑郁或其他精神症状、视物模糊及中毒性弱视少见。

3. 肝脏

主要表现为氨基转移酶升高。

4. 肾脏

少数患者用药后出现下肢浮肿。对易感者有出现肾乳头坏死的急性肾功能不全的报道。

5. 血液系统

大剂量用药可出现出血时间延长、白细胞减少、粒细胞减少甚至粒细胞缺乏、血小板缺乏及全血细胞减少。个别病例可因胃肠道隐血而致贫血。

6. 皮肤

过敏性反应不常见，多为短暂性荨麻疹、紫癜或红斑，常伴有瘙痒。

7. 呼吸系统

易感者可出现支气管哮喘发作。

【禁忌证】

对本药过敏者。
对阿司匹林或其他非甾体抗炎药过敏者。
活动性消化性溃疡或溃疡合并出血（或穿孔）者。
有失血倾向者。
孕妇。
哺乳期妇女。
脱水小儿禁用本药滴剂。
对丙二醇及对羟基苯甲酸甲酯钠过敏者禁用本药乳膏。

【注意事项】

1. 交叉过敏

对阿司匹林或其他非甾体抗炎药过敏者，也可能对本药过敏。

2. 慎用

①支气管哮喘患者或有此病史者。②心功能不全、高血压患者。③血友病或其他出血性疾

病患者。④有消化性溃疡史者。⑤胃肠疾病患者。⑥严重肝功能不全者。⑦肾功能不全者。⑧红斑狼疮或其他免疫疾病患者。⑨6个月以下小儿。

3. 药物对妊娠的影响

妊娠晚期用药可使孕期延长,引起难产及产程延长。

(十三)洛索洛芬

化学名称:2-[对-(2′-氧代环戊基甲基)苯基]丙酸钠二水合物

化学结构式:

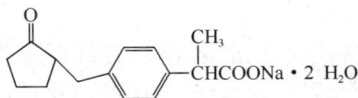

分子式:$C_{15}H_{17}O_3Na \cdot 2H_2O$

分子质量:304.32

【药理作用】

本药为芳基丙酸类非甾体抗炎药物,具有镇痛、抗炎及解热作用。动物实验证实,本药镇痛强度是吲哚美辛的10~20倍;比常用选择性COX-2抑制药强。其抗炎和解热作用与吲哚美辛相当。本药为前体药物,对胃黏膜的刺激作用较弱,口服经消化道吸收后,在肝内迅速转化为反式-羟基(SRS配位)活性代谢物。此活性物质主要通过抑制环氧酶,减少前列腺素的生物合成,抑制中性粒细胞向炎症部位的趋化性及抑制趋化因子的形成。

【药代动力学】

口服后经胃肠道迅速吸收,在肝脏代谢为反式-羟基活性代谢物。健康成人单次口服本药60mg,原形药物血药浓度达峰时间约为30分钟,峰值浓度约为5.04μg/ml,曲线下面积(AUC)为(6.70±0.26)(μg·h)/ml,血浆蛋白结合率为97%,半衰期($t_{1/2}$)约为1.22小时;反式-羟基代谢物血药浓度达峰时间约为50分钟,峰值浓度约为0.85μg/ml,AUC为(2.02±0.05)(μg·h)/ml,血浆蛋白结合率为92.8%,半衰期约为1.31小时。本药在肝、肾、皮肤、其他细胞外间隙及四肢的炎性组织中浓度较高;在关节中的浓度持续时间较长;而在脑组织和骨骼肌中浓度较低。本药80%以原形药物或反式-羟基代谢物的葡萄糖醛酸结合物形式迅速自尿中排泄,另有10%的药物经粪便排出。服药8小时内约可排泄服用量的一半;服药24小时后血液中基本检测不到药物。连续给药无蓄积。

【适应证】

1. 用于下列疾病的镇痛和抗炎治疗

①各种急性或慢性炎性关节炎,如类风湿关节炎、强直性脊柱炎、骨性关节炎和痛风性关节炎等。②软组织风湿症,如腰痛、颈肩腕综合征、纤维肌痛症、肩周炎和肱骨外上髁炎等。

2. 用于手术后、外伤后及拔牙后的镇痛和消炎治疗

3. 用于急性上呼吸道炎症的解热和镇痛治疗

【用法用量】

口服给药:剂量应随年龄和症状适宜增减。

1. 镇痛、抗炎

一次 60mg，一日 3 次。也可顿服 60～120mg。

2. 急性上呼吸道炎症的解热、镇痛

一次 60mg。通常一日 2 次，一日最大剂量为 180mg。

【不良反应】

1. 消化系统

①可出现嗳气、恶心、呕吐、食欲缺乏、消化不良、胃部不适、胃灼热、腹胀、腹痛、腹泻、便秘及口腔炎等，偶可出现消化性溃疡，也可出现大肠、小肠的消化道出血。②可出现血清丙氨酸氨基转移酶、天门冬氨酸氨基转移酶、碱性磷酸酶上升。还可出现伴有黄疸的肝功能障碍、突发性肝炎等严重不良反应。

2. 精神神经系统

可出现失眠、嗜睡和头晕，偶出现头痛等。

3. 血液

可出现嗜酸粒细胞增多，偶出现溶血性贫血、血小板减少、白细胞减少、再生障碍性贫血等严重不良反应。

4. 呼吸系统

可引起哮喘发作、间质性肺炎等。

5. 泌尿系统

可见水肿，偶可引起急性肾衰竭、肾病综合征、间质性肾炎等严重不良反应。

6. 皮肤

可出现皮疹、皮肤瘙痒，偶出现荨麻疹等，也可引起 Stevens-Johnson 综合征等严重不良反应。

7. 其他

①可出现发热、心悸、体温过度下降、虚脱及四肢湿冷，也可引起休克等严重不良反应。②另有报道，长期使用非甾体抗炎药可导致女性暂时性不育。

【禁忌证】

对本药过敏或有过敏史者。
对阿司匹林过敏及有阿司匹林哮喘史者。
消化性溃疡患者。
严重血液系统异常者。
肝功能不全者。

严重肾功能不全者。

重度心功能不全者。

妊娠晚期妇女。

哺乳期妇女。

【注意事项】

1. 慎用

①支气管哮喘患者。②有消化性溃疡史者。③轻、中度血液系统异常或有既往史者。④有肝功能不全史者。⑤轻、中度肾功能不全或有既往史者。⑥轻、中度心功能异常或有既往史者。⑦血容量不足或正在使用利尿药的患者。

2. 药物对老人的影响

老年患者用药易出现不良反应,应谨慎用药。

3. 药物对妊娠的影响

妊娠晚期妇女禁用。妊娠早、中期用药的安全性尚未确定,此期孕妇或计划怀孕的妇女用药应权衡利弊。

4. 药物对哺乳的影响

哺乳妇女应避免用药,若必须使用,应停止哺乳。

（十四）萘 普 生

化学名称:（＋）-α-甲基-6-甲氧基-2-萘乙酸

化学结构式:

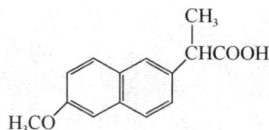

分子式:$C_{14}H_{14}O_3$

相对分子质量:230.26

【药理作用】

本药化学结构与吲哚美辛很相似,通过抑制前列腺素的合成而起到抗炎、镇痛、解热的作用。其作用特点是:①本药是活性很小的前体药物(硫氧化物),进入人体后代谢为有抗炎活性的硫化物和无活性的砜。硫化物的抗炎作用较其母体药物硫氧化物强500倍。②本药不抑制肾脏生理性前列腺素的合成,这是因为有抗炎活性的硫化物在到达肾脏前又被氧化为活性很小的硫氧化物,因此对肾血流量及肾功能的影响似较其他非甾体抗炎药小。本药治疗痛经的机制可能是通过抑制子宫前列腺素的合成而使子宫收缩减弱,宫内压下降。③本药抑制血小板聚集的作用也很小。

【药代动力学】

本药口服经胃肠道吸收迅速、完全;直肠给药吸收迅速。单次口服 0.5g,(2.5±0.5)小时后血药浓度达峰值。口服剂量在 0.5g 以内时,血药浓度随剂量呈直线上升,超过此剂量则因血浆结合点饱和,随清除率增加而血药浓度增加相对减少,曲线下面积(AUC)仅增加 25%。本药镇痛作用起效时间为给药后 1 小时,作用持续 7 小时;抗风湿作用最长可持续 14 日。关节液中浓度在服药后 3～4 小时为血药浓度的 50%,至 15 小时达血药浓度的 74%。本药 99% 以上都与血浆蛋白结合,表观分布容积为 0.16L/kg。本药在肝内代谢,不干扰代谢酶的活性。半衰期约为12～15 小时。肾功能不全者,药物半衰期不变。体内药物以结合物形式(占 50%～60%)及代谢物形式(占 27%～46%)经肾随尿排出,0.5%～2.5% 随粪便排出。肝硬化患者清除率较正常人降低约 60%。

【适应证】

用于治疗类风湿关节炎、骨性关节炎、强直性脊柱炎、肌腱炎、腱滑膜炎、滑囊炎及急性痛风性关节炎。

用于缓解各种轻、中度疼痛,如手术后疼痛、牙痛、神经痛、原发性痛经及头痛等。

用于关节及肌肉扭伤、挫伤和纤维组织炎的抗炎及镇痛。

栓剂还可用于宫腔手术和检查时的镇痛,如早期妊娠的人工流产手术、诊断性刮宫术、清宫术、节育环安取术及子宫内镜检查手术。

【用法用量】

1. 普通口服制剂

①抗风湿:一次 0.25～0.5g,早晚各 1 次;或早晨服 0.25g,晚上服 0.5g。②镇痛:首剂0.5g,以后必要时一次 0.25g,每 6～8 小时 1 次。③痛风性关节炎急性发作:首剂 0.75g,以后一次 0.25g,每 8 小时 1 次,直到急性发作停止。④痛经:首剂 0.5g,以后必要时一次 0.25g,每 6～8小时 1 次。

2. 缓释口服制剂

一次 0.5g,一日 1 次。

3. 肌内注射

一次 0.1～0.2g,一日 1 次。

【不良反应】

1. 发生率为 3%～9% 的不良反应

皮肤瘙痒、呼吸短促、呼吸困难、哮喘、耳鸣、下肢水肿、消化不良、恶心及呕吐、胃烧灼感、胃痛或其他胃部不适、便秘、头晕、头痛及嗜睡等。

2. 发生率为 1%～3% 的不良反应

视物模糊或视觉障碍、听力减退、腹泻、口腔刺激或痛感、心悸及多汗、胃肠道出血、过敏性肾炎、肾乳头坏死及肾衰竭、荨麻疹、血管性水肿、过敏性皮疹、抑郁、肌无力、出血、粒细胞减少及肝功能损害等。

【禁忌证】

对本药或同类药过敏者。

曾因使用阿司匹林或其他非甾体类抗炎药引起哮喘、鼻炎及鼻息肉综合征的患者。

消化性溃疡活动期或有溃疡合并出血和穿孔史者。

哺乳妇女。

2 岁以下儿童。

【注意事项】

1. 交叉过敏

对阿司匹林或其他非甾体抗炎药过敏者，对本药也过敏。

2. 慎用

①有凝血机制或血小板功能障碍者。②哮喘患者。③心功能不全或高血压患者。④肝功能不全者。⑤肾功能不全者，肌酐清除率低于 20ml/min 的患者不应长期服用本药。⑥有消化性溃疡史者。⑦胃肠道疾病患者。

3. 药物对老人的影响

本药在老人体内血浆半衰期长，老年人慎用。

4. 药物对妊娠的影响

本药能影响胎儿动脉导管闭合。

5. 药物对哺乳的影响

本药在乳汁中的浓度相当于血药浓度的 1%，哺乳妇女禁用。

（十五）酮洛芬

化学名称：α-甲基-3-苯甲酰基-苯乙酸

化学结构式：

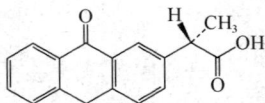

分子式：$C_{16}H_{14}O_3$

相对分子质量：254.29

【药理作用】

本药为芳香基丙酸衍生物，临床应用与布洛芬基本相同，但作用比布洛芬强。除抑制环氧化酶外，本药还有一定抑制脂氧酶及减少缓激肽的作用，可减轻炎症损伤部位的痛感。酮洛芬用于痛经，主要是通过抑制缓激肽而达到抑制子宫收缩和镇痛的作用。本药有一定的中枢性镇痛作用。

【药代动力学】

本药口服吸收迅速、完全。与含铝和镁的抗酸药同服不影响吸收。单次给药后 1~2 小时血药浓度达峰值，24 小时内达稳定状态。血浆蛋白结合率为 99%（老年人可较低）。半衰期为 1.6~4小时（平均 3 小时）。60% 在 24 小时内自尿中排出，主要以葡糖醛酸结合物形式排出，以原形排出为 10％。老年人、肝肾功能不全者清除率下降 22％～50％。

【适应证】

1. 用于各种关节炎

类风湿关节炎、骨性关节炎、强直性脊柱炎、痛风性关节炎等。

2. 用于各种疼痛

骨折疼痛、痛经、牙痛、手术后疼痛、癌性疼痛及关节扭伤、软组织损伤痛等。

3. 外用于各种炎症及软组织损伤所致的局部疼痛

【用法用量】

1. 肠溶胶囊

①抗风湿：一次 50mg，一日 3～4 次，一日剂量不超过 200mg。②治疗痛经：一次 50mg，每 6～8 小时 1 次，必要时可增至一次 75mg。

2. 缓释胶囊

一次 75～100mg，一日 2 次；或一次 100mg，一日 1～2 次；或一次 200mg，一日 1 次。一日剂量不超过 200mg。

【不良反应】

1. 消化系统

①较常见胃部疼痛或不适、肠胃胀气、胃炎、涎液增多、呃逆、恶心、呕吐、食欲缺乏或食欲增加、腹痛、腹泻、便秘、口腔炎等，严重者可出现上消化性溃疡、出血及穿孔。②可出现肝功能障碍、黄疸等。

2. 精神神经系统

可出现头晕、头痛、耳鸣、听力下降、精神紧张、精神抑郁、幻觉、嗜睡、四肢麻木、中枢神经抑制或兴奋如失眠、神经质、多梦、健忘及感觉异常等。

3. 心血管系统

可出现心律不齐、血压升高、心悸、心动过速、充血性心力衰竭、外周血管疾病及血管舒张。

4. 血液

可出现粒细胞减少、血小板减少、溶血性贫血、血红蛋白减少、血细胞比容降低及出血时间延长等。

5. 呼吸系统

呼吸困难、咯血、鼻出血、咽炎、鼻炎、支气管痉挛及喉头水肿。

6. 泌尿生殖系统

可出现肾功能不全、间质性肾炎、肾病综合征、血尿、月经量过多及尿路刺激症状。

7. 代谢/内分泌系统

口渴、体重增加或减轻、肾皮质功能减退、血钠降低。

8. 眼

可出现视物模糊、视网膜出血、结膜炎、眼痛、视觉障碍及视网膜色素沉着。

9. 皮肤

可见皮肤变色、表皮坏死、多形红斑、史-约综合征、秃头症、湿疹、紫癜、荨麻疹、疱疹、过敏性皮炎、剥脱性皮炎。外用时偶有用药局部发生散在皮疹、皮肤潮红、皮肤瘙痒。

10. 其他

可出现水潴留,发生率低于 3%;还可见多汗、寒战、感染、疼痛、过敏性反应、肌痛、乏力及光敏症。

【禁忌证】

对本药或其他 NSAIDs 过敏者。

使用其他前列腺素合成酶抑制药引起哮喘、荨麻疹或急性鼻炎的患者。

活动性消化性溃疡患者。

【注意事项】

1. 交叉过敏

对阿司匹林或其他 NSAIDs 过敏者,也可能对本药过敏。对阿司匹林过敏的哮喘患者,本药也可引起其支气管痉挛。

2. 慎用

①哮喘患者。②心功能不全、高血压、肝肾功能不全患者(用药后可加重水钠潴留,甚至导致心、肝、肾衰竭)。③血友病或其他出血性疾病患者,包括凝血障碍及血小板功能异常者。④消化性溃疡患者或有既往史者。⑤14 岁以下儿童。

3. 药物对老人的影响

药物在老年人体内血浆蛋白结合率及药物排出速度可降低,血药浓度升高、半衰期延长。

4. 不推荐孕妇使用(尤其是在妊娠晚期)

哺乳妇女不宜使用。

(十六) 尼美舒利

化学名称:N-(4-硝基-2-苯氧基苯基)甲磺酰胺

化学结构式:

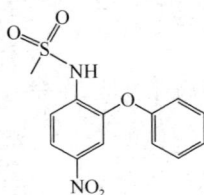

分子式：$C_{13}H_{12}N_2O_5S$

相对分子质量：308.31

【药理作用】

本药属磺酰苯胺的衍生物，具有抗炎、镇痛、解热作用。与本药选择性抑制 COX-2，从而抑制前列腺素 E_2 和前列腺素 $F_2\alpha$ 的形成，以及抑制白细胞介质释放和多形核白细胞的氧化反应有关。其抗炎作用强于阿司匹林、吲哚美辛、保泰松等，解热镇痛作用强于对乙酰氨基酚、阿司匹林、丙氧芬。此外，本药还有较弱的抗血小板凝集作用。

【药代动力学】

本药经口服或直肠给药后吸收迅速而完全，成人口服后 3 小时（或直肠给药后 7～9 小时）达血药浓度峰值，作用可持续 6～8 小时。药物吸收后大部分与血浆蛋白结合，游离型药物仅占 0.7%～4%，主要分布于细胞外液，表观分布容积为 0.19～0.39L/kg。本药在肝脏代谢，其主要代谢产物（对羟基衍化物）仍具有药理活性。约 50%～60% 的药物经肾排泄，其中原形药物超过 0.1%；另有 18%～36% 的药物随粪便排出。清除半衰期为 1.8～5.25 小时。有试验表明，反复直肠给药后半衰期延长，可能存在组织蓄积性。

【适应证】

用于慢性关节炎症（如类风湿关节炎和骨性关节炎等）、痛经、手术和急性创伤后的疼痛和炎症、耳鼻咽喉部炎症引起的疼痛、上呼吸道感染引起的发热等症状的治疗。

【用法用量】

口服给药。

1. 发热

一次 50～100mg，一日 2 次，餐后服用。根据病情的轻重和需要，可增至一次 200mg，一日 2 次。

2. 类风湿关节炎、骨性关节炎、其他炎症及相关的疼痛

同发热项。

3. 晚期癌症疼痛

一次 200mg，一日 2 次。

4. 痛经

一般一次 50～100mg，一日 2 次，于月经开始前 3～5 日服用。

【不良反应】

主要有恶心、胃灼热、胃痛等，但症状轻微短暂，很少需中断治疗。

极少数情况下,患者可出现黄疸、肝功能异常、过敏性皮疹。

偶见面部潮红、红斑、失眠。

其他如恶心、呕吐、腹泻、嗜睡、眩晕、过度兴奋、出汗等。

此外,本药与其他非甾体抗炎药相同,可能产生消化性溃疡或胃肠道出血以及 Stevens-Johnson 综合征等。

【禁忌证】

对本药或其他非甾体抗炎药过敏者。

活动性胃肠道出血或消化性溃疡活动期患者。

严重肾功能不全(肌酐清除率<30ml/min)者。

严重肝功能不全者。

鼻炎患者。

荨麻疹患者。

哮喘患者。

【注意事项】

1. 交叉过敏

本药可能与阿司匹林和其他非甾体抗炎药有交叉过敏反应。

2. 慎用

①有出血性疾病史者。②有消化道溃疡或穿孔史者。③胃肠道疾病患者。④接受抗凝血药治疗或服用抗血小板聚集药物的患者。⑤凝血障碍者。⑥因液体潴留(或水肿)而导致高血压或心脏病加重的患者。⑦肝、肾功能不全者。

(十七)吡罗昔康

化学名称:2-甲基-4-羟基-N-(2-吡啶基)-2H-1,2-苯并噻嗪-3-甲酰胺-1,1-二氧化物

化学结构式:

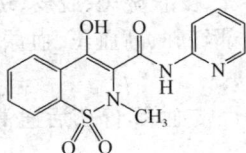

分子式:$C_{15}H_{13}N_3O_4S$

相对分子质量:331.35

【药理作用】

本药通过抑制环氧酶使组织局部前列腺素的合成减少,抑制白细胞的趋化性和溶酶体酶的释放,从而起到解热、镇痛及抗炎作用。本药治疗关节炎时的镇痛、消肿等疗效与吲哚美辛、阿司匹林、萘普生相似。由于本药抑制环氧酶-2 所需的浓度高于抑制环氧酶-1 的浓度,故胃肠道的不良反应较多。

动物实验表明,对于痛风,本药不仅能减轻炎症和水肿,还能抑制局部炎性白细胞增多。

本药能可逆性地抑制血小板聚集,作用比阿司匹林弱,但持续时间可达停药后 2 周。

【药代动力学】

本药口服吸收好,蛋白结合率可达 90% 以上。由于半衰期较长,单次给药即可维持 24 小时的血药浓度,且相对稳定;多次给药易致蓄积。单次给药 20mg,3～5 小时血药浓度达峰值,有效血药浓度为 1.5～2μg/ml。稳态血药浓度在开始治疗后 7～12 日方能达到。本药经肝脏代谢。给药量的 66% 经肾脏排泄,33% 随粪便排泄,其中原形药物少于 5%。半衰期平均为 50 小时(30～86小时),肾功能不全者半衰期延长。

【适应证】

用于多种关节炎及非关节炎性软组织风湿病变,缓解疼痛和肿胀。

用于急性痛风的对症治疗。

【用法用量】

口服给药。

1. 关节炎

一次 20mg,一日 1 次,或一次 10mg,一日 2 次。饭后服用。

2. 急性痛风

一日 40mg,连用 4～6 日。

肌内注射:一次 10～20mg,一日 1 次。

局部给药:均匀涂于患处,一日 1～3 次。

【不良反应】

胃肠道反应最常见,包括恶心、胃痛、食欲减退及消化不良等,发生率约为 20%,其中有 3.5% 的患者需要停药。长期服用可引起胃溃疡及大出血。剂量超过 20mg 时胃溃疡发生率明显增高,可合并出血甚至穿孔。

较少见的有中性粒细胞减少、嗜酸粒细胞增多、血尿素氮增高、头晕、眩晕、耳鸣、头痛、全身无力、水肿、皮疹或瘙痒等,发生率为 1%～3%。

少见肝功能异常、血小板减少、多汗、皮肤瘀斑、脱皮、多形性红斑、中毒性表皮坏死、Stevens-Johnson 综合征、光敏感、视物模糊、眼部红肿、高血压、血尿、低血糖、精神抑郁、失眠及精神紧张等,发生率小于 1%。

偶见水肿、腹泻、便秘及再生障碍性贫血等,停药后通常可自行消失。

【禁忌证】

对本药过敏者。

消化性溃疡、慢性胃病患者。

儿童。

【注意事项】

1. 交叉过敏

对阿司匹林或其他非甾体抗炎药过敏者,对本药也可能过敏。

2. 慎用

①凝血功能或血小板功能障碍者。②哮喘患者。③心功能不全或高血压患者。④肾功能不

全者。⑤感染性疾病患者。⑥有肝功能不全病史者。⑦老年人。

3. 药物对老人的影响

老年人用药后因肾脏排出的药量减少,故血药浓度稍高于正常人。

4. 药物对妊娠的影响

妊娠晚期服药可造成分娩受抑制,引起难产。妊娠晚期长期用药可致胎儿动脉导管早闭或狭窄,以致新生儿持续性肺动脉高压和心力衰竭。孕妇不宜使用。

5. 哺乳期妇女不宜使用

(十八)氯诺昔康

化学名称:6-氯-4-羟基-2-甲基-N-2-吡啶基-二氢-噻吩-[2,3-e]-1,2-噻嗪-3-碳乙二酰乙二胺-1,1-二氧化物

化学结构式:

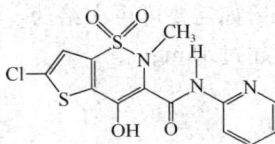

相对分子质量:371.82

【药理作用】

本药为噻嗪类衍生物。其镇痛、抗炎作用机制包括:①通过抑制环氧化酶(COX)活性进而抑制前列腺素合成。本药不抑制 5-脂质氧化酶的活性,因此不抑制白三烯的合成,也不把花生四烯酸向 5-脂质氧化酶途径分流。它对 COX-1 和 COX-2 具有同等强度的抑制力。②激活阿片神经肽系统,具有中枢镇痛作用。本药还具有解热作用,所需剂量为抗炎剂量的 10 倍。患者对本药的耐受性与双氯芬酸钠相似,比吲哚美辛好。术后止痛以非肠道给药时,本药比阿片类药物的耐受性好。

【药代动力学】

本药口服后吸收迅速、完全。单次口服 4mg 2.5 小时后血浆峰浓度为 $280\mu g/L$。治疗牙痛服药 2 小时即达最大效应,单次口服治疗牙痛时药效可持续 8 小时。治疗骨性关节炎、类风湿关节炎服药 7~14 日达最大效应。口服控释制剂的达峰时间为 1.6~3 小时,口服溶液的达峰时间为 0.5 小时。肌内注射的生物利用度为 87%。本药主要分布在滑膜液中,分布容积为 0.1~0.2L/kg。总蛋白结合率为 99.7%。药物主要在肝脏代谢,可经羟基化代谢为无活性 5-羟基氯诺昔康。在肝功能不全患者体内主要代谢产物蓄积,严重的肾功能不全患者体内肠肝循环可增加。本药约 42%经肾排泄主要代谢产物,50%经粪便排泄。本药及 5-羟基氯诺昔康的清除半衰期分别为 4 小时和 11 小时。

【适应证】

用于手术后急性疼痛、外伤引起的中重度疼痛、神经痛、腰痛及晚期癌痛。

用于骨性关节炎、类风湿关节炎、强直性脊柱炎、痛风性关节炎及腱鞘炎。

【用法用量】

口服给药。

1. 关节炎

一次 4mg,一日 3 次;或一次 8mg,一日 2 次。

2. 慢性疼痛

一次 8mg,一日 2 次。

3. 急性疼痛

可根据疼痛程度单次或多次给药,一日剂量不超过 32mg。

4. 术后疼痛

一次 4~8mg。

静脉注射:术后疼痛:术后给 8mg,如需要可再次给药,当日最大剂量为 24mg。其后剂量为一次 8mg,一日 1~2 次;一日剂量不超过 16mg。

肌内注射:同静脉注射。

【不良反应】

最常见的不良反应为胃肠道反应,包括恶心、呕吐、胃烧灼感、胃痛及消化不良等。

眩晕、嗜睡、头痛、皮肤潮红或注射部位疼痛、发热、刺痛等不良反应的发生率为1%~10%。

胃肠胀气、腹泻、味觉障碍、口干、躁动、血压升高、心悸、寒战、多汗、白细胞减少、血小板减少及排尿障碍等不良反应发生率低于 1%。

个别人可出现消化道出血、胃溃疡及穿孔。

【禁忌证】

对本药过敏者。

对其他非甾体抗炎药过敏者禁用本药注射剂。

出血性疾病患者。

有出血倾向者、脑出血或疑有脑出血者、大量失血或脱水者禁用本药注射剂。

消化性溃疡患者。

急性胃肠道出血或急性胃、肠溃疡患者禁用本药注射剂。

严重肝肾功能不全者。

严重心功能不全者禁用本药注射剂。

孕妇及哺乳妇女禁用本药注射剂。

（十九）美洛昔康

化学名称:4-羟基-2-甲基-N-(5-甲基-2-噻唑)-2-H-1,2-苯并噻嗪-3-甲酰胺-1,1-二氧化物

化学结构式:

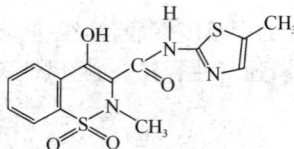

分子式：$C_{14}H_{13}N_3O_4S_2$

相对分子质量：351.39

【药理作用】

本药为烯醇酸类的非甾体抗炎药，具有抗炎、镇痛和解热作用。特点是可选择性地抑制环氧酶-2（COX-2），而对COX-1抑制作用较轻。动物实验显示，本药对肾脏的COX-1无抑制作用。因此本药虽减少了炎症部位前列腺素的合成，但并不影响生理性前列腺素的合成和功能。在起镇痛抗炎作用的同时，减少了NSAIDs普遍存在的胃肠黏膜损害。

【药代动力学】

口服或经直肠给药都能较好吸收。口服生物利用度为89%，肌内注射吸收迅速。一日口服7.5mg和15mg时，血药浓度分别为0.4~1mg/L和0.8~2mg/L。本药分布容积小，个体差异可达到30%~40%。达到稳态血药浓度的时间为3~5日，连续服药1年以上血药浓度无明显改变。本药易进入炎症性滑膜腔液，在滑膜液中浓度接近于血浆浓度的50%。血浆蛋白结合率大于99%。本药在肝脏代谢，代谢物无活性。50%经肾脏排出，其余经胆道排出。半衰期为20小时。平均血浆清除率为8ml/min，老年人的清除率降低。肝功能不全或轻至中度肾功能不全时，本药药代动力学无大的改变。

【适应证】

用于治疗类风湿关节炎、骨性关节炎，缓解症状。

【用法用量】

口服给药：一日最大推荐剂量为15mg。对易发生不良反应的患者，起始剂量为一日7.5mg。

1. 骨性关节炎

一次7.5mg，一日1次。必要时可增至一次15mg，一日1次。

2. 类风湿关节炎

一次15mg，一日1次。根据治疗反应，剂量可减至一日7.5mg。

【不良反应】

1. 消化系统

①频率高于1%的症状有：消化不良、恶心、呕吐、腹痛、腹胀、腹泻、便秘等。②频率介于0.1%和1%之间的症状有：短暂肝酶升高、嗳气、食管炎、胃肠道出血、胃及十二指肠溃疡。③频率低于0.1%的症状有：胃肠道穿孔、结肠炎、肝炎及胃炎。

2. 血液系统

有贫血、白细胞分类计数异常、血小板减少等。

3. 皮肤

有瘙痒、皮疹、口炎、荨麻疹、光过敏等；极少出现大疱反应、多形红斑、Steven-Johnson综合征或毒性上皮坏死。

4. 呼吸系统

有报道使用本药可出现急性哮喘。

5. 中枢神经系统

有轻微头晕、头痛、眩晕、耳鸣及嗜睡等。

6. 心血管系统

有水肿、血压升高、心悸及潮红等。

7. 泌尿生殖系统

频率介于 0.1％和 1％之间的症状有：肾功能指标异常［血清肌酸酐和（或）血清尿素升高］；频率低于 0.1％的症状有：急性肾衰竭。此外,偶可引起间质性肾炎、肾小球肾炎、肾髓质坏死或肾病综合征,也可使脱水患者出现严重肾功能不全。

8. 眼

结膜炎、视觉障碍(包括视物模糊)。

9. 过敏反应

血管性水肿、迅速发生的过敏样及过敏性反应。

【禁忌证】

对本药过敏者。
使用其他 NSAIDs 后出现哮喘、鼻腔息肉、血管水肿或荨麻疹等的患者。
活动性消化性溃疡患者。
严重肝功能不全者。
非透析严重肾功能不全者。
孕妇。
哺乳妇女。
15 岁以下患者。

【注意事项】

1. 交叉过敏

对其他 NSAIDs 过敏者,对本药也可能过敏。

2. 慎用

①幽门螺杆菌感染者。②凝血障碍者。③有凝血功能障碍史者。④有消化性溃疡、出血或穿孔病史的患者。⑤因体液潴留和水肿而加重高血压或心脏疾病的患者。⑥肾血流和血容量减少的患者。⑦轻至中度肝功能不全者。⑧正使用抗凝药的患者。

3. 药物对儿童的影响

15 岁以下患者禁用。

4. 药物对老人的影响

老年患者更可能伴有肾、肝或心脏疾病，应仔细监测，谨慎用药。

5. 药物对妊娠的影响

禁用于孕妇。FDA 对本药的妊娠安全性分级为 C 级。

6. 药物对哺乳的影响

禁用于哺乳期妇女。必须用时，应停止哺乳。

（二十）萘丁美酮

化学名称：4-(6-甲氧基-2-萘基)丁酮

化学结构式：

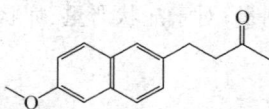

分子式：$C_{15}H_{16}O_2$

相对分子质量：228.29

【药理作用】

本药是一种非酸性、非离子性前体药物，在肝脏内被迅速代谢转化为 6-甲氧基-2-萘乙酸(6-MNA)后起解热、镇痛、抗炎作用。其药理作用特点包括：①抗炎、镇痛解热的作用与本药的活性代谢产物 6-MNA 抑制了炎症组织中的前列腺素合成有关。6-MNA 在体外还有抑制多形核白细胞和单核细胞向炎症组织迁移的能力，并可抑制炎症渗出物中某些水解酶的活性。②对胃黏膜影响小：本药在吸收过程中对胃黏膜无明显的局部直接影响；对胃黏膜生理性环氧化酶的抑制作用较小。因此本药引起的胃肠黏膜糜烂和出血的发生率较低。③对出血和凝血无影响：本药对健康志愿者的血标本血小板聚集作用无影响。对出血时间、凝血试验均无显著影响。

【药代动力学】

口服本药 1g 后 4～6 小时其活性代谢产物的血药浓度达峰值(22μg/ml)。一日 1 次用药血药浓度大约在 3～6 日达到稳态。药物口服后以非酸性前体药在十二指肠被吸收，其后经肝脏迅速转化为主要活性产物 6-甲氧基-2-萘乙酸(6-MNA)。口服本药 1g 后，约 35％转化为 6-MNA，50％转化为其他代谢产物，从尿中排出。6-MNA 与血浆蛋白结合率可达 99％，表观分布容积平均为 5.3～7.5L/kg。6-MNA 主要分布于肝脏、肺、心和肠道，也易于扩散至滑膜组织、滑液、纤维囊组织和各种炎性渗出物中，其浓度可有效抑制前列腺素合成。6-MNA 进入乳汁和胎盘。6-MNA 的清除半衰期，年轻人为 24 小时，老年人为 30 小时，老年人用药后血药浓度高于年轻人，其稳态血药浓度不受肾功能的影响。一日 1 次给药不会引起药物蓄积。6-MNA 经肝脏转化为非活性产物，80％从尿排泄，10％从粪便排泄。

【适应证】

1. 用于多种急、慢性炎性关节炎

如类风湿关节炎、强直性脊柱炎、骨性关节炎、痛风性关节炎、银屑病关节炎、反应性关节炎、赖特综合征以及其他关节炎或关节痛。

2. 用于软组织病

肩周炎、颈肩综合征、肱骨外上髁炎、纤维肌痛症、腰肌劳损、腰椎间盘脱出、肌腱炎、腱鞘炎及滑膜囊炎等。

3. 用于运动性软组织损伤、扭伤及挫伤等

4. 其他

如外伤后疼痛、手术后疼痛、癌性疼痛、牙痛及痛经等。

【用法用量】

口服给药　一次 1g,一日 1 次。一日最大剂量为 2g,分 2 次服。体重不足 50kg 者可以一日 0.5g 为起始剂量,逐渐增加至有效剂量;对于症状严重、症状持续存在或急性加重的患者可酌情增量。某些患者一日需 1.5～2g。

【不良反应】

1. 消化系统

常见恶心、呕吐、消化不良、腹痛、便秘、口炎、胃肠胀气、腹泻;少见或偶见黄疸、肝功能异常;偶见上消化道出血、溃疡;极为罕见胆红素尿、十二指肠炎、直肠出血、胰腺炎、胆结石、舌炎及龈炎。

2. 神经系统

常见头痛、眩晕、耳鸣、多汗、失眠、嗜睡、紧张和多梦,其发生率小于 1.5%。少见或偶见焦虑、抑郁、感觉异常、震颤;极为罕见噩梦。

3. 皮肤

常见皮疹(2.1%)、瘙痒(2.1%)、水肿(1.1%);少见或偶见大疱性皮疹、荨麻疹;极为罕见痤疮、脱发、多形性红斑、史-约综合征。

4. 心血管系统

极为罕见心绞痛、心律不齐、高血压、晕厥、心肌梗死、心悸及血栓性静脉炎。

5. 血液

极为罕见贫血、白细胞减少、粒细胞减少及血小板减少。

6. 呼吸系统

少见或偶见呼吸困难、哮喘、过敏性肺炎,极为罕见咳嗽。

7. 泌尿生殖系统

少见或偶见蛋白尿、血尿;极为罕见排尿困难、阳痿及肾结石。

8. 其他

少见或偶见血管神经性水肿,极为罕见味觉异常、低钾血症、高血糖、发热、发冷及体重降低。

【禁忌证】

对本药及其他非甾体抗炎药过敏者。

有过敏性哮喘、荨麻疹或其他变态反应的患者。

活动性溃疡、消化道出血患者。

严重肝功能不全如肝硬化者。

妊娠晚期。

【注意事项】

1. 交叉过敏

对阿司匹林或其他非甾体抗炎药物过敏者,也会对本药过敏。

2. 慎用

①有心力衰竭或水肿(史)、高血压患者。②哮喘患者。③急/慢性胃炎、胃及十二指肠溃疡患者。④有消化性溃疡、出血或穿孔史的患者。⑤血友病、血管性假血友病、血小板减少症及正使用抗凝药的患者。⑥过量服用酒精(乙醇)的患者。⑦肾功能不全者。⑧肝功能不全者。

3. 妊娠晚期禁用

4. 哺乳期不主张使用本药

(二十一) 塞来昔布

化学名称:4-[5-(4-甲苯基)-3-(三氟甲基)-1 氢-1-吡唑-1 基]苯磺酰胺

化学结构式:

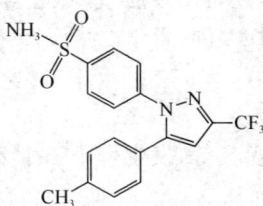

分子式:$C_{17}H_{14}F_3N_3O_2S$

相对分子质量:381.38

【药理作用】

本药能特异性抑制环氧酶-2(COX-2)。炎性因子可诱导 COX-2 生成,导致炎性前列腺素类物质的合成和聚集,尤其是前列腺素 E_2,从而引起局部炎症、水肿和疼痛。而本药可通过抑制 COX-2 阻止炎性前列腺素类物质的产生,达到抗炎、镇痛及退热作用。

体外及体内试验表明,本药与基础表达的 COX-1 的亲和力较弱,治疗剂量不影响由 COX-1 参与的前列腺素类物质的合成,不干扰组织中与 COX-1 相关的正常生理过程。

【药代动力学】

本药口服吸收快而完全,生物利用度约为99％,口服后约3小时达血药浓度峰值。食物可延缓其吸收。药物吸收后广泛分布于全身各组织。稳态分布容积约为400L,血浆蛋白结合率约为97％。本药主要在肝脏经细胞色素P450 2C9(CYP2C9)代谢,其代谢产物与葡萄糖醛酸结合成葡萄糖醛酸苷从粪便中排出。以原形从尿中排出少于1％。半衰期为10～12小时。多次给药无蓄积作用。血液透析不能有效清除药物。

【适应证】

用于急、慢性骨性关节炎和类风湿关节炎的对症治疗。

用于术后、外伤后轻中度疼痛及软组织风湿病。

可以用于延缓家族性肠腺瘤性息肉的恶变过程。

【用法用量】

口服给药

1. 骨性关节炎

推荐剂量为每日200mg,每日1次或分2次口服。临床研究中曾用至每日400mg。

2. 类风湿关节炎

推荐剂量为每次100～200mg,每日2次。临床研究中曾用至每日800mg。

【不良反应】

1. 中枢神经系统

可引起头痛、眩晕、失眠,发生率与安慰剂组相同。

2. 胃肠道

常见上腹疼痛、腹泻与消化不良,还可出现胀气、呕吐等,偶见肝功能损害。内镜检查显示,服用本药每次200mg,每日2次,超过12周,胃十二指肠溃疡发生率为7％～7.5％。

3. 呼吸道

可引起支气管炎、咽炎、鼻炎、鼻窦炎等,发生率小于1.2％。

4. 其他

可引起皮疹、流感样症状、外周水肿、尿道感染、肾功能损害、牙病等,但本药不抑制血小板聚集也不延长出血时间。

【禁忌证】

本药过敏者。

阿司匹林或其他非甾体抗炎药过敏者(本药能引起阿司匹林敏感性哮喘患者发生过敏反应)。

磺胺类药物过敏者。

【注意事项】

1. 慎用

①肾功能不全者。②高血压或心脏疾病患者。③有胃肠道溃疡、出血、穿孔史者。④有肝功能不全史者。⑤妊娠妇女。

2. 18 岁以下患儿不宜使用

3. 药物对妊娠的影响

本药能通过胎盘。建议只在潜在益处大于对胎儿的危害时，妊娠妇女才可以考虑使用本药。因本药可能引起动脉导管过早关闭，妊娠晚期应避免使用。

4. 哺乳妇女不宜使用本药

（二十二）依托考昔（etoricoxib）

化学名称：5-氯-6'-甲基-3-[4-(甲磺酰基)苯基-2,3'-联吡啶]

化学结构式：

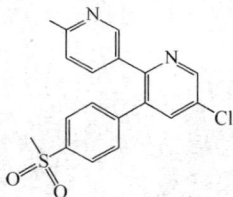

分子式 $C_{18}H_{15}ClN_2O_2S$

相对分子质量：358.84。

【药理作用】

依托考昔是一种选择性环氧化酶-2 抑制剂。目前已发现环氧化酶的 2 种亚型：环氧化酶 1(COX-1)和环氧化酶 2(COX-2)。COX-1 参与胃黏膜细胞保护和血小板聚集等前列腺素介导的正常生理功能。非选择性非甾体抗炎药抑制了 COX-1 的产生，因此可引起胃黏膜损伤和血小板聚集作用减弱。COX-2 主要参与炎性前列腺素的产生，加重疼痛、炎症和发热等。依托考昔是选择性的环氧化酶-2 的抑制剂，可减轻这些症状和体征，降低胃肠道副作用且不影响血小板的功能。在每日剂量 150mg 之内，本品对 COX-2 的抑制作用呈现剂量依赖性，但对 COX-1 无抑制作用。

【药物动力学】

口服吸收良好，口服生物利用度接近 100%。成人空腹口服 120mg 每日 1 次直至达到稳态时，再给药约 1 小时(t_{max})后出现血浆峰值浓度(几何平均数 $C_{max}=3.6\mu g/ml$)。几何平均数 AUC 0~24h 为 37.8μg/(h·ml)。本品的药代动力学在临床剂量范围呈线性。每日服用依托考昔 120mg，正常进餐对其吸收程度及吸收速率无明显影响，服依托考昔时可不考虑进餐情况。依托考昔在 0.05~5μg/ml 的浓度范围内，92% 与人体血浆蛋白结合。人体稳态时的分布容积约为 120L。依托考昔可通过大鼠和兔的胎盘以及大鼠的血-脑屏障。本品代谢完全，尿中药物含量不足 1%。主要代谢途径是由细胞色素 P-450(CYP)酶催化，形成 6'-羟甲基衍生物。在人体中已发现 5 种代谢产物,其主要代谢产物为由 6′-羟甲基衍生物进一步氧化形成的 6′-羧酸衍生物。这些主要代谢产物或检测不出活性,或仅有对环氧化酶-2 的微弱抑制。这些代谢产物均不抑制环氧化酶-1。在健康个体中,静脉给予单剂量 25mg 放射标记的依托考昔,70% 的放射活性在尿中,20% 的放射活性在粪便中可检测出;多数以代谢产物的形式存在,药物原形不足 2%。依托考昔的清除几乎只以代谢产物的形式通过肾脏排泄。给予依托考昔 120mg 每日 1 次,7 天内可达稳态浓度。蓄积比约为 2,相应的蓄积半衰期约为 22h。血浆清除率约为 50ml/min。

【适应证】

治疗急性痛风性关节炎。

【用法用量】

急性痛风性关节炎:推荐剂量为 120mg,每日 1 次。只适用于症状急性发作期,最长使用 8 天。使用剂量大于推荐剂量时,尚未证实有更好的疗效。

老年人、不同性别和种族的人群均不需调整剂量。

肝功能不全,轻度肝功能不全患者(ChildPugh 评分 5~6),本品使用剂量不应超过 60mg 每日 1 次。中度肝功能不全患者(ChildPugh 评分 7~9),应当减量,不应超过隔日 60mg。对重度肝功能不全患者(ChildPugh 评分＞9),不推荐使用。肾功能不全-患有晚期肾脏疾病(肌酐清除率＜30ml/min)的患者不推荐使用本品。对于轻度肾功能不全(肌酐清除率≥30ml/min)不需要调整剂量。

【不良反应】

1. 血液、淋巴系统异常

血小板减少症。

2. 免疫系统异常

超敏反应,过敏性或类过敏性样反应,过敏性休克。

3. 精神异常

焦虑,失眠,意识错乱,幻觉。

4. 神经系统异常

味觉障碍,嗜睡。

5. 心脏异常

充血性心衰,心悸。

6. 血管异常

高血压危象。

7. 呼吸、胸部和纵隔异常

支气管痉挛。

8. 胃肠道异常

腹痛,口腔溃疡,消化道溃疡包括穿孔和出血(主要发生在老年患者),呕吐,腹泻。

9. 肝胆异常

肝炎。

10. 皮肤和皮下组织异常

血管性水肿,瘙痒,皮疹,Stevens-Johnson 综合征,中毒性表皮坏死溶解症,风疹。

11. 肾脏和泌尿系统异常

肾功能不全,包括肾衰,一般在停药后可恢复。

【注意事项】

相比于其他非甾体抗炎药,选择性环氧化酶-2 抑制剂发生血栓事件(尤其是心肌梗死和卒中)的危险性较高。因为选择性环氧化酶-2 抑制剂的心血管危险性可能会随剂量升高和用药时间延长而增加,所以应尽可能缩短用药时间和使用每日最低有效剂量。

伴有明显的心血管事件危险因素,如高血压、高血脂、糖尿病、吸烟或末梢动脉病的患者必须慎用本品。

选择性环氧化酶-2,抑制剂没有抑制血小板凝集的作用,不能替代阿司匹林用于心血管事件的预防。不能停止抗血小板治疗。

对晚期肾脏疾病患者,不推荐用本品治疗。肌酐清除率<30ml/min 的患者应用本品时建议密切监测患者的肾功能。

高剂量时可能会发生较严重的高血压,因此使用本品治疗时,要密切注意血压监测。

用本药治疗的患者可在使用的任何时间而没有任何预先征兆发生上消化道溃疡/溃疡并发症。有胃肠道穿孔、溃疡和出血史以及年龄大于 65 岁的患者的危险性较高,应慎用。

对肝功能持续异常(正常上限的 3 倍),应当停用本品治疗。

对既往曾因水杨酸盐或非选择性环氧化酶抑制剂而导致急性哮喘发作、荨麻疹或鼻炎的患者,应慎用本品。

【禁忌证】

对本品过敏者;充血性心力衰竭患者[纽约心脏病学会(NYHA)心功能分级Ⅱ～Ⅳ];确诊的缺血性心脏病,外周动脉疾病和(或)脑血管病患者(包括近期进行过冠状动脉搭桥术或血管成形术的患者)。

【孕妇及哺乳期妇女用药】

孕妇:尚未对妊娠妇女进行适当的、严格对照的研究。因此在妊娠的前 6 个月,只有当可能获得的益处大于对胎儿的潜在危险时,才能应用本品。

哺乳期妇女:哺乳期大鼠乳汁中可见本品分泌。尚不清楚本品是否经人类乳汁分泌。

第二节　糖皮质激素

糖皮质激素(glucocorticoid,GC)简称激素,是目前治疗许多免疫病的一线药物,具有强大而快速的抗炎作用。1949 年,Hench 论证了可的松和促肾上腺皮质激素(ACTH)治疗类风湿关节炎的显著疗效。他与其他几位科学家因在肾上腺皮质激素方面的卓越工作而共同荣获诺贝尔奖。任何药物都是双刃剑,有治疗疾病的一面,也有引起不良反应的一面。由于糖皮质激素长期特别是大量使用会造成多种严重的不良反应,很多人惧怕使用糖皮质激素。事实上,对许多免疫病患者而言,糖皮质激素类药物是最有效的治疗选择之一。另一方面,尽管在临床上已经有了40 多年的应用,糖皮质激素在很多方面,诸如在类风湿关节炎治疗中的疗效和预期风险的评估等,都仍然存在不少争议。

一、糖皮质激素的作用机制

1. 受体介导的基因转录调控作用

受体相关的基因表达调控作用一直被认为是包括 GC 在内的甾体激素经典的作用机制。GC-GR 复合物进入核内以后,通过直接或间接两种不同的方式,一方面抑制炎性基因的表达,另一方面上调抗炎基因的表达,从而达到抗炎及免疫抑制的作用。GC-GR 复合物还可以上调某些蛋白的表达,包括 annexin 家族、核酸内切酶、中性肽链内切酶、血管紧张素转换酶等。其中 annexin I(即 lipocortin)具有很强的抗炎作用,能够抑制磷脂酶 A_2,而后者是合成炎症介质花生四烯酸的重要催化物。

GC-GR 复合物调节基因转录的方式包括直接和间接两种:直接方式,GC-GR 复合物形成后,被迅速转运进入细胞核,形成二聚体。该二聚体具有典型的锌指结构域,结合于 DNA 上的特定区域即 GRE。GC-GR 复合物二聚体与 GRE 的结合,可以上调或下调靶基因的转录活性。间接方式,很多细胞因子的转录需要 NF-κB、AP-1 等转录因子的激活,而 GC-GR 可通过抑制这些转录因子的转录激活作用间接实现其对相关蛋白表达的抑制作用。

2. 非基因表达调控作用

GC 通过经典的受体介导的基因转录调节作用而起效是需要一定时间的,但是相当多的基础研究和临床实践都表明,GC 还存在着快速效应。如果 GC 的作用均须由其特异性受体 GR 所介导,则依据经典的受体占领学说,GC 给药浓度越大,占领的受体越多,其产生的效应也越大,而当 GC 浓度达到一定程度,使其受体达到饱和占领之后,再增加 GC 浓度,其效应将不再增加。对于一个成年人,每天给予 $100\sim200mg$ 的泼尼松时,其体内的 cGR 即可被全部占领。但是,临床上大剂量激素使用的实践表明,在超过饱和浓度之后,GC 仍可产生额外的快速而显著的抗炎和免疫抑制作用。这可能是通过下列机制完成。

(1) 受体介导的非基因作用:细胞浆中存在着 cGR。GC 与 cGR 的结合,不仅启动了经典的基因转录调控作用,而且还可以引发一系列的胞内信号转导过程。Croxtall 等的研究发现,地塞米松可以快速抑制表皮生长因子激活的胞浆内磷脂酶 A_2,从而减少花生四烯酸的生成。该过程由受体介导,而与基因转录调控作用无关。GC 与 cGR 复合物结合后,一方面形成 GC-GR 复合物,启动了经典的基因调节作用,另一方面释放产生了即刻的生物效应,这两者是各自独立的过程。

(2) 细胞膜受体介导的作用:越来越多的研究表明,除了胞浆中存在的 cGR 之外,细胞膜上同样存在相应的受体细胞膜受体(mGR)。Frank Buttgereit 利用先进的高敏荧光免疫染色技术,直接发现了在人类外周血的单核细胞和 B 淋巴细胞上存在 mGR,其阳性率分别为 9.2% 和 12.3%,而 T 淋巴细胞上则未发现 mGR;另外,用脂多糖激活后的单核细胞的 mGR 阳性率明显上升,为 57.9%。而在类风湿关节炎(RA)活动期患者的单核细胞上,mGR 阳性率也明显高于正常人。据此作者推测 mGR 可能与机体的炎性反应及某些自身免疫性疾病的发病有关。进一步的研究还发现,mGR 的结构和 cGR 具有很大的同源性,但两者是否是由同一个基因编码以及 mGR 如何转运至细胞表面,还有待于进一步的研究。

3. 细胞膜介导的生化效应

Frank Buttgereit 经过一系列的研究,于 1998 年提出了一项新的假说,认为大剂量糖皮质激素冲击治疗时,短期内即产生显著疗效的机制为大量的 GC 溶解于细胞膜、线粒体膜等双层脂质膜中;影响膜的理化性质及膜内离子通道蛋白的功能,抑制离子的跨膜转运,降低胞浆中 Ca^{2+} 浓度,从而阻断免疫细胞的活化和功能的维持。这个假说已为许多后续研究所证实。根据这些研究结果,可以回答以下两个问题:

(1)胞浆中 Ca^{2+} 浓度的升高是淋巴细胞活化和功能维持的核心因素,而应用大剂量糖皮质激素可以使其迅速降低,从而阻断淋巴细胞的活化,抑制炎性过程的进展。这可能正是大剂量糖皮质激素快速起效的主要作用机制。

(2)虽然大剂量糖皮质激素可以一定程度上影响细胞 ATP 的产生,但由于对细胞能量减少最敏感的蛋白质合成并无明显受限,说明胞内 Ca^{2+} 浓度的主要原因并非是 ATP 生成的减少,而有可能是由于大剂量糖皮质激素直接影响了 Ca^{2+} 的跨膜转运所致。合理的解释为,糖皮质激素具有很强的亲脂性,大剂量糖皮质激素溶解于细胞膜中,可直接影响膜的理化性质和离子通道蛋白的功能,抑制 Ca^{2+} 的跨膜转运,从而降低胞浆内 Ca^{2+} 浓度。

4. 低亲和力糖皮质激素受体的作用机制

中科院上海生命科学研究院的研究证实,病理情况下,如创伤、休克、多脏器功能衰竭等,靶细胞对 GC 反应性降低,但临床大剂量 GC 冲击治疗往往有效。通过 Scatchard 分析发现当 TA 浓度<100nmol/L 时,特异结合有饱和趋势;当 TA 浓度>100nmol/L 时,特异结合又有显著增加。Scatchard 图呈上凹曲线,可分为高、低亲和力两类结合部位,同样测得大鼠肝胞液、脑胞液和胸腺细胞也存在低亲和力糖皮质激素结合位点。

二、糖皮质激素的不良反应

1. 感染

糖皮质激素类药物的免疫抑制作用增加细菌、病毒、真菌、原虫的感染风险。事实上,这方面的结果纷杂而且难以评价。因为大部分需使用皮质类固醇的疾病患者本身可能就有易于感染的倾向。而且身患严重疾病的患者本身可能有较高的感染风险,而他们又倾向于接受高剂量的皮质类固醇或同时接受免疫抑制药物。

低剂量的皮质类固醇不会增加患结核和其他感染的风险。有研究表明,泼尼松平均剂量低于 20mg/d,增加感染的相对风险度为 1.3(95%可信区间 1.0~1.6),泼尼松平均剂量高于 20mg/d,相对风险度为 2.1(95%可信区间 1.3~3.6),患者累积泼尼松剂量低于 700mg,未见感染风险的增加。

2. 骨质疏松和骨坏死

糖皮质激素减少肠钙吸收、增加肾钙丢失、继发甲状旁腺功能亢进、抑制成骨细胞功能、抑制生长因子、增加骨吸收、降低性激素的浓度等,进而导致骨质疏松。糖皮质激素诱导的骨质丢失在治疗的前 6～12 个月发展最快,可导致某一处的骨质丢失达 10%～40%,对骨小梁的影响比骨皮质严重。当不再给药后,骨质丢失可部分逆转。骨质疏松是剂量依赖的。一般认为,泼尼松用量超过 7.5～10mg/d,可导致能测量到的骨质丢失。系统性红斑狼疮患者发生骨坏死的风险较高。机制不明,可能与脂肪栓塞、髓质间血管被肥大的脂肪细胞压迫等有关。骨坏死最常累及髋,其次是膝和肩关节,通常双侧同时受累。由糖皮质激素诱发骨坏死的风险与其使用剂量、时间和疾病本身有关。骨坏死最早发生在开始治疗的前 6 周。低剂量的泼尼松一般不会诱发骨坏死。

3. 肌病

糖皮质激素可诱发肌病,特别在＞30mg/d 长时间使用的情况下。肌病表现为渐进性肌无力,严重者甚至影响行走。可能与蛋白分解过多有关。

4. 胃肠道

糖皮质激素类药物可诱发或加重消化性溃疡。尤其糖皮质激素与 NSAIDs 合用时,可进一步增加消化性溃疡和胃肠道出血的风险。由糖皮质激素引起的胰腺炎的风险很小。系统性红斑狼疮患者中,这一并发症的发生可能与疾病本身有关。

5. 心血管

高血压的发生与糖皮质激素的内源性过度分泌和外源性过度给予有关。低剂量的泼尼松对血压仅有很小的影响。皮质类固醇有可能加速动脉粥样硬化的形成。

6. 神经精神症状

主要有情绪变化、情绪不稳、欣快、失眠、抑郁、精神病等。其中最常见的是情绪变化,其发生率与所用的药物剂量有关。精神方面的不良反应大多出现在治疗的前 5 天内,但治疗数周后仍可见延发反应。极少数患者可能会出现"类固醇精神病",其症状一般在几天或几周后随着药物剂量降低而减轻。

7. 内分泌和代谢

糖皮质激素可导致糖耐量下降、胰岛素抵抗、糖尿病等。当糖皮质激素治疗停止后,糖尿病常可逆转,但可能需要几周甚至几个月的时间。糖皮质激素可导致脂肪的重新分布,出现满月脸、向心性肥胖、水牛背等典型库欣综合征症状。糖皮质激素可促进蛋白质分解代谢,造成负氮平衡、肌肉萎缩、伤口愈合不良,使儿童生长受到抑制。

8. 其他

接受糖皮质激素的患者出现晚发性囊性白内障的频率随着治疗剂量和持续时间的增加而增加。糖皮质激素类药物可升高房内压,加重青光眼。突然中断糖皮质激素治疗可能引起急性肾上腺功能不全,如果不采取适当的防治措施,有可能导致循环衰竭甚至死亡的危险。HPA 轴受到抑制的程度与治疗剂量和持续时间有关。经过长期糖皮质激素治疗后,HPA 轴的反应可能需要 1 年才能恢复正常。糖皮质激素中断治疗后可能出现类固醇戒断综合征,其特点是疲劳、关节痛、肌痛,偶有发热。

三、糖皮质激素应用事项

1. 剂量的选择

糖皮质激素剂量的选择和疾病种类及病情活动性有关。例如,大剂量糖皮质激素给药时间超过 2~3 个月肯定会出现明显的不良反应。但大剂量糖皮质激素可以挽救急性重症系统性红斑狼疮、多肌炎和血管炎等疾病患者的生命。在美国,75％的类风湿关节炎患者采用低剂量糖皮质激素治疗。虽然仍有研究人员反对在治疗类风湿关节炎时使用糖皮质激素,但这一治疗对临床的好转有帮助是不容否认的。另一方面,除非合并有血管炎,大剂量泼尼松对绝大多数类风湿关节炎是不适合的。

2. 联合用药

糖皮质激素能有效地控制所有严重的慢性炎性风湿性疾病。但是,为取得更好的疗效,减少激素用量,联合其他免疫抑制剂在临床中往往是必须的。如甲氨蝶呤是类风湿关节炎和多发性肌炎较好的治疗药物;环磷酰胺是治疗血管炎和狼疮肾炎或脑病的较好药物。

3. 副作用与剂量

除激素不良反应高敏患者,糖皮质激素的副作用与剂量及治疗持续时间有很大关系。当患者需要长时间的糖皮质激素治疗时,必须对骨质疏松症进行干预治疗。接受长期低剂量糖皮质激素治疗的患者,应定期测量骨密度以防止出现骨质疏松。

4. 持续低剂量

目前风湿病学医师多采用长期持续低剂量糖皮质激素治疗炎性风湿性疾病,这多是因为许多免疫病如果在取得满意治疗效果后停药,1~6 个月部分患者出现暴发性复发。不固定低剂量(1~5mg/d)的糖皮质激素治疗被许多患者选择。但仍然需要长时间大量的临床研究对此予以证实。随机、双盲、对照试验对糖皮质激素的临床研究有着许多明显的局限,尤其用药时间长短不一。另外,这种试验也不大可能提供对风湿性疾病糖皮质激素最佳治疗方法的最准确的信息。

四、几种常用糖皮质激素

(一)氢化可的松

化学名称:11β,17α,21-三羟孕甾-4-烯-3,20-二酮。

化学结构式:

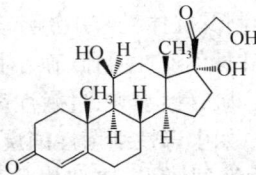

分子式:$C_{21}H_{30}O_5$

相对分子质量:362.47

【药理作用】

本药为一种天然的短效糖皮质激素。糖皮质激素药可通过弥散作用进入靶细胞,与激素受体结合,形成类固醇-受体复合物。被激活的类固醇-受体复合物作为基因转录的激活因子,以二聚体的形式与 DNA 上特异性序列相结合,激素应答原件和激素结合后发挥其调控基因转录作用,增加 mRNA 的生成。以后者作为模板合成相应的蛋白质,合成的绝大多数酶蛋白在靶细胞内实现皮质激素的生理和药理效应。生理剂量激素可影响机体各物质代谢过程,参与调节糖、蛋白质、脂肪、核酸等代谢,并有一定的盐皮质激素样作用,能够保钠排钾,但作用较弱。本药兼有较强的糖皮质激素及盐皮质激素的特性,故较适用于肾上腺皮质功能不全及失盐型先天性肾上腺增生症。常规剂量还具有以下作用:①抗炎作用。能抑制感染性、物理性、化学性、免疫性及无菌性炎症。可通过降低毛细血管的通透性等作用减轻渗出、水肿;通过抑制炎症细胞在炎症部位的集聚,抑制吞噬作用;稳定溶酶体膜,阻止补体参与炎症反应,抑制炎症介质如前列腺素、血栓素、白三烯的合成与释放,缓解红、肿、热、痛等症状。本药的抗炎作用为可的松的 1.25 倍。②免疫抑制作用。糖皮质激素抑制细胞介导的免疫反应、迟发型过敏反应。其作用机制可能与诱导淋巴细胞 DNA 降解、影响淋巴细胞的物质代谢、诱导淋巴细胞凋亡及抑制核转录因子活性等有关。同时,糖皮质激素还能减少过敏介质的产生及释放,故可减轻过敏性症状。③抗毒素作用。激素能提高机体对有害刺激的应激能力,减轻细菌内毒素对机体的损害,缓解毒血症症状。对高热有退热作用,退热机制可能与其抑制体温中枢对致热原的反应、稳定溶酶体膜、减少内源性致热原的释放有关。④抗休克作用。对中毒性休克、低血容量性休克、心源性休克都有对抗作用。抗休克的作用机制为:①扩张痉挛收缩的血管,兴奋心脏和加强心肌收缩力。②抑制某些炎性因子的产生,减轻全身炎症反应综合征及组织损伤,促使微循环血流动力学恢复正常,改善休克状态。③稳定溶酶体膜,减少心肌抑制因子的形成。④提高机体对细菌内毒素的耐受力。⑤其他:糖皮质激素能刺激骨髓的造血功能,使红细胞和血红蛋白含量增加。大剂量可能使血小板增多并提高凝血因子 I 浓度,从而缩短凝血时间。另外,糖皮质激素药还具有减轻结缔组织的病理反应,提高中枢神经系统兴奋性,促进胃酸及胃蛋白酶分泌等作用。

【药代动力学】

本药可自消化道迅速吸收,也可经皮肤吸收,尤其在皮肤破损处吸收更快。口服约 1 小时血药浓度达峰值,血中 90% 以上的氢化可的松与血浆蛋白结合。作用可持续 1.25～1.5 日。生物半衰期约为 100 分钟,主要经肝脏代谢转化为四氢可的松和四氢氢化可的松,大多数代谢产物与葡萄糖醛酸结合,极少量以原形经尿排泄。

【适应证】

原发性或继发性(垂体性)肾上腺皮质功能减退症的替代治疗。

用于治疗合成糖皮质激素所需酶系缺陷所致的各型肾上腺皮质增生症,包括 21-羟化酶缺陷、17-羟化酶缺陷、11-羟化酶缺陷等。

利用激素的抗炎、抗风湿、免疫抑制及抗休克作用治疗多种疾病:①自身免疫性疾病,如系统性红斑狼疮、皮肌炎、类风湿关节炎、自身免疫性溶血、血小板减少性紫癜、重症肌无力等。②过敏性疾病,如严重支气管哮喘、血清病、血管性水肿、过敏性鼻炎等。③器官移植排斥反应,如肾、肝、心、肺等组织移植。④中毒性感染,如中毒性细菌性痢疾、中毒性肺炎、重症伤寒、结核性脑膜炎、胸膜炎等。⑤炎症性疾病,如节段性回肠炎(克罗恩病)、溃疡性结肠炎、感染性关节炎等。⑥血液病,如急性白血病、淋巴瘤等。⑦休克和危重病例的抢救。⑧外用制剂可局部用于皮肤及眼科等炎症性或过敏性疾病等,如过敏性皮炎、神经性皮炎、虹膜睫状体炎等。

本药主要用于肾上腺皮质功能减退症及垂体功能减退症的替代治疗,也可用于过敏性和炎症性疾病等。

【用法用量】

1. 口服给药

(1)肾上腺皮质功能减退:一日 20～25mg(清晨服用 2/3,午餐后服 1/3)。有应激状况时,可增至一日 80mg,分次服用。有严重应激时改用本药静脉滴注。

(2)类风湿关节炎、支气管哮喘等:一日 20～40mg,清晨顿服。

2. 静脉注射

肾上腺皮质功能减退及腺垂体功能减退危象、严重过敏反应、哮喘持续状态及休克:氢化可的松注射液一次 100mg(或氢化可的松琥珀酸钠 135mg),最大日剂量可达 300mg,疗程不超过 3～5 日。

3. 静脉滴注

各种危重病例的抢救:一次 100～200mg,特殊危重病例一日可用至 1～2g,稀释于生理盐水或葡萄糖注射液 500ml 中,混匀后滴注,可并用维生素 C 500～1000mg。

4. 肌内注射

醋酸氢化可的松注射液一日 20～40mg。

5. 关节腔内注射

关节炎、腱鞘炎、急慢性扭伤及肌腱劳损等:一次 12.5～50mg,加适量盐酸普鲁卡因注射液,摇匀后注射于关节腔。

6. 鞘内注射

结核性脑膜炎、脑膜炎:使用醋酸氢化可的松注射液,一次 25mg(1ml)。

7. 局部给药

(1)顽固痔疮:将一薄层油膏涂于患处,用手抹匀,早晚各 1 次。

(2)对皮质激素治疗有效的皮肤病:本药霜剂涂于患处,一日 1～3 次,待症状改善后,改为一日 1 次或者一周 2～3 次。

(3)神经性皮炎:用气雾膜,用量根据皮损面积酌定,可一日或隔日喷涂 1 次。病程短的患者见效较快,痊愈率也较高,但痊愈后有复发。

(4)各种炎性眼病:用滴眼液或眼膏,应遵医嘱。

【不良反应】

1. 大剂量或长期应用本类药物

可引起医源性库欣综合征,表现为满月脸、向心性肥胖、紫纹、出血倾向、痤疮、糖尿病、高血压、骨质疏松或骨折等。还可见血钙、血钾降低、广泛小动脉粥样硬化、下肢水肿、创口愈合不良、月经紊乱、股骨头缺血性坏死、儿童生长发育受抑制。精神症状包括欣快感、激动、不安、谵妄、定向力障碍等。其他不良反应还包括肌无力、肌萎缩、胃肠道刺激（恶心、呕吐）、消化性溃疡或肠穿孔、胰腺炎、水钠潴留、水肿、青光眼、白内障、眼压增高、良性颅内压升高综合征等。另外，使用糖皮质激素还可并发（或加重）感染。

2. 敏感个体

敏感个体静脉迅速给予大剂量时可能发生全身性的过敏反应，表现为面部、鼻黏膜及眼睑肿胀，荨麻疹、气短、胸闷、喘鸣等。

3. 外用

外用偶可出现局部烧灼感、瘙痒、刺激以及干燥感。若较长时间或大面积使用，可能导致皮肤萎缩、毛细血管扩张、皮肤条纹及痤疮等，甚至出现全身性不良反应。

4. 糖皮质激素停药后综合征可有以下各种不同的情况

①下丘脑-垂体-肾上腺轴功能减退，可表现为乏力、食欲减退、恶心、呕吐、血压偏低。长期治疗后该轴功能的恢复一般需要9～12个月。②已被控制的疾病症状可于停药后重新反跳。③有的患者在停药后出现头晕、头痛、晕厥倾向、腹痛或背痛、低热、食欲减退、恶心、呕吐、肌肉或关节疼痛、乏力等，经仔细检查如能排除肾上腺皮质功能减退和原来疾病的复发，则可考虑为糖皮质激素依赖综合征。

【禁忌证】

1. 对肾上腺皮质激素类药物过敏者

2. 下列疾病患者一般不宜使用

严重的精神病和癫痫、活动性消化性溃疡、新近胃肠吻合手术、骨折、创伤修复期、角膜溃疡、肾上腺皮质功能亢进症、高血压、糖尿病、孕妇、未能控制的感染（如水痘、麻疹、真菌感染）、较重的骨质疏松等。

3. 以下患者应避免使用

动脉粥样硬化、心力衰竭或慢性营养不良者。

【注意事项】

1. 交叉过敏

对其他肾上腺皮质激素类药物过敏者也可能对本药过敏。

2. 慎用

①心脏病患者。②憩室炎患者。③情绪不稳定和有精神病倾向患者。④肝功能不全。⑤眼单纯疱疹。⑥高脂蛋白血症。⑦甲状腺功能减退症。⑧重症肌无力。⑨骨质疏松。⑩胃溃疡、胃炎或食管炎等。⑪肾功能损害或结石。⑫结核病患者。⑬全身性真菌感染。⑭青光眼。

3. 药物对儿童的影响

①小儿如长期使用本药及其他糖皮质激素,需十分慎重,因糖皮质激素可抑制患儿的生长和发育。②儿童或青少年长期使用本药及其他糖皮质激素必须密切观察,因长期使用糖皮质激素后,患儿发生骨质疏松症、股骨头缺血性坏死、性腺发育迟缓、青光眼、白内障的危险性增加。③儿童使用本药及其他糖皮质激素药的剂量除了一般的按年龄或体重计算用量外,更应当按疾病的严重程度和患儿对治疗的反应而定。对于有肾上腺皮质功能减退患儿的治疗,其用量应根据体表面积计算而定,如果按体重而定,则易发生过量,尤其是婴幼儿和矮小又肥胖的患儿。

4. 药物对老人的影响

老年患者用本药及其他糖皮质激素易发生高血压和骨质疏松,更年期后的女性发生骨质疏松的可能性更大。

5. 药物对妊娠的影响

本药及其他糖皮质激素类药物可透过胎盘。动物实验证实孕期给药可增加胚胎腭裂、胎盘功能不全、自发性流产和胎儿宫内生长发育迟缓的发生率。人类使用常规剂量的糖皮质激素可增加胎盘功能不全、新生儿体重减轻或死胎的发生率。孕妇慎重使用。美国药品和食品管理局(FDA)对本药的妊娠安全性分级为 D 级。

6. 药物对哺乳的影响

糖皮质激素可由乳汁中分泌,对婴儿造成不良影响,如抑制生长及肾上腺皮质功能等。

7. 药物对检验值或诊断的影响

①长期大剂量使用可使皮肤试验结果呈假阴性,如结核菌素试验、组织胞质菌素试验和过敏反应皮试(如青霉素皮试)等。②可使甲状腺[131]I摄取率下降,减弱促甲状腺素(TSH)对促甲状腺素释放素(TRH)刺激的反应,使 TRH 兴奋试验结果呈假阳性,干扰促性腺素释放激素(LHRH)兴奋试验的结果。③使放射性核素脑和骨显像减弱或稀疏。

8. 用药前后及用药时应当检查或监测

①血糖、尿糖或糖耐量试验,尤其糖尿病患者或有患糖尿病家族史者。②小儿应定期监测生长和发育情况。③眼科检查,注意白内障、青光眼或眼部感染的发生。④血电解质和大便隐血。⑤血压和骨密度检查(尤其老年人)。

(二)可的松

化学名称:17-羟-11-脱氧皮质酮

化学结构式:

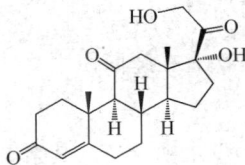

分子式：$C_{21}H_{28}O_5$

相对分子质量：360.43

【药理作用】

可的松是一种天然存在的短效糖皮质激素，药物多用其醋酸酯。药理作用同氢化可的松，其抗炎作用较氢化可的松弱。

【药代动力学】

口服本药几乎可完全由消化道迅速吸收，肌内注射吸收较慢。口服后血药浓度达峰时间为2小时，作用维持1.25～1.5日。与血浆蛋白呈可逆性结合。本药在肝中转化为具活性的氢化可的松，可经肾组织等代谢为非活性产物。血浆半衰期约30分钟，组织半衰期约为8～12小时。

【适应证】

1. 用于各种原因引起的肾上腺皮质功能减退症及垂体功能减退症的替代治疗

2. 用于过敏性和炎症性等疾病

①自身免疫性疾病，如系统性红斑狼疮、血管炎、多发性肌炎、皮肌炎、Still病、Graves眼病、自身免疫性溶血、血小板减少性紫癜、重症肌无力。②过敏性疾病，如严重支气管哮喘、过敏性休克、血清病、特异反应性皮炎。③器官移植物排斥反应，如肾、肝、心等器官或组织移植。④炎症性疾患，如节段性回肠炎、溃疡性结肠炎、非感染性炎性眼病。⑤血液病，如急性白血病、淋巴瘤。⑥其他，如结节病、甲状腺危象、亚急性非化脓性甲状腺炎、感染性休克、脑水肿、肾病综合征、高钙血症。

3. 经眼给药用于过敏性结膜炎

角膜炎、巩膜炎、虹膜炎、疱疹性眼炎、交感性眼炎以及白内障术后等。

【用法用量】

口服给药：肾上腺皮质功能减退的替代治疗：一日25～37.5mg（清晨服2/3，午后服1/3）。当患者有应激状况如发热、感染时，可增加剂量至一日100mg；严重应激状况时，应改用氢化可的松静脉滴注。

肌内注射：肾上腺皮质功能减退的替代治疗，用于不能口服糖皮质激素者，一日25mg，有应激状况适当加量，严重应激状况时应改用氢化可的松静脉滴注。

经眼给药。

1. 滴眼液

一次1～2滴，摇匀后滴入结膜囊内，一日3～4次。

2. 眼膏

涂于眼睑内，一日2～3次，最后一次宜在睡前使用。

【不良反应】

本药不良反应较大，治疗剂量时多见水钠潴留。其余参见"氢化可的松"。

【禁忌证】

1. 对肾上腺皮质激素类药物过敏者

2. 下列疾病患者一般不宜使用

严重的精神病,活动性消化性溃疡,新近胃肠吻合手术,严重高血压,明显的糖尿病,未能控制的感染如水痘、麻疹、真菌感染,较重的骨质疏松,青光眼,电解质紊乱,血栓症,高脂血症。

3. 以下患者应避免使用

肾上腺皮质功能亢进、癫痫、动脉粥样硬化、心力衰竭、角膜溃疡、慢性营养不良。

【注意事项】

1. 交叉过敏

对其他肾上腺皮质激素类药物过敏者,也可能对本药过敏。

2. 慎用

①糖尿病患者。②憩室炎患者。③情绪不稳定和有精神病倾向者。④眼单纯疱疹患者。⑤高脂蛋白血症患者。⑥高血压患者。⑦甲状腺功能减退者。⑧肌无力患者。⑨骨质疏松患者。⑩胃溃疡、胃炎或食管炎患者。⑪肾功能不全或有结石者。⑫结核病患者。⑬肝硬化、脂肪肝患者或肝功能不全者。⑭树枝状角膜炎者经眼给药。

3. 药物对妊娠的影响

本药可透过胎盘。动物实验证实孕期给药可增加胚胎腭裂、胎盘功能不全、自发性流产和胎儿宫内生长发育迟缓的发生率。人类使用常规剂量的糖皮质激素可增加胎盘功能不全、新生儿体重减轻或死胎的发生率。

4. 药物对哺乳的影响

参见"氢化可的松"。

(三) 氟氢可的松

化学名称:11β,17α,21-三羟基-9α-氟孕甾-4-烯-3,20-二酮 21-醋酸酯

分子式:$C_{23}H_{31}FO_6$

相对分子质量:422.49

【药理作用】

本药属氢化可的松的氟化衍生物,主要发挥盐皮质激素作用,同时具有一定的糖皮质激素活性。其抗炎、抗过敏的作用机制为抑制结缔组织的增生,降低毛细血管和细胞膜的通透性,减少炎性渗出,抑制组胺及其他炎症介质的形成和释放。其水盐代谢作用为氢化可的松的100~125倍,糖代谢及抗炎作用为氢化可的松的15倍。本药可作用于肾远曲小管,促进钠的吸收,增加钾和氢离子的排泄,继而出现血容量增加,血压升高,故可用于直立性低血压。

【药代动力学】

口服易吸收,10~20分钟后即可在血中监测到,达峰时间为1.7小时,生物利用度100%,蛋

白结合率 42%。在肝脏代谢,半衰期为 3.5 小时。其软膏剂可经皮吸收,尤其在皮肤破损处吸收更快。

【适应证】

用于肾上腺皮质功能减退症的替代治疗。

用于低肾素低醛固酮综合征和自主神经病变所致的直立性低血压。

可外用于对糖皮质激素有效的皮肤病,如过敏性皮炎、接触性皮炎、异位性皮炎、脂溢性皮炎、神经性皮炎、湿疹、皮肤瘙痒症、银屑病等。

【用法用量】

口服给药。

1. 肾上腺皮质功能不全

一日 0.1mg;如发生高血压,减为一日 0.05mg。

2. 失盐型先天性肾上腺综合征

一日 0.1~0.2mg。

外用:软膏局部搽涂,一日 2 次。

【不良反应】

外用时可见烧灼感、皮肤刺激感,偶见接触性皮炎、钠潴留及水肿。

长期外用可引起皮肤萎缩、毛细血管扩张、毛囊炎、增加对感染的易患性,面部可出现痤疮样疹、酒渣样皮炎、颜面红斑、口周皮炎等,封闭治疗时更多见。

长期大剂量使用可出现肾上腺皮质功能亢进(库欣综合征)。

【禁忌证】

对本药和其他糖皮质激素过敏者。

急性细菌性、真菌性及病毒性等皮肤感染病患者不可外用本药。

【注意事项】

1. 慎用

①肝硬化患者。②糖尿病患者。③严重电解质紊乱患者。④严重高血压患者。⑤甲状腺功能减退患者。⑥肌无力患者。⑦眼部单纯疱疹患者。⑧骨质疏松症患者。⑨胃溃疡、严重溃疡性结肠炎患者。⑩精神病患者。⑪肾功能不全患者。⑫水钠潴留患者。

2. 药物对儿童的影响

儿童慎用,长期使用可抑制生长和发育。

3. 药物对妊娠的影响

孕妇慎用;妊娠期本药的半衰期延长,作用时间延长,使用剂量应适当减少,以防妊高征。

4. 药物对哺乳的影响

哺乳期妇女用药应权衡利弊。

5. 药物对检验值或诊断的影响

荧光偏振免疫分析仪法测定地高辛水平时可出现假性增高,大剂量使用本药时应采用其他方法测定地高辛水平。

6. 肝病患者

肝病患者本药的半衰期延长,作用时间延长,故剂量可适当减少,以防过度钠潴留、水肿、高血压和低钾血症。

7. 黏液性水肿患者

本药的半衰期延长,作用时间延长,故剂量可适当减少,以防钠潴留过度、水肿、高血压和低钾血症。

(四)氯泼尼醇

【药理作用】

本药为合成皮质激素,具有与其他皮质激素相同的作用。抗炎作用较泼尼松龙强 2 倍,而抑制下丘脑-垂体-肾上腺轴的作用低于其他皮质激素。

【药代动力学】

口服极易从胃肠道吸收,血浆半衰期仅 100 分钟。

【适应证】

用于哮喘、类风湿关节炎、风湿热等。

【用法用量】

口服给药 一次 2.5mg,一日 1～2 次。如效果不佳可逐增至一日 3 次。

【不良反应】

1. 内分泌系统

可见满月脸、肥胖症、血糖增高,甚至出现糖尿病。女性用药可导致月经紊乱等。本药可抑制肾上腺皮质功能,骤然停药后出现肾上腺皮质功能减退。

2. 肌肉骨骼系统

可见肌无力、骨脆性增加,包括骨质疏松、长骨病理性骨折、无菌性骨坏死。儿童用药可阻碍生长发育。

3. 胃肠道

可见胃肠道溃疡、胰腺炎。

4. 血液

可引起出血倾向、血栓形成、脉管炎等。

5. 皮肤

可见痤疮、紫纹。

6. 其他

长期用药后感染的危险性升高。可见血钾降低、水钠潴留，可致精神障碍、伤口延迟愈合、眼球晶体浑浊、眼内压升高。

【禁忌证】

未能控制的感染患者，包括爆发性或播散性肺结核、脊髓灰质炎及真菌和病毒感染。

骨质疏松者。

青光眼患者。

严重肝功能不全及肝硬化患者。

甲状腺功能减退者。

原发性肾上腺皮质功能不全者。

【注意事项】

1. 慎用

①新近肠吻合术后患者。②肾功能不全患者。③肌无力患者。④出血倾向患者。

2. 药物对妊娠的影响

孕妇应慎用本药，妊娠期特别是妊娠早期使用可能影响胎儿发育，有时可导致多发性畸形。

3. 药物的哺乳的影响

哺乳期妇女应避免使用本药，用药须权衡利弊。

4. 用药前后及用药时应当检查或监测

用药期间必须检查血象和肝、肾功能。

（五）氟米龙

化学名称：9α-氟基-11β,17α-二羟基-6α-甲基-孕烷-1,4-二烯-3,20-酮

分子式：$C_{22}H_{29}FO_4$

相对分子质量：376.46

【药理作用】

本药为一种短效糖皮质激素，系泼尼松衍生物。其抗炎作用，口服药与氢化可的松相当，外用药为氢化可的松的 40 倍，对眼压的影响比地塞米松小。余参见"氢化可的松"。

【药代动力学】

本药局部应用后可能产生全身吸收效应，滴眼后 30～60 分钟达峰浓度。半衰期短，易于代谢。

【适应证】

本药滴眼液用于治疗对糖皮质激素敏感的睑球结膜、角膜及其他眼部段组织的非感染性炎症。

软膏可用于皮肤局部抗炎。

口服用于乳腺癌及小儿白血病。

【用法用量】

经眼给药:滴眼液,一次1~2滴,一日2~4次,滴于结膜囊内。治疗开始的24~48小时可酌情增加至每小时2滴。停药应逐渐减量。

局部给药:直接涂于患处。

口服给药。

1. 乳腺癌

一日20mg。

2. 小儿白血病

一日2mg/kg。

【不良反应】

经眼给药可引起局部烧灼感、异物感等刺激反应,长期使用可引起眼压升高,甚至青光眼。偶致视神经损害、后囊膜下白内障、继发眼真菌和病毒感染、眼球穿孔和延缓伤口愈合。

【禁忌证】

1. 对糖皮质激素过敏者

2. 眼科局部禁用于以下疾病

急性浅表性单纯疱疹病毒性角膜炎,水痘、牛痘及其他大多数病毒感染,眼组织真菌感染,眼结核。

【注意事项】

1. 交叉过敏

对其他肾上腺皮质激素类药物过敏者,也可能对本药过敏。

2. 慎用

任何可使角膜和巩膜变薄的病变,有单纯疱疹病毒感染病史者慎用眼科制剂。

3. 药物对妊娠的影响

妊娠期间特别是妊娠早期使用可能影响胎儿发育,有时可导致多发性畸形;孕妇慎用。

4. 药物对哺乳的影响

生理剂量或低药理剂量对婴儿一般无不良影响,但哺乳妇女如接受大剂量的糖皮质激素,则不能哺乳,因为糖皮质激素可由乳汁中分泌,可对婴儿造成不良影响(如抑制生长及肾上腺皮质功能等)。局部用药对哺乳妇女的影响尚不明确。

5. 用药前后及用药时应当检查或监测

经眼给药期间应常测眼压。

（六）泼尼松

化学名称：17α,21-二羟基孕甾-1,4-二烯-3,11,20-三酮 21-醋酸酯

化学结构式：

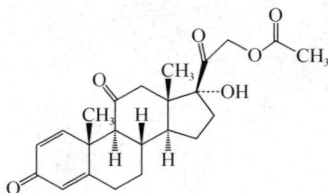

分子式：$C_{23}H_{28}O_6$

相对分子质量：400.47

【药理作用】

本药是由可的松化学改构在 1、2 位碳之间变为不饱和的双键，成为中效糖皮质激素。其抗炎作用及对糖代谢的影响比可的松强 4～5 倍，对水盐代谢影响很小。

【药代动力学】

本药在肝内将 11-酮基还原为 11-羟基，转化为泼尼松龙后才能有药理活性，生物半衰期为 60 分钟。其水钠潴留及排钾作用比可的松弱，抗炎及抗过敏作用较强。

【适应证】

治疗系统性红斑狼疮、重症多发性肌炎及严重的支气管哮喘、皮肌炎、血管炎等疾病。

治疗各种急性严重细菌感染、风湿热、肾病综合征、重症肌无力等。

血小板减少性紫癜、粒细胞减少症的治疗。

剥脱性皮炎、天疱疮、神经性皮炎、湿疹等严重皮肤病的治疗。

用于器官移植的抗排斥反应。

用于肿瘤如急性淋巴性白血病、恶性淋巴瘤的治疗。

用于某些眼科疾病的治疗及某些疾病的辅助诊断。

【用法用量】

口服给药。

1. 系统性红斑狼疮、溃疡性结肠炎、自身免疫性溶血性贫血等自身免疫性疾病

一日 40～60mg，病情稳定后逐渐减量。

2. 药物性皮炎、荨麻疹、支气管哮喘等过敏性疾病

一日 20～40mg，症状减轻后减量，每隔 1～2 日减少 5mg。

3. 防止器官移植排斥反应治疗

一般在术前 1～2 日开始给药，一日 100mg，术后 1 周改为一日 60mg，以后逐渐减量。

4. 急性白血病及其他恶性肿瘤

一日 60～80mg。

【不良反应】

本药对下丘脑-垂体-肾上腺轴抑制作用较强。其不良反应为易并发感染。

本药潴钠作用较可的松相对较弱，一般不易引起电解质紊乱或水肿等不良反应。

【禁忌证】

对肾上腺皮质激素类药物过敏者。

真菌和病毒严重感染患者。

下列疾病患者一般不宜使用 严重高血压、胃与十二指肠溃疡、严重精神病、严重电解质异常、内脏手术、青光眼等。

【注意事项】

1. 交叉过敏

对其他肾上腺皮质激素类药物过敏者，也可能对本药过敏。

2. 慎用

①急性心力衰竭或其他心脏病。②糖尿病患者。③憩室炎患者。④情绪不稳定和有精神病倾向者。⑤高脂蛋白血症患者。⑥甲状腺功能减退者。⑦肌无力患者。⑧骨质疏松患者。⑨胃炎或食管炎患者。⑩肾功能不全或有结石者。⑪结核病患者。⑫严重肝功能不全者不宜使用。

3. 药物对妊娠的影响

本药可透过胎盘。动物实验证实孕期给药可增加胚胎腭裂、胎盘功能不全、自发性流产和胎儿宫内生长发育迟缓的发生率。人类使用常规剂量的糖皮质激素可增加胎盘功能不全、新生儿体重减轻或死胎的发生率。孕妇慎用。

（七）泼尼松龙

化学名称：$11\beta,17\alpha,21$-三羟基孕甾-1,4-二烯-3,20-二酮

化学结构式：

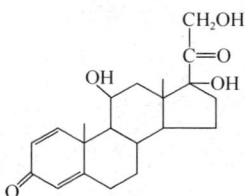

分子式：$C_{21}H_{28}O_5$

相对分子质量：360.45

【药理作用】

本药为一种人工合成的中效糖皮质激素，系由氢化可的松化学结构的1位和2位碳之间变为不饱和的双键而形成。本药疗效与泼尼松相当，对水盐代谢影响很小。其抗炎作用及对糖代谢的影响比可的松强4～5倍，本药5mg的抗炎活性相当于可的松25mg。

【药代动力学】

口服极易吸收，肌内注射时其磷酸盐易吸收，而醋酸酯混悬液吸收缓慢。口服后1～2小时

血药浓度达峰值,在血中大部分与血浆蛋白结合。本药在肝脏代谢快,也可经肾等组织代谢。血浆半衰期为 2～3 小时,组织半衰期为 18～36 小时。游离和结合型代谢物自尿中排出,部分以原形排出,小部分可经乳汁排出。

【适应证】

主要用于过敏性、自身免疫性及炎症性疾病,临床上可用于各种急性严重细菌感染、严重的过敏性疾病、红斑狼疮、结节性动脉周围炎等、风湿热、肾病综合征、严重的支气管哮喘、血小板减少性紫癜、粒细胞减少症、急性淋巴细胞白血病、肾上腺皮质功能减退症、剥脱性皮炎、天疱疮、神经性皮炎、湿疹等。

滴眼液适用于治疗睑结膜、球结膜、角膜及其他眼前部组织的炎症。

【用法用量】

口服给药:治疗过敏性、炎症性疾病,开始一日量为 15～40mg 或根据病情确定,可用至一日 60mg(或 0.5～1mg/kg)。发热患者分次服用;体温正常者可一日晨起一次服用。病情稳定后应逐渐减量。

肌内注射:泼尼松龙磷酸钠酯,一日 10～40mg,必要时可加量。

静脉滴注:泼尼松龙磷酸钠酯,一次 10～20mg,加入 5％葡萄糖注射液 500ml 中滴注。

用于危重患者,一次 10～20mg,必要时可重复给药。

关节腔或软组织内注射:一次 5～25mg,用量依关节大小而定。泼尼松龙醋酸酯混悬液与盐酸普鲁卡因液混合注射,也可用于肌腱扭伤处封闭注射。

经眼给药:醋酸泼尼松龙滴眼液一次 1～2 滴,一日 2～4 次,开始治疗的 24～48 小时,剂量可酌情增加至每小时 2 滴。不宜过早停药,停药时应逐步减量。

局部外用:醋酸泼尼松龙软膏涂于患处,一日 2～3 次,适量。

【不良反应】

本药潴钠作用相对较氢化可的松为弱,一般不易引起水、电解质紊乱等不良反应。

经眼给药后,可能引起眼压升高,导致视神经损害、视野缺损。也可能导致后囊膜下白内障形成,继发眼部真菌或病毒感染。也可能引起急性眼前段色素膜(亦称葡萄膜)炎或眼球穿孔、伤口愈合延缓。偶有报道,眼部应用皮质类固醇引起瞳孔散大、眼调节能力降低和上睑下垂。

【禁忌证】

1. 对肾上腺皮质激素类药物过敏

2. 下列疾病患者一般不宜使用

严重精神病和癫痫、活动性消化性溃疡、新近胃肠吻合手术、骨折、创伤修复期、角膜溃疡、肾上腺皮质功能亢进症、高血压、糖尿病、孕妇、未能控制的感染(如水痘、麻疹、真菌感染)、较重的骨质疏松等。

3. 本药滴眼液禁用于

急性化脓性眼部感染未经抗感染治疗者、急性单纯疱疹病毒性角膜炎(树枝状角膜炎)以及牛痘、水痘及其他大多数的角结膜病毒感染。

【注意事项】

1. 交叉过敏

对其他肾上腺皮质激素类药物过敏者,也可能对本药过敏。

2. 慎用

①心脏病或急性心力衰竭患者。②糖尿病患者。③憩室炎。④情绪不稳定和有精神病倾向患者。⑤肝功能不全。⑥眼单纯疱疹。⑦高脂蛋白血症。⑧青光眼。⑨甲状腺功能减退。⑩严重肌无力。⑪骨质疏松。⑫胃炎、食管炎及胃溃疡等。⑬肾功能损害或结石。⑭结核病患者。

3. 药物对妊娠的影响

本药及其他糖皮质激素类药物可透过胎盘。动物实验证实孕期给药可增加胚胎腭裂、胎盘功能不全、自发性流产和胎儿宫内生长发育迟缓的发生率。人类使用常规剂量的糖皮质激素可增加胎盘功能不全、新生儿体重减轻或死胎的发生率。孕妇不宜使用。

(八)甲泼尼龙

化学名称:11β,17,21-三羟基-6α-甲基孕甾-1,4-二烯-3,20-二酮

化学结构式:

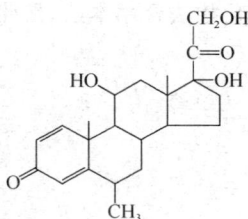

分子式:$C_{22}H_{30}O_5$

相对分子质量:374.48

【药理作用】

本药为人工合成的中效糖皮质激素,在泼尼松龙的 6α 位引入一甲基,抗炎作用为氢化可的松的 7 倍,水盐代谢作用较氢化可的松弱,是治疗炎症和变态反应的优选药。余参见"氢化可的松"。

【药代动力学】

本药口服起效快,水溶性制剂静脉注射迅速起效,达血药峰浓度后迅速下降。本药醋酸酯因分解缓慢,作用较持久。在血浆中与蛋白质可逆性结合,部分与皮质激素结合球蛋白结合,部分与白蛋白结合,结合率约为 40%～90%。本药在肝脏代谢快,也可经肾组织等代谢,生物半衰期为 30 分钟。代谢产物随尿排泄。

【适应证】

1. 重症风湿性疾病的治疗

如类风湿关节炎、急性痛风性关节炎、银屑病关节炎、强直性脊柱炎、骨关节炎引发的滑膜炎、急性或亚急性滑囊炎等。

2. 部分风湿性疾病的危重期或维持治疗

系统性红斑狼疮和狼疮性肾炎、多发性肌炎、系统性血管炎如结节性多动脉炎等。

3. 皮肤疾病

皮肤疾病如天疱疮、严重的多形红斑、剥脱性皮炎、大疱疱疹性皮炎、严重的脂溢性皮炎、严重的银屑病、蕈样真菌病、荨麻疹等。

4. 控制常规疗法难以奏效严重的或造成功能损伤的过敏性疾病

支气管哮喘、接触性皮炎、异位性皮炎、血清病、季节性或全年性过敏性鼻炎、药物过敏反应、荨麻疹样输血反应、急性非感染性喉头水肿等。

5. 严重的眼部急慢性过敏和炎症

眼部带状疱疹、虹膜炎、虹膜睫状体炎、脉络膜视网膜炎、扩散性后房色素层炎和脉络膜炎、视神经炎、交感性眼炎。

6. 胃肠道自身免疫病的危重期

如溃疡性结肠炎、克罗恩病。

7. 呼吸道疾病

如肺部肉芽肿病、铍中毒,抗结核化疗法合用本药,吕弗勒综合征等。

8. 肾病综合征的利尿及缓解蛋白尿

9. 器官移植的免疫抑制治疗

10. 血液疾病的治疗

获得性或自身免疫性溶血性贫血、血小板减少性紫癜、成人继发性血小板减少、免疫性贫血、再生不良性贫血。

11. 肿瘤的姑息合并用药治疗

成人白血病和淋巴瘤、儿童急性白血病等。

12. 治疗休克

肾上腺皮质功能不全的休克,常规治疗无用的失血性、创伤性及手术性休克。

13. 神经系统疾病

原发性或转移性肿瘤,手术及放疗引起的脑水肿,创伤性脑水肿,多发性硬化症急性危重期,急性脊髓损伤治疗应在创伤后 8 小时内开始,与适当的抗结核化疗法合用,用于伴有蛛网膜下腔阻塞或趋于阻塞的结核性脑膜炎,累及神经或心肌的旋毛虫病,预防癌症化疗引起的恶心、呕吐。

14. 内分泌失调

原发性或继发性肾上腺皮质功能不全、急性肾上腺皮质功能不全;先天性肾上腺增生;非化脓性甲状腺炎;癌症引起的高钙血症。

【用法用量】

口服给药　初始剂量为一次 4～48mg，一日 1 次。具体用量可根据病种和病情来确定。某些患者可能需要较高的初始剂量。维持剂量为一日 4～8mg。

静脉给药

1. 抑制免疫

一日 800～1000mg，加入 5‰葡萄糖注射液 250～500ml 中，4 小时滴完，3 日为一疗程。3～4 周后可重复。

2. 器官移植

一次 40～80mg，一日 1 次或数次。

3. 风湿性疾病

一日 500～1000mg，连用 1～4 日。

4. 重症系统性红斑狼疮

一日 500～1000mg，连用 3 日。

5. 危重病症休克

甲泼尼龙琥珀酸钠推荐剂量为一次 15～30mg/kg，静脉注射至少 30 分钟。根据临床需要，可于 48 小时内每隔 4～6 小时重复 1 次。

6. 预防肿瘤化疗引起的恶心及呕吐

①轻至中度呕吐，在化疗前 1 小时，静脉注射甲泼尼龙琥珀酸钠 250mg（至少注射 5 分钟）。首剂可同时给予氯化酚噻嗪以增强效果。②重度呕吐，静脉注射甲泼尼龙琥珀酸钠一次 250mg（至少注射 5 分钟），于化疗前 1 小时、化疗开始时及化疗结束后给药。

7. 急性脊髓损伤

初始剂量为 30mg/kg（静脉注射 15 分钟），应在损伤后 8 小时内开始给药。大剂量注射后暂停 45 分钟，随后 5.4mg/(kg·h)持续静脉滴注 23 小时。

关节腔内注射：一次 10～40mg。

肌内注射：一次 10～40mg。

【不良反应】

本药水钠潴留的不良反应较氢化可的松弱。大剂量给药时可致心律失常。余参见"氢化可的松"。

【禁忌证】

对肾上腺皮质激素类药物过敏。

全身性真菌感染。

下列疾病患者一般不宜使用　严重精神病及严重精神病史者、活动性消化性溃疡、新近胃肠吻合手术、严重高血压、明显的糖尿病、未能控制的感染（如水痘、麻疹、结核及其他真菌感染）、较重的骨质疏松。

【注意事项】

1. 交叉过敏

对其他肾上腺皮质激素类药物过敏者,也可能对本药过敏。

2. 慎用

①心脏病或急性心力衰竭。②糖尿病。③憩室炎。④情绪不稳定和有精神病倾向者。⑤肝功能不全。⑥眼单纯疱疹。⑦高脂蛋白血症。⑧高血压。⑨甲状腺功能减退症。⑩肌无力。⑪骨质疏松。⑫胃炎、食管炎、胃溃疡及溃疡性结肠炎。⑬肾功能损害或结石。⑭青光眼。

3. 婴儿和儿童

婴儿和儿童用药可减量,但不仅仅是依据年龄和体格大小,而更应考虑疾病的严重程度及患者的反应。每 24 小时总量不应少于 0.5mg/kg。

(九) 曲安西龙

化学名称:9α-氟-11β,16α,17α,21-四羟基孕甾-1,4-二烯-3,20-二酮

化学结构式:

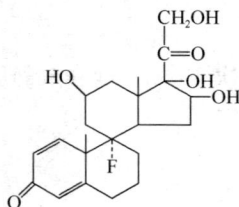

分子式:$C_{21}H_{27}FO_6$

相对分子质量:394.44

【药理作用】

本药为人工合成的中效糖皮质激素,抗炎作用比氢化可的松和泼尼松均强,本药 4mg 的抗炎活性相当于泼尼松龙 5mg。其盐皮质激素作用很弱,故水钠潴留作用较轻微。

【药代动力学】

本药口服易吸收,混悬剂由肌内注射部位吸收非常缓慢,外用可经皮肤吸收。本药与血浆蛋白结合率低,血浆药物半衰期约为 5 小时。

【适应证】

本药临床应用范围与泼尼松基本相同,主要包括:①系统性红斑狼疮等结缔组织病。②肾病综合征等肾脏免疫性疾病。③特发性血小板减少性紫癜等血液免疫性疾病。④泼尼松所适用的其他疾病。

【用法用量】

口服给药:开始治疗时一次 4mg,一日 2~4 次;维持量为一次 1~4mg,一日 1~2 次,维持量通常一日不超过 8mg。

肌内注射:曲安西龙双醋酸酯一次 40~80mg,每 1~4 周 1 次。

皮下注射：一次 5～20mg。

关节腔内注射：曲安西龙双醋酸酯一次 5～40mg，每 1～7 周 1 次。

局部给药：本药软膏涂于患处，一日 2 次。

【不良反应】

本药不良反应较轻，较常见的有厌食、眩晕、头痛、嗜睡、抑郁、体重减轻、皮肤潮红等，一般不引起水肿、高血压、满月脸等。长期大量使用可致胃溃疡、血糖升高、骨质疏松、肌肉萎缩、肾上腺皮质功能减退，以及诱发感染等。外用时，少数患者用药局部出现烧灼感、刺痛、暂时性瘙痒、皮疹、毛囊炎。余参见"氢化可的松"。

【禁忌证】

对本药或其他肾上腺皮质激素类药物过敏者。

各种细菌感染及全身性真菌感染患者。

感染的关节炎或皮炎者。

下列疾病患者一般不宜使用 严重的精神病或严重精神病史者、活动性消化性溃疡、新近胃肠吻合手术、严重高血压、明显的糖尿病、其他未能控制的感染（如水痘、麻疹等）、较重的骨质疏松。

【注意事项】

1. 交叉过敏

对其他肾上腺皮质激素类药物过敏者，也可能对本药过敏。

2. 慎用

①心脏病或急性心力衰竭患者。②糖尿病患者。③憩室炎。④情绪不稳定和有精神病倾向患者。⑤肝功能不全。⑥眼单纯疱疹。⑦高脂蛋白血症。⑧高血压。⑨甲状腺功能减退症。⑩肌无力。⑪骨质疏松。⑫胃炎、食管炎及胃溃疡患者。⑬肾功能损害或结石。⑭结核病患者。⑮青光眼患者。⑯血浆凝血因子Ⅱ过低。

3. 药物对妊娠的影响

本药可透过胎盘。动物实验证实孕期给药可增加胚胎腭裂、胎盘功能不全、自发性流产和胎儿宫内生长发育迟缓的发生率。人类使用常规剂量的糖皮质激素可增加胎盘功能不全、新生儿体重减轻或死胎的发生率。孕妇慎用。

（十）曲安奈德

化学名称：9-氟-11β,21-二羟基-16α,17-[（甲基亚乙基）双（氧）]-孕甾-1,4-二烯-3,20-二酮

化学结构式：

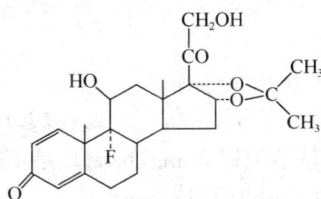

分子式：$C_{24}H_{33}FO_6$

相对分子质量：434.68

【药理作用】

本药为中效糖皮质激素，作用与曲安西龙相似，具有抗炎、抗过敏等作用。本药能增强内皮细胞、平滑肌细胞、溶酶体膜的稳定性，抑制免疫反应，降低抗体合成，减少组胺的释放，降低抗原-抗体结合时所激发的酶促反应。其水钠潴留作用微弱，而抗炎作用较强而持久。本药效力为曲安西龙的 4~8 倍，本药 4mg 的抗炎活性约相当于泼尼松龙 5mg 或氢化可的松 20mg。

【药代动力学】

本药口服易吸收，口服 5mg，生物利用度约为 23%，1 小时血药浓度达峰值 10.5ng/ml，半衰期为 2 小时；肌内注射吸收缓慢，数小时内起效，1~2 日达最大效应，作用可维持 2~3 周。皮内、关节腔内局部注射本药时吸收缓慢，作用持久，注射一次疗效可维持 1~2 周以上。喷雾吸入由鼻黏膜吸收，一次吸入 220μg，1.5 小时后，血药浓度达到 0.5ng/ml，12 小时后，血药平均浓度低于 0.06ng/ml，24 小时后，其含量低于最低检测限。本药与血浆白蛋白结合少，吸收后在肝、肾和其他组织中代谢为无活性代谢物，经肾排出。

【适应证】

1. 外用

过敏性皮炎、神经性皮炎、湿疹、银屑病及脂溢性皮炎等。

2. 注射剂

用于支气管哮喘、过敏性鼻炎、肩周炎、腱鞘炎、急性扭伤、类风湿关节炎等。也可用于瘢痕疙瘩、囊肿性痤疮、盘状红斑狼疮、斑秃等小面积损害的局部注射。

3. 鼻喷雾剂

用于预防和治疗常年性、季节性过敏性鼻炎和血管性鼻炎。

【用法用量】

肌内注射

1. 一般症状

一次 20~100mg，一周 1 次。

2. 支气管哮喘

一次 40mg，每 3 周注射 1 次，5 次为一疗程，症状较重者可用 80mg。

3. 过敏性鼻炎

一次 40mg，每 3 周注射 1 次，5 次为一疗程。

皮下注射：用量酌情决定，一般为 2.5~5mg。对皮肤病，可于皮炎部位或分数个部位注射，每处剂量为 0.2~0.3mg。一日剂量不超过 30mg，一周总量不超过 75mg。

关节腔内注射：用量酌情决定，一般为 2.5~5mg。

下鼻甲注射：用于过敏性鼻炎，鼻腔先喷 1% 利多卡因液表面麻醉后，在双下鼻甲前端各注入 20mg,一周 1 次,4～5 次为一疗程。

扁桃体穴或颈前甲状骨旁注射:用于支气管哮喘,一周 1 次,5 次为一疗程,注射前先用少量普鲁卡因局麻。

局部外用:用本药软膏涂于患处,并轻揉片刻,一日 2～3 次。

经眼给药:一日 1～4 次。

鼻腔给药。

(1) 鼻喷雾剂:一次每侧鼻孔 0.11mg,一日 1 次,症状得到控制时,可降至每侧鼻孔 0.055mg,一日 1 次。

(2) 醋酸盐鼻喷雾剂:建议用量为一日 1 次,一次每鼻孔 0.12mg(1 揿)。一日总量不超过 0.48mg(4 揿)。

【不良反应】

长期、大剂量使用本药可出现库欣综合征。偶见接触性皮炎。

注射时常见的不良反应有全身性荨麻疹、支气管痉挛、月经紊乱、视力障碍,少数患者出现双颊潮红。在皮损局部注射可引起皮肤萎缩、出血或溃疡,并易吸收而引起全身性作用;在关节腔内注射可能引起滑膜损害。

本药鼻喷雾剂可见鼻、咽部干燥或烧灼感,喷嚏或鼻出血、咳嗽、咽炎、鼻炎、头痛等,极少数患者可能发生鼻中隔穿孔,罕见鼻、咽部白念珠菌感染。

长期用于眼部可引起眼内压升高。

【禁忌证】

对本药及其他糖皮质激素过敏。

全身或局部细菌或病毒感染严重者,如病毒性、结核性或急性化脓性眼病,病毒性皮肤病。

严重的精神病或有既往史者不宜使用。

癫痫。

其他 如活动性消化性溃疡、新近接受胃肠吻合术、骨折、角膜溃疡、肾上腺皮质功能亢进、高血压、糖尿病、较重的骨质疏松等,均不宜使用。

【注意事项】

1. 慎用

①肾功能不全。②青光眼。③呼吸道活动性结核病。④未治疗的真菌感染。⑤鼻中隔溃疡、鼻部手术或创伤后慎用本药喷雾剂。

2. 药物对儿童的影响

对正在使用免疫抑制剂治疗的儿童,有免疫缺陷的患儿,本药可诱发致命的感染。儿童不宜使用局部注射,6 岁以下儿童不宜使用本药鼻喷雾剂。

3. 药物对妊娠的影响

动物实验显示本药有致畸性,人类临床试验尚不明确,孕妇慎用。

4. 药物对哺乳的影响

本药是否可分泌入乳汁中尚不明确,哺乳期妇女慎用。

5. 用药前后及用药时应当检查或监测

长期应用糖皮质激素者,应定期检查以下项目:①血糖、尿糖或糖耐量试验,尤其是糖尿病或有糖尿病倾向者。②血电解质及大便隐血。③血压和骨密度检查,老年人尤其应注意。④已经全身应用糖皮质激素类药物并造成肾上腺功能损伤者,改用本药鼻喷雾剂局部治疗时,应注意检查垂体-肾上腺系统的功能。

(十一) 地塞米松

化学名称:16α-甲基-11β,17α,21-三羟基-9α-氟孕甾-1,4-二烯-3,20 二酮

化学结构式:

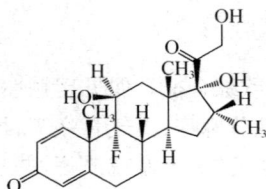

分子式:$C_{22}H_{29}FO_5$

相对分子质量:392.47

【药理作用】

本药为人工合成的长效糖皮质激素,其抗炎、抗过敏作用比泼尼松更为显著。本药每 0.75mg 的抗炎活性相当于氢化可的松 20mg。其水钠潴留作用和促进排钾作用较轻微,在糖皮质激素外用制剂中,本药与氢化可的松同属低效类。余参见氢化可的松的相关内容。

【药代动力学】

易自消化道吸收,可经皮吸收。地塞米松磷酸钠或醋酸地塞米松肌内注射后,分别于 1 小时和 8 小时后达血药浓度峰值。本药血浆蛋白结合率低于其他糖皮质激素类药物,约为 77%。易于透过胎盘,且几乎未被灭活。本药生物半衰期约 190 分钟,组织半衰期约为 3 日,65% 以上的药物在 24 小时内随尿液排出,主要为非活性代谢产物。

【适应证】

参见氢化可的松有关糖皮质激素应用的相关内容。本药作用特点与泼尼松龙相似,还可用于预防新生儿呼吸窘迫综合征、降低颅内高压、诊断库欣综合征等。

【用法用量】

1. 口服给药

开始为一次 0.75~3mg,一日 2~4 次;维持量约一日 0.75mg,视病情而定。

2. 静脉给药

(1) 一般用法:地塞米松磷酸钠以 5% 葡萄糖注射液稀释静脉注射或滴注,一次 2~20mg,2~6 小时重复给药至病情稳定,但大剂量连续给药一般不超过 72 小时。

(2) 缓解恶性肿瘤所致的脑水肿:地塞米松磷酸钠注射液,首剂 10mg 静脉推注,随后每 6 小时肌内注射 4mg,一般 12~24 小时患者可有好转。于 2~4 日后逐渐减量,5~7 日停药。

3. 肌内注射

(1) 一般用法:醋酸地塞米松注射液,一次 1～8mg,一日 1 次。
(2) 缓解恶性肿瘤所致的脑水肿:地塞米松磷酸钠注射液,参见静脉给药项。
(3) 过敏性疾病、休克:一次 2～6mg;重症可重复给药,每 2～6 小时 1 次。
(4) 恶性疟所致脑水肿引起的昏迷:一次 3～10mg,每 8 小时 1 次。

4. 关节腔内注射

醋酸地塞米松注射液及地塞米松磷酸钠注射液,一次 0.8～4mg,间隔 2 周 1 次。

5. 软组织的损伤部位封闭

醋酸地塞米松注射液,一次 0.8～4mg,间隔 2 周 1 次。

6. 皮内注射

醋酸地塞米松注射液,每一注射点 0.05～0.25mg,共注射 2.5mg,一周 1 次。

7. 腔内注射

醋酸地塞米松注射液,一次 0.1～0.2mg,于鼻腔、喉头、气管、中耳腔、耳管注入,一日 1～3 次。

8. 鞘内注射

一次 5～10mg,间隔 1～3 周注射 1 次。

9. 吸入给药

用于过敏性鼻炎,用 1.7%～2.3% 气雾剂喷雾吸入,一日 2～4 次。

10. 经眼给药

(1) 滴眼:虹膜睫状体炎、虹膜炎、角膜炎、过敏性结膜炎、眼睑炎、泪囊炎等:地塞米松磷酸钠滴眼液滴眼,一日 3～4 次,用前摇匀。
(2) 涂眼:用 0.05% 的眼膏,一日 2～3 次。
(3) 植入微粒:在眼科手术结束并取出黏弹物质后,用精密无齿镊从包装中取出地塞米松缓释微粒 1 粒,放入眼前房或后房。如果放在前房,应将药粒放在虹膜基底 12 点位置;如果放在后房,应放在虹膜和人工晶体前表面之间的 6 点位置,然后以常规方式闭合切口。
(4) 玻璃体内注射:地塞米松磷酸钠,一次 0.4mg。

11. 局部给药

(1) 用醋酸地塞米松软膏涂搽患处,一日 2～3 次。
(2) 醋酸地塞米松粘贴片,贴于患处,并轻压 10～15 秒,使其粘牢,不需取出,直至全部溶化。一次 0.3mg(1 片),一日总量不超过 0.9mg(3 片),连用不得超过 1 周。

【不良反应】

本药引起水钠潴留的不良反应较少,较大量服用时易引起糖尿、类库欣综合征及精神症状。

本药对下丘脑-垂体-肾上腺轴功能的抑制较强。静脉注射地塞米松磷酸钠可引起肛门生殖区的感觉异常感觉。眼科用药缓释微粒偶可引起可逆性眼压升高。余参见"氢化可的松"。

【禁忌证】

对肾上腺皮质激素类药物过敏。

活动性肺结核。

下列疾病患者一般不宜使用:严重高血压、血栓性疾病、胃与十二指肠溃疡、精神病、电解质代谢异常、心肌梗死、内脏手术(如新近胃肠吻合术)、青光眼、较重的骨质疏松、明显的糖尿病、未能控制的感染(如病毒、细菌、真菌感染)。

单纯疱疹性或溃疡性角膜炎患者禁止经眼给药。

【注意事项】

1. 交叉过敏

对其他肾上腺皮质激素类药物过敏者,也可能对本药过敏。

2. 慎用

①心脏病或急性心力衰竭患者。②糖尿病患者。③憩室炎。④癔症患者、情绪不稳定和有精神病倾向患者。⑤严重肝功能不全。⑥眼单纯疱疹。⑦高脂蛋白血症。⑧甲状腺功能减退症。⑨严重肌无力。⑩骨质疏松。⑪胃炎或食管炎等。⑫肾功能损害或结石。⑬结核病患者。⑭树枝状角膜炎患者慎用本药滴眼液。

3. 药物对儿童的影响

本药为长效制剂,一般不用于儿童。

4. 药物对妊娠的影响

本药可透过胎盘。动物实验证实孕期给药可增加胚胎腭裂、胎盘功能不全、自发性流产和胎儿宫内生长发育迟缓的发生率。人类使用常规剂量的糖皮质激素可增加胎盘功能不全、新生儿体重减轻或死胎的发生率。孕妇不宜使用。

5. 药物对哺乳的影响

参见"氢化可的松"。

6. 余参见"氢化可的松"

（十二）帕拉米松

【药理作用】

本药为合成的糖皮质激素类药物,2mg 的抗炎活性相当于泼尼松龙 5mg。本药无水钠潴留作用,故不宜用于肾上腺皮质功能不全的替代治疗。余参见地塞米松的相关内容。

【适应证】

主要用于过敏性与自身免疫性炎症性疾病。

【用法用量】

口服给药,初始剂量一日 4～12mg,单次或分次服用。

【不良反应】

1. 中枢神经系统

①可出现良性颅内压升高综合征。②可出现欣快感、激动、不安、谵妄、定向力障碍,也可表现为抑郁。精神症状尤易发生于慢性消耗性疾病患者、有精神病史者或大剂量用药者。

2. 代谢/内分泌系统

①下丘脑-垂体-肾上腺轴功能(HPA 轴)受到抑制为用药的重要不良反应,可表现为乏力、软弱、食欲减退、恶心、呕吐、血压偏低。长程治疗后 HPA 轴功能的恢复一般需要 9~12 个月。②医源性库欣综合征面容和体态、体重增加、下肢水肿、紫纹、低钾血症、月经紊乱、儿童生长受到抑制、糖耐量减退和糖尿病加重。

3. 肌肉骨骼系统

可出现肱骨头或股骨头缺血性坏死、骨质疏松、骨折、肌无力、肌萎缩。

4. 胃肠道

可引起胃肠道刺激、胰腺炎、消化性溃疡、肠穿孔。

5. 血液

可出现易出血倾向、创口愈合不良。

6. 皮肤

可出现痤疮。

7. 眼

可引起青光眼、白内障。

8. 其他

①感染:以真菌、结核菌、葡萄球菌、变形杆菌、铜绿假单胞菌和各种疱疹病毒感染为主。多发生在中程或长程疗法时,但亦可在短期大剂量用药后出现。②停药后可有以下各种不同的情况:原来疾病已被控制的症状重新出现;糖皮质激素停药综合征。患者在停药后可出现头晕、昏厥倾向、腹痛或背痛、低热、食欲减退、恶心、呕吐、肌肉或关节疼痛、头痛、乏力、软弱。

【禁忌证】

对本药过敏。
有严重的精神病史。
活动性胃、十二指肠溃疡。
新近胃肠吻合术后。
较严重骨质疏松。
重度糖尿病。
重度高血压。

未能用抗菌药物控制的病毒、细菌、真菌感染。

原因不明的高热。

特发性库欣综合征。

储钠性水肿或低钾性碱中毒。

【注意事项】

1. 慎用

①心脏病或急性心力衰竭。②轻中度糖尿病。③憩室炎。④情绪不稳定和有精神病倾向。⑤肝功能不全。⑥眼单纯疱疹。⑦高脂蛋白血症。⑧轻中度高血压。⑨甲状腺功能减退症。⑩严重肌无力。⑪骨质疏松。⑫胃炎或食管炎等。⑬肾功能损害或结石。⑭青光眼。⑮结核病。⑯肾上腺功能减退。

2. 药物对儿童的影响

小儿用药需慎重,本药可抑制患儿生长发育,其发生骨质疏松症、股骨头缺血性坏死、青光眼、白内障等的危险性较成人高。

3. 药物对老人的影响

老年患者使用本药后易发生高血压和骨质疏松,更年期后的女性发生骨质疏松的风险更大。

4. 药物对妊娠的影响

本药可透过胎盘。动物实验证实孕期给药可增加胚胎腭裂、胎盘功能不全、自发性流产和胎儿宫内生长发育迟缓的发生率。尚未证明对人类有致畸作用。人类使用常规剂量的糖皮质激素可增加胎盘功能不全、新生儿体重减轻或死胎的发生率。

5. 药物对哺乳的影响

本药可经乳汁分泌。生理剂量或低剂量的糖皮质激素对乳儿一般无不良影响,但高药理剂量的糖皮质激素可对婴儿造成不良影响。

6. 药物对检验值或诊断的影响

①长期大剂量使用可使皮肤试验结果呈假阴性,如结核菌素试验、组织胞质菌素试验和药物过敏反应皮试(如青霉素皮试)等。②可使甲状腺^{131}I摄取率下降,减弱促甲状腺素(TSH)对促甲状腺素释放激素(TRH)刺激的反应,使 TRH 兴奋试验结果呈假阳性,干扰促性腺素释放激素(LHRH)兴奋试验的结果。

7. 用药前后及用药时应当检查或监测

长期用药者应定期检查以下项目:①血糖、尿糖或糖耐量试验。②小儿应定期监测生长和发育情况。③眼科检查,注意白内障、青光眼或眼部感染的发生。④血电解质。⑤大便隐血。⑥血压。⑦骨密度检查。

(十三) 倍他米松

化学名称:16β-甲基-11β,17α,21-三羟基-9α-孕甾-1,4-二烯-3,20-二酮

化学结构式：

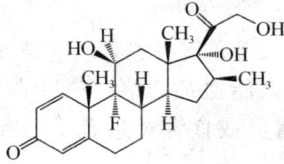

分子式：$C_{22}H_{29}FO_5$

相对分子质量：392.47

【药理作用】

本药是一种人工合成的长效糖皮质激素，为地塞米松的差向异构体。口服吸收迅速，抗炎作用强于地塞米松、曲安西龙等。本药 0.5mg 疗效与地塞米松 0.75mg、泼尼松 5mg 或可的松 25mg 相当。药理作用参见"氢化可的松"。

【药代动力学】

口服极易吸收，肌内注射 1 小时血药浓度达峰值。软膏外用可经皮吸收，皮肤破损处吸收更快。本药血浆半衰期为 190 分钟，组织半衰期为 3 日。血浆蛋白结合率较其他皮质激素类药物低。

【适应证】

主要用于过敏性与自身免疫性炎症性疾病，如类风湿关节炎、系统性红斑狼疮、严重支气管哮喘、严重皮炎、急性白血病等，也用于某些感染的综合治疗。

软膏用于过敏性皮炎、湿疹、神经性皮炎、脂溢性皮炎及瘙痒症等。

【用法用量】

口服给药：开始剂量一日 1～4mg，分次服用；维持量为一日 0.5～1mg。

肌内注射：一日 2～20mg，分次给药。

静脉注射：同肌内注射。

局部给药：软膏，一日 2～4 次，涂于患处后轻揉片刻。

【不良反应】

本药的不良反应较少，潴钠作用微弱，但其半衰期长，对生长的抑制作用较强，对下丘脑-垂体-肾上腺皮质轴功能的抑制也较短效糖皮质激素明显。具体参见"氢化可的松"。

【禁忌证】

1. 对肾上腺皮质激素类药物过敏者

2. 下列疾病患者一般不宜使用

严重的精神病和癫痫、活动性消化性溃疡、新近胃肠吻合手术、骨折、创伤修复期、角膜溃疡、肾上腺皮质功能亢进症、高血压、糖尿病、孕妇、未能控制的感染（如水痘、麻疹、真菌感染）、较重的骨质疏松等。

【注意事项】

1. 交叉过敏

对其他肾上腺皮质激素类药物过敏者，也可能对本药过敏。

2. 慎用

①急性心力衰竭或其他心脏病。②憩室炎患者。③情绪不稳定和有精神病倾向者。④青光眼患者。⑤眼单纯疱疹患者。⑥高脂血症患者。⑦甲状腺功能减退者。⑧严重肌无力患者。⑨骨质疏松患者。⑩胃溃疡、胃炎或食管炎患者。⑪肾功能不全或有结石者。⑫结核病患者。

3. 药物对儿童的影响

本药有抑制生长作用,小儿不宜长期使用。

4. 药物对妊娠的影响

本药及其他糖皮质激素类药物可透过胎盘。动物实验证实孕期给药可增加胚胎腭裂、胎盘功能不全、自发性流产和胎儿宫内生长发育迟缓的发生率。人类使用常规剂量的糖皮质激素可增加胎盘功能不全、新生儿体重减轻或死胎的发生率。

5. 药物对哺乳的影响

参见"氢化可的松"。

6. 余参见"氢化可的松"

第三节　免疫抑制剂

一、免疫抑制剂的分类

根据合成方法,免疫抑制剂大致可分为:

1. 微生物发酵提取产物

如环孢素、他克莫司、雷帕霉素及其衍生物 SDZ RAD、MZ 等。

2. 化学合成物

大部分来源于抗肿瘤物,主要有烷化剂和抗代谢药两大类,包括糖皮质激素、硫唑嘌呤、甲氨蝶呤、来氟米特等。

3. 半合成化合物

麦考酚酸酯、SDZIMMl25、脱氧精瓜素等。

4. 生物制剂

抗胸腺细胞球蛋白、抗淋巴细胞球蛋白等。

二、免疫抑制剂主要适应证

1. 自身免疫病

一些自身免疫性疾病,如类风湿关节炎、系统性红斑狼疮以及肾病综合征等用免疫抑制药物治疗能明显改善症状,抑制病程发展,临床使用较多的免疫抑制药主要是大剂量激素、环磷酰胺等。

2. 变态反应性疾病

抑制免疫应答可以控制变态反应强度,缓解症状。临床上严重的 I 型超敏反应发生时,用激素治疗可取得明显疗效。治疗变态反应一般不使用环磷酰胺、环孢素等强力免疫抑制药。

3. 抗移植排斥反应

器官移植后主要病变是移植排斥。因此免疫抑制药物的应用是器官移植成功的关键措施之一。

4. 感染性炎症

在细菌性炎症过程中,中性粒细胞的浸润及大量炎症介质的释放,会引起组织的免疫损伤。免疫抑制药物可抑制炎症反应的强度,减轻反应症状;与有效抗生素配合应用,有利于炎症的控制。临床应用较多的是激素,如泼尼松等。

5. 恶性肿瘤

免疫抑制剂目前广泛应用于肿瘤的治疗,可减轻化疗反应,减轻肿瘤相关自身免疫损伤。

三、常用免疫抑制剂

（一）甲氨蝶呤（methotrexate,MTX）

化学名称:L-（＋）-N-[4-[[（2,4-二氨基-6-蝶啶基）甲基]甲氨基]苯甲酰基]谷氨酸

化学结构式:

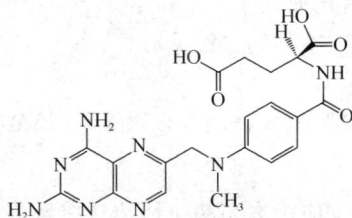

分子式:$C_{20}H_{22}N_8O_5$

分子质量:454.45

【药理作用】

对二氢叶酸还原酶有高度亲和力,以竞争方式与其结合,使叶酸不能转变为四氢叶酸,从而使脱氧尿苷酸不能转变为脱氧嘧啶核苷酸,阻止 DNA 合成,亦干扰 RNA 蛋白质合成。属细胞

周期特异性药。主要作用于 G_1 及 G_1/S 转换期细胞。

【药代动力学】

用量小于 $30mg/m^2$ 时，口服吸收良好，1～5 小时血药浓度达最高峰。肌内注射后达峰时间为 0.5～1 小时。血浆蛋白结合率约为 50%，本品透过血脑屏障的量甚微，但鞘内注射后则有相当量可达全身循环。部分经肝细胞代谢转化为谷氨酸盐，部分通过胃肠道细菌代谢。40%～90%经肾排泄，大多以原形药排出体外，约 10%通过胆汁排泄。$t_{1/2}\alpha$ 为 1 小时，$t_{1/2}\beta$ 为二室型，初期为 2～3 小时；终末期为 8～10 小时。少量甲氨蝶呤及其代谢产物可以结合型形式储存于肾脏和肝脏等组织中，可长达数月。在有胸腔或腹腔积液情况下，本品的清除速度明显减缓；清除率个体差别极大，老年患者更甚。

【适应证】

类风湿关节炎，近十几年 MTX 对类风湿关节炎的治疗作用已得到充分肯定，为治疗类风湿关节炎的基础用药之一。与其他慢作用药合用，可延缓或阻止关节破坏。

脊柱关节病，如强直性脊柱炎、银屑病关节炎及幼年特发性关节炎等。

多发性肌炎和皮肌炎，系统性红斑狼疮、干燥综合征等。

血管炎等。

恶性肿瘤、白血病等。

【用法用量】

治疗自身免疫病：5～25mg 每周，口服或静脉均可。

高剂量并叶酸治疗某些肿瘤，参加化疗方案的构成。

儿童每日 1.25～5mg，视骨髓情况而定。

【不良反应】

胃肠道反应，包括口腔炎、口唇溃疡、咽喉炎、恶心、呕吐、腹痛、腹泻、消化道出血。食欲减退常见，偶见伪膜性或出血性肠炎等。

肝功能损害，包括黄疸、丙氨酸氨基转移酶、碱性磷酸酶、γ-谷氨酰转肽酶等增高。

大剂量应用时，由于本品和其他代谢产物沉积在肾小管而致高尿酸血症肾病，此时可出现血尿、蛋白尿、尿少、氮质血症甚至尿毒症。

长期用药可引起咳嗽、气短、肺炎或肺纤维化。

骨髓抑制，主要引起白细胞和血小板减少，短期大剂量或长期小剂量应用后，均可引起骨髓抑制，血小板下降而致皮肤或内脏出血。

脱发、皮肤发红、瘙痒或皮疹为本品的过敏反应。

在白细胞低下时可并发感染。

鞘内注射后可能出现视物模糊、眩晕、头痛、意识障碍，甚至嗜睡或抽搐等。

【禁忌证】

已知对本品过敏的患者禁用。应用本品禁止怀孕及哺乳。

【注意事项】

本品的致突变性，致畸性和致癌性较烷化剂为轻，但长期服用后，有潜在的导致继发性肿瘤的危险。

对生殖功能的影响，虽也较烷化剂类抗癌药为小，但可导致闭经和精子减少甚至缺乏，一般多不严重，但长期应用较大剂量后，有时呈不可逆性。

全身极度衰竭、恶液质或并发感染及心肺肝肾功能不全时,禁用本品。周围血象如白细胞低于 $3500/mm^3$ 或血小板低于 $50000/mm^3$ 时不宜用。

有肾病史或发现肾功能异常时,禁用大剂量甲氨蝶呤疗法。未准备好解救药四氢叶酸钙(CF),未充分进行液体补充或碱化尿液时,也不能用大剂量甲氨蝶呤疗法。

大剂量甲氨蝶呤疗法易致严重不良反应,须经监测其血药浓度时才能谨慎使用。滴注时不宜超过 6 小时,太慢易增加肾脏毒性。大剂量注射本品 2～6 小时后,可肌内注射甲酰四氢叶酸钙 3～6mg,每 6 小时 1 次,注射 1～4 次,可减轻或预防副作用。

(二) 环磷酰胺(cyclophosphamide,CTX)

化学名称:p-[N,N-双(β-氯乙基)]-1-氧-3-氮-2-磷杂环己烷-p-氧化物-水合物。

化学结构式:

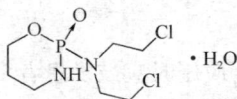

分子式:$C_7H_{15}C_{12}N_2O_2P \cdot H_2O$

相对分子质量:279.10

【药理作用】

本品在体外无活性,进入体内被肝脏或肿瘤内存在的磷酰胺酶或磷酸酶水解,变为活化的磷酰胺氮芥而起作用。其作用机制与氮芥相似,与 DNA 发生交联,抑制 DNA 的合成,干扰 RNA 的功能,属细胞周期非特异性药物。本品抗瘤谱广,对多种肿瘤有抑制作用。

【药代动力学】

环磷酰胺口服易吸收,迅速分布全身,约 1 小时后达血浆峰浓度,在肝脏转化释出磷酰胺氮芥,其代谢产物约 50% 与蛋白结合。静脉注射后血浆半衰期 4～6 小时,48 小时内经肾脏排出 50%～70%,其中 68% 为代谢产物,32% 为原形。

【适应证】

1. 系统性红斑狼疮

特别是狼疮肾炎、狼疮脑患者。与糖皮质激素联合应用可改善多数患者预后,并可减少激素用量,降低复发率。

2. 其他自身免疫病

系统性血管炎、多发性肌炎或皮肌炎、硬皮病、干燥综合征合并内脏损害等。

3. 器官移植

4. 肿瘤

多和其他抗肿瘤药合用,构成治疗方案。

【用法用量】

治疗系统性红斑狼疮常用量为 500～1000mg/m²,静脉滴注,每月 1 次。也有 0.2～0.4mg/次,每周 1 次。也可肌内注射。总剂量视患者病情和耐受情况而定。

【不良反应】

骨髓抑制:白细胞减少较血小板减少为常见,最低值出现在用药后1~2周,多在2~3周后恢复。胃肠道反应:包括食欲减退、恶心及呕吐,一般停药1~3天即可消失。泌尿道反应:当大剂量环磷酰胺静脉滴注,尿量偏少时,可致出血性膀胱炎,表现为膀胱刺激症状、少尿、血尿及蛋白尿,系其代谢产物丙烯醛刺激膀胱所致,但环磷酰胺常规剂量应用时,其发生率较低。对肝功有影响,可加重病毒性肝炎。其他反应包括脱发、口腔炎、中毒性肝炎、皮肤色素沉着、月经紊乱、无精子或精子减少及肺纤维化等。

【禁忌证】

凡有骨髓抑制、严重感染、肝肾功能损害者禁用或慎用。对本品过敏者禁用。妊娠及哺乳期妇女禁用。

【注意事项】

本品的代谢产物对尿路有刺激性,应用时应鼓励患者多饮水,大剂量应用时应水化、利尿,同时给予尿路保护剂美司钠。近年研究显示,增加药物剂量,能明显增加疗效,当大剂量用药时,除应密切观察骨髓功能外,尤其要注意非血液学毒性如心肌炎、中毒性肝炎及肺纤维化等。有肝肾功能损害、骨髓转移或既往曾接受多疗程化放疗时,环磷酰胺的剂量应减少至治疗量的1/3~1/2。由于本品需在肝内活化,因此腔内给药无直接作用。环磷酰胺水溶液仅能稳定2~3小时,最好现配现用。

(三)苯丁酸氮芥(chlorambucil)

化学名称:4-[双(2-氯乙基)氨基]苯丁酸。

化学结构式:

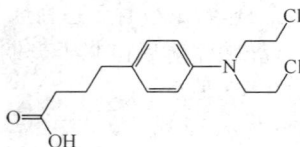

分子式:$C_{14}H_{19}Cl_2NO_2$

相对分子质量:304.22

【药理作用】

本品属氮芥类衍生物,具有双功能烷化剂作用,可形成不稳定的乙撑亚胺而发挥其细胞毒作用,干扰 DNA 和 RNA 的功能。在常规剂量下,其毒性较其他任何氮芥类药物小。属细胞周期非特异性药物,对增殖状态的细胞敏感,特别对 G_1 期与 M 期的作用最强,对淋巴细胞有一定的选择性控制作用。

【药代动力学】

口服吸收完全,生物利用度大于70%,在1小时内,肝脏可达最高的组织浓度。其代谢产物苯乙酸氮芥于用药后2~4小时在血浆中达峰值,其血浆浓度与原形相当,半衰期1~2小时,药时曲线下面积最大。24小时内60%的药物随尿排出,其中90%为苯丁酸氮芥和苯乙酸氮芥的水解物。部分的药物分子有亲脂肪特性而储存于脂肪中,从而延长本品的临床作用时间,具有双功能烷化剂作用。

【适应证】

多于其他免疫抑制剂无效时备选,常用于系统性红斑狼疮、类风湿关节炎、肾病综合征等。

【用法用量】

宜以小剂量长疗程给药,2~4mg/d,维持半年或一年,总量不宜超过 2g。

【不良反应】

骨髓抑制:属中等程度,主要表现为白细胞减少,对血小板影响较轻,但大剂量连续用药时可出现全血象下降。胃肠道反应:较轻,多为食欲减退、恶心,偶见呕吐。生殖系统:长期应用本品可致精子缺乏或持久不育,月经紊乱或停经。其他少见的不良反应尚包括中枢神经系统毒性、皮疹、脱发、肝损害及发热等,长期或高剂量应用可导致间质性肺炎。

【禁忌证】

凡有严重骨髓抑制、严重感染者禁用。对本品过敏者禁用。本品有致突变、致畸胎作用,可造成胎儿死亡或先天畸形,故孕妇禁用。有痛风病史、泌尿道结石者慎用。

【注意事项】

本品给药时间较长,疗效及毒性多在治疗 3 周以后出现,故应密切观察血象变化,并注意蓄积毒性。

（四）硫唑嘌呤（azathioprine, AZP）

化学名称:6-[(1-甲基-4-硝基-1H-咪唑基-5-)硫代]-1H-嘌呤。

化学结构式:

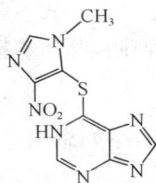

分子式:$C_9H_7N_7O_2S$

相对分子质量:277.27

【药理作用】

在体内几乎全部转变成 6-巯基嘌呤而起作用。由于其转变过程较慢,因而发挥作用缓慢。它能抑制 Friend 白血病,抑制病毒对小鼠的感染,使脾脏的肿大得到抑制,使脾脏及血浆内病毒滴度下降。大鼠长期腹腔注射本品达 4~5 个月时出现体重下降、严重贫血。家兔于妊娠早期给予本药,可引起畸胎,主要是肢体发育受到影响。本药通过对 RNA 代谢的干扰而具有免疫抑制作用。若小剂量长期存在于培养基中,可抑制致敏的淋巴细胞在体外的杀伤细胞作用。

【药代动力学】

硫唑嘌呤的肠吸收较 6-巯基嘌呤为佳,口服吸收良好,进入体内后很快被分解为 6-巯基嘌呤,然后再分解代谢而生成多种氧化的和甲基化的衍生物,随尿排出体外,24 小时尿中排泄为50%~60%,48 小时内大便排出 12%,血中浓度低。服药后 1 小时达最高浓度,3~4 小时血中浓度降低一半,用药后 2~4 天方有明显疗效。

【适应证】

1. 系统性红斑狼疮

与激素联合使用，可使 SLE 症状缓解，抗 dsDNA 抗体滴度降低，血清补体升高，肾功能改善，生存期延长。

2. 多发性肌炎和皮肌炎

常与激素联合使用，往往有较好疗效。

3. 其他自身免疫病

如类风湿关节炎、自身免疫性肝炎、自身免疫性溶血性贫血、血管炎、贝赫切特综合征、干燥综合征等。

4. 器官移植等

5. 恶性肿瘤

【用法用量】

起始每日 2～2.5mg/kg，一般用 100mg/d，分两次口服，维持量为每日 1～2mg/kg，有不良反应者渐减量。

【不良反应】

较巯嘌呤相似但毒性稍轻，可致骨髓抑制，肝功能损害，畸胎，亦可发生皮疹，偶见肌萎缩。

【禁忌证】

已知对本品过敏患者禁用。可致畸胎，孕妇忌用。

【注意事项】

可致肝功能损害，故肝功能差者忌用。亦可发生皮疹，偶致肌肉萎缩，用药期间严格检查血象。

（五）环孢素（ciclosporin A，CsA）

化学名称：$[(E)(2S,3R,4R)]$-3-羟基-4-甲基-2-(甲氨基)-6 辛烯酰]-L-2 氨基丁酰-N-甲基甘氨酰-N-甲基-L-亮氨酰-L-缬氨酰-N-甲基-L-亮氨酰-L-丙氨酰-D-丙氨酰-N-甲基-L-亮氨酰-N-甲基-L-亮氨酰-N-甲基-L-缬氨酰。

化学结构式：

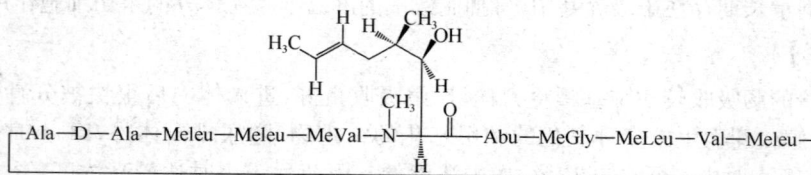

分子式：$C_{62}H_{111}N_{11}O_{12}$

相对分子质量：1202.63

【药理作用】

环孢素能特异性地抑制辅助 T 淋巴细胞的活性,不抑制 T 淋巴细胞,反而促进其增殖。进而调节抑制 B 淋巴细胞的活性。本品还能选择性抑制 T 淋巴细胞所分泌的白细胞介素-2、β-干扰素;亦能抑制单核/巨噬细胞所分泌的白细胞介素-1。在抑制细胞免疫的同时,对体液免疫有抑制作用,能抑制体内抗移植物抗体的产生,具有抗排斥的作用。本品不影响吞噬细胞的功能,不产生明显的骨髓抑制作用。

【药代动力学】

口服吸收不规则、不完全,个体差异较大。生物利用度约为 30%,但可随治疗时间延长和药物剂量增多而增加。在肝移植后,肝病或胃肠功能混乱的患者吸收可能减少。本品与血浆蛋白的结合率可高达约 90%,主要与脂蛋白结合。口服后达峰时间约为 3.5 小时。全血的浓度可为血浆的 2~9 倍,成人的血浆 $t_{1/2}$ 为 19(10~27)小时,而儿童仅约为 7(7~19)小时。本品在血液中有 33%~47%分布于血浆中,4%~9%在淋巴细胞,5%~12%在粒细胞,41%~58%则分布在红细胞中。本品由肝脏代谢,经胆道排泄从粪便中排出。仅有 6%经肾脏排泄,其中约 0.1%仍以原形排出。

【适应证】

1. 治疗自身免疫病

如系统性红斑狼疮、类风湿关节炎、皮肌炎、银屑病关节炎等。

2. 器官移植

如肾、肝、心、肺、角膜等组织器官移植的抗排斥治疗。特别是肾移植疗效最好。

【用法用量】

1. 器官移植

手术当天肌内注射 17~20mg/(kg · d),次日改口服,以后每月递减 2mg/(kg · d),最后以 5~10mg/(kg · d)维持,同时应用糖皮质激素。

2. 自身免疫病

口服 3~5mg/(kg · d),症状控制后渐减量,最后用 0.5~2mg/(kg · d)维持。用药过程中建议检测血药浓度,并依此调整药物剂量。

【不良反应】

较常见的有厌食、恶心、呕吐等胃肠道反应。约 1/3 用药者有肾毒性,可出现血清肌酐、尿素氮增高、肾小球滤过率减低、高血压、肾功能损害等。慢性、进行性肾中毒多于治疗后约 12 个月发生。牙龈增生一般可在停药 6 个月后消失。

不常见的有惊厥,其原因可能为本品对肾脏毒性及低镁血症有关。此外本品尚可引起氨基转移酶升高、胆汁淤积、高胆红素血症、高血糖、多毛症、手震颤、高尿酸血症血小板减少、微血管病性溶血性贫血、四肢感觉异常、下肢痛性痉挛等。此外,有报告本品可增加 ADP 诱发的血小板聚集,促进血栓烷 A_2 的释放和凝血活酶的生成,增强因子Ⅶ的活性,减少前列环素产生,诱发血栓形成。

罕见的有药物过敏反应、胰腺炎、白细胞减少、雷诺综合征、糖尿病、血尿等。严重不良反应大多与使用剂量过大有关,所以大剂量长疗程者应检测血药浓度,调节用量。有报道认为如在下次服药前测得的全血谷浓度约为 100～200ng/ml,则可达上述效应。如发生不良反应,应立即给相应的治疗,减少本品的用量或停用。

【禁忌证】

有病毒感染时禁用本品:如水痘、带状疱疹等。对本品过敏者禁用。本品可以通过胎盘。应用 2～5 倍于人类的剂量对鼠、兔胚胎及胎儿可产生毒性,但按人类常规剂量用药,未见到胚胎有致死或致畸的发生。孕妇慎用。本品可进入乳汁。对哺乳的婴儿可产生高血压、肾毒性、诱发恶性肿瘤等的潜在危险性。哺乳期妇女禁用。老年患者因肾功能减退,故应慎用本品。

【注意事项】

动物实验证明本药有增加致癌的危险性,已有并发淋巴瘤、皮肤恶性肿瘤的报告。

下列情况慎用

肝功能不全、高钾血症、严重感染、严重肠道吸收不良、严重肾功能不全、血小板增多症、严重高血压等。

对诊断的干扰:①用本品最初几日,血尿素氮及肌酐可升高,这并不一定表明是肾脏移植的排斥反应。②血清丙氨酸氨基转移酶[ALT(SGPT)]、门冬氨酸氨基转移酶[AST(SGOT)]、淀粉酶、碱性磷酸酶、血胆红素可因本品对肝脏的毒性而升高。③血清镁浓度可减低,此与本品的肾毒性有关。④血清钾、血尿酸可能升高。

若本品已引起肾功能不全或有持续负氮平衡,应立即减量或至停用。

若发生严重感染,应减量或停用。

若发生移植发生排斥,应加大剂量。

小儿对本品的清除率较快,故用药剂量可适当加大。

(六)骁悉(CellCept),又名霉酚酸酯(mycophenolate mofetil,MMF)

化学结构式:

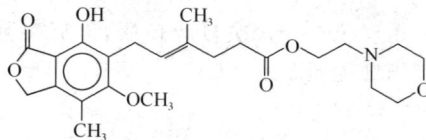

分子式:$C_{23}H_{31}NO_7$

【药理作用】

霉酚酸酯(简称 MMF)是霉酚酸(MPA)的 2-乙基酯类衍生物。MPA 是选择性、非竞争性、可逆性的次黄嘌呤单核苷酸脱氢酶(IMPDH)高效抑制剂,可抑制鸟嘌呤核苷酸的经典合成途径。MPA 对淋巴细胞具有高度选择作用。抑制增殖淋巴细胞所需的 MPA 浓度,对大多数淋巴细胞无抑制作用。MPA 还能直接抑制 B 细胞的增殖进而抑制抗体的形成。治疗量的 MMF 并不抑制多糖激活的人外周血淋巴细胞产生白细胞介素-1,不抑制有丝分裂原激活的外周淋巴细胞合成白细胞介素-2 及其受体表达,这点不同于环孢素、FK-506。此外,MPA 可以在体外使淋巴细胞三磷酸鸟苷耗竭,抑制甘露糖和岩藻糖转化成糖蛋白。通过这种机制,MPA 降低淋巴细胞和单核细胞在慢性炎症部位的聚集。

【药代动力学】

口服后迅速吸收。平均生物利用度为 94%（根据 MPA 曲线下面积），口服后在循环中测不出 MMF，代谢为活性成分 MPA。肾移植患者口服 MMF，其吸收不受食物影响，但进食后血 MPA 峰值将降低 40%。由于肠肝循环作用，服药后 6~12h 将出现第二个血浆 MPA 高峰，与考来烯胺同时服用将使 MPA 曲线下面积减少约 40%，表明 MPA 通过肠肝循环的量很多。在临床有效浓度下，97% 的 MPA 与血浆蛋白结合。MPA 主要通过葡萄糖醛酸转移酶，代谢成 MPA 酚化葡萄糖苷糖（MPAG），MPAG 无药理活性。MMF 代谢成的 MPA<1% 从尿液排出，87% 以 MPAG 的形式从尿液排出。移植后 <40 日，平均曲线下面积（AUG）和血峰值（C_{max}）比正常志愿者和移植肾功能稳定的患者约低 50%。单剂研究显示，慢性肾功能损害，肾小球滤过率 <25ml/(min·1.73m²)，MPA 曲线下面积比正常志愿者和轻度肾功能损害患者高 25%~75%。同样情况下，MPAG 曲线下面积高 3~6 倍。移植手术后，肾功能延迟恢复的 MPA 其 0~12h 曲线下面积与无肾功能延迟恢复的者无显著差异。但无活性成分的 MPAG，其 0~12h 曲线下面积比肾功能正常恢复患者高 2~3 倍。在酒精性肝硬化者。对 MPA 的糖苷酸化过程相对无影响，严重的胆道损害，如原发性胆汁性肝硬化，可能对这一过程产生影响。血透不能清除 MPA，而当 MPA 血浆浓度极高时（>100μg/ml），能清除小部分 MPAG。MPA 可通过药物排出增加（如给予考来烯胺）而得到清除。

【适应证】

1. 自身免疫性疾病

如系统性红斑狼疮、血管炎、类风湿关节炎等。

2. 用于各种器官移植

【用法用量】

治疗自身免疫性疾病常为口服 1.5g/d，分 3 次口服，先用 3 天，然后改为维持量，持续 2~3 个月；症状改善后改为 1.0g/d，维持 6~9 个月。在人类尚无 MMF 剂量过大的报道。

【不良反应】

服用本药后，主要的不良反应包括：呕吐、腹泻等胃肠道症状，白细胞减少症，败血症，尿频以及某些类型的感染的发生率增加。偶见血尿酸升高、高血钾、肌痛或嗜睡。

【注意事项】

对 MMF 或 MPA 发生过敏反应的患者不能使用本药。服用本药的患者在第一个月每周 1 次进行全血细胞计数，第二和第三个月每月 2 次，余下的一年中每月 1 次。如果发生中性粒细胞减少（中性粒细胞绝对计数小于 1.3×10⁹/μl）时，应停药或减量。肾功能损害、肾小球滤过率小于 25ml/(min·1.73m²)的患者服用单剂量后，血浆 MPA 和 MPAG 的曲线下面积比轻度肾功能损害的患者及健康人高。应避免超过 1g/次，每日 2 次的剂量。肾移植后肾功能恢复的患者平均 0~12h MPA 曲线下面积与已恢复患者相仿，但 MPAG 的 0~12h 曲线下面积前者比后者高 2~3 倍。对这些患者无需作剂量调整，但应密切观察。本药作为联合方案用免疫抑制药物时，有增加淋巴瘤和其他恶性肿瘤（特别是皮肤瘤）发生的危险。这一危险性与免疫抑制的强度和持续时间关，更与患者易感性有关。免疫系统的过度抑制也可能导致严重感染。临床试验中，本药已与以下药物联合应用：抗淋巴细胞球抗体、环孢素和大剂量皮质激素类药物，增加感染的机会。

对妊娠和哺乳的影响:动物实验中发现本药有致胎儿畸形的可能。只有在本药的潜在优点超过对胎儿的潜在危险时才予孕妇应用。应在妊娠试验阴性后,再对育龄妇女服用本药。服用本药期间,应采取有效避孕措施。对大鼠的研究发现 MMF 可通过乳汁分泌,MMF 可能对哺乳期婴儿可能有潜在的严重副作用。儿童使用该药的安全性和有效性尚未确证。

(七) 来氟米特(leflunomide,LEF)

化学名称:N-(4ℂ-三氟甲基苯基)-5-甲基异噁唑-4-甲酰胺。

化学结构式:

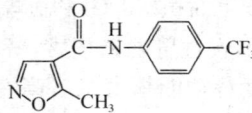

分子式:$C_{12}H_9F_3N_2O_2$

相对分子质量:270.2

【药理作用】

本品为一种具有抗增殖活性的异恶唑类免疫抑制剂,其作用机制主要是抑制二氢乳清酸脱氢酶的活性,从而影响活化淋巴细胞的嘧啶合成。体内外试验表明本品尚具有抗炎作用。来氟米特的体内活性主要通过其活性代谢产物 A771726(M1)而产生。

【药代动力学】

本品口服吸收迅速,在胃肠黏膜与肝中迅速转变为活性代谢产物 A771726(M1),口服后 6~12 小时内 A771726 的血药浓度达峰值,口服生物利用度(F)约 80%,吸收不受高脂肪饮食影响。单次口服 50mg 或 100mg 后 24 小时,血浆 A771726 浓度分别为 4mg/ml 或 8.5mg/ml。A771726 主要分布于肝、肾和皮肤组织,而脑组织分布较少。A771726 血浆浓度较低,血浆蛋白结合率大于 99%,稳态分布容积为 0.13L/kg。A771726 在体内进一步代谢,并从肾脏与胆汁排泄,其半衰期约 10 天。

【适应证】

适用于成人类风湿关节炎,有改善病情作用。

其他自身免疫病　如系统性红斑狼疮、银屑病关节炎等。

器官移植等。

【用法用量】

由于来氟米特半衰期较长,建议间隔 24 小时给药。为了快速达到稳态血药浓度,参照国外临床试验资料并结合Ⅰ期临床试验结果,建议开始治疗的最初 3 天给予负荷剂量一日 50mg(5片),之后给予维持剂量一日 20mg(2 片)。在使用本药治疗期间可同时使用非甾体抗炎药或低剂量皮质类固醇激素。

【不良反应】

主要有腹泻、瘙痒、可逆性肝脏酶(ALT 和 AST)升高、脱发、皮疹等。

国外临床试验,来氟米特治疗 1339 例类风湿关节炎患者不良事件,发生率≥3%包括:乏力、腹痛、背痛、高血压、厌食、腹泻、消化不良、胃肠炎、肝脏酶升高、恶心、口腔溃疡、呕吐、体重减轻、关节功能障碍、腱鞘炎、头晕、头痛、支气管炎、咳嗽、呼吸道感染、咽炎、脱发、瘙痒、皮疹、泌尿系统感染等。

以上不良事件均在安慰剂对照或阳性对照柳氮磺胺吡啶治疗组及 MTX 治疗组中也有发

现,其中来氟米特治疗组以腹泻、肝脏酶升高、脱发、皮疹较为明显。

【禁忌证】

对本品及其代谢产物过敏者,严重肝脏损害患者禁用。孕妇及尚未采取可靠避孕措施的育龄妇女及哺乳期妇女禁用。儿童应用本品的疗效和安全性还没有研究,故年龄小于 18 岁的患者,建议不用本品。

【注意事项】

临床试验发现来氟米特可引起一过性的 ALT 升高和白细胞下降,服药初始阶段应定期检查 ALT 和白细胞。

严重肝脏损害和明确的乙肝或丙肝血清学指标阳性的患者慎用。用药前及用药后每月检查 ALT,检测时间间隔视患者具体情况而定。如果用药期间出现 ALT 升高,调整剂量或中断治疗的原则如下:①如果 ALT 升高在正常值的 2 倍(<80U/L)以内,继续观察。②如果 ALT 升高在正常值的 2~3 倍(80~120U/L),减半量服用,继续观察,若 ALT 继续升高或仍然维持80~120U/L,应中断治疗。③如果 ALT 升高超过正常值的 3 倍(>120U/L),应停药。停药后若 ALT 恢复正常可继续用药,同时加强护肝治疗。

免疫缺陷、未控制的感染、活动性胃肠道溃疡、肾功能不全、骨髓增生低下患者慎用。

如果服药期间出现白细胞下降,调整剂量或中断治疗的原则如下。①若白细胞不低于3.0×10^9/L,继续服药观察。②若白细胞为$(2.0\sim3.0)\times10^9$/L,减半量服药观察。继续用药期间,多数患者可以恢复正常。若复查白细胞仍低于 3.0×10^9/L,中断服药。③若白细胞低于2.0×10^9/L,中断服药。其中性粒细胞计数不低于 1.5×10^9/L。

准备生育的男性应考虑中断服药,同时服用考来烯胺(考来烯胺)。

在本品治疗期间避免接种免疫活疫苗。

【药物过量】

据文献报道,如果剂量过大或出现毒性时,可给予考来烯胺或活性炭治疗。方法如下:

考来烯胺 8g,3 次/24 小时,24 小时内 M1 血浆浓度降低约 40%,48 小时内降低大约 $49\%\sim65\%$。连续服用 11 天,M1 血浆浓度可降至 0.02mg/ml 以下。

胃管或口服给予活性炭(混悬液),每 6 小时 50 克,24 小时内 M1 血浆浓度降低 37%,48 小时降低 48%。以上措施可以重复使用。

(八) 他克莫司

他克莫司(tacrolimus)曾称 FK506,商品名普乐可复,是 1985 年从链霉菌的发酵液中提取的大环类代谢产物。本品问世后,国内外进行了多项临床及实验研究,发现其与环孢素的作用机制相似。体内及体外试验均证明,在浓度为环孢素 1/100~1/10 的情况下,它具有抑制 IL-2,IL-3 及 IL-4 产生的作用。动物实验证实,其防止排异反应的有效剂量不到环孢素 A 的 1/100~1/10。对胶原诱导的小鼠关节炎,对肾小球肾炎和自身免疫性视网膜炎等多种自身免疫性疾病有效。该药于 1989 年投入临床使用,目前 FK506 已作为预防各种器官移植后排异反应的主要药物,也用于治疗类风湿关节炎(RA)、系统性红斑狼疮(SLE)等多种自身免疫性疾病。

分子式:$C_{44}H_{69}NO_{12} \cdot H_2O$

相对分子质量:822.05

化学结构式:

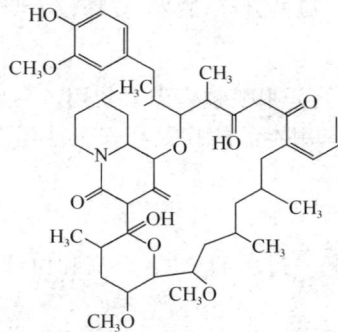

【药理作用】

在分子水平,他克莫司与细胞浆蛋白质 FK12 相结合,在细胞内蓄积产生作用。FK12-他克莫司复合物会专一性地结合抑制 calcinurin,抑制 T 细胞中钙离子依赖的讯息传导路径,中止不连续性淋巴因子基因的转录。本药免疫抑制活性在体外及体内实验中都已被证实。本药抑制细胞毒性淋巴细胞的生成。本药抑制 T 细胞的活化作用以及 T 辅助细胞依赖 B 细胞的增生作用。也会抑制如白细胞介素-2、白细胞介素-3 及 γ-干扰素等淋巴因子的生成与白细胞介素-2 受体的表达。FK12 蛋白质也会造成该化合物累积在细胞间。

【药代动力学】

FK506 口服吸收缓慢,吸收位置主要在空肠和结肠上段。口服生物利用度约 25%,当进食含有中等量脂肪的食物后,FK506 的生物利用度降低。药代动力学特性在不同的患者变异较大。一般而言,血药浓度在 3 天后可以达到稳定状态,大部分患者的最大血药浓度出现于口服后 1～3 小时左右,但在小部分患者药物的吸收可能呈现为相对平坦的曲线。氟康唑、酮康唑等抗霉菌药、红霉素等大环内酯类抗生素、达那唑及质子泵抑制剂奥美拉唑等均可使 FK506 的全血或血浓度增加。利血平会使 FK506 的全血及血浆浓度降低。FK506 在体内分布广泛。稳定状态下根据血浆浓度计算出的药物分布体积为 1300L,根据全血浓度算出的药物分布体积为 47.6L。FK506 的血浆蛋白结合程度较高,因此和血浆蛋白有高度亲和力的药物,如口服抗凝剂、口服降糖药等,都可能增加其药效和不良反应发生率。

本药经肝脏代谢,细胞色素 P450 3A4 为代谢过程中的关键酶。抑制细胞色素 P450 3A4 系统的药物会影响 FK506 的代谢,导致 FK506 的血药浓度增加。因此,同时使用该类药物时需要监测 FK506 的血药浓度,并调整其剂量。P450 3A4 抑制剂包括可的松、氨苯砜、交沙霉素、利多卡因、咪康哩、咪达唑啉、奎尼丁、维拉帕米、尼卡地平和尼鲁地平等。而诱导细胞色素 P450 3A4 活性增加会增加 FK506 的代谢,因此能降低 FK506 的血药浓度。这类药物包括巴比妥类、利福平、卡马西平、安乃近及异烟肼等。另外,在体外试验中,FK506 对细胞色素 P450 3A4 代谢有强效抑制作用,长期用药的患者也可能抑制 P450 3A4,增加药物的血浆浓度。

该药主要经肾排泄,半衰期为 8.7 小时,平均血浆清除率为 2.43L/h。肝功能不良者半衰期延长。FK506 可降低苯巴比妥及安替比林的清除率,延长其半衰期。同时使用环孢素和 FK506 时,环孢素的半衰期也会延长,并有协同作用。FK506 与已知具有肾脏及神经毒性的药物合用时可能会增加后者的毒性,如氨基糖苷类抗生素、两性毒素 B、万古霉素、阿昔洛韦或无环鸟苷及非甾体抗炎药等。

【适应证】

为肝脏及肾脏移植患者的首选免疫抑制药物,对传统免疫抑制方案耐药者,可选用该药物。

对多发性硬化、溃疡性结肠炎、慢性活动性肝炎、原发性胆管硬化、银屑病和初发1型糖尿病的治疗也显示出一定疗效。

【用法用量】

本药的实际剂量应依据个别患者的需要而加以调整，建议剂量只有起始剂量，治疗过程中应借由临床判断并辅以他克莫司血中浓度的监测以调整剂量。口服给药每日剂量分两次投予。最好是在空腹或至少进食前1h或进食后2~3h服用胶囊，以达到最大吸收量。口服胶囊时，通常需连续服用才能抑制移植排斥反应。本药的浓缩液必须在聚乙烯或玻璃瓶中用5%葡萄糖注射或者生理食盐水稀释，所形成的最终输注用溶液的浓度必须在0.004~0.1mg/ml范围间。24h内输注20~250ml。此溶液不可一次全量快速滴注给药。静脉注射疗法不应该连续超过7天。首次免疫抑制剂量：成人肝脏移植者为0.1~0.2mg/（kg·d），肾脏移植患者为0.15~0.3mg/（kg·d），分2次口服。应该在肝脏移植手术后约6h以及肾脏移植手术24h内开始给药。如果病患的临床状况不适于口服给药，则应该给予连续24h的静脉输注他克莫司治疗。起始静脉注射剂量对肝脏移植患者为0.01~0.05mg/（kg·d），肾脏移植患者为0.05~0.1mg/（kg·d）。首次免疫抑制剂量：儿童通常需要成人建议剂量的1.5~2倍，才能达到相同的治疗血浓度。肝脏及肾脏移植：0.3mg/（kg·d），分2次口服。如果不能口服给药时，应该给予连续24h的静脉输注，对肝脏移植的儿童为0.05mg/（kg·d），而对肾脏移植的儿童为0.1mg/（kg·d）。应尽快将静脉注射疗法改为口服疗法。维持治疗需要口服本药常可减低剂量。主要根据患者个体排斥和药物耐受性的临床评估而调整。在手术后的恢复期，本药的药物动力学可能会改变，因此需要调整本药的剂量。如果产生排斥现象，必须考虑更换免疫抑制疗法，增加激素或使用短期的单株/多株抗体，增加本药的剂量明显的不良反应，必须降低本药的剂量。当本药的激素合用时，激素用量通常可以减低。在少数病例中可以持续地进行单一本药治疗。对传统免疫抑制治疗无效如果病患以传本药的治疗应该以该特定移植中首次免疫抑制所建议的初始剂量来开始给药。同时给予环孢素及本药可能会延长环孢素的半衰期，并可产生毒性作用，通常是在停止给予环孢素后12~24h才开始使用本药。由于环孢素后的清除率可能会受影响，所以在换药后应该监测环孢素的血药浓度。对于手术前或手术后肝功能不全，需要减低剂量。肾功能不全之患者，由于他克莫司的肾清除率很低，所以不需要调整剂量。但是由于其潜在肾毒性，所以建议小心监测血肌酐、肌酐清除率、排尿量等肾功能。本药的血中浓度不因透析而降低。老年患者其剂量应同成年患者。

【不良反应】

由于大部分用药者存在有严重的疾病和同时并用许多其他药物，常很难确定与免疫抑制药物有关之不良反应。有证据显示，下列许多药物不良反应是可逆转的，并且可经由剂量降低而改善。和静脉给药相比，口服给药发生不良反应的频率明显地较低。下列药物不良反应乃是依据身体系统及其发生频率来编排的。心血管系统经常性：高血压。偶发生：心绞痛、心悸、渗液（如心包积液、胸膜积液）。罕见性：休克之低血压、心电图异常、心律失常、心房/心室颤动以及心跳停止、血栓静脉炎、出血（如胃肠道、大脑）、心力衰竭、心脏扩大、心跳缓慢。

第四节　免疫调节剂

免疫调节剂又名免疫调整剂及生物效应修饰剂。本类药物能使低下的免疫功能提高，使免疫反应加速，大多是以肿瘤的非特异性免疫疗法为目的而开发的。近年，证明这类药物多具有双方向性调节免疫功能之作用,故多数学者现采用免疫调节剂这一名词。

一、免疫调节剂的分类

1. 化学制剂

一些化学制剂具有明显的免疫刺激作用,如左旋咪唑、多聚核苷酸、西咪替丁等都能通过不同的方式刺激机体的免疫功能。其中左旋咪唑和西咪替丁是研究得比较多的免疫增强药物。

2. 微生物制剂

微生物以及从微生物提出的某些成分具有非特异地刺激免疫功能的作用,研究和应用比较多的有:卡介苗(BCG)、短小棒状杆菌等。

3. 生物提取物

一些细菌和真菌,尤其食用菌(如香菇、灵芝等)的多糖成分提取物,有明显的非特异免疫刺激作用,可以促进淋巴细胞的分裂、增殖并产生多种细胞因子。

4. 中药及其有效成分

许多植物如黄芪、人参、枸杞子、刺五加等都有明显的免疫刺激作用。从中药中提取的多糖,如黄芪多糖、枸杞子多糖、刺五加多糖等发现具有增加抗体产生,促进 IL-2、IL-3、IFN-γ 等细胞因子的分泌,明显地提高机体的细胞免疫和体液免疫功能及抗衰老的作用。

二、免疫调节剂主要适应证

1. 自身免疫性疾病

如左旋咪唑等。

2. 免疫缺陷病

先天性免疫缺陷病用免疫增强药物治疗效果变数很大。对某些继发性免疫缺陷,应用免疫增强疗法有一定的效果。实验研究发现,刺五加多糖、枸杞、当归补血汤等中药都可促进辐射损伤小鼠的免疫功能恢复,加速骨髓移植后造血与免疫功能的重建。在艾滋病的治疗中,一些中药方剂取得一定疗效。患者主观症状改善,CD4$^+$T 细胞比例上升等。

3. 感染性疾病

特别是慢性、反复性的病毒感染及真菌感染,应用免疫增强疗法,可以起到明显的辅助治疗效果。如左旋咪唑在治疗儿童上呼吸道反复感染、复发性疱疹性口腔炎等方面都有较好的效果。

4. 肿瘤治疗

机体抗肿瘤免疫力除包括致敏淋巴细胞、自然杀伤细胞和依赖于抗体的杀伤细胞等的细胞毒作用外,还与单核/巨噬细胞等的作用有关、卡介苗、左旋咪唑等非特异性地激活上述一种或多种细胞,由此提高机体抗肿瘤的免疫功能。若与化疗、放疗或手术治疗合用时,一般可增强其他疗法的效果。

三、常用免疫调节剂

（一）干扰素（interferon，IFN）

本品是一族可诱导分泌的糖蛋白，各种哺乳动物的细胞包括淋巴细胞、巨噬细胞均可因病毒、双链 DNA、抗原及有丝分裂原的刺激而产生 IFN。其分子质量为 2 万～16 万。根据 IFN 的结构不同分为 α、β、γ 三类，分别由白细胞、成纤维细胞和活化的 T 淋巴细胞分泌。IFN-α 和 IFN-β 的结构相似，有相同的生物活性，并与相同的细胞受体结合，称为 I 型 IFN。IFN-γ 有较强的免疫调节作用，称为 II 型 IFN 或免疫 IFN。目前已可通过大肠杆菌、酵母菌等基因工程重组生产出高纯度的 IFN。

【药理作用】

I 型 IFN 有抗肿瘤、抗病毒和较弱的免疫调节作用。可直接抑制与肿瘤基因相关的细胞生长因子基因的表达，有直接杀瘤、抑瘤作用。IFN-α 对多种病毒具有抑制作用。II 型 IFN 除抗病毒、抗肿瘤作用外，还具有很强的免疫调节作用，如可增加或激活单核、巨噬细胞的功能，调节 T、B 细胞的功能，诱导 B 淋巴细胞产生抗体，增强抗原递呈细胞的 HLA 抗原和 T 细胞间的相互作用，促进抗原提呈。增强特异性细胞毒作用和 NK 细胞的杀伤作用等。IFN-γ 能对免疫应答的总效应随应用的剂量与时间的不同而异，小剂量能增强细胞与体液免疫，大剂量则抑制免疫反应，其作用是通过特异的细胞膜 IFN 受体所介导的。

【药代动力学】

本品口服不吸收。肌内或皮下注射，IFN-α 可吸收 80％ 以上，而 IFN-β、IFN-γ 的吸收率较低。一般注射 4～8 小时后达血药浓度峰值，其半衰期为 4～16 小时。IFN-α 不易透过血-脑屏障。IFN 无抗原性，不被免疫血清中和，但可被蛋白酶灭活。

【适应证】

IFN-γ 已被用于类风湿关节炎。有临床报告表明治疗骨髓增生异常综合征，异位性皮炎和贝赫切特综合征有效。美国 FDA 批准用于异位性皮炎和肉芽肿。欧洲批准用于治疗硬皮病。

IFN-α 是乙型肝炎、丙型肝炎、疱疹病毒和腺病毒性角膜炎、尖锐湿疣、感冒等病毒基本治疗药物；对乙肝相关的关节炎及乙肝相关的结节性多动脉炎有效。

IFN-α 已用于人肿瘤的治疗，如毛细胞白血病、慢性髓性白血病、非霍奇金淋巴瘤、成骨肉瘤等，对其他肿瘤如多发性骨髓瘤、乳腺癌、肝癌、肺癌、恶性淋巴瘤和多种白血病、肾细胞癌、蕈样真菌病、转移性肾癌，也具有一定的临床辅助疗效，可改善患者全身症状。

【用法用量】

肌内或皮下注射，100 万 U/次，每周连用 5 天，停 2 天，疗程 4～12 周。治疗恶性肿瘤：100 万～200 万 U/次，每天或隔天一次，4 周为一疗程，每疗程间隔 2 周，一般用 4～6 个疗程。一般病毒性疾病的疗程短。用药 1 周即见效；治疗风湿病的疗效长，需数周。

【不良反应】

常见的不良反应是发热，常在注射后数小时出现，持续数小时自行消退，多数为低热，但也有少数发热较高。发热时患者有头痛，肌肉痛，关节痛等称流感样综合征。一般用药 3～5 天后即不再有发热反应。其他不良反应有疲劳，食欲不振，恶心等。常见的化验异常有白细胞、血小板减少和 ALT 升高，一般为一过性，能自行恢复。如出现上述患者不能耐受的严重不良反应，应减少剂量或停药,并给予必要的对症治疗。

【禁忌证】

已知对干扰素制品、大肠杆菌来源的制品过敏者。

有心绞痛、心肌梗死病史以及其他严重心血管病史者。

有其他严重疾病,不能耐受本品可能有的不良反应者。

癫痫和其他中枢神经系统功能紊乱者。

【注意事项】

凡有明显过敏体质,特别是对抗生素有过敏史者,本品应慎用,必须使用时应先用本品做皮肤试验(5000U 皮内注射),阴性者方可使用。在使用过程中如发生过敏反应,应立即停药,并给予相应治疗。

使用前应仔细检查瓶子或瓶塞有无裂缝。在加入灭菌注射用水后稍加震摇,制品应溶解良好,如有不能溶解的块状或絮状物,不可使用。

本品溶解后应一次用完,不得分次使用。

本品在孕妇及哺乳期妇女中使用经验不多,在孕妇及哺乳期妇女使用中应十分谨慎,应在医师严密观察下应用。

本品在儿童中使用经验不多,在儿童中特别幼龄儿童中使用应十分谨慎,并在儿科医师严密观察下应用。

本品可在老年患者中应用。对年老体衰者应慎重。

(二) 白细胞介素-2(interleukin-2)

本品是由活化的 TH 细胞和巨噬细胞分泌的一种糖蛋白,又称 T 细胞生长因子(TCGF)。IL-2 有天然纯化的和用基因重组技术生产的(rhIL-2)两种产品,后者没有糖基化,但两者的生物学活性相同。

【药理作用】

IL-2 是一种淋巴因子,通过与 IL-2 受体结合而发挥作用,使细胞毒性 T 细胞、自然杀伤细胞和淋巴因子活化的杀伤细胞增殖,使其杀伤活性增强,促进淋巴细胞分泌抗体和干扰素,具有抗病毒、抗肿瘤和增强机体免疫功能等作用。其生理功能为:①促进 T 细胞增殖与分化;②激活 B 细胞增殖、分化和产生抗体;③活化巨噬细胞;④增强 NK 细胞和淋巴因子,活化的杀伤细胞(LAK)的活性;⑤诱导其他细胞因子,如干扰素的产生有广泛的免疫增强和调节功能。在对动物的长期毒性试验中证明,无论血象、血尿生化检验、循环系统检查、病理组织学检查,均无异常所见。

【药代动力学】

本品分子质量是 15500,由 135 个氨基酸组成的多肽。注射后血清浓度和剂量呈正比,并呈双指数衰减。分布 $t_{1/2}$ 为 12.9 分钟,清除 $t_{1/2}$ 为 85 分钟。肌内和皮下注射的峰浓度是静脉注射时的 1/100~1/10。本品主要分布于肾、肝、肺、脾等,肾是主要的代谢器官。

【适应证】

用于肾细胞癌、黑色素瘤、乳腺癌、膀胱癌、肝癌、直肠癌、淋巴癌、肺癌等恶性肿瘤的治疗,用于癌性胸腹水的控制,也可以用于淋巴因子激活的杀伤细胞的培养。

用于手术、放疗及化疗后患者,可增强机体免疫功能。

用于先天或后天免疫缺陷症的治疗,提高患者细胞免疫功能和抗感染能力。本品可使艾滋病患者的卡氏肉瘤缩小,暂时增加 T 细胞的绝对计数,使部分病例的迟发型过敏反应恢复正常水平。本品不仅影响正常 T 细胞,也影响艾滋病病毒感染的 T 细胞,增加受病毒感染 T 细胞的复制与繁殖。故单用 IL-2 不能成功地治疗艾滋病,需与抗艾滋病病毒的药物合用。

自身免疫病的治疗,如类风湿关节炎、系统性红斑狼疮、干燥综合征等。

对某些病毒性、杆菌性疾病、胞内寄生菌感染性疾病,如乙型肝炎、麻风病、肺结核、白色念珠菌感染等具有一定的治疗作用。

【用法用量】

本品应在临床医师指导下使用,各生产单位推荐用量不同。

【不良反应】

各种不良反应中最常见的是发热、寒战,而且与用药剂量有关,一般是一过性发热(38℃左右),亦可有寒战高热,停药后 3~4 小时体温多可自行恢复到正常。个别患者可出现恶心、呕吐等感冒样综合征。皮下注射者局部可出现红肿、硬结、疼痛,所有副反应停药后均可自行恢复。使用较大剂量时,本品可能会引起毛细血管渗漏综合征,表现为低血压、末梢水肿、暂时性肾功能不全等。使用本品应严格掌握安全剂量,出现上述反应可对症治疗。

【禁忌证】

对本品成分有过敏史的患者。

高热、严重心脏病、低血压者,严重心肾功能不全者,肺功能异常或进行过器官移植者。

重组人白细胞介素-2 即往用药史中出现过与之相关的毒性反应:①持续性室性心动过速;②未控制的心率失常;③心绞痛或心肌梗死、胸痛并伴有心电图改变;④心脏压塞;⑤肾功能衰竭需透析>72 小时;⑥昏迷或中毒性精神病>48 小时;⑦顽固性或难治性癫痫;⑧肠局部缺血或穿孔;⑨消化道出血需外科手术;⑩孕妇慎用。

【注意事项】

本品必须在有经验的专科医生指导下慎重使用。

药瓶有裂缝、破损者不能使用。本品加生理盐水溶解后为透明液体,如遇有浑浊、沉淀等现象,不宜使用。

使用本品本品从小剂量开始,逐渐增大剂量。应严格掌握安全剂量。使用低剂量、长疗程可降低毒性,也可维持抗肿瘤活性。

药物过量可引起毛细血管渗漏综合征,表现为低血压、末梢水肿、一过性肾功能不全等,应立即停用,对症处理。

（三）卡介苗(baciuus calmetre guerin,BCG)

本品是牛结核杆菌的减毒活菌苗,是用卡介菌种培养、灭菌、冷冻、干燥制成。

【药理作用】

本品为非特异性免疫增强剂,可增强与其合用的多种抗原的免疫原性,加速诱导免疫应答。提高细胞和体液免疫水平,刺激多种免疫细胞如巨噬细胞、T 细胞、B 细胞、K 细胞和 NK 细胞的活性。给动物预先或早期应用本品,可增强小鼠对病毒或细菌感染的抵抗力,阻止自发、诱发或移植肿瘤的生长。对已形成的肿瘤作瘤内注射可致部分肿瘤消退,抗癌机制不清。

【适应证】

预防结核,属特异性免疫疫苗制剂,促进巨噬细胞吞噬功能的作用,为非特异性免疫增强剂。

治疗恶性黑色素瘤,或在肺癌、急性白血病、恶性淋巴瘤根治性手术或化疗后作为辅助治疗。

预防感冒、支气管哮喘或慢性支气管炎多用灭活的本品(死卡介苗),主要是通过增强机体的非特异性免疫功能而发挥防治作用。

【用量用法】

1. 口服

卡介苗为混悬液(10mg/ml),将 BCG 置于胶囊中或橘子汁中一次服用,每次 75～150mg,每周 1～2 次,1 个月后改为每周或每两周 1 次,第 3 个月后每月 1 次,直至 1 年以上,主要用于原发性或转移性胃、肝、胰部肿瘤。

2. 皮肤划痕

治疗小儿呼吸道感染,可采用死卡介苗皮肤划痕法接种,首次可划一划,长 2mm,3 天内皮肤硬结直径在 1.0cm 内,无发热、水疱,可进行第二次或以后的接种,每次 2 划,每划 1～1.5cm,开始时每周接种两次,显效后改为每周 1 次;慢性支气管炎患者多需治疗 1～2 年,易感冒者需治疗 0.5～1 年。

3. 皮内注射

0.5mg/次,深度为 2mm,接种 BCG。

4. 胸腔内注射

用于肺癌手术后,在手术后 3～5 天内,由胸腔引流管内注射卡介苗(1～2ml/次)。

5. 瘤内注射

将 BCG 注入实体瘤内,多用于黑色素瘤,每个瘤内注射 BCG 悬液 0.05～0.15ml(相当于 100 万活菌),1 次最多注入 4～6 个瘤结。

【注意事项】

皮内注射时切不可注射到皮下,否则会引起严重深部脓肿,长期不愈。

本品的活菌苗,用时禁止日光曝晒。注射器要专用。

有活动性结核病的患者忌用,结核菌素反应强阳性的患者慎用。

瘤内注射、胸腔内注射及皮肤划痕均可引起全身性反应如发热等,可服用乙酰水杨酸及苯海拉明 2 日治疗。

(四)左旋咪唑(levamisole,LMs)

本品化学名称为 s-(-)-2,3,5,6tetrahydro-6-phenylimidazo-(2.1-b)thiazde 是白色或微黄白色针状结晶或结晶性粉末,无臭、味苦。本品在水中极易溶解,在乙醇中易溶,在丙酮中微溶。

【药理作用】

本品几乎不影响免疫功能正常人或动物的抗体形成,但可使因衰老、感染、肿瘤、手术、放疗和化疗所致的免疫功能低下恢复正常。使巨噬细胞、T 细胞和单核细胞分化、增生,增强粒细胞的趋化、黏附和吞噬功能。增强或恢复低或无反应病例对各种抗原的迟发型超敏反应。干扰病毒 DNA 的合成。对抗体产生有双向调节作用,使之恢复到正常水平;可使缺陷的免疫细胞恢复免疫功能,提高宿主对细菌和病毒的抵抗力。

【药代动力学】

口服后迅速吸收,服用 150mg 后 2 小时内,血药浓度达峰值(500mg/L),$t_{1/2}$ 为 4 小时。主要从肝内代谢,经肾排泄的原形不到 5% 口服量。48 天内大部分经肾排泄。本品及其代谢产物的消除半衰期为 4～16 小时,但单剂的免疫药理作用往往可持续 5～7 天。

【适应证】

1. 复发性和慢性感染

应用本品治疗免疫功能低下或免疫缺陷伴发的慢性或反复感染性疾病,往往可使感染减轻或复发减少。

2. 原发性免疫缺陷病

如变应性低丙种球蛋白血症。

3. 恶性肿瘤的辅助治疗

本品不影响原发肿瘤的生长,无直接抗瘤作用,但能提高患者抗肿瘤的免疫力。

【用法用量】

本品一般临床用量为每周 2.5m/kg 或成人每周 150mg,每周 1 次,在同一天内分次服用,疗程一般 3～12 个月。

【不良反应】

一般轻微,有恶心、呕吐、腹痛等。少数可出现味觉障碍、疲惫、头晕、头痛、关节酸痛、神志混乱、失眠、发热、流感样症状群、血压降低、脉管炎、皮疹、光敏性皮炎等,偶见蛋白尿,个别可见粒细胞减少、血小板减少,少数甚至发生粒细胞缺乏症。可引起即发型 Arthus 过敏反应。个别病例可出现共济失调,感觉异常或视物模糊。

【禁忌证】

肝肾功能损害、肝炎活动期、妊娠早期或原有血吸虫病者禁用。

【注意事项】

类风湿关节炎患者服用本品后易诱发粒细胞缺乏症。

干燥综合征患者慎用。

类风湿关节炎和干燥综合征患者接受本品治疗,第一周每日 50mg、第二周每日 100mg、第三周每日 150mg,副作用为:红斑丘疹、关节痛加重伴肿胀、肌痛、流感样症状群、失眠、神志混乱等,停药后再给药,上述症状又可重现。

(五)胸腺肽(thymosin)

本品是由胸腺细胞分泌的一类多肽物质。目前比较公认的纯化胸腺激素有 5 类:胸腺素、胸腺生成素、胸腺体液因子、血清胸腺因子和胸腺刺激因子。各种胸腺肽一般由 30～50 个氨基酸组成,相对分子质量 3000～5000,但胸腺素 β 有 74 个氨基酸,血清胸腺因子只有 9 个氨基酸。现已有化学合成的注射用胸腺五肽和由胸腺提取的活性胸腺肽肠溶胶囊。

【药理作用】

能促使 T 淋巴细胞成熟,促使有丝分裂原激活后的外周血中的 T 淋巴细胞成熟,增加 T 细胞激活后各种淋巴因子如 α、β 干扰素,白细胞介素 2 和白细胞介素 3 的分泌,增加 T 细胞上淋巴因子受体的水平。同时通过对 T_4 辅助细胞的激活作用来增强淋巴细胞反应。此外,本品可能影响 NK 前体细胞的趋化,该前体细胞在暴露于干扰素后变得更有细胞毒性,此外,本品能增强人体抗辐射的能力。

【适应证】

1. 原发性或继发性免疫缺陷病

如先天性胸腺功能不全。

2. 慢性感染

如乙型和丙型肝炎、慢性支气管炎、麻风、重症感染、慢性皮肤黏膜真菌病等。

3. 恶性肿瘤所致的免疫功能低下及年老体弱免疫功能低下

4. 某些自身免疫性疾病

系统性红斑狼疮、类风湿关节炎、皮肌炎、慢性肾炎等。

【用法用量】

口服,每次 5～30mg,一日 1～3 次或遵医嘱。

【不良反应】

个别可见恶心、发热、头晕、胸闷、无力等不良反应,少数患者偶有嗜睡感。

慢性乙型肝炎患者可有 ALT 水平短暂上升,如无继发肝功骤坏,可继续使用本品。

极个别患者有轻微过敏反应,停药后可消失。

【禁忌证】

对本品有过敏反应者。

胸腺功能亢进或胸腺肿瘤患者。

器官移植者禁用。

【注意事项】

本品通过增强患者的免疫功能而发挥治疗作用,故而对正在接受免疫抑制治疗的患者(例如器官移植受者)应慎重使用本品,除非治疗带来的裨益明显大于危险性。

治疗期间应定期检查肝功能。

18 岁以下患者慎用。

动物生育研究显示,对照组和治疗组,对胚胎影响无任何差异。目前尚不知道本药是否对胚胎有伤害,或是否影响生育能力。故本药只能在十分必要时才给予孕妇使用。目前尽管本品未证实本品经人乳排出,但用于哺乳期妇女仍应特别慎重。

(六) 转移因子(transfer factor,TF)

本品是从健康人白细胞中提取的一种多核苷酸肽,相对分子质量 3500～12000,不易被 RNA 酶、DNA 酶及胰蛋白酶所破坏,其冻干剂可保存 5 年,无抗原性。

【药理作用】

本品可将供体的细胞免疫信息转移给受体,使受体的淋巴细胞增殖分化为致敏淋巴细胞,由此获得供体的特异和非特异性细胞免疫功能。能提高免疫缺陷患者的皮肤迟发过敏反应,提高抗感染能力。TF 对细胞免疫有增强和抑制的双向调节作用,还能促进干扰素的释放等。

【适应证】

用于原发或继发性细胞免疫缺陷的替代疗法,但疗效不肯定。先天性低丙种球蛋白血症患者经本品治疗后,IgG 的生成得到改善。

难治性感染,如乙型脑炎、乙型肝炎、带状疱疹、角膜炎、病毒性心肌炎、流行性腮腺炎、白色念珠菌感染等。其抗病毒作用可能与其诱导产生干扰素有关。

恶性肿瘤的辅助治疗,可用于肺癌、鼻咽癌、乳腺癌、黑色素瘤、骨肉瘤等,但疗效难以明确评价。

【用法用量】

TF 注射液,1U/2ml。剂量和疗程因病种不同而异。带状疱疹、流行性腮腺炎,皮下注射,首次 2U/次,以后 1U/次,2 次/周,一般 2 次即可。乙型肝炎等慢性疾病,肌内注射,1~2U/次,1次/1~2 周,3 个月一疗程。配合抗癌药治疗肿瘤,3~6U/次,1~2 次/周,3 个月一疗程。

【不良反应】

不良反应少,注射局部有酸、胀、痛感,个别病例出现风疹性皮疹、皮肤瘙痒,少数人有短暂发热。慢性活动性肝炎用药后可见肝功能损害加重,然后逐步恢复。

（七）免疫球蛋白（immunoglobulin）

本品为健康人静脉血提取的丙种球蛋白（human normal imrnunoglobulin）,按蛋白质含量有10%和16%等数种,丙种球蛋白的纯度在 98%以上,含 100%IgG 和微量 IgA,与正常人血浆的构成比例相似。能静脉给药的制剂。又称静脉免疫球蛋白,静脉注射丙种球蛋白 500mg/kg 后,血浆浓度可提高至 10g/L,24 小时降低 20%~30%,72 小时降至 50%,以后 3~4 天每日递减约10%,23~28 天恢复至血浆的原来水平。大剂量静脉注射丙种球蛋白已较广泛地用于自身免疫病和免疫缺陷病的治疗。本品亦可肌内注射,但肌内注射丙种球蛋白不能静脉使用。

【药理作用】

本品的作用机制可能有:①大剂量使用抑制自身抗体合成和中和自身抗体,丙种球蛋白(简称丙球)含大量抗抗体,可结合病理性自身抗体的独特型,其循环免疫复合物,易被单核吞噬细胞系统清除。②通过其 Fc 段与巨噬细胞、B 细胞和 T 细胞的 Fc 受体或 B 细胞表面的免疫球蛋白结合,抑制 B 细胞产生自身抗体。③抑制细胞因子及炎症介质:抑制 IL-1、IL-6、TNF-β 的产生和释放,上调 IL-1 受体拮抗剂,使 CIM/CD8 细胞比值降低。④中小剂量激活补体系统:有助于清除细菌及致感染因子,对抗细菌的黏附。

【适应证】

本品主要用于免疫缺陷病的替代治疗和自身免疫性疾病。

系统性红斑狼疮合并严重感染、血小板减少、中枢神经病变、肾脏病变者。大剂量丙种球蛋白与激素、免疫抑制剂联合应用,常可挽救患者的生命。

进展性或难治性恶性类风湿关节炎、严重的血管炎、皮肌炎/肌炎、干燥综合征、多发性硬化症、重症肌无力及溃疡性结肠炎、原发性血小板减少性紫癜等。

防治感染:因含有健康人血清的各种抗体,因而有增强机体抵抗力防治感染的作用,如病毒性肝炎、麻疹、水痘-带状疱疹等病毒感染和各种细菌感染。

多种免疫缺陷病。

【用法用量】

治疗自身免疫性疾病常需大剂量,小剂量无明显疗效,因小剂量不能达到封闭超抗原、抑制T、B细胞免疫功能的作用。大剂量丙种球蛋白静脉滴注 400mg/(kg·d),连用 3~20 天为一疗程,以后可以重复,或根据病情、治疗反应及经济情况而定。用 5%葡萄糖溶液稀释本品至 3%后静脉滴注,开始滴速应较慢(10~20 滴/分钟),30 分钟后无不良反应可适当加快。维持治疗免疫缺陷病使用小剂量 5mg/(kg·d),在严重感染者要加大剂量。

【不良反应】

大剂量时可有发热及心功能不全等,故滴速不宜快,尤其是老年患者。偶有过敏反应。

【注意事项】

静脉注射偶见有短时高热(38~40℃,持续 3 小时)、发冷,有时伴有关节痛和气短。可见一过性体温升高与寒颤、低血压、心率增快等。一般在 1~2 小时内消退。肌内注射可引起局部疼痛、红肿、发热、荨麻疹等,甚至有过敏休克。

过敏体质者禁用,有急性感染者慎用。

第五节　慢缓解病情药

慢缓解病情药(slow acting anti-rheumatic drugs,SAARDs)又称为改善病情的抗风湿药(disease modifying antirheumatic drugs,DMARDs)。其基本药理作用机制是免疫调节包括前述的免疫抑制剂和细胞毒药物。DMARDs 的化学结构、药理作用互不相同,但对类风湿关节炎等慢性自身免疫性疾病有相似的临床药理学特征:①起效慢,用药 2~3 个月后,炎症症状与体征逐渐减轻,连续服药 6 个月或更长时间才获得充分的疗效;②疗程长,起效后继续服药其疗效可维持数月甚至数年;③停药后作用消失亦慢,数月才见"反跳";④不仅使多数患者的临床症状与体征逐渐抑制,而且对患者可延缓或阻止病情发展;⑤共同的副作用主要有过敏反应如皮疹、血细胞减少、胃肠道不适、肝肾毒性等。目前国际上公认的这类药主要有抗疟药、柳氮磺胺吡啶、D-青霉胺、金制剂及上述的免疫抑制剂等。上述定义和分类会随着对免疫病的认识而进一步改变。

(一) 抗疟药(antimalaria)

主要包括氯喹(chloropuine)和羟氯喹(hydroxychloroquine)。羟氯喹是指氯喹侧链的叔氨基氮上的乙基被一个羟乙基所代替。

硫酸羟氯喹

化学名称:2-[[4-[(7-氯-4-喹啉基)氨基]戊基]乙氨基]-乙醇硫酸盐

相对化学结构式:

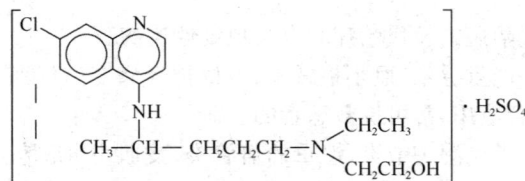

分子式:$C_{18}H_{26}ClN_3O \cdot H_2SO_4$

相对分子质量:433.96

【性状】

本品为薄膜衣片,除去包衣后显白色或类白色。

【药理作用】

1. 抗炎作用

降低磷脂酶 A 等多种酶的活性,降低前列腺素的合成及白三烯从肺中的释放。稳定溶酶体膜。光保护。抑制粒细胞的趋化、吞噬及成纤维细胞的生长。

2. 抑制免疫

影响免疫过程的多个环节,干扰淋巴细胞的功能,降低抗原递呈反应;抑制 IL-1 等。

3. 除抗疟原虫外,还可抑制某些细菌的繁殖和病毒感染

【药代动力学】

硫酸羟氯喹片经口服后在眼、肾、肝、肺等器官广泛分布,也可通过胎盘,约 2~4.5 小时血药浓度达峰值,红细胞中的浓度高于血浆浓度 2~5 倍。部分在肝脏代谢为具有活性的脱乙基代谢物。血浆消除半衰期约 32 天。主要经肾排泄,排泄缓慢,其中 23%~25% 为原形药物,也能随乳汁排泄。

【适应证】

盘状红斑、亚急性皮肤型红斑狼疮以及系统性红斑狼疮,对控制皮疹和关节炎效果好,对发热、白细胞减少、轻度蛋白尿等亦有效,一般治疗 8~12 周后才开始有效,需长疗程应用。常与激素联合使用。

类风湿关节炎:可缓解 RA 患者的关节疼痛和肿胀,抑制组织损伤,一般治疗 3~6 个月见效,常与其他 DMARDs 联合应用。

其他自身免疫病:如皮肌炎、干燥综合征、脊柱关节病等亦有应用。

【用法用量】

常用剂量为羟氯喹 400mg/d 或氯喹 250mg/d,每周亦可服药 5 天,停 2 天。口服 3 个月左右,病情控制后减半,维持数月至数年。

【不良反应】

1. 中枢神经系统反应

兴奋、神经过敏、情绪改变、梦魇、精神病、头痛、头晕、眩晕、耳鸣、眼球震颤、神经性耳聋、惊厥、共济失调。

2. 神经肌肉反应

眼外肌麻痹、骨骼肌软弱、深肌腱反射消失或减退。

3. 眼

睫状体,调节障碍,产生视物模糊的症状。该反应具剂量相关性,停药后可逆转。

角膜:一过性水肿、点状至线状混浊、角膜敏感度减小。视物模糊,在光线周围出现光晕、畏

光。角膜沉着可能早在开始治疗后 3 周即已出现。羟氯喹角膜改变及视觉副反应的发生率似比氯喹低。

视网膜:异常色素沉着,轻度色素小点出现"牛眼(bull's-eye)"外观。黄斑水肿、萎缩,中心凹反射消失,在暴露于明亮光线(光应激试验)之后黄斑恢复时间增加,在黄斑、黄斑旁及周围视网膜区对红光的视网膜阈提高。其他眼底改变包括视神经乳头苍白和萎缩,视网膜小动脉变细,视网膜周围细颗粒状色素紊乱以及晚期出现凸出型脉络膜。视野缺损,中心周围或中心旁盲点、中心盲点伴视敏度下降、罕见视野狭窄。归因于视网膜病变的最常见的视觉症状是阅读及视物困难(遗漏词、字母或部分物体),畏光,远距视物模糊,中心或周围视野有区域消失或变黑,闪光及划线。视网膜病变似具有剂量相关性,在每日 1 次治疗数月至数年罕见出现;少数病例在抗疟药治疗停止后数年报道。有许多患者早期的视网膜病变黄斑色素沉着,伴中心、视野缺损在治疗中止后完全消失或缓解。对红色视标出现中心、旁盲点,又称前黄斑病变,是早期视网膜功能障碍的征兆,停药后通常是可逆的。少数视网膜改变的病例,据报道发生在仅接受羟氯喹的患者。

4. 皮肤反应

头发变白、脱发、瘙痒、皮肤及黏膜色素沉着、皮疹(荨麻疹、麻疹样疹、苔藓样疹、斑丘疹、紫癜、离心性环形红斑和剥脱性皮炎)。

5. 血液学反应

如再生障碍性贫血、粒细胞缺乏、白细胞减少,血小板减少,葡萄糖-6-磷酸脱氢酶(G6PD)缺乏的个体发生溶血。

6. 肠胃道反应

食欲不振、恶心、呕吐、腹泻及腹部痛性痉挛。

7. 心脏

心脏传导系统受累,多见房室传导阻滞,发生该病患者必须停药。

8. 其他

体重减轻,倦怠,卟啉症恶化或加速以及非光敏性银屑病。

【禁忌证】

对任何 4-氨基喹啉化合物治疗可引起的视网膜或视野改变的患者禁用。

已知对 4-氨基喹啉化合物过敏的患者禁用。

有房室传导阻滞患者、孕妇及哺乳期妇女禁用。

【注意事项】

银屑病患者及卟啉症患者使用本品均可使原病症加重。故本品不应使用于这些患者,除非根据医师判断,患者的得益将超过其可能的风险。

接受长期或高剂量治疗的某些患者,已观察到有不可逆视网膜损伤,据报道视网膜病变具有剂量相关性。服用本品应进行初次(基线)以及定期(每 3 个月 1 次)的眼科检查,包括视敏度、输出裂隙灯、眼底镜以及视野检查。如果视敏度、视野或视网膜黄斑区出现任何异常的迹象如色素变化,失去中心凹反射或出现任何视觉症状如闪光和划线,应当立即停药,并密切观察其可能的进展。即使在停止治疗之后,视网膜改变(及视觉障碍)仍可能进展。早期诊断"硫酸羟氯喹视网膜病变"的推荐方法,包括:①用眼底镜检查黄斑是否出现细微的色素紊乱或失去中心凹反射,②用小的红色视标检查中心,视野是否有中心周围或中心房的盲点,或者确定对于红色的视网膜阈。任何不能解释的视觉症状如闪光或划线,也应当怀疑是视网膜病变的可能表现。

使用本品长期治疗的所有患者应定期随访和检查,包括检查膝踝反射以及发现肌肉软弱的任何迹象。如发现肌软弱,应当停药。

肝病或醇中毒患者,或者与已知有肝脏毒性的药物合用时,应慎用。

对长期接受本品治疗的患者应定期作血细胞计数。如出现不能归因于所治疾病的任何严重血液障碍,应当考虑停药。缺乏 G6PD 的患者应慎用本药。

服用本品可出现皮肤反应,因此对接受有产生皮炎的明显倾向的药物的任何患者给予本品时,应适当注意。

过量或过敏而出现严重中毒症状时,建议给予氯化铵口服(成人每日 8g,分次服用),每周 3 或 4 日,在停止治疗后使用数月,因为尿液酸化可使 4-氨基喹啉化合物的肾排泄增加 20%～90%,然而对肾功能损伤的患者和(或)代谢性酸中毒患者应当谨慎。

有多发早搏者慎用。

(二) 青霉胺(D-penieillamine,DPA)

化学名称:β,β-二甲基半胱氨酸

结构式:

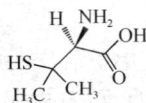

分子式:$C_5H_{11}NO_2S$

相对分子质量:149.21

【性状】

本品为包衣片,除去包衣后片心呈白色。

【药理作用】

1. 络合作用

①重金属中毒,本品能络合铜、铁、汞、铅、砷等重金属,形成稳定和可溶性复合物由尿排出。其驱铅作用不及依地酸钙钠,驱汞作用不及二巯丙醇;但本品可口服,不良反应稍小,可供轻度重金属中毒或其他络合剂有禁忌时选用。理论上认为本药可以结合免疫复合物。②Wilson 病,是一种常见染色体隐性遗传疾病,主要有大量铜沉积于肝和脑组织,引起豆状核变性和肝硬化,本品能与沉积在组织的铜结合形成可溶性复合物由尿排出。③胱氨酸尿及其结石,本品能与胱氨酸反应形成半胱氨酸-青霉胺二硫化物的混合物,从而降低尿中胱氨酸浓度;该混合物的溶解度要比胱氨酸大 50 倍,因此能预防胱氨酸结石的形成;长期服用 6～12 个月,可能使已形成的胱氨酸结石逐渐溶解。

2. 直接影响免疫功能

治疗类风湿关节炎的作用机制尚未明了。可能有下列途径:①螯合重金属:DPA 结合铜后,可抑制前胶原的交联和胶原合成,减缓纤维化过程中的胶原沉积,同时可以降低 RA 患者较高的铜离子和铜蓝蛋白水平。②IgM 类风湿因子(RF)是由二硫键相连的五聚体蛋白,青霉胺与二硫键反应,使其降解为单个亚单位。使 RF、ESR 和 C 反应蛋白降低。③抑制淋巴细胞活性和免疫球蛋白的合成。④抑制炎性反应中某些因子如金属蛋白酶、胶原酶和氧自由基的活性。⑤抑制成纤维细胞的增生、新生血管的形成以及滑膜内纤维血管组织增殖。

【药代动力学】

为青霉菌的代谢产物,其左旋体毒性较大,临床使用的是右旋体青霉胺。DPA 是一种很有效的螯合剂,可以螯合铜、汞、锌、铝等金属。本品口服吸收快,一般口服 45 分钟至 2 小时后达血浆高峰浓度,血浆半衰期为 0.6 小时。本品的吸收受食物影响,食物中的金属和其他氧化基团可以与 DPA 的巯基结合并使其氧化,故应在餐后 1.5 小时服药。在不同的组织和器官中 DPA 存留的时间和浓度不同,以富含胶原和弹性蛋白的组织中较多。大部分 DPA 在肝内代谢,生成半胱氨酸-青霉胺的二硫键复合物和 S-甲基青霉胺,从尿和粪中排出,只有少数以原形从尿中排出。DPA 的疗效与其血浆水平的关系并不明显。

【适应证】

1. 类风湿关节炎

本品能明显缓解类风湿关节炎患者的关节肿痛、晨僵等症状,对伴有活动性血管炎、肺间质纤维变、Felty 综合征、淀粉样变内脏受累的 RA 等有较好的疗效。慢性患者要长期小剂量服用。

2. 系统性硬化症

由于 DPA 对胶原纤维的作用,因而可用于治疗硬皮病,尤其对水肿期硬化症的疗效较为理想。开始时 250mg/d,1～3 个月后若无不良反应,可增至 500mg/d,最大可用 750mg/d。

3. 金属中毒和肝豆状核变性(Wilson 病)

DPA 有助于排出体内的铜、汞、铅等。Wilson 病以铜代谢紊乱为特征,铜大量沉积于脑、肝等内脏,导致一系列神经系统和肝脏症状,DPA 是治疗该病的有效药。

4. 其他

混合性结缔组织病、干燥综合征、皮肌炎、原发性胆汁性肝硬化、胱氨酸尿症等。

【用法用量】

口服制剂,125mg/片和 250mg/胶囊。治疗风湿病剂量:开始 250mg/d,1～3 个月后若无不良反应,可增至 500mg/d,最大可用 750mg/d。治疗金属中毒和 Wilson 病,一般剂量为 1000mg/d。

【不良反应】

常见的有厌食、恶心、呕吐、溃疡病活动和口腔炎。20%服药者有味觉异常。

过敏反应有皮肤瘙痒、荨麻疹、发热、关节疼痛和淋巴结肿大。其他皮肤反应包括狼疮样红斑和天疱样皮损。

本品抑制原胶原交叉连接,使皮肤变脆和出血,并影响创口愈合。

少数服药者发生白细胞减少,其他造血系统损害有粒细胞缺乏症、再生障碍性贫血、嗜酸粒细胞增多、溶血性贫血和血小板减少性紫癜。

6%～20%服药者出现蛋白尿、有时有血尿和免疫复合物膜型肾小球肾炎所致的肾病综合征。

个别出现秃发、胆汁淤滞、Goodpasture 综合征、重症肌无力和耳鸣,实验室检查有 IgA 降低。药物不良反应大多在停药后自动缓解和消失。过敏反应用肾上腺皮质激素和抗组胺药物治疗有效。味觉异常,除 Wilson 病患者外,可用 4% 硫酸铜溶液 5~10 滴,加入果汁中口服,每日 2 次,有助于味觉异常恢复。

【禁忌证】

肾功能不全、孕妇及对青霉素类药过敏的患者禁用。

粒细胞缺乏症,再生障碍性贫血患者禁用。

青霉素过敏患者,对本药禁用。

【注意事项】

白细胞计数和分类、血红蛋白、血小板和尿常规等检查应在服药初 6 个月内每 2 周检查 1 次,以后每月 1 次。

肝功能检查应每 6 个月 1 次,以便早期发现中毒性肝病和胆汁淤滞。

Wilson 病患者初次应用本品时应在服药当天留 24 小时尿测尿酮,以后每 3 个月如法测定 1 次。

本品应每日连续服用,即使暂时停药数日,再次用药时亦可能发生过敏反应,因此又要从小剂量开始。长期服用本品应加用维生素 B_6 每日 25mg,以补偿所需要的增加量。

手术患者在创口未愈合时,每日剂量限制在 250mg。

出现不良反应要减少剂量或停药。

有造血系统和肾功能损害应视为严重不良反应,必须停药。

Wilson 病患者服本品 1~3 个月才见效。类风湿关节炎患者服本品 2~3 个月奏效,若治疗 3~4 个月无效时,则应停服本品,改用其他药物治疗。

本品可影响胚胎发育。动物实验发现有骨骼畸形和腭裂等。患有类风湿关节炎和胱氨酸尿的孕妇,在妊娠期服用本品曾报道其出生婴儿有发育缺陷,因此,孕妇应忌服。65 岁以上老人服用容易有造血系统毒性反应。

(三) 金 制 剂

金制剂(gold compounds)是金与巯基化合物结合形成的多聚体,临床上分为两大类,即水溶性的注射金和脂溶性的口服金。前者主要有金硫代硫酸钠、金硫丙磺酸钠、金硫丁二钠和金硫葡糖等。口服金诺芬(auranofin),商品名为瑞得。

【药理作用】

本品抗类风湿关节炎的作用机制尚不清楚。可能对免疫和炎症过程均有影响。药理学试验证明本品具有一定的抗炎作用。金诺芬 15.5(金 4.5)mg/kg 导入麻醉狗的十二指肠内,给药 1~3 小时后,血金浓度可达 0.5~1.0mg/ml,对血压心率及呼吸均无影响。金制剂可结合细胞中的氰酸盐,生成氰化金制剂,其对细胞的氧化过程具有抑制作用,通过这一过程而抑制淋巴细胞的 DNA 合成、中性粒细胞等的活化,减少免疫球蛋白生成而使 RF、ESR、CRP 等下降,同时还可抑制关节腔内的金属基质蛋白酶。

【药代动力学】

注射金均为高度水溶性,胃肠道不吸收,只能肌内注射,其吸收率高且排泄慢,在体内有蓄积作用,主要通过尿排出。口服金呈脂溶性,胃肠道吸收率为 20%~25%。血浆半衰期为 11~31 天,体内蓄积少。口服未吸收的金 85% 从肠道排出,15% 从肾排出。金制剂进入体内后主要与血浆白蛋白结合,随单核-吞噬细胞系统分布各器官中,以骨髓和肝脏最多。金制剂很容易进入炎症关节腔和关节液内。长期服用恒量的金诺芬,血金浓度约在12周达峰值,并保持稳定浓度。

【适应证】

金制剂用于治疗类风湿关节炎、非全身型儿童类风湿关节炎及银屑病关节炎。临床特点为:①作用发生缓慢,一般需在用药3个月后开始见效;②临床疗效有个体差异,在治疗范围内无明显量效关系;③关节软骨无明显破坏的早期患者疗效最好;④注射金和口服金疗效相似,而口服金使用方便,不良反应较少。

【用法用量】

目前国内市场无常备注射金制剂。口服,一般剂量为成人一日口服金诺芬6mg(2片),可在早饭后服2片,或早饭及晚饭后各服1片,初始剂量也可一日3mg(1片),二周后增至一日6mg(2片);如服用6个月后效果不显著,剂量可增加至一日9mg(3片),分3次服用;一日9mg(3片)连服3个月效果仍不显著,应停止用药。

【不良反应】

常见的副作用有腹泻、稀便,偶伴有腹痛、恶心或其他胃肠道不适,通常较轻微短暂,无需停药,必要时可对症治疗。其他较常见的副作用有皮疹、瘙痒,一般不需停药,但严重的皮疹需停药治疗。口腔炎、结膜炎亦偶见。国外资料少数患者用药期间可出现白细胞和血小板数下降等,紫癜、单纯红细胞发育不全、暂时性蛋白尿或血尿、肾小球肾炎和肾病综合征、间质性肺炎和角膜、晶状体金盐沉积,肝功能轻微短暂的异常。

【禁忌证】

下列情况不宜服用金诺芬:对金有过敏反应,坏死性小肠结肠炎,肺纤维化,剥脱性皮炎,骨髓再生障碍、进行性肾病、严重肝病和其他血液系统疾病。孕妇、哺乳期妇女亦不宜使用。

【注意事项】

应充分了解适应证和不良反应,并告之患者,使患者能随时反映治疗中的情况。治疗开始前应做下列项目的检查:血常规、尿常规、血小板计数、肝肾功能。前三项在服药后至少每月检查一次。其余化验也应定期检查。

儿童用量酌减。

(四)柳氮磺胺吡啶(salicylazosulfapyridine,sulfasalazine,SASP)

化学名称:5-[对-(2-吡啶胺磺酰基)苯]偶氮水杨酸。

结构式:

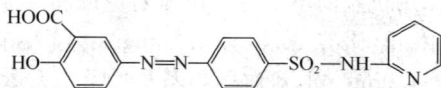

分子式:$C_{18}H_{14}N_4O_5S$

相对分子质量:398.39

【性状】

本品为肠溶糖衣片,除去包衣后显棕色。

【药理作用】

本品为磺胺类抗菌药。属口服不易吸收的磺胺药,吸收部分在肠微生物作用下分解成5-氨基水杨酸和磺胺吡啶。作用机制可能为:磺胺吡啶对肠道菌群的抑制作用;对中性粒细胞、单核-巨噬细胞有多种抑制作用;可抑制中性粒细胞的趋化作用,可抑制中性粒细胞的髓过氧酶的活性,从而减少氧自由基。抑制淋巴细胞的有丝分裂,这些淋巴细胞可被运送到滑膜和肠道相关的淋巴组织而减少活化的淋巴细胞。抑制前列腺素、白三烯的合成,本品可能使花生四烯酸转化为环氧化酶和脂氧化酶受阻,而使前列腺素和白三烯的水平下降;同时可促进细胞中抗炎分子增多。血清磺胺吡啶及其代谢产物的浓度(20～40mg/ml)与毒性有关。浓度超过50mg/ml时具毒性,故应减少剂量,避免毒性反应。

【药代动力学】

口服后少部分在胃肠道吸收,通过胆汁可重新进入肠道(肠-肝循环)。未被吸收的部分被回肠末段和结肠的细菌分解为5-氨基水杨酸与磺胺吡啶,残留部分自粪便排出。5-氨基水杨酸几乎不被吸收,大部分以原形自粪便排出,但5-氨基水杨酸的N-乙酰衍生物可见于尿内。磺胺吡啶可被吸收,尿中可测知其乙酰化代谢产物。磺胺吡啶及其代谢产物也可出现于母乳中。

【适应证】

血清阴性脊柱关节病,如强直性脊柱炎、Reiter综合征、反应性关节炎、银屑病关节炎等,用药6～12周后能缓解患者的外周关节及腰背疼痛等症状,降低ESR、C反应蛋白。对早期患者疗效好,为强直性脊柱炎及其他脊柱关节病的首选药物,是一个疗效和安全性均较好的抗风湿药。

类风湿关节炎,本品对RA有肯定的疗效,可改善关节症状,能延缓手的小关节的骨侵蚀。降低IgM-RF和IgG-RF的滴度。常与MTX联合应用。

溃疡性结肠炎和Crohn病,对轻中度溃疡性结肠炎有效并有长期预防复发的作用。对活动性Crohn病亦有效。

【用法用量】

口服。成人常用量:初始剂量为一日0.25～0.75g,分3次口服,无明显不适量,可渐增至一日2～3g。若无明显不良反应,可长期维持或症状缓解后减量维持。

【不良反应】

过敏反应较为常见,可表现为药疹,严重者可发生渗出性多形红斑、剥脱性皮炎和大疱表皮松解萎缩性皮炎等;也有表现为光敏反应、药物热、关节及肌肉疼痛、发热等血清病样反应。

中性粒细胞减少或缺乏症、血小板减少症及再生障碍性贫血。

溶血性贫血及血红蛋白尿。缺乏葡萄糖-6-磷酸脱氢酶患者使用后易发生,在新生儿和小儿中较成人为多见。

高胆红素血症。由于可与胆红素竞争蛋白结合部位,致游离胆红素升高。

肝脏损害,可发生黄疸、肝功能减退,严重者可发生急性肝坏死。

肾脏损害,可发生磺胺结晶尿、血尿和管型尿。偶有患者发生间质性肾炎或肾小管坏死的严重不良反应。

恶心、呕吐、食欲减退、腹泻、头痛、乏力等。一般症状轻微,不影响继续用药。偶有患者发生艰难梭菌肠炎,此时需停药。

甲状腺肿大及功能减退偶有发生。

中枢神经系统毒性反应偶可发生,表现为精神错乱、定向力障碍、幻觉、欣快感或抑郁感。一旦出现均需立即停药。

罕见有胰腺炎、男性精子减少或不育症。

【禁忌证】

对磺胺类药物过敏者、孕妇、哺乳期妇女、2 岁以下小儿禁用。缺乏葡萄糖-6-磷酸脱氢酶、血卟啉症、血紫质症、尿路阻塞禁用，失水、休克和老年患者应用本品易致肾损害，应慎用或避免应用本品。对呋塞米、砜类、噻嗪类利尿药、磺脲类、碳酸酐酶抑制药及其他磺胺类药物呈现过敏的患者，对本品亦会过敏，应禁用。磺胺药在葡萄糖-6-磷酸脱氢酶缺乏的新生儿中的应用有导致溶血性贫血发生的可能。因此哺乳期妇女应禁用。

【注意事项】

肝功能损害、肾功能损害患者、血小板、粒细胞减少、肠道阻塞患者应慎用。

应用磺胺药期间多饮水，保持尿量，以防结晶尿的发生，应碱化尿液。如应用本品疗程长，剂量大时宜同服碳酸氢钠并多饮水，以防止此不良反应。治疗中至少每周检查尿常规 2～3 次，如发现结晶尿或血尿时给予碳酸氢钠及饮用大量水，直至结晶尿和血尿消失。

治疗中须注意检查以下几项：血常规检查，对接受较长疗程的患者尤为重要；治疗中定期尿液检查（每 2～3 日查尿常规一次）肝、肾功能检查。遇有胃肠道刺激症状，除强调餐后服药外，也可分成小量多次服用，使症状减轻。肾功能损害者应减小剂量。

磺胺药可穿过血胎盘屏障至胎儿体内，动物实验发现有致畸作用。人类研究缺乏充足资料，因此孕妇应禁用。

磺胺药可自乳汁中分泌，乳汁中浓度约可达母体血药浓度的 50%～100%，药物可能对乳儿产生影响。

由于磺胺药可与胆红素竞争在血浆蛋白上的结合部位，而新生儿的乙酰转移酶系统未发育完善，磺胺游离血浓度增高，以致增加了核黄疸发生的危险性，因此该类药物在新生儿及 2 岁以下小儿应禁用。

老年患者应用磺胺药发生严重不良反应的机会增加。如严重皮疹、骨髓抑制和血小板减少等是老年人常见的严重不良反应。因此老年患者宜避免应用，确有指征时需权衡利弊后决定。

（五）雷公藤（TWH）

本品为卫茅科雷公藤属植物，俗称黄藤、蓦虫草、断肠草等。药用部位主要是根、茎、叶等。临床常用制剂有水煎剂、酒精浸膏及丸剂，粗、精提取物雷公藤片和雷公藤多苷片。雷公藤属植物还包括昆明山海棠和黑蔓（又名东北雷公藤），均有药用。本品主要产于长江流域以南各地。本品含有多种活性物质，主要有：①生物碱：目前已获得 6 个环酯生物碱、雷公藤定碱、雷公藤灵碱、雷公藤春碱、雷公藤戊碱、雷公藤增碱。②二萜：约 13 种，属松香烷型。有雷公藤酮、雷公藤甲素、雷公藤乙素、雷公藤丙素、山海棠素等。③三萜：雷公藤内酯甲、雷公藤内酯乙等。

【药理作用】

中医认为雷公藤味苦、大毒，能杀虫。具有消炎、解毒、驱风湿之功效。现代医学研究表明，雷公藤具有免疫调节、抗炎、抗肿瘤、抗生育等作用。免疫抑制作用，对免疫系统 T、B 淋巴细胞及其亚群和 IL-1、IL-2 等淋巴因子都有抑制，它抑制异常亢进的细胞免疫和体液免疫，影响反馈机制。从而对免疫系统起调节作用。抗炎作用，本品能抑制外周血单核细胞和滑膜细胞产生 TSF、IL-1 及 IL-6 三种重要的促炎症细胞因子。对炎症血管通透性的增加、炎症细胞的趋化、前列腺素和其他炎症介质的产生和释出、血小板聚集及炎症后期的纤维增生等都有明显的抑制作用。不仅阻断了免疫病理环节及其引起的炎症反应，而且本身有直接的抗炎作用。

【药代动力学】

动物研究表明，雷公藤甲素口服后主要在小肠内吸收，但不完全。体内分布在血流量较大的器官,如肝、肾、肺、心和脑。未吸收的药物以原形从大便排出,吸收的药物以原形或代谢产物随尿排出。口服雷公藤甲素,小鼠的吸收峰时为 40 分钟,半衰期约 58 小时,属代谢较慢的药物,应注意防止蓄积中毒。

【适应证】

1. 类风湿关节炎和强直性脊柱炎

用药 1～2 周后即可缓解患者的关节疼痛、肿胀等症状。4～8 周后可降低 ESR、C 反应蛋白,常与甲氨蝶呤等慢作用药联合使用,疗效较好。

2. 儿童慢性关节炎、Still 病、原发性和继发性肾病综合征等

本品对这类疾病有效,但因可影响儿童的生长、发育,不宜长期应用,可作为糖皮质激素减量时的替代药,少量短期服用。

3. 系统性红斑狼疮

可与糖皮质激素及免疫抑制剂联合治疗狼疮,不宜单独使用。

4. 成人肾病综合征、紫癜性肾炎

可使 70%～80% 患者尿蛋白明显下降。

5. 其他

可用于银屑病、贝赫切特综合征、慢性重症肝炎等。

【用法用量】

雷公藤多苷片 10～20mg,每天 3 次。

【不良反应】

1. 生殖系统

本品对生殖系统有明显的抑制作用,如月经失调及闭经,服药半年后至少有一半患者闭经,服药时间越长,闭经率越高且恢复的可能性也越小。男性服药 1 个月后可有精子数量明显减少,且性欲下降。

2. 消化系统

肝酶升高、恶心、呕吐、厌食、腹痛、腹泻等。

3. 血液系统

可出现粒细胞、血红蛋白、血小板减少等。

4. 皮肤黏膜

皮疹、瘙痒、面部色素沉着、口腔溃疡等。

5. 其他

肾功能损害、头痛、胸闷、心悸、脱发、乏力等。

【禁忌证】

严重的肝、肾及造血系统疾病、孕妇及哺乳期妇女忌服。儿童和生育男女均不可大剂量长期服用。

【注意事项】

用本品期间应定期检查血象和肝肾功能,疾病缓解后宜减量、间歇服药或停药。育龄期未生育男女患者、老年及儿童患者慎用。

（六）双瑞醋因（安必丁）(diacerein)

化学名称:4,5-二乙酰基-9,10-双羟基-2-蒽羧酸

【药理作用】

本品为大黄提取物,二乙酰大黄酸为活性有效成分。本品可抑制 IL-1β 和氧自由基及金属蛋白酶的活性,稳定溶酶体膜,发挥抗炎及对关节软骨的保护作用。改善 OA 病程。

【适应证】

治疗骨关节炎(OA),具有软骨保护作用,为改变 OA 病情的慢作用药。

【用法用量】

100mg/d,持续服用 4～12 周或根据需要延长。

【不良反应】

部分患者有短暂腹泻。

（七）硫酸氨基葡萄糖(glueosamine sulfate,GS)

【药理作用】

氨基葡萄糖是一种氨基单糖,结缔组织包括软骨茎质糖胺聚糖的成分之一。硫酸氨基葡萄糖是氨基葡萄糖的硫酸盐,口服后 90% 以上被吸收,4 小时达到关节软骨。本品有嗜软骨倾向性,可促进软骨蛋白聚糖合成,减少基质金蛋白酶和 IL-1 对软骨的不良影响,增加 II 型胶原合成。故又称为软骨保护剂。

【适应证】

治疗骨关节炎(OA),被认为是一个改变 OA 病情的慢作用药,适于全身所有关节的骨关节炎如膝、手、脊柱、髋、踝等。无不良反应。

【用法用量】

250mg/胶囊,每次 1～2 胶囊,一天 3 次,持续服用 4～12 周或根据需要延长,每年重复 2～3 次。

第六节 组胺拮抗药

组胺是一种人体自身成分的小分子质量胺类物质,它是由组氨酸脱羧酶作用于 L-组氨酸而合成,组氨酸脱羧酶在机体中枢神经系统神经元、胃黏膜壁细胞、肥大细胞及嗜碱粒细胞均有表达。组胺通过 4 种受体即 H_1、H_2、H_3、H_4 发挥各种生物学作用,包括细胞的增殖和分化,血细胞、胚胎发育、再生及伤口愈合。

过敏性炎症是一种复杂的细胞网络,涉及许多介质及信号。组胺可通过 H_1 受体在过敏性

疾病中发挥较大的作用。通过 H_1 受体,组胺有炎症前活性,并涉及抗原特异性免疫反应,包括树突状细胞的成熟及 Th1 和 Th2 细胞平衡的调节。组胺可诱导 Th1 细胞的增殖及 IFN-γ 的产生增多,并可能通过该机制抑制体液免疫反应。同时组胺也可诱导炎症前细胞因子及巨噬细胞溶酶体酶的释放,并影响嗜碱粒细胞、嗜酸粒细胞及成纤维细胞的活性。此外,组胺也可通过 H_1 受体在自身免疫及恶性肿瘤中起作用。

　　抗组胺类抗过敏药物分为第一代抗组胺药物、第二代抗组胺药物和第三代抗组胺药物,目前以苯海拉明、氯苯那敏和异丙嗪等为代表的第一代抗组胺药物因具有较强的中枢神经抑制作用而逐渐被无镇静作用或镇静作用轻微的第二代抗组胺药物所取代。而部分第二代抗组胺药物由于发现有较明显的心脏毒性而逐渐减少使用(如特非那丁、阿司米唑等)。非索非那丁、左旋西替利嗪等第三代抗组胺药物已经问世。目前在世界范围内进入临床使用的第二代抗组胺类抗过敏药物已达 20 余种,而第三代仅有数种。第二代和第三代抗组胺药物中的大多数可兼用于过敏性哮喘的防治。我国目前临床使用的抗过敏药仅有 10 余种,主要为第二代抗组胺药物。目前非索非那丁和左旋西替利嗪已成为世界范围使用较为广泛的抗过敏药物。本节将主要介绍这些具有抗组胺性质的抗过敏药物。

(一) 苯海拉明

　　化学结构式

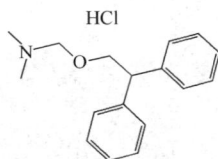

　　分子式:$C_{17}H_{22}NOCl$
　　相对分子质量:291.82

【药理作用】

　　本药为乙醇胺的衍生物,作用持续时间较短。其镇静作用与异丙嗪类似,抗组胺效应不及异丙嗪。药理作用有:①抗组胺作用:可与组织中释放出来的组胺竞争结合靶细胞上的 H_1 受体,减弱组胺对支气管、鼻、皮肤、胃肠道血管的作用,轻度抑制平滑肌收缩,从而阻止过敏反应发生。②中枢抑制作用:有镇静,减轻眩晕、恶心、呕吐等作用。③镇咳作用:可直接作用于延髓的咳嗽中枢,抑制咳嗽反射。④抗 M-胆碱样作用及降低毛细血管渗出、消肿、止痒等作用,可用于局麻、镇吐等。

【适应证】

　　其抗组胺作用用于皮肤过敏症(如荨麻疹、血管神经性水肿、湿疹、神经性皮炎、日光性皮炎、药疹或黄疸引起的皮肤瘙痒等)、过敏性鼻炎、肛门瘙痒症、外阴瘙痒症、食物及药物过敏。对虫咬性皮炎和接触性皮炎也有效。

【不良反应】

1. 常见的不良反应

　　中枢神经抑制作用、共济失调、恶心、呕吐、食欲不振等。

2. 少见的不良反应

气急、胸闷、咳嗽、肌张力障碍等。有报道给药后可发生牙关紧闭并伴喉痉挛。

3. 偶可引起皮疹、粒细胞减少，贫血及心律紊乱

【禁忌证】

重症肌无力、闭角型青光眼、前列腺肥大者禁用。

新生儿、早产儿禁用。

【注意事项】

幽门十二指肠梗阻、消化性溃疡所致幽门狭窄、膀胱颈狭窄、甲状腺功能亢进、心血管病、高血压以及下呼吸道感染（包括哮喘）者不宜用本品。

对乙醇胺类高度过敏者，对本品也可能过敏。

应用本药后避免驾驶车辆、高空作业或操作机器。

肾功能衰竭时，给药的间隔时间应延长。

妊娠期服用本品，有使婴儿腭裂、腹股沟疝和泌尿生殖器官畸形发生率增多的可能，孕妇慎用；本品有少量可从乳汁排出，哺乳期妇女不宜使用。

（二）异丙嗪

化学名：N,N,α-三甲基-10H-吩噻嗪-10-乙胺盐酸盐

结构式：

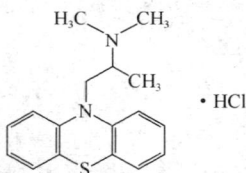

分子式：$C_{17}H_{20}N_2S \cdot HCl$

相对分子质量：320.89

【药理作用】

本药是吩噻嗪类衍生物，为抗组胺药。其作用较苯海拉明持久，比氯丙嗪弱，具有明显的中枢镇静作用。能增强麻醉药、催眠药、镇痛药的作用，并可降低人体温度。其具体抗组胺作用为：本药可与细胞组织释放的组胺竞争 H_1 受体，从而拮抗组胺对胃肠道、气管、支气管或细支气管平滑肌的收缩或挛缩作用，解除组胺导致的致痉和充血作用。

【适应证】

1. 皮肤、黏膜过敏

适用于过敏性鼻炎、血管运动性鼻炎、过敏性结膜炎、荨麻疹、血管神经性水肿、对血液或血浆制品的过敏反应以及皮肤划痕症、花粉变态反应、昆虫变态反应、食物或药物变态反应、接触性皮炎，必要时可与肾上腺素合用，也可用于烧伤、放射性损伤时的变态反应等。

2. 镇咳、祛痰、平喘

对支气管哮喘患者,异丙嗪有轻度支气管平滑肌解痉作用,可做成合剂,可用于镇咳、祛痰、平喘。

【用法用量】

1. 口服给药抗过敏

一次 12.5mg,一日 4 次,饭后及睡前服用,必要时睡前可增至 25mg。

2. 肌内注射抗过敏

一次 25mg,必要时 2 小时后重复给药。严重过敏时可用 25～50mg,最高剂量不得超过 100mg。

【不良反应】

增加皮肤对光的敏感性,多噩梦,易兴奋,易激动,幻觉、中毒性谵妄,儿童易发生锥体外系反应。

用量过大的症状和体征有

手脚动作笨拙或行动古怪,严重时倦睡或面色潮红、发热,气急或呼吸困难,心率加快,肌肉痉挛,尤其好发于颈部和背部的肌肉。坐卧不宁,步履艰难,头面部肌肉痉挛性抽动或双手震颤。

下列情况持续存在时应予注意

嗜睡、轻度视物模糊或色盲,头晕目眩、口鼻咽干燥、耳鸣、皮疹、胃痛或胃部不适感、恶心或呕吐,甚至出现黄疸。儿童多见反应迟钝。

可见血压增高,偶见血压轻度降低。

白细胞减少、粒细胞减少症及再生不良性贫血少见。

【禁忌证】

早产儿、新生儿应禁用。

【注意事项】

对吩噻嗪类药高度过敏的患者,也对本品过敏。

下列情况应慎用:

急性哮喘,膀胱颈部梗阻,骨髓抑制,心血管疾病,昏迷,闭角型青光眼,肝功能不全,高血压,胃溃疡,前列腺肥大症状明显者,幽门或十二指肠梗阻,呼吸系统疾病,癫痫患者,黄疸,各种肝病以及肾功衰竭,Reye 综合征。

孕妇服用本药后,可诱发婴儿的黄疸和锥体外系症状。因此,孕妇在临产前 1～2 周应停用此药。

哺乳期妇女慎用。

（三）奥洛他定

化学结构式

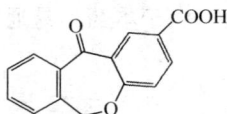

【药理作用】

本药为一种肥大细胞膜稳定剂及相对选择性组胺 H_1 受体阻滞剂。Ⅰ型变态反应的本质是致敏的肥大细胞和嗜碱粒细胞再次接触变应原后,释放生物学活性物质(组胺、白三烯、前列腺素、缓激肽、嗜酸粒细胞趋化因子等),引发临床超敏反应症状。本药能稳定肥大细胞膜,防止其脱颗粒、释放过敏介质,同时又能阻滞组胺 H_1 受体,拮抗组胺的作用。体内外实验均表明,本药对抑制Ⅰ型变态反应有效,经眼给药可治疗过敏性结膜炎。

【适应证】

本药滴眼液适用于过敏性结膜炎引起的眼痒。

【用法用量】

经眼给药,一次 1～2 滴,一日 2 次(应间隔 6～8 小时)滴患眼,6 周为一个疗程。

【不良反应】

用药后头痛发生率为 7%。发生率小于 5%:乏力,视物模糊,烧灼或刺痛感,感冒综合征,眼干,异物感,充血,过敏,角膜炎,眼睑水肿,恶心,咽炎,瘙痒,鼻炎,鼻窦炎及味觉倒错。

【禁忌证】

对该产品中的任何成分过敏者禁用。

【注意事项】

只限眼局部滴用,不能注射。

佩戴角膜接触镜的患者,使用 0.1% 奥洛他定滴眼液时,请勿佩戴角膜接触镜。

【孕妇和哺乳期妇女用药】

在大鼠和兔子中未发现奥洛他定有致畸胎作用。在孕妇方面尚无适当的对照研究。当该药对母亲的好处大于对胚胎或胎儿可能的危险时,孕妇可用此药。哺乳母亲用 0.1% 奥洛他定滴眼液时应谨慎。

(四)阿伐斯汀

化学名称:(E)-3-[6-[(E)-1-(4-甲基苯基)-3-吡咯烷-1-基丙-1-烯基]吡啶-2-基]-2-丙烯酸

化学结构式:

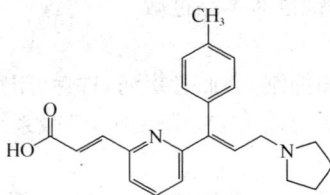

分子式:$C_{22}H_{24}N_2O_2$

相对分子质量:348.44

【药理作用】

本药为曲普利啶的衍生物,能与组胺竞争结合效应细胞上的 H_1 受体,使组胺不能同 H_1 受体结合,从而抑制组胺介导的过敏反应。由于本药不易通过血-脑脊液屏障,因此一般无镇静作用,也无抗毒蕈碱样胆碱作用。

【适应证】

适用于治疗过敏性鼻炎、枯草热、荨麻疹、湿疹、皮肤瘙痒症等。

【用量用法】

口服：成人及 12 岁以上儿童 8mg/次，2～3 次/日。

【不良反应】

偶可引起皮疹，极罕见嗜睡。

【禁忌证】

对本品过敏者禁用。

【注意事项】

罕见嗜睡；偶有皮疹；没有或仅有轻微的症状（胃肠道紊乱、头痛及嗜睡）。肾功能不全者、孕妇、驾驶员或操作机器者慎用；小儿不用。

（五）苯茚胺

化学结构式：

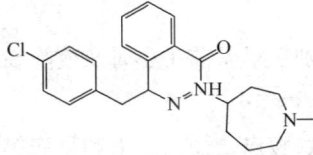

【药理作用】

苯茚胺为抗组胺药，常用其酒石酸盐。本药能减轻和消除组胺所致的多种反应，作用弱于异丙嗪。同时，因本药无中枢镇静作用，且略有兴奋作用，用药后不会出现嗜睡现象。此外，本药尚有中度抗胆碱作用。

【适应证】

对多种常见过敏性疾病有效，如过敏性皮肤病、过敏性鼻炎、荨麻疹、花粉症以及接触过敏和食物过敏反应等。

【用法用量】

1. 口服给药

一次 25～50mg，一日 2～3 次。

2. 外用

减轻过敏性皮肤病的瘙痒症状：软膏涂抹患处。

【注意事项】

对黏膜有刺激性，避免用于黏膜。

可有口干、失眠、食欲不振、恶心、尿潴留、胃肠不适等不良反应。

可致兴奋，儿童尤甚。

（六）氮䓬斯汀

化学结构式：

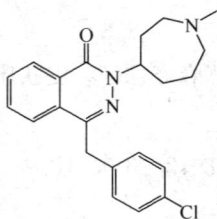

分子式：$C_{22}H_{24}N_3OCl \cdot HCl$

相对分子质量：418.4

【药理作用】

本药为组胺 H_1 受体拮抗剂，具有抗组胺作用。此外，本药还有抗炎、平喘及抗过敏作用，其抗胆碱能作用相对较弱。动物实验中，本药可抑制白三烯的合成及释放，拮抗乙酰胆碱、组胺、5-羟色胺、缓激肽、白三烯的作用。另有研究认为，本药可降低白细胞介素4(IL-4)和 CD23 抗原的浓度，从而影响 IgE 抗体的释放。

【适应证】

用于变应性鼻炎。

【用法用量】

口服，一次 2mg，一日 2 次，分别于早餐前 1 小时及夜晚临睡前服用。

【不良反应】

有嗜睡、头晕、口干、多梦、咳嗽、腹痛、恶心、乏力和鼻痛等。

【禁忌证】

对盐酸氮斯汀过敏者禁用。

【注意事项】

对使用本品易产生嗜睡、眩晕的患者，用药后不宜进行驾驶车辆、操作机器和高空作业等精神集中的工作。

饮酒或服用其他神经中枢系统抑制药物时应避免服用本品。

妊娠或哺乳期妇女慎用。

（七）地氯雷他定

化学结构式：

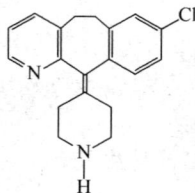

分子式：$C_{19}H_{19}ClN_2$

相对分子质量：310.82

【药理作用】

地氯雷他定为非镇静性的长效三环类抗组胺药，是氯雷他定的活性代谢物。本药具有可选择性地拮抗外周 H_1 受体的作用。此外，大量体外和体内研究表明，除抗组胺作用外，本药还显示出抗过敏和抗炎作用。研究表明本药可抑制过敏性炎症初期及进展期的多个环节,包括:①炎症细胞因子 IL-4、IL-6、IL-8、IL-13 的释放。②重要的炎症趋化因子的释放。③多形核中性粒细胞激活时产生的活性氧自由基。④嗜酸粒细胞黏附及趋化作用。⑤黏附分子如选择蛋白 P 的表达。⑥组胺、前列腺素 PGD$_2$、白三烯 LTC$_4$ 的 IgE 依赖性释放。⑦动物模型中的急性过敏性支气管痉挛反应和过敏性咳嗽。动物研究还提示,本药不易通过血-脑脊液屏障,中枢镇静作用轻微。

【适应证】

用于 12 岁以上儿童或成人缓解过敏性鼻炎的全身及局部症状,如喷嚏、流涕、鼻痒、鼻黏膜充血、鼻塞、眼痒、流泪、腭痒及咳嗽。

也用于 12 岁以上儿童或成人缓解慢性特发性荨麻疹的瘙痒症状及减少荨麻疹的数量和大小。

【用法用量】

口服,一次 5mg,一日 1 次。

【不良反应】

常见不良反应为疲倦,口干和头痛。

【禁忌证】

对本品活性成分或辅料过敏者禁用。

【注意事项】

未见地氯雷他定对驾驶及操作机器的能力造成影响。

严重肾功能不全患者慎用。

孕期内使用地氯雷他定的安全性尚未确定。孕期慎用。地氯雷他定可经乳汁排泌,不建议哺乳期妇女服用地氯雷他定。

(八) 二甲替嗪

分子式:C$_{12}$H$_{14}$N$_4$O$_4$S

相对分子质量:310.33

【药理作用】

二甲替嗪为吩噻嗪类抗组胺药,也有镇吐、镇静作用。其抗组胺功效与异丙嗪相同,镇吐作用较强,镇静作用较弱。

【适应证】

用于花粉症、皮肤过敏性疾病及呼吸道过敏性疾病。

【用法用量】

口服给药,一次 20mg,一日 3 次。必要时可增至一日 120mg。

本药也可经直肠给药。

【不良反应】

有胃肠道反应、嗜睡、困倦、疲怠、皮炎等。

【注重事项】

偶可出现渗出性多形红斑及其他过敏反应,儿童尤易发生。

肾功能不良者慎用。

孕妇、婴幼儿忌用。

（九）盐酸二氯丙嗪

分子式：$C_{17}H_{20}N_2O_2S \cdot HCl$

相对分子质量：352.88

【药理作用】

本药是异丙嗪的衍生物，为抗组胺药，其抗组胺作用较异丙嗪强，作用机制与异丙嗪相同。动物体内外试验证明，本药对组胺引起的离体平滑肌痉挛有缓解作用。此外，本药还具有一定的中枢镇静、镇咳以及平喘、黏膜表面局麻等作用。有研究表明，本药对血压、心率、呼吸、肝、肾功能及血常规检查均无明显影响。用药 3 个月以上，未发现有耐药性或成瘾性。

【适应证】

用于慢性支气管炎，其镇咳疗效较好。

也可用于哮喘、过敏性鼻炎、荨麻疹、皮肤瘙痒症等。

【用法用量】

1. 口服给药

每次 5～10mg，每日 3 次。极量：每次 10mg，每日 30mg。

2. 直肠给药

每次 10mg，每日 2 次。

【不良反应】

常见的不良反应为困倦、乏力等。

【禁忌证】

高空作业及驾驶车辆、操纵机器者禁用。

【注意事项】

治疗量与中毒量接近，不得超过极量。

癫痫、肝功能不全者慎用。

（十）非尼拉敏

化学结构式：

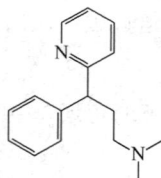

分子式：$C_{16}H_{20}N_2$

相对分子质量：240.35

【药理作用】

　　本药为丙胺类抗组胺药,镇静作用弱。作为 H_1 受体拮抗剂,它能可逆地、竞争性地抑制组胺与细胞 H_1 受体的结合,阻止组胺对靶器官的作用。本药能抑制血液系统中的组胺的缩血管作用,并抑制由内皮细胞上的 H_1 受体介导的快速缩血管反应,需要与 H_2 拮抗剂联用以抑制血管舒张作用。本药能与中枢神经系统的 H_1 受体有效结合,在治疗剂量下出现镇静作用;在儿童可出现兴奋现象。本药有抗副交感神经的作用,具有兴奋中枢神经的作用。此外,本药还有极弱的止吐作用。

【适应证】

　　用于皮肤、黏膜过敏性疾病,也用于眼部过敏性疾病。

【用法用量】

　　口服给药,一次 25～50mg,一日 3 次。

【不良反应】

　　偶见瞳孔散大,眼压增高症状。长期使用可能产生全身反应,如高血压、心律失常及高血糖等,但罕见,且停药可恢复。

【禁忌证】

　　对本品各成分过敏者禁用。闭角型青光眼禁用。

【注意事项】

　　患有严重心血管疾病的老年患者、孕妇和哺乳期妇女以及未控制好的高血压、糖尿病患者慎用。

　　在使用过程中,如发现眼红、疼痛等情况,应停药。

（十一）非索非那定

　　化学名称:α,α-二甲基-4-[1-羟基-4-[4-(羟基二苯甲基)-1-哌啶]丁基]-苯乙酸的盐酸盐。

　　化学结构式:

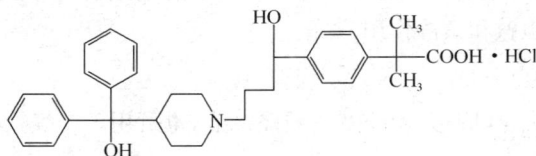

　　分子式: $C_{32}H_{39}NO_4 \cdot HCl$

　　相对分子质量:538.13

【药理作用】

　　非索非那定为第二代 H_1 受体拮抗药,是特非那定在人体内的一种活性代谢产物,它能选择性拮抗外周 H_1 受体活性,从而发挥抗组胺作用。本药无抗 5-羟色胺、抗胆碱及抗肾上腺素作用。动物实验表明,本药可抑制组胺释放,选择性抑制抗原引起的支气管痉挛。药物不能穿过血-脑脊液屏障,镇静及其他中枢神经系统作用不明显。

【适应证】

　　用于缓解季节性过敏性鼻炎相关症状,如打喷嚏、流涕、鼻痒、上腭痒、喉痒、眼痒、流泪、眼发红等。

　　用于减轻慢性特发性荨麻疹引起的症状。

【用法用量】

口服给药。①季节性过敏性鼻炎：推荐剂量为一次 120mg，一日 1 次，或一次 60mg，一日 2 次。②慢性特发性荨麻疹：推荐剂量为一次 180mg，一日 1 次。

【不良反应】

常见不良反应是头痛、嗜睡、恶心、头晕、疲倦。

【禁忌证】

对本品过敏者禁用。

【注意事项】

肝功能不全者不需减量，肾功能不全的患者剂量需减半。

目前尚无孕妇使用本品的安全性试验资料，妊娠妇女慎用。

哺乳期妇女慎用。

(十二) 富马酸氯马斯汀

化学名称：[R-(R＊,R＊)]-1-甲基-2-[2-[1-(4-氯苯基)-1-苯乙氧基]乙基]-吡咯烷(E)-2-丁烯二酸盐

化学结构式：

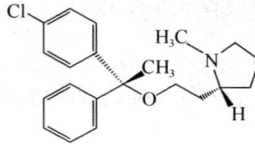

相对分子质量：459.97

【药理作用】

本药为乙醇胺类抗组胺药的二苯甲醇醚衍生物，为组胺 H_1 受体拮抗药，与组胺结构相似，可与组胺竞争结合组胺 H_1 受体，从而可抑制组胺诱导的毛细血管渗透性增加而迅速止痒。本药同时也具有较低的抗胆碱和镇静作用。

【适应证】

用于治疗过敏性鼻炎、荨麻疹、湿疹及皮肤瘙痒症，也可用于支气管哮喘的抗过敏治疗。

【用法用量】

1. 口服给药

开始时一次 1mg(以氯马斯汀计，以下同)，一日 2 次，必要时可适当增加至一日 3～4mg，最多不超过 6mg。治疗荨麻疹及血管神经性水肿，起始量一次 2mg，一日 2 次，一日不超过 6mg。

2. 肌内注射

一日 1～2mg。

【不良反应】

部分患者服药后可出现嗜睡、头晕、乏力、口干、食欲不振、恶心等现象，服药过量可产生精神症状。

【禁忌证】

对本品或其他化学结构相似的抗组胺药过敏者禁用。

本品不能用于新生儿及早产儿。

【注意事项】

服药期间不宜驾驶，从事高空及有危险的作业。

本品不宜与乙醇、中枢神经抑制药，如催眠药、镇静药等同时服用。

患有下列疾病者，如眼内压升高、甲亢、心血管及高血压病、溃疡病、前列腺肥大和尿路梗阻等，慎用。

孕妇及哺乳妇女慎用。

禁用于新生儿及早产儿。

有支气管哮喘病史、眼内压升高、甲亢、心血管疾病等者慎用。

（十三）美海屈林

化学结构式：

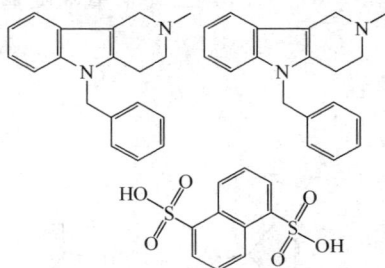

分子式：$2(C_{19}H_{20}N_2) \cdot C_{10}H_8O_6S_2$

相对分子质量：841.05

【药理作用】

美海屈林为抗组胺药，抗组胺作用较异丙嗪稍弱，维持时间也较短。本药也有抗胆碱及镇静作用，但镇静作用较小。

【适应证】

用于荨麻疹、血管神经性水肿、花粉症、血清病以及瘙痒症等过敏性皮肤病。

【用法用量】

口服给药一次 50～100mg，一日 3 次。

【不良反应】

不良反应主要有镇静、嗜睡、口干。

【注意事项】

偶可致粒细胞减少症或缺乏症。

（十四）美喹他嗪

【药理作用】

本药为吩噻嗪类衍生物，是持续性抗变态反应药。具有中等强度的抗组胺作用，也具有镇静作用及抗毒蕈碱样胆碱作用。本药可以选择性地阻断组胺 H_1 受体，抑制肥大细胞过敏反应介质的释放,还可调节迷走神经紧张性。

【适应证】

主要用于缓解过敏反应症状,包括过敏性鼻炎、过敏性结膜炎、荨麻疹、哮喘及各种皮肤瘙痒、湿疹、花粉症、血管神经性水肿等。

【用法用量】

口服给药,一次 5mg,早晚各 1 次;或于睡前服 10mg。

【不良反应】

口干。

【注意事项】

青光眼、前列腺肥大患者忌用。

不宜与单胺氧化酶抑制剂合用。

(十五)咪唑斯汀

化学名称:1-(4-氟苄基)-2-{4-[N-[2-(3,4-二氢-4-氧嘧啶基)]-N-甲基氨基]-1-哌啶基}苯并咪唑。

化学结构式:

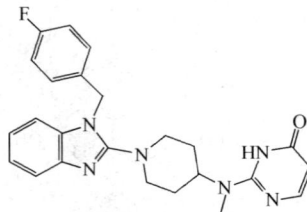

分子式:$C_{24}H_{25}FN_6O$

相对分子质量:432.5

【药理作用】

本药是一种长效组胺 H_1 受体拮抗药,具有抗组胺和抗过敏性炎症的双重作用。本药可抑制活化的肥大细胞释放组胺及抑制炎性细胞的趋化作用,也可抑制变态反应时细胞间黏附性分子-1 的释放。此外,本药可抑制 5-脂氧化酶,阻断花生四烯酸代谢生成炎性介质(如白三烯等),从而达到抗过敏性炎症的作用。

【适应证】

适用于急慢性、季节性或常年性过敏性鼻炎、过敏性结膜炎、荨麻疹及其他皮肤过敏症。

【用法用量】

口服给药,一次 10mg,一日 1 次。

【不良反应】

偶见嗜睡、乏力、头痛、口干、腹泻和消化不良等症状。

偶有低血压、紧张、抑郁、中性粒细胞计数减少和肝脏转氨酶升高。

【禁忌证】

对咪唑斯汀过敏者。

同时使用大环内酯类抗生素或全身用咪唑类抗真菌药,可升高咪唑斯汀血药浓度。

肝功能障碍者。

有临床意义的心脏疾病或既往症状性心律失常病史或心动过缓者。

有或可疑 QT 间期延长,或电解质紊乱尤其是低钾血症病例者。

同时使用已知的延长 QT 间期药物,如Ⅰ类和Ⅲ类抗心律失常药物。

【注意事项】

不得嚼碎服用。

大部分患者服用咪唑斯汀后可驾驶或完成需集中注意力的工作,但为识别对药物有异常反应的敏感者,建议驾驶或完成复杂工作前,先行了解个体反应性。

(十六)哌海茶碱

【药理作用】

本药为二苯拉林与 8-氯茶碱的复合物,具有抗组胺、抗胆碱及镇静作用。其抗组胺作用较苯海拉明强 10 倍,镇吐和止痒作用也较显著。

【适应证】

用于多种过敏性疾病。

【用法用量】

口服给药,一次 3~9mg,一日 3 次。

【不良反应】

茶碱的毒性反应常出现在血清浓度为 $15\sim20\mu g/ml$,特别是在治疗开始,早期多见的有恶心、呕吐、易激动、失眠等。当血清浓度超过 $20\mu g/ml$,可出现心动过速、心律失常。血清中茶碱超过 $40\mu g/ml$,可发生发热、失水、惊厥等症状,严重的甚至导致呼吸、心跳停止致死。

【禁忌证】

对本品过敏的患者,活动性消化溃疡和未经控制的惊厥性患者禁用。

【注意事项】

本品不适用于哮喘持续状态或急性支气管痉挛发作的患者。

应定期监测血清茶碱浓度,以保证最大的疗效而避免血药浓度过高的危险。

肾功能或肝功能不全的患者,年龄超过 55 岁特别是男性患者,任何原因引起的心力衰竭患者,持续发热患者。使用某些药物的患者及茶碱清除率减低者,应酌情调整用药剂量或延长用药间隔时间。

茶碱制剂可致心律失常和(或)使原有的心律失常加重;患者心率和(或)节律的任何改变均应进行监测和研究。

高血压或者非活动性消化道溃疡病史的患者慎用本品。

与美西律合用,可减低茶碱清除率,增加血浆中茶碱浓度,需调整剂量。

与咖啡因或其他黄嘌呤类药并用,可增加其副作用和毒性。

(十七)曲普利啶

化学结构式:

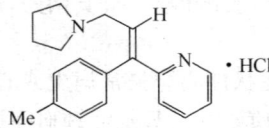

分子式：$C_{19}H_{22}N_2 \cdot HCl \cdot H_2O$

相对分子质量：332.9

【药理作用】

本药为抗组胺药，在体内与组胺竞争结合靶细胞上的 H_1 受体，使组胺不能与 H_1 受体结合，从而抑制机体过敏反应的发生。本药抗组胺作用具有长效、低毒、对中枢抑制作用弱等特点。

【适应证】

用于治疗各种过敏性疾患，包括荨麻疹、过敏性鼻炎、过敏性结膜炎、支气管哮喘、皮炎及皮肤瘙痒症。

【用法用量】

口服给药一次 2.5～5mg，一日 2 次。

【不良反应】

偶有嗜睡恶心不适等，减量或停药后症状自行消失。

【注意事项】

眼内压增高、闭角型青光眼、甲状腺功能亢进、血管性疾患及高血压、支气管哮喘、前列腺增生、膀胱颈阻塞、消化道溃疡及 12 岁以下儿童，均需慎用。

（十八）去氯羟嗪

化学结构式：

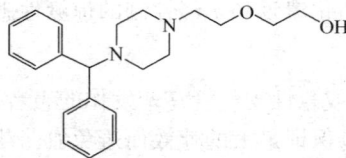

分子式：$C_{21}H_{28}N_2O_2$

相对分子质量：413.39

【药理作用】

本药为第一代抗组胺药羟嗪的衍生物，有较强的选择性 H_1 受体阻断作用。其作用时间较长，属中长效的抗组胺药。本药除拮抗 H_1 受体外，对白三烯等过敏介质也有一定的抑制作用，尚有一定的中枢神经抑制作用及抗胆碱作用。

【适应证】

本药可广泛用于急慢性荨麻疹、血管神经性水肿、特发性皮炎、接触性皮炎、药物性皮炎、光敏性皮炎、冷性荨麻疹、皮肤划痕症、过敏性鼻炎、过敏性结膜炎、季节性花粉症、胃肠道变态反应、过敏性喉水肿等，还可用于支气管哮喘的辅助治疗。

【用法用量】

1. 口服给药

一次 25～50mg,一日不超过 3 次。

2. 直肠灌注

对于恶心、呕吐严重以致不能口服给药的患者,可将本药 25～50mg 研细溶于 50～100ml 温开水中,保留灌肠。

【不良反应】

个别患者可有口干、嗜睡。

【禁忌证】

新生儿和早产儿禁用。

【注意事项】

老年人、孕妇及哺乳妇女慎用。

服药期间不得驾驶机、车、船,不得从事高空作业、机械作业及操作精密仪器。

如服用过量或出现严重不良反应,应立即就医。

对本品过敏者禁用,过敏体质者慎用。

(十九)赛庚啶

分子式:$C_{21}H_{21}N \cdot HCl$

相对分子质量:323.86

【药理作用】

本药为哌啶类组胺 H_1 受体拮抗药。除抗组胺 H_1 受体外,本药尚有轻至中度的抗 5-羟色胺和抗胆碱作用,其分子结构与酮替芬相似,故认为本药还有一定的保护肥大细胞、嗜碱粒细胞膜作用和促进过敏介质缓释作用。其抗组胺作用较氯苯那敏、异丙嗪强,但中枢抑制作用较两者轻。

【适应证】

主要用于急慢性荨麻疹、血管性水肿、过敏性湿疹、接触性皮炎、食物变态反应、药物变态反应、过敏性鼻炎、花粉症、过敏性结膜炎、昆虫蜇咬过敏及偏头痛等。对支气管哮喘有一定治疗作用。

【用法用量】

口服给药,一次 2～4mg,一日 2-3 次。

【不良反应】

嗜睡、口干、乏力、头晕、恶心等。

【禁忌证】

孕妇、哺乳期妇女禁用。

青光眼、尿潴留和幽门梗阻患者禁用。

【注意事项】

服药期间不得驾驶机、车、船,不得从事高空作业、机械作业及操作精密仪器。

服用本品期间不得饮酒或含有酒精的饮料。

老年人及 2 岁以下小儿慎用。

对本品过敏者禁用,过敏体质者慎用。

(二十) 司他斯汀

化学名称:1-[2-[1-(4-氯苯基)-1-苯乙氧基]乙基]六氢-1H-吖庚因盐酸盐

化学结构式:

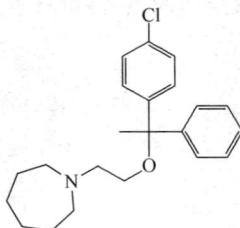

分子式:$C_{22}H_{28}ClNO \cdot HCl$

相对分子质量:394.38

【药理作用】

司他斯汀为氯马斯汀的衍生物,作用与氯马斯汀相同。本药对支气管痉挛有抑制作用,对组胺引起的血管通透性增加的抑制作用与吡咯醇胺基本相同,但几乎无镇静作用。详情参见氯马斯汀。

【适应证】

适用于荨麻疹、湿疹及其他过敏性皮肤病,也可用于过敏性鼻炎、支气管哮喘。

【用法用量】

口服给药,一日 6mg。

【不良反应】

用药时,可能出现疲劳、困倦、头痛、头晕、胃部不适、口干、饥饿、恶心,个别出现腹泻、便秘及失眠症状;大剂量用药时,可出现注意力减退、整日发困、反应迟钝、恶心等症状。

【禁忌证】

孕妇,哺乳期妇女,严重肝、肾疾病者,对本品过敏者禁用。

【注意事项】

本品主要经肝、肾代谢,患有显著肝、肾功能障碍的患者应避免服用。

用药期间忌服酒类。

服用本药,可对患者工作能力及驾驶安全产生消极影响。

孕妇、哺乳期妇女禁用本品。

3 岁以下儿童禁用本品。

不能与单胺氧化酶抑制剂合用,因为可加强抗胆碱作用,慎与中枢神经系统抑制剂合用。

(二十一) 特非那定

化学名称:α-[4-(1,1-二甲基乙基)苯基]-4-(羟基-二苯甲基)-1-哌啶丁醇

分子式:$C_{32}H_{41}NO_2$

相对分子质量:471.69

【药理作用】

本药为第二代抗组胺药,可选择性拮抗呼吸道、胃肠道及皮肤等外周组织的组胺 H_1 受体。具有良好的抗组胺以及抗胆碱、抗肾上腺素能作用,并可轻度扩张支气管。由于本药及其代谢物不能通过血-脑脊液屏障,因而基本上无中枢神经系统不良反应(镇静、嗜睡等),定量脑电图测定结果表明,本药口服剂量高达 200mg 时,也不引起任何中枢神经系统反应。

【适应证】

适用于由 IgE 介导的各种变态反应性疾病,如急性荨麻疹、血管性水肿、冷性荨麻疹、皮肤划痕症、接触性皮炎、特应性皮炎、光敏性皮炎、过敏性鼻炎、过敏性结膜炎、花粉症、昆虫变态反应、食物变态反应、药物变态反应及过敏性喉水肿、过敏性咳嗽等。

【用法用量】

口服,一次 60mg,一日 2 次。对清晨发作的过敏性鼻炎患者,可在发作前顿服 60~120mg;对晚间发作的荨麻疹等疾病,可于每晚临睡前服用 60~120mg。

【不良反应】

偶见头痛,胃肠功能紊乱和皮疹,镇静作用和口干现象不明显。

本品可致心律失常(QT 间期延长),发生率高于其他同类药物。发生的原因和用量较大有关。

【禁忌证】

对本品过敏者禁用。

【注意事项】

心血管系统疾病者慎用。

(二十二)西替利嗪

化学结构式:

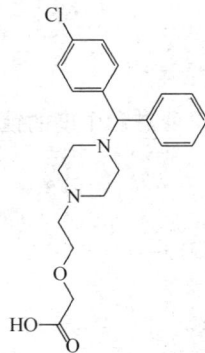

分子式:$C_{21}H_{25}ClN_2O_3$

相对分子质量:388.89

【药理作用】

本品为选择性组胺 H_1 受体拮抗剂。动物实验表明本品无明显抗胆碱和抗 5-羟色胺作用,不易通过血-脑脊液屏障而作用于中枢 H_1 受体,临床使用时中枢抑制作用较轻。

【适应证】

用于季节性或常年性过敏性鼻炎、由过敏原引起的荨麻疹及皮肤瘙痒。

【用法用量】

口服，成人或 12 岁以上儿童，一次 10mg，一日 1 次或遵医嘱。如出现不良反应，可改为早晚各 5mg。

【不良反应】

不良反应轻微且为一过性，有困倦、嗜睡、头痛、眩晕、激动、口干及胃肠道不适等。偶有天门冬氨酸氨基转移酶轻度升高。

【禁忌证】

对本品过敏者禁用。

【注意事项】

肾功能损害者用量应减半。

酒后避免使用。

司机、操作机器或高空作业人员慎用。

（二十三）希司咯定

化学结构式：

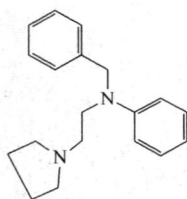

分子式：$C_{19}H_{24}N_2$

相对分子质量：280

【药理作用】

本药为乙二胺类抗组胺药，具有抗毒蕈碱和中度的镇静作用及局麻作用。

【适应证】

用于多种过敏性疾病。

【用法用量】

1. 口服给药

一日 50～150mg，分 3～4 次服。

2. 静脉注射

一次 12.5～25mg。

（二十四）依匹斯汀

化学结构式：

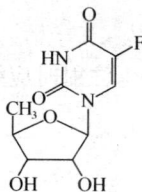

分子式：$C_9H_{11}FN_2O_5$

相对分子质量：246.20

【药理作用】

依匹斯汀为组胺 H_1 受体拮抗剂。本品对组胺、白三烯 C_4、PAF、5-羟色胺有抑制作用，并能抑制组胺、慢反应物质 A（SRS-A）化学介质的释放。由于本品化学结构的特点，本品难以通过血-脑屏障，对中枢神经系统的 H_1 受体拮抗作用弱。

【适应证】

本品为组胺 H_1 受体拮抗剂，适用于成人所患的过敏性鼻炎、荨麻疹、湿疹、皮炎、皮肤瘙痒症、痒疹、伴有瘙痒的寻常性银屑病及过敏性支气管哮喘的防治。

【用法用量】

成人过敏性鼻炎，口服本品一次 10～20mg，一日一次。或按病情遵医嘱服用。

荨麻疹、湿疹、皮炎、皮肤瘙痒症、银屑病、支气管哮喘通常成人口服本品一次 20mg，一日一次。或按年龄、症状遵医嘱服用。

【不良反应】

主要为嗜睡及消化系症状和肝功异常。

【禁忌证】

本品有困倦作用，故应用本品的患者不得驾驶汽车或操纵有危险的机器。

孕妇使用本品的安全性尚未确立，怀孕或可能怀孕的妇女，故慎用。

授乳期妇女必须使用本品时须停止哺乳。

（二十五）异西喷地

【药理作用】

本药为吩噻嗪类抗组胺药，其抗组胺作用比异丙嗪和马来酸氯苯那敏均强（为马来酸氯苯那敏的 7 倍），而镇静作用比它们两者均弱。此外，本药还具有抗 5-羟色胺和抗胆碱的作用。

【适应证】

治疗荨麻疹、湿疹、过敏性皮炎、皮肤瘙痒症及鼻炎。

治疗感冒、哮喘、咳嗽等，治疗感冒以与解热镇痛药物合用为宜。

【用法用量】

1. 口服给药

治疗轻、中度过敏性疾病，一次 4～8mg，一日 3～4 次。

2. 肌内注射

治疗较严重的过敏性疾病，一日 10mg。

3. 静脉注射

治疗较严重的过敏性疾病，一日 10mg。注射时应缓慢。

（二十六）盐酸左卡巴斯汀

【药理作用】

本药为卡巴斯汀的左旋体，是一种具有高度选择性的新型组胺 H_1 受体拮抗药。本药对 H_1 受体具有高度特异性，且亲和力强，结合后牢固难以解离，与组胺竞争 H_1 受体，从而消除组胺与 H_1 受体结合而产生的过敏症状。其局部应用起效迅速，能迅速消除过敏性鼻炎及过敏性结膜炎的典型症状，作用可维持数小时。在治疗剂量下，本药几乎只与 H_1 受体结合，即使当使用剂量高达治疗剂量数倍时，也无抗 5-羟色胺、抗胆碱及抗其他非 H_1 受体的作用。只有在长期、大剂量用药时才有可能与多巴胺 D_2 受体、去甲肾上腺素 α_1 受体发生部分结合。

【适应证】

本药经鼻给药用于缓解或消除过敏性鼻炎的典型症状，如喷嚏、鼻痒、流涕。

本药经眼给药用于缓解或消除过敏性结膜炎的典型症状，如眼痒、充血、流泪、畏光、分泌物异物感、眼睑肿胀、结膜水肿。

也可作为预防用药，以提高过敏反应的发生阈值。

【用法用量】

1. 经鼻给药

气雾剂，每侧鼻孔一次 $100\mu g$（2 喷），一日 2 次。症状严重者可一日 3~4 次。应连续用药直至症状消除。

2. 经眼给药

滴眼液，每侧一次 1 滴，一日 3~4 次。可持续用药，直至症状缓解。

【不良反应】

常见鼻内有刺激感及有轻度头痛。

【禁忌证】

对本品有过敏史者禁用。

【注意事项】

由于盐酸左卡巴斯汀由肾脏排泄，故肾损伤患者使用时应特别注意。

孕妇使用前应考虑使用本品的必要性。因药物有少量进入乳汁，故哺乳妇女应慎用。

12 岁以下儿童不宜用本品。

（二十七）左西替利嗪

化学结构式：

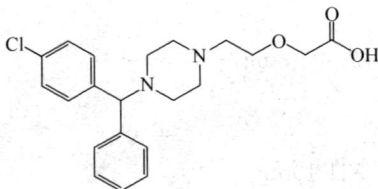

分子式：$C_{21}H_{25}ClN_2O_3$

相对分子质量：388.89

【药理作用】

本药为口服选择性组胺 H_1 受体拮抗药。无明显抗胆碱和抗 5-羟色胺作用,中枢抑制作用较小。西替利嗪(属第二代 H_1 受体拮抗药)为外消旋酸盐,由相同数量的两个异构体组成,即左西替利嗪[(R)-异构体]和右西替利嗪[(S)-异构体]。体外和人体的药效学研究(组胺诱导的皮肤和鼻反应)表明,左西替利嗪是更有效的异构体,可以解释消旋西替利嗪大多数或全部的临床抗组胺活性,且左西替利嗪的这种活性在西替利嗪半剂量下即可出现。

【适应证】

用于荨麻疹、过敏性鼻炎、湿疹、皮炎、皮肤瘙痒症等。

【用法用量】

口服给药。①片剂：一次 5mg,一日 1 次。②口服溶液：一次 10ml,一日 1 次,餐前半小时服用。

【不良反应】

无镇静、嗜睡等中枢神经系统副作用。未发现第二代抗组胺药物(如特非那定、阿司咪唑等)所具有的致心律失常作用。

【注意事项】

适用人群广泛,可用于妊娠期和哺乳期妇女。美国 FDA 将之划定为孕妇用药的 B 类,临床用于儿童(包括婴儿)也是安全的。

（二十八）依巴斯汀

化学结构式：

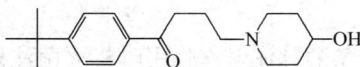

分子式：$C_{19}H_{29}NO_2$

相对分子质量：303.19

【药理作用】

本药为第二代选择性组胺 H_1 受体阻断药,在结构上与特非那定类似。也可抑制白三烯 C4 引起的支气管收缩,但持续时间较短。本药无中枢镇静作用,也不影响肥大细胞释放组胺(动物实验)。

【适应证】

用于各种过敏性疾病,如慢性特发性荨麻疹、过敏性鼻炎。

【用法用量】

口服给药。①过敏性鼻炎：一次 10mg,一日 1 次。②荨麻疹：一次 10mg,一日 1 次。

【不良反应】

罕见皮疹、水肿发生。

偶见口干、胃不适。

肝功能异常,偶见 GPT、ALP 升高。

罕见心动过速。

有时困倦,偶见头痛、头晕。

偶见嗜酸性白细胞增多。

【禁忌证】

对本品及其辅料过敏者禁用。

【注意事项】

已知对依巴斯汀或片剂中任何成分有超过敏者禁用。

严重肝功能受损者禁用。

QT 间期延长综合征、低钾血症、与已知可产生 QT 间期延长或抑制 CYP3A 酶系的任何药物(如咪唑类抗真菌药及大环内酯类抗生素)合用者、轻度或中度肝损伤患者、肾损伤患者慎用。

(二十九)组胺人免疫球蛋白

化学结构式:

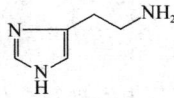

分子式:$C_5H_5N_3$

相对分子质量:111.15

【药理作用】

本品能刺激机体产生抗组胺的抗体,从而消除内源性组胺的致病作用。

【适应证】

用于预防和治疗支气管哮喘、过敏性皮肤病、荨麻疹等过敏性疾病。

【用法用量】

用法:本品仅供皮下注射,严禁静脉注射。临用时将灭菌注射用水 2ml 注入本品安瓿内,充分溶解后皮下注射。用量:每次用一支。每个疗程注射 3~5 次,通常成人每次间隔 4~7 天,儿童每次间隔 6~10 天,观察 1 个月,若疗效不显著时,可按上述用法重复 1~2 个疗程,为维持效果可每 3~4 个月皮下注射一次。

【不良反应】

使用本品一般不会产生不良反应,偶可出现寒战、发热、颜面潮红、皮疹、恶心呕吐等症状,快速输注可引起血管超负荷导致肺水肿,偶有过敏反应。

【禁忌证】

对白蛋白有严重过敏者。

高血压患者,急性心脏病者、正常血容量及高血容量的心力衰竭患者。

严重贫血患者。

肾功能不全者。

【注意事项】

有明显脱水者应同时补液。

第七节 生物制剂

外源或内源性抗原经 HLA 分子提呈给 T 细胞受体(TcR),并由此激活 T 细胞,已活化 T 细胞分泌的细胞因子又活化其他 T 细胞和 B 细胞。随着对自身免疫性疾病、肿瘤等发病机制的不断深入研究,人们在使用免疫抑制剂的同时,根据免疫学的发病机制提出了生物学应答调节剂的新概念,并进入生物治疗的新阶段。对肿瘤而言,已成为继手术、放疗、化疗后的第四种治疗模式,对结缔组织病而言是继非甾体抗炎药、激素、免疫抑制剂及慢作用药的第四种治疗模式。

(一)注射用重组人 II 型肿瘤坏死因子受体-抗体融合蛋白(recombinant human tumor necrosis factor-α receptor II : IgG Fc fusion protein for injection)

商品名为益赛普。

【药理作用】

已知肿瘤坏死因子(TNF-α)是类风湿关节炎、银屑病、强直性脊柱炎等病理过程中的一个主要炎性介质,其参与调控的炎症反应可导致关节的病理改变。本品的作用机制为竞争性地与血中 TNF-α 受体结合,阻断它和细胞表面 TNF 受体结合,降低其活性。

毒理研究:急性毒性试验结果显示给予小鼠静脉注射 160mg/kg 的益赛普,未见毒性反应;给予猴 4 周的长期毒性试验结果显示,15mg/kg 剂量的益赛普,无明显毒性反应。

【药代动力学】

rhTNF:Fc(益赛普)经皮下注射后,在注射部位缓慢吸收。单次给药后,约 48 小时后可达血药浓度峰值。绝对生物利用度约为 76%。每周给药 2 次,达稳态时的血药浓度约为单次给药峰浓度的 2 倍。

11 名活动性类风湿关节炎患者皮下注射 25mg/次,每周 2 次,连续给药 6 周后,rhTNFR:Fc 达稳态的时间为(408±20)h,达稳态时峰浓度(Css_{max})为(3.0±0.2)μg/ml,达稳态时谷浓度(Css_{min})为(2.6±0.2)μg/ml,平均稳态浓度 Css 为(2.8±0.3)μg/ml,波动系数(FI)为(12.8±3.3)%。最后一次给药后 rhTNFR:Fc 的半衰期 $t_{1/2}$ 为(74±4)h,t_{max} 为(53±6)h,CL 为(102.8±10.4)ml/h。在健康人和急性肾脏或肝脏功能异常的患者中血药浓度没有十分显著的差别,因此,对于肾脏功能受损的患者无需调整剂量。在研究中未观察到甲氨蝶呤(MTX)对 rhTNFR:Fc 的药代动力学有影响。

【适应证】

中度及重度活动性类风湿关节炎。

成人中度至重度斑块状银屑病。

活动性强直性脊柱炎。

【用法用量】

皮下注射,注射部位可为大腿、腹部或上臂内侧。成人推荐剂量为每次 25mg,每周 2 次,每次间隔 3~4 天。注射前用 1ml 注射用水溶解,溶解后密闭环境可于 2~8℃冷藏 72 小时。

【不良反应】

注射部位局部反应,包括轻至中度红斑、瘙痒、疼痛和肿胀等,注射部位反应通常发生在开始治疗的第一个月内,在随后的治疗中发生频率降低。注射部位反应平均持续 3~5 天。其他不良反应包括头痛、眩晕、皮疹、失眠、咳嗽、腹痛、上呼吸道感染、血压升高、感冒样综合征等。大部分无需处理。

据国外文献报道,国外同类产品的不良反应还有如下报道:

感染:最常见的感染是上呼吸道感染。在国外一项安慰剂对照试验中,严重感染的发生率没有明显升高。开放性试验中严重感染的发生率和对照试验中的发生率比较也基本相似。发生严重感染的患者除了患有 RA 外,还合并有其他问题,如糖尿病、充血性心衰、活动性或慢性感染。国内临床试验中没有发生严重感染的报道。

自身抗体:在国外的临床试验中,接受重组人Ⅱ型肿瘤坏死因子受体-抗体融合蛋白(rhTNF-α:Fc)治疗的患者中有 ANA、抗双链 DNA 抗体新发阳性的报道。与甲氨蝶呤(MTX)组比较,新发自身抗体无明显差别。但长期应用重组人Ⅱ型肿瘤坏死因子受体-抗体融合蛋白对自身免疫性疾病的影响还不清楚。

恶性肿瘤:国外在接受重组人Ⅱ型肿瘤坏死因子受体-抗体融合蛋白治疗的患者中,观察到有少数患者淋巴瘤发生,发生率的高低和类风湿关节炎病情严重程度有关。另外还有少量其他类型肿瘤发生,最常见的是结肠、乳腺、肺和前列腺肿瘤,发生率和类型同正常人群类似。

【禁忌证】

败血症、活动性结核病患者、活动性乙肝和丙肝患者、对本品或制剂中其他成分过敏者禁用。

【注意事项】

国外上市同类品种的使用中发生过严重的感染(败血症、致死和危及生命的感染),因此,如果患者有反复发作的感染病史或者有易导致感染的潜伏疾病时,在使用本品时应极为慎重。

在使用本品过程中患者出现上呼吸道反复感染或有其他明显感染倾向时,应及时到医院就诊,由医生根据具体情况指导治疗。

当发生严重感染如糖尿病继发感染、结核杆菌感染等时,患者应暂停使用本品。

在使用本品的过程中,应注意过敏反应的发生,包括血管性水肿、荨麻疹以及其他严重反应。一旦出现过敏反应,应立刻中止本品的治疗,并予适当治疗。

由于肿瘤坏死因子可调节炎症及细胞免疫反应,因此在使用本品时,应充分考虑到可能会影响患者的治疗感染及恶性肿瘤的作用。

目前尚无接受本品的患者在接种活疫苗后造成传播感染的数据,但在使用本品期间不可接种活疫苗。

在同类品种上市后报道中发现有可能导致充血性心衰的患者病情恶化,因此,对于有充血性心衰的患者在使用本品时应极为慎重。

孕妇及哺乳期妇女用药,不建议孕妇及哺乳期妇女使用。

儿童用药,尚无 2 岁以下儿童用药资料。国外报道儿童(4～17 岁)用药剂量为每周 0.8mg/kg。每周剂量推荐分二次,每次间隔 3～4 天。

老年用药。国外文献报道,197 例 65 岁以上的老年患者进行了临床试验,在安全性及有效性方面,与青壮年患者没有显著性差别。由于在老年患者中通常易发生感染,因此在治疗中应予以注意。

药物过量。人对 rhTNFR:Fc 的最大耐受剂量尚未确定。国外文献报道,在对健康志愿者进行的内毒素血症研究中,以单剂量 $60mg/m^2$ 静脉注射未见剂量相关的毒性。

一位患者误用 rhTNFR:Fc $62mg/m^2$ 每周两次皮下注射,连续 3 周,未见不良反应发生。

(二)注射用英夫利西单抗(infliximab for injection)

商品名为类克。

　　本品为人-鼠嵌合性单克隆抗体,可与 TNF-α 的可溶形式和透膜形式以高亲和力结合,抑制 TNF-α 与受体结合,从而使 TNF 失去生物活性。TNF-β(淋巴毒素 α)是一种与 TNF-α 利用相同受体的细胞因子,但本品并不抑制 TNF-β 的活性。

【药理作用】

1. 药理作用

　　TNF-α 的生物活性包括:增加炎细胞因子,如白细胞介素-1 和白细胞介素-6,增加内皮质通透性,增加内皮细胞及白细胞表达黏附分子以增强白细胞迁移。活化中性粒细胞和嗜酸粒细胞的功能活性,诱导增加急性期反应物和其他肝脏蛋白质,诱导滑膜细胞和(或)软骨细胞产生组织降解酶。在体外和体内试验中,表达透膜 TNF-α 的细胞与本品结合后可被溶解。抗 TNF-α 抗体可降低猴结肠炎模型的疾病活动性。用鼠的胶原诱导性关节炎模型进行试验,抗 TNF-α 抗体可减轻滑膜炎和关节侵蚀。对由人体 TNF-α 表达相关的多关节炎转基因小鼠,在给药后可使被炎症侵蚀的关节恢复。在体内试验中,本品可与人体 TNF-α 迅速形成稳定复合物,从而使 TNF-α 失去生物活性。

　　在类风湿关节炎、克罗恩病和强直性脊柱炎患者的相关组织和体液中可测出高浓度的 TNF-α。对于类风湿关节炎,本品可减少炎性细胞向关节炎症部位的浸润;减少黏附的分子内皮细胞选择素、细胞间黏附分子-1(ICAM-1)和血管细胞黏附分子-1(VCAM-1)的表达;减少 IL-8 和单核细胞趋化蛋白(MCP-1)及组织降解作用。克罗恩病和类风湿关节炎患者经本品治疗后,血清中 IL-6 和 C 反应蛋白(CRP)的水平降低。经本品治疗的患者,其外周血液淋巴细胞在数量上和对促有丝分裂作用的增生反应(体外试验)上,较未接受治疗的患者并无显著降低。经本品治疗的银屑病型关节炎,其 T 细胞和滑膜内血管的数量下降,银屑病皮肤病变和滑膜内巨噬细胞的数量下降。在基线期,首次给药后,第 3 天、第 10 周时,对损伤皮肤进行的活组织检查表明本品会改变斑块型银屑病组织病理学特征。本品能降低皮肤厚度和炎症细胞的渗入,下调淋巴细胞抗原(CLA)阳性的表皮活化炎症细胞的表达,包括 CD3、CD4、CD8 阳性的淋巴细胞,下调 CD1 阳性的表皮黑素细胞的表达。

　　对使用本品 4 周后结肠的组织学研究显示了 TNF-α 检出浓度较使用前有显著降低。克罗恩病患者使用本品治疗后,也可观察到 C 反应蛋白(CRP)血清浓度的显著降低。使用本品后,患者体内的淋巴细胞、单核细胞和中性粒细胞数量趋向正常,对外周血白细胞总数的影响极小。相对未使用本品治疗的患者,使用本品治疗后,患者体内的外周血单核细胞(PBMC)因刺激而增生的反应并未减少,且应激后的 PBMC 在产生细胞因子方面无显著变化。对肠黏膜固有层的活体组织分析显示本品可减少表达 TNF-α 和 γ-干扰素的单核细胞数量。其他组织学研究表明本品可减少炎性细胞向肠内病变部位的浸润以及这些部位炎症标记物的量。

　　对使用本品的中重度活性溃疡性结肠炎患者,在给药前、第 8、30 周进行的结肠活组织检查表明本品可促使组织学上的黏膜愈合;黏蛋白表达下降,黏蛋白是组织损害的标志。使用本品治疗 8 周后 HLA-DR$^+$、CD3$^+$ 淋巴细胞和中性粒细胞以及明胶酶 B、髓过氧化酶水平下调。首次使用本品治疗后最初的两周内,中重度溃疡性结肠炎患者的血清 IL-2R、IL-6、IL-8 和 ICAM 水平降低了。

2. 毒理研究

　　(1) 遗传毒性:小鼠微核试验和沙门菌-大肠埃希菌突变(艾姆斯)试验未发现本品有致突变性。人体淋巴细胞试验,也未观察到染色体畸变。

（2）致癌性：一项重复剂量毒理学研究将小鼠分为 3 组，每周分别接受对照品、cV1q 10mg/kg 或 cV1q 40mg/kg，持续 6 个月。每周 10mg/kg 和 40mg/kg 的小鼠剂量分别为克罗恩病患者用药剂量（5mg/kg）的 2 倍和 8 倍。结果显示 cV1q 对小鼠未产生致癌性。

（3）生殖毒性：cV1q 是一种与本品类似的抗体，可以抑制小鼠体内 TNF-α 的活性。采用 cV1q 进行的生殖毒性研究中，未观察到其对动物生殖能力的影响。

【药代动力学】

单次静脉输注本品 3～20mg/kg，最大血清药物浓度与剂量呈线性关系。稳态时的分布容积与剂量无关，说明本品主要分布于血管腔隙内。类风湿关节炎治疗剂量为 3～10mg/kg 和克罗恩病治疗剂量为 5mg/kg 时的药动学结果中值显示，本品半衰期为 7.7～9.5 天。在本品首剂给药后的第 2 和 6 周重复输注，可以得到预期的药-时曲线。继续重复给药，未出现全身性蓄积。未发现清除率和分布容积在年龄或体重分组中有明显差异。

【适应证】

1. 类风湿关节炎

对于中重度活动性类风湿关节炎患者，本品与甲氨蝶呤合用可减轻症状和体征，改善生活质量。

2. 克罗恩病

对于接受传统治疗效果不佳的中重度活动性克罗恩病患者，本品可减轻症状和体征；促进黏膜愈合；改善生活质量；使患者减少皮质激素用量或停止使用皮质激素。对于瘘管性克罗恩病患者，本品可减少肠-皮肤瘘管和直肠-阴道瘘管的数量，促进并维持瘘管愈合；减轻症状和体征。

3. 强直性脊柱炎

对于活动性强直性脊柱炎患者，本品可减轻症状和体征，包括增加活动幅度，改善身体功能。

【用法用量】

1. 类风湿关节炎

首次给予本品 3mg/kg 静脉输注，然后在首次给药后的第 2 周和第 6 周分别给药，以后每隔 8 周各给予一次相同剂量。本品与甲氨蝶呤合用。对于疗效不佳的患者，可考虑将剂量调整至 10mg/kg 和（或）将用药间隔调整为 4 周。

2. 中重度活动性克罗恩病、瘘管性克罗恩病

首次给予本品 5mg/kg 静脉输注，然后在首次给药后的第 2 周和第 6 周及以后每隔 8 周各给予一次相同剂量。对于疗效不佳的患者，可考虑将剂量调整至 10mg/kg。

3. 强直性脊柱炎

首次给予本品 5mg/kg 静脉输注，然后在首次给药后的第 2 周和第 6 周及以后每隔 6 周各给予一次相同剂量。

【不良反应】

对本品产生抗体的患者发生与输液相关反应的可能性较大（为 2～3 倍），合用免疫抑制剂可

降低产生本品抗体以及与输液相关反应的发生率。

1. 免疫原性

给药 3 次后继续接受维持治疗的患者中,约有 10% 产生了本品的抗体。在停药期大于 16 周后再使用本品的克罗恩病患者本品抗体的产生率较高。一项 3 期银屑病型关节炎试验中,无论合用甲氨蝶呤与否,接受本品 5mg/kg 的患者中 15% 出现了本品的抗体。2 项银屑病 3 期临床试验中,给予本品进行诱导治疗及其后的维持治疗且未合用免疫抑制剂。在以上试验中,在每隔 8 周接受一次本品 5mg/kg 且持续治疗 1 年的患者中,近 25%~30% 的患者出现了本品的抗体,高于(至 1.6 倍)其他治疗方案(每隔 8 周给予本品 3mg/kg,必要时给予本品 5mg/kg)。尽管出现自身抗体的比例增加了,但在这 2 项 3 期银屑病试验中,给予本品 5mg/kg,随后每隔 8 周给药维持治疗 1 年的患者中,输液反应发生率(14.1%~23.0%)和严重输液反应发生率(<1%)与在其他试验人群中观察到的相似。抗核抗体(ANA)/抗双链脱氧核糖核酸(dsDNA)抗体在治疗中 ANA 呈阳性,此现象在安慰剂组患者中的发生率约为 20%。在本品组患者中抗 dsDNA 抗体的转阳率约为 17%,而在安慰剂组患者中为 0。少见狼疮及狼疮样综合征的报告。

2. 输液反应

在临床试验中,输液中和输液结束后的 2 小时内,安慰剂组患者中有 10% 发生类似输液反应的反应,本品组患者中有 20% 发生该反应。其中约有 3% 出现发热或寒战等非特异性症状,低于 1% 出现瘙痒或荨麻疹,1% 出现心肺反应主要表现为胸痛、低血压、高血压或呼吸困难,可见瘙痒、荨麻疹和心肺反应的合并出现。约有低于 1% 的患者出现了包括过敏、惊厥、红斑和低血压在内的严重输液反应。约 3% 的患者因与输液相关的反应而中断治疗。所有发生上述反应的患者无论接受治疗与否,均全部恢复。

本品上市后监察显示有过敏样反应的报告,包括喉头水肿、咽水肿和严重支气管痉挛,未见与这些反应相关的死亡病例。罕见与本品相关的癫痫发作的报告。

3. 再次给药后的迟发性过敏/迟发性反应

根据国外文献,在一项临床研究中,41 名克罗恩病患者中有 37 名在停用本品 2 至 4 年后,再次接受本品的治疗,有 10 名患者在输液后 3~12 天内发生不良事件,其中 6 名较严重。症状和体征包括,肌肉痛和(或)关节痛发热和(或)皮疹,瘙痒,面部、手部和唇部水肿,吞咽困难,荨麻疹,咽喉痛,头痛。发生这些不良事件的患者在首次接受本品治疗时未发生过与输液有关的不良事件。在这 37 名患者中,以前使用过英夫利西单抗液体制剂的 23 名患者中有 9 名(39%)发生了不良事件;在以前使用过英夫利西单抗冻干粉剂的 14 名患者中仅 1 名(7%)发生了不良事件。3 项银屑病试验中,1%(15/1373)的患者出现关节痛、血清病、肌痛、发热和皮疹,但这些不良反应通常发生在本品使用后的初期。在多数病例中停止使用本品和(或)使用其他疗法后症状和体征可改善或消退。

4. 继发感染

在多项临床研究中,本品组患者的感染率为 36%,安慰剂组患者的感染率为 28%。在克罗恩病临床研究中,与安慰剂比较,未观察到本品可增加严重感染的风险。在类风湿关节炎临床试验中,在包括肺炎在内的严重感染发生率,本品+甲氨蝶呤合用组高于甲氨蝶呤单用组,此现象尤其出现在剂量在 6mg/kg 或以上时。在银屑病试验中,接受本品患者(平均随访 41.9 周)的

1.5%和接受安慰剂患者(平均随访18.1周)的0.6%发生了严重感染。

5. 肝胆系统

在本品上市后观察有非常罕见的黄疸和肝炎其中一些具有自身免疫性肝炎的特征的病例报告。在临床试验中,观察到了使用本品的患者出现中重度谷丙转氨酶(ALT)和谷草转氨酶(AST)升高,但未导致严重肝损伤。大多数转氨酶异常是一过性的,但少数患者转氨酶升高的时间较长。一般情况下,ALT 和 AST 升高的患者均未出现症状,在继续使用本品、停用本品或调整合并用药后,该异常现象可减轻或消除。

6. 恶性肿瘤

淋巴瘤的发生率高于正常人群的预期值。大样本分析非淋巴瘤的恶性肿瘤与正常人群的预期值相似。纳入了吸烟或已戒烟的重度慢性阻塞性肺病(COPD)患者,本品组发生恶性肿瘤的病例报告多于对照组。

7. 充血性心力衰竭

上市后经验显示,使用本品的患者(无论有无明显诱发因素)有心力衰竭加重的报告。对中重度心力衰竭(纽约心脏学会Ⅲ/Ⅳ级且左心室射血分数≤35%)的Ⅱ期临床研究中,将 150 名患者随机分为 3 组:10mg/kg 组 51 名、5mg/kg 组 50 名、安慰剂组 49 名,每组接受 3 次输液治疗,可观察到 10mg/kg 本品组因心力衰竭加重而死亡和住院的发生率较高。在第 28 周时,10mg/kg 本品组有 3 例患者死亡,5mg/kg 本品组有 1 例患者死亡,安慰剂组无死亡。在同一时间点时,因心力衰竭加重而住院的病例数,10mg/kg 本品组有 11 例,5mg/kg 本品组有 3 例,安慰剂组有 5 例。在随访的第 1 年死亡的病例数,10mg/kg 本品组有 8 例,5mg/kg 本品组和安慰剂组各有 4 例。尚未研究本品对轻度心力衰竭(纽约心脏学会Ⅰ/Ⅱ级)的影响。

【禁忌证】

已知对鼠源蛋白或本品其他成分过敏的患者禁用。

结核患者禁用。

乙肝、丙肝患者在未抗病毒治疗前禁用。

对于患有中重度心力衰竭(纽约心脏学会 Ⅲ/Ⅳ级)的患者,给予本品 10mg/ml 可能增加因心力衰竭加重引起的住院率和死亡率。因此本品剂量高于 5mg/ml 时禁用于中重度心力衰竭患者。

【孕妇及哺乳期妇女用药】

1. 孕妇

由于本品与除人类和黑猩猩以外种属的 TNF-α 无交叉反应,因此未进行本品在动物体内的生殖研究。对小鼠使用选择性抑制小鼠 TNF-α 功能活性的类似抗体进行了生育和一般生殖毒性试验,未发现该抗体有母体毒性、胚胎毒性和致畸性。在动物生殖毒性研究中,剂量达 40mg/kg 时,未产生不良影响。

2. 哺乳期

尚不知本品是否经母乳排出以及食入后是否全身吸收。由于许多药物和免疫球蛋白可经母乳排出,又因本品对婴幼儿的潜在不良反应,因此应权衡后慎用。

(三) 利妥昔单抗注射液

商品名:美罗华(mabthera)。

【药理作用】

利妥昔单抗是一种嵌合鼠(人)的单克隆抗体,该抗体与纵贯细胞膜的 CD20 抗原特异性结合。此抗原位于前 B 和成熟 B 淋巴细胞、在造血干细胞、后 B 细胞,正常血浆细胞或其他正常组织中不存在。该抗原表达于 95% 以上的 B 淋巴细胞型的非霍奇金淋巴瘤。在与抗体结合后,CD20 不被内在化或从细胞膜上脱落。CD20 不以游离抗原形式在血浆中循环,因此,也就不会与抗体竞争性结合。利妥昔单抗与 B 淋巴细胞上的 CD20 结合,引发 B 细胞溶解的免疫反应。细胞溶解的可能机制包括补体依赖性细胞毒性(CDC 反应)和抗体依赖性细胞的细胞毒性(ADCC)反应。此外,体外研究证明,利妥昔单抗可使药物抵抗性的人体淋巴细胞对一些化疗药的细胞毒性敏感。

【药代动力学】

给患者每平方米体表面积125mg、250mg 或375mg 的美罗华静脉滴注,每周 1 次,共 4 次,患者的血清抗体浓度随剂量的增加而增加。给予每平方米体表面积 375mg 的患者,在第一次滴注后,利妥昔单抗的平均血清半衰期为 68.1 小时,最大浓度为 238.7μg/ml,平均血浆清除率为0.0459L/h。在第四次滴注后,平均血浆半衰期,最大浓度和血浆清除率分别是 189.9 小时,480.7μg/ml 和 0.0145L/h。利妥昔单抗的血清浓度在缓解患者中的增高具有统计学意义,特别是在 3~6 个月后仍可测到利妥昔单抗。在第一次给药后,中位外周 B 淋巴细胞数明显降低至正常水平以下,6 个月后开始恢复,在治疗完成的 9~12 个月后恢复正常水平。

【适应证】

适用于复发或化疗抵抗性 B 淋巴细胞型的非霍奇金淋巴瘤的患者。2009 年 FDA 批准用于类风湿关节炎的治疗。

【用法用量】

推荐剂量为每平方米体表面积375mg,静脉给入,每周 1 次,共 4 次。并适合门诊用药。滴注美罗华 60 分钟前可给予止痛药(如醋胺酚)和抗过敏药(如盐酸苯海拉明)。

推荐首次滴入速度为 50mg/h,随后可每 30 分钟增加 50mg/h,最大可达 400mg/h。如果发生过敏反应或与输液有关的反应,应暂时减慢或停止输入。如患者的症状改善,则可将输入速度提高 50%。随后的输入速度开始可为 100mg/h,每 30 分钟增加 100mg/h,最大可达到 400mg/h。配置好的输注液不应静脉推注或快速滴注。

儿童美罗华在应用中的安全性和疗效尚未确定。

【不良反应】

临床试验中观察到以下副作用。但这些患者大多数曾接受过多种治疗而且预后较差,滴注相关症候首先表现为发热和寒战,主要发生在第一次滴注时,通常在 2 个小时内。其他随后的症状包括恶心,荨麻疹(皮疹),疲劳,头痛,瘙痒,支气管痉挛(呼吸困难),舌或喉头水肿(血管神经性水肿),鼻炎,呕吐,暂时性低血压,潮红,心律失常,肿瘤性疼痛。原有的心脏病者、心绞痛和充血性心力衰竭加重。用药的不良反应随着滴注的继续而减轻。

少数患者发生出血副作用,常常是轻微和可逆性的。严重的血小板减少和中性粒细胞减少的发生率为 1.8%,严重贫血的发生率为 1.4%。

尽管美罗华可诱发 B 淋巴细胞的清除,并与血清免疫球蛋白减少有关,但在患者中,感染的发生率并不比预期的高,严重感染的发生明显少于传统化疗。在治疗期间及治疗后 1 年内,病人中的感染发生率分别为 17% 和 12%,这些感染是常见的,非机会致病菌感染,而且是轻微的。

美罗华单一治疗在临床上并未引起明显的肝肾毒性,仅观察到肝功能的轻微、暂时上升。发生 1% 以上的副反应如下:

全身反应:腹痛,背痛,胸痛,颈部痛,腹胀,滴注部位疼痛。

心血管系统:高血压,心动过缓,心动过速,直立性低血压,血管扩张。

胃肠道:腹泻,消化不良,厌食。

血液和淋巴系统:白细胞减少,淋巴结病。

代谢和营养紊乱:高血糖,周围性水肿。LDH 增高,水肿,体重减轻,面部水肿,低血钙,尿酸升高。

肌肉骨骼系统:关节痛,肌痛,骨痛,肌张力过高。

神经系统:眩晕,焦虑,抑郁,感觉异常,躁动,失眠,紧张,嗜睡,神经炎。

呼吸道:咳嗽,哮喘,喉痉挛。

皮肤:盗汗,出汗,皮肤干燥。

特殊感觉:泪腺分泌紊乱,耳痛,味觉障碍。

泌尿生殖系统:排尿困难,血尿。

少于 1% 患者发生的严重副作用,如凝血功能紊乱、肌酸磷酸激酶增加、高血钙、自发性骨折、皮肤肿瘤复发。

【禁忌证】

禁用于已知对该产品的任何成分及鼠蛋白高敏感的患者、哺乳期妇女、儿童、结核感染活动期。乙肝病毒、丙肝未经允许抗病毒治疗。

【注意事项】

以前曾患有肺部疾病的患者发生支气管痉挛的危险性可能会增高。由于在美罗华输入中可能发生暂时性低血压,所以需考虑在输入美罗华前 12 小时及输入过程中停止抗高血压药治疗,对有心脏病病史的患者(如心绞痛,心律不齐或心衰)应密切监护。

患者在静脉给予蛋白制品治疗时,可能会发生过敏样反应。若用美罗华时发生过敏反应,应给予抗过敏治疗,如肾上腺素、抗组胺药和皮质类固醇。

对中性粒细胞数少于 $1.5 \times 10^9 / L$ 和(或)血小板数少于 $75 \times 10^9 / L$ 的患者,使用该药要谨慎。在美罗华治疗期间,应注意定期观察全血细胞数,包括血小板数。

【孕妇及哺乳期妇女用药】

已知免疫球蛋白 IgG 能通过胎盘屏障,故除非其可能的好处超过潜在的危险,美罗华不应用于孕妇。育龄妇女在使用美罗华治疗的 12 个月内应采取有效的避孕措施。现今仍不知道利妥昔单抗是否会被分泌到乳汁中。但是因母体 IgG 能被分泌到母乳中,故美罗华不应用于哺乳期妇女。

第八节　中　草　药

中草药取自自然,保持了其自然结构和活性,具有免疫多效性和双向调节作用,并以整体调节机体,增强免疫力受到国内外免疫学界的重视。近年来,对中草药所含的多糖类、苷类等成分的免疫调节作用开展了广泛的研究,并取得一定成果。

一、天然物中草药增强免疫的作用机制

天然物中草药对机体的免疫调节作用分别表现在激活单核-吞噬细胞系统,提高 T、B 淋巴细胞功能,并进而促进抗体生成等环节。

已知天然物中草药激活免疫的成分有:

1. 多糖

可通过刺激巨噬细胞和 T 淋巴细胞功能,促进诱生干扰素,进而刺激机体免疫功能发挥,解除免疫抑制而发挥作用。

2. 苷类（又称甙或配糖体）

苷类范围很广,其对免疫的作用功效也是多方面的。如毛皮苷有杀虫抗菌的作用;淫羊藿苷、甘草苷有促进吞噬细胞功能、淋巴细胞转化、抗体和干扰素的产生等作用,黄芪皂苷有增强网状内皮系统的吞噬功能作用,促进抗体生成、淋巴细胞转化、抗原抗体反应等作用。

3. 生物碱

生物碱广泛分布于植物体内,小檗碱等有抗菌抗毒作用;苦参碱有抗虫作用;奎宁等有抗疟作用;苦豆草总碱有刺激巨噬细胞吞噬作用功能,增强体液免疫和细胞免疫。

4. 挥发成分

天然物中草药中的挥发成分在动物免疫功能调节中起到多方面的作用。如关木通、马兜铃等有增强巨噬细胞吞噬功能作用;栓皮中挥发成分有升高血液中白细胞数作用;鱼腥草素有增强网状内皮系统功能和增强白细胞吞噬功能作用以及增强血清中备解素浓度的作用。

二、提高免疫的天然物中草药

1. 黄芪

为百科,植物膜荚黄芪干燥根。甘温入肺脾,具补中益气等功。《本草纲目》称"黄芪味甘,气微温,气薄而味浓,可升可降,阳中之阳也,无毒。专补气。入手太阴、足太阴、手少阴之经。其功用甚多,而其独效者,尤在补血。"现代医学认为,黄芪含皂苷、蔗糖、多糖、多种氨基酸、叶酸及硒、锌、铜等多种微量元素。具有提高巨噬细胞功能、数量和代谢活性;提高淋巴细胞转化率;促 T、B 淋巴前体细胞的增生,增加抗体形成细胞数、增加产生抗体;促进病毒诱生干扰素;延缓细胞衰老,以及抗菌作用和抗疲劳,增强适应性和抗病力等作用。

2. 刺五加（南五加皮）

刺五加为五加科刺五加的茎皮或根皮。辛温入肝肾。有替代人参之功。《本草纲目》称"刺五加以五叶交加者良,故名五加,又名五花。五加治风湿,壮筋骨,其功良深,宁得一把五加,不用金玉满车。"现代医学认为,刺五加内含五加咸、多糖、黄酮等成分。具有增强内皮系统吞噬功能,增强 B 细胞功能,增强对各种有害因子的抵抗力,可使机体对内外界环境保持高度的调节与适应能力。

3. 党参

为桔梗科党参的根。性味甘平,入脾肺,具补中益气,健脾胃之功。《本草正义》称"党参力能补脾养胃,润肺生津,健运中气,本与人参不甚相远。其尤可贵者,则健脾运而不燥,滋胃阴而不湿,润肺而不犯寒凉,养血而不偏滋腻,鼓舞清阳,振动中气,而无刚燥之弊。"现代医学认为,党参含多种糖类、酚类、甾醇、挥发油、黄芩素葡萄糖苷、皂苷及微量生物碱等成分。具有增加巨噬细胞的功能和数量,增加淋巴细胞转化率,促进造血功能,增加红、白细胞数,促肾上腺皮质功能,增加血浆皮质酮含量,提高机体免疫的功能。

4. 商陆

为商陆科商陆的干燥根。性味苦寒,入肺脾肾。具逐水消肿,解毒消痛之功。《别录》称"商陆疗胸中邪气,水肿,痿痹,腹满洪直,疏五脏,散水气。"现代医学认为,商陆含商陆碱、硝酸钾、皂苷等成分。具有促进淋巴细胞转化,激活 T 淋巴细胞和 B 淋巴细胞分裂,能使非致敏淋巴细胞转为细胞毒性效应淋巴细胞及诱生干扰素作用。

5. 马兜铃

为马兜铃科比马兜铃的果实。性味苦寒辛,入肺及大肠,具清肺降气,消癌肿之功。《本草经疏》称"马兜铃,入肺除热,而使气下降。咳嗽者,气之病也,气降热除,嗽自平矣。痰结喘促,亦肺热病也,宜并主之。血痔瘘疮,无非血热。况痔病属大肠,大肠与肺为表里,清脏热则腑热亦清矣,故亦主之。甄权用以治肺气上急,坐息不得,咳逆连连不止。洁古用以清肺气,补肺,去肺中湿热者,皆除热降气散结之力也。"现代医学认为,该植物含有生物碱、马兜铃酸、挥发油等成分。具有激活白细胞、巨噬细胞活性,增加机体非特异性抗体产生,增强肝、脾细胞代谢能力等。

6. 当归

为伞形科当归(Anselica Sinensisliv Diels)的根。性味甘辛温,入心肝脾,具养血滋补,活血化瘀之功。《本草正义》称"归身主守,补固有功,归尾主通,逐瘀自验,而归头秉上行之性,便血溺血,崩中淋带等之阴随阳陷者,升之固宜,若吐血衄血之气火升浮者,助以温升,岂不为虎添翼?是止血二字之所当因症而施,固不可拘守其止之一字而误谓其无所不可也。且凡失血之症,气火冲激,扰动血络,而循行不守故道者,实居多数,当归之气味俱厚,行则有余,守则不足。"现代医学认为,当归含正丁烯酰内酯、阿魏酸、烟酸、蔗糖和多种氨基酸以及倍半萜类化合物等。具有提高巨噬和单核细胞的吞噬功能,促进肝细胞合成蛋白质,促进红细胞的生成等作用。

7. 红花

红花为菊科红花的花。性味辛温,入心肝,具活血化瘀,宣毒透疹之功。《本草经疏》称"红蓝花,乃行血之要药。其主产后血晕口噤者,缘恶血不下,逆上冲心,故神昏而晕及口噤,入心入肝,使恶血下行,则晕与口噤自止。腹内绞痛,由于恶血不尽,胎死腹中,非行血活血则不下;瘀行则血活,故能止绞痛,下死胎也。红蓝花本行血之药也,血晕解、留滞行,即止,过用能使血行不止而毙。"现代医学认为,红花含红花苷、新红花苷、红花醌苷、红花多糖、棕榈酸、肉桂酸、月桂酸等成分。具有增加淋巴细胞转化率,促进细胞有丝分裂等作用,是较好的免疫调节剂。

8. 淫羊藿

为小檗科箭叶淫羊藿的全草。性味辛甘温入肝肾,具补肾、壮筋骨之功。《本草经疏》称"淫羊藿,其气温而无毒。《本经》言寒者,误也。辛以润肾,甘温益阳气,故主阴痿绝阳,益气力,强志。茎中痛者,肝肾虚也,补益二经,痛自止矣。膀胱者。州都之官,津液藏焉,气化则能出矣,辛以润其燥,甘温益阳气以助其化,故利小便也。肝主筋,肾主骨,益肾阳则筋骨自坚矣。辛能散结,甘能缓中,温能通气行血,故主瘰疬赤痈,及下部有疮,洗出虫。"现代医学认为,淫羊藿含有多糖及淫羊藿苷 A、B、C、D、E 等成分。具有增加白细胞和淋巴细胞数,提高淋巴细胞转化率,增强巨噬细胞吞噬功能以及具维生素 E 样作用等。

9. 穿心莲

为爵床科穿心莲的叶或地上部分。性味苦寒,入肝肺大肠,具清热解毒。凉血止痢、消肿止痛之功。含有穿心莲甲、乙、丙、丁素、黄酮类化合物和烷、酮、醛等成分。药理作用有增加吞噬细胞吞噬功能,增强肾上腺皮质功能,抗炎抗癌等作用,对许多感染和非感染性疾病,均有较好的疗效。

10. 白花蛇舌草

为茜草科白花蛇舌草的全尊。性味甘凉,入胃大小肠,具清热解毒、活血利湿之功。《泉州本草》称"白花蛇舌草清热散瘀,消痈解毒。治痈疽疮疡,瘰疬。又能清肺火,泻肺热。治肺热喘促、嗽逆胸闷。"现代医学认为,白花蛇舌草含果酸、固醇。烷、黄酮苷、草苷和白花蛇舌草素等成分。具有促进网状内皮细胞增生,增强吞噬细胞活力,增加血清杀菌作用,促进肾上腺皮质功能和抗肿瘤作用,有提高机体非特异性免疫功能等作用。

11. 大蒜

为百合科蒜的地下鳞茎。性味辛温,入脾胃肺,有理中下气,去寒湿、辟邪恶等功。《纲目》称"捣汁饮,治吐血心痛;煮汁饮,治角弓反张;同鲫鱼丸治膈气;同蛤粉丸治水肿;同黄丹丸治痢疟孕痢;同乳香丸治腹痛;捣膏敷脐,能达下焦,消水,利大小便;贴足心,能引热下行,治泄泻暴肩及干湿霍乱,止衄血;纳肛中,能通幽门,治关格不通。"现代医学认为,大蒜含蒜辣素、蒜硫胺素、醛、醇等成分。具有激活巨细胞功能和增加数量,有抑菌,抗炎和抗肿瘤等作用。

12. 云芝

为多孔菌科云芝。性味甘平,为滋养强壮之品。含有多糖、17 种氨基酸等成分。药理作用有增加淋巴结中 T、B 细胞,激活 B 细胞增加抗体,增强巨细胞功能和识别能力,增高 IgM 的量等作用。

(杨清锐　胡乃文　王占奎　张源潮　胡莉华)

参 考 文 献

蒋明,David Yu,林孝义.2004.中华风湿病学.北京:华夏出版社.

徐叔云.2003.中华临床药理学.北京:人民卫生出版社.

Bohnhorst JO,Bjorgan MB,Thoen JE,et al 2001. Bm1-Bm5 classification of peripheral blood B cells reveals circulating germinal center founder cells in healthy individuals and disturbance in the B cell subpopulations in patients with primary Sjögren's syndrome. J Immunol,167:3610-3618.

de Jonge ME,Huitema AD,Rodenhuis S,et al 2005. Clinical pharmacokinetics of cyclophosphamide. Clin Pharmacokinet, 44:1135-1164.

Funk C. 2001. Prostaglandins and leukotrienes-advances in eicosanoid biology. Science,249:1871.

Gary S Firestein, Ralph C Budd, Edward D Harris Jr, et al. 2008. Kelley's Textbook of Rheumatology. London: W. B. Saunders Company.

Hellmann DB,Stone JH. 2000. Current Medical Diagnosis and Treatment. New York:McGraw Hill.

Hench PS,Kendall EC,Slocumb CH,et al 1949. The effect of a hormone of the adrenal cortex (17-hydroxy-11-dehydrocorticosterone: compound E) and of pituitary adrenocorticotropic hormone on rheumatoid arthritis: preliminary report. Proceedings Staff Meetings Mayo Clinic,24:181-197.

Houssiau FA, Vasconcelos C,D'Cruz D,et al 2004. Early response to immunosuppressive therapy predicts good renal outcome in lupus nephritis: Lessons from long-term followup of patients in the Euro-Lupus Nephritis Trial. Arthritis Rheum,50:3934-3940.

Lipsky PE,Desiree MFM. ,van der Heijde DM,et al. 2000. Infliximab and methotrexate in the treatment of rheumatoid arthritis. N Engl J Med,343:1594-1602.

Robert G Lahita, Nicholas Chiorazzi, Westley H Reeves. 2000. Textbook of the Autoimmune Diseases. Philadelphia: Lippincott Williams & Wilkins.

Serhan CN. 2005. Lipoxins and aspirin-triggered 15-epi-lipoxins are the first lipid mediators of endogenous anti-inflammation and resolution. Prostaglandins Leukot Essent Fatty Acids ,73:141-162.

Tornatore KM,Logue G,Venuto RC,et al. 1994. Pharmacokinetics of methylprednisolone in elderly and young healthy males. J Am Geriatr Soc,42:1118-1122.

Zou JX,Braun J,Sieper J. 2002. Immunological basis for the use of TNF α blocking agents in ankylosing spondylitis and immunological changes during treatment. Clin Exp Rheumatol,20(Suppl 28):S34-S37.

中 篇
免疫专科病

第一单元　自身免疫病

第七章　类风湿关节炎

第一节　类风湿关节炎概述

类风湿关节炎(rheumatoid arthritis,RA)是一种多系统、炎症性自身免疫病。主要累及周围关节,呈对称性分布。临床表现为受累关节疼痛、肿胀、功能下降。其病理为慢性滑膜炎和血管炎,滑膜炎侵及滑膜下层的软骨和骨,造成关节软骨、骨和关节囊破坏,最终导致关节畸形和功能丧失。血管炎则造成系统性的损害。

【流行病学】

RA 发病呈全球性分布,有地区、民族分布差异。中国部分地区调查显示 RA 患病率分别为:北京郊区 0.34%,山东地区 0.36%,汕头地区 0.20%~0.26%,台湾农村 0.3%。印度尼西亚、日本等亚洲国家的调查结果与中国类似,均不到白种人患病率的一半。在欧洲,北英格兰、丹麦、德国、芬兰部分地区 RA 患病率分别为 1.1%、0.8%、0.5% 和 0.8%。多项调查显示,北美白种人患病率约 1.0%,北美因纽特人为 0.6%。分布于美洲的印第安人患病率显著高于其他民族,如北美 Chippewa 印第安人患病率 6.8%,Pima 印第安人患病率 5.3%、阿拉斯加印第安人患病率 2.4%。

RA 在各年龄组皆可发病,发病高峰在 30~50 岁。女性高发,男女之比为 1:(3~4)。男女发病差异的本质还不十分清楚,有学者认为与性激素差异有关。

【免疫病理】

RA 是一种抗原诱发、T 细胞介导及遗传相关的自身免疫性疾病。感染和遗传是 RA 的发病中心环节,而内分泌、药物、应激及环境因素等增加了患者的易感性。

(一)遗传因素

RA 有家族高发倾向性。单卵双生子同患 RA 的几率为 27%,而异卵双生子的几率为 13%,均远高于普通人群。研究表明 HLA-DRβ_1 与本病具有相关性,不同种族与 RA 相关的 HLA-DRβ_1 亚型不尽相同。如欧美白种人发病与 HLA-DRβ_1 * 0401、* 0404 相关。中国汉族 RA 患者与 HLA-DRβ_1 * 0405、1001 有关。日本人、马来西亚人 RA 与 HLA-DRβ_1 * 0405 有关。RA 相关 HLA-DRβ_1 不同亚型 β 链超变区第 70~74 位氨基酸为一段共同序列:谷氨酰胺-赖氨酸/精氨酸-精氨酸-丙氨酸-丙氨酸(QK/RRAA),被称为 RA 共同表位。该共同表位是 HLA-DRβ_1 的抗原结合槽的主要构成序列,其中含有 2 个带正电荷的氨基酸,提示 RA 的启动抗原可能为携带负电荷的多肽,通过分子模拟或模糊识别机制诱发自身免疫反应。此外,HLA-DQ、TCR 基因、肿瘤坏死因子(TNF)及其增强子的基因、免疫球蛋白基因重组、PDCD5 等亦被证明与 RA 的发病有很大关系。近年,日本 Yamada 等发现了 3 个新的非 HLA 区域的 RA 相关基因:肽基精氨酸亚胺酶 4(PADI4)、SLC22A4、RUNX1。其中,PADI4 是产生瓜氨酸蛋白酶的一个亚型,瓜氨酸蛋白是大多数 RA 特异性自身抗体的靶抗原。SLC22A4 基因位于细胞因子簇,与克罗恩病或哮喘有关,功能尚不清楚,可能与炎症、免疫反应和(或)其他某些血细胞相关的症状有关。RUNX1

是白血病相关基因之一,是 SLC22A4 的转录调节因子,参与了 RA 的免疫调控机制。

(二) 感染因素

许多研究发现 RA 患者血清中某些病原体抗体增高,并且从滑膜和关节液中分离到病原体基因,表明感染因素可能参与了 RA 的发病过程。目前研究最为深入的是 EB 病毒,在 RA 患者血清中 EB 病毒抗体及血清滴度均明显高于正常人群。此外,EB 病毒的 gp110 糖蛋白与 HLA-DRβ$_1$ * 0401 及 0404 等有共同氨基酸序列,可能通过分子模拟机制诱发 RA。与 RA 有关联的病毒还包括微小病毒、巨细胞病毒、肝炎病毒及多种反转录病毒,如 I 型人 T 细胞病毒、I 型和 II 型人类免疫缺陷病毒等。尽管这些病毒在 RA 中有较高的检出率,但它们在 RA 致病中的机制尚待研究。结核分枝杆菌和奇异变形杆菌是目前发现的和 RA 最为相关的两类细菌。已经证明结核分枝杆菌的 65kDa 热休克蛋白的一段 9 个氨基酸序列片段与关节软骨中一段糖蛋白序列相同,而奇异变形杆菌菌体表面抗原与 HLA-DR4 及 II 型胶原 α$_1$ 链具有共同氨基酸序列,提示其可能可能通过分子交叉免疫机制参与 RA 的发病过程。

(三) 体液免疫

当抗原进入人体后首先被巨噬细胞或巨噬细胞样细胞所吞噬,分解后与细胞膜的 II 类主要组织相容性复合物(MHC-II)分子结合成复合物,T 细胞的受体识别此复合物后,该 T 辅助淋巴细胞被活化,分泌细胞因子、生长因子及各种介质,使 B 细胞激活分化为浆细胞,分泌大量免疫球蛋白,包括类风湿因子(rheumatoid factor,RF)和其他抗体,同时关节出现炎症反应和破坏。免疫球蛋白和 RF 形成的免疫复合物,激活补体后可以诱发炎症。

(四) 细胞免疫

CD4$^+$ T 细胞在 RA 滑膜组织大量浸润,其产生的细胞因子 IL-2、IFN-γ 也增多,认为 CD4$^+$ T 细胞在 RA 发病中起重要作用。滑膜的巨噬细胞活化后,产生的细胞因子如 TNF-α、IL-1、IL-6、IL-8 等增多,使滑膜处于慢性炎症状态。TNF-α 在关节软骨和骨破坏中起重要作用,造成关节畸形。IL-1 是引起 RA 全身症状如低热、乏力、急性期蛋白合成增多的主要因素。

(五) 凋亡

凋亡是细胞生理性死亡,它在维持机体组织器官的平衡中有重要作用。RA 患者滑膜细胞存在细胞凋亡过程的异常。在 RA 中既存在自身反应性 T、B 淋巴细胞增加的情况,也存在凋亡淋巴细胞数的增加。自身反应性 T、B 淋巴细胞的凋亡发生异常,出现增生则会诱发自身免疫性疾病。

【组织病理】

(一) 滑膜炎

RA 的基本病理改变是滑膜炎。

1. 急性期

RA 患者在急性期表现为渗出性和细胞浸润性,甲型及乙型滑膜细胞大量增加,滑膜表层下深层细胞也大量增加,有的在血管周围聚集成滤泡状,多数细胞为 CD4$^+$ 细胞。巨噬细胞多在滤泡内,而浆细胞及 CD8 细胞则多在最外层,或两组血管周围聚集细胞中间。所有不同类别细胞均较正常人有较高百分比及较强 HLA-II 类抗原的表达,这些细胞包括滑膜细胞、T 细胞、巨噬细胞、B 细胞、内皮细胞、成纤维细胞等,其中 T 细胞可高达 50%。滑膜内血管数目明显增加。滑膜下层有小血管扩张,内皮细胞肿胀、细胞间隙增大,间质水肿和中性粒细胞浸润。

2. 慢性期

慢性期的特征性表现有：①滑膜内有大量的炎性细胞浸润，以 T 细胞为主，还有浆细胞及单核细胞，可为弥漫性和局限性浸润。局限性的淋巴细胞浸润常常围绕小静脉周围，形成淋巴小结，日久可以形成生发中心。②滑膜增生，表现为滑膜层次增多，可以由正常的 1～3 层增厚达到10 层，甚至形成乳头状突起，衬里层滑膜细胞的异常增殖最为明显，免疫组织化学证实增殖细胞核抗原（proliferating cell nuclear antigen，PCNA）阳性细胞主要在滑膜衬里层。③有多核巨细胞的出现，电镜下证实它与甲型滑膜细胞即巨噬细胞样滑膜细胞相似，细胞核多少不等，但是常位于细胞浆的外周，成花环状排列。如核为 3～4 个时，成猫爪样结构。④急性炎症消退，渗出逐渐吸收，可有肉芽组织增生和血管翳的形成。新生的毛细血管及纤维结缔组织增生及机化，使滑膜呈不规则的肥厚，并形成了许多小绒毛状的突起，伸向关节腔。绒毛大小不一，直径可以达到1～2mm，长的可以达到 2cm。镜下观察，绒毛由滑膜细胞被覆，表面可有纤维素附着，绒毛根部常常仅可见到淋巴小结；小血管常有血管炎改变，由于炎症和纤维化管腔变窄，偶见血栓形成；可有小灶性出血及含铁血黄素沉着。⑤如果炎症反复发作，新生的肉芽组织逐渐向软骨的边缘部扩展，形成滑膜血管翳，由增生的滑膜细胞、巨噬细胞和中性粒细胞释放的蛋白多糖酶及其胶原酶，降解软骨基质中的蛋白多糖和胶原，造成关节软骨的破坏。⑥孙铁铮等用免疫组织化学法研究发现，慢性 RA 的滑膜衬里层细胞中 p53 蛋白表达增多，主要为识别突变型 p53 单克隆抗体（PAb240）呈阳性反应的蛋白。滑膜细胞离体培养后染色结果表明，主要是成纤维样滑膜细胞核内此种"突变型 p53"的蛋白积聚。

（二）血管炎

血管炎与 RA 的关节外的表现有关，血管炎累及中、小动脉和（或）静脉，内膜增生，管壁有淋巴细胞浸润、纤维素沉着。类风湿结节是血管炎的一种表现，结节中心为纤维素样坏死区，周围为成纤维细胞增生，再外层为巨噬细胞栅栏样围绕。常见于关节伸侧受压部位的皮下组织，但也见于肺等内脏器官。类风湿血管炎病理表现与结节性多动脉炎很相似，但是中小动脉多表现为血管内层增生闭塞而很少有炎症表现。早期动脉病变多显示为免疫复合物的沉积，晚期病变则为纤维蛋白的沉积。

【临床表现】

RA 的起病方式有不同的分类方法。按起病的急缓分为隐匿型（约占 50%）、亚急型（约占35%～40%）、突发型（约占 10%～25%）三类。按发病部位分为：多关节型、少关节型、单关节型及关节外型，后者可以以类似腱鞘炎、滑囊炎、多发性肌痛起病，亦可表现为系统性血管炎、肺纤维化或乏力、消瘦等全身症状就诊。

（一）全身表现

低热：乏力、全身不适、体重下降等症状，也可以出现在明显关节症状前数周，以后逐渐出现典型关节症状。

（二）关节表现

1. 概述

（1）晨僵：病变的关节在睡眠或坐卧休息、静止不动后再启动关节时出现较长时间的关节僵硬，如胶黏着样的感觉称为晨僵。晨僵可见于多种关节炎，但在 RA 最为突出。晨僵持续时间和关节炎症的程度呈正比，被作为观察本病活动指标之一，也作为疗效观察的指标之一。

（2）部位：最常侵犯的关节依次为腕关节、近端指间关节（proximal interphalangeal，PIP）、掌指关节（metacarpal phalangeal，MCP）、跖趾关节（metatarsophalangeal，MTP）、膝关节、踝关节、肘关节，其次侵犯肩关节、髋关节、颞下颌关节受累不常见，但是对诊断有重要意义。颈椎的寰枢关节为 RA 的好发部位，见于 40%～70% 的患者中。关节受累常常呈对称性。RA 很少侵犯远端指间关节。

（3）痛与压痛：关节疼痛为钝痛、胀痛、刺痛或牵拉痛等，多呈对称性、持续性，时轻时重。疼痛的关节往往伴有压痛。

（4）关节肿：主要是由于关节腔积液、滑膜增生及关节周围软组织间水肿而致。可发生于任何关节，但常见于腕、掌指关节、近端指间关节、膝等关节，多呈对称性。受累的关节局部皮温略高，一般不红。膝、腕、肘关节可通过测量周径对比关节肿程度，膝关节腔积液可以通过浮髌试验证实。

（5）关节畸形：多见于较晚期患者。滑膜炎的血管翳破坏软骨和软骨下的骨质结构造成关节纤维性或骨性强直，关节周围的肌腱、韧带受损使关节不能保持在正常功能位置，出现手指关节的半脱位如尺侧偏斜、纽扣花畸形、天鹅颈样畸形、望眼镜手等。关节周围肌肉的萎缩、痉挛可以加重畸形。

（6）关节功能障碍：关节肿痛和结构破坏都引起关节的活动障碍。美国风湿病学会将因本病而影响了生活的程度分为四级。①Ⅰ级：能照常进行日常生活和各项工作；②Ⅱ级：可进行一般的日常生活和某种职业工作，但参与其他项目活动受限；③Ⅲ级：可进行一般的日常生活，但参与某种职业工作或其他项目活动受限；④Ⅳ级：日常生活的自理和参与工作的能力均受限。

（7）骨质疏松：骨质疏松（osteoporosis）在本病患者中常见，且病程越长其发生率越高。发生机制可能和成骨细胞功能下降、溶骨作用增加以及钙吸收减少有关。

2. 特殊关节受累表现

（1）颈椎：颈椎中的寰椎和枢椎是半滑膜关节，是 RA 攻击的重要"靶位"之一。约 25% 的 RA 患者在病程早期就有颈椎受累，随着疾病的发展，有 60%～70% 的 RA 患者出现颈椎受累的表现。颈椎病变的严重程度与外周关节的病变不平行。颈部疼痛的部位通常较高，并可向枕部、颞部和眶后放射。

半脱位可发生于任何两节相邻的颈椎间，寰枢关节脱位最危险。寰枢椎半脱位的方式有四种：①最常见的是寰椎向前半脱位，其定义为寰椎前弓与枢椎齿突之间的距离大于 3mm，形成原因主要为寰椎横韧带松弛，也可继发于齿突的侵蚀和骨折；②寰椎向后半脱位，多继发于齿突断裂；③枕骨大孔周围骨质以及寰椎枢椎间的关节突关节被增生的滑膜破坏，导致寰枢椎向上移动，枢椎齿突可通过枕骨大孔，伸入颅内，压迫上部脊髓和延髓；④当一侧病变较重时，可表现为侧向半脱位，此型脱位较多合并神经根压迫症状。半脱位后最早出现的，也是最为常见的症状是向枕部放射的疼痛，随病情进展，会表现出脊髓、延髓、神经根以及动脉受到压迫后的综合征状，可有抽搐、意识改变、括约肌功能障碍、吞咽困难、偏瘫、眼球震颤和锥体束压迫导致的肌无力。一过性脑缺血发作多由椎动脉和基底动脉受压导致。头部活动时感到肩部和手部的触电感或麻木感，提示神经根受压。RA 累及枢椎以下关节突关节和颈椎间盘时，可出现肢体轻瘫、括约肌功能障碍、感觉障碍和病理反射阳性。体格检查可见患者颈椎的前突消失，颈部被动运动幅度减少，有时咽后壁可触及突出的寰椎前弓。

RA 患者一旦出现脊椎压迫，其进展很快。1 年病死率高达 50%。这些患者容易在轻微创伤、麻醉插管、剧烈呕吐后发生猝死。早期的寰、枢椎融合术有助于稳定病情。

(2) 环杓关节:环杓关节内衬有滑膜,其运动调节声带的位置,决定声调的高低。RA 患者该关节受累并不少见。当环杓关节发生炎症而活动受限时,会出现声嘶、喉部闷胀和异物感等表现。疼痛可向耳部放射,言语、吞咽时加重。如声带向内收不能开放,会出现吸气性喘鸣,甚至窒息。喉镜检查时可见局部红肿、声带活动不灵活。

(3) 颞颌关节:颞颌关节受累比较常见。大约 80% 的 RA 患者在影像学检查中可见该关节受侵蚀。约有 50% 的患者伴有张口受限和关节疼痛,晚期可出现下颌缩短或"呆下巴"畸形(gump jaw)。患者耳部前缘有触痛,张口和闭口活动时可感到摩擦感。有时患者会出现颞颌关节突发疼痛,无法闭口。颞颌关节的影像学表现包括骨骼侵蚀及囊性变、骨质疏松、颞骨关节盂变浅等。强直性脊柱炎、银屑病关节炎也可累及颞颌关节,临床上要注意鉴别。不对称的颞颌关节病变可与患者一侧牙齿的缺失有关。

(三) 关节外表现

1. 类风湿结节

15%~30% 的患者出现类风湿结节,直径为数毫米至数厘米,质硬、无压痛、不易活动。多位于关节隆突部及受压部位的皮下,如前臂伸面、肘鹰嘴突附近、枕、跟腱等处,对称性分布。也可发生于胸膜、心包、心内膜以及中枢神经系统、巩膜、肺组织等。临床上还可于手指、前臂、尾骨及踝关节附近等处见到一种特殊类型的表浅性类风湿结节,其体积较小,多发,分布表浅。类风湿结节的存在表示本病的活动,是类风湿血管炎的标志。可随疾病缓解而消失,也是反映疾病活动的指标之一。

2. 皮肤

多由小血管炎引起,可有指端坏死、皮肤、甲床梗死、小腿溃疡等。

3. 肺

(1) 肺间质病变:见于约 30% 的 RA 患者。在多数情况下关节炎发生在先,但也有肺纤维化首先出现的病例。其临床表现与特发性肺纤维化相似,但症状稍轻,伴有杵状指者比较常见。影像学检查显示肺间质改变。肺功能检查显示肺弥散功能下降。肺功能受损的程度与病情发展以及关节外表现成正比。急性期的病理改变为淋巴细胞和浆细胞浸润,慢性期可见广泛的肺间质纤维化。继发性肺动脉高压见于少数病例。

(2) 结节样改变:肺内的类风湿结节多数无临床症状,常见于 RF 阳性、有多发的关节炎以及有类风湿结节的患者。肺内结节可发生于 RA 的任何阶段,甚至在出现关节症状之前,多分布于肺的外带和上叶,可单发或多发,大小为 1~8cm 不等。结节中可形成空洞,亦可导致支气管胸膜炎。

(3) Caplan 综合征:RA 患者合并尘肺时,可出现多发或散在分布域肺周边部位、直径大于1cm 的结节,称为 Caplan 综合征,主要见于接触大量粉尘的患者。结节内可见空洞。病理学检查显示结节中央有坏死组织,含有胶原组织和粉尘,外周为增生的成纤维细胞。

(4) 胸膜炎:见于约 10% 的 RA 患者。胸腔积液多见于 RF 阳性、有类风湿结节以及男性的患者。常无明显的临床表现,须借助影像学检查方能发现。但也有些患者症状出现较早,甚至是首发的临床表现。积液的常规和生化检查多为不典型的漏出液,其中糖浓度低,补体浓度偏低,RF 浓度可高于血清中的浓度。白细胞内可见 RF 的包涵体。较特异的表现是巨噬细胞内含IgM 包涵体,偶有多核巨细胞,其胞浆拉长形成尾状,称为彗星细胞。若同时见到大量的无定形的蛋白样物质沉积(免疫球蛋白片段),几乎可以明确诊断为类风湿胸膜炎。胸膜可显示肉芽肿改变和淀粉样变性。长期积液会导致胸膜纤维化。

4. 心脏

(1) 心包炎:心包炎是 RA 最常见心脏受累的表现。通过超声心动图检查约 30% 出现少量心包积液,多不引起临床症状。1% 的 RA 患者以心包损害为首发临床表现,急性心包炎可出现于病程的任何阶段,多见于关节炎活动和 RF 阳性的患者。大约有 50% 伴有心包炎的 RA 患者同时合并胸腔积液。心包积液中可检出类风湿因子、免疫复合物以及多形核白细胞和红细胞,胆固醇浓度高,有时可形成胆固醇结晶。心包活检显示非特异的急、慢性炎症改变,有上皮细胞增生,淋巴细胞或浆细胞浸润,心包表面可见片状纤维素样坏死和淀粉样变性。有时心包表面可见散在分布的肉芽肿或结节。心包常常显著增厚。通常心包炎随 RA 病情的控制而缓解。心脏压塞和缩窄性心包炎可见于心肌淀粉样变性。

(2) 自身免疫性心肌病:RA 患者可因结节性肉芽肿或弥漫性纤维化而引起心肌损害,称为自身免疫性心肌病。通常无临床症状,很少影响心脏功能和形态,但是也有发生严重的坏死性心肌炎、弥漫性心肌病以及肥厚型心肌病的病例。尸检资料显示,15% 的 RA 患者有非特异性的局灶性心肌炎,5% 的患者有心肌结节,局灶性心肌纤维化亦可见到。

(3) 冠状动脉炎:有临床表现的冠状动脉炎较少见,确诊需行血管造影。出现心肌缺血症状时可见到相应的心电图改变。尸检结果可见 20% 的患者有不同程度的冠状动脉受累。

5. 胃肠道

在病情活动或并存有其他的关节外病变的 RA 患者中,消化道病变的发病率较高。临床上表现为上腹不适、胃痛、恶心、食欲缺乏甚至黑便等。RA 和各种治疗药物均可导致消化道溃疡,两者的作用有时很难区分。RA 患者累及消化道的血管炎最少见,一旦发生则症状较重,可表现为急腹症、消化道出血或穿孔等症状,预后较差,有时需开腹探查和肠切除病理检查。淀粉样变有时也可累及消化道。

6. 肾

RA 可出现膜性及系膜增生性肾小球肾炎、间质性肾炎、局灶性肾小球硬化及淀粉样变性。肾淀粉样变性发生率为 5%~15%,常见于病情严重的 RA 患者,表现为持续性蛋白尿,肾脏组织活检可见淀粉样蛋白沉积及血清抗淀粉蛋白 P 抗体阳性。非甾体抗炎药肾损害主要有 5 种类型:①急性间质性肾炎;②急性肾小管坏死;③肾乳头坏死;④微小病变型肾病;⑤坏死性肾血管炎。青霉胺肾损害与剂量相关,当用量大于 500mg/d 时,更易出现蛋白尿,停药及时,蛋白尿可以消失,少数患者可以持续 1 年以上。严重蛋白尿者,出现肾病综合征,肾脏组织活检为免疫复合物肾炎。金制剂治疗 RA 可致膜性肾小球肾炎。

7. 神经系统

(1) 颈椎受累:出现脊髓压迫时,表现为渐起的四肢感觉异常和力量的减弱,腱反射亢进,病理反射阳性。

(2) 周围神经:周围神经卡压综合征是 RA 外周神经系统受累最常见的形式,通常是由于神经通过管状沟槽结构受炎症水肿压迫所致,是腕管综合征最常见的病变之一。除正中神经外,尺神经、胫后神经及桡神经骨间后支也经常受累。神经压迫常起病隐匿,肌电图研究结果显示,2/3 的患者在 RA 早期就已有神经受压。受累多从感觉系统开始,主要的临床症状是神经支配区感觉异常、疼痛，可自受压处向周围放射，以上症状可在夜间加重。随后受累神经支配的肌肉出现无力，甚至萎缩的表现。查体时，叩击踝管和腕管处可诱发相应症状（Tinel's sign）。

（3）多发性单神经炎：小血管炎导致的缺血性病变所造成。主要表现为感觉异常、麻木、运动障碍等。

8. 血液系统

（1）贫血：RA 患者贫血较常见，贫血的程度通常与 RA 病情的活动性相关。其原因有：①铁蛋白和乳铁蛋白增加，血清铁降低；②骨髓对红细胞生成素的反应下降，无效红细胞生成，淋巴结和滑膜细胞对红细胞的吞噬作用增强，红细胞寿命缩短。当伴有失血、营养缺乏、血液稀释、感染、自身免疫性溶血以及药物的骨髓抑制作用等其他情况时，贫血较重。

（2）血小板增高：血小板增高常见于活动性 RA，其增高程度与有活动性滑膜炎的关节数和关节外表现相关。

（3）嗜酸性粒细胞增高：RA 患者可有嗜酸性粒细胞增高，其原因可能与高滴度的类风湿因子、血浆球蛋白升高和补体水平降低有关。也有人认为免疫复合物和细胞因子有刺激嗜酸性粒细胞生成的作用。治疗 RA 的药物金制剂也可以引起嗜酸性粒细胞增加。

（4）淋巴结肿大：淋巴结肿大常见于活动性 RA。当 RA 病情被控制后，肿大淋巴结亦逐渐缩小。目前尚无 RA 与淋巴肿瘤相关的报告，但已知 RA 与干燥综合征有关，因而推测 RA 患者淋巴瘤的发生率会较对照组偏高。

9. 眼

巩膜表层炎与 RA 病情活动相关，起病急，病变常发生于巩膜前部，可为局限结节，也可弥漫累及整个巩膜。临床症状为眼红、眼痛，但很少影响视力。典型的病变是直径为几毫米的暗紫色的隆起，外周为充血的血管。可同时累及双眼，病程长短不等，可为一过性出现，亦可持续数日或数周。在有巩膜表层炎的患者中，发生系统性血管炎的比例显著提高。

巩膜炎较巩膜表层炎少见，与长期活动性关节炎、血管炎的关系更为密切。未经控制的巩膜炎可以逐渐进展到巩膜软化，甚至巩膜穿孔。巩膜变得透明，呈青石板样，常出现于巩膜前上部。患者常主诉眼部疼痛。病理组织学显示无细胞结构的类风湿结节和弥漫的巩膜组织坏死。如病变波及角膜，可导致角膜溶解、穿孔，亦称为角膜溶解综合征。

Brown 综合征，患者的症状是向上内注视时，出现复视，这是由于上斜肌腱鞘炎引起的。一些药物亦可影响眼部，肾上腺皮质激素可引起白内障和青光眼，金制剂可在角结膜沉积，奎宁类药物引起角膜病变和视网膜病变。

结膜和角膜干燥症多见于重叠干燥综合征的患者。

10. 干燥综合征

RA 伴发的干燥综合征属继发性干燥综合征。表现为眼干、发涩及口干。约 30%～40% RA 患者重叠此综合征。口干、眼干的症状多不明显，必须通过各项检验证实眼泪减少和唾液减少。腮腺造影、BUT、Schirmer 试验和角膜染色可阳性。

【辅助检查】

1. 血常规

患者可以有轻至中度贫血，以正细胞正色素性较常见，贫血程度与 RA 病情活动程度有关。

活动期患者血小板增高。白细胞及分类多正常。

2. 红细胞沉降率(简称血沉)

血沉是 RA 中最常用来监测炎症或病情活动的指标,但受影响因素较多。一般来说,血沉与 RA 病情活动相一致,但有 5% 的 RA 患者,临床上有活动性病变的表现,而血沉是正常的。血沉是一种急性炎症的间接反应,受到检测环节多种因素的影响,在临床上应注意综合分析。

3. C 反应蛋白

是炎症过程中出现的急性期蛋白之一,与病情活动指数、晨僵时间、握力、关节疼痛及肿胀指数、血沉和血红蛋白水平密切相关,是本病病情活动和疗效观察的指标之一。C 反应蛋白水平与 RA 活动性相关,有效的治疗可使其水平下降。应注意的是:第一,每个 RA 患者受累的关节有所不同,系统性评价整体活动性指数和 C 反应蛋白值有时不吻合;第二,C 反应蛋白值并不能完全反应关节受累的情况,在多数小关节受累的患者中,C 反应蛋白的水平通常会低于少数大关节受累的患者。

4. 自身抗体

(1)类风湿因子(rheumatoid factor,RF):是一种抗人或动物 IgG-RF 片段上抗原决定簇的特异性抗体,可分为 IgM 型 RF、IgG 型 RF、IgA 型 RF 和 IgE 型 RF。IgM 型主要见于 RA、干燥综合征、混合性冷球蛋白血症和一些传染病。在体内以五聚体形式存在,偶尔可在类风湿血管炎中见到低分子质量 IgM。本型抗体可以有效地聚集补体,裂解及杀死细胞。IgM 型 RF 还能促进 IgG 与抗体结合并促进免疫复合物的清除。IgG 型见于类风湿血管炎和高滴度 IgM 患者中,在正常人和非 RA 患者中少见。IgG 型可以以二聚体形式存在于滑膜液中。二聚体沉积在关节软骨表面可以激活补体系统,造成关节炎性损伤。IgA 型,以多聚体或单体形式存在,在干燥综合征中较多见,多聚体与关节炎严重程度及骨质破坏有较强相关性。IgA 型类风湿因子与血沉和握力减低相关性较好。通常类风湿因子阳性的病人病情较重,类风湿因子可能与关节破坏的免疫反应有关。持续类风湿因子阳性的患者较持续类风湿因子阴性的患者更多出现严重的关节患者、更严重的功能障碍,需更多使用二线抗风湿药物。类风湿因子滴度越高,患者出现关节外病变和重症的可能性越大。但也有某些研究结果显示类风湿因子滴度对预计病情发展的意义不大,所以对于确定类风湿因子阳性的患者,在其后的治疗过程中没有必要频繁监测类风湿因子滴度。

(2)隐性类风湿因子(HRF):HRF 是与自身 IgG 结合而活动被隐蔽的 RF,常规检测 IgM-RF 的方法不能测出。RF 阴性的 RA 患者 HRF 阳性率高达 65%~75%,且抗体存在和疾病活动有关。HRF 在活动性 RA 患者中敏感性为 59%,特异性 88%,提示 HRF 可显著提高 RF 的检出率。这类患者一部分用 CCP 可以查出阳性,一部分是低于 40U 的 RF 阳性;持续隐性者,其他类风湿相关抗体均阴性者很少见。

(3)抗角蛋白抗体(antikeratin antibody,AKA):是 RA 特异的标记物之一,但敏感性较差。有 36%~59%RA 的患者本抗体为阳性。AKA 在早期 RA 患者中就可出现,甚至在患者确诊发病之前数年就可查出。而在血清阴性脊柱关节病中此抗体通常是阴性。在一项长达 3 年的队列研究中,所有 AKA 阳性的患者都出现不同程度的侵蚀性病变。

(4)抗核周因子抗体(antiperinuclear fac-tor,APF):是一种抗人类颊黏膜细胞核周因子的抗体,主要是 IgG 型,目前只能用间接免疫荧光的方法进行测定。它的特异性不及 AKA,但敏感性较好。有 49%～91%RA 的患者本抗体为阳性。APF 与 AKA 所对应的抗原可能密切相关,但又不完全重合,因为绝大部分 AKA 阳性者的血清 APF 也是阳性。但由于后者特异性不及前者,所以 APF 阳性者 AKA 不一定阳性。与 AKA 相似,APF 在早期 RA 患者中就可出现,个别可出现于发病之前数年。而在血清阴性脊柱关节病中此抗体通常为阴性。APF 与 RF 之间至今尚未发现明显的关联,许多 RF 阴性的患者 APF 阳性。

(5) 抗 RA-33 抗体(anti-RA33 antibody):抗原为 Hela 细胞的 33kD 的核酸蛋白,与抗 hnRNP 有交叉反应。在 RA 各项早期诊断指标中,RA33 抗体特异性可达 99%,阳性率为 35.8%。

(6) 抗 Sa 抗体(anti-Sa antibody):抗 Sa 抗体最初是在名为 Savoie(Sa)的患者的血清中发现的,以后的研究表明胎盘组织和 RA 滑液富含 Sa 抗原。抗 Sa 抗体在 RA 中的敏感性为 27%～40%,特异性在 79%～98% 以上。抗 Sa 抗体阳性组晨僵、关节受累明显重于该抗体阴性组,其中血沉增高,X 线分期中 Ⅱ、Ⅲ 期比例亦明显高于阴性,提示抗 Sa 抗体阳性者病程发展可能较阴性者快,炎症较重。因此,抗 Sa 抗体对研究 RA 患者是否出现侵蚀性关节炎提供了一种可能的诊断工具。

(7) 抗环瓜氨酸肽抗体(anti-CCP antibody):20 世纪 90 年代,研究人员在研究 AKA、APF 的过程中发现,瓜氨酸是血清抗聚角蛋白微丝蛋白相关抗体识别的主要抗原决定簇成分。于是,人工合成了抗环瓜氨酸多肽。最初的研究表明,在 RA 中抗 CCP 抗体的特异性达到 96%～98%,同时,至少 60%～70% 的 RA 患者存在该抗体。随着研究的深入,发现至少有 70% 的 RA 患者在疾病早期即可出现该抗体。抗 CCP 抗体阳性的患者其放射学破坏的程度较抗体阴性者严重。抗 CCP 抗体不但对怀疑早期 RA 的诊断有一定帮助,而且,在某种意义上对判断疾病的严重程度有一定作用。

(8) 抗 P68 抗体(anti-P68 antibody):也称抗内质网免疫球蛋白结合蛋白(binding p rotein,Bip)抗体,抗原分子质量 68kD,属于热休克蛋白 HSP70 家族,命名为 P68。该抗体在 RA 患者中的敏感性为 67.8%,特异性 91.3%,在早期 RA 患者中的阳性率为 54%,并且该抗体与病程、RF、双手 X 线分期等相关。

(9) 抗瓜氨酸化Ⅱ型胶原抗体(anti-citrullinated collagen type Ⅱ):Ⅱ型胶原(CⅡ)是关节内的主要蛋白成分之一。许多研究证实 CⅡ 参与了 RA 的病理过程。CⅡ 结合环瓜氨酸肽后,RA 血清对其敏感性和特异性均有所提高,敏感性从 33.7% 提高到 50.3%,特异性从 80.3% 提高到 90.0%,并且环瓜氨酸 CⅡ 肽与抗 CCP 抗体有一定的相关性。

5. 免疫复合物和补体

70% 患者血清中出现各种类型的免疫复合物,尤其是活动期和 RF 阳性患者,与关节外表现和血管炎相关。在急性期和活动期,患者血清补体均有升高,C3d、C4d 的水平增加反映出早期补体成分合成的增加。只有在少数有血管炎者出现低补体血症,似乎与细菌感染和系统性血管炎相关。

6. HLA-DRB1(HLA-DR4/DR1)

HLA-DR4/DR1 见于 48%～87% 的患者,因种族不同而异。该基因在国内 RA 患者的携带率约为 50%。HLA-DR4/DR1 与患者的骨质破坏、类风湿结节及血管炎等临床表现密切相关。

7. 关节滑液

RA 患者的关节滑液量增多,滑液中的白细胞明显增多,达 $(2\,000～75\,000)\times10^6$/L,中性粒细胞占优势。其黏度差,混浊,含葡萄糖量低(低于血糖)。补体 C3 水平多下降,而 C3a 和 C5a 则可升高。滑液内可测到类风湿因子、抗 II 型胶原抗体以及免疫复合物。

8. 关节 X 线检查

临床应用最多的是手指及腕关节的 X 线正位片,本项检查对本病的诊断、关节病变的分期、监测病变的进展均很重要。X 线片表现有:关节周围软组织的肿胀阴影,关节端的骨质疏松(I 期);关节间隙因软骨的破坏而变得狭窄(II 期);关节面出现虫蚀样破坏性改变(III 期);病变进展至晚期,则出现关节半脱位和关节破坏后的纤维性和骨性强直(IV 期)。X 线片由于有组织重叠影,因此不利于发现早期 RA 的病变。

9. CT

CT 可以显示早期的骨破坏,对关节间隙的分辨能力优于 MRI。对需要分辨颈椎关节间隙、椎间盘、椎管及椎间孔的 RA 患者可以选用 CT 检查。

10. MRI

MRI 对关节软骨、滑液及软骨下骨组织分辨能力很好,对早期发现滑膜炎症增生很有帮助。发病 4 个月内即可通过 MRI 发现关节破坏的迹象。

11. 关节镜及针刺活检

目前应用广泛。关节镜对诊断及治疗均有价值。针刺活检是一种操作简单、创伤小的检查方法。

【诊断与鉴别诊断】

1. 诊断

目前临床诊断主要依据美国风湿病学会于 1987 年制定的分类标准,内容包括七条:
(1) 晨僵:关节内或关节周围晨僵,每日持续至少 1 小时,病程至少 6 周。
(2) 3 个或 3 个以上的关节炎:14 个关节区,包括双侧近端指间关节、掌指关节、腕、肘、膝、踝、跖趾关节,其中至少有 3 个关节区同时出现肿胀或积液(非单纯骨质增生),时间至少 6 周。
(3) 手部关节炎:腕、掌指、近端指间关节肿至少 1 处肿胀,持续至少 6 周。
(4) 对称性关节炎:身体两侧相同关节区同时受累,持续至少 6 周。其中近端指间关节、掌指关节、跖趾关节区受累时可不完全对称。
(5) 类风湿结节:关节伸侧、关节周围或骨突部位出现皮下结节。
(6) 手 X 线片改变:手及腕部前后位摄片有骨质侵蚀或骨质疏松。
(7) 类风湿因子:血清类风湿因子阳性。
有上述 7 项中 4 项者即可诊为 RA。典型 RA 诊断不困难。上述标准的敏感性为 94%,特异性为 89%。

2. 临床缓解标准

对 RA 患者至少符合以下 5 条标准,并至少持续 2 个月时间才能判断为临床缓解:①晨僵不超过 15 分钟;②没有乏力;③没有关节疼痛;④没有关节触痛或运动时疼痛;⑤关节区及腱鞘没有软组织肿胀;⑥血沉(魏氏法)女性小于 30mm/h,男性小于 20mm/h。

须排除以下情况,即有临床活动性胸膜炎、血管炎、心包炎、肌炎、继发于 RA 的发热、不明原因体重减轻时,均不能诊断为完全临床缓解。

3. 鉴别诊断

(1) 强直性脊柱炎:强直性脊柱炎血清 RF 阴性。基本病理改变为附着点炎,多见于青壮年男性,以非对称性的下肢大关节炎为主,极少累及腕、手、指关节。骶髂关节最易受累,有典型的 X 线改变。有家族史,90%以上患者 HLA-B27 阳性。

(2) 银屑病关节炎:30%～50%的本病患者表现为对称性多关节炎,与 RA 关节受累形式相同,但更多更早见到关节残毁变形。关节受累多发生于银屑病皮肤改变后或同时出现,少部分患者关节表现出现于皮肤表现之前。本病多数累及远端指间关节,表现为该关节的附着端炎和手指炎。同时可有骶髂关节炎和脊柱炎,血清 RF 阴性。

(3) 骨性关节炎:本病多见于 50 岁以上者。累及负重关节如膝、髋为主,手指则以远端指间关节出现骨性增生和结节为特点。关节痛程度较 RA 轻,运动后疼痛加重、休息后缓解,晨僵时间较短。血沉增快多不明显。血清 RF 阴性。

(4) 系统性红斑狼疮:本病关节外的系统性症状如蝶形红斑、脱发、蛋白尿等较突出。血清抗核抗体、抗双链 DNA 抗体多呈高滴度阳性,补体低下。关节病变较相对类风湿的关节炎症轻。年轻女性 SLE 以关节肿痛为首发症状者,易误诊为 RA。

(5) 风湿热:关节炎是风湿热的主要表现之一,多见于青少年,其关节炎的特点为四肢大关节游走性肿痛,很少出现关节畸形;关节外症状包括有明确链球菌感染史,发热、心脏炎、皮下结节、环形红斑等;血清抗链球菌溶血素 O 滴度升高。

(6) 痛风:是一种由于嘌呤代谢紊乱产生的疾病。痛风有时与急发 RA 表现相似,但很少有全身关节受累、对称性分布、关节区肿胀以及皮下结节等。有时应用阿司匹林治疗后的 RA 患者也会出现高尿酸血症。有 30%的患者痛风亦可出现类风湿因子阳性。

【治疗】

RA 治疗目的是缓解症状,恢复关节功能,早期诊断和早期治疗极为重要。

治疗措施包括:一般性治疗、药物治疗、外科手术治疗,其中以药物治疗最为重要。

(一) 一般性治疗

卧床休息适宜于发热、急性期关节红肿晨僵者以及内脏受累的患者。慢性期应积极进行关节功能锻炼。

(二) 药物治疗

根据药物性能,治疗 RA 的药物有非甾体抗炎药(NSAIDs)、改变病情抗风湿药(DMARDs)(包括人造制剂和生物制剂)和糖皮质激素等。

1. 非甾体抗炎药(NSAIDs)

非甾体抗炎药按照它们对 COX-1/COX-2 抑制的活性分为非选择性 COX 抑制剂和选择性 COX-2 抑制剂。所有用于治疗 RA 的 NSAID 都有抑制炎症的作用。一般 NSAID 对实验室检查(如类风湿因子、血沉、CRP、血浆白蛋白等)可产生影响。足量的 NSAID 对 RA 患者在 DMARD 治疗期间出现的关节痛、肿、压痛和晨僵也有协同作用,不过在单用 NSAID 撤药后症状又可以很快复发。不同 NSAID 的最大抗炎能力并不相同,与组织在有效药物浓度中暴露的时间有关。因此,剂量越大,血浆半衰期越长,临床上易于达到最大效果。选择性 COX-2 抑制剂,随着剂量的增加,其效果将达到一个平台,剂量再增加其抗炎效果也不会显著增加。所有的 NSAID 在以小于抗炎剂量使用时,都能缓解疼痛。NSAID 的镇痛作用一般被认为是外周镇痛,近年的研究表明,选择性 COX-2 抑制剂也可以阻止中枢神经系统和脊髓中疼痛信号的传输以及对痛性刺激的感知。各种 NSAID 镇痛的能力有一定的差别,氯诺昔康是一种比较新的 NSAID,其镇痛效果被认为强于同类药物。尽管临床试验证明各种 NSAID 达到最大有效剂量后效果相似,但是不同的患者对不同的药物反应不尽相同,这可能与药物的代谢、患者对药物的耐受性和患者的遗传代谢特质有关。

非甾体抗炎药借其抑制环氧酶(COX)的作用,减少前列腺素的产生。生理性前列腺素有致炎及保持组织生理功能两种作用,所以其常见副作用包括:各种胃肠道不适,甚至胃和十二指肠溃疡、出血、穿孔;易感者可引起水钠储留、高血压恶化、肾功能损害。在应用非甾体抗炎药治疗RA 的同时辅以前列腺素可以使出血性溃疡的发生率下降近 50%。常用的 NSAIDs 如下:

(1)非选择性 COX 抑制剂

1)布洛芬:布洛芬(brufen)有较强的解热镇痛和抗炎作用,每日剂量为 1.2～3.2g,分 3～4次服用;有胃肠反应者 20%～30%,严重者有上消化道出血。同类药物还有托美丁(tolmetin)及酮洛芬(ketoprofen)等。

2)萘普生:每日剂量为 0.5～1.0g,分 2 次服,胃肠道不良反应与布洛芬相似。

3)双氯芬酸:双氯芬酸(diclofenac)的解热镇痛和抗炎作用比吲哚美辛强 2.5 倍,是阿司匹林的 30～50 倍,每日剂量为 75～150mg,分 3 次服用。

4)吲哚美辛:每日剂量为 75～100mg,分 3 次服用,胃肠道反应较上述 3 种药物多。

(2)选择性 COX-2 抑制剂

1)美洛昔康:美洛昔康(meloxicom)是与吡罗昔康类似的烯醇氨基甲酰,每日剂量 7.5～15mg,分 1～2 次服用;胃肠反应低于布洛芬及萘普生。

2)塞来昔布:塞来昔布(celecoxib)是 1,5-双吡醇为基础结构的化合物,每日剂量 100～200mg,分 1～2 次服用,有磺胺过敏者禁用。

3)罗非昔布:每日剂量 12.5～25mg,一次服用。有文献显示选择性 COX-2 抑制剂能增加RA 患者心血管事件发生率。

上述各种药物的治疗作用及耐受性因人而异,至少需服用两周方能判断其疗效,效果不明显者可改用另一种 NSAID 药物。本类药物疗效有协同作用,但协同用药会大大增加毒性作用,故不宜同时服用两种 NSAID,以免增加不良反应。

2. 改变病情抗风湿药(DMARDs)

本类药除能改善 RA 患者的关节症状外,尚能阻止关节结构的破坏。由于 RA 在起病后 3个月就可以出现关节结构破坏,因此应早期应用 DMARD 来控制关节炎活动性和关节破坏。多数患者需要至少两种 DMARD 联合应用。DMARD 各有其不同的作用机制及不良反应,应谨慎监测毒性作用。

(1)甲氨蝶呤(methotrexate,MTX):是二氢叶酸还原酶的抑制剂,属细胞毒性抗癌剂。可抑制细胞增殖和复制。是目前治疗 RA 的首选 DMARD。已证实甲氨蝶呤有效且耐受性好,有防止骨破坏的作用。一般主张小剂量及长疗程。每周剂量为 7.5～30mg,以口服为主(1 日之内服完),亦可静脉注射或肌内注射。4～6 周起效,疗程至少半年。不良反应有胃肠道反应、口腔溃疡、脱发、肺炎、肺纤维化、骨髓抑制、肝损害等,停药后多能恢复。小剂量叶酸或亚叶酸与甲氨蝶呤同时使用,可减少甲氨蝶呤的毒性作用而不影响疗效。

（2）来氟米特（1eflunomide）：为一种新的抗代谢性免疫抑制剂，主要抑制嘧啶合成的二氢乳清酸脱氢酶，使活化淋巴细胞的生长受抑。其服法为50mg，每日1次，3天以后10～20mg，每日1次。不良反应主要表现为腹泻、瘙痒、可逆性肝脏酶升高、脱发、皮疹等，对有慢性活动性结核或乙肝感染的患者不宜使用。

（3）柳氮磺吡啶（sulfasalazine）：能减轻关节局部炎症和晨僵，可使血沉和C反应蛋白下降，并可减缓滑膜的破坏。本品一般从小剂量开始，逐渐增至每日2～3g，分2～3次服用，用药后1～2个月可起效。不良反应少，主要有恶心、腹泻、皮疹、白细胞减低、肝酶升高等，但一般停药或减量后可恢复正常。对磺胺过敏者禁用。

（4）氯喹和羟氯喹（hydroxychloroquine）：易进入细胞核和溶酶体，其细胞内浓度高、治疗效果好。前者每日250mg一次服，后者每日400mg分两次服。可由小剂量开始，1～2周后增至足量。两者的不良反应较少，主要有恶心、呕吐、头痛、肌无力、皮疹及白细胞减少。少数患者服用氯喹后可出现心房传导阻滞。长期服用可出现视物盲点，因此每6～12个月宜作眼底检测。

（5）金制剂（Gold salts）：分为口服及注射两种剂型。常用的口服片剂名为金诺芬（auranofin），每日剂量6mg，分两次口服。3个月后起效。口服金制剂不良反应少，本品主要可有胃肠道反应，还可有皮疹、瘙痒、口腔发炎等。适于早期或轻型患者。注射剂为硫代苹果酸金钠，每周肌内注射一次，由最小剂量开始，逐渐增至每次50mg，待有效后注射间隔可延长。少数患者在治疗早期会有轻度贫血或短时的白细胞和血小板减少。服药前和服药期间应注意血象和尿常规，发现异常应停药并做相应处理。有严重活动性肝炎、进行性肾病或有骨髓增生不良者及注射金化合物会引起小肠结肠炎、肺纤维化变化，应禁用。

（6）青霉胺（D-penicillamine）：开始剂量为125mg，每日2～3次，无不良反应者则每2～4周后加倍剂量，至每日达500～750mg。待症状改善后减量维持。不良反应多，包括胃肠道反应、骨髓抑制、皮疹、口异味、肝肾损害等。

（7）雷公藤多苷：有抑制淋巴、单核细胞及抗炎作用。其不良反应为对性腺的毒性，出现月经减少、停经、精子活力及数目降低、皮肤色素沉着、指甲变薄软、肝损害、胃肠道反应等。每日剂量为60mg，分3次服用。病情稳定后可酌情减量。

（8）硫唑嘌呤：为抑制细胞合成的抗癌免疫抑制剂。有肝肾毒性。每日口服剂量为100mg，病情稳定后可改为50mg维持。服药期间需监测血象及肝肾功能。

（9）环孢素（cyclosporin A）：为特异免疫抑制剂，可抑制$CD4^+$和$CD8^+$T细胞的IL-2表达以及IFN-γ和IL-4的血浆水平。每日剂量为每千克体重3～5mg，分1～2次口服。其主要不良反应为血肌酐和血压上升，服药期间宜严密监测。

3. 糖皮质激素

一般来说，糖皮质激素不作为RA的首选药物。但近年研究认为，小剂量泼尼松（≤10mg/d）可有效缓解RA患者的关节症状，并可减缓关节的侵蚀性改变。在下列情况下可选用激素：①类风湿血管炎，包括多发性神经炎、Felty综合征、类风湿肺及浆膜炎；②过渡治疗，在重症类风湿关节炎患者，可用小剂量激素缓解病情；③局部应用，如关节腔注射可有效缓解关节症状。

糖皮质激素的副作用与使用的剂量和时间有关。糖皮质激素产生的副作用包括下面几个方面：①减少免疫应答、增加对感染的易感性；②下丘脑-垂体-肾上腺轴受到抑制、糖耐量下降、高脂血症、低钾和碱中毒、性腺功能下降、负氮平衡、消耗肌肉、伤口愈合能力下降、体重增加；③液体储留、高血压、动脉粥样硬化；④胰腺炎、溃疡病；⑤骨质疏松、缺血性坏死、肌病；⑥紫纹、多毛、皮肤脆性增加、瘀斑、痤疮；⑦白内障、青光眼；⑧情绪改变、失眠、抑郁、精神病、假脑瘤。当泼尼松剂量为每天 7.5mg 或更少时,以上大部分副作用很少发生,但是有些副作用如体重增加、轻微皮肤症状、白内障形成、糖耐量下降和骨量丢失可以发生。

即便是小剂量的糖皮质激素长期使用,也不能完全避免某些严重副作用的发生。在治疗前应向患者详细解释可能产生的后果,取得患者的充分理解。在治疗过程中,也需要严密监测以调整用药方案。糖皮质激素使用不当将产生严重的后果。对照使用激素和不使用激素长期观察,使用激素的 RA 患者死亡率增加。所以在决定对患者长期使用糖皮质激素之前要经过慎重考虑。

4. 生物制剂

随着对 RA 发病机制认识的深入以及生物技术的发展,针对多种细胞因子或免疫细胞膜分子的生物制剂相继问世,TNF-α、IL-1、IL-6、IL-18、CD20、CD28 等均是生物制剂的重要靶向,其中以 TNF-α 抑制剂临床应用最为广泛。

(1) 英夫利昔单抗(infliximab):英夫利昔单抗是鼠/人嵌合型抗 TNF-α 单克隆 IgG1 抗体,由 25% 鼠抗 TNF-α 抗体的可变区和 75% 人 IgG1 的恒定区融合构成。可与 TNF-α 的可溶形式和透膜形式以高亲和力结合,抑制 TNF-α 与受体结合,从而使 TNF 失去生物活性。TNF-α 的生物活性包括:致炎细胞因子,如 IL-1 和 IL-6;增加内皮质通透性和内皮细胞及白细胞表达黏附分子以增强白细胞迁移;活化中性粒细胞和嗜酸粒细胞的功能活性;诱生急性期反应物和其他肝脏蛋白质以及诱导滑膜细胞和(或)软骨细胞产生组织降解酶。在用鼠类胶原诱导性关节炎模型进行的试验中,抗 TNF-α 抗体还可减轻滑膜炎和关节侵蚀。对由人体 TNF-α 表达所致的多关节炎的转基因小鼠,本品可预防该疾病的发生,且对已患病的小鼠,在给药后可使被炎症侵蚀的关节恢复。

英夫利昔单抗与甲氨蝶呤联合可用于减轻类风湿关节炎患者症状和体征。一般首次给予本品 3mg/kg 静脉输注,然后在首次给药后的第 2 周和第 6 周及以后每隔 8 周各给予一次相同剂量。对于疗效不佳的患者,可考虑将剂量调整至 10mg/kg 和(或)将用药间隔调整为 4 周。

英夫利昔单抗不良反应主要有,①输液样反应:包括发热、寒战、瘙痒、荨麻疹和心肺反应(胸痛、低血压、高血压和呼吸困难)。在对症处理或停止滴注后均可缓解。②感染:在临床试验中,英夫利昔单抗组中 26% 的患者发生了感染,安慰剂组为 16%。FDA 关于用药后的市场调查表明,在大约 60 000 例使用英夫利昔单抗的患者中,发生结核 14 例,大部分为继发,李斯特菌感染 2 例,链球菌感染 7 例,卡氏肺囊虫肺炎 5 例,疱疹病毒感染 8 例。同等情况下英夫利昔单抗比传统的 DMARDs 感染机会多。③产生抗英夫利昔单抗抗体:重复使用英夫利昔单抗可以产生抗英夫利昔单抗抗体,在临床试验中发生率大约是 11%。较大剂量(3mg/kg,10mg/kg)和联合 MTX 使用比小剂量英夫利昔单抗单独使用时产生抗体要少。④类狼疮综合征:在大剂量 MTX 与英夫利昔单抗联合使用时,26% 的患者产生了抗核抗体,抗体类型是 IgM,安慰剂组的发生率是 6%。大约 4% 的患者产生了抗 ds-DNA 抗体。极少数的患者产生了类似于系统性红斑狼疮的临床症状,称为类狼疮综合征,但没有产生肾脏和中枢神经系统的损害,停用英夫利昔单抗和进行药物治疗后症状缓解。⑤恶性肿瘤/淋巴增殖性疾病:在使用英夫利昔单抗的患者中有产生实体瘤和淋巴系统肿瘤的报告,有证据表明英夫利昔单抗会增加恶性肿瘤的发生。

(2) 依那西普:依那西普组成为两个人类 75kDa(p75) TNFR 的胞外部分,与人类 IgG1 的 Fc 部分相连,后者具有 CH2 和 CH3 结构域和铰链区。依那西普是基因工程的产物,平均半衰期为 4.8 天(4.1~12.5 天)。可与两个游离或结合型的 TNF 结合,但不能使所结合的细胞溶解。

依那西普与甲氨蝶呤联合可用于减轻类风湿关节患者炎症状和体征。用法为依那西普25mg皮下注射每周2次。依那西普还可能会用于期望保留胎儿的孕妇。用于小于4岁儿童的幼年RA的安全性还需要评估。依那西普不用于结核以及有活动性肝炎感染的患者,如果在治疗观察中发生严重的感染或新出现的神经系统症状,则应该停用。

依那西普的副作用有以下几个方面。①注射部位的反应:大约有40%的患者在注射的部位出现轻度到中度的反应,通常在治疗3周后出现。这种反应持续的时间平均为4～5周,随着药物的继续使用反应将消失。也有的患者反应持续的时间比较长。②感染:观察表明依那西普和安慰剂组中感染的发生率和感染的类型没有显著的差别,在依那西普和MTX的比较中,后者发生严重感染的几率比前者高。FDA对超过25 000例患者使用依那西普最初5个月的调查中,30例被报告发生了严重的感染,其中6例死亡,包括脓毒血症患者。其中大多数都有慢性或复发性感染、糖尿病或其他容易引起感染的因素。FDA对大约80 000例使用依那西普的患者的一项调查显示,结核感染1例,卡氏肺囊虫肺炎2例,链球菌感染11例,疱疹病毒感染108例。③神经系统病变:使用依那西普可能会诱导或加重脱髓鞘病变,中枢神经系统病变包括脱髓鞘病变,新近发生的或复发的多发性硬化,脊髓炎和视神经炎等。曾经发生过脱髓鞘病变的患者在使用依那西普时应予以充分的注意。④血液系统:有发生全血细胞减少的病例,尤其在和其他会引起骨髓抑制的药物联合使用时,一般会在开始治疗的2周后发生。一旦发生严重的造血异常应该停止依那西普的使用。⑤产生抗依那西普抗体:在16%的患者中至少发现过一次非中和性抗依那西普抗体,此种抗体与治疗反应或副反应之间的关系还不确定。⑥类狼疮综合征:使用依那西普的患者中11%新产生抗核抗体(安慰剂组为5%),15%的患者中发现产生了抗ds-DNA抗体(安慰剂组为4%)。没有患者产生类狼疮综合征或其他自身免疫疾病的临床表现。⑦恶性肿瘤/淋巴增殖性疾病:实体瘤的发生率和根据NIH的SEER数据预测值相似。没有证据表明淋巴瘤的发生会随依那西普的使用而增加。

(三)外科手术治疗

手术包括滑膜切除手术和关节置换,后者适用于较晚期有畸形并失去功能的关节。滑膜切除术可以使病情得到一定的缓解,但当滑膜再次增生时病情又趋复发。

【预后】

影响类风湿关节炎预后的有以下因素:①疾病的自然病程规律在各个患者不一,大多数患者则出现发作与缓解的交替过程并出现轻重不等的关节畸形和功能受损。有少数(10%)在短期发作后可以自行缓解,不留后遗症。约15%在极短的1～2年间就进入到关节和骨的明显破坏。②治疗的早晚和治疗方案的合理性:应尽早在疾病早期得到充分而合理的治疗,因为此时关节炎尚有可逆性的可能,待到关节软骨受到破坏时则往往是不可逆的。造成本病死亡的主要原因有血管炎、感染、淀粉样变性等。

(潘正论　胡乃文　吴　倩)

第二节　复发性风湿症

复发性风湿症(palindromic rheumatism,PR)于1942年由Hench和Rosenberg首次描述,将其定义为复发性的关节及关节周围组织的红、肿、疼痛。目前,许多学者将复发性风湿症视为

RA 的一种起病方式。因为 30%～50% 的回纹型风湿症患者最终发展为典型的 RA。

【流行病学】

PR 发病率为 RA 的 5% 左右。男女比例约为 1∶1。发病年龄高峰为 30～60 岁,平均发病年龄为 45 岁。偶见儿童发病。

【免疫病理】

PR 病因和发病机制不明。有家族多人同患 PR 的报道,也有家族同患 PR 和 RA 的报道。芬兰一报道显示,兄弟二人同患 PR,检测呈 HLA-DR4 阳性,弟弟 3 年后演变为 RA,但哥哥持续表现为 PR12 年。大样本研究显示 PR 与 HLA-DR1、DR4 并无关联。Lu LY 等研究认为肿瘤坏死因子受体 I(TNFRI) 与 PR 有关。

【组织病理】

PR 关节滑膜活检显示以多形核粒细胞为主的炎症细胞浸润和成纤维细胞增生。

【临床表现】

1. 关节炎

以受累关节红、肿、热、痛为特点,与痛风类似,常午后发作,起病突然,几小时达到高峰,患者会因疼痛无法下床。呈间歇性发作,每次发作持续几小时至几天,发作间期完全缓解,"回纹"就是用来形容症状循环往复游走出现和消失的特点。掌指关节和近端指间关节最常受累,其次为腕、膝、肩、踝、足和肘等。通常每次发作只累及一个关节或有限几个关节。

2. 关节旁炎症

有 1/3 的患者有肌腱炎和关节周围组织炎症。表现为足跟、指垫、前臂和跟腱周围皮下组织红肿、触痛和皮温增高,受累面积直径 2～4cm。

【辅助检查】

1. 一般检查

大多数患者血常规、补体、循环免疫复合物均正常。血尿酸检测正常。发作期可有血沉、CRP 一过性升高,发作间期缓解。

2. 部分 PR 患者可有 RF 和抗 CCP 抗体阳性,ANA 多为阴性

3. X 线检查

发作期有受累关节周围软组织肿胀,但无骨骼和软骨的侵蚀。

4. 滑液和滑膜检查

呈急性、非特异、非结晶性炎性改变。滑膜活检显示以多形核粒细胞为主的炎症细胞浸润和成纤维细胞增生。

【诊断与鉴别诊断】

复发性风湿症的诊断建议:①突发的单关节或关节旁组织受累(医生至少看到一次发作);②两年内发作大于 5 次;③在不同发作中至少有 2 个关节受累;④影像学检查无特殊发现;⑤除

外其他的复发性单关节炎,如痛风、关节积水、软骨钙化等。

【治疗】

PR 每次发作都在短时间缓解,可不治疗。发作时间较长者可选用 NSAIDs 控制炎症,缩短发作持续时间。频繁发作者可考虑加用金制剂、青霉胺。持续性复发性风湿症加用羟氯喹可能有效,但目前缺乏长期大样本随机对照试验证实改变病情药治疗 PR 的确切疗效。上述药物反应不佳者,可试用小剂量激素。

【预后】

一项 653 例的 PR 长期观察显示,33%患者,特别是 HLA-DR4 阳性患者,最终演变为 RA。约 15%的患者病情可以缓解,约 4%的患者演变为系统性红斑狼疮、Wegener 肉芽肿等其他风湿性疾病。有一例 PR 转化为 Whipple 病的个案报道。

(杨清锐)

第三节　血清阴性滑膜炎综合征

血清阴性滑膜炎综合征,又称缓解性、血清阴性、对称性滑膜炎伴可凹陷性水肿(remitting, seronegative, symmetrical synovitis with pitting edema, RS3PE),该病 1985 年由 McCary 等首先报道。老年男性多见,临床特征为手背或足背的凹陷性水肿、腕关节滑囊炎及手指屈肌腱鞘炎。患者多 RF 阴性。部分患者 HLA-B7 呈阳性。值得注意的是,有研究发现,约 50% RS3PE 患者可随着病程进展逐渐演变为其他特异的风湿性疾病如类风湿关节炎、脊柱关节病或干燥综合征等,个别患者可发展为 T 细胞淋巴瘤或骨髓异常增生综合征等,因此有学者认为 RS3PE 是一个综合征,而不是一个独立疾病。RS3PE 目前分为原发性和继发性,原发性 RS3PE 即原因不明的"真正的"RS3PE,继发性 RS3PE 可见于多种疾病如风湿性疾病、血液系统疾病及肿瘤等。本文主要述及前者。

【流行病学】

基于人们对 RS3PE 的认识不足,目前缺乏确切的流行病学资料。该病发病似与季节有一定关系,多于 5～11 月之间发病,10 月是发病高峰。早期研究认为 RS3PE 患者主要来自农村,但后续研究报道发现患者人群在农村和城市并无明显差异。RS3PE 多见于老年男性,男女比例为(2～3):1,青壮年罕见。

【免疫病理】

RS3PE 是一组异质性疾病,病因不清。目前没有 RS3PE 和感染有关的直接证据。有研究发现,RS3PE 与 HLA-B7、A2 高度相关,且 B62、Cw7 和 Dw2 频率增高。亦有关于 B22、B27、B35 与 RS3PE 关联的报道,但因前三者和 HLA-B7 存在交叉反应,目前其关联尚存异议。RS3PE 与 HLA-DR、DRB13 无关。

【组织病理】

RS3PE 基本病理改变为滑膜炎,以屈(伸)肌腱鞘滑膜的炎症为其显著特点。水肿的原因不明,有人推测和炎症所致毛细血管网通透性增加、神经肽 P 物质引起显著血管扩张以及滑膜炎症有关。

【临床表现】

RS3PE 发病年龄多 55 岁以上,中位数年龄 69 岁。男女之比约为 2:1,男性多见。

1. 关节表现

起病急骤,典型表现为对称性周围关节滑膜的急性炎症,尤其是腕关节、手掌屈肌腱鞘及手小关节的炎症:表现为关节的疼痛和僵硬,双侧肘、肩、髋、膝、踝及足关节均可受累。按受累的几率依次为:掌指关节、近端指间关节、腕关节、肩关节、膝关节、踝关节和肘关节。少数患者现单侧受累,甚至为单侧下肢受累。手和足的关节附件受累后,在指、趾肌腱背侧出现弥散凹陷性水肿,常呈对称性,影响握拳,使双手呈"拳击套样"改变。

2. 关节外表现

可有乏力、发热及倦怠感。部分患者有近侧肌肉疼痛或近侧肢带肌肉疼痛和僵硬;有时伴有关节炎性皮疹。

【辅助检查】

1. 一般检查

患者可出现轻度正细胞正色素性贫血。ESR、CRP 升高等。

2. 自身抗体

多数患者 RF 和 ANA 呈阴性。

3. HLA 检查

约 24% 的患者 HLA 检查显示 HLA-B7 单倍型,与 A2 高度相关。

4. X 线检查

多数患者没有骨质炎性侵蚀破坏改变;部分患者有骨关节炎的 X 线表现。

【诊断与鉴别诊断】

1. 诊断

RS3PE 目前尚无严格、统一的诊断标准。按照 McCarty 的描述和多数学者的共识,一般应有以下几点:①老年起病(年龄大于 50 岁);②急性发作;③对称性多关节炎伴肢端凹陷性水肿;④在 6~18 个月内缓解,无侵蚀、畸形或其他形式的关节损害,呈持续良性疾病;⑤RF 和 ANA 阴性;⑥糖皮质激素治疗有良效;⑦病情缓解后不再复发。

2. 鉴别诊断

该病需要与 PMR、淀粉样变、血清阴性脊柱关节病等鉴别。

【治疗】

主要为对症处理,一般用小剂量激素(泼尼松 10~15mg/d)即可获得良好效果。部分患者 24 小时内见效,多数患者数周至 1 个月内缓解。非甾体抗炎药、羟氯喹也有一定效果,但较糖皮质激素作用略差。慢作用药多选用甲氨蝶呤、柳氮磺胺吡啶,但不主张长期应用,一旦症状控制即可考虑停药。

【预后】

原发性 RS3PE 临床表现相对较轻,一般治疗 1 年左右绝大多数病人可获得完全持久缓解,预后良好。继发性 RS3PE 临床表现相对较重,治疗效果相对差,复发可能性略大,致残率升高。

（杨清锐）

第四节　Felty 综合征

费尔蒂综合征(Felty's syndrome,FS)是类风湿关节炎的一种亚型,1924 年由 Felty 提出,定义为慢性关节炎、脾大、粒细胞减少的三联征,这是一种具有严重关节外表现和免疫异常的类风湿因子阳性的类风湿关节炎。

【流行病学】

FS 确切的发病率不详,有报道其占类风湿关节炎 1%～3%。多在类风湿关节炎病程 10 年左右出现,男性病程略短。白种人发病率高于黑种人。女性多见,男女之比为 1：3,高发年龄在 50～70 岁,青少年少见。

【免疫病理】

FS 确切发病机制尚不清楚。Felty 综合征的家族性发病提示遗传因素起到一定作用。研究发现,FS 患者中 HLA-DR4 出现的几率高于其他 RA 患者。此外,有文献认为 FS 可能存在一个 DQ 连锁易感基因和一个 C4B 无效等位基因。

1996 年 Breedveld 等用 FS 患者血清注入小鼠体内发现,小鼠的循环分叶核白细胞减少,小鼠肺动脉血管床出现人类 IgG 沉积。推测中性粒细胞减少和免疫复合物沉积之间的相互作用参与了 FS 的发病机制。FS 的中性粒细胞减少原因:①脾功能亢进被认为是引起 FS 粒细胞减少的原因,但并非必需条件。脾不大的 FS 患者也可有粒细胞减少。脾切除的 FS 患者早期粒细胞升高,但随着病程延长,其粒细胞减少反复发作频率逐渐增加,提示脾在 FS 发病中只起部分作用。②FS 患者血清中存在针对白细胞核和白细胞表面的抗体,将 Felty 综合征的血浆注入小鼠体内可致一过性白细胞减少,而将切脾前的血浆回输给动物,白细胞功能再次受到影响。部分 FS 患者体内也可测到抗粒细胞集落刺激因子自身抗体。另外,不管有无自身抗体出现,FS 血清集落刺激因子水平往往是升高的,说明 FS 的髓细胞对生长因子的敏感性降低。③大多数 FS 患者中血清可溶性 FasL 水平是增高的,它是 TNF 家族的一个成员,体外能诱导中性粒细胞的凋亡。④有学者认为白细胞的移动可能起比较重要的作用,黏附在血管内皮的白细胞数目增加可能是白细胞减少的原因之一。在 Felty 综合征时滑膜液中的白细胞是增加的,也提示边缘池对循环池白细胞减少中所起的作用。

【组织病理】

FS 关节病变和 RA 类似,但滑膜炎相对并不活跃。皮肤溃疡部位组织活检显示为动脉炎伴纤维蛋白坏死和轻度炎症,血管闭塞。FS 患者肝受累的组织学切片显示结节性再生增殖,有轻度门脉区纤维增生和淋巴细胞、浆细胞浸润。

【临床表现】

FS 多在 RA 发病多年后出现,发病年龄高峰为 50～70 岁,女性多见,幼年发病罕见。少数患者粒细胞减少和脾脏肿大早于 RA 关节炎症出现之前。体重减轻、乏力、全身不适常见,可在确诊前数月出现。

1. 关节炎

FS发病时关节症状多表现为轻度滑膜炎。但FS之前常有活动性进展性关节炎病史，关节病变较一般RA为重，关节骨侵蚀和畸形多见。

2. 脾脏肿大

FS脾大小差别较大，5%～10%患者脾脏不能扪及，但少数患者可有巨脾。在FS中，脾重量的中位数是正常4倍左右。由于脾包膜扩张和多发性小血栓出现，患者可有脾区不适或左上腹腹痛。

3. 继发感染

研究显示，FS患者的感染率较配对组RA患者明显增加，常为皮肤和呼吸道感染，致病菌有葡萄球菌、链球菌和革兰阴性杆菌。但其感染次数和严重程度和粒细胞减少程度一般无明显相关性。推测可能和FS患者中性粒细胞吞噬异物后释放活性氧能力下降、血清循环免疫复合物及结合到多形核白细胞上的IgG变化有关。感染使患者发热。

4. 其他

四肢暴露部位棕色色素沉着是本病常见表现，特别是在胫骨，可能与FS小血管炎导致的红细胞渗出和淤血有关。其他表现有腿部溃疡、巩膜炎、心包炎和周围神经炎等。

【辅助检查】

1. 血常规

白细胞减低，表现为相对和绝对的粒细胞减少。部分患者有正色素正细胞性贫血和血小板减少。约25%FS患者可见大颗粒淋巴细胞增多。这种细胞的形态与大颗粒T细胞白血病中的肿瘤细胞和自然杀伤细胞相似，多为CD8阳性，但没有完全补体标记。

2. 自身抗体

98% FS患者RF呈高滴度阳性。62%～80%患者可见ANA阳性。77%患者有核周型抗中性粒细胞胞浆抗体阳性，后者大部分靶抗原为乳铁蛋白。

3. 骨髓象

骨髓可表现为正常或骨髓增生，未成熟细胞相对增多，常称为"成熟停滞"，反映骨髓生成缺陷或成熟细胞过早释放。可有轻中度贫血。

4. 影像学检查

超声、CT、MR检查可确定脾、肝肿大情况以及关节破坏情况。

【诊断与鉴别诊断】

完全型Felty综合征的诊断需首先满足类风湿关节炎诊断、持续粒细胞减少（小于2000/mm³）和脾大3个条件。但值得注意的是，没有脾大的Felty综合征患者与完全型Felty综合征患者在临床、血清学和免疫学特征上相似，因此部分型Felty综合征的临床诊断并不需要三联征同时出现。

RA 患者也可并发粒细胞减少和脾肿大,因此诊断 FS 前需注意排除药物反应、骨髓增生性疾病、网状内皮系统恶性疾病、淀粉样变、结节病、结核以及其他慢性感染等。

【治疗】

1. 一般治疗

粒细胞减少一般不需特殊治疗。有严重感染患者应及时做血培养并使用有效抗生素。重组粒细胞生长因子短期能迅速增加粒细胞,适用于严重感染 FS 患者。

2. 基础治疗

FS 的治疗和 RA 并无明显差异。用于治疗 RA 的所有药物几乎都可以用于 FS,这些药物确实能改善粒细胞减少和脾肿大。但这些药物的使用目前皆属经验用药范畴,尚无大样本随机对照临床观察数据做为其治疗 FS 的证据。常用的改变病情药有甲氨蝶呤、来氟米特等。有大剂量环磷酰胺治疗难治性 FS 的个案报道,但远期疗效尚不清楚。生物制剂如重组人 II 型肿瘤坏死因子受体-抗体融合蛋白、英夫利西单抗、阿达木单抗用于治疗 FS 可能有益,但目前经验不足。

3. 糖皮质激素

大剂量糖皮质激素可以升高白细胞,但改为小剂量后不仅不能持续改善粒细胞减少,还增加感染几率。故一般把糖皮质激素作为二线药物选择。

4. 脾切除

脾切除作为一种选择方案目前仅用于对药物治疗反应不良患者,可有效改善患者粒细胞减少、血小板减少和贫血状况。但 1/4 患者有粒细胞减少复发的报道。有严重感染的 FS 患者脾切除后疗效不一,提示 FS 的感染除和粒细胞减少有关外,粒细胞功能缺陷和原发病的活动性也是重要的因素。

【预后】

早期的一项前瞻性研究显示 FS 的死亡率和 RA 并无明显差异。但 1990 年 Campion G 等的研究显示,约 25% 的 FS 患者死于败血症。

（杨清锐）

参 考 文 献

蒋明,David Yu,林孝义. 2004. 中华风湿病学. 北京:华夏出版社.

张乃峥. 1999. 临床风湿病学. 上海:上海科学技术出版社.

Brennan FM,McInnes IB. 2008. Evidence that cytokines play a role in rheumatoid arthritis. J Clin Invest. 118(11):3537-3545.

Caporali R,Caprioli M,Bobbio-Pallavicini F,et al. 2008. DMARDS and infections in rheumatoid arthritis. Autoimmun Rev,8(2):139-143.

Cope AP. 2008. T cells in rheumatoid arthritis. Arthritis Res Ther,10 (Suppl 1):S1. Epub 2008 Oct 15.

Gary S,Ralph C,Edward DHJ,et al. 2008. Kelley's textbook of rheumatology. Philadelphia:W. B. Saunders Company.

Hellmann DB,Stone JH. 2000. Current Medical Diagnosis and Treatment. New York:McGraw Hill.

Pratt AG,Isaacs JD,Mattey DL. 2009. Current concepts in the pathogenesis of early rheumatoid arthritis. Best Pract Res Clin Rheumatol,23(1):37-48.

Robert G Lahita,Nicholas Chiorazzi,Westley H Reeves. 2000. Textbook of the Autoimmune Diseases. Philadelphia:Lippincott Williams & Wilkins.

Segal B,Rhodus NL,Patel K. 2008. Tumor necrosis factor(TNF) inhibitor therapy for rheumatoid arthritis. Oral Surg Oral Med Oral Pathol Oral Radiol Endod,106(6):778-787.

Szekanecz Z,Koch AE. 2008. Vascular involvement in rheumatic diseases:'vascular rheumatology'. Arthritis Res Ther,10(5):224.

Venkateshan SP,Sidhu S,Malhotra S,et al. 2009. Efficacy of biologicals in the treatment of rheumatoid arthritis: a meta-analysis. Pharmacology,83(1):1-9.

Zintzaras E,Dahabreh IJ,Giannouli S,Voulgarelis M. et al. 2008. Infliximab and methotrexate in the treatment of rheumatoid arthritis:a systematic review and meta-analysis of dosage regimens. Clin Ther,30(11):1939-1955.

Φstergaard M,Pedersen SJ,Dφhn UM. 2008. Imaging in rheumatoid arthritis—status and recent advances for magnetic resonance imaging,ultrasonography,computed tomography and conventional radiography. Best Pract Res Clin Rheumatol,22(6):1019-1044.

第八章　自身免疫发热

第一节　成人 Still 病

成人 Still 病(adult onset Still's disease AOSD)是一个有多系统损伤,以发热、关节痛和皮疹为主要临床表现的自身免疫病。病因不清,诱因不明,现没有特异的实验室化验指标,病理组织学诊断缺少靶活检部位,病变结构的描述没有特异性。已推出 10 余种诊断标准,常用的达 4~5 种之多,故可供荟萃分析的报道资料数据的离散度大,可靠性差。该病曾一度受到国内外临床医生的热情关注,造成了一定数量的误诊,从而使该病备受争议。笔者曾在 5 年内积累了 100 余例误诊病例并给予新的纠正诊断。鉴于以上的描述,成人 Still 病不是一个严格定义的"病",而是一个综合征。1897 年,George F Still 首次认定了儿童类风湿关节炎中具有多关节炎和发热等全身受累的一个类型为 Still 病。作为儿童类风湿关节炎的一个亚型,多数患儿 RF 阳性,RF-IgG 和 IgM 阳性,多数会关节畸形致残,发热能被控制。1971 年,Byrratter 首次推出成人 Still 病的概念,患者仅见成年人,具有三联征和多系统损伤,RF 阴性(特别是 RF-IgM 阴性),皮疹活检为变应性血管炎。从以上概述可以看出,Still 病的儿童和成年人分属两种不同的病理改变又同用一个病名,这种现象在临床医学中绝无仅有。早在 1987 年推出成人 Still 病国际诊断标准之前,该病曾被划归血液病范畴。曾称为 Wissler 综合征,Willer-Fancon 综合征,变应性亚败血症,超敏性亚败血症等。血液病专家注意到亚败血症会与败血症进行太多的不必要的概念纠缠,这一诊断名词多半被弃用。到目前,成人 Still 病的病理本质和疾病定位仍受到质疑。

【流行病学】

本病目前发病率日益增多,女性多见,男：女为 1∶2,18~45 岁发病占 70% 以上,12% 是儿童期迁延而来,老人亦有发病。

【免疫病理】

国内外公认该病发病机制不清。笔者认为本病应该是免疫警卫机制中非特异免疫系统的病变,长期的慢性患者也能激活部分的特异性免疫系统。非特异免疫具有很高的宽容性,笔者认为已有资料显示本病具有 NK 病变的特征。患者具有患病的遗传素质。感染是常见的诱发因素,特别是链球菌的感染。

1. 已知病理学改变

①亚败血症 患者有白细胞增多,中性粒细胞增多,中性粒细胞胞浆有大量嗜苯胺兰颗粒,核分叶增多,碱性磷酸酶染色的阳性率和积分值均明显升高。骨髓学检查显示粒系增生活跃,早中晚粒细胞比例数升高,嗜酸粒细胞和淋巴细胞多无明显变化,呈感染骨髓象。少部分不缓解的患者可有组织细胞增多,称为组织细胞增生综合征。少部分患者可突然出现血液三系细胞减少伴单核巨噬细胞增多,称为嗜血细胞综合征。血液和其他组织脏器均找不到病原微生物感染的证据,故不是感染性败血症。②急性炎反应物增强:血浆球蛋白、γ-球蛋白和免疫球蛋白多组分升高,血沉增高。无一病例例外,对能检测的任何一种非特异急性炎症指标均是升高,包括 CRP、HS-CRP、酸性黏蛋白、Holt、铁蛋白、血和尿 β_2 微球蛋白等。③淋巴-网状内皮系统呈弥漫性淋巴

细胞反应性增生,涉及淋巴结、胸腺、咽淋巴环、回盲淋巴丛、脾、肝等。④皮肤血管炎已被国内外学者确认,是否可列为变应性血管炎的一个类型,尚无肯定的结论。真皮内小血管呈破碎白细胞壅塞性血管炎,DIF 可呈 C3 阳性沉积,没有肉芽肿形成。

2. 遗传学研究

本病没有流行性发病,没有家族性高发。HLA-DR$_2$ 和 DR$_4$、DR$_6$,HLA-B$_7$、B$_{14}$、BW$_{35}$ 在患者多见,但不具特异性。

3. 其他免疫活性物质的变化

①淋巴因子升高呈 IL-1、IL-2 和 IL-2 受体、IL-4、IL-6、IL-8、IL-10、IL-13,近期发现 IL-18 和 IL-21 升高明显。②肿瘤坏死因子 TNF-α、TNF-γ 升高。③LCAM-1 升高。这种弥漫的细胞因子改变,无法界定本病是呈 Th1 优势,还是 Th2 优势表达。

【组织病理】

淋巴结病理特征为副皮质区细胞的局限增生、血管增生及散在的大 T/B 免疫母细胞和淋巴细胞浸润。黑色素颗粒沉积,片状或弥漫的大 T 免疫母细胞浸润,淋巴滤泡增生等。需要和 T 细胞淋巴瘤和霍奇金淋巴瘤鉴别。

持续性丘疹和线状色沉着曾被认为是部分成人 Still 病特异性皮疹。持续性丘疹和斑块的组织学特征为:多发的单个坏死性角质形成细胞单独或聚集存在,主要发生于表皮层,包括正常或角化不全的角质层;真皮乳头层和浅层有淋巴细胞和中性粒细胞浸润。其他较少见的表现有基底细胞层空泡变性伴核尘。表皮上层多个单发的坏死性角质形成细胞。眼角膜下和表皮角膜内脓疱,并存有真皮中性粒细胞浸润,使得这种持续性皮损可与其他苔藓样和表皮内皮炎相鉴别。

【临床表现】

1. 发热

阳性率 96%～100%。特点为:①中热或高热,不规则发作。②能排除感染因素,抗生素治疗效果不好,激素或非甾体抗炎镇痛药退热效果好。③发热前和发热中可有畏寒、乏力、全身酸痛、关节痛、皮疹等,退热后不适症状很少。长时间发热者缺少中毒症状和消耗症状。

2. 关节受累

阳性率 100%。特点为:①发热时关节痛加重,热退后关节痛可以消失。②关节炎发生率 64%,其中的 84.7% 是对称性关节炎或多关节炎。其中 30%～71% 可以演变为慢性关节炎。及时正确的治疗可以使慢性关节炎发生率下降 2/3。③受累关节依次为:手 53.6%,腕 46.4%,足 42.9%,膝 39.3%,肩 7.1%,髋 7.1%。国外最多见手和腕受累,国内较多见膝和踝受累。

3. 皮疹

阳性率 85.7%～92%,特点为:①多为一过性皮疹,可以似荨麻疹反复发作,但抗组胺药物治疗效果差。②皮疹形态多种多样,以红色斑疹或斑丘疹多见,不痛、不痒。③多在四肢远端伸面,偶见全身散在。以上主要临床表现又称成人 Still 病三联症。阳性率都在 85% 以上。

4. 淋巴结及相关组织肿大

①淋巴结肿大阳性率为 60.7%。②脾肿大阳性率为 57%。③咽淋巴环肿痛阳性率为 57%。笔者认为以上三者的病理基础相近似,临床阳性率值也相近,有一项阳性即可列入次要诊断标准。把咽炎列入主要诊断标准可增加误诊率,也使纳入鉴别诊断的人群数量庞大。把咽炎列入次要诊断标准是对的。

5. 肝损伤

①可认定为本病导致的肝功异常为 14%。不排除多因素参与的肝功异常为 50%～75%。②肝肿大阳性率为 35.7%,极少见到门脉高压和肝硬化。③个别患者可出现亚急性肝坏死。Yamaguchi 把肝功异常列入次要诊断标准。而 Cush 标准把肝功异常和网状内皮系统并列为次要标准,显然是强调肝功异常必须是肝内网状内皮功能异常所致,但临床难以明确。

6. 多浆膜腔炎

①心包积液阳性率 23.8%。②胸膜炎和胸腔积液阳性率 26.4%。③多浆膜腔积液阳性率 25%。仅有 Cush 标准把浆膜腔炎列入次要诊断标准,从而使得该病与其他弥漫结缔组织病的鉴别变得更为复杂。

7. 肾损伤罕见

【辅助检查】

（一）血液学检查

血常规多表现为轻中度贫血和白细胞计数增高,病情活动期可有血小板计数增高。中性粒细胞增高较白细胞增高更为特异,中性粒细胞碱性磷酸酶(NAP)积分增高。骨髓象粒系增生活跃,粒细胞形态基本正常,粒细胞胞浆内可有明显中毒颗粒,伴少数粒细胞空泡形成,红系相对受抑,成熟红细胞形态基本正常或中心淡染区扩大,核浆发育不平衡,噬血细胞现象少见,多数报告为感染性骨髓像。

（二）免疫学检查

类风湿因子阴性和抗核抗体阴性,免疫球蛋白增高,血清补体上升。

（三）病原学检查

早期的研究提示风疹病毒感染可能与本病有关联,并且可以检测到风疹病毒抗体,但未得到确证。最近有研究在患者血清中检测到巨细胞病毒。一项来自欧洲的报告提示可能与肝炎病毒感染有联系。另外,肺炎支原体、立克次体、EB病毒、副病毒 B19、HIV 感染都曾被报道可能与成人 Still 病有关。目前,不能明确感染与成人 Still 病的因果关系。

（四）炎性蛋白检查

1. 血清铁蛋白

铁蛋白(SF)是一种相对分子质量较大(约 460 000)的含铁蛋白质。广泛存在于机体组织细胞内和体液中。二价铁离子在肠黏膜细胞中氧化形成三价铁离子,刺激核糖体合成铁蛋白,并与肠黏膜中的三价铁离子结合形成铁蛋白复合物,主要分布于肝、脾、骨髓内,是网状内皮系统储存铁的主要形式。网状内皮系统的主动分泌或网状内皮细胞死亡的被动释放形成外周血中铁蛋白。SF 增高除了见于铁负荷过重外,还见于糖尿病、肾衰竭、肝脏疾病(肝炎、肝硬化、脂肪肝等)、感染性疾病、甲状腺功能亢进症等。另外,SF 在肺癌和肝癌等恶性疾病中也会有明显的增高。一般情况下,这些疾病中 SF 增高往往都在正常值 5 倍以内。炎症性疾病时铁代谢的改变表现为血清铁减少和总铁结合力下降、组织释放铁减少、SF 水平提高。铁离子可直接参与机体免疫调节,其变化的过程与免疫调控过程和细胞内代谢有关。成人 Still 病是一种自身免疫性炎症性疾病,铁代谢改变导致铁蛋白合成增加;同时炎症导致机体组织细胞直接破坏,铁蛋白释放增加。另外,有证据表明独立的库普弗细胞可分泌和通过特异的铁蛋白受体清除铁蛋白,并且这种铁蛋白受体是独立的,它的明确作用还不清楚。在成人 Still 病铁蛋白受体的数量可能下降,库普弗细胞应是铁蛋白的来源,从而导致了 SF 的清除下降,而引起 SF 的升高。当有严重的肝损害时,肝铁蛋白释放到血浆中,能够引起 SF 的升高,然而在成人 Still 病中有的患者并没有明显的肝功能异常。也未发现伴肝功损伤的成人 Still 病患者 SF 升高更为显著。

2. C 反应蛋白(CRP)

CRP 可高出正常的 10 倍。血浆铜蓝蛋白在成人 Still 病中活动期升高。作为负性急性时相反应的白蛋白减低。有文献报告 Fas(APO-1,CD95)、可溶性 Fas 配体、金属基质蛋白酶 3 在血清中水平升高。

(五) 酶学检查

有文献报告乳酸脱氢酶、谷丙转氨酶、谷草转氨酶升高,与肝脏损害有关。

(六) 细胞因子

致炎因子如白细胞介素-1、白细胞介素-6、白细胞介素-18、γ-干扰素、肿瘤坏死因子、巨噬细胞刺激因子的血清水平在成人 Still 病患者升高,推论致炎因子与该病发生发展有关系。最近有人提出成人 Still 病是 Th2 细胞因子占主导位置的疾病。

(七) 放射学改变

成人 Still 病最常受累的关节为腕,其次是膝、近指或掌指关节。膝 X 线检查多数正常,手关节 X 线检查可见到骨质疏松、腕关节间隙狭窄、腕关节骨囊性变、非侵蚀性关节强直、掌跖关节及跖关节硬化。

【诊断与鉴别诊断】

(一) 诊断

已有多位研究者提出了成人 Still 病的诊断标准,临床较常应用的是美国 Cush 标准和日本成人 Still 病研究委员会提出的诊断标准。

美国 Cush 标准为:

1. 必备条件

①发热≥39℃。②关节痛或关节炎。③RF(一)。④ANA(一)。

2. 另备下列任何两项

①白细胞增高≥15×10^9/L。②皮疹。③胸膜炎或心包炎。④肝大或脾大或淋巴结肿大。
日本成人 Still 病研究委员会提出的诊断标准为:

3. 主要指标

①发热≥39℃,并持续 1 周以上。②关节痛持续 2 周以上。③典型皮疹。④白细胞增高≥$10×10^9$/L,中性粒细胞比值≥80%。

4. 次要指标

①咽痛。②淋巴结和(或)脾大。③肝功异常。④RF(－)和 ANA(－)。

5. 排除

①感染性疾病(尤其是败血症和传染性单核细胞增多症)。②恶性肿瘤(尤其是恶性淋巴瘤、白血病)。③其他风湿病。

以上指标中符合 5 项或更多,且其中有 2 项以上为主要指标就可诊断成人 Still 病,但需排除所列其他疾病。

笔者认为,成人 Still 病 ANA 阴性为 93%,RF 阴性为 95%,RF-IgM 阴性为 100%。以上自身抗体检测是鉴别诊断的项目不应列入诊断标准。同样也不宜按不同关节受累部位分别列入主要诊断指标和次要诊断指标。成人 Still 病的主要临床表现已非常明确,包括:①发热;②关节受累;③皮疹;④白细胞升高;⑤炎反应指标升高。

(二)鉴别诊断

由于成人 Still 病的临床表现多不典型,又缺乏特异性的实验室诊断标准,因此目前仍为排除性诊断。对出现发热、关节炎和皮疹三联征的患者,在考虑成人 Still 病诊断的同时,应注意与如下疾病鉴别。

1. 败血症

常有原发病病原微生物感染灶,中毒症状重,病程进行性加重,皮肤瘀点,血、骨髓培养有病原菌,抗生素有效。而 AOD_S 无上述特征。

2. 系统性红斑狼疮

蝶形红斑,盘状红斑,常合并肾炎,白细胞计数降低,抗核抗体、抗 Sm 抗体、抗 dsDNA 抗体阳性可资鉴别。

3. 风湿热

风湿热皮疹主要为环红斑、皮下小结,且心脏受累多,特别是心肌炎、心内膜炎,并常遗留瓣膜病变,特征性的舞蹈等均可鉴别。

4. 淋巴瘤

皮疹为浸润性斑丘疹、结节、斑块和溃疡,进行性淋巴结肿大,皮肤、淋巴结活检可区分。

【治疗】

(一)非甾体抗炎药

NSAIDs 常用来治疗成人 Still 病,主要是其可以退热及镇痛,但临床研究发现,单独应用此类药物,对控制病情并无太久疗效,往往要与其他类药物,例如与慢作用药或糖皮质激素合用,才能有效地控制病情,当病情得到控制时再逐渐减量或停用。但由于该药自身具有副作用,当本病出现系统损害时,可以减少该药的用量或不用。对于仅用 NSAIDs 治疗即可控制病情的患者,往往提示预后良好。

(二)糖皮质激素

糖皮质激素是治疗 AOSD 的主要药物。无论是国内还是国外,在常规治疗中大多数均使用糖皮质激素,这是因为糖皮质激素具有较强的免疫抑制作用,能够很快控制病情,使患者的症状得到迅速缓解。

对于那些全身症状明显、关节疼痛明显、有系统损害如心肌炎、心包炎、肝肾损害,对不能耐受非甾体抗炎止痛药的 AOSD 患者,可选用糖皮质激素治疗。一般用大剂量糖皮质激素治疗 AOSD,如泼尼松 1mg/kg,可较好地控制症状。症状控制、病情稳定后可逐渐减量,最后以小剂量维持,以降低复发。对于病情危重者,可用甲泼尼龙冲击治疗。应用激素治疗前要注意激素的常见的副作用,尤其是当再次出现发热时还需要再次鉴别是发生感染还是病情复发,不宜盲目加大激素用量。

(三)改变病情药物

常用改变病情药物包括:氯喹或羟氯喹、甲氨蝶呤、硫唑嘌呤、环孢素、来氟米特、霉酚酸酯等。部分患者在激素减量时,病情常常复发,因此需加用 DMARDs 药物控制病情。

1. 氯喹或羟氯喹

对于发热、乏力、皮疹、浆膜炎等可用羟氯喹或氯喹治疗。

2. 甲氨蝶呤（MTX）

甲氨蝶呤对 AOSD 有较好疗效,一般作为首选。MTX 联合泼尼松治疗 AOSD,可较好地控制症状,缓解病情,并有较好的安全性。

3. 其他 DMARDs

常用于治疗 AOSD 的有来氟米特、环磷酰胺、硫唑嘌呤、环孢素、霉酚酸酯。对于一些病情较重的患者可静脉滴注环磷酰胺。

4. 免疫球蛋白

如果使用糖皮质激素和 DMARDs 药物不能控制病情,可静脉滴注免疫球蛋白,副作用小,有一定的疗效。

另外,若一种 DMARDs 治疗效果不满意或不能耐受,可联合应用 2 种药物或换其他 DMARDs 治疗。

(四)生物制剂

1. 肿瘤坏死因子拮抗剂

肿瘤坏死因子是一类重要的致炎因子,在类风湿关节炎、强直性脊柱炎、克罗恩病等均明显增高,在 AOSD 的研究中也证实肿瘤坏死因子的水平是增高的。

随着 TNF-α 拮抗剂在风湿性疾病的广泛使用,应用 TNF-α 拮抗剂治疗难治性 AOSD,并取得了一定疗效。TNF-α 拮抗剂现分为 3 类:抗 TNF-α 单抗（鼠人嵌合英利昔单抗,infliximab,

INF)、TNF-α 受体融合蛋白(etanercept,ETA) 和人源化的 TNF-α 单抗(100% 为人多肽序列组成 adalimumab,ADA)。

(1) 英利昔单抗(INF)：英利昔单抗是人/鼠嵌合的抗 TNF-α IgG1κ 同型链单克隆抗体,由人体恒定区和鼠类可变区组成,其中 75% 为人源化,25% 为鼠源化,相对分子质量为 149 100,在人体的半数清除时间为 8~9.5 天。英利昔单抗与可溶性 TNF-α 细胞膜表面的 TNF-α 有高亲和结合,从而使 TNF-α 丧失生物活性,但它不与 TNF-β 结合。当英利昔单抗与细胞膜表面特异性的抗原结合,通过激活经典的补体激活途径和抗体依赖细胞介导的细胞毒作用(ADCC 作用)导致细胞溶解。一般用法为 3mg/kg,0、6、8 周应用,对于病情严重的患者可加到 5mg/kg。

(2) 依那西普(ETA)：依那西普是一种完全人源化的重组可溶性 TNF p75 受体二聚体融合蛋白,与内源性的可溶性受体相似,相对分子质量为 150 000,在人体的半数清除时间为(102±30)h。该药可与血浆中可溶性的 TNF-α 以及细胞膜表面的 TNF-α 高度亲和结合,使 TNF-α 的生物活性中和丧失;它还可以和 TNF-β 结合,后者与 TNF-α 有相似的生物活性,对机体的免疫功能尤其是淋巴器官的炎症过程中发挥作用。但依那西普结合 TNF-β 并产生抑制作用与临床疗效的关系还不清楚。用法为每次 25mg,每周 2 或 3 次,随病情缓解可逐渐减少用量。

(3) 阿达木单抗(ADA)：是完全人源化的单克隆 TNF 抗体。体内外实验观察,阿达木单抗与可溶性的 TNF 结合,进而抑制 TNF 与细胞表面的 TNF 受体结合以达到其抗 TNF 作用。尽管还不知道它能否与膜型 TNF 结合,但是它具有固定补体激发效应细胞导致细胞裂解的潜在作用。用法为 0.25~5mg/kg。

使用肿瘤坏死因子拮抗剂应注意如下不良反应：增加感染、恶性肿瘤发生率升高、肝肾功能损害者慎用、心衰者禁用、过敏反应等。严重的不良反应少见,其中最突出也是最常见的不良反应是结核感染,所以在应用前要注意排除结核和乙型、丙型肝炎。

2. 其他生物制剂

目前国外应用抗 IL-1 受体拮抗剂、抗 IL-6 受体单克隆抗体治疗 AOSD 也取得了一定疗效,但是其长期疗效尚需要大样本的研究。

生物制剂为风湿性疾病的治疗开辟了一条新途径,为患者提供了更多的选择,尤其是对于常规治疗效果不明显的难治性 AOSD 患者,生物制剂治疗 AOSD 是目前研究的新方向,其临床试验结果初步证实具有良好有效性、安全性和耐受性。

综上所述,目前尚无 AOSD 治疗的统一方案,也没有根治的办法。治疗原则是尽早诊断、合理治疗、缓解病情、防治并发症及预防复发。由于本病临床表现不一,病情轻重不等,治疗反应差异大,故应根据病情强调个体化治疗。

【预后】

AOSD 患者病情呈多样性,部分患者一次发作缓解后不再发作。约 50% 的患者有自限性。部分患者缓解后易反复发作,有的呈慢性持续活动,有的可以出现关节畸形。值得注意的是有的曾诊断为 AOSD,但随访数年后纠正诊断为系统性红斑狼疮、类风湿关节炎或淋巴瘤等,这是 AOSD 的一种转归,还是原来的诊断错误,目前尚无定论;因此对于曾经诊断为 AOSD 的患者应密切注意是否已经出现新的症状,是否已经出现新的疾病。

(张源潮　孙红胜　潘正论)

第二节　炎性周期发热综合征

自身炎症发热综合征(auto-inflammatory fever syndromes)是一组非感染性的炎症疾病,特点为患者炎症反应物质水平升高,无自身抗体和自身反应性 T 细胞增多,不伴免疫缺陷病。目前已发现 9 种自身炎症发热综合征亚病种。它们是:①家族性地中海发热(FMF)。②肿瘤坏死因子受体相关周期性发热综合征(TRAPS)。③高 IgD 周期性发热综合征(HIDS)。④家族性冷自身炎症综合征(FCAS)/家族性冷荨麻疹综合征(FCUS)。⑤Muckle-Well 综合征。⑥新生儿多系统免疫疾病(NOMID)/慢性婴儿神经性皮肤关节综合征(CINCA)。⑦Blau 综合征。⑧化脓性无菌性关节炎伴脓皮病性坏死和痤疮(PAPA 综合征)。⑨慢性复发性多发骨髓炎(CRMO)(Majeed 综合征)。

家族性地中海发热

家族性地中海发热(familial Mediterranean fever,FMF)是一种常染色体隐性遗传病,主要见于居住在地中海周围的种族。但散发病例世界范围内均有报道。在 18 世纪 50 年代 Sohar 和 Heller 对此病进行了详细的临床描述,同时将其正式命名为家族性地中海发热(FMF)。

【免疫病理】

1992 年发现 FMF 的致病基因 MEFV 位于 16 号染色体短臂上。MEFV 所有与本病相关的基因突变均为错义突变,提示该疾病的表型可能需要一定的残余蛋白参与。国际家族性地中海发热协会将 MEFV 表达的蛋白命名为 Pyrin。该蛋白主要存在于中性粒细胞及其前体中,在炎症反应时被大量释放,与细胞凋亡,细胞骨架信号转导和细胞因子的分泌密切相关。野生型 MEFV 基因调控的 Pyrin 蛋白在调节炎症反应的强度中发挥着重要作用。MEFV 基因座位上有一个以上的基因突变,其产生的 Pyrin 蛋白则功能变异或没有功能。已有 150 种基因突变被报道,其中只有 49 种有相关的表型。5 个常见的突变为 M694V、V726A、V680I、E148Q、M694I。其突变的发生率都不到 1%。有人对 216 名家族性地中海发热的患儿进行分析,发现在最常见的 3 个突变中,有 56% 的患儿发生了一个突变,38% 有两个突变。以色列的一个研究发现 71.6% 的犹太和阿拉伯患者发生了两个突变。一项 425 例家族性地中海发热的土耳其儿童调查发现,180 名患者发生了淀粉样变;进一步研究发现其淀粉样变的关联基因为 SSAa/a。SSA2 多态性和淀粉样变无关。有报道 M694V 纯合子突变的患者,发病早,程度重,更常累及关节,发作时的体温更高,常出现胸膜炎、脾大、丹毒样红斑和淀粉样变性。Adlea 与其同事报道了 MEFV 一个新的突变 H478Y,其与长时间的发热、严重的关节症状和秋水仙碱的抵抗有关。有研究表明,有典型 FMF 临床表现和对秋水仙碱治疗反应良好的患者通常只有一个或没有基因突变。

【临床表现】

间断发热是本病的重要特点。体温可高达 38.5～40.0℃,持续 1～3 天,可自愈。在发热间期,患者无任何异常。发热频率可为一周,数周或数月不等。关节炎常见,多为单关节受累且以下肢大关节如踝、膝、髋关节为主。多为突然发作,24～48 个小时之内达高峰,然后逐渐好转。约 6% 患者关节炎症状可持续一月以上。关节炎常因小的创伤或过度活动引起,表现为红、热、痛。非甾体类抗炎药普遍有效。甲氧萘丙酸可有效控制发作。10% 的患者可出现肌肉疼痛。一般较轻,发生在下肢远端,多在劳累或长时间站立后发生,持续数小时至一天,休息或服用非甾体抗炎药后可缓解。丹毒样红斑是皮肤损害的特征性表现,其发生率为28.3%。表现为热,肿胀,有触痛,边界清的红色皮疹,多出现在下肢,通常位于膝关节和踝关节之间,常被误诊为蜂窝织炎。组织学检查可见表皮水肿,少量皮下血外渗。荧光检查可见表皮小血管管壁C3沉积。90%患者可有腹部症状。表现为突然出现发热伴全腹痛、腹胀、肌卫、反跳痛,6~12个小时后症状和体征逐渐好转,24~48小时之内可完全缓解。腹痛常伴有呕吐或腹泻,严重患者需给予镇痛药或静脉补液。在急性炎症期间腹膜的渗出液机化可以导致腹膜纤维粘连,常可导致家族性地中海发热的女性患者不孕。15%~30%的患者可出现急性胸膜炎,多为单侧,可迅速吸收。表现为呼吸时胸痛,严重患者可出现呼吸音减弱。影像学可见到少量的胸腔积液或轻度的胸膜增厚。心包炎在FMF患者中较罕见,约为0.8%。男性还可发生睾丸鞘膜炎,表现为单侧睾丸肿痛。红斑呈自限性,持续数小时至4天不等。3%~11%的患者可出现过敏性紫癜。结节性多动脉炎在发病年龄较早的患者中有报告。可有肾小球肾炎。淀粉样变性多发生在未经治疗的患者,且多为AA型,通常见于长期大量蛋白尿的肾病综合征的FMF患者。

【辅助检查】

白细胞升高,急性时相反应物如血沉、C反应蛋白(CRP)、纤维蛋白原、结合珠蛋白,补体C3、C4及血清淀粉样蛋白A(SSA)的升高。其中CRP能够更好的反应FMF的急性发作,与其他的炎性疾病相比,CRP升高的程度要大得多。发作时血沉平均水平为(52 ± 25)mm/h。更高的血沉常提示有其他的原因,如合并肺炎或血管炎。蛋白尿可作为淀粉样变的一个指标。所有的患者都做尿检以查看有无微蛋白尿。

【诊断与鉴别诊断】

短期、间断的发热,伴有浆膜炎,肾的淀粉样变性及对秋水仙碱的治疗反应良好是诊断该病的基础。基因突变分析可使诊断更加准确。

需鉴别的疾病包括成人Still病、功能性腹痛、肠易激综合征、儿童常出现的反复间断的感染。此外还有以反复发热为主要特点的疾病,如高IgD周期性发热综合征、肿瘤坏死因子受体相关周期性发热综合征、咽炎、阿弗他溃疡综合征等。

【治疗】

FMF治疗目前主要药物为秋水仙碱。一般初始剂量为1mg,可逐渐增加剂量至1.5mg或2mg,直到病情获得缓解。当服用剂量每天超过1.5mg时,应分两次给予。

【预后】

65%的患者可获得完全缓解,30%可获得部分缓解,5%的患者无缓解。长期用秋水仙碱进行预防治疗可以阻止肾淀粉样变的发生。

肿瘤坏死因子受体相关周期性发热综合征

肿瘤坏死因子受体相关周期性发热综合征(tumor necrosis factor receptor-associated periodic syndrome,TRAPS)是一种常染色体显性遗传病,首次报道于1982年,特点是反复发热,腹痛、肌痛和局部的痛性皮损。本病病程为良性过程,但最近有发生淀粉样变的报道。

【免疫病理】

TRAPS的致病基因为TNFRSF1A。目前为止已发现TNFRSF1A上有82个以上的单基因突变与TRAPS相关,绝大多数为替代突变。突变直接影响其编码蛋白的胞外区。

TNFRSF1A 基因突变患者部分可发生危及生命的淀粉样变。有研究认为患者血清可溶性 TNFRSF1A 水平较正常对照组下降。TNFRSF1A 突变调节减少 TNFRSF1A 的脱落改变了信号通路的作用。亦有研究显示这种异常的受体脱落不能完全说明该病的病理生理机制。其他异常如胞内运输的改变,TNF 结合受损,TNF 诱导白细胞凋亡缺陷可能也参与发病。

【临床表现】

发病年龄从 2 周到 53 岁不等。每次发作平均持续 21 天,5~6 周发作一次。没有明确的诱因,但不少患者存在生理、情感应激,或身体创伤。发作时有隐匿的深部肌肉痉挛痛,1~3 天内逐渐加重,高峰持续 3 天或更长。肌痛见于所有的 TRAPS 患者,典型表现是累及某一个肌群,发作的过程中时轻时重,有触痛,呈离心性分布。儿童患者常有发热但是在成人有时可不出现。体温多高于 38.0℃,最高可达 41.0℃,持续 3 天以上。当累及关节时经常出现滑膜炎和渗出液,伴有短暂的受累肢体的挛缩。最常见和显著的皮肤表现是离心性的移行红斑,与肌痛受累区重叠。这些皮损有触痛,皮温高,压之退色,直径在 1~28cm 不等。虽然大多数都发生在一个区域,但是偶尔也可累及两个区域。其他的较不特异的皮肤表现为荨麻疹和广泛的红色斑块和斑点。腹痛见于 92% 的患者,提示有腹腔内或腹壁肌肉的炎症。伴或不伴肠梗阻的呕吐和腹泻常见。急性腹部症状有时需剖腹手术。82% 的患者在发作时有结膜炎,眶周水肿或眶周疼痛。胸痛可能为骨骼肌肉或胸膜受累所致,见于 57% 的患者。发作时睾丸痛和阴囊痛也有报道。严重的淋巴结病不多见,如出现亦多只见于一个解剖区域。

【辅助检查】

发作时急性时相反应物如血沉、C 反应蛋白、结合珠蛋白、纤维蛋白原等均会升高。可有多克隆免疫球蛋白升高。肌肉活检显示有单核细胞浸润性筋膜炎而非肌炎。皮肤活检显示表皮和深部血管周围及间质的淋巴细胞和单核细胞浸润,没有肉芽肿形成。血管炎区域有巨细胞或嗜酸性粒细胞浸润。

【诊断与鉴别诊断】

本病临床表现多变,有下列情况出现时应考虑该病可能:一组炎性周期性发热出现且持续 5 天以上;肌痛区与红色皮疹出现区域重叠,表现为一种离心性的移行,可出现在肢体或躯干;有眼部受累症状;对糖皮质激素有效而对秋水仙碱无效;无家族聚集性,为常染色体显性遗传。本病鉴别诊断包括所有其他的周期性发热疾病,最后的确诊依靠基因突变分析。

【治疗】

多数情况下非甾体类抗炎药可以缓解患者的发热,但是对骨骼肌肉和腹部症状无效。糖皮质激素能减轻病变的严重程度但是不能改变其发作频率,推荐治疗方案为泼尼松 1mg/(kg·d) 晨起顿服,7~10 天后逐渐减量。免疫抑制剂无效。最近有报道称白细胞介素受体拮抗剂,TNF-α 拮抗剂对该病也有效。

高 IgD 周期性发热综合征

高 IgD 周期性发热综合征(hyperimmunoglobulinemia D and periodic fever syndrome,HIDS)是一种以周期性的发热为特点的综合征。发热的发作频率为 4~8 周一次,伴有淋巴结病、腹痛、腹泻、关节痛、肝脾大和皮肤病变。van der Meer 在 1984 年首次描述了 6 名患者。随后英国、法国、意大利也有了相关报道。已发现是编码甲羟戊酸激酶(mevalonate kinase,MVK)的基因突变导致了该病的发生。该基因位于 12q24。本病为常染色体隐性遗传。

【免疫病理】

大多数患者是 MVK 基因错义突变的复合杂和子。与甲羟戊酸尿有关的突变集中在甲羟戊酸激酶的活性部位。V377I 位点的突变在 HIDS 中最常见,该突变会导致重组的人甲羟戊酸激酶稳定性和催化活性的轻度下降。不到 1% 的患者存在完全的甲羟戊酸激酶的缺乏,突变主要集中在酶蛋白的一个特殊区域,此与甲羟戊酸尿相关。甲羟戊酸激酶的缺乏为何会导致炎症性的周期性发热综合征目前尚不清楚。甲羟戊酸激酶作用于类异戊二烯代谢的终末产物包括胆固醇、异戊二烯,多萜醇和辅酶 Q。其中几种产物与细胞凋亡有关。类异戊二烯途径被抑制后能诱发关节滑膜细胞的凋亡,可以解释其抑制素在 HIDS 患者中为什么会有治疗作用。

【临床表现】

患者发病年龄较早,中位数 0.5 岁。且周期性发热可持续终生。通常 4～6 周发作一次,但在不同的患者及同一个患者的不同时期其发作频率变化较大。间断发热会伴随患者一生。发作频率在儿童及青少年较高。接种疫苗、轻微的创伤、外科手术或精神压力均可引起发作。其特点是高热,发热伴寒战者为 86%,淋巴结病 94%,腹痛 72%,呕吐 56%,腹泻 82%,头痛 52%,皮损 82%。80% 的患者有多关节痛,非侵蚀性关节炎见于 68% 的患者,主要累及大关节如膝和踝。红色斑疹是最常见的皮肤表现,其次为红色丘疹、荨麻疹和红色结节。小部分患者在口腔和外阴可有痛性阿弗它溃疡。浆膜炎和淀粉样变罕见。

【辅助检查】

发作时有急性时相炎反应,白细胞、C 反应蛋白、血清淀粉酶均有升高。除了 3 岁以下的患者,血清 IgD 在所有患者中都持续升高($\geqslant 100 U/ml$)。82% 的患者血清 IgA 水平也升高($\geqslant 2.6 g/L$)。甲羟戊酸激酶在胆固醇代谢中发挥着重要作用。在典型的 HIDS 患者,甲羟戊酸激酶的活性只有正常的 5%～15%;尿中的甲羟戊酸在发作时轻度升高。皮肤活检显示有轻度的血管炎。

【诊断与鉴别诊断】

本病的诊断基于临床表现、高血清 IgD 浓度,甲羟戊酸激酶低活性,MVK 基因分析。

家族性地中海发热与 HIDS 在许多方面很相似。13% 的家族性地中海发热的患者也有 IgD 升高,但明显低于 HIDS 的水平。淋巴结病、皮疹和对称性的关节炎只见于 HIDS。而单关节炎、腹膜炎和胸膜炎在家族性地中海发热中更常见。与家族性地中海发热不同,秋水仙碱对 HIDS 的发热没有预防作用。MVK 缺乏可引起甲羟戊酸尿病,但该病是一种罕见的遗传性疾病,其特点为生长发育迟缓、肌张力下降、共济失调、肌病和白内障,与 HIDS 是完全不同的一种疾病。

【治疗】

尚无有效的治疗方法。镇静药可降低急性时相炎蛋白物质,但对发作频率没有影响。辅酶 A 还原酶抑制剂可减少尿中甲羟戊酸的浓度,减少发热的天数。有报道依那西普和阿那白滞素对本病有效。最近亦有同种异体骨髓移植有效的个案报道。

(一) CIAS1 相关自身炎症综合征

CIAS1 相关自身炎症综合征(CIAS1-related autoinflammatory syndrome,CRAS)包括 CIAS1 基因(cold-induced autoinflammatory syndrome)突变所致的 3 种不同疾病:①家族性冷自身炎症综合征(familial cold autoinflammatory syndrome,FCAS);②Muckle-Wells 综合征(MWS);③新生儿发病的多系统炎性疾病(neonatal-onset multisystem inflammatory disease,NOMID),也称为慢性婴儿神经皮肤和关节综合征(chronic infantile neurologic ccutaneous and articular syndrome,CINCA)。

FCAS 也称为家族性冷荨麻疹,是一种罕见的常染色体显性遗传病,1994 年首次被报道。特点是患者遇冷后 30~60 分钟内出现发热、关节肿痛和荨麻疹。重症患者可出现肾淀粉样变,是该病常见的死亡原因。此病需与获得性冷荨麻疹(acquired cold urticaria,ACU)相鉴别。目前治疗方法主要是教育、保暖和适当运动。抗炎药、促蛋白合成的类固醇、大剂量激素和秋水仙碱有一定疗效。抗组氨药无效。有报道称 IL-1 受体拮抗剂阿那白滞素亦有一定疗效。

MWS 是一种以荨麻疹、进行性感音性耳聋和淀粉样变为主要特点的遗传性疾病。MWS 患者多在婴儿期就开始发病,临床表现为非瘙痒性荨麻疹,低热,关节炎和结膜炎。青春期开始出现神经性听力丧失,逐渐发展至耳聋。其他常见临床表现包括:口腔、外阴溃疡,胱氨酸尿症、鱼鳞病、多关节痛、周期性腹痛和显微镜下血尿。荨麻疹病理组织学为血管扩张,真皮水肿,大量中性粒细胞、单核细胞和嗜酸性粒细胞浸润,白细胞破碎性血管炎和淀粉样沉积。本病无特异治疗药物。

NOMID/CINCA 始于出生,终生不愈,预后不良。皮疹、慢性脑膜炎和关节病是其典型三联征。皮疹见于所有患者,多在出生时出现,为无瘙痒移行性荨麻疹,皮肤活检病理为表皮正常,真皮轻度炎症,外周血单核细胞浸润,免疫荧光显示没有补体的沉积。神经系统受累表现为头痛、癫痫、短暂偏瘫、腿部肌肉痉挛等。部分患者随着病程延长可有智力下降。脑部影像检查可见有脑室扩张、脑沟变浅。可有短暂的关节痛、关节积液。眼部受累可出现进行性视力下降,严重患者可出现失明。随年龄增加会有不同程度的耳聋。亦可出现声音嘶哑和鞍鼻畸形。少数患者可出现继发淀粉样变。实验室检查可有低色素性贫血,白细胞、血小板增多,血沉增快和急性时相反应物水平升高。一半患者可有 CIAS1 的基因突变。鉴别诊断包括其他引起儿童发热的疾病如 Kawasaki 病,Caffey 病,Sweet's 病和 Weber-Christian 病。Still 病与 NOMID/CINCA 有某些相似的特征但是它很少在出生 6 个月内起病。其他的与发热有关的遗传性自身炎症性疾病也需考虑在内。非甾体类抗炎药能缓解疼痛。糖皮质激素可减轻发热和疼痛。慢作用抗风湿药和细胞毒药物效果不好。最近有报道称重组的人 IL-1 受体拮抗剂阿那白滞素治疗效果尚可。

(二)Blau 综合征

Blau 综合征也称家族性幼年性系统性肉芽肿病,是一种常染色体显性遗传病,主要表现为累及关节、皮肤和葡萄膜的非干酪样肉芽肿性炎症,包括关节炎、皮肤炎和葡萄膜炎三联征。致病基因是 NOD2/CARD15。Blau 综合征通常在出生后几年内开始发病。伴有典型的坏死性滑膜炎,对称性多发性关节炎是该病特征性的关节表现。眼部受累主要表现为中局葡萄膜炎或全葡萄膜炎。50%眼部受累患者都会发展成白内障,有接近 1/3 的患者出现继发性青光眼。鱼鳞病样的皮疹见于 90%的患者。口服皮质类固醇激素和免疫抑制剂如甲氨蝶呤、环孢素治疗效果不一。最近有报道称用抗 TNF(英夫利昔单抗)和抗 IL-1 治疗有一定疗效。

(三)PAPA 综合征

PAPA 综合征是由位于 15q22-24 的 CD2BP1 基因突变引起的一种疾病。化脓性无菌性关节炎,囊肿样痤疮和化脓性坏疽是其常见的临床表现。关节炎通常在儿童期出现,常累及 1~3 个关节,反复发生,脓液和嗜中粒细胞在受累关节大量聚集,最终导致不可逆的滑膜和软骨破坏。皮肤表现多在 10~20 岁时出现,为间断的,反复发作的,消耗性、侵袭性和溃疡性皮肤损害,多累及下肢皮肤。但这些患者皮肤和关节的组织培养都是无菌的。糖皮质激素对 PAPA 综合征有一定疗效。亦有报道称对类固醇治疗抵抗的患者中用 TNF 拮抗剂和抗 IL-1 治疗可以使病情得到持续缓解。

(四)Majeed 综合征

Majeed 综合征是慢性复发性多发骨髓炎(chronic recurrent multifocal osteomyelitis,CRMO)的一个亚型为常染色体隐性遗传。不同于单纯的 CRMO,Majeed 综合征还常出现先天性红细胞生成不良性贫血和炎症性皮肤病。此外,与单纯 CRMO 相比,Majeed 综合征的骨骼异常出现的年龄更早,发作更频繁,缓解间期更短,而且更可能持续终身。先天性红细胞生成不良性贫血特点是无论在外周血还是骨髓中红细胞体积都偏小,治疗上需要反复输血。炎症性皮肤病从 Sweet 综合征到慢性脓疱病的皮肤表现均可出现。反复间断的发热和生长发育不良也有报道。非甾体抗炎药有一定作用,虽然已有激素依赖的报道,但短期口服皮质类固醇激素可快速控制疾病发作。秋水仙碱治疗无效。脾切除在控制血液病方面有作用。

(宗　梅　张源潮　陈立辉)

参 考 文 献

Azizi E, Fisher B. 1976. Cutaneous manifestations of familial Mediterranean fever. Arch Dermatol, 1-2:364-366.

Blau EB. 1985. Familial granulomatous arthritis, ritis, and rash. J Pediatr, 107(5):689-693.

Cailliez MGF, Rousset-Rouviere C, Bruno D, et al. 2006. Anakinra is safe and effective in controlling hyperimmunoglobulinaemia D syndrome-associated febrile crisis. J Inherit Metab Dis, 29:763.

Consortium TIF. 1997. Ancient missense mutation in a new member of the Ro Rent gene family are likely to cause Familial Mediterranean fever. Cell, 90:797-807.

Derbes VJ, Coleman W. 1972. Familial cold urticaria. Ann Allergy, 30:335.

Drenth HCJP, van der Meer J. 1994. Hyperimmunoglobulinemia D and periodic fever syndrome: the clinical spectrum in a series of 50 patients. International Hyper-IgD Study Croup. Arch Dermatol, 130:59.

Ferguson PJ, Chen S, Tayeh MK, et al. 2005. Homozygous mutations in LPIN2 are responsible for the syndrome of chronic recurrent multifocal osteomyelitis and congenital dyserythropoietic anaemia(Majeed syndrome). J Med Genet, 42(7):551-557.

Gillmore JD, Lovat L, Persey MR, et al. 2001. Amyloid load and clinical outcome in AA amyloidosis in relation to circulating concentration of serum amyloid A protein. Lancet, 358:24-29.

Heller H, GJ, Michaeli D, et al. 1996. The arthritis of familial Mediterranean fever(FMF). Arthritis Rheum, 9:1.

Hull KM, Drewe E, Aksentijevich I, et al. 2002. The TND receptor-associated periodic syndrome(TRAPS): emerging concepts of an autoinflammatory disorder. Medicine(Baltimore), 81:349.

Majeed HA, Kalaawi M, Mohanty D, et al. 1989. Congenital dyserythropoietic anemia and chronic recurrent multifocal osteomyelitis in three related children and the association with Sweet syndrome in two siblings. J Pediatr, 115(5 Pt 1):730-734.

Manji G, Wang L, Geddes B, et al. 2002. PYPSF1, a PYRIN-containing Apaf1-like protein that assembles with ASC and regulates activation of NF-kappa B. J Biol Chem, 277:11570.

Miceli-Richard C, Lesage S, Rybojad M, et al. 2001. CARD15 mutations in Blau syndrome. Nat Genet, 29(1):19-21.

Pras E, Aksentijevich I, Gruberg L, et al. 1992. Mapping of a gene causing familial Mediterranean fever to the short arm of chromosome 16. N Engl J Med, 329:1509-1513.

Simon A, Bodar E, Van der Hist JG, et al. 2004. Beneficial response to interleukin 1 receptor antagonistin TRAPS. AM J Med, 117:208.

Sneh E, Pras M, Michaeli D, et al. 1997. Protracted arthritis in familial Mediterranean fever. Rheumatol Rehabil, 16:102-106.

Sohar E, Gafhi J, Pras M, et al. 1967. Familial Mediterranean fever: a survey of 470 cases and review of the literature. Am J Med, 43:227-253.

Sohar E, Pras M, Heller J, et al. 1961. Gfenetics of familial Mediterranean fever. Arch Intern Med, 7:529~538.

Touitou I. 2008. The infevers autoinflammatory mutation online registry: update with new genes and functions. Human Mutation, 29:803-808.

Van der Meer JWM, Vossen J, Radl J, et al. 1984. Hyperimmunoglobulinemia D and periodic fever: a new syndrome. Lancet, 1087.

第九章 幼年特发性关节炎

幼年特发性关节炎(juvenile idiopathic arthritis,JIA)是儿童期发生,持续 6 周以上,1 个或 1 个以上关节受累的炎症,除外其他原因(如感染、外伤及血液病等)。JIA 是儿童时期关节炎中最常见的一种,与成人类风湿关节炎多有不同之处。多年来国内外对此命名不一,在北美使用幼年类风湿关节炎,而在欧洲所称的幼年慢性关节炎(juvenile chronic arthritis,JCA),与 JIA 大致是同一疾病。

【流行病学】

本病呈全球性发病,发病率为 0.016‰~0.43‰。不同类型好发年龄亦不完全相同。系统型可在儿童任何年龄起病,高峰期为 4~6 岁。

多关节炎型可分为 RF 阳性和 RF 阴性两个亚型。RF 阳性组以女孩为主,发病年龄在 8 岁以上,多数患者 HLA-DR4 阳性,具有对称性小关节炎,可伴类风湿结节,半数出现骨侵蚀及关节破坏。RF 阴性组与 HLA-DRW8 关联,可发生于任何年龄,关节症状相对较轻,预后亦较阳性组好。

少关节炎型中早发作型(Ⅰ型)起病年龄小,常为 1~5 岁,女孩多见;慢发作型(Ⅱ型)好发年龄在 8 岁左右,男孩多见,多数患儿 HLA-B27 阳性,类风湿因子及抗核抗体均阴性。

【免疫病理】

免疫调节异常在 JIA 发病过程中起重要作用。有研究显示肿瘤坏死因子在关节的炎症和破坏中起重要作用。阻断肿瘤坏死因子的作用还可使 IL-1、IL-6、IL-8 等细胞因子水平降低。亦有研究显示 JIA 患儿对Ⅱ型胶原等自身抗体存在过度反应现象,并强化 T 细胞对某些细菌的反应性。

近年发现 JIA 的发病率与人类白细胞抗原(human leukocyte antigen,HLA)有关。临床表现为少关节炎型且抗核抗体(ANA)阳性的较为年幼的女性患者,其 HLA 常为 DR5、DRw6、DRw8、DRw1、DQw2,而 DR4 则更多出现于临床表现为多关节炎型并且类风湿因子(RF)阳性的年长患儿。选择性免疫球蛋白 A 缺乏、丙种球蛋白缺乏、低丙种球蛋白血症等免疫功能缺陷的患儿易发生慢性关节炎。

【组织病理】

关节病理变化的主要特点是慢性非化脓性滑膜炎,表现为滑膜的绒毛肥大,滑膜内层增生变厚,滑膜下组织充血水肿,且常伴有血管内皮增生,淋巴细胞和浆细胞浸润。进一步可引起血管翳形成,使关节软骨逐渐被侵蚀以致破坏,最终导致关节腔变窄、关节面相互融合,造成关节畸形甚至强直。受累关节附近可有骨质疏松。

类风湿皮疹的组织病理学特点是皮下组织的毛细血管和小静脉周围有圆形细胞浸润,显示轻度血管炎。

胸膜、心包和腹膜等浆膜内层表面显示非特异纤维素性炎症。

非特异性滤泡增生引起肝脾肿大,于肝内门脉周围可见炎性细胞聚集和库普弗细胞增生。

【临床表现】

JIA 临床表现多种多样,病程较长,症状变化较大,同一亚型起病方式、病程、临床表现及转归亦不尽相同。通常根据起病初 6 个月的症状和体征分为全身型、多关节炎型和少关节炎型 3 个类型(表 9-1)。

(一) 全身型

又名 Still disease,可于儿童任何年龄起病,高峰期为 4～6 岁。发病特点是急性起病呈弛张热,发热初伴寒战,体温可在 36～41℃ 波动,呈弛张热,持续数日或数周后可自然缓解,但易复发。皮疹随体温的升降而出现或隐退。典型皮疹为淡红色充血性斑丘疹,散在分布或融合成片,主要分布在躯干皮肤。

表 9-1　幼年型类风湿关节炎的分型和特点

项目	全身型	多关节炎型		少关节炎型	
		RF(—)	RF(+)	Ⅰ型	Ⅱ型
起病年龄	儿童—成人	各年龄组	8 岁以后	1～5 岁	8～15 岁
占全部病例百分比	10～20	20～25	5～10	35～40	10～15
发病时有关节炎的数目	不定	≥5	≥5	≤4	≤4
女：男	1：1	(2～3)：1	(2～3)：1	4：1	1：9
全身症状	重	轻	轻	无	无
发热	弛张高热	低热	低热	无	无
关节炎症特点	32% 为多关节炎,类似于多关节型	大关节先受累,骶髂关节不受累	累及小关节,骶髂关节偶见	累及大关节如膝等,骶髂关节很少见	累及下肢大关节炎,髋和骶髂关节受累早
病程中≥5 个关节受累率	50%～60%	100%	100%	40%	40%
肝、脾肿大	明显	轻—中度	轻—中度	无	无
眼色素膜炎发生率	1%	5%	5%	30%～50%	10%～20%
血白细胞	明显增多	增高	增高	无增高	无增高
RF 阳性率	<2%	0	100%	<2%	<2%
ANA 阳性率	5%～10%	25%	75%	50%～85%,其中 90% 有虹膜炎	50%～85%,其中 90% 有虹膜炎
血色素	下降	正常/下降	正常/下降	正常	正常
ESR	明显升高	正常/升高	正常/升高	正常	正常
骨侵蚀及关节变形发生率	25%～45%	10%～15%	>50%	很少	约 30%
组织相容性抗原	—	—	DR$_4$,DRw$_{12}$	DR$_5$,DRw$_6$,DRw$_8$,DRw$_1$	B$_{27}$(阳性率为 50%～75%)

此型患儿关节炎症状多见,个体间出现关节症状的迟早差别很大。大小关节均可受累,表现多样化,有多发性关节炎、一过性关节炎或仅为关节痛。关节外受累轻重不一,但多为自限性,且对激素有良好反应。此型患儿可有全身或局部肌肉酸痛、周身淋巴结或肝脾肿大,轻度肝功异常,还可以有胸膜炎、心包炎、心肌炎、间质肺炎等,但心内膜炎罕见。

(二) 多关节炎型

特点为慢性对称性多关节炎受累,受累关节 5 个以上,首先是大关节受累,如肘、腕、膝、踝等,有肿痛、关节僵硬,渐累及指趾小关节,出现典型的梭状指。半数患儿累及颈椎,表现为颈部的活动受限和疼痛。颞颌关节受累表现为咀嚼疼痛和张口困难。少数累及喉软骨,出现声音嘶哑、喘鸣甚至呼吸及进食困难。关节症状反复发作,可持续数年。晚期可出现关节变形、强直,关节周围的肌肉萎缩以及程度不等的关节功能障碍。

全身症状明显比系统型轻,常仅为低热或轻度淋巴结、肝脾肿大。

(三) 少关节炎型

此为 JIA 主要类型,受累关节不超过 4 个,常为非对称性,可分为Ⅰ型和Ⅱ型两种类型。

1. Ⅰ型

起病年龄小,常为 1~5 岁,女孩多见,慢性病程,大多数关节功能保持完好。关节炎症状常反复发作,多为单关节受累,膝关节最多见,偶侵犯小关节,很少累及骶髂关节。患儿眼部受累呈慢性炎症改变,很少发生严重的不可逆的眼部疾患,眼的并发症与关节炎同时或偶尔先于关节症状出现,但也可于关节炎起病数年后才发生,应定期接受眼科检查。全身症状一般不出现或者出现但是较轻。

2. Ⅱ型

好发年龄在 8 岁左右,男孩多见,多数患儿 HLA-B27 阳性而 ANA 阴性,RF 阴性。部分患儿有强直性脊柱炎,类风湿关节炎或银屑病等家族史。关节炎为非对称性,下肢大关节易受累,髋关节炎及骶髂关节炎早期即可出现,常有跟腱炎表现为足跟痛。有学者认为此型实际上是强直性脊柱炎的早期和不完全型,可归属于未分化型脊柱关节病。

【辅助检查】

活动期有轻至中度低色素贫血及白细胞升高,核左移,血小板升高;这些现象主要见于全身型,甚至表现为类白血病反应,血小板可高达 $1000 \times 10^9/L$ 左右。

血沉升高,C 反应蛋白(CRP)阳性,与疾病活动程度有关,可作为疗效监测指标。

免疫学检查。活动期各种免疫球蛋白升高,RF 阳性率低,只有部分多关节型为阳性。ANA 阳性率均为 4%,为均质型或颗粒型,滴度一般在 1:256 以下。

关节滑液外观混浊,WBC 可升高达 $(5\sim80) \times 10^9/L$,以中性粒细胞为主,蛋白含量升高,糖含量降低,细菌培养阴性。

影像学检查。早期 X 线片示关节周围软组织肿胀、骨质疏松、骨膜炎或骨骺过早融合;骨骺的过早融合导致骨的生长停滞,尤以指(趾)骨表现明显。部分患儿晚期出现关节面破坏,软骨间隙变窄。高位颈椎骨突关节融合是本病特征性改变,可见融合部位的锥体不能正常发育,锥体较小或锥体宽与高比值异常,受累处的关节间隙变窄。胸椎或腰椎亦可发生相似改变,但临床症状不明显,X 线检查不易发现。CT 或 MRI 可发现早期变化。也可见到寰枢关节半脱位,患儿颈部处于屈曲位时摄寰椎侧位像,寰枢关节间隙正常的最高限为 4mm,超过此限则可能存在半脱位。

【诊断与鉴别诊断】

(一) 诊断标准

(1) 起病年龄在 16 岁以下。

(2) 有一个或多个关节炎,仅有关节痛或触痛不能诊断为关节炎。

(3) 关节炎症状至少持续 6 周以上。

(二) 关节炎定义

(1) 关节肿胀或关节腔积液。

（2）具有以下症状 2 项或更多表现：①关节活动受限；②活动时关节疼痛或触痛；③关节局部发热。

（三）各亚型的诊断

1. 系统型

诊断需具备以下 3 条：①每日弛张热，持续 2 周以上；②一过性、随发热隐现的不固定的红色皮疹；③单发或多发性关节炎，可能在起病后几周或几个月才出现。

以上 3 条中只具备第 3 条者，尤其是缺乏客观关节炎症状者，仅能拟诊为系统型 JIA。只有弛张热第 1 条，若能除外其他发热性疾病，则可作为系统型 JIA 待诊病例，随访到其余 2 条出现方可确诊。

2. 多关节炎型

起病初 6 个月内炎症累及 5 个或 5 个以上关节。根据类风湿因子阳性与否可分为两个亚型。本型无弛张高热，仅有低热，关节炎反复发生，全身症状轻。

3. 少关节炎型

起病初 6 个月内关节炎累及 1～4 个关节，本型多为大关节受累，部分患儿可发展为 AS。亦可分为两个亚型（Ⅰ型和Ⅱ型）。

（四）鉴别诊断

1. 链球菌感染后关节炎

关节炎呈典型的游走性，以大关节为主，每次发作症状持续时间短于 JIA，且水杨酸类药物治疗效果好，不留任何关节畸形。心脏受累机会明显多于 JIA，ASO 增高。

2. 系统性红斑狼疮

常累及关节，与系统型 JIA 的临床表现类似，但该病在小儿时期累及肾的几率很高，ANA 阳性率高，且具有特异的抗 dsDNA 抗体和抗 Sm 抗体。

3. 化脓性关节炎

为单关节炎，关节红肿热痛明显，发病急骤，全身中毒症状重，关节穿刺液培养可检出致病菌。

4. 强直性脊柱炎

见于年长儿童，当骶髂关节未发现病变时，难与少关节Ⅱ型 JIA 鉴别。此病 HLA-B27 阳性率高，常表现为下腰背痛和足跟痛，CT 检查可发现早期骶髂关节病变。

5. 血液病

急性白血病由于侵犯了长骨骨髓端红髓延及骨膜和关节囊，亦可出现关节肿痛；镰状细胞贫血因骨膜受累可出现关节周围炎；恶性组织细胞病可出现高热、皮疹、全身关节疼痛；一般经血液及骨髓检查即可明确诊断。

【治疗】

JIA 是一个慢性炎性疾病，必须长期治疗，治疗目的在于控制炎症、缓解疼痛、保持功能、防止残疾、处理关节外表现,应强调科学的综合性治疗,包括风湿病专科以及理疗康复科和骨科在内的综合措施,也需要来自家庭、学校及社会等方面的支持与配合。

(一)系统型的治疗

1. 非甾体抗炎药(NSAIDs)

作为控制发热的首选药,应足量使用,体温正常2~3个月后逐渐减量。其止痛作用发生快,抗炎作用发生则需较长时间且所需剂量为止痛所需剂量的2倍。大多数患儿NSAIDs治疗有效,多在常规治疗2周后起效。多种NSAIDs对JIA疗效相似,但个体对药物的反应存在差异,无效者换用另一种也可能使症状改善。应避免联合使用两种NSAIDs,因其只能增加毒性而不能增加效能。多数患儿对NSAIDs有良好的耐受性,最常见的副作用是胃肠道反应(表9-2)。

表 9-2 常用 NSAID 药物

名称	英文名	分类	剂量	制剂	备注
阿司匹林	Aspirin	水杨酸类	20~100mg/(kg·d)	片剂 300mg,500mg	胃肠道反应,凝血障碍
双氯芬酸钠(扶他林/双氯灭痛)	Diclofenec	甲酸衍生物	2~3mg/(kg·d)	片剂 25mg,50mg,100mg	肝损害
布洛芬	Ibuperofen	芳基羟酸类	30~50mg/(kg·d)	片剂 200mg,300mg	FDA批准儿科用药
吲哚美辛(消炎痛)	Indomehacin	吲哚衍生物	1~3mg/(kg·d)	胶囊 25mg;栓剂 50mg,100mg	
萘普生	Naproxen	芳基羟酸类	10~20mg/(kg·d)	片剂 200mg	FDA批准儿科用药
吡罗昔康	Piroxicam	昔康类	0.3mg/(kg·d)	胶囊 10mg,20mg	
舒林酸(奇诺力)	Sulidac	乙酸类	2~6mg/(kg·d)	片剂 200mg	
托美丁(痛灭定)	Tolmetin	芳基羟酸类	15~30mg/(kg·d)	片剂 200mg,600mg	FDA批准儿科用药
塞来昔布	Celecoxib	昔布类	2~6mg/(kg·d)	胶囊 100mg,200mg	磺胺过敏者禁忌
萘丁美酮	Nabumetone	非酸性	10~20mg/(kg·d)	片剂 500mg	

2. 激素

用于对NSAIDs无效或不能耐受者,一般剂量为每天0.5~1.0mg/kg,退热后逐渐减量,并过渡到隔日服用,最后停药。有严重并发症(如大量心包积液)时,可作为首选药,加大剂量,甚至冲击治疗;每次甲强龙10~30mg/kg,每天一次,连用3天。

3. 慢作用药物

用于激素治疗无效或减量后复发者,常用MTX,10mg/m²,每周1次,脉冲式给药。

(二)多关节炎型的治疗

处理原则同成人RA,除用NSAIDs外,尽早开始用慢作用药。对类风湿因子阳性者,由于预后差治疗更应积极,一种慢作用药不足时,可联合用药,选择对于生长发育影响较小的药物,常用药物有：

1. 柳氮磺胺吡啶(SASP)

剂量从 10mg/(kg·d)开始,每周增加 10mg/(kg·d),直至 30～50mg/(kg·d),最大不超过 2g/d。

2. 硫代苹果酸钠金

为儿科用金制剂,起效较慢,常需数月。第 1 周 5mg 1 次肌内注射,第 2 周 10mg,如果没有眩晕、呕吐、多汗、颜面潮红等副作用,剂量可以增至每次 0.5～1mg/kg,最大 50mg/次,每周 1 次。

3. 氯喹

每日剂量为 4mg/kg,分 2 次口服,控制病情后减半量维持。

(三) 少关节炎型的治疗

需追随观察治疗。首选 NSAIDs 口服,或局部关节激素注射;转为多关节炎型者或发生骨侵蚀者,治疗同多关节炎型;追随下趋向幼年型强直性脊柱炎者,应考虑用 SASP 及 MTX;出现银屑病皮疹者,首选 MTX;出现眼病者予以眼科会诊处理。

(四) 糖皮质激素的适应证

①有致命的严重合并症,如心包炎或致盲的急性虹膜睫状体炎等情况,要毫不犹豫的使用大剂量激素或冲击治疗;②全身型或多关节炎型的患儿临床症状严重,且用 NSAIDs 无效时,可用糖皮质激素,但宜摸索一个有效的最小剂量;③可与二线药联合使用,随着二线药物起效病情好转,逐渐减量直至停用糖皮质激素。这些称作糖皮质激素的"桥治疗"作用;对少关节炎型适于关节内局部用药,以抑制炎症及血管翳形成。

(五) 其他治疗

1. 防止生长发育落后

应监测发育指标,定期测量身高体重。不少长期患病的 JIA 患儿生长发育落后、生长激素水平低下,主要见于系统型和多关节炎型,尤其是使用糖皮质激素者。也有不少患儿有慢性蛋白质和热量缺乏所造成的营养不良,其原因可能是长期食欲低下,体力活动减少,使用糖皮质激素导致分解代谢增加以及抗炎药物引起的蛋白储存消耗等,故应指导进行适当的营养补充。

2. 体育锻炼及理疗

除急性期需暂时卧床休息外,JIA 患儿禁忌长期卧床,应鼓励并指导其从事能耐受的体育锻炼,强调正确的体位姿势,坚持受累关节长期规律活动,对增加肌力,加大关节活动范围和改善关节功能非常有利,锻炼原则为循序渐进和持之以恒。尚需配合积极的理疗,如水疗、热疗等,晨起时热水浴能有效缓解疼痛和晨僵;起床前 1 小时插上电热毯也是简便有效的理疗之一。

3. 外科手术

滑膜切除术的适应证与疗效尚有争论。一些矫正畸形的手术均应待骨关节发育完全时再进行。

4. 眼科合并症治疗

早期诊断、早期治疗可收到良好的效果。美国儿科学会建议患儿病程在 7 年以内应每 3～6 个月进行一次眼科检查,7 年以上可延至 6～12 个月检查一次。治疗原则为局部应用皮质激素和瞳孔扩张剂,如效果不佳或病情进展迅速需全身用激素。

【预后】

约 1/3 的 JIA 存在关节功能障碍,发病 10 年后约一半患者仍有活动的滑膜炎存在。有研究提示在发病 6 个月时,28％的多关节炎型和 54％的全身型 JIA 会出现 X 线片证实的早期骨侵蚀或关节腔变窄。眼合并症的预后近年明显改善,约 15％有不同程度的视力障碍。死亡率估计为 0.29％～1.1％。

(侯传云　白　艳)

参 考 文 献

蒋明,David Yu,林孝义. 2004. 中华风湿病学. 北京,华夏出版社.

张乃峥. 1999. 临床风湿病学. 上海. 上海科学技术出版社.

Furst DE,Breedveld FC,Kalden JR, et al. 2007. Updated consensus statement on biological agents for the treatment of rheumatic diseases. Ann Rheum Dis,66 (Suppl 3):iii2-22.

Gardner-Medwin JM, Irwin G,Johnson K. 2009. MRI in juvenile idiopathic arthritis and juvenile dermatomyositis. Ann N Y Acad Sci,1154:52-83.

Gary SF,Ralph CB,Edward DH J, et al. 2008. Kelley's Textbook of Rheumatology. Philadelphia:W. B. Saunders Company.

Hellmann DB,Stone JH. 2000. Current Medical Diagnosis and Treatment. New York:McGraw Hill.

Horneff G,Augustin S. 2008. Medical treatment of juvenile idiopathic arthritis. Med Monatsschr Pharm,31(9):326-336; quiz 337-338.

Ilowite NT. 2008. Update on biologics in juvenile idiopathic arthritis. Curr Opin Rheumatol,20(5):613-618.

Morris PJ. 2008. Physical activity recommendations for children and adolescents with chronic disease. Curr Sports Med Rep,7(6):353-358.

Robert G Lahita,Nicholas Chiorazzi,Westley H Reeves. 2000. Textbook of the Autoimmune Diseases. Philadelphia:Lippincott Williams & Wilkins.

Siegel DM. 2007. Chronic arthritis in adolescence. Adolesc Med State Art Rev,18(1):47-61,viii.

Southwood T. 2008. Juvenile idiopathic arthritis: clinically relevant imaging in diagnosis and monitoring. Pediatr Radiol,38 (Suppl 3):S395-402.

van Vollenhoven RF,Ernestam S,Geborek P, et al. 2009. Addition of infliximab compared with addition of sulfasalazine and hydroxychloroquine to methotrexate in patients with early rheumatoid arthritis(Swefot trial): 1-year results of a randomised trial. Lancet,374(9688):459-466.

第十章 系统性红斑狼疮

第一节 系统性红斑狼疮概述

系统性红斑狼疮(systemic lupus erythematosus,SLE)是一种累及多脏器的弥漫性结缔组织病。血清中出现以抗核抗体为主的多种自身抗体和多系统累及是 SLE 的两个主要临床特征。皮肤和肾受累多见,几乎各种自身免疫性疾病的临床表现均有可能发生在 SLE。因此,许多学者称之为自身免疫病的原型。

【流行病学】

SLE 在世界各地的患病率并不完全清楚。已有的报告结果不完全一致,这一方面反映了不同地区(环境)、不同种族间的差异,另一方面也可能是由于调查方法不同而导致的结果差异。美国多年来流行病学调查发现 SLE 的平均年发病率为(2.0~7.6)/10 万人,患病率为(14.6~50.8)/10 万人。国内 1985 年黄铭新等报告患病率为 75/10 万人,妇女则高达 115/10 万人。SLE 好发于生育年龄女性,多见于 15~45 岁年龄段,女:男为(7~9):1。

【免疫病理】

SLE 的病因和发病机制尚未明确。目前研究认为,SLE 的发病既有遗传、性激素等内在因素,也与环境因素、感染等有关。

(一)免疫遗传学

SLE 不是单基因遗传病,SLE 单卵双胎共患率约为 50%;5%~13%的 SLE 患者,可在一、二级亲属中找到另一 SLE 患者;SLE 患者的子女中,SLE 的发病率约 5%;提示 SLE 存在遗传倾向。作为一种多基因复杂性状遗传疾病,对人类 SLE 和狼疮鼠动物模型的全基因组扫描和易感基因定位的研究表明,已知有 8 个区域为 SLE 显著相关区域,分别为 1q23(rs107982),1q25—q31,1q41—q42,2q35—q37,4p16—p15,6p11—p21,12q24 和 12q12(ITGAM)。近年的大样本研究显示 9 个基因的 SNP 与 SLE 发病相关,即 ITGAM 的 rs1143679、STAT4 的 rs7574865、BLK的 rs13277113、TYK2 的 rs2304256、1q25.1 的 rs10798269、KIAA1542 的 rs4963128、PXK 的rs6445975、BANK1 的 rs17266594 和 MECP2 的 rs17435。此外,有研究表明,SLE 患者的雌激素受体 α 和 β、信号转导因子及转录激活因子 4、纤溶酶原激活物抑制剂-1(PAI-1)、白细胞介素-12(IL-12)B 的启动子基因和激肽释放酶的多态性与 SLE 相关。

(二)性激素

生育年龄女性的 SLE 发病率明显高于同年龄段的男性,也高于青春期以前的儿童和老年女性。SLE 患者体内雌性激素水平增高,雄性激素降低。泌乳素水平增高可使男性 SLE 出现自发泌乳,妊娠后期和产后哺乳期常出现病情加重可能与体内的雌激素和泌乳素水平有关。

(三)紫外线

日光照射可以使 SLE 皮疹加重、引起疾病活动,被称为光敏感现象。紫外线可以使上皮细胞核的 DNA 解聚为胸腺嘧啶二聚体,后者具有一定的抗原性,可刺激机体的免疫系统产生自身抗体。使 SLE 患者出现光敏感主要是波长为 290~320nm 的紫外线 B,这种紫外线可以透过云雾层和玻璃,因此 SLE 患者,即使夏季的阴天,户外活动也需注意对紫外线的防护。

（四）药物性狼疮

含有芳香族胺基团或联胺基团的药物（如肼苯达嗪、普鲁卡因胺等）可以诱发药物性狼疮。药物性狼疮的临床表现和部分血清学特征与 SLE 类似,但较少累及内脏,又称狼疮综合征。

（五）感染

许多间接的依据提示 SLE 与感染因素有关,尤其是病毒感染,可能通过分子模拟或超抗原作用,破坏自身免疫耐受或产生自身抗体。临床上 SLE 病人亦常常因为感染,特别是上呼吸道感染而诱发疾病活动。

（六）过敏

任何过敏均可能使 SLE 病情复发或加重。因此,SLE 病人必须注意避免各种过敏原,慎重计划免疫接种。

（七）应激状态

社会与心理压力也常加重 SLE 病情。

（八）自身免疫功能紊乱

SLE 的发生发展过程,是免疫功能紊乱由轻到重的过程,包括抗原、免疫细胞、免疫复合物、补体等所有参与正常免疫功能的因素均参与了这种免疫紊乱的过程。

1. 自身抗原提呈异常免疫应答启动

外来抗原（病原体、药物）刺激机体产生免疫反应,活化 T、B 淋巴细胞,由于机体的免疫耐受功能减弱,与外来抗原有部分类似结构的自身抗原,通过交叉反应或分子模拟机制活化 T、B 淋巴细胞,使得 B 细胞产生大量自身抗体。

2. 淋巴细胞异常

SLE 患者 T、B 淋巴细胞均较正常人更易活化,更易产生辅助激活。调节性 T 细胞如 $CD4^+$ $CD25^+$ 细胞和 $CD8^+$ Treg 细胞不能下调高度活化的 T 辅助淋巴细胞和 B 细胞,产生自身抗体的细胞系处于高度凋亡的活化状态以致自身抗体不断出现,持续存在。

3. 自身抗体与组织损害

部分自身抗体直接沉积到组织器官的自身抗原上:①抗 DNA 抗体和抗核小体抗体可引起肾小球肾炎;②抗核糖体抗体以及结合神经元细胞谷氨酸受体的抗体可引起中枢系统狼疮;③抗SSA(Ro)抗体经胎盘进入胎儿,可引起先天性心脏传导阻滞;④抗血小板抗体和抗红细胞抗体可导致血小板减少和溶血性贫血;⑤抗磷脂抗体引起抗磷脂综合征。

4. 免疫复合物与组织损害

自身抗体与自身抗原结合产生免疫复合物,中等分子质量免疫复合物增多,结合 SLE 患者体内先天或继发的异常补体,循环免疫复合物大量增加,免疫复合物不断在组织中沉积,导致多脏器小血管炎。

【组织病理】

SLE 的病理基础就是免疫复合物病,并进而产生血管炎,多脏器组织损害。

1. 光镜下皮肤基本病理形态

①结缔组织的纤维蛋白样变性：由于免疫复合物和纤维蛋白构成的嗜酸性物质沉积于结缔组织所致；②结缔组织的基质发生黏液性水肿；③坏死性血管炎。免疫荧光病理：可见免疫球蛋白(IgG、IgM、IgA 等)和补体呈带状沉积。沉积的量和种类越多越有意义。

2. 血管炎病理形态

①苏木紫小体：抗核抗体与细胞核结合，在血管壁变性形成嗜酸性团块。②"洋葱皮样"病变：小动脉周围出现向心性的纤维组织增生；大血管和心瓣膜结缔组织反复发生纤维蛋白样变性，形成赘生物。

3. 肾脏改变

光镜下，60%～70%的患者有肾小球改变，结合免疫荧光及电镜检查几乎所有的患者在病程早或晚都有肾脏的异常。SLE 的肾病变可多种多样。根据 WHO 2003 年狼疮肾炎(lupus nephritis,LN)形态学分类共分为六型(表 10-1)。

表 10-1　2003 年国际肾脏病学会/肾脏病理学会(ISN/RPS)狼疮性肾炎分型

分型	临床表现
Ⅰ	轻微系膜性 LN
Ⅱ	系膜增殖性 LN
Ⅲ	局灶性 LN(<50%肾小球受累)
Ⅳ	弥漫节段性(Ⅳ-S)或弥漫性球性(Ⅳ-G)LN(≥50%肾小球受累)
Ⅴ	膜性 LN(合并Ⅲ型或Ⅳ型 LN,应分别诊断)
Ⅵ	晚期硬化性 LN(≥90%肾小球表现为球性硬化,且不伴残余活动病变)

注：应列出小管萎缩、间质炎症和纤维化的程度及动脉硬化或其他血管病变的程度。

(1)轻微系膜性 LN：患者一般无临床肾受累表现。光镜正常，免疫荧光和电镜可见系膜区免疫复合物沉积。

(2)系膜增生型肾小球肾炎：占 20%,患者有轻微临床表现,如少量血尿及蛋白尿。显微镜及电镜下见毛细血管间系膜基质轻到中度增多及系膜细胞增生。免疫荧光显示系膜区免疫复合物线状沉积,IgG、IgM、IgA、C3 阳性。电镜下可见系膜区致密沉积物,并向内皮下间隙延伸。肾小管、间质及血管改变不明显。因为免疫复合物最初是在系膜沉积,这种沉积物的存在反映了早期病变。

(3)局灶增生性肾小球肾炎：占 20%,患者临床表现为血尿及蛋白尿。在某些患者可进展为弥漫增生性肾小球肾炎。局灶性病变是指 50%以下的肾小球受累及,在一个肾小球中部分受累。典型的病变为正常的肾小球中有 1～2 个毛细血管丛内皮细胞肿胀,内皮细胞及系膜细胞增生,中性粒细胞浸润,可有纤维素沉积及毛细血管血栓形成。免疫荧光显示免疫球蛋白及补体沉积物如 IgG、C3、IgM、IgA 及 C1q 较弥漫累及所有肾小球。电镜下沉积物位于肾小球系膜及内皮下。

(4)弥漫增生性肾小球肾炎：占 40%～50%,患者一般有明显的临床症状,如镜下或肉眼血尿及蛋白尿。50%的患者出现肾病综合征,高血压及轻、中度肾功能衰竭。光镜下可见几乎全部肾小球的毛细血管丛受损。肾小球呈显著系膜细胞增殖,各类细胞有不同程度的蜕化,核碎裂常见,并可见肾小球内坏死灶。坏死部位系膜区及毛细血管腔内可见苏木素小体。毛细血管壁广泛增厚形成银耳环。部分或全部肾小球可伴有上皮新月体或环状体形成。活动期常出现纤维素性坏死及血栓。

(5)膜性肾小球肾炎:约占15%,主要病变呈弥漫性肾小球毛细血管壁增厚。此型是由上皮下的 IgG、IgM、IgA、Clq 和 C3~C9 沉积所致。免疫荧光几乎可见到各种类型的免疫球蛋白及补体,但以 IgG 及 Clq 发生率最高。电镜检查偶可见到系膜区电子致密物沉积。膜性肾小球肾炎可再分为 a、b、c 及 d4 个亚型。Va 亚型与原发性膜性肾病极为类似。Vb 亚型存在弥漫性系膜改变。Vc 亚型存在节段性细胞增殖或节段性硬化。Vd 亚型同时存在着弥漫增殖性肾炎,此 Vd 亚型无论临床表现还是组织学表现均与Ⅳ型狼疮性肾炎类似。

(6)硬化型 LN:≥90%小球表现为球性硬化,且不伴残余的活动性病变。光镜下见硬化性损害及肾小球毁损,免疫荧光可见微弱的免疫球蛋白阳性,电镜下电子致密物内皮下沉积不常见。

SLE 的患者肾间质及肾小球的改变可同时存在,特别是在弥漫性增生性肾小球肾炎,少数病例肾小管间质病变可非常明显。约 50% SLE 患者有免疫球蛋白及补体形成的颗粒状沉积物存在于肾小管基底膜,称为所谓肾小管免疫复合物病型。

【临床表现】

SLE 多数隐匿起病,可表现轻度的关节炎、皮疹、隐匿性肾炎或血小板减少性紫癜等,并逐渐出现多系统损害;部分患者一开始就累及多个系统,甚至以狼疮危象起病,危及生命。

(一)全身表现

患者常出现发热、乏力、无力、体重下降等。疲乏的感觉往往早于其他症状,常是狼疮活动的先兆。发热可能是 SLE 病情活动的表现,但对 SLE 治疗过程中出现的发热应警惕感染,特别是结核感染、霉菌感染等。

(二)皮肤、黏膜

SLE 可出现多种多样的皮肤损害,如蝶形红斑、盘状红斑、结节性红斑、网状青斑、雷诺现象、光敏感、脱发、手足掌出血斑和甲周红斑等。鼻梁和双颧颊部蝶型红斑是 SLE 特征性的改变。口腔溃疡也是 SLE 常见的表现。日光照射可导致 SLE 患者出现皮疹或使原有的皮疹加重。皮疹大多为红色斑疹、丘疹或片状丘疹,伴有灼热、瘙痒和刺痛,有时可出现多形红斑、固定性荨麻疹、盘状红斑和大疱性皮疹,皮疹通常分布在暴露部位,其严重程度往往与光照射的强度及照射时间成正比。大约 10% 的 SLE 患者可出现荨麻疹和血管神经性水肿。大疱性红斑狼疮比较少见,多见于暴露部位,如面部、颈部和上肢,亦可分布于全身。皮疹有一定自愈倾向,但可反复出现,皮损的复发可能与病情加重有关。病理组织学改变符合疱疹样皮炎和白细胞破碎性血管炎,直接免疫荧光法显示基底膜带 IgG、IgM 和 IgA 颗粒状线性沉积。

(三)关节和肌肉表现

非对称性的以指、腕、膝关节为主的关节痛,关节损害为非侵蚀性,多不引起骨质破坏。治疗中的 SLE 患者出现髋关节疼痛不适,需注意激素相关无菌性股骨头坏死。肌痛和肌无力常见,5% 出现肌炎,多数患者肌酸磷酸激酶轻中度增高。

(四)肾损害

SLE 肾损害又称为狼疮肾炎(lupus nephritis,LN),表现为蛋白尿、血尿、管型尿,乃至肾功能衰竭。50%~70% 的 SLE 病程中会出现临床肾受累,肾活检显示几乎所有 SLE 均有病理学改变。LN 对 SLE 预后影响甚大,肾功能衰竭是 SLE 的主要死亡原因之一。LN 的病理分型对于估计预后和指导治疗有积极的意义。通常 Ⅰ 型和 Ⅱ 型的预后较好,Ⅳ 型和 Ⅵ 型预后较差。LN 的病理类型是可以转换的,Ⅰ 型和 Ⅱ 型有可能转变为较差的类型,Ⅳ 型经过免疫抑制剂的治疗,也可以有良好的预后。肾病理还可提供 LN 活动性的指标(表 10-2),如肾小球细胞增殖性改变、纤维素样坏死、核碎裂、细胞性新月体、透明栓子、金属环、炎细胞浸润,肾小管间质的炎症等均提示 LN 活动;而肾小球硬化、纤维性新月体,肾小管萎缩和间质纤维化则是 LN 慢性指标(表 10-3)。活动性指标高者,肾损害进展较快,但积极治疗可以逆转;慢性指标提示肾不可逆的损害程度,药物治疗只能减缓而不能逆转慢性指数的继续升高。

表 10-2　狼疮性肾炎肾脏活动性指数(0～24 分)

病理表现	无	轻	中	重
肾小球异常				
细胞增殖性改变	0	1	2	3
纤维素样坏死,核碎裂	0	2	4	6
细胞性新月体	0	2	4	6
透明栓子,金属环	0	1	2	3
白细胞浸润	0	1	2	3
肾小管间质的异常				
单核细胞浸润	0	1	2	3

表 10-3　狼疮性肾炎肾慢性指数(0～12 分)

病理表现	无	轻	中	重
肾小球异常				
肾小球硬化	0	1	2	3
纤维性新月体	0	1	2	3
肾小管间质的异常				
小管萎缩	0	1	2	3
间质纤维化	0	1	2	3

　　注:活动性≥12 是进展为肾功能衰竭的危险因素。轻度或中度增加代表治疗后疾病可逆转。

　　慢性指数≥4 多数患者进入末期尿毒症。

(五)心脏表现

　　约 30% 患者出现心血管临床病变,包括心包炎、心肌炎、心内膜炎及瓣膜病变等。自身免疫心肌病变可表现有心悸、心脏扩大、充血性心力衰竭、胸闷、胸痛、心律失常、心脏杂音等,严重者心力衰竭死亡。少数患者可发生血栓性静脉炎等周围血管病变。

(六)神经系统损害

　　本病又称神经精神狼疮。轻者仅有偏头痛、性格改变、记忆力减退或轻度认知障碍;重者可表现为脑血管意外、昏迷、癫痫持续状态等(表 10-4)。存在上述表现,并除外感染、药物、代谢性等继发因素,结合影像学、脑脊液、脑电图等检查可诊断神经精神狼疮。以弥漫性的高级皮质功能障碍为表现的神经精神狼疮,多与抗神经元抗体抗神经磷脂抗体等相关;有局灶性神经定位体征的神经精神狼疮,又可进一步分为两种情况,一种伴有抗磷脂抗体阳性;另一种常有全身血管炎表现和明显病情活动,在治疗上应有所侧重。横贯性脊髓炎在 SLE 不多见,可出现感觉平面、截瘫、括约肌功能障碍、病理征阳性等。脊髓磁共振检查有助于明确诊断。

表 10-4　美国风湿病学院(ACR)所列 19 种常见的神经精神狼疮表现

中枢神经系统表现
无菌性脑膜炎,癫痫发作,脑血管病,脱髓鞘综合征,脊髓病变,运动障碍,头痛,急性精神错乱,焦虑
认知障碍,情绪失调,精神障碍
周围神经系统表现
吉兰-巴雷综合征,重症肌无力,脑神经病变,单神经病变,多发性神经病变,神经丛病变,自主神经系统功能紊乱

（七）消化系统表现

可表现恶心、呕吐、腹痛、腹泻或便秘,其中以腹泻较常见,可伴有蛋白丢失性肠炎,并引起低蛋白血症。活动期 SLE 可出现肠系膜血管炎,其表现类似急腹症,当表现为麻痹性肠梗阻时称假性肠梗阻,表现为腹部压痛、反跳痛,肠鸣音消失,无排便和排气。SLE 肠系膜血管炎尚缺乏有力的辅助检查手段,腹部 CT 可表现为小肠壁增厚水肿,肠袢扩张等间接征象。SLE 还可并发急性胰腺炎,称自身免疫胰腺炎。SLE 常见肝酶增高,仅少数出现严重肝损害和黄疸,称狼疮肝。

（八）肺部表现

SLE 引起肺病变的发生率文献中报告差异很大。但最近一项研究显示起病时肺受累者只占 3%,胸膜病占 17%。在病程中肺受累者占 7%,胸膜病占 36%。胸膜炎多见,约占 60%。急性狼疮肺炎,发生率为 1%～4%。轻重不一。重者可发生肺出血或急性呼吸窘迫综合征,死亡率高。存活者大部分出现限制性通气功能障碍和肺弥散功能减低,揭示可能转变为肺间质性病变。由于急性狼疮肺炎少见而继发细菌性肺炎多见,因此诊断时需慎重,积极检查如血痰培养,支气管肺泡冲洗液涂片培养,经支气管肺活检以除外细菌性肺炎非常必要。其他胸部表现包括慢性间质性肺纤维化、肺泡出血、肺不张、阻塞性毛细支气管炎、肺动脉高压、肺栓塞等。

（九）血液系统表现

轻度贫血和红细胞寿命缩短等有关。重度贫血和肾功能衰竭有关。短期内出现重度贫血常是自身免疫性溶血所致。SLE 出现白细胞减少与白细胞抗体有关,也可以因治疗 SLE 的细胞毒免疫抑制剂造成。血小板减少与骨髓巨核细胞自身免疫成熟障碍、血小板抗体、抗磷脂抗体有关。部分患者在起病初期或疾病活动期伴有淋巴结肿大和(或)脾大。

（十）浆膜炎

SLE 常出现胸膜炎、心包炎和腹膜炎。浆膜腔积液为渗出液。心包炎可为纤维素性心包炎或心包积液。有浆膜炎患者常有胸痛、胸闷、心悸气短、腹胀和腹水等表现。

（十一）眼

SLE 累及眼表现为结膜炎、葡萄膜炎、视网膜炎、视神经病变等。眼底改变包括出血、视盘水肿、视网膜渗出等,视动脉血管炎病变可累及视神经,影响视力,严重者可致盲。

（十二）抗磷脂抗体综合征

本病表现为动脉和(或)静脉的血栓形成,习惯性自发性流产,血小板减少,患者血清中能检测出两次以上的抗磷脂抗体超过正常值 2 倍以上。APS 出现提示 SLE 为活动期。

（十三）重叠干燥综合征

本病表现口干、眼干、阴道干。主要是由于外分泌腺受累所致,常伴有血清抗 SSB、抗 SSA

抗体阳性。相应检查可以发现口干征和眼干征。

【辅助检查】

（一）一般检查

血常规常见白细胞、红细胞、血小板减少。尿常规可见尿蛋白（＋）、潜血（＋）和管型尿，24小时尿蛋白定量常大于 0.3g/L。血沉增快。合并感染，CRP 不升高。

（二）自身抗体

目前在 SLE 中可检测到 20～30 种自身抗体。但以抗核内成分自身抗体为主。

1. 抗核抗体

抗核抗体（antinuclear antibody，ANA）是指总的抗细胞核内成分的抗体，是 SLE 的过筛项目，和病情相关，目前国际上通常以人喉癌上皮细胞（HEp-2）为底物进行 ANA 检测。ANA 检查不应只报告阴性或阳性，而应对阳性血清用稀释法测定 ANA 滴度。对 SLE 患者，ANA 的敏感性高达 97％～100％，而特异性仅有 10％～40％，可用 ANA 检查进行 SLE 的筛查，ANA 阴性多可排除 SLE 的诊断。ANA 常见荧光染色形态有 5 种，在 SLE 中，以均质型、斑点型和周边型多见。ANA 滴度与疾病的活动性无关，不能用作监测治疗效果和疾病活动。对于 ANA 阳性的患者还应采用不同的方法，如对流电泳法、免疫双扩散法、放射免疫法及酶联免疫吸附法等，以进一步识别 ANA 中的何种抗体阳性。

2. 抗 DNA 抗体

抗 DNA 抗体分为单链（变性）和双链（天然）DNA 抗体。抗单链 DNA（ss-DNA）抗体通常无特异性，可见于多种疾病及正常老年人，临床诊断意义不大。抗双链 DNA（ds-DNA）抗体对诊断 SLE 有较高的特异性，且与 SLE 的活动性，特别是狼疮肾炎的活动密切相关，抗 ds-DNA 抗体的滴度随疾病的活动程度而变化，但在某些病情严重的患者，由于血清中游离的 DNA 抗原过多，抗 ds-DNA 抗体与之结合，以致测不出高滴度的抗 ds-DNA 抗体。约 40％～75％的 SLE 患者抗 ds-DNA 抗体阳性，目前检测最常采用 ELISA 放射免疫法（Farr 法）、短膜虫或马疫锥虫为底物的间接荧光法（IF-CL，或 IF-TE）。Farr 法敏感性最高；采用短膜虫或马疫锥虫法测定，则特异性强，但敏感性差。低滴度的抗 ds-DNA 抗体亦可在多种疾病，甚至正常人中出现。

3. 抗 ENA 抗体

抗 ENA 抗体是一组抗核内酸提取的可溶性抗原蛋白抗体，包括：

（1）抗 Sm 抗体：抗 Sm 抗体取名于首例的患者名字（Smith），其生化特性是不含染色体的酸性糖蛋白，它是核内小核糖体蛋白（SnRNP），含有除 u3RNA 外的所有 u 族 RNA。抗 Sm 抗体主要见于 SLE，被视为 SLE 的标记抗体。但在混合性结缔组织病（mixed connective tissue disease，MCTD）、系统性硬化（systemic scleroderma，SSc）等疾病中也可有低滴度的抗 Sm 抗体出现。目前通常采用 ELISA 免疫双扩散法免疫印迹法检测抗 Sm 抗体，其阳性率在 SLE 中为 20％～30％，使用 ELISA 法可使敏感性提高 10％，特异性不受影响。抗 Sm 抗体对早期、不典型的 SLE 或经治疗后 SLE 的回顾性诊断有很大帮助。不代表疾病活动性。特异性达 99％，敏感性 25％。

（2）抗 rRNP 抗体：多见于有狼疮脑病或其他内脏损害 SLE 患者，与 SLE 的精神症状有关。抗 rRNP 抗体在 SLE 中阳性率为 20％～30％，多数在 SLE 活动期中出现，与抗 ds-DNA 抗体滴度和补体水平在下降时相平行,但有的 SLE 患者抗 rRNP 抗体并不随疾病的缓解而立即消失,维持 1~2 年后才转阴。

(3) 抗 SSA(Ro)抗体:在 SLE 中不具诊断特异性。SSA-52KD 升高对 SLE 合并干燥综合征有诊断意义。妊娠 SLE 可以单独 SSA-60KD 升高,可造成新生儿心脏传导阻滞。

(4) 抗 SSB(La)抗体 SSA 抗体:与 SSA 共同阳性时,对诊断干燥综合征特异性更强。

(5) 抗 RNP 抗体:阳性率 40%。对 SLE 诊断特异性不高。往往与 SLE 的雷诺现象和肌炎相关。

4. 抗核小体抗体

抗核小体抗体是除抗 dsDNA 和抗 Sm 以外的诊断 SLE 和判断病情活动的一种新的自身抗体。

5. 抗组蛋白抗体

抗组蛋白抗体可在多种结缔组织病中出现,并无特异性。55%~64%的 SLE 患者抗组蛋白抗体阳性,在活动期的患者阳性率可高达 80%,在药物性狼疮中抗组蛋白抗体阳性率可达 95%以上。仅凭抗组蛋白抗体无法区分这两种疾病,若患者存在抗组蛋白抗体和抗 ss-DNA 抗体阳性而无其他自身抗体(如抗 ds-DNA 抗体、抗 Sm 抗体阳性),则药物性狼疮可能性大。在 SLE 患者中,抗组蛋白抗体主要以抗 H2b、抗 H2a-H2b 和抗 H1 抗体为主,存在着异质性,主要是 IgG 型抗体。

6. 抗 PCNA 抗体

抗 PCNA 抗体为抗增殖细胞的核抗原抗体。PCNA 是 DNA 聚合酶 s 副蛋白,分子量36000,与 DNA 复制有关。在 SLE 中,免疫双扩散法检测其阳性率仅为 3%~5%,但特异性很高,可以作为 SLE 的标记性抗体。抗 PCNA 抗体不能用于监测 SLE 活动性。抗 PCNA 抗体阳性患者除了淋巴结病的发病率较高外,没有发现其他特殊的临床表现。

7. 抗磷脂抗体

抗磷脂抗体包括梅毒血清试验假阳性、抗心磷脂抗体、狼疮抗凝物、针对自身不同磷脂成分的自身抗体。SLE 患者中 aPL 的阳性率为 20%~50%,国内报道为 33%~44%,aPL 的阳性率与年龄有关,在大于 50 岁的 SLE 患者中 60% 呈 APL 阳性。aPL 与血栓形成有密切联系,其阳性患者易患各种栓塞性疾病、反复流产或血小板减少。结合临床表现可诊断是否合并继发性抗磷脂综合征。

(三)补体

目前常用的有总补体(CH50)、C3、C4 的检测。补体低下,尤其是 C3 下降是表示 SLE 活动的指标之一。

(四)病理检查

1. 皮肤

可以见到光镜下皮肤特征性改变,免疫荧光染色显示 SLE 患者皮肤的表真皮交界处有免疫球蛋白(IgG、IgM、IgA 等)和补体(C3c、Clq 等)沉积,形成荧光带,称为狼疮带试验。阳性率为

50％～70％，皮肤狼疮带试验对 SLE 的特异性较高。皮肤活检的部位为腕上方的正常皮肤。

2. 肾活检

SLE 患者几乎全部有肾脏受累,肾活检对于 SLE 诊断、治疗和估计预后均具有重要意义。具体内容见病理部分。

【诊断与鉴别诊断】

（一）诊断

目前多采用美国风湿病学会 1997 年推荐的 SLE 分类标准。SLE 分类标准的 11 项中,符合 4 项或 4 项以上者,可诊断 SLE。其敏感性和特异性分别为 93.1％和 96.4％。

1. 颊部红斑(面部蝶形红斑)

遍及颧部的扁平或高出皮肤固定性红斑,常不累及鼻唇沟附近皮肤。

2. 盘状红斑

隆起的红斑上覆有角质性鳞屑和毛囊栓塞,旧病灶有皮肤萎缩性瘢痕。

3. 日光过敏

日光照射引起皮肤过敏。

4. 口腔溃疡

口腔或鼻咽部无痛性溃疡。

5. 关节炎

非侵蚀性关节炎,累及 2 个或 2 个以上的周围关节,伴关节肿痛或积液。

6. 浆膜炎

①胸膜炎——胸痛、胸膜摩擦音或胸膜渗液。②心包炎——心电图异常,心包摩擦音或心包渗液。

7. 肾病变

①蛋白尿>0.5g/d 或>(＋＋＋)。②细胞管型可为红细胞管型、血红蛋白管型、颗粒管型或混合性管型。

8. 神经系统异常

抽搐或精神病（除外药物或其他原因）。①抽搐(癫痫)——非药物或代谢混乱,如尿毒症、酮症酸中毒或电解质混乱所致。②精神病(具精神神经症状)——非药物或代谢混乱,如尿毒症、酮症酸中毒或电解质混乱所致。

9. 血液学异常

①溶血性贫血伴网织红细胞增多。②白细胞减少(<4×10^9/L)。③淋巴细胞减少(<1.5×

$10^9/L$)。④血小板减少（$<100\times10^9/L$)（除外药物影响），检查至少 2 次以上。

10. 免疫学异常

①抗 dsDNA 阳性；②抗 Sm 抗体阳性；③抗磷脂抗体阳性（包括抗心磷脂抗体、狼疮抗凝物）。

11. 抗核抗体（荧光抗体法）

阳性或相当于该法的其他试验滴度异常，并排除药物性狼疮。

（二）SLE 病情活动性和病情轻重程度的评估

1. LE 活动性表现

SLE 的各种临床症状，尤其是新近出现的症状，与 SLE 相关的多数实验室指标，均可提示疾病的活动（表 10-5）。

表 10-5 提示 SLE 活动的主要指征

疲乏、体重下降	血三系减少（需除外药物所致）
发热（需排除感染）	血沉↑
皮肤、黏膜表现（新发红斑、脱发、黏膜溃疡）	管型尿、血尿、蛋白尿、非感染性白细胞尿
关节肿、痛	肾功能异常
胸痛（浆膜炎）	低补体血症 泡沫尿，尿少，水肿
血管炎	抗 dsDNA 抗体滴度↑
头痛、癫痫发作（需排除中枢神经系统感染）	

2. SLE 病情轻重程度的评估

（1）轻型 SLE：SLE 诊断明确或高度怀疑；病情临床稳定，呈非致命性；累及的靶器官（包括肾、血液系统、肺、心脏、消化系统、中枢神经系统、皮肤、关节）功能正常或稳定；无明显治疗药物的毒副反应。

（2）重型 SLE：是指有重要脏器累及并影响其功能的情况（表 10-6）；狼疮危象是指急性危及生命的重型 SLE，包括急进性狼疮性肾炎、严重的中枢神经系统损害、严重的溶血性贫血、血小板减少性紫癜、严重心脏损害、严重狼疮性肺炎、严重狼疮性肝炎、严重的血管炎等。

表 10-6 重型 SLE

1. 心脏	冠状动脉血管受累，LIBMAN—SACKS 心内膜炎，心肌炎，心脏压塞，恶性高血压
2. 肺	肺动脉高压，肺出血，肺炎，肺梗死，肺萎缩，肺间质纤维化
3. 消化系统	肠系膜血管炎，胰腺炎
4. 血液系统	溶血性贫血，粒细胞减少（WBC<1 000/ml），血小板减少（<50 000/ml），血栓性血小板减少性紫癜，动静脉血栓形成
5. 肾	肾小球肾炎持续不缓解，急进性肾小球肾炎，肾病综合征
6. 神经系统	抽搐，急性意识障碍，昏迷，脑卒中，横贯性脊髓炎，单神经炎/多神经炎，精神性发作，脱髓鞘综合征
7. 其他	包括皮肤血管炎，弥漫性严重的皮损，溃疡，大疱，肌炎，非感染性高热有衰竭表现等

3. SLE 的诊断思路

正确的临床思维对拟订 SLE 的诊断至关重要。①明确 SLE 诊断。多系统受累和有自身免疫证据是 SLE 诊断的两条主线。由于 SLE 临床表现复杂多样,早期 SLE 表现可不典型。在此情况下免疫学异常和高滴度抗核抗体有重要参考价值。当患者免疫学异常,而临床表现不够条件,做肾或皮肤活检,不能做者应密切随访。②病情活动性评估按 SLE 病情活动指标表(SLEDAI)(表 10-7)。SLE 活动与感染常存在交叉,是临床非常棘手的问题。③病情轻重程度按 SLE 累积损害指数的评估(表 10-8)。对治疗方案的拟订和预后判断均十分关键。应该指出的是 SLEDAI 是对 SLE 疾病活动程度的评价标准,SLICC/ARC 是由 SLE 国际临床协作组和美国风湿病学会共同制定的,是对 SLE 器官/系统损伤程度的评价标准。

表 10-7　SLEDAI 积分表

积分	临床表现
8	癫痫发作:最近开始发作的,除外代谢、感染、药物所致
8	精神症状:严重紊乱干扰正常活动。除外尿毒症、药物影响
8	器质性脑病:智力的改变伴定向力、记忆力或其他智力功能的损害并出现反复不定的临床症状,至少同时有以下两项:感觉紊乱、不连贯的松散语言、失眠或白天瞌睡、精神运动性活动↑或↓。除外代谢、感染、药物所致
8	视觉障碍:SLE 视网膜病变,除外高血压、感染、药物所致
8	颅神经病变:累及颅神经的新出现的感觉、运动神经病变
8	狼疮性头痛:严重持续性头痛,麻醉性止痛药无效
8	脑血管意外:新出现的脑血管意外。应除外动脉硬化
8	脉管炎:溃疡、坏疽、有触痛手指小结节、甲周碎片梗死、出血或经活检、血管造影证实
4	关节炎:2 个以上关节痛和炎性体征(压痛、肿胀、渗出)
4	肌炎:近端肌痛或无力伴 CPK↑,或肌电图改变或活检证实
4	管型尿:HB、颗粒管型或 RBC 管型
4	血尿:>5RBC/HP,除外结石、感染和其他原因
4	蛋白尿:>0.5g/24h,新出现或近期↑
4	脓尿:>5WBC/HP,除外感染
2	脱发:新出现或复发的异常斑片状或弥散性脱发
2	新出现皮疹:新出现或复发的炎症性皮疹
2	黏膜溃疡:新出现或复发的口腔或鼻黏膜溃疡
2	胸膜炎:胸膜炎性胸痛伴胸膜摩擦音、渗出或胸膜肥厚
2	心包炎:心包痛及心包摩擦音或积液(心电图或超声心动检查证实)
2	低补体:CH50、C3、C4 低于正常范围的最低值
2	抗 ds-DNA 抗体:滴度增高
1	发热:>38℃
1	血小板下降:低于正常范围的最低值
1	白细胞下降:<3×10^9/L

注:SLEDAI 的理论总积分为 105 分,0~4 分基本无活动;5~9 分轻度活动;10~14 分中度活动;≥15 分重度活动。

表 10-8　系统性红斑狼疮累积损害指数

1. 眼睛(最高 2 分):任何原因的白内障 1 分,视网膜病变或视乳头萎缩症 1 分

2. 神经精神系统(最高 6 分):认知能力障碍(如记忆力缺损,计算困难,不能集中注意力,讲话或书写的表达困难,操作水平障碍)或明显的精神病 1 分,癫痫需要治疗≥6 个月 1 分,脑血管意外 1 分(如果不止 1 次,则记 2 分),颅神经或外周神经病变(除外视神经)1 分,横贯性脊髓炎 1 分

3. 肾脏(最高 3 分):估计的或测量的肾小球滤过率<50% 1 分,尿蛋白≥3.5g/24h 1 分,如果出现终末期肾病(透析或肾移植)则本系统为 3 分

4. 肺脏(最高 5 分):肺动脉高压(右心室扩大或 P_2 亢进)1 分,肺纤维化(临床或 X 线诊断)1 分,肺不张(X 线诊断)1 分,胸膜纤维化(X 线诊断)1 分,肺梗死(X 线诊断)或非肿瘤所致的肺段切除手术 1 分

5. 心血管(最高 6 分):心绞痛或冠状动脉供血不足 1 分,曾有心肌梗死 1 分(如果不止 1 次,则记 2 分),心肌病(心室功能不全)1 分,心瓣膜病(舒张期杂音或收缩期杂音>3/6)1 分,心包炎持续 6 个月或心包切除术 1 分

6. 周围血管(最高 5 分):跛行持续 6 个月 1 分,小块组织丧失(指肉质体表器官,如耳郭、鼻尖、乳头等)1 分,明显的组织永久性丧失或切除(如指、趾或肢体丧失)1 分(若超过 1 个部位记 2 分),伴有肿胀、溃疡形成的血管栓塞或血管郁积 1 分

7. 胃肠道(最高 6 分):肠道(十二指肠以下)、脾、肝或胆囊的梗死或切除 1 分(若超过 1 个部位记 2 分),肠系膜供血不足 1 分,慢性腹膜炎 1 分,狭窄或上消化道的外科手术 1 分,胰腺功能不全需要酶替代治疗或假性囊肿形成 1 分

8. 肌肉骨骼(最高 7 分):肌肉萎缩或无力 1 分,变形或侵蚀性关节炎(包括可复位的畸形,除外血管性坏死)1 分,伴有骨折或脊椎压缩的骨质疏松(除外血管性坏死)1 分,缺血性坏死 1 分(若超过 1 个部位记 2 分),骨髓炎 1 分,肌腱断裂 1 分

9. 皮肤(最高 3 分):慢性瘢痕性秃发 1 分,除外头皮和体表肉质器官的广泛性瘢痕形成或脂膜病变 1 分,超过 6 个月的皮肤溃疡(除外血栓形成)1 分

10. 性腺(最高 1 分):过早的性功能衰竭 1 分

11. 内分泌(最高 1 分):需要治疗的糖尿病(不管用什么治疗)1 分

12. 恶性肿瘤(最高 2 分):需要病理诊断 1 分(超过 1 个部位则记 2 分)

注:该指数由发病后统计一项计分至少存在已 6 个月,如相隔至少 6 个月又有发作始能计分为 2,一项只能记分 1 次。理论最高分 47 分,0~1 分预后良好,>2 分晚期病死率增高。增加疗效标准。

(三) 鉴别诊断

SLE 应与注意下述疾病鉴别如类风湿关节炎、癫痫病、精神病、各种皮炎、特发性血小板减少性紫癜和原发性肾小球肾炎等。

【治疗】

(一) 一般治疗

心理治疗的目的在于消除恐惧心理,配合专业医师治疗。对患者进行生活保健指导,如避免感染、避免服用某些药物、避免阳光等紫外线光的照射等。去除各种诱因治疗,及早发现和控制感染。

(二) 药物治疗

SLE 目前尚无根治的办法,恰当的治疗可以使多数患者达到病情的完全缓解。因为组织脏器中的活动性损害,往往可以治疗逆转,而慢性病理损害则不可逆,因而强调早期诊断和早期治疗。

1. 轻型 SLE 的治疗

轻型的 SLE,虽有狼疮活动,但症状轻微,仅有光过敏、皮疹、关节炎或轻度胸膜炎,无明显内脏损害者。用非甾体类抗炎药控制关节炎;氯喹或羟氯喹控制皮疹和减轻光敏感。加用小剂量激素,必要时在慎重考虑后可使用免疫抑制剂如硫唑嘌呤、甲氨蝶呤或环磷酰胺等。

2. 重型 SLE 的治疗

需要积极治疗,分诱导缓解、巩固治疗和维持治疗。

(1) 诱导缓解:目的在于迅速控制病情,阻止或逆转内脏损害,尽力使疾病达到完全缓解,但应注意过强免疫抑制会诱发并发症,尤其是感染、性腺损害等。80%患者的诱导缓解期需要超过半年至 1 年才能达到缓解。

1) 糖皮质激素:具有强力的抗炎作用和免疫抑制作用,能缓解急性期症状,逆转病情。是治疗 SLE 的基本药物。常用的糖皮质激素有泼尼松、泼尼松龙、甲泼尼龙,鞘内注射时使用地塞米松。泼尼松剂量 1mg/kg,每日 1 次,病情稳定后 4~8 周内,开始以每 1~4 周减 10%的速度缓慢减量,减至每日泼尼松 0.5mg/kg 后,减药速度可按病情适当减慢。如果病情反复,需要增加激素剂量,并加用免疫抑制剂。应避免长期使用较大剂量的激素。

2) 环磷酰胺:是治疗重症 SLE 主要药物之一,能有效地诱导疾病缓解,阻止和逆转病变的发展,改善远期预后。环磷酰胺冲击疗法可用:0.5~1.0g/m² 体表面积,加入生理盐水中静脉滴注,每 3~4 周 1 次。多数患者 6~12 个月可以缓解病情进入巩固治疗阶段。病情危重的患者可每 2 周冲击治疗 1 次。目前认为由于各人对环磷酰胺的敏感性存在个体差异,年龄、病情、病程和体质使其对药物的耐受性有所区别,所以治疗时应根据患者的具体情况,掌握好剂量和冲击间隔期,现在认为环磷酰胺的累积剂量不再受限制。治疗中应注意避免导致白细胞过低,一般要求白细胞不小于 3.0×10⁹/L。一次大剂量环磷酰胺进入体内,第 3 天左右白细胞开始下降,7~14 天至低谷,21 天左右恢复正常。对于间隔期少于 3 周者,应更密切注意监测血象。还应该注意其他的副作用:出血性膀胱炎、膀胱纤维化、性腺抑制、胃肠道反应、脱发、肝功能损害和少见的远期致癌作用。

3) 硫唑嘌呤:对浆膜炎、血液系统、皮疹等疗效较好。用法 1~1.25mg/(kg·d),常用剂量 50~10mg/d,在病情缓解数月后酌情减量。疗效不及环磷酰胺,尤其在控制肾脏和神经系统病变效果较差,但价格便宜。副作用包括:骨髓抑制、胃肠道反应、肝功能损害等。

4) 甲氨蝶呤:主要用于关节炎、肌炎、浆膜炎、皮肤损害为主的 SLE。疗效不及环磷酰胺冲击疗法。特别用于狼疮脑病,可通过血脑屏障。剂量 10~15mg,每周 1 次。主要副作用有胃肠道反应、肝功能损害、骨髓抑制、口腔黏膜糜烂,偶见肺炎和肺纤维化。

5) 雷公藤制剂:剂量 10~20mg,每日 3 次。最主要的副作用是性腺毒性,尤其是引起女性卵巢功能衰竭和男性精子减少。其他不良反应包括胃肠道反应、肝功能损害、粒细胞减少皮肤色素沉着等。

6) 环孢素:一般作为治疗 SLE 的二线药物,每日剂量 3~5mg/kg,分 2 次口服,用药期间注意肝、肾功能及高血压、高尿酸血症、高血钾等。血肌酐较用药前升高 30%,需要减药或停药。用环孢素治疗的患者,停药时须缓慢减药,并在停药前 1~2 个月应该开始用环磷酰胺冲击疗法,以巩固疗效,否则停用环孢素后绝大多数患者出现严重的病情反跳现象。

7) 吗替麦考酚酯(骁悉):吗替麦考酚酯治疗 SLE 和狼疮性肾炎有效,每日剂量 10~30mg/kg,分 2 次口服。

(2) 巩固治疗:SLE 必须强调长期随访,这是治疗 SLE 成功的关键。巩固治疗目的在于用最少的药物防止疾病复发,尽可能使患者维持在完全缓解状态,此期间每 3 个月复查 1 次是必要的。

(3) 维持治疗:激素以尽量少的剂量,部分病人在泼尼松 5~10mg,隔日 1 次维持一段时间后可试停药。重症和顽固的 SLE 在缓解后还常需要用环磷酰胺冲击治疗,每 3 个月 1 次维持数年。

3. 狼疮危象的治疗

治疗目的在于保护重要脏器、挽救生命。在患者度过狼疮危象后的治疗,可按照重型 SLE 的治疗,继续诱导缓解和继之的维持巩固治疗。治疗狼疮危象包括各个系统的危重损害,因此需根据患者的具体情况对症治疗。如心功能不全者抗心力衰竭治疗等;肾功能不全者透析治疗;癫痫大发作或癫痫持续状态时需积极抗癫痫治疗;严重低蛋白血症者补充白蛋白等。

(1) 甲泼尼龙冲击疗法:剂量 0.5~1g,加入 5% 葡萄糖 250ml,缓慢静脉滴注 1~2h,每日 1 次,连续 3 天为一个疗程,疗程间隔 5 天以上,间隔期和冲击后需每日口服泼尼松 0.5~1mg/ kg,或静脉注射等效剂量的甲泼尼龙。甲泼尼龙冲击疗程多少和间隔期长短应视病情而定,避免过分用药。常见副作用包括:头痛、乏力、血压升高、脸红、失眠、短暂的血糖升高;严重副作用包括:水钠潴留、诱发高血压危象、诱发癫痫大发作、精神失常、心律失常、感染、上消化道大出血。有因注射速度过快导致突然死亡的报道,所以甲泼尼龙冲击治疗应强调缓慢静脉滴注 60min 以上;甲泼尼龙冲击疗法只能解决急性期症状,不宜长期用药,可与环磷酰胺冲击疗法配合使用,减少病情复发。

(2) 静脉输注大剂量人体免疫球蛋白:大剂量免疫球蛋白,不仅具有非特异性的抗感染作用,还对 SLE 本身具有免疫治疗作用。可以明显提高狼疮危象治疗的成功率。推荐的静脉输注大剂量免疫球蛋白疗法是:每日剂量 0.4g/kg,静脉滴注,连续 5 天为一个疗程。

(三)特殊治疗

(1) 干细胞移植:异体干细胞移植存在排异反应的问题,自体干细胞移植存在复发的问题,因此干细胞移植治疗 SLE 的前景尚未明朗。

(2) 血浆置换:适用于狼疮危象的治疗,可以去除血清中的免疫复合物和免疫球蛋白,从而暂时减轻 SLE 的病情。已有学者试用血浆置换加环磷酰胺冲击治疗,加快诱导缓解。血浆置换可以刺激狼疮克隆的淋巴细胞更加活跃,增加对环磷酰胺敏感性。

(3) 基因治疗是治疗 SLE 的一个研究方向。

(4) 运用针对 SLE 自身免疫进程中起关键作用的靶分子的单克隆抗体,如抗 CD4 单克隆抗体、抗 CD5 单克隆抗体;阻止 T 细胞与 B 细胞活化的第二信号途径,试图阻断 SLE 病变的发展,目前处于实验阶段。.

(四)妊娠生育

一般来说,在病情稳定,细胞毒免疫抑制剂(环磷酰胺、甲氨蝶呤等)停药半年,激素维持小剂量时妊娠,多数能安全地妊娠和生育。非缓解期的 SLE 妊娠生育,其流产、早产、死胎和诱发母体 SLE 病情恶化危险性增高。SLE 患者妊娠后,需要产科和风湿科、普通内科多科医师共同观察。出现 SLE 病情活动时,每日泼尼松≤30mg 对胎儿影响不大,泼尼松龙经过胎盘时被灭活,由于地塞米松和倍他米松可以通过胎盘屏障影响胎儿,应禁用。抗磷脂抗体阳性和有习惯性流产病史的孕妇,应口服低剂量阿司匹林(50mg/d),防止流产或死胎。临产前静脉滴注免疫球蛋白封闭治疗,可以暂时停用激素,是安全有效的方法。

【预后】

SLE 的预后与过去相比已显著提高。1 年存活率 96%,5 年存活率 85%,10 年存活率已超过 75%。感染成为 SLE 死亡的首位原因,如细菌、结核、真菌等引起的肺、泌尿系统、脑和血液的感染。50% 死于 SLE 本身病变者,最常见的是肾衰竭、脑损害和心力衰竭。预后不良指征:①血肌酐升高;②高血压;③心肌损害伴心功能不全;④严重神经系统狼疮。

第二节　皮　肤　狼　疮

一、急性皮肤红斑狼疮

　　蝶形红斑是急性皮肤红斑狼疮（acute cutaneous lupus erythematosus，ACLE）的典型表现，发生率为22%～68%。其特点为面颊部出现的蝶形水肿性红斑，日光或紫外线照射可以诱发并加重皮损。皮疹最初发生在颊部，逐渐扩展至鼻梁，一般不累及鼻唇沟，少数可以扩展至整个面部。表现为融合成片的红斑，边缘清楚或模糊，可伴有表面糜烂、渗出、鳞屑和结痂，皮疹较重者伴有眶周水肿和受累皮肤水肿。皮疹一般在发病时出现，持续数小时或数天，亦可持续数月或更长时间，也可在其他临床症状出现前数月或数年发生，有时在SLE起病数年后，面颊部仍可出现红斑。皮肤损害必须与红斑、湿疹、接触性皮炎、多形性红斑以及皮肌炎皮疹等相鉴别。急性皮损大多数可治疗后消失，陈旧皮损处可使皮肤萎缩变薄，长期局部使用含氟激素治疗时更为明显。颊部红斑消长和SLE的病程往往平行，病情缓解时出现颊部红斑应注意SLE复发可能。

二、盘　状　狼　疮

　　盘状狼疮（discoid lupus）患者少数可以转为SLE，尽管皮损差别不大。SLE患者的盘状红斑发生率为14%～29%。多见于面部、头皮、耳、颈部和上肢的伸侧，掌部出现盘状红斑多提示SLE病情加重。典型的盘状红斑初起表现为扁平或稍隆起的紫红色斑疹或丘疹，外周有水肿和色素沉着，病变中心可色素缺失、毛细血管扩张、萎缩性瘢痕形成，表面覆有少至中量的鳞屑。剥去覆盖的鳞片可见毛囊内角化栓的突起。皮肤活检病理组织检查，表现为角化过度，毛囊内角化栓塞，萎缩，固有层损害，基底膜增厚，炎症细胞浸润。盘状红斑病变愈合后往往遗留下瘢痕。伴有盘状红斑的SLE患者病情较轻，肾损害者少见，预后较好。

三、亚急性皮肤型红斑狼疮

　　亚急性皮肤型红斑狼疮（subacute cutaneous lupus erythematosus，SCLE）是一种介于盘状红斑和急性红斑样皮损之间的皮肤病变，SLE患者的SCLE发生率仅为10%左右，但50%SCLE患者会演变为SLE。约15%的SCLE患者将发展为慢性皮肤狼疮（CCLE），15%的患者会最终发展为ACLE。

　　SCLE初始表现为红斑性斑疹或丘疹，后逐渐演变为角化过度的鳞屑性丘疹或环状斑块。亚急性皮肤型红斑狼疮多见于日光照射部位，如上背部、肩部、上肢伸侧、颈部等，多伴有典型的光过敏，较少累及面部及腰部以下。典型的亚急性皮肤型红斑狼疮治愈后不留瘢痕，但如皮损持续时间较长，并有持久的白癜风样白斑和毛细血管扩张，则可能留有瘢痕。

四、狼　疮　脱　发

　　SLE患者脱发的发生率从24%到70%不等。一般分为3种类型：①瘢痕型脱发，见于盘状红斑损害。②弥漫性脱发，毛发由生长转入静止期，病程可持续超过3个月，引起广泛脱发，故又称为静止性脱发，病情稳定后毛发又可重新长出。临床表现为梳头时毛发大量脱落。③狼疮发，表现为头发脆性增加,失去光泽、枯黄和易折断,剩余的头发长几毫米至 3 厘米,呈不规则排列,无法与其他部分头发梳理在一起,外观混乱,以前额、顶部的头发尤为明显。由于真皮内炎症反应较重且存在时间长,盘状红斑可导致损害部位萎缩性瘢痕形成,毛囊破坏,引起永久性瘢痕型脱发。

五、狼疮性脂膜炎

深部红斑狼疮(lupus erythematosus pro-fundus),又称狼疮性脂膜炎(lupus panniculitis)。见于 2%～3% 的 SLE 患者,可在 SLE 其他系统症状出现前数年发生。多见于头部、颈部、上肢近端、胸部、臀部和大腿,分布不对称。典型的深部红斑狼疮表现为多发的硬结性深部皮下结节或斑块,大小不一,小如蚕豆,大者可为直径约 10cm 的斑块,边缘清楚,质地坚实,可移动,常有压痛,皮损中央多凹陷并伴有瘢痕形成。其上方皮肤可正常,也可为红色,色素加深。有时结节上方皮肤可发生萎缩、角化过度、毛细血管扩张或出现典型盘状红斑皮损,皮肤溃疡少见。皮损的病理组织学改变为结节状、隔状或叶状脂膜炎,以脂肪的透明性坏死伴有淋巴细胞浸润为特点。也可呈现盘状红斑、淋巴细胞性血管炎、表皮下乳头带透明样变和黏蛋白沉积。

深部红斑狼疮的皮下结节需要与 Weber-Christian 病、局限性硬皮病、线形硬皮病和嗜酸细胞性筋膜炎相鉴别,病理组织学检查有一定帮助。

六、冻疮样狼疮皮损

冻疮样狼疮(chilblain lupus)出现在约 10% 的 SLE 患者,是寒冷所致血管性损害进而导致继发的皮肤损害。多分布于手指、脚趾、足跟、小腿,也可出现在肘、膝关节部位。皮损为青红色或紫红色结节或丘疹,伴有轻度压痛,边缘不清楚,表面光滑发亮,可伴有毛细血管扩张,愈合后形成萎缩性瘢痕。病理改变为血管炎,必须与胆固醇栓子相鉴别。抗磷脂综合征也可出现冻疮样狼疮皮损。

第三节 狼 疮 肾 炎

肾是 SLE 最重要的靶损伤器官,几乎所有的 SLE 患者在病程中均可出现肾受累。尿毒症是 SLE 患者严重的并发症,也是造成 SLE 患者死亡的主要原因之一。许多研究表明,即使患者没有明显的临床表现,肾病变也可能已经相当严重。肾活检显示 100% 患者有肾病变。

【免疫病理】

狼疮性肾炎(lupus nephritis,LN)的病理机制尚不十分清楚,可能与以下因素有关:①循环免疫复合物在肾沉积。免疫复合物生成增加或单核-巨噬细胞系统功能受损导致清除减少均可引起循环中免疫复合物水平增高,导致肾内沉积增多,造成肾损害。有研究表明,Fc 受体在狼疮性肾炎的发病中起到效应器的作用,敲出 Fc 受体的动物模型,即使有同样程度的免疫复合物沉积,肾脏损害亦较轻微。②"原位性"免疫复合物形成。肾小球基底膜抗原或循环中的游离抗原种植于肾小球基底膜,均可结合循环中的自由抗体,激活补体、释放炎性介质引起肾损害。目前认为这可能是狼疮性膜性肾病的主要免疫病理机制。亦有研究认为,肾小球细胞异常凋亡及凋亡细胞清除障碍可引起原位免疫反应。③局部补体激活,产生白细胞趋化因子,造成局部炎症细胞聚集,对肾脏造成损害,此外还可形成膜攻击性补体复合物(MAC,C5b～C9)直接攻击基底膜,造成肾小球通透性增加。④自身抗体的直接作用。狼疮肾炎患者体内抗内皮抗体可能参与了其病理损害机制。抗磷脂抗体与肾小球毛细血管血栓形成有一定关系。⑤T细胞介导的免疫反应。T辅助细胞参与调节B细胞分泌自身抗体,引起肾脏损伤。⑥其他因素。单核细胞、巨噬细胞及肾小球本身的细胞在狼疮性肾炎中也起到一定作用。

【临床表现】

　　狼疮性肾炎临床谱很广,囊括了各种"肾炎"的临床表现。从无任何肾炎临床症状的亚临床型狼疮性肾炎到终末期尿毒症均可见到。

1. 亚临床型狼疮性肾炎

　　亚临床型狼疮性肾炎是指病理上有狼疮性肾炎的特征性表现,临床上尚未出现任何肾脏病的症状,实验室检查无蛋白尿、血尿、管型尿,也无肾功能损害的 SLE 患者。这部分患者约占全部狼疮性肾炎的 27％左右。亚临床型狼疮性肾炎多为组织学损伤轻微者,如Ⅰ型及Ⅱ A 型等;少数Ⅳ型狼疮性肾炎在病程早期,也可无肾病的临床症状及实验室检查异常。亚临床型狼疮性肾炎多见于 SLE 早期,随着病情变化,其肾组织学损害加重,逐渐出现肾病的临床表现及实验室检查异常。

2. 急性肾炎综合征

　　部分患者在出现 SLE 全身症状的同时,出现尿异常或急性肾炎综合征的表现,大多数患者是在随着病情变化逐渐出现镜下血尿、蛋白尿。

3. 慢性肾炎

　　大部分狼疮性肾炎既有肾病的临床表现,又有 SLE 的肾外表现及实验室检查异常。患者常出现程度不同的蛋白尿、血尿、白细胞尿、管型尿、水肿、高血压及肾功能不全等。

4. 肾病综合征

　　患者出现大量蛋白尿(24 小时尿蛋白量大于 3.5g),低蛋白血症,白蛋白低于 28g/L,明显水肿,严重者有全身水肿及浆膜腔积液。可有肾功能不全,高血压及镜下血尿。

5. 急进性肾炎

　　还有部分患者肾脏病变进展迅速,肾功能在较短时间内恶化,呈急进性肾炎的临床表现,肾活检往往示新月体型肾炎。肾间质病变的表现通常与肾小球病变程度平行。

6. 肾间质病变

　　部分患者以肾间质受损为突出表现,曾有文献报道以低钾性麻痹为主要表现的 SLE,这类患者多合并其他自身免疫病如干燥综合征等,突出的间质损害可能与此有关。狼疮性肾炎的临床症状与肾脏病的病理学类型有关。

7. 尿毒症

　　在述各类型的基础上伴发重症感染,中枢神经系统疾病及少数药物常促发进行性肾功能不全。

【辅助检查】

1. 尿蛋白

尿蛋白迅速升高提示肾病变活动,逐渐下降则意味着病情好转。24 小时尿蛋白<1g 或血肌酐 Scr<5mg/dl 时,尿蛋白定量结果受其他因素影响较大,不能准确反映病情变化。

2. ANA 的滴度不能反映 LN 的活动性和严重性

目前多采用抗 ds-DNA 抗体和补体水平来监测 LN。抗 ds-DNA 抗体与 LN 的病理分型及活动性有关,增殖性狼疮性肾炎常出现高滴度的抗 ds-DNA 抗体;抗 ds-DNA 抗体滴度的变化幅度比其绝对水平更能反应肾炎的活动性。C3 和 C4 水平的降低往往预示 LN 的活动。

【治疗】

(一) SLE 的治疗

急性期治疗严重威胁生命的主要病理环节,慢性期维持缓解是 SLE 的处理原则。如果发病的 SLE 累及多个系统,此时疾病对生命的威胁是主要的,要设法尽快诱导缓解。在长期维持治疗阶段,在控制炎症反应、维持缓解、防止复发的同时要防止治疗的不良反应。通常,急性疾病在诱导治疗后 12 周左右可被控制。

(二) LN 的一般治疗

应根据肾小球病理类型和活动与否而选择不同治疗方法。活动性肾炎、增生性肾炎特别是伴有坏死性病变的弥漫增生性肾炎患者通常应接受强化治疗。

1. 局灶增生型

仅有相对较轻的局灶累及者,免疫抑制剂治疗可以相对轻缓。局灶病变显示 40%～50%肾小球受累,有坏死或新月体形成,内皮下明显免疫沉积,有蛋白尿和(或)高血压病变,长期预后较差,治疗同弥漫增生型。

2. 弥漫增生型

有高度危险发生进行性肾衰竭,是积极治疗的主要指征。弥漫增生型或严重局灶增生型,不管是原发的还是从另一型转化而来,均应采用免疫抑制剂治疗。单纯存在弥漫增生就是积极治疗的指征。

3. 膜型

膜型肾病者肾衰竭危险性较低,但持续的肾病综合征会增加心血管事件的危险。这类 LN 常以糖皮质激素联合细胞毒药物或环孢素非强化治疗。初步研究显示,加用 CTX 冲击或环孢素治疗比单独应用糖皮质激素治疗缓解率高;而环孢素治疗者复发多于 CTX。

4. 血管病

除了肾小球和肾小管间质病变的病变外,肾血管损害,血管免疫复合物沉积,坏死性血管炎,狼疮抗凝物质的血管内血栓形成,也会影响预后。

（三）免疫抑制剂治疗

1. 治疗药物

糖皮质激素常常能改善 LN 的表现,弥漫增生型者单用糖皮质激素有效,但达到完全缓解和维持缓解病例较加用细胞毒药物治疗者少。大多数研究提示合用细胞毒药物 CTX 后肾脏恶化率减少。

（1）糖皮质激素:口服 $1mg/(kg \cdot d)$ 开始,后根据病情缓慢减量。急性、重症肾炎大剂量糖皮质激素静脉冲击有效。

（2）CTX:静脉冲击治疗,开始剂量每次 $0.5 \sim 0.75g/m^2$,以盐水稀释,缓慢静脉滴注;如白细胞大于 $4 \times 10^9/L$,可增至 $1g/m^2$,每月一次,连续 6 个月。6 个月后,根据疾病活动性给药,可每 $3 \sim 6$ 个月再给一次 1g CTX 静脉注射,至 CR 再调查。

CTX 口服剂量为 $2 \sim 2.5mg/(kg \cdot d)$。口服与静脉注射一样有效,但静脉用药累积毒性较小。

2. 维持治疗

由于 LN 每次发作和加重会导致肾组织瘢痕形成、萎缩及纤维化堆积,因此推荐在增生型 LN 完全缓解后维持治疗。维持治疗药物可选择硫唑嘌呤 $2 \sim 2.5mg/(kg \cdot d)$,口服;（霉酚酸酯 MMF）$1 \sim 2g/d$;或每季度 CTX 冲击。长期维持治疗可选择中成药。

（四）难治性 LN 的治疗

可联合应用环孢素、静脉注射免疫球蛋白（IVIG）、霉酚酸酯、血浆置换等。

【预后】

一般来说,狼疮性肾炎的预后主要受以下几种因素的影响。

1. 种族、性别、年龄因素

不同种族狼疮性肾炎的预后不同,国外研究报告,黑人狼疮性肾炎的预后较差。男性患者、少年和老年起病的患者,容易发生慢性肾功能不全,预后不良。

2. 病理学类型

Ⅰ、Ⅱ型患者除非发生类型转变,一般不会发生肾功能衰竭,病死率相对较低,少数患者可发展为更为严重的病理学类型。Ⅲ型患者较Ⅰ、Ⅱ型患者临床症状重,5 年存活率在 75%～80% 或 80% 以上,主要死亡原因是慢性肾功能衰竭。Ⅳ型狼疮性肾炎预后相对较差,经联合使用糖皮质激素和免疫抑制剂治疗,5 年存活率可达 80%,10 年存活率为 60%。Ⅴ型狼疮性肾炎预后与原发性膜性肾病相似,单纯膜性狼疮性肾炎 5 年存活率可达 85%,但若伴节段性硬化时预后较差。此外,同一病理学类型中肾脏损害的严重程度也与预后有关。一般认为广泛新月体形成、纤维素样坏死、肾小管萎缩、间质纤维化、节段性肾小球硬化及肾内血管硬化等均提示预后不良。当慢性指数小于 2 时很少发生肾功能不全,大于 2 时则发生慢性肾功能不全的机会显著增多,大于 4 时则不可避免地进展到终末期肾功能衰竭。

第四节　狼疮脑病

SLE 可累及神经系统的各个部分,临床表现多种多样,有头痛、头晕、注意力下降、各种运动障碍、颅内压增高、癫痫、卒中、昏迷等。由于缺乏统一的神经系统狼疮诊断标准及分类系统,文献报道的狼疮神经损害发病率大小不一,国外为 20%～70%,国内则为 7.3%～34.8%。近年来,由于 SLE 的早期诊断和治疗不断进展,神经系统狼疮的发病率呈下降趋势。

【免疫病理】

狼疮神经损害的发病机制尚不清楚,目前有几种假说:①免疫复合物性脑血管炎。SLE 患者体内多种自身抗体(抗核抗体、抗脑细胞抗体等)与相应的抗原结合,形成免疫复合物沉积于血管壁,在补体参与下引起脑血管炎,表现为小血管炎、血管闭塞以及病变部位缺血坏死。②抗神经元抗体及脑组蛋白(BIMP)抗体。认为 SLE 患者血液中存在抗神经元抗体及 BIMP 抗体,当 BIMP 抗体与脑细胞表面抗原结合时,血-脑屏障功能受损,抗神经元抗体易于通过血脑屏障而与脑神经表面靶抗原结合,产生抗原-抗体反应,引起中枢神经系统功能异常,产生一系列神经精神表现。③抗心磷脂抗体直接作用于血管内皮细胞和血小板的磷脂成分,使内皮细胞和血小板遭受损伤,导致小血栓形成,造成微小梗死灶、出血、水肿和脑组织软化。④抗核糖体 P 蛋白抗体,抗核糖体 P 蛋白抗体可能通过直接与神经细胞的表面受体结合而致病,还可能是通过神经细胞膜,在细胞内抑制蛋白合成。也有研究认为 T 细胞参与抗核糖体 P 蛋白抗体对神经系统的致病过程。⑤低蛋白血症可能是发病原因之一。有研究显示部分狼疮脑病患者合并低蛋白血症及脑水肿。⑥细胞因子致病。狼疮脑病的脑脊液中 TNF-α 及 IFN-γ 水平很高,推测可能与狼疮致病有关。

【组织病理】

中枢神经系统狼疮患者尸检大体可见大脑内出血、多发的桥脑出血、陈旧性梗死等表现。光镜下,主要病理变化包括斑片状出血灶、坏死灶、血管壁增厚、玻璃样变、细胞样变、大单核细胞或多核细胞浸润、淀粉样变、脑内有颗粒状物质沉积。

【临床表现】

1. 脑血栓

多为局灶损害的表现,不同部位的栓塞可引起相应的定位表现。患者可表现为偏瘫、偏身感觉减退、视野缺损、失语等。部分脑血栓发生与抗磷脂抗体相关。

2. 脑出血

SLE 患者可合并免疫性血小板减少性紫癜,同时尿毒症和药物治疗等因素均可导致血小板计数降低,引起颅内出血。

3. 狼疮性头痛

头痛是 SLE 患者常见的主诉。头痛的程度、部位、持续时间、伴随症状和预后则因人而异。国外报告,明显的头痛见于 10%～20% 的 SLE 患者。头痛的原因很多,首先应排除器质性原因,如高血压、尿毒症、颅内压增高、蛛网膜下腔出血、颅内感染等,糖皮质激素和 NSAIDs 类药物也可引起头痛。此外,SLE 患者还可见肌收缩性头痛和偏头痛样头痛。肌收缩性头痛往往和头颈部姿势或精神心理因素有关,这种头痛呈紧箍状钝痛,给患者以胀痛、发木、昏昏沉沉的感觉,以中午较重,到晚间逐渐减轻,有时涉及颈、背、肩部痛。偏头痛样头痛多见于疾病活动期,国外报告的发病率为 10%～37%。可能和脑血管痉挛与扩张障碍有关,也有人认为与狼疮抗凝物和血栓形成有关。内分泌变化、服避孕药、吸烟、饮酒、强光、气候改变、某些饮食以及精神刺激等因素可诱发偏头痛样头痛发作,约 1/4 患者发作前有视力、嗅觉或肢体发麻等先兆。头痛往往突然发生,位于一侧,较剧烈,常伴恶心、呕吐。几乎所有患者均有脑脊液改变,脑电图异常则可见于全部患者。

4. 癫痫发作

癫痫发作是 SLE 神经系统损害中常见的表现,发病率为 6%~26%。发作类型多样,可以是大发作、小发作、精神运动性发作、局灶性发作或杰克逊发作。癫痫发作的原因多数和大脑皮质小血管炎引起血管梗死,小血管破裂出血,或是蛛网膜下腔出血等有关;也可以由于高血压、尿毒症、脑水肿或颅内压增高所致。药物如糖皮质激素、抗疟药物有时也是引起癫痫发作的重要病因。癫痫发作可以先于 SLE,也可在病程中出现。癫痫有时是疾病终末期的表现,是引起 SLE 患者死亡的主要原因之一。

5. 各种运动障碍

舞蹈症(chorea)见于 1%~4% 的 SLE 患者,以儿童和孕妇多见,可为 SLE 的首发症状。尸检有广泛的梗死灶,尤以基底节区受累明显。舞蹈症和抗磷脂抗体有关,可能与抗磷脂抗体增加脑梗死的发生率有关。舞蹈症的出现并不提示 SLE 患者的预后,SLE 患者出现投掷症(ballismus)很少,丘脑下核团梗死和本病有关,糖皮质激素治疗有效。不到 1% 的 SLE 患者可出现小脑性共济失调(cerebellar ataxia),病因不清,有文献报道与抗磷脂抗体有关。

6. 脊髓病

脊髓病在 SLE 中发病率<1%,可为 SLE 的首发表现。起病较急,病变多位于胸段脊髓,表现为截瘫或下肢轻瘫,瘫痪平面逐渐上升,可同时出现感觉减退或消失,常伴括约肌功能障碍。脑脊液检查可见蛋白含量升高、葡萄糖水平降低及淋巴细胞增多。急性期时 MRI 可见弥漫的脊髓水肿。病理学示炎症性浸润,但没有明显的血管炎表现。病因不清,可能抗磷脂抗体有关。横贯性脊髓损害的预后较差,常因继发感染而导致死亡。

7. 假瘤综合征

假瘤综合征(pseudotumor cerebri)是指一种不伴局灶定位性神经系统障碍的良性颅内压增高;患者头痛为主,查体可见视盘水肿。脑脊液检查除了压力升高外,常规、生化均正常。假瘤综合征可能与静脉窦血栓形成、糖皮质激素特别是激素减量过快有关。

8. 周围神经病

表现为多发性周围神经炎,临床上可见周围神经分布区感觉减退或消失、肌萎缩、无力、腕或足下垂等,可表现为腕管综合征或跗管综合征。症状可呈对称性,也可不对称。国外报告发病率为 2%~21%,国内报告为 4%~7%。周围神经病需与纤维肌痛和神经根炎鉴别。大部分患者对激素治疗有效。值得注意的是,少数患者有四肢对称性周围神经病,脑脊液检查呈蛋白-细胞分离现象,呈吉兰-巴雷综合征表现。

9. 脑神经麻痹

脑神经均可受累,但以运动性脑神经病变多见,如第 I、III、IV、I、VI、XII 对脑神经,感觉性脑神经偶见,如第 V 和 II 对。国外报告发病率为 3%~16%,国内报告为 2.4%~30%。常发生于疾病活动期。症状多种多样,有复视、眼球震颤、上睑下垂、三叉神经痛、面肌无力、眩晕、吞咽困难、视力减退、视野缺损、面部感觉减退等,核间性眼肌麻痹也有病例报告。脑神经麻痹的原因可能和脑神经及其神经节的滋养血管炎症有关。

10. 自主神经病

急性自主神经病在 SLE 中很少见,临床表现交感神经和副交感神经功能障碍,躯体感觉和运动功能保留。

【辅助检查与诊断】

1. 脑脊液

可见细胞数、蛋白含量、抗 ds-DNA 抗体、IgG 和免疫复合物水平升高。补体和葡萄糖水平降低。

2. 抗体学检测

部分患者血清中可有抗核糖体 P 抗体、抗淋巴细胞抗体、抗神经元抗体阳性。脑脊液中也可查到淋巴细胞毒性抗体、抗神经元抗体水平升高。

3. 脑电图检查

在 SLE 神经系统活动性病变时约有 80％显示异常,表现为弥漫性慢波节律,如果患者有癫痫发作或局灶性病变,则能看到局灶性棘波、尖波或慢波。

4. 影像学检查

对于结构性脑部病变的诊断有帮助。CT 和 MRI 对于 SLE 的神经系统表现均没有特异性,但 CT 对于诊断梗死性病变的位置、数量,显示基底节和脑室旁钙化及皮质萎缩均有较大帮助。MRI 在诊断微小梗死或出血灶、脑水肿、急性期后的灰质病变、皮质萎缩等病变时,比 CT 更为敏感。单光子发射计算机断层扫描(SPECT)检查可见小脑和边缘系统的低灌注,正电子发射计算机断层扫描可显示颞叶和边缘系统的低代谢状态。

确诊的 SLE 患者出现神经系统表现,应注意鉴别是否和药物引起的神经系统症状、中枢神经系统感染以及非 SLE 相关的神经系统表现有关。应常规行腰穿检查,必须送检脑脊液细菌培养、革兰染色、墨汁染色以及结核涂片等,以除外中枢神经系统感染。

【治疗】

1. SLE 的治疗

积极控制 SLE 的病情活动是治疗基础。必要时可选择甲泼尼龙静脉冲击、人免疫球蛋白静脉封闭及环磷酰胺等药物治疗,鞘内注射地塞米松和甲氨蝶呤对反拗性病例有效。对抗心磷脂抗体阳性患者可加用抗血小板凝聚和抗凝药物如阿司匹林、噻氯匹定等。

2. 对症处理

对抽搐患者需加用卡马西平、丙戊酸钠、苯妥英钠等。有舞蹈症者需选用氟哌啶醇、氯硝西泮、硫必利等。有帕金森病者则用苯海索(安坦)、多巴苄丝肼(美多巴)等。有偏头痛者可应用氯桂利嗪、苯噻啶、类固醇激素或血小板拮抗剂。

第五节 狼疮精神病

SLE 的精神表现包括精神病、情感障碍、器质性脑病综合征、认知损害、药物反应（特别是糖皮质激素）、生物节律紊乱及自主神经系统紊乱等。国外报告 SLE 精神病的发病率为 12%～71%，国内报告为 6%～43%。发病率统计差异较大，可能与 SLE 精神病入选标准、人群选择等因素有关。SLE 合并精神障碍常和疾病本身、遗传、环境、药物治疗等因素有关，如高血压和尿毒症可致精神心理障碍，抗高血压药、糖皮质激素、洋地黄制剂等药物可导致情感和行为异常等。

【临床表现】

（一）精神病样反应

有 10%～20% 的 SLE 患者可出现精神病样反应。所谓精神病样反应是指患者的现实感受到严重损害，因此不能完成日常生活中最起码的要求，其中主要包括一系列思维障碍，如产生幻觉、妄想、被控制感、被洞悉感等，以至生活、工作、学习受到严重影响。

精神分裂症样或情感性精神病临床表现的特点，可出现幻觉、妄想、思维奔逸或迟钝、逻辑倒错、被洞悉感、恐惧、木僵等思维认知症状以及欣快、焦虑、抑郁、躁狂等情感障碍。糖皮质激素引起的精神障碍主要表现为情感障碍，注意力涣散，焦虑、情绪不稳，严重失眠，抑郁、欣快等，较少表现为精神分裂症样症状。激素引起的精神障碍与剂量相关，大于 40mg/d 发生率明显升高。Rogers 估计真正由激素引起的精神病样反应仅占 5% 左右。部分 SLE 导致的精神病样反应加大糖皮质激素的剂量可以缓解临床症状。也有作者认为在原有脑器质性疾病的基础上加用激素，可能使精神病样反应更为突出。

（二）器质性脑病综合征

有 10%～30% 合并精神障碍的 SLE 患者会出现器质性脑病综合征（or-ganic brain syn-drome）。器质性脑病综合征可分为急性和慢性脑病综合征。急性脑病综合征主要表现为意识障碍，注意力涣散或减退、动作迟缓、丧失定向能力、对周围事物理解困难以及感知、记忆和思维受损等。情绪方面，早期多呈轻度抑郁、焦虑、易激惹；加重时情绪变得淡漠。如果伴有生动错觉或幻觉时，则可出现恐惧激越情绪，行为紊乱，吵闹不安，称为谵妄状态。慢性脑病综合征包括器质性遗忘综合征、器质性情感障碍综合征和器质性人格障碍综合征等。主要表现为记忆力下降，特别是近记忆力下降，人格改变或原有人格缺陷加重，可有冲动、自伤、行为放纵等表现。

器质性脑病综合征发生可能与 SLE 的一些自身抗体有关，如抗神经元抗体、淋巴细胞毒抗体等出现率均高于无精神障碍的 SLE 患者。多发的脑血管梗死也可引起器质性脑病综合征，有人推测可能与抗磷脂抗体有关，此外，SLE 合并高血压、尿毒症也可引起脑器质性病变。因此，对于某些患者器质性脑病综合征可能是多种因素共同作用的结果。

（三）神经症反应

本病包括轻度躁狂、抑郁和其他神经症，如癔症、强迫症、焦虑症、疑病症等。神经症在 SLE 患者中相当常见，文献报道在 SLE 患者中的发生率从 10%～50% 不等。国内李舜伟等报告 167 例次 SLE 精神障碍患者中，以情感障碍为主者占 34%；以行为障碍为主者占 32%。

抑郁在各种神经症反应中最为常见，可以是反应性的，也可以是内因性的。临床表现为对周围事物不感兴趣、心情压抑、沮丧、无助、受委屈感、欲哭无泪、厌食、便秘、性功能减退、有自杀倾向等。焦虑常叠加在抑郁症状之上出现，表现为心悸、腹泻、出汗、过度换气等。

（四）认知障碍

认知障碍通常隐袭起病，部分没有明显精神神经表现的患者也可能存在认知功能损害。其主要临场表现为视觉重复性降低，语言记忆及抽象理解力下降，视觉空间延迟重复能力与抽象理解力减弱，言语不流利等。

【辅助检查】

（一）脑脊液

如果临床上考虑为 SLE 合并精神障碍，脑脊液检查可发现压力增高，白细胞计数增加或蛋白定量升高等。

（二）脑电图检查

能反映脑细胞功能的变化，特别是大脑皮质细胞的功能，有时在狼疮性精神病的早期就出现异常，因此，有狼疮精神异常的患者应及时行脑电图检查。

（三）神经系统影像学检查

包括头颅 CT 和磁共振检查（MRI），能反映颅脑内的结构性改变，对诊断有帮助。CT 征象缺乏特异性，可以表现为：①不定部位的低密度病灶，呈斑片状、条状、大片状，部分呈多发对称性。②轻度脑萎缩。③脑积水。脑梗死、多发性硬化。但早期的小血管炎在尚未引起血管闭塞、脑细胞坏死前，神经影像学不一定能观察到异常，所以要追踪观察。MRI 比 CT 敏感性高，但对于精神症状都无特异性。

核素 CT 扫描和正电子发射断层扫描（positron emission tomography，PET）对诊断缺血和缺氧帮助很大，但对诊断狼疮精神病变无特异性。

【诊断与鉴别诊断】

SLE 诊断已经明确之后出现精神症状的患者较容易确诊，如果精神症状早于 SLE 出现，则不易诊断。在病程中出现的早期精神症状常易被忽视，如患者表现焦虑、不安、失眠、易激惹、好提意见等，往往不被认为是精神障碍，直到影响正常的生活后，才发现精神症状早已存在。全面的神经系统检查和精神状态检查，特别要注意意识状态、定向力、远近记忆、注意力、计算力和智能的基本测定有助于诊断。

对病情的观察也很重要，精神症状往往多变，部分患者可能是一过性的，内容也不一定固定不变，妄想可以从某人转至他人。意识障碍的可变性很大，常常昼轻夜重，逐日变化，因此要注意时时观察。

SLE 精神障碍应和下述两种情况相鉴别：

1. 糖皮质激素性精神障碍

激素性精神障碍以情感障碍为主要表现，患者显示话多、不眠、爱管闲事、易激惹、动作增加或郁郁寡欢、以泪洗面、心情压抑、对任何事物缺乏兴趣、有自杀倾向或行为，很像情感性精神病。而 SLE 引起的精神障碍较少特征性症状，如果患者有急性器质性脑病综合征，或是思维障碍再加上情感异常，则应更多地考虑 SLE 引起的精神障碍激素停用可使上述表现减轻。

2. 肾功能不全引起的精神障碍

肾功能不全合并精神障碍的早期症状和神经衰弱很相似，患者有头痛、头晕、无力、注意力不集中、记忆力差等症状；晚期则表现为急性器质性脑病综合征，个别患者也可出现精神病样表现，如片断的、凌乱的幻觉、妄想等。

【治疗】

本病的治疗需要精神专科的指导,针对脑病的治疗是基础治疗之一,针对 SLE 的加强治疗是基础治疗之二。

在积极控制 SLE 活动同时,有精神症状者需加用抗精神药如奋乃静、氯丙嗪、百忧解等。有认知功能不良者可用阿米三嗪(萝巴新、都可喜)、吡拉西坦(脑复康)、氢麦角碱等。有痴呆者可选用细胞代谢药物,如胞二磷胆碱、三磷腺苷、氢麦角碱等。

第六节　狼疮患者妊娠

SLE 好发于生育年龄的女性,除非病情十分严重或长期治疗的终末期肾病,SLE 女性患者的生育能力与正常女性相同。妊娠可诱发 SLE 或使 SLE 的病情复发、加重。SLE 患者胎儿异常的发生率也较正常人群高。因此,SLE 患者何时可以妊娠以及妊娠时怎样来控制病情,日益成为临床的一个重要问题,须由医生根据患者的具体情况而定。

一、SLE 对妊娠的影响

1. 病理妊娠

常见异常妊娠有自然流产、死产、早产、胎儿宫内发育迟缓、妊娠高血压疾病等。异常妊娠可发生于妊娠的各个时期,发病机制不清,可能与活动性狼疮肾炎、高血压、抗磷脂抗体和其他自身抗体等因素有关。

2. 狼疮肾炎

活动性狼疮肾炎患者异常妊娠的增高,有 30%～40% 发生自然流产,10% 发生死产,30% 以上孕妇出现早产,20%～30% 可发生 IUGR。因此,目前多不主张活动期狼疮患者妊娠。

3. 抗磷脂抗体

反复流产、血栓形成、血小板减少是抗磷脂综合征的主要临床表现。血清抗磷脂抗体阳性的 SLE 患者妊娠后,有 40%～50% 会发生流产和胎死宫内。组织病理学显示发生自然流产和早产的胎盘滋养血管内有微栓子形成或无栓子的小血管病变,从而引起胎盘组织缺血、梗死;免疫荧光可见 IgG、IgA、C3 等成分在血管壁和胎盘间质沉积。

4. 新生儿狼疮综合征

临床表现为房室传导阻滞、短暂的皮肤红色斑疹,血小板减少、白细胞减少,贫血,肝功能损害等。其发病和母亲体内抗 SSA、抗 SSB 抗体及抗 u1RNP 抗体阳性滴度有关。

二、妊娠对 SLE 的影响

约 50%SLE 患者在妊娠期或产后数月内出现 SLE 病情复发或加重。SLE 病情处于非活动期的 SLE 孕妇中有 10%～30% 在妊娠或产后数月出现病情复发或恶化。SLE 病情处于活动期的孕妇患者,SLE恶化的机会比非活动期高 2～3 倍,尤以妊娠早期和产后更为显著。

三、SLE 妊娠患者的实验室检查

由于人绒毛膜促性腺激素(human chorionic go-nadotropin,HCG)抗血清的非特异性交叉反应,有 10％女性 SLE 患者可出现妊娠试验假阳性反应,合并肾病的患者更为多见。应用放射免疫方法检测血清 R-HCG 水平则不会出现这一假阳性结果。正常孕妇的血清 C3 水平往往升高,在 SLE 孕妇中 C3 不升高或水平降低往往提示 SLE 病情有复发可能。抗 ds-DNA 抗体阳性的孕妇其胎儿血清抗 ds-DNA 抗体可为阳性。SLE 妊娠患者的抗 SSA 和抗 SSB 抗体与新生儿狼疮综合征明显相关,抗 SSA 抗体阳性的母亲所生新生儿中抗 SSA 抗体的阳性率为 8.8％。抗 UIRNP 抗体与新生儿狼疮综合征也有明显的相关性。

四、SLE 患者的避孕

一般认为,SLE 患者应在病情缓解稳定期,特别是肾病情缓解稳定期妊娠。缓解稳定的时间越长,妊娠的风险越小,目前认为,缓解期不应小于 6 个月。但即使如此,在妊娠期间 SLE 复发的危险性也可达 10％左右。活动性肾病变、血肌酐高于 200pmol/L、严重高血压、重度血小板减少、严重的狼疮脑病和使用环磷酰胺等致畸药物时均属妊娠的禁忌证。合并心包、心脏、肺部严重病变的患者也不宜妊娠。

含有雌激素的避孕药可能引起 SLE 病情的复发,且雌激素可使血栓形成的危险增加。仅含有孕激素的避孕药物,较少增加 SLE 复发的危险。因此,当 SLE 患者需口服避孕药时,应尽可能选用仅含孕激素的避孕药,但可能造成月经不规律、点滴出血、闭经、水肿和体重增加等副作用。宫内节育器可以增加感染的机会。目前认为,机械屏障方法,如阴道隔膜和含有杀精药物的避孕套是安全有效的避孕方法。

五、SLE 与哺乳

目前关于哺乳是否会增加 SLE 复发的危险尚有争论。在哺乳期可以使用泼尼松、泼尼松龙、羟氯喹等药物;在使用细胞毒药物,如环磷酰胺、环孢素、甲氨蝶呤等时,应避免哺乳。

(潘正论　户中丹　付　敏)

参 考 文 献

蒋明,David Yu,林孝义. 2004. 中华风湿病学. 北京:华夏出版社.

张乃峥. 1999. 临床风湿病学. 上海:上海科学技术出版社.

Criswell LA. 2008. The genetic contribution to systemic lupus erythematosus. Bull NYU Hosp Jt Dis,66(3):176-183.

Davies JB,Rao PK. 2008. Ocular manifestations of systemic lupus erythematosus. Curr Opin Ophthalmol,19(6):512-518.

Ferrera F,Filaci G,Rizzi M,et al. 2008. New therapies in SLE. Recent Pat Inflamm Allergy Drug Discov,2(1):11-23.

Gary S. Firestein,Ralph C. Budd,Edward D. Harris Jr,et al. 2008. Kelley's textbook of rheumatology. Philadelphia:W. B. Saunders Company.

Hellmann DB,Stone JH. 2000. Current Medical Diagnosis and Treatment. McGraw Hill.

Karim MY,Pisoni CN,Khamashta MA. 2009. Update on immunotherapy for systemic lupus erythematosus--what's hot and what's not! Rheumatology(Oxford),48(4):332-341.

La Cava A. 2009. Lupus and T cells. Lupus,18(3):196-201.

Lukjanowicz M,Brzosko M. 2009. Myelitis in the course of systemic lupus erythematosus: review. Pol Arch Med Wewn, 119(1-2):67-72.

Manzi S. 2009. Lupus update: perspective and clinical pearls. Cleve Clin J Med,76(2):137-142.

Pipili C,Sfritzeri A,Cholongitas E. 2008. Deforming arthropathy in systemic lupus erythematosus. Eur J Intern Med,19 (7):482-487.

Robak E,Robak T. 2009. Monoclonal antibodies in the treatment of systemic lupus erythematosus. Curr Drug Targets,10 (1):26-37.

Scofield L,Reinlib L,Alarcon GS,et al. 2008. Employment and disability issues in systemic lupus erythematosus: a review. Arthritis Rheum,59(10):1475-1479.

Tumlin JA. 2008. Lupus nephritis: histology,diagnosis,and treatment. Bull NYU Hosp Jt Dis,66(3):188-194.

第十一章　抗磷脂综合征

抗磷脂综合征(anti-phospholipids syndrome,APS)是一种非炎症性自身免疫病,临床上以动脉、静脉血栓形成,习惯性流产和血小板减少等症状为表现,血清中存在抗磷脂抗体(Apl),上述症状可以单独或多个共同存在。

APS可分为原发性抗磷脂综合征(PAPS)和继发性抗磷脂综合征(SAPS),SAPS多见于系统性红斑狼疮或类风湿关节炎等自身免疫病。此外,还有一种少见的恶性抗磷脂综合征(catastrophic APS),表现为短期内进行性广泛血栓形成,造成多器官功能衰竭甚至死亡。

【流行病学】

PAPS的病因目前尚不明确,可能与遗传、感染等因素有关。多见于年轻人,男女发病比率为1:9,女性中位年龄为30岁。

【免疫病理】

(一) APL 损伤血管内皮

血管内皮细胞释放前列环素减少,血管收缩,血小板聚集。血管内 vWF、组织因子增多,易于血栓形成。内皮微损伤后结合抗体,使损伤进一步增大。

(二) APL 对机体出、凝血机制的影响

APL是一组异质性抗体,可影响凝血机制的许多环节。狼疮抗凝物质(LA)是一组免疫球蛋白,在体外能干扰并延长各种磷脂依赖的凝血试验。LA中含有抗前凝血酶活酶复合物磷脂的抗体,干扰前凝血酶活性复合物与前凝血酶间的相互作用;体内LA与血栓形成有关。凝血因子Ⅲ凝血活性依赖于类脂部分,其中以磷脂酰乙醇酯最为重要。在 β-GP1 的参与下,APL与因子Ⅲ结合,促进外源性凝血途径的激活,使机体处于高凝状态。APL与内皮细胞上带负电荷的硫酸乙酰肝素反应,改变 AT 功能。APL可与血栓调节素相互作用并进而影响整个蛋白 C 抗凝系统。APL也可抑制纤溶酶原激活物释放,最终导致机体呈高凝状态。

(三) APL 对 RBC 和 PLT 的影响

APL和红细胞膜磷脂结合后可以导致自身免疫性溶血性贫血。一方面结合后的 APL-IgG-Fc 段发生变构,与单核-吞噬细胞膜表面 Fc 受体结合,使 RBC 被吞噬细胞破坏;如果膜部分破坏,RBC 则变为球形红细胞,在脾索被阻留破坏。另一方面可通过形成的抗原-抗体复合物激活补体依赖的细胞毒作用造成溶血。APL与血小板膜磷脂结合激活血小板,使其凝集增加或被单核-吞噬细胞吞噬、破坏,最终导致血小板下降。APL中也可能存在破坏血小板的抗体亚型。

(四) APL 对胎盘的影响

APL对血管内皮及出凝血机制的影响如上述。另外,APL对胎盘作用有其特殊性。胎盘抗凝蛋白(PAP1)是一种钙离子依赖的磷脂结合蛋白,与磷脂具有高度亲和力,二者结合后可抑制磷脂依赖的Ⅱ、Ⅳ、Ⅴ、Ⅹ因子的活化。APL影响胎盘绒毛表面 PAP1 的表达,使胎盘局部抗凝能力下降,易于形成血栓。APL阳性患者胎盘病理显示,其滋养层变薄,绒毛血管减少,终末动脉闭塞,血栓形成和梗死,免疫组化染色证实内皮细胞膜上 β_2-GP1 沉积增加。

【组织病理】

APL 可引起脑血管栓塞、脑出血等；肾内血栓形成；导致瓣膜赘生物形成；深静脉血栓形成；皮肤浅动脉血管炎，浅静脉血栓形成；肠系膜动脉血栓形成，供血区域肠坏死、肠麻痹梗阻；视网膜血管内血栓形成，可致失明。体内凝血机制异常而导致的血栓形成。动脉血栓造成组织坏死，静脉血栓造成组织淤血，水肿。原发性 APS 的肾病理改变特点如下：①肾栓塞性微血管病变。纤维蛋白栓子最常见于肾小球前小动脉、肾小球毛细血管和小叶间动脉。有时还可见系膜溶解，系膜插入而呈双轨病变。此种改变可为本征的早期改变，且常提示预后不良。②纤维内皮增生，见于 75% 病例。镜下可见血管纤维性内膜呈垫状向血管腔内突出，也常见内膜呈洋葱皮样纤维性变。时间长者可见阻塞管腔的再疏通改变，偶于此基础上发生急性梗死。③局灶性皮质萎缩（focal cortical atrophy），亦称"缺血性皮质坏死""皮质梗死""皮质瘢痕"。病变累及肾被膜下肾皮质。该部肾实质的所有成分均受累：肾小球呈硬化和假囊性两种改变，肾小管多为萎缩改变，肾间质纤维化，小动脉为纤维蛋白微血栓或纤维样组织所阻塞。

【临床表现】

（一）动、静脉血栓形成

APS 血栓形成的临床表现取决于受累血管的种类、部位和大小，可以表现为单一或多个血管累及（表 11-1）。APS 的静脉血栓形成比动脉血栓形成多见。静脉血栓以下肢深静脉血栓最常见，此外还可见于肾、肝和视网膜。动脉血栓多见于脑部及上肢，还可累及肾、肠系膜及冠状动脉等部位。肢体静脉血栓形成可致局部水肿，肢体动脉血栓会引起缺血性坏疽，年轻人发生中风或心肌梗死应排除 PAPS 可能。

（二）产科异常

胎盘血管的血栓导致胎盘功能不全，可引起习惯性流产、胎儿宫内窘迫、宫内发育迟滞或死胎。典型的 APS 流产常发生于妊娠 10 周以后，但亦可发生得更早，这与抗心磷脂抗体（Acl）的滴度无关。APS 孕妇可发生严重的并发症，早期可发生先兆子痫，亦可伴有溶血、肝酶升高及血小板减少，即 HELLP（hemolysis, elevated liver enzymes and low platelets）综合征。

（三）血小板减少、溶血性贫血

血小板减少是由于 APL 与血小板膜的磷脂酰丝氨酸作用后，血小板聚集、破坏，增加了单核巨噬细胞对血小板的吞噬；又由于血栓形成、血小板消耗性减少。本征血小板减少程度不一，可急性发作或周期性出现。血小板减少可为本征早期惟一临床表现，其他症状可延至数年后出现。除血小板减少外本征还可见微血管性溶血性贫血。有学者认为 IgM 型 APL 常伴有 Coombs 阳性和溶血性贫血。

（四）神经精神系统损伤

神经精神症状主要表现为脑血管意外，包括脑血栓、脑出血、精神行为异常、癫痫、舞蹈病和脊髓病变，轻者仅有偏头痛、注意力不集中、记忆力下降等。一般 APL 抗体与血管源性神经疾患的相关性比精神表现异常者更强，如脑血栓、视网膜动脉栓塞等。

（五）其他

80% 的患者有网状青斑，心脏瓣膜病变是后出现的临床表现，严重的需要做瓣膜置换术。此外可有神经精神症状，包括偏头痛、舞蹈病、癫痫、吉兰-巴雷综合征、一过性球麻痹（延髓性麻痹）等，缺血性骨坏死极少见。

【辅助检查】

（一）一般检查

血小板减少,溶血性贫血,补体下降。

（二）血清学检查

抗磷脂抗体阳性,中高滴度阳性的 IgG 型 Acl 最具特异性,其次为狼疮凝集实验阳性,ANA 可阳性。

1. 抗心磷脂抗体（Acl）

目前标准化的检测是用酶联免疫吸附（ELISA）法,持续中高滴度的 IgG/IgM 型 Acl 与血栓密切相关,IgG 型 Acl 与中晚期流产相关。Acl 分为两类,一类是非 β_2-GP1 依赖性抗体,多见于感染性疾病;另外一类是 β_2-GP1 依赖性抗体,多见于自身免疫病。

2. 狼疮抗凝物（LA）

LA 是一种 IgG/IgM 型免疫球蛋白,作用于凝血酶原复合物（Ⅹa、Ⅴa、Ca^{2+}、及磷脂）以及 Tenase 复合体（因子Ⅸa、Ⅷa、Ca 及磷脂）,在体外能延长磷脂依赖的凝血试验的时间。因此检测 LA 是一种功能试验,有凝血酶原时间（PT）、激活的部分凝血活酶时间（APTT）、白陶土凝集时间（KCT）和蛇毒试验（dRVVT）。其中以 KCT 和 dRVVT 较敏感。

3. 抗 β_2-GP1 抗体

抗 β_2-GP1 抗体具有 LA 活性,用 ELISA 法检测,与血栓的相关性比抗心磷脂抗体强,假阳性低,诊断 PAPS 的敏感性与抗心磷脂抗体相仿。

（三）特殊检查

1. 超声检查

血管多普勒超声有助于外周动静脉血栓的诊断;M 型超声、切面超声则有助于心瓣膜结构和赘生物的检测;B 超还可监测妊娠中晚期胎盘功能和胎儿状况。

2. 影像学检查

影像学检查对血栓评估最有意义,动静脉血管造影可显示阻塞部位,MRI 有助于明确血栓大小和梗死灶范围。

3. 组织活检

皮肤、胎盘和其他组织活检表现为血管内栓塞形成,一般无淋巴细胞或白细胞浸润,同样肾活检也表现为肾小球和小动脉的微血栓形成。

表 11-1　APS 的血栓临床表现

累及血管	临床表现
静脉	
肢体	深静脉血栓
脑	中枢静脉窦血栓
肝	

续表

累及血管	临床表现
小静脉	肝肿大;转氨酶升高
大静脉	Budd-Chiari 综合征
肾	肾静脉血栓
肾上腺	中央静脉血栓;出血、梗死,Addison 病
肺	肺血管栓塞;毛细血管炎;肺出血;肺动脉高压
大静脉	上/下腔静脉综合征
皮肤	网状青紫;皮下结节
眼	视网膜静脉血栓
动脉	
肢体	缺血性坏死
脑	
大血管	脑卒中;短暂性脑缺血发作;Sneddon 综合征
小血管	急性缺血性脑病;多发性脑梗死性痴呆
心脏	
大血管	心肌梗死;静脉搭桥后再狭窄
小血管	
急性	循环衰竭;心脏停搏
慢性	心肌肥厚;心律失常;心动过缓
肾	
大血管	肾动脉血栓;肾梗死
小血管	肾血栓性微血管病
肝	肝梗死
主动脉	
主动脉弓	主动脉弓综合征
腹主动脉	附壁血栓
皮肤	指端坏疽
眼	视网膜动脉和小动脉血栓

【诊断与鉴别诊断】

（一）诊断

PAPS 的诊断主要依靠临床表现和实验室检查,还必须排除其他自身免疫病和感染、肿瘤等疾病引起的血栓。

常用的抗磷脂综合征诊断标准为 Alarconsegovia 等提出。具体如下:①复发性自发性流产;②静脉血栓;③动脉闭塞;④下肢溃疡;⑤网状青斑;⑥溶血性贫血;⑦血小板减少。

具备 2 项或 2 项以上的临床表现＋高水平的抗磷脂抗体(IgG 和 IgM)可确诊。若只有 1 项临床表现＋高水平抗磷脂抗体,或 2 项以上临床表现＋低滴度抗磷脂抗体则为可能诊断。

1998 年第 8 届抗磷脂抗体国际研讨会制订了新的抗磷脂综合征的诊断标准。

1. 临床标准

（1）血管血栓形成:影像学、多普勒或组织学证实的 1 次或 1 次以上动脉、静脉或小血管血栓形成,排除浅表静脉的血栓形成,组织学上无明显的血管壁炎症。

(2) 妊娠情况:有 1 次或 1 次以上不明原因的妊娠 10 周或 10 周以上胎儿死亡史,胎儿形态正常,并经超声或直接检查所证实,或有 1 次或 1 次以上的妊娠 34 周或 34 周前因严重先兆子痫、子痫或胎盘功能不全导致的早产(胎儿形态正常),或有 3 次或 3 次以上妊娠 10 周内不明原因的连续流产,排除母体的解剖异常及父母双方的染色体异常所致。

2. 实验室标准

(1) 2 次或 2 次以上检测到血中存在中或高滴度 IgG 或(和)IgM 型抗心磷脂抗体,2 次检测的间隔至少 6 周,检测方法为标准的酶联免疫吸附法测定 β_2-糖蛋白 I 依赖性抗心磷脂抗体。

(2) 2 次或 2 次以上在血浆中检测到狼疮抗凝物,2 次间隔至少 6 周,检测方法按国际通用的标准进行,包括如下步骤:①磷脂依赖性凝血时间延长;如活化的凝血激酶时间(APTT)、白陶土凝血时间、稀释鲁氏蝰蛇毒时间(Russell)和稀释凝血酶原时间等;②用正常无血小板的血浆的血浆不能纠正延长的凝血时间;③加入磷脂后延长的凝血时间缩短或恢复正常;④排除其他的凝血异常的原因,如存在Ⅷ因子抑制物或肝素等。

至少 1 项临床标准加 1 项实验室标准可确诊。

一个有中高滴度 Acl 或 LA 阳性的患者,并有以下情况应考虑 PAPS 可能:①无法解释的动脉或静脉血栓;②发生在不常见部位的血栓(如肾或肾上腺);③年轻人发生的血栓;④反复发生的血栓;⑤反复发作的血小板减少;⑥发生在妊娠中晚期的流产。

(二) 鉴别诊断

静脉血栓需与蛋白 C、蛋白 S 和抗凝血酶Ⅲ缺陷症、血栓性血小板减少性紫癜、纤溶异常、肾病综合征、阵发性夜间血红蛋白尿、贝赫切特综合征与口服避孕药相关的血栓等疾病相鉴别。动脉血栓需与高脂血症、糖尿病血管病变、血栓闭塞性脉管炎、血管炎、高血压等疾病相鉴别。

需要注意的是 Acl 的出现并不一定发生血栓,约 12% 的正常人中可以出现 IgG 或 IgM 类Acl 抗体阳性。梅毒和 AIDS、Lyme 病、传染性单核细胞增多症、结核等疾病分别有 93%、39%、20%、20% 的抗磷脂抗体阳性率。一些药物如酚噻嗪,普鲁卡因胺、氯丙嗪、肼苯达嗪、苯妥英钠、奎宁、普萘洛尔和口服避孕药也可以诱导出 Acl;另外,有一些恶性肿瘤(如黑色素瘤、肾母细胞癌、肺癌、淋巴瘤和白血病等)亦可出现 Acl 或抗 β_2-GP I 抗体阳性。

【治疗】

(一) 一般原则

对 PAPS 的治疗主要是对症处理、防止血栓和流产再发生。一般不需用激素或免疫抑制剂治疗,除非对 SAPS,如 SLE 或伴有严重血小板减少($<50\times10^9$/L)或溶血性贫血等特殊情况。抗凝治疗主要应用于 Acl 阳性伴有血栓患者,或抗体阳性又有反复流产史的孕妇。对无症状的抗体阳性患者不宜进行抗凝治疗(表 11-2)。

表 11-2　APS 伴中、高滴度 Acl 患者的治疗方案

临床情况	治疗
无症状	不治疗,或 ASA 75mg/d
可疑血栓	ASA 75mg/d
反复静脉血栓	华法林,INR 2.0~3.0,无限期

续表

临床情况	治疗
动脉血栓	INR 3.0,无限期
初次妊娠	不治疗,或 ASA 75mg/d
单次流产,<10 周	不治疗,或 ASA 75mg/d
反复流产,或 10 周以后流产,无血栓	妊娠全过程及产后 6~12 周小剂量肝素(5 000IU,2 次/d)
反复流产,或 10 周以后流产,有血栓	妊娠全过程肝素治疗,产后用华法林
网状青斑	不治疗,或 ASA 75mg/d
血小板>50×10^9/L	不治疗
血小板<50×10^9/L	泼尼松 1~2mg/kg

注:ASA,阿司匹林;INR,国际标准化比率。

常用的抗凝药物:

1. 肝素及低分子质量肝素

肝素是未分层的混合物,相对分子质量为 3 000~57 000,低分子肝素(LMWH)是指用化学和酶学方法将肝素裂解并提纯的一组相对分子质量为 4 000~6 000 的葡胺糖。LMWH 与肝素相比有以下特点:①半衰期长,肝素为 1 小时(0.4~2.5 小时),而 LMWH 是它的 2 倍;②抗血栓的作用强,而抗凝作用弱;③对血小板作用小;④不易引起骨质疏松。

肝素每支 12 500U(100mg),近年来肝素用量趋于小剂量化,成人每日用量<15 000U,临床上静脉或皮下注射使用。LMWH 可以皮下注射,剂量为 2 500~3 000U,一般每日一次;剂量较大时亦可每 12 小时一次。

监测肝素治疗的实验室指标,通常用 APTT,使肝素剂量控制在正常对照的 1.5~2.0 倍为宜。肝素过量引起出血,可以用鱼精蛋白中和,1mg 鱼精蛋白可中和 100IU 肝素,鱼精蛋白宜缓慢滴注。

2. 华法林

华法林的抗凝机制是抑制维生素 K 依赖的凝血因子的合成,因此由华法林过量引起的出血,可以用维生素 K 拮抗治疗。本药有致畸作用,孕妇禁忌。本药半衰期是 33 小时,一般要服 12~24 小时才能起作用,要从小剂量逐渐增加,初期给 2.5~5mg/d,维持量因人而异,一般小于 7.5~10mg/d,平均 4~6mg/d。

华法林用 PT 监测,用国际标准化比率(international normalized ratio,INR)评估。INR=患者 PT/标准 PT,如 INR>3.0 出血风险加大,INR>5 出血风险极大。

3. 抗血小板药

抗血小板药物能抑制血小板黏附、聚集和释放功能,防止和抑制血栓形成。可以选用:①阿司匹林(ASA)抑制 TXA_2 的产生,用法 50~300mg/d,或磺吡酮 0.2,3 次/日;②双嘧达莫抑制 Ca^{2+} 活性,增高血小板内 cAMP 的浓度,可与 ASA 合用,25~50mg,3 次/日;③噻氯匹定通过 ADP 受体抑制血小板和纤维蛋白原连接,用法 0.25,1~2 次/日。

4. 羟基氯喹

可以减少 Acl 的生成,有抗血小板聚集作用,近期有研究提示它可以保护 Acl 患者不发生血栓。副作用有头晕、肝功能损害、心脏传导系统抑制、眼底药物沉着等,但副作用比氯喹轻,发生率低。用法 0.2～0.4g/d。

(二)急性期治疗

急性期血栓可行取栓术,静脉血栓在 72 小时内手术,动脉血栓在 8～12 小时内行取栓术或血管旁路术。有手术禁忌者,可以溶栓,国内常用的药物有尿激酶、链激酶,溶栓后用肝素或华法林抗凝治疗。但是临床经验提示溶栓药物对 APS 无助,因为很快能发生再栓塞。

(三)慢性期治疗

在慢性期以口服抗凝治疗为主,长期抗凝治疗会降低血栓的复发率,但亦会增加出血机会,应特别注意。抗凝治疗应监测 INR,对动脉血栓应控制在 2.5～3.0,静脉血栓则宜在 2.0～3.0。一般认为对经良好抗凝治疗仍有血栓发生的患者,可加用羟基氯喹。

(四)妊娠期治疗

APS 孕妇应按以下情况处理:①既往无流产史,或妊娠前 10 周发生的流产;通常以小剂量 ASA 治疗;②既往有妊娠 10 周后流产病史,在确认妊娠后,皮下注射肝素 5 000U,每天 2 次,直至分娩前停用;③既往有血栓史,在妊娠前就开始用肝素或低分子肝素抗凝治疗,在妊娠期不用华法林;④产后治疗,由于产后前 3 个月发生血栓的风险极大,故产后应该继续抗凝治疗 6～12 周;如果可能,在产后 2～3 周内可以把肝素改用为华法林。

(五)血小板减少的治疗

对血小板＞50×10^9 的轻度血小板减少而不合并血栓的患者,可以观察;对有血栓而血小板＜100×10^9 患者要谨慎抗凝治疗;血小板＜5×10^9 禁止抗凝,可以用泼尼松 1～2mg/(kg·d),大剂量静脉丙球注射,400mg/(kg·d),待血小板上升后抗凝治疗。

(六)恶性抗磷脂抗体综合征

本综合征常是骤然起病,一般主张抗凝并同时使用较大剂量激素,必要时联合使用血浆置换和静脉注射免疫球蛋白。

【预后】

口服适量抗凝药物治疗的轻症患者,血栓复发的危险小,对重症患者的治疗暂时无明确的成功经验。

(武树鹏 葛勇鹏)

参 考 文 献

蒋明,David Yu,林孝义. 2004. 中华风湿病学. 北京:华夏出版社.

张乃峥. 1999. 临床风湿病学. 上海:上海科学技术出版社.

D'Cruz D. 2009. Renal manifestations of the antiphospholipid syndrome. Curr Rheumatol Rep,11(1):52-60.

Favaloro EJ,Wong RC. 2008. Laboratory testing and identification of antiphospholipid antibodies and the antiphospholipid syndrome: a potpourri of problems,a compilation of possible solutions. Semin Thromb Hemost,34(4):389-410.

Gary S Firestein,Ralph C Budd,Edward D Harris Jr,et al. 2008. Kelley's textbook of rheumatology. Philadelphia:W. B. Saunders Company.

Hellmann DB,Stone JH. 2000. Current Medical Diagnosis and Treatment. New York:McGraw Hill.

Laskin CA,Spitzer KA,Clark CA,et al. 2009. Low molecular weight heparin and aspirin for recurrent pregnancy loss: results from the randomized,controlled HepASA Trial. J Rheumatol,36(2):279-287.

Lockshin MD. 2008. Update on antiphospholipid syndrome. Bull NYU Hosp Jt Dis,66(3):195-197.

Lockshin MD. 2006. Update on antiphospholipid syndrome. Bull NYU Hosp Jt Dis,64(1-2):57-59.

Ortega-Hernandez OD,Agmon-Levin N,Blank M,et al. 2009. The physiopathology of the catastrophic antiphospholipid (Asherson's) syndrome: compelling evidence. J Autoimmun,32(1):1-6.

Pasquali JL,Poindron V,Korganow AS,et al. 2008. The antiphospholipid syndrome. Best Pract Res Clin Rheumatol,22 (5):831-845.

Robert G Lahita,Nicholas Chiorazzi,Westley H Reeves. 2000. Textbook of the Autoimmune Diseases. Philadelphia:Lippincott Williams & Wilkins.

Urbanus RT,Derksen RH,de Groot PG. 2008. Platelets and the antiphospholipid syndrome. Lupus,17(10):888-894.

第十二章　血清阴性脊柱关节病

血清阴性脊柱关节病(seronegative spondyloarthropathies,SpA)是一组具有相似特点、相互关联的以累及中轴关节为主的多系统慢性炎性疾病。近2年有学者提出用"血清阴性脊柱关节炎"名称取代"血清阴性脊柱关节病",以缩小疾病名称内涵,避免和其他脊柱关节疾病的混淆。

本组疾病以强直性脊柱炎最为常见,包括银屑病关节炎(PsA)、反应性关节炎(ReA)、赖特综合征(RS)、炎性肠病关节炎(IBDA)、Whipple病(肠道脂质障碍病)和未分化型脊柱关节病(undifferentiatedspondyloarthropathy,uSpA)等。近年众多文献资料有把"赖特综合征"并入"反应性关节炎"的趋势(后面章节具体述及)。有风湿病专家认为应把"幼年特发性关节炎(HLA-B27阳性亚型)"部分(认为是强直性脊柱炎的前期或亚型)和"SAPHO综合征(synovitis滑膜炎、acne痤疮、pustulosis脓疱病、hyperostosis骨肥厚和osteitis骨炎)"也归入血清阴性脊柱关节病,二者均与HLA-B27相关。在国际风湿病联盟(ILAR)新的分类标准中,专有名词"附着点炎症相关性关节炎"用来表示与传统意义上被称为幼年型强直性脊柱炎、银屑病关节炎之间存在差异的关节炎类型。还有人将贝赫切特病(即Behçet病,又称白塞病)亦归属于此组疾病,因其与HLA-B27无关联而尚存争议,多数风湿病学者将其划入血管炎范畴。以上诸病都属于免疫病中的自身免疫病。

本组疾病的共同特点是:①血清阴性是指类风湿因子阴性,即阳性率与正常人群相似,一般不超过5%。没有类风湿结节;但作者已注意到SpA可以重叠类风湿关节炎;②均可影响脊柱,X线显示不同程度骶髂关节炎;③炎症性外周关节炎常为病程中最突出表现,下肢关节多于上肢关节;④本组疾病间的临床表现可有交叉重叠;⑤病理改变多为肌腱、韧带、筋膜与骨连接的附着点的炎症,足跟痛、足掌痛亦为附着点炎的表现;⑥有家族聚集倾向,且银屑病关节炎患者可有强直性脊柱炎家族史;⑦均与HLA-B27密切相关;⑧都存在非感染的免疫性炎症。

第一节　强直性脊柱炎

强直性脊柱炎(ankylosing spondylitis,AS)是一种以累及中轴关节(脊柱)为主的慢性进行性炎性疾病,并可侵犯四肢关节和其他脏器。其特点是在病程不同时期均有椎旁小关节炎、骶髂关节病变、椎间盘纤维环及其附近韧带钙化和脊柱骨性强直。

19世纪Connor最早描述了AS的病理变化,19世纪后期Bechterew等详细记述了其临床表现。1906年AS脊柱的X线改变首次被报道,30年代认识到骶髂关节炎的遗传重要性。1949年West报道了它的家族发病倾向,20世纪60年代以前AS被列为类风湿脊柱炎的一种特殊类型。1963年国际抗风湿联盟正式命名为强直性脊柱炎。1969年美国风湿病学会将类风湿性脊柱炎型改称为强直性脊柱炎,1973年Brewerton和Sohlosstein分别发现了与AS高度相关的HLA-B27。我国1982年第一次风湿病专题学术会议决定采用强直性脊柱炎这一国际统一的命名。

【流行病学】

AS患病率各国报道不一,美国为0.13%~0.22%,日本为0.05%~0.2%,国内初步调查结果其患病率为0.26%左右。可能和种族、地理环境等因素有关。另外,AS患病率的高低也与流行病学调查方法有关。男性强直性脊柱炎患者多见,以往文献认为男女之比为 10.6：1,现报告男女之比为 2：1 到 3：1。女性患者发病缓慢且病情较轻,临床误诊较多。AS 发病年龄高峰在13～30 岁,16 岁以前发病者称为幼年型强直性脊柱炎。群体研究表明,不同种族和人群 AS 发病率与其 HLA-B27 阳性率密切相关。即 HLA-B27 阳性率高的群体 AS 发病率高,反之亦然。例如,海地北美印第安人 HLA-B27 阳性率约为 50％,AS 发病率接近 10％;墨西哥 Mestizo 人HLA-B27 阳性率为 3％～5.5％,AS 发病率接近 0.06％～0.1％;在亚洲,中国汉族人群 HLA-B27 阳性率为 2％～6％,AS 发病率在 0.3％左右;日本 HLA-B27 阳性率为 0.5％～1％,AS 发病率为 0.05％～0.2％;在南半球土著黑种人中 HLA-B27 阳性率为 0.5％～1％,AS 罕见。

【免疫病理】

目前认为本病发生是多因素相互作用导致免疫紊乱和免疫炎症,而其中遗传和环境因素如细菌感染起着重要作用。

（一）遗传因素

早在 1957 年就已发现强直性脊柱炎的家族聚集发病倾向。1961 年 de Blecourt 等研究发现,强直性脊柱炎先证者的亲属发病几率是正常人的 23 倍。AS 双生子研究报告显示,在单卵双生子中 AS 患病一致率是 63％,双卵双生子为 12.5％。根据这些数据估算,遗传因素在 AS 的病因中约占 90％。1998 年英国的 Brown 等首次报道了患有 AS 的 225 对孪生子的全基因组扫描,结果显示,HLA 是与 AS 相关的区域。在 1、2、9、10、16 和 19 号染色体有非 MHC 连锁的证据,最强的非 MHC 连锁在染色体 16q。以后的 3 次不同种族 AS 患者全基因扫描研究报道皆分别发现除 HLA 区域外,非 HLA 区同样存在 AS 易感位点,特别是在 6q 和 11q。2004 年,顾鸣敏等报道了 9 个中国 AS 家系的全基因组扫描,结果提示 6p 的 D6S276 与 AS 之间存在较强连锁关系,表明中国人群的 6S1091－6S276-D6S1618 区域可能存在 AS 的易感基因位点。

HLA-B27 是迄今为止发现的和 AS 关联性最强的基因,在 AS 易感性中的作用约占 16％。HLA-B27 是人 6 号染色体短臂上 HLA-Ⅰ类分子 B 位点上的等位基因,由 8 个外显子和 7 个内含子组成,编码一分子质量为 43 000 u 的糖蛋白。目前已有 31 个 HLA-B27 亚型被先后发现,各亚型间只有 1～7 个氨基酸的差别。研究发现,HLA-B2701,02,04,05,07,08,10,14,15,19 分别在不同种族人群中与 AS 关联,B2703 与 AS 呈弱相关,HLA-B2706,09 与 AS 负相关。HLA-B27在 AS 发病机制的作用在动物模型中得到证实,HLA-B2704/05 转基因鼠可出现自发性关节炎;HLA-B27 转基因鼠敲除 β2M 基因亦可发生关节炎,提示关节炎的发生和 B27 尤其是 B27 的重链有关。针对 HLA-B27 在 AS 发病中的作用已提出多种假说。①连锁不平衡学说:有学者认为HLA-B27 本身并不重要,主要是它与其他基因间的连锁不平衡,改变了免疫反应,使机体易于发病。②受体学说:HLA-B27 蛋白可能作为外来病原体(如细菌)片段或代谢产物的受体,两者结合形成"HLA-B27＋抗原"复合体,变成被免疫细胞攻击的目标,因而引发一连串的免疫反应。③分子模拟学说:HLA-B27 抗原也可能与外来病原物质如某些细菌在分子结构上有相似片段,即存在分子模拟或交叉反应性,"误认"自己身上正常细胞的 HLA-B27 抗原作为病原物质而破坏产生异常免疫应答而致病。④关节源性肽假说:HLA-B27 上有一个"凹槽"结构,是 HLA-B27与抗原结合之处。通过这个"凹槽"HLA-B27 可特异性地结合关节源性致病肽,后者只存在于关节组织中。但在正常情况下,其递呈水平太低,致使细胞毒性 T 淋巴细胞(CTL)在胸腺发育过程经历阳性和阴性选择后,既不能诱导克隆删除,也不能激发免疫应答,但当带有某些具有结构同源性蛋白的病毒或细菌感染时,则可致敏耐受的 T 细胞,从而识别以低水平递呈的关节源性致病肽,引起自身免疫反应而损伤组织,组织损伤所释放的自身抗原又可进一步扩大这种自身免疫。

HLA-B27 阳性人群中仅有 1%～2% 的人发展成脊柱关节病,提示亦有其他基因参与了 AS 的发病。有研究显示,一些非 HLA-B27 基因可增加强直性脊柱炎的患病危险性,如 HLAB40、B60、DRI、DR8、DP3 等;DR7 与强直性脊柱炎的外周关节炎有关;Fraile 等研究发现 LMP7-Q/Q 与 HLA-B27 共存比单独 HLA-B27 阳性的患病危险性增高。同时,强直性脊柱炎患者中约有 5%～10%HLA-B27 阴性。Edmonds 等研究显示,在这些患者中部分患者 B7、B22 阳性,与银屑病关节炎相关的 HLA 基因包括 B37、B38、B39、B57、Cw6、DR7,在 37% AS 的患者中也有表达,其中仅有 B57 与对照组比较发生率升高。在 Yamaguchi 的研究中显示,HLA-B27 阴性的患者发病与 B39 有关。

(二) 环境因素

外界因素可能参与了 AS 的发病。①HLA-B27 转基因鼠研究发现,病原体隔绝环境饲养鼠不会诱发关节炎,而非隔绝环境却会诱发,提示微生物病原体对关节炎的触发作用。②强直性脊柱炎发病与否,与细菌造成的胃肠道或泌尿道感染关系密切。60% 的强直性脊柱炎患者出现肠道的亚临床炎症改变,且血清 IgA 抗体水平明显升高,与 C-反应蛋白水平显著相关。其中,肺炎克雷伯杆菌可能是其中的候选因素之一。③细菌感染,常常使得 HLA-B27 阳性的人发病,或使已发病的人病情恶化。

【组织病理】

骶髂关节炎是 AS 的病理标志,也是其最早的病理表现之一。骶髂关节在解剖学上部分属于滑膜关节,属微动关节。该关节由骶骨和髂骨的耳状面构成,骶骨耳状面不规则,约在上 3 个骶椎的外侧面,外后向,前面较宽。髂骨耳状面位于髂窝后部的髂骨内侧面,前内向。整个关节呈后内向,关节间隙非常窄。滑膜关节部分关节面覆以软骨,有滑膜、关节间隙、滑液,骶面凹陷,髂面稍为凸出。关节面大部分平滑,但有凸起与凹陷,使两个关节面密切相嵌。关节外被强有力的韧带,使关节有很大的稳定性。髂骨面软骨属纤维软骨,厚度一般不足 1mm。骶骨面软骨为透明软骨,厚度为髂骨面软骨的 2～3 倍。刚出生时,骶髂关节呈窄直状与脊柱平行。其形态随年龄的增长而变化,由于骶骨和髂骨间的扭力以及成长过程中机械因素造成的骶骨弯曲等原因,逐渐向后下弯曲。成人耳状面多呈 L 形,长臂呈后下走向,短臂与长臂成直角,呈后上走向。骶髂关节炎早期病理变化包括软骨下肉芽组织形成,滑膜增生和浆细胞聚集。后期出现关节破坏,关节间隙消失代之以纤维组织和骨化。椎体因椎间组织的炎症和新骨形成而呈方形变。椎体边缘的新骨与上下相邻的椎体连成骨桥,构成 X 线所谓的脊柱竹节样变。

附着端炎:主要见于关节囊、韧带和肌腱骨附着点部位发生的炎症,称之为附着端炎,是本病的基本病理改变。附着点炎见于骶髂关节、脊椎关节突关节、椎间盘、胸骨柄、椎体周围韧带、跟腱、筋跖膜、跗筋膜、肋肋连接等,大多为纤维软骨关节。以致造成这些部位的软骨和骨出现病变,有骨侵蚀破坏和囊性变,继而出现新骨形成、骨质过度生长,骨膜变化和骨赘形成。如此反复,最终附着端出现纤维化和骨化。

滑膜炎:典型表现为滑膜细胞肥大和滑膜增生,有明显的淋巴细胞和浆细胞浸润。但与类风湿关节炎不同,本病的滑膜炎极少引起关节破坏。

关节以外病变:除了关节侵害外,强直性脊柱炎还可以有关节以外的病灶,如葡萄膜虹膜炎、主动脉根部炎性病变,肺尖部斑片状炎症灶,淀粉样变性,心肌及传导系统病变。本病虽可见前列腺炎,但与本病的关系尚不肯定。

【临床表现】

AS 起病大多缓慢隐匿,少数急性发病。部分患者有发热、疲倦、消瘦、贫血或其他器官受累症状。

（一）关节表现

慢性腰骶部和髋部疼痛是 AS 最具特征性的早期症状。①腰骶部疼痛与夜间痛：主要表现为轻中度慢性疼痛，少数患者有臀部钝痛或骶髂部剧痛，偶向周边放射。咳嗽、打喷嚏、突然扭动腰部疼痛可加重。早期腰骶部疼痛多为单侧、间歇性发作，随病情缓慢进展变为双侧持续性。病情反复发作，疼痛严重者多有翻身困难、下蹲受限等。炎性腰痛是本病的特征之一，表现为疼痛多于休息后加重，夜间可痛醒，常需下床活动后方能重新入睡。患者可有腰背部僵硬和腰椎各个方向运动范围受限。晨起时腰背部发僵明显，称为"腰晨僵"。随着病情进展，多数患者整个脊柱可发生自下而上的强直，先是腰椎前凸曲线消失，进而胸椎后凸呈驼背畸形；随着颈椎受累，颈椎活动受限，患者体态渐变为头前俯、胸廓变平、腹部突出，呈"强脊体态"。少数患者是从腰部开始向上和向下两个方向发展。胸廓活动度受限，呼吸靠膈肌运动，最后脊柱各方向活动完全受限，患者行走时只能前视有限的一段路面。②肌腱附着点病变，约占20%。常表现为足跟痛和足掌痛，患者在坚硬地面站立或行走很不舒服。胸廓肌腱附着点炎主要表现为胸痛和胸肋关节和椎肋关节压痛。③髋部疼痛、腹股沟痛，颈部和背部疼痛等。④外周关节受累为首发症状者起病多较急，发热等全身症状发生率偏高。

（二）关节外表现

①急性前葡萄膜炎与虹膜炎：占4%～33%。常呈急性单侧发作，双眼同时发作较少。表现为眼睛红肿充血、疼痛、流泪和畏光，还可有视物模糊、角膜周围充血、虹膜水肿等。裂隙灯检查可见前房渗出与角膜沉积。每次发作持续约4～8周，一般无后遗症，但常复发。局部或全身使用糖皮质激素有效。少数持续性或反复发作的虹膜炎可遗留永久性损害，严重时可致失明。②肾损害：多为无症状的轻微血尿，少数患者有轻度肾功能异常。多为 IgA 型肾病、肾淀粉样变和非甾类抗炎药引起的肾损害。③心血管表现：发生率约为3%。临床上包括上行性主动脉炎、主动脉瓣关闭不全、主动脉瓣膜下纤维化、二尖瓣脱垂以及二尖瓣关闭不全、扩张型心肌病和心包炎等。其中以无症状的主动脉瓣关闭不全和传导阻滞较为多见。有文献认为强直性脊柱炎心血管受累同 HLA-B27 密切相关，男性远多于女性，欧美国家发生率高于我国及日本。④肺部表现：多为上叶肺囊性纤维化，发生率约为1.3%～10%，多数患者病程在15～20年以上，起病缓慢，半数患者无明显症状，随着病情的进展渐觉胸闷、气短，劳累加重。少数患者发展较快，是进展性双上肺纤维化伴囊性变，甚至有空洞形成。此时咳嗽加重，痰量增多，可有气促，甚至咳血。听诊双上肺呼吸音低，合并感染或出血时可闻中、小水泡音。胸片示双上肺有程度不等的絮状影和纤维条索影，边缘清晰，可伴有小囊状透光区，偶可出现空洞，壁薄，规则，圆形或椭圆形，无钙化影及播散灶。临床上需注意和肺结核鉴别。⑤神经肌肉表现：中晚期 AS 患者，可有压迫性脊神经炎或坐骨神经痛；马尾综合征可引起阳痿、夜间尿失禁、膀胱和直肠感觉迟钝、踝反射消失。患者外伤后出现颈背部疼痛和肢体麻木和感觉异常时要注意排除脊柱骨折的可能。第5～7颈椎骨折是最常见的脊椎骨折，死亡率最高。自发性寰-枢椎半脱位可引起严重头颈部疼痛，伴有脊髓压迫症状。⑥其他：据报告本病慢性前列腺炎较正常人群多见。

（三）特殊表现

骶髂关节炎的检查包括：①"4"字试验，患者仰卧，一腿伸直，另一腿屈膝，将足跟放置到对侧伸直的膝上。检查者一手压住直腿侧髂嵴，另一手下压屈膝侧膝部。若下压时引出对侧骶髂关节疼痛，提示屈膝侧存在骶髂关节病变。此试验应先排除髋关节病变后再应用。若髋关节痛可能为髋关节病变；若骶髂部痛，则可能为骶髂关节病变；若耻骨联合部痛，可能为耻骨炎；操作过程中如膝部不能放平，则表示髋关节有疾病。②骶髂关节压迫试验。③髂嵴推压试验。④骨盆侧压试验。⑤髂骨分离试验。⑥床边试验。⑦下蹲试验。

脊柱和胸廓的检查：①Schober 试验，检查腰椎活动度。方法是患者直立，测量双髂后上棘连线中点上垂直距离向上 10cm，向下 5cm 分别做出标记，然后嘱患者弯腰（保持双膝直立位）测量脊柱最大前屈度，正常移动增加距离在 5cm 以上，若增加距离多少于 4cm 提示腰椎活动度降低。②胸廓活动度：患者直立，用刻度尺测量其第 4 肋间隙水平（女性乳房下缘）深吸气末和深呼气末之间的胸围差，两者之差的正常值不小于 2.5cm。一般认为，小于 5cm 则提示胸廓活动受限。③枕壁试验：正常人立正姿势，后枕部应贴近墙壁而无间隙，而颈僵直和（或）胸椎段畸形后凸者该间隙增大至几厘米以上，致使枕部不能贴壁。④腰壁试验。⑤指-地距。

【辅助检查】

（一）常规检查

血沉增快不多见。75％患者可出现 C 反应蛋白增加。15％的患者出现轻度的正色素性贫血。血中免疫球蛋白可增加，尤其是 IgA。血清碱性磷酸酶可轻度或中度增高，且往往提示病变较广泛，或有骨骼侵蚀，对幼儿强直性脊柱炎意义较大。类风湿因子阴性。

（二）HLA-B27 检测

HLA-B27 与强直性脊柱炎的发病具有明显关联性，对于诊断不明确的炎性腰痛患者，HLA-B27 阳性对于 AS 诊断具有支持意义。

（三）X 线检查

强直性脊柱炎典型的 X 线改变主要见于中轴骨骼，尤其是骶髂关节、椎旁小关节、肋椎及肋横突关节。但骶髂关节的表现是最具特征性的。骶髂关节 X 线摄片表现：可见关节面皮质密度减低，骨质破坏如软骨下骨质吸收、关节面模糊或呈锯齿状破坏、皮质参差不齐或皮质中断；关节边缘硬化如软骨下呈毛玻璃样密度增高带、界线模糊；囊状改变，关节间隙变窄。晚期关节发生骨性强直。病变一般在骶髂关节的下 2/3 处开始，逐渐进展，最后可侵犯整个关节。值得注意的是，骶髂间隙包括关节部和非关节部。真正的滑膜关节位于骶、髂骨间隙的前下部，X 线片上约占骶、髂骨间隙的下 1/2 至 2/3，而后上部则由骶髂骨间韧带所填充。

1. 骶髂关节炎 X 线分级

0 级：正常。

Ⅰ级：可疑改变。关节面无改变，可见关节面下小囊状改变，可见局部硬化。

Ⅱ级：轻度异常。关节面模糊，可见小的、局限性的侵蚀，小囊性变和（或）局限性骨质疏松和硬化，但不伴有关节间隙的改变。

Ⅲ级：明显异常。为中度或进展性骶髂关节炎，伴有以下 1 项或 1 项以上异常改变，如明显的软骨下骨质侵蚀破坏和弥漫性硬化，明显的骨质疏松和囊变，关节边缘呈锯齿状、串珠状，关节间隙增宽或变窄，及关节部分强直。

Ⅳ级：严重异常。全部关节呈严重骨质破坏、硬化和骨质疏松，关节间隙消失，关节骨化。

2. 脊柱 X 线表现

关节面模糊不整，关节附近骨质疏松，骨赘形成，椎体"方形变"。前后纵韧带及其他脊椎间的韧带钙化或骨化，椎体边缘新骨形成，使上下椎体连成骨桥，脊柱形成具有特征性的"竹节"样强直改变。

（四）CT 检查

　　与 X 线检查相比，CT 由于分辨力高，层面无干扰，能发现骶髂关节的早期病变，如 CT 可以准确测量和评价关节间隙和提高微小病变的检出率，从而有利于早期诊断和较准确定级。CT 对Ⅰ～Ⅲ级骶髂关节炎的诊断常比 X 线平片敏感 1～2 个级别。可以做水平切面分析，也可以做冠状切面分析，还可以做局部放大骶髂关节三维重建。在检查如侵蚀及关节强直这样的骨骼变化时，CT 通常要优于磁共振影像。

（五）MRI 检查

　　MRI 检查具有早期诊断价值。在检测软骨的影像和关节囊及韧带病变方面，磁共振影像要比 CT 要好。如用对比增强剂二乙二胺五醋酸钆（Gd-DTPA）增强的动态 MRI（DMRI）检查，可发现骶髂关节软骨下骨板 1mm 的侵蚀。能检测出关节囊、关节旁骨髓炎症等早期骶髂关节炎表现。脂肪渗透技术如快速翻转恢复序列（STIR），对检测骨髓水肿非常灵敏。快速翻转恢复序列成像要比钆-二乙烯三胺五乙酸序列成像便宜，而其效果几乎同样好。因此，活动性骶髂关节炎的早期最好使用快速翻转恢复序列或是造影后的序列来检查。另外，磁共振影像在观察伴有马尾综合征的蛛网膜憩室比较有用。

（六）活组织检查

　　近年来，已有学者开始对骶髂关节炎进行病理学研究，即在 CT 导引下行骶髂关节穿刺活检，将取得的滑膜等组织行病理学、组织学、细胞分子生物学等研究。

（七）核医学检查

　　核医学骨骼扫描可发现受累关节放射性异常浓聚，有学者认为对强直性脊柱炎的价值在于追踪及评估疾病的活动性，对早期骶髂关节炎的诊断亦有帮助，但对已经纤维化或融合的病灶则无助益，不能用以评估疾病的严重度。

【诊断与鉴别诊断】

（一）诊断

　　AS 的诊断现仍沿用 1966 年发表，1984 年修订的纽约标准：

1. 纽约标准（1966 年）

　　有 X 线片证实的双侧或单侧骶髂关节炎（按前述 0～Ⅳ级分级），并分别附加以下临床表现的 1 条或 2 条，即①腰椎在前屈、侧屈和后伸的 3 个方向运动均受限；②腰背痛史或现有症状；③胸廓扩展范围小于 2.5cm。根据以上几点，诊断肯定的 AS 要求有：X 线片证实的Ⅲ～Ⅳ级双侧骶髂关节炎，并附加上述临床表现中的至少 1 条；或者 X 线证实的Ⅲ～Ⅳ级单侧骶髂关节炎或Ⅱ级双侧骶髂关节炎，并分别附加上述临床表现的 1 条或 2 条。

2. 修订的纽约标准（1984 年）

　　①下腰背痛的病程至少持续 3 个月，疼痛随活动改善，但休息不减轻；②腰椎在前后和侧屈方向活动受限；③胸廓扩展范围小于同年龄和性别的正常值；④双侧骶髂关节炎Ⅱ～Ⅳ级，或单侧骶髂关节炎Ⅲ～Ⅳ级。如果患者具备④并分别附加①～③条中的任何 1 条可确诊为 AS。

　　目前通用的 NY 标准为 1966 年制订，至今已 40 余年。MNY 标准的提出也有 20 年之久。这两个标准中的影像学标准，要求必须有肯定的骶髂关节炎，即明确的骨侵蚀、硬化。临床标准方面，要求有腰椎活动度、胸廓活动度降低。两者都过于严格，不利于 AS 早期诊断，因为在患者出现明确的 X 线骶髂关节炎改变以及腰椎、胸廓活动度降低以后,疾病已非早期。此外,国内外研究证明,HLA-B27 和 AS 具有强相关性,而这 2 个标准均未将其权重性考虑在内,也为其不足之处。近年,有学者建议 AS 早期诊断需参考欧洲脊柱关节病研究组(ESSG)分类标准或 Amor脊柱关节病诊断标准,亦有临床学者主张对高度怀疑 AS 而骶髂关节炎处于"放射学改变前期"者行骶髂关节活检以便早期诊断。

AS 疗效判定标准多样,但至今尚无公认的意见。ASAS 推荐的方案可供参考。①疼痛程度:用 10cm 目测表法;②附着点指数:按 Mander 方法计算;③炎症程度:晨僵时间和外周关节肿胀指数;④中轴关节指数和功能指数:按 Dongados 方法计算。外周关节炎按 Fuchs 28 个关节加 10 个趾关节计分法;⑤脊柱活动功能;⑥新发生的虹膜睫状体炎;⑦患者对病情估计;⑧医生对病情估计:用 BASDA I 标准。10cm 目测表法;⑨实验室检查:除血常规、血沉、C 反应蛋白、蛋白电泳、免疫球蛋白、碱性磷酸酶外,还应做肝、肾功能及尿常规检查;⑩放射学检查:骶髂关节 CT 检查和骨盆正位平片及必要部位 X 线检查,有条件还应行骶髂关节动态 MRI 检查。根据新修订的 StokesAS 脊柱积分,专家们认为 AS 患者的影像学随访频率最多不超过 2 年 1 次。对于部分患者,由于韧带骨赘可以在半年内形成,所以 2 次 X 线检查之间的最小间隔可以为半年。

(二)鉴别诊断

1. 类风湿关节炎

类风湿关节炎常无明显的家族史,女性多见,各年龄组均可发病,高峰在 30～50 岁。常为多关节炎,受累关节呈对称性,大小关节皆可受累,上肢关节如近端指间关节、掌指关节、腕关节受累较下肢关节多见,可侵及颞颌关节,无骶髂关节炎。可影响颈椎,特别是寰枢关节。类风湿因子及 CCP 等抗体指标多为阳性。HLA-DR4 阳性多见,而 HLA-B27 阳性率与正常人群无异。病理改变主要为关节滑膜炎。

2. 脊柱结核

脊柱结核多有消瘦、乏力、食欲下降、盗汗等结核中毒症状,局部疼痛、强直、椎旁冷脓肿,部分患者后期因椎体破坏塌陷而产生脊柱后凸畸形。脊柱结核严重时,可引起下肢瘫痪及神经异常,X 线以椎体破坏为主,有椎旁脓肿形成,椎间隙变窄,椎体楔形变,但不出现广泛的韧带钙化。若合并骶髂关节结核,则病变常累及单侧关节,X 线改变为关节面有囊性骨质破坏,而软骨下骨硬化不明显。B 超检查可较准确地诊断腰椎结核冷脓肿。

3. 急性或慢性腰肌劳损

急性或慢性腰肌劳损多由外伤或运动引起。下腰背痛以骶髂关节最严重,可有肌肉痉挛,脊柱动度良好,血沉、C 反应蛋白正常,X 线检查无异常。

4. 椎间盘突出症

椎间盘突出症常原因不明,疼痛常局限于下背部并放射到一侧腿部,运动时疼痛加重。无足跟部疼痛,无周围关节炎。HLA-B27 阴性。CT 可肯定或除外诊断。

5. 致密性髂骨炎

髂骨致密性骨炎是局限骨代谢病,好发于女性,20～40 岁多见。有复发性下腰痛,偶可向下放射至两侧臀部和大腿,弯腰活动时可加重症状。常有近期分娩史。X 线平片与 CT 检查显示髂骨面骨质硬化,髂骨下 2/3 更为明显,硬化带与正常骨组织分界清晰,无骨质破坏,骶髂关节间隙正常。骨盆平片的鉴别价值高于 CT。

6. 骨关节炎

多 40 岁以后发病,女性多见。有糖尿病、严重骨质疏松等慢性病者高发。发病关节多为负重关节和活动范围较大、活动频繁的关节,如指间、膝、髋、颈椎、腰椎等关节。胸椎和腰椎患了骨关节炎,则腰背部感到酸痛,活动时加重,弯腰受限。X 线检查可见椎体边缘有唇样骨赘,椎间隙略变窄,但椎体边缘仍清晰可辨,椎旁韧带无钙化。

【治疗】

治疗目标:①控制炎症,缓解疼痛和发僵症状,防止脊柱关节畸形;②维持良好姿势,保持脊椎和关节活动范围及功能;③预防并发症和药物副作用的发生;④疾病晚期可手术矫正畸形。

（一）指导宣教

让患者了解疾病的病程、预后及可能的并发症,认识治疗的意义及其长期性,从而调动患者治疗的积极性。鼓励患者保持乐观精神,树立战胜疾病的信心,以良好的心态准备与疾病作长期的斗争。要养成饮食起居、工作生活、休息睡眠等各方面的良好习惯。日常生活中最重要的是需注意进行积极和合理的锻炼。临床实践经验证明,运动锻炼在一定意义上甚至比医疗还重要。适度游泳和打太极拳常有益患者。保持躯体正确的姿势和活动性,防止驼背的发生。驼背的发生和发展过程,常非常缓慢,使人难以觉察,因此保持良好体态极为重要。不论行、坐、站、卧都应注意适当地进行体位变换,避免长时间维持一个姿势,不从事弯腰负重的工作。

（二）非甾体抗炎药

非甾体类抗炎药是通过抑制环氧化酶和脂氧化酶,阻断花生四烯酸形成前列腺素等发挥抗炎和镇痛作用。这类药物起效较快,能在较短时间内控制症状,迅速改善患者腰背部疼痛和发僵,减轻关节肿胀和疼痛。常用药物包括布洛芬、恶丙嗪、洛索洛芬、萘普生、托美汀、双氯酚酸、吲哚美辛、阿西美辛、依托度酸、萘丁美酮、吡罗昔康、美洛昔康、尼美舒利、罗非昔布、塞来昔布等。根据患者疼痛程度调整剂量,晨间僵硬可于睡前给予长效药物。胃肠道反应明显者可合用胃黏膜保护剂。

（三）慢性作用药物（DMADS）

常用的有柳氮磺胺吡啶、甲氨蝶呤等。这类药物起效较慢,需用药 1～3 个月才发生作用,有可能减缓或阻止病情的发展。

1. 柳氮磺胺吡啶

柳氮磺胺吡啶(SSZ)具有抗感染、免疫调节和抗炎镇痛作用。可控制强直性脊柱炎的疾病活动性,改善关节疼痛和发僵,降低血清 IgA 水平,特别适宜于改善外周关节滑膜炎。通常要在服药后 6～8 周起效,维持治疗可保持病情相对稳定。本药对早期有外周关节肿痛的强直性脊柱炎患者疗效较佳,对有慢性腹泻史者尤为合适。用法:SSZ 第 1 周 0.25g/次,1 日 3 次,以后每周每剂增加 0.25g 至第 4 周起 1.0g/次,1 日 3 次维持。一般最小有效剂量为 0.5g/次,1 日 3 次。副作用主要为消化道症状,恶心、肠胃不适、食欲减退等。其他如皮肤过敏、白细胞下降、肝功能异常等副作用均少见。用药期间应注意检查血象、肝功能等。乙肝病毒携带者慎用。对磺胺药过敏者禁用。

2. 沙利度胺(反应停)

开始剂量为 50mg/d,晚睡前服用。然后每隔 10 天增加 1 倍,直至达到 200mg/d。据报告 26 例难治性病例中,80％有效。治疗 3~6 个月后,血沉和 C 反应蛋白明显下降。多数在治疗的 6~12 个月才显示药物的最大疗效。有效后仍需要继续服药维持疗效,停止治疗病情可出现反复。主要的副作用有轻度嗜睡和口干感,在持续治疗 4 周后,上述 2 种症状自行消失。3 例患者出现头皮屑明显增多。3 例患者有轻微肝酶升高(＜正常值 2 倍),在 1 周后即恢复正常。2 例患者出现过 1~2 次的显微镜下血尿。1 例患者在第 12 个月时出现指端麻刺感。

3. 来氟米特

为一个具有抗增殖活性的异噁唑类免疫抑制剂。药理机制主要为抑制二氢乳清酸脱氢酶的活性,从而影响活化淋巴细胞的嘧啶合成。来氟米特在体内的代谢产物 A771726(M1)具最大治疗活性。本品口服吸收迅速,可在胃肠黏膜与肝中迅速转变为活性代谢产物 A771726（M1）,口服后 6~12 小时内 A771726 的血药浓度达峰值,生物利用度约 80％,吸收不受高脂肪饮食影响。单次口服 50mg 或 100mg,24 小时后,血浆 A771726 浓度分别为 $4\mu g/ml$ 或 $8.5\mu g/ml$。A771726 主要分布于肝、肾和皮肤组织,而脑组织分布较少。A771726 血浆浓度较低,血浆蛋白结合率大于 99％,稳态分布容积为 0.13L/kg。A771726 进一步代谢物从肾脏与胆汁排泄,其半衰期约 10 天。由于来氟米特半衰期较长,建议间隔 24 小时给药。为了快速达到稳态血药浓度,建议开始治疗的最初 3 天给予负荷剂量 1 日 50mg(5 片),之后给予维持剂量 1 日 20mg(2 片)。在使用本药治疗期间可继续使用非甾体抗炎药或低剂量皮质类固醇激素。药物不良反应主要有腹泻、瘙痒、可逆性肝脏酶(ALT 和 AST)升高、脱发、皮疹等。在国外,来氟米特治疗 1339 例类风湿关节炎病人中,发生率≥ 3 ％的不良事件均在安慰剂对照或阳性对照柳氮磺胺吡啶治疗组及 MTX 治疗组中发现,其中来氟米特治疗组以腹泻、肝脏酶升高、脱发、皮疹较为明显,在应用过程中应加以注意。

4. 甲氨蝶呤

甲氨蝶呤(methotrexate,MTX)是一种二氢叶酸还原酶的抑制剂。口服和静脉注射疗效相似。用法:常用剂量为 7.5~10mg,每周 1 次。副作用:主要是胃肠道反应,其他如骨髓抑制、口腔炎、脱发和头痛等神经系统症状较少见,所有副作用停药后均可恢复。加服叶酸对减轻胃肠道反应和口腔炎可能有效。老年、肥胖、糖尿病、活动性消化性溃疡、肝病、乙肝病毒携带者、肾病患者慎用;孕妇忌用。用药期间不宜饮酒,应定期检查血象、肝功能等。

(四) 糖皮质激素

糖皮质激素具有很强的抗炎作用。但不作为治疗本病的首选药物,尤其不宜大剂量长期使用。泼尼松剂量一般以 10~30mg/d 为宜。对有下列情况的患者,可适当应用:①个别对非甾类抗炎药治疗抵抗的严重外周关节炎,可用皮质激素关节内注射或全身用药。②对非甾类抗炎药过敏,或非甾类抗炎药不能控制症状者。③AS 急性发作伴高热,外周关节有明显的肿痛,或并发关节外症状,如急性虹膜炎、肺受累时,需用糖皮质激素治疗。④儿童强直性脊柱炎。⑤患者妊娠,急性发作者。皮质激素可以每日早晨顿服,也可以 1 日 3 次服用,如夜间痛严重而非甾类抗炎药无效者,可睡前口服,对减轻夜间痛和晨僵有效。对病情进展重症病例用甲泼尼龙"冲击疗法",即甲泼尼龙每日 1g 静脉滴注,连续 3 日有效。或地塞米松每日 30~50mg,连续 3 日,能有效控制病情。本病原则上不宜长期使用皮质激素。

（五）中成药

1. 雷公藤多苷

雷公藤多苷是国内研究较多的一种中成药，具有较强的抗炎、镇痛及免疫抑制作用，对淋巴细胞、单核细胞和巨噬细胞均有抑制作用，可改善微循环，增强肾上腺皮质功能。对控制 AS 的关节疼痛，减轻晨僵有一定效果。用法与用量：每次 20mg，每日 3 次，病情控制后，10mg 每日 2～3 次维持。副作用：包括胃肠道症状（恶心、呕吐、腹痛、腹泻）、月经紊乱、女性闭经（个别功能性子宫出血）、精子生成受抑制、肝肾损害、白细胞减少，皮疹或色素沉着等。由于本品对生殖细胞的影响，儿童禁用、青年男女慎用。

2. 青藤碱

商品名正清风痛宁，是毛青藤中提取的一种生物碱，具有镇痛、抗炎和免疫抑制作用。正清风痛宁可抑制肉芽增生，以利关节功能恢复，且有明显的细胞免疫兴奋和减弱体液免疫反应的作用，这种免疫调节作用与皮质类固醇的作用有相似之处。对有周围关节肿痛的强直性脊柱炎患者具有缓解症状，改善关节功能的作用。用法与用量：20mg/次，1 日 3 次，3 天后无不良反应，则可增至 40mg/次，1 日 3 次，最大剂量不宜超过 60mg/次，1 日 3 次。副作用：该药的不良反应主要为如皮肤瘙痒、皮疹；白细胞、血小板减少。用药期间宜定期检查血常规、血小板。既往有药物过敏史者、过敏性哮喘或低血压患者慎用；孕妇或哺乳期妇女慎用。

（六）生物制剂

目前临床上的生物制剂种类较多，包括抗 $CD4^+$ 单克隆抗体、肿瘤坏死因子拮抗剂 [infliximab（英夫利昔）、etanercept（依那西普）和 adalimumab（阿达木单抗）]、白细胞介素-1 拮抗剂（anakinra）、γ-干扰素、共刺激阻断因子（abatacept）及抗 CD20 单抗（rituximab）等。其中，肿瘤坏死因子拮抗剂以其起效快、疗效可靠、能延缓骨质侵蚀及较少不良反应被美国药品与食品监督管理局（FDA）批准用于强直性脊柱炎的治疗。

TNF 抑制剂治疗 AS 的禁忌证有：①妊娠或哺乳期妇女。②急性感染。③存在下列感染的易感因素：慢性下肢溃疡、乙肝、陈旧结核、过去 12 个月内有脓毒性关节炎、过去 12 个月内有人工关节的脓毒性关节炎或关节异物、持续或反复胸部感染、留置导尿管。④有狼疮或多发性硬化症病史。⑤恶性肿瘤或癌前病变：基底细胞癌、已确诊恶性肿瘤并经 10 年以上治疗者。

英夫利昔单抗（infliximab），是肿瘤坏死因子 α 的人鼠嵌合（含 25％鼠蛋白和 75％人蛋白）IgG1k 单克隆抗体，通过结合具有生物学活性的可溶性和膜结合型肿瘤坏死因子 α，抑制肿瘤坏死因子 α 与受体的结合。1999 年 11 月 10 日首次获得 FDA 批准用于治疗类风湿关节炎，为第二个获得 FDA 批准上市的抗人肿瘤坏死因子制剂。该药半衰期为 8.0～9.5 天。静脉用药，标准的治疗剂量是 3mg/kg，间隔 4 周重复 1 次，通常使用 3～6 次。治疗后患者的外周关节炎、肌腱末端炎及脊柱症状，以及 C 反应蛋白均可得到明显改善。但其长期疗效及对中轴关节 X 线病变的影响如何，尚待继续研究。

依那西普（etanercept），是一种人工合成的可溶性肿瘤坏死因子 α 受体融合蛋白，通过特异性地与肿瘤坏死因子 α 结合，竞争性地阻断肿瘤坏死因子 α 与细胞表面的肿瘤坏死因子受体结合，可以抑制由肿瘤坏死因子受体介导的异常免疫反应及炎症过程，但不能溶解产生肿瘤坏死因子 α 的细胞。1998 年 11 月 2 日第一个获得 FDA 批准用于治疗疼痛性关节疾病的制剂。美国 FDA 于 2003 年批准了依那西普用于治疗严重的活动性强直性脊柱炎，是第一种获准用于治疗强直性脊柱炎的生物制剂。该药平均半衰期为（102±20）小时,每周 2 次,成人每次 25mg 皮下注射,4～17 岁的患者用量为 0.4mg/kg,最大剂量每次不超过 25mg 即可明显降低血肿瘤坏死因子生物活性。常规剂量治疗 12 周内可使强直性脊柱炎的症状、体征和实验指标明显改善。它既可单独治疗,也可与其他二线药(如柳氮磺吡啶或甲氨蝶呤)联合用药。有报道,该制剂的疗效可维持长达 2～4 年。

阿达木单抗(adalimumab),与英夫利昔单抗一样,阿达木单抗也是抗肿瘤坏死因子 α 单克隆抗体,临床疗效也与英夫利昔单抗相当,但不同的地方是它是一种完全人源化的重组肿瘤坏死因子 αIgG1 单克隆抗体,比英夫利昔单抗有较低的免疫原性,很少引起自身免疫样综合征。它可高亲和力地结合人肿瘤坏死因子 α,破坏细胞因子与受体结合,溶解表达肿瘤坏死因子 α 的细胞。阿达木单抗吸收缓慢,到达峰浓度约需 130 小时,半衰期为 16 天。推荐药物剂量 40mg,隔周 1 次,皮下注射,可与甲氨蝶呤等联合使用或单独使用,单独使用时可每周用药 1 次。

感染是上述生物制剂较常见且重要的不良反应。有诱发感染加重的危险性,对于有严重感染或机会性感染者,包括脓毒性关节炎、假体感染、急性脓肿、骨髓炎、脓毒血症或全身真菌感染等,不应开始或继续用这类药,感染控制后可恢复治疗;使用肿瘤坏死因子拮抗剂可使结核病患病率增加。因此,使用肿瘤坏死因子拮抗剂应常规做抗结核菌素试验和摄胸片进行筛选。理论上使用生物制剂可提高肿瘤发生危险性,但目前无可靠证据提示这类药物会增加淋巴瘤和其他恶性肿瘤的发生率或使原有的实体瘤复发。建议肿瘤坏死因子拮抗剂应尽量避免或慎用于充血性心力衰竭控制不好的关节炎患者。其他不良反应有注射部位反应包括红斑和瘙痒、头痛、过敏反应及狼疮样病变等。

(七) 外科治疗

髋关节受累引起的关节间隙狭窄、强直和畸形,是本病致残的主要原因。为了改善患者的关节功能和生活质量,人工全髋关节置换术后绝大多数患者的髋关节痛得到控制,部分患者的功能恢复正常或接近正常,置入关节的寿命90%达 10 年以上。

【预后】

AS 通常是发展缓慢,发作和缓解交替进行,病程持续终生。对个别患者来说预后很难估计。评估疾病活动性最好的指标是患者的症状。90%的患者拥有相对良好的生活质量,早期诊断及治疗有助于改善病程并增进生活质量。髋关节受累是造成残疾的最常见原因。此外,少数进展急剧、病情严重病例晚期因脊椎融合,形成竹节状,出现明显驼背畸形,影响工作和生活质量。脊柱融合之后,因丧失柔软度,变得较易骨折,可造成神经压迫。疾病本身引起死亡者极少,如果发生,一般由于合并症,如肺部感染和外伤骨折等。预后不好的指标是:①发病年龄小于 16 岁者;②有外周关节炎者;③侵犯关节以外器官者;④疾病活动长期不缓解者。

第二节 赖特综合征

赖特综合征(Reiter syndrome,RS)是以非特异性尿道炎、结膜炎、多发关节炎三联征为特点的系统性免疫病,属一种特殊类型的反应性关节炎。有上述三联征的患者称为完全型赖特综合征。只具有初始感染如尿道炎、阴道炎或直肠炎和关节炎称为不完全型赖特综合征。临床上不完全型比完全型更为常见。本病关节外皮肤、黏膜症状特征性改变有:旋涡状龟头炎、溢脓性皮肤角化病、口腔溃疡、宫颈炎和葡萄膜炎。

【流行病学】

本病在世界各地均有报道,青年男性多见,国外的发病率为 0.06%～1%,国内尚无相关的流行病学报道。男女之比为(10～20)∶1。儿童和老年人少见。

【免疫病理】

赖特综合征病因尚不明确。一般认为可能与感染和遗传有关。①感染:赖特综合征可分为性病型和肠病型两型。据文献报道,欧洲及亚洲以肠病型多见;而英国与北美多与性病相关。肠病型:又称痢疾型。病原菌主要是沙门菌属、耶尔森菌属、志贺菌属以及弯曲杆菌属,其中前三者是主要的病原菌。男女发病率相等,儿童绝大多数也属于此型。性病型:主要为生殖器感染,病原菌为衣原体、淋球菌或致病性支原体,但非淋菌性尿道炎患者仅1‰发展为赖特综合征,本型多见于20～40岁年轻人。②遗传因素:RS有家族发病趋向,患者亲属中骶髂关节炎、强直性脊柱炎和银屑病患病率增高,HLA-B27阳性者占75%～80%,均提示遗传因素参与了RS发病机制。

【组织病理】

RS的基本病理改变表现为:①滑膜的非特异性炎症。急性期:关节滑膜充血、水肿,纤维素渗出,中性粒细胞、淋巴细胞、少许浆细胞浸润,滑膜细胞和成纤维细胞增生。慢性期:血管翳形成和软骨侵蚀,偶伴骨溶解及新骨形成。②韧带和关节囊附着点炎。附着点周围的骨质可有侵蚀和骨质疏松。其他病理改变有骨膜炎、骶髂关节炎和骨刺等。

【临床表现】

患者一般在前驱感染后2周内发病。常见的首发症状为尿道炎,其次为结膜炎和关节炎。亦可在感染后数周内出现发热、体重下降、乏力衰弱、大汗等。发热常呈不规则热,持续10～40天后可自行缓解,体温降至正常时关节炎也多自行缓解。

(一) 关节炎

发生率在90%以上,多为急性关节炎。典型表现多为初发尿道或肠道感染2～6周后出现的不对称性单一或少关节炎,主要表现为受累关节的肿胀、疼痛、局部发热和触痛以及关节功能障碍。以下肢膝关节炎最为常见,发生率约为72%。此外,踝关节炎约为44%,也可累及髋关节、指/趾关节、肩关节、肘关节、腕关节等。多关节炎痛者,最后多固定于1～2个关节。关节炎发作通常有自限性,持续1～3个月后缓解。个别可长达半年以上。初次发病可恢复正常不留后遗症,但反复持续发作者可发生关节畸形。

(二) 腊肠指(趾)

整个手指或足趾的弥漫性肿胀称腊肠指(趾),具有很强的特异性。累及指甲时早期变化为甲皱,呈红色卷边,严重者可形成无痛性指甲下脓疱。角质样物质堆积于指甲下可使之完全分离,即甲床分离。

(三) 下腰背痛

约占18.2%,多为骶髂关节炎所致,常呈非对称性。背部不适常放射到臀部和大腿,在卧床休息和不活动时疼痛加重,活动后可缓解。

(四) 骨膜炎

好发于足,表现为跟腱附着点炎,足跟底面和跖底筋膜炎、髌骨附着点炎等。患者可有足跟痛和附着点局部肿胀和触痛。

(五) 尿道炎

约68%患者以尿道炎为首发症状。患者多在性接触或痢疾发生后7～14日内发生无菌性尿道炎,表现为尿频、尿急及排尿时灼热感或剧痛。尿道口可见红肿或浅表溃疡,有脓性或浆液性分泌物,通常持续 1~3 天。25% 患者可出现生殖器损害,主要累及包皮、冠状沟和龟头。龟头炎一般在几天或几周痊愈,极少可持续几个月。主要表现为以下两种类型:

旋涡状龟头炎:阴茎龟头和尿道口的浅小无痛性潮湿的溃疡称为漩涡状龟头炎,开始为小水泡,直径 2~3mm,基底略红,可迅速溃破为浅表糜烂,疼痛不明显,可以累及全龟头。环状龟头炎:表现为龟头褐红色斑片,逐渐中央消退,呈环状。包皮内板、阴茎和阴囊也可有与龟头炎相似的表现。女性患者表现为无症状或症状轻微的膀胱炎和宫颈炎,有少量阴道分泌物或排尿困难。

(六) 眼病

约 63% 患者有眼部受累,表现为结膜炎、虹膜炎、葡萄膜炎和角膜炎。结膜炎:多在尿道炎同时或数天后出现,表现为急性单侧非感染性结膜炎,结膜呈轻度发红,分泌物增加,睑结膜可呈特征性淡紫色天鹅绒状表现。轻者有一过性发痒和轻度烧灼感,重者可持续几周。虹膜炎:常为急性,以单侧多见,也可双侧交错发作,持续 1~2 个月。葡萄膜炎:易发生在反复发作患者,常伴发骶髂关节炎,严重者可导致失明。

(七) 皮肤、黏膜损害

本损害多见于性病型赖特综合征。主要表现浅表性口腔溃疡和溢脓性角化病。浅表性口腔溃疡:是本病早期的一过性表现,约占 10%。直径 0.1~1cm,水疱,逐渐发展成浅小的溃疡,多为无痛性,常被忽视。此表现也可见于阴茎龟头。溢脓性角化病是一种过度角化的皮损,为本病的特征性皮肤表现,见于 10%~30% 的患者。主要分布在足底的一端,也可发生在手掌、跖和指甲周围、阴囊、阴茎、躯干和头皮。开始表现为红斑基础上的小水疱和脓疱,然后逐渐发展斑疹、丘疹;无触痛、最终形成角化小结节。

(八) 其他表现

10% 患者可有其他系统损害,如心脏受累包括瓣膜病变和传导异常,肾病变,颅神经和周围神经病,呼吸系统受累等;血栓性静脉炎和严重胃肠道出血罕见。

【辅助检查】

(一) 病原体培养

取宫颈液拭子行直接荧光抗体和酶联免疫试验。直接检菌可靠性更高,大部分患者就诊时感染已发生在数周前,病原体的培养往往呈阴性。

(二) 血沉、C 反应蛋白增高

外周血白细胞计数高达 $15\sim30\times10^9$/L,中性粒细胞比例升高。免疫球蛋白 IgG、IgM 增高,约 2/3 患者免疫复合物阳性。血清类风湿因子为阴性。

(三) 关节滑液与滑膜检查

关节滑液多呈白细胞轻度至中度升高,主要为中性粒细胞。可出现大巨噬细胞,内含核尘和空泡。滑膜活检显示为非特异性炎性改变,有中性粒细胞浸润。关节液培养多呈阴性。部分患者采用 PCR 或分子杂交技术在滑膜和滑液里可鉴定出病原体抗原。

(四) HLA-B27 检测

HLA-B27 阳性率为 75%~80%,多与中轴关节病、心肌炎和眼色素膜炎相关。HLA-B27 阳性有助于本病的诊断。

（五）放射学检查

急性期患者 10% 的可出现骶髂关节炎，慢性期患者 70% 有骶髂关节炎，早期多呈非对称性，晚期可侵犯双侧；脊柱易发生韧带骨赘，跨过椎间盘间隙多呈非对称性椎旁骨化。关节炎：早期多呈关节周围软组织肿胀和骨质疏松；慢性关节炎晚期出现关节破坏，关节腔变窄、广泛新骨形成和骨质硬化等。关节间隙狭窄多见于足小关节，伴有独特的边缘和绒毛状周围骨炎。

【诊断与鉴别诊断】

（一）诊断

根据患者不洁性交或肠道感染后同时或短时期内先后出现特征性尿道炎、结膜炎、关节炎时，可拟诊为本病，如能排除其他原因所致的关节炎本病诊断可成立。若三大主征伴皮肤、黏膜表现（如龟头炎、龟头溃疡、口腔炎、皮肤角化症等），诊断依据会更充分。

对不具备典型三联征者目前多沿用 1996 年 Kingsley 与 Sieper 提出的反应性关节炎的分类标准。①典型外周关节炎：下肢为主的非对称性寡关节炎；②前驱感染的证据：a. 如果 4 周前有临床典型的腹泻或尿道炎，则实验室证据可有可无；b. 如果缺乏感染的临床证据，必须有感染的实验室证据；③排除引起单或寡关节炎的其他原因，如其他脊柱关节病、感染性关节炎、莱姆病及链球菌反应性关节炎；④HLA-B27 阳性、赖特综合征的关节外表现（如结膜炎、虹膜炎、皮肤、心脏与神经系统病变等）或典型脊柱关节病的临床表现（如炎性下腰痛、交替性臀区疼痛、肌腱端炎或虹膜炎）不是反应性关节炎确诊必须具备的条件。

（二）鉴别诊断

赖特综合征主要与感染性关节炎、强直性脊柱炎、银屑病性关节炎、肠病性关节炎、白塞病、类风湿关节炎等疾病鉴别。

【治疗】

迄今为止，本病尚无特异性治疗，主要为对症治疗和抗感染治疗等。

（一）一般治疗

急性期症状严重者需卧床休息，症状缓解后应尽早行关节功能锻炼。虹膜炎宜用口服皮质激素和皮质激素眼药水滴眼，应加用扩瞳药及睫状肌松弛剂，如阿托品。皮肤黏膜损害者可局部应用肾上腺皮质激素。

（二）抗生素治疗

对非淋球菌性尿道炎或阴道炎患者可使用喹诺酮类抗生素（如氧氟沙星）和大环内酯类抗生素等。衣原体感染患者早期应用抗生素治疗可以降低性病后关节炎发生的危险性。喹诺酮类抗生素对痢疾型患者有效，而对耶尔森菌和弯曲菌引起的关节炎疗效不明显。有学者认为，米诺环素（美满霉素）或多西环素长时间治疗有利于关节症状的改善，其机制不仅与抗菌有关，还对含金属离子的蛋白酶有抑制作用。

（三）非甾体抗炎药

可减轻关节肿胀和疼痛。非甾体抗炎药物通常需要用 4～8 周，待症状完全控制后减少剂量，再以最小有效量巩固一段时间停药，过快停药容易引起症状反跳。夜间痛或晨僵显著者，睡前服药可明显改善症状。如一种药物治疗效果不明显，应改用其他不同类别的非甾体抗炎药。在用药过程中应注意监测药物不良反应。

（四）糖皮质激素

外用皮质激素和角质溶解剂对溢脓性皮肤角化症有效。部分患者可短期口服皮质激素，如泼尼松 30～60mg/d,疗程一般为 4～8 周。关节内注射皮质激素可暂时缓解膝关节和其他关节的肿胀。对足底筋膜或跟腱滑囊引起的疼痛和压痛可局部注射皮质激素治疗。必须注意避免直接跟腱内注射,否则会引起跟腱断裂。

(五) 慢作用抗风湿药物

柳氮磺吡啶:一般以 0.25g,每日 3 次开始,以后每周递增 0.25g、0.75g,每日 3 次维持 4 周再减量至 0.25g,每日 3 次,反复发作者需维持 1～3 年。本品通常在用药后 4～6 周起效。重症病例经过上述治疗无效及发展至慢性病变者,可加用甲氨蝶呤、硫唑嘌呤、雷公藤和生物制剂等。

【预后】

大多呈自限性经过,预后良好。有的患者可反复发作,少数患者甚至出现关节畸形。3% 的患者可以出现中轴关节病。复发性虹膜炎可至视力丧失。

第三节　银屑病关节炎

银屑病关节炎(psoriatic arthritis,PsA)是一种发生于银屑病患者的炎性关节病,部分患者可有骶髂关节炎和椎旁小关节炎。因银屑病和银屑病关节炎出现于同一患者,银屑病关节炎是否是一种独立疾病目前仍有争议。银屑病关节炎多病程迁延、易复发,晚期可有关节强直,甚至残疾。

【流行病学】

欧美地区银屑病患病率为 1%～3%,国内患病率约为 1.23‰。国外报道,有 5%～7% 的银屑病患者伴有关节炎症状,国内报道银屑病关节炎发生率仅占银屑病的 0.69%,北方高于南方。由于部分银屑病关节炎患者关节炎发生在银屑病之前,所以确切的发病率难以估计。银屑病关节炎的好发年龄在 30～50 岁,13 岁以下儿童少见,男女之比为 1：(1.04～1.4)。

【免疫病理】

银屑病关节炎有家族聚集性,银屑病关节炎先证者一级亲属中 10% 可发生银屑病关节炎,二级亲属银屑病关节炎发生率约为 1%,银屑病关节炎先证者一级亲属发生银屑病关节炎几率比一般人群约高 40 倍。

对高加索人种不同民族银屑病患者全基因组扫描研究发现,染色体 6p、17q、4q、1q、3q、19p、1p 和 10q 上存在银屑病连锁位点。中国汉族人银屑病的易感基因定位在 4 号染色体长臂(4q31.2)和 6 号染色体短臂(6p21.1)上。银屑病与 HLA 的关联研究发现。HLA-Ⅰ类抗原中 A1、A2、B13、B17、B37、B57 和 Cw6,HLA Ⅱ类抗原 DR57 等与银屑病均相关;其中 Cw6 的相关性最密切。相关研究已经显示 HLA-Cw0602 等位基因与银屑病高度关联,且不随种族、环境而改变。银屑病关节炎与 HLA-B27 相关,HLA-B27 阳性率为 46%～78%。MHC 区域的 MICA 及 TNF-α 与本病相关。

一般认为外界因素如微生物感染、人类免疫缺陷病毒等、外伤、季节变化及内分泌改变等可诱发或加重银屑病关节炎患者的病情进展。已有报道,HIV 患者银屑病的患病率与一般人口相似,但 HIV 患者常有更为严重的红皮病型银屑病,银屑病患者感染人类免疫缺陷病毒后皮肤症状加重。文献报道,创伤后与无创伤史银屑病关节炎患者的临床症状、体征相似,仅有的发病初期的急性时相反应差别在 6 个月的随访中逐渐消失,提示创伤诱发了一个强的 Koebner 现象出现,也许与外周神经释放 P 物质有关。

【组织病理】

银屑病关节炎关节基本病理改变为滑膜炎。早期滑膜水肿和充血,以后滑膜细胞增生、滑膜肥厚,绒毛形成。免疫荧光检查可见滑膜有IgG和IgA沉积。病程长者成纤维细胞增生,最后关节腔纤维化并引起关节融合。远端指间关节晚期病变为关节破坏、骨吸收及肌腱附着点骨质增生。增宽的关节间隙由细胞纤维组织替代,不残留滑膜痕迹。

【临床表现】

本病多呈隐匿发病,约1/3患者急性发病。

(一)关节病变

银屑病关节炎被分为5种临床类型,但临床上一种类型可以演变为另一种类型,也可出现几种类型的关节病变并存。①远端指间关节炎型:此型占5%～10%。以远端指间关节受累为主,通常与银屑病指甲病变共存。②少关节炎或单关节炎型,约占70%。通常只累及1～3个关节,以手足的远端或近端指(趾)间关节多见。膝、髋、踝和腕关节亦可受累,分布不对称。伴发关节滑膜和腱鞘炎症时受累的指(趾)呈特征性的腊肠指趾。③多关节炎型:约占15%。受累关节以近端指趾间关节为主,可累及远端指(趾)间关节及大关节,如腕、肘、膝和踝关节等。部分患者呈对称性分布,受累关节数目较类风湿关节炎少且畸形程度轻,类风湿因子多为阴性。④残毁关节炎型:约占5%。是银屑病关节炎的最严重类型。受侵犯的骨质(多为指、趾骨)可发展到严重的骨溶解。指节常呈Pencil-in-Cup征象及严重的指、趾缩短畸形,即所谓的"望远镜"征。病变关节亦可发生强直。⑤脊柱受累型:约占5%,多见于年龄大者和病程晚期,男性较女性为重,临床症状以脊柱及骶髂关节受累为主,下背痛或胸壁痛等症状可缺如或很轻。常伴有周围关节炎。脊柱受累又分为两个亚型。a.脊柱炎:多为不对称的脊椎旁骨化,40%表现为有韧带骨赘的脊柱炎,韧带骨赘也可发生在无骶髂关节炎的患者,能累及脊柱的任何部分,通常不发生在边缘而是在椎体的前面和侧面,严重者引起脊柱融合。脊柱炎多为节段性不连续的跳跃性改变,影响颈椎能导致寰椎关节半脱位。b.骶髂关节炎:本型中1/3患者可出现骶髂关节炎,常为单侧,一般无症状。

近年还有学者将银屑病关节炎分为以下3种类型:①类似反应性关节炎伴附着点炎的单关节和少关节炎型;②类似类风湿关节炎的对称性多关节炎型;③类似强直性脊柱炎的以中轴关节病变为主,表现为脊柱炎、骶髂关节炎和髋关节炎,伴有或不伴有周围关节损害的脊柱病变型。

同一个患者的银屑病关节炎分型不是永久不变的。60%以上的患者与初发时的类型不同。开始是寡关节炎型的可发展为多关节炎型,开始为多关节炎最终可能仅有几个受累关节。目前的亚型分类对治疗和预后的价值尚不清楚。

(二)皮肤病变

70%的患者皮肤病变先于关节炎数月或数年出现,15%的患者关节炎先于皮肤病变,15%的患者二者同时发生。皮肤病变类型可从轻度的鳞屑型到广泛的剥脱型,皮肤损害的严重性与关节的炎症程度并不平行,但严重关节炎多伴有较严重皮疹。皮肤银屑病变好发于头皮及四肢伸侧,尤其肘、膝部位,呈散在或泛发分布,皮损表现为丘疹或斑块,表面有丰富的银白色鳞屑,去除鳞屑后为发亮的薄膜,轻轻搔刮除去薄膜可见针尖样点状出血(Auspitz征)为其特征。值得注意的是银屑病有时是不明显的一小片,存在不易觉察的部位。

(三)指甲和趾甲病变

见于约80%PsA患者,尤其见于远端指间关节受累者。指甲损害表现为特征性的顶针样凹陷,其他还有甲板增厚,失去光泽,浑浊,甲面发白,油滴样变色,表面常高低不平,有横沟及纵嵴,常有甲下角质增生,严重时可有甲剥离。有时形成匙形甲。远端指间关节和邻近的指甲同时受累时提示本病。

（四）关节外表现

30%银屑病关节炎可合并结膜炎、干燥性角膜炎、葡萄膜炎和虹膜炎等眼部炎症。其他少见的表现包括主动脉瓣关闭不全、上肺纤维化、炎性肠病和淀粉样变等。全身症状可有发热,体重减轻和贫血等。

【辅助检查】

（一）一般检查

可有血沉增快、C反应蛋白增加。IgA、IgE增高。补体水平增高。部分患者可有低滴度的类风湿因子阳性或抗核抗体阳性。半数患者有HLA-B27阳性。

（二）关节滑液检查

多为非特异性炎症改变,白细胞轻度增加,以中性粒细胞为主。

（三）X线检查

银屑病关节炎特征的放射学表现有非对称分布、远端指间关节受累、骶髂关节炎、脊柱炎、伴有新骨形成的骨侵蚀、骨硬化、远端指间关节的骨吸收等。外周关节的典型改变是"笔帽征(pencil-in-cup)"畸形,表现为近端指骨远端的溶解和远端指节近侧端的重塑。骶髂关节炎多为单侧受累,关节间变窄,关节面侵蚀、硬化,关节边缘模糊不清,严重时关节融合。脊柱受累多表现为伴有骨桥的脊柱炎。如有颈椎受累,可见寰枢关节的侧方及枢椎下的颈椎半脱位。

【诊断与鉴别诊断】

（一）诊断

银屑病关节炎目前没有公认的诊断或分类标准。一般认为,银屑病患者有炎性关节炎表现即可诊断。部分患者关节炎病变出现于皮肤病变之前可造成诊断困难。

其诊断要点有:

典型的银屑病皮损。

指甲病变,如指甲顶针样凹陷(>20个)、甲剥离、变色、增厚、粗糙、横嵴和甲下过度角化等。

关节受累以远端指关节,跖趾关节等手足小关节为主,远端指间关节最易受累,有腊肠指(趾),伴有或不伴有脊柱受累。

多数患者关节炎为非对称性。

类风湿因子阴性。

X线片显示:远端指尖关节"笔帽征"骶髂关节炎。脊柱韧带骨赘及脊柱旁骨化。外周关节糜烂,尤其是伴有末节指(趾)骨基底增宽和骨溶解的远端指间关节破坏。

（二）鉴别诊断

本病需与类风湿关节炎、强直性脊柱炎、赖特综合征等相鉴别。

【治疗】

治疗目的:缓解关节疼痛,延缓关节破坏,减轻或消除皮肤损害。

（一）基本治疗

包括对患者进行教育、适当休息、保护关节功能等。忌烟酒和刺激性食物。

（二）关节炎

对轻度和中度活动性关节炎采用非甾体抗炎药治疗。除非有系统性损害或难以控制的发热，常规药物不能控制外，本病一般不主张长时间大剂量使用糖皮质激素全身治疗。长期使用皮质激素者，突然停药可诱发银屑病发作或加重。

银屑病关节炎使用的慢作用药物主要有：①甲氨蝶呤（MTX），它可使皮肤和关节病变均得到改善，每周 1 次给药，初次剂量 5mg，每周递增 2.5mg，直至 15～25mg/周，待病情好转后逐渐减量至最小维持量，如为 5～10mg，每周一次。治疗期间要注意检测药物对骨髓、肝及肺的影响。②其他慢作用药有柳氮磺胺吡啶、来氟米特、雷公藤、氨苯砜、硫唑嘌呤和沙利度胺等。③生物制剂目前有英夫利昔、依那西普和阿达木单抗等。

（三）治疗皮肤病

治疗皮肤病变有助于控制关节炎，应和皮肤病医师合作处理。

【预后】

银屑病关节炎的病程常以发作和缓解交替为特征，以往认为本病多数预后良好，仅 5% 发生残毁型关节炎，远期预后比类风湿关节炎好。但近期研究发现，关节畸形和破坏性关节炎比例明显增多，因此，应积极争取早期治疗。不良预后因素有：发病年龄小于 20 岁，有银屑病阳性家族史，广泛皮损，侵蚀性多关节炎，HLA-DR3 或 HLA-DR4 阳性，HLA-B39 阳性。HLA-B27 对临床损害的进展可能有保护作用。

第四节 炎症性肠病关节炎

炎症性肠病关节炎（inflammatory bowel disease arthritis，IBDA）是溃疡性结肠炎和克罗恩（Crohn）病伴有的关节炎的统称，可伴有或不伴有其他肠道外表现，如皮肤、黏膜病变及炎症性眼病等。本病可发生在任何年龄，以青、壮年为主，男、女均可发病。

【免疫病理】

克罗恩病和溃疡性结肠炎是两种具有不同发病机制的独特疾病（详见消化免疫病章节），有家族发病聚集倾向。单卵双生的研究表明，遗传因素在克罗恩病的发病中更为重要。最新证据显示：有非 HLA 区域基因参与了二者发病，并且和 AS 部分致病基因位于相同区域。分子遗传学研究显示，TNF-α 微卫星标记仅与克罗恩病相关，与溃疡性结肠炎无关。克罗恩病以 Th1 反应为主，但在溃疡性结肠炎却未证实存在这种优势。在这两种疾病中有促炎症因子 TNF-α，IL-1 j3、IL-6、IL-8 在局部释放增多。

【临床表现】

（一）外周关节病变

10%～20% 炎症性肠病患者有外周关节炎，克罗恩病略多于溃疡性结肠炎。大多于炎性肠病后出现，部分患者关节病变先于肠道病变几年。关节炎常常是非破坏性的和可逆性的，但也可发生侵蚀性破坏。以膝、踝、足等下肢大关节受累为主，其次是肘、腕或指关节等。偶有小关节和髋关节破坏。可见腊肠指（趾）。肌腱末端病，多为跟腱炎和跖底筋膜炎。一般 2 个月缓解，5%～10% 持续 1 年以上。克罗恩病关节炎还可出现杵状指和骨膜炎。在溃疡性结肠炎，关节症状趋向与肠病活动一致，但在克罗恩病却不一定。

（二）脊柱关节受累

有报告 7%～20% 炎性肠病患者在肠道病变前出现明显的脊柱炎或骶髂关节炎。脊柱受累的症状表现，并不随肠道疾病的活动而变化。男性是女性的 3 倍。临床表现为腰背部、胸、颈或臀部疼痛，腰和颈部运动受限，扩胸范围缩小。炎性肠病脊柱炎在症状、体征及 X 线表现上难以与特发性强直性脊柱炎鉴别。

（三）肠道与肠道外表现

溃疡性结肠炎：表现为腹痛、血便、黏液脓血便，里急后重等。Crohn 病：表现为腹痛、腹泻、腹部包块、肠梗阻及肠道瘘管等。皮肤损害占 10%～25%。Crohn 病最常见的皮肤病变是结节性红斑，溃疡性结肠炎有不常见的坏疽性脓皮病。口腔溃疡多见。

（四）眼部表现

3%～11% 患者可伴有前色素膜炎，多为单侧及一过性，易复发。眼色素膜炎与中轴关节受累均与 HLA-B27 阳性有关。

（五）其他

疾病活动期可有发热、贫血、体重下降、营养不良等，血管炎表现为网状青斑、血栓性静脉炎和小腿溃疡等。

【辅助检查】

（一）一般检查

贫血、急性期白细胞升高，有时血小板明显增高。大便常规呈炎性肠病改变。病情活动时血沉增快，CRP 升高。可见球蛋白升高，类风湿因子和抗核抗体阴性。

（二）抗中性粒细胞胞浆抗体

溃疡性结肠炎患者有半数以上出现抗中性粒细胞胞浆抗体（ANCA）阳性，常为 pANCA 阳性。

（三）HLA-B27 检查

伴发强直性脊柱炎的患者有 50%～70% 可出现 HLA-B27 阳性。

（四）滑液检查

细胞数多为 $(5\sim7)\times10^9/L$，以中性粒细胞为主，滑液细菌培养为阴性。

（五）X 线检查

胃肠钡餐、纤维性结肠镜检查可显示肠道病变，有助于确立溃疡性结肠炎的诊断。全胃肠钡餐或小肠镜检查有助于诊断克罗恩病。关节 X 线检查可见关节周围软组织肿胀、近关节面轻度骨质疏松，偶有骨膜反应、骨侵蚀。慢性病例可见关节间隙狭窄。骶髂关节炎表现同强直性脊柱炎。

【治疗】

（一）非甾体抗炎药

能改善关节症状，有胃肠道副作用，可造成小肠溃疡。

（二）柳氮磺胺吡啶

对溃疡性结肠炎和外周关节炎有治疗作用，从小剂量开始，每周逐渐递增的方法，如从 0.25g/次，每日 3 次，递增至 2.0g/日，并长期以此剂量维持。该药对 Crohn 病无效。

（三）皮质激素

口服或关节腔局部应用能减轻外周关节的滑膜炎，对骶髂关节炎和脊柱炎效果欠佳。

第五节　未分化脊柱关节病

未分化脊柱关节病(undifferentiated spondyloarthropathy, uSpA)，又称之为未定型脊柱关节病，1982 年 Burns 最先提出。未分化脊柱关节病是指一组具有脊柱关节病的某些临床和（或）放射学特征，而又表现不典型，但尚未达到已明确的任何一种脊柱关节病诊断标准的疾病。有学者认为未分化一词应包括以下几种涵义①某种肯定脊柱关节病的早期表现，以后会发展、分化为某种肯定的脊柱关节病；②某种脊柱关节病的不完全表现类型，有人称之为"流产型"或"顿挫型"；③属于某种重叠综合征，不会发展为某一肯定的脊柱关节病；④某种现在尚不能完全认识的一种亚型，有待以后加以分类。

【流行病学】

未分化脊柱关节病男女均可受累，男性占 62%～88%。发病年龄在 16～23 岁，多数小于 16 岁，由于女性病变较轻，受累关节少，其平均发病年龄较男性高。强直性脊柱炎家族研究显示，在其一级亲属中，具有脊柱关节病表现的患者中仅有 1/4～1/2 可以诊断为肯定的强直性脊柱炎，部分亲属属未分化型脊柱关节病的范围。所以未分化型脊柱关节病的患者较强直性脊柱炎并不少见，因没有严格的流行病学调查标准，目前尚无确切的流行病学资料。

【临床表现】

起病隐匿，主要临床表现有：

（1）迁延、变化的炎性腰痛。

（2）不对称多关节炎：以下肢大关节为主，如膝、髋、踝关节等。

（3）肌腱附着点炎如足跟痛等。

（4）骶髂关节痛、脊柱痛：其他中轴关节，如椎间关节、头颈关节和肋椎关节痛等。

（5）系统表现：结膜炎或虹膜炎、皮肤及黏膜病变。皮肤及黏膜病变有溢脓性皮肤角化病、龟头炎、口腔溃疡，偶见坏疽性脓皮病。

（6）其他：可有心脏受损、炎性肠病、泌尿生殖系统病变等。50 岁以后发病的 HLA-B27 阳性的患者少数可有下肢可凹性水肿。

【辅助检查】

血沉轻度增快，CRP 轻度升高，类风湿因子及自身抗体阴性。

HLA-B27 阳性。HLA-B27 与关节外症状关系密切，HLA-B27 阳性的患者易导致炎症向较严重程度发展；

X 线、CT 和 MRI 检查可不显示骶髂关节炎和脊柱炎。

【诊断与鉴别诊断】

（一）诊断

按欧洲脊柱关节病研究组(ESSG)分类标准或 Amor 脊柱关节病诊断标准诊断，后者的敏感性和特异性均较高。ESSG 标准为：炎症性腰痛或脊柱痛或以下肢为主的非对称性滑膜炎，加以下至少一项即可诊断脊柱关节病：阳性家族史，银屑病，炎症性肠病，发生关节炎前 1 个月内有尿道炎、宫颈炎或急性腹泻史，交替臀区痛，附着点炎，骶髂关节炎。所谓"炎症性腰（或脊柱）痛"，为符合以下 5 项标准之 4 项以上者:40 岁以前发病;隐匿发生;持续 3 个月以上;伴晨僵;活动后缓解。

Amor 标准为:以下 12 项积分≥6 分者可诊断脊柱关节病。

1. 临床症状或过去史

腰或背夜间痛或晨僵(1 分);非对称性寡关节炎(2 分);臀区痛(1 分)、左右交替臀区痛(2 分);腊肠样指或趾(2 分);足跟痛或其他肯定附着点痛(2 分);虹膜炎(2 分);发生关节炎前 1 个月内非淋球菌性尿道炎或宫颈炎(1 分);关节炎前 1 个月内急性腹泻(1 分);银屑病、龟头炎或炎症性肠病(溃疡性结肠炎或节段性回肠炎)(2 分)。

2. 放射学表现

骶髂关节炎(双侧≥2 级或单侧≥3 级)(2 分)。

3. 遗传背景

HLA-B27 阳性或强直性脊柱炎、反应性关节炎、虹膜炎、银屑病或炎症性肠病家族史(2 分)。

（二）鉴别诊断

由于未分化脊柱关节病症状多种多样,表现不典型,故误诊率较高,应与腰椎间盘突出、下腰背痛及其他 SpA 做鉴别。

【治疗】

可选用非甾体抗炎药及柳氮磺胺吡啶等药物治疗。病程较长的慢性患者,有持久关节炎和附着点病者可加用免疫调节剂。少数急性或炎症高度活动的患者,可小剂量用皮质激素。

【预后】

本病约有 30％左右患者经过若干年后最终发展为肯定的强直性脊柱炎。HLA-B27 阳性的患者比例相对高一些。5％～10％可发展为其他脊柱关节病。约 26％有复发性少关节炎。X 线异常出现在多年之后,如骶髂关节改变需 9～14 年,脊柱病变需 11～16 年。10 年追随后确诊为强直性脊柱炎的患者,大多数脊柱功能良好,故总的预后佳。

（杨清锐　吴　倩　白　艳　张源潮）

参 考 文 献

蒋明,David Yu,林孝义. 2004. 中华风湿病学. 北京:华夏出版社.

张乃峥. 1999. 临床风湿病学. 上海:上海科学技术出版社.

Ali A,Samson CM. 2007. Seronegative spondyloarthropathies and the eye. Curr Opin Ophthalmol,18(6):476-480.

Braun J,Bollow M,Remlinger G,et al. 1998. Prevalence of spondylarthropathies in HLA-B27 positive and negative blood donors. Arthritis Rheum,41(1):58-67.

Davis JC Jr,Huang F,Maksymowych W. 2003. New therapies for ankylosing spondylitis:etanercept,thalidomide,and pamidronate. Rheum Dis Clin North Am,29(3):481-494,viii.

Gary S. Firestein,Ralph C. Budd,Edward D. Harris Jr,et al. 2008. Kelley's textbook of rheumatology. London:W. B. Saunders Company.

Grigoryan M,Roemer FW,Mohr A,et al. 2004. Imaging in spondyloarthropathies. Curr Rheumatol Rep,6(2):102-109.

Helliwell PS. 2004. Relationship of psoriatic arthritis with the other spondyloarthropathies. Curr Opin Rheumatol,16(4): 344-349.

Hellmann DB,Stone JH. 2000. Current Medical Diagnosis and Treatment. New York:McGraw Hill.

Howe HS,Zhao L,Song YW, et al. 2007. Seronegative spondyloarthropathy--studies from the Asia Pacific region. Ann Acad Med Singapore,36(2):135-141.

Reveille JD,Arnett FC. 2005. Spondyloarthritis: update on pathogenesis and management. Am J Med,118(6):592-603.

Ritchlin CT,Daikh BE. 2001. Recent advances in the treatment of the seronegative spondyloarthropathies. Curr Rheumatol Rep,3(5):399-403.

Rudwaleit M,Metter A,Listing J,et al. 2006. Inflammatory back pain in ankylosing spondylitis: a reassessment of the clinical history for application as classification and diagnostic criteria. Arthritis Rheum,54(2):569-578.

Stone M,Khraishi MM,Rahman P. 2000. Probing for genes in seronegative spondyloarthropathy. Curr Rheumatol Rep,2 (4):306-310.

van der Heijde D,Kivitz A,Schiff MH,et al. 2006. Efficacy and safety of adalimumab in patients with ankylosing spondylitis: results of a multicenter,randomized,double-blind,placebo-controlled trial. Arthritis Rheum,54(7):2136-2146.

Zochling J,van der Heijde D,Burgos-Vargas R,et al. 2006. ASAS/EULAR recommendations for the management of ankylosing spondylitis. Ann Rheum Dis,65(4):442-452.

第十三章 硬 皮 病

第一节 硬皮病概述

硬皮病(scleroderma)是一种病因不明的以皮肤、血管和内脏器官的纤维化为特征的结缔组织病。这种皮肤改变可以是全身性的,也可以出现在某个部位。病变累及皮肤和内脏器官者称为系统性硬化(systemic sclerosis,SSc)。病变仅累及皮肤而不伴有内脏损害者称为局限性硬皮病(localized scleroderma)。因某些化学物质、药物、代谢异常、环境因素、职业等原因而引起的皮肤纤维化则称为硬皮病样疾病(或综合征)。硬皮病和硬皮病样疾病的分类见表 13-1。

表 13-1 硬皮病和相关疾病的分类和病因

(一)系统性硬化

1. 弥漫皮肤型

2. 局限皮肤型

(二)局限性硬皮病

1. 硬斑病

2. 带状硬皮病

3. 嗜酸粒细胞性筋膜炎

(三)化学性物质致硬皮病样症状

1. 出现系统性硬皮病样表现的有:乙烯氯化物,三氯乙烯

2. 出现局限性硬皮病的有:毒性油综合征,嗜酸细胞增多-肌痛综合征,五唑类和环氧树脂致的纤维化,骨髓移植后硬皮病

(四)类似硬皮病皮肤改变的疾病(假性硬皮病)

1. 水肿型

(1)Buschke 成人型硬肿病

(2)硬化性黏液水肿

(3)硬肿病

(4)胰岛素依赖性糖尿病

2. 炎症性或萎缩性

(1)卟啉病(先天性或迟发型卟啉病)

(2)苔藓样硬化和萎缩

(3)肢端肥大症

(4)淀粉样变

(5)苯丙酮尿

(6)类癌瘤

(7)局部脂肪萎缩

(8)皮肤异色病

(9)Werner 综合征

(10)早老症

(11)慢性肢端萎缩

(12)POEM 综合征

(13)癌浸润

(王梅英)

第二节 局限性硬皮病

局限性硬皮病的病变仅限于局部皮肤和皮下组织，一般不伴有内脏损害和血清学改变，无明显全身症状。患者常无自觉症状，部分可出现轻度瘙痒或刺痛感，逐渐知觉迟钝。大多数患者无需治疗。

本病病因不明。其病理为真皮和皮下组织有胶原沉积并伴有大量淋巴细胞、浆细胞、组织细胞的浸润。根据其临床表现可分为硬斑病和带状硬皮病。

【临床分型】

（一）硬斑病

硬斑病（morphea）是临床上最常见的局限性硬皮病，根据临床表现又可分为斑块型、点滴型、播散型和深在型，以斑块型最常见。

1. 斑块型硬斑病

好发于躯干部，也可见于四肢。初起时为水肿斑、稍发硬，周围绕以淡紫红色晕，皮损呈圆形或椭圆形。以后中心呈黄白色或象牙白色，表面光滑，有蜡样光泽，皮肤硬化，不能用手指捏起。一般经数年后皮损可自行软化和萎缩，伴有色素沉着或色素减退。

2. 播散型硬斑病

皮损同斑块型，但数目稍多，可融合，累及稍广，无系统受累。

3. 点滴型硬斑病

皮损好发于颈部、肩部和躯干，为绿豆至黄豆大小稍发亮的灰白色斑，局部皮肤稍发硬或硬化不明显，皮损数目较多。临床上与硬化萎缩性苔藓相似，需借助组织学检查以资鉴别。

4. 深在型硬斑病

临床上不太多见，皮肤硬化累及皮下组织和筋膜，皮下组织胶原纤维增生、硬化，并有淋巴细胞、组织细胞和浆细胞浸润。此型硬斑病用激素治疗有一定疗效。

（二）带状硬皮病

带状硬皮病（linea scleroderma）通常幼年或青少年期发病，皮损呈带状分布，好发于下肢，也可发生于上肢、躯干和面部。皮损的发展过程类似硬斑病，早期肿胀，以后硬化，最后萎缩。其特征为可累及深层组织，如皮下组织和下方的肌肉甚至骨骼。如位于关节部位，可引起关节挛缩，尤其幼年发病者，有时可影响骨骼的发育和肢体的功能。下肢的带状硬皮病偶可伴有先天性脊柱畸形如先天性脊柱裂。本病的病程较硬斑病更缓慢，通常累及一侧肢体，单发，但也可多发，皮损沿四肢长轴分布，有时还可伴有硬斑病。

额顶部带状硬皮病（en coup de sabre）是特殊类型的带状硬皮病，皮损位于前额近正中部，呈带状向额顶部头皮延伸；局部皮肤可无明显的硬化期即表现为萎缩、凹陷，皮肤紧贴于骨面上。局部额骨和颅骨也有沟状凹陷，呈刀砍状，伴局部毛发脱落，有时可并发面部偏侧萎缩。

【鉴别诊断】

1. 斑萎缩(进行性特发性皮肤萎缩)

早期损害为大小不一的圆形或不规则性的淡红色斑片,以后逐渐萎缩,或者青白色,微凹或凸起,表面起皱,手感不硬。

2. 硬化性萎缩性苔藓

本病早期为针尖到豌豆大平顶淡红色丘疹,以后呈象牙色或珍珠母色,质地坚实,逐渐平伏。有时低于正常皮面。丘疹表面有细小的角质栓塞样黑点,此外尚可有轻度硬化的白色斑片。损害发展到后期,丘疹和斑片变平,甚至下陷,皮损可呈羊皮纸样外观。通常皮肤发硬持续存在,但也可完全消失。

【治疗】

1. 一般治疗

生活规律,避免过度紧张、各种刺激和吸烟,避免使用麦角碱和肾上腺素等药物。防止受外伤,避免诱发或加重血管收缩的因素。注意手保暖和适度的指、趾活动。应经常使用凡士林、抗生素软膏和尿素脂等外用药保护皮肤。

2. 药物治疗

药物治疗方法变化较大,疗效不明确。小片皮损可选用普鲁卡因加皮质类固醇悬液(如泼尼松龙 2.5mg/ml),局部皮内注射或皮损内注射。口服皮质类固醇虽可治疗早期水肿期皮肤病变和改善血管炎,使胶原沉积变轻,但随诊观察疗效欠佳。羟氯喹、氯喹(0.25g/d)长期服用,对硬皮病的皮肤硬化有效,但存在争议。目前国内外比较推荐 D-青霉胺可抑制胶原纤维的合成及分泌,使可溶性胶原增多,不溶性胶原减少,使皮肤变软,同时又具有免疫调节的作用。长期小剂量治疗,疗效较满意。秋水仙碱可抑制原胶原转为胶原,阻止胶原的堆积,也可用于治疗硬皮病的皮肤病变。

3. 其他治疗

有肢体挛缩的病例,可手术治疗或理疗。口服维生素 E,每日 200～300mg,对皮肤病变也有一定效果。中医治疗局限性硬皮病有一定的临床疗效,但需要长时间用药。

【预后】

局限性硬皮病常常仅持续数年,通常在病变发生两年后皮肤硬化停止,有时候疾病持续 5～6 年自行缓解,但可能复发。儿童局限性硬皮病可以自行缓解,经过一段时间,硬化的皮肤可以变软并恢复正常。由局限性硬皮演化为系统性硬化的极为少见。

第三节　系统性硬皮病

系统性硬化病(systemic sclerosis,SSc)曾称硬皮病、进行性系统性硬化,是一种以皮肤炎性、变性、增厚和纤维化进而硬化和萎缩为特征的结缔组织病,此病除皮肤、滑膜、指(趾)动脉出现退行性病变外,消化道、肺、心脏和肾等内脏器官也可受累。为了有利于预测临床病程,临床上基本分为病变局限于皮肤和病变侵犯内脏这两种类型。它们均可伴其他结缔组织病的典型表现,尤其以系统性红斑狼疮(SLE)或多发性肌炎(PM)多见,此种复合性疾病称为重叠综合征。硬皮病最初由 Chowne 于 1842 年和 James Startin 于 1846 年,先后报告儿童和成人患者各一例。1847年,法国医生 ElieGintra 又描述了几例,建议将此病命名为硬皮病。1863 年 Raynaud 在一位硬皮病患者身上发现有雷诺现象,1899 年 Jonathan Hutchinson 认为硬皮病患者均伴有雷诺现象。Heinrich Auspitz 描述了硬皮病患者出现肾功能衰竭而死亡病例。Al-berchtvon Notthafft 在此病患者中描述了肺实质和肺血管的纤维化。Salomon Ehrmann 指出此病患者所出现的吞咽困难是由于食管发生了与皮肤相同的病变的结果。George Thibierge 和 Raymond J Weissenbach 将钙质沉着与硬皮病联系起来,Prosser Thomas 报道了硬皮病中的食管功能不良和毛细血管扩张,Richard HWinterbauer 将这一综合征描述为 CRST(后来称为 CREST,即皮下钙化、雷诺现象、食管功能障碍、指端硬化、毛细血管扩张)。SomaWeiss 等人认识到心肌纤维化是硬皮病的表现之一。由于本病存在广泛内脏受累,Goetz 认为此病称之为"进行性系统性硬化"比"硬皮病"更恰当,由于这种病大多进展缓慢,故现在"进行性"已被省略。因此,本病是一种原因不明,以小血管功能和结构异常,皮肤、内脏纤维化,免疫系统活化和自身免疫为特征的全身性疾病。

【流行病学】

系统性硬化是一种获得性的、非传染性的少发病。此病在世界范围内呈散发性,与季节、地理和社会经济状况无关。发病年龄多为 30～55 岁,女性高于男性,男女之比为 1:(7～12),以常见于生育中、后期年龄组的女性,20 岁以下患 SSc 者很少见。局灶性硬皮病多见于儿童及中年人。近 50 年来此病发病率有上升的趋势,为 0.019%～0.025%。

【免疫病理】

SSc 的病因仍不明确,可能在遗传、环境因素(病毒感染、化学物质如硅等)、女性激素、细胞及体液免疫异常等因素作用下,成纤维细胞合成并分泌胶原增加,导致皮肤和内脏的纤维化,当然还涉及小血管的自身免疫性。宿主在内外源因子的作用下促使 T 细胞与 B 细胞的激活,B 细胞的激活产生多种自身抗体,而 T 细胞的激活又与炎症细胞互相促进,并与成纤维细胞、内皮细胞相互作用造成损伤,主要表现为纤维化与缺血。细胞因子对成纤维细胞产生胶原起着重要的调节作用,尤其转化生长因子(TGF-β 是最重要的胶原基因表达和结缔组织积聚的诱导剂,其中还有黏附分子和整合素的表达)。

化学物质或病毒感染是影响疾病易感性的环境因素。工作中常暴露于二氧化硅的人群患此病相对危险性增高。有报道表明,暴露于有机溶剂、生物源性氨基酸和尿素甲醛可引起系统性硬化。暴露于氯化乙烯、博来霉素、污染的种子油和左旋色氨酸后会出现硬皮病样纤维化疾病。也有报道吸烟、饮酒和饲养宠物可增加患 SSc 的危险性。病毒与 SSc 自身抗原的同源性提示病毒对疾病的易感性有潜在的作用。猫科肉瘤病毒和巨细胞病毒的 DNA 拓扑异构酶与 P30GAG 蛋白有同源性。对 SSc 较特异的 PM-set 抗原区与 SV-40 大 T 抗原及人免疫缺陷病毒 tat 蛋白有同源性。Ⅱ型单纯疱疹病毒的 CP4 蛋白与 UIRNP(可能为 SSc 的早期抗原)共有一段氨基酸片段;Ⅰ型单纯疱疹病毒编码的病毒外壳蛋白及 EB 病毒的核抗原 1 与原纤维蛋白有同源性。遗传对 SSc 的发病没有很强的关联。SSc 与 HLA-DQA2,C4A 无效等位基因,T 细胞抗原受体基因的等位基因 Cy2 有较弱的相关性,在 SSc 中,P-450 酶活性降低。与 RA 及 SLE 不同,同一家族中患 SSc 的人很少超过一个,也很少有患病的一级血缘关系。单卵及双卵双生同胞的发病率相同。

SSc 的发病机制牵扯到小血管的病变、纤维化及自身免疫性。小血管内皮细胞之间、成纤维细胞和免疫系统的相互作用造成了 SSc 的发病。

（一）免疫系统的作用

SSc 患者中的淋巴细胞、血管内皮细胞和成纤维细胞上黏附分子和整合素表达增加可促进免疫系统的活化。患者皮肤的内皮细胞中的 ELAIVI 1 表达增加，可将 T 细胞归巢到皮肤上。SSc 皮肤和血管周围淋巴细胞 Pi 和整合素及淋巴细胞功能抗原（LFA）表达增加，LFA-1 和 LAF-2 之间的相互作用介导了 T 细胞结合在成纤维细胞上，并使成纤维细胞增加 ICAM-1 的表达。活化的 T 淋巴细胞在 SSc 发病机制中起着关键作用。它是特异性免疫应答发生的基础，并调节其他免疫细胞的功能，T 细胞是病变处血管周围的主要浸润细胞。在疾病的不同阶段和不同器官中有不同的 T 细胞亚群起着作用。在 SSc 的全过程中，$CD4^+$ T 细胞在皮肤中的浸润比 $CD8^+$ T 细胞多。伴有活动性肺间质病变的患者支气管肺泡灌洗液（BAL）中，$CD8^+$ T 细胞的数量和百分率增加，并有 $CD8^+$ T 细胞的单克隆扩增。在 SSc 患者的周围血及 BAL 中，Val^+ 亚群也有单克隆扩增，$CD8^+$ 和 CD78T 细胞特别容易黏附到成纤维细胞上。SSc 患者组织中活化的 T 细胞可能特异性地应答启动抗原或病程中暴露的抗原。从皮肤中提取和纯化的 I 型和 N 型胶原可激活 SSc 患者的 T 细胞。除 T 细胞外，对 SSC 发病起作用的炎性细胞还有皮肤中的肥大细胞脱颗粒，在肺泡炎中可见中性粒细胞的浸润及嗜酸和嗜碱粒细胞数量的增加。

SSc 患者血清中可测出多种自身抗体，如抗核抗体、抗单链 DNA 抗体、抗硬皮病皮肤提取液抗体。自身抗原-抗体反应更倾向于是一个抗原趋化过程，而不是偶然发生的交叉反应。SSc 患者中，无明显证据表明活化 B 细胞引起组织的损伤。在体内试验中，SSc 患者血清中的抗体能结合在内皮细胞和成纤维细胞上，并促进抗体依赖的细胞毒反应。但是，SSc 患者血清中的自身抗体不能激活补体级联反应，血清补体水平正常，血清中可查到免疫复合物，但很少沉积于组织内。

（二）细胞因子

多种细胞因子在硬皮病的病程中起作用，形成严格的调节网络，但关键的细胞因子随病程的变化而变化，TNF-α 和多种白细胞介素，尤其是 IL-1α、IL-1β、IL-2、IL-4、IL-6、IL-10 都对 SSc 的发病至关重要。这些细胞因子常出现于患者的血清中，或外周血单个核细胞产生细胞因子的数量增加。有肺纤维化的 SSc 患者的 BAL 中，IL-8 mRNA 表达及蛋白含量增加，可能该处的 IL-8 是应答入侵的中性粒细胞。疾病早期，转化生长因子 β（TGF-β）mRNA 及前 $α_1$ 胶原 mRNA 在皮肤炎性浸润处共同增加。这一线索非常重要，因为 TGF-β 可刺激纤维变性和血管增生，并能影响其他的细胞因子包括 IL-1β、TNF-α 及 PDGF。血小板衍生生长因子（PDGF）在 SSc 发病中是一个重要介质，刺激成纤维细胞和内皮细胞增生，并增加趋化性。在 SSc 患者的皮肤中可发现 PDGF 量和 FDGFR 型受体的表达增加。尽管 PDGF 无直接刺激胶原作用，但它是正常成纤维细胞的一个强有力的有丝分裂原，刺激细胞生长从而使胶原合成速度加快。

（三）内皮细胞损伤

内皮细胞的损伤是由于可溶性介质或细胞毒反应所造成，SSc 患者的血清和组织中已发现许多能改变细胞功能的细胞因子，其中包括 IL-1、IL-2、IL-4、IL-8 淋巴毒素、TNF-α、TGF-β 和 PDGF。有些病人血清中含有对内皮细胞具有非特异细胞毒作用的物质。一种细胞毒 T 细胞释放溶酶体蛋白粒酶（granzyme）-1、白三烯和内皮素-1 是 SSc 中可能改变或损伤小血管功能的循环因子。抗内皮细胞抗体通过抗体依赖的细胞毒反应可能有损伤血管内皮细胞的潜在作用。内皮细胞本身也能激活免疫系统和成纤维细胞，它能递呈抗原给 T 细胞并促使 T 细胞产生细胞因子。源于内皮质的因子（内皮素-1）的 TGF-β 能通过成纤维细胞刺激细胞外基质的产生。

（四）成纤维细胞的异常

SSc 患者中成纤维细胞所造成的纤维化至少有两种途径：细胞因子刺激后产生细胞外基质

以及由于成纤维细胞的过度生长造成细胞外基质的过量合成。实验结果表明,从增厚的皮肤培养浸出液中测定每个成纤维细胞产生的细胞外基质的量高于正常人的成纤维细胞,而经过传代后,它们产生的细胞外基质的量又恢复到正常。含有前胶原 mRNA 的成纤维细胞靠近浸润的 T 细胞及 TGF-βmRNA。其他刺激产生细胞外基质的细胞因子如 IL-1 和 IL-4 也在起作用。SSc 患者的成纤维细胞上的 IL-1 受体增加,干扰素的产生减少,而干扰素能减少胶原的合成。成纤维细胞对细胞因子刺激的应答可能存在遗传的异常。在 SSc 中,只有成纤维细胞的一种亚型对纤维化起作用,用原位杂交技术发现只有部分人成纤维细胞活化产生前胶原 mRNA,电镜下发现只有部分成纤维细胞代谢活跃,细胞内有增大的内质网和增多的微囊泡。SSc 患者皮肤的成纤维细胞与上述代谢活跃的成纤维细胞形态相似。一个 SSc 患者的成纤维细胞克隆产生的胶原远远多于正常人成纤维细胞克隆的胶原产量。

【组织病理】

受累组织广泛的血管病变、胶原增殖、纤维化,是本病的病理特点。血管病变主要见于小动脉、微细动脉和毛细血管。由于血管壁内皮细胞和成纤维细胞增生,以致血管腔狭窄,血流淤滞,至晚期指(趾)血管数量明显减少。如皮肤早期可见真皮质胶原纤维水肿与增生,有淋巴细胞、单核或(和)巨噬细胞、浆细胞和朗格汉斯细胞散在浸润。随着病情进展,水肿消退,胶原纤维明显增多,有许多突起伸入皮下组织使之与皮肤紧密粘连,表皮变薄,附件萎缩,小动脉玻璃样化。食管、肺可见类似变化。心脏可见心肌纤维变性和间质纤维化,血管周围尤为明显。纤维化累及传导系统可引起房室传导障碍和心律失常。可见冠状动脉小血管壁增厚和心包纤维素样渗出。伴关节炎者滑膜改变同早期类风湿滑膜,有厚层纤维素覆盖为其特点。

【临床表现】

系统性硬化是一种慢性多系统疾病。初发症状往往是非特异性的,包括雷诺现象、乏力、肌肉骨骼痛,这些症状持续几周或几个月后才出现其他指征。有些患者开始表现为严重的肌肉软弱无力,不易与肌炎相区别(称为硬皮肌炎);还有少数患者(<5% 可以没有皮肤和肌肉骨骼系统的表现,而主要表现为内脏受累的症状,称为没有硬皮病的系统性硬化。具有特异性的 SSc 早期临床表现是皮肤肿胀增厚,开始于手指和手。随后出现多种多样的表现,主要在皮肤、肺、心脏、消化道或肾。无雷诺现象的患者中,肾受累的危险性增加。

（一）早期症状

起病隐匿。雷诺现象常为本病的首发症状,90% 以上先于皮肤病变几个月甚至 20 多年(大部分 5 年内)。

（二）皮肤病变

在疾病的早期(水肿期),皮肤显示轻度红肿,部分患者有红斑、瘙痒和水肿,与皮肤的淋巴细胞浸润以及肥大细胞和成纤维细胞活化以及多种细胞因子释放有关。成纤维细胞活化造成胶原沉积,使真皮增厚,正常皮肤及其附属器官逐渐受损,患者感觉进行性皮肤增厚和屈曲度减弱。手和手指、前臂、足和腿出现双侧对称性无痛性水肿,手指肿胀发紫,状如腊肠。水肿持续几周或几个月后渐渐进入硬化期,皮肤硬化多从手指开始。当然,根据不同的 SSc 亚型,早期手指水肿期可持续很久,皮肤的改变停止在上肢远端,也可以蔓延至前臂、前胸、腹、背和颜面部。在弥漫性硬皮病,皮肤广泛硬化伴色素加深或减退,使皮肤像撒了盐和胡椒粉一样。

随着病情的进展,皮肤绷紧发亮,正常的皱纹和皮肤皱襞消失,面部皮肤菲薄,呆板无表情。口唇薄而紧缩,张口受限,全身性黑色素同时出现,有些病例甚至更早。手指、脸、口唇、舌和前臂等部位可出现斑片状毛细血管扩张及皮下钙化,以手指尖最为常见,从小斑点至大的团块,大小不等覆盖分布在膝、肘或其他最突出部位。CREST 综合征的患者，其钙质沉着及毛细血管扩张往往更为明显。

当硬皮病进展到硬化期时，皮肤更加增厚，皮肤的干燥引起皮肤瘙痒，这一阶段呈进行性发展，持续 1～3 年或更长，最后炎症和纤维化停止，进入萎缩期，皮肤萎缩变薄，纤维化的组织紧贴于皮下组织，不易用手捏起。屈曲挛缩的部位可出现骨性溃疡，如接近指（趾）关节处。萎缩后期，有些部位的皮肤渐渐软化，可恢复到正常皮肤，特别是躯干和四肢近端的皮肤。

由经磷酸钙构成的皮下钙质沉着多见于局限性硬皮病。这种晶体状物质能使皮肤形成溃疡或在局部引起感染。通常硬皮病中所见的指（趾）端皮损包括皲裂、甲沟炎和创伤性或缺血性溃疡。

（三）关节、肌肉

60%～80% 病例关节周围肌腱、筋膜、皮肤纤维化可引起关节疼痛。关节炎少见，只有少数病例出现类似类风湿关节炎的对称性多关节炎。腕腱鞘纤维性增厚可表现为腕管综合征。晚期由于皮肤和腱鞘纤维化，发生挛缩而使关节僵直固定在畸形位置，关节屈曲处皮肤可发生溃疡。主要见于指间关节，但大关节也可发生。

皮肤严重受累者常有肌无力，多为失用性肌萎缩所致。亦有累及肌肉者，有以下两种类型：一为无或仅轻度肌酶升高，病理表现为肌纤维被纤维组织代替而无炎症细胞浸润。另一种则为典型多发性肌炎表现。

（四）消化系统

胃肠道疾患是 SSc 内脏受累中常见的病变之一，在弥漫性和局限性 SSc 中均可出现。患者可以出现口裂缩小、黏膜干燥、牙周疾病引起咀嚼困难、牙齿脱落和营养不良。反酸、胸骨后烧灼感是 SSc 中最常见的症状。反流性食管炎持续不愈可导致出血、溃疡、狭窄和 Barrett 食管，后者容易转变为食管癌。其他少见的并发症有吸气困难、不明原因的咳嗽、声嘶、不典型的胸痛。并发反流性食管炎的原因是与食管黏膜下和肌层过多的胶原纤维沉积和纤维化而致食管蠕动功能障碍、食管下段括约肌压力降低、胃排空能力下降等因素有关。胃的排空时间延长后，除可以加重胃食管反流外，还可以导致患者出现上腹胀、嗳气等消化不良症状。

小肠蠕动减弱可能无症状，也可能引起严重的慢性假性肠梗阻，表现严重的腹胀、腹痛、呕吐。由于小肠蠕动减弱而造成停滞在小肠液中的细菌过度生长，可以引起小肠吸收不良从而造成轻度腹胀、痉挛疼痛、腹泻、体重减轻和营养不良。偶尔严重的肠道疾病使小肠内气体进入肠壁，影像学检查可见小肠囊样积气，如果气体进入腹腔，酷似肠破裂。

SSc 也可累及大肠和直肠。大肠壁肌肉萎缩常引起横结肠和降结肠出现无症状性广口憩室，这是 SSc 特异性的损害。结肠运动减弱可以引起顽固性便秘。直肠括约肌的纤维化可引起难以克服的大便失禁和直肠脱垂。

（五）呼吸系统

系统性硬化中普遍存在肺功能的受损，但临床症状往往不十分显著，直到疾病晚期，肺的受累可以成为患者致死的原因。常见的临床症状是劳累后气短（运动性呼吸困难），劳累后干咳，一般不引起胸痛。SSc 患者的胸痛往往是由于肌肉炎症、反流性食管炎、胸膜炎或心包炎所致。由纤维化肺泡炎进展为肺间质纤维化或血管内膜纤维化，以及平滑肌增生造成的肺血管病变都会损伤肺的换气功能。虽然大多数患者都有肺间质纤维化和血管内膜纤维化两种病理过程，但严重的肺纤维化易于出现在弥漫性 SSc 中，尤其是抗 Scl-70 抗体阳性的患者中，而 ACA 阳性的患者发生率低。单独的肺动脉高压经常出现在 CREST 综合征中，此种情况常显示弥散功能显著降低,低于正常的 50%,这些患者往往有肺小动脉的广泛硬化。

肺部病变最好的检查方法是肺功能测定或更精确的胸部 CT 和胸部 X 线检查,显示出双肺下叶线状或结节状的间质纤维化。肺功能检查常可见肺容量降低,引起限制性和(或)阻塞性通气障碍。肺动脉高压临床体征的出现和(或)肺弥散功能减低(小于期望值的 40%)与高死亡率密切相关。

SSC 的肺部病变是多种多样的,大多数患者早期为轻度肺功能障碍,然后保持一段时间的稳定甚至有所改善。大约 1/3 的患者持续 4～5 年后肺功能进一步衰退,最后趋向明显低下。肺部少见的病症包括继发于反流性食管炎的吸入性肺炎、源于肌无力的呼吸衰竭、肺出血、气胸,合并肺癌的危险性也增高。

(六) 循环系统

SSc 的心脏表现千变万化,但临床症状轻,在病程的晚期时才发现,大部分患者有左心功能不全的迹象,可出现劳累后呼吸困难、心悸,偶有胸痛。心脏的病理检查和敏感性诊断试验说明心肌、心肌血管和心包均可受累,特别是弥漫性 SSc,心肌病的表现有顽固性充血性心力衰竭,各种房性与室性心律不齐。任何心脏病的症状都是预后不良的指征。

透壁性的斑片状心肌纤维化是 SSc 的特征,它决定着心脏病变的性质和严重程度。肺纤维化的范围,肺小动脉的增厚和纤维化也会对循环系统增加额外的负荷。此种改变与冠状动脉疾患无关。远端冠状血管痉挛引起的缺氧或灌注缺失可导致心肌收缩带坏死。支持该理论的实验证据是受冷刺激诱发雷诺现象时,用铬闪烁法造影,可发现灌注缺陷的血管数目增加。此外,左心室排出指数降低是 SSc 的晚期表现。

30%～40% 的 SSc 患者通过超声心动检查可发现心包积液,但明显的心包积液不常见。大量心包积液是预后差的指征,但很少发生心脏压塞。心电图上常见心脏传导系统损伤和无症状的心律失常。

(七) 肾脏

肾损害见于 15%～20% 患者,多见于弥漫皮肤型的早期(起病 4 年内)。主要因为小动脉内皮细胞增生导致肾缺血、肾功能受损。表现为蛋白尿、镜下血尿、高血压、内生肌酐清除率下降、氮质血症等。有时可突然出现急进性恶性高血压(表现为剧烈头痛、恶心、呕吐、视力下降、抽搐)和(或)急性肾衰竭(即少尿、无尿)。上述两种情况均称为硬皮病肾危象(renal crisis),也是本病的主要死亡原因。偶有肾性高血压并发高血压脑病和急性左心衰竭者。

(八) 其他表现

50% 的 SSc 患者常有抑郁的表现,主要是对治疗反应的抑郁。性功能减退也比较常见,器质性神经血管性疾病常可造成男性患者的阳痿。大多数患者合并有干燥综合征、腕管综合征引起的神经痛变,后者应行外科手术切开。SSc 合并的三叉神经痛可能是对抗抑郁药物的反应。继发于甲状腺纤维化或自身免疫性甲状腺炎(桥本甲状腺炎)所引起的甲状腺功能减退也是 SSc 常遇到的临床问题。SSc 也并发肝疾病及原发性胆汁性肝硬化,尤其容易发生在女性 CREST 综合征患者。

(九) 妊娠

系统性硬化是一种女性高发的自身免疫性疾病,20 岁以下和 60 岁以上的女性极少发病,患者以 35～45 岁最为多见,故大多数 SSc 女性患者有妊娠的可能性。SSc 患者能否妊娠? 妊娠与 SSc 互相有何影响? 如何能成功完成妊娠及减少孕妇和胎儿的死亡率? 这些均是值得研究的问题。

【辅助检查】

血红蛋白可减低,蛋白尿提示肾损伤。血沉增快,血清球蛋白增高,类风湿因子可呈低滴度阳性。

约 90% 的 SSc 患者 ANA 阳性,多为斑点型或核仁型,抗着丝点抗体多为阳性。抗 Scl-70 抗体为 SSc 特异性抗体,但阳性率低(20%~30%阳性)。抗 ds-DNA 抗体极罕见。

双手 X 线可有不规则的骨侵蚀,关节间隙变窄,少数 SSc 患者有末节指骨吸收,常伴有软组织萎缩和皮下钙质沉着,偶尔有中节指骨的完全溶解。

食管钡餐检查早期即可发现食管下端 1/2 或 2/3 轻度扩张,蠕动减弱。钡餐在食管内滞留时间延长,严重者蠕动完全消失,扩张严重。胸部 X 线相检查早期示下肺纹理增厚,典型者下 2/3 肺野有大量线形和(或)细小结节或线一结节样网状阴影,严重时呈"蜂窝肺"。

【诊断与鉴别诊断】

(一)诊断

主要根据 1980 年美国风湿病学会制定的系统性硬化病分类诊断标准。

1. 主要指标

近端硬皮病:对称性手指及掌指或跖趾近端皮肤增厚、紧硬,不易提起。类似皮肤改变同时累及肢体的全部、颜面、颈部和躯干。

2. 次要指标

①指端硬化:硬皮改变仅限于手指;②指端凹陷性瘢痕或指垫变薄:由于缺血指端有下陷区,指垫组织丧失;③双肺底纤维化:标准 X 线胸片双下肺出现网状条索、结节、密度增加,亦可呈弥漫斑点状或蜂窝状。并已确定不是由原发于肺部疾病所致。

具备上述主要指标或≥2 个次要指标者,可诊断为系统性硬化病。

(二)分型

诊断系统性硬化病后,再根据皮损分布和其他临床特点,进一步分为弥漫型、局限型或 CREST 综合征。

根据皮肤受累情况,可分为:

1. 弥漫型

特点为对称性广泛性皮肤纤维化,除累及肢体远端和近端、面部和颈部外,尚累及胸部和腹部皮肤。本型病情进展快。多伴有内脏病变(如肺、心脏、胃肠道或肾)。抗 Scl-70 抗体阳性率高,抗着丝点抗体(ACA)少见。不同的患者预后差异大,但总体较差,10 年生存率 40%~60%。

2. 局限型

特点为皮肤病变局限于手指、前臂远端,可有颜面和颈部受累。内脏病变出现较晚。CREST 综合征指手指软组织钙化(calcinosis)、雷诺现象(Raynaud phenomenon)、食管运动功能障碍(esophageal dysmotility)、硬指(sclerodactyly)及毛细血管扩张(telangiectasis),为本病的一种特殊类型。抗着丝点抗体(ACA)阳性率高。预后相对较好,10 年生存率 70%以上。

3. 重叠型

特点为弥漫型或局限型系统性硬化病伴有另一种或一种以上的其他结缔组织病。

（三）鉴别诊断

1. 局部硬皮病

特点为皮肤界限清楚的斑片状（硬斑病）或条状（线状硬皮病）硬皮改变，主要见于四肢。累及皮肤和深部组织而无内脏和血清学改变。

2. 嗜酸粒细胞性筋膜炎

多见于青年人，剧烈活动后发病。表现为四肢皮肤肿胀，绷紧并伴有肌肉压痛、松弛。无雷诺现象，无内脏病变，抗核抗体阴性，血嗜酸性粒细胞增加。皮肤活检也可鉴别。

3. 雷诺现象

仅表现为雷诺现象的系统性硬化病前期应和有关疾病鉴别。

4. 内脏损害

有内脏损害者应与神经性胃无力、原发性肺纤维化、遗传性出血性毛细血管扩张症鉴别。

5. 其他

食用毒油或长期接触二氧化硅、聚氯乙烯、L-色氨酸等可发生硬皮样综合征。

【治疗】

SSc 的治疗一直是一个棘手的问题，因为其病谱广，临床表现和严重程度及病程各异，评价治疗手段对疾病的影响较困难，最近将病变量化后才找到客观的评价方法，这些指标包括测量"皮肤的厚度""肺功能""心脏收缩功能"和"肾功能"。

（一）治疗原则

早期诊断、早期治疗，有利于防止疾病进展，原则是扩血管、抗纤维化、免疫抑制与免疫调节，但无特效药物。

（二）改善病情的药物

许多药物已用于治疗 SSc，但没有任何一种药令人确信有效。

1. 针对血管及改善微循环的药物

在 SSc 的发病机制中，血管异常非常重要，但改变血小板功能的阿司匹林、双嘧达莫（潘生丁）收效甚微。Ketanzerin 是一种组胺拮抗剂，能减少雷诺现象发作的频率并减轻其严重程度，能改善指端溃疡的预后，但该药对皮肤增厚或内脏器官损伤的改善无效。Iloprost 是一种前列环素类似物，是一种治疗雷诺现象和指端溃疡的新药。钙通道阻滞剂尼群地平是有效的血管扩张剂。血管紧张素转换酶抑制剂如巯甲丙脯酸、依那普利可有效控制高血压及早期肾功能不全。改善微循环的药物还有丹参及低分子右旋糖酐注射液对皮肤硬化、关节僵硬及疼痛有一定的作用。

2. 糖皮质激素及免疫抑制剂

虽然糖皮质激素不能控制疾病的进展,但对关节炎、肌炎、心包炎、心肌损害、肺间质病变炎症期均有一定疗效。联合免疫抑制剂治疗,可提高疗效,减少糖皮质激素的用量。泼尼松 30～40mg/d,一个月后减量,以 10～15mg/d 时维持。

双盲对照治疗试验发现苯丁酸氮芥(瘤可宁)和氟尿嘧啶对 SSc 无效。甲氨蝶呤和环孢素 A(CsA)在少数人试用中有一定疗效,但 CsA 的肾毒性限制了它的应用。

青霉胺是一种免疫调节剂,由于它能干预胶原的交联,因而广泛地用于治疗 SSc,对抑制皮肤硬化及内脏损害有一定作用,口服 0.5～1.0g/d,1～3 年能收到疗效。其疗效与病程、疗程及药物总量有关。一个大样本回顾性的研究发现,该药应用两年后,增厚的皮肤得到明显的改善,与未治疗组比较,5 年存活率明显增加,数年后重新评价此药证实了这个结论。体外试验发现,IFN-γ 可以使成纤维细胞增生下调并减少胶原的生成。对秋水仙碱的研究发现,它能通过成纤维细胞来影响前胶原的输送和分泌,但临床上无明显的疗效。一种肥大细胞稳定剂——酮替酸能阻止硬皮鼠的皮肤硬化,但在 SSc 患者中的双盲试验未能显示任何疗效。

(三) 对受累器官的治疗

1. 雷诺现象的治疗

戒烟、避免受凉、注意全身保暖及生物反馈性锻炼对预防雷诺现象有效;症状严重或合并指端溃疡时应使用血管扩张剂,特别推荐钙通道阻滞剂——尼群地平。由于尼群地平可以松弛血管平滑肌,在双盲对照试验中,发现它对减少雷诺现象的频率和严重程度都非常有效。

治疗指端溃疡可在消毒液中浸泡手指;用抗生素油膏封包溃疡而后应用绷带,感染的溃疡应口服抗生素;对于大的非感染的溃疡应穿末端封闭的衣服;对于深部的感染应对腐烂组织行外科清创术,并静脉给予抗生素,无效时可行手术切除。

2. 皮肤受累的治疗

局部皮肤护理应避免过多洗澡从而避免皮肤干燥,并使用含羊毛脂的保湿乳剂。瘙痒在 SSc 中是一个普遍存在的问题,无有效办法,只能任其自行消失。钙化点无法阻止,钙沉积也不易溶解,可试用丙磺舒、华法林。炎症反应常与经磷灰石钙结晶沉积有关。短期秋水仙碱治疗有效。

3. 肌肉骨骼受累的治疗

对于常见的关节和腱鞘受累可选用非甾体抗炎药,但疗效较其他结缔组织病差,SSc 的早期,腱鞘炎引起的筋膜摩擦非常疼痛,并限制了关节的活动,有时需要加入小剂量的皮质醇激素或止痛类麻醉药。对于有腱鞘炎的患者,早期加强体育锻炼结合物理治疗非常重要。因为这种治疗非常疼痛,有时需要镇痛剂来使患者参加最大限量的活动。腕管综合征常在 SSc 的早期就出现,用腕部静止夹治疗效果好,有时还可行局部皮质醇封闭注射,可用皮质醇激素治疗肌炎,并可加用甲氨蝶呤。

4. 消化道症状的处理

食管运动障碍常引起反酸、胸骨后灼痛,将床头抬高 15～25cm 可能使症状减轻。少量多餐并进食较细软的食物,尽量避免夜间进食,可常用抗酸药或质子泵抑制剂,能减轻或消除胃食管反流症状;钙通道阻滞剂能降低食管括约肌的压力。非甾体抗炎药常能加重反流性食管炎的症状,应尽量避免使用。远端食管狭窄可定期行食管扩张处理。

小肠病变引起的蠕动迟缓及细菌的过度生长和肠腔菌群失调,可导致腹胀、腹泻、体重减轻和吸收不良。可口服微生物调节剂,联合应用广谱抗生素如氨苄西林、阿莫西林、四环素、甲硝唑或环丙沙星两周或坚持小剂量用药对控制症状有效。同时要补充脂溶性维生素和钙,有重度营养不良者需要高营养饮食,有肠梗阻患者最好行胃肠减压。

5. 心肺受累的处理

大多数有肺间质病变的 SSc 患者病程平稳,症状轻,无需处理,但对已纤维化的病变则无法逆转,而通过支气管肺泡灌洗液或高分辨 CT 证实为肺泡炎却是可逆的。有报道,用糖皮质激素和 CTX 可以改变病情,雷公藤多苷和大环内酯类药,如罗红霉素可以减轻症状。目前的多种对照性研究正在选择最佳的方案。对于严重的肺间质纤维化可选择单侧或双侧的肺移植。不伴间质纤维化的孤立肺动脉高压是 SSc 内脏损害中预后最差的,常在发病后 6 个月到 5 年内死亡,血管扩张剂、抗炎药物、免疫抑制剂都不能减低这种合并症的死亡率。静脉应用前列腺素能增加原发性肺动脉高压患者的存活率,但对继发于 SSc 的肺动脉高压的疗效尚在研究中。大多数患者死于缺氧引起的心律失常、原位肺动脉血栓,或由于通气不足引起的肺气肿。补充氧、抗凝(阻止肺血栓栓塞形成)、控制右心衰是辅助疗法。惟一的疗法是心肺移植或单独肺移植。

SSc 心脏的并发症主要是心包炎、充血性心力衰竭、严重的心律失常等,均需要治疗。

6. 肾危象的处理

过去的十余年,肾危象是 SSc 最可怕的内脏合并症,最常见的后果是肾衰竭,关键是没有一种有效药物控制恶性高血压。随着血管紧张素转化酶抑制剂(ACEI)的问世,肾危象的预后发生了戏剧性的改变,ACEI 能逆转严重的高血压、肾性贫血并控制高血压。使用 ACEI 的患者一年存活率为 80%,5 年存活率为 60%,此前没有应用 ACEI 的患者一年存活率只有 15%,治疗成功的关键是早期发现高血压并将其控制在正常范围。当然用 ACEI 的同时还可以加用新的或强有力的抗高血压药。

血液透析和肾脏透析疗法的改进也给肾危象带来了希望,肾脏移植使得生存率提高。

【预后】

SSc 的自然病程变化很大,很多患者的手指呈进行性硬化,屈曲挛缩而致残,几乎所有患者最终均有内脏受累。发病初期已有肾、心和肺受累表现者,提示预后不佳。首次确诊后 10 年生存率为 65%,弥漫性 SSc 早期死亡和致残更为常见,肺动脉高压和肠吸收不良为局限性 SSc 患者常见的死亡原因。

(王梅英 刘东霞)

第四节 CREST 综合征

CREST 综合征是指具有钙质沉积(calcinosis)、雷诺现象(Raynaud phenomenon)、食管运动功能障碍(esophageal dysfunction)、指端硬化(sclerodactyly)和毛细血管扩张(telangiectasis)五种表现的综合征。目前对 CREST 综合征是一种独立的疾病还是局限性硬皮病或者系统性硬化的一种亚型还存在争议。一些观点认为局限性硬皮病仅累及皮肤,一般不累及内脏,临床进展缓慢,与 CREST 综合征是两种不同的独立疾病。但是,近年来越来越多的观点认为 CREST 综合征是局限性硬皮病的一种亚型。另外,由于 CREST 综合征除上述 5 种表现外,还可累及内脏器官,因此又有学者将其归属于系统性硬化的一种亚型。与典型的系统性硬化比较,本综合征内脏损害较轻,进展较缓慢,预后较好。

1964 年,Winterbauer 描述了一组 8 个患者共有的临床表现:钙质沉着(calcinosis cutis)、雷诺现象(Raynaud phenomenon)、指端硬化(sclerodactyly)和毛细血管扩张(telangiectasia),称其为 CRST 综合征。尽管 Winterbauer 在 8 个患者中发现有 4 个患者出现食管运动功能障碍(esophageal dysfunction),但他没把这一症状描述在最初的 CRST 综合征中。Frayha 发现在 CRST 综合征的患者中食管运动功能障碍的发生率较高,改用 CREST 描述这一症状更合适。

【免疫病理】

CREST 综合征的病因尚不清楚。遗传因素研究表明,CREST 综合征很少出现家庭聚集现象。CREST 综合征的发生和人类白细胞抗原有相关性,但相关性不强。CREST 综合征主要见于生育后的女性,而且,移植物抗宿主病的患者也可出现类似于 CREST 的临床表现,这些提示胎儿/母体微嵌合体在 CREST 综合征发病中起某种作用。此外,环境因素也不容忽视,长期接触二氧化硅、L-色氨酸和菜籽油的患者在临床上也可出现 CREST 的相似症状。

【组织病理】

CREST 综合征组织学改变包括胶原沉积、血管周围单核细胞浸润和血管异常。进行性纤维化是硬皮病的主要病理标志,由胶原(Ⅰ、Ⅲ、Ⅳ、Ⅶ)、纤维结合蛋白、氨基葡聚糖和蛋白聚糖在组织间隙和小动脉内膜沉积引起,临床上受累组织和未受累组织均可发生纤维化。血管周围单核细胞浸润可以发生在组织纤维化之前,也可以不伴随组织纤维化,提示单核细胞浸润是皮肤硬化的早期病理改变。另外,硬皮病患者病变早期还可出现血管异常。活动型患者病变周围微血管密度明显增加,血管内皮细胞损伤、内皮功能障碍、内膜增值、血栓形成和血管痉挛等。

【临床表现】

典型的 CREST 综合征患者,首发表现是雷诺现象。通常几年后,出现手指肿胀、皮肤变厚。内脏损害一般多年以后才会出现。

(一)雷诺现象

患者偶然发现双手接触冷水刺激时出现皮肤颜色改变,主要累及腕部远端,一般不累及足。少数情况下,可出现鼻子和耳朵累及。颜色改变部位的皮温降低,而临近部位皮温正常。颜色改变特别是颜色恢复过程中常伴随着疼痛和感觉异常。这种现象持续数分钟到数小时,在发作间期,患者无症状。

(二)钙质沉着

钙质沉着是软组织的病理性钙化,可发生于 CREST,也可发生于其他结缔组织病。早期可无表现,随着病变的进展,出现钙质沉着部位的触痛、溃烂、流出白垩样物质,反复的炎症反应可继发感染。脊柱旁的钙化很少见,可引起局部疼痛、神经根痛和疲乏无力。

(三)食管运动功能障碍

尽管硬皮病可累及全胃肠道,但临床上以食管累及最常见。Akesson 和 Wollheim 的研究发现,食管钡餐透视和放射性核素造影证实食管运动减弱可见于 75%～86% 的 CREST 患者。食管运动功能减弱是胃食管反流的一个重要诱因。反流性食管炎持续不愈可导致出血、溃疡和 Barrett 食管,后者容易转化为食管腺癌。

（四）指端硬化和指（趾）末端皮肤增厚

CREST 的皮肤硬化包括 3 个阶段：水肿期、硬化期和萎缩期。患者早期出现手指肿胀、晨僵和关节痛。水肿期一般持续时间较短，几周或几月后进入硬化期，手指皮肤增厚，绷紧发亮，皱褶消失，部分患者可出现局部红斑、瘙痒。此期可持续数年。晚期炎症和纤维化停止，进入萎缩期；皮肤萎缩变薄，纤维化的组织紧贴于皮下组织，不易用手捏起。CREST 综合征患者的皮肤硬化进展缓慢，常常持续多年。

（五）毛细血管扩张

CREST 综合征患者的毛细血管扩张常见于面部、颈部、上躯干和手，也可发生于黏膜表面，如唇黏膜和全胃肠道黏膜。黏膜毛细血管扩张是 CREST 综合征患者最常见的出血原因。

（六）其他表现

1. 肌肉骨骼

关节痛常见，但很少出现侵蚀性关节炎。也可伴发肌无力。

2. 肺

约有 25% 以上的 CREST 综合征患者可出现肺动脉高压。此种患者可无长期的肺部基础疾病，也可无肺间质纤维化。早期表现为劳力性呼吸困难、咳嗽。

3. 心脏

CREST 很少累及心肌。可出现心肌局灶性纤维化但临床无症状。心肌累及最常见症状是劳累后呼吸困难、疲劳、心悸。心律失常和心脏传导异常也可出现。

4. 肾

在 CREST 综合征中肾危象发生约 1%。

5. 神经系统

部分患者可出现腕管综合征、胃肠道自主神经功能失常。

6. 干燥综合征

大约 35% 的 CREST 患者可合并干燥综合征。在伴有干燥综合征的 CREST 中，一半患者有 SSA 或 SSB 阳性。

【诊断】

有些 CREST 患者可能缺乏上述全部表现，有些患者可能具有上述 5 项中的 2 项或以上，另有些患者可能重叠弥漫性系统性硬化或者其他结缔组织病如系统性红斑狼疮、类风湿关节炎、多发性肌炎。因此诊断 CREST 需要紧密结合临床和辅助检查。

高滴度的着丝点抗体阳性提示 CREST 综合征。但是有些患者在初次就诊可能还未出现特征性的自身抗体，此时应结合临床表现和其他实验室检查项目。

有些 CREST 综合征患者有皮肤表现，而有些患者始终没有皮肤表现。很多情况下，患者诉说有疲劳、胸骨后烧灼感，关节肿胀、晨僵，反复出现雷诺现象。如果皮肤病变长期局限于手、面部和颈部，可诊断为 CREST 综合征或者局限性硬皮病，而不应该诊断为弥漫性硬皮病。

【治疗】

（一）一般治疗

CREST 综合征患者常常有身体和心理双重压力，约 45% 的患者有抑郁症，64% 的患者有焦虑症，因此对患者进行健康教育、心理疏导非常重要。让患者了解自己身体的器官损伤程度和病情进展，取得家属和患者的配合对治疗非常重要。

（二）对症治疗

1. 钙质沉着的治疗

约有 55% 的患者在病程中可出现自发性的钙质沉着溶解。口服激素对钙沉着疗效不大，静脉应用激素有利于对沉积钙的溶解。有些病例报道早期轻型患者可以应用丙磺舒、地尔硫䓬、低剂量华法林促进钙溶解。低剂量的米诺环素和秋水仙碱可以抑制持续的炎症反应。

2. 雷诺现象的治疗

戒烟、避免受凉、注意全身保暖及生物反馈性锻炼对预防雷诺现象有效；症状严重或合并指端溃疡时应使用血管扩张剂，特别推荐短效钙通道阻滞剂——尼群地平，但常伴有头痛、头晕、面部潮红、水肿等副作用。局部应用硝酸甘油有助于缓解手指的雷诺现象。前列腺素（前列腺素 E_1 和伊洛前列腺素）、抗凝药物（如氯比格雷、低分子肝素、西洛他唑等）、ACEI 类药物、血浆吸附治疗也对减少雷诺现象的频率和严重程度都非常有效。

3. 食管运动功能障碍的治疗

将床头抬高 15～25cm 可能使症状减轻，少量多餐并进食较细软的食物，尽量避免夜间进食，戒烟戒酒、减少咖啡类食物摄入。H_2 受体拮抗剂（如雷尼替丁、法莫替丁等）有利于改善症状，但出现糜烂性食管炎时应使用质子泵抑制剂，促胃动力药可以改善症状。免疫抑制剂对硬皮病患者的食管运动功能障碍和胃食管反流无效。

4. 指端硬皮的治疗

多种药物包括皮质激素、非甾体抗炎药、青霉胺、IFN-γ、环孢素等可应用于改善硬皮病患者的皮肤硬化。局限性硬皮病仅累及皮肤，病情较轻，因此，单纯的皮肤硬皮不需要特别过度的治疗。

5. 毛细血管扩张的治疗

颜面部的毛细血管扩张可以应用脉冲-染料激光治疗，但在 CREST 综合征患者治疗经验有限。药物治疗包括雌激素、精氨酸加压素。其他治疗包括激光治疗、硬化治疗等。

（三）手术治疗

1. 钙质沉着

手术切除局限性的大面积痛性钙沉着能缓解症状，减少复发。清除所有的钙沉着仅适用于指端坏死，应尽量避免。有报道应用二氧化碳激光可以有效缓解症状并减少钙沉着复发。

2. 雷诺现象

颈交感神经切除术不适合硬皮病患者雷诺现象的治疗，指交感神经切除术是一种新型的改良手术方式,可以应用于硬皮病患者。在没出现指端溃疡的情况下,尽量避免截肢术。

3. 食管运动功能障碍

外科手术可以降低胃食管反流,常用手术方式是从外膜加固胃食管连接处,增强食管下端括约肌压力,降低反流。但是硬皮病患者很难忍受胃食管连接处外膜的加固,因此,除了严重患者,应尽量避免手术。

4. 指端硬化

如果指端硬化已经引起广泛的挛缩,可以考虑手术切除硬化指。

5. 毛细血管扩张的治疗

因胃黏膜毛细血管扩张引起的无法控制的胃肠道出血,可以考虑胃大部切除术。

(四)其他治疗方法

在欧洲,造血干细胞移植治疗硬皮病已经进入第 I 和 II 期临床试验阶段,但还需要更多的实验和时间来证实其在硬皮病治疗中的疗效。

【预后】

伴有指端溃疡的 CREST 综合征患者可出现指端疼痛或感染。CREST 综合征的患者很少累及内脏,胃肠道为常见累及器官,大多数患者出现食管运动功能障碍。但需要指出的是,消化道其他部位也可出现病变。大约有 10% 的 CREST 综合征的患者可出现严重的肺疾病。心脏和肾累及在 CREST 综合征少见而弥漫性硬皮病中常见。

(王梅英)

第五节 未分化结缔组织病

未分化结缔组织病(undifferentiated connective tissue diseases,UCTDs)是指按当今已知的结缔组织病诊断(或分类)标准和检查手段不能归属于某一特定疾病的结缔组织病。既往认为它可能属于某一种弥漫性结缔组织病的早期阶段,现在的观点认为是一种独立的疾病,纳入硬皮病讨论范畴。

【流行病学】

目前尚无未分化结缔组织病的流行病学调查资料。已发表的临床研究表明,UCTD 高发年龄多在 18~67 岁之间的育龄期女性。男女患病比为 1:(4~6)。Mosca 报告 1979~1998 年就诊的 91 例结缔组织病患者,其中约 20% 左右的患者符合 UCTD。Alarcon 等报告在病程小于 1年的 410 例结缔组织病患者中,52%(213 例)符合早期未分化结缔组织病(EUCTD),该研究中患者多无特异性的临床表现,且部分患者 ANA 阴性,病程均小于 12 个月。

【免疫病理】

部分患者有自身免疫病家族史提示 UCTD 的发生有一定的免疫遗传基础。1988 年,Ganczarczyk 等报告 22 例 UCTD 患者和 211 例 SLE 的 HLA 基因分型结果,UCTD 患者 HLA-B8 及HLA-DR3 亚型的阳性率高于正常对照。与 SLE 类似,7 例进展为 SLE 的患者的 HLA-DR1 亚型阳性率较正常人明显降低,提示 HLA-DR1 亚型可能是抗 UCTD 关联基因。Mosca 报告 22 例患者中,有 6 例(24%)在妊娠期间病情加重或复发,对照组中仅有 7%的患者病情出现加重,推测性激素水平的变化或雌孕激素比例失衡很可能与本病有关。

【组织病理】

部分患者出现类狼疮样皮疹,但狼疮带试验阴性。伴发雷诺现象者,血管活检可发现局部血管壁有增生或狭窄,血管炎少见。发生浆膜炎时,浆膜腔穿刺检查常提示为漏出液,部分患者抗核抗体阳性。关节滑液检查多提示为炎性渗出液,细胞数少,蛋白含量高时可呈黄色。肌活检无明显异常。

【临床表现】

本病隐匿起病,从出现临床症状至就诊前的时间为 2～3 年。多以乏力、低热、淋巴结肿大等非特异性症状起病,最常出现的症状为皮肤黏膜损害,关节肿痛和雷诺现象,患者的临床症状可随病程及治疗而波动,呈逐渐缓解趋势。

(一) 皮肤黏膜病变

盘状红斑比在 SLE 患者中更为常见,约出现于约 1/3 的患者。表现为身体暴露部位的高于皮面的红色丘疹。以头颈部最常见。皮疹大小不等,形态不一,表面多有鳞屑。愈合后常遗留瘢痕,局部皮肤萎缩。疹型的表现多样,部分患者以皮疹为首发症状。颧部红斑发生率约为 10%。为面颊部红色斑丘疹,可呈典型蝴蝶样分布,也可形状不规则。光敏感的发生率为 13%～24%。口腔溃疡较 SLE 发生率低,为 3%～13%。双手弥漫肿胀及皮下结节多见。

(二) 关节及肌肉病变

37%～80%的患者可出现关节痛或关节炎的表现,平均发生率为 55%,与 SLE 相同,多为非侵袭性多关节炎,很少有发生关节破坏畸形者。受累关节包括指间关节、跖趾关节、下颌关节等,但以大关节炎更为常见。可伴有晨僵,但时间较短。肌肉受累多表现为四肢近端肌群的疼痛和无力。

(三) 血管炎

雷诺现象见于约 50%的患者,是 UCTD 最常见的临床表现之一,有时是 UCTD 的惟一的临床症状。受凉或情绪激动等是其诱因,数分钟或数十分钟后逐渐缓解。其病理基础是小动脉痉挛。局部软组织萎缩、坏死、肢端骨吸收等见于长期频繁发作者。肺动脉高压见于 5%的患者。

(四) 肺及心脏病变

浆膜炎见发生率为 11%,可表现为胸腔积液、心包积液或两者同时出现。轻症者可无明显临床表现,严重者可出现心脏压塞。肺部表现肺间质纤维化和间质性肺炎等,肺间质纤维化多起病隐匿,表现为进行性呼吸困难。心脏病变可累及心脏全层,包括心包炎、心肌炎和心内膜炎等。临床表现为胸闷、心悸、呼吸困难等症状。

(五) 血液系统病变

多表现为慢性病性贫血和缺铁性贫血,部分患者出现全血细胞减少。个别病例有明显出血倾向,甚至造成死亡。溶血性贫血少见。

(六) 肾损害

肾损害多发生在伴盘状红斑及 ANA 阴性的患者。临床表现可有高血压、蛋白尿、水肿、血尿和血清肌酐水平升高等,但很少有造成严重肾功能不全者。

(七) 其他

神经系统损害少见,可出现器质性神经系统疾病表现,如外周神经炎、头痛、偏盲、感觉和活动障碍等。也可仅表现为偏头痛、抽搐、行为异常和幻觉等精神病症状。其他少见表现(如甲状腺功能异常等)亦有报道。

【辅助检查】

虽然 UCTD 患者可出现多种实验室检查异常。但是,对每一个体而言,大多数 UCTD 患者仅有某一两种检查异常。如血象检查可见白细胞减少、血小板减少或贫血。溶血性贫血者可有 Coombs 试验阳性。自身免疫性血小板减少患者的部分凝血活酶时间延长。可见血细胞沉降率加快及 γ-球蛋白升高。尿常规可出现蛋白尿、血尿等。部分患者出现转氨酶升高,常提示自身免疫性肝损害。B 超可见肝脾、淋巴结肿大。可出现肌酶轻中度升高,肌电图无异常或轻度肌源性损害。X 线检查可见肺纹理增粗、紊乱,肺功能提示弥散功能减低。心脏受累时,心电图可有各种心律失常及 ST-T 改变等。

ANA 阳性最为常见,阳性率在 $55\% \sim 100\%$。荧光核型以斑点型最为常见,均质型和核周型均较少见。少部分患者可出现类风湿因子、抗 RNP 抗体、抗 SSA 或 SSB 抗体。抗 RNP 抗体阳性常与雷诺现象和关节炎有关联,抗 SSA 抗体阳性者常伴口干燥。抗 Sm 抗体阳性、抗 dsDNA 抗体阳性、梅毒血清试验假阳性和补体降低少见。

【诊断与鉴别诊断】

(一)诊断

目前尚无统一的 UCTD 诊断标准。UCTD 的诊断应具有一项以上典型的风湿病症状或体征,且病程两年以上,并除外任何其他 CTD。符合 UCTD 的临床特点,但病程较短者可能在一定时期内分化为其他 CTD。如有雷诺现象伴 ANA 阳性的患者可能在一二年内,甚至数年出现典型硬皮病或系统性红斑狼疮的表现。因此,病程在两年以内的患者不宜轻易诊断本病。对病程较久、诊断明确的病例,也应进行密切随访注意其分化为其他 CTD 的可能性。

值得注意的是,使用了糖皮质激素和免疫抑制剂的弥漫性 CTD 病患者,由于病情部分控制,可能在一定时期内不分化为出其他 CTD 的临床表现及实验室异常而符合 UCTD 的诊断条件。相应的也容易由此忽视对患者的进一步检查及正规治疗。因此,临床上对此类患者仍应进行较系统的实验室检查,如对怀疑 SLE 者的抗核抗体、抗 Sm 抗体、ds-DNA 抗体检测等,怀疑皮肌炎者进行肌酶谱、肌肉活检,以便正确诊断并及时给予正规的治疗。

(二)鉴别诊断

应注意将未分化型结缔组织病与混合性结缔组织病(MCTD)和重叠综合征及区分开来。混合性结缔组织病有国际上认可的诊断标准,高滴度的 nRNP 抗体为特征。可有类似系统性红斑狼疮、多发性肌炎或进行性系统性硬化症等的临床症状,但不满足其诊断标准,并有雷诺现象、肿胀手、肺部受累等。重叠综合征指同时或先后出现两种结缔组织病的临床表现,并符合各自的诊断标准。

【治疗】

一般以对症治疗为主。目的在于减轻患者的临床症状,使病情长期缓解及预防不良转归。治疗方案和药物剂量方面应注意个体化的原则,并注意观察药物的不良反应。

(一)非甾体抗炎药

乏力、发热、关节痛或关节炎者可选用非甾体抗炎药治疗。一般而言,有上消化道炎症、溃疡等病史者宜选用塞来昔布等选择性 COX-2 抑制剂。症状较轻或长期用药者可选不良反应小、服用方便的缓释非甾体抗炎药,如美洛昔康等。症状较重者首选双氯芬酸等;出现雷诺现象的患者给予扩血管药物如钙通道拮抗剂并需注意保暖。

（二）肾上腺皮质激素

面部皮疹者可局部应用激素类软膏。关节腔局部注射用于难以缓解的关节炎患者。有器官受累如心包炎、血小板减少或溶血性贫血等可应用全身激素治疗，除特殊情况外，一般泼尼松 $0.5mg/(kg \cdot d)$ 即可使病情改善，之后应尽快减至 10mg/d 以下的小剂量维持，以减少激素不良反应的发生。不宜采用大剂量激素。

（三）免疫抑制剂

对于伴有发热、面部皮疹、关节炎的患者可试用抗疟药治疗，并同时应用非甾体抗炎药。羟氯喹的常用剂量为 200～400mg/d。应在用药前和用药后每 3～6 个月进行 1 次眼科检查，及早发现视野变化和眼底等病变。2000 年欧洲抗风湿联盟的报告在 112 例 UCTD 患者 2 年后接受羟氯喹治疗该比例为 32% 左右。提示患者对抗疟药治疗的顺应性良好，可以长期应用。

其他常用免疫抑制剂包括甲氨蝶呤和硫唑嘌呤等。用于常规治疗无效的患者，宜采用小剂量、短疗程方案。Wise 等报道，多关节炎和激素减量困难的患者接受甲氨蝶呤治疗的患者有 53% 有效。33% 的患者不得不因不良反应而中断治疗。1 例患者出现机会致病菌感染，发生隐球菌脑炎，该患者同时服用泼尼松 30mg/d。

此外，在难治性 UCTD 患者，也可应用给予适量来氟米特、环孢素等免疫抑制剂。

【预后】

研究表明，本病肺间质纤维化、肾损害和中枢神经系统损害等内脏受累发生率较低，预后相对较好。长期随访有半数以上的患者可完全缓解。

（潘正论）

参 考 文 献

蒋明，David Yu，林孝义. 2004. 中华风湿病学. 北京：华夏出版社.

张乃峥. 1999. 临床风湿病学. 上海：上海科学技术出版社.

Au K, Khanna D, Clements PJ, et al. 2009. Current concepts in disease-modifying therapy for systemic sclerosis-associated interstitial lung disease: lessons from clinical trials. Curr Rheumatol Rep, 11(2):111-119.

Badesch DB, Hill NS, Burgess G, et al. 2007. Sildenafil for pulmonary arterial hypertension associated with connective tissue disease. J Rheumatol, 34(12):2417-2422.

Barnett AJ, Miller MH, Littlejohn GO. 1998. A survival study of patients with scleroderma diagnosed over 30 years(1953-1983): the value of a simple cutaneous classification in the early stages of the disease. J Rheumatol, 15(2):276-283.

Foeldvari I. 2009. Current developments in pediatric systemic sclerosis. Curr Rheumatol Rep, 11(2):97-102.

Gary S. Firestein, Ralph C. Budd, Edward D. Harris Jr, et al. 2008. Kelley's textbook of rheumatology. London: W. B. Saunders Company

Hsu VM, Moreyra AE, Wilson AC, et al. 2008. Assessment of pulmonary arterial hypertension in patients with systemic sclerosis: comparison of noninvasive tests with results of right-heart catheterization. J Rheumatol, 35(3):458-465.

Karassa FB, Ioannidis JP. 2008. Mortality in systemic sclerosis. Clin Exp Rheumatol, 26(5 Suppl 51):S85-93.

Penn H, Denton CP. 2008. Diagnosis, management and prevention of scleroderma renal disease. Curr Opin Rheumatol, 20 (6):692-696.

Robert G Lahita, Nicholas Chiorazzi, Westley H Reeves. 2000. Textbook of the Autoimmune Diseases. Philadelphia: Lippincott Williams & Wilkins

Shah SJ. 2009. Genetics of systemic sclerosis-associated pulmonary arterial hypertension: recent progress and current concepts. Curr Rheumatol Rep, 11(2):89-96.

Varga J. 2008. Systemic sclerosis: an update. Bull NYU Hosp Jt Dis, 66(3):198-202.

第十四章　特发性炎性肌病

第一节　多发性肌炎和皮肌炎

多发性肌炎(polymyositis,PM)和皮肌炎(dermatomyositis,DM)是一组自身免疫介导的以侵犯横纹肌为主的慢性、炎症性、系统性结缔组织病。病因未明,可能与感染(如病毒、弓形虫等)、遗传因素及免疫功能异常等有关。临床特征为对称性肌无力肌痛和肌萎缩、血清肌酶升高和肌电图显示肌源性损害,病理示肌肉不同程度的炎症和坏死。

【流行病学】

多肌炎的发病率约两倍于皮肌炎。患病率为 2/10 万～10/10 万,发病率为 0.5/10 万～8.4/10 万,其发病年龄有两个高峰,5～14 岁儿童和 45～60 岁成人,男女发病比例约为 1：2。成人多发性肌炎与皮肌炎约占特发性炎症性肌病的 70% 左右。

【免疫病理】

免疫电镜和免疫细胞化学的研究表明,PM/DM 浸润性单核细胞主要是 T 淋巴细胞,尚有巨噬细胞和少量的 B 淋巴细胞,多形核细胞很少见。CD4$^+$ 的 T 细胞在肌束膜和血管周多见,CD8$^+$ 的 T 细胞在肌内膜最多,靠近损伤的肌纤维。PM 以细胞免疫为主,肌内膜 CD8$^+$T 淋巴细胞被活化,CD8$^+$T 细胞侵入 MHC-Ⅰ 阳性的非坏死肌纤维(CD8/MHC-Ⅰ复合体)被认为是 PM 的标志性免疫病理学改变。DM 以体液免疫为主,组织内 B 淋巴细胞和 CD4$^+$T 细胞较 PM 多,浸润血管周围,通过免疫球蛋白和补体系统介导微血管病变,造成肌纤维缺血损伤。DM 肌纤维的破坏往往呈现束周分布或灶性坏死的特点,是具特征性的肌活检病理改变;这种肌纤维破坏被认为是毛细血管损伤后肌肉组织缺血的结果。DM 患者也可见肌纤维 MHC-Ⅰ 表达增加,但与 PM 的弥漫性表达不同,MHC-Ⅰ 表达以肌束周边为主。

无论 PM 还是 DM,在肌纤维、血管内皮细胞、还存在其他多种细胞因子、趋化因子和细胞黏附分子的异常表达,这些信号传递分子对介导炎性细胞浸润和肌间质纤维化甚至肌纤维再生都具有重要的作用。

【组织病理】

病理检查是 DM 和 PM 诊断中最有价值的检查。但是,肌炎的病变在肌肉中呈跳跃性,一次肌肉活检阴性,并不能排除该病,为了明确诊断,需多次重复活检。肌肉病理改变:光镜下的表现主要有肌纤维变性,萎缩,灶性或散在性肌纤维坏死;肌膜核增多及核内移。肌纤维再生,间质结缔组织增多;炎性细胞浸润,伴或不伴有吞噬现象。浸润的细胞以淋巴细胞为主,其次为巨噬细胞,多形核细胞少见。PM 主要表现为散在肌纤维萎缩,束内散在灶性坏死。DM 以束周萎缩多见,束边灶性坏死。炎性浸润在 PM 表现为肌内膜炎,而 DM 以肌束周间质血管炎更为多见。光镜下可见 DM 患者肌肉内残留的毛细血管表现为管壁增厚、管腔扩张或因为内皮肿胀血栓形成而狭窄闭塞,造成肌肉梗死。有学者提出肌内血管病变的敏感性可达 90%,特异性可达 100%,认为肌内血管异常可以作为 DM 的诊断依据。电镜下主要表现为:肌纤维内线粒体、糖原颗粒、脂滴明显增多。PM 的毛细血管改变轻微,而 DM 毛细血管改变较明显,主要有微管网状结构病变、内皮细胞浆膜消失、胞浆内异常细胞器等。皮肤病理改变通常无特异性,主要表现有:表皮轻度棘层增厚或萎缩,基底细胞液化、变性。真皮浅层水肿,散在或灶状淋巴细胞大部分为 $CD4^+T$ 细胞、浆细胞和组织细胞浸润。真表皮交界部和真皮浅层血管周围有 PAS 染色阳性物质沉着,真皮有时可见灶状黏蛋白堆积,阿新蓝染色阳性。皮下脂肪在早期表现为灶性脂膜炎,伴脂肪细胞黏液样变性,晚期则为广泛的钙化。Gottron 病变的病理特征是在上述病理变化的基础上伴有角化过度,棘层增厚。

【临床表现】

Ⅰ型　原发性多肌炎。

Ⅱ型　原发性皮肌炎。

Ⅲ型　恶性肿瘤相关多肌炎或皮肌炎。

Ⅳ型　儿童多肌炎或皮肌炎。

Ⅴ型　其他结缔组织病伴发的多肌炎或皮肌炎。

Ⅵ型　其他类型的肌炎(如包涵体肌炎、线粒体肌炎、微粒体肌炎、嗜酸粒细胞性肌炎、局限性结节性肌炎等)。前两型临床上较多见。

（一）多发性肌炎、皮肌炎的临床特点

1. 全身症状

可有发热、关节痛、乏力、食欲缺乏和体重减轻。

2. 肌肉

肌肉症状为患者就诊主要症状,常表现为对称性、四肢近端肌肉进行性疼痛、无力和萎缩。肩胛带肌群受累时表现为双臂难以上举、梳头困难和握力下降。骨盆带肌受累时表现为难以蹲下或起立、步态蹒跚等。颈部肌肉受累时,患者于平卧位很难将头抬起,坐位不能将头竖起。口咽肌受累出现声音嘶哑和吞咽困难。呼吸肌受累可致胸廓运动减少,咳嗽无力。肌肉有压痛,晚期可出现肌萎缩。

肌力测定有助于对肌肉受损的程度及范围判定,肌力的变化可以反映肌炎的活动度和所用药物的疗效。目前一般采用 Gardner-Medwln 和 Walton 制定的肌力分级法:①0 级,肌肉对刺激不发生任何收缩反应;②1 级,肌肉对刺激可有轻微的收缩;③2 级,肌力很差,肢体不能克服重力而抬起;④3 级,肌力有抗重力能力,肢体可以抬起离开床面;⑤4 级,肌力较好,肢体能抵抗阻力;⑥5 级,肌力正常。

3. 皮肤改变

皮肤病变是皮肌炎患者常见的症状。但皮疹与肌肉受累程度常不平行,有时皮疹可非常广泛而仅有轻度肌炎。亦有存在严重肌肉病变而仅有轻度皮疹者。仅有皮疹而无肌炎症状者称非肌炎皮肌炎。皮疹可出现在肌炎之前、同时或之后。多为微暗的红斑,稍高出皮面,表面光滑或有鳞屑。皮损常可完全消退,但亦可残留带褐色的色素沉着、萎缩、瘢痕或白斑。皮肤钙化也可发生,易见于儿童。典型的皮肤改变有:①眶周水肿伴暗紫红皮疹,见于 $60\%\sim80\%$ DM 患者。②Gottron 征,皮疹位于关节伸面,多见于肘、掌指、近端指间关节处,也可出现在膝与内踝皮肤,表现为伴有鳞屑的红斑,皮肤萎缩、色素减退。③颈、上胸部"V"区,弥漫性红疹,在前额、颊部、耳前、颈三角区、肩部和背部亦可见皮疹。④指甲两侧呈暗紫色充血皮疹,手指溃疡、甲缘可见梗死灶。部分患者双手外侧掌面皮肤出现角化、裂纹,皮肤粗糙脱屑,与技术工人的手相似,称"技工"手,在抗 Jo-1 抗体阳性的 PM、DM 中多见。⑤雷诺现象、网状青斑、多形性红斑等血管炎表现。慢性病例有时出现多发角化性小丘疹,斑点状色素沉着、毛细血管扩张、轻度皮肤萎缩和色素脱失,称为血管萎缩异色皮病性 DM。

4. 关节

15％的患者出现膝、手指、腕、肩和踝关节痛,少数患者有关节炎,为非对称性,常累及手指关节。由于手部肌肉纤维化、挛缩,可导致手指关节畸形,但 X 线检查可无关节破坏。

5. 肺

约 30％患者有肺间质改变,男性多于女性。肺间质改变可发生于 PM/DM 病程的任何阶段,大多数患者在确诊 PM/DM 的同时就已合并肺间质改变。与其他原因所致肺间质病变的临床表现相似,主要症状为活动后呼吸困难、干咳,部分患者可以有咳痰;下肺分布为主的爆裂音是主要的呼吸系统体征,杵状指并不多见。部分患者可无任何呼吸系统的临床表现,仅表现为胸部影像学、肺功能等方面的异常。根据患者的呼吸系统临床特点,可将 PM/DM 合并的肺间质改变分为:①急性或亚急性间质性肺炎型:可以继发急性呼吸窘迫综合征(ARDS),在 1 个月(急性)或 2～3 个月内(亚急性)病情急剧进展、恶化;②缓慢进展型:这是最常见的;③无症状型:咳嗽、咳痰、呼吸困难、爆裂音等临床表现不明显,但胸部影像学等检查提示存在肺间质病变。其中急性和亚急性间质性肺炎型多发生在无肌炎或肌炎不明显的 DM 患者,多有额部向阳疹等皮疹。X 线检查在急性期可见毛玻璃状、颗粒状、结节状及网状阴影;在晚期可见蜂窝状或轮状阴影,表现为弥漫性肺纤维化。肺纤维化是本病死亡的重要原因之一,肺功能测定为限制性通气功能障碍及弥散功能障碍。

6. 心脏

1/3 患者病程中有心肌受累,心肌内有炎细胞浸润,间质水肿和变性,局灶性坏死,心室肥厚。出现心律失常、充血性心力衰竭,亦可出现心包炎,伴少到中量的心包积液。心电图和超声心动图检测约 30％出现异常,其中以 ST 段和 T 波异常最为常见,其次为心脏传导阻滞、心房颤动、期前收缩。

7. 消化道

10％～30％患者口咽部和环咽部肌群以及舌肌受累,出现吞咽困难,以致食物不能下咽。食管和消化道的平滑肌受累时出现中下段食管甚至胃的蠕动减慢,胃排空时间延长,引起反流性食管炎。吞钡 X 线造影可见食管梨状窝钡剂潴留,胃的蠕动减慢,胃排空时间延长。

8. 肾

少数 PM/DM 患者可有局灶性增生性肾小球肾炎,但大多数患者肾功能正常。极少数暴发性起病者,因横纹肌溶解,可出现肌红蛋白尿、急性肾功能衰竭。

(二)其他类型炎症性肌病的临床特点

1. 儿童皮肌炎

是指 16 岁以下的患者,高发于 5～14 岁。具有原发性皮肌炎的特点,还可以有:①多伴发血管炎,出现消化道出血、胃肠黏膜坏死、胃肠穿孔或视网膜血管炎等;②起病较成年人急,肌水肿明显;③后期多发生皮下和肌肉钙化和挛缩,皮肤损害无特异性,易延误诊断,脂肪营养不良更常见。儿童皮肌炎通常起病较急，病情较重，治疗效果不佳。

2. 恶性肿瘤相关性多发性肌炎/皮肌炎

约 5％～25％多发性肌炎/皮肌炎患者伴发恶性肿瘤，多发性肌炎/皮肌炎可于恶性肿瘤发生之前或之后出现。成人多发性肌炎/皮肌炎患者应常规检查以排除恶性肿瘤。多见于 50 岁以上的患者，亚洲男性患者年龄大于 45 岁，总危险性增加 3～6 倍，女性是男性的 2 倍。危险性增加的时期在该病诊断的前后 4 年内，恶性肿瘤是独立的预后不良因素。诊断 5 年后发生恶性肿瘤的危险性逐渐降低。恶性肿瘤的危险性在皮肌炎较高，肿瘤谱和一般人群相似，女性常见乳腺癌和卵巢癌，男性为肺癌和胃肠道癌。亚洲报道鼻咽癌与皮肌炎相关。与恶性肿瘤相关的皮肌炎，7％～55％的患者出现皮肤坏死。瘙痒与恶性肿瘤有潜在的相关性，尤其是淋巴瘤和白血病。持续的瘙痒常提示潜在的恶性肿瘤，尤其老年人。

3. 重叠综合征

即其他结缔组织病伴发的多发性肌炎/皮肌炎，重叠的其他结缔组织病有系统性红斑狼疮、系统性硬皮病、干燥综合征、混合性结缔组织病、类风湿关节炎、系统性血管炎等。患者的肌无力或肌痛症状可不明显，肌酶谱升高不明显。

4. 包涵体肌炎

起病隐匿，以缓慢的进行性肌无力和肌萎缩为主要临床特点，常被误诊为激素不敏感的多发性肌炎。包涵体肌炎的病因至今不明，可能是由病毒直接感染引起或免疫反应介导所致的肌肉组织炎性病变。该病诊断依据主要为：①发病年龄＞30 岁，以 50 岁后发病常见。②起病隐匿，缓慢持续性进展，通常病程＞6 个月，大多为数年。最长可达数十年。③肌无力和肌萎缩呈特征性分布。以四肢远端肌肉为主且常呈不对称性，手肌、前臂肌、髂腰肌、股四头肌以及胫前肌最常受累，少数患者因累及咽喉肌而出现吞咽困难。肌肉受损的特点为屈指无力，屈腕无力较伸腕无力明显。股四头肌肌力≤4 级，一般不累及三角肌、胸肌、手骨间肌和面肌，肌萎缩和肌无力成比例。④血清肌酸磷酸激酶水平可正常或升高至正常值的 2～3 倍，但不高于正常值上限的 12 倍。⑤肌电图表现为肌源性损害。⑥肌肉活检呈现如下病理改变。a. 肌纤维大小不一，可呈小圆形或多角形，有明显的肌纤维变性、坏死以及吞噬现象。b. 可有或无炎细胞浸润。c. 部分坏死的肌纤维出现一个或多个着边空泡，内含包涵体颗粒，HE 染色为嗜酸性颗粒，改良 Gomori 染色呈紫红色颗粒。d. 偏振光显微镜下刚果红染色包涵体颗粒呈阳性。e. 电子显微镜观察这些包涵体颗粒在肌膜下、肌原纤维间隙或肌核内呈管样细丝状物质或髓样体。f. 无家族史者为散发性包涵体肌炎，有家族史者则为家族性包涵体肌炎。有典型的临床表现，肌肉活检病理发现包涵体者即可明确诊断。有典型临床表现，肌肉活检病理仅提示为炎性改变者，则为包涵体肌炎的可疑诊断。

5. 无肌病性皮肌炎

本病为免疫反应介导的以皮肤损害为主的炎性肌病，不伴有明显肌肉病变，是皮肌炎的变异型或顿抑型，也有研究认为，是皮肌炎的早期表现。占皮肌炎患者的 2％～11％。早在 1979 年，无肌病性皮肌炎即被用来描述具有典型皮肤改变，但极少或没有肌肉受累的皮肌炎。其后，Euwer 等报告 54 例皮肌炎患者的临床资料，其中 6 例被诊断为无肌病性皮肌炎，患者均有典型的皮肤损害表现。但无肌肉受损。因此，建议使用无肌病性皮肌炎这一名称。无肌病性皮肌炎的诊断标准：①皮肌炎的皮肤损害表现明显,如向阳性红斑、Gottron 征、甲周性红斑、皮肤异色征、围巾征或"V"形征等。②皮肤活检符合皮肌炎的皮肤病理改变特点。③皮肤损害出现 2 年,四肢近端、颈部与咽部肌肉无肌肉损害表现。④皮肤损害出现 2 年,血清肌酶谱尤其肌酸磷酸激酶、醛缩酶和尿肌酸始终处于正常值范围。一般具有特征性的皮损持续 6 个月以上,无肌无力,肌酶谱正常,肌电图、肌活检、磁共振等检查的结果在正常范围内,应考虑本病。

6. 嗜酸性筋膜炎

嗜酸性筋膜炎又称 Shulrnan 综合征、嗜酸性细胞增多性筋膜炎、弥漫性筋膜炎。最初于 1974 年见诸于文献报道,而后逐渐被广泛认识。满足诊断的条件为:①任何年龄均可发病,男性比女性高 2 倍。②起病隐匿,缓慢进展。③四肢肌腱肿胀、疼痛、僵硬以致影响各种关节活动,后期可出现关节挛缩,肌肉及肌腱压痛,肌肉内可触及条索状物。④外周血嗜酸粒细胞计数升高,红细胞沉降率加快;血清 γ 球蛋白水平升高,IgG 和 IgE 升高;抗核抗体及类风湿因子可阳性;血清肌酶水平正常或轻度升高。⑤肌电图检查正常,少数患者可有肌源性损害表现。⑥肌肉活检病理检查提示,皮下组织及肌筋膜的胶原纤维明显增生、肥大,比正常组织增厚 2~5 倍;伴有较多嗜酸粒细胞浸润且呈灶性聚集分布;可有少许肌纤维坏死现象。

7. 局灶性肌炎

局灶性肌炎又称局限性结节性肌炎、局限性间质性多发性肌炎、间质性结节性肌炎、骨骼肌局限良性炎性假瘤。可发生于全身任何部位,其诊断标准为:①任何年龄均可发病。②股四头肌、腓肠肌、躯干肌或背部肌肉等骨骼肌内迅速生长的坚硬肿块,伴有局部压痛,偶可出现在眼睑、舌、面、颞、颈、胸部、腹壁、上臂、前臂和手部等肌肉。③血常规、红细胞沉降率、血清肌酶及各种血清抗体多于正常值水平,少数呈轻度升高。④肌电图检查提示病变局部呈肌源性损害,其他部位正常。⑤超声、CT 和 MRI 扫描显示肌肉内有结节样改变。⑥病理检查显示有肌纤维变性、坏死及吞噬现象,伴肌纤维增生和肥大,肌内衣、外衣有大量淋巴细胞和浆细胞浸润。

8. 肉芽肿性肌炎

肉芽肿性肌炎又名肉芽肿性多发性肌炎、肉芽肿性肌病、结节病性肌炎、特发性巨细胞性多发性肌炎等。其诊断标准为:①任何年龄均可发病,以中老年妇女多见。②临床表现依炎症类型而有所不同,慢性肌病型表现为慢性进行性对称性肢体近端肌无力,伴肌肉疼痛、压痛、挛缩、肥大或萎缩。结节型或肿块型除上述表现外,还可有大小不等的肿块,有蚕豆大小的结节,肿块最大者可达 22cm,肿块与皮肤无粘连,可合并周围神经被压受损的表现。急性或亚急性局限性肌炎型少见,以年轻人好发,急性起病者主要表现为四肢肌无力、肌痛和肌肉触痛,常伴有急性多发性关节炎或结节性红斑;亚急性起病者表现为进行性肢体近端肌无力和吞咽困难。③常伴发其他部位的肉芽肿病,如周围淋巴结、皮下、腮腺、舌肌、肝、肺、肾、胃、胰腺、泌尿生殖系统、脑神经、周围神经、关节、骨骼和脊柱等受累,并可出现视盘改变,皮疹和葡萄膜炎。④血清肌酶水平一般正常或轻度升高,血清球蛋白水平升高,红细胞沉降率加快和嗜酸粒细胞计数增多。肌电图检查可显示肌源性损害,伴有神经受累时可有神经受损体征;超声、X 线及 CT、MRI 检查显示肺门、肢体肌肉和其他脏器有结节样肿块。⑤肌肉活检病理显示,肌束间隙有边界清楚的肉芽结构,由上皮样细胞组成,可见朗汉斯巨细胞,边缘为淋巴细胞浸润及少量增生的成纤维细胞。

9. 感染反应性肌病

感染反应性肌病是一类由病毒、细菌、真菌及寄生虫等病原体直接感染肌肉组织而产生的炎性肌病。其诊断条件主要包括两部分，一为具有炎性肌病的临床表现，即肌无力、肌萎缩、肌痛、肌痉挛等；二是通过肌肉活检不能发现病变的肌肉组织内含有病原体。此类炎性肌病临床少见。

【辅助检查】

（一）一般检查

1. 常规化验

可见白细胞数正常或增多，2/3 可有血沉增快。血 IgG、IgA、IgM、免疫复合物以及 α_2 和 γ 球蛋白可增高。补体 C3 和 C4 可减少。

2. 肌生化测定

（1）肌酶谱检查：在疾病过程中，血清中肌肉来源的酶可增高，其敏感性由高到低依次为肌酸激酶（CK）、醛缩酶（ALD）、天冬氨酸转氨酶（AST）、丙氨酸转氨酶（ALT）、乳酸脱氢酶（LDH）等。在疾病加重时，往往是 CK 先升高，几周或几个月后才出现肌无力的症状。相反，在疾病好转时，CK 降至正常或接近正常几周后才出现肌力改善。少数患者可先有 AST，ALT 升高，以后才出现 CK 升高。95％的患者可有 CK 升高，但在以下三种情况下血清 CK 水平可不增高：①血清中存在 CK 抑制物；②疾病晚期肌肉严重萎缩；③少数早期患者。另一方面，还应认识到其他情况也可引起 CK 水平增高，如剧烈运动、癫痫发作可引起一过性 CK 水平增高，休息几天后可恢复正常。低氧、软组织钝挫伤、心肌梗死、假性肥大性肌营养不良、甲状腺功能低下、肿瘤、类肉瘤病等可出现 CK 升高，一些药物如酒精、胺碘酮、氯丙嗪、可卡因、氯贝特、洛伐他汀、长春新碱、青霉胺、普鲁卡因、肼苯达嗪、左旋多巴、环孢素等可引起 CK 增高。

碳酸酐酶Ⅲ是惟一存在于骨骼肌中的同工酶，在多发性肌炎及其他骨骼肌病变中均增高，对肌肉病变的诊断较有价值。

（2）肌红蛋白的测定：肌红蛋白只存在于心肌和横纹肌中。心肌和（或）横纹肌的创伤、梗死，肌病、剧烈运动、肌内注射、休克、肌肉痉挛、某些毒素均可引起血清肌红蛋白增高。大部分肌炎患者均有血清肌红蛋白升高，且其波动与病情平行，有时其改变出现在 CK 改变之前，但特异性较差。

（3）尿肌酸测定：肌酸在肝脏合成，由肌肉摄取，在肌肉内代谢形成肌酐后从尿中排出，其 24小时排除总量不超过每千克体重 4mg。本病患者由于肌肉病变，肌酸摄取减少，肌肉将肌酸转换为肌酐的量减少，从而导致血肌酸水平增高，肌酐水平降低，肌酸从尿中排除增多而肌酐排量减低。肌酸或肌酸与肌酐之和大于 6％的异常率增加。在肌酶谱尚未增高之前，尿肌酸排量即可增加，但这种改变在各种肌肉病变中均可出现，对本病无特异性。

（二）自身抗体检查

大部分患者的血清中可检出自身抗体，这些抗体可分为：①只在炎性肌病中出现的肌炎特异性自身抗体（myositis-specific autoantibodies）；②常出现在炎性肌病中但对肌炎无特异性的自身抗体；③在肌炎和其他疾病重叠的综合征中出现的自身抗体。如伴发 SLE 者可检出抗 nRNP 及抗 Sm 抗体，伴发系统性硬化症者可检出抗 Scl-70 抗体，伴发干燥综合征者可检出抗 SSA 和抗 SSB 抗体。此外还可检出抗肌红蛋白抗体、类风湿因子、抗肌球蛋白抗体、抗肌钙蛋白、原肌球蛋白抗体等非特异性抗体。表 14-1 列举了前两种抗体。

临床观察发现每一个患者只有一种为主的炎性肌病特异性自身抗体，这些抗体之间无交叉反应。每一种炎性肌病特异性自身抗体都和一个特殊的临床综合征相关联,具有一组相同的临床表现,这些综合征在起病方式和对治疗反应方面也各具特色。此外,炎性肌病特异性自身抗体还与一种或几种特定的 HLA 相关联,见表 14-2。

表 14-1　特发性炎性肌病中出现的自身抗体

	名称	抗原	分子量	HLA
只在炎性肌病中出现的肌炎特异性自身抗体	Jo-1	组氨酰-tRNA 合成酶	50	D3,DRW52,DRB10501
	PL-7	苏氨酰-tRNA 合成酶	80	DRW52
	PL-12	丙氨酰-tRNA 合成酶	110	DRW52
	EJ	甘氨酰-tRNA 合成酶	75	DRW52
	OJ	异亮氨酰-tRNA 合成酶	150	DRW52
	KS	天门冬氨酰-tRNA 合成酶	65	DRW52
	SRP	信号识别颗粒	54,60,72 7SRNA	DR5,DRW52
	Mi-2	组蛋白乙酰基转移酶复合物的 CHO3 和 CHO4 解旋酶组分（CHO3 and CHO4 helicase components of histone acetylase complexes）	240	DR7,DWR53
常出现但不对肌炎特异性的自身抗体	56kd	核糖核蛋白的组分	56	
	Fer	延长因子-1α	48	
	Mas	tRNA^mt 相关抗原		DR4,DRW53
	KJ	未确定的转位因子（unidentified translcoation factor）	120	DW52
	PM-Scl	未定	100	DR3
	Ku	DNA 结合蛋白	70,80	
	MJ	未定	135	

表 14-2　特发性炎性肌病特异性自身抗体

抗体	临床症状	治疗反应
抗 Jo-1 抗体及其他抗合成酶抗体	起病较急的多发性肌炎和皮肌炎,发热、间质性肺炎、关节炎、雷诺现象、"技工手"	反应中等,疾病持续
抗 SRP 抗体	急性发病的多发性肌炎,常见于秋季。严重肌无力,心悸	反应不佳
抗 M-2 抗体	皮肌炎伴 V 型和披肩样皮疹,表皮生长过度	反应良好

(三) 肌电图检查

肌电图检查(electromyography)是以针电极插入到骨骼肌,在细胞外记录、放大,并通过示波器显示肌纤维的电活动。因肌肉病变程度不同,一般应同时检测上肢和下肢共 3 块肌肉,有时需加做椎旁肌肉检查。

肌病的肌电图有下列改变:①插入电位(insertional activity)。肌肉在放松状态下,针电极刺入肌肉瞬间,机械刺激肌纤维所触发的电位称为插入电位。正常肌肉插入电位的电压一般为1～3mV,持续 1 秒即停止,继而肌肉进入电静息(electical silence)。炎性肌病的急性期或活动期可产生明显的插入电位活动延长,推测为肌纤维膜的弥漫性损害所致。随疾病进展,肌纤维被纤维组织代替,插入电位减弱。②随意收缩(voluntary contraction)和诱发肌电图(evoked electromyography)。随意收缩时,针电极记录到的运动单位内肌纤维动作电位的总和称为运动单位电位。由于用力程度不同,参加收缩的运动单位的数目不同,随着肌肉收缩的力量加大,参加收缩的运动单位的数目增多,这种现象叫募集。参加收缩的运动单位的数目不同,每一单位发放的频率也不同,因而出现的波形也不同。肌肉轻度用力时产生单纯型(discrete pattern)波形;中度用力时产生混合型(mixed pattern)波形;最大用力时产生干扰型(interference pattern)波形。肌病可影响上述运动单位电位的波形和运动单位电位的募集。当轻度用力收缩时,患者运动电位时间缩短,多相波电位增多,波幅下降。大力收缩时,病理干扰运动单位减少,肌纤维退变和再生,节段性坏死和纵行劈裂,引起运动单位肌纤维放电不同步,多于 4 个相位的多相电位增多。因运动单位减少,肌病影响运动单位电位的募集,晚期可出现神经源性或者神经源性和肌源性混合相表现。③纤颤电位(fibrillation potential)。是一种异常的自发电位。纤颤的波形为单相或双相;波幅极低,不超过100μV;时限极短,约 1 毫秒左右;放电频率极不规则,每秒 2～20 次。通常由下运动神经元丧失或部分受损的肌纤维产生,但累及神经肌肉交界处的疾病或肌纤维膜受损的原发性肌病也可产生这种波形。④正锐波(positive sharp waves)。为向下的正相波,波形尖锐;波幅为 50～2000μV;频率为每秒 2～50 次。是一种具有特征性的电位,诊断意义同纤颤。⑤肌强直电位(myotonia potential)。针电极插入时诱发的一种高频放电,波幅和频率逐渐递增到最大值后又逐渐衰减。为肌纤维膜离子通道改变所致;可偶见于多发性肌炎,但无特异诊断价值。⑥奇异高频放电(bizarre high-frequencydischarge):又称复合重复放电(complex repeti-tive discharge)、奇异重复电位(bizarre repeti-tivepotential)。这种波形常提示炎性肌病,更常见于慢性疾病。

DM/PM 的肌电图三联征:①插入电位活动增强,有纤颤电位和正锐波;②自发奇异高频放电;③低波幅、短时限,多相运动单位电位。约 40% 患者的肌电图满足 3 项,10%～15% 完全正常,在少数患者中,即使有严重肌无力,肌电图异常也仅限于椎旁肌肉。部分患者的肌电图呈神经源性改变。

(四)肌活检

Ⅰ型和Ⅱ型肌纤维坏死、吞噬、再生,嗜碱粒细胞增多。细胞核有大的膜状囊泡和增大的核仁,肌束周围萎缩,肌纤维大小不等,血管周围有炎性细胞浸润。DM 中炎症主要位于血管周围或筋膜内间隔,并围绕肌束。肌间的血管内皮增生,同时有小管网状物质,纤维素性血栓形成。毛细血管堵塞最终导致束周萎缩。PM 的炎症为原发、多灶性淋巴细胞浸润并侵入健康肌纤维,CD8+ 细胞侵入表达 MHC-Ⅰ的健康肌纤维(CD8/MHC 复合物)。在慢性期,可有结缔组织增生并可和碱性磷酸酶反应。

(五)影像学检查

作为一种非创伤性技术,磁共振技术应用于 PM 的诊断检查是应用于临床的新技术。能早期发现肌肉的炎症水肿样病变,特别可以检出早期病变的异常信号。另外,MRI 能同时多层成像,易于确定病变的范围,可为肌肉活检提供准确部位。PM 在 MRI 上有一定特点,有两种信号改变,一种为病变肌束在 T_1WI 上呈等低信号,在 T_2WI 和短时反转恢复序列(STIR)上,病变组织呈高信号,显示肌纤维的炎症水肿样病变,且以后者显示更清楚,病变信号更高,肌纤维束轮廓清楚,肌束间界清楚。另一种表现为 T_1WI 及 T_2WI 均呈高信号。PM 的 MRI 征象应与肌营养不良鉴别,肌营养不良症在 MRI 上的表现具有不同的特点,假肥大型及肢带型病变主要累及肢体近端。病变肌肉基本表现为脂肪替代改变,T_1WI 及 T_2WI 均为高信号。病变早期,肌肉无明显萎缩,病变中晚期,可见较明显肌萎缩,脂肪成分所占比例也随之增多。面肩肱型病变肌肉炎症反应较明显,受累肌肉有二种信号改变,即炎症水肿及脂肪替代改变,更易与 PM 相混。但前者炎症改变大多为局灶性散在分布的炎症水肿信号,脂肪信号混杂其中,病变不对称,而 PM 的肌肉病变多为弥漫性,仅见少量脂肪信号影,且病变多对称。

【诊断与鉴别诊断】

(一)诊断标准

目前最常用的 PM/DM 诊断标准为 1975 年 Bohan 和 Peter 提出的标准(表 14-3)。

表 14-3 常用的 PM/DM 诊断标准

标准	定 义
对称性肌无力	进行性肢带肌和颈前伸肌无力数周至数月,可伴有或不伴吞咽困难或呼吸肌无力
肌活检	Ⅰ类和Ⅱ类肌纤维坏死,被吞噬和再生。再生肌细胞胞浆嗜碱,核大呈空泡样,核仁明显,肌束周围萎缩,肌纤维大小不等,血管周围炎性渗出
肌酶谱升高	血清肌酶谱升高,尤其肌酸磷酸激酶,其他有醛缩酶、谷草转氨酶、谷丙转氨酶和乳酸脱氢酶
肌电图异常	肌电图有运动电位时间短,波幅小和多相三联表现,纤颤波,正锐波,插入激发和异常重复高频放电
皮肤特征性表现	眼睑紫红色斑和眶周水肿,手背鳞状红斑样皮炎,在掌指和近指关节处称 Gottron 征,皮损也可累及膝、肘、内踝以及面部、颈部和躯干上部

判断标准:前 4 条中的 3 条加皮疹,确诊皮肌炎;具备前 4 条并无皮疹,确诊多发性肌炎。前 4 条中的 2 条加皮疹很可能为皮肌炎;前 4 条中的 3 条并无皮疹,很可能为多发性肌炎。前 4 条中的 1 条加皮疹,可能是皮肌炎;前 4 条中的 2 条并无皮疹可能是多发性肌炎。

(二)鉴别诊断

1. Duchenne 肌营养不良症(duchenne mus-cular dystrophy)

本病是一种 X 性连锁隐性遗传病,为 X 染色体短臂 Xp21 上抗肌萎缩蛋白(dys-trophin)基因突变,导致肌细胞内缺乏抗肌萎缩蛋白所致。患者多为男孩,女孩罕见。幼时即患病,3~5 岁出现明显肌无力,一般在 15 岁以前丧失独立行走能力,多数在 30 岁以前死于呼吸道感染、心力衰竭或消耗性疾病。

2. Becker 肌营养不良症(Becker muscular dystro-phy)

本病也称良性假肥大性肌营养不良症(benign form ofpseudohypertrophic muscular dystro-phy)。也是 X 性连锁隐性遗传,抗肌萎缩蛋白(dystrophin)基因突变所引起,但影响较轻,多在 5~15 岁发病,25~30 岁左右不能行走,50~60 岁死亡。

3. 肢带型肌营养不良症(limb-girdledystrophy)

本病呈常染色体隐性遗传,两性均可发病。发病年龄为 10~40 岁,平均发病 20 年后丧失活动能力。认为是由于基因变异引起细胞膜的功能紊乱,细胞外液中的钙大量涌入,引起钙在细胞内的沉积而致病。辅助检查显示肌酸激酶升高;肌电图为肌源性损害;光学显微镜下肌肉呈灶性坏死、肌纤维粗细不均、肌膜核内移、纤维内横纹消失、空泡形成或有淀粉颗粒沉积,肌细胞间质内大量脂肪和结缔组织增生。

4. 类固醇肌病

使用去炎松(triamcinotone)、倍他米松(be-tamethasone)和地塞米松时最易出现类固醇肌病,长期大剂量应用可的松、泼尼松时也可出现。日剂量小于10mg泼尼松或相当于这一剂量的其他类激素,一般不出现症状。临床表现为对称性肌无力,多自下肢近端开始。肌痛明显,通常影响全身肌肉。血清CK、ALD、AST正常,血肌酸、尿肌酸增加。激素减量后症状即可减轻,疼痛消失早,但肌力的恢复,常需几个月时间。氯贝丁酯、6-氨基己酸、普鲁卡因胺都是影响肌肉纤维的药物。大剂量应用时可引起肌肉疼痛,肌无力,血清CK、ALD、AST升高。肌电图上表现为肌源性损害。

5. 糖原累积病

本病是先天性糖原代谢障碍造成的疾病,至少可分9个类型。其主要表现为运动后肌肉疼痛、肌无力、肌萎缩,肝肿大、低血糖,一般无CK增高,脂肪酰辅酶A脱氢酶缺乏。

6. 重症肌无力

本病有肌肉乏力的症状,但它常有眼外肌运动障碍、球麻痹症状、面肌无力等,注射新斯的明可使肌无力症状得到暂时好转,血清CK、AST正常以及重复电刺激试验也与炎性肌病不同,可资鉴别。

7. 风湿性多肌痛(polymyalgia rheumatica)

本病也需与多发性肌炎鉴别。风湿性多肌痛多见于50岁以上的老人,血沉大于50mm/h,血清CK、AST正常,肌肉活检显示正常或有Ⅱ型纤维萎缩,可资鉴别。

【治疗】

(一) 一般治疗

急性期卧床休息,适当进行肢体被动运动可防止肌萎缩。慢性患者要适当锻炼,作各种康复治疗,以防止肌萎缩及关节挛缩。皮肌炎应避免日光照射。

(二) 糖皮质激素

通常成人开始剂量为泼尼松1.2mg/(kg·d)(60~100mg/d)或等效剂量的其他糖皮质激素。轻者可早晨一次口服,分3次口服的血药浓度更平稳,一旦病情得到控制,可改为一次口服。CK值恢复正常,肌疼痛消失,可以减量。足量激素治疗的长短除与肌炎的亚型有关外,与治疗开始早晚相关。快者1~4周,慢者需3~6个月,一般为2~3个月。减量起初每1~2周减5mg。减至30mg时,每1~2周减2.5mg。减至15mg时,每2~4周减1.25mg。总的原则是先快后慢,先多后少,但要因人而异。每次减量前,都应根据患者的主诉、体征和化验对患者进行评估。如一切正常,可继续减量;如有异常,可暂时维持原量,密切观察,待异常消失,可继续减量。如发现病情加重,须重新加大剂量控制病情。一般疗程不少于2年,最后可停药。如3年不复发,则以后复发可能性不大,如5年不复发,则可视为治愈。激素治疗失败的病例大多因为停药过早,没有维持治疗,或因激素副作用大,被迫停药,或因诊断不正确。对伴有危及生命的并发症,如严重吞咽困难、心肌受累或急性肺泡炎的患者,可采用甲泼尼龙每日200~1000mg,静脉滴注,连用3天的冲击治疗。接着改用泼尼松60mg/d,维持治疗,以后减量程序同口服。冲击治疗比常规治疗能否更快控制病情或减少激素的累积剂量,目前尚无足够证据说明这一点。

CK 水平是一个有用的监测指标。CK 水平升高,表明肌炎未得到有效控制或复发。CK 水平下降,表明肌炎向好的方向转变。但要注意:①CK 水平与肌力可以不平行。无论好转或复发,肌力的改变均要滞后 1 个月以上;②在急性肌炎患者中,如肌病较重,CK 水平较低或正常,可能由于患者血清中有 CK 抑制物之故;③肌力已恢复正常,CK 水平仍保持较高水平,可能因细胞膜"渗漏(leakycell membranes)"所致。

肌力也是一个有用的监测指标,但这里也有几点需注意:①在诊治延误的慢性肌炎中,由于肌萎缩和纤维化,肌力难以恢复至正常水平,此时不应单根据肌力而增加用药剂量;②在治疗过程中,疾病好转之后又出现肌力减弱,这时要考虑复发或类固醇肌病。如无法确定,可快速增加或减少激素剂量以观察临床变化进行判断;③皮肌炎患者的皮肤病变可能与肌力不平行,如皮疹加重,而肌力稳定,可"单独"针对皮疹用药。

糖皮质激素可引起骨质疏松,特别是椎骨压缩性骨折和股骨头坏死,在服用期间,应辅以钙和维生素 D 治疗。对有糖尿病倾向的患者,应尽早应用免疫抑制剂,以减少激素用量。对有结核病史者,或结核病高发区患者,可予异烟肼 300mg/d,以策安全。其他的副作用有肥胖、多毛、电解质紊乱和高脂血症等。

(三) 免疫抑制剂

对于激素治疗 6 周以上而无效的病例,或初期有效,但以后症状不再改善的病例;或虽对激素治疗有效,但因副作用较大不能耐受的病例;以及激素减量易复发的病例,应考虑加用其他免疫抑制剂,其中常用的为甲氨蝶呤和硫唑嘌呤。对于严重病例现在主张早期免疫抑制剂与糖皮质激素联合治疗。这样可以增进疗效,减少复发。还能减少激素用量,从而减轻副作用。

1. 甲氨蝶呤(methotrexate)

可经口服、肌内注射和静脉注射给药。静脉注射成人每周 10～15mg 可逐渐加量至最大剂量每周 50mg。一旦疾病得到控制,根据患者情况,剂量可酌减。或注射间隔延长,可每月一次。鉴于口服给药既方便又相对安全,近几年静脉注射给药已渐被口服给药所代替,给药方法与治疗类风湿关节炎一样。通常剂量为 7.5～15mg,一周一次,根据病人情况,剂量可增至每周 25mg。待病情稳定后甲氨蝶呤剂量可酌减,最理想的情况是将激素减完,用小剂量甲氨蝶呤维持用药数月至 1 年,过早停药,可引起复发。甲氨蝶呤与糖皮质激素的联合用药,可使肌力、肌酶得到明显改善,还可减少激素的用量,从而减轻其副作用,因而一般提倡早期应用。

甲氨蝶呤的副作用包括恶心、呕吐、转氨酶升高、黏膜溃疡、白细胞减低、骨髓抑制、肝、肺纤维化等。因此在用药期间,应了解肝功能、血象等有关情况,用药初期每 1～2 周一次,以后每月一次监测血常规和肝功能的变化。肌炎患者转氨酶升高,可能是由于药物的肝脏毒性,亦可来自于肌肉本身的损伤,应注意鉴别。至于已有轻度肺间质纤维化,再用甲氨蝶呤治疗会不会加重肺间质纤维化目前尚无定论。

2. 硫唑嘌呤(azathioprine)

硫唑嘌呤是嘌呤的拟似物,在体内转化为有活性的 6-巯基嘌呤而起抑制核酸合成的作用。它可抑制 T 细胞和 B 细胞增殖,并使淋巴细胞减少,与糖皮质激素联合用药,疗效明显优于单用激素,且可减少激素的剂量。但该药起效慢,一般都在 3 个月后。通常剂量为 1.5～2.5mg/(kg·d),每日最大剂量为 150mg。主要不良反应有骨髓抑制,胃肠道反应和肝酶升高等。有报道,在糖皮质激素与甲氨蝶呤或硫唑嘌呤联合应用而失败的病例中,糖皮质激素与甲氨蝶呤和硫唑嘌呤联合应用可能有效,因此对难治病例可考虑三种药物联合应用。

3. 其他

目前有学者主张采用环磷酰胺冲击疗法,疗效明显,起效快而且副作用小。一般说,对激素反应好的 PM/DM 可应用激素加上细胞毒性药物治疗。对于激素抵抗和激素依赖的 PM/DM 可单独应用细胞毒性药物治疗。但用药期间应注意白细胞减少。此外,雷公藤多苷也有一定疗效。环磷酰胺(cyclophosphamide)与糖皮质激素合用有一定疗效,但对长期病例及有间质性肺炎者疗效不肯定。6-巯基嘌呤(6-mercaptopurine)和苯丁酸氮芥(chlorambuci)也曾用于肌炎的治疗。对其他治疗反应不佳的病例,采用小剂量环孢素 2.5~7.5mg/(kg·d)可获较好疗效,而且毒副作用较少。抗疟药主要用于控制皮肌炎的皮肤病变,抗疟药(羟氯喹、氯喹)对皮肌炎的皮疹有效,但对肌炎无效。静脉输入球蛋白治疗炎性肌病的报道不断增多。球蛋白静脉治疗的剂量为 0.4g/(kg·d),连用 5 天。该疗法副作用较少,但多次应用效果会递减。鉴于该制剂价格较贵,疗效有待进一步证实,可能与抑制自身抗体产生;结合抗原,抑制细胞功能;抑制 TNF-α 有关。临床验证显示它对皮肌炎有效,对改善多发性肌炎和包涵体肌炎的肌力有一定作用。一般不做首选药物。

(四)血浆置换疗法

适用于药物治疗无效、病情严重的免疫活性高的患者。主要作用能迅速清除血浆中存在的大量抗体、循环免疫复合物及各种炎症介质、细胞因子等。能迅速控制病情,但维持短暂,必须同时使用免疫抑制药,以避免疾病反跳。一次置换血浆 1000~1500ml,每周 2~3 次,连续 2~3 周。主要不良反应是出血倾向、血源性感染。

(五)手术与放射治疗

合并恶性肿瘤患者可考虑手术或放射治疗。

(六)新的免疫调节剂

主要包括 TNF-α 拮抗剂(infliximab 和 etanercept)、抗补体成分的抗体(eculizumab)、抗 B 细胞抗体(rituximab)等。一些非对照实验表明,infliximab 和 etanercept 对部分 PM/DM 患者可能有效,但多数报道是针对单个或少数患者的治疗。如 Hengstman 等单独应用 infliximab 治疗 2 例 PM 和 DM 患者,10mg/kg 静脉注射,隔周 1 次,连续使用 3 次,12 周后观察到患者肌力明显改善,血清 CK 水平下降,且无明显副作用。其余应用 infliximab 或 etanercept 治疗难治性 PM/DM 患者的有效性多来自个案报道,而其大样本的研究正在进行中。Eculizumab 能与循环系统中的补体 C5 结合,以阻止随后的炎症反应,初步的研究结果显示,对 DM 的皮疹有治疗作用。Rituximab 是一种抗 CD20 人鼠嵌合型单克隆抗体,它直接作用于 B 淋巴细胞,导致 B 淋巴细胞的清除。最近,Levine 在一项小样本、开放性随机对照试验研究中,应用 rituximab 治疗 7 例成人和儿童难治性 DM,静脉注射 rituximab 每周 1 次,连续 4 周(第一次给药 $100mg/m^2$,随后每次给药 $375mg/m^2$),同时评价 rituximab 对 DM 发病机制的影响,包括血清学指标、免疫学指标及治疗前后的肌活检结果等,结果显示,所有 7 例 DM 患者肌力均有不同程度的改善,血清 CK 水平下降,外周血 B 细胞总数减少,且没有并发严重感染。此外还观察到,rituximab 对 3 例难治性 PM 患者(其中 2 例为抗合成酶综合征)的治疗也有效。而抗 IL-2 受体的单抗(daclizumb 和 basiliximab)也被试用于肌炎的治疗。

【预后】

PM、DM 的预后与发病年龄、疾病类型、病损严重程度、治疗种类及起始治疗时间有关,Sultan 等报道 46 例患者,随诊 20 年,15.2% 完全缓解、17.4% 进步、19.6% 复发缓解、34.8% 缓解、

13.0%死亡。Danko 等对 162 例 PM/PM 患者的预后因素进行分析发现,诱导缓解失败,白细胞增多,发热,老年,起病急和有吞咽困难者为预后不良的因素,而关节炎、血沉、EMG 异常与预后无关,主要死因为肿瘤、肺部及心肌并发症。

(李　鸣)

第二节　包涵体肌炎

　　包涵体肌炎(inclusion body myositis,IBM)为一组慢性、进行性骨骼肌炎性疾病。1971 年由 Yunis 等首先提出,1978 年 Carpenter 等正式确立该病为一独立疾病实体。临床主要表现为进行性四肢无力,以屈指、屈腕及伸膝肌群肌无力最为显著。病理改变以骨骼肌炎性细胞浸润、肌纤维内镶边空泡(RV)和淀粉样物质沉积,电子显微镜下观察有管丝样包涵体为特点。对糖皮质激素治疗不敏感是该病的特点之一,目前尚缺乏有效的治疗手段。

【流行病学】

　　IBM 国内外尚无确切的患病率和发病率报道,多为散发,但临床上并不少见。男女比例为 3∶1。多在 50 岁以后患病,但可早至 20 岁起病。

【免疫病理】

　　主要特点是肌内膜的炎性细胞浸润、肌纤维内镶边空泡、淀粉样物沉积。①炎性细胞浸润程度不一,在多数情况下,肌内膜炎性反应持续存在,直至病程晚期都非常明显,甚至超过多发性肌炎。非坏死肌纤维内有活化的 CD8$^+$ T 细胞和巨噬细胞侵入。无论有无炎性细胞浸润,肌纤维均表达 MHC-Ⅰ抗原。从炎性细胞分类看,CD8$^+$ T 细胞数量比 CD4$^+$ T 细胞大约多 2 倍。B 淋巴细胞仅占浸润细胞的一少部分,主要在血管周围,肌束内却几乎无 B 细胞浸润。②肌纤维内出现异常结构和蛋白。镶边空泡是包涵体肌炎的病理特点之一,其形成原因尚不确定,认为可能与溶酶体功能异常或肌核碎裂有关。目前有研究显示,在包涵体肌炎患者肌纤维内的镶边空泡中存在核膜蛋白即伊默菌素和核纤层蛋白 A/C(emerin and lamin A/C);提示镶边空泡的形成与肌核破碎有关。出现肌核异常也是包涵体肌炎有别于其他炎性肌病的特点。在镶边空泡内还常可发现嗜酸性胞质体或刚果红染色阳性的淀粉样物质。通过免疫组织化学染色技术可进一步明确肌纤维内沉积的蛋白质成分包括 β-淀粉样蛋白、β-淀粉样前体蛋白及其 mRNA。异常磷酸化 tau 蛋白、α_1-抗凝乳蛋白酶、载脂蛋白 E、泛素及细胞朊蛋白等。部分患者骨骼肌可检出破碎红纤维和细胞色素 C 氧化酶阴性的肌纤维。

【组织病理】

　　光镜下的主要特点是肌纤维出现小圆状和小角状萎缩的肌细胞,可以伴随出现肌细胞再生、分裂以及核内移等。病变严重者间质增生十分明显,可出现神经源性改变,呈簇状分布的小角状萎缩肌纤维,个别患者出现肌纤维群组化改变。电镜下观察到管丝样包涵体是该病的主要病理特点。主要有两种类型:①β-淀粉样蛋白的斑片状包涵体,称为"Aβ-IB"。②包含高磷酸化 tau 蛋白(hyperphosphorylated tau,P-tau)的弯曲线形包涵体,称为"tau-IB"。前者超微结构显示为 6～10 nm 的淀粉样原纤维及非结晶物质,后者超微结构为 15～21 nm 的双股螺旋丝。这些包涵体常与髓样小体共同出现在镶边空泡内。

【临床表现】

　　IBM 男性多见,一般 50 岁以后起病,60～70 岁增多,发病年龄从 16～68 岁不等。隐袭起病,缓慢进展。进行性近端和远端无痛性肌无力,远端肌受损等同于或重于近端肌。其临床特征可类似于肢带型肌萎缩。严重受累的肌肉有股四头肌、髂腰肌、胫前肌、肱二头肌、肱三头肌、三角肌、胸大肌、前臂肌、手固有肌、颈屈肌、臀肌、腘肌、腓肠肌、趾屈肌,面肌偶可受累,眼外肌不受累。晚期以及罕见的急性期可见呼吸肌受累。肌萎缩程度相应于肌无力。患者较难用近端肌肉完成日常工作如从座位上起立、上楼梯、上台阶、提重物或梳头。股四头肌早期严重受累可致跌倒、膝部弯曲体征。咽肌和颈屈肌常受累,导致吞咽困难或抬头困难,有时需行环甲肌切开或胃造口术。系纽扣、缝纫、编织或书写等精细动作,受损相对较晚。感觉正常,腱反射常受损,早期膝反射可消失。无皮疹、红斑等皮肤损害。全身性损害少见。重叠自身免疫性疾病(15%),糖尿病(20%),弥漫性周围神经病(18%),单克隆 γ 轻链病(20%左右),常重叠其他结缔组织疾病。

【辅助检查】

(一) 肌电图

常为肌源性损害,亦可见神经源性损害的报告。图形显示纤颤电位,长时程、高振幅或中短时程的多相性运动电位,但运动、感觉神经传导速度正常。Joy 等研究 30 例经活检证实的 IBM,发现 3 型 EMG 损害:①纤颤电位/正向尖波(fibrillation potential/pbsitive sharp waves,F/PSW)和短时程/振幅(short-duration/small-amplitude,SS)的运动单位电位(motor unit potentials,MUP)占 56.6%;②F/PSW 和 SS、长时程/高振幅(1ong-duration/high-arhplitude,LH)的 MUP占 36.7%;③F/PSW,正常和 LH MUP 占 6.7%。单纤维 EMG(SFEMG)示轻度异常颤动,纤维密度轻度升高。可见短时程、低振幅的多相性电位,非特异性改变,30%可见轴突性神经病。有学者认为常规 EMG 仅检测局部变性的肌肉,巨 EMG(macro-EMG)图形表明为肌源性损害,MUP 的时程、振幅、最大用力干扰时的振幅并无变化,并无神经源性损害,巨 EMG 有助于诊断。

(二) 肌酶谱

血清 CK 正常或轻中度升高,一般不超过正常值的 10 倍。

(三) MRI

MRI 检测对 IBM 诊断有一定价值,T_2 加权相在大腿肌肉上能准确探测出信号改变。IBM患者大腿前侧信号异常较大腿后方肌群信号异常更明显,多呈斑片样分布。在 PM 患者,信号异常则多呈弥散样分布。MRI 对 IBM 诊断的敏感性尚不清楚,部分患者在疾病活动期肌肉 MRI亦无异常信号。但 MRI 对指导肌肉活检部位的选择仍有一定意义。

(四) 其他

合并吞咽困难者行电子喉镜电视荧光检查可见咽肌蠕动性减慢,梨状窝淤血。食管测压可发现环咽肌压力升高。

(五) 确诊需要肌肉活检

【诊断与鉴别诊断】

1996 年 Griggs 等提出 IBM 诊断标准,2002 年做了修改。

(一) 诊断

1. 临床特点

(1) 发病年龄大于 30 岁。

(2) 病程超过 6 个月。

（3）肌无力累及四肢的近端和远端肌。常具有下列特点之一：①屈指无力。②屈腕无力＞伸腕无力。③股四头肌无力。

2. 实验室特点

（1）血清肌酸磷酸激酶升高，不高于正常高限的 12 倍。

（2）肌电图检查符合肌源性损害的特点。

3. 肌肉活检

主要病理特点包括：①炎性细胞浸润，单核细胞侵入非坏死的肌纤维内。②镶边空泡肌纤维。③细胞内类淀粉物质沉积，出现在肌纤维空泡和非空泡区，需要用偏振光显微镜检查或刚果红染色为阳性。④电镜检查发现胞质内或核内 15～18 nm 的管丝包涵体。

IBM 的诊断标准：①肯定的包涵体肌炎。肌肉活检发现所有包涵体肌炎的 4 个病理特点，可以确定诊断此病。②可能包涵体肌炎。如果患者出现临床的所有 3 条表现，实验室检查特点有第 1 和第 2 条，在第 3 条的肌肉活检中仅出现单核细胞进入非坏死肌纤维内，没有发现包涵体肌炎的其他病理改变特点，考虑为可能的包涵体肌炎。③遗传性包涵体肌炎。非常罕见，家族性的包涵体肌炎与非家族性包涵体肌炎的病理改变一致。如果肌肉活检没有发现炎性细胞浸润，仅出现肌肉活检病理改变的 2、3 和 4 条，应当考虑遗传性包涵体肌病的可能。

（二）鉴别诊断

IBM 患者经常在未行肌肉活检的情况下被误诊为运动神经元病、慢性炎症性脱髓鞘性多发性神经根病（CIDP）、糖尿病性肌萎缩、皮肌炎、多发性肌炎或重症肌无力等。其他需要鉴别的疾病还包括酸性麦芽糖酶缺乏、家族性发病的包涵体肌炎、眼咽型肌营养不良、其他远端型肌病和结节病肌病等。除以病理检查作为主要鉴别诊断手段外，这些疾病都有各自的临床表现特点。

【治疗】

（一）药物治疗

泼尼松治疗效果较 PM/DM 差，至少 40mg/d，维持 3 个月，可使血 CK 水平降低，但空泡样肌纤维和淀粉样蛋白沉积会继续增加，甲氨蝶呤、环磷酰胺，环孢素、硫唑嘌呤疗效不确定，血浆置换和大剂量免疫球蛋白静脉注射（IVIG）可能有效，能改善部分患者的生活质量和吞咽功能，也有人认为此法无效（2g/kg）。Mastaglia 等建议单服泼尼松或联用甲氨蝶呤或硫唑嘌呤，疗程 3～6 个月。如病情改善或肌力稳定，则继续治疗，他不主张大剂量免疫球蛋白静脉注射。Dalakas 总结 IVIG 治疗，双盲对照实验发现 IVIG 与安慰剂无明显差异，但 B 超证实 IVIG 可使某些肌群如吞咽肌肌力明显改善，可显著改善患者短时间内的活动能力和生活模式。Nakayama 等报道 1 例 69 岁女性 IBM，对皮质类固醇无效后多次免疫吸附治疗有效。

（二）放疗

小剂量全身照射曾报告 1 例有效，尚需进一步研究。

（三）手术治疗

咽肌受累时，需行环甲肌切开术，一般可获满意疗效。吞咽困难复发时可再做。环咽肌切开术（cricopharyngeal myotomy，CPM），自 1951 年起 CPM 用于治疗脊髓灰质炎后的吞咽困难，广泛用于治疗各种神经源性、肌源性、结构性、原发性疾病。CPM 包括 4 种方法：①直接手术，尚可用于肌活检或颈部探查。②内镜方法，对 Zenker 憩室效果最佳，可选择电切、激光，外科植钉术为高危患者的最佳选择。③气囊扩张,危险较小,以环咽肌纤维化患者效果最佳。④肉毒杆菌毒素注射,沿环咽肌经颈部注射或内镜注射,危险较小,无需麻醉,对环咽肌松解失败者效果最佳。

【预后】

IBM 预后不佳,Lotz 对 28 例患者平均随访 72 个月,结果表明 IBM 呈缓慢进行性发展,有 6 例患者起病 15 年后生活已不能自理,1 例患者 10 年后卧床不起,12 年后死于呼吸、心功能衰竭。

(李　鸣)

参 考 文 献

蒋明,David Yu,林孝义. 2004. 中华风湿病学. 北京:华夏出版社.

吴庆军,唐福林. 2001. Ku 抗体在自身免疫性结缔组织病中的意义. 中华风湿病学杂志,5:23-25.

张乃峥. 1999. 临床风湿病学. 上海:上海科学技术出版社.

Caxademont J,Grau J,Estruch R,et al. 1990. Relationship between capillary and muscle damage indermatomyositis. International Journal of Dermatology,29:117-122.

Dalakas MC. 2002. Muscle biopsy findings in inflammatory myopathies. Rheum Dis Clin N Am,28:779-798.

Englung P,Nennesmo I,Klareskog I,et al. 2002. Interleukin-I a expression in capillaries and major histocom patibility complex class I expression intype II muscle fibers from polymyositis and dermatomyositis patients:important pathogenic features independent ofinflammatory cell clusters in muscle tissue. Arthritis Rheum,46:1044-1055.

Euwer RL,Sontheimer RD. 1991. Amyopathic dermatomyositis(dermatomyositis sine myositis):presentation of six new cases and review of the literature. J Am Acad Dermatol,24:959-966.

Frank MB,McCubbin V,Trieu E,et al. 1999. The association of anti Ro52 autoantibodies with myositis and scleroderma autoantibodies. J Autoimmun,12:137-142.

Gary S. Firestein,Ralph C. Budd,Edward D. Harris Jr,et al. 2008. Kelley's textbook of rheumatology. London:W. B. Saunders Company.

Hengstman GJ,van den Hoogen FH,van Engelen BG. 2004. Treatment of dermatomyositis and polymyositis with anti-tumor necrosis factor-alpha:long term follow-up. EurNeurol,52: 61-63.

Kao AH,Lacomis D,Lucas M,et al. 2004. Anti-signal recognition particle autoantibody in patients with and patients wit hout idiopathic inflammatory myopathy. Arthritis Rheum,50:209-215.

Levine TD. 2005. Rituximab in the treatment of dermatomyositis:an open label pilot study. Arthritis Rheum,52:601-607.

Robert G Lahita,Nicholas Chiorazzi,Westley H Reeves. 2000. Textbook of the Autoimmune Diseases. Philadelphia:Lippincott Williams & Wilkins.

Shamim EA,Rider LG,Miller FW. 2000. Update on the genetics of the idiopathic inflammatory myopathies. Curr Opin Rheumatol,12:482-491.

第十五章 系统性血管炎

第一节 血管炎分类

系统性血管炎(system vasculitis)是以血管为原发部位,血管壁发生炎症性改变,并引起相应的组织器官缺血、坏死的全身性结缔组织病。不少自身免疫性风湿病,如系统性红斑狼疮、类风湿关节炎等,也常以血管炎为其特征,属于继发性血管炎,不在本节讨论。

【分类】

血管炎在临床上可分为感染性和非感染性,原发性和继发性,局限性和系统性等。1993 年在美国北卡罗来纳州 Chapel Hill 的系统性血管炎统一命名研讨会对系统性血管炎的名称和定义作了新的分类,这是目前国际上公认的系统性血管炎的分类方法之一。

（一）大血管炎

巨细胞(颞)动脉炎。

多发大动脉炎。

（二）中血管炎

结节多动脉炎。

川崎病。

（三）小血管炎

Wegener 肉芽肿。

变应性肉芽肿血管炎。

显微镜下多血管炎。

过敏性紫癜。

原发性冷球蛋白血症血管炎。

皮肤白细胞破碎性血管炎。

【流行病学】

1. 与年龄有关

如多发大动脉炎好发于年轻人,而巨细胞(颞)则多见于老年人。

2. 与性别有关

多发大动脉炎多见于女性,可能与雌激素水平有关。

3. 与感染有关

结节多动脉炎与乙肝病毒感染相关,在血管壁上常有免疫球蛋白、补体 C3 的沉积;多发大动脉炎与结核杆菌和链球菌感染相关。

4. 与遗传有关

韦格纳肉芽肿可能与 HLA-DR2 相关;巨细胞动脉炎可能与 HLA-DR4 相关。

【免疫病理】

系统性血管炎是一类自身免疫性疾病,无论是体液免疫还是细胞免疫均参与了发病的过程。

（一）免疫复合物

1. 动物的血清病模型和实验性局部过敏反应(arthus reaction)

是免疫复合物在血管壁沉积引起血管炎的最好例证。给急性血清病模型一次性注射大量异种血清蛋白 10～14 天后,即可出现动脉炎、肾小球肾炎以及心内膜炎。注射的血清蛋白量越大则发病率越高。在免疫复合物的形成过程中,当抗原稍过量时,可形成中等大小(19S)的免疫复合物并沉积在血管壁,激活补体后造成血管损伤。在免疫复合物沉积血管壁后出现的急性血清病,其血管炎在组织学上类似于结节多动脉炎,动脉壁有阶段性的中性粒细胞及单核细胞浸润、内膜增生以及纤维素样坏死。而在免疫复合物沉积以前,使用免疫荧光法并未在肾小球、动脉、心内膜检测出抗原,提示血管炎的免疫复合物并非原位形成。

给动物注射预先结合的免疫复合物则很少出现血管炎,因此仅有循环免疫复合物并不足以形成血管炎。在急性血清病的动物模型中,血小板释放血管活性胺对于免疫复合物在组织的沉积是必要的。事先给予抗组胺药治疗或去除血小板,可以明显的抑制免疫复合物形成,并能阻止血管炎的发生。免疫复合物的物理特性亦非常重要,只有大小在 19S 左右者才容易沉积在血管壁。其他影响血管炎的因素包括:免疫复合物激活补体的能力、抗原抗体结合比率、各种血管的结构以及血流动力学的差别。流体静力学是免疫复合物容易沉积在血管分支处、心脏瓣膜以及相关区域的原因之一。

免疫复合物并非引起组织损伤的直接原因,但它是引起组织损伤的始动因素。免疫复合物的致病机制为:①免疫复合物激活补体后,释放血管活性胺类物质(如 C3a、C5a)和趋化因子(如 C3a、C5a 和 C567),吸引中性粒细胞,使后者聚集于免疫复合物周围,进而沉积于内皮细胞之间,或穿过内皮细胞间隙而沉积于基底膜;②吞噬细胞可由于反向吞噬或吞噬反流而将其溶酶体释放出细胞外,从而引起血管壁、基底膜病变;③由于内皮基底膜暴露,可使血小板凝集,形成血栓,从而导致局部组织缺血、淤血和出血。

乙型肝炎病毒、丙型肝炎病毒导致的血管炎都与免疫复合物的形成有关。

2. 补体在清除免疫复合物中的作用

有补体系统的基因缺陷者容易触发由免疫复合物导致的疾病,如肾小球肾炎、系统性红斑狼疮以及其他具有血管炎特点的风湿性疾病,以上现象提示补体系统与血管炎之间存在相关性。

正常机体血循环中持续形成少量免疫复合物,在循环抗原稍超过抗体的情况下,所形成的中分子量循环免疫复合物可沉积在血管壁,通过激活补体而导致炎症反应,并造成周围组织损伤。补体成分参与清除循环免疫复合物,其机制为:①致病性的免疫复合物大量形成,不仅有赖于免疫球蛋白 Fab 段与抗原多价结合,也有赖于并列的免疫球蛋白分子 Fc 段的共价相互作用。补体与免疫球蛋白的结合可在空间上干扰 Fc 段之间的相互作用,从而抑制新的免疫复合物形成,使已形成的免疫复合物易被解离进而溶解,从而减轻局部的炎症反应;②C3b/C4b 与补体受体 1(CR1)和补体受体 3(CR3)的结合称为免疫黏附,CR1 与 C3b/C4b 结合可抑制经典或旁路途径 C3 转化酶的形成,还可作为 I 因子的辅助因子,促进 C3b/C4b 的裂解。其次,Cab 与红细胞表面 CRl 的相互作用与免疫复合物的清除有关,Cab 与形成免疫复合物的抗体共价结合后,再通过 CRl 结合于相应细胞表面,此结合可以阻止免疫复合物与内皮细胞等其他血管组织相结合。并借结合的血细胞随血流运送到脾脏和肝脏被清除。由于 $90\% \sim 95\%$ 的 CR1 存在于数量巨大的红细胞表面,因此红细胞是清除免疫复合物的主要参与者。此外,中性粒细胞、单核细胞也具有这一功能。

以上观点已获实验室证据支持。循环免疫复合物的正常清除过程发生障碍时,容易出现血管炎或其他免疫复合物相关疾病的原因有:①补体成分的耗损或缺乏;②结合成免疫复合物的各种抗体不能和补体结合;③CR1 表达减少、耗损或 CR1 结合受阻;④组织巨噬细胞功能受损。

3. 病理性免疫复合物在人类血管沉积的证据

通过免疫荧光技术以及免疫组化技术可以在人类血管受损处检测到免疫球蛋白和补体,为证实血管炎是免疫复合物介导的疾病提供了间接证据。免疫球蛋白以及补体最常见于皮肤血管炎,也可偶见于系统性血管炎。免疫复合物致血管炎的确凿证据是在血液循环以及受损血管部位同时检测到有关的抗原和特异的抗体,但在多数血管炎却并非易事。因为很少知道确切的始动抗原,从病变血管处提取并分离足够的特异抗体同样不易。中性粒细胞在免疫复合物沉积后的 $24 \sim 48$ 小时内能将其降解,因此在血管受损处常不能检出免疫球蛋白,而这也成为免疫复合物致血管炎的不利证据。

在用马抗胸腺球蛋白治疗人类再生障碍性贫血时可以出现血清病,同时出现循环免疫复合物增加,血清补体水平下降,并发现免疫球蛋白和补体定位于受累的皮肤血管。已经证实一些血管炎的主要发病机制为免疫复合物的沉积,如主要影响小到中等血管的冷球蛋白血症、过敏性紫癜(Henoch-Schonlein 综合征)以及乙型肝炎、丙型肝炎相关的血管炎等。

1970 年以来,发现持续的乙型肝炎病毒感染与结节多动脉炎以及原发性冷球蛋白血症相关。这些血管炎患者的血液循环中存在乙型肝炎表面抗原-抗体(HBsAg-HBsAb)复合物,同时发现在肌动脉、真皮层小血管、肾小球、神经滋养血管有 HBsAg、免疫球蛋白以及免疫复合物的沉积。但并非所有的乙型肝炎病毒慢性感染者都存在相应的血管炎,在我国尤是如此,乙型肝炎者人数众多,但相关性血管炎的报道却很少。

近年来,白细胞破碎性血管炎的病理证实循环免疫复合物在皮肤小血管的沉积,伴有补体激活后的炎症反应。皮肤血管炎病变处的直接免疫荧光检测发现免疫球蛋白和补体的沉积。尽管血清的补体水平没有显著下降,大多数特发性的白细胞破碎性血管炎都能检测到循环免疫复合物。皮肤血管炎患者在未受累的皮肤处皮内注射组胺和肾上腺素能够复制自发性皮肤血管病变的组织病理学改变,注射后的数小时内能发现沉积的免疫球蛋白和补体增加,但 24 小时后却检测不到免疫球蛋白和补体。实验已证实,免疫复合物和补体的沉积先于炎性细胞的浸润。IgA 和补体在过敏性紫癜的发病中起重要作用,在皮肤、肾以及小肠的血管炎病变处能同时检测到 IgA。过敏性紫癜中分泌 IgA 的淋巴细胞数量增加,而且含有 IgA 的免疫复合物水平亦升高。这与补体和网状内皮系统清除 IgA 免疫复合物的功能受损是一致的。IgA 免疫复合物本身并不激活补体的经典途径,也不能有效地固定 C3。IgA 常和 C3 以及膜攻击单位 C5b-9 共同沉积于患有紫癜肾的过敏性紫癜患者的皮肤血管壁、毛细血管壁以及肾小球系膜处。

(二)抗中性粒细胞胞浆抗体(ANCA)

这是第一个被证实与血管炎病相关的自身抗体。当中性粒细胞被外来或自身抗原攻击后,巨噬细胞所释放的细胞因子(TNF、IL-1)将其胞浆内的靶抗原(PR3、MPO)转移到细胞膜表面,部分被中性粒细胞释放到细胞外,在黏附分子作用下附着于血管内皮细胞的表面,而形成的 ANCA 与之相结合,导致中性粒细胞脱颗粒、出现反应性氧分子、蛋白溶解酶释放等过程,使局部血管受到损害。因此,ANCA 除是诊断小血管炎的标记外,尚参与了血管炎的发病。

(三)细胞免疫

参与的细胞包括中性粒细胞、巨噬细胞、内皮细胞、淋巴细胞等,其中内皮细胞在血管炎的发生和发展中有重要作用。当内皮细胞遭受到外来抗原、TNF、IL-1、缺氧等刺激后,被活化出现功能的异常,分泌和表达各种黏附分子,改变血管渗透性、舒缩和凝血功能,使血流中白细胞黏附于受损的内皮细胞,通过其异常渗透性转移到内皮细胞管壁外造成局部炎症现象。活化的内皮细胞又分泌多种细胞因子,影响邻近组织如血管壁的弹力纤维、平滑肌细胞和成纤维细胞,构成血管壁炎症细胞的浸润及管壁坏死、纤维化,使管腔狭窄或形成动脉瘤。

(四)抗内皮细胞抗体

抗内皮细胞抗体(antiendothelial cell anti-bodies,AECA)可见于韦格纳肉芽肿、显微镜下多血管炎、大动脉炎、川崎病以及伴有血管炎的系统性红斑狼疮和类风湿关节炎,AECA 的检出率为 $59\%\sim87\%$,其中以川崎病的检出率最高。而动脉粥样硬化等心血管疾病却很少检测出此抗体。因此推测 AECA 在血管炎的发病机制中起一定作用。在动物模型中,AECA 可诱发鼠血管炎的发生,表现为肺、肾的小动脉和静脉周围有淋巴样细胞浸润以及部分血管壁外有 Ig 沉积为 AECA 致病的直接依据。

AECA 通过补体介导的细胞毒作用或抗体依赖性细胞介导的细胞毒作用(ADCC)导致内皮细胞的破坏和溶解。AECA 能结合于内皮细胞,通过 NF-κB 途径诱导 EC 的活化,促进其表达黏附分子,如选择素 E(CD62E)、细胞间黏附分子 1(ICAM-1,CD54)以及上调细胞因子的分泌,包括 IL-1P、IL-6、IL-8 以及单核细胞趋化因子(monocyte chemotactic protein 1,MCP-1)等,从而使得白细胞易于在该部位募集并黏附于内皮细胞表面造成细胞损伤。通过静脉用丙种球蛋白(IVIG)治疗川崎病的理论基础与此有关。

AECA 采用人脐内皮细胞(HUVEC)为底物,可用 ELISA、免疫荧光、流式细胞仪、免疫印迹法以及补体介导的细胞毒试验等检测,现多使用 ELISA 检测 AECA 的 IgM 型抗体。虽然 AECA 与 ANCA 的靶抗原不同,但它们在血管炎中的意义类似,AECA 滴度的增减预示疾病的复发与缓解,其滴度下降对病情缓解的提示较之滴度升高对病情复发的提示更敏感。

(五)病原微生物与血管炎

任何微生物和异物刺激都能通过免疫反应引起血管的损伤,如在韦格纳肉芽肿的发病机制中,金黄色葡萄球菌可能的作用包括分子模拟或其降解产物参与免疫复合物(IC)的形成,IC 介导的血管损伤、细菌 DNA 中 CpG 序列的免疫刺激作用、超抗原(SAg)作用,但部分病原微生物可以直接引起血管内皮细胞损伤,导致血管炎的发生。在人类,可直接引起血管炎发生的病原体包括细菌、分支杆菌、螺旋体、支原体以及病毒。常见的病毒有水痘病毒、单纯疱疹病毒、巨细胞病毒、人 T 细胞白血病病毒-1(HTLV-1)。在部分由病毒引起的血管炎病变部位可检测到病毒包涵体。

(六)肿瘤与血管炎

淋巴瘤样恶性病变以及骨髓增生性疾病常伴原发性血管炎,主要为白细胞破碎性血管炎,由此提示恶性肿瘤可能在血管炎的发病机制中起一定作用。其中毛细胞白血病最常与血管炎相关,血管病变处可见肿瘤细胞的浸润。提示肿瘤引起的血管炎与免疫复合物形成、内皮损伤以及引起肿瘤的病原微生物有关。

【组织病理】

①炎细胞浸润：包括中性粒细胞、淋巴细胞、巨噬细胞。除变应性肉芽肿性血管炎外，其他血管炎壁层的嗜酸性粒细胞很少见。②血管腔狭窄：血管壁各层纤维素样增生和内皮细胞增生导致血管腔狭窄。③动脉瘤形成和血管扩张：具有肌层的动脉发生血管炎，其受损的弹力层和平滑肌层可形成动脉瘤和血管扩张。血管炎引起的肾损害，肾组织很少有免疫球蛋白和（或）补体沉积，免疫荧光检查时不出现荧光阳性的结果。

【诊断】

首先明确患者是否有血管炎为主的病变，再区分是原发血管炎病还是继发血管炎病。如果是原发血管炎病应该明确是哪一种血管炎病，最后要做病情诊断，同时由血管内外科共同制定治疗方案。

【辅助检查】

（一）抗中性粒细胞胞浆抗体（ANCA）

分为核周型（p-ANCA）和胞质型（c-ANCA）两种，在 ANCA 阳性中约 75％为 p-ANCA，主要见于显微镜下多血管炎、变应性肉芽肿血管炎。c-ANCA 阳性多见于 Wegener 肉芽肿的急性期和复发活动期。Wegener 肉芽肿、显微镜下多血管炎、变应性肉芽肿血管炎还被称为 ANCA 相关性血管炎。

（二）活组织检查

常在有皮疹的部位或血管进行活检，可发现典型的病理改变，但是如果无典型改变也不能完全排除血管炎的可能。

（三）血管彩色多普勒

能够发现病变累及范围和血管的狭窄和闭塞的程度，是非创伤性检查。

（四）血管造影

能够清晰地了解血管病变累及的范围和程度，但是属于创伤性检查，并且价格较贵。

【治疗原则】

（一）基本原则

早期诊断、早期治疗、个体化用药、联合、长期治疗。

（二）药物治疗

1. 糖皮质激素

糖皮质激素是治疗血管炎的常用药物。具体治疗方案见各论。

2. 免疫抑制剂

免疫抑制剂也是治疗血管炎的常用药物，包括环磷酰胺、甲氨蝶呤、环孢素、骁悉等。

3. 其他治疗

其他治疗包括抗感染治疗、静脉注射大剂量丙种球蛋白等。

【预后】

血管炎病的预后与受累血管大小、种类、部位有关。病变范围广泛,有严重系统损害者预后差。

第二节 巨细胞动脉炎

巨细胞动脉炎(giant cell arteritis)是一种系统性坏死性血管炎,病变部位形成肉芽肿,常可见到巨形多核细胞,因而称之为巨细胞动脉炎。本病易累及颞动脉,亦称之颞动脉炎(temporal arteritis)。典型表现为颞部头痛、间歇性下颌运动障碍、失明。

【流行病学】

主要见于 50 岁以上老人,平均年龄为 70 岁,偶可见于低年龄组;女性占多数,男女比例为1:(2~4)。约 5%的风湿性多肌痛患者会进展为巨细胞颞动脉炎。

【免疫病理】

GCA 有家庭聚集现象。欧美白人发病率明显高于黑人,而且北欧与美国的白人之间存在相同的种族背景。HLA-DR4 在 GCA 的出现频率较正常对照人群高出 2 倍,因此 HLA-DR4 可能是主要的遗传因素。进一步试验发现 HLA-DR4 的等位基因 HLA-DRBI 与 GCA 的关系最为密切,其基因多态性主要位于第 2 高变区。

(一) 细胞免疫

动脉壁的巨细胞、上皮样细胞、和巨噬细胞表达 HLA-DR4、黏附分子 LFA-1、LFA-3 和细胞间黏附分子。激活的 T 细胞表达 HLA-DR4、整合素受体和 IL-2 受体,产生 IL-2 和干扰素,激活免疫反应。巨噬细胞分泌促炎因子加重炎症,并且分泌金属蛋白酶引起组织破坏等。

(二) 体液免疫

在患者体内存在循环免疫复合物,其水平与疾病活动相关。虽然体液免疫和细胞免疫均参与发病,但是以细胞介导的免疫反应更为重要。

【组织病理】

炎症病变一般呈节段性或片状分布。浸润的细胞主要为巨细胞、多核组织细胞、组织细胞、淋巴细胞,中性粒细胞可见。早期或受累较轻的动脉淋巴细胞聚集在内外弹力层或外膜,内膜增厚,伴有明显的细胞浸润。炎症最明显部位通常位于内弹力层附近,引起弹力纤维断裂、分层,巨细胞聚集。病变严重时可累及动脉全层。血管炎慢性期细胞浸润消失,内膜纤维增生,内膜增厚。

【临床表现】

(一) 全身症状

患者常出现乏力、消瘦、不适、发热等非特异性的全身性症状。

(二) 典型症状

巨细胞动脉炎三联征。①颞部头痛:临床上 2/3 以上的巨细胞动脉炎出现头痛,多表现在一侧或双侧颞部头痛,或有头皮触痛,体查可现一侧或双侧颞动脉搏动减弱或消失,也可有头皮结节;②间歇性下颌运动障碍:常表现为咀嚼肌活动疼痛,下颌运动障碍;③失明:眼或睫后动脉狭窄,可致视力突然丧失,且多不可逆,永久性失明的发生率为 8%~15%。三联征是由于血管炎,局部供血不足所致，但临床上同时出现此典型三联征者不多。

（三）伴随症状

5%的老年患者伴有风湿性多肌痛，表现为不规则低热，颈、肩胛带肌和骨盆带肌疼痛，并有晨僵现象，晨僵时间多持续 1～2h 以上。患者常有全身酸痛不适，以颈项部及肩背部最明显，严重时上肢抬举困难，蹲位站起困难，但肌酶无明显升高。小剂量的糖皮质激素对风湿性多肌痛的症状有明显的疗效。

（四）其他系统

还可以累及神经系统、循环系统、呼吸系统等。

【辅助检查】

（一）实验室检查

轻到中度正细胞正色素贫血，血沉增快，CRP 增高。碱性磷酸酶和天冬氨酸转氨酶可轻度升高，但肌酸激酶多正常。血清 γ 球蛋白增高，补体也常增高，而抗核抗体多阴性。

（二）影像学检查

包括彩色多普勒超声、CT、动脉造影等检查。

（三）颞动脉病理活检

选择有触痛或搏动减弱的部位活检，切除长度为 2～3cm，并且连续切片。但是由于病变是呈局灶性和节段性分布，因此活检阴性并不能排除 GCA 的诊断。

【诊断与鉴别诊断】

（一）诊断

对任何年龄的原发大动脉炎均应注意是否是本病。对老年人出现原因不明的发热、肌肉疼痛、头痛或头皮触痛应考虑本病。

通常采用美国风湿病学会 1990 年的巨细胞动脉炎分类标准：

发病年龄≥50 岁。

新近发作的头痛，或新发的、与过去不同的局限性头痛。

颌、舌、吞咽三者之一出现间歇性运动障碍或不适，在咀嚼、舌头运动或吞咽时发生或加重，疲劳不适感。

颞动脉异常：颞动脉触痛或搏动减弱，与颈动脉硬化无关。

头皮触痛和结节，颞动脉区域出现头皮触痛或结节。

动脉活检异常，病理显示动脉炎症，有大量单核细胞浸润和肉芽肿性炎症，通常含有多核巨细胞。

符合上述标准中至少 3 条可诊断为 GCA，诊断敏感性为 93.5%，特异性为 91.2%。

（二）鉴别诊断

应该与多发大动脉炎、结节性动脉炎、Wegener 肉芽肿等疾病进行鉴别。

【治疗】

本病常用激素和免疫抑制剂治疗。

（一）非甾体抗炎止痛药

（二）糖皮质激素

糖皮质激素治疗效果良好。泼尼松起始剂量为 0.5～1mg/(kg·d)，病情控制后须逐渐减量,以每日剂量泼尼松 10mg 或更小剂量维持。对于危重的患者可使用大剂量的甲泼尼龙治疗,甲泼尼龙剂量根据病情需要而定,一般为 80～500mg/d,连续用 3～7 天,根据病情减量,最后口服维持。

(三)免疫抑制剂

在下列情况下使用免疫抑制剂:①患者因为其他原因不能使用激素治疗;②单独使用激素治疗效果不佳;③激素减量时病情出现反跳。

1. 骁悉

初始剂量为每次 0.5,每日 3 次,维持剂量为每次 0.25,每日 2 次。

2. 甲氨蝶呤

甲氨蝶呤具有较强的抗炎作用,并有肯定的激素助减剂作用,可以使患者避免长期使用较大剂量激素,是治疗巨细胞动脉炎的较佳选择。每次 10～25mg,每周 1 次,维持治疗的剂量是每周 5～7.5mg。

3. 硫唑嘌呤

治疗巨细胞动脉炎也有较好疗效,治疗剂量每日 100～150mg,维持剂量每日 50～100mg。

4. 环磷酰胺

口服环磷酰胺每日 50～150mg,对巨细胞动脉炎有效,但由于毒副作用较明显,临床上一般不作为首选药物。

5. 环孢素

初始剂量为每次 50mg,每日 3 次,维持剂量为每日 50mg。

【预后】

有神经系统症状者,预后不佳。失明的患者视力也不能恢复。

第三节　多发大动脉炎

多发大动脉炎(takayasu arteritis)是指主动脉及其主要分支的慢性非特异性炎症,受累的动脉可出现狭窄、闭塞、局部扩张或动脉瘤形成。

【流行病学】

本病多见于青壮年女性,发病的高峰年龄在 15～30 岁,起病年龄多在 40 岁以下,一般不超过 50 岁。

【免疫病理】

(一)感染因素

各种前驱感染,包括结核、链球菌、病毒等感染机体后,机体产生抗体,当再次受到感染,发生抗原和抗体的结合,主动脉系统对这种抗原抗体复合物具有免疫学的亲和性和易感性,从而产生炎症反应。

（二）免疫因素

大动脉炎作为有免疫异常机制参与的血管炎性疾病，目前对其可能存在的免疫学异常也进行了更深入的研究。

1. 抗主动脉抗体

研究认为主动脉抗原位于主动脉的中膜和外膜。1964年就有学者报道了抗主动脉抗体与本病相关，但以后的研究未能得到进一步证实。1996年Eich-horn等通过3种不同的免疫学方法证实了在19例大动脉炎患者中18例存在特异性抗内皮细胞抗体（anti-endothelial cell anti-bodies，AECA），其在患者血清中的滴度高于正常人20倍。AECA能通过激活补体系统导致细胞毒作用而造成组织损害。

2. 细胞因子

研究已经证实白细胞及其分泌的炎性因子以及白细胞和血管内皮细胞的相互作用可能在炎症反应和组织破坏的过程中起到了重要作用。大动脉炎最早的病理变化就是细胞浸润，主要为T淋巴细胞（调节T细胞、细胞毒T细胞、辅助T细胞），其他也包括树突状细胞、单核细胞及中性粒细胞等。这些炎症细胞首先侵入血管外膜，同时分泌大量的炎症细胞因子和黏附分子。Seko等研究了4例大动脉炎的主动脉组织发现所有患者都有IL-6的高表达及IL-1中至低等程度的表达。Noris等进行了更大样本的研究发现，大动脉炎患者在疾病活动期血清IL-6水平明显高于正常人群。故目前认为，不论是在受累局部组织浸润的炎症细胞，还是循环中的炎症细胞，都能通过释放IL-6激活异常免疫反应。同时他们还更加强调了循环IL-6水平与疾病活动度密切相关。而同批患者血循环中均未能测到IL-1，推测其在组织局部作用更加重要。IL-1可激活血管内皮细胞产生多种细胞因子及黏附分子，从而促进炎细胞与内皮细胞的相互作用，最终导致组织损害。另外，研究还发现RANTES（regulated on activation，normal T-cellexpressed and secreted）在大动脉炎的发病机制中也占有重要地位。最早认为它是由正常T淋巴细胞表达分泌的细胞活化调节因子，目前研究认为，其不仅由T细胞、巨噬细胞分泌，血管内皮细胞也有合成分泌该细胞因子的作用，与IL-6类似，也有研究证实其血清水平与大动脉炎疾病活动性是相关的。

（三）内分泌因素

本病多见于女性，可能与内分泌有关。

（四）遗传因素

本病在一级亲属中发病率较高。HLA-A9、A10、B5、BW40、BW51、BW52与发病有关。

【组织病理】

发生于主动脉、颈动脉、椎动脉、锁骨下动脉、肾动脉、腹腔动脉、肠系膜上动脉、肠系膜下动脉、髂动脉、肝动脉、脾动脉、冠状动脉及肺动脉等。病变常累及动脉全层，主要为弥漫性纤维组织增生，呈广泛而不规则的增生或变硬，管腔有不同程度的狭窄，常合并有血栓形成，病变在主动脉分支入口处最为严重。动脉各层均有淋巴细胞、浆细胞等浸润。少数情况下可见动脉扩张或动脉瘤。

【临床表现】

（一）全身表现

有乏力、发热、体重下降、食欲不振等。

(二) 局部表现

受累的动脉炎症引起所供血部位出现缺血的表现,如间歇性跛行,局部脉搏搏动减弱或出现无脉症,手足发冷,双上臂收缩压相差大于 10mmHg,血管杂音以及脏器缺血的表现等。

大动脉炎的具体表现因受累部位不同而差异较大,临床按病变部位不同而分为四个类型:

1. Ⅰ型

头臂动脉型(主动脉弓综合征),主要累及主动脉及其头臂动脉分支。①颈动脉或椎动脉狭窄和闭塞。头部不同程度缺血的症状,轻者仅表现头晕、头痛、眩晕、失眠、记忆力下降、视力下降等,重者可出现失明、失语、晕厥、偏瘫、抽搐、昏迷,甚至死亡。②上肢缺血:可出现单侧或双上肢麻木、无力、酸痛,查体可发现肌肉萎缩、脉搏减弱或消失、单侧或双侧上肢血压下降,甚至测不到血压,常可在颈动脉或锁骨下动脉部位听到收缩期血管杂音。③少数患者出现锁骨下动脉窃血综合征,主要表现为患侧上肢活动时发生一过性头晕或晕厥。

2. Ⅱ型

腹主动脉型(主肾动脉型),主要累及降主动脉、腹主动脉及其分支。①下肢缺血:出现下肢麻木、无力、疼痛、皮温低、间歇性跛行、足背动脉搏动减弱或消失、下肢血压下降;②肾动脉狭窄:出现高血压、头晕、头痛;③肠系膜血管狭窄:出现腹痛、腹泻、便血,严重者出现节段性肠坏死;④部分患者可在腹主动脉和肾动脉听诊区闻及血管杂音。

3. Ⅲ型

广泛型(混合型),具有Ⅰ型和Ⅱ型的临床特点。此型病变广泛,病情较重,预后较差。

4. Ⅳ型

肺动脉型,临床上肺动脉型常常与上述 3 个类型并存。主要累及肺动脉,表现肺动脉高压,临床上常有心悸、胸闷等表现,肺动脉听诊区可闻及杂音和第二心音亢进。

5. 其他

多发大动脉炎可累及冠状动脉,可出现心绞痛和心肌梗死。

【辅助检查】

血沉升高、C 反应蛋白增高、正细胞正色素性贫血、轻度血小板升高、血清 γ 球蛋白增高等。

可出现抗链球菌溶血素"O"阳性或结核菌素试验阳性。

自身抗体:血清抗主动脉抗体在大动脉炎的阳性率可达 90% 以上。

数字减影血管造影:对头颅部动脉,颈动脉,胸腹主动脉,肾动脉,四肢动脉,肺动脉及心腔等均可进行造影,操作简便易行,检查时间短,对患者负担小,反差分辨率高,对低反差区域病变也可显示。本法缺点是对脏器内小动脉,如肾内小动脉分支显示不清,必要时仍需进行选择性动脉造影。动脉造影可直接显示受累血管管腔变化,管径的大小,管壁是否光滑,影响血管的范围和受累血管的长度。

血管彩色多普勒超声可探查主动脉及其主要分支狭窄或闭塞,并能测量狭窄的程度和内、中、外膜的厚度,是一种无创伤检查。

【诊断与鉴别诊断】

（一）诊断

诊断可采用美国风湿病学会 1990 年的大动脉炎分类标准：

1. 40 岁以下多发

出现症状或体征时年龄多小于 40 岁。

2. 肢体间歇性跛行

活动时一个或更多肢体出现乏力、不适或症状加重，尤以上肢明显。

3. 肱动脉搏动减弱

一侧或双侧肱动脉搏动减弱。

4. 血压差＞10mmHg

双侧上肢收缩压差＞10mmHg。

5. 锁骨下动脉或主动脉杂音

一侧或双侧锁骨下动脉或腹主动脉闻及杂音。

6. 动脉造影异常

主动脉一级分支或上下肢近端的大动脉狭窄或闭塞，病变常为局灶或节段性，且不是由动脉硬化、纤维肌发育不良或类似原因引起。

符合上述 6 项中的 3 项者可诊断本病。

（二）鉴别诊断

1. 先天性主动脉缩窄

多见于男性，血管杂音位置较高，限于心前区及背部，全身无炎症活动表现，胸主动脉见特定部位（婴儿在主动脉峡部，成人型位于动脉导管相接处）狭窄。

2. 动脉粥样硬化

常在 50 岁后发病，有糖尿病者多见，伴动脉硬化的其他临床表现，数字及血管造影有助于鉴别。

3. 结节多动脉炎

主要累及内脏中小动脉。

4. 血栓闭塞性脉管炎（Burger 病）

好发于吸烟史的年轻男性，为周围慢性血管闭塞性炎症。主要累及四肢中小动脉和静脉，下肢较常见。表现为肢体缺血、剧痛、间歇性跛行，足背动脉搏动减弱或消失，游走性表浅动脉炎，重症可有肢端溃疡或坏死等，与大动脉炎鉴别一般并不困难。

【治疗】

多发大动脉炎的治疗基本原则：早期诊断、早期治疗、联合用药、个体化治疗。多发性大动脉炎的治疗分为药物治疗和手术治疗。

（一）药物治疗

1. 抗感染治疗

部分多发大动脉炎者的发病可能与感染有关，目前认为相关的感染包括结核分支杆菌、链球菌、病毒等，如果证实患者体内存在上述感染，可同时给予相对应的抗感染治疗。

2. 糖皮质激素

糖皮质激素是治疗多发大动脉炎的首选药物。糖皮质激素可单独应用也可和细胞毒药物联合应用。在疾病活动期，糖皮质激素有良好的疗效，一般使用大剂量，泼尼松 $0.5\sim1mg/(kg \cdot d)$，整个服药过程至少持续 $1\sim3$ 个月。疾病活动控制后，开始缓慢减量（ESR<20mm/h），减量至 $10\sim15mg/d$，维持治疗，可持续 $3\sim36$ 个月。当血沉稳定保持在小于 $10mg/d$，泼尼松可减量至 $5\sim7.5mg/d$ 或更少，或隔日治疗。有人认为当没有临床复发症状和血沉持续保持阴性时可停止治疗，但也有维持治疗 20 年的报道。当停用糖皮质激素治疗后，病情复发时，可继续重新应用糖皮质激素治疗。临床上也有多发大动脉炎者单用激素疗效欠佳，难以减药至维持剂量；而且长期使用较大剂量激素治疗的副作用较大。也有学者认为，糖皮质激素不能阻止多发性大动脉炎的血管壁慢性纤维化，以及狭窄和闭塞的进程，因此临床处于活动期的多发大动脉炎者可考虑加用免疫抑制剂。

3. 免疫抑制剂

免疫抑制剂包括甲氨蝶呤、环磷酰胺、硫唑嘌呤、环孢素、骁悉、来氟米特。但对于免疫抑制剂的使用没有统一的标准。

（1）甲氨蝶呤（MTX）：甲氨蝶呤具有较强的抗炎和免疫抑制作用。对糖皮质激素治疗无效的多发大动脉炎者可给予甲氨蝶呤治疗，有效率 $50\sim81\%$。甲氨蝶呤的剂量为 $0.3mg/(kg \cdot 周)$，也可为 $10\sim15mg/周$，最大剂量不超过 $25mg/周$。

（2）环磷酰胺（CTX）：具有较强的免疫抑制作用，对于多发性大动脉炎有较好的疗效。但长期应用毒副作用比甲氨蝶呤大。应用 CTX 治疗大动脉炎的适应证：①大动脉炎活动期，为尽快控制病情进展，可与泼尼松并用，活动期控制后，再停用；②本病活动期患者用激素难以控制或激素减量时又复发或加重者；③本病的脑动脉炎至脑缺血者，可用大剂量冲击，同时在短期内并用大剂量激素静脉给药。病情稳定后停药。目前常用的用法有：口服：环磷酰胺 $50\sim100mg/d$；小剂量静脉用药：环磷酰胺 $200mg$ 静脉注射，隔日一次；大剂量静脉用药：$0.5\sim1.0g$ 静脉滴注，$2\sim4$ 周一次。

（3）硫唑嘌呤（AZA）：治疗多发性大动脉炎的疗效不如甲氨蝶呤、环磷酰胺，对于激素减量困难的患者，加用硫唑嘌呤，有助于减少疾病反跳。每日剂量 $50\sim150mg$。

（4）环孢素（CsA）：它可选择地作用于 T 淋巴细胞活化初期，辅助性 T 细胞被活化后可生成白细胞介素 2，环孢素可抑制其生成但它对抑制性 T 细胞无影响。它的另一个重要作用是抑制淋巴细胞生成干扰素。它对网状内皮系统吞噬细胞无影响。因而环孢素不同于细胞毒类药物的作用，它仅抑制 T 细胞介导的细胞免疫而不致显著影响机体的一般防御能力。口服环孢素可被吸收,但不完全,其毒性反应主要在肝与肾,在应用过程中宜监测肝、肾功能。用法每日 100～150mg,分 2～3 次服用。

(5) 骁悉(MMF):是青霉属真菌产生的具有抗代谢作用的霉酚酸半合成物,是霉酚酸(MPA)的 2-乙基酯类衍生物,脱酯化合形成具有免疫抑制活性的代谢物 MPA。MPA 可高效、选择性、非竞争性、可逆性抑制次黄嘌呤脱氢酶阻断鸟嘌呤核苷酸的合成起始途径,使鸟嘌呤核苷酸耗竭,进而阻断 DNA 的合成。MPA 选择性地作用于 TB 淋巴细胞,抑制其增殖。用法每日 1.5g,分 3 次服用。

(6) 来氟米特(LEF):是一个具有抗增殖活性的异噁唑类免疫调节剂,口服后经肝和肠壁细胞的细胞质和微粒体迅速转化为活性代谢产物 A771726(M1),通过 M1 在体内发挥免疫调节作用,作用机制包括:①抑制嘧啶的从头合成途径;②抑酪酸激酶的活性和细胞的黏附,LEF 可以抑制中性粒细胞的趋化和表达,减缓粒细胞进入关节和减少局部巨噬细胞的数量,而不影响人粒细胞的吞噬作用;③M1 呈浓度依赖性抑制 B 淋巴细胞的增殖,还可直接抑制抗体的分泌。体内外试验表明 LEF 还具有抗炎作用。推荐用量为每日 10～20mg。

如果使用免疫抑制剂后,患者病情未改善,或激素减量病情反跳,则认为免疫抑制剂治疗无效,需停止用药。长期应用免疫抑制药物应注意监测血象和肝肾功能。

4. 抗淋巴细胞球蛋白(ALG)

ALG 是直接抗淋巴细胞的抗体,它可与淋巴细胞结合,在补体的共同作用下,使淋巴细胞裂解。多在其他免疫抑制药无效时应用。治疗剂量每日 1.0～1.25g。

5. 扩张血管及改善微循环药物

可使血液黏稠度下降,减低红细胞聚集,延长凝血时间。地巴唑 20mg,一日 3 次。706 代血浆 250～500ml,每日 1 次。

6. 降压治疗

多发大动脉炎者出现高血压,主要是由于肾动脉受累,管腔狭窄所引起。血压高会加重血管壁的损伤,严重的会导致出血,因此必须进行治疗。按治疗目的分为:一般降压、术前降压和术后降压。一般降压治疗主要为口服药物治疗,包括:①钙离子拮抗剂。降压起效迅速而强力,降压疗效和降压幅度较强。常用药物硝苯地平、维拉帕米、氨氯地平等。②血管紧张素转换酶抑制剂。降压起效缓慢,逐渐增强。常用药物包括卡托普利、依那普利、贝那普利等。③血管紧张素Ⅱ受体阻滞剂。降压作用起效缓慢,但作用持久而平稳。常用的药物有氯沙坦、缬沙坦、伊贝沙坦等。④β受体阻滞剂。降压起效较迅速、强力,适用于心率较快的年轻患者。包括普萘洛尔、倍他洛尔等。对于术前的降压,为了尽快降低血压,防止出血发生,保证手术较早进行,除使用上述降压治疗措施外,可联合使用硝普钠、压宁定等起效更快、作用更强的药物。手术治疗后的患者,应尽可能使患者的血压稳定持续保持在正常水平。

7. 抗血小板聚集药物

降低血小板的聚集性,防止血管闭塞进行性加重。阿司匹林 50mg,每日一次。双嘧达莫 25mg,一日 3 次。

8. 降纤酶治疗

降纤酶主要成分为类凝血酶样酶,能使血液纤维蛋白原被高效消除,血栓的形成和增长受到抑制;同时还具有抗血小板及舒张血管的作用,改善纤溶系统整体功能,溶解血栓;同时降纤酶能疏通大血管的滋养动脉,改善动脉功能,从而对大动脉炎的治疗有效,而且疗效迅速。

9. 保护动脉内皮药

这类药物带有大量阴电荷,结合在血管内皮表面,能防止白细胞、血小板以及有害因子的黏附,因而有保护作用,对平滑肌细胞增生也有抑制作用。对血管术后再狭窄也有预防作用。这类药物包括硫酸多糖、肝素、硫酸类肝素、硫酸软骨素 A、硫酸葡聚糖、考来替泊、烟酸、吉非贝齐胶囊剂、苯扎贝特、非诺贝特、环丙贝特、乐伐他汀、普伐他汀、塞伐他汀等。

10. 雌激素治疗

多发大动脉炎多发生于年轻女性,与雌激素分泌水平较高相关。有学者建议使用抗雌激素类药物他莫昔芬,它可与雌激素竞争雌激素受体,从而抑制雌激素的作用。用法:他莫昔芬10mg,每日 1 次。

11. 妊娠期治疗

多发大动脉炎者妊娠期血容量的增加可使循环负荷加重,加重主动脉瓣反流、高血压和心力衰竭。当患者病变广泛或有并发症时,母亲和胎儿的发病率和死亡率均升高。在疾病缓解期妊娠,可不需治疗。病情活动中妊娠时,用中剂量糖皮质激素治疗对胎儿比较安全。

(二) 手术治疗

对于病情严重的患者,药物治疗无效,可选择手术治疗。

【预后】

大多数患者预后较好,能从事轻体力工作。主要的并发症为脑出血、脑血栓、心力衰竭、心肌梗死、失明等。死因主要为脑出血、肾功能衰竭。

第四节　贝赫切特综合征

贝赫切特综合征是以黏膜溃疡为主要临床表现的慢性血管炎性疾病。可累及全身大、中、小血管,其中以小静脉最常受累。

【流行病学】

多见于东亚、中东及地中海盆地,有"丝绸之路病"之称。任何年龄均可发病,好发年龄为16~40 岁,女性居多。

【免疫病理】

1. 体液免疫

50％的患者血清中存在抗人口腔黏膜抗体和循环免疫复合物。

2. 细胞免疫

外周血淋巴细胞亚群比例失调,CD4$^+$/CD8$^+$ 比例倒置,CD45RA$^+$ 细胞缺乏,淋巴细胞自分泌 TNF-α、IL-6、IL-8 以及 IL-1β 可溶性 IL-2 受体增加。

3. HLA-B51 高表达者约为 5%

【组织病理】

　　基本病理改变是血管炎。血管周围中性粒细胞浸润，血管壁可有 IgG、IgM 和 C3 沉积。大静脉血栓形成，大动脉由于变性、坏死易形成的血管瘤。血管炎有渗出和增生两种病变，渗出性改变为血管腔出血，管壁水肿，内皮细胞肿胀，纤维蛋白沉积等，增生性病变是内皮细胞和外膜细胞增生，管壁增厚，有时有肉芽肿形成。

【临床表现】

　　全身各系统均可受累，但同时累及多种系统则比较少见。

1. 口腔溃疡

　　几乎所有的患者均有类似口疮性口炎的复发性、疼痛性口腔溃疡，多数患者以此征为首发症状。口腔溃疡呈周期性发作，每次持续 1 周至数周后自行愈合。复发性口腔溃疡为诊断本病的最基本必备条件。

2. 阴部溃疡

　　75%患者出现阴部溃疡，受累部位为阴囊、冠状沟、龟头、外阴、阴道黏膜、宫颈、肛周等。

3. 眼睛

　　包括结膜炎、角膜溃疡、虹膜睫状体炎、脉络膜炎、视网膜血管炎、视神经炎等。

4. 皮肤

　　皮肤损害多见，常见的表现有结节性红斑、毛囊炎，另外还可见到多形红斑、环形红斑、坏死性结核疹样皮肤损害等。

5. 关节炎

　　25%～60%的患者有关节症状，主要累及膝关节和踝关节。表现为相对轻微的局限性、非对称性关节炎。

6. 神经系统

　　累及神经系统时又称为白塞脑病，常于病后数月至数年出现，少数(5%)可为首发症状。临床表现因受累的部位而不同，可有头痛、头晕、Horner 综合征、假性球麻痹、呼吸障碍、癫痫、共济失调、无菌性脑膜炎、视盘水肿，偏瘫、失语、不同程度截瘫、尿失禁、双下肢无力、感觉障碍、意识障碍、精神异常等。若治疗不及时，死亡率较高。

7. 胃肠道

　　又称为肠贝赫切特综合征。全胃肠道均可出现溃疡，而以回盲部多见。表现为消化不良，食欲下降、腹胀、腹痛、恶心、便秘和腹泻等，严重者可穿孔或出血。

8. 其他

　　大血管受累可出现静脉血栓、动脉瘤，心脏受累可出现心内膜炎或心包炎。少数患者可有蛋白尿、血尿。肺受累时患者有咳嗽、咳血、胸痛、呼吸困难等。

【辅助检查】

1. 一般检查

白细胞轻度增高,活动期血沉增高,C反应蛋白增高,免疫球蛋白增高。

2. HLA-B51

HLA-B51阳性率57%～88%,与眼、消化道病变相关。

3. 针刺试验

用无菌20号或更小针头斜刺入皮内,24～48h判断结果,在针眼处有毛囊炎样小红点或小脓疱为阳性。临床上若注射或抽血后的针眼有类似的阳性反应,称为针孔反应阳性。

4. 影像学检查

X线片、胃肠钡剂造影、内镜检查、血管造影和彩色Doppler有助诊断病变部位及范围。

5. 活组织检查

【诊断】

可采用国际贝赫切特综合征委员会1989年的贝赫切特综合征国际诊断标准。

1. 口腔溃疡

反复口腔溃疡,1年内发作3次。

2. 生殖器溃疡

反复生殖器溃疡。

3. 眼睛病变

前后色素膜炎、玻璃体混浊或视网膜血管炎。

4. 皮肤病变

结节性红斑、假性毛囊炎、脓性丘疹、痤疮样皮疹(除外类固醇激素所致)。

5. 针刺试验阳性

以上5项中,具备第一项,并加上其余4项中的2项,可诊断贝赫切特综合征。

【治疗】

(一) 一般治疗

急性活动期,应卧床休息。发作间歇期应注意预防复发。如控制口、咽部感染、避免进刺激性食物。伴感染者要做抗感染治疗。

（二）药物治疗

1. 非甾体抗炎药

具抗炎镇痛缓解发热作用，对皮肤结节红斑和生殖器溃疡疼痛及关节炎症状有一定疗效，常用药物有布洛芬 0.4～0.6g，1 日 3 次；萘普生 0.2～0.4g，1 日 2 次；双氯酚酸钠 25mg，1 日 3 次，或其他 COX-2 选择性抑制剂。

2. 秋水仙碱

可抑制中性粒细胞趋化，对关节病变，结节红斑、口、阴溃疡，眼色素膜炎均有一定的治疗作用，0.5mg，每日 3 次。应注意肝肾等不良反应和蓄积性中毒症状。

3. 沙利度胺

用于治疗严重的口腔、生殖器溃疡。宜从小剂量开始，逐渐增加至 50mg，每日 3 次。妊娠妇女禁用，以免引起胎儿畸形，副作用还有口干、头晕、恶心、腹痛、面部水肿等。

4. 糖皮质激素

对控制急性症状有效，停药后易复发。故主要用于全身症状重、有中枢神经系统病变、内脏系统性血管炎、口腔和外阴巨大溃疡及急性眼部病变。疗程不宜过长，一般 2 周内症状控制即可逐渐减量后维持。有大静脉炎时皮质激素可能促进血栓形成。长期应用可加速视网膜血管的闭塞。常用量为泼尼松每日 40～60mg，重症患者如严重眼炎、中枢神经系统病变、严重血管炎患者可考虑采用静脉大剂量甲泼尼龙冲击，1000mg/d，3 天为一疗程，配合免疫抑制剂效果更好。

5. 免疫抑制剂

重要脏器损害时应选用免疫抑制剂，常与肾上腺皮质激素联用。此类药物副作用较大，用药时应注意严密监测。

（1）苯丁酸氮芥：用于治疗视网膜、中枢神经系统及血管病变。用法为 2mg，1 日 1 次。持续使用数月直至病情控制至稳定，然后逐渐减量至小量维持。病情完全缓解半年后可考虑停药。有眼损害应考虑用药 2～3 年以上，以免复发。用药期间要严格检查血象。

（2）硫唑嘌呤：效果较苯丁酸氮芥差。可抑制口腔、眼睛、关节的病变。停药后易复发。可与环孢素联用。2～2.5mg/（kg·d），口服。

（3）甲氨蝶呤：每周 7.5～15mg，口服或静脉注射。可用于治疗神经系统病变及皮肤黏膜病变。停药数月后病情易复发，故需长期治疗。

（4）环磷酰胺：在急性中枢神经系统损害或肺血管炎、眼炎时，与泼尼松配合使用，采用大剂量静脉冲击疗法，每次用量为 0.5～1.0g /m²，3～4 周后重复使用。使用时患者需大量饮水，防止出血性膀胱炎的发生，此外可有消化道反应及白细胞减少。环磷酰胺对慢性病变作用有限。

（5）环孢素：治疗对秋水仙碱或其他免疫抑制剂有抵抗的眼贝赫切特综合征效果较好。剂量为每天 3～5mg/kg。应用时注意监测血压和肝肾功能，避免不良反应。

6. 其他

（1）α 干扰素：治疗口腔损害、皮肤病及关节症状有一定疗效，也可用于眼部病变的急性期治疗。

（2）英夫利昔：用于治疗复发性色素膜炎疗效肯定。

（3）雷公藤总苷：口服，每次 20mg，一日 3 次。

（4）抗凝剂（阿司匹林、双嘧达莫）及纤维蛋白疗法（尿激酶、链激酶）亦可用于治疗血栓疾病，但不宜骤然停药，以免反跳。

（5）患者如有结核病或有结核病史，可一线抗结核治疗，三联抗结核药物至少半年以上。

（三）对症治疗

口腔溃疡可局部用抗溃疡薄膜、冰硼散、锡类散等，生殖器溃疡用抗生素软膏和糖皮质激素软膏；眼结膜、角膜炎可应用皮质激素眼膏或滴眼液，眼色素膜炎须应用散瞳剂以防止炎症后粘连，重症眼炎者可在球结膜下注射肾上腺皮质激素。

（四）手术治疗

重症肠白塞病并发肠穿孔时应行急诊手术，但肠贝赫切特综合征术后复发率可高达 50％。复发与手术方式及原发部位无关，术后药物治疗是防止复发的关键。血管病变手术后也可于术后吻合处再次形成动脉瘤，故一般主张血管介入手术，可减少手术并发症。眼失明伴持续疼痛者可手术摘除。手术后应继续应用免疫抑制剂治疗可减少复发。

【预后】

本病呈慢性反复发作，治疗不及时可发生失明、瘫痪等。神经系统、血管、胃肠道受累严重时可导致死亡。

第五节　结节多动脉炎

结节多动脉炎（polyarteritis nodosa，PAN）是一种主要累及中小肌性动脉的坏死性血管炎。主要表现是体重下降、发热、乏力、周围神经病变、肾损害、骨骼肌和皮肤损害、高血压、胃肠道损害、心力衰竭等。

【流行病学】

本病见于任何年龄。而以 40～60 岁居多。多见于男性，男女比例为（2～3）：1。

【免疫病理】

（一）与乙型肝炎病毒相关

在血管壁可查见乙型肝炎病毒表面抗原，甚或抗体和补体，认为是一种免疫复合物介导的疾病，其所引起的血管炎几乎都是经典的 PAN。中国人群为 HBV 的高发区，似并未观察到高发PAN。PAN 可见于 HBV 感染的任何阶段，血管炎的活动性和肝炎的严重程度不平行。根据1990 年以来的研究，HBV 相关的 PAN 占 PAN 总数的 7％左右，这一比例较以前的报道明显降低，这可能与广泛使用抗肝炎病毒药物有关。国外报道估计不超过 1％的 HBV 感染人群发展为PAN，而我国目前尚无有关 PAN 的流行病学资料。HBV 相关的 PAN 和非 HBV 相关的 PAN临床表现大致相同，但 HBsAg 阳性者更常见睾丸炎，HBV 相关的 PAN 可见免疫复合物的沉积。PAN 也见于毛细胞白血病，但这些患者常同时感染有 HBV。

（二）其他病毒相关

其他和 PAN 相关的病毒还包括人类免疫缺陷病毒（HIV）、巨细胞病毒（CMV）、细小病毒B19、人类 T 细胞嗜淋巴病毒 I 型以及丙型肝炎病毒（HCV）。上述病毒可以出现各种各样的血管炎病变。

（三）其他感染相关

除病毒外，PAN 还可能和细菌感染、疫苗接种、浆液性中耳炎以及使用某些药物，尤其是安非他明有关。

【组织病理】

发生于中等口径的肌型动脉。病变呈节段性分布，好发生于动脉的分支处，向远端扩散。血管中层改变最明显，急性期表现为多形核白细胞渗出到血管壁各层和血管周围区域，病变向外膜和内膜蔓延而致血管全层坏死。亚急性期和慢性过程有血管内膜增生，血管壁退行性改变伴纤维蛋白渗出和纤维素样坏死，血管腔内血栓形成，重者血管腔闭塞。少数患者可出现动脉瘤，动脉瘤可破裂，引起内脏出血。

【临床表现】

（一）全身症状

多有不规则发热、头痛、乏力、周身不适、多汗、体重减轻、肌肉疼痛、肢端疼痛、雷诺症、腹痛、关节痛等。

（二）系统症状

1. 肾

肾是结节多动脉炎最常侵犯的器官。而临床肾损害则见于 60%～80% 的患者。肾损害包括两个方面：肾小球肾炎和肾血管性肾病，以后者为主。由于肾血管弥漫性或局部的狭窄、缺血，可引起肾功能损害和恶性高血压。如果出现急进性肾损害，多是由于多发性肾血管病变，往往伴有肾素依赖型恶性高血压。不论是疾病的急性期还是后期，均可出现肾功能衰竭。

2. 神经系统

周围神经受累较中枢神经受累多见，约占 60%。表现为多发性单神经炎或（和）多神经炎，末梢神经炎。中枢者约占 40%，表现为弥散性或局限性单侧脑或多部位脑及脑干的功能紊乱、抽搐、意识障碍、脑血管意外等。

3. 皮肤

各种皮肤损害均可见，包括血管性紫癜、网状青斑、红斑、皮下结节、指（趾）端缺血坏死等。红斑和皮下结节在急性期可有压痛，甚至出现坏死，形成溃疡。

4. 关节肌肉

约半数患者有一过性的、非对称性关节炎，下肢大关节炎较多见。肌肉疼痛和僵硬常见，部分患者可有肌肉触痛，少数患者出现间歇性跛行。

5. 消化系统

胃肠道表现常见腹痛、腹泻、恶心、呕吐、肠梗阻、肠梗死和穿孔、胃肠道出血、肝功能异常等。

6. 心脏表现

心脏损害是引起死亡的主要原因之一，发生率为 36%～65%。一般无明显心绞痛症状和心电图典型表现。充血性心力衰竭也是心脏受累的主要表现。心包炎约占 4%，严重者可出现大量心包积液和心脏压塞。

7. 肺

少数患者出现胸膜炎、肺脏浸润性病变。

8. 生殖系统

患者可有睾丸附睾炎，睾丸疼痛、触痛、肿胀。

【辅助检查】

1. 一般检查

轻度贫血、白细胞增多，血小板增多；镜下血尿，蛋白尿和肾功能异常；血沉和 C 反应蛋白升高；约 1/3 患者乙肝表面抗原（HBsAg）阳性，HBsAg 阳性者，可有肝功能异常，测乙肝病毒 DNA 升高。

2. 自身抗体

少数患者核周型中性粒细胞胞质抗体（p-ANCA）阳性。

3. 影像学检查

彩色多普勒、电子计算机体层扫描（CT）和磁共振（MRI）、选择性内脏血管造影可帮助可观察受累血管的部位和血管狭窄、闭塞或动脉瘤等情况。

4. 活组织检查

对有临床表现的患者行皮肤、皮下组织、小腿神经、肌肉活检或行睾丸活检，必时行肾活检或肝活检。

【诊断与鉴别诊断】

（一）诊断

有不明原因发热、腹痛、肾功能衰竭、高血压、关节痛、肌肉压痛与肌无力、皮下结节、皮肤紫癜、腹部或四肢疼痛时，应考虑本病。具有典型的临床表现比较容易诊断，可采用美国风湿病学会 1990 年的结节多动脉炎分类标准：

体重下降≥4kg。

网状青斑。

睾丸疼痛或触痛。

肌肉疼痛、无力或下肢压痛。

单神经炎或多神经炎。

高血压，舒张压＞90mmHg。

血肌酐或尿素氮增高。

血清 HBV 标记阳性。

血管造影示动脉瘤或血管闭塞。

中小动脉活检可见中性粒细胞和单核细胞浸润。

上述 10 项中,符合 3 项或 3 项以上者,可诊断为结节多动脉炎,特异性为 86.6%,敏感性为 82.2%。

（二）鉴别诊断

1. 微多血管炎

以小血管受累为主,可出现急剧进行性肾炎和肺毛细血管炎、肺出血等,周围神经受累较少。

2. 变应性肉芽肿性血管炎(Churg-Strauss)

主要累及小动脉、小静脉,肺血管受累多见,有肉芽肿形成,外周血嗜酸性粒细胞增多,肉芽组织中有嗜酸粒细胞浸润,既往有支气管哮喘和(或)慢性呼吸道疾病的病史。

【治疗】

应根据病情轻重、疾病的阶段性、个体差异及有无合并症而决定治疗方案。

（一）一般治疗

应寻找包括某些药物在内的致病诱因,并避免与之接触。

（二）药物治疗

目前该病治疗的主要用药是肾上腺皮质激素及免疫抑制剂。

1. 糖皮质激素

为治疗本病的首选药物,本病对激素治疗敏感,一般情况下患者能很快得到缓解。急性期可用甲泼尼龙 1.0g/d,静脉滴注 3~5 日,以后用泼尼松口服维持。泼尼松每日 1mg/kg,减量方法依患者病情而异,一般病情稳定后 2 周开始减量,伴随剂量递减,减量速度越加缓慢,至每日或隔日口服 5~10mg 时,维持治疗一般不少于 1 年。

2. 免疫抑制剂

免疫抑制剂使用的原则:①肾上腺皮质激素治疗效果不明显时;②病情严重合并有全身脏器功能损害时;③激素减量过程中病情复发。免疫抑制剂一般包括环磷酰胺、硫唑嘌呤、甲氨蝶呤、苯丁酸氮芥、环孢素、麦考酚吗乙酯、来氟米特等。环磷酰胺剂量为每日 2~3mg/kg 口服。也可用隔日 200mg 静脉注射或按 0.5~1.0/m² 静脉冲击治疗,每 3~4 周一次,连用 6 个月,以后每 2~3 个月一次至病情稳定 1~2 年后停药。用药期间应定期检查血、尿常规和肝、肾功能。有乙型肝炎病毒感染的患者,不使用环磷酰胺,必要时可考虑使用麦考酚吗乙酯。

3. 抗病毒治疗

与乙型肝炎病毒感染有关的患者,应加用抗病毒药物,如有肝功能损害,还应保肝治疗。

4. 血管扩张剂、抗凝剂

高血压患者可给予血管扩张剂积极控制血压。有局部缺血表现的患者,可加用抗凝剂,或中药活血化淤的药物治疗。

5. 免疫球蛋白

重症结节多动脉炎患者可用大剂量免疫球蛋白冲击治疗,常用每日 200~400mg/kg 静脉注射,连续 3～5 天。必要时每 3～4 周重复治疗 1 次。

(三) 其他治疗

血浆置换能于短期内清除血液中大量免疫复合物,对重症患者有一定疗效,需注意并发症如感染、凝血障碍和水及电解质紊乱。

【预后】

本病预后较差,88% 的患者在 5 年内死亡,肾衰是死亡的主要原因。积极的早期诊断和尽早的治疗,才能提高生存期。

第六节 川 崎 病

川崎病(Kawasaki disease,KD)又称为黏膜皮肤淋巴结综合征(mucocutaneouslymph node syndrome),侵犯全身中小型血管引起血管炎的病变。这是一个儿童期特有的全身性血管炎。近年来,发病有明显增加趋势,患儿中明显多于风湿热,部分川崎病可发展为严重的心脏病。本病已成为儿童后天性心脏病的主要原因。

【流行病学】

各地发病率有很大差异,发生率在中国台湾约为 5 岁以下儿童人口的 10/10 万,美国为 6/10 万,日本高达 90/10 万。亚裔较其他人种发病率高 3～4 倍。我国大陆的发病有逐年增多趋势,1991 年为 1983 年的 4.4 倍。各年龄均可发病,绝大多数在 4～5 岁以前,11 岁以后的发病者罕见,平均发病年龄为 1.5 岁。男孩多见,男女比例为(1.5～1.8)：1。

【免疫病理】

(一) 遗传因素

在日本曾见在同一家庭中有发生两个以上病例的报道,这也提示有特定遗传性易感者,暴露在共同感染因素下比一般人更易患病。

(二) 多种免疫功能失调

炎症导致免疫系统普遍的处于激活状态,此时细胞因子代谢产物增加,致使细胞因子介导的血管内皮损伤发生。患儿的血小板计数常极度增高,因此更容易在损伤的血管内皮表面形成血栓。血管炎的急性期,Ⅵ因子相关抗体浓度明显升高。此外本病患儿 T 细胞亚群失衡,CD4$^+$细胞增多,CD8$^+$细胞减少,机体免疫系统处于活化状态。

(三) 感染

本病与多种病原体感染有关,病原体包括细菌(链球菌、丙酸杆菌)、病毒(EB 病毒、轮状病毒、反转录病毒)和支原体。也有学者认为本病与一些病原体的产物有关,如热休克蛋白、分枝杆菌抗原、葡萄球菌毒素等。

【组织病理】

主要病理变化为全身性血管性炎,累计多脏器的血管,包括心、肾、胃肠、皮肤、肺、肝、脾、生殖腺、唾液腺及脑等。病变过程分为四期。①Ⅰ期(急性期):约其特点为微血管,小静脉,小动脉全层血管炎,中等及大动脉血管周围炎及心包炎。②Ⅱ期(亚急性期):以中等动脉全层血管炎为主,冠状动脉最著,形成动脉瘤及血栓阻塞。常受累的其他动脉有髂动脉、腋动脉、颈动脉及胸、腹部动脉。此期微血管及心脏病变减轻。③Ⅲ期(恢复早期):小血管及心脏病变消退,中等动脉发生肉芽肿。④Ⅳ期(恢复晚期):中等动脉血栓形成,梗阻,内膜增厚及瘢痕形成,仍可有动脉瘤。晚期可发展为缺血性心脏病。

【临床表现】

（一）主要表现

1. 发热

39～40℃,持续5天以上,呈稽留热型或弛张热型,抗生素治疗无效。

2. 双侧球结膜充血

于起病3～4天出现,为一过性,为非渗出性或非化脓性,无疼痛、畏光表现。

3. 唇及口腔表现

口唇鲜红,皲裂,出血,口腔及口腔黏膜弥漫性充血,杨梅舌。

4. 手足症状

急性期手足硬性水肿,掌趾及指、趾端红斑,第2周从甲床移行处膜状脱皮,重者指、趾脱落。

5. 皮肤表现

多型性红斑和猩红热样皮疹,常在第一周出现,以躯干部为主,会阴部明显。肛周皮肤发红或脱皮。

6. 非化脓性淋巴结肿大

多为单侧和一过性,坚硬有触痛,不伴红肿及波动感。

（二）心脏表现

该病于1～6周可出现心包炎、心肌炎、心内膜炎、心律失常。发生冠状动脉瘤或狭窄者可无临床表现,少数可有心肌梗死的症状。冠状动脉损害多发生于病程2～4周,但也可于疾病恢复期。心肌梗死和冠状动脉瘤破裂可致心源性休克甚至猝死。

（三）其他

可有间质性肺炎、无菌性脑膜炎、消化系统症状(腹痛、腹泻、呕吐、麻痹性肠梗阻、肝大、黄疸等)、关节痛和关节炎。本病多呈自限性经过,一般于3～4周康复。少数病例因严重心脏炎,乳头肌功能不全或瓣膜损伤,严重的心力衰竭;冠状动脉栓塞或冠状动脉瘤破裂致心肌梗死或猝死。病死率为0.5%～1%。

【辅助检查】

（一）血液检查

急性期有轻度或中度贫血,白细胞增多及核左移。血小板计数初期正常甚至降低,2～3周明显升高,可达800×10^9/L,甚至$2\,000 \times 10^9$/L。血沉明显增快。CRP阳性。血纤维蛋白原和血浆黏度增高;谷草转氨酶升高。

（二）尿常规

可有轻度蛋白尿及红、白细胞,系尿道炎引起。

（三）免疫学检查

血清 IgG、IgM、IgA、IgE 和血循环免疫复合物升高；Th2 类细胞因子如 IL-6 明显增高，总补体和 C3 正常或增高。

（四）心电图

早期是非特异性 ST-T 变化，PR 间期，QT 间期延长。心包炎时可有广泛 ST 段抬高和低电压；心肌梗死时 ST 段明显抬高、T 波倒置及异常 Q 波。

（五）胸部 X 线平片

可有肺部纹理增多、模糊或有片状阴影，心影可扩大。

（六）超声心动图

急性期可见心包积液，左室内径增大，二尖瓣、主动脉瓣或三尖瓣反流；可有冠状动脉异常，如冠状动脉扩张（3mm＜直径，≤4mm 为轻度；4～7mm 为中度）、冠状动脉瘤（≥8mm）、冠状动脉狭窄。一般认为，冠状动脉内径与主动脉内径之比值＞0.3，提示有冠状动脉瘤。

（七）冠状动脉造影

有下列指征，则是做冠状动脉造影的适应证：①有心肌缺血症状；②持续存在心瓣膜病变；③X 线平片示冠状动脉硬化；④超声检查是持久存在的冠状动脉瘤。

【诊断与鉴别诊断】

（一）诊断标准

1. 典型川崎病的诊断标准

发热≥5 天，并具有以下主要临床表现 5 项之中的 4 项或以上：

（1）双侧眼球结膜充血（为非渗出性或非化脓性，无疼痛、畏光表现）。

（2）口唇和口腔改变（唇红、杨梅舌、弥漫性口腔及黏膜充血）。

（3）多形性皮疹（为斑丘疹多见，以躯干部为主，会阴部明显）。

（4）四肢末端改变（急性期手足硬性水肿，掌趾及指趾端红斑，甲床移行处膜状脱皮）。

（5）颈部淋巴结肿大（多为单侧和一过性，不伴红肿及波动感）。

2. 不典型川崎病的诊断标准

不典型（不完全型）川崎病是指不足 6 项主要临床表现中的 5 项，而只有其中的 3～4 项的病例，也就是尚未达到 KD 的诊断标准，临床表现不完全但已除外其他疾病的病例。

具有川崎病六项主症中的 3～4 项，并除外其他疾病的病例（猩红热、麻疹、EB 病毒感染、腺病毒感染、肺炎支原体感染、幼年类风湿关节炎全身型、药物过敏综合征等），出现下列改变之一者应考虑该诊断：

（1）肛周或会阴部潮红，继之脱屑。

（2）原卡介苗接种部位瘢痕再现红斑。

（3）超声心动图检查有心血管损害，如冠状动脉病变（CAL）心包积液、瓣膜反流或关闭不全。

（4）实验室检查：CRP≥30mg/L 和（或）ESR＞40mm/h。7 天后血小板≥450×10^9/L、血浆白蛋白≤30g/L、贫血、血常规 WBC≥15×10^9/L、谷草转氨酶（ALT）升高、尿白细胞≥10/HP，同时具备以上 3 项。

3. 川崎病冠状动脉病变高危因素

(1) 1 岁以内男孩。

(2) 发热持续 2 周以上或再发。

(3) 心脏改变：奔马律，心律失常，心脏扩大或心电图异常。

(4) ESR 增快，达 100mm/h 以上。

(5) 血 WBC$>12\times10^9$/L，HCT<0.35。

(6) 血清白蛋白<30g/L，CRP（＋＋＋）以上。

（二）鉴别诊断

主要与猩红热、麻疹、EB 病毒感染、腺病毒感染、肺炎支原体感染、幼年类风湿关节炎全身型、药物过敏综合征等相鉴别。

1. 猩红热

川崎病早期虽在发热、皮疹及口咽改变等方面与猩红热有相似之处，但猩红热好发于年长儿，可能有传染病接触史，常有扁桃体化脓性炎症，且青霉素的效果发生快而且好。

2. 麻疹

麻疹患儿多有特征性的颊黏膜 Koplic 斑，结膜除充血外尚有较多分泌物，这点与川崎病不同。此外，麻疹的皮疹始与头、面部皮肤而川崎病者始于躯干或四肢。如与非典型性病例区分确有困难者，快速的特异性抗麻疹的 IgM 滴度测定具有鉴别意义。

3. 幼年类风湿关节炎（全身型）

幼年类风湿关节炎（全身型患儿也有高热、皮疹、关节症状，但其皮疹与发热密切相关而时隐时现，淋巴结肿大等多不如川崎病者明显，亦不具川崎病特有的脱皮和口唇改变。

4. 化脓性淋巴结炎

川崎病有明显淋巴结肿大，但与化脓性淋巴结炎不同的是压痛远不如后者重。局部皮肤和皮下组织的红肿也不明显，化脓性淋巴结炎不具皮疹等表现。

【治疗】

目前尚无特效治疗。

（一）阿司匹林（ASA）

本病有高凝状态，主要是采用抗炎抗凝及对症治疗。在确诊后易停用抗菌药物，首选阿司匹林，此通过抑制环氧化酶可减少前列腺素的生成，在血小板内可阻断产生血栓素 A_2，从而有抗炎和抗凝作用，并能防止冠状动脉血栓形成。急性期：应用大剂量 80～100mg/(kg·d)和中剂量 30mg～50mg/(kg·d)，分 2～3 次服用，热退后 3 天逐渐减量，约 2 周左右减至小剂量 3～5mg/(kg·d)，维持 2 个月。如有冠状动脉瘤，则易长期服用 10mg/(kg·d)，直至动脉瘤消退。

（二）静脉注射丙种球蛋白（IVIG）

其治疗机制尚不明确，但其良好的疗效已为国际所公认，IVIG 治疗最好在发病 10 天内，治疗越早，疗效越好，剂量：2g/kg，于 8～12h 缓慢静脉点滴，建议 1g/(kg·d)，共两次，总量 2g/kg。部分患儿 IVIG 疗效差者可重复使用 1～2 次。使用 IVIG 后 9 个月内不宜接种各种疫苗。

（三）糖皮质激素

糖皮质激素虽具强有力的抗炎、抗过敏和退热作用,但它破坏成纤维细胞,影响冠状动脉病变的修复,促使冠状动脉瘤的发生,本药单独使用有增加冠状动脉病变和血栓形成的危险,故不单独使用。主要使用于耐 IVIG KD 患儿。耐 IVIG KD 也称无反应 KD。是指早期给予 IVIG 治疗后 36h,发热不退(体温>38℃)或热退 2～7 天后再次出现发热并伴有至少 1 项 KD 的主要临床特征的患者。糖皮质激素应与口服 ASA 和双嘧达莫同时使用。剂量 $2mg/(kg \cdot d)$,用药 2～4 周。

（四）其他治疗

1. 抗血小板凝集

双嘧达莫剂量 3～5mg/(kg·d)。

2. 对症治疗

根据病情给予对症治疗和支持治疗。如补液、保肝、控制心力衰竭、纠正心律失常等,有心肌梗死时应及时进行溶栓治疗。

3. 心脏手术

严重的冠状动脉病变需要进行冠状动脉搭桥手术。

【预后】

川崎病为自限性疾病,多数预后良好。复发率见于 1%～3%。无冠状动脉病变患儿于出院后 1、3、6 个月及 1～2 年进行一次全面检查。未经有效治疗的患儿,15%～25%发生冠状动脉瘤,更应长期密切随访,每 6～12 个月一次。冠状动脉瘤多于病后 2 年内自行消失,但常遗留管壁增厚和弹性减弱等功能异常。大动脉瘤常不易完全消失,常致血栓形成或管腔狭窄。

第七节　显微镜下多血管炎

显微镜下多血管炎(microscopic polyangiitis,MPA)是以微小动脉、毛细血管和微小静脉损害为主的一种系统性坏死性血管炎,也称为微多血管炎。以节段性坏死性肾小球肾炎为特征,不伴肉芽肿性病变。1993 年 Chapel Hill 的系统性血管炎统一命名研讨会将显微镜下多血管炎与结节多动脉炎二者区分开。

【流行病学】

本病男性多见,男女之比约 2:1,50～60 岁发病多见。

【免疫病理】

抗中性粒细胞胞质抗体可能在发病中起一定作用。

细胞因子介导的黏附分子的表达和功能异常。

白细胞和血管内皮细胞的异常激活。

【组织病理】

肾:病理改变为坏死性肾小球肾炎。特点为节段性坏死、新月体形成、轻度或无毛细血管内增生、免疫荧光显示微量或无免疫沉积。

肺:病理特点是肺毛细血管炎。肺泡间隔断裂引起毛细血管网的弹性消失,致使红细胞渗漏到肺泡腔,肺泡壁增厚,肺泡隔有中性粒细胞浸润,常伴有白细胞破碎。

【临床表现】

（一）全身症状

不规则发热、皮疹、关节痛、肌痛和体重下降等。病情急进性进展,衰竭明显。

（二）局部症状

1. 肾

几乎100％的患者肾脏受累,有血尿,肉眼血尿者约占30％,伴有不同程度的蛋白尿,高血压不多见或较轻。约半数患者呈急进性肾小球肾炎,早期出现急性肾功能衰竭。

2. 肺

肺部为仅次于肾最易受累的器官,临床上表现有哮喘、咳嗽、咳血。肺的血管炎可导致弥漫性肺泡损害和肺纤维化。严重者可表现为呼吸窘迫综合征,可同时有蛋白尿、血尿、急性肾功能衰竭和肺出血、呼吸功能衰竭。

3. 心脏

心脏受累可有心衰、心包炎、心律失常、心肌梗死等。

4. 神经系统

约20％～25％的患者有神经系统受累,可有多发性神经炎、末梢神经炎、中枢神经血管炎等,表现为局部周围感觉或运动障碍、缺血性脑病等。

5. 消化系统

消化道受累可出现肠系膜血管缺血和消化道出血的表现,如腹痛、腹泻、黑便等。

6. 其他

可受累的器官包括耳、眼等,并出现耳鸣、虹膜炎等症状。

【辅助检查】

（一）一般检查

白细胞增多、血小板增高、贫血,血沉升高、C反应蛋白增高、γ球蛋白升高、蛋白尿、血尿、血尿素氮、肌酐升高等。

（二）自身抗体

中性粒细胞胞浆抗体(ANCA)对显微镜下多血管炎的诊断和病情活动判断有重要作用,已证实显微镜下多血管炎的ANCA主要是针对MPO的p-ANCA,阳性率为60％。

（三）活组织检查

必要时进行肾脏活检,病理可发现典型的改变。

【诊断与鉴别诊断】

（一）诊断

本病尚无统一诊断标准，出现以下情况可考虑 MPA 的诊断。①肾损害：蛋白尿、血尿或（及）急进性进行性肾功能不全等；②肺损害或肺肾综合征的临床表现；③关节、眼、耳、心脏、胃肠道等全身各器官受累表现；④P-ANCA 阳性；⑤肾、肺活检有典型病理改变。

（二）鉴别诊断

1. 结节多动脉炎

本病主要累及中型和（或）小型动脉，是一种坏死性血管炎，极少有肉芽肿。肾损害为肾血管炎、肾梗死和微动脉瘤，无急进性肾炎，无肺出血，周围神经疾患多见。

2. 变应性肉芽肿性血管炎

本病是累及小及中型血管的系统性血管炎，血管外嗜酸粒细胞肉芽肿及高嗜酸粒细胞血症，患者有变应性鼻炎、鼻息肉及哮喘病史，可侵犯肺及肾，出现相应症状。

3. 韦格纳肉芽肿

本病为坏死性肉芽肿性血管炎，病变累及小动脉、静脉及毛细血管，临床表现为上、下呼吸道的坏死性肉芽肿、全身坏死性血管炎和肾小球肾炎，严重者发生肺肾综合征，C-ANCA 阳性。

【治疗】

主要是使用糖皮质激素和免疫抑制剂。

（一）药物治疗

1. 糖皮质激素

糖皮质激素是治疗 MPA 的一线药物。泼尼松（龙）1mg/(kg·d)，患者症状减轻，血沉正常后，逐渐减量，泼尼松 10～20mg/d 维持治疗 2 年或更长。对于重症患者和肾功能进行性恶化的患者，可采用甲泼尼龙冲击治疗，每次 0.5～1.0g 静脉滴注，每日 1 次，连用 3 天。病情稳定后，开始减量。

2. 免疫抑制剂

（1）环磷酰胺：一般采用静脉滴注，0.5～1g/m²，每月 1 次，连续 6 个月，严重者用药间隔可缩短为 2 至 3 周，以后每 2～3 个月一次，至病情稳定 1～2 年可停药。

（2）甲氨蝶呤：可以抑制炎症，减轻炎症症状。用法：5～25mg，每周一次，口服或静脉注射。

（3）硫唑嘌呤：由于环磷酰胺长期使用副作用多，诱导治疗一旦达到缓解（通常 4～6 个月后）也可以改用硫唑嘌呤。硫唑嘌呤是嘌呤代谢的拮抗剂，可以抑制 DNA 和 RNA 的合成，降低免疫细胞的活性。用法：1～2mg/(kg·d)，口服，维持至少 1 年。

（4）麦考酚吗乙酯：对治疗 MPA 有一定疗效，停药可能引起复发。用法：1.0～1.5g/d，连续使用 1 月以上。

（二）暴发性 MPA 的治疗

此时可出现肺-肾功能衰竭，常有肺泡大量出血和肾功能急剧恶化，可予以甲泼尼龙和环磷酰胺联合冲击治疗,支持对症治疗的同时采用血浆置换疗法。

(三)透析和肾移植

少数进入终末期肾功能衰竭的,需要依赖透析维持或择机进行肾移植,肾移植后仍有很少数患者会复发,复发后仍可用肾上腺皮质激素和免疫抑制剂治疗。

【预后】

显微镜下多血管炎容易复发,2/3 的患者在急性期死于肾功能衰竭、肺出血和治疗副作用。

第八节 韦格纳肉芽肿

韦格纳肉芽肿(Wegener granulomatosis)是一种全身性坏死性肉芽肿性血管炎,主要累及毛细血管、小动脉、小静脉的自身免疫病。典型的韦格纳肉芽肿三联征包括:上呼吸道、下呼吸道和(肺)肾病变。

【流行病学】

该病男性略多于女性,从儿童到老年人均可发病,40～50 岁是本病的高发年龄。

【免疫病理】

(一)遗传因素

1. 家族聚集

WG 的发生具有一定的家族聚集倾向,但对家族聚集个体的 HLA 分析,并无比较统一的发现。因此尚不能明确家族聚集是由遗传因素引起,抑或是共同的生活环境因素所致。

2. MHC 基因

有研究发现一些 MHC 基因与 WG 存在一定关系,目前主要的研究结果有如下发现:HLA-B50、B55、DR1、DR2、DR4、DR8、DR9 和 DQw7 在 WG 中表达增加;相反,部分 MHC 基因的表达可以减少,包括 HLA-DR3、DR6、DR13、DRB1 和 DRB13 等。

3. 非 MHC 基因

除 MHC 基因外,研究还发现部分非 MHC 基因的表达与 WG 的发病有一定联系,主要包括抗胰蛋白酶(α_1-AT)基因的表达、FcγR 基因的多型性、TAP 基因表达异常、相关细胞因子基因的多型性。α_1-AT 缺失或功能低下,与蛋白酶 3(PR3)的结合能力下降,致使游离的 PR3 增加、PR3 的功能相对亢进,刺激机体产生大量的 PR3-ANCA。另一方面,α_1-AT 缺失或功能低下,不能有效地抑制抗中性粒细胞胞浆抗体(antineutrophil cyto-plasmic antibody,ANCA)与多形核细胞(poly-morphonuclear leukocyte,PMN)表面的 PR3 结合,使 ANCA 诱导的细胞活化明显增加。

FcγR I(CD32)的多型性主要表现为胞质外区第 27 位氨基酸(amino acid,AA)的变异[谷氨酸(Q)与色氨酸(W)]和第 131 位 AA 的变异[精氨酸(R)与组氨酸(H)]。131 位上 AA 的不同可显著影响其与 IgG2 的结合,R131 与 IgG2 亲和力差,而 H131 与 IgG2 亲和力强,与 IgG3 的亲和性也较强。FcγRⅢa(CD16a)在 158 位有缬氨酸(V)/苯丙氨酸(F)的变异;FcγRⅢb(CD16b)有 NA1/NA2 两种亚型,二者与 IgG 的结合能力相似,但功能上存在差异,NA1 型比 NA2 型更易诱导 FcγR 介导的吞噬反应、呼吸暴发以及脱颗粒反应。细胞因子基因多型性的表达包括 IL-

10 的表达以 AA 型为主,尚未发现 IL-2、IL-5、TNF-α 的多型性与 WG 发病之间的相关性。

最近 Moins-Teisserenc 等报道了一组抗中性粒细胞胞浆抗体(ANCA)阴性、免疫抑制剂疗效差的 WG 病例,发现这些患者的 TAP 基因表达减少或缺失,导致 HLA-Ⅰ分子表达明显减少,并将这一类特殊的血管炎命名为 TAP 缺乏综合征。

以上研究显示,众多遗传因素和 WG 的发病有关,但大样本的统计分析却未能发现 WG 与任何单基因遗传有肯定关系。多基因(MHC,非 MHC)的相互作用,可能是 WG 发病的基础,具体病因仍有待于进一步研究证实。

(二)免疫因素

体液免疫和细胞免疫都参与了本病的发病,抗中性粒细胞抗体(ANCA)、淋巴细胞、内皮细胞和抗内皮细胞抗体在发病中都起到了一定的作用。

1. 抗中性粒细胞胞质抗体(ANCA)

目前认为抗中性粒细胞胞质抗体尤其是抗蛋白酶 3(Proteinase-3,PR3)抗体可能参与了韦格纳肉芽肿的发生,提示 WG 的发生与体液免疫有关。ANCA 按其荧光类型可分为 c-ANCA 和 p-ANCA,p-ANCA,其主要靶抗原为髓过氧化物酶(myeloperoxidase,MPO),c-ANCA 为胞浆型,靶抗原为 PR3,对活动性韦格纳肉芽肿的诊断有较高敏感性及特异性,其滴度与疾病的活动性相关。

c-ANCA(PR3-ANCA)对 WG 具有很高的特异性。有关 ANCA 的致病机制目前较为普遍认可的是"ANCA-FcγR 理论",即在前炎性细胞因子如肿瘤坏死因子(TNF-α),IL-8 和 IL-1 的作用下,血管内皮细胞表达大量的黏附分子 ICAM-1 和 ELAM-1,多形核 白细胞(PMN)表达相应的配体,如淋巴细胞功能相关抗原-1(lymphocyte function-associated anti-gen-1,LFA-1)等,使 PMN 黏附于血管内皮。同时 PMN 内的 PR-3 从胞质内的嗜苯胺蓝颗粒转移到细胞表面并与 ANCA 结合,ANCA 的 Fc 段与 PMN 表面的 Fc7RⅡa 结合而发生交联,通过受体介导的信号转导系统进一步激活 PMN,引起血管内皮的损伤。

中性粒细胞与肿瘤坏死因子-α(tumornecrosis factor-α,TNF-α)接触后,蛋白酶 3 与髓过氧化物表现于细胞表面,与 ANCA 作用后中性粒细胞脱粒破裂。中性粒细胞吸附于内皮细胞时,导致内皮细胞受损诱发血管炎。另一方面,TNF-α 等细胞因子能激活内皮细胞(EC),活化的 EC 也可表达 PR-3,ANCA 可以通过 PR-3 直接结合到 EC 上,经抗体依赖的细胞毒作用(antibody-dependent cellular cytotoxicity,ADCC)途径溶解内皮细胞。但目前这一理论尚不能完全解释为何 WG 的损伤有器官的靶向性,如呼吸道和肾脏最易受累。另外,并非所有 WG 患者 ANCA 均阳性,ANCA 与血管炎的相关性。

2. 抗内皮细胞抗体

抗内皮细胞抗体(anti-endothelial cell anti-body,AECA)在 WG 的发病机制中也起一定的作用,AECA 滴度的消长与疾病的活动性相关,并可借此将疾病本身的活动状态,AECA 滴度升高与并发的感染、肾功能不全或药物的副作用,AECA 滴度不升高等情况相区别。AECA 的可能是通过免疫介导机制导致血管炎症,而不是直接针对内皮细胞的毒性作用。AECA 可以上调黏附分子 E-选择素、细胞间细胞黏附分子-1(ICAM-1)、血管细胞黏附分子-1(VCAM-1)的表达,诱导细胞因子和趋化因子的表达,使白细胞聚集和黏附于血管内皮,促成局部的血管炎症。

3. T 细胞和细胞因子

除体液免疫外,分析发现 WG 患者的 T 细胞处于活化状态,呈多克隆特性,表达 CD28 的 T 细胞数量增加。

(1) T 细胞表型及生物学功能的特异性:与正常对照组比较,WG 外周 T 细胞的增生明显,主要为带有独特 TCR V 和 R 基因的 T 细胞扩增,这可能与细菌、病毒等微生物蛋白作为抗原的刺激有关。在病变部位有 $CD4^+$ T 细胞的浸润,与正常的 CD4 细胞不同,表达 CD25,CD28,CD45RO 和 HLA-DR 分子明显增加,提示这是一类被活化的记忆 T 细胞。但它们的共同刺激分子 CD28 表达明显减少伴 CD86 分子的表达增加。体外研究发现 WG 的 $CD4^+/CD28^-$ T 细胞,还具有抗原递呈细胞(APC)样作用,有递呈抗原的功能,对 PR3 等自身抗原的刺激呈明显的增生反应。

(2) Th1/Th2 型细胞因子的转换:从 WG 组织和肺泡灌洗液中淋巴细胞经过克隆的 T 细胞主要表达和分泌 Th1 型细胞因子表达($IFN-\gamma$,IL-2)。但比较分析发现,无论从病变部位克隆的 T 细胞还是从外周血克隆的 T 细胞 IFN-y 的表达,对于局限性 WG,均明显多于有多系统受累的广泛型 WG,而广泛型 WG 表达 IL-4 相对更多一些。据此,有人提出 WG 的病理过程可能是一个"Th1/Th2 的二相转换"过程:开始为 Th1 型反应为主的肉芽肿的形成阶段,随后 Th1 型细胞因子诱导和刺激中性粒细胞和单核细胞的活化,表达抗中性粒细胞胞浆抗体(ANCA)抗原,使得 ANCA 发挥作用。T 细胞转变为以 Th2 型为主的体液免疫反应,造成更广泛的血管炎症病变。

(3) Th3 和 Tr1(Type-1 T regulatory)细胞的免疫调节异常:最近的研究表明除 Th1 和 Th2 以外,Th3 和 Tr1 细胞在免疫调节及自身免疫病理过程中也起十分重要的作用。Th3 为 $CD4^+$ 的 Th 细胞,主要表达和分泌 TGF-R,可下调抗原递呈细胞(APC)和 Th1 细胞的活性,发挥免疫保护和修复功能。Tr1 也是 $CD4^+$ T 细胞调节细胞,能分泌高浓度的 IL-10,以及 TGF-3 和 IFN-γ,IL-2 和 IL-4 极低浓度或无,因此 Tr1 具有很强的免疫抑制和抗炎作用,主要通过分泌 IL-10 抑制 T 细胞的增生。已有研究表明 Tr1 细胞的减少可能是 WG 发生的重要因素。目前有关 Th3 和 TGF-R 在 WG 中的作用尚在研究。

(4) 细胞因子:此外,一些细胞因子在韦格纳肉芽肿中也有异常。

【组织病理】

镜下特点为①多核巨细胞肉芽肿:中心为多核巨细胞,周围有白细胞和栅栏样排列的组织细胞;②血管炎症:血管有炎细胞浸润和闭塞;③炎细胞浸润伴组织坏死。

器官病理特点:①肺主要为坏死性肉芽肿性炎症和肺动、静脉血管炎及肺泡毛细血管炎。50% 肺活检显示有急、慢性肺出血。②肾主要为局灶性节段性坏死性肾小球肾炎和新月体形成,炎性肉芽肿和坏死性血管炎不常见,无免疫球蛋白和补体沉积。

【临床表现】

(一)全身症状

患者常有发热、体重下降、疲劳、抑郁、食欲缺乏、关节痛、盗汗和虚弱等。应注意区分本病引起的发热和感染导致的发热。

(二)局部症状

1. 上呼吸道

大部分患者以上呼吸道病变为首发症状。其中鼻和鼻窦的病变是韦格纳肉芽肿最主要的临床特征,通常表现是持续地流鼻涕,有慢性的鼻炎、鼻窦炎和鼻腔溃疡,严重的患者鼻中隔穿孔,鼻骨破坏,出现鞍鼻。咽鼓管的阻塞能引发中耳炎、耳聋。口腔受累可出现痛性口腔及咽喉壁溃疡、牙龈炎、腮腺、颌下腺肿大等。部分患者可因声门下水肿出现声音嘶哑及呼吸喘鸣,严重者引起窒息,危及生命。

2. 下呼吸道

肺部受累是本病基本特征之一。45%~50%患者起病时就有肺部症状,轻者表现为咳嗽、咳血、胸闷、气短,严重者表现为呼吸困难,甚至呼吸衰竭。

3. 肾

70%~80%的患者累及肾脏,出现蛋白尿,红、白细胞及管型尿,严重者伴有高血压和肾病综合征,最终导致肾功能衰竭,是主要死因之一。

4. 眼睛

28%~58%的患者累及眼睛,其中约15%的患者为首发症状。表现为眼球突出、视神经及眼肌损伤、结膜炎、角膜溃疡、表层巩膜炎、虹膜炎、视网膜血管炎、视力障碍等。

5. 皮肤、黏膜

多数患者有皮肤、黏膜损伤,表现为下肢可触及的紫癜、多形红斑、斑疹、瘀点(斑)、丘疹、皮下结节、坏死性溃疡形成以及浅表皮肤糜烂等。其中皮肤紫葡萄样红斑最为常见。

6. 骨骼肌肉

约30%的患者有关节病变,多数表现为关节疼痛以及肌痛,关节炎可为对称性或非对称性,也可为单关节炎或多关节炎。

7. 心脏

可累及心脏而出现心包炎、心肌炎。患者可表现心律失常,多为房性或室上性心律失常,室性心律失常危险性大。

【辅助检查】

(一)一般检查

常有血沉增快、血小板升高及高球蛋白血症等。

(二)自身抗体

1. 胞质型中性粒细胞胞质抗体(C-ANCA)

本抗体是本病的特异性抗体,90%活动期患者血清中存在C-ANCA,其针对的抗原是蛋白酶3(PR3)。

2. 抗内皮细胞抗体(AECA)

本抗体阳性率为55%~80%,滴度与病情活动性有关。

（三）影像学检查

鼻窦部 X 线可发现鼻窦黏膜肉芽肿块,鼻窦和鼻窦的骨质破坏。胸部 X 线或 CT 以结节影最为常见,其中半数可有空洞形成,病灶迁延也可自动消失。

（四）活组织检查

鼻窦穿刺活检病理检查是常用的诊断指标,肺或肾的活组织检查也时有应用,病理可发现典型的病理改变。

【诊断与鉴别诊断】

（一）诊断

一般采用美国风湿病学会 1990 年制定的韦格纳肉芽肿诊断标准。

1. 鼻或口腔炎症

逐渐加重的痛性或无痛性口腔溃疡,脓性或血性鼻分泌物。

2. 异常的胸部 X 线片

胸片显示有结节、固定位置的肺浸润或空洞存在。

3. 尿沉渣异常

镜下血尿(红细胞＞5/HP)或尿沉渣中有红细胞管型。

4. 组织活检有肉芽肿炎性改变

组织学改变显示在动脉壁内、血管周围或血管外有肉芽肿炎性改变。

具备上述 2 项或 2 项以上者,可诊断韦格纳肉芽肿。其敏感性 88.2%,特异性 92.0%。

（二）鉴别诊断

1. 显微镜下多血管炎(MPA)

MPA 常表现为坏死性肾小球肾炎和肺毛细血管炎。累及肾时出现蛋白尿、镜下血尿和红细胞管型。部分患者有抗外周型中性粒细胞胞浆抗体(P-ANCA)阳性。

2. Churg-Strauss 综合征(CSS)

CSS 可有哮喘史,肺和肺外脏器有中小动脉、静脉炎及嗜酸粒细胞肉芽肿;血嗜酸粒细胞增高。

【治疗】

一般的治疗原则为早期诊断、联合用药、长期治疗。可分为 3 期,即诱导缓解、维持缓解以及控制复发。

（一）药物治疗

1. 抗感染治疗

大多数韦格纳肉芽肿组织本身有感染,易发生肺部感染,这些感染不但影响临床应用免疫抑制剂治疗,而且对疾病本身也有影响,因此治疗韦格纳肉芽肿时应控制呼吸道的感染。对于病变局限于上呼吸道以及已用泼尼松和环磷酰胺控制病情者,可选用复方磺胺甲噁唑片剂(0.48g/

片)进行抗感染治疗,2～6片/日,有良好疗效,能预防复发,延长生存时间。在使用免疫抑制剂和激素治疗时,应注意预防卡氏肺囊虫感染所致的肺炎,约6%的韦格纳肉芽肿患者在免疫抑制治疗的过程出现卡氏肺囊虫肺炎,并可成为韦格纳肉芽肿的死亡原因。

2. 糖皮质激素

糖皮质激素是治疗韦格纳肉芽肿的基本药物,活动期用泼尼松1.0mg/(kg·d),治疗4～6周后,病情好转开始缓慢减量,减至5～10mg/d后维持治疗。对严重病例如中枢神经系统血管炎、呼吸道病变伴低氧血症如肺泡出血、进行性肾功能衰竭,可用甲泼尼龙1.0g/d,连用3天,第4天改口服泼尼松1.0mg/(kg·d),或根据病情逐渐减量。

3. 免疫抑制剂

(1) 环磷酰胺:是治疗本病的基本药物,通常给予每天口服1.5～2mg/kg,也可用200mg,隔日一次。对病情平稳的患者可用1mg/(kg·d)维持。对严重病例给予环磷酰胺冲剂1.0g,每3～4周一次,同时给予每天口服环磷酰胺100mg。环磷酰胺要求较长的疗程,一般在激素减药或停药后环磷酰胺还需要继续用药。如果患者能够耐受,在疾病完全缓解后至少需要继续用药1年,然后缓慢减量,撤药后患者能长期缓解。环磷酰胺能显著地改善韦格纳肉芽肿患者的生存期,但不能完全控制肾脏等器官损害的进展。用药期间注意观察副作用,如骨髓抑制、出血性膀胱炎、膀胱纤维化和膀胱癌等。

(2) 硫唑嘌呤:有抗炎和免疫抑制双重作用,有时可替代环磷酰胺。单用环磷酰胺不能控制时,可合并使用硫唑嘌呤或试用硫唑嘌呤。一般用量为1～4mg/(kg·d),总量不超过200mg/d。需根据病情及个体差异而定,用药期间应监测不良反应。

(3) 甲氨蝶呤:一般用量为10～25mg,一周一次,口服、肌内注射或静脉注射疗效相同,如环磷酰胺不能控制可合并使用甲氨蝶呤。

(4) 环孢素:通过抑制T细胞组分抑制B细胞分泌,特点为无骨髓抑制作用,但免疫抑制作用也较弱。常用剂量为3～5mg/(kg·d)。

(5) 麦考酚吗乙酯:为T细胞免疫抑制剂。初始用量1.5g/d,分3次口服,维持3个月,维持剂量1.0g/d,分2～3次口服,维持6～9个月。

(6) 免疫球蛋白:可以改善一些关节、皮肤和上呼吸道的症状,但对眼睛、肺部和肾的损害无效。通过Fc介导的免疫调节作用和Fab干扰抗原反应或参与抗独特型抗体交叉作用而抑制抗体形成,抑制T淋巴细胞增殖及减少自然杀伤细胞的活性。大剂量丙种球蛋白还具有广谱抗病毒、抗细菌及其他病原体作用。可与激素及其他免疫抑制剂合用,剂量为300～400mg/(kg·d),连用5～7天。

(二)其他治疗

1. 生物制剂

新近临床研究发现TNF-α受体阻滞剂(infliximab)与泼尼松或环磷酰胺联合应用能增加疗效,减少后者的副作用;对泼尼松和环磷酰胺治疗无效的患者也可试用TNF-α受体阻滞剂,能收到理想的疗效,但最终疗效还需要更多的临床资料来证实。

2. 血液净化

对活动期或危重病例,可用血浆置换治疗作为临时治疗,但需与激素及其他免疫抑制剂合用。急性期患者如出现肾衰则需要透析,55%～90%的患者能恢复大部分肾功能。

3. 手术治疗

对于声门下狭窄、支气管狭窄等患者可以考虑外科治疗。

【预后】

未经治疗的韦格纳肉芽肿患者的预后很差,90％以上的患者在两年内死亡。通过用糖皮质激素加 CTX 联合治疗已能诱导和维持长期的缓解。本病死亡主要原因通常是感染、呼吸衰竭和肾功能衰竭。

第九节　变应性肉芽肿血管炎

变应性肉芽肿血管炎(Churg-Strauss 综合征)是一类病因不明的主要累及小和中等口径血管的系统性血管炎。

【流行病学】

发病年龄 10～70 岁均可出现,多数患者 20～40 岁起病,男女患病率大致相等。

【免疫病理】

(一) IgE 升高

血清中 IgE 升高是本病特点之一,部分患者缓解期恢复正常,复发时又升高,提示 IgE 与血管炎密切相关。

(二) 嗜酸粒细胞增高

嗜酸粒细胞增多是广泛组织损伤的重要原因之一。

(三) 细胞因子升高

细胞因子 IL-1、IL-6、TNF-α、γ-干扰素可能在 CSS 发病中起着关键作用。

【组织病理】

嗜酸粒细胞浸润,血管周围结缔组织中可见正常嗜酸粒细胞,也可见胞浆颗粒消失、核固缩及碎裂的嗜酸粒细胞,伴胶原肿胀、坏死。肉芽肿形成,巨细胞周围有大量嗜酸粒细胞围绕,外被上皮样细胞,多位于血管周围。血管炎性坏死,表现为节段坏死、动脉瘤、血栓形成。

【临床表现】

1. 全身表现

发热、厌食、肌痛、关节痛、乏力等。

2. 呼吸系统

患者常有呼吸道过敏性疾病,如支气管哮喘、支气管炎、过敏性鼻炎等。

3. 皮肤

表现为红斑丘疹样皮疹、紫癜样皮疹、皮下结节及下肢网状青斑等。

4. 心脏

包括嗜酸粒细胞性心肌炎、心包炎和冠状动脉梗阻,是主要死亡原因。

5. 神经系统

包括各种周围神经和中枢神经损害。

6. 消化系统

嗜酸粒细胞性肠炎、肠壁内的嗜酸粒细胞性肉芽肿、腹膜炎等。

7. 肾

血尿、蛋白尿,多不严重,少数重症者若不及时治疗,也可导致肾功能损害。

【辅助检查】

1. 血常规

血象中嗜酸粒细胞增多是本病的特征,一般占白细胞总数的 10% 以上。

2. IgE 增高

IgE 增高是本病的另一个临床特征,且与疾病活动性相平行。

3. 自身抗体

67% 的患者抗中性粒细胞胞浆抗体阳性,多为核周型(p-ANCA)。

4. 影像学检查

胸片提示非固定性、易变的肺部浸润,可呈片状、结节状或弥漫性肺间质病变。

5. 活组织检查

进行肺组织或其他组织检查,病变组织活检显示坏死性和肉芽肿性血管炎,伴有嗜酸粒细胞浸润。

【诊断与鉴别诊断】

（一）诊断

目前一般采用美国风湿病学会 1990 年的变应性肉芽肿血管炎分类标准:

哮喘。

外周血嗜酸粒细胞增多,占白细胞总数的 10% 以上。

单发性或多发性神经炎。

非固定性肺内浸润。

鼻窦炎。

血管外嗜酸粒细胞浸润。

凡符合上述标准四条或以上的可诊断本病。

（二）鉴别诊断

应与结节多动脉炎、韦格纳肉芽肿鉴别。前者主要累及中等大小血管,而且往往没有肺部浸润和血嗜酸粒细胞增高,后者的肺部侵犯往往有空洞形成。如果诊断有困难时,应进行肺活检。

【治疗】

本病一旦确诊,应尽快治疗。早期治疗能减轻、甚或预防重要脏器损害,改善预后。如果患者病情严重,临床表现典型,伴有外周血嗜酸性粒细胞增高,即使缺乏病理检查,也可开始治疗。

(一)一般治疗

查找过敏原,进行脱敏治疗。

(二)药物治疗

1. 糖皮质激素

糖皮质激素是治疗本病的首选药物。常予泼尼松 40～60mg/d 口服,以后予小剂量维持至少 1 年。对控制不满意时,可予甲泼尼龙冲击治疗,500～1000mg/d,连用 3 天,病情稳定开始减量。

2. 免疫抑制剂

在用糖皮质激素治疗疗效不好、激素减量困难或有激素使用禁忌等情况,可给予加用免疫抑制剂治疗。常用的免疫抑制剂有环磷酰胺、硫唑嘌呤、环孢素、来氟米特、麦考酚吗乙酯等。

(三)其他治疗

部分病情较重的患者可采用血浆置换治疗。

【预后】

变应性肉芽肿血管炎的预后较差,常死于心力衰竭,其次为肾功能衰竭、胃肠道穿孔出血、脑出血等。5 年生存率为 50% 左右。

第十节 过敏性紫癜

过敏性紫癜(allergic purpura)是一种常见的变态反应性出血性疾病。主要累及毛细血管。无血小板减少和凝血障碍。除皮肤紫癜外尚可有腹部、关节及肾受累表现。本病又称出血性毛细血管中毒症或许蓝-亨诺综合征。

【流行病学】

本病可见于任何年龄,但儿童及青少年多见,男多于女性(2.5∶1)。

【免疫病理】

本病属免疫血管性疾病,过敏原可能与细菌与病毒感染、寄生虫感染、食物过敏、药物过敏等因素有关。

以上因素对某些人有致敏作用,使机体产生变态反应。可能机制有:

(一)速发型变态反应

致敏原进入机体与蛋白结合成抗原,刺激抗体形成,产生 IgE,后者为一种亲细胞抗体,以其FC 分段与肥大细胞和嗜碱粒细胞表面的受体相结合,而以其 Fab 分段与抗原相结合。当致敏原再次入侵机体时,即与肥大细胞上的 IgE 结合,激发了细胞内一系列酶反应,释放组胺和慢反应物质(SRS-A)。此外,致敏原与 IgE 结合后,不仅可使 α_2 球蛋白释放缓激肽,也能刺激副交感神经兴奋,释放乙酰胆碱。组胺、SRS-A、缓激肽和乙酰胆碱作用于血管平滑肌,引起小动脉及毛细血管扩张,通透性增加,进而导致出血。

(二)抗原-抗体复合物反应

致敏原刺激浆细胞产生 IgG(也可产生 IgA 和 IgM),后者与相应抗原在血流中结合成小分子可溶性抗原-抗体复合物,能在血流中长期存在,促使血小板和嗜碱粒细胞释放组胺和 5-羟色胺,复合物沉积在血管壁和肾小球基底膜上并激活补体,其 C3a、C5a、C567 可吸引中性粒细胞,对复合物进行吞噬,并释放溶酶体酶类物质,引起血管炎症及组织损伤。抗原-抗体复合物也可刺激肥大细胞和嗜碱粒细胞,促其释放血管活性物质,使血管通透性增加,引起局部水肿和出血。

【组织病理】

基本病理改变是毛细血管炎及小动脉壁纤维素样坏死,血管周围浆液渗出及炎细胞浸润。

【临床表现】

(一)一般症状

多数患者于发病前 1～2 周有上呼吸道感染史及症状。

(二)皮肤表现

典型皮疹为棕红色斑丘疹,突出于皮表,压之不退色,单独或互相融合,对称性分布,以四肢伸侧及臀部多见,很少侵犯躯干,可伴有痒感或疼痛,成批出现,消退后可遗有色素沉着。除紫癜外,还可并发荨麻疹、血管神经性水肿、多形性红斑或溃疡坏死等。偶尔口腔黏膜或眼结合膜也可出现紫癜。

(三)关节表现

关节可有轻微疼痛到明显的红、肿、痛及活动障碍。病变常累及大关节,以膝、踝、肘、腕等关节多见,可呈游走性,常易误诊为"风湿病"。主要是关节周围病变,可反复发作,不遗留关节畸形。

(四)腹部表现

腹痛常见,多呈绞痛,是由血液外渗入肠壁所致。以脐及右下腹痛明显,亦可遍及全腹,但一般无腹肌紧张,压痛较轻,可伴有恶心、呕吐、腹泻与黑便。因肠道不规则蠕动,可导致肠套叠,可扪及包块,多见于儿童。偶可发生肠穿孔。如不伴有皮肤紫癜,常易误诊为"急腹症"。

(五)肾表现

肾炎是本病最常见的并发症,发生率在 12%～65%。一般于紫癜出现后 1～8 周内发生,轻重不一,有的仅为短暂血尿,有的很快进展为肾功衰竭,但少见。主要表现为血尿、蛋白尿、管型尿、水肿及高血压等急性肾小球肾炎表现,少数可为慢性肾炎、肾病综合征、个别病例可转入慢性肾功衰竭。

以上四型(皮肤、关节、腹部、肾脏)可单独存在,两种以上合并存在时称为混合型。

(六)其他

少数患者出现紫癜后,病变累及脑膜血管,表现为头痛、呕吐、谵妄、抽搐、瘫痪和昏迷等。少数可累及呼吸系统,表现为咯血、哮喘、胸膜炎、肺炎等。

【辅助检查】

(一)血象

白细胞计数可增加,嗜酸粒细胞增加;血小板计数正常,偶有轻度减少,但 $>80 \times 10^9/L$。

（二）出凝血机能检查

出、凝血时间正常，血块收缩良好，束臂试验阳性。

（三）免疫学检查

血清 IgA 和 IgG 常增高，以前者明显；IgA-免疫复合物增高及 IgA 类风湿因子可阳性。

（四）尿液

尿中可有蛋白、红细胞及管型。

（五）其他

血沉常增快。肾功不全时可有尿素氮及肌酐增高。

【诊断与鉴别诊断】

根据病史及皮疹特点，诊断不困难，需与下列疾病相鉴别。

（一）单纯皮肤型

需与感染性紫癜、药物性紫癜相鉴别，后者紫癜特点为无一定好发部位，非对称，亦不分批出现。尚需与血小板减少性紫癜鉴别，后者的紫癜特点为散在小点状或片状，无融合倾向，不突出于皮表，不对称分布。

（二）关节型

需与风湿热鉴别，后者的关节红、肿、热、痛及游走性均较前者明显，且皮疹多为环形红斑或多形性红斑。

（三）腹型

需与急腹症鉴别，后者有腹部肌肉紧张，压痛明显，体温升高，甚至出现中毒性休克，白细胞明显增加。但须注意过敏性紫癜也可有肠套叠及肠穿孔。

（四）肾型

需与肾小球肾炎鉴别，二者临床表现及实验室检查无法区别，但后者无皮肤紫癜。

【治疗】

（一）去除病因

寻找并清除过敏原很重要，如扁桃腺炎及其他感染病灶治愈后，本病也常获得缓解。曾经有经驱钩虫后顽固性紫癜得到治愈的报道。避免可疑的药物、食物及其他因素。

（二）一般治疗

1. 抗变态反应药物

疗效不定，氯苯那敏 4mg，每日 3 次口服；苯海拉明或异丙嗪 25mg 每日 3 次口服；阿司咪唑 10mg 每日 1 次口服；10% 葡萄糖酸钙 10ml 静脉注射，每日 1 次。

2. 路丁和维生素 C

可增加毛细血管抵抗力。一般用药剂量宜大。维生素 C 以静脉注射为好。路丁 20～40mg、口服每日 2 次；维生素 C 2～3g 每日一次静脉注射或加入葡萄糖液中静脉滴注。

3. 止血药

卡巴克络 10mg，每日 2～3 次肌内注射，或用 40～60mg，加入葡萄糖液中静脉滴注。酚磺乙胺 0.25～0.5g,每日 2～3 次肌内注射,或静脉滴注。有肾病变者应慎用抗纤溶药。

（三）肾上腺皮质激素

可抑制抗原-抗体反应,改善毛细血管通透性。对皮肤型及肾型疗效不佳,也不能预防肾炎的发生。对关节型及腹型有效,可减轻肠道水肿,防止肠套叠。泼尼松 30～40mg,每日一次口服,严重者可用氢化可的松 100～200mg 或氟米松 10～20mg 每日静脉滴注,连续 3～5 天,病情好转后改口服。病情控制后宜用小维持量,一般需 3～4 个月。

（四）免疫抑制剂

对肾炎或并发膜性、增殖性肾炎,单用激素疗效不佳者,可采用环磷酰胺 2～3mg/(kg·d)静脉注射,或硫唑嘌呤 2～3mg/(kg·d)口服,但应注意血象及其他副反应。双嘧达莫亦可减少蛋白尿。

（五）中医中药

本症是风湿之邪外袭,与气血相搏,热伤脉络,使血不循经,溢于脉外,渗于肌肤而成。热毒发斑者,宜用凉血解毒,代表方为犀角地黄汤加减。夹有风湿者加防风;夹湿者加陈皮、半夏、苡仁。热毒清除后可改用归脾汤加减或红枣汤治疗。

【预后】

本病常可自愈,但可复发,首次发作严重者,复发率高。一般病程为 4 周,肾型病程最长,长者可达 4～5 年以上,死亡率低于 5%。

第十一节 冷球蛋白血症

冷球蛋白是一种遇冷发生沉淀,室温或 37℃ 又发生溶解的免疫球蛋白或免疫球蛋白复合物,当血液中出现冷球蛋白时称为冷球蛋白血症(cryoglobulinemia)。依球蛋白组分可分为三型:Ⅰ型为单株型,即所有冷球蛋白均来之于同一细胞克隆,常见者多为 IgG 或 IgM。Ⅱ型为混合型,有两种或两种以上免疫球蛋白,其中之一为单株型免疫球蛋白,常见者为 IgG-IgM。Ⅲ型为多克隆型,有两种或两种以上免疫球蛋白,但均为多克隆来源。免疫球蛋白可沉积于血管壁而引起血管炎。

【流行病学】

好发于中青年,也可见于老年人,女性略多于男性。

【免疫病理】

1. 免疫因素

抗原与作为抗体的免疫球蛋白结合,形成免疫复合物,沉积于血管壁,激活补体,引起血管及组织的损伤,免疫球蛋白的冷凝集(增加血液黏稠度和血管内凝血)作用有助于疾病的发生。

2. 继发于其他自身免疫病

可由自身免疫性疾病,如系统性红斑狼疮、类风湿关节炎、干燥综合征等。

3. 慢性感染

传染性单核细胞增多症、巨细胞病毒感染、弓形虫病、梅毒等及慢性肝病等也可引起。

【组织病理】

表现为真皮浅层和(或)深层血管丛周围有以中性粒细胞为主的浸润,可见核尘,受累小血管腔内可见均一嗜酸性物质沉积。直接免疫荧光检查在病变血管壁上可见特异荧光。

【临床表现】

最常侵犯皮肤，表现为肢端，特别是双下肢出现可触及的紫癜，成批出现，持续3～10天，在几年内反复发生，随病程时间延长而损害减轻，愈后留下色素沉着，寒冷、雨淋、长期站立或蹲坐可诱发疾病。患者可伴手指及膝关节受累，出现关节疼痛，少数患者可出现手指的溃疡或坏疽。患者亦可合并雷诺征、荨麻疹、寒冷性荨麻疹的表现。

系统受累以肾损害较为常见，皮肤水肿，少数患者可合并高血压，甚至严重高血压、视网膜病变，严重者还可以发展为肾功能衰竭。肝脾受累可出现肝脾肿大、碱性磷酸酶升高。神经系统和消化系统亦可累及。

【辅助检查】

血清中可查到冷球蛋白，IgM常增高，血清补体水平降低。其他可有血沉增快，γ-球蛋白升高，类风湿因子阳性等。

【诊断与鉴别诊断】

根据临床表现、血中冷球蛋白升高，结合组织病理学可进行诊断。进一步需注意寻找原发性疾病。

需与下列几种疾病鉴别：

1. 寒冷性多形红斑

好发于冬春寒冷季节，皮损好发于面部、双耳、四肢远端暴露部位，也可累及臀部、两侧髋部和腰部等处。皮损数目较多，为散在的水肿性丘疹或周围有水疱的水肿性紫红斑等，环境温度升高后皮损可自行消退，且多伴有瘙痒，无内脏受累。

2. 冷纤维蛋白原血症

主要为血栓和皮肤或内脏出血，下肢溃疡或广泛性肿胀，冷纤维蛋白原检测阳性。

3. 冻疮

好发于妇女和儿童，寒冷季节发病，患者常有末梢部位皮肤发凉，肢端发绀和多汗，好发于指趾末端和暴露部位，皮损痒感明显，受热后加剧，无内脏受累，冷球蛋白检测阴性。

【治疗】

注意避免寒冷刺激。一旦找到原发性疾病，应积极治疗原发病。轻度皮肤症状可不予治疗。单纯的皮肤和关节症状应用非激素类抗炎制剂有效。严重内脏受累者，如伴有肾损害，应积极使用皮质类固醇激素，必要时加用免疫抑制剂。传统疗法无效者，可试用血浆置换疗法。

第十二节　皮肤白细胞破碎血管炎

皮肤白细胞破碎性血管炎（cutaneous leukocytoclastic vasculitis，CLV）是一种累及真皮浅层毛细血管和小血管的炎症性皮肤病，该病名称较多，如变应性皮肤血管炎、结节性真皮过敏疹、结节性坏死性皮炎和变应性脉管炎。

【流行病学】

多发生于青壮年，男女发病比例约为1∶1。

【免疫病理】

本病系由多种因素导致的Ⅳ型变态反应,是由免疫复合物沉积于小血管壁、激活补体而引起血管损伤。

1. 感染因素

感染因素包括细菌感染如链球菌、葡萄球菌、麻风杆菌、结核杆菌等;病毒感染如乙型肝炎病毒、EB病毒、HIV病毒;真菌感染如念珠菌等均可引起。

2. 药物因素

胰岛素、阿司匹林、磺胺类药物、青霉素、保泰松等。

3. 异种蛋白或化学制剂

如马血清、杀虫药等。

4. 某些系统性疾病

如SLE、干燥综合征、类风湿关节炎、贝赫切特综合征、高丙球蛋白血症、冷球蛋白血症、溃疡性结肠炎等。

5. 恶性肿瘤

如霍奇金病、多发性骨髓瘤、白血病的病程中的某个阶段可发生变应性皮肤血管炎。

【组织病理】

特征性表现为白细胞破碎性血管炎,真皮乳头层和网状层毛细血管及小血管内皮细胞肿胀、管腔狭窄、管壁有纤维蛋白样变性或坏死,血管壁及其周围中性粒细胞为主的浸润,可见核尘及红细胞外渗等,陈旧性皮损浸润细胞可以淋巴细胞为主。表皮的改变多为继发性,病变早期表皮正常,如发生小血管阻塞,则表皮可出现缺血性坏死。

【临床表现】

多起病急骤,发病时常有发热、乏力及关节疼痛等全身症状,很快出现皮肤损害。皮损好发于双小腿及踝部,可发展至双大腿、臀部,甚至全身各处。皮损呈多形性,初发损害常为出血性斑丘疹和紫癜,病变过程中可出现红斑、丘疹、风团、结节、坏死及溃疡等,其中以紫癜、结节、坏死和溃疡最具特征性。皮疹痊愈后可留有色素沉着或浅表萎缩性瘢痕。累及黏膜可发生、便血等。部分患者可累及内脏称为皮肤-系统性血管炎,如肾、胃肠及神经系统等,从而出现相应的临床表现,提示病情较重。局部症状可有瘙痒、疼痛或烧灼感。本病具有自愈倾向,病程一般2~4周,但可反复发作。

【辅助检查】

可伴有贫血、血小板减少,中性粒细胞升高、血沉增快、补体降低及高球蛋白血症,累及肾可出现蛋白尿和镜下血尿,少数患者p-ANCA阳性。

【诊断与鉴别诊断】

根据皮损好发于双小腿及踝部,皮损特征(紫癜、结节、坏死和溃疡),发病年龄为青壮年,结合组织病理,可以明确诊断。

临床应与过敏性紫癜鉴别,后者多发生于儿童及青少年,皮损主要为紫癜或有风团样皮疹,一般无结节及坏死,可伴有关节酸痛、胃肠症状和尿中出现蛋白和红细胞。病情相对较轻。

【治疗】

1. 急性期

应卧床休息,积极寻找病因,避免服用可疑致敏药物及食物。

2. 药物治疗

一般可选用下列药物:口服或静脉给予维生素C;根据病情可选用双嘧达莫、吲哚美辛、氨苯砜、秋水仙碱或雷公藤多苷。严重者或伴有系统受累者须加用皮质类固醇激素。对有感染因素存在者,应同时给予抗生素治疗。

3. 局部疗法

主要根据皮损表现对症处理。

(孙红胜 张先东)

参 考 文 献

蒋明,David Yu,林孝义. 2004. 中华风湿病学. 北京:华夏出版社.

张乃峥. 1999. 临床风湿病学. 上海:上海科学技术出版社.

Andrews J, Mason JC. 2007. Takayasu's arteritis-recent advances in imaging offer promise. Rheumatology(Oxford), 46(1):6-15.

Gary S Firestein, Ralph C Budd, Edward D Harris Jr, et al. 2008. Kelley's Textbook of Rheumatology. London:. W. B. Saunders Company.

Hughes LB, Bridges SL Jr. 2002. Polyarteritis nodosa and microscopic polyangiitis: etiologic and diagnostic considerations. Curr Rheumatol Rep, 4(1):75-82.

Kaneko S, Suzuki N, Yamashita N, et al. 1997. Characterization of T cells specific for an epitope of human 60-kD heat shock protein(hsp) in patients with Behcet's disease(BD) in Japan. Clin Exp Immunol, 108(2):204-212.

Langford CA, Talar-Williams C, Sneller MC. 2004. Mycophenolate mofetil for remission maintenance in the treatment of Wegener's granulomatosis. Arthritis Rheum, 51(2):278-283.

Mukhtyar C, Guillevin L, Cid MC, et al. 2009. EULAR recommendations for the management of primary small and medium vessel vasculitis. Ann Rheum Dis, 68:310-317.

Sakane T, Takeno M, Suzuki N, et al. 1999. Behçet's disease. N Engl J Med, 341(17):1284-1291.

Sharma BK, Jain S, Sagar S. 1996. Systemic manifestations of Takayasu arteritis: the expanding spectrum. Int J Cardiol, 54(Suppl):S149-54.

Stegeman CA, Tervaert JW, Sluiter WJ, et al. 1994. Association of chronic nasal carriage of Staphylococcus aureus and higher relapse rates in Wegener granulomatosis. Ann Intern Med, 120(1):12-17.

Trepo C, Guillevin L. 2001. Polyarteritis nodosa and extrahepatic manifestations of HBV infection: the case against auto-immune intervention in pathogenesis. J Autoimmun, 16(3):269-274.

第十六章　干燥综合征

第一节　干燥综合征概述

干燥综合征(Sjögren syndrome,SS;又称舍格伦综合征)是一种主要累及外分泌腺体的慢性炎症性全身性自身免疫病。由于其免疫性炎症反应主要表现在外分泌腺体的上皮细胞,故又名自身免疫性外分泌腺体上皮细胞炎或自身免疫性外分泌病。临床除有唾液腺和泪腺受损、功能下降而出现口干、眼干外,尚有其他外分泌腺及腺体外其他器官的受累而出现多系统损害的症状。其血清中有多种自身抗体和高免疫球蛋白血症。本病分为原发性和继发性两类,前者指不同时具有任何诊断明确的结缔组织病(connected tissue diseases,CTD)。后者是指发生于另一诊断明确的疾病,如系统性红斑狼疮(systemic lupus erythematosus,SLE)、类风湿关节炎(rheumatoid arthritis,RA)等的 SS。这里主要叙述原发性干燥综合征(primary Sjögren syndrome,pSS)。

【流行病学】

pSS 全球均有发病,在我国人群的患病率为 0.3%～0.7%,在老年人群中患病率为3%～4%。本病女性多见,男女比为 1：(9～20)。高发病年龄在 40～50 岁,可发生于任何年龄阶段,包括儿童、青少年。

【免疫病理】

SS 的免疫病理主要包括以下方面:①初期损伤腺体,通过腺泡表面 SS-A 蛋白的表达导致细胞坏死或者编程性细胞死亡;②受损伤腺体产生细胞因子和细胞黏附分子加速了淋巴细胞和树突状细胞向腺体移动;③B 淋巴细胞在 T 辅助淋巴细胞的影响下,通过 HLA-DR 抗原提呈细胞的作用使 SS-A 抗原产生抗体;④免疫复合物通过 Toll 受体和 Fc-γ 受体在腺体内和树突状细胞结合;⑤树突状细胞产生 α 型干扰素促使淋巴细胞浸润腺体。淋巴细胞和金属蛋白酶的激活、腺体细胞的编程性细胞死亡就不断循环反复,这个病理循环过程与先天性和获得性免疫功能均有关,常发生在遗传上易感的个体,如人类白细胞抗原(HLADR3)阳性的个体。

1. T 细胞及其受体

T 细胞在体液和细胞免疫反应中占据中心地位,能识别 MHC 分子-抗原肽复合物,T 细胞表面的抗原受体(TCR)决定 T 细胞的特异性分化,大多数成熟 T 细胞的受体由 α 和 β 链构成,少数为 γ 和 δ 链,同免疫球蛋白一样,TCR 基因由 V、D、J、C 基因片段连接而成,胚系中多个 V、D、J 片段及其重排产生巨大数量的 TCR,识别各种抗原。T 细胞在发育过程中,经历阴性选择和阳性选择,主要的自身反应性 T 细胞被清除。免疫组化证实 SS 患者唾液腺、泪腺和肾浸润淋巴细胞主要为 CD4$^+$αβ T 细胞,在炎症部位的 T 细胞的受体互补决定区 3(CDR3)显示保守的氨基酸序列,提示 T 细胞识别自身抗原相对限制的表位。用定量 PCR 法检测 TCR 库发现,SS 患者 TCR 的 Vβ_2 和 Vβ_{13} 基因在唇腺中优势表达,而在健康人唇腺和 SS 患者的外周血淋巴细胞(PBL)未发现这种 Vβ 基因表达优势,这提示 Vβ_2 和 Vβ_{13} 阳性 T 细胞在 SS 的促发机制中可能发挥重要作用。Smith 等用免疫荧光也发现 SS 的唇腺炎症部位 Vβ_2 和 Vβ_8 阳性 T 细胞增多。用反转录 PCR(RT-PCR)证实 TCRα 链在唾液腺优势表达 Vα_2、V$\alpha_{11.1}$ 和 V$\alpha_{17.1}$ 基因片段,在 CDR3

发现保守的氨基酸序列(GGPKT,VDxG),TCRα链某些基因及 CDR3 的保守序列优势表达支持唇腺浸润的 T 细胞识别与 MHC 结合的抗原肽存在有限表位。

用单链构造多态性(SSCP)分析显示,在一些 SS 患者中,泪腺和唾液腺浸润的 CD4$^+$ αβ T 细胞有共同的 6～16TCRVβ 基因。提示浸润至泪腺和唾液腺的自身反应性 T 细胞可能识别自身抗原上共同的表位。SS 的间质性肾炎患者也显示浸润细胞为 CD4$^+$,同唇腺和 PBL 的 T 细胞相比,其 TCRVβ$_2$ 基因在 86% 的 SS 患者中表达,Vβ$_2$ 基因 CDR3 区的保守序列在肾脏的发生率为48%,在唇仅为 15.4%。Kay 等流式细胞仪分析伴高 γ 球蛋白血症的原发性 SS 患者,发现外周血的淋巴细胞 TCRVβ6.7a 阳性 T 细胞数目下降,其降低是伴有 TCRVβ6.7b 等位基因的出现率增高。发现原发性 SS 患者外周血 TCR BV13S2 纯合子明显增加,而 TCR BV13S2 和 TCR BV6S7 连锁不平衡。推断 TCR Vβ$_{13.2}$ 阳性 T 细胞可能在高 γ 球蛋白血症的 SS 患者中发挥重要的自身免疫作用。

2. 自身抗体及靶抗原

SS 中的自身抗体主要是针对 Ro/SSA 和 La/SSB 自身抗原和抗 IgG(RF)。抗 Ro/La 自身抗体可用免疫电泳、免疫印迹、ELISA 等技术检测,抗 Ro 抗体在 60% 的 SS 患者中发现,但不是特异性标记。抗 La 抗体在大约 40% 患者中出现,抗-La 抗体通常出现在抗 Ro 抗体阳性的血清中,是 SS 的重要血清学标记,对诊断和预后具有重要意义。自身抗体是在抗原驱动下、T 细胞依赖性的单克隆 B 细胞增殖的产物,但自身抗体在 SS 的病因或免疫病理机制中的作用有待进一步研究。大量研究证实 SS 的自身抗原可能是表达在细胞表面的某些蛋白成分,包含蛋白-蛋白或 RNA-蛋白的结构,如 Ro/SSA 和 La/SSB 自身抗原是与一些小 RNA 分子结合的抗原性蛋白,这些 RNA-蛋白颗粒在所有人细胞上发现并且在不同物种具有保守性。Ro/SSA 52kDa 是主要分布于胞浆的核糖体蛋白,也表达于细胞表面。Namekawa 发现 Ro/SSA 52kDa 反应性 T 细胞在 SS 唾液腺有较高的检出率,且在 Ro/SSA 蛋白上发现一个 T 细胞表位,因此认为 Ro/SSA 蛋白可能是 SS 患者唾液腺自身反应性 T 细胞识别的自身抗原。另一可能的自身抗原是 EB 病毒,EB 病毒基因组在唾液腺、泪腺活检中有较高检出率,特别是 EBV 的 GP110 蛋白具有与 HLA-DRB1 同源的序列 QKRAAQRAA,很可能 GP110 通过分子模拟机制启动自身免疫,但没有在唾液腺或泪腺发现 EBV 反应性 T 细胞和病毒参与 SS 发生的直接证据。

Hayashi 等在 SS 患者和动物模型中鉴定出 120kDa 的 α-fodrin 是 SS 发病的重要自身抗原,但 α-fodrin 断裂导致 SS 组织损伤的机制尚不明确。从 SS 鼠模型唾液腺分离的组织浸润 CD4$^+$ T 细胞带有大量 Fas 配基,而唾液腺导管细胞有凋亡受体 Fas,在体外抗 Fas 抗体诱导唾液腺细胞凋亡,导致 α-fodrin 特异性地断裂为 120kDa 片段,用 caspase 抑制剂预孵育可抑制 120kDa α-fodrin 片段化,因此认为凋亡蛋白酶活性增强可能参与 SS 发展过程中 α-fodrin 蛋白裂解及组织破坏。

3. B 细胞克隆的异常增殖

部分 SS 患者可恶变为 B 细胞非霍奇金淋巴瘤(NHL),但发病率不超过 10%,主要见于原发SS 患者,最常见的淋巴瘤是淋巴结外低度 B-NHL。腮腺持续性增大,淋巴结肿大,单克隆 γ 球蛋白升高;尽管单克隆增殖并不意味恶性,但可看做是 SS 向 NHL 发展的前奏。SS 患者发生淋巴瘤涉及的因素包括:凋亡失衡、B1 细胞过度刺激,感染的影响。上述过程中可出现 II 型混合冷球蛋白,其单克隆成分是具有 RF 活性的 IgM;混合型冷球蛋白血症(MC)的机制与之类似,尽管SS 和 MC 有明显的不同,但共有的一些临床和免疫学特征提示两种疾病在发病机制上可能有相似之处。Sugai 等研究淋巴上皮皮损处 RF 相关胚系基因 vg 和 bcl-2 的表达,发现 SS 患者外周血白细胞优势表达 vg 或 vg 样基因,淋巴上皮皮损内或周围淋巴细胞表达丰富的 bcl-2 蛋白。提示 RF 克隆活化和 bcl-2 高表达,进而抑制细胞凋亡,导致单克隆增殖。

【组织病理】

干燥综合征的主要病理损伤是淋巴细胞浸润唾液腺和泪腺等外分泌腺,并可累及肺、肾、肝脏以及血管等多个脏器。浸润灶由单个核细胞聚集形成于腺管周围,并向整个小叶发展。随着淋巴细胞的浸润,唾液腺导管上皮增生,导致腺体增生。在柱状上皮细胞组成的外分泌腺体间有大量淋巴细胞、浆细胞以及单核细胞浸润,形成淋巴滤泡样结构。腺体导管的上皮细胞增生和肥大,形成腺外肌上皮岛,即在充满大量炎性细胞的基质中腺导管外肌上皮细胞增生形成岛状,为干燥综合征特征性病理改变。以唇黏膜腺体组织中的淋巴细胞灶数(focus score)来代表 pSS 唾液腺的病变由 Chisholm 等 1970 年提出在 4mm² 面积的唇腺组织内如聚集有至少 50 个淋巴细胞和(或)浆细胞则可定为一个淋巴细胞灶并列为 Chisholm Ⅲ 级,有一个以上的淋巴细胞灶数则列为 Chisholm Ⅳ。唇黏膜腺体周围淋巴细胞灶数为 Ⅲ 或 Ⅳ 级有诊断意义。其他病变包括腺管狭窄、扩张、萎缩和纤维化。后期炎症细胞浸润不明显。Daniels 认为淋巴细胞灶以外的病理改变均属非特异性改变,不能作为诊断干燥综合征的依据。但是这种病理改变可影响中小血管形成血管炎,如白细胞型或淋巴细胞型血管炎、急性坏死性血管炎和闭塞性血管炎等,是本病出现肾损害、神经系统病变、皮疹、雷诺现象及皮肤溃疡等病理基础之一。

除泪腺与唾液腺受侵外,其他的外分泌腺均可受累。淋巴细胞还可以浸润外分泌腺体以外的组织,称腺外表现。肝损害的病理检查为自身免疫性胆管炎。肾远曲小管淋巴细胞和浆细胞浸润致间质性肾炎改变和肾小管酸中毒。皮肤紫癜的病理活检显示血管炎改变。对干燥综合征的肺部病理变化主要有两种。Davidson 等及许多学者认为主要变化是间质性肺病变及小气道病变。Papiris 等对 61 个干燥综合征患者进行了 X 线胸片、肺功能、高分辨肺 CT 检查,并对其中 11 例患者做了经纤支镜的肺活检,发现 10 例的大或小支气管黏膜下有淋巴细胞浸润,其中 2 例有滤泡性支气管炎,另外 2 例有间质性肺炎。认为在干燥综合征中肺受累多见,损害部位主要是支气管树上皮细胞,细支气管尤其明显。病理改变与患者的肝肾病变相似,靶器官为黏膜的"腺上皮细胞"。少数患者病变扩大侵及肺泡结构。由于淋巴细胞的浸润,有时肺部出现假性淋巴瘤(pseudolymphoma)。

【临床表现】

本病起病多隐匿,大多数患者很难说出明确起病时间。临床表现多样。病情轻重差异较大。

(一) 局部表现

1. 口干症

因唾液腺病变,使唾液黏蛋白缺少而引起下述常见症状:①有 70%～80%患者诉有口干,但不一定都是首症或主诉,严重者因口腔黏膜、牙齿和舌发黏以致在讲话时需频频饮水,进固体食物时必须伴水或流食送下,有时夜间需起床饮水达 3 次以上。②多发性龋齿,约 50%的患者出现多个难以控制的龋齿,表现为牙齿逐渐变黑,继而小片脱落,最终只留残根,是本病的特征之一。③成人腮腺炎,50%患者表现间歇性交替性腮腺肿痛,累及单侧或双侧。大部分在 10 天左右可以自行消退,但有时持续性肿大。少数有颌下腺肿大,舌下腺肿大较少。有的伴有发热。对部分有腮腺持续性肿大者应警惕有恶性淋巴瘤的可能。④舌部表现为舌痛,舌面干、裂,舌乳头萎缩而光滑称"牛肉舌"。⑤口腔黏膜出现溃疡或继发感染。

2. 眼干症

干眼症是原发性 SS 的主要表现之一。患者眨眼时有刺痛或异物感,常主诉眼内有沙粒感、瘙痒、刺痛或烧灼感,不能耐受烟雾、气流或光线。泪液分泌减少不能冲洗眼内灰尘造成角膜和球结膜上皮损伤。局部炎症改变和炎症因子在损伤维持中起重要作用。出现缺损,擦伤的角膜或球结膜与相对薄弱的睑结膜摩擦而导致不适。严重的干眼患者常有眼深部疼痛,这与异物感明显不同。形成原因是水分缺乏,大量应用人工泪液缓解过程较慢,可能要数小时。干眼的另一个症状是分泌物增多。水样泪液分泌减少但黏蛋白和油脂分泌量正常,这些物质因泪水减少而不能溶解,沉积在结膜上。干眼患者可能从眼中拉出很长的黏蛋白丝。应用人工泪液后干眼及不适可以缓解,此现象对诊断有帮助。人工泪液需要每小时滴入,甚至每 15 分钟就需应用。用药后症状缓解,眼部润滑说明泪液替代的治疗方法有效。干眼患者还可能因为干燥和角膜溃疡而出现视物模糊。患者常诉沙粒感、眼睛发红和易激惹,遇到酒、香水等环境因素时尤为明显。

3. 其他浅表部位

如鼻、硬腭、上呼吸道黏膜、食管黏膜、阴道黏膜的外分泌腺体均可受累,其分泌物较少而出现相应症状。

(二) 系统表现

全身症状如乏力、低热等。约有 2/3 的患者出现系统损害。

1. 皮肤

皮肤病变有局部血管炎和皮肤干燥。皮肤干燥的原因尚不清楚。严重者常伴瘙痒,并因搔抓导致外伤感染。由于反复搔抓刺激,局部组织肥厚,色素沉着而出现苔藓化。皮脂腺是使皮肤润滑的主要器官,其次是汗腺。临床上 SS 患者出汗减少,并且对毛果芸香碱(匹罗卡品)的反应较弱。研究表明 SS 患者的外分泌汗腺有炎症表现,但对皮脂腺的研究较少。较常见的血管损害是双下肢可触及或不可触及的紫癜。其次是荨麻疹样损害,下肢的红斑结节,持久性斑块样损害,多形红斑样皮损和浅表的斑片,Sweet 综合征也见于报道。有的表现为坚实的斑块样皮损,中心退色,形成环状损害。这种患者常有抗 Ro 和(或)抗 LA 抗体阳性。下肢的紫癜性损害需与 Waldenstrom 良性高 γ 球蛋白血症性紫癜相鉴别,后者的 25%～30%患有 SS。许多下肢有可触及紫癜的患者常合并有混合性冷球蛋白血症和类风湿因子阳性。第二个常见的血管性损害是荨麻疹样皮疹。可发生于身体的任何部位,下肢最为常见,可能持续数天。部分损害可以出现瘀点,轻触皮疹有痛觉过敏。

2. 骨骼肌肉

关节痛常见。仅小部分表现有关节肿胀但多不严重且呈一过性。关节结构的破坏非本病的特点。肌炎见于约 5%的患者。

3. 肾

国内报道约有 30%～50%的患者有肾损害,表现为:

(1) 间质性肾炎:肾小管性酸中毒、肾性尿崩症、肾钙化、范可尼综合征、肾小管性蛋白尿。远端肾小管酸中毒 20%～25%的患者有此种情况。患者肾小管泌氢、泌氨功能降低,出现高氯性酸中毒、低血钾、高尿钾。①低血钾性麻痹:为代偿性 H^+ 在血中堆积而出现大量 K^+ 由尿中排出的现象。患者首先出现四肢肌肉无力,继而丧失自主活动能力,严重者翻身、抬颈、坐起甚至呼吸运动都困难。②肾性尿崩:由于远端肾小管受损,抗利尿激素的反应性降低,导致水不能正常回吸收。临床表现为多尿、烦渴,每日尿量超过 3000ml,夜尿量多于白天,尿比重低且固定,禁饮和注射加压素后尿比重不能提高。③肾性软骨病:钙离子随着钾离子的丢失也从尿中排出,血钙降低,同时代谢性酸中毒使骨钙动员入血,出现骨皮质密度降低。患者可有全身酸痛,以腰背和骨盆部位明显。④泌尿系结石和肾组织钙化:由于尿钙增多所致。近端肾小管酸中毒和范可尼综合征在原发性干燥综合征的肾损害中少见。患者可出现尿 β_2 微球蛋白量增多、氨基酸尿、血糖正常性葡萄糖尿、磷酸盐尿、高尿酸尿等。

(2) 肾小球肾炎:原发性干燥综合征很少累及肾小球,凡干燥综合征有肾小球受累时应首先考虑继发性干燥综合征,多见于系统性红斑狼疮。

4. 呼吸系统

可以分为 4 个方面:弥漫性肺泡损害;胸膜炎;淋巴细胞性间质肺炎;淋巴增生性病变。最常见的是鼻黏膜干燥引起的鼻腔结痂和嗅觉减退。此外,还可出现气管支气管黏膜干燥导致干咳,但极少引起感染和气道阻塞性疾病。可发展为明显的淋巴细胞间质性肺炎和纤维化,出现进行性呼吸困难、咳嗽、杵状指及发绀。X 线提示为弥漫性网状阴影。有或无渗液的胸膜炎在继发性 SS 常见,但在原发性 SS 则少见。

5. 消化系统

本系统的症状主要与消化系统的外分泌腺分泌功能障碍有关,包括口腔干燥引起说话及进食困难、牙齿蛀蚀加快、鹅口疮、味觉减退。在消化道的症状中,以上腹饱胀、上腹痛及食欲不振为主。胃肠道症状与口、眼干燥症状不平行。部分患者可有吞咽困难、恶心及消化不良。吞咽困难可能继发于食管功能不良,而胃肠道症状可能由慢性萎缩性胃炎引起。小肠是否会受累还不清楚。Radaelli 报道 1 例出现在 SS 患者的自限性溃疡性空肠炎,患者病理上表现为血管炎。自限性溃疡性空肠炎的病因有很多,但作者报道的病例在临床上可以除外那些常见的原因。在对病例及文献进行分析后作者认为,本患者出现的自限性溃疡性空肠炎是系统性血管炎的首发症状。白细胞碎裂性血管炎可以是原发性 SS 的表现之一。胰腺累及常表现为亚临床的急性或慢性胰腺炎。有些患者虽无胰腺炎的表现,但可有胰腺外分泌功能低下的现象,阳性率介于 9%~15% 之间。25%~30% 的 SS 患者有肝脏受累,5%~10% 的患者有轻微的肝功能异常。有人认为,肝损伤与唾液腺损伤的致病过程可能相似。

6. 神经

病变可累及脑、脊髓和视神经。脑部病变包括局灶性和弥漫性病变。局灶性病变主要表现为失语、癫痫发作、构音障碍、视觉减退、局部感觉和运动异常。弥漫性病变主要表现为亚急性或急性脑病、无菌性脑膜脑炎。心理和认知障碍,多起病隐匿,少数患者呈急性或亚急性起病,部分患者为首发表现。在疾病早期通常可自行缓解,随着病情发展,病变趋于反复、多变和慢性进展。发作间期病情可以长期稳定。Lafitte 等研究发现认知功能障碍是 CNS-SS 最常见的临床表现(20%),患者认知功能受损一般较轻,主要是额叶执行功能异常及记忆受损。认知功能异常患者头颅 MRI 示脑室容积增大,提示其可能存在器质性损害。pSS 患者焦虑与抑郁的发生率明显高于正常人群,而神经内分泌轴功能相对低下可以部分解释 pSS 患者出现的情绪障碍。

CNS-SS 常累及脊髓,多表现为急性横断性脊髓炎、慢性进行性脊髓病和神经源性膀胱炎。

急性横断性脊髓炎有时为 pSS 的首发表现。Brown-Sequard 综合征和下运动神经元病相对少见。CNS-SS 累及视神经可致视神经炎,通常在脊髓病变的基础上出现。Delalande 等研究发现,CNS-SS 脊髓病变和脑损害的发病率分别为 51.8%(29/56)和 58.9%(33/56)。23.2%(13/56)的患者合并视神经炎;32.1%(18/56)的患者表现为弥漫性中枢神经系统损害。

7. 血液系统

浸润的淋巴细胞主要是 CD4$^+$ T 细胞,它可以产生许多细胞因子,如 IL-2 和 γ-干扰素,这些细胞因子刺激 B 细胞克隆引起淋巴组织增生。因此,SS 患者容易出现淋巴网状系统肿瘤,如非霍奇金淋巴瘤,肿瘤细胞几乎都是来源于 B 细胞的。也可出现非恶性的腺外淋巴增生疾病,如假性淋巴瘤。无论是恶性淋巴瘤,还是非恶性的假性淋巴瘤,其表现相似。如发生在肺的恶性淋巴瘤,临床上有咳嗽、咳痰、呼吸困难及胸痛。X 线检查提示双肺散在大小不等的结节或弥漫性网状阴影。发生在肺部的假性淋巴瘤,X 线检查提示:早期肺纹理粗糙、大小不等的弥漫性结节或肺泡浸润,最后可融合成大片,如大叶性肺炎,其中可见多发性透光区,但极少数患者可转变成恶性淋巴瘤。粒细胞缺乏症与 1 级 SS(1 degree SS)的联系已得到公认,但极罕见,到目前为止仅有 13 例报道。

【辅助检查】

(一) 眼 部

1. Schirmer 试验(滤纸试验)

本试验假阳性和假阴性为较高。用 5mm×35mm 滤纸 1 片,距一端 5mm 处成直角,将该端置入眼睑结膜囊内,5min 后取下滤纸,自折叠处测量潮湿程度,少于 10mm 为阳性。Schirmer Ⅰ试验(Schirmer 改良试验):利用鼻泪反射的原理,将棉签轻轻塞入鼻孔,再同时测量双侧泪液分泌的增加量。

2. 角膜染色试验

用 1% 玫瑰红溶液滴入双侧结膜囊内,随即用生理盐水洗去,暗室检查角膜和球结膜,染色点>10 个表示有损坏的角膜和结膜细胞。

3. 泪膜破碎时间测定(BUT 试验)

小于 10 秒者为阳性。

4. 结膜活检

与腮腺活组织检查类似,凡结膜组织中出现灶性淋巴细胞浸润者为异常。

(二) 口 腔

1. 唾液流率测定

方法一:此法最常用。置小杯于腮腺导管口,在舌的边缘滴数滴柠檬汁,5min 后分别收集两侧腮腺分泌液。一侧腺体于 10min 内分泌少于 5ml 为阳性结果。方法二:含糖试验。即将蔗糖压成片,每片 800mg,放在舌背中央,记录完全溶解时间,>30min 为阳性。

2. 腮腺造影

于腮腺导管内注入造影剂(40% 碘油),可见各级导管不规则,有不同程度的狭窄和扩张,碘液可淤积于腺体末端呈葡萄状。有人将本病的 X 线造影分为肿大型、感染型、占位型和向心性萎缩型四型,反映腮腺病变情况。给予酸性物质刺激后可了解腮腺分泌功能。

3. 腮腺闪烁扫描和放射性核素测定

常用放射性核素为^{99}Tc,静脉注射后做腮腺正位扫描,可了解腮腺病变程度。同时由于唾液腺能浓缩^{99}Tc 至唾液内,收集唾液标本测定其放射性计数,可反映腮腺功能。

4. 腮腺活检

此法敏感而且特异。但创伤大,并发症多。

5. 唇黏膜活检

黏膜涎腺病变是本病靶损伤之一。取表面正常黏膜、至少包含四个腺体小叶,有病变者可见成簇的淋巴细胞、浆细胞浸润。记录腺泡组织内淋巴细胞聚集程度,细胞数在 50 以上为一个病灶,若在 $4mm^2$ 内能见到 1 个以上病灶即为阳性。此外尚可见到腺体萎缩和导管狭窄等。

6. 唾液蛋白检查

血清和唾液中 β_2 微球蛋白(β_2-M)水平增高,唾液 β_2-M 更明显。而且二者均与唾液腺病变程度和疾病活动度呈正相关,可作为监测指标。

(三)尿液

尿检多数正常,可见各种管型、镜下血尿、蛋白尿,尿 pH 多次>6 则有必要进一步检查肾小管酸中毒相关指标。

(四)血液

周围血液检测多数正常,可以发现白细胞减低和(或)血小板计数低下,或偶有的溶血性贫血。

(五)血清免疫学检查

1. 高球蛋白血症

此为本病的特点之一。50%的干燥综合征患者白蛋白减少和多株峰型球蛋白增高,三种主要免疫球蛋白皆可增高,以 IgG 最明显,亦可有 IgM 增高。因为血清 IgG 水平与口腔病变、唾液腺肿大、肺病变、紫癜、口眼干燥指标、自身抗体以及急性期反应物的相关性十分明显,所以国外有学者建议将血 IgG 水平列为判断干燥综合征活动性的指标。巨球蛋白或混合型冷球蛋白血症较少见。

2. 抗核抗体

约 2/3 患者抗核抗体阳性,大多为颗粒型。以抗可溶性酸性核蛋白 SSA(Ro)和 SSB(La)抗体的阳性率最高,分别为 75%和 52%,其中抗 SSB 抗体的特异性最高,仅出现于干燥综合征和 SLE 患者中。抗 SSA 蛋白 52kDa 部分的抗体更常见于干燥综合征患者,而抗 SSA 蛋白 60kDa 的抗体更常见于 SLE 患者;这两种抗体在 SLE 患者中的阳性率和滴度常低于干燥综合征患者,所以可作为干燥综合征标记性抗体。由于抗 SSA 抗体可出现于其他疾病,也可见于健康者,故抗 SSB 抗体的诊断更具意义。当二者均为阳性时,应首先考虑干燥综合征的可能,但是这两种抗体与疾病活动性无关。现市场出售的抗原如系用小牛胸腺所制,这一抗原没有 60kDa 蛋白,必须用细胞株提取抗原始能显示 60kDa 蛋白,才有助于系统性红斑狼疮的鉴别诊断。

抗唾液腺导管上皮细胞抗体的阳性率在原发性干燥综合征患者中为 25%,在干燥综合征合并类风湿性关节炎的患者中高达 70%~80%。抗甲状腺球蛋白抗体和抗胃壁细胞抗体阳性率各为 30%,抗线粒体抗体和抗人球蛋白抗体试验的阳性率各为 10%。约 3/4 患者类风湿因子阳性,以 IgM 型 RF 为主;大部分原发干燥综合征患者的类风湿因子都是一种可以被单克隆抗体 17-109 所识别的独特构型。抗人类骨架蛋白 α_2 胞衬蛋白(fodrin)抗体对 pSS 具有较高的特异性,可用于 SS 的诊断。

(六) CT 检查

可发现肺纹理增厚、胸膜增厚、弥漫性肺间质纤维化。72% 有呼吸功能改变,表现为小气道阻塞,弥散功能障碍。

【诊断与鉴别诊断】

(一) 诊断标准

国际上有多种 SS 的诊断标准,包括哥本哈根标准、圣地亚哥标准、Fox 标准、中国标准等。本文介绍第八届 SS 国际专题会议提出的 2002 年 SS 国际分类(诊断)修订标准(表 16-1),其敏感性为 88.3%~89.5%,特异性为 95.2%~97.8%。

表 16-1 干燥综合征分类标准

Ⅰ 口腔症状:3 项中有 1 项或 1 项以上
    1. 每日感口干持续 3 个月以上
    2. 成年后腮腺反复或持续肿大
    3. 吞咽干性食物时需用水帮助

Ⅱ 眼部症状:3 项中有 1 项或 1 项以上
    1. 每日感到不能忍受的眼干持续 3 个月以上
    2. 有反复的砂子进眼或砂磨感觉
    3. 每日需用人工泪液 3 次或 3 次以上

Ⅲ 眼部检查任 1 项或 1 项以上阳性
    1. Schirmer 试验(+)(≤5mm/5min)
    2. 角膜染色(+)(≥4 van Bijsterveld 计分法)

Ⅳ 组织学检查下唇腺病理活检:淋巴细胞灶≥1(指 4mm² 组织内至少有 50 个淋巴细胞聚集于唇腺间质者为 1 个灶)

Ⅴ 唾液腺检查任 1 项或 1 项以上阳性
    1. 唾液流率(+)(≥15ml/15min)
    2. 腮腺造影(+)
    3. 唾液腺放射性核素检查(+)

Ⅵ 自身抗体:抗 SSA 或抗 SSB(+)(双扩散法)

1. 原发性干燥综合征

无任何潜在疾病的情况下,符合有下述任 1 条则可诊断:

(1) 符合表 16-1 中 4 条或 4 条以上,但必须含有条目Ⅳ(组织学检查)和(或)条目Ⅵ(自身抗体)。

(2) 条目Ⅲ、Ⅳ、Ⅴ、Ⅵ 4 条中任 3 条阳性。

2. 继发性干燥综合征

患者有潜在的疾病(如任一结缔组织病),而符合表 16-1 的 Ⅰ 和 Ⅱ 中任 1 条,同时符合Ⅲ、Ⅳ、Ⅴ中任 2 条。

3. 必须除外

颈头面部放疗史,丙型肝炎病毒感染,艾滋病,淋巴瘤,结节病,移植物抗宿主(GVH)病,抗乙酰胆碱药的应用(如阿托品、莨菪碱、溴丙胺太林、颠茄等)。

(二) 鉴别诊断

1. 米枯力兹病

本病又称米库利奇病(Mikulicz disease)、瘤样淋巴上皮病,有的文献称自家过敏性腮腺炎。临床上以泪腺、腮腺及颌下腺肿大为主。损害大唾液腺,小唾液腺分泌正常。无系统性疾病。以泪腺肿大为主,无干燥性角膜炎的症状,偶有疼痛、口干。此病不一定转变为干燥综合征。

2. 淋巴上皮病

这是病理上的诊断名称,包括米枯力兹病及干燥综合征。

3. 米枯力兹综合征

本病为全身疾病如白血病、恶性淋巴瘤、结节病、结核、系统性疾病的早期表现之一。临床表现也有唾液腺肿大,但常伴有淋巴结的肿大,为恶变早期。

4. 其他唾液腺疾患

其他包括唾液腺炎症、肿瘤、先天发育不全、大唾液腺切除或放射线照射;导管结石、梗阻等。此种口干在无刺激或用酸性药物刺激时,唾液分泌量均明显减少,口腔黏膜干燥,严重时可有吞咽困难。

5. 唾液消耗

慢性鼻塞及睡眠时张口呼吸引起的口干在晨起时尤为明显。义齿的慢性刺激,造成白色念珠菌感染,菌丝繁殖消耗水分,从而出现口干。检查时无刺激或酸性药物刺激时唾液分泌量均正常。

6. 神经精神因素

过度的忧虑、抑郁,紧张或兴奋,造成中枢性唾液分泌异常。这种口干多为暂时性的,检查患者口腔黏膜无明显干燥,无刺激时唾液分泌量减少,但用酸性药物刺激后唾液分泌量并不减少。

7. 内分泌异常

更年期妇女除有一般更年期症状外,常伴有口干、萎缩性舌炎、口腔黏膜糜烂、灼痛及刺激痛症状。其次引起口干的疾病有黏液水肿、突眼性甲状腺肿。

8. 药物

有 250 种药物可影响唾液腺的分泌功能,最常见的是阿托品和颠茄制剂;抗高血压药物及精神病治疗药物。这类口干在停药物后很快得到缓解。

9. 老年性口干

老年口干是一种常见现象,这种症状有别于糖尿病的烦渴多饮。多出现在行路、讲课尤其睡眠醒后口干、舌木等,其病因可能是老年人唾液腺的分泌功能低下。

【治疗】

本病目前尚无根治方法。

(一)一般治疗

一般治疗虽然不像局部治疗及系统治疗具有针对性,但对多数患者来说是非常重要的,尤其对以上呼吸道干燥症状为主的 SS 患者。部分轻症患者仅需一般治疗即可控制症状。一般治疗包括湿润上呼吸道黏膜如保持室内湿度,避免过干燥。在空气干燥的季节使用空气加湿器或地面洒水等措施,增加空气湿度,缓解眼、鼻及口腔等干燥症状。另外,预防上呼吸道感染,对干燥症状也有益处。

(二)局部治疗

1. 口干的治疗

(1)补充水分:大量饮水。必要时可以使用人工唾液,其成分包括甲基纤维素、山梨醇和盐分,起到湿润和润滑口腔的作用,但疗效不确切,作用时间较短,且口感不佳,部分患者不能耐受。患者应尽可能避免使用抗胆碱能和抗组胺药物。

(2)刺激唾液腺分泌:刺激唾液腺中尚未破坏的腺体分泌,其功效有赖于残存腺体的数目。毛果芸香碱于 1992 年首次应用于治疗 pSS 患者的口干症,也用于头颈部放疗引起的口干。Cevimeline 对 M1 和 M3 型受体主要分布在唾液腺和泪腺上皮细胞有较为特异的作用且疗效持续时间较长,半衰期为毛果芸香碱的 3.7 倍。Cevimeline 对唾液腺和泪腺分泌的刺激作用与毛果芸香碱类似,但其出汗、尿频和腹痛等副作用明显少于毛果芸香碱。毛果芸香碱 5mg,每日 3~4 次口服,cevimeline 30mg,每日 3 次口服。胆碱能受体激动剂的常见副作用包括出汗、头痛、视力障碍、流泪、呼吸窘迫、低血压、休克、心律失常、震颤、胃肠痉挛以及精神错乱;应注意避免使用于胆石症、胆管疾病、肾结石、未控制的哮喘、急性虹膜炎、闭角型青光眼、严重心血管疾病、腹泻、溃疡病以及有认知和精神障碍的患者。与其他胆碱能药物合用时有协同作用。与 β 受体阻滞剂合用时会加重心脏传导系统异常。与氟西汀、胺碘酮、奎尼丁、帕罗西汀、伊曲康唑、硫氮唑酮、酮康唑、维拉帕米等药物联用,会增加 cevimeline 的毒性。口服糖皮质激素能否增加唾液流率,尚未得到有说服力的证据。口服甲氨蝶呤和环孢素可以改善主观症状,但并不能改善腺体的外分泌功能。定期进行口腔科检查,选用不含除垢剂的牙膏以减少刺激,使用含氟化物的牙膏以减少牙釉质的丢失。佩戴义齿的患者需要定期对义齿进行消毒。若发现口腔念珠菌感染和口角炎,可局部使用抗真菌药物,如制霉菌素,偶尔需口服氟康唑。

2. 眼干的治疗

(1)人工泪液:是治疗眼干燥症的主要药物,其主要成分为生理盐水、其他电解质以及具有固水作用的羧甲基纤维素或葡聚糖。在选用人工泪液时应根据患者的实际情况,没有用量限制。临床医师应熟悉以下人工泪液中的 1～2 种:①标准人工泪液,含有聚乙烯醇或甲基纤维素;②若经常使用引起刺激症状,应选用不含防腐剂的品种,此类人工泪液是灭菌后独立密封包装,须冷藏保存,单次使用后即丢弃;③具有较高黏性的类型,含有 0.1% 的右旋糖酐或 1% 的羧甲基纤维素;④油脂和羟丙纤维素栓剂药效较长,但会有残留物,可引起显著的视物模糊,推荐在夜间使用。

(2) 泪点封闭:如果泪腺已基本无分泌功能且又易发生感染者,可考虑行泪点封闭术。开始时先用胶原蛋白、塑料塞或小管内填塞术进行暂时性封闭以观察疗效,若有效则用电烙术或激光术行永久泪点封闭术。对于泪腺仍有分泌能力的患者,慎行泪点封闭术,以免引起溢泪而给患者带来新的痛苦。

此外,使用加湿器增加空气湿度有助于保持眼睛湿润,最好使用蒸馏水。或使用特制的含水眼罩以减轻眼球表面水分蒸发。睑板腺感染会加重眼干症状,可予清洁眼睑治疗,必要时可局部使用抗生素。

3. 其他对症治疗

①皮肤干燥建议患者沐浴后不要完全擦干皮肤,并使用一些皮肤润滑剂和皮肤保湿剂。有数据提示使用促分泌的药物,如毛果芸香碱 20～30mg/d,可以缓解皮肤干燥症状。该药可使皮肤弹力下降,可能会加重高球蛋白血症导致的紫癜。间断使用糖皮质激素霜剂可以控制瘙痒症状。②阴道干燥可以使用阴道润滑剂,绝经后妇女可以阴道局部使用雌激素。注意预防阴道继发的真菌(酵母菌)感染。③鼻窦炎:pSS 患者因鼻腔及鼻窦黏液分泌减少,易患鼻窦炎,患者常张口呼吸,会加重口干症状。可用生理盐水行鼻窦蒸气吸入,鼻腔局部可使用糖皮质激素,推荐使用布地奈德,因为该药吸收后即分解为无活性成分,很少引起系统性不良反应,而且不含防腐剂,无局部刺激和不适等。

(三) 多系统受累的治疗

1. 系统受累的一般治疗

关节、肌肉疼痛可选用非甾体抗炎药(NSAIDs)或羟氯喹对症治疗;可以应用改善病情抗风湿药(DMARDs)。出现滑膜炎,可加用羟氯喹,用量 5～7mg/(kg·d);羟氯喹并不能改善干燥症状,但可使 pSS 患者急性期蛋白减少、免疫球蛋白水平下降。短时间使用中低剂量的糖皮质激素,如泼尼松 5～30mg/d,能治疗非常严重的关节疼痛及活动障碍等。难治性关节炎可以使用甲氨蝶呤 7.5～15mg/周,也可选用来氟米特。

气管干燥湿化、促分泌药物及愈创木酚甘油醚(1200mg,每日 2 次)治疗。肺部淋巴细胞浸润引起的咳嗽及呼吸困难,可予中等剂量的糖皮质激素治疗,可用低到中等剂量的环磷酰胺(50～150mg/d)口服。若活检证实存在淋巴瘤,需及时加用标准化疗方案治疗。

2. 肾脏损害

轻到中度肾小管酸中毒的治疗,以补充氯化钾和给予枸橼酸钾碱化为主,若替代治疗无效,或出现肾功能不全表现时,应考虑予糖皮质激素(0.5～1.0mg/kg)治疗。pSS 合并肾小管酸中毒(RTA)及骨骼损害时,除应用免疫抑制剂治疗 pSS 外,同时还需积极纠正由于酸中毒所带来的生化异常,减少肾脏和骨骼的损害。多数患者低血钾纠正后可正常生活和工作。①远端RTA:可给予碳酸氢钠 1.0～1.5mmol/(kg·d),或者 Shohl 合剂(枸橼酸 140g 加枸橼酸钠或枸橼酸钾 98g,加水至 1L,每日 50～100ml 分次口服)。远端 RTA 通常会合并低钾血症,要注意低钾的危险。但为了防止高氯血症,一般主张使用枸橼酸钾或者将枸橼酸合剂中的枸橼酸钠改为枸橼酸钾。②骨病:远端 RTA 由于酸中毒时骨骼的溶解增加,骨骼矿化障碍,常合并骨软化症,尿液检查可能合并高尿钙症,尿钙>4mg/d,酸中毒纠正后骨骼的损害可能缓解。如果病程长、肾功能损害严重,需要注意患者可能存在维生素 D 缺乏或 1,25-二羟维生素 D 生成不足,应给予1-羟维生素 D 或 1,25-二羟维生素 D。用药后需严密监测尿钙,避免肾结石和肾脏钙化加重。③近端 RTA:提示肾小管的损害更为广泛,可能合并低磷血症及维生素 D 活化障碍,并发佝偻病和骨软化症,治疗时需注意补充中性磷和维生素 D 制剂,保证骨骼正常矿化和儿童正常生长。④肾脏钙化和肾结石处理:随着酸中毒的纠正,尿液排出减少,尿液 pH 减低,肾结石形成会减少,但是肾脏钙化通常是非可逆性病变。

3. 胃食管反流

可予抗酸剂(如碳酸氢钠)、H$_2$ 受体拮抗剂、质子泵(PPIs)等;应定期复查胃镜。

4. 肝脏损害

和 pSS 相关的肝病主要为原发性胆汁性肝硬化、可以合并自身免疫性肝炎和丙型病毒性肝炎,应针对各种肝病分别给予相应治疗。

5. 急性胰腺炎和胰酶缺乏

按照标准治疗方案治疗即可。

6. 干燥脑病

有精神症状者应予低剂量三环抗抑郁药物或 gabapentin(300～1800mg/d)治疗。可予静脉丙种球蛋白[0.4g/(kg·d),共 5 天]。也可予以大剂量糖皮质激素口服[1～2mg/(kg·d)]或静脉冲击(1g/d,共 3 天)以及静脉注射环磷酰胺每日 50～150mg/d。

7. 干燥血管炎

若肌活检及神经活检证实存在干燥血管炎,应予糖皮质激素[约 1mg/(kg·d)]及环磷酰胺(50～150mg/d 口服)治疗。

8. 恶性肿瘤

pSS 患者合并淋巴瘤最常见,包括非霍奇金淋巴瘤、霍奇金病以及黏膜相关性淋巴组织淋巴瘤(MALT)。最初多发生于唾液腺或颈部淋巴结,可在淋巴结以外的区域,如胃肠道、甲状腺、肺、肾、眼眶等处出现。应予积极、及时的联合化疗。

9. 抗磷脂综合征

伴有抗磷脂综合征的 pSS 患者需要长期予抗凝治疗。

(四)造血干细胞移植治疗干燥综合征

干燥综合征患者行造血干细胞移植者可检索到者目前仅有 4 例,其中 1 例因合并慢性髓性白血病而行异基因造血干细胞移植,移植后 6 个月复查抗 SSA/抗 SSB 转阴,但抗核抗体(ANA)持续阳性。另 2 例因合并淋巴瘤而行自体干细胞移植,移植后淋巴瘤完全缓解。其中 1 例于移植后 2 个月内干燥综合征症状和实验室指标有所缓解,但 2 个月后干燥综合征复发。另 1 例患者移植后临床症状和实验室指标一直无改善。北京协和医院报道的 1 例干燥综合征行自体干细胞移植的,随诊已超过 2 年,患者的临床症状和实验室指标都显著改善。

（五）原发性干燥综合征妊娠患者的治疗

pSS 患者妊娠后应定期进行胎儿监测,尤其是抗 SSA/抗 SSB 阳性的患者,若监测发现胎儿出现心率减慢,提示可能出现房室传导阻滞,推荐使用地塞米松。与泼尼松相比,该药可以通过胎盘,而且不需进行体内代谢即可发挥作用。及时治疗可使部分胎儿出生后心率维持在正常水平。

【预后】

本病预后较好,有内脏损害者经恰当治疗后大多可以控制病情达到缓解,但停止治疗又可复发。内脏损害中出现进行性肺纤维化、中枢神经病变、肾小管酸中毒肾功能不全、胆汁淤积性肝损伤。恶性淋巴瘤者预后差,其余系统损害者经恰当治疗大多病情缓解,甚至可以恢复日常生活和工作。

（李　鸣）

第二节　干燥综合征肾小管酸中毒

干燥综合征是一种自身免疫性腺上皮病,可能累及肾脏,更多见肾间质淋巴细胞浸润损害肾小管上皮,合并血管炎并发全肾炎。肾小管酸中毒（renal tubular acidosis,RTA）是指肾小管酸化功能障碍所致的一组临床综合征。临床上以高氯性酸中毒、反常性碱性尿（酸中毒时尿 pH 仍大于 5.5）、正常血清阴离子间隙、钾代谢异常（低钾血症或高钾血症）等为特征。

【流行病学】

pSS 合并 RTA 可发生于任何年龄,以 20～40 岁占多数,70% 患者为女性,可继发肾性佝偻病或骨软化症、肾钙化和（或）肾结石等。发病率报道各不一致,国外报道为 20%～50%,国内报道为 35%。中国人群干燥综合征临床表现的一大特点是易合并肾脏损害,北京协和医院的临床资料表明,原发性干燥综合征中合并肾脏损害者达 50%,其中的多数表现为肾小管酸中毒。

【免疫病理】

Talal 在 SS 患者肾小管上皮细胞内及间质中发现免疫球蛋白和补体成分。Winer 等发现 SS 患者肾小管基底膜上有 IgG 和补体沉积。肾脏免疫荧光多为阴性,部分有少量免疫复合物沉积,个别病例可见肾间质内 IgG 沉积。目前认为可能是由于机体内产生了抗集合管细胞抗体（anti-col-lectingductcellsantibody,ACCA）,或是与原发疾病相关的自身抗体和集合管发生交叉免疫反应所致。检测血清抗集合管抗体可采用间接免疫荧光法和间接 ELISA 法,但由于肾集合管与其他肾小管如近曲小管、远曲小管在普通显微镜下从形态上有时往往难以鉴别,使得在检测结果的判断有一定困难。

【组织病理】

pSS 肾脏损害患者的特异性病理改变为慢性间质性肾炎,肾间质弥漫或局灶性淋巴、浆细胞浸润,肾间质区和肾髓质区均可受累,形成假性淋巴瘤,间质浸润压迫小管。患者肾小管呈不同程度的萎缩,小管基底膜不规则增厚伴扩张,肾间质纤维化,病变晚期小管间质纤维化明显,淋巴、浆细胞浸润严重区域可见肾小球呈全球性硬化。间质淋巴、浆细胞浸润是 pSS 多器官受累的特征性改变之一,也是预测疾病活动性的一个重要指标。有作者报道用人集合管细胞株(H5 细胞)作为载体采用间接免疫荧光方法检测血清抗集合管抗体,能克服上述缺点,使敏感性、重复性大为提高。ELISA 法操作方便,不需荧光显微镜,适合于临床上常规操作,便于推广应用。

【临床表现】

pSS 患者除了原发病的症状外,主要出现下列两型 RTA。

(一)远端肾小管酸中毒(distal renal tubular acidosis,dRTA)

dRTA 在 pSS 临床上较为常见。

1. 代谢性酸中毒的表现

高氯性代谢性酸中毒表现为虚弱无力、厌食、恶心、呕吐,某些可有知觉迟钝和呼吸深快。酸中毒通过细胞内外离子(H^+-K^+)交换使轻度缺钾者不易表现出低钾血症;已经发生低钙血症者可因酸中毒的存在而不易出现肌肉搐搦症状;但酸中毒可继发甲状旁腺功能亢进引起的骨骼系统症状。

2. 水电解质紊乱

dRTA 时因大量 K^+、Na^+、Ca^{2+} 等离子从尿中丢失,临床上出现低钾血症、低钙血症及低钠血症。肾脏丢钾与髓质集合管 K^+,H^+-ATP 酶缺陷有关。低钾血症者可表现为肌肉无力甚或弛缓性肌肉麻痹,常被误诊为"周期性麻痹"。笔者曾发现一例老年女性患者,以喉返神经麻痹为首发症状,数日后才逐渐出现下肢肌肉麻痹。严重者可因呼吸肌麻痹而致呼吸困难,甚至呼吸停止。长期低钾血症可引起肌纤维溶解、心肌坏死及纤维化。低钾血症的心电图改变形态多样,早期心率增快,出现房性或室性早搏,T 波平坦或倒置;出现 U 波,ST 段下降时可伴有多源性或室性心动过速;严重者心室扑动或颤动甚至心搏骤停。Jimenez-Saenz 等最近报告一例 dRTA 病例,以横纹肌溶解、心室颤动和呼吸衰竭为主要症状。他们认为是长期低钾血症的结果。长期肾脏"钠丢失"后可表现为低钠血症或脱水。其临床症状有头痛、表情淡漠、肌肉痛性痉挛、血压偏低或直立性低血压。低钙血症可发生手足搐搦,补碱可加重该症状。低钙血症的心电图特征是 ST 段平坦地延长,QT 间期也相应地延长,T 波保持直立。

3. 肾性骨病

酸中毒、低钙血症及继发性甲状旁腺功能亢进等因素综合作用,可导致骨骼慢性病变。4 岁以下者多表现为侏儒症,4 岁以上者以佝偻病多见。成人患者表现为骨营养不良、骨软化和病理性骨折,轻者有全身关节酸痛与压痛。

4. 泌尿系统症状

尿枸橼酸减少,磷酸钙在碱性尿中易于沉淀而发生肾结石或肾钙化。患者尿钙增多,可出现血尿、肾绞痛,并且易于继发尿路感染。

长期低钾血症可致低钾性肾损害,病理改变主要是近端小管空泡变性,近端小管功能减损。Igarashi 等报告了 4 例 dRTA 患者出现了低分子蛋白尿,认为是长期低钾血症的后果,给补碱治疗后,蛋白尿消失。

（二）近端肾小管酸中毒（proximal renal tubular acidosis，pRTA）

1. 代谢性酸中毒的表现

酸中毒多无特异性临床表现，轻症患者可有厌食、易疲劳等，婴幼儿可表现为反复呕吐。酸中毒大呼吸极少见到。大多数患者其表现被原发病的表现掩盖。酸中毒的发现主要靠实验室检查。

2. 低钾血症

近端小管 Na^+ 重吸收障碍发生后，到达远端肾单位的 Na^+ 增多，促进了该节段的 K^+ 排泌。另外，$NaHCO_3$ 和 $NaCl$ 的丢失使细胞外液体积缩小，肾素-血管紧张素-醛固酮系统活性亢进，加重了远端肾单位 K^+ 丢失，因此患者低钾血症表现较明显。

3. 近端肾小管重吸收功能障碍

pRTA 伴 Fanconi 样改变时，长期磷酸盐丢失，导致血磷降低及软骨病。通常单纯 HCO_3^- 重吸收缺陷者不会发生骨骼病变。在婴儿可有生长发育迟缓。

4. 不完全性近端肾小管性酸中毒

损害近端肾小管酸化功能的程度较轻，肾小管 HCO_3^- 重吸收阈值只轻微下降，无显著全身酸中毒的表现。血气分析提示代偿性代谢性酸中毒，部分患者有时可有低钾血症。小剂量补充 $NaHCO_3$ 后尿 HCO_3^- 排泄量即显著增加。

【辅助检查】

（一）基本检查

1. 尿 pH

最好采用清晨随机新鲜尿标本，患者需空腹，用干净的塑料瓶留满尿，拧紧上盖。pH 测定多用电极法测定，如果血液存在酸中毒而尿 pH 仍大于 5.5，即可做出诊断。人体新陈代谢的总趋势是产酸多于产碱，成年人普通饮食，每日净产生非挥发性酸（主要来源于蛋白质）1mmol/kg（BW）左右。所以，尿液一般都呈现一定程度的酸性（pH 5.0～6.0），仅在食用大量蔬菜和水果后或服用碱性药物后才呈现一过性碱性尿。为排除干扰因素，嘱患者清晨空腹状态第二次留尿送检，如基础代谢下尿 pH 仍 $\geqslant 6.0$，则提示肾小管酸化功能障碍。

2. 尿阴离子间隙

尿液中总的阴离子和阳离子是相等的。尿液中最容易测量的阴离子和阳离子为 Cl^-、Na^+ 和 K^+。不易被测量的阴离子包括 HCO_3^-、磷酸盐、硫酸盐和有机阴离子。难测量的阳离子主要为 NH_4^+；其他尚有 Ca^{2+} 和 Mg^{2+}。尿 NH_4^+ 排泄用 UAG 表示，计算如下：

$$UAG = [Na^+]_u + [K^+]_u - [Cl^-]_u$$

$[Na^+]_u$ 表示尿钠的浓度，$[K^+]_u$ 表示尿钾的浓度，$[Cl^-]_u$ 表示尿氯的浓度。

NH_4^+ 排泄增加时，尿中 Cl^- 的排泄而会增加，使 UAG 负值增加。如果患者存在全身性酸中毒，UAG 为负值时，说明氨化能力提高提示在 pRTA。如果 UAG 为正值说明远端肾小管尿液酸化能力异常（在 dRTA）。但是当尿 pH 超过 6.5 时，由于 HCO_3^- 成为尿中主要的阴离子，UAG

对 NH_4^+ 排泌的判断就不准确了。

3. 尿渗透间隙

UAG 是间接测量尿液中的 NH_4^+ 排泄,主要是通过尿液中的 Cl^- 来估测,NH_4^+ 的排泄是以摩尔浓度的形式,NH_4^+ 生成增加势必使尿中的 UOG 升高,可以用以下公式来计算:

$$UOG = [Osm]_u - 2[Na^+]_u - 2[K^+]_u - [Urea]_u - [Glu]_u$$

$[Osm]_u$ 表示尿渗透压(mmol/kg),$[Urea]_u$ 表示尿液中尿素浓度(mmol/L),$[Glu]_u$ 尿液葡萄糖浓度(mmol/L)。如果 UOG 超过 100mmol/L,尿 NH_4^+ 的排泄增加。

4. 尿枸橼酸浓度

枸橼酸盐是三价碳酸盐,尿中的枸橼酸主要由肾小球滤过。其主要的吸收部位为近端肾小管。在 pRTA 时尿枸橼酸的排泄正常。但是在 dRTA 和不完全性 dRTA 时尿中枸橼酸的排泄降低。成年人尿枸橼酸排泄的正常范围为 1.6~4.5mmol/24h,随机尿枸橼酸排泄的低限为 $100\mu mol/mmol\ Cr$。3~15 岁儿童的正常低值为 $75~177\mu mol/mmol\ Cr$。

5. 尿钙

部分远端肾小管酸中毒的患者会出现高尿钙。可能是由于在代谢性酸中毒后骨吸收增加或肾小管重吸收钙减少。对怀疑肾小管酸中毒的患者测量 24 小时尿钙和尿钙/肌酐比率具有一定的意义,因为高尿钙是肾结石的主要危险因素。

(二)动态试验

1. 氯化铵负荷试验

酸中毒时肾小管泌氢增加,尿 pH 下降。通常血 pH 在 7.35 以下时,尿 pH 应低于 5.5。NH_4Cl 试验通过酸性药物,使机体发生急性代谢性酸中毒,来测定肾小管排氢与 HCO_3^- 的再吸收功能。对已有明显酸中毒者不宜使用。常用的方法有一次法和三日法。①一次法:口服氯化铵 0.1g/kg,用药后 6 小时内每小时收集尿标本测 pH,用药后尿 pH 不能降至 5.5 以下为阳性。②三日法:每日口服氯化铵 0.1g/kg,第三天取血查 pH 和 HCO_3^-,并留取尿标本测定尿 pH,如果血液已经酸化,而尿 pH 仍高于 5.5 为试验阳性。注意氯化铵对胃肠刺激大,需要装入胶囊内口服。对于肝功能明显异常肝硬化的患者服用氯化铵后有诱发肝昏迷的危险,可以采用氯化钙(1 mmol/kg)替代。

2. 碳酸氢盐负荷试验

正常人以 $NaHCO_3$ 来碱化尿液,其尿 PCO_2 比动脉血常高出 4kPa(30mmHg)。此乃由于远端肾小管无刷状缘及其中的碳酸酐酶,故不能使管腔中的 H_2CO_3 脱水而形成 CO_2。当管腔液进入肾盂输尿管以下尿路后,H_2CO_3 分解形成 CO_2,不能再被吸收,于是尿中 PCO_2 升高。如肾小管氢泵分泌降低或衰竭,H_2CO_3 生成减少,或肾小管有结构异常,致 H_2CO_3 反流入细胞内增加时,尿 PCO_2 降低。测定方法是静脉注射 1mmol/L 的 $NaHCO_3$,3ml/min。每 15~30 分钟直立位排尿一次,测定尿 pH 及 PCO_2,当连续 3 次尿 pH>7.8 时,于两次排尿中间取血测 PCO_2。

3. 碳酸氢盐重吸收试验

通过测定血液和尿液中的 HCO_3^- 和 GFR,计算肾小管对 HCO_3^- 的再吸收和排泄量,来确定

HCO_3^- 的肾阈和再吸收率,诊断是否存在近端肾小管酸中毒。可采用口服碳酸氢钠 20mmol/(kg·d),每天逐渐加量,直到酸中毒纠正,测定血液和尿中的 HCO_3^- 和肌酐,按以下公式计算 HCO_3^- 的排出率。

滤液中 HCO_3^- 排出分数(Fe HCO_3^- %)=尿每分钟排出 HCO_3^- /(血浆 HCO_3^- XGFR),正常人此值为 0,pRTA 时>15 %,dRTA 时<5%。

4. 硫酸钠试验

硫酸钠输注会使远端肾小管中的 SO_4^{2-} 增加,使管腔中跨内皮的负电荷梯度增加,有利于 H^+ 和 K^+ 分泌。于试验前三天限制患者的 Na^+ 摄入(小于 20mmol/d),试验前 12 小时口服地塞米松(氟美松)1mg,试验时采用 4%的硫酸钠溶液 500ml 至 1000ml,在 45~60 分钟内静脉滴注,在输注硫酸钠后的 4 小时内每小时收集尿液测定尿 pH,正常人尿 pH 应降低至 5.5 以下,H^+ 排泌障碍者尿 pH>5.5。

5. 速尿试验

其原理与硫酸钠试验相似,但是方法简单,易于操作。于试验前限制钠的摄入,如果不能保证,则于试验前一天晚 10 时口服地塞米松 1mg,过夜禁食,测定基础状态的血 Na^+、K^+ 和 HCO_3^-,并收集尿液测定尿 pH。如果尿 pH 小于 5.5,则无须进一步试验。试验方法为口服速尿 40mg,用药后的 5 小时内每 30 分钟留尿一次,测定尿 pH,试验结束时抽血测 Na^+、K^+ 和 HCO_3^-,正常人尿 pH 应低于 5.5。泌氢障碍者尿 pH 不能降至 5.5 以下。

6. 在判断尿 pH 的临床意义时要注意的情况

(1) pRTA 患者血浆 HCO_3^- 浓度下降至肾脏 HCO_3^- 重吸收阈值以下,尿中 HCO_3^- 就不会增加,这时无反常性碱性尿。

(2) 不完全性 RTA 患者,不进行酸负荷试验时,尿 pH 大多正常。

(3) 胃肠道 HCO_3^- 丢失引起的高氯性代谢性酸中毒,常同时伴有缺钠。这时可因远端肾单位管腔内 Na^+ 缺乏,皮质集合管内 Na^+ 依赖性 H^+、K^+ 排泌受阻,尿液因而不能正常酸化。使用呋塞米或硫酸钠负荷后,可使尿 pH 下降至 5.5 以下。

【诊断与鉴别诊断】

(一)诊断线索

在 pSS 患者临床上遇有下列异常时,应及时做有关检查,以明确有无 RTA:①原因不明的低钾血症及其临床表现。②尿 pH 经常≥6.0。③慢性肾功能不全肾小球滤过率>20ml/min 时即出现显著的代谢性酸中毒。④轻度肾功能减损即出现了严重的骨病。

(二)定性诊断

遇有 RTA 的诊断线索后,辅助检查有下列异常时,RTA 多可确诊。

1. 反常性碱性尿或经常性碱性尿

如酸中毒时尿 pH 仍>5.5,则提示肾小管酸化功能障碍(RTA)。

2. 高氯性代谢性酸中毒

血 HCO_3^- 浓度降低,血气分析提示代谢性酸中毒,血 Cl^- 浓度增高,血清阴离子间隙正常,伴或不伴钾代谢异常。

(三)定位诊断

建立初步定位诊断印象后,选用下列试验加以证实。不完全性 RTA 的定性与定位诊断均依赖于下列试验。

1. 确诊 dRTA 的试验

①尿氨排泄率测定。②氯化铵(钙)负荷试验。③碳酸氢钠负荷试验。④远端肾单位 H^+、K^+ 排泌刺激试验。

2. 确诊 pRTA 的试验

$NaHCO_3$ 滤过排泄试验。

(四)并发症诊断

RTA 患者极易发生软骨病、低钾性肾病、肾钙化或肾结石,应予注意。

(五)鉴别诊断

1. dRTA

(1)遗传性全身性疾病:埃勒斯-当洛斯(Ehlers-Danlos)综合征,遗传性椭圆红细胞病,镰状细胞贫血,马方综合征,碳酸酐酶 B 缺乏,法布里(Fabry)综合征。

(2)自身免疫性疾病:系统性红斑狼疮,高球蛋白血症性紫癜,冷球蛋白血症,甲状腺炎,纤维性肺泡炎,原发性胆汁性肝硬化,慢性活动性肝炎及肝硬化。Ocharan-Corcuera 等报告一组肾移植患者,仅仅使用泼尼松及硫唑嘌呤抗免疫排异,移植时间在 3 个月以上,结果发现无一例 pRTA,部分患者有显著 dRTA,极少数为Ⅳ型 dRTA。他们认为,dRTA 在肾移植患者中较为常见。

(3)钙代谢异常的疾病:原发性甲状旁腺功能亢进症,Graves 病,维生素 D 中毒,特发性高钙尿症,遗传性果糖耐量降低,髓质海绵肾。

(4)药物或毒物引起的肾病:两性霉素 B、镇痛药、非甾体抗炎药、锂、甲苯、棉酚。Hamling 等报告 1 例克罗恩(Crohn)病患者使用氨基水杨酸,引起急性间质性肾炎及 RTA。近几年常有关于抗菌药复方磺胺异噁唑引起Ⅳ型 dRTA 的报告。停药后可迅速缓解。

(5)其他:肾盂肾炎,梗阻性肾病,肾移植,麻风,多发性骨髓瘤。特殊的生活环境也可引起 RTA。Tosukhowong 等报告在泰国的东北部,dRTA 发病较高,经调查当地居民钾摄入量低,尿枸橼酸盐排泄量少,红细胞 ATP 酶活性低下,土壤中钒的含量较高。发生 dRTA 的患者大多社会经济地位低下,胃酸低下(在当地作为重要的诊断线索),尿钒排泄量比正常人显著增高,肾功能可正常或低下。

2. pRTA

(1)遗传性全身性疾病:胱氨酸增多症,Lowe 综合征,肝豆状核变性,酪氨酸血症,遗传性果糖耐量降低,丙酮酸羧化酶缺乏,骨硬化。

(2)自身免疫性疾病:系统性红斑狼疮。

(3)钙代谢异常疾病:维生素 D 缺乏,维生素 D 依赖,原发性和继发性甲状旁腺功能亢进,磷缺乏。

(4) 药物或毒物引起的肾脏病：过期四环素，6-巯基嘌呤，甲基-3-色酮，重金属（铅、镉、铜、汞），碳酸酐酶抑制剂（乙酰唑胺、磺胺）。

(5) 其他：淀粉样变，肾病综合征，肾移植，髓质囊性病，多发性骨髓瘤，阵发性睡眠性血红蛋白尿，法洛四联征。免疫抑制剂 FK506（他克莫司）可引起 pRTA。O'Gorman 等研究发现，将移植患者从环孢素组转到 FK506 组，其血清碳酸盐浓度显著下降。中药肾脏毒性作用是近几年新发现的问题。台湾 Lee 等报告 1 例 66 岁的患者因为服用混合中药，发生低钾性麻痹、pRTA、肾性糖尿、肌溶解综合征及急性肾衰竭。停药后患者逐渐康复。

【治疗】

（一）pSS 合并 dRTA

1. 积极治疗 pSS，控制主要病变

2. 纠正酸中毒

dRTA 患者 H^+ 排泌障碍可用 $NaHCO_3$ 加以阻遏，一般剂量为 $1\sim1.5mmol/kg(BW)(6g/d)$。枸橼酸盐和乳酸盐的疗效较好，且胃肠道副作用小。常用复方制剂，如 Shohl 合剂，其组成是枸橼酸钠 98g，枸橼酸 140g，加水至 1000ml（每毫升含 Na^+ 1mmol）。$20\sim30ml/$次，每日 3 次。慢性 dRTA 患者要终生服药。儿童，尤其是快速生长期的患儿，对 $NaHCO_3$ 的需要量较大。长期给予碱性溶液不仅能纠正酸中毒，同时还能治愈骨病及减轻肾钙化。

3. 纠正电解质紊乱

补碱后体内钠也得到补充，细胞外容量恢复，继发性醛固酮增多症缓解，血钾可升高。但是，在补碱治疗的初期，严重低钾血症患者仍需补钾。在枸橼酸钠合剂中加入枸橼酸钾 $50\sim100g$。使用氯化钾加重高氯性酸中毒，故不宜使用。有低钙血症者应予补钙。

4. 治疗并发症

对软骨病的患者应在积极纠正酸中毒的同时，每日补钙 $1\sim2g$（以元素钙计算），同时加用维生素 D 及蛋白合成促进剂，以期骨骼病变恢复加快。维生素 D 起始剂量宜小，维生素 D_2 每天 2 万 U（0.5mg）口服，以后逐渐增加至 4 万～12 万 U。如果使用钙化醇［即 $1,25\text{-}(OH)\text{-}D_3$］，则剂量为 $0.25\sim1.0\mu g/d$。钙剂以选用乳酸钙（$4\sim8g/d$）、碳酸钙（$2\sim4g/d$）和葡萄糖酸钙（$6\sim12g/d$）较好，在补碱治疗初期，如出现手足搐搦，可静脉注射葡萄糖酸钙 $10\sim20ml$，必要时在 $4\sim6$ 小时后重复使用。要经常动态观察血钙浓度与尿钙排泄量，当血钙浓度达到 $2.0\sim2.25mmol/L$ 时，应减少钙剂与维生素 D 用量，维生素 D 与钙剂的用量可相互调节，以防尿钙过高诱发或加重肾结石与肾钙化。在治疗开始前并有肾钙化或肾结石者，不宜使用钙剂和维生素 D。

5. 治疗过程中的注意事项

(1) 禁用磺胺药与乙酰唑胺：由于肾小管上皮细胞内的 H^+ 是在 CA 催化作用下生成的，使用能抑制 CA 的药物会阻碍 H^+ 的产生，使 RTA 加重。

(2) 骨骼病变患者骨痛加剧是由血钙、磷降低和继发性甲旁亢引起的。治疗初期在继发性甲旁亢尚存在的情况下补充维生素 D，会加重甲状旁腺激素的骨溶解作用，从而骨痛加剧。在继续治疗中，由于血钙、磷浓度升高，甲旁亢消失，骨骼开始矿化，骨痛消失。

(3) 纠酸补钾后出现手足搐搦症：是因为补碱后血清游离 Ca^{2+} 降低，骨质溶解减轻。补钾后

血清 K^+ 浓度升高,对 Ca^{2+} 产生拮抗作用。早期加强补钙有预防作用。

(4) 肌无力的患者瘫痪症状更加严重:是因为酸中毒时 H^+ 进入细胞内,K^+ 外逸。补碱后 H^+ 外逸,K^+ 进入细胞内,低钾血症加剧,使肌无力瘫痪症状更加明显。持续补碱后,体内 Na^+ 贮存增加,醛固酮分泌减少,肾小管丢失 K^+ 减少,血钾逐渐升高,症状随之消失。在治疗初期即加强补钾措施可减少或避免以上情况的发生。

(二) pSS 合并 pRTA

1. 积极治疗 pSS,控制主要病变

2. 纠正酸中毒

补充碱剂($NaHCO_3$)。不仅要提高血清 HCO_3^-,同时还要弥补治疗过程中 HCO_3^- 的继续丢失,故碱剂用量较大,一般为 $5 \sim 10mmol/kg$ 体重或更多。尿 HCO_3^- 排泄率＝血清 HCO_3^- 浓度×肾小球滤过率-肾小管重吸收率。补碱后虽然可使血 HCO_3^- 浓度暂时升高,但由于肾管重吸收率不会相应增加,所以,单纯补碱的结果是"多补多排",疗效不佳。减少细胞外容量可刺激近端肾小管重吸收 HCO_3^-,即使转运 HCO_3^- 的功能有障碍时亦然。饮食限钠($1 \sim 2g/d$)及给予氢氯噻嗪[$1.5mg/kg$ 体重],使体重减轻 $1 \sim 2kg$,由于细胞外液缩减,可刺激近端小管对 HCO_3^- 的重吸收,一般要求血清 HCO_3^- 提高到 $18 \sim 20mmol/L$ 即可。氢氯噻嗪以外的其他利尿剂疗效不显著。

3. 补钾

有低钾血症者必须补钾。无明显低钾血症者在补碱过程中 K^+ 向细胞内转移,同时远端肾单位腔内 Na^+ 浓度增高,使 Na^+ 依赖性 K^+ 排泌亢进,致使血钾降低。如使用氢氯噻嗪则低钾血症更易发生。为了纠正或防止低钾血症,每日要适当补钾,同时可加用螺内酯($120 \sim 240mg/d$)。要注意如果使用氯化钾,则可加重 RTA。大量的 Cl^- 负荷可使远端肾单位 β细胞功能亢进,Cl^--HCO_3^- 交换体活动高度活跃,HCO_3^- 丢失增加。所以,给 RTA 患者(包括 dRTA 患者)补钾应该使用枸橼酸钾。

4. 补磷

表现为 Fanconi 综合征者,磷酸盐长期丢失可致软骨病。这种患者有必要补充磷及维生素 D。补磷主要是增加饮食蛋白质含量,因蛋白质含磷较丰富。

【预后】

如能早期诊断治疗,没有发生肾钙化,预后一般良好。及时补碱,可 $10 \sim 20$ 年不出现肾钙化症和肾结石;有些患者可以自发性缓解肾结石;有些肾钙化症的患者,反复尿路感染时,可发展为慢性肾衰而死亡。

(李 鸣)

第三节 干燥综合征胆汁淤积肝损伤

干燥综合征又称腺上皮淋巴细胞浸润综合征。本病主要浸润腺上皮细胞,包括泪腺、唾液

腺、腮腺、颌下腺、胆小管上皮和胰管上皮。早期的干燥综合征表现为眼干、口干和外阴干。本病发展到一定程度,就会表现出胆管受累,表现为胆汁淤积(biliary cirrhosis,BC)。胆管受累属于干燥综合征的原发表现,不是继发表现。肾小管酸中毒也是原发干燥综合征的原发表现。原发性胆汁性肝硬化(primary biliary cirrhosis,PBC)在 1950 年由 Ahrens 命名。该病是一种免疫性肝病,其病变主要为肝内细小胆管的慢性非化脓性破坏性炎症,导致长期持续性的肝内胆汁淤积,最终发展为再生结节不明显性肝硬化。

【流行病学】

原发性干燥综合征患病率为 0.3%~0.7%,在老年人中发病率为 3%~4%,女性发病多于男性。80% 的胆汁淤积性肝硬化合并干燥综合征。5% 的干燥综合征的首发表现为胆汁淤积。

【免疫病理】

PBC 的发病是机体对肝内小胆管的自身免疫反应。患者的自身具有对 PBC 的遗传易感性,在环境因素(如病毒、细菌、真菌感染等)诱导下,发生自身免疫反应。体液免疫及细胞免疫均参与其中。

干燥综合征可以出现胞衬蛋白、SSA、SSB、抗胆管上皮细胞抗体。抗线粒体抗体(AMA)是BC 患者的最有诊断价值的自身抗体,存在于 83%~99% 患者的血清中。另外在该病患者胆管上皮细胞表面发现有丙酮酸脱氢酶复合体 E2 组分(PDC-E2)的表达。在 BC 伴有干燥综合征患者的唾液腺上皮细胞浆内也发现该物质的异常表达。但在正常的唾液腺或 PBC 患者的唾液腺上皮细胞浆内不存在此种现象。证明 PBC 和合并存在的干燥综合征 BC 可能不源于同一发病机制。在 AMA 阴性的患者中,抗碳酸酐酶 II 抗体具有特异性,对 BC 合并 SS 诊断具有重要意义。在 AMA 阴性的患者中 IgM 浓度较阳性者低,但阴性者抗核抗体阳性率高。另外,抗 52KDRo/SSA 抗体阳性对于 BC 并发 SS 的诊断具有重要价值。

【组织病理】

干燥综合征并胆汁淤积性肝损伤的患者组织病理除外分泌现受累和血管炎的改变外,还有胆管损伤的表现。表现为胆汁淤积,纤维组织增生,胆盐、胆红素及铜的分泌障碍,肝细胞灶性坏死,纤维间隔形成,发展为肝硬化。病理表现可分为:①非化脓破坏性胆管炎期;②小胆管增生期;③斑痕期;④肝硬化期四期。

【临床表现】

本病患者具有两方面表现:

1. 干燥综合征表现

患者主要表现为眼干、口干和外阴干、肛门口干,可有其他系统受累的表现:肾小管酸中毒、肺间质纤维化、皮肤红斑。

2. PBC 表现

患者可有慢性进行性梗阻性黄疸、肝硬化及肝功能衰竭的表现:肝掌、蜘蛛痣、肝性脑病、腹水、侧支循环建立与开放。脂肪代谢紊乱及吸收不良综合征:可出现维生素 A 缺乏的表现,如夜盲症及皮肤粗糙。维生素 D 缺乏的表现:如骨软化及骨质疏松的表现。维生素 K 缺乏的表现:如出血;在眼睑及内眦附近及后发际形成黄瘤。肝脾肿大:肝脏可有轻、中度肿大,质硬,表面光滑,压痛不明显,脾也可以出现肿大。

【辅助检查】

1. 自身抗体

抗线粒体抗体（AMA）：间接免疫荧光法，M_2 亚型为主，滴度 $>1:80$，阳性率 $>98\%$，可靠性 $>90\%$。M_4、M_8、M_9 也可阳性。抗核抗体（ANA）间接免疫荧光法，AMA 阳性者 20% ANA 阳性，AMA 阴性者 60% ANA 阳性。PBS 患者 ANA 分三种核性：①核点型（ND）阳性率为 50%；②多核点型（MND）阳性率 $<25\%$；③核边缘型（MR）阳性率 25%。干燥综合征抗体：SSA、SSB、胞衬蛋白抗体出现阳性。其他自身抗体其他抗体包括：抗 2-氧代谢脱氢酶复合物（2-OADC），阳性率 50%，可靠性 $>98\%$。抗分支氧代谢脱氢酶（BC-OADC），阳性率 5%，可靠性 $>90\%$。抗谷氨酸脱氢酶复合物（PGDC），阳性率 5%，可靠性 $>98\%$。抗丙酮酸脱氢酶复合物 E2（PDC-E2），阳性率 95%，可靠性 $>98\%$。抗 Sp100 抗体阳性率 $10\%\sim30\%$。可靠性 97%。

2. 一般检查

碱性磷酸酶、谷氨酰转肽酶升高。总胆红素升高、直接胆红素升高。凝血酶原时间延长。血酮、尿酮、血铜蓝蛋白升高。IgM 升高，C4 降低，Th1 相关细胞因子升高。

3. 腹部 B 超

B 超引导下肝穿刺：可见肝脏形态及大小发生改变，有患者表现为腹水、门静脉高压症及肝功能衰竭。肝穿刺病理检查是诊断的金标准。

【诊断与鉴别诊断】

对于本病诊断首先确定干燥综合征的诊断，患者具有口干、眼干的表现，眼科检查和腮腺造影出现阳性，出现高滴度 SSA、SSB、胞衬蛋白抗体。干燥综合征诊断明确的患者出现不明原因皮肤瘙痒、黄疸及肝大；ALP、AKP、γ-GT、胆红素升高；IgM 显著升高，AMA 等抗体谱阳性；造影排除肝外胆管异常可临床诊断本病。确诊靠肝穿刺活组织病理检查。

鉴别诊断：

1. 其他原因肝硬化

注意排除病毒、药物、乙醇、工业毒物、循环障碍、代谢障碍等其他原因引发的肝硬化，此型肝硬化肝脏大多缩小，而胆汁淤积型肝硬化肝脏多肿大。此型肝硬化大多能找到相应的病因。

2. 原发性硬化性胆管炎

PBC 多发生于男性，M_2 阳性，有胆汁淤积的表现，原发性硬化性胆管炎胆管造影表现为胆管不平整、呈串珠状甚至小憩室样；胆管多发性节段性狭窄或长段狭窄。

3. 自身免疫性肝炎

患者除有肝功能损害的表现外，高免疫球蛋白血症，以 IgG 升高为主，自身抗体检测：ANA、SMA、LKM、SLP、ASGP-R 等阳性。M_2 多为阴性，肝组织活检：门脉周围和界板区肝组织碎屑样坏死。可与 PBC 鉴别。

【治疗】

治疗包括干燥综合征和 PBC 的治疗两个部分。PBC 的治疗主要有：

1. 对症治疗

低胆固醇、低脂肪、高糖和高蛋白饮食,补充维生素 A 及维生素 D。应用考来烯胺治疗皮肤瘙痒。服用此药时注意补充维生素 K。利福平、纳曲酮对瘙痒有一定效果。抗感染,治疗腹水、消化道出血,纠正水、电解质、酸碱平衡紊乱,防治肝性脑病。

2. 秋水仙碱

改善肝脏炎症,抗纤维化,体外研究表明,该药能够调节巨噬细胞、单核细胞和淋巴因子的生成,可以合用熊去氧胆酸,两者合用优于单用熊去氧胆酸。

3. 抗淤胆药物

熊去氧胆酸可减少内源性胆汁酸的肝毒性,降低血清中的胆红素并且抑制免疫球蛋白及 IL-2 及 IL-4 的产生,可延缓病情发展,延长患者生存时间。

4. 免疫抑制剂

可长期应用甲氨蝶呤,能够缓解病情,但起效慢,用药 6～10 个月始见疗效。有学者认为该药是目前治疗 PBC 最有效的药物,该药能较好地缓解症状,改善生化指标,减轻肝脏炎症反应。但应注意检测血常规及肝功能变化。糖皮质激素常选用泼尼松,改善肝功能,减轻瘙痒,但总体疗效不佳,并且副作用大,现多不主张长期大剂量应用。硫唑嘌呤、环孢素、苯丁酸氮芥三种药物治疗效果不是很明显,而且副作用较多。

5. 肝移植

用于晚期肝硬化患者,提高患者生存率。

【预后】

干燥综合征无内脏受累者生存时间可接近于正常人。PBC 无症状或症状轻微的患者可存活 10 年以上。黄疸加重、老年、腹水、低白蛋白血症、胃肠道出血的患者预后不佳。

（夏光涛）

参 考 文 献

Azazy AA,Chance ML,Devancy E. 1997. A time-course study of circulating antigen and parasite-specific antibody in cotton rats infected with leishmania donovani. Ann Trop Med Parasitol,91(2):153-162.

Delalande S,de Seze J,Fauchms AL,et al. 2004. Neurotogic manifestations in primary Sjogren's syndrome: a study of 82 patients,Medicine,83:280-291.

Duraj FF,Bäckman L,Dati F,Ringdén O. 1991. Serum levels of alpha-1 microglobulin in bone marrow transplant recipients treated with cyclosporin A. Transpl Int,4(3):146-150.

Hayashi Y,Arakaki R,Ishimaru N. 2003. The role of caspase cascade on the development of primary Sjögren's syndrome. J Med Invest,50(1-2):32-38.

Imasaki T,Yoshii A,Tanaka S,et al. 1996. Polymyositis and Sjögren's syndrome associated with bronchiolitis obliterans organizing pneumonia. Intern Med,35(3):231-235.

Kay RA,Hutchings CJ,Ollier WE. 1995. A subset of Sjögren's syndrome associates with the TCRBV13S2 locus but not the TCRBV2S1 locus. Hum Immunol,42(4):328-330.

Kitamoto Y, Tomita M, Akamine M, et al. 1993. Differentiation of hematuria using uniquely sharp red cell. Nephron, 64(1):32-36.

Lafitte C, Amoura Z, Cacoub P, et al. 2001. Neurological complications of primary Sjögren's syndrome. J Ncuml, 248: 577-584.

Namekawa T, Kuroda K, Kato T, et al, 1995. Identification of Ro(SSA) 52 kDa reactive T cells in labial salivary glands from patients with Sjögren's syndrome. J Rheumatol, 22(11):2092-2099.

Smith MD, Lamour A, Boylston A, et al. 1994. Selective expression of V beta families by T cells in the blood and salivary gland infiltrate of patients with primary Sjögren's syndrome. J Rheumatol, 21(10):1832-1837.

Sugai S, Takeshita S, Ogawa Y, et al. 1995. Lymphoproliferative disorders in patients with Sjögren's syndrome—Vg gene rearrangement and expression of bcl-2 protein. Nippon Rinsho, 53(10):2580-2586.

Talal N, Zisman E, Schur PH. 1968. Renal tubular acidosis, glomerulonephritis and immunologic factors in Sjögren's syndrome. Arthritis Rheum, 11(6):774-786.

Winer RL, Cohen AH, Sawhney AS, et al. 1977. Sjögren's syndrome with immunecomplex tubulo-interstitial renal disease. Clin Immuno Immunopathol. Clin Immunol Immunopathol, 8(3):494-503.

Woo KT, Lau YK, Lee GS, et al. 1991. Pattern of proteinuria in IgA nephritis by SDS- PAGE: clinial significance. Clin Nephrol, 36(1):6-11.

第十七章 重叠综合征

第一节 重叠综合征概述

重叠综合征(overlap syndrome,OLS)是指在同一个患者的某段病程同时存在两个以上的免疫系统疾病。此时患者的诊断不能用一个免疫病的概念来解释,临床表现明确呈现多个疾病同时存在,称为重叠综合征。对 OLS 的概念一直存在争议。部分学者认为该病不是一个独立的病,只是疾病发展的一个过程。20 世纪 80 年代,国内一度否定 OLS 的存在。在一本权威的风湿专著中,论及该病仅用了不足 400 个字和一张表。国外有部分学者对 OLS 进行了分类研究,分出了三个亚型。笔者认为 OLS 除了独立的呈现一个综合征之外,大部分是某个自身免疫病的重叠综合征亚型。器官非特异自身免疫病都会有多脏器损伤的临床表现,容易出现重叠综合征的临床表现,从而使得 OLS 的临床诊断变的复杂又不确切。

【流行病学】

最早认识 OLS 现象并提出这一诊断概念的是神经内科从事肌肉病学研究的学者。自从炎性肌病转由风湿病学诊治之后,曾一度放弃使用。尚没有 OLS 流行病学调查资料。国外文献曾报告 25% 的结缔组织病患者会出现重叠。国内一组资料的重叠发生率高达 68.9%,且以类风湿关节炎重叠系统性红斑狼疮多见。免疫缺陷病有 60% 会重叠自身免疫病,随着生存年龄延长,OLS 的发生率增高。老年弥漫性结缔组织病患者多见免疫功能的不同部分呈高低不同的重叠变化,实验室检测证据明确,可以没有 OLS 临床表现。1976 年 Sharp 提出混合性结缔组织病(MCTD),亦归属于 OLS。1973 年大藤真提出 OLS 分类。Ⅰ型 OLS 是两种以上结缔组织病共存。Ⅱ型是两种以上不完全型结缔组织病共存。Ⅲ型是结缔组织病和自身免疫病两种以上共存。1974 年铃木辉彦分类,Ⅰ型 OLS 是两种以上结缔组织病共存。Ⅱ型是两种以上不完全型结缔组织病共存(包括 MCTD)。Ⅲ型是两种以上结缔组织病交替移行存在。1974 年恒松统计各种Ⅰ型 OLS 的发生率为:SLE+PSS,4.5%。SLE+DM,1.5%。SLE+RA,1.5%。SLE+AIHD(免疫性溶血),7.5%。SLE+甲状腺炎,6.0%。SLE+ITP,3.0%。SLE+TTP,1.5%。PSS(系统性硬化症)+SLE,7.7%。PSS+DM/PM,2.5%。PSS+RA,5.0%。PSS+甲状腺炎,5.0%。PSS+皮肤狼疮,2.5%。PSS+DM/PM,2.5%。PSS+Sjs,2.6%。DM/PM+SLE,8.3%。DM/PM+甲状腺炎,8.3%。DM/PM+Sjs,8.3%。结节性多动脉炎+自身免疫性溶血,4.0%。RA+SLE,4.1%。RA+PSS,8.2%。RA+甲状腺炎,8.2%。RA+Sjs,4.1%。自身免疫性溶血+甲状腺炎,4.4%。甲状腺炎+SLE,1.2%。甲状腺炎+PSS,0.6%。甲状腺炎+DM/PM,0.3%。甲状腺炎+RA,5.6%。甲状腺炎+自身免疫性溶血,0.3%。甲状腺炎+皮肤狼疮,3.8%。甲状腺炎+Sjs,0.6%。1975 年本间光夫统计Ⅲ型即移行型 OLS,SLE→PM 为 1/124例。SLE→RA 为 2/124 例。SLE→PSS 10/78 例。SLE→PSS→PM 为 4/88 例。RA→SLE→PSS 为 2/288 例。PSS→PM 为 2/38 例。RA→PSS→PN 为 1/9 例。显然Ⅲ型 OLS 是一个更有争议的临床现象。尚不能明确这种重叠是一种新的自身免疫病,还是原发病的一个新的亚型。

【免疫病理】

以 MCTD 为代表的Ⅱ型 OLS 有高滴度的 U_1RNP 和 ANA 抗体阳性。U1RNP 可分成

U_1A,U_1B,U_1C,以 U_1A 和 U_1C 特异性较高。其中 U_1-70KD 特异性最高。MCTD 的 Th1 和 Th2 均高表达,HLA-DR$_4$ 和 DR$_2$ 高表达。Ⅰ型 OLS 中的 SLE 和 RA 重叠,hnRNP 升高。

　　Ⅰ型和Ⅲ型 OLS 可以呈现很多不同的重叠形式。目前并没有发现一个统一的免疫病理特征。①抗合成酶综合征:为Ⅲ型 OLS,抗原为 tRNA 合成酶复合体,这个存在于胞浆的 tRNA 合成酶可以有二十个以上的氨基酸位点成为抗体结合位点,产生的自身抗体有 JO-1(histidyl),PL-7(theonyl),PL-12(alanyl),OJ(isoleucyl),EJ(glycyl)等。患者的 MSA 激活,HLA-B8,DR3 和 DRw52 高表达。②DM/PM 的 OLS:抗横纹肌抗体对诊断缺少特异性。DM/PM+SLE,可见 JO-1 升高。抗 nRNP-56KD 抗体具有一定特异性。DNA 蛋白激酶(DNA-PK)的含钙的 460 个氨基酸片段,属于 KU 抗原的 p70～p80 组分,该区段参与了 C-myc 和 γ-myc 的表达,参与了 γ(D)J 重排。其阳性率 DM/PM+SLE 为 14%,DM/PM+SSC 为 14%,DM/PM+肺纤维化为 23%。抗体阳性患者易出现 HLA-DQ,a10501 高表达。③Rhupus,是类风湿关节炎和 SLE 重叠:RA 的确诊靠 CCP 阳性又伴 HLA-DR B10301 高表达,SLE 的实验室检查呈 ANA(+)AnuA(+)和 P 蛋白(+)。④硬皮肌炎综合征(scleroder matomyositis):抗 PM-SCL 复合体阳性,其中抗 75KD 阳性率为 50%,抗 100KD 阳性率为 95%。抗 KU-DNA-PK70KD 和 80KD 阳性。亦可见抗 U2-RNP 抗体阳性。⑤CREST:可视为Ⅲ型 OLS 的代表病种。高滴度的抗着丝点抗体为本病的特点。多同时伴有 HLA-CW6 高表达。CREST 可以出现 AMA(抗线粒体抗体)阳性,此时会有 29% 的患者重叠胆汁淤滞肝损伤。⑥干燥综合征易和 RA 重叠,近来有学者称这种 OLS 为 RA 的一个亚型。抗 52KDRD/SSA 为特征性抗体。RO/SSA 是抗小 RNA(hyRNA)复合物发卡结构的抗体。52KDSSA 结合位点有一个甘氨酸 2 锌指结构。⑦胆汁淤滞性肝损伤发生重叠综合征。M2 抗体是特征性化验。线粒体抗体涉及 PDC-E1β、E2 和 λ。M2 是 PDC-E2 的复合体抗体,ANA 阳性患者,可包括抗 gp210 抗体,抗核蛋白 p62 和 sp100 抗体。

【组织病理】

1. 关节炎

　　滑膜炎病理特点和 RA 相似,较少见软骨破坏,较常见纤维素样沉积。

2. 肾炎

　　膜型肾小球肾炎类似 SLE,基膜有 IgG 沉积较多见。

3. 皮炎

　　真皮下淋巴细胞浸润和纤维素样沉积较常见,免疫荧光显示免疫球蛋白沉积。

4. 肺间质炎

　　弥漫性肺间质纤维化又称 Hammanrich 综合征,较常见。

【临床表现】

1. RA 的 OLS

　　以 RA 重叠 Sjs 多见。其次为 RA+SLE、RA+SSC 等。RA 表现为:有晨僵病史,多个关节变形肿痛,如果关节体征不明显,则应具有 CCP 阳性。

2. 干燥综合征的 OLS

Sjs 表现为口干和眼干,反复的唾液腺炎或泪腺炎。重叠胆汁淤滞时表现为黄疸、肝功破坏、纳呆乏力、γ-GT 和 AKP 升高,Sjs 重叠于其他免疫病时,口干表现较重、较早。

3. DM/PM 的 OLS

肌炎表现为肌肉痛、肌无力和肌萎缩。皮疹呈特征性分布。吞咽呛咳致吸入性肺炎,咳痰无力致坠积性肺炎,憋喘源自肺纤维化。如果 DM/PM 重叠于 SLE、SSC 或 Sjs 或血管炎,则肌痛、肌无力均较轻。

4. 硬皮病的 OLS

此时硬皮的类型以肢端硬皮病多见。全身性硬皮病的多系统损伤较重,不易鉴别 OLS。患者肢端硬皮表现为:雷诺征阳性,手指、手背和小臂、胫前皮肤变薄变硬,指趾端溃疡坏死易发生。如果 SSC 重叠于其他结缔组织病,则硬皮体征相对较轻,发展缓慢。

5. MCTD

表现为雷诺征阳性,腊肠样肿胀手指,肌炎和浆膜腔炎。

6. 抗合成酶综合征

主要症状为肌炎、肺纤维化、雷诺征和指皮肤硬化。

7. CREST

表现为皮下钙化,雷诺现象,食管扩张,手指硬皮,毛细血管扩张。

【辅助检查】

确诊两个免疫病时找出辅助诊断的特异抗体会有助于 OLS 的诊断。MCTD 要求具有 U1RNP 滴度明显升高、CREST 要求查抗着丝点抗体滴度。多数 OLS 不具备一个特征性实验室指标,往往要分析多组实验室检查数据。肺纤维化的诊断要求有肺 CT 资料。

【诊断与鉴别诊断】

具备两个或两个以上免疫病临床表现,实验室资料支持存在两个或两个以上免疫病,即可以诊断为重叠综合征。如果重叠的一方或多方均为不全面的自身免疫病,也可以诊断为重叠综合征观察。

鉴别诊断:

(1) 重症 SLE。因同时累及五个或五个以上器官,临床表现可以类似 OLS。如果实验室检查只表现为抗核内自身抗原。临床以肾炎和皮炎为主,则诊为 SLE。

(2) 系统性硬化症的全身型硬皮病,也是多系统损伤,但皮肤铠甲样改变,容易鉴别。

(3) 小血管炎病变可以累及全身多脏器而易发生误诊。ANCA 和病理检查有助于鉴别。

【治疗】

选择病理损伤严重的作为治疗主要靶点。兼顾两个以上病组成用药方案。

使用激素的剂量要顾及对激素不敏感的重叠一方疾病。

使用免疫抑制剂在有免疫缺陷时要慎重。IVIG 封闭是一个安全的方法。

控制炎症反应,抑制 TNF 和 IL-1 活性是安全有效的方法,但这仅是免疫网络的一个治疗点。

时刻警惕心、脑、肺、肾、肝的损伤和功能衰竭。

长期用药可选择毒副作用小的中成药。观察 OLS 的转化。

【预后】

以 SLE+SSC 为例,单纯 SLE 5 年生存率已达到 85%以上,而 SLE+SSC 的 OLS5 年生存率为 30%左右。

(张源潮 户中丹)

第二节 混合性结缔组织病

混合性结缔组织病(mixed connective tissue disease,MCTD)是一种临床表现以类风湿关节炎(RA)、系统性红斑狼疮(SLE)、多发性肌炎/皮肌炎(PM/DM)、系统性硬化(SSc)等疾病的症状相重叠为特征的弥漫性结缔组织病,其血清学特点是有高滴度 U1-RNP 抗体,ANA 核型是斑点型。1972 年 Sharp 等提出 MCTD 的概念,描述了具有 SLE、SSc、PM、RA 等疾病的某些症状,血清中有高滴度的抗 U1-RNP 抗体的一组患者的临床特征,其中包括雷诺现象、关节痛或关节炎、手肿胀、食道功能障碍、淋巴结病变、肌炎和血管炎,其肾损害较轻,预后相对良好。30 年来,此概念不断被更新,并发现该病的器官受累广泛。与其他风湿病不同,多数 MCTD 表现为移动状态的一个疾病,最终转化为 SLE 或 SSc,只有不到 10%始终是 MCTD 表现,分类学上归为系统性硬化症。

【流行病学】

MCTD 发病年龄和其他 CTD 大致相同,发病年龄从 4~80 岁,大多数患者在 30~40 岁左右出现症状,平均年龄 37 岁。女性多见,女男比例为 16:1。有文献指出儿童 MCTD 病情偏重,此结论尚不排除病例选择的偏差。MCTD 的患病率尚未明确,被认为处于 SSc 和 SLE 之间。日本一项研究表明 MCTD 的发病率是 2.7%,我国发病率不明。MCTD 多为个例出现,但有家族性发病的报道。

【免疫病理】

MCTD 患者的体液免疫和细胞免疫均出现异常。研究表明,MCTD 中 Th 接受 Ts 细胞的抑制信号减少,或抗 U1-RNP 抗体通过 Fc 受体穿透单核细胞,造成 Ts 细胞缺陷。MCTD 患者有循环 Ts 细胞数目减少和抑制功能降低,而 NK 细胞功能正常。IL-1、IL-2、B 细胞生长因子和分化因子升高或正常。与 SLE 相比,多数 MCTD 患者的网状内皮系统的清除免疫复合物功能正常。滑膜、小肠、心脏、肝、肌肉、唾液腺和肺等组织均有淋巴细胞和浆细胞浸润。缺陷性细胞凋亡导致的自身反应性淋巴细胞的延期存活是免疫活化和产生抗体(包括 snRNP 抗体)的原因,但目前并无证据提示 MCTD 有缺陷性细胞凋亡。

MCTD 患者存在高丙球蛋白血症,高滴度的抗 U1-RNP 抗体,可检测出循环及肾脏免疫复合物,有抗淋巴细胞毒抗体,组织活检可发现血管壁、肌纤维内、肾小球基底膜和表皮真皮交接处有 IgG 和补体沉积。

【组织病理】

本病最突出的组织学表现是广泛的增殖性血管炎性改变,血管内膜增生、中层变厚、管腔狭窄,大、小血管都可侵犯,血管的炎性浸润不突出。血管病变可发生在大动脉(如肾动脉),亦可发生在小动脉。引人注目的是本病患者的内脏常有严重的血管炎损害而无明显临床表现。已知本病的肺动脉高压是与血管腔显著狭窄有关,而不是由于肺间质的纤维化。Sharp 认为无纤维素样改变倾向于累及大血管以及少纤维化,这三点是本病与硬皮病在组织学的基本区别点。

【临床表现】

本病慢性病程,多数隐匿起病,病程中可表现出各组结缔组织病(SLE、SSc、PM/DM 或 RA)的任何临床症状,不同的患者表现亦不尽相同。多种临床表现并非同时出现,重叠的特征可以相继出现。可以不明原因的发热起病,急性发作少见。在疾病的早期,大多数患者主诉乏力,肌痛,关节痛和出现雷诺现象。如果发现患者手或手指肿胀并伴有高滴度的斑点型 ANA,就应该严密观察病情的进展,是否会发生 MCTD。

1. 发热

MCTD 患者中,不明原因的发热可以很突出,且往往是 MCTD 的最初表现。发热常同时伴有肌炎、无菌性脑膜炎、浆膜炎等。

2. 关节病变

几乎每个患者早期都会出现关节痛和关节僵硬,且较 SLE 更常见、更严重。60% 的患者最终发展为明显的关节炎,50% 患者以腊肠手指为首发症状,类似 RA 中常见的关节畸形,如尺侧偏斜、天鹅颈、纽扣花改变等少见。影像学检查存在严重的特征性关节骨边缘性侵蚀,边界清楚。一些患者发生屈肌腱鞘炎,是手畸形的另一个原因。关节受累,还常表现为 Jaccoud 关节病变。脊椎受累可导致死亡。肋骨侵蚀少见。50%~70% 的 MCTD 患者类风湿因子(RF)阳性,实际上,许多 MCTD 患者符合美国风湿学会(ACR)的 RA 标准,可能被误诊为 RA。关节的组织学检查可发现增生的滑膜表面有类纤维蛋白坏死组织,毛细血管数目增多,间质水肿,巨噬细胞、淋巴细胞、多核白细胞和多核巨细胞浸润,滑膜深处的小动脉堵塞或严重狭窄。

3. 皮肤黏膜

MCTD 患者的皮肤黏膜损害以雷诺现象最常见和最早出现,并常伴随指(趾)肿胀,严重者可以出现指端坏死。2/3 的患者有手肿胀及腊肠指。可见皮肤绷紧增厚,皮肤组织学检查可见胶原增生,真皮层水肿明显。此现象在儿童 MCTD 患者中并不突出。有些患者出现类 SLE 的皮损,尤其是颧部红斑和盘状红斑。有些患者表现为类似皮肌炎的指节处 Gottron 丘疹红斑,眼睑处紫罗兰色的向阳疹,其他皮损包括颊部溃疡、口干燥征、口腔溃疡、鼻中隔穿孔等。

44% 的 MCTD 患者前臂屈肌、手足伸肌和跟腱等处可见皮下结节。其组织学表现为非特异炎症肉芽肿,与典型的类风湿结节特征性结构不同。MCTD 患者很少有局限性硬皮病表现。据报道手纹可以发生有趣的改变,同 SSc、雷诺现象和指端硬化患者一样,96% 的 MCTD 患者的指尖纹可以被半球形指纹所取代。

4. 肌肉

肌痛是最常见的表现之一,与 PM 或纤维肌痛综合征有时难于鉴别。有 MCTD 炎性肌病的临床和组织学表现与特发性的 PM 类似。但多数 MCTD 患者无明显肌无力,轻度肌电图和肌酶谱改变。肌炎可在慢性基础上呈急性发作,并对短程大剂量的激素治疗反应良好。在 MCTD 发病初期隐匿的炎性肌病,对糖皮质激素反应差。

5. 心脏

最常见的临床表现是心包炎,见于 $10\%\sim30\%$ 的患者,但心脏压塞罕见。心脏的三层结构均可受累。心肌受累的报道日渐增多,有的患者心肌受累继发于肺动脉高压,这往往在初期无表现。MCTD 患者的二尖瓣瓣膜前叶可呈疣状增厚,这类似于 SLE 患者的 Libman-Sacks 心内膜炎。传导异常可有束支传导阻滞、心室间传导障碍。20% 的患者超声心动图异常,最常见的超声改变是右室肥厚,右房增大和肺动脉高压。研究发现,555 例日本 MCTD 患者中,83 例确诊肺动脉高压,下列 6 条标准中符合 4 条以上,其诊断肺动脉高压的敏感性为 92%,特异性为 100%。6 条标准如下:①活动后憋气;②左侧胸骨边缘的收缩期搏动;③P_2 亢进;④胸片示肺动脉增宽;⑤超声提示右室肥厚;⑥超声提示右室增大。

6. 肺

一项前瞻性研究报道 85% 的 MCTD 患者有肺受累。肺部受累的症状包括呼吸困难(16%)、胸痛(7%)、干咳(5%),另有 73% 的患者无症状。胸部影像学提示间质改变(19%)、胸膜腔积液(6%)、肺浸润(4%)、胸膜增厚(2%)。间质性改变常常是进展性的,有时出现急性间质性肺炎,也有肺出血的报道。最明显的肺功能指标改变是单次一氧化碳呼吸弥散能力(DLCO)。一项为期 6 年的随访提示,35% 的患者有潮气量受损,DLCO 下降了 43%。

肺动脉高压是 MCTD 死亡的主要原因之一。肺动脉高压和心磷脂抗体相关。SSc 的肺动脉高压常常继发肺间质纤维化,而 MCTD 与此不同,其肺动脉高压常起因于轻度的内皮增殖和中度的肺小动脉增生,并可有血管紧张素转换酶的活性明显增高。有文献提出指纹与 SSc 类似者更容易导致肺动脉高压。比较两组不伴肺动脉高压和伴肺动脉高压的 MCTD 患者的肺活检结果:两组均有内皮增殖纤维化和血栓形成,然而,在伴肺动脉高压患者的肺血管床中,直径大于 $200\mu m$ 的小血管广泛受累。

7. 肾

早期有关 MCTD 的文献,肾受累很少被提及,而 20 年后的随访研究发现,25% 的 MCTD 患者肾明确受累。MCTD 患者出现肾损害常表现为膜性肾病,多无症状,有的表现为肾病综合征。弥漫增殖性肾小球肾炎或间质性肾病者罕见。无论是在 SLE 还是 MCTD,高滴度的抗 U1-RNP 抗体对弥漫增殖性肾小球肾炎是保护性抗体。MCTD 患者可以出现和硬皮病肾危象类似的肾血管性高血压危象。病程较长的患者可出现肾淀粉样变和氮质血症。

8. 胃肠道

胃肠道受累是 MCTD 的 SSc 变化趋势的主要表现,发病率为 $60\%\sim80\%$。一项 MCTD 患者的综合性研究发现:66% 有食管受累,71% 有流体压力测量学改变,食管远端 2/3 的蠕动波振幅减低,有时上括约肌压力会减低,通常无临床症状,但有些患者出现消化性食管炎,导致胃灼热和吞咽困难。SSc 的皮肤受累和食管受累的严重性相关,这点 MCTD 与之不同。MCTD 患者出现腹腔积血、胆道出血、十二指肠出血、巨结肠、腹水、蛋白松解性肠病、门静脉高压、肠道积气症、自身免疫性肝炎和胰腺炎等并发症均偶见。MCTD 患者出现腹痛的原因可见于肠道动力障碍、腹膜炎、肠系膜血管炎、结肠穿孔和胰腺炎。有些患者因肠系膜血管炎引起小肠、大肠出血坏死。小肠细菌增生过度导致小肠肠管扩张,并继发营养不良综合征。肝损害可以表现为慢性活动性肝炎和 Budd-Chiari 综合征。在结肠肠系膜可以发现类似于 SSc 的假性憩室。

9. 神经系统

根据 Sharp 关于 MCTD 的定义,中枢神经系统的损害并不是 MCTD 的常见临床特征。最常见的受损是三叉神经病变,是 SSc 最常见中枢神经系统病变,而在典型的 SLE 中,三叉神经病变罕见。与 SLE 的中枢神经系统受累相比,MCTD 的精神病和癫痫少见。MCTD 的头痛常见,多数患者可被诊为血管源性头痛,并有偏头痛因素。有时头痛伴有发热和肌痛,与病毒综合征有些类似,有时可以出现脑膜刺激征,脑脊液检查提示无菌性脑膜炎。

MCTD 的无菌性脑膜炎被认为是对非甾体抗炎药的过敏反应,尤其是舒林酸和布洛芬。和抗 U1-RNP 抗体有关的是脑出血。也有可逆性脊髓炎、舌萎缩、视网膜血管炎、进展性多灶性脑白质病、重症肌无力、脱髓鞘病变和周围神经病变的报道。

10. 血管

中小血管的内膜和中膜轻度增生是 MCTD 的特征性血管损害,与 SSc 的血管损害相似,而与 SLE 不同。SLE 常见的特征性改变是血管周围炎性细胞浸润和类纤维蛋白沉积。据报道 45% 的 MCTD 患者抗血管内皮细胞抗体阳性,抗内皮细胞抗体和自发性流产及肺受累有关。

11. 血液

75% 的患者有贫血,多为慢性感染性贫血。60% 的患者 Coomb 试验阳性,但溶血性贫血少见。与 SLE 相似,75% 的 MCTD 患者有白细胞减少,主要影响淋巴细胞系,且和疾病的活动度有关。血小板减少、血栓性血小板减少性紫癜、红细胞发育不良和疾病活动度的关系不明显。

【辅助检查】

(一) 血常规

70% 的患者有白细胞减少,且以淋巴细胞系为主,与疾病活动有关。78% 的患者有贫血,表现为小细胞低色素性贫血。血小板减少。60% 的患者 Coombs 试验阳性。

(二) 红细胞沉降率(简称血沉)

疾病活动时增快,是判断疾病活动性和严重性的指标。

(三) C 反应蛋白

C 反应蛋白是炎症过程中出现的急性期蛋白之一,是本病病情活动和疗效观察的指标之一。

(四) 自身抗体

100% 的 MCTD 患者 ANA 和抗 U1-RNP 抗体均阳性。MCTD 的抗 U1-RNP 抗体主要为 IgG 型,而 SLE 主要为 IgM 型,大多数患者的抗 U1-RNP 抗体在早期出现,并贯穿病程始终。ANA 核型是斑点型。有时抗体出现较晚,其抗体滴度可以波动,但和病情活动无关。多数患者有高丙种球蛋白血症。MCTD 患者存在低补体血症,但并不普遍,且和临床关系不大。另外还可有低滴度抗单链 DNA 抗体、抗组蛋白抗体、抗心磷脂抗体、抗内皮细胞抗体等,大约 30% 的患者 RF 和抗 RA33 抗体阳性。15% MCTD 患者的抗心磷脂抗体和狼疮抗凝物阳性,但与 SLE 不同,其抗心磷脂抗体是非 GPI 依赖性的,这可解释为何 MCTD 患者很少有高凝现象。疾病抗体会随本病转归而出现,与本病移动变化状态特征有关。

(五) 影像学检查

卧位食管钡透显示食管运动功能障碍,后期患者表现为食管铅管征。肺 CT 影像学表现为间质性改变、胸膜渗出和胸膜增厚。

【诊断与鉴别诊断】

（一）诊断

　　早期难以将 MCTD 患者和其他 CTD 的患者区分，多数患者的主诉是容易疲劳，难以言述的肌痛、关节痛、雷诺现象及红斑等。此时诊断未分化结缔组织病是恰当的。高滴度的抗 U1-RNP 抗体提示有可能演变为 MCTD。抗 Ul-RNP 抗体甚至可被看作 MCTD 的血清学标志物。腊肠手、前臂和手的腱周围的多发皮下结节、肺动脉高压，更提示 MCTD。少数 MCTD 可以急性起病，无任何线索。常表现为多肌炎、急性关节炎、无菌性脑膜炎、指（趾）坏疽、高热、急性腹痛和三叉神经病变等。

　　至今 MCTD 无国内外公认的诊断标准，下列三种标准较常用，其诊断的敏感性和特异性大致相同。

1. Sharp 诊断标准

　　（1）主要指标：①严重肌炎；②肺受累；CO 弥散能力＜正常的 70％，肺动脉高压，肺活检提示血管增殖性损害；③雷诺现象或食管功能障碍；④手肿胀或指端硬化；⑤高滴度的抗 ENA 抗体滴度＞1：10 000 和抗 U1-RNP 抗体阳性，而抗 Sm 抗体阴性。

　　（2）次要指标：①脱发；②白细胞减少；③贫血；④胸膜炎；⑤心包炎；⑥关节炎；⑦三叉神经病变；⑧颊部红斑；⑨血小板减少；⑩轻度肌炎；⑪手肿胀。

　　（3）明确诊断：4 条主要指标，同时抗 U1-RNP 抗体滴度＞1：4000，而抗 Sm 抗体阴性。

　　（4）可能的诊断标准：符合三条主要标准；或 1、2、3 主要标准的任何两条；或具有两条次要标准，并伴有抗 U1-RNP 抗体滴度＞1：1000。

　　（5）可疑的诊断标准：符合三条主要标准，但抗 U1-RNP 抗体阴性；或两条主要标准，或一条主要标准和三条次要标准，伴有抗 U1-RNP 抗体滴度＞1：100。

2. Alarcon-Segovia 诊断标准

　　（1）血清学检查阳性：抗 U1-RNP 抗体滴度＞1：1600。②临床表现有手肿胀、雷诺现象、肌炎、滑膜炎、肢端硬化病。

　　（2）明确诊断：血清学阳性并至少 3 条临床表现；如手肿胀、雷诺现象和肢端硬化病存在，至少还有另一条症状（肌炎或滑膜炎）。

3. Kasukawa 诊断标准

　　（1）一般症状：①雷诺现象、手指和手肿胀；②抗 U1-RNP 抗体阳性；③混合表现：类 SLE 表现：多关节炎、淋巴结病、面部红斑、心包炎或胸膜炎、白细胞减少或淋巴细胞减少；类 SSc 表现：指端硬化、肺纤维化、限制性改变或弥散功能受限。食管运动功能减低或食管扩张；类 PM 样表现：肌无力、肌酶升高（CK）、肌电图提示肌源性损害。

　　（2）明确诊断：一般症状中 1～2 条阳性；抗 U1-RNP 抗体阳性；3 条混合表现中，任 2 种内各具有 1 条以上的症状。

　　MCTD 诊断的关键线索是雷诺现象、腊肠手、多关节炎、炎性肌病、斑点型 ANA 和高滴度的抗 U1-RNP 抗体。MCTD 能否作为一个独立的疾病存在？这个问题在国内外的学者中都存在很大的分歧。近来的报道从基因、血清学和临床方面提供了足够的证据，支持 MCTD 与其他"已

"确定"的 CTDs 一样可以定义为独立的疾病。MCTD 临床和血清学异质性与其他 CTDs 所见相平行。国内学者认为:把临床上具有 SLE、SSc、PM/DM 等重叠症状,无肾损害,血清学检查有高滴度斑点型 ANA 及高滴度抗 U1-RNP 抗体的患者诊断为 MCTD,把 MCTD 从那些尚未分化为典型的、表现得十分混杂的 CTDs 中区分出来,有着一定的临床意义。对这些患者以小量激素治疗,或可改变疾病的转归,从而获得良好的预后。

(二)鉴别诊断

在诊断 MCTD 之前,尚应与其他风湿病鉴别。①SSc:MCTD 的多发性关节炎、肌炎、淋巴结病、白细胞减少和高球蛋白血症发生率高。②SLE:MCTD 的双手肿胀、肌炎、食管运动障碍和肺受累更多见,而严重的肾和中枢神经系统受累较 SLE 少见,抗 dsDNA 抗体、抗 Sm 抗体和 LE 细胞通常阴性,血清补体水平不低。③PM/DM:雷诺现象、关节炎、双手指肿胀、食管运动障碍、肺受累明显增高,且有高滴度的抗 U1-RNP 抗体,而缺乏在 PM 中特有的抗 Jo-1 抗体和抗 PM-1 抗体。④未分化结缔组织病(UCTD):UCTD 与 MCTD 概念不同,MCTD 为一独立存在的弥漫性结缔组织病,而 UCTD 目前尚无统一的诊断标准。当患者具有高滴度抗 U1-RNP 但不满足 MCTD 或其他疾病的诊断标准时,有人认为可初步称之为 UCTD,并应随诊下去。从长期随访结果看,诊为 UCTD 的患者确有一部分在随诊中进展成为某一种弥漫性 CTDs,如大多数有高滴度抗 U1-RNP 抗体的 UCTD 患者 2 年内转变为 MCTD,低滴度抗 U1-RNP 抗体的 UCTD 患者常发展为其他 CTDs,另外部分患者"长期"保持一种未分化状态(UCTD)。也许随着我们对疾病认识的不断深入以及免疫学研究的深入对这些"长期"未分化状态的 UCTD 患者能提出明确的诊断。

【治疗】

治疗本病以 SLE、PM/DM、RA 和 SSc 的治疗原则为基础。

1. 雷诺现象

首先注意保暖,避免手指外伤,避免使用振动性工具工作和戒烟等。应用抗血小板聚集药物(如阿司匹林),扩血管药物(如钙离子拮抗剂硝苯地平,每日 30mg),血管紧张素转化酶抑制剂(如卡托普利每日 6.25～25mg)。局部可试用前列环素软膏外用。如出现指端溃疡或坏死,可使用静脉扩血管药物,低分子肝素等。

2. 关节炎

以关节炎为主要表现者,轻者可应用非甾体抗炎药,重者加用甲氨蝶呤或抗疟药。

3. 肌炎

以肌炎为主要表现者,选用糖皮质激素和免疫抑制剂治疗。轻症和慢性者应用小-中等量激素如泼尼松每日 10～30mg,急性起病和重症患者应用泼尼松每日 60～100mg,同时加用甲氨蝶呤,必要时可采用静脉滴注免疫球蛋白。

4. 肺动脉高压

肺动脉高压是 MCTD 患者致死的主要原因之一,所以应该早期、积极治疗。除了阿司匹林、钙离子拮抗剂如硝苯地平 10mg,每日 3～4 次,血管紧张素转化酶抑制剂如卡托普利 12.5～25mg,每日 2～3 次外,还可应用静脉滴注前列腺素、气道吸入剂伊洛前列素(万他维)。

5. 肾病变

膜性肾小球肾炎可选用糖皮质激素如泼尼松每日 15～60mg。肾病综合征对激素反应差,可加用环磷酰胺或苯丁酸氮芥等免疫抑制剂。有肾功能衰竭患者应进行透析治疗。

6. 食管功能障碍

轻度吞咽困难应用泼尼松每日 15～30mg。

在治疗过程中,无菌性脑膜炎、肌炎、浆膜炎、心包炎和心肌炎对糖皮质激素反应好,而肾病综合征、雷诺现象、关节病变、指端硬化和外周神经病变对激素反应差。胃、食管病变治疗方案可参考 SSc。长期激素治疗的顾虑是医源性类固醇肌病、院内感染、无菌性骨坏死、继发性骨质疏松。常规的骨密度检查可以早期发现亚临床型骨质疏松,可给予阿仑磷酸钠或其类似物治疗。对服用激素的患者,除非存在禁忌证,否则所有患者均应补充钙和维生素 D。在使用上述药物时应定期查血、尿常规,肝、肾功能,避免不良反应。

【预后】

MCTD 最初被认为是"对糖皮质激素反应良好,预后佳",在 20 年后的今天,显然需要对此认识再评价。目前明确的是高滴度的抗 U1-RNP 抗体一般伴有低发病率的严重肾脏损害,但可能有危及生命的神经系统受累。因此,并非所有的 MCTD 均预后良好。MCTD 患者可能死于肺动脉高压和心脏并发症。肺动脉高压有时可以急骤进展,导致患者数周内死亡。很少有患者因为心肌炎、肾血管性高血压和颅内出血而死亡。SLE 的主要死亡原因为继发感染,与此相比,MCTD 患者很少有院内感染。Sharp 报道 60% 的患者预后良好,36% 的患者需要重复给予大剂量糖皮质激素治疗。另一项日本的研究发现,45 例 MCTD 患者中,5 年存活率为 90.5%,10 年存活率为 82.1%。明确的 SSc-PM 患者预后较差,10 年存活率为 33%。很明显,MCTD 的病程是难以预测的,多数患者预后较良好,但 MCTD 患者的生存率和死亡率应视其受累的器官而定。

MCTD 和 SLE 的比较研究提示受孕率均无改变。但两者的流产率和分娩的失败率均增加。40% 的 MCTD 患者在妊娠时病情加重。也有研究报道 MCTD 患者孕期病情不加重和产后无复发。Lundberg 和 Hedfors 报道 MCTD 伴雷诺现象患者有生产低体重儿的趋势,自发性流产同抗内皮细胞抗体有关。

儿童 MCTD 患者的死亡率比成人高。Graf 报告 2 例伴严重中枢神经系统疾患的 MCTD 患儿,一例为轻偏瘫伴继发于左颈内动脉堵塞的失语症,泼尼松和 CTX 治疗有效;另一例死于颅内出血,尸检证实小血管类纤维蛋白样坏死。另外,有 1 例 15 岁 MCTD 女性患者出现进展性高血压伴溶血尿毒症综合征和胰腺炎,尸检提示广泛血管病变伴轻度内膜增殖。一项 224 例 MCTD 患儿的荟萃分析提示死亡率为 7.6%,死因分别为败血症或感染(7 例)、颅内合并症(3 例)、心衰(2 例)、肺动脉高压(2 例)、肾衰(2 例)、消化道出血(1 例),其死亡率和儿童的 SLE、SSc 和 DM 的大致相同。

(王梅英　潘正论)

参 考 文 献

蒋明,David Yu,林孝义 . 2004. 中华风湿病学 . 北京:华夏出版社 .

张乃峥 . 1999. 临床风湿病学 . 上海:上海科学技术出版社 .

Burdt MA, Hoffman RW, Deutscher SL, et al. 1999. Long-term outcome in mixed connective tissue disease. Arthritis

Rheum,42:899-909.

Hassfeld W,Steiner G,Studnicka-Benke A,et al. 1995. Autoim-mune response to the spliceosome. An immunologic link between rheumatoid arthritis,mixed connective tissue disease,and systemic lupus erythematosus. Arthritis rheum,38:777-785.

Hoet R M,koornneff I,de tooij DJ,et al. 1992. Changes in anti-ul RNA antibody levels correlate with disease activity in patients with systemic lupus erythematosus overlap syndrome. Arthritis Rheum,35:1202-1210.

Hoffman RW,Cassidy JT,Takeda Y,et al. 1993. U1-70-kd autoantibody-positive mixed connective tissue disease in children. A longitudinal clinical and serologic analysis. Arthritis Rheum,36(11):1599-1602.

Jais X,Launay D,Yaici A,et al. 2008. Immunosuppressive therapy in lupus- and mixed connective tissue disease-associated pulmonary arterial hypertension: a retrospective analysis of twenty-three cases. Arthritis Rheum,58(2):521-531.

Komitareddy GR,Wang GS,Sharp GC,et al. 1997. antiphos-pholipid antibodies among anti-ul 70kD autoantibody-positivemixed connective tissue disease patients. J Rheumatol,24:319-322.

Perkins K,Hoffman RW,Bezruczko N. 2008. A Rasch analysis for classification of systemic lupus erythematosus and mixed connective tissue disease. J Appl Meas,9(2):136-150.

Robert GL,Nicholas Chiorazzi,Westley HR. 2000. Textbook of the Autoimmune Diseases. Philadelphia:Lippincott Williams & Wilkins.

Robert M B. 2001. Mixed connective tissue disease and other over-lap syndromes in: Shaun R. Kelly's Textbook of Rheumatology. sixth ed. London:W. B. Saunders Company,1241-1255.

Singsen B H. 1985. Mixed connective tissue disease in childhood Paediatr Rev,7:309-314.

第十八章　反应性关节炎

第一节　反应性关节炎概述

反应性关节炎(reactive arthritis,ReA)的定义是继身体其他部位发生微生物感染后,引起远处关节的一种无菌性免疫性关节炎。ReA 是 1969 年由 Ahvonen 提出的概念。1981 年,美国风湿病学会提出的反应性关节炎的定义是伴随尿道炎、宫颈炎之后持续 1 个月以上的关节炎。以后发现肠道感染后也会发生反应性关节炎。近 20 余年来又发现,绝大多数微生物感染后均可引起反应性关节炎,广义的反应性关节炎范围宽广,是常见的关节炎之一。

【流行病学】

早期反应性关节炎的报道多数来自欧洲,我国近年来也不断有这种疾病发现,但我国尚缺乏确切的流行病学调查资料。肠道或泌尿生殖系感染的患者反应性关节炎总的发病率为 1%～3%。志贺菌肠道感染后反应性关节炎的发病率约为 3.6%,但如为 HLA-B27 阳性者关节炎的发病率可高达 20%。沙门菌、幽门螺杆菌及耶尔森菌肠道感染后反应性关节炎的发病率达15%～19%。肠道来源的反应性关节炎男女受累机会相同,其患病率取决于肠道感染的频率,并随不良卫生条件及战争状况而增加。泌尿生殖系感染后的反应性关节炎主要发生在男性,男女比例为 9：1,并认为是多由获得性感染所致。临床资料显示,生殖系感染是女性反应性关节炎的主要原因。

【免疫病理】

绝大多数微生物感染后,均可引起反应性关节炎,但目前研究较多的主要有以下两类。①非淋病性尿道炎后发病型:主要为沙眼衣原体和解脲支原体,约 10%～20%可由其他微生物引起;②细菌性腹泻后发病型:主要为沙门菌、志贺菌、耶尔森菌、弯曲菌、弧菌。

微生物感染是如何激发关节炎的机制尚不完全清楚,可能与下列因素有关:①首先是抗原交叉反应,攻击病原微生物的抗体和滑膜细胞的结构组分发生交叉反应。②HLA-B27 在反应性关节炎中的作用:本病患者 HLA-B27 阳性较为常见,例如肠源性感染后反应性关节炎病例HLA-B27 阳性率可达 72%～84%,非淋球菌性尿道炎后反应性关节炎病例 HLA-B27 阳性者可达 54%。反应性关节炎可能是由外界因子和遗传因子相互作用所致,即病原体感染后,通过血液和细胞途径,或 HLA-B27 抗原编码的基因与真正的疾病易感基因连锁在一起,形成连锁不平衡,导致自身免疫反应,从而引起关节炎症。但在原发感染后仅少数患者(1%～20%)随后发生反应性关节炎,造成这种差异的原因未明,可能与体质及细菌菌株的特异性等因素有关。此外,一种感染因素诱发的反应性关节炎完全缓解后,以后仍可由其他的微生物抗原再次激发,引起暴发性复发,甚至导致慢性关节炎。反应性关节炎的发生似乎主要取决于宿主的基因结构和免疫异常。③关节内存在微生物或其成分:本病滑膜组织、滑膜液及其沉淀物中可发现致病微生物,如衣原体及其他菌体成分,如 DNA 或其他抗原成分。活动度低(即培养阴性)的病原体或其菌体成分被运输到关节,和 HLA 发生交叉反应形成免疫复合物。微生物及其成分可能通过血液传播或细胞携带方式到达关节,如衣原体可被白细胞吞噬后携带到关节。

【组织病理】

滑膜的病理改变为非特异性炎症。急性期时,关节滑膜充血、水肿,纤维素渗出,中性粒细胞、淋巴细胞、少许浆细胞浸润,滑膜细胞和成纤维细胞增生。慢性期有血管翳形成和软骨侵蚀,有时伴骨溶解及新骨形成。韧带和关节囊附着点的炎症是本病主要活动性病变,尤以附着点肌腱炎最为突出。附着点周围的骨质可有侵蚀和骨质疏松。

【临床表现】

(一)关节表现

以胃肠道及泌尿生殖系感染后反应性关节炎为例,典型临床表现多于感染后 2～4 周发生,为非对称性外周关节炎,好发于下肢,常为单关节炎,平均累及 4 个关节。以膝、踝和跖趾关节最为多见。上肢关节也可受累,髋关节病变不多见,而胸锁、肩和颞颌关节受累更少见。超过 1/3 的患者仅有下肢关节炎,个别患者只有上肢关节受累。受累关节表现为关节周围肿胀、关节触痛及主动和被动运动时疼痛。可见皮肤发红、温度升高,骶髂关节或其他脊柱关节受累也是本病的一个特点,总的发生率约占 50%,可产生下背痛,骶髂关节处疼痛及其局部压痛。在那些严重的、慢性的及复发的病例中,发生脊柱炎的可能性更大一些。X 线证实的骶髂关节炎约占 20%,但最终达到强直性脊柱炎临床诊断标准者只有 10% 左右。除关节炎外,肌腱末端炎,多见跟腱炎、跖底筋膜炎,引起足跟痛等表现。足趾和手指受累,表现为弥漫性肿胀,可呈腊肠样趾(指)。

(二)关节外表现

关节外表现可为本病提供重要的诊断线索,如男性尿道炎、女性阴道炎、结膜炎、虹膜炎、旋涡状龟头炎、肌腱末端炎、皮肤及黏膜的损害(如溢脓性皮肤角化病、结节性红斑和口腔溃疡)和主动脉炎等。

(三)根据常见的三种感染途径,反应性关节炎可表现为下列发病类型

①非淋球菌性尿道炎后发病型:此型男性明显多于女性,一般由性感染所致,尿道炎症状可轻可重,有些病例甚至可无尿道炎症状;常在尿道炎后 1～3 周发生反应性关节炎,此型常因再感染而复发。骶髂关节炎发生率 33%。全身症状往往较轻,可有低热。②细菌性腹泻后发病型:此型男女比例相等。常在肠炎后 1～3 周发生反应性关节炎,最初至少有 80% 可完全康复;但一些沙门菌感染后关节炎也可变成慢性或反复发作,耶尔森菌和志贺菌感染后 5～10 年,约 20% 患者可发生骶髂关节炎。③女性生殖道炎症后发病,多见于支原体、衣原体感染后。

【辅助检查】

(一)常规检查

急性期可见白细胞总数增高,血沉(ESR)可增快及 C 反应蛋白(CRP)升高。血清类风湿因子和抗核抗体阴性,有些病例咽拭子培养常可见链球菌生长,ASO 阳性。

(二)关节液培养

为阴性。

(三)HLA-B27 检测

HLA-B27 常呈阳性,但多为低滴度阳性。

(四)X 线检查

早期可无异常,在症状出现后数月可见绒毛状骨膜反应,骨皮质糜烂、骨膜炎和新生骨形成;有足跟痛症状者可见跖筋膜和(或)跟腱附着点骨糜烂,跟腱、足底部腱膜钙化,这些改变为肌腱端病的表现;非对称性骶髂关节炎,严重者可有关节显著破坏、关节腔狭窄等;脊柱可见非对称性骨化性韧带(韧带骨赘)。

（五）MRI 检查

MRI 可显示较早期的损害，皮质下骨可见炎症性改变，易发生在小关节和骶髂关节。

【诊断与鉴别诊断】

（一）诊断

近三周内有感染史，有非对称性单关节或少关节炎的典型症状，有时可合并关节外表现，即可诊断为反应性关节炎。但反应性关节炎缺乏特异性的诊断试验，依靠排除性的诊断方法。前驱感染是确定诊断的一项依据，间隔通常定为 1～7 天，最多不超过 4 周。第三届国际反应性关节炎专题学术会议提出的诊断标准有如下条件：典型的外周关节炎：以下肢多、非对称性少关节炎为突出表现。并附加①有前驱感染证据。具体要求：a. 在发生关节炎前 4 周内有明确的临床腹泻或尿道炎表现，并应有实验室证据，但不是必备的；b. 如无明确的临床感染，则须证明既往有感染的实验室证据。②排除其他已知原因的单关节或少关节炎，如其他脊柱关节病、感染性关节炎、结晶诱发的关节炎、莱姆病及链球菌性反应性关节炎。

（二）鉴别诊断

反应性关节炎主要与其他关节炎相鉴别，如需与细菌性关节炎、银屑病性关节炎、早期风湿性关节炎、强直性脊柱炎和痛风相鉴别。链球菌感染后可发生反应性关节炎，也可发生风湿热关节炎，但风湿热患者抗链球菌溶血素"O"、抗链球菌激酶、抗透明质酸酶和抗核苷酶联合检测阳性率可达 95%，且为高滴度。而反应性关节炎阳性，多为低滴度；风湿热患者 HLA-B27 阴性，而反应性关节炎多数患者 HLA-B27 阳性。风湿热患者常发生心脏炎，而反应性关节炎却少见。赖特综合征有典型的关节炎、结膜炎、尿道炎三联征。而反应性关节炎的诊断不需要赖特综合征所具有的关节外特征：结膜炎、虹膜炎、皮疹、非感染性尿道炎、心脏和神经病变、HLA-B27 阳性或典型的脊柱关节病特征（炎症性腰痛、臀部痛以及跟腱炎、虹膜炎），但是这些如果出现，应做记录。

【治疗】

目前反应性关节炎的仍然是经验治疗为主，大样本的前瞻性研究资料缺乏。

（一）对症治疗

关节炎的对症治疗以非甾体抗炎药（NSAIDs）为首选，尤其对细菌性腹泻后发病型有效。还包括物理治疗，皮质激素关节腔内注射等。肌腱末端炎可辅以非甾体抗炎药的外用剂型治疗。

（二）抗生素治疗

目前认为多种抗生素同时具有免疫调节和抗胶原溶解的生物活性。抗生素除了用于前驱感染的治疗以外，也可用于反应性关节炎的急性期治疗及慢性迁延期治疗。但对抗生素治疗的临床效果以及反应性关节炎发病时用抗生素治疗能否改善病情和预后等，尚有待进一步积累资料。有学者认为，短期应用抗生素治疗反应性关节炎急性期无效，长期使用抗生素可能有效，可明显缩短病程，减轻关节肿胀和疼痛。如 3 个月的四环素族抗生素对沙眼衣原体反应性关节炎有效。四环素族的药物可能具有抗菌和抗炎双重作用。抗生素应在发病的初期即开始使用，对疾病的预后和症状改善均有效；而在疾病的进展期内应用效果则不明确。抗生素治疗能否改善反应性关节炎的慢性症状尚无定论。在衣原体源性关节炎中，无论病程长短，延长使用抗生素的效果可能要优于非甾体类抗炎药物。而肠源关节炎患者应用环丙沙星治疗 3 个月，治疗组患者关节痛、晨僵、活动痛等症状明显减轻。已明确的是，对性传播病原微生物的感染，用适当的抗生素治疗初发的尿道炎可减少随后发生关节炎的危险，患者的性伴侣也应同时进行治疗。非淋球菌性尿道炎型若为衣原体感染后反应性关节炎,用抗生素治疗1~3个月有益,但效果不恒定。肠道感染激发的反应性关节炎应用抗生素治疗效果不明显。对 HLA-B27 阳性,有腹泻或大便中致病菌呈阳性的反应性关节炎患者,是使用抗生素治疗的适应证,常需治疗达2周。

(三) 皮质激素治疗

皮质激素对反应性关节炎的滑膜炎有效,但一般不主张大剂量全身应用皮质激素,单关节炎可选择长效皮质激素关节腔注射。

(四) 抗风湿治疗

对一些病程较长的慢性反应性关节炎,以及病情反复者,可使用 DMADS 药物。最常用的是柳氮磺胺吡啶,对外周和中轴关节炎患者都有较好的效果,尤其是那些源自肠道感染的患者,一般用药3~6个月后病情明显改善,平均治疗时间需12个月左右。硫唑嘌呤对于具有活动性和破坏性的外周关节炎患者效果较好。甲氨蝶呤可用于伴有皮肤黏膜受侵的慢性反应性关节炎患者。

【预后】

反应性关节炎患者大多可呈病情自限经过,关节炎一般在3~5个月内肿痛消退,但个别病例长达1年以上,甚至10年。如有关节炎反复发作,病程长者,可发生关节强直。偶可并发主动脉瓣关闭不全,心脏传导阻滞和 IgA 肾病等。远期预后情况主要取决于两个因素:即 HLA-B27 的滴度和前驱感染的复发。初次发作时 HLA-B27 阴性者比 HLA-B27 阳性者症状要轻。

(杨清锐)

第二节　病毒相关性关节炎

病毒相关性关节炎是指病毒感染引起的非特异性关节炎,其特点为起病急;病程短,少复发;关节炎发生在病毒感染的前驱期或初始阶段;经常伴有特征性皮疹及较少引起破坏性关节改变。病毒感染引起的关节炎或关节痛非常多见,因感染后期才出现风湿状态,所以很少能经血清学或病毒分离确诊。

常见的引起病毒相关性关节炎的病毒有乙型肝炎病毒、风疹病毒及风疹疫苗、细小病毒、腮腺炎病毒、虫媒病毒及腺病毒、人免疫缺陷病毒等。

一、细小病毒相关性关节炎

细小病毒(parvovirus)是最常见可诱发人的关节炎的病毒之一。细小病毒是动物体内最小、结构最简单的病毒之一,为单链 DNA 病毒,大小为23nm。该病毒常生存在动物体内,有明显的宿主特异性甚至细胞特异性。常见的可诱发人的关节炎的细小病毒为细小病毒 B19。

【流行病学】

根据血清流行病学调查,约30%的成年人曾经感染过细小病毒,而在细小病毒感染暴发性流行期间,50%的成年感染者表现为关节炎。

【免疫病理】

细小病毒引起关节炎的机制尚不清楚。在一些患者的血中存在着免疫复合物,血清 C4 补体也降低,因而推测可能与免疫复合物有关。另外在患者的滑膜液及滑膜细胞中用分子杂交的方法检测到了细小病毒 B19 的 DNA,病毒对组织细胞的直接作用也参与了发病。

【临床表现】

细小病毒相关性关节炎的关节症状多发生在感染后的 2～3 周内,常为多关节对称性受累,受累关节多为手、膝、腕、踝及肘关节,常伴有皮疹。本病在成人和儿童的感染有明显不同。成人的临床表现较重,关节症状较多见,典型的皮疹少见。关节肿胀通常在 2 周内消退,关节痛则持续较长时间。

【辅助检查】

关节炎患者血清中可出现抗细小病毒 B19 抗体。发病后 1～2 个月抗体滴度开始下降,2～3 个月后消失。关节液和滑膜细胞中检测出细小病毒 B19 DNA,但在关节液和滑膜细胞中未能发现细小病毒的颗粒。血沉一般正常,类风湿因子、抗核抗体及双链 DNA 可呈一过性阳性。

【诊断与鉴别诊断】

诊断有赖于检测血清中的细小病毒 B19 特异性 IgM 抗体。另外,还可用分子生物学技术检测标本中的病毒 DNA。诊断时,须与风疹病毒相关性关节炎、莱姆病及类风湿关节炎相鉴别。

风疹病毒相关性关节炎:在典型的皮疹后一周发病,血清抗风疹病毒抗体阳性反应及咽拭子培养风疹病毒的阳性可资鉴别。

莱姆病:Lyme 病发病有一定季节性和地区性,早期出现慢性游走性红斑,全身症状重,关节炎一般持续时间少于 6 周,抗疏螺旋体抗体阳性,以及对抗生素治疗有效等特点,可将二者区分开。

类风湿关节炎:有对称性多关节肿痛并以小关节受累为主,有明显的晨僵,可有皮下结节,类风湿因子阳性,X 线检查有骨侵蚀改变。

【治疗】

细小病毒性关节炎无特殊治疗,发作时给予非甾体抗炎药物可以减轻关节疼痛和肿胀,辅以其他物理治疗,并注意关节功能活动。对慢性关节炎患者,可考虑用糖皮质激素,但效果不明显。

【预后】

大多数的病毒性关节炎预后良好,即使是病程较长的慢性病毒性关节炎也不引起破坏性的关节改变。

二、乙型肝炎病毒相关性关节炎

关节症状是黄疸型或非黄疸型乙型肝炎的主要早期症状之一,而甲型肝炎、丙型肝炎并发关节症状很罕见。

【流行病学】

15％～25％的乙型肝炎患者有关节炎表现。男女均可发病,女性受累多于男性,发病年龄 10～60 岁,平均 30 岁。

【免疫病理】

乙型肝炎病毒相关性关节炎的发病主要与免疫复合物的沉积有关。关节炎发生在感染的前驱期,此时 HBsAg 的量多于 HBsAb,因而形成大量的免疫复合物,并消耗血中补体使可溶性补体水平下降。在患者的血清、滑膜及关节液中均有此种免疫复合物存在。血清及滑液中的补体由于补体的消耗而降低,在关节炎消退后血清补体渐恢复正常。另一个可能的发病机制与病毒在滑膜细胞中大量复制有关,患者滑膜细胞内含有病毒颗粒,部分含有这些颗粒的细胞发生变性坏死,其周围无炎症细胞浸润。

【组织病理】

滑膜活检显示轻度炎症表现,滑膜层细胞轻度增生伴血管损害,但无炎症细胞浸润。

【临床表现】

临床表现为急性发作的关节炎,通常发生在疾病的前驱期,黄疸出现前数天或数周。常伴有发热、皮疹和水肿。皮疹以荨麻疹最常见。也可以是斑丘疹,多在小腿出现。足跗部分可发生血管神经性水肿。受累关节多手、膝、腕、踝、肩及肘关节,尤以双手掌指关节及近端指间关节以及膝关节受累最为见,多呈对称性,有时也可以呈非对称性及游走性关节炎发作。很少单独累及大关节。关节疼痛比较剧烈,有中度关节肿胀及明显的晨僵。关节症状可持续 1～3 周,也有长达数月的,关节炎恢复后,常不遗留畸形,不会产生关节骨质破坏。

【辅助检查】

在关节炎发作时,患者血清中通常有 HBsAg 存在。有些患者 HBsAg 可为阴性,这是因为病毒血症持续时间较短,故水平较低不易测出。有时由于 HBsAg 形成免疫复合物,而使 HBsAg 呈阴性。转氨酶常升高,部分患者血冷沉淀蛋白为阳性,其中含有大量的免疫球蛋白、补体 C3、C6、C5、C1q、Dane 颗粒、HBsAg 以及 HBsAb。血清补体 C4 及 CH50 常降低,C3 轻度下降或处于正常低水平,血红蛋白及血白细胞正常,也可有贫血及白细胞增多,抗核抗体及类风湿因子均阴性。

滑膜液呈现炎性反应,细胞数从 145～90000/ml 不等,以单核细胞及中性粒细胞为主。在患者的滑膜液及滑膜中均可发现 HBsAg。

【诊断】

根据病史、临床表现,可伴血清中有 HBsAg 存在、转氨酶升高,并可在除外其他原因后,对其伴发的关节炎做出乙型肝炎病毒相关性关节炎的诊断。

鉴别诊断:①与其他病毒性关节炎鉴别主要依靠病史特点及实验室检查明确病原体。②与类风湿关节炎的鉴别主要是关节炎是持续性,类风湿因子阳性并有骨质破坏。③系统性红斑狼疮:有特殊的皮疹,如蝶形红斑,高效价的抗核抗体、抗 ds-DNA 及抗 Sm 抗体阳性,可有肾及血液系统的损害。④强直性脊柱炎:下肢大关节的非对称性关节炎,有明显骶髂关节炎和肌腱端炎表现,HLA-B27 阳性,有家族发病倾向。

【治疗】

对乙型肝炎病毒相关性关节炎无特异性治疗。一般对症治疗尚不能缩短关节炎的病程。非甾类药物如双氯酚酸(扶他林)或美洛昔康可以减轻疼痛和肿胀。有荨麻疹的患者,瘙痒明显时可用抗组胺类药。

【预后】

本病的病程常为自限性,预后较好。

三、风疹病毒相关性关节炎

风疹病毒(rubella virus,RV)属于被膜病毒,它是风疹病毒属的唯一病毒。为单链 RNA 病毒,呈球形,直径 50～70nm,其表面有补体结合抗原,可用来作诊断或流行病学调查。

【流行病学】

以前,风疹主要发生于5～9岁的儿童。在风疹病疫苗应用后,受风疹病毒感染者的年龄已增大,在易感的成年人群中,青年女性较男性多见,男女比例约为1∶5。

【免疫病理】

风疹病毒及风疹疫苗诱发关节炎的机制被认为与病毒对组织细胞的直接损害有关。在风疹病毒或风疹疫苗引起的急性或慢性关节炎患者的滑膜细胞及滑液中常常可检测分离出风疹病毒。另外,在慢性风疹病毒性关节炎,甚至少数被诊断为类风湿关节炎及幼年型类风湿关节炎患者的周围血淋巴细胞中也可分离到风疹病毒、其意义尚不清楚。尽管在病人发作关节炎时,血中免疫复合物的水平可明显升高,但与那些没有并发关节炎的病例比较,其水平并无明显差异。仍有人认为免疫复合物参与了风疹病毒性关节炎的发病,因为在关节炎发作时,不仅免疫复合物增加,血中补体水平也下降,免疫复合物中的病毒颗粒,可作为外来抗原而引发机体的免疫反应。

【组织病理】

滑膜活检显示滑膜层细胞增生,淋巴细胞浸润及血管增多。

【临床表现】

大多数患者症状出现于典型皮疹之后一周,少数见于皮疹之前。关节僵硬很突出,约1/3感染者出现关节痛或关节炎起病急,多关节发作,对称分布,以手的近端指间关节、掌指关节、腕、膝及踝关节受累多见。成年患者关节症状较儿童常见且明显。心包炎、腱鞘炎及腕管综合征常是并发症,一般于两周内消退,但有些患者症状能持续数月或数年。接种活的减毒风疹病毒疫苗后也可出现关节炎、关节痛、肌痛及感觉障碍,约占接种人群10％～15％。妇女更易出现关节症状。关节受累的形式类似自然感染,但症状要轻,通常出现于接种后二周,持续不到一周,个别患者可超过一年。

【辅助检查】

实验室检查主要有赖于血清学诊断,用血凝抑制法及 ELISA 可测出血中高滴度的抗风疹病毒抗体。关节液为炎性改变,白细胞计数为$(1.9～60)×10^9$,以单核细胞增多为主。免疫荧光法可见单核细胞内风疹病毒抗原。滑液中可分离到病毒。

【诊断】

血清抗风疹病毒抗体阳性反应及咽拭子培养风疹病毒的阳性结果均有助于确定患者感染风疹病毒,根据病史、临床表现,并可在除外其他原因后,对其伴发的关节炎做出风疹病毒相关性关节炎的诊断。

临床上需与化脓性关节炎、风湿性关节炎、类风湿关节炎相鉴别。

1. 化脓性关节炎

全身症状明显,关节周围软组织有红、肿、热、痛表现。早期 X 线片即可见骨质疏松及关节间隙狭窄和骨质破坏。易形成关节骨性强直。

2. 类风湿关节炎

有对称性多关节肿痛并以小关节受累为主,有明显的晨僵,可有皮下结节,类风湿因子阳性,

X线检查有骨侵蚀改变。病毒感染多无关节破坏。

【治疗】

可予以对症治疗,主要为镇痛,阿司匹林及其他非甾体抗炎药可缓解疼痛。对严重病例可考虑采用糖皮质激素治疗。

【预后】

风疹是轻度自限性疾病,关节症状可自行缓解。在儿童可出现反复发作的膝关节炎,每次发作持续1～7天,有1～3个月的无症状期,无关节的破坏。

四、人类免疫缺陷病毒相关性关节炎

人类免疫缺陷病毒引起的关节炎病因不明。一般认为是感染后的反应性关节炎,但也有人认为一些患者的关节液中可分离出人类免疫缺陷病毒,这些病毒可能直接参与关节破坏。

25％～35％的 AIDS 患者有关节痛。根据不同地区及患者所处疾病时期不同,各种关节炎的患病率相差很大,对于晚期 AIDS 患者,最多可有 11.2％患者出现赖特综合征,5.7％的患者可有银屑病关节炎,11.1％有非特异性脊柱炎。

【免疫病理】

1. CD4$^+$/CD8$^+$细胞功能紊乱

研究表明 CD4$^+$ 细胞对 CD8$^+$ 细胞激活有一定的抑制作用。正常情况下 CD4$^+$/CD8$^+$ 细胞功能处于一种平衡状态,人类免疫缺陷病毒感染破坏了这种平衡,使 CD4$^+$ 细胞减少导致 CD8$^+$ 细胞相对增多。目前认为 CD8$^+$ 细胞在引起关节炎上起主要作用,在部分患者的滑膜组织中发现被激活的 CD8$^+$ 细胞,它与关节炎的关系尚待进一步研究。

2. 细胞因子的作用

研究发现人类免疫缺陷病毒感染患者血清细胞因子水平升高包括 TNF-α、IL-1 和 IL-2 等,提示人类免疫缺陷病毒感染患者的关节炎与细胞因子有关。

【组织病理】

滑膜炎是非炎症性的,受累关节的滑膜可见单核细胞浸润。

【临床表现】

HIV 感染后可造成数种肌肉骨骼综合征。在 HIV 感染的人群中,约 11％可发生赖特综合征。这些患者与其他赖特综合征不同之处在于少见骶髂关节炎和前色素膜炎,也不表现典型的关节炎、尿道炎和眼色素膜炎三联征,且 HLA-B27 阳性率低。在美国,表现为不对称性少关节炎的银屑病关节炎可出现在 1/3 的 HIV 感染伴银屑病的患者。HIV 感染最初伴随有一过性流感样表现和关节痛。也可发生慢性风湿性综合征,但很少发生急性对称性多关节炎。在总的 HIV 阳性的患者中,关节炎的发病率 15％～25％。可有手和腕关节的受累,X 线片可示骨周新骨形成。膝和踝关节的亚急性少关节炎可引起严重的关节痛和功能障碍,呈一过性,在 1～6 周达到高峰。约 10％的 HIV 染患者可有"关节疼痛综合征",持续时间短于一天。典型表现为肩、肘和膝关节的间断性剧痛,难以忍受,甚至需短期应用麻醉镇痛药。有报告 HIV 感染可发生高达 29％的纤维性肌痛。

【辅助检查】

作为并发关节炎的患者,实验室检查无特殊项目。外周血白细胞计数正常,血沉增快及C反应蛋白水平增高,类风湿因子及抗核抗体阴性。

【诊断】

人类免疫缺陷病毒感染引起的关节炎的诊断以临床表现为主,当艾滋病高危人群合并关节病变时,应考虑到本病的可能。关节炎的出现也预示预后较差。

【治疗】

人类免疫缺陷病毒感染引起的关节炎治疗困难,非甾体抗炎药有效,一般所需剂量要大。需慎用免疫抑制剂以及肾上腺皮质激素,因为这些药物有可能加重患者的免疫功能紊乱及促使发生卡波西(Kaposi)肉瘤。

【预后】

经治疗后关节病变可消失,也有逐渐加重,甚至出现关节破坏或僵直。

第三节　Poncet 综合征

结核性风湿症是 1897 年由 Poncet 首先提出的一种非特异性、非感染性的关节炎,亦称 Poncet 综合征(Poncet syndrome),又称结核变态反应性关节炎,是由于人体感染结核杆菌后,引起机体对结核杆菌毒素的一种变态反应性疾病,而非关节结核。

国内文献报道,该症好发于青壮年,男女之比为 1：2.57。儿童罕见。

【免疫病理】

目前认为是机体对结核杆菌菌体的某种蛋白质或代谢产物引起的免疫反应,在皮肤和关节等处发生非特异性炎症。当结核菌侵入人体后,除可发生细胞介导的迟发型变态反应(即 IV 型变态反应)外,尚可因结核免疫复合物沉积在血管壁引起 III 型变态反应(血管炎型反应)的致病机制,结核风湿症就是其中之一。

【组织病理】

在变态反应的部位病理学检查证实为非特异性炎症,不存在结核菌和结核病的特异性改变,不是结核菌直接引起的炎症。不论早期病变或晚期病变,从不累及骨骺端及骨组织,病变仅限于滑膜,呈炎症性改变。当炎症发展时可使关节腔积液,但关节腔内找不到结核菌。

【临床表现】

多数患者具备活动性或陈旧性结核病史。非活动性结核病可并发结核性变态反应性关节炎,结核灶活动与否及结核病情的轻重与本病情的轻重并非一致。有不同程度的乏力、盗汗、发热(高热、低热或不规则发热)。文献报道多数患者有显著的多发性游走性关节痛病史,急性期有红、肿、热、痛及功能障碍,好发于下肢大关节,以膝和踝关节最常见。肩、肘、腕、髋、指(趾)小关节等也可受累。常伴有结节性红斑,并有周期性好转与恶化的特点。关节症状等表现与结核病变出现时间及活动程度并不完全一致,可在结核病变前后数月至数年内发生或同时出现。皮肤损害以结节性红斑为主,多与关节症状同时出现;皮下结节多与结节性红斑并存。皮肤损害见于四肢,好发于下肢膝、踝关节伸侧附近皮肤,此起彼伏,少数呈间歇性出现。国外文献报道口腔溃疡和结核疹(tuberculid)是结核性风湿症的少见症状。

【辅助检查】

血常规检查示白细胞升高,以淋巴细胞升高为主;血沉增快;部分患者 RF(+)或抗"O"增高; PPD 或 OT 试验阳性;痰或尿涂片及培养部分可发现结核杆菌。关节液淋巴细胞增多,细菌培养阴性。结核性风湿症的主要 X 线表现为对称性的多个关节及关节周围的软组织肿胀、关节附近的骨质疏松、早期关节间隙增宽、病理性骨折及其他伴随的 X 线改变如肺内结核灶、胸腔积液等。

【诊断】

其诊断可依据以下几点:①反复发作的关节症状伴有结节性红斑或皮下结节;② 全身检查找到结核灶;③长期动态观察无心内膜或心瓣膜损害;④结核菌素试验阳性;⑤血沉增快;⑥病程长,关节症状反复发作,而无关节变形或肌肉萎缩;⑦足量水杨酸制剂治疗无效,而抗结核治疗效果良好。

【治疗】

抗炎、抗风湿治疗效果欠佳而抗结核治疗效果好,这也是诊断风湿性结核症的依据之一。若体内有活动性结核灶者,应给予正规抗结核治疗。没有和仅有陈旧性结核灶者也应抗结核治疗,常用异烟肼、利福平和链霉素,或者异烟肼、利福平和乙胺丁醇等,疗程 1～2 年。过早停药复发率高,复治仍有效。对症治疗可使用非甾体类抗炎药,且抗结核治疗时间要足够长才能见效,要坚持治疗,避免半途而废。

【预后】

本病预后良好,不遗留关节破坏和功能障碍。急性关节炎患者 85% 在 2 个月内症状消失。反复发作者经治疗后可在半年内恢复,但部分患者仍有复发倾向。

(侯岩峰)

第四节　风　湿　热

风湿热(rheumatic fever,RF)是指 A 族溶血性链球菌感染后 2～5 周发生的多系统自身免疫病,以侵犯关节和心脏为主,较少见的表现有舞蹈病、环形红斑、皮下结节等,此病反复发作可导致心脏瓣膜病,称风湿性心脏瓣膜病(简称风湿性心脏病)。相关的关节症状不单独称风湿性关节炎。

【流行病学】

本病在 20 世纪 30～40 年代曾较流行,如美国报告的发病率为 20/10 万,在发展中国家就更加严重。20 世纪 50 年代后,随着抗生素的应用,溶血性链球菌引起的上呼吸道感染得到了及时的治疗和控制,风湿热的发病率也有了大幅度的下降或逐年下降。我国 1980 年的资料显示风湿热的发病率为 83/10 万,1993 年为 20/10 万,发病率为大多数发展中国家的 1/5～1/4,但与西方发达国家比较仍高出 40～100 倍。

【免疫病理】

已确认咽部 A 组乙型溶血性链球菌(group A streptococci,GAS)感染是诱发风湿热的常见病因。链球菌结构成分如细胞壁、胞浆、细胞膜的分子结构与人体心肌、关节组织等的分子结构有相同片段或相似抗原决定簇。A 组链球菌 M 蛋白是 A 组链球菌细胞壁上的一种蛋白质,其血清型的抗原决定簇分子存在于 M 蛋白分子的 NH_2 一端区域内。由于 M 蛋白分子存在独特的、表面暴露的抗原决定簇,风湿热流行最常见的 A 组链球菌的血清型可与其他血清型相区别。根据存在或缺少这种抗原决定簇,A 组链球菌相应地分为 I 类和 II 类。有研究表明 ARF 病人只显示直接针对 I 类特异抗原决定簇的血清 IgG 水平升高,对 II 类抗原决定簇缺乏免疫反应性。这些血清学的发现强烈提示许多 RF 病人近期单有 I 类 A 组链球菌的感染。链球菌 M 蛋白 I 型抗原决定簇是与 A 组链球菌血清型有关的急性风湿热的流行病学标志,可被抗-M 蛋白单克隆抗体(MAb10B6)所识别。用 MAb10B6 研究 M 蛋白 I 型抗原决定簇和 α_2 螺旋卷曲的肌球蛋白的关系,发现 M 蛋白 I 型抗原决定簇与原肌球蛋白及酶解肌球蛋白大片断(heavy meromyosin subfragment)有交叉免疫反应。部分合成 M5 蛋白多肽被用于鉴定 MAb10B6 的识别区域。两个重复 C 多肽(C2A 和 C3)包含着氨基酸系列:KGLRRDLDASREAK。部分片段(RRDL)与肌球蛋白大片断中和 MAb10 B6 的反应部分是相同的。然而不是所有的 M5 蛋白多肽和肌球蛋白均包含 RRDL 片段。血清型特异性的 M 蛋白是与毒力有关的主要致病因子。在特定的时间位点,同一血清型的菌株毒力会增加。细胞壁多糖位于链球菌细胞壁中层,与人体心瓣膜糖蛋白有类似共同的抗原决定簇。这一交叉反应在风湿热瓣膜病变的发病机制中十分重要。研究发现几种含碳、氢的 A 组链球菌多糖的表皮抗原:①基底细胞抗原;②细胞质抗原;③核周区域抗原;④不同层次表皮细胞的抗原。在风湿热患者中至少可形成对 A 组链球菌多糖抗原决定簇(DT)(与表皮抗原决定簇相同)的抗体。有两个抗原决定簇包括 N_2 乙酰葡糖胺:与表皮基底细胞抗原相同的抗原决定簇(DT21),不同层次细胞质核周区域抗原相同的决定簇(DT22)。其他两个抗原决定簇似乎只包括鼠李糖。自身组织和链球菌成分之间抗原模拟(mimicry)被假设为遗传易感性个体导致自身免疫反应的启动机制。链球菌侵入机体产生相应的抗体,此抗体与心肌、关节组织等发生抗原抗体反应,导致自身免疫性反应。此外也发现机体细胞免疫有变化,如患儿的 T 细胞亚群比值即 $CD4^+/CD8^+$ 异常增高。风湿热反复发作者的二尖瓣有以 $CD4^+$ 辅助细胞为主的 T 淋巴细胞浸润。人群中患链球菌性呼吸道感染者只有一小部分发作风湿热;且发现单卵双胞胎同时患风湿热者较双卵双胞胎为高,故提示此病发生还与遗传易感性有关。近年也确有学者发现人体 B 细胞表面具有某种特殊遗传标记者更容易患风湿热;某些特定组织相容抗原类型也是风湿热遗传易感标记。

【组织病理】

以风湿热心脏瓣膜病变为例,其病理变化可分为三期。第一期为渗出期,瓣膜胶原纤维首先出现黏液变性,继之有胶原纤维肿胀、断裂,同时有浆液渗出及淋巴细胞、单核细胞浸润。此期持续 1~2 个月,然后恢复或进入第二或三期。第二期是增殖期,此期特点是风湿小体(Aschoff 小体)的形成,风湿小体是一个肉芽肿,其中心是肿胀坏死的胶原纤维,边缘是风湿细胞(Aschoff 细胞),其体积巨大,含丰富的嗜碱性胞浆,核仁明显,可为单核和多核。风湿小体是风湿热的病理特征性改变,且是风湿热活动标志,皮肤风湿结节就是一个风湿小体,此期 3~4 个月。第三期是硬化期,纤维细胞激活,纤维增生,形成瘢痕,此期 2~3 个月。风湿热反复发作,上述各期病变常交错存在,但各器官病理表现不同,临床过程也各异,如关节和心包病变以渗出性为主,随之即恢复,故不发生关节畸形或缩窄性心包炎;而心肌、心内膜的病变均经历上述三期,故有瘢痕形成,造成永久性损害。

【临床表现】

(一)前驱感染

发病前 3 周左右有上呼吸道感染,皮肤疖肿,猩红热。症状轻重不一,通常数天而愈。

（二）发热

多数为中等度发热,持续 3～4 周。少数可为短期高热。轻者可为低热,不典型病例甚至不发热。

（三）心肌炎

小儿风湿热心脏症状突出,根据病理尸解统计,所有病例均有心脏受累,只是轻重不同而已。

1. 心肌炎

心肌受累最常见,可出现与体温升高不成比例的心率加快;心音低钝;心律失常如期前收缩、传导阻滞、奔马律。以上症状轻重不同,轻者只有心率增快。重者呈弥漫性心肌炎,临床表现严重心律失常、心脏明显扩大,甚至心力衰竭。

2. 心内膜炎

二尖瓣最常受累,其次是主动脉瓣。心尖部出现 II～III 级吹风样全收缩期杂音,向腋下及左背部传导,此杂音提示二尖瓣关闭不全。约半数心尖可伴有 II～III 级舒张中期杂音,这是由于左室舒张期快速充盈或二尖瓣口相对狭窄引起。急性期患儿二尖瓣的心脏杂音产生多与瓣膜炎症有关,急性炎症消退后,约半数其杂音可消失,主动脉瓣区的舒张期杂音则很少消失。

3. 心包炎

重症患儿可出现心包炎,表现为心前区疼、呼吸困难甚至端坐呼吸,早期有心底部或胸骨左缘的心包摩擦音,心包积液较明显时心包摩擦音消失,而出现心音遥远,心尖搏动减弱。X 线示心影呈烧瓶状,卧位时心腰部增宽,立位时心腰部阴影变窄,以此与心脏扩大相区别。超声心动图在左室后壁与心包间出现无回声区。

急性风湿性心脏病时,心肌、心内膜及心包往往同时受累。只是各部位轻重不同而已,临床上很难区分哪些症状和体征单纯由心肌炎、心内膜炎或心包炎引起,故统称为风湿性心脏炎或全心炎。70% 的心脏炎于发病初两周内发生,少数可延至 6 个月才发生。严重心脏炎多遗留慢性心瓣膜病。

（四）关节炎

关节炎常于咽部 GAS 感染后 2～3 周发病,特点为以膝、肘等大关节为主,慢性游走性及多发性,常累及周围大关节,很少累及小关节,几乎不累及中轴关节。关节局部表现为红、肿、热、痛,症状数日消失,不留畸形。关节痛很剧烈以致患者在被动运动时不能忍受。不对称性游走性外周大关节炎是本病特征。游走性关节炎是指一个关节炎症发生几小时后缓解,然后另一个关节接着发炎。轻者只有关节痛,但关节炎症状轻者,常并发心脏炎。RF 的关节炎持续时间是有限的,多在几天内自行缓解,最多 2～3 周。ARF 关节炎的另一特征是对阿司匹林反应良好,服用阿司匹林后最多 48～72 小时症状可缓解。儿童时期关节炎症状常不如成人突出。

（五）舞蹈病

是风湿热的主要表现之一,发生率 30% 左右,可单独存在或与其他风湿热症状并存,但很少同时有关节炎。其体征是不规则、不自主的运动,程度亦不同。四肢不自主动作多见,颜面肌肉亦可受累。在兴奋和注意力集中时加重,入睡则消失。可有肌无力,表现为交替握力或挤牛奶征;即让患儿握住检查者的手,可以感到患儿握力时而增加,时而减低。也可有情感障碍,表现为不适当的哭泣、烦躁不安等。感觉无障碍。学龄儿童好发,青春期后大为减少,女孩多见。舞蹈病出现于发病数月后,故常已不发热,其他实验室检查多正常,病程1～3个月,不留后遗症。

（六）皮下结节

结节常出现在骨表面突出处、肌腱附着处,或关节伸侧的皮下组织;较硬,多如豌豆大小,个别大到直径1～2cm;与皮肤无粘连,多无压痛,数目可多可少;通常2～4周消失,但可反复发作;常与心脏炎并存,发生率低,仅为1%左右。

（七）环形红斑

环形红斑对风湿热诊断有特征性意义。其发生率报道不一,约为10%。是一种皮肤的渗出性 病变,表现为大小不等的环形或半环形、边缘稍隆起、淡红色皮疹,环内皮肤颜色正常,无痛及痒感,多见于躯干及四肢屈侧皮肤,而不见于面部。常时隐时现,无脱屑及色素沉着。环形红斑可在一段较长时间反复出现,但与风湿活动不一定平行。

（八）其他

风湿热患儿还有疲乏无力、食欲减退、面色苍白、鼻出血等。腹痛也见于不少患儿,有时甚至误诊为阑尾炎。还有肺炎或胸膜炎的表现,但不多见。

（九）风湿热复发

患儿复发率为30%～75%,大大高于成人。患儿再次出现发热、关节痛、腹痛及皮肤症状应考虑复发。风湿性心脏病患儿心力衰竭症状加重,当出现新的杂音也可能是复发。

【辅助检查】

目前并无特异性很高的实验室检查来辅助诊断风湿热,但有以下检查供参考。

（一）急性期反应物检测

检测急性炎症存在的实验有:末梢血白细胞总数及中性粒细胞增多;红细胞沉降率加速;C反应蛋白阳性;糖蛋白或黏蛋白增高,特别 α_1 糖蛋白是较敏感的急性活动期指标。糖蛋白或黏蛋白测定较血沉和C反应蛋白更有意义。

（二）链球菌感染的检测

①抗链球菌溶血素O试验(ASO)是最常用的链球菌抗体血清试验,其不仅用于链球菌感染或并发症的诊断,而且用于随访,以评价治疗的效果。其滴度到达何程度为诊断参考意义各医院有不同规定,通常规定1:400以上为阳性。链球菌感染后2周ASO开始出现,4～6周后达高峰,8～12周下降至正常。风湿热ASO的阳性率达70%～80%,但不典型病例增多,加以抗生素的普遍使用,致使ASO阳性率下降,因此,单独ASO阴性结果不能排除风湿热和其他链球菌感染及后遗症,需要采用其他的抗体试验。②抗脱氧核糖核酸酶试验(抗DNA酶B>250U为异常)。③抗链球菌激酶试验(ASK>80U为异常)。④抗透明质酸酶试验(AH>128U为异常)。⑤抗核苷酸试验(ANAD正常值275U)。⑥抗DNA酶B的测定。因为在某些GAS感染中,ASO并不升高。抗DNA酶B在链球菌感染后、抗体高滴度状态,持续3～6个月以上,时间明显长于ASO,有报道80%的风湿热出现ASO升高,如果加上抗DNA酶B试验,风湿热诊断的准确性可达95%,能提高链球菌感染检出的阳性率。

（三）免疫学检查

免疫球蛋白增高、循环免疫复合物增高、抗心肌抗体吸附试验阳性等。

（四）心电图及影像学检查

对风湿性心脏炎有较大意义。心电图检查有助于发现窦性心动过速、PR间期延长和各种心律失常。超声心动图可发现早期、轻症心脏炎以及亚临床型心脏炎,对轻度心包积液较敏感。心肌核素检查(ECT)可测出轻症心脏炎及亚临床型心肌炎。

【诊断与鉴别诊断】

(一)诊断

风湿热诊断主要依靠临床综合分析,缺乏特殊诊断方法,目前仍沿用美国心脏病学会 1992 年修订的 Jones 诊断标准(表 18-1)。

表 18-1　Jones 诊断标准附加世界卫生组织建议

主要表现	关节痛
心脏炎	既往风湿病史
游走性、多发性关节炎	急性期反应物升高
环形红斑	PR 间期延长
舞蹈病	近期链球菌感染证据
皮下结节	近期 A 组链球菌感染证据:近期患猩红热、咽培养 A 组
次要表现	溶血性链球菌阳性、ASO 或其他抗链球菌抗体滴度升高
发热	

有两项主要表现或一项主要表现和两项次要表现,再加上近期链球菌感染证据,提示风湿热高度可能。如多发性关节炎成为主要表现。关节痛不能再列为次要表现;心脏炎如列为主要表现,P-R 间期延长不能再列为次要表现。

世界卫生组织提出下列三种特殊类别,诊断风湿热不必具备两项主要表现或一项主要表现和两项次要表现;此外 a、b 类可不必具备近期链球菌感染证据。①舞蹈病、排除其他病因所致。②隐匿性心脏炎、无其他情况者。③风湿热复发、风湿性心脏病者,只有一项表现如发热、关节痛或急性反应物升高,再加上近期链球菌感染证据,即提示风湿热复发。

心脏炎诊断应具有下列 4 点之一:①新出现的有意义的杂音如心尖部收缩全期杂音或舒张中期杂音;②心脏扩大;③心包炎;④心力衰竭。

Jones 标准虽几经修改至今仍沿用,但具体使用时不能机械套用,而要对临床资料全面分析。此外确定风湿有无活动性也是诊断中很重要的一个方面,下面情况提示风湿活动的持续存在,即①体温不正常;②运动耐量不恢复;③心率增快、心律失常;④血沉快、C 反应蛋白持续阳性、糖蛋白 a 升高、循环免疫复合物持续升高。

不典型或轻症风湿热:常不能达到 Jones(1992 年)修订标准,可按以下步骤做出诊断:①细心问诊及检查以确定有无主要或次要表现。如轻症的心脏炎常表现为无任何原因而出现逐渐加重的心悸、气短。低热需作定期体温测量才能发现,临床上可仅有头晕、疲乏主诉。②有条件的医院可作特异性免疫指标检查。如抗心肌抗体,只需荧光显微镜即可实施;ASP 和 PCA 阳性高度提示风湿性心脏炎存在。③彩色多普勒超声心动图、心电图和心肌核素检查可发现轻症及亚临床型心脏炎;有时对临床表现单纯关节炎的病例也可测出阳性结果。

(二)鉴别诊断

1. 幼年类风湿关节炎

幼年类风湿关节炎也可有发热、关节炎类型,即 Still 病。但以下几点与风湿热不同:多为弛张热,较少侵犯心脏,尤其罕见心瓣膜炎。不具有风湿热性关节炎的典型游走性。对 NSAIDs 的反应远不如风湿性者,晚期可有关节畸形。

2. 系统性红斑狼疮

有发热、关节炎及心脏炎,但常伴有面部蝶形红斑、光过敏等该病特征性表现。另外有 ANA 抗体,双链 DNA 抗体、Sm 抗体阳性是具特征性的。白细胞及血小板计数往往减少,补体降低。

3. 结核感染反应性关节炎

虽有低热,反复关节炎发作,血沉快等,但不累及心脏,NSAIDs 治疗效果远不及风湿热者。有结核感染病灶,常为原发性肺结核,结核菌素试验呈强阳性。皮肤改变是完全不同于皮下小结和环形红斑的结节性红斑,可伴有疱疹性角膜结膜炎。

4. 反应性关节炎

反应性关节炎是继发于某些细菌或病毒感染的一种关节炎,常见病原可是支原体、志贺菌、耶尔森菌或乙型肝炎病毒。关节炎发作前可以追询到这些疾病的特殊临床表现。HLA-B27 可阳性。

5. 化脓性关节炎

化脓性关节炎有发热、关节红肿,多为单发,局部红、肿、热、痛特别突出,不表现游走性。病原以金黄色葡萄球菌多见,血培养及关节脓液培养呈阳性。

6. 病毒性心肌炎

该病有增加趋势,容易与不典型的风湿性心肌炎相混淆。其区别在于:首先二者前驱病不同,病毒性心肌炎的前驱病为病毒性上呼吸道感染,鼻塞、流涕、流泪等卡他症状明显,而风湿性心脏炎前驱病是链球菌咽炎,以咽痛、发热为著。病毒性心肌炎很少有心瓣膜杂音,而心律失常表现明显且顽固。

7. 链球菌感染后状态

不具备 Jones 标准而能怀疑风湿热者,在扁桃体炎后出现低热、关节痛、血沉快、心电图示轻度 ST 段及 T 波改变,但无心脏杂音,应用青霉素或加用小剂量泼尼松很快恢复,也不再复发。

【治疗】

(一) 风湿热治疗

治疗目标为清除链球菌感染,去除诱发风湿热的病因;控制临床症状,使心脏炎、关节炎、舞蹈病及其他症状迅速缓解,解除风湿热带来的痛苦;处理各种并发症和合并症,提高患者生活质量,防止重要器官致残。

1. 一般生活指导

急性期应卧床休息至症状消失。累及心脏者绝对卧床休息不小于 1 个月,如心脏扩大并伴有心力衰竭者约需 6 个月方可逐渐恢复活动。饮食宜少量多餐,有心衰者要适当限盐限水。

2. 消除链球菌感染灶

这是去除风湿热病因的重要措施,否则本病将会反复发作或迁延不愈。目前公认苄星青霉素是首选药物,对初发链球菌感染,体重 27kg 以下可肌内注射苄星青霉素 60 万 U,体重在 27kg 以上用 120 万 U。对再发风湿热或风湿性心脏病的复发的预防用药:应视病情每 1～3 周肌内注射上述剂量 1 次,至链球菌感染不再反复发作后,可改为每 4 周肌内注射 1 次。对青霉素过敏或耐药者,可改用红霉素 0.25g,每日 4 次,或罗红霉素 150mg,每日 2 次,疗程 10 天。林可霉素、头孢类或喹诺酮类亦可用。近年有提出,阿奇霉素 5d 疗程方案:16 岁以上患者第 1 天 500mg/d,分两次服,第 2～5 天 250mg 顿服。经上述足疗程治疗后,体重<27kg 者,可继用红霉素 0.5g/d 或磺胺嘧啶 0.5g,每日 1 次,或 1g,体重>27kg 者,每日 1 次。但要注意多饮水、定期复查血象、以防白细胞减少。以上为 WHO 推荐治疗方案,可供参考。

3. 抗风湿药

经过西方发达国家长达 15 年的多中心研究,结论是类固醇与水杨酸类药物抗风湿热效果相当,对远期心脏瓣膜病的形成治疗无明显差异。近年观点是:风湿性关节炎首选阿司匹林,心脏炎首选糖皮质激素,后期加阿司匹林。

(1) 关节炎治疗:阿司匹林 80～100mg/(kg·d),最大不超过 3～4g/d,分 4 次服。调节剂量将血药水平维持在 200～250mg/L,以避免中毒反应,特别是黏膜溃疡出血。开始的剂量大约用 2 周,至体温下降、关节症状消失,血沉、C 反应蛋白及白细胞均正常时,可减少用量至原剂量的 3/4,再用 2 周,以后逐渐减量,共用 4～6 周。

(2) 心肌炎治疗:泼尼松 2mg/(kg·d),分次服。病情严重如合并心包炎或重症心肌炎或心力衰竭者用地塞米松 5mg/d 或氢化可的松 5～10mg/(kg·d)静脉滴注,至病情改善后改口服。口服的起始剂量持续 2～3 周,渐减量,至 12 周停药。在泼尼松停用前 2 周,加阿司匹林口服,继续用 12 周,时间可视病情而定。

在抗风湿药减量过程或停药后可以出现风湿热的症状不同程度再现,此称反跳现象,轻者数日可自愈,重者需再增加用药剂量。

4. 舞蹈病

主要是对症治疗,居住环境尽量安静,减少外界不良刺激,轻症可用苯巴比妥或安定等镇静剂。近年报道用氟哌丁醇,同时加安坦,可较快控制症状,并减少氟哌丁醇的副作用。

(二) 链球菌感染的预防治疗

1. 彻底治疗链球菌感染

肌内注射青霉素每次 40 万～80 万 U,每日 2 次,共用 10 天。青霉素过敏者用大环内酯类抗生素。

2. 预防风湿热复发

要给予风湿热患者长时间定期的持续性预防,以防止复发。肌内注射苄星青霉素 G 120 万单位,每 3～4 周 1 次,或口服青霉素 V 钾 25 万 U,每日 2 次。青霉素过敏者用红霉素 0.25g,每日 2 次或磺胺嘧啶 0.5～1g,每日 1 次代替,青霉素的预防效果明显优于其他药物。使用药物预防的年限不应少于 1 年。使用药物预防时如再发生链球菌感染应加强治疗。

3. 链球菌疫苗的使用

不仅能长期预防易患个体的复发,也能防止链球菌感染性疾病传播。

【预后】

本病预后取决于是否累及心脏及其严重程度。儿科范围内风湿热多容易累及心脏,发展成为心瓣膜病者高达60%,远远高于成人。累及心脏者易转变为复发风湿热,每复发一次心脏病变就加重一次,终至发展为慢性心脏瓣膜病。关节炎及舞蹈病预后相对好,复发机会少。

(李　鸣　武树朋)

第五节　解脲脲原体感染相关反应性关节炎

支原体感染相关反应性关节炎是指支原体感染中,或感染后发生的无菌性关节炎。可以造成关节炎的支原体有解脲脲原体、生殖支原体、发酵支原体、穿透支原体、人型支原体等。感染部位以生殖道、尿道、直肠肛门为主,表现为阴道炎、前列腺炎、尿道炎、肛肠炎。尚未发现肺炎支原体的报告。支原体的关节腔检出率国内报告阳性率低于国外。临床表现为下肢大关节炎、跟腱炎,伴低热、乏力、下腰部疼痛。如果不治愈感染,关节炎很难控制。部分患者在数年后会转变为其他关节炎类型。

【流行病学】

国外流行病学调查,性成熟女子子宫颈或阴道解脲脲原体(ureaplasma urealyticum,Uu)携带率为40%~80%,国内流行病学调查,居民中的携带率为10%~40%。非淋球菌尿道炎(non-gonococcal urehtitis,NGU)患者中Uu的检出率为15%~50%,明显高于正常人。淋球菌性后尿道炎40%~50%以上可分离到Uu。国内缺少大样本解脲脲原体感染相关反应性关节炎的流行病学资料。文献调查国内解脲脲原体在反应性关节炎患者中的检出率是52.44%,沙眼衣原体的检出率是3.04%,解脲脲原体检出率明显高于沙眼衣原体。而在无关节炎的患者中,两者的检出率分别是32.37%和6.81%,无关节炎组解脲脲原体的检出率显著低于反应性关节炎患者。解脲脲原体感染后只有部分患者发展为解脲脲原体感染相关反应性关节炎,提示遗传因素、免疫因素和感染因素在本病发病机制中都起作用。

【病原学】

解脲脲原体也称为溶脲脲原体,属于支原体目、支原体科、脲原体属的一个种。1954年Shepard首次从非淋球菌尿道炎(NGU)患者的尿道分泌物中分离获得,称为T株(tiny strain)。Uu体积介于细菌和病毒之间,是能在人工培养基上繁殖的最小的原核细胞型微生物,无细胞壁,能自我复制。Uu根据分子生物学特征可分为两大生物群及14个血清型。生物一群包括基因片段较小的1、3、6、14型,曾先后命名为U. Parvum群、Biovar 1群、Biovar B群、Parvo Biovar群,目前被重新命名为ureap lama Parvum,简称Up,占支原体感染的90%~92%。生物二群包括剩下的10个基因片段较大的血清型,也曾先后命名为T960群、T2960 biovar群、biovar2群、biovarA群,目前被重新命名为ureaplasma urealyticum,简称Uu,占支原体感染的8%~10%。从患者尿道分离的以血清型4型较多。Uu不同的生物群及血清型与寄居和感染的关系是目前研究的一个热点。

【免疫病理】

不同的支原体具有相同的生物学特征,均能牢固地黏附宿主细胞,并进入细胞和产生细胞毒杀伤效能,引起单核/巨噬细胞、肺成纤维细胞、NK细胞的非特异性免疫反应,产生过量的白细胞介素、干扰素、肿瘤坏死因子等细胞因子和一氧化氮。可通过对直接感染的间接交叉免疫反应等引起自身免疫反应。支原体或支原体源高分子量物质刺激人体免疫活性细胞释放多种细胞因子,从而对组织有损伤作用。还可刺激 HLA 基因表达,由此诱发自身免疫性疾病。又因支原体存在有超抗原(SAg)物质可使人体免疫功能亢进和失调。已发现多种支原体(包 Uu)与人类存在共同抗原。最新的 48 000 点 DNA 基因表达芯片研究显示,受支原体感染后的细胞其细胞周期信号传达、凋亡、蛋白质合成、新陈代谢、钙离子通道等诸多方面表现为上调或下调。解脲脲原体脂质相关膜蛋白(Lipid-associated membrane protein,LAMPs)被认为是激活宿主细胞免疫应答的主要成分之一,抗 LAMP 抗体(不是这样)可以引起前列腺炎、附睾炎、不育症、早产、自发流产等。不断有研究发现,Uu LAMP 可参与多种自身免疫病,包括 RA。其通过宿主细胞表达的 Toll-like 受体(Toll-like receptors,TLRs)主要是 TLR2 激活宿主免疫系统,TLRs 是一类模式识别受体(pattern recognition receptors,PRRs),能够识别细菌或病毒的病原相关分子模式(pathogen associated molecular patterns,PAMP)。

【临床表现】

(一)感染表现

解脲脲原体尿道炎或宫颈炎,多在关节炎前一个月发生,临床表现为尿道刺痛,不同程度的尿急及尿频,排尿刺痛,特别是当尿液较为浓缩的时候明显。尿道口轻度红肿,分泌物稀薄。生殖系统表现为白带增多,混浊,子宫颈水肿,充血或表面糜烂。前列腺炎、附睾炎、输卵管炎、绒毛羊膜炎、早产、流产、围生期病态和病死率升高等。

(二)关节表现

下腰背痛,下肢大关节肿痛或单关节肿痛,臀区疼痛。肌腱和附着点肿痛、足跟肿痛等。

(三)关节外表现

虹膜炎、肠炎、淋巴结肿大,尤其是腹股沟淋巴结肿大、结节红斑。

【辅助检查】

当解脲脲原体阳性时,支持解脲脲原体感染相关反应性关节炎的诊断,而且在缺乏病原体感染的表现和症状时更为有用。最常用的方法有两种,临床检验中较为常见的是解脲脲原体培养。但是阴性培养物不能排除诊断,需要做多聚酶链反应、Southern blotting、Northern blotting 等核酸杂交技术,因为在关节炎出现时培养物中的病原体培养会变成阴性。滑液检查显示轻到中度的炎性改变,活膜活检显示炎性改变,在这些组织中,确定解脲脲原体感染相关反应性关节炎特异性改变的努力正在进行中。但是,滑液检查和活膜活检在排除化脓性关节炎是有价值的。

(一)致病菌检查

1. 间接免疫荧光法(indirect lmmunofluoreseent assay,IFA)**与酶联免疫吸附试验**(enzyme linked immunosor-bent assay,ELISA)

Fedoua 等对 97 株 Uu 进行实验,ELISA 法可对其中 86 株进行分型鉴定,IFA 法可对其中的 89 株进行分型鉴定,86 株两种方法都可以,并认为 ELISA 比较合适用于临床诊断分型。如不能用 ELISA 则再用 IFA 做补充查检。用夹心法检测 Uu 抗原与传统的培养法比较,结果 ELISA 夹心法敏感度为 92.6%,特异度为 97.4%,能够检测出蛋白含量最低为 5~10ng/ml 的 Uu 抗原。

2. 免疫组织化学法(immunohistochemistry,IHC)

即亲和素-生物素-酶复合物技术(ABC 法),检测 Uu 临床感染者。该方法可将检测时间缩短至 3 小时左右,标本处理后可长期保存,并且不需要特殊的设备。

3. 培养法

被认为是 Uu 检测的"金标准"。支原体营养条件要求较高,一般有液体培养法、固体培养法和双相培养法。Uu 的液体培养基主要是以牛心浸出液、肉汤培养基为基础,添加 10%～20%小牛血清或马血清、酵母、0.1%尿素、抗生素、抑菌剂和酚红指示剂等。在支原体中只有 Uu 在生长的过程中会分解尿素,产生 NH_3,使培养基颜色变红。因此可通过观察培养基颜色的改变来判断 Uu 的存在。数年来出现很多改良型培养基,同原 Uu 液体培养基相比,具有分离阳性率高、生长速度快及抑制杂菌能力强等优点。虽然肉汤颜色的变化在一定程度上已经提示了支原体培养可能为阳性,但是仍然存在着假阳性问题。细菌和真菌的污染均会影响检验结果,因此还需转种琼脂固体培养基,观察典型的菌落形态和有关生化反应。接种后第 1～3 天出现的圆形棕色菌落,直径在 15～60μm,判断为 Uu 阳性;接种后第 3～4 天出现油煎蛋样菌落,直径为 200～300μm,判断为人型支原体(mycoplasma hominis,Mh)阳性。故 Uu 的分离和鉴定程序须包括肉汤增菌和转种固体平板。

4. 分子生物学方法

虽然培养法被认为是 Uu 检测的"金标准",但因其敏感性低、耗时长、易污染等缺点,使得聚核酶链式反应(PCR)法显现出其在检测上的优势。研究者根据 Uu 的 MB 基因、16S rRNA 基因和脲酶基因设计了各种 PCR 检测方法,如传统 PCR、实时 PCR、荧光定量 PCR、反相斑点杂交、多重 PCR 等。PCR 与其他生物学技术的结合使用,可在 24～48h 内获得鉴定和分型的信息,并可动态观察患者治疗前后的变化。

5. 相差显微镜检查

液体培养基在 48 h 内如由黄变红,取 0.2 ml 转种于 Uu 选择性培养基(内含 0.05%尿素及 0.015%硫酸锰)。后置 37℃含 95%N_2 及 10%CO_2 环境中孵育,48 h 观察菌落。当在相差显微镜下观察到棕色、15～50μm 特征性的细小"荷包蛋"样菌落或颗粒样、桑葚样菌落为 Uu 阳性。而在液体培养基中看不到。

(二)一般项目

中等程度的白细胞和中性粒细胞百分比升高。红细胞沉降率(简称血沉)轻到中度升高,一般为 25～45mm/h,C 反应蛋白明显升高,一般为 10～100mg/dl。抗"O"轻到中度升高,一般为 200～600IU/ml,CD3$^+$ 和 HLA-B27$^+$ 可占 5%～35%,类风湿因子阴性,抗环瓜氨酸肽抗体阴性,抗 RA33 抗体、类风湿因子分类各指标阳性和阴性均可见。

(三)关节 B 超

滑膜炎症水肿。肌腱、韧带及关节囊附着点炎。高分辨率线性探头可显示高质的肌腱、血管的断层影像,三维成像可进行多维重建,直接或间接获得清晰图像。其优点包括非侵袭性、价格相对低廉、便携、无电离辐射。而最大缺点是不能穿透骨组织,因此位于骨深层的结构显示不清。

(四)关节磁共振显像(MRI)

T_2 加权图像和翻转复原图像对液体敏感,用于病理改变。可显示滑膜组织炎症、偶有软骨炎和骨侵蚀。是唯一可以直接分辨关节的骨、软骨、软组织的检查手段。

（五）滑液及滑膜检查

滑液中细胞少于 180/ml,细胞计数在 2000～5000/ml,在急性状态下,偶尔会超过 5000/ml,显微镜下可以发现摄入凋亡的多形核白细胞的组织巨噬细胞。滑液或滑膜组织检测 Uu 部分阳性。UuLAMPs 部分阳性。

【诊断与鉴别诊断】

（一）诊断

满足以下条件者可诊断为解脲脲原体感染相关反应性关节炎。①有尿道炎、阴道炎、前列腺炎表现;②分泌物检出 Uu,主要是阴道分泌物和前列腺液;③下肢大关节炎;④排除类风湿关节炎、强直性脊柱炎、Reiter 综合征、炎性肠病;⑤抗生素治疗合并关节炎治疗有效。

（二）鉴别诊断

类风湿关节炎、急性风湿热、强直性脊柱炎、未分化脊柱关节病和莱姆病等。

【治疗】

（一）抗生素的选择

在治疗急性感染时,根据临床检测结果和药物敏感试验选择足量有效抗生素按疗程规律治疗。超过急性期范围时,10 个独立的研究组显示使用抗生素不会导致此类关节炎的长期结果的显著改善。常见的敏感抗生素有四环素、多西环素、米诺环素、红霉素、阿奇霉素、克拉霉素和左氧氟沙星等。

（二）关节炎的治疗

1. 非甾体抗炎药（NSAIDs）

随着传统 NSAIDs 的广泛使用和环氧化酶-2（cycloxygenase-2,COX-2）抑制剂的使用,药物选择依赖于个人喜好、对副作用的易感和耐受性、经济方面等因素。在 2 周内可显示出抑制疼痛和炎症的最大效果。2 周以后,没有信息表明当症状需要时持续和间歇给药是否有治疗效果上的差别。评价效果时,对疼痛和晨僵的控制是较好的观察指标。已证明阿司匹林对本病疗效不佳。

2. 糖皮质激素

激素的局部治疗对于局部炎症有效。症状严重者可选择短期内小剂量全身应用激素治疗,但不能作为长期用药。

3. 改变病情抗风湿药（DMARD）

柳氮磺胺吡啶一般认为对轻型患者尤其是外周关节受累为主者有效。甲氨蝶呤、雷公藤总苷也已应用多年。

4. 生物制剂

有学者用抗肿瘤坏死因子单抗在本病的治疗取得初步疗效,但最后结论尚待进一步证实。

5. 物理治疗

当症状允许时,一定范围的活动锻炼对关节功能的维护有帮助。关于关节制动和夹板效果的正式研究还未开展,短期的锻炼不能改善关节活动性的有关参数。

6. 外科治疗

主要用于关节僵直和严重畸形的晚期患者的矫形。

临床常规治疗方案:①泼尼松＋雷公藤总苷＋柳氮磺胺吡啶＋非甾体抗炎药;②甲氨蝶呤＋柳氮磺胺吡啶＋非甾体抗炎药。

【预后】

以 Parvum 群为主,尤其是 1、3、6 的单型别在正常人群携带的可能性较大,临床上不表现出明显的症状和体征。有关节炎者,不危及患者生命,可影响患者正常工作和生活。可致残,致残率明显低于类风湿关节炎和强直性脊柱炎,仅占少数。长期有关节炎者可重叠类风湿关节炎。

(付　敏)

参 考 文 献

蒋明,David Yu,林孝义. 2004. 中华风湿病学. 北京:华夏出版社.

张乃峥. 1999. 临床风湿病学. 上海:上海科学技术出版社.

Bull TM,Fagan KA,Badesch DB. 2005. Pulmonary vascular manifestations of mixed connective tissue disease. Rheum Dis Clin North Am,31(3):451-464,vi.

Greidinger EL,Hoffman RW. 2005. Autoantibodies in the pathogenesis of mixed connective tissue disease. Rheum Dis Clin North Am,31(3):437-450,vi.

Hall S,Hanrahan P. 2005. Muscle involvement in mixed connective tissue disease. Rheum Dis Clin North Am,31(3):509-517,vii.

Hoffman RW,Maldonado ME. 2008. Immune pathogenesis of Mixed Connective Tissue Disease: a short analytical review. Clin Immunol,128(1):8-17.

Kim P,Grossman JM. 2005. Treatment of mixed connective tissue disease. Rheum Dis Clin North Am,31(3):549-565,viii.

Kondo H,Okada J. 2006. Pathophysiology of and therapy for mixed connective tissue disease: recent progress on the study. Nippon Naika Gakkai Zasshi,95(9):1881-1887.

Lundberg IE. 2005. The prognosis of mixed connective tissue disease. Rheum Dis Clin North Am,31(3):535-547,vii-viii.

Robert G Lahita,Nicholas Chiorazzi,Westley H Reeves. 2000. Textbook of the Autoimmune Diseases. Philadelphia:Lippincott Williams & Wilkins.

Swart JF,Wulffraat NM. 2008. Diagnostic workup for mixed connective tissue disease in childhood. Isr Med Assoc J,10(8-9):650-652.

Venables PJ. 2006. Mixed connective tissue disease,15(3):132-137.

第十九章 骨关节炎

第一节 骨关节炎概述

骨关节炎(osteoarthritis,OA)是指因关节软骨破坏和关节边缘骨质增生而引起的以为关节疼痛、功能障碍为主要表现的一组疾病。也称退行性关节病、增生性关节炎、骨关节病。William Herbeden 首先提出远端指间关节的骨性良性肥大的意义,3 年后,Hay-garth 提出全身形式骨关节炎。1857 年,Adams 对于骨关节炎进行了系统的描述。1926 年,Cecil 和 Archer 对骨关节炎进行了总体分类中,将远端指间关节和近端指间关节结节性关节炎划入退行性关节病中。Stecher 以后发现,Heberden 结节具有明显的遗传倾向,在女性为孟德尔显性遗传,而男性为孟德尔隐性遗传。

【流行病学】

55 岁以下男女骨关节炎关节分布相同,55 岁以后女性多见。髋关节骨关节炎在高龄男性多于女性,女性手骨性关节炎多见。国外患者关节变形和致残较国内常见。

【免疫病理】

1. 软骨基质

由胶原、蛋白聚糖、糖蛋白与水分等组成。①胶原以 II 型胶原纤维为主,约占 90％以上,从关节浅层到深层,胶原含量逐渐减少;②蛋白聚糖由透明质酸、硫酸软骨素及硫酸角质素等与核心蛋白及连接蛋白共同构成;③软骨糖蛋白,包括纤维连接蛋白和基质结合蛋白等,其含量与胶原含量相反;④水、电解质,占湿重 70％～75％。

维持细胞基质完整性根本在于维持基质分解与合成代谢的平衡,其微弱改变就可能导致关节软骨变化而患 OA。OA 软骨基质中蛋白多糖及水分增加和胶原减少耗竭、立体结构破坏,直接与病变严重性相关,与某些蛋白酶作用有关,主要是基质金属蛋白酶(MMP),还有胶原酶、胶原溶解酶和纤溶酶等。研究表明,不同的 MMP 参与消化不同类型的胶原分子,软骨细胞外基质的动态平衡是由基质金属蛋白酶抑制剂(TIMP)和 MMP 之间的平衡调节和维持的,失衡将导致软骨基质的病理降解。而纤溶酶是 MMP 强有力的激活因子,并能直接分解蛋白多糖。另外也发现多种细胞因子参与了这一病理过程。

研究发现,IL-1 存在于关节软骨的软骨细胞中,而外周血管翳和淋巴细胞聚集的部位则较少,故其可能主要由软骨细胞或滑膜细胞产生。IL-1 可作用于软骨细胞,抑制 II 型胶原的合成,诱导表达 I 型、III 型胶原,抑制基质合成,促进软骨细胞分化。软骨破坏产生的磨削颗粒及软骨基质的破坏产物能诱发单核/巨噬细胞等炎性浸润和加重滑膜炎,促进 IL-1 释放。使滑膜细胞、炎性细胞反应性增强,软骨细胞分泌更多金属蛋白酶,形成恶性循环,引起更大软骨破坏。有报道 IL-6 也有类似作用。

TNF 通过刺激滑膜细胞合成 PGE_2 和胶原酶,促进 MMP 合成和分泌,促进成纤维细胞增生,引起关节软骨吸收、降解和破坏。使局部血管内皮细胞通透性增加,加重局部炎性浸润和水肿;与 IL-1 相互诱生,参加细胞因子的网络作用,导致 OA 关节基质改变。细胞外基质成分的代谢平衡是通过多种因子共同协调作用来维持的。

2. 软骨细胞

主要功能为合成软骨基质与分解基质的酶类。研究发现,OA 关节负重区及周边软骨中软骨细胞数目少于正常关节区域,凋亡软骨细胞比例较高。凋亡细胞数目与 OA 严重程度明显相关,电镜下凋亡呈灶性,多位于软骨表层和中层,且随年龄增长而增加。细胞周围软骨基质退行性变,凋亡区域的基质中蛋白多糖含量明显减少,最终导致关节软骨变薄,关节下骨变硬、增厚。同时在 OA 中残存软骨细胞亦活跃增殖,呈特征性簇状现象,但并未增加软骨基质的合成。

造成软骨细胞凋亡的原因是多方面的:①高浓度 NO 可引起软骨细胞的凋亡,一是 NO 通过细胞毒作用抑制线粒体内酶的作用,糖酵解增加,产生乳酸,使软骨细胞受损,并损伤血管内皮细胞导致骨微循环障碍。其二是 NO 抑制软骨细胞增殖及基质合成、促其降解,使软骨细胞修复能力下降。三是 NO 通过增强淋巴细胞因子活化杀伤细胞,促使软骨细胞死亡。②软骨基质参与细胞间信号传导,维持软骨细胞存活。故 OA 软骨基质变化可影响软骨细胞凋亡。转基因鼠实验中发现 II 型胶原减少可促进软骨细胞凋亡。正常关节软骨发育过程中,肥大软骨细胞的 X 型胶原表达是引起凋亡的原因,通过抑制 X 型胶原表达可防止凋亡发生。而 X 型胶原被认为是 OA 中软骨细胞表型不可逆转的诊断标志之一。③血管侵入软骨可导致软骨细胞凋亡。故抑制血管侵入骨骺有利于延迟软骨细胞死亡。④软骨细胞凋亡受 bax 和 bcl-2 基因共同调节,bax 诱导凋亡,bcl-2 抑制凋亡,OA 患者在上调 bcl-2 mRNA 表达的同时,bax mRNA 的表达也显著增高。OA 软骨细胞凋亡率不高,是 OA 病理过程进展缓慢的一个重要原因。⑤其他因素:IL-1 及 TNF-α 可促进凋亡,是负调节因子。过量氧自由基可引起软骨细胞 DNA 氧化性损伤,抑制增殖及基质合成,促进降解。

部分细胞因子和生长因子有促进软骨修复等调节作用。转化生长因子(TGF)-β 一方面根据细胞所处的细胞周期,调节关节软骨细胞增殖分化来保持正常数量和状态的软骨细胞,另一方面通过刺激或抑制基质中胶原和蛋白多糖的含量,维持基质的正常更新。另外,TGF-β 还能对抗 IL-1,拮抗炎症因子,修复和调节炎症的过程。胰岛素样生长因子(IGF)-I 系统各成分(IGF、IGFBP、IGF)受体及相关蛋白酶在功能上有协同性,IGF 有修复软骨、刺激软骨基质合成的作用。但 OA 软骨对 IGF 并不敏感,这可能与 IGF 系统失平衡有关,故 IGF-I 水平增高及 IGF 系统紊乱也对 OA 患者关节基质改变有较重要的作用。而骨形态蛋白 BMP 2、7 其前体主要在软骨深层,成熟后主要在表层,对软骨修复具有较重要的作用。

【组织病理】

骨性关节炎主要累及软骨,还可累及滑膜、关节囊和软骨下骨板。关节修复不良和结构破坏与免疫炎症密切相关。

1. 软骨变性

软骨细胞减少,软骨基质变性、肿胀,关节软骨结构逐渐紊乱,软骨细胞死亡,最终全层软骨消失。

2. 骨质病变

软骨糜烂脱落后,软骨下骨板暴露,骨质逐渐变的致密坚硬,出现关节软骨下骨质增生以及软骨下骨板囊性变等。

OA 在承受应力和摩擦力最大的部位,软骨下骨呈象牙样变、增厚;其外围萎缩。软骨下骨小梁增多,骨质体积厚度增加,骨内静脉淤滞尤其微循环淤滞形成骨内高压。Fazzalari 等发现,软骨下骨小梁的表面和形状与正常人不同,其数目增加,间距变窄,厚度改变不大。Kamibayashi 等也报道,软骨下骨小梁体积分数增加,骨小梁厚度也增加,与正常比较,OA 骨小梁方向与关节表面更垂直。与正常相比,OA 骨组织密度明显下降,呈骨质疏松的征象。OA 与骨质疏松症为老年常见病。

在 OA 动物实验中也观察到,关节软骨钙化层在负重区分布最厚,非负重区最薄。OA 严重度和钙化层厚度呈正相关,和软骨非钙化软骨厚度呈负相关,软骨下骨在各种因素作用下,局部发生反应性增生,可形成骨赘,这是造成 OA 患者长期关节疼痛的主要原因之一。

3. 滑膜炎

早期可有充血,淋巴细胞及浆细胞浸润。后期滑膜呈绒毛样增生并失去弹性,其内可埋有破碎软骨或骨质小块。疾病晚期出现免疫炎症。

OA 滑膜增生变厚,镜下早期充血,局灶性围管性淋巴细胞、单核细胞及浆细胞浸润。后期表面呈乳头状增生,部分细胞层缺失,使内膜下层纤维呈乳头状突出。浆细胞增多聚集成堆,滑膜细胞显著减少,细胞常萎缩,纤维组织增加。滑膜内小血管明显增生,内皮细胞增生肿胀,管腔狭窄,而毛细血管明显减少,炎性细胞浸润管周。早晚期皆可见滑膜细胞凋亡。

电镜下,滑膜细胞减少,松散排列,体积较大,呈功能活跃象,细胞间被中等密度基质分隔。滑膜细胞粗面内质网增多,网池显著膨胀,结构破坏,Golgi 器数量减少,线粒体膨胀,嵴呈螺旋状,走行紊乱,并可见溶酶体增加。

【临床表现】

尽管 20 岁左右就发现了部分患者关节退行性改变的病理学证据,原发性骨关节炎不在 40 岁以前诊断。40 岁以后随着年龄的增长,骨关节炎发生的频率和严重程度都呈进行性增加,因此,骨关节炎是中老年患者关节疼痛的主要原因。如果年轻患者表现出严重的骨关节炎症状,则要考虑是否有潜在发病诱因,例如,慢性职业性损伤、陈旧性骨折、缺血性坏死和既往感染史、神经性或者代谢性疾病等。

原发性骨关节炎经常累及远端指间关节、第一腕掌关节,髋关节、膝关节、第一跖趾关节、颈椎和腰椎。其中累及掌指关节、腕关节、肘关节和肩关节较轻。可以几个关节都出现症状,包括双手、双膝、双髋、双侧掌指关节和脊柱。多个关节受累是全身型关节炎的表现形式,有时与弥漫性结缔组织疾病的鉴别存在一定的困难。伴有长时间晨僵、发热、厌食、体重减轻和疲劳等全身表现与 OA 关系不大。

关节症状与病理的严重程度和 X 线改变不一定呈线性相关。90% 的 40 岁以下人群的负重关节中具有退行性关节炎改变,但大多数患者缺少相关的临床症状。Lawrence 等的研究表明,X 线的骨关节炎表现可以预示着相关症状的出现,除腰椎关节突(apophyseal)关节以外。Gresham 和 Rachey 等报道膝关节临床症状与 X 线之间呈明显正相关。骨赘和软骨结构性丢失是退行性关节疾病的典型表现。但是髋膝骨赘的存在并不能提示以后该关节将出现骨关节炎的其他结构性改变。关节间隙变窄、软骨下骨囊肿和骨质象牙样改变(eburna-Yion)和骨赘的临床症状与客观的影像学和病理学改变也不一致。骨关节炎的临床表现,无论是外周关节还是脊柱关节,既可能是持续的,也可能是间断的。

(一)症状

大多数情况下,隐性起病。症状的出现取决于受累的关节数目的多少,疾病的持续时间、严重程度以及患者对症状的耐受程度。OA 的主要表现是疼痛。疼痛的性质较为深在,定位较差。典型的疼痛是活动后关节疼痛,而休息后缓解。随着疾病的进展,小量活动就可以引发关节疼痛,甚至表现为休息时关节的持续疼痛。在严重病例,夜间可以痛醒。疼痛发生的原因通常是多因素的。软骨本身无神经支配。关节内疼痛可来自包括边缘骨增生导致软骨下骨压力升高,骨小梁的显微骨折,关节内韧带退行性变,关节骨囊性扩张以及滑膜绒毛的研磨。静脉回流受限和骨内血管阻塞是疼痛的另一个病因。在髋关节骨关节炎中,滑膜组织以及软骨细胞中前列腺素的释放参与了机体的疼痛反应。关节周围富含感觉神经组织,关节囊肌腱和筋膜受累是患者关节疼痛的另一来源。关节周围肌肉痉挛和持续的神经应激,更多见于脊柱骨关节炎。侵蚀性炎性骨关节炎,主要侵犯手远端和近端指间关节,炎症反应是突出表现。

OA 患者行手术治疗可以观察到关节炎性改变和滑膜炎。动物实验发现,关节内注射自体软骨可以诱导滑膜炎症出现。滑膜巨噬细胞吞噬软骨片段释放溶酶体酶诱导炎症反应,硫酸软骨素消耗性减少。经常可以发现焦磷酸钙盐、碳酸钙晶体在关节内沉积。

关节僵硬主要局限在受累关节,在早晨起来和白天不活动后出现。持续时间较类风湿关节炎短,一般很少超过 15～30 分钟,关节疼痛和僵硬的症状与天气变化密切相关。晚期病情严重的患者主诉关节活动时可以闻及骨摩擦音。负重关节受累会在活动过程中突然打软。

(二)体征

骨关节炎患者的体征较多,且与病情的严重程度、疾病所处的阶段和受累的关节有关。在早期阶段,一般不易出现关节压痛,一旦出现,定位也较为分散。在以滑膜炎为主要表现时,关节压痛的范围更为广泛。在没有关节压痛存在的情况下,被动活动时关节疼痛是主要特征。关节活动时摩擦音既可能是患者的主诉,也可能在体检触诊发现或听到。摩擦音的出现可能由于关节软骨磨损或者关节表面不光滑导致。

关节肥大是指伴随骨赘形成的骨与软骨增生性改变。继发性滑膜炎也可以造成关节肿胀。明显的关节积液并不常见,发生在创伤后急性发作期的患者,也可能与晶体沉积有关。关节活动受限主要因为关节表面不平整,肌肉痉挛和挛缩,关节囊挛缩,骨赘和游离体障碍有关。晚期骨关节炎由于软骨丢失,关节软骨下骨质塌陷、囊肿形成和局部骨的过度生长而出现关节畸形或者半脱位,关节纤维性强直或者骨性强直。关节活动完全受限较少见。

手的远端指间关节背侧出现的骨赘称为赫伯登(Heberden)结节。手近端指间关节相应部位骨赘称为布夏尔(Bouchard)结节。远端指间关节屈曲和外偏较为常见,而其他类型关节炎中指间关节外偏并不常见。Heberden 结节者可以很多年没有或者仅有轻度关节疼痛,但仍伴有严重的炎症反应。许多患者主诉感觉异常和灵巧性丧失。有的在指间关节背侧出现小的明胶样囊肿而无症状,某些患者这些囊肿可能会产生疼痛并伴有炎症。指间关节的进行性外偏畸形使手呈蛇样外观,掌指关节也可受累,但是较为少见。

第一腕掌关节受累表现为拇指基底部局限性疼痛和压痛,提示腕关节内侧面存在狭窄性腱鞘炎。关节变形导致手掌呈方形外观(Shelf 征)。第一掌指关节的退行性改变常常隐袭起病、缓慢进展。关节内侧面滑囊常常继发于创伤而产生该区域的畸形、肿胀和疼痛,关节外形常不规则,并且有压痛。腕关节拇指基底疼痛,掌腕背侧肿胀和舟状骨压痛;可以和指间关节受累同时存在,又可以长时间作为单独症状出现。

膝关节骨关节炎患者主诉活动时关节疼痛,休息时疼痛相对缓解,长期不活动后关节僵硬,常有骨擦音。压痛范围较为分散,主动或者被动活动时关节疼痛。触诊可以感知不规则外形的骨赘。膝关节较其他关节更容易发生滑膜炎和关节肿胀,主动活动和被动活动受限。当膝关节内、外侧间室分别受累时,可以发生关节不稳定或者半脱位。关节生物力学的异常和失稳定常常由于内侧或者外侧副韧带的松弛而加重。疾病晚期可见股四头肌萎缩。

髋关节骨关节炎常常隐痛伴跛行。疼痛常位于腹股沟或者位于大腿内侧,有时还会放射到臀部或者沿坐骨神经区域分布,甚至沿闭孔神经分支放射到膝关节。一些患者的膝关节痛很明显,常常忽略了疼痛的真正来源是髋关节骨关节炎。髋关节僵硬在早晨起床或者关节不活动以后尤其明显。大腿处于典型的屈曲、外旋、外展位,患者常常表现拖曳步态。患肢可表现明显的功能性缩短。

脊柱骨关节炎具有典型腰背疼痛和僵硬。患者常主诉根性疼痛,局部痛可以来自脊柱周围韧带、关节囊和骨膜。疼痛沿着原发病局部相应的神经皮节区域分布。实验研究表明,在脊柱关节周围软组织内注射生理盐水也会产生类似疼痛。关节间隙狭窄和骨赘形成导致的神经根受压根性疼痛。神经根卡压可能源于椎间孔骨刺形成间隙狭窄,或者椎间盘的脱出,或者关节半脱位导致的椎间孔狭窄。根性疼痛伴有分布区的感觉异常,神经反射和运动改变。这种神经并发症常见于颈椎,因为该部位较其他部位的椎间孔和椎管更为狭窄,胸椎受累较为少见。腰骶部神经根受累常表现下腰痛、下肢放射痛、感觉改变和反射异常。退行性变导致的根性疼痛必须与肿物导致的根性疼痛相鉴别。皮节疼痛多为深在和定位模糊,患者很难描述清楚。而根性疼痛能很好根据主观症状和客观神经系体征进行定位。大的后侧骨刺或者突出的椎间盘压迫脊髓,症状可能来自于直接的脊髓压迫或者脊柱前动脉的受压。椎动脉受压常表现为基底动脉供血不全。主诉头晕、头痛,视物模糊、复视和视野缺损。早期的临床症状和 X 线表现之间的偏离在脊柱骨关节炎尤其明显,骨关节炎的 X 线表现很多,但引起相应临床表现却较少,另一方面关键部位微小的解剖异常就会引起严重的症状。

【辅助检查】

(一)血沉

血沉多正常。但是急性发作或者全身多关节骨关节炎发生时,会有 ESR、CRP 等急性期炎性反应物质的轻度升高。Kellgren 等研究发现,在 112 例全身性 OA 患者中,59% 的患者 ESR 少于 20mm/h,而 34% 的患者 ESR 为 20~40mm/h,只有 7% 的患者大于 40mm/h,平均为 19mm/h。而单关节 OA 中,ESR 均值为 11mm/h。ESR 明显升高(超过 50mm/h)应高度怀疑感染炎症或者肿瘤并存。

(二)血清生化检查

1. 血糖

骨关节炎并不影响糖耐量,但是糖尿病可以加速骨关节炎病程。对于发病年龄早或者与年龄不一致的严重骨关节炎患者,应做血糖谱检测。血色病和肢端肥大症相关的退行性关节病变也有血糖升高。

2. 血钙、磷和碱性磷酸酶

原发性 OA 的常规骨代谢生化检测并无明显异常。但是,有二水焦磷酸钙晶体沉积的骨关节炎,血清离子钙升高,血清磷降低。高氯性酸中毒,氯/磷比大于 3。血清放免测定甲旁亢激素升高。原发性 OA 的血浆生长激素是正常的,但在绝经期妇女可明显升高。OA 患者血清磷升高常常提示生长激素过度分泌。

（三）免疫学检查

1. 体液免疫

OA 患者血清类风湿因子（RF）阳性的发生率与正常人群中一致，随着年龄的升高而增高。估计 OA 患者中低浓度 RF 约为 5%～20%。循环免疫复合物为阴性。抗核抗体（ANA）阴性，少数情况下，表现低滴度的 ANA，这与老年健康人群的表达情况相类似。

2. 补体

血清总补体和各种补体成分是正常的。

（四）尿

在原发性骨关节炎中常规和特殊的尿液分析都是正常的。尿钙和磷的水平差异很大，主要取决于饮食的摄入。尿中脯氨酸也是正常的，通常为 14～38mg/24h。

（五）滑液分析

滑液的量增加，黏滞性降低，轻度或者明显的淋巴细胞增多，中等程度的蛋白量增加，有轻度滑膜炎的存在。

1. 滑液量

骨关节炎患者的膝关节滑液量可以正常（0.5～1.5ml），也可以多达 100ml。但是在其他受累关节中渗出较少。X 线上轻度的软骨磨损有时可以产生大量渗液，而 X 线上严重的软骨磨损关节积液量可以很少，甚至没有。

2. 滑液外观

滑液通常为黄白色，偶尔表现为血性或微红色。关节积血常常发生在不稳定的膝关节，并且与关节急性疼痛发作、微小创伤或者活动增加有关。关节积血可能是增生的骨赘或者不平整的关节面间研磨滑膜组织所致。在少数情况下是由于软骨下骨或者骨赘发生显微骨折所致。关节穿刺血性滑液不能凝集。原发性 OA 滑液中的软骨片段经常表现为漂浮的白屑或者颗粒。继发于褐黄病的退行性关节病中，带色素的软骨片段可以造成关节液的胡椒色外观。

3. 透明度

滑液透明而清亮，偶尔轻度浑浊。

4. 黏滞性

黏滞性主要由滑液中的蛋白和透明质酸复合体决定。透明质酸复合物包括相对分子质量近 200 万的未分支的糖胺聚糖大分子。该复合物由透明质酸与葡萄糖氨双糖二聚体卷曲成圆球形或者近圆球形，这种构象使共价基团在多聚体链上占有较大的空间结构。透明质酸解聚，或者滑膜分泌聚合形式不佳的透明质酸复合体，或者透明质酸复合体的构象发生改变均会导致黏滞性降低。在骨关节炎，黏滞性与临床炎症表现相平行。不伴发红发热的关节的滑液常常为正常的黏滞性滑液，可从注射器中像水一样流下，有拉丝征。

5. 黏蛋白

一滴滑液加入 4 倍体积的 2% 醋酸，并以玻璃棒混匀，最终的黏蛋白沉淀（透明质酸—蛋白）

反应了透明质酸的聚合程度。一般情况下,即使黏滞性明显降低,骨关节炎的滑液黏蛋白凝集实验正常。

6. 显微镜下检测

(1) 白细胞:OA滑液中的细胞数目相对较少,白细胞计数仅轻度升高,一般$(1.0\sim3.5)\times10^9$/L,常提示低度滑膜炎的存在。滑液中淋巴细胞超过5.0×10^9/L的情况并不常见。

(2) 胞浆包含体:相差显微镜下可以发现胞浆内具有折光性质的包含体,但是与类风湿关节炎等炎性相比较少。这些圆形包含体直径$0.5\sim2.0$pm,大部分由三酰甘油构成,并不像RA那样由滑液中免疫球蛋白和抗免疫球蛋白复合体构成。

(3) 滑膜衬里层细胞:大的滑膜衬里层单核细胞,长度为$20\sim40$pm,可以是单个或片层排列。瑞特染色下,核仁并不突出,偏心分布,少于细胞体积的一半。苏丹黑染色阴性,有小的细胞核。

(4) 软骨片段和骨细胞:骨关节炎滑液最显著的镜下特点是偶尔出现多核细胞,很可能是破骨细胞。这些细胞单个分布,或排列成片层或者簇状。软骨片段中偶尔含有单个核软骨细胞。这些细胞外观上可能正常,但是表现不同程度的退变,不能用油红来进行蛋白多糖的染色。

(5) 纤维:油镜下观察可见细的、轻度阳性染色的折光性纤维,形态上与胶原纤维不同。骨关节炎滑液中胶原纤维看来更像n型胶原,来自于关节的透明软骨。

(6) 晶体:在骨关节炎发作过程中可以通过电子显微镜来检测羟基磷灰石晶体。羟基磷灰石晶体簇表现为非折光的无定型的球状物质。应用4C的半定量计数分析可以标记晶体物质的存在。该晶体的出现与X线上软骨丢失表现密切相关。通过电子显微镜已经在肩关节骨关节炎和肩袖缺损患者中发现了羟基磷灰石晶体、活化的胶原酶以及中性蛋白酶的存在。反复发作的膝关节骨关节炎在光镜下呈现胆固醇晶体,在滑液中为带切迹的盘状结构,偶尔表现不规则的棒状和针状外观。也可以应用X线晶体衍射和超微研究来证实。胆固醇晶体具有轻度的炎症效应,可以诱导OA滑膜炎加重。

(7) 离子:滑液类似血浆的超滤物,钠、钾、氯离子和双碳酸盐离子的浓度与血清浓度接近。

糖:骨关节炎滑液中的糖水平与血糖水平相平行。在禁食状态,滑液糖的含量为$5\sim10$mg/dl。化脓性关节炎的滑液糖含量往往降低到血清水平的$1/3\sim1/2$以下。

脂质:正常的关节滑液中含有大量的胆固醇、磷脂,但是三酰甘油较少。Chung等在骨关节炎滑液中发现平均胆固醇/磷脂比为2.1,脂蛋白的密度为1.0630,与RA滑液中相类似。与正常的血清水平不同,OA滑液中短链脂肪酸相对增多。但是,Kim和Cohen应用气相色谱研究发现OA滑液中脂肪酸构成与血清中的相似。滑液中总的脂肪酸量约为血清中的1/30,OA和RA滑液中的脂质成分的比例是类似的。在炎性或非炎性关节积液中,脂肪酸的浓度和白细胞计数没有明显相关性。琥珀酸是一种短链的脂肪酸,在正常的关节液中含量极低。应用超速离心分析OA患者的滑液发现,总的脂蛋白约为血清水平的19%,Ⅱ类和Ⅲ类脂蛋白水平与血清水平类似,Ⅳ类脂蛋白浓度轻度降低,Ⅴ类脂蛋白水平Ⅴa和Ⅴb分别升高和降低。

(8) 氧分压和pH:Lund-Oleson等研究发现,13例骨关节炎患者的膝关节中平均氧分压为43mmHg,显著低于创伤性关节炎关节的氧分压,而较类风湿关节炎高。Richman等发现关节积液超过50ml时滑液中的氧分压低于50mmHg,并且推测一定体积的关节积液导致关节内高压将阻断滑膜中血液从塌陷的血管中渗出。滑液的pH与血清水平相一致,直到滑液氧分压降到45mmHg;此时,氧分压如果进一步减少将导致pH值的降低。OA滑液中可以检测到超氧阴离子的存在;超氧阴离子在体外试验中参与降解软骨蛋白聚糖和胶原,减少透明质酸的黏滞性。

(9) 酶:①乳酸脱氢酶,滑液中的乳酸脱氢酶在 OA 轻度升高,与白细胞计数密切相关,并且表达水平较类风湿关节炎低。②溶酶体酶,包括酸性磷酸酶、糖苷酶和 Q-葡萄醛酸酶和 N-乙酰氨基葡萄糖苷酶,在滑液和 OA 滑膜提取液中明显升高。酶的活性与滑液中淋巴细胞增多密切相关。这些酶在糖胺聚糖降解过程中发挥重要作用。③溶酶,溶酶主要来源于白细胞溶酶体和非溶酶体的软骨基质。溶酶的活性反应了滑膜炎症和软骨降解的过程。④胶原酶,骨关节炎滑液中可以检测到游离或者未活化的胶原酶。⑤神经调节酶,多巴胺-α 羟化酶主要参与多巴胺向去甲肾上腺素的转换,从交感神经突触小泡中释放。这些酶类可以在正常滑液中检测到,并且在骨关节炎滑液明显升高。⑥透明质酸酶,OA 滑液中含有少量从血浆中滤过的透明质酸酶,分子量约为 60 000 道尔顿。该酶浓度与滑液中白细胞计数和滑液碎屑的出现有关。

(10) 蛋白:骨关节炎滑液中总的蛋白浓度轻度升高,各种蛋白组分的相对浓度包括 IgG、IgM、IgA、转铁蛋白和巨球蛋白,与血清中的水平相平行。蛋白浓度的增高与滑膜炎症程度没有明显相关。在早期伴有滑膜水肿和血管扩张的增生性改变时蛋白比例较晚期纤维性改变明显升高。在一些骨关节炎患者的滑液中存在 II 型胶原,是透明软骨的重要组成成分,胶原成分与 X 线上关节间隙变窄和滑液 pH 降低有关。另外,骨关节炎中不含有 IgM,不含有 IgG,在骨关节炎的滑液中发现非特异性的冷不溶形式的蛋白。

正常滑液中缺乏纤维蛋白原,含有微量的纤溶酶原。在 OA 滑液中可以检测到这两种因子。

(11) 铜:骨关节炎滑液中的铜和血浆铜蓝蛋白,较 RA 明显降低。滑液中平均铜离子浓度约为正常人血清浓度的一半。

(12) 免疫学研究:①细胞免疫,骨关节炎滑液中可以检测到淋巴因子的存在。Stanstny 等发现 20% 的 OA 关节滑液发生淋巴细胞迁移实验呈抑制。②体液免疫,抗核抗体和血清中其他的自身抗体也可以在滑液中检测到。血清中检测不到抗甲状腺抗体,但在一半以上的骨关节炎滑液中也能检测到该抗体的存在。在骨关节炎的滑膜和透明软骨中检测到了免疫复合物,但在滑液中目前还没有检测到。

(13) 骨和软骨代谢产物:①羟脯氨酸,在骨关节炎滑液中升高,这反应了胶原代谢降解的加速。②无机焦磷酸盐,与正常的关节滑液和血清相比较,焦磷酸盐在骨关节炎中明显升高,与 X 线片上关节病破坏表现密切相关。

(六) 滑膜的组织学检查

一般不需要穿刺或者介入活检。滑膜活检结果表现为非特异性的慢性、轻度炎性改变。滑膜活检有利于排除其他关节炎,特别是排除褐黄病或者血色病性关节炎的存在。原发性骨关节炎在早期阶段,滑膜是正常的。病重者局部水肿和充血明显,绒毛样增生并不常见。光镜下显示滑膜衬里层细胞增生,淋巴细胞和浆细胞浸润的小静脉和小动脉扩张,红细胞外渗。在滑膜衬里下层和深层偶尔在巨噬细胞和基质细胞中见金属颗粒。钙化和非钙化的软骨片段常常包裹在滑膜衬里层细胞中。在晚期疾病中,常有纤维化存在。电子显微镜下,OA 的滑膜衬里层细胞带有扩张池的粗面内质网增多,高尔基体与滑面内质网数目和体积减小,溶酶体增多。

(七) 骨关节 X 线检查

骨关节炎 X 线表现为关节间隙不对称狭窄、关节面硬化和变形,边缘性骨质增生和骨桥形成,关节面下囊性变,关节腔游离体。关节间隙狭窄,提示关节软骨变薄。但是,关节间隙的变窄并不意味着骨关节炎的发生,因为高龄也可以导致关节间隙变窄。Bayer 等提出髋关节的两种 X 线类型:①与年龄相关缓慢进展型,软骨下骨并不暴露,关节并不变形,又称老年性关节退行性改变;②与年龄无关型,呈进行性改变。被认为是真正的骨关节炎。二者都表现为关节面的丢失和骨赘形成。它们的区别在于受累的程度不同。老年性关节退行性改变的特点是软骨的限局性退化,关节面软骨轻度纤维化,骨赘较小。偶尔老年性关节改变也会发展成为骨关节炎,但是较少。第二型骨关节炎的关节间隙变化的特点为非对称性进行性关节间隙变窄,骨赘较大,软骨下骨象牙样改变和假囊肿形成。

1. 早期髋关节破坏征象

关节破坏的首要表现是关节软骨高压力区的纤维化和裂伤,关节软骨的丧失导致关节间隙变窄。股骨头和髋臼软骨的全厚层丧失将造成关节间隙狭窄,股骨头位置移动。关节损伤进一步发展,软骨下骨发生侵蚀破坏和象牙样硬化。关节软骨和骨性碎裂沉积在关节腔中。股骨头的塌陷和髋臼的破坏导致进一步发生移位,产生 5~9mm 位移,但是一般不会达到 1~2cm。

2. 早期关节修复征象

骨赘是骨关节炎的典型表现和突出特征。外生骨赘是对关节损害的修复性反应。骨赘有两种类型:①周围型骨赘,常发生在股骨头颈软骨和凹周围。②中央型骨赘在负重区域形成,因为该部分承受较高的应力,经常有机械研磨。骨赘形成一直被认为是一种生物力学代偿,可使重力负荷在关节表面达到更佳的分布。随着新骨形成,关节表面积增加,每单位面积承受负荷减少。这是关节的"储备效应",理想的情况下,关节改建可以达到非连续性形成;此时,关节炎症状可以减缓甚至停止发展。病理学上,骨赘形成具有两种基本机制,软骨化骨和骨膜下骨形成。周围性骨赘主要通过骨膜下骨化形成。它们摄取滑膜下层、关节囊和韧带的血供,向关节腔内的非限制性区域生长。关节的下部和内侧表面型骨赘经常从低压区生长,通过软骨化骨形成,类似于软骨生长板,在小凹区域沿关节内侧缘形成。表面型骨赘通常 X 线上见不到。随着骨关节炎的进展,两种类型的骨赘都增大并且最终连接形成大的骨赘,环绕股骨头颈联合部位。表面型骨赘通常较小,在股骨头外形成不规则团块状。周边型骨赘通常较大,向限制性较小的区域生长。类似的改变也发生在髋臼的内下缘。这些赘生物在力学上易于使股骨头发生脱位。无修复破坏征象,X 线表现为关节,髋臼腔加深,股骨头向内或者中心移动。关节囊和韧带止点的骨形成是骨膜内钙化的特征。这些改变不仅发生在髋关节,而且更容易发生在指间关节,包括近端指间关节和远端指间关节,Martel 等称之为"海鸥征"。

3. 晚期关节破坏征象

在关节承受高负荷部位的破坏持续,肌肉痉挛、关节囊瘢痕化和畸形引起的关节活动受限,关节软骨下血管减少和关节面变薄。股骨头因为充血和破骨吸收活动减弱,在压力负荷下发生形变。软骨下区域开始发生显微骨折,随后累及股骨头深部。最后,关节面吻合程度降低,股骨头塌陷。部分患者因关节软骨破坏、间隙改变出现骨力线改变。股骨头骨质发生象牙骨样改变;显微骨折越来越多,在软骨下骨暴露的部位发生骨坏死和假性囊肿。很难在 X 线下检测到 OA 骨坏死发生,因为病变通常成微小病灶,并且容易被致密硬化部分掩盖。在这种情况下区分骨坏死还是硬化比较困难。因此,很难具体评估晚期 OA 骨坏死发生的几率。一些研究者认为表层骨坏死常常发生,坏死的显微病灶经常存在,但是仅有 14% 的手术患者发生深部骨坏死。Solomon 发现骨坏死仅发生在 5% 的患者中。囊性改变是骨关节炎 X 线片的一个重要表现,尽管其他类型的关节炎也可能具有这种改变。称其为囊性改变并不确切,因为囊性病变是一组不同的病理学名词。Sokolof f 认为是假性囊肿,而其他人喜欢称其为囊腔、滑液囊或囊样病变。这些囊呈圆形或者梨形;分布在关节面下高压区硬化骨的锥形区域。大的囊改变有时深达股骨头部和髋臼,大小范围在 2～20mm,多数体积很小。无论大小,这些病变几乎都在负重区域出现。Harrison 发现几乎每个骨关节炎的股骨头在手术时都发现有囊性改变。也有人发现这些囊性改变,仅在一半以下 OA 患者中出现。Ladells 等怀疑所有这些囊肿向关节腔的开放仅是囊样改变形成的一个阶段。并非所有的关节表面的透亮区都必然是退行性囊性变,有时这些囊性改变仅仅是显微性或软骨性间变形成的硬性病灶。尸解可以见到成点状纤维软骨性结节样物或叶状纤维肉芽组织,大多数研究者认为这是一种萎缩性或者破坏性病变。Eggers 等发现,病变常常出现在股骨,在关节炎 X 线表现之前,首先发生在髋臼侧,继发于关节腔间隙的过度血管化和骨吸收。

4. 晚期修复性改变

晚期骨关节炎关节下骨的血管减少几乎每例患者都发生。骨硬化易于发生在应力集中的区域伴有关节软骨的磨损。同时关节间隙明显变窄,骨密度升高。膝关节的退行性改变和髋关节相类似。已经受损的关节持续负重将导致关节软骨表面形成溃疡,软骨下骨暴露,边缘性修复骨赘形成,象牙骨样改变,髓腔间隙充满了纤维样或者软骨样组织。以后假性囊肿形成,关节表面脱落的片段进入关节腔,骨或者软骨片段包裹在滑膜中形成滑膜炎。膝关节 X 线检查常规用正、侧位片来进行评估。为了观察股骨踝后面的改变,可以照 Tunnel 位。改变中央管束的方向以显示游离体、骨软骨剥脱、关节面的侵蚀和骨赘。检查髌股关节常用侧位和轴位片。膝关节负重位 X 线片较非负重位片更容易显示关节间隙的变化。膝关节站立位用于评估膝内翻或者外翻畸形,对于矫形截骨术术前计划很有帮助。下肢负重力线与正常重力轴线的偏离最终导致一侧关节间隙变窄,胫骨平台硬化和对侧股骨踝改变。膝骨关节炎较易发生内侧间室和髌股关节2 个间室的改变,而非三间室病变。但是,即使 3 个间室受累,也很少发生对称性改变。站立位X 线片更有效地显示关节退行性小的改变。局部软骨下硬化常常继发于关节间隙狭窄以后,一个三角形的楔行硬化常常发生于应力负荷增加部分。假性囊肿样改变在膝关节骨关节炎中并不如髋关节常见。多数情况下囊性变位于负重区域,少数情况下大的关节下囊肿发生在远离应力线的部位。骨赘常常出现在负重区的边缘。胫骨棘的突出和变宽是骨赘形成的另外一种征象。晚期膝关节 OA 常常发生"真空征",这种真空征更常见于内侧间室,能在负重位时消失。髌股关节炎和胫股关节内侧间室改变一样常见。髌骨软骨下硬化发生在应力集中区域。髌股关节吻合度降低是 OA 形成的重要因素,所以 X 线上确定髌骨半脱位很重要。最好摄髌骨轴位相来确定。Merchant 投照容易显示这种病变。一旦髌骨发生半脱位,任何轴位相都可以显示。股骨前侧近踝端皮质的侵蚀在晚期骨关节炎中常见。碎屑包裹在软组织中并且充填在缺损区域。髌骨与股四头肌肌腱结合部的退行性改变在成人中即已开始出现,到 50 岁左右时最多见。这种病变不应与髌股关节骨关节炎相混淆,二者的临床症状间没有明显关联。退行性髌骨病变越近晚期,髌骨上极的垂直缘和骨性突起越明显。受累髌骨的轴位相显示类似齿状结构,所以 Geespan 等称之为髌骨退行性变的"牙齿征"。

5. 骨坏死

骨关节炎和骨坏死以两种不同的方式相互作用。晚期骨关节炎取出的大多数股骨头中存在节段性骨坏死,但骨和骨髓微小坏死灶在 X 线上并不明显。骨坏死常出现在高压区,周围围绕着纤维性假性囊样区域。另外一种骨坏死,坏死区域较大,并且相连续,延伸进入骨中,Ahuja 等发现这种骨坏死周围有结节样组织反应区。

（八）骨与关节扫描

当 OA 存在轻度的滑膜炎时，^{99}T 摄入可增加。疾病早期或者晚期没有炎性改变时，关节扫描可能是正常的。滑膜血流量的增加可以在核素注射后的前 15 分钟检测到。关节摄入 ^{99}TC 磷酸盐的增加反应了组织灌注量的增加，与扫描核素的定位部位有关。这些核素优先吸附于羟基磷灰石晶体，尤其是骨改建中新形成的晶体。有软骨下骨硬化和囊肿形成时，摄入明显增加。中等程度的滑膜炎的骨关节炎，核素定位常在滑膜、滑液和软骨下骨，偶尔整个下肢因血流增加而表现放射核素摄取增加。脊柱骨赘也积累核素。

【诊断与鉴别诊断】

1986 年、1990 年、1991 年美国风湿病学会分别制定了膝、手和髋关节的骨关节炎的分类标准，如下所示。

（一）膝关节骨性关节炎的分类标准（ACR 1986 年修订）

1. 临床标准

①一个月来大多数时间膝痛；②关节活动时响声；③晨僵≤30 分钟；④年龄≥38 岁；⑤膝关节骨性肿胀伴弹响；⑥膝关节骨性肿胀不伴弹响。

符合①②③④或①②③⑤或①⑥者可诊断骨性关节炎。

2. 临床加 X 线标准

①一个月来大多数时间膝痛；②X 线关节边缘骨赘；③滑液检查符合骨性关节炎（至少符合透明、黏性、WBC<2×10/L 之两项）；④不能查滑液者，年龄≥40 岁；⑤晨僵≤30 分钟；⑥关节活动时弹响。

符合①②或①③⑤⑥或①④⑤⑥者可诊断骨性关节炎。

（二）手骨性关节炎的分类标准（ACR 1990 年修订）

①1 个月来大多数日子手疼痛或僵硬；②10 个指定关节中硬性组织肿大≥2 个；③掌指关节肿胀≤2 个；④1 个以上远端指间关节肿胀；⑤10 个指定关节中 1 个或 1 个以上畸形。

符合①②③④或①②③⑤者可诊断骨性关节炎。10 个指定关节包括双侧第 2、3 指远端和近端指间关节。

（三）髋关节骨性关节炎的分类标准（ACR 1991 年修订）

1. 临床标准

①1 个月来大多数时间髋关节痛；②髋关节内旋≤15；③髋关节内旋>15；④ESR≤45mm/h；⑤ESR 未查，髋屈曲≤115；⑥晨僵≤60 分钟；⑦年龄>50 岁。

符合①②④或①②⑤或①③⑥⑦者可诊断骨性关节炎。

2. 临床和 X 线标准

①1 个月来大多数时间髋关节痛；②ESR<20mm/h；③X 线股骨头和（或）髋臼骨赘；④X 线髋关节间隙狭窄。

符合①②③或①②④或①③④者可诊断骨性关节炎。

在以上部位以外发生骨关节炎，应该根据具体部位的表现相应的影像和实验室检查综合进行鉴别诊断。鉴别诊断：①OA 发生在非典型部位，这种情况常见于继发性骨关节炎。②OA 伴有明显的炎性改变。表现在手的侵蚀性炎性关节炎，此时应与类风湿关节炎相鉴别。③有焦磷酸钙盐沉积有关的骨关节炎。关节软骨中沉积的钙盐会导致关节的退行性改变。而且，退变过程可能很迅速，具有炎性特征；多病灶受累包括膝、腕和肩关节，临床和 X 线表现介于原发性骨关节炎和类风湿关节炎之间。④发生于年轻患者的 OA，没有明显的机械或者职业性创伤史。儿童先天性髋关节发育不良易于继发骨关节炎。⑤炎症后骨关节炎。慢性、复发性炎性关节改变在炎症消退后常常残留有软骨破坏，从而不可避免的继发骨关节炎改变。临床特点和 X 线表现可能都不如原发性骨关节炎典型，而是带有明显的原发炎性病变特征。⑥代谢性疾病继发的骨关节炎。如骨质疏松、骨软化和 Paget 病等症状的出现可能来源于与年龄相关的改变，综合进行临床、X 线和实验评估有利于判断疾病的来源。⑦脊柱骨关节炎神经症状。颈椎、腰骶椎骨关节炎常常伴有神经根受压症状，患者常常表现上肢放射痛和下肢坐骨神经痛。这些症状需与骨质疏松导致椎体压缩性骨折鉴别。

【治疗】

（一）患者的疾病教育和治疗依从

尽管 OA 患者需要专家的长期医护帮助，但是最终的结果很大程度上取决于医生对患者的教育和动员。治疗成功的关键在于正确的治疗原则、个体化治疗方案及患者的积极参与。必须向患者强调，药物治疗加上简单的康复练习对取得良好治疗效果十分重要。同时，患者应对 OA 有所了解，建议患者避免一些不必要的过度活动。

（二）康复治疗

康复强调三个阶段原则，即预防、恢复和维持。康复是为了纠正关节功能不良，为了防止畸形出现。如果已有残疾，治疗重点应放在增强舒适程度，减少合并症的发生。康复的目标：①控制疼痛，包括急性疼痛和慢性疼痛。疼痛使肌肉活动减少。肌肉萎缩和骨量下降，关节活动度下降，影响睡眠和形成心理压力；②保持肌力和关节活动度，保持关节功能，防止残疾发生。③提供支具治疗或者对患者丧失的部分功能进行替代；④帮助患者根据目前的功能状态和残疾程度采取相应行为措施。

1. 热疗

要根据位置、表面积和组织深度来选择热疗的类型，选择浅表热疗还是深部热疗。热疗可以提高疼痛阈值，通过作用于游离神经末端产生镇静和止痛效果，改善皮肤和关节内的血液循环。浅表热疗包括湿热、蜡疗。深部热疗包括短波、微波和超声波。深部热疗可以改善胶原的黏弹性，增加韧带在张力下的弹性牵拉效能。超声的穿透深度较短波和微波大，只有超声能够升高髋关节的温度。

2. 冰疗

冰疗可以降低体表温度，减轻肌肉痉挛，提高疼痛指数的 1～9 分值。冰疗过于急剧容易引起患者不适和产生心理压力。对 OA 疼痛缓解和减轻炎症是应该应用热疗还是冰疗目前尚不确定。急性炎症导致的疼痛和创伤最好应用冰疗，而亚急性和慢性疼痛最好应用热疗。

3. 电刺激

电刺激可以缓解肌肉痉挛，减轻疼痛，减少关节周围肿胀。经皮神经电刺激（transcutaneous

electrical nerve stimulation，TENS)可使疼痛缓解，简单有效而且安全。TENS通过刺激皮下神经粗纤维来抑制疼痛信号传递到脊髓。此外，还可以应用针灸来帮助缓解疼痛。

4. 牵引和按摩

牵引可以缓解疼痛，减少髋膝屈曲挛缩和对神经根的压迫。按摩与冰疗或者热疗相结合可以更好的增加肌肉松弛效果，减轻疼痛。肌肉起止点和关节周围注射利多卡因和激素可以帮助缓解疼痛。

5. 肌力练习

锻炼可以增加肌力、耐力并增加关节活动度。肌肉锻炼方式包括：①等张运动也称动态性收缩，肌肉收缩时张力不变，肌纤维长度发生变化，产生关节运动。②等长运动又称静态性收缩，肌肉收缩时，张力增高，肌肉长度不变，不产生关节运动。③等动力性运动。尤其前两种方式可明显增加肌力和耐力。肌力锻炼的方式包括两种。①被动活动：肌肉主要通过治疗师或者器械辅助，患者没有主动收缩；②主动或者辅助性主动活动：患者主动收缩肌肉。

6. 减轻体重

1995年，ACR指南建议肥胖的髋、膝骨关节炎患者进行减肥。研究证明，减轻体重可明显改善膝关节骨关节炎的症状。

7. 辅助支护器械

其目的在于：①通过减轻负重减少关节疼痛；②减少疼痛关节的活动度；③为不稳定关节提供支持；④改善关节活动。辅助器械及用具如拐杖、开门器、坐便器扶手等可以短期应用帮助患者暂时缓解疾病疼痛和肿胀。正确应用手杖可以减少受累关节承受的负荷，减轻疼痛，改善功能。此外，膝关节内翻畸形的患者还可以使用楔形鞋垫，矫正异常的生物力学可改善症状。

（三）药物治疗

治疗原则：药物治疗在确诊早期即可开始，治疗的目的是防治畸形。药物治疗是整体治疗的一部分，应该在清楚了解药物的基础上，根据患者的需要实现个体化治疗。骨关节炎的系统治疗既要有近期目标，又要有长期目标。首先应该用药物减轻患者的疼痛和不适，然后进行长期计划来防止或者矫正关节畸形。

严重的骨关节炎患者，对内科保守治疗无效，日常活动障碍进行性受限，应该向骨科医生求诊评估。关节镜清理加（不加）关节成形术对于膝关节骨关节炎的治疗效果目前尚未得到证实。截骨术可以缓解关节疼痛、防止疾病进展，但会影响肢体功能。关节置换对于大多数骨关节炎患者可以缓解关节疼痛、改善关节功能，并且具有良好的花费效价比。全髋关节置换术的指征为X线证实的关节损害，中度到重度的持续性关节痛或者活动受限，保守的治疗手段不能得到有效的缓解。手术结果取决于关节置换的时机、从事这项手术的医院和外科医生的经验，患者的术前状态，围手术期处理以及康复。

骨关节炎患者的人工关节置换术应该注意以下几点：①颈、腰椎和膝关节都是骨关节炎的好发部位，颈椎和腰椎疾病，如椎管狭窄、椎间盘突出症等也可以引起下肢疼痛、麻木、酸胀和无力等，要注意与髋、膝关节病变进行鉴别。有时骨关节炎的症状与X线表现不符，盲目行人工关节置换术，不仅不能消除症状，反而妨碍对颈椎和腰椎的诊断。②骨关节炎多发于老年患者，易于同时合并高血压、冠心病、心律失常和糖尿病等病变，手术风险加大。术中和术后并发病加重，需要协同内科、麻醉科和老年科医生,共同观察处理病情。血糖控制不良,容易增加感染率,切口不易愈合,所以,糖尿病患者围手术期应使用胰岛素控制血糖。③肥胖是 OA 的发病原因之一,过度肥胖是人工关节置换的相对禁忌证。重度肥胖患者,应该注意切口愈合问题。避免过度牵拉,减少缝合张力,防止皮缘坏死;合理使用电凝,防止脂肪液化采用无创技术。一旦出现伤口并发症,尤其在膝关节,应该早期处理,及时清创,引流坏死组织,贻误时机,病变将可能向深层次发展。

【预后】

一般预后良好,少数患者出现严重关节畸形和功能障碍。

第二节 侵蚀性炎性骨关节炎

侵蚀性炎性骨关节炎(erosive in-flammatory arthritis,EIA)主要累及近侧和远侧指间关节。这种疾病可能具有遗传性,严重的炎性发作导致关节变形,有时会出现关节强直;囊肿可能有疼痛和触痛,绝经后妇女最易受累。X 线片显示有严重的骨侵蚀和软骨下骨硬化,严重的关节破坏需引起注意。

【流行病学】

该病易于发生在绝经期女性,45～55 岁高发。绝经期应用雌激素治疗的女性多推迟发病,一旦停用雌激素后,易于出现急性症状。该病存在很强的家族性发病倾向,男性多在 60 岁以后发病。

【免疫病理】

Cooke 研究发现部分患者滑膜和软骨中存在免疫复合物沉积。

【组织病理】

滑膜表现更像类风湿关节炎,但是没有栅栏样改变和纤维性坏死表现。滑膜局部血管增多,一些区域细胞浸润,但是没有血管翳改变。

【临床表现】

突发的关节痛、肿胀和发红、发热,指间关节活动受限是这一疾病的典型症状。所有患者几乎都存在对称性远端指间关节的结节样畸形。第一腕掌关节最常受累。拇指、第 2 指和第 3 指的远端指间关节较第 4、5 指变形常见。肥大关节表面皮肤发红,压痛,远端指间关节轻度屈曲,不能完全伸直或者伸屈困难。近端指间关节常发生屈曲畸形,仅为远端指间关节的 2/3。受累的关节多为对称性,在疾病尚未累及远端指间关节时,可呈类似于 RA 的纽扣花畸形。掌指关节受累并不常见,以拇指和第 2 掌指关节易于受累,而第 3、4、5 掌指关节受累罕见。

第一腕掌关节受累约占 1/3。此关节在人类进化过程中功能弱化,能使拇指旋转,形成对掌和握持,成为人类和动物的区别,但是这种进化的代价是该关节容易受到创伤而诱发骨关节炎,原发性全身性骨关节炎也易于累及该部位。

足部病变明显较手部少见。可以发现髋、膝和脊柱关节的骨关节炎改变,但并不是都具有和手关节一样的侵蚀性改变。手指的晨僵症状较常见,但是持续时间略短,定位不像 RA 那样广泛,而且易于恢复。

【辅助检查】

X 线关节间隙不规则变窄,关节边缘或者关节面发生侵蚀。相邻指节因侵蚀发生内侧或者外侧偏斜,有时骨性强直。没有骨膜新骨形成,但常见软骨下骨硬化和骨赘以及骨端形状改变。有时侵蚀性改变类似于痛风性关节炎。

实验室检查除了血沉轻度升高以外,对于该病诊断没有特别意义。

【诊断与鉴别诊断】

该病依据上述临床表现和 X 线检查进行诊断,并与类风湿关节炎进行鉴别。

【治疗】

包括在温水中进行徐动锻炼,间断予以夹板以预防畸形发生,应用止痛药或非甾体抗炎药,在急性期关节症状显著时,可采用在关节腔内注射长效皮质类固醇的方法,以缓解疼痛及改善行动障碍。

(一)炎性细胞因子的抑制

1. 抗炎性细胞因子

细胞因子 IL-4、IL-10、IL-13 可以减少 IL-IR 和 TNF-α。的生成,促进 OA 滑膜中 IL-1Rα 的表达,上述细胞因子可以用于 OA 的治疗。有在 RA 患者中评估 IL-10 效应的临床实验,尚未应用到 OA 患者中。

2. IL-1R 和 TNF-α 活性的抑制

IL-1R 和 TNF-α 均以非活化前体形式合成,但是在释放入胞外前必须被 ICE 和 TACE 两种酶激活为活化形式,因此对这一活化过程的抑制成为治疗的主要靶点。ICE 抑制剂可以完全抑制 OA 组织中 IL-1R 的活化形式。ICE 抑制剂对 RA 的治疗作用正在实验进行当中。双醋瑞因(4,5-二乙酰-9,10-二氧- 9,10-二氧-2-蒽羧酸)及其代谢产物(大黄酸)可抑制 IL-1R 和 IL-1Rα 的合成和活性,同时抑制 IL-6 和其他活化因子如 TNF-α 的作用,可明显改善患者症状,保护软骨,改善病程。

3. IL-1 或者 TNF-α 的特异性抗体

在不同实验体系中得到验证。IL-1 抗体在胶原性关节炎实验治疗中效果良好;抗 TNF-α 抗体可以改善 RA 的症状。但是目前尚无在骨关节炎治疗中的报道。

4. 细胞因子信号通路的抑制

细胞因子抑制抗炎药物(CSAIDS)可以抑制 OA 软骨细胞 NO 的产生。NF-κB 参与调控 COX-2 和 IL-1 的表达,阻断 NF-κB 的药物对于关节炎的治疗具有肯定效果。软骨细胞的凋亡由细胞内一些信号通路活化所介导,其中 Caspase 通路诱导 DNA 损伤。针对 Caspase 通路的抑制剂很有希望成为治疗新的位点。

(二)基因治疗

对关节组织进行基因治疗,调节合成代谢与分解代谢之间的平衡,调控炎性细胞因子的产生。理想情况下,基因治疗应该特异性针对靶细胞。可以用作基因治疗的靶向分子目前所知甚少。

【预后】

一部分患者可以发生类风湿关节炎,也会累及软组织。30%的侵蚀性炎性骨关节炎可有类似于老年性 RA 样的表现,但是预后较年轻发病的 RA 明显好。笔者认为,部分老年的侵蚀性骨关节炎可能就是老年性类风湿关节炎,只是由于对病史了解不够,或对自身抗体等化验方法的欠缺而误诊。

第三节　原发性全身性骨关节炎

原发性全身性骨关节炎(primarygeneralized osteoarthritis)伴有 Heberden 结节的多关节骨关节炎,以远端指间关节的骨性良性肥大为特征,主要发生在女性,在男性则形成较晚,具有明显的遗传倾向。

【流行病学】

全身性骨关节炎的特征为:主要累及中年妇女,平均发病年龄 52 岁,女性远端指间关节背侧结节具有孟德尔显性遗传特性,存在另外一些遗传因素决定的症状。Kellgren 认为男性发病较少是因为隐性遗传。

【免疫病理】

该病不仅累及手关节,在其他关节中也存在,并且一些患者中还出现炎症性关节疼痛和僵硬。Kellgren 和 Moore 等提出将这种不同部位的关节炎与 Herbersen 结节联系起来,归于一类。

【组织病理】

同第一节。

【临床表现】

原发性全身性骨关节炎发病有时较急,但是与创伤和机械因素无关。部分患者可有夜间烧灼样疼痛呈周期性发作。尽管病程较长,但是很少发生残疾(crippling)。很少发生关节积液,或有少量的关节积液。经常受累的关节包括腕掌关节、近端指间关节,脊柱的关节突关节和骶髂关节。Crain 首先将全身型骨关节炎分为两种亚型,一种称非炎性多关节退行性改变,两种称炎症相关侵蚀性改变。二者能够统一归为多关节骨关节炎是因为组织学发现普遍存在骨关节炎改变,有时表现为炎性发作,但是影像学证据表明,骨关节炎早就存在,炎症只是继发因素。包括侵蚀性炎症性骨关节炎在内大部分患者缓慢发病并且较为隐袭,炎症表现不产生。手指逐渐发生结节状畸形,偶尔伴以急性疼痛发作。40～60 岁发病率高。除了近端和远端指间关节以外,第一腕掌关节经常受累,造成方形手。

【辅助检查】

血沉正常或者轻度升高,RF 阴性。髋、膝和脊柱也常受累。X 线表现有关节间隙变窄、边缘骨赘形成,关节端骨囊肿和囊腔形成,软骨下区域有增大的海绵状囊肿。但是,有些患者也具有不同的特征,关节突面增宽、脊状突起、呈弓状,相邻骨赘相互靠近形成"对吻型"。膝关节骨赘类似溶蜡样改变的软骨钙化表现,明显变尖的骨赘则较少见,一些 X 线表现类似 DISH。

【诊断与鉴别诊断】

原发性全身性骨关节炎需侵犯 3 个或以上关节方可诊断。因为主要发生在女性,需与类风湿关节炎鉴别。

【治疗】

1999 年在美国风湿病年会上介绍的两项最近的实验研究比较了对乙酰氨基酚和其他 NSAIDs 之间治疗骨关节炎的效果。其中一项研究表明,乙酰氨基酚和布洛芬对轻度到中度骨关节炎疼痛有效率相当,布洛芬对严重疼痛的效果优于对乙酰氨基酚。另外的一项研究应用几种检测方法进行分析,双氯芬酸钠在疼痛缓解和功能改善上明显优于对乙酰氨基酚。这两项研究显示骨关节炎患者更倾向应用 NSAIDs。但是基于药物的费用、有效性和不良反应考虑,许多学者仍然推荐将对乙酰氨基酚作为骨关节炎的首选治疗药物。如果膝骨关节炎患者表现中到重度疼痛,而且关节具有炎症表现,关节穿刺抽液后关节腔内注射激素则应该作为重要的辅助治疗方法之一。

对乙酰氨基酚的最大剂量不应超过 4g。它是最为安全的一种止痛药物,但也具有一些临床副作用。例如,对乙酰氨基酚可以延长华法林的半衰期,所以对于口服华法林的患者如果需要服用大剂量的对乙酰氨基酚治疗需要监测凝血酶原(PT)时间。轻度到中度的膝关节骨关节炎患者,如果对乙酰氨基酚治疗反应不佳,又不希望进行全身治疗者,可以考虑局部应用止痛药物,如双氯酚酸乳胶剂。抗炎药物只能解除膝关节 OA 的症状,不能改变其病变发展。

多年来人们一直在探索控制 OA 发展的药物。1969 年德国首次临床验证硫酸氨基葡萄糖(GS)治疗 OA 的效果,近 30 年来,许多短程和长程随机双盲对照研究的结果都提示,该药既能抗炎止痛,又能延缓膝 OA 发展。氨基葡萄糖是一种氨基多糖,为关节软骨中的基本成分之一,能够刺激人软骨细胞的蛋白多糖的合成,防止 NSAID 引起的软骨损伤及激素对软骨细胞的损害,抑制胶原酶和磷脂酶 A_2 活性,阻止超氧化物自由基产生。体外实验证实其对软骨代谢具有良好的作用。每日 750~1500mg 硫酸氨基葡萄糖连续用药 4~12 周,可明显改善患者疼痛症状及关节活动能力,停药 2 个月后疗效仍能持续,未发现毒副作用。

流行病学显示,大于 65 岁人群中,20%~30%因为消化道溃疡而住院的患者应用了 NSAIDs 药物治疗。发生严重胃肠道事件的危险性与 NSAIDs 呈剂量相关性。服用 NSAIDs 药物患者上消化道出血事件的危险因素包括,年龄大于 65 岁,具有胃肠道溃疡病史或者上消化道出血史,同时口服激素或者抗凝药物,吸烟和饮酒者,肾脏疾病患者血肌酐浓度超过 2.0mg/dl 者。应用 NSAIDs 可导致可逆性的肾功能损伤。

基质金属蛋白酶抑制剂,MMP 家族中一些分子参与 OA 关节软骨基质的降解。许多药物可以与酶的活化部位结合,抑制酶的催化活性,这其中包括组织型基质金属蛋白酶抑制剂(tissue inhibitor of metal-loproteinase,TIMP)。TIMP 基因治疗或者重组蛋白治疗具有抗肿瘤转移作用。这些发现启发人们探讨其在骨关节炎治疗中的作用。TIMP 局部合成的增多可以有效的防止结缔组织降解和 OA 的病情进展。但是这种天然蛋白在应用上还存在一定限制。四环素及其合成制剂通过与 MMPs 活化部位的锌螯合,显著地抑制 MMPs 活性;其他作用机制可能与抑制 iNOS 的表达,阻断 NO 的产生有关。

【预后】

全身型骨关节炎的预后较好,因为大多数关节运动障碍不全,疼痛和关节僵硬可呈发作性。

第四节　特发性弥漫肥厚性骨炎

特发性弥漫肥厚性骨炎(diffuse idiopathicskeletal hyperostosis,DISH)主要累及脊柱尤其是颈椎,特征是大量而表浅的不规则椎体前和侧缘骨质增生,相互间融合形成椎体前广泛肥厚骨块,又称为强直性骨肥厚(ankylosing hy-perostosis)或 Forestier 病。

150 年前 Wenzel 首先在文献中记载了本病,其发表的图片显示一些老年患者的脊柱不规则的过度生长并相互融合,使相邻的两个或数个椎体活动受限。此后不同的学者用不同的病名大量报道了类似的病理改变,1950 年 Forestier 等第一次全面描述了本病的解剖、病理和临床表现的特点,并认为本病不仅仅可累及脊柱并且可累及外周骨关节,自上可累及前额骨(前额骨肥厚),向下可累及足跟(足跟骨刺);Forestier 等对本病的描述的促使了对本病的统一命名,1975年本病统一命名为弥漫性特发性骨肥厚。

【流行病学】

本病为人类和动物普遍存在的一种疾病,恐龙、史前爬行动物和现代的鲸类均可累及,但最常累及的动物是犬、马、猴、熊等哺乳动物。古埃及木乃伊、古罗马人和古撒克逊人以及中世纪的古人类化石中均有发现患本病的证据。本病常见于中老年男性,男女比约为 2∶1,男女发病率均随着年龄的增长和体重的增加而增高,45 岁以前极少患本病。流行病学调查显示本病并非为少见病,一项研究显示,30 岁以上的斯堪的纳维亚人发病率为 700/10 万人,其中男性为 400/10万人。另一项胸椎 X 线侧位片的研究表明,65 岁以上白种人群的患病率男性达 10%,女性为8%。在北美印第安人比马部族本病的患病率男性达 54%,女性达 14%;而男性痛风患者本病的患病率也高达 58%,这一现象为本病的病因和发病机制的研究提供了线索。

本病在南北美洲、欧洲、非洲、澳大利亚和亚洲均有大量报道。在我国尚无详细的流行病学资料。

【免疫病理】

未发现本病与人类白细胞抗原有相关性。虽然影像学资料提示本病可能为机械因素作用在某些附着点导致本病的发生,但越来越多的资料显示本病为一系统性疾病,全身性的生长代谢异常为本病的易患因素。

除早期 Forestier 报道的本病与肥胖相关外,近来本病与糖耐量异常成人发病和糖尿病的相关性得到证实。17%~60%的本病患者有糖耐量异常,明显高于对照群体。另外,成人发病的糖尿病患者本病的患病率高达 13%~50%。且患者血胰岛素水平高于正常人群,因此,推测本病与高胰岛素血症相关。而此种相关性也解释了本病并不与幼年发病的糖尿病有关,因为幼年发病的糖尿病血胰岛素水平一般低于正常对照人群。胰岛素具有类生长因子样活性,在本病的发病中可能介入新骨的形成。一些研究表明,高胰岛素血症患者其骨密度明显高于低胰岛素血症患者。也部分解释了为何北美印第安人比马部族和痛风患者有较高的患病率,北美印第安比马部族人和痛风患者均较肥胖、高血压和成人发病的糖尿病。

维生素 A 也可能与本病的发病有关,在动物实验中观察到慢性维生素 A 中毒可引起类似本病的病理改变。一些研究也发现本病患者血维生素 A 及其代谢产物高于正常对照;此外,维生素 A 样物质导致痤疮和脂溢皮炎同时引起关节痛和附着点处新骨形成也支持这种观点。人们在正常的饮食中一般不会达到中毒量的维生素 A。因此,目前尚不清楚维生素 A 与本病的相关发病机制。本病的发生与全身性的生长代谢异常有关,与胰岛素的相关性得到广泛的认可。推测认为胰岛素具有使附着点区域骨形成的潜在作用,在其他因素如机械因素的共同作用下,附着点区域尤其是脊柱、足跟和肘部的附着点区域会发生特征性的病变。

【组织病理】

本病的早期病变在肌腱和韧带的附着点处。韧带钙化之前的病变为结缔组织的增生,病变处基质和细胞数相对增多,有纤维软骨岛的化生,软骨细胞和蛋白多糖增多而胶原相对减少。随后在软骨处发生不规则的钙盐沉积和邻近的骨皮质血管增生浸润,骨化逐渐向纵深发展,最终韧带深层组织也发生骨化并与椎体融合。此点解释了 X 线脊柱侧位片上椎前透亮间隙消失的现象。椎间盘可发生退行性病变,纤维环外膨,压迫前纵韧带,使骨化带中断。另外,椎间盘外突可引起椎体前缘骨质增生和骨赘形成,进一步推移前纵韧带使之呈波浪状。

【临床表现】

大部分患者无临床症状,所有与高胰岛素血症相关的疾病和辅助检查可出现异常,如高血压、肥胖、成人发病的糖尿病、血脂异常、痛风等。部分患者可有颈、腰背和外周关节的僵硬以及四肢的疼痛。由于韧带的增厚和缩短,可使肩关节和髋关节在内旋时产生疼痛,使膝和手关节呈屈曲状,并导致继发性骨关节炎改变。少数患者由于外周的附着点区域病变,如跟骨骨刺,可产生局部疼痛症状。

严重的临床表现主要是形成的新骨阻碍和压迫其他组织所造成。颈椎处形成的新骨较厚时可压迫和推移食管产生吞咽困难症状;后纵韧带骨化和脊椎旁关节肥厚可压迫脊髓引起脊髓病变,重者可导致瘫痪,但此种情况非常罕见。

【辅助检查】

在活动度相对较小的胸椎其最为特异性的改变为形成的新骨由一个椎体连续地跨越至另一个椎体,前缘和右侧缘较为明显,这可能与左侧有主动脉弓压迫有关。沿前纵韧带形成的新骨常较正常的前纵韧带宽而厚。新骨与紧邻的椎间盘和椎体骨皮质间常常存有间隙。当椎间盘无病变时,形成的新骨可以紧贴椎体,不易与炎性脊柱关节病区分;当椎间盘发生退行性病变时,椎间盘外突可引起椎体前缘骨质增生和骨赘形成,进一步推移前纵韧带使之呈波浪状。在活动度相对较大的颈椎和腰椎,椎关节强硬较骨桥形成更为明显,可引起椎管狭窄的临床表现。

脊椎外X线,表现以骨盆区髂嵴、坐骨结节、股骨转子和耻骨联合的骨增生肥厚;髂腰 Lift 结节和骶髂等韧带的钙化和骨化;髋臼外侧部和上耻骨缘可有骨质增生;除骶髂关节前面可有骨质增生外,本病极少累及骶髂关节。

外周的新骨形成亦以附着点区域最为明显,主要在足跟、骸骨、鹰嘴突、附骨和手等部位附着点区域,发生骨肥厚和骨化。前臂和小腿间的骨间膜附着处也可出现骨肥厚改变。周围关节病变与骨关节炎改变类似,可有指骨簇增宽、骨皮质增厚、籽骨增大、骨疣和关节囊新骨形成等,周围关节病变可先于脊椎病变前发生。

其他化验指标,如全血细胞计数、血沉、血钙和血磷和尿酸水平,血清蛋白电泳、RF、抗核抗体正常。可血糖升高。

【诊断与鉴别诊断】

对疑有病变患者的脊椎行后前位和侧位 X 线平片检查,对疑有椎管狭窄者可行 CT 检查;MRI 可发现韧带骨化前的韧带肥厚。

DISH 的诊断标准:①至少连续四节椎体前外侧面钙化和骨化;②受累区域内椎间盘间隙正常;③没有关节突关节强直;④没有骶髂关节侵蚀、硬化和融合;⑤至少连续两节椎体前外侧面的钙化和骨化;⑥跟骨、鹰嘴或者髋关节骨刺;⑦肌腱端骨化;⑧50 岁以上,胸椎僵硬、疼痛,脊椎活动正常而无纤维肌痛综合征的压痛点;⑨髋关节、肘关节、足跟周围可以触及散在的骨刺或者肌腱内硬块。诊断必须具有②和④;在此基础上,根据上述标准符合情况,分成以下三个诊断级别:确定诊断:①;可能诊断:⑤⑥⑦⑧⑨;可疑诊断:⑤和⑥⑦⑧⑨中的一项或者⑥⑦⑧⑨。确诊标准的特异性较高,但是敏感性较低;可疑诊断有助于鉴定早期 DISH。

【治疗】

本病主要为对症治疗和治疗并发症。

减肥对本病的预防和治疗有积极的作用。应避免使用引起血糖升高和增加心脑血管事件的药物,如 β 受体阻滞剂、外源性胰岛素等药物。避免大量饮酒。

缓解疼痛和僵硬可使用非类固醇药物及其他镇痛剂,原则和用法同骨关节炎的治疗。此外,对局部韧带骨化明显者使用低剂量化疗药物有一定的疗效。对外周附着点区域疼痛明显且非类固醇药物疗效不明显者可局部注射皮质激素。

形成的新骨阻碍和压迫其他组织并造成严重的并发症者,如压迫脊髓引起脊髓病变者可以考虑手术治疗。

【预后】

患者应当了解该病相对较良,不像其他脊柱关节病一样具有致残性。

(李 鸣 张源潮)

参 考 文 献

蒋明,David Yu,林孝义. 2004. 中华风湿病学. 北京:华夏出版社.

张乃峥. 1999. 临床风湿病学. 上海:上海科学技术出版社.

Block JA,Shakoor N. 2009. The biomechanics of osteoarthritis:implications for therapy. Curr Rheumatol Rep,11(1): 15-22.

Chang SC,Tobias G,Roy AK,et al. 2003. Tissue engineering of autologous cartilage for craniofacial recon-struction by injectionmolding. Plast Reconstr Surg,112(3): 793-799.

Ge W,Jiang W,Li C,et al. 2006. Conduction of injectable cartilage using fibrin sealant and human bone marrowmesen-chymal stem cells in vivo. ZhongguoXiufu Chongjian Waike Zazhi,20(2):139-143.

Hellmann DB,Stone JH. 2000. Current Medical Diagnosis and Treatment. New York:McGraw Hill.

Hochberg MC. 2008. Mortality in osteoarthritis. Clin Exp Rheumatol,26(5 Suppl 51):S120-124.

Hoemann CD,Sun J,LegateA,et al. 2005. Tissue engineering of cartilage using an injectable and adhesive chitosan-based cell-delivery vehicle. Osteoarthritis Cartilage,13(4): 318-329.

Huang K, Wu LD. 2008. Aggrecanase and aggrecan degradation in osteoarthritis:a review. J Int Med Res, 36 (6): 1149-1160.

Puett DW, Griffin MR. 1994. Published trials of nonmedicinal and noninvasive therapies for hip and knee osteoarthritis. Ann Intern Med,121(2):133-140.

Richmond JC. 2009. Surgery for osteoarthritis of the knee. Med Clin North Am,93(1):213-222,xii.

Robert G Lahita,Nicholas Chiorazzi,Westley H Reeves. 2000. Textbook of the Autoimmune Diseases. Philadelphia:Lippincott Williams & Wilkins.

Zhang W,Moskowitz RW,Nuki G,Arden N,et al. 2008. OARSI recommendations for the management of hip and knee osteoarthritis,Part Ⅱ:OARSI evidence-based,expert consensus guidelines. Osteoarthritis Cartilage,16(2):137-162.

Zhao J,Link TM. 2009. MRI in degenerative arthritides: structural and clinical aspects. Ann N Y Acad Sci,1154:115-135.

第二十章 淀粉样变

淀粉样变(amyloidosis)是指水溶性蛋白质沉积在组织或器官并导致其功能异常的一组疾病。沉积物最早被发现为一种嗜酸性均匀一致的物质,这种物质对碘的颜色反应与淀粉的碘试验相似而被命名为"淀粉样物质",此类物质沉积所导致的一组疾病被称为淀粉样变。目前研究证实此类物质系蛋白质,但习惯上仍然沿用"淀粉样变"这一旧名词。

淀粉样物质在光学显微镜下复红染色呈嗜伊红性均匀结构;用刚果红染色和偏光显微镜检查可见特征性的苹果绿双折光;电镜和X线衍射下为直径7.5~10nm、中等长度、线状无分支纤维,含有大量β片层结构。淀粉样变的临床表现取决于沉积的蛋白质种类、部位和速度。常有多系统损害,多累及肾、心脏、神经、肝、胃肠道等,也可累及骨关节和肌肉。

【分类】

目前淀粉样变尚没有统一且较为完善的分类。最初分为原发性和继发性,前者指无原发疾病;后者常继发于慢性感染,如结核、支气管扩张、骨髓炎、麻风,也可继发于炎症、肿瘤等疾病。随后又发现了第三类即遗传性淀粉样变。

目前也有根据淀粉样物质的种类命名不同的方法。每种淀粉样蛋白的名称、特性、与临床上各种疾病的联系和分类见表20-1。

表 20-1 淀粉样变的分类

名称	特性	临床类型
AL	免疫球蛋白轻链(κ,λ)	原发性淀粉样变
		骨髓瘤和巨球蛋白血症相关的淀粉样变
		局限于鼻咽、泌尿系和皮肤的淀粉样变
AH	免疫球蛋白重链	重链病相关的淀粉样变
ATTR	甲状腺素转运蛋白	遗传性淀粉样变
		家族性淀粉样多神经病
		家族性淀粉样心肌病
		老年性系统性淀粉样变
		孤立性玻璃体淀粉样变
AA	血清淀粉样蛋白质A	继发性或反应性淀粉样变(炎性相关性)
		家族性地中海热
		家族性淀粉样肾病伴荨麻疹和耳聋(Muckle-Well综合征)
Aβ_2M	β_2微球蛋白	血透相关性淀粉样变
AApoA1	载脂蛋白A1	家族性淀粉样多神经病和非神经病性淀粉样变
AGel	凝溶胶蛋白	家族性淀粉样变(芬兰型)
ALys	溶菌酶	遗传性非神经病性系统性淀粉样变
AFib	纤维蛋白原α链	遗传性肾淀粉样变
ACys	半胱氨酸蛋白酶抑制剂C	遗传性脑出血淀粉样变(冰岛型)
Aβ	β蛋白前体	遗传性脑出血淀粉样变(荷兰型)
		阿尔茨海默病
		Down综合征

名称	特性	临床类型
APrP	Prion 蛋白	Creutzfeldt-Jacob 病
		Gerstmann-Straussler-Scheinker 综合征
ACal	降钙素原	甲状腺髓样癌
AIAPP	胰岛淀粉样多肽	胰岛淀粉样变
		2 型糖尿病
AANF	心房钠尿肽(心钠素)	孤立性心房淀粉样变
APro	泌乳素	垂体淀粉样变
		泌乳素瘤
AKE	Kerato-epithelin	遗传性角膜淀粉样变
AKer	角蛋白	皮肤淀粉样变

【免疫病理】

形成淀粉样物质的蛋白质前体由于基因突变、蛋白质溶解后重排、蛋白质结构变化而沉积于组织,淀粉样物质是一种由多种细胞产生的以蛋白为主体的微纤维,有共同成分:血清淀粉样蛋白 P 成分、氨基葡聚糖、载脂蛋白 E_4、α_2 巨球蛋白、α_1 抗胰蛋白酶等。这种物质本身并无直接损害组织的作用,而是通过间接的"占位""挤压"破坏组织结构,损害器官功能。

在淀粉样变不同的生化类型中,病因学机制可能会不同。在原发性淀粉样变中,骨髓细胞的单克隆群会产生形成淀粉样变的片段或整个长链。继发性淀粉样变为蛋白前体的代谢障碍,急性期反应物血浆淀粉样 A,而遗传性淀粉样变会出现不同的蛋白。变性蛋白首先沉积于毛细血管和小血管的基底膜,并向肌层和血管周围扩展,也向网状纤维和胶原纤维沉积。逐渐加重致组织器官受压而造成病理损害。

【组织病理】

淀粉样物质为一种结合黏多糖的蛋白质,遇碘时被染成赤褐色,再加以硫酸则呈蓝色,与淀粉遇碘时的反应相似。在 HE 染色切片中呈无定形淡红色均质状,用刚果红染色偏光镜观察可见特异的苹果绿色荧光放射,电镜下可见两种不同的结构,一种主要成分为大小约 10nm 的原纤维。另一种为切面呈五角形中空的杆状物质(P 成分),相互交织排列形成海绵状的支架结构。

病理改变可局限于某一部位,也可弥漫分布于各系统器官。病灶呈橡皮样硬度,蜡黄、粉红或暗灰色。局灶分布形似肿瘤,但不影响健康。弥漫者侵犯多个脏器,致器官肿大,功能受损。

【临床表现】

淀粉样变的临床表现取决于原有疾病及淀粉样物质沉积的部位和沉积量。原有疾病可能是自身免疫病、炎症、遗传性或肿瘤等。患者一般症状可有乏力、消瘦,部分病例可有水肿、直立性低血压,5%～10%的病例可出现皮肤紫癜或皮疹。

(一)淀粉样变的各系统损害表现

1. 心脏

心脏受累时淀粉样蛋白主要沉积在心肌和传导系统,导致心脏扩大、心室壁增厚及心室腔缩小、心脏舒张功能障碍、充血性心力衰竭、心律失常、传导阻滞。顽固性充血性心力衰竭可为本病的首发表现,也是主要的死亡原因。心内膜、心包或瓣膜受累较少见,部分患者可出现心脏压塞、瓣膜功能异常或心脏破裂。冠状动脉受累可出现心绞痛与心肌梗死。心电图检查可见肢导低电压、各种心律失常、似急性心肌梗死 Q 波和 ST-T 改变等。

2. 肾

肾损害是淀粉样变患者主要表现之一和死亡原因。AL 和 AA 淀粉样变均常累及肾,主要表现是肾病综合征和肾功能衰竭。早期仅有轻度的蛋白尿,可发展至全身水肿,低蛋白血症和大量的蛋白尿。尿毒症是肾淀粉样变的晚期表现,最后出现肾功能衰竭。主要受累部位为肾小球和肾小动脉壁,也可有肾小管基底膜。大量淀粉样蛋白沉积可引起肾小球硬化、肾小动脉狭窄或闭塞、肾小管萎缩、间质纤维化及单核细胞浸润等。早期肾多增大或大小正常,而晚期肾衰竭时则有双肾萎缩。较常见肾静脉血栓形成,有时可发生肾小管性酸中毒、肾性尿崩症、糖尿及高钾血症,而血尿、脓尿和管型尿相对少见。血肌酐和尿蛋白升高是影响肾淀粉样变患者预后的主要因素。合并肾上腺淀粉样变者可有肾上腺皮质功能减低。

3. 肺

约 20% AA 和大多数 AL 淀粉样变累及呼吸道,表现可有呼吸道出血和(或)梗阻、呼吸困难和发作性喘憋、胸膜腔积液和肺动脉高压。大量淀粉样蛋白沉积于肺泡间隔,常因严重肺泡毛细血管阻塞引起死亡。

4. 消化系统

消化系统任何部位均可发生淀粉样变,包括舌、齿龈、食管、胃肠及肝等。患者可有巨舌、齿龈增厚,语言不清,可影响吞咽和呼吸,仰卧睡眠时因腭垂后垂阻塞呼吸道而出现睡眠呼吸暂停。食管淀粉样变可出现食管肿胀和蠕动僵硬。胃肠淀粉样变可致胃张力弛缓、恶心、呕吐、幽门梗阻、胃酸缺乏、出血、肠吸收不良、腹泻、便秘、肠梗阻、肠穿孔和缺血性肠坏死等。淀粉样蛋白沉积。多见于肠黏膜下及血管丛。肝脾受累主要表现为肝脾肿大、肝功能不全、肝内胆汁淤积等。

齿龈、舌或直肠黏膜活检是淀粉样变诊断的常用方法之一,肝活检应用相对较少。

5. 神经系统

典型表现为疼痛、感觉障碍、肢体无力、麻痹。自主神经受累时表现为胃肠道运动异常、括约肌功能障碍、阳痿、出汗障碍或直立性低血压等。周围神经病见于 20%～35% AL 和 2% AA 淀粉样变患者。严重的周围神经和自主神经病变是家族性淀粉样多神经病(ATTRA,AApoAI)的突出表现。20% AL 淀粉样变患者的首发症状是腕管综合征。

6. 其他

累及皮肤时多见于面部和躯干部,表现为皮肤增厚、肿胀、"蜡样变"、紫癜、色素沉着、结节及变硬的丘疹等,与硬皮病或黏液性水肿相似。累及肌肉组织可出现假性肌肥大,骨关节受累时可有晨僵、关节周围软组织肿胀、压痛和活动受限、腕管综合征、自发性骨折等。内分泌腺也常累及,肾上腺淀粉样变可出现乏力、食欲缺乏、色素沉着、低血压等,重者可出现艾迪生危象。甲状腺受累者可有皮肤干燥、乏力、食欲缺乏、怕冷、便秘、心动过缓等表现。

（二）各种类型淀粉样变的临床特点

1. AL 淀粉样变

AL 淀粉样蛋白是从免疫球蛋白轻链衍生而来故称 AL,包括原发性及骨髓瘤相关的淀粉样变,两者均伴有浆细胞异常增生。临床以心脏受累为主,主要临床表现有:巨舌、缩窄性心肌病、非血小板减少性紫癜、类风湿关节炎、肾病综合征、腕管综合征、感觉异常、运动和自主神经障碍和获得性第 X 因子缺陷导致的出血性素质等。

2. AA 淀粉样变

约 45％的淀粉样变属于此类型,常见于长期感染性、非感染性炎症以及自身免疫病,如类风湿关节炎、溃疡性结肠炎等;也可见于遗传性疾病和恶性肿瘤等。AA 淀粉样变的受累以肾、肝、脾为主,患者可出现肾病综合征、肾功能衰竭、肾小管性酸中毒、肾性尿崩症、高钾血症、肝脾肿大和自主神经病,周围神经病和心肌病少见。

3. ATTR 淀粉样变

ATTR 淀粉样变包括大多数家族性淀粉样变和老年性系统性淀粉样变,可累及神经系统、心脏和胃肠道,肾损害少见。绝大多数患者在 30～70 岁发病,病情进展缓慢。特定的 TTR 突变常有其特异的临床表型,临床上可分为神经病变为主、心脏病变为主、混合神经病变和心脏病变、腕管综合征等亚型。

TTR Met30 即 30 位的缬氨酸被蛋氨酸代替时多以神经病变为主要表现,以突出的周围和自主神经病变为特点,也累及心脏、胃肠道和眼玻璃体。临床上可有感觉障碍、自主神经功能紊乱、腹泻和便秘、直立性低血压、阳痿、汗液减少等。TTR ILE122 变异时(异亮氨酸替代了 122 位的缬氨酸)以心脏病变为主要特点,不伴有神经病。TTR-丙氨酸(TTR-Ala)变异时多为混合神经病变,以自主神经病变为主,伴心脏病变。TTR Ser84 即 84 位的异亮氨酸被丝氨酸代替时以腕管综合征为突出特点,其次可出现玻璃体浑浊和心脏病变。

老年性系统性淀粉样变以心脏受累为主,出现充血性心力衰竭,也可累及脑、主动脉和胰腺等。

4. $A\beta_2M$ 淀粉样变

$A\beta_2M$ 淀粉样变又称为血液透析相关性淀粉样变,肾衰竭患者在透析后 5～10 年内可出现。主要表现为骨关节症状,腕管综合征可以是本病的首发表现。

5. 其他类型的淀粉样变

其他类型包括其他家族性(遗传性)淀粉样变、中枢神经系统淀粉样变、角膜淀粉样变及其他局灶性淀粉样变等。

【辅助检查】

1. 血、尿、生化

肾衰患者可出现贫血、蛋白尿。肝肾功能检查可有血白蛋白低和血肌酐水平高。凝血功能检查也可有异常。

2. 影像学检查

胸片可见边界清的单个或多发结节。心脏彩超可发现心室壁增厚、室间隔增厚和增强的颗粒状光点回声,舒张功能下降。腹部 B 超可发现肝脾和肾肿大。骨关节平片可见关节软组织肿胀,关节端骨质有溶骨性破坏,边缘清楚,严重者关节受压变形,有软骨下骨囊肿、病理性骨折。椎体可显示广泛骨质疏松、囊性骨坏死。

3. 淀粉样物质特性鉴定

HE 染色光镜检查:淀粉样物质被伊红染为淡粉红色,呈均匀无结构的小团块状,境界较清楚。有时不易和玻璃样变性区别。常沉积于细胞、腺体和毛细血管周围,真皮乳头、小动脉壁或组织间隙等处。

电镜观察:无分支细纤维状结构,直径 7.5～10nm,长为 30～10000nm。P 成分为中空的五角形,很多 P 成分堆积起来形成短棒状。

刚果红染色:普通光镜下淀粉样物质着染为深浅不等的砖红色,偏光镜下呈现苹果绿双折光。

高锰酸钾氧化加刚果红染色:可以鉴别 AL 蛋白和 AA 蛋白,AA 蛋白氧化后不再染上刚果红的颜色,AL 蛋白则否。

免疫组织化学染色:目前多种淀粉样物质的前体蛋白的抗体都可以购到,免疫组化可以确定淀粉样物质的类型。

【诊断与鉴别诊断】

本病无特异性临床表现,早期诊断比较困难。当出现某些症状时,往往疾病已有较深发展。

临床上如果出现不明原因的蛋白尿,周围神经病变,舌大,心脏肿大,肠道吸收不良,双侧腕管综合征或直立性低血压等,应提高警惕,怀疑此病可能。但确诊主要依靠活检,确诊依据是组织切片经刚果红染色后在偏光显微镜下观察到特征性的苹果绿双折光。皮下脂肪穿刺吸引活检和直肠黏膜活检是最常用的筛查方法。腹部皮下脂肪活检对 AL 或 ATTR 淀粉样变的阳性检出率达 80％～90％,对 AA 淀粉样变的阳性检出率为 60％～70％。绝大多数淀粉样变有胃肠道受累,直肠黏膜活检阳性检出率可达 75％～85％,但所取标本一定要包括黏膜下小血管。在某些病例牙龈、皮肤、肾和肝活检也有诊断价值,但肝肾活检易并发出血,必须谨慎。

由于不同类型的淀粉样变治疗方法也不同,临床上在确诊淀粉样变后,需进一步明确淀粉样变的类型,对原发性或继发性做出鉴别,并对可能存在的病因做进一步鉴别和检查。

鉴别诊断:本病肾受累时,应与各种肾炎、肾病综合征、糖尿病肾病、紫癜肾病相鉴别。心脏受累时,应与心肌病以及各种原因引起的心功能不全鉴别。肝脾肿大者要与急性肝炎、淋巴瘤、布-加综合征鉴别。呼吸道受累时要与肿瘤、支气管内膜结核、韦格纳肉芽肿、结节病等鉴别。骨、关节受累时,应与骨转移瘤、多发性骨髓瘤和类风湿关节炎鉴别。

【治疗】

目前对各型淀粉样变尚无特异有效的治疗,治疗的主要目标是抑制淀粉样变前体蛋白的产生,增加其清除,对不同类型的淀粉样变有不同的侧重治疗。

1. AL 淀粉样变

常用治疗方案为美法仑(马法兰)和泼尼松联合化疗(MP 方案),可延长 AL 淀粉样变患者的生存期。肾受累患者对化疗反应较好。大剂量美法仑合并自体干细胞移植治疗能有效改善临床症状和器官功能，并有效延长患者中位生存期。但此疗法的治疗死亡率约为 10%，一般状况较好且心肾功能正常的患者可选择该方案。

2. AA 淀粉样变

治疗关键是积极治疗原发感染性疾病或恶性肿瘤。秋水仙碱对家族性地中海热引起的 AA 淀粉样变有积极的预防作用。

3. ATTR 淀粉样变（家族性）

肝移植加切除突变蛋白的合成部位对遗传性淀粉样变进行治疗已取得很好的疗效。血清 ATTR 绝大多数由肝产生，通过肝移植可以去除变异 TTR 生成的根源，代之以正常 TTR，逐渐减少淀粉样蛋白负荷。

4. Aβ_2M 淀粉样变

肾移植可以促进 β_2 微球蛋白由尿中排出，降低其血清水平。

系统性淀粉样变患者常有严重器官损害和功能不全，加强对症、支持治疗，保护或改善重要脏器功能，有助于提高生存质量，延长生存时间。

【预后】

系统性淀粉样变预后很差，心力衰竭和肾功能衰竭是最常见的死亡原因。AL 淀粉样变的中位生存期为 1～3 年。和多发性骨髓瘤相关的淀粉样变预后最差，常在 1 年内死亡。肾衰患者采用透析和肾移植会在一定程度上改善预后。继发性淀粉样变的预后取决于原发疾病的治疗是否成功，与淀粉样变进展的速度也有重要关系。家族性淀粉样变的预后因家系而异。

（刘东霞）

参 考 文 献

吴庆军，赵岩//蒋明，DAVID YU，林孝义，朱立平．2004．中华风湿病学．北京：华夏出版社，1484-1497．

郑法雷．淀粉样变//蒋明，朱立平，林孝义．风湿病学．1995．北京：科学出版社，1562-1579．

Buxbaum JN，Jacobson DR. The Amyloidoses. In：BeutlerE，Lichtman MA，Coller BS，et al. 2001. Williams Hematology 6th ed. New York：McGraw-Hill，1305-1316.

Dhodapkar MV，Bellotti V，Merlini G. Amyloidosis. In：Hoffman R，Benz Jr EJ，Shattil SJ，et al. 2001. Hematology-Basic Principles and Practice 3d ed. 北京：科学出版社，1416-1432.

Foerster J. Amyloidosis. In：Lee GR，Foerster J，LukensJ，et al. 1999. Wintrobe's Clinical Hematology 10th ed. Baltimore：Lippincott Williams & Wilkins，2705-2724.

Gertz MA，Rajkumar SV. 2002. Primary systemic amyloidosis. Curr Treat Options Oncol，3(3)：261-271.

International Nomenclature Committee on Amyloidosis：Part 1. 1999. Nomenclature of amyloid fibril proteins. Amyloid：In J Exp Clin Invest，6：63.

Kyle RA，Gertz MA，Greipp PR，et al. 1997. A trial of three regimens for primary amyloidosis：colchicine alone，melpbalan and prednisone，and melphalan，prednisone，and colchicine. N Engl J Med，336：1202-1207.

Sanchorawa V，Wright DG，et al. 2001. An overview of the use of high-dose melphalan withautologous stem cell transplantation for the treatment of AL amyloidosis. Bone Marrow Transplant，28(7)：637-642.

Skinner M. Amyloidosis. 2001. In：Ruddy S，Harris Jr ED，Sledge CB，et al. Kelley's Textbook of Rheumatology 6th ed. Philadelphia：Sauders，1541-1546.

第二单元　变态反应病

第二十一章　变态反应病概述

变态反应(allergy)一词,源出于奥地利医生 Clemens von Pirquet 于 1906 年所著《Allergie》一文,原意为"变化了的反应"。目前,对于变态反应一词的定义尚未臻于完善。大体来说,变态反应是一种特殊的病理性免疫反应,它表现为当机体通过吸入、食入、注入或接触等途径接受某种过敏原(allergen)后,可以出现某一组织或器官,甚至全身性的强烈反应,引起各种各样的功能障碍或组织损伤,它的特点是这种对过敏原的特殊反应只出现在少数接受者身上,引起过敏的物质对于大多数接受者来说,通常是无害的。如鸡蛋对于绝大多数人来说是一种营养丰富而无害的食物,但是对于少数鸡蛋过敏的患者则在进食极少量的鸡蛋之后,即可以引起强烈的过敏反应,包括全身皮疹、皮肤瘙痒、皮肤黏膜水肿、恶心、呕吐、剧烈腹部绞痛及腹泻等,有些患者甚至会出现过敏性休克。

从广义上来看,变态反应可以分为两种类型,一种是属于反应性过高的类型,亦即人们习惯上所称的过敏反应(hypersensitiveness),即在机体接触某种物质,包括抗原物质(antigen)或半抗原物质(hapten)后,所引起的一种异乎寻常的强烈反应。另一种是属于反应过低的类型,称为低反应(hyposensitiveness)或无反应(anergy)。即在机体接触某种抗原性物质后只产生低于正常的免疫反应,甚至不产生任何免疫反应。在临床上,变态反应性疾病患者皆属于第一种类型,即都表现为反应性过高,因此,在变态反应学领域,变态反应与过敏两词可以通用,临床上已成为同义词。

免疫系统是维持人体生存和适应环境的一个复杂而重要的系统,它的生理功能主要是识别自己和非己成分。Bellanti 将免疫功能分为 3 种类型:①机体抵抗外界因子的免疫防御(Prophylaxis);②维持自身生理平衡的自身稳定(homeostasis);③清除癌变细胞的免疫监视(surveillance)。以上免疫功能对疾病的发生发展以及对生物的进化有着重要的影响。当免疫功能正常时,机体的生存才得以维持。若免疫功能异常,会导致机体平衡失调,而出现病理变化。变态反应性疾病属于第一种类型,即免疫防御,它与免疫功能及免疫应答的变化关系见表 21-1。

表 21-1　变态反应与免疫功能及免疫应答的变化关系

免疫功能	抗原来源	正常应答	异常应答	
			过高	过低
免疫防御	外源	消灭外源性抗原	变态反应	防御缺陷综合征
自身稳定	内源、外源	维持自身稳定	自身免疫病	自身免疫病
免疫监视	内源、外源	防止癌变和持续感染	癌变或持续感染	

【变态反应分类】

1963 年 Cell 和 Coombs 根据反应发生机制和临床特点,将变态反应分为四个类型,分别称为Ⅰ型、Ⅱ型、Ⅲ型和Ⅳ型变态反应。所有 4 个类型的变态反应均可引起炎症和不同程度的组织损伤。各型变态反应的特点和临床常见病种归纳如表 21-2。

表 21-2 变态反应疾病的分类

根据发病机制分类	
Ⅰ型(速发型)	如过敏性休克、过敏性鼻炎、过敏性喉水肿等
	抗原举例:花粉、尘螨、血清、青霉素、食物蛋白、昆虫毒素、药物等
	疾病举例:花粉症、变应性鼻炎、过敏休克、支气管哮喘、荨麻疹等
Ⅱ型(细胞毒型)	如粒细胞减少症、血小板减少性紫癜、新生儿溶血性贫血、Good-Pasture 综合征等
	抗原举例:血细胞的表面抗原、药物半抗原等
Ⅲ型(免疫复合物型)	如 SLE、慢性肾小球肾炎、血清病、类风湿关节炎等
	抗原举例:链球菌、血清、蛇毒、药物半抗原、自身抗原等
Ⅳ型(迟发型)	如接触性皮炎、结核病、甲状腺炎、移植排斥反应、变态反应性脑脊髓炎等
	抗原举例:结核杆菌、异体移植物、接触致敏物、药物等
根据过敏原类别分类	
食物过敏	常见的食物过敏原有牛奶、鸡蛋、花生、鱼、大豆、小麦及坚果类
药物过敏	临床上几乎所有的药物均可引起药物过敏
花粉过敏	包括树木花粉、杂草花粉等
真菌过敏	比较常见的真菌为链格孢霉、多主枝孢、特异青霉等
昆虫过敏	蜂类、蚁类的叮咬
尘螨过敏	包括屋尘螨、户尘螨等

【免疫病理】

Ⅰ型变态反应是已免疫的机体当再次接受同样过敏原刺激时发生的反应。其特点是:反应迅速、强烈、消退亦快,通常不遗留组织损伤,其发病有明显的个体差异,Ⅰ型变态反应也称为速发型(immediate hypersensitivity)超敏反应。

Ⅰ型变态反应发生机制比较复杂,首先是机体接触过敏原后,体内产生相当数量的 IgE。该种抗体具有亲细胞性,能与肥大细胞或嗜碱粒细胞结合,当相同的过敏原再次接触时,过敏原与肥大细胞或嗜碱粒细胞表面上的两个或两个以上的 IgE 分子搭桥结合,形成过敏原-IgE 复合物,从而激活肥大细胞或嗜碱粒细胞产生一系列细胞内外酶促反应和细胞膜的变构并释放出颗粒。颗粒内含有组胺、激肽等,酶促反应可产生许多花生四烯酸代谢产物如白三烯等,上述几种介质均可引起毛细血管扩张,血管壁通透性增加,平滑肌收缩和腺体分泌增多等。在临床上表现为荨麻疹、过敏性休克、哮喘、腹痛和腹泻等多种症状。

Ⅱ型变态反应又称细胞毒或溶细胞型变态反应。Ⅱ型变态反应是抗体(IgG,IgM)直接作用于相应的细胞或组织上的抗原,在补体、巨噬细胞和 K 细胞参与下,造成损伤的反应。此型又称细胞毒型变态反应。许多免疫性血液病属于此种类型,如某些新生儿溶血症和药物引起的溶血。Ⅱ型变态反应的发生机制为:细胞本身的成分即自身抗原为半抗原和吸附于细胞上的异体抗原,如药物半抗原、细菌内毒素等共同组成完全抗原;刺激机体产生抗体并通过 ABDD 导致细胞破坏。

Ⅲ型变态反应是由免疫复合物引起的,也称免疫复合物型。机体的自身抗原与体内的相应抗体(IgG,IgM)结合,形成致病性免疫复合物。所形成的免疫复合物不能被及时清除,能在局部的毛细血管内皮下或实质脏器的细胞间质沉积,激活补体,诱导中性粒细胞聚集,从而引起血管及其周围炎症。在发病机制中,免疫复合物在肾小球基底膜沉积是一个常见靶损伤。

Ⅳ型变态反应是机体接受抗原刺激 24~48 小时后发生的免疫损伤,参与此反应的不是抗体,而是致敏 T 细胞。单核/巨噬细胞和淋巴细胞聚集于反应局部,反应发生时间慢,所以也称为迟发型变态反应或细胞介导型变态反应。

【流行病学】

变态反应性疾病是一种常见病、多发病。变态反应性疾病的总患病率由 10％到 60％不等；两性发病率基本相似；可发生于任何年龄，但大多数发生在青少年时期，有的起病于出生后不久。根据北京协和医院变态反应科的统计，在各种变态反应性疾病中，以过敏性皮肤病发病率最高，约占 44％，其中以荨麻疹、血管神经性水肿、异位性皮炎、接触性皮炎、药物疹等为最多见。各种呼吸道过敏性疾病约占患病人群的 11％，其中支气管哮喘患者占 4.6％，过敏性鼻炎占 6.7％。各种药物过敏约占 3.2％，胃肠道过敏性疾病占 1％～2％，其他各种各样少见的过敏性疾病约占 5％。在全部过敏性患者中，约有 24％的患者同时兼有两种或两种以上的变态反应性疾病。

【组织病理】

变态反应性疾病的基本病理改变为：①充血、水肿、出血、炎性细胞浸润、支气管痉挛、黏液分泌亢进甚至过敏性休克；②组织细胞坏死；③血管炎、血管壁纤维素样坏死、血栓形成、出血、组织缺血性坏死等；④过敏性肉芽肿形成。

【临床表现】

变态反应性疾病的发病特征为：发作性、反复性、可逆性、特应性、间歇性。疾病谱变化范围较广，可从局部表现到出现全身症状；如口腔黏膜综合征，当患者食用过敏水果后，可仅出现口腔黏膜肿胀、瘙痒；而严重过敏反应可出现荨麻疹，皮肤黏膜水肿，急性喉头水肿，哮喘急性发作，过敏性休克甚至危及生命。因发病机制不同，其临床表现也各不相同。

Ⅰ型变态反应性疾病的特点为：发病来去急骤，部位大多好发于呼吸、消化、皮肤等系统器官。随过敏原出现而规律发病有一定的季节性或时间性。病理变化主要以水肿、分泌物增多、平滑肌痉挛、嗜酸粒细胞增多等；临床上常出现肿胀、瘙痒、发疹、憋喘、腹部绞痛、黏液渗出等症状。

Ⅱ型变态反应的特点为：病情发展可稍缓慢，一般与抗原接触后一周以上发病。半抗原常为药物、菌苗、疫苗、血源性抗原物质等。可表现为溶血、出血、贫血、紫癜、黄疸、继发感染等。

Ⅲ型变态反应的特点为：病情发展可缓慢，起病前常有潜伏期；一般发生于长期少量的抗原接触，数月至数年，或于接触异种血清注射后 1～2 周。致敏抗原常为异种血清、细菌、病毒、支原体、原虫等，也可为其代谢产物。受累器官主要为肾、皮肤、中小动脉、心瓣膜、关节等。可表现为蛋白尿、血尿、管型尿等。皮内或皮下结节。发热，血沉增快，淋巴结肿大伴有压痛，关节痛；心慌、心悸、心前区不适。颜面部及肢体水肿。软组织可出现坏死、溃疡及肉芽组织增生等。如发生在肺脏可出现弥漫性或局限的浸润或结节。某些反复发作性的皮肤病损如结节性红斑可好发于春季。

Ⅳ型变态反应的特点为：病情发展快慢不一，快者皮肤接触性过敏反应可于抗原接触后数分钟内发病，但多数发生于暴露于抗原 24 小时之后。慢者如移植物排斥反应可延长至数周或数月之后。多发生于外用药物，职业性化学物接触，细菌或病毒疫苗接种，抗毒素血清注射，器官移植，接触细菌。自身隐蔽抗原暴露，如眼外伤所致的交叉性眼炎等。病变常集中在皮肤、中枢神经系统、甲状腺、眼部等。临床表现有皮肤及黏膜红肿、瘙痒、皮疹，渗出，肌张力降低，多发性感觉或运动神经麻痹，甲状腺功能低下，眼部红肿、疼痛、畏光、视力减退等。

【诊断】

变态反应性疾病的诊断有赖于对病史的采集、非特异性诊断及特异性诊断。

（一）变态反应性疾病的病史采集

变态反应性疾病与其他疾病的重要不同之处在于其他疾病的同一种疾病只有一种病因，而变态反应患者则有千万种不同的过敏原,如过敏性鼻炎,可由食物、花粉和尘螨等很多因素引起。同时,变态反应性疾病的病因往往来自患者的生活环境和生活方式,因此采集一个完整而客观的接触病史对于做出正确的诊断与防治是极其重要的;病历应重点突出发病的时间、发病地点、有无季节性及周期性等,患者过去的诊治史和用药史亦是不可忽视的部分。

(二) 非特异性诊断

非特异性诊断是指对一般变态反应性疾病做出临床通用的病名诊断。它不能指明个别患者的致敏因素。对于变态反应性疾病的非特异性诊断包括:

1. 症状诊断

各种变态反应性疾病均有它独特的症状特征。这些症状的存在与否是变态反应性疾病非特异性诊断的重要依据,例如,荨麻疹的症状特征为发作性的以风团状丘疹为主的皮疹伴皮肤瘙痒。

2. 体格检查

各种变态反应性疾病,除有各自的症状特征外,还有它们的体征特点,如过敏性鼻炎有鼻黏膜苍白水肿,支气管哮喘广泛分布的哮鸣音,荨麻疹的风团状丘疹,血管神经性水肿的一过性游走性的不规则大片状皮下水肿等,都具有诊断特征。

3. 实验室检查

实验室检查包括血、痰液、鼻腔及眼分泌物、中耳分泌物、大便等的嗜酸性粒细胞检查。血液及其他体液中组胺含量的测定。肺功能测定。T 淋巴细胞转化试验。补体 $CH50$、$C3$、$C4$、$C5$ 测定。巨噬细胞移动抑制试验。白细胞吞噬指数测定。血及尿中 17-酮、17-羟类固醇测定。血浆蛋白电泳。红细胞沉降试验。抗链球菌相关抗体、抗原抗体复合物。上述检测方法对于不同的变态反应性疾病均具有诊断意义,可以选择应用。

4. 放射检查

放射检查包括胸部透视、摄片,支气管造影、鼻窦 X 线摄影、胃肠造影等,对某些变态反应性疾病亦有重要的诊断意义;此外,X 线检查还有助于鉴别其他非变态反应性疾病和排除并发症。其他影像学检查包括:B 超、CT、磁共振等,必要时亦应用于变态反应性疾病的辅助诊断。

5. 诊断性治疗

对于某些变态反应性疾病,在经过各种检查不能确诊的情况下,可考虑药物诊断性治疗,如应用抗组胺药及肾上腺糖皮质激素等,如果疗效显著,则变态反应性疾病的诊断基本成立。在进行诊断性治疗时,必须全面考虑观察指标,药物的禁忌征及可能带来的不良反应。

(三) 特异性诊断

特异性诊断包括体内诊断和体外诊断。

1. 体内诊断

(1) 体内诊断的原理:过敏患者的皮肤及体液内含有与肥大细胞或嗜碱粒细胞结合的某种抗原的特异性 IgE,当相应的抗原通过不同途径进入皮肤时,即与 IgE 结合,引起肥大细胞或嗜碱粒细胞脱颗粒,释放炎性介质,导致过敏反应。

(2) 体内诊断种类和方法有:贴斑试验;抓伤试验;点刺试验;皮内试验;眼结膜试验;鼻黏膜激发试验;气管内激发试验;食物激发试验;被动转移试验(P-K 试验)等。目前临床上采用最多的是点刺试验、皮内试验、斑贴试验。

(3) 点刺试验的方法为:先在皮试部位滴上一滴抗原,然后用特制的点刺针在滴有抗原的皮肤中央点刺一下,将针尖按至皮内约 1mm,然后轻轻挑开上皮即可,不必过深,以不出血为度,然后观察 15min,过敏患者局部会出现风团及红晕。

(4) 皮内试验:一般选取上臂外侧皮肤为受试区,局部消毒皮肤,皮下注射过敏原提取液 0.1ml,15min 后观察结果,以风团和红晕大小为阳性诊断标准。

(5) 斑贴试验:这是一种比较古老的方法,方法为:将可疑过敏的物质,做成糊糊状,置于患者的前臂腹面上,外面覆盖一片不吸水的玻璃纸或塑料薄膜,再以纱布包扎,保持试验物与皮肤紧密接触 24~48 小时,询问患者有无皮肤瘙痒,然后揭除敷料,观察试验物接触部位的皮肤有无红肿、皮疹、水疱、溃烂等改变,如出现上述情况,即属于阳性反应。

(6) 体内诊断的适应证:速发型外源性过敏的患者和接触性过敏的患者。试验时患者应不在强烈的过敏发作期。近期内未使用糖皮质激素,抗组胺药物,肾上腺素,麻黄碱或抗白三烯类药物。患者受试部位的皮肤应不在非特异性激惹状态下,如皮肤划痕症阳性。患者受试部位的皮肤完好,无湿疹、银屑病等皮损。

2. 体外诊断

变态反应的体外特异性诊断包括总 IgE 测定,过敏原特异性 IgE 测定,肥大细胞脱颗粒试验,淋巴细胞转化试验,体外组胺释放测定,吸入物变应原过筛试验,嗜酸细胞阳离子蛋白的测定等。目前临床上主要进行总 IgE、特异性 IgE 检测。

总 IgE 测定:IgE 是介导 I 型变态反应的抗体,血清总 IgE 升高,提示患者可能为过敏体质。测定 IgE 的方法很多,国内多采用酶标法或放免法。影响总 IgE 水平的因素有:年龄、性别、种族、寄生虫感染等。总 IgE 测定虽不能说明对何种过敏原过敏,但在鉴别过敏与非过敏上有一定价值。有资料表明,在过敏性疾病中,有 78% 的患者总 IgE 高于 110kU/L,在非过敏性疾病中有 84% 的患者低于 25 kU/L,有 20%~30% 的变态反应性疾病患者体内过敏原特异性 IgE 可能较高,但其总 IgE 正常。

过敏患者体内血清中存在着具有针对某种过敏原的 IgE,称为特异性 IgE(sIgE)。sIgE 的测定在变态反应体外诊断中占有重要地位,是体外检测过敏原的重要手段,其试验的灵敏度及特异度都很高,特别是对花粉、螨类、动物皮屑、牛奶、鸡蛋、坚果等过敏原的 sIgE 测定,灵敏度和特异度都在 90% 以上,有的甚至接近 100%。

【防治原则】

变态反应性疾病的防治主要是根据疾病的诱因进行预防和治疗,可分为以下 3 个方面,避免接触过敏原、免疫治疗及药物治疗。

(一) 避免接触过敏原

从变态反应的发生机制来看,避免接触过敏原是最根本、最有效的方法;因此,应当尽量找到过敏患者的过敏原,并告诫患者尽量避免接触。

(二) 免疫治疗

有些患者是无法避免接触过敏原的,如花粉和尘螨过敏患者,针对此类患者,一般采用免疫疗法;免疫疗法以前被称作脱敏疗法,脱敏就是将引起患者过敏的过敏原,制成各种不同浓度的提取液,给患者小量反复注射,或通过其他途径给患者反复接触,剂量由小到大,浓度由稀到浓,从而提高患者对过敏原的耐受力;免疫治疗后,患者再接触此类过敏原时症状减轻,甚至消失。

1. 免疫治疗的机制

免疫治疗的原理至今尚未完全阐明,目前主要倾向于封闭抗体学说,认为通过反复给患者注射过敏原,可以在体内产生相应的封闭性抗体 IgG4,这种抗体与后来接触的过敏原结合或与 IgE 受体结合,阻碍肥大细胞或嗜碱粒细胞脱颗粒,从而防止过敏反应的发生。

2. 免疫治疗的适应证

经皮内试验如点刺试验用某些吸入性过敏原致敏,一般应用于过敏性鼻炎、过敏性哮喘及花粉症患者,而对于食物过敏,药物过敏或物理因素过敏,一般采用避免接触而不采用免疫治疗。对于螨类、蜂类、蚊类等过敏可以试用相应的昆虫抗原进行免疫治疗。

3. 免疫治疗的局限性

免疫疗法必须在明确患者过敏原的前提下才能进行;有些患者的致敏诱因虽已明确但由于该类抗原物质无法制成脱敏药物,所以无法进行免疫治疗,另外像 TDI 过敏患者;免疫疗法一般起效较慢,疗程一般为 3~5 年,患者的依从性较差。对于特殊人群例如年龄大于 75 岁、小于 5 岁及正在妊娠的患者,不宜进行免疫治疗。

(三)药物治疗

1. 控制抗原抗体反应的药物

(1)糖皮质激素:此类药物几乎可用于任何类型的变态反应性疾病,而且短期效果显著。由于此类药物在变态反应上的临床应用,使很多过敏性疾病得以控制,显著改善了患者的生活质量。同时许多局部应用激素的研制和开发,大大减少了该类药物不良反应的发生;如目前治疗过敏性鼻炎的喷雾剂有丙酸氟替卡松鼻喷雾剂(辅舒良)、糖酸莫米松鼻喷雾剂(内舒拿)等,用于治疗哮喘有丙酸氟替替卡松吸入气雾剂(辐舒酮)、沙美特罗替卡松粉吸入剂(舒利迭)等。口服或静脉应用激素,只在特殊情况下例如重症哮喘,过敏性鼻炎引起鼻堵影响患者睡眠时,才考虑短期使用,不建议长期使用。

(2)免疫抑制剂:主要适用于部分VI型及III型变态反应性疾病。其中甲氨蝶呤、硫唑嘌呤、5-氟尿嘧啶等抗代谢药物应用较多,少数烷化剂类药物如环磷酰胺亦有一定的效果。主要用法及不良反应见免疫治疗药物一章。

2. 抑制炎性化学介质释放并拮抗其作用的药物

(1)抗组胺制剂:目前认为抗组胺制剂的作用机制有以下两个方面:一是与组胺竞争细胞膜上的组胺受体;二是与组胺竞争细胞上的某些酶原物质,从而抑制由组胺介导的部分症状。目前临床上常用的药物有氯苯那敏、氯雷他定(开瑞坦)、西替利嗪(仙特敏)等。主要不良反应为程度不等的困倦、嗜睡、口干。可诱发长 QT 间期综合征并可转变为尖端扭转型室性心动过速等。

(2)肥大细胞膜稳定剂:如色甘酸钠、酮替芬等,此类药物的作用在于稳定肥大细胞和嗜碱粒细胞的细胞膜,抑制炎性介质的释放。

(3)脱敏治疗:采用小剂量的组胺稀释液对患者进行反复的递增注射,以提高患者对组胺的耐受性。对梅尼埃综合征、组胺性头痛、偏头痛、久治不愈的荨麻疹等效果较好。近年有人在组胺中加入胎盘球蛋白及硫代硫酸钠进行脱敏注射,亦有一定效果;协和医院变态反应科曾对一部分皮试对某些过敏原过敏的患者,将过敏原加入一定量的组胺稀释液中进行免疫疗法,其效果有协同和累积作用。

（曹乃清）

参 考 文 献

Busse W, Corren J, Lanier BQ, et al. 2001. Omalizumab, anti-IgE recombinant humanized monoclonal antibody, for the treatment of severe allergic asthma. J Allergy Clin Immunol, 108(2):184-190.

Busse WW. 2000. Mechanisms and advances in allergic diseases. J Allergy Clin Immunol, 105(6 Pt 2):S593-598.

Fauci AJ, Braunwald E, Isselbacher KJ, et al. 1998. Harrison's Principles of Internal Medicine. 14th ed. New York, NY: McGraw-Hill.

Jacysyn JF, Abrahamsohn IA, Macedo MS. 2001. Modulation of delayed-type hypersensitivity during the time course of immune response to a protein antigen. Immunology, 102(3):373-379.

Jelinek C. Appendix E. 1990. Diagnostic Procedures. Delayed Hypersensitivity Skin Testing. In: Allergy/Immunology Specialist Course Manual. 5th ed. US Army; E-1-11.

Lawlor GJ, Fischer TJ, Adelman DC, et al. 1995. Manual of Allergy and Immunology. 3rd ed. Philadelphia: Lippincott-Raven.

Middleton E Jr, Reed CE, Ellis EF, et al. 1998. Allergy: Principles and Practice. 5th ed. St. Louis, Mo: Mosby-Year Book.

Sell S, Rich RR, Fleisher TA, et al. 1996. Clinical Immunology: Principles and Practice. ed. St. Louis, Mo: Mosby-Year Book, 449-477.

von Bubnoff D, Geiger E, Bieber T. 2001. Antigen-presenting cells in allergy. J Allergy Clin Immunol; 108(3):329-339.

Weber RW. 1997. Immunotherapy with allergens. JAMA, 278(22):1881-1887.

第二十二章　眼变态反应病

第一节　过敏性眼病

眼部过敏性疾病包括 4 个互相重叠的病种：季节性与常年性过敏性结膜炎、春季卡他性结膜炎、巨乳头结膜炎以及特应性角膜结膜炎，严重程度不等，从急性不危及视力至慢性危及视力。

对于季节性过敏性结膜炎患者，可在一年中的特定时期发现引起过敏症状的细胞种类的数量明显增多；这些细胞包括肥大细胞、嗜酸粒细胞以及其他细胞，当它们被暴露于气传过敏原后相互作用，释放组胺、白三烯和前列腺素等多种过敏介质。对于常年性过敏性结膜炎患者，上述细胞全年持续增多。对于春季卡他性结膜炎患者，有季节性反复增多的肥大细胞、嗜酸粒细胞和淋巴细胞。巨乳头结膜炎与春季卡他性结膜炎有相似的特性，但该病主要与眼部刺激物（如隐形眼镜）相关。特应性角膜结膜炎是由于免疫细胞慢性侵入结膜所致，多见于中老年的泛发性过敏性疾病患者，特别是湿疹和哮喘患者。

一、过敏性结膜炎

1. 免疫病理

由于眼部黏膜直接暴露于环境，因而肥大细胞和 IgE 介导的反应是最常见的眼部超敏反应。估计人的一只眼睛及其附件中，存在 5000 万个肥大细胞。各种超敏反应所致的水肿最易累及结膜，而且迟发超敏反应也可累及结膜。

2. 临床表现

季节性和常年性过敏性结膜炎（allergic conjunctivitis，AC）是最常见的眼部过敏性疾病，其中季节性过敏性结膜炎更为常见。野草花粉是最主要的过敏原。结膜炎的症状包括眼痒、流泪、烧灼感，以及畏光和视物模糊等角膜症状。过敏性结膜炎的临床体征为结膜苍白或呈乳白色，可发展为结膜水肿特别是球结膜水肿。急性期可有白色分泌物，慢性迁延期分泌物呈拉丝状；泪液中可含有组胺和少量嗜酸粒细胞。

二、春季卡他性结膜炎

1. 免疫病理

从组织病理学角度来看，春季卡他性结膜炎（vernal conjunctivitis，VC）的特点是嗜酸粒细胞、肥大细胞、嗜碱粒细胞、浆细胞、淋巴细胞和巨噬细胞结膜浸润。这一特点支持如下假说：春季卡他性结膜炎是一种由肥大细胞、IgE 和淋巴细胞共同介导的超敏反应。随着疾病的进展，纤维组织增生形成巨大乳头。患者的黏膜肥大细胞增多；在结膜和角膜溃疡周围，可发现脱颗粒的嗜酸粒细胞以及它们释放的毒性蛋白酶主要为碱性蛋白等。

2. 临床表现

春季卡他性结膜炎通常始于春季,因此被称为春季卡他;可因过敏原暴露时间、暴露条件(风、炎热天气、灰尘或光照)或者导致出汗的剧烈体力活动而加剧;累及角膜的相关症状包括畏光、异物感、流泪及剧烈瘙痒。体征包括:结膜充血伴乳头鹅卵石样增生,乳头直径可达 0.7~0.8cm,分布于上睑板;有嗜酸粒细胞、上皮细胞和 Charcot-Leyden 结晶组成的大量纤细的奶白色纤维结构。结膜上或边缘有黄白色的 Horner 点,可持续 2~7 天。下眼睑褶皱增多或出现 Dennie 线;Charcot-Leyden 结晶浸润所致角膜溃疡;能使眼睑外翻或遇热时形成上眼睑伪膜,此为 Maxwell-lyon 现象。尽管春季卡他性结膜炎多累及双眼,但也可能单眼症状较重。最常见继发角膜退行性改变是角膜老年环,而最严重的是继发角膜溃疡。眼泪中含有组胺、主要碱性蛋白、Charcot-Leyden 结晶、嗜碱粒细胞、IgE、针对某些气传过敏原的特异性 IgG,以及嗜酸粒细胞等。春季卡他性结膜炎多发于青春期前的儿童,男性多见。青春期后首次发病的患者则没有性别差异。疾病在 30 岁以前消退(约在发病后 4~10 年)。

三、巨乳头结膜炎(giant papillary conjunctivitis,GPC)

1. 免疫病理

嗜碱粒细胞、嗜酸粒细胞、浆细胞以及淋巴细胞的浸润提示该病是由肥大细胞和淋巴细胞共同介导的,常与持续佩戴隐形眼镜有关。

2. 临床表现

春季花粉季节,患者出现典型的症状加剧;主要症状为眼痒;体征包括:晨起有白色或清亮的分泌物,逐渐变黏稠;可有 Trantas 点、角巩膜缘浸润以及球结膜充血和水肿;5%~10% 的软性隐形眼镜佩戴者和 3%~4% 的硬性隐形眼镜佩戴者出现上睑板乳头鹅卵石样增生。虽然本病多发于隐形眼镜佩戴者,但是也见于眼眶周围存在外源物质者,例如眼部缝线、巩膜变形或修补术者。隐形眼镜的复合材料、护理液中的防腐剂以及眼镜表面的蛋白质沉淀物均被认为是巨乳头结膜炎的病因。

四、特应性角膜结膜炎

1. 免疫病理

特应性角膜结膜炎(atopic keratoconjunctivitis,AKC)是由肥大细胞、IgE 和淋巴细胞共同介导的,并伴有嗜碱粒细胞、嗜酸粒细胞、浆细胞及淋巴细胞的浸润。

2. 临床表现

患者常有特应性疾病家族史,并且常与特应性皮炎相伴发。症状包括眼痒、烧灼感及流泪。体征包括结膜苍白、角巩膜缘浸润、Horner 点或 Trantas 斑。患者眼泪中可含有 IgE、嗜酸粒细胞及单核细胞,同时可含有极少量的嗜碱粒细胞和肥大细胞。其他的异常表现包括嗜碱粒细胞的组胺释放增加、嗜酸粒细胞增多和血清 IgE 水平增高。并发症包括:角膜溃疡、角膜瘢痕、视网膜脱离、圆锥角膜、白内障和继发性葡萄球菌眼睑炎等。

五、眼部过敏的治疗

1. 避免接触过敏原

避免接触过敏原是眼部过敏性疾病的根本治疗手段。

2. 冷敷

冷敷可明显缓解症状,特别是眼痒。这很可能是由于减少了神经刺激。

3. 润滑

必要时用人工泪液润滑,每天2~4次,用前冷藏可更有效地缓解症状。

4. 减充血剂

必要时应用减充血剂如缩血管药物,每天2~4次。

5. 局部用抗组胺类药物

如左卡巴斯汀和依美斯汀是选择性 H_1 受体拮抗剂,对眼痒疗效显著;抗组胺滴眼液中的非处方药如鼻咽净和盐酸萘甲唑啉滴眼液等均含有减充血剂。局部抗组胺药物和减充血剂往往联合应用,能缓解眼痒症状,效果优于单独用药。

6. 口服抗组胺药物

口服抗组胺药物对缓解过敏性鼻炎结膜炎的眼部症状有效,但有些患者用药后会有鼻干,多见于第一代口服抗组胺药和大剂量服用某些第二代抗组胺药(无嗜睡)时。

7. 局部用肥大细胞膜稳定剂

局部用肥大细胞膜稳定剂包括色甘酸钠、哌罗来斯和奈多罗米。另外,奥洛他定、氮草斯汀和甲哌噻庚酮不仅具有拮抗 H_1 受体的活性,还有肥大细胞膜稳定作用。

8. 非甾体抗炎药(NSAID)

作为环氧化酶抑制剂应用的局部用剂型(1%舒洛芬)被用于治疗春季卡他性角结膜炎。(0.03%氟比洛芬)已被试用于治疗过敏性结膜炎,能减少结膜、睫状肌和巩膜充血,并缓解眼痒。

9. 局部用糖皮质激素

当局部用抗组胺药物、缩血管药物及色苷酸钠均无效时,考虑局部适量应用糖皮质激素。局部应用糖皮质激素对急慢性过敏性结膜炎均有显效,在一些严重的结膜炎的治疗中也不可或缺。但应用该类药物时,需要注意它们的并发症,包括青光眼、病毒感染、白内障和角膜穿孔。

10. 免疫治疗

免疫治疗已被证实是有效的过敏性结膜炎的治疗方法,可使其他的药物治疗剂量减少。

11. 眼科会诊

出现以下情况时,应请眼科会诊:①眼部局部应用糖皮质激素 2 周以上;②出现白内障及眼压升高;③主诉长期的眼部不适;④大剂量局部或全身用糖皮质激素治疗者。

第二节　花　粉　症

花粉症(pollinosis)是敏感患者对花粉过敏原致敏后引起的一系列病变,主要表现为呼吸道和眼的卡他性炎症,偶尔也引起皮肤或其他器官的病变。

【流行病学】

在多数地区,花粉症的发病每年有两个高峰,春季高峰在每年 4～6 月份,多由树木花粉引起。秋季高峰一般在 8～9 月份,多由杂草类花粉引起。发病高峰随纬度而变,一般纬度越高,发病季节越推迟。受气候条件的影响,一般在植物生长时期温度高,雨水充足,则花粉成熟早,发病季节可提前。在花粉播散季节,气候干燥、风力强,则有利于花粉播散,可使花粉症的发病高峰提前。但是在同一地区,同一种花粉症的发病时间是比较固定的,各年份的差异一般不超过几天,以至于患者能相当准确地预测自己的发病日期。我国花粉症的发病春季高峰在华北地区始于 3 月中旬开始,至 5 月份渐减弱。主要致敏花粉为榆、杨、柳等花粉。这一高峰发病人数不算太多,症状一般也不太重。秋季高峰在华北地区始于每年 7 月下旬,至 9 月末渐缓解,一般到 10 月初症状基本消失。这一高峰系由莠草类花粉引起,不但患者多,来势猛,且症状也重。主要致敏花粉绝大多数为蒿属、豚草、律草、蓖麻等。在我国南方地区,除上述花粉外,梧桐、野花、木麻黄的花粉等也占有一定比例。自 20 世纪 80 年代在我国沈阳地区发现大片豚草生长以来,已迅速蔓延至我国大部分省市。在所有花粉症患者中,由豚草花粉所致者高达 82%,其发病高峰在每年 8 月;流行季节人群发病率可高达 15%。

【免疫病理】

花粉是植物的雄性器官,主要靠风力和昆虫来进行传播。借风传播授粉者称为风媒花,借昆虫传播授粉者称为虫媒花。引起过敏的主要为风媒花。花粉的成分极为复杂,除含大约 25% 的水分以外,还含有多糖、脂肪、蛋白质和多肽。这些成分都可引起过敏,但其中最主要的致敏抗原成分为蛋白质。敏感者在暴露于花粉后,花粉过敏原与眼鼻或支气管黏膜已致敏的肥大细胞接触后,致敏的肥大细胞发生脱颗粒,释放组胺、过敏性慢反应物质、过敏性嗜酸粒细胞趋化因子等炎性介质,这些介质可引起一系列临床症状。

【组织病理】

组胺引起毛细血管扩张和通透性增加。鼻黏膜可呈灰蓝色,系由毛细血管扩张淤血、肿胀所致;亦可呈苍白色,主要是由于炎性渗出、组织水肿所致。杯状细胞增多及上皮细胞扩张。支气管平滑肌收缩引起哮喘症状。局部组织及痰嗜酸粒细胞增多。可有结膜充血、水肿、眼痒及流泪等。

【临床表现】

一般以青年多见。花粉致敏至少需要两年的时间,故花粉症患者极少发生于婴幼儿。花粉症的症状主要表现在鼻、眼和支气管。

1. 鼻部症状

鼻部症状最为常见。鼻黏膜水肿,刺激感觉神经引起的鼻痒、喷嚏是最多见的症状。由于剧烈的鼻痒,患者常不断用手揉鼻;喷嚏发作常连续数十个。鼻分泌物大量增多,在连续喷嚏后流出。重者在发病季节终日涌流不止,患者常形容一天要用数十块手帕或一卷卫生纸擦鼻涕。鼻分泌物一般呈浆液性或黏液性。由于分泌物的刺激,鼻前庭或上唇常红肿,甚至糜烂。花粉症很少继发感染,也很少引起嗅觉减退。

2. 眼部症状

超过半数患者有眼痒、流泪等症状,这是过敏性结膜炎和鼻泪管黏膜水肿的结果。

3. 气道症状

有8%~14%患者并发哮喘。哮喘也是季节性的,它多在鼻炎发病后数年发生,但也可与鼻、眼部症状同时发生。

4. 口腔过敏综合征

口腔过敏综合征(oral allergy syndrome,OAS)是指敏感者在进食某些食物后几分钟内,口或咽部黏膜出现 IgE 介导的局部反应,如唇、舌、软腭和喉部发痒、肿胀,症状消失亦快,很少累及其他器官,这是接触性荨麻疹的一种表现。少数患者可出现全身性严重过敏反应。OAS 多发于花粉症患者。国外文献报道:对花粉过敏的患者,约 35% 的患者对新鲜蔬菜和果类也过敏。

【辅助检查】

(一)体内试验

1. 花粉抗原的特异性皮肤试验

将可疑致敏花粉,直接贴敷在病人皮肤上,或皮下接种皮内试验的方法。在病人前臂外侧皮肤上先划两道,然后撒上少量花粉;用浓度适当的花粉过敏原提取液皮内注射 0.1ml。过敏病人可有局部皮肤红肿、发痒,出现丘疹、渗出等表现。

2. 眼结膜试验

利用不同浓度的花粉浸液滴入患者一侧眼结膜,对侧眼则只滴入提取抗原用的溶媒作为空白对照,观察结膜于滴药后的局部反应,判断患者对花粉的敏感程度。结膜试验阳性者表现有球结膜充血、流泪、眼痒等症状。重者还可有眼睑皮肤红肿、起疹等表现。

3. 鼻黏膜激发试验

将少量被测花粉抗原置入患者一侧鼻腔,若患者对此花粉过敏,则在花粉置入后数分钟内即出现典型的花粉症发作症状;少数患者可诱发哮喘。

4. 支气管激发试验

用可疑致敏花粉的浸液进行定量气管内滴入或气雾吸入,观察患者的哮喘症状、肺部体征和肺功能改变,可以由此判定患者是否对该种花粉过敏及其过敏程度。

（二）体外试验

1. 血清特异性 IgE 及鼻分泌液中 IgE 测定

可用放射过敏原吸附试验（RAST）或酶标过敏原吸附试验（ELISA）来检测。

2. 鼻腔分泌物嗜酸粒细胞计数

花粉症患者鼻腔内分泌物可见嗜酸粒细胞明显增多。

3. 鼻分泌物

行组胺、激肽、白三烯检测、抗原诱导白细胞组胺释放。

【诊断与鉴别诊断】

在花粉症发病季节，根据典型的病史和各种检查，抗过敏治疗措施有效，花粉症的诊断即可明确；要注意与流行性感冒及慢性鼻炎等的鉴别。

【治疗】

1. 避免接触花粉

避免接触花粉的方法包括易地避免和就地避免：易地避免是指患者在发病季节暂时移居致敏花粉较少或无此类致敏植物的地区，亦可永久迁居至无此类花粉的地区。就地避免是指在不转移地区的情况下，在花粉症发病季节少进行户外活动，少郊游或少去植被生长茂密处，亦不要迎风开窗和驱车；宜移居高层楼房的上层，工作处或卧室内安放空气过滤器，用静电吸附或活性炭吸附滤膜不断循环滤过室内空气，使生活环境中的空气中花粉含量降至最低限度。

2. 免疫治疗

经过各种体内或体外特异性试验，证实患者对某种花粉有过敏反应后，宜进行致敏花粉的脱敏治疗，以提高患者对致敏花粉的适应力或耐受性。方法为采用患者对之过敏的花粉做成过敏原浸出液为患者反复皮下注射，剂量由小到大，浓度由稀到浓。直至患者可以耐受较大剂量而不出现过敏反应。

3. 肥大细胞膜保护剂

如色苷酸钠气管内或鼻内气雾吸入，每次 20mg，每日 3 次。酮替芬口服，每次 1mg，每日 2 次。

4. 抗组胺药物

西替利嗪、阿司咪唑、氯雷他定（克敏能）、特非那丁等口服，用于季节性花粉过敏反应的对症治疗有一定的效果。

5. 皮质类固醇激素

仅发病时间用药，选择皮质类固醇所致的副作用较少。除常规的皮质类固醇制剂外，目前有两种对花粉症疗效较好的制剂。①皮质类固醇激素气雾剂，通过定量喷入或吸入的方式，可以有效控制花粉症发作。②得宝松或康宁克通-A，在发病季节肌内注射 1ml，可以维持疗效 1 个月左右。每个发病季节注射 1~2 次。

（曹乃清）

参 考 文 献

Abelson MB, Gomes PJ, Vogelson CT, et al. 2005. Effects of a new formulation of olopatadine ophthalmic solution on nasal symptoms relative to placebo in two studies involving subjects with allergic conjunctivitis or rhinoconjunctivitis. Curr Med Res Opin, 21(5):683-691.

Abelson MB, Paradis A, George MA, et al. 1990. Effects of Vasocon-A in the allergen challenge model of acute allergic conjunctivitis. Arch Ophthalmol, 108(4):520-524.

Allansmith MR, Baird RS, Greiner JV. 1979. Vernal conjunctivitis and contact lens-associated giant papillary conjunctivitis compared and contrasted. Am J Ophthalmol, 87(4):544-555.

Aswad MI, Tauber J, Baum J. 1988. Plasmapheresis treatment in patients with severe atopic keratoconjunctivitis. Ophthalmology, 95(4):444-447.

Bernardes CT, Moreira PF, Sopelete MC, et al. 2010. IgE cross-reactivity between Lolium multiflorum and commercial grass pollen allergen extracts in Brazilian patients with pollinosis. Braz J Med Biol Res, 43(2):166-175.

Brandt DM, Levin L, Matsui E, et al. 2008. Allergists' attitudes toward environmental control: insights into its current application in clinical practice. J Allergy Clin Immunol, 121(4):1053-1054.

Butrus SI, Leung DY, Gellis S, et al. 1984. Vernal conjunctivitis in the hyperimmunoglobulinemia E syndrome. Ophthalmology, 91(10):1213-1216.

Eggleston PA, Bush RK. 2001. Environmental allergen avoidance: an overview. J Allergy Clin Immunol, 107(3 Suppl):S403-405.

Hogan MJ. 1953. Atopic keratoconjunctivitis. Am J Ophthalmol, 36:937-947.

Keith PK, Scadding GK. 2009. Are intranasal corticosteroids all equally consistent in managing ocular symptoms of seasonal allergic rhinitis? Curr Med Res Opin, 25(8):2021-2041.

Voorhorst R, Spieksma FT, Varekamp N. 1967. House dust mite atopy and the allergens it produces: identity with the house dust allergen. J Allergy, 39:325-329.

第二十三章 上呼吸道变态反应病

第一节 过敏性鼻炎

过敏性鼻炎(allergic rhinitis,AR)是鼻黏膜组织的一种非感染性炎症。它的发生系由外界过敏原与位于鼻腔黏膜的特殊炎症性或免疫防御性细胞发生免疫反应,由此而出现的一系列鼻部症状所导致的慢性鼻部疾患。

【流行病学】

根据目前欧美国家的报告,过敏性鼻炎是最常见的慢性疾病之一;它的发病率占总人群的10%~20%。然而,因为各个国家或地区对过敏性鼻炎的定义、分类和诊断方法缺乏国际统一的标准,不能得到过敏性鼻炎的确切发病率,但从总的趋势看,过敏性鼻炎的发病率在许多国家中均呈增多的趋势。发病率在种族及性别上没有差异,季节性过敏性鼻炎大多发生在成人,而常年性过敏性鼻炎则可以发生在任何年龄。

【免疫病理】

1. 遗传因素

过敏性疾病的内在因素是基因所决定的免疫素质。许多临床调查均显示它的发生与家族过敏史有关,此病较少发生在父母双方均无变态反应性疾病史的家庭中。

2. 环境因素

风媒花粉是导致过敏性鼻炎的重要过敏原,许多草类、树木和杂草产生大小约 $10\mu m$ 的花粉,这些花粉可沉积在鼻腔黏膜上,引起具有遗传易感性的患者发生过敏性鼻炎。

3. 食物因素

可以诱发过敏性鼻炎的食物种类很多,而且因人而异。以往的报道有谷类、蛋类、牛奶、肉类、鱼、土豆、西红柿和豆类等,这种由食物诱发的过敏性鼻炎,其症状可发生于食用这些食物后数天或数周内。

4. 职业因素

在工作环境中持续或间断地接触某些过敏原也是导致变态反应性疾病的一个重要因素;尤其在使用空调、暖气的工厂或车间内,空气流通差,容易促成一些具有过敏原特性的微生物如霉菌、原虫和昆虫等的生长,容易接触发病。

【组织病理】

易感个体暴露于气传过敏原会致敏,产生相应的特异性 IgE,这些 IgE 结合在组织中的肥大细胞表面,再次暴露于该种过敏原时,过敏原即可与肥大细胞表面的 IgE 结合,引起肥大细胞脱颗粒。在数分钟内,组胺等化学介质释放,继之,新合成的脂源性介质也释放出来,如白三烯 C_4、D_4、E_4、PGD_2 及化学趋化因子等,这些介质可引起急性鼻腔黏膜水肿、黏液分泌增多、血管扩张、血管通透性增高、神经刺激,趋化因子趋化炎症细胞在鼻腔内的聚集;数小时后,在鼻黏膜和鼻腔分泌物中的嗜酸粒细胞、中性粒细胞、淋巴细胞、肥大细胞和嗜碱粒细胞明显增多,引起鼻腔黏膜肿胀,发生鼻堵。

【临床表现】

临床上根据发病时间将过敏性鼻炎分为间歇性和持续性,间歇性是指症状存在时间每周小于 4 天,或整个病程小于 4 周。持续性是指症状存在时间每周大于 4 天,和整个病程大于 4 周。过敏性鼻炎的主要症状为鼻痒、流涕、喷嚏及鼻塞。有些患者不出现全部症状,鼻腔内可见清水样分泌物,有时可呈白色。鼻腔黏膜呈苍白色或灰蓝色,下鼻甲肥大;结膜充血、流泪,眼睑水肿。

喷嚏是过敏性鼻炎的最典型的症状,严重病例可突然连续发作 10～20 个喷嚏,发作可以没有预感,也可以存在鼻内不适和刺痒。并由于鼻泪反射引起流泪,持续性大量水样涕是过敏性鼻炎的另一典型症状,常伴有外鼻及上唇皮肤的炎性刺激和触痛。当发生继发感染时,鼻腔分泌物可呈脓性。鼻塞常常是由于鼻甲肥大水肿所致,初为间歇性发作,午后及夜间加重,随着病情加重,终至持续性鼻塞。可干扰鼻窦和咽鼓管的引流,导致头痛与耳痛。头痛是由于鼻窦、中耳腔空气吸收产生负压所致。患者听力下降,听声闷感、似爆破状,特别是在吞咽时。鼻部刺痒是常见症状,表现为瘙痒、红斑和流泪;严重者导致疼痛。亦可经常伴发结膜和巩膜充血水肿、眼疲劳、畏光,少数患者耳部、软腭、咽部、面部瘙痒难忍。由于咽部和鼻部分泌物刺激而引起刺激性干咳,严重者会出现胸闷、憋气等症状。夜间症状加重者要考虑并发支气管哮喘。部分患者有全身症状,包括乏力、烦躁、疲劳及食欲减退。发作具有周期性,并且与花粉季节和植物的生长期密切相关。

引起过敏性鼻炎的过敏原也常引起眼过敏症状,合并眼过敏症状的患者多见于对宠物和季节性花粉过敏者。眼过敏主要发生在球结膜和睑结膜,有眼痒、流泪,或伴有结膜充血、水肿,偶尔波及角膜。由于鼻黏膜的过敏性炎症引起鼻腔黏膜水肿和鼻甲肥大以及鼻内大量分泌物的存在使鼻窦引流不畅,鼻窦腔内容易合并细菌、真菌或病毒感染,形成急、慢性鼻窦炎。由于鼻腔黏膜的慢性炎症,可引起黏膜过度增生,从而发生鼻息肉。

【辅助检查】

1. 鼻腔分泌物

鼻腔分泌物涂片 Hansel 染色可见大量嗜酸粒细胞。

2. 皮肤试验

过敏原的皮肤试验阳性。

3. IgE 检查

总 IgE 检测高出正常范围,特异性 IgE 检测有致过敏原的 IgE 升高。

4. 鼻内激发试验

将粉末状抗原通过吸入、吹入或由纸片或棉片做鼻甲敷贴,也可将抗原浸液通过雾化吸入、喷入。患者会在数秒至数分钟内出现鼻痒、喷嚏、流清水样鼻涕,继而出现鼻堵。

【诊断与鉴别诊断】

（一）诊断

1. 病史询问和体格检查

病史询问是最直接和简单的方法,能够了解患者是否具有过敏性鼻炎的四大症状:喷嚏、流涕、鼻痒和鼻塞。了解既往的用药情况,家族的过敏性疾病史。体格检查可发现鼻腔黏膜苍白水肿等。

2. 实验室检查

鼻腔分泌物可见大量嗜酸粒细胞,血清 IgE 检测高出正常,皮肤试验阳性。

（二）鉴别诊断

1. 药物性鼻炎

过量反复滴用鼻黏膜血管收缩剂可引起鼻黏膜,出现慢性鼻腔黏膜充血、水肿。用药史可以鉴别两者。

2. 血管神经性鼻炎

发病机制至今不清,症状多以鼻塞和分泌物增多为主,而喷嚏和鼻痒少见。常由于温度、相对湿度的变化及刺激物如乙醇、气味、亮光或辛辣食物的刺激而加重。鼻腔分泌物中嗜酸粒细胞不高,IgE 检查及皮肤试验阴性。

3. 不伴有嗜酸粒细胞增多的非过敏性鼻炎

特点为鼻部症状常年(如流涕、鼻堵)存在,与暴露过敏原无关。鼻部症状常因突然的环境改变、刺激或饮食等因素诱发。

【治疗】

（一）一般治疗

1. 避免接触过敏原和刺激物

这一步十分重要。适当改变室内环境,减少过敏原和刺激物,不养宠物,不铺地毯,购置容易清洗的家具。对花粉过敏者,在花粉流行季节,可关闭门窗。冬日空气干燥可使鼻堵加重,最好使用空气加湿器,保证室内相对湿度在 40% 左右。如为某些食物或药物所致,应完全避免进食或服用。

2. 蒸汽吸入和盐水喷雾或吸入

鼻塞常使患者难以忍受,吸入蒸汽可使鼻充血暂时减轻和增加通气量。盐水可稀释黏性分泌物、改善嗅觉和去掉鼻内的过敏原而使症状减轻。

3. 运动

运动可使鼻腔气道阻力减小,可部分改善鼻塞的症状。

（二）药物疗法

1. 糖皮质激素

鼻给药糖皮质激素可抑制 IgE 介导的晚期相反应,减轻局部炎症,抑制中性粒细胞的趋化,减少细胞间质水肿,还具有轻微的缩血管作用。长期使用鼻内激素,可达到鼻炎控制和缓解;目前临床上应用的有倍氯米松、丙酸氟替卡松等。鼻用糖皮质激素一般情况下是安全可靠的,但曾有鼻腔感染、鼻出血及鼻穿孔的报道。

2. 抗组胺药

抗组胺药一般作为第一线治疗药物。第一代药物有氯苯那敏、苯海拉明、羟嗪(安他乐)、去氯羟嗪(克敏嗪)和曲吡那敏(去敏灵)等。除了结合靶细胞上的 H_1 受体,从而阻断组胺与该受体结合外,均有抗胆碱的不良反应,如黏膜干燥、嗜睡等。由于上述不良反应,导致患者依从性差,致疾病不能达到完全控制。新的抗组胺药如西替利嗪、氯霉他定、特非那定(敏迪)等,较少引起嗜睡,且持续时间长,每日 1～2 次给药。

3. 减充血剂

减充血剂又名血管收缩剂,因作用于 α 肾上腺素能受体而使血管收缩。鼻用减充血剂如去氧肾上腺素(新福林)、羟甲唑啉和麻黄碱等,这类药物起效均在 10 分钟内,麻黄碱作用持续时间小于 1 小时。在连续使用超过 10 天后,停药后局部黏膜可能出现反跳性充血,因此,鼻用减充血剂只能短期使用,连续用上 7～10 天就应停药。长期应用可引起药物性鼻炎。

4. 肥大细胞膜稳定剂

色苷酸钠和奈多罗米钠能抑制肥大细胞的脱颗粒,从而有效地减轻鼻炎的症状;两种药物使用安全方便,几乎没有不良反应。

5. 抗白三烯药

白三烯是诱发鼻部症状的介质之一,因此抗白三烯药物如扎鲁司特、孟鲁司特等能够改善过敏性鼻炎患者的症状,减轻鼻腔黏膜的炎症。

6. 免疫疗法

由花粉、尘螨等引起的,其他方法治疗无效的过敏性鼻炎患者,可以应用过敏原免疫疗法,它可使80%以上的患者症状得到改善,并防止哮喘发作。

7. 手术疗法

手术切除不是本病的根治方法,但对于机械原因如鼻中隔弯曲引起鼻堵,严重影响患者生活质量时,可考虑下鼻甲切除术。切断翼管神经手术,虽可使鼻腔分泌物减少,但疗效不巩固。

第二节　鼻　息　肉

鼻息肉(nasal polyp,NP)是一种慢性炎症性疾病,通常由筛窦向外扩散,见于长期患鼻炎、鼻窦炎者。患过敏性或非过敏性鼻炎的患者都可能发生鼻息肉。过敏反应可能使得息肉重新分布,10％～15％的过敏性鼻炎患者患有鼻息肉。组织病理学研究指出,鼻息肉是由于慢性辅助性T淋巴细胞(Th2)激活及嗜酸性粒细胞聚集造成的。

与鼻息肉相关的症状包括逐渐加重的鼻堵,失去味觉和嗅觉,打喷嚏、鼻痒,流清涕或脓涕等。如果鼻息肉足够大,可以通过额镜观察;较小的鼻息肉及生长于鼻道上部的息肉则只能通过软式鼻镜检查或是 CT 扫描进行观察。儿童患者除患囊性纤维化的患者之外,鼻息肉的发病率比较低;因此对儿童鼻息肉的诊断需要进行汗液氯化物检查。如果青少年及成人存在鼻息肉,同时合并有哮喘,则提示可能为阿司匹林不耐受,应避免使用 NSAIDs 类药物。对于小型或中型的息肉,可以使用鼻内皮质激素最小剂量治疗 2～3 个月;有少数患者疗效较好,可以停用鼻内皮质激素,但对于大多数患者来说,需要继续应用糖皮质激素进行治疗,以防鼻息肉的复发。对于大型、阻塞性息肉,短期使用泼尼松 5～10 天,每天 30～40mg,可以在相当程度上减小息肉,之后使用鼻内糖皮质激素序贯治疗以控制症状。对于药物治疗无效,或是鼻窦 CT 提示鼻息肉明显增生,则应将患者转到耳鼻喉科进行诊治,对于那些鼻息肉切除术后的患者,仍应给予鼻内糖皮质激素治疗以防鼻息肉复发。

(曹乃清)

参 考 文 献

Craig TJ, Teets S, Lehman EB, et al. 1998. Nasal congestion secondary to allergic rhinitis as a cause of sleep disturbance and daytime fatigue and the response to topical nasal corticosteroids. J Allergy Clin Immunol, 101(5):633-637.

De Weck AL, Derer T, Bahre M. 2000. Investigation of the anti-allergic activity of azelastine on the immediate and late-phase reactions to allergens and histamine using telethermography. Clin Exp Allergy, 30(2):283-287.

Gengo FM, Manning C. 1990. A review of the effects of antihistamines on mental processes related to automobile driving. J Allergy Clin Immunol, 86(6 Pt 2):1034-1039.

Hadley JA. 1999. Evaluation and management of allergic rhinitis. Med Clin North Am, 83(1):13-25.

Li JT. 2000. Immunotherapy for allergic rhinitis. Immunol Allergy Clin North Am, 20:383.

Meltzer EO, Grant JA. 1999. Impact of cetirizine on the burden of allergic rhinitis. Ann Allergy Asthma Immunol, 83(5):455-463.

Morgan WJ, Crain EF, Gruchalla RS, et al. 2004. Results of a home-based environmental intervention among urban children with asthma. N Engl J Med, 351(11):1068-1080.

Nanda A, O'connor M, Anand M, et al. 2004. Dose dependence and time course of the immunologic response to administration of standardized cat allergen extract. J Allergy Clin Immunol, 114(6):1339-1344.

Onrust SV, Lamb HM. 1998. Mometasone furoate. A review of its intranasal use in allergic rhinitis. Drugs, 56(4):725-745.

Perry TT, Corren J, Philip G, et al. 2004. Protective effect of montelukast on lower and upper respiratory tract responses to short-term cat allergen exposure. Ann Allergy Asthma Immunol, 93(5):431-438.

Togias AG. Systemic immunologic and inflammatory aspects of allergic rhinitis. J Allergy Clin Immunol, 106(5 Suppl):S247-250.

van Bavel J, Findlay SR, Hampel FC Jr, et al. 1994. Intranasal fluticasone propionate is more effective than terfenadine tablets for seasonal allergic rhinitis. Arch Intern Med, 154(23):2699-2704.

第二十四章　气道变态反应病

第一节　过敏性哮喘

过敏性哮喘(allergic asthma,AA)是由多种炎症细胞和细胞成分参与的气道慢性炎症性疾病。这种慢性炎症导致气道反应性增加,出现广泛多变的可逆性气流受限,并引起反复发作性的喘息、气急、胸闷或咳嗽等症状,常在夜间和(或)清晨发作、加剧,多数患者自行或经过治疗后缓解。

【流行病学】

全球约有 1.6 亿患者。各国患病率 1%～13%不等,我国的患病率为 1%～4%,全国五大城市的资料显示 13～14 岁儿童哮喘患病率为 3%～5%。一般认为儿童患病率高于青壮年,老年人群的患病率有增高趋势。成人男女患病率大致相同,发达国家高于发展中国家,城市高于农村。约 40%的患者有家族史。哮喘如果诊治不及时,随着病程的延长可产生气道不可逆性狭窄和气道重塑。因此,合理的防治至关重要。为此,世界各国的哮喘防治专家共同起草,并不断更新了全球哮喘防治创议(GINA)。GINA 目前已成为防治哮喘的重要指南。为了更好的贯彻GINA方针,我国创立了中国哮喘联盟及其网站,以便及时准确地将 GINA 的有关信息传送给医疗工作者。

【免疫病理】

（一）病因

哮喘的病因还不十分清楚,患者个体变应性体质及外源性因素的影响是发病的危险因素。哮喘与多基因遗传有关,同时受遗传因素和环境因素的双重影响。

许多调查资料表明,哮喘患者亲属患病率高于群体患病率,并且亲缘关系越近,患病率越高;患者病情越严重,其亲属患病率也越高。目前,哮喘的相关基因链尚未完全明确,但有研究表明存在与气道高反应性、IgE 调节和特应性相关的基因,这些基因在哮喘的发病中起着重要作用。

外源性因素包括：①环境因素,如尘螨、花粉、真菌、动物毛屑、二氧化硫、氨气等各种特异和非特异性吸入物;②感染,如细菌、病毒、原虫、寄生虫等;③食物,如鱼、虾、蟹、蛋类、牛奶等;④药物,如普萘洛尔、阿司匹林等。气候变化、运动、妊娠等都可能是哮喘的诱发因素。哮喘的发病过程可分为致敏阶段、哮喘速发相反应和哮喘迟发相反应等 3 个时相。

（二）致敏阶段

过敏原进入机体后,被抗原呈递细胞(APC)如巨噬细胞、树突状细胞等吞噬,并将其降解成多肽,降解后的抗原肽类与主要组织相容性抗原 MHC Ⅱ类分子结合,形成抗原-MHC Ⅱ类分子复合物,然后被呈递到 APC 细胞外,被抗原特异性的 T 淋巴细胞识别,刺激 T 淋巴细胞产生相应的细胞因子,细胞因子又刺激 B 淋巴细胞转化为浆细胞,最后生成抗原特异性的 IgE。该种特异性的 IgE 具有亲细胞性能,能够结合到肥大细胞和嗜碱粒细胞表面上的 IgE 受体上,这时,机体就处于对该种过敏原的致敏状态。

（三）哮喘速发相反应(EAR)

已致敏的患者再次暴露于该种过敏原,过敏原进入体内,结合到肥大细胞或嗜碱粒细胞上的 IgE 上,桥联引起钙离子内流及酶促反应等一系列生化改变。引发肥大细胞、嗜碱粒细胞释放胞质中的颗粒脱出细胞外,称之为脱颗粒。颗粒内含有许多介质如组胺、中性蛋白酶、嗜酸粒细胞和中性粒细胞趋化因子等释放进入活化状态。钙离子内流激活磷脂酶,将细胞膜上的磷脂裂解,产生花生四烯酸(AA)。AA 通过两个途径:环氧化酶途径和脂氧化酶途径氧化,产生白三烯、PGD_2、LTs、血小板激活因子(PAF)等炎症介质。以上多种介质共同引起支气管平滑肌痉挛、血管内皮细胞收缩、血管通透性增加、黏液分泌增多,在临床上出现咳嗽、哮鸣、胸闷等症状,一般持续 1 小时左右消退。

(四)哮喘迟发相反应(LAR)

肥大细胞和嗜碱粒细胞释放出的介质中有嗜酸粒细胞和中性粒细胞等细胞趋化因子,引起炎性细胞在气道内的聚集。嗜酸粒细胞到达支气管黏膜表面大约在过敏原发生后的几个小时以后,它们在过敏原的刺激下活化,产生多种介质如 LTC4、LTD4、LTE4 和 PAF,使哮喘持续发作。此外还释放多种毒性蛋白如碱性蛋白(MBP)、嗜酸粒细胞趋化因子(ECP)、EPO、EDN 和EPX 等,特别是 MBP 和 ECP 还会损伤气道上皮,导致黏膜下神经纤维的暴露,引起气道高反应性(AHR),哮喘症状持续并加重。这段时间称为 LAR。

不一定所有哮喘患者 EAR 和 LAR 均顺序出现,如 EAR 和 LAR 均出现称为双相反应。LAR 持续时间较长,甚至可长达数日,在持续性哮喘发作中更为重要。它的发生与嗜酸粒细胞、中性粒细胞、单核细胞等炎症细胞的浸润有关,这种以嗜酸粒细胞浸润为主的变态反应性炎症,是哮喘患者气道上的一个特征性表现。

【组织病理】

疾病早期,肉眼观察解剖学上较少器质性改变。随着疾病发展,病理学变化逐渐明显。肉眼可见双肺膨胀及肺气肿,肺脏柔软疏松有弹性,支气管及细支气管内含有黏稠痰液及黏液栓。支气管壁增厚、黏膜肿胀充血形成皱襞,黏液栓塞的局部可发生肺不张。显微镜下可见纤毛上皮细胞脱落,基底膜暴露,杯状细胞增生及支气管分泌物增加等病理改变。气道上皮下有肥大细胞、嗜酸粒细胞、中性粒细胞、巨噬细胞和 T 淋巴细胞的浸润。气道黏膜下水肿,微血管通透性增加,支气管内分泌物潴留。若哮喘长期反复发作,表现为支气管平滑肌肌层肥厚,气道上皮细胞下纤维化、基底膜增厚等,导致气道重塑,周围肺组织对气道的支持作用消失。

【临床表现】

(一)症状

反复发作性伴有哮鸣音的呼气性呼吸困难或发作性胸闷和咳嗽。严重者被迫采取端坐呼吸,干咳或咳大量白色泡沫痰。有时咳嗽可为唯一症状称为咳嗽变异性哮喘。哮喘症状可在数分钟内发作,经过数小时至数天自行缓解,可以出现发绀等,用支气管舒张剂有效。某些患者在缓解数小时后可再次发作。在夜间及凌晨发作和加重常是哮喘的特征之一。部分青少年,其哮喘症状表现为运动时出现胸闷、咳嗽和呼吸困难称为运动性哮喘。

(二)体征

发作时胸部呈过度充气状态,有广泛的哮鸣音,呼气音延长。但在轻度哮喘或非常严重哮喘发作,哮鸣音可不出现,后者称为静息肺(silent chest)。严重哮喘患者可出现心率增快、奇脉、胸腹反常运动和发绀。非发作期体检可无异常。发作时可并发气胸、纵隔气肿、肺不张;长期反复发作和感染可并发慢性支气管炎、肺气肿和肺源性心脏病。

【辅助检查】

（一）痰液检查

如患者无痰可通过高渗生理盐水雾化吸入诱导咳痰的方法进行检查。涂片显微镜下可见较多嗜酸粒细胞。

（二）呼吸功能检查

1. 通气功能检测

在哮喘发作时呈阻塞性通气功能障碍,呼气流速指标显著下降,第1秒用力呼气容积(FEV$_1$)、第1秒用力呼气容积占用力肺活量比值(FEV$_1$/FVC%)、最大呼气中期流速(MMEF)以及呼气峰值流速(PEF)均减少。肺容量指标见用力肺活量减少、残气量增加、功能残气量和肺总量增加,残气占肺总量百分比增高。缓解期上述通气功能指标可逐渐恢复。

2. 支气管激发试验

用以测定气道反应性。常用激发剂为乙酰甲胆碱、磷酸组胺。吸入激发剂后其通气功能下降、气道阻力增加。运动亦可诱发气道痉挛,使通气功能下降。激发试验只适用于FEV$_1$在正常预计值的70%以上的患者。在设定的激发剂量范围内,如FEV$_1$下降≥20%,可诊断激发试验阳性。通过剂量反应曲线使FEV$_1$下降20%的吸入药物累积剂量(PD20)或累积浓度(PC20),可对气道反应性增高的程度做出定量诊断。

3. 支气管舒张试验

用以测定气道气流受限的可逆性。常用吸入型的支气管舒张剂有沙丁胺醇、特布他林等,如FEV$_1$较用药前增加≥15%,且其绝对值增加≥200ml,可诊断为舒张试验阳性。

4. PEF及其变异率测定

PEF可反映气道通气功能的变化,哮喘发作时PEF下降。此外,由于哮喘有通气功能时间节律变化的特点,常于夜间或凌晨发作或加重,其通气功能进一步下降。若昼夜(或凌晨与下午)PEF变异率≥20%,则符合气道气流受限可逆性改变的特点。

（三）动脉血气分析

哮喘发作时由于气道阻塞且通气分布不均,通气/血流比值失衡,可导致肺泡-动脉血氧分压差增大;严重发作时可有缺氧,PaO$_2$降低。过度通气可使PaCO$_2$下降,pH上升,表现为呼吸性碱中毒。病情进一步发展,如重症哮喘,气道阻塞严重,缺氧加重并出现CO$_2$潴留,PaCO$_2$上升,表现呼吸性酸中毒。如缺氧明显,可合并代谢性酸中毒。

（四）胸部X线检查

哮喘发作早期可见两肺透亮度增加,呈过度充气状态;在缓解期多无异常。

（五）过敏原的环境调查

过敏性哮喘患者的特异性诱因绝大多数为吸入性过敏原,其种类极为复杂,与患者所处的环境关系非常密切,故在为过敏性哮喘患者作特异性诊断时,配合必要的患者家庭调查或工作环境调查,对于明确致病诱因有极为重要的意义。

（六）特异性过敏原的检测

哮喘患者大多数为变应性体质,可查出对多种过敏原和刺激物敏感。查出过敏原应结合病史才有助于对患者的病因诊断,指导患者避免或减少对该致敏因素的接触。

1. 体内试验

①皮肤点刺或皮内试验:用于指导避免过敏原接触和脱敏治疗,临床较为常用。需根据病史和当地生活环境进行选择,用可疑的过敏原浸出液对患者进行皮内点刺检查。皮试阳性提示患者对该种过敏原过敏。②吸入过敏原激发试验:验证过敏原吸入引起的哮喘发作,因过敏原的制备未达到标准化,无明确的量化标准,同时该项检测有一定的危险性,目前临床较少应用。体内试验应尽量防止严重过敏反应的发生。③药物激发试验:对于临床高度怀疑、但一时不能确诊的阿司匹林性哮喘的患者,可以在备好必要的急救条件的情况下给患者口服 50mg 阿司匹林。一方面严密观察患者的表现,并作肺功能测定,如果 FEV_1 下降 20% 或服药后出现哮喘发作即属阳性反应,可证实患者患有阿司匹林性哮喘。

2. 体外试验

体外检测特异性 IgE(RAST 和 ELISA),适用于以下情况:①皮肤损害较广泛,无法完成皮肤试验的患者;②因服用药物或其他原因影响皮肤试验结果的判断;③皮肤试验曾出现过严重的过敏反应。皮肤试验和体外试验均为测定特异性 IgE 以确定病因的方法。如能够被免疫学家正确解释,皮肤试验对诊断Ⅰ型变态反应相当有价值,且价格低廉,出结果快,应当作为首选。

【诊断与鉴别诊断】

（一）诊断标准

反复发作喘息、气急、胸闷或咳嗽,多与接触过敏原、冷空气、物理、化学性刺激、病毒性上呼吸道感染、运动等有关。

发作时在双肺可闻及散在或弥漫性、以呼气相为主的哮鸣音,呼气相延长。

上述症状可经治疗缓解或自行缓解。

除外其他疾病所引起的喘息、气急、胸闷和咳嗽。

临床表现不典型者(如无明显喘息或体征)至少应有下列 3 项中的一项:①支气管激发试验或运动试验阳性;②支气管舒张试验阳性;③昼夜 PEF 变异率≥20%。

符合 1~4 条或 4、5 条者,可以诊断为支气管哮喘。上述患者再经过过敏原的体内和体外诊断,能够发现致敏过敏原的为过敏性哮喘。

（二）过敏性哮喘的分期分级

过敏性哮喘可分为急性发作期、慢性持续期和缓解期。

1. 急性发作期

是指气促、咳嗽、胸闷等症状突然发生或加剧,常有呼吸困难。以呼气流量降低为其特征,常因接触过敏原等刺激物或治疗不当所致。哮喘急性发作时其程度轻重不一,病情加重可在数小时或数天内出现,偶尔在数分钟内危及生命,故应对病情做出正确评估,以便给予及时有效的紧急治疗。有助于判断哮喘急性发作期严重性的指标是:患者就诊时,呼吸困难,说话上气不接下气,断断续续,不能成句。呈端坐呼吸,大汗淋漓,哮鸣音响亮、弥漫分布。更有甚者,气道严重痉挛,导致气流不能通过,哮鸣音减弱甚至消失,提示病情凶险。

2. 慢性持续期

许多哮喘患者即使没有急性发作,但在相当长的时间内仍有不同频率和(或)不同程度地轻发作,出现症状如喘息、咳嗽、胸闷等,包括新发生症状的患者和既往已经诊断为哮喘而长期未应用药物规范治疗的患者;治疗前根据其临床表现和肺功能可将慢性持续期的病情分为 4 级,见表24-1。如患者已经处于规范化分级治疗,病情改变后的分级则应根据当前临床表现、肺功能和目前治疗药物综合判断。例如,患者未治疗前分级已为轻度持续,经正规治疗后症状仍为轻度持续,则应分级为中度持续;若经正规治疗后症状呈现中度,则应视为重度持续。余此类推。

表 24-1　哮喘慢性持续期病情严重程度的分级

分级	症状	夜间症状	PEF
间歇发作 (第一级)	1 次/周 发作间歇	≤2 次/月	≥80%的个人最佳值,变异率≤20%
轻度持续 (第二级)	≥1 次/周,但<1 次/日	>2 次/月,但<1 次/周	≥80%的个人最佳值,变异率 20%～30%
中度持续 (第三级)	每日有症状,每日应用 β_2 受体激动剂,发作时影响活动	>1 次/周	60%～79%个人最佳值,变异率>30%
重度持续 (第四级)	每天都有症状,频繁出现,体力活动受限	频繁发作,严重影响患者睡眠	≤60%个人最佳值,变异率>30%

3. 缓解期

缓解期系指经过治疗或未经治疗症状、体征消失,肺功能恢复到急性发作前水平,并维持 4 周以上。

(三) 鉴别诊断

1. 慢性支气管炎和 COPD

这两种疾病好发于有吸烟史的老年人,冬天发作,呈进行性加重。以咳嗽为主,然后喘息,很少半夜或凌晨发作。仔细询问病史及完善肺功能检查,可资鉴别。

2. 外源性压迫

如支气管淋巴结结核、纵隔肿瘤等疾病可压迫气道,使支气管管腔内径狭窄导致咳嗽、哮鸣。这些病的特点是病情呈进行性加重,无可逆性,影像学检查可提供重要的资料。

3. 心源性哮喘

心源性哮喘常见于左心衰竭,发作时的症状与哮喘相似,但心源性哮喘多有高血压、冠状动脉粥样硬化性心脏病、风湿性心脏病二尖瓣狭窄等病史和体征。阵发性咳嗽,常咳出粉红色泡沫痰,两肺可闻及广泛的湿性啰音和哮鸣音,左心界扩大,心率增快,心尖部可闻及奔马律。X 线检查可见心脏扩大,肺淤血征。

4. 变应性支气管肺曲菌病(ABPA)

ABPA 是由曲霉菌引起的一种变态反应性肺部疾病,血清中烟曲霉特异性 IgE 及 IgG 明显升高,痰液镜检可见有真菌菌丝,胸部 X 线检查可见斑片状浸润及肺不张,如哮喘患者有间歇性或持续性肺部浸润应疑及本病。

【治疗】

哮喘治疗的原则是控制哮喘症状至最轻,乃至无任何症状,包括无夜间症状;使哮喘发作次数减至最少,甚至不发作;FEV_1 和 PEF 接近正常或 PEF 变异率 <20%;吸入 β_2 受体激动剂用量减至最少,乃至不用;活动不受限制,与正常人一样生活、工作、学习;所用药物副作用最小,乃至没有。

(一)脱离过敏原

部分患者能找到引起哮喘发作的过敏原,应告诫患者尽量避免接触过敏原,这是治疗哮喘最有效的方法之一。

(二)药物治疗

1. 糖皮质激素

由于哮喘的病理基础是慢性非特异性气道炎症,糖皮质激素是当前控制哮喘发作最有效的药物之一。主要作用机制是抑制炎症细胞的迁移和活化;抑制细胞因子的生成;抑制炎症介质的释放;增强平滑肌细胞 β_2 受体的反应性。可分为吸入、口服和静脉用药。

吸入治疗是目前推荐长期抗炎治疗哮喘的最常用方法。常用吸入药物有倍氯米松、布地耐德、氟替卡松、莫米松等,通常需规律吸入一周以上方能生效。吸入药物的全身性不良反应少,少数患者可引起口咽部念珠菌感染、声音嘶哑或呼吸道不适,吸药后用清水漱口可减轻局部反应和增加胃肠道吸收。长期使用较大剂量($>1000\mu g/d$)者应注意预防全身性不良反应,如肾上腺皮质功能抑制、骨质疏松等。为减少吸入大剂量糖皮质激素的不良反应,可与长效 β_2 受体激动剂、缓释茶碱或白三烯受体拮抗剂联合使用。

口服给药主要用于吸入糖皮质激素无效或需要短期加强治疗的患者。重度或严重哮喘发作时应当采用静脉注射给药,当症状缓解后逐渐减量,然后改为口服和吸入制剂维持。

2. β_2 受体激动剂

该类药物主要作用于呼吸道的 β_2 受体,激活腺苷酸环化酶,使细胞内的环磷酸腺苷(cAMP)含量增加,游离 Ca^{2+} 减少,从而松弛支气管平滑肌,是控制哮喘急性发作的首选药物。常用的短效 β_2 受体激动剂有沙丁胺醇、特布他林和非诺特罗,作用时间约为 4~6 小时。长效 β_2 受体激动剂有福莫特罗、沙美特罗及丙卡特罗,作用时间为 10~12 小时。长效 β_2 受体激动剂尚具有一定的气道抗炎症,增强纤毛-黏液运输功能的作用。

用药方法可采用吸入,包括定量气雾剂吸入、干粉吸入、持续雾化吸入等,也可采用口服或静脉注射。首选吸入法,因药物吸入气道直接作用于呼吸道,局部浓度高且作用迅速,所用剂量较小,全身性不良反应少。口服用药容易发生心悸、骨骼肌震颤等不良反应,目前临床上,主要应用 β_2 受体激动剂的缓释型及控释型制剂以防治反复发作性和夜间发作。注射用药,只有在其他疗法无效时,才可应用于重症哮喘。

3. 茶碱类

茶碱类能抑制磷酸二酯酶,提高平滑肌细胞内 cAMP 浓度,能拮抗腺苷受体;刺激肾上腺分泌肾上腺素,增强呼吸肌的收缩;增强气道纤毛清除功能和抗炎作用。是目前治疗哮喘的有效药物。茶碱与糖皮质激素合用具有协同作用。主要不良反应为胃肠道症状如恶心、呕吐,心血管症状如心动过速、心律失常、血压下降,偶可兴奋呼吸中枢,严重者可引起抽搐甚至死亡。最好在用药过程中监测血浆茶碱浓度,其安全有效浓度为 $6 \sim 15 \mu g/ml$。发热、妊娠、小儿或老年,有肝、心、肾功能障碍及甲状腺功能亢进者尤须慎用。合用西咪替丁(甲氰咪胍)、喹诺酮类、大环内酯类药物等可影响茶碱代谢而使其排泄减慢,应减少用药量。

4. 抗胆碱药

吸入抗胆碱药物如噻托溴铵为胆碱能受体拮抗剂,可以阻断节后迷走通路,降低迷走神经兴奋性而起舒张支气管作用,并减少痰液分泌。与 β_2 受体激动剂联合吸入有协同作用,尤其适用于夜间哮喘及多痰的患者。不良反应少,少数患者有口苦或口干感。

5. LT 调节剂

通过调节 LT 的生物活性而发挥抗炎作用。同时也具有舒张支气管平滑肌的作用。常用半胱氨酰 LT 受体拮抗剂如扎鲁司特或孟鲁司特,不良反应通常较轻微,主要是胃肠道症状,少数有皮疹、血管性水肿、转氨酶升高,停药后可恢复正常。

6. 肥大细胞膜稳定剂

如色甘酸钠及尼多酸钠。可稳定肥大细胞膜,抑制 IgE 介导的肥大细胞脱颗粒释放介质。本品体内无蓄积作用,少数病例可有咽喉不适、胸闷、偶见皮疹,孕妇慎用。

7. 抗 IgE

抗 IgE 单克隆抗体可有效地用于治疗哮喘和其他过敏性疾病。研究表明抗 IgE 治疗不但可以抑制抗原诱导的速发相反应,同时也可减轻迟发相反应。除了阻断肥大细胞脱颗粒,减少炎症介质的释放外,还可以减少包括嗜酸性粒细胞等炎性细胞在气道局部的募集,进而减轻各种炎性因子导致的气道炎症反应。抗 IgE 治疗的主要不良反应为发热、全身肌肉关节疼痛及可能诱发严重的急性全身过敏反应。

8. 支气管热塑型疗法(thermoplasty)

哮喘的许多症状与支气管平滑肌的收缩导致气道狭窄有关,而哮喘持续导致气道重构的主要变化是气道平滑肌炎性增生,如能减少气道平滑肌,有望减轻支气管的收缩及气道高反应性,进而改善哮喘的症状。支气管热塑型疗法就是通过支气管镜导入气管内控温的探头,局部释放 460kHz 的低能单极射频能量,时间维持 10 秒钟,温度控制在 $55 \sim 65 ℃$,使局部的支气管壁组织发生凝固,以减少气道平滑肌的数量,从而改善患者的症状。

9. 免疫疗法

由于 60% 以上的哮喘发病与特异性过敏原有关,用特异性过敏原(如螨、花粉、猫毛等)作定期反复皮下注射,剂量由低到高,可产生免疫耐受,治疗时间要求 $3 \sim 5$ 年,使患者脱敏或减敏。免疫治疗的局部反应发生率为 $5\% \sim 30\%$,如皮肤红肿、风团、瘙痒等,全身反应包括荨麻疹、结膜炎/鼻炎、喉头水肿、支气管痉挛以致过敏性休克。

【预后】

哮喘的转归和预后因人而异,与是否选用正确的防治方案关系密切。儿童哮喘通过积极规范的治疗,临床控制率可达 95%。轻症容易恢复。病情重,气道反应性增高明显,或伴有其他过敏性疾病者不易控制。若长期反复发作并发 COPD、肺源性心脏病者,预后不良。

第二节　阿司匹林哮喘

部分支气管哮喘患者在服用阿司匹林或其他非甾体抗炎药物后数分钟至数小时内会诱发剧烈的哮喘发作,这种对阿司匹林为代表的解热镇痛抗炎药的不耐受现象,称为阿司匹林性哮喘(aspirin asthma,AA)。约有半数患者伴有鼻息肉和鼻窦炎,当阿司匹林性哮喘伴有上述鼻部症状和体征时,称为阿司匹林性哮喘综合征。

【流行病学】

协和医院变态反应科门诊曾于 1984 年对 3000 例初诊的哮喘患者进行了调查,结果表明,阿司匹林性哮喘在哮喘人群中的发病率为 2.2%。据国外文献报道,如仅从临床病史进行诊断,阿司匹林性哮喘在哮喘人群中发病率为 1.7%~5.6%,但如采用口服阿司匹林激发试验的方法进行诊断,此病发病率可达 10%。在有鼻息肉和(或)鼻窦炎的哮喘患者中,阿司匹林性哮喘的发病率可高达 30%。阿司匹林性哮喘多为重症哮喘,25% 患者需要应用机械通气;死亡率明显高于普通哮喘患者。

【免疫病理】

可诱发阿司匹林性哮喘的药物大致可分为两大类:一类是以阿司匹林为代表以解热镇痛为主要目的的非甾体抗炎药(NASIDs),另一类为新近合成的 NSAIDs,这些药物的共同作用机制是抑制前列腺素的生物合成,均具有解热、镇痛、消炎和抗风湿之功效。诱发阿司匹林性哮喘的常见药物见表 24-2。

表 24-2　诱发阿司匹林性哮喘的常见药物

商品名	通用名	商品名	通用名
乙酰水杨酸	阿司匹林	APC	阿司匹林
消炎痛	吲哚美辛	去痛片	氨基比林
布洛芬	异丁苯丙酸	感冒通	双氯芬酸钠
扶他林	双氯芬酸钠	安痛定	氨基比林、安替比林
凯扶兰	双氯芬酸钾	复方茶碱	氨基比林
炎痛喜康	苯丙噻嗪	阿苯片	阿司匹林
安乃近	氨基比林和亚硫酸钠	抗感 5 号	阿司匹林
保泰松	布他酮		

细胞膜磷脂在磷脂酶 A_2 的催化下形成花生四烯酸,后者在环加氧酶的作用下形成前列腺素(PG),而在脂加氧酶的作用下形成白三烯(LT)。换言之,PG 和 LT 的前体都是花生四烯酸,环加氧酶同工酶 2 作用增加,产生过多的 PGE_2。

解热抗炎镇痛药作为一组前列腺素合成酶抑制剂,可作用于前列腺素合成酶中最重要的一个酶即环加氧酶 2,抑制了前列腺素的合成,对于阿司匹林性哮喘患者来说,环加氧酶抑制的结果导致了 cAMP/cGMP 的比值下降,同时由于花生四烯酸合成前列腺素的途径被封闭,花生四烯酸可在脂加氧酶的催化下生成 LT,LT 可引起支气管平滑肌强烈而持久的收缩,血管通透性增加,并有很强的趋化作用,在哮喘发病中占有重要的地位。

【临床表现】

阿司匹林性哮喘可分为 3 种类型:启动型、哮喘基础型和鼻炎基础型。

1. 启动型

既往无哮喘病史,摄入某种解热镇痛药是引起第 1 次哮喘发作的直接诱因。

2. 哮喘基础型

在首次解热镇痛药物应用诱发哮喘之前,已有数月到数年的哮喘史。

3. 鼻炎基础型

在首次解热镇痛药引起哮喘之前虽无哮喘病史,却有常年过敏性鼻炎。

根据病程,阿司匹林性哮喘可表现为两个时相。

第一相为药物作用相,指在服用 NSAIDs 后诱发哮喘发作持续的这一段时间,其临床表现为服用药物后 30 分钟左右,即会引起剧烈的哮喘发作,患者常有发绀、结膜充血、大汗淋漓、不能平卧、烦躁不安。

第二时相为非药物作用相,主要是指在药物作用相之外的时间,患者常可因种种原因诱发哮喘发作,如吸入杀虫剂、刺激性气体、上呼吸道感染、劳累及情绪波动等;哮喘的发作一般比较缓和,远不如药物作用相那么来势凶猛和严重。鼻息肉和鼻窦炎是阿司匹林性哮喘的重要特点,因此当怀疑为阿司匹林性哮喘时,一定要检查患者有无鼻部病变;对有鼻息肉的哮喘患者一定仔细询问有无阿司匹林"过敏",服用阿司匹林后,有无诱发哮喘发作。

【辅助检查】

1. 影像学检查

①鼻窦相:多数患者可见窦腔黏膜增厚或息肉状增生,严重病例可有上颌窦积液及全副鼻窦炎。②鼻窦 CT:显示鼻息肉及鼻窦炎。

2. 变态反应的特殊检查

①常见吸入物和常见食物的皮肤试验多呈阴性。②总 IgE 正常或偏高。③激发试验。激发试验应在有抢救措施保证的前提下进行,让患者从小剂量到大剂量反复口服(或吸入)阿司匹林,同时进行监测,一旦患者发生反应,应终止试验。

【诊断】

阿司匹林性哮喘的诊断应以以下四个方面综合考虑:

1. 病史特点

①服用 NSAIDs 后迅速引起哮喘发作,服药与哮喘发作之间有明显的因果关系。②诱发哮喘发作的药物之间存在明显的交叉性。③首次阿司匹林性哮喘发作后,每次服用这类药物后都有哮喘发作。

2. 体检

对阿司匹林性哮喘患者进行细致的体格检查,往往能发现共存的鼻息肉和鼻窦炎。

3. 影像学检查

有鼻息肉或鼻窦炎。

4. 阿司匹林激发试验

阳性。

【治疗】

1. 药物作用相的处理

阿司匹林性哮喘患者一旦服用 NSAIDs 后,在很短的时间内就会引起哮喘发作,多数来势凶猛。轻者可通过吸入 β_2 受体激动剂(如沙丁胺醇气雾剂),口服或注射氨茶碱而控制;重症者需要使用大剂量静脉用激素。及时给氧,必要时进行气管插管辅助通气治疗。

2. 非药物作用相的处理

正确合理使用吸入糖皮质激素是治疗的关键。常用制剂及剂量如下:丁地曲安西龙如布地奈德、布地缩松,商品名:普米克,为哮喘缓解首选药物之一,应用前景比二丙酸倍氯米松更为乐观;包括:普米克气雾剂、普米克都保;疗效呈剂量依赖性,为治疗轻、中、重度哮喘首选药物。成年轻度哮喘:每日 $200 \sim 400 \mu g$;中度哮喘:每日 $600 \sim 1000 \mu g$;一些重度哮喘或激素依赖性哮喘:$1000 \sim 1800 \mu g/d$。症状控制后减量。达 $1800 \mu g/d$ 仍不能控制者,还可适当增加剂量。每日大于 $1600 \mu g$,可出现下丘脑-垂体-肾上腺皮质轴的抑制。二丙酸倍氯米松(必可酮),根据病情在每日 $0.2 \sim 2mg$ 之间确定用量,分 $2 \sim 4$ 次吸入。目前使用和研究最为广泛,疗效也较为可靠,吸入型局部抗炎作用强度为氢化可的松的 300 倍,泼尼松的 75 倍,弱于普米克。丙酸氟替卡松(辅舒酮)。

轻度的鼻息肉样变,可采用皮质激素鼻喷雾剂;当鼻息肉较大,造成鼻塞影响患者休息和生活时,应手术摘除,但术后极易复发,如能及时长期应用糖皮质激素喷雾剂,可预防或减少鼻息肉的复发。

第三节 职业性哮喘

有 250 多种物质与工作场所发生的哮喘有关。有人估计所有哮喘患者中近 15% 是由于工作场所中的物质引起的或因工作环境而加剧。在发达国家,哮喘是发病率最高的职业性呼吸系统疾病之一。因此,对所有确诊或可疑哮喘患者都应询问其工作的环境情况。

工作场所的哮喘可分为两类。第一类是由工作环境中的某种情况引起的、以可变性气流阻塞和气道高反应性为特征的哮喘,患者既往不存在哮喘;第二类是工作恶化性哮喘,是指先前存在的哮喘因工作场所的暴露而加剧。

职业性哮喘一般情况下都具有潜伏期,即从开始暴露于某种物质到出现症状的时间长短不一,可以从数周到数年不等。高分子量化合物通常以特异性 IgE 的机制引起哮喘;低分子质量化合物可能作为半抗原引起 IgE 介导的哮喘。能以原型诱发哮喘的低分子量化合物是异氰酸酯,这种物质广泛用于多种工业领域,很多职业性哮喘都和它有关。

对职业性哮喘的药物治疗和监测与其他类型的哮喘相类似。首要的原则为患者必须远离工作场所。

第四节 反应性气道功能不全综合征

反应性气道功能不全综合征(reactive airway dysfunction syndrome ,RADS)是指暴露于某种

刺激性气体、气溶胶或微粒后出现的气流阻塞和气道高反应性。患者接触刺激性气体后，出现鼻腔、咽喉烧灼感且伴有呼吸困难、咳嗽和喘息，肺功能检查常常为持续性的气流阻塞和气道高反应性；对支气管扩张剂效果较差。一些医生建议治疗 RADS 应先口服糖皮质激素（泼尼松 40～80mg/d，共 2 周），随后使用大剂量的吸入型糖皮质激素。

（曹乃清）

参 考 文 献

Abramson MJ, Puy RM, Weiner JM. 2003. Allergen immunotherapy for asthma. Cochrane Database Syst, CD001186.

American Thoracic Society. 1991. Lung function testing: selection of reference values and interpretative strategies. American Thoracic Society. Am Rev Respir Dis, 144(5):1202-1218.

Beasley R, Burgess C, Crane J, et al. 1993. Pathology of asthma and its clinical implications. J Allergy Clin Immunol, 92(1 Pt 2):148-154.

Bousquet J, Lockey R, Malling HJ. 1998. Allergen immunotherapy: therapeutic vaccines for allergic diseases. A WHO position paper. J Allergy Clin Immunol, 102(4 Pt 1):558-562.

Busse WW. 2000. Mechanisms and advances in allergic diseases. J Allergy Clin Immunol, 105(6 Pt 2):S593-598.

Cox G, Thomson NC, Rubin AS, et al. 2007. Asthma control during the year after bronchial thermoplasty. N Engl J Med, 356(13):1327-1337.

Demoly P, Bousquet J. 1997. Anti-IgE therapy for asthma. Am J Respir Crit Care Med, 155(6):1825-1827.

Eder W, Ege MJ, von Mutius E. 2006. The asthma epidemic. N Engl J Med, 355(21):2226-2235

Oppenheimer J, Aaronson D. 2007. Impact of recent black box warnings in the allergy world. Ann Allergy Asthma Immunol, 99(4):364-366.

Pellegrino R, Viegi G, Brusasco V, et al. 2005. Interpretative strategies for lung function tests. Eur Respir J, 26(5): 948-968.

Sullivan TJ, Selner JC, Patterson R, et al. 1996. Expert care and immunotherapy for asthma. A review of published studies with emphasis on patient outcome and cost. American College of Allergy, Asthma, and Immunotherapy Monograph, 1-25.

Tilles SA. 2006. Differential diagnosis of adult asthma. Med Clin North Am, 90(1):61-76.

Vollmer WM, Markson LE, O'Connor E, et al. 1999. Association of asthma control with health care utilization and quality of life. Am J Respir Crit Care Med, 160(5 Pt 1):1647-1652.

第二十五章　肺泡变态反应病

第一节　超敏性肺泡炎

超敏性肺泡炎(hypersensitivity pneumonitis,HP)又称外源性过敏性肺泡炎,是一种常见的免疫介导的肺部疾病,为吸入有机粉尘后发生的 IgG 介导的免疫反应,导致肺脏弥漫性网状结节和(或)肺大疱形成,伴有不完全的肉芽肿。与其他一些肉芽肿性疾病(如结节病、球孢子菌病)不同,超敏性肺炎的病变只局限于肺部,而无系统性损害,且清除过敏原后可完全缓解。致敏原可为动物、植物、真菌、细菌或化学物质,直径小于 $5\mu m$,能被吸入肺泡。病变分为急性、亚急性和慢性。

【流行病学】

暴露人群中超敏性肺炎的发病率为 5%~15%,且大多数患者无家族史为非吸烟者;无年龄、性别及明显的地域分布差别。

【免疫病理】

超敏性肺炎呈现Ⅲ型和Ⅳ型变态反应;急性暴露于抗原后,可在患者呼吸道内形成免疫复合物,与补体结合,引起炎症细胞的积聚。48 小时后,积聚的细胞以淋巴细胞为主,可一直持续到慢性阶段。这些炎性细胞可释放多种细胞因子及炎性介质,从而导致肺炎的发生。

【组织病理】

超敏性肺炎的初期组织学特点:①以支气管为中心的单核细胞浸润,发生率为 100%;②细支气管周围不完整的非干酪性肉芽肿约为 70%;③泡沫样巨噬细胞所致的气道感染约为 65%。数月后,随着肉芽肿的消失,组织学表现失去特异性,以间质纤维化和细支气管炎为主,最终形成肺气肿和蜂窝肺。

【临床表现】

1. 急性超敏性肺炎

症状与感染性肺炎相似,表现为发热、寒战、呼吸困难、胸闷、干咳;以上症状常在抗原接触后 4~6 小时发生,避开抗原后缓解。此种速发性现象称为 Arthus 超敏反应。体格检查包括体温升高、呼吸急促、心动过速及少许干性啰音和水泡音。

2. 亚急性超敏性肺炎

发生于患者持续暴露于过敏原一段时间,且过敏原浓度较低时;常隐匿起病,包括慢性咳嗽、咳痰、劳力性呼吸困难、乏力、厌食及体重减轻。体格检查有呼吸急促、心动过速、少许干性啰音和水泡音。

3. 慢性超敏性肺炎

当患者持续接触少量过敏原后,容易发生慢性超敏性肺炎,主要表现为进行性呼吸困难,运动耐量下降,咳嗽咯痰,体重下降,很少发生急性寒战和高热。随着肺炎症状和纤维化的进展,患者肺脏听诊出现 Velcro 杂音及杵状指。

【辅助检查】

1. 血常规

急性期外周血中性粒细胞升高,嗜酸粒细胞缺乏。IgG 水平增高包括抗原特异性 IgG,血清 IgE 水平正常。非特异性炎性指标如血沉、C 反应蛋白和类风湿因子水平升高;血清沉淀素试验阳性。

2. 支气管肺泡灌洗液(BALF)

BALF 的细胞总数是正常人的 5 倍,其中 70％为淋巴细胞,以 CD8$^+$ 细胞为主,结果导致 CD4$^+$ 和 CD8$^+$ 细胞的比例倒置小于或等于 1:2;与结节病相反。BALF 不能判断病情的活动情况,因为无症状的暴露个体也可有类似表现。

3. 影像学资料

早期 X 线表现为弥漫性片状不透明阴影,形成完整结节或网状结节。高分辨 CT 表现为肺小叶中心散在小圆形及片状毛玻璃样改变;随着病变的进展,可呈纤维化、蜂窝状肺、肺容积减少。反复感染的基础上形成弥漫性结节和网状结节。

4. 肺功能检查

肺功能检查显示严重的限制性通气功能障碍,可伴有程度不等的气道阻塞和肺泡陷闭。

【诊断】

超敏性肺炎的诊断较困难,因为它与多种疾病相似;诊断建立在高度可疑指标的基础上,同时具有相应的放射学、生理学和免疫学指标。

1. 高度可疑指标

详细的询问患者周围环境,明确出过敏原和接触史。

2. 放射学检查

胸部 X 线和 CT 检查可发现上述改变。

3. 血清沉淀素和支气管灌洗液检查

血清沉淀素试验阳性,支气管肺泡灌洗液检查显示淋巴细胞增高。

4. 吸入过敏原激发试验

如因无明确过敏原接触史则可通过吸入过敏原或支气管激发试验,明确诊断。激发试验可能会加重病情,该试验不能常规应用,只能在有经验的实验室进行。

急性和慢性超敏性肺炎均应与急性或反复发生的病毒性、真菌性肺炎鉴别。要和非典型肺炎、分枝杆菌性肺炎、药物诱发的肺炎、有机粉尘中毒综合征、ABPA、肺泡蛋白沉积症、结节病及胶原血管病等相鉴别。

结节病及胶原血管病常伴有全身多脏器受累,特别是纵隔或胸膜受累,而超敏性肺炎则无这些表现。

慢性超敏性肺炎应与间质性肺炎相互鉴别,引起间质性肺炎的原因见表 25-1。

表 25-1 间质性肺炎及肺纤维化的常见原因

长期误吸

胶原血管病

多发性肌炎-皮肌炎、类风湿关节炎、硬皮病、系统性红斑狼疮

药源及医源性

抗生素:如呋喃妥因

抗心律失常药物:如胺碘酮、妥卡尼

抗炎药物:如金制剂、青霉胺

抗癫痫药物:如苯妥英钠

骨髓移植

化疗药物:如硫唑嘌呤、博来霉素、白消安、环磷酰胺、阿糖胞苷、甲氨蝶呤

膳食补充剂:如 L-色氨酸

多巴胺能受体激动剂:如溴隐亭

氧疗

辐射

遗传性疾病

家族性特发性肺纤维化、脂质沉积病、神经纤维瘤、结节性硬化

超敏性肺炎

感染:细菌、真菌、分枝杆菌、病毒等

免疫介导的肺部疾病

嗜酸粒细胞性肉芽肿性疾病、嗜酸粒细胞性肺炎、肺出血-肾炎综合征、结节病、Wegener 肉芽肿

胃肠道疾病

慢性活动性肝炎、原因不明性肝硬化、炎症性肠病、原发性胆汁性肝硬化

恶性肿瘤:癌性淋巴管炎

职业性和环境暴露:如金属、矿物及有机物等

其他:ARDS、肺泡微结石症、肺泡蛋白质沉积症、淀粉样变、淋巴管肌瘤病、淋巴细胞性间质性肺病、组织细胞增生症 X 等

【治疗】

(一) 一般治疗方法

1. 避开过敏原

躲避过敏原是治疗超敏性肺炎首要的治疗方法。通过安装通风、取暖、空调和排水系统等装置来改善生产和居住环境,有助于缓解超敏性肺炎。如不能躲避,则可戴面具和口罩来减少抗原的吸入。

2. 支气管扩张剂

β受体激动剂可减轻或预防急性支气管痉挛。

(二) 糖皮质激素

病情严重或迁延时,常应用激素治疗。在急性发作期,泼尼松 60mg/d,治疗 1 周,然后逐渐减量,至少应用 1 个月,会获得显著疗效,胸部 X 线和肺活量很快恢复至正常(弥散性功能障碍除外)。慢性超敏性肺炎较难治疗。吸入糖皮质激素在治疗超敏性肺炎中的应用价值仍有异议。

第二节　过敏性支气管肺曲霉菌病

过敏性支气管肺曲霉菌病(allergic bronchopulmonary aspergillosis,ABPA)是常见的一种过敏性支气管肺部真菌病,是机体对定居在下呼吸道的真菌产生了过度免疫反应,从而导致支气管扩张;其发病机制包括Ⅰ型和Ⅲ型超敏反应,本病最常见的病因是烟曲霉,其他种类曲菌或者其他真菌也可引起发病。

【流行病学】

ABPA多见于特应性患者,且常伴有哮喘;超过7%~14%的糖皮质激素依赖性哮喘患者和10%的囊性纤维化患者将可能发展成ABPA;大部分ABPA患者一般在20岁以后得到确诊,男女之间的发病率没有差异;本病在英国的发病率相对较高,而在美国较低。

【免疫病理】

曲霉菌皮肤试验阳性,可表现为速发的风团和红斑反应为Ⅰ型超敏反应。迟发的红斑水肿反应,是迟发的Ⅰ型反应或Ⅲ型反应。本病的可能机制是,致病曲霉菌在肺部病灶沉积后引发Ⅰ型由IgE介导的超敏反应,导致局部支气管水肿。然后出现复合物的沉积,以IgG为主,继而补体活化,进一步加重了炎症反应。从患者的支气管肺泡灌洗液中可检测出真菌抗原特异性IgE、IgA和IgG抗体。

【组织病理】

ABPA的肺部损伤可能是由于机体对曲霉菌的免疫反应和真菌释放的蛋白水解酶两种因素共同作用的结果。病理检查发现,尽管受累支气管内充满了含有真菌的黏稠黏液栓,但这些真菌并不会侵入支气管壁或肺实质。有些支气管壁受损的患者常伴有肺实质的嗜酸粒细胞和单核细胞的浸润。支气管中心性肉芽肿形成,后可发展为近端囊性支气管扩张和上叶纤维化。

【临床表现】

患者的典型症状是间断性的发热、喘息、咳嗽、咳痰、少量咯血和气短,以冬季多见。患者可能会咳出棕色痰栓,偶尔会有支气管管型;伴有哮喘和囊性纤维化的ABPA患者原有病变会明显加重,且对传统治疗无效。体格检查可闻及哮鸣音以及阻塞性肺不张的体征。

【辅助检查】

90%以上的患者,外周血嗜酸粒细胞增多($>1000/mm^3$)。

80%以上的患者血清总IgE明显升高($>1000U/ml$)。

曲霉菌特异性的血清沉淀抗体IgG或IgE升高。

痰液涂片或痰真菌培养可发现致病真菌,因曲霉菌广泛存在于自然界中,因此需要连续3次培养均为阳性,方可怀疑ABPA。

影像学检查:气道被黏液栓塞可导致肺不张。可见暂时性或固定性的肺部浸润。扩张支气管出现黏液栓塞后,常出现"手套样"阴影。有时支气管壁增厚还会出现"轨道"征。

肺功能检查:可出现可逆性气道阻塞和弥散功能下降的表现;当发生肺纤维化后,肺功能检查可能提示限制性通气障碍,且经皮质激素治疗后也很难缓解。

【诊断】

Rosenberg制定的临床和免疫诊断标准如表25-2所示。

表 25-2　ABPA 的诊断标准

主要诊断标准	次要诊断标准
哮喘	痰中有烟曲菌（多次培养或镜检证实）
外周血嗜酸粒细胞增多	有排棕色痰栓的病史
皮试曲菌抗原呈阳性速发型反应	皮试曲菌抗原呈迟发反应
血清总 IgE 水平升高	
血清有抗曲菌抗原的沉淀抗体	
有肺浸润病史（暂时或固定）	
中心性支气管扩张	

可将上述诊断标准总结为 8 个英文字母，一个英文单词"practices"来记忆，它们代表的诊断标准如下：

A—哮喘（asthma）。

R—X 线改变（radiologic changes），这里指肺浸润。

T—皮试 Af 呈阳性速发型反应（test to Af positive in skin）。

E—嗜酸粒细胞增多（eosinophilia）。

P—血清中出现抗 Af 的沉淀抗体（precipitating antibody to Af）。

I—血清总 IgE 水平升高（IgE in serum elevated）。

C—中心性支气管扩张（central bronchiectasis）。

S—血清 IgE-Af 和 IgG-Af 升高（serum specific IgE-Af 和 IgG-Af）。

ABPA 患者在确诊前常被误诊为难治性哮喘、囊性纤维化、慢性支气管炎、复发性肺炎、肺结核或其他病因引起的支气管扩张、过敏性肺炎、肺结核及支气管肺癌等，因此需要与上述疾病相互鉴别。

【治疗】

本病的治疗目的是阻止疾病的进展，一方面控制哮喘和炎症，另一方面抑制机体对真菌的免疫反应。

1. 常规治疗

支气管扩张剂和抗生素能改善本病伴发的哮喘和感染，特别是在急性加重期；曲霉菌提取液的免疫治疗可能会加重局部反应和哮喘程度，所以不建议采用。

2. 糖皮质激素

用糖皮质激素治疗 ABPA，尚无统一的推荐剂量；一般采用口服泼尼松 20～40mg/d 或 0.5mg/(kg·d)较为合适，然后根据临床反应在 2～4 周后逐渐减量。采用糖皮质激素隔日疗法或吸入糖皮质激素治疗，疗效有限。经每日泼尼松治疗后，患者的症状通常在数天或数周内得到缓解治疗有效者排出的痰栓会减少，真菌培养转阴性，影像学检查所见的肺部浸润逐渐消失。但沉淀素和血清总 IgG 对皮质激素治疗的反应无一定规律。但血清总 IgE 水平会随症状缓解明显降低，因此 IgE 可以监测和预测疾病的活动。疗程一般为 6 个月，有些患者停用糖皮质激素后症状又会加重，可再重复一个疗程；这些患者可能需要长期的糖皮质激素治疗。

3. 抗真菌治疗

应用抗真菌药物消除肺部的真菌感染，可能会改变 ABPA 的病程，但目前这方面的资料有限。通过测定 IgE 水平和肺功能发现,采用伊曲康唑联合糖皮质激素治疗能会促进患者康复,并可减少糖皮质激素的使用剂量。伊曲康唑的常用剂量为 200mg,每日 2 次,疗程为 16 周。

【预后】

患者如不经治疗,肺部浸润会逐渐发展,并导致肺部不可逆组织损害,引起支气管扩张、肺部纤维化、复发性肺炎,最终导致呼吸衰竭。而经过糖皮质激素治疗后,肺部浸润极少复发,支气管损害也很少出现。在长期用皮质激素治疗的患者中尚未出现真菌浸润扩散的报道。

(曹乃清)

参 考 文 献

Brown KK. 2006. Chronic cough due to chronic interstitial pulmonary diseases: ACCP evidence-based clinical practice guidelines. Chest,129(1 Suppl):180S-185S.

Churg A,Muller NL,Flint J,et al. 2006. Chronic hypersensitivity pneumonitis. Am J Surg Pathol,30(2):201-208.

Cormier Y,Belanger J. 1985. Long-term physiologic outcome after acute farmer's lung. Chest,87(6):796-800.

Gamboa PM,de las Marinas MD,Antepara I,et al. 1990. Extrinsic allergic alveolitis caused by esparto (Stipa tenacissima). Allergol Immunopathol (Madr),18(6):331-334.

Gruson D,Hilbert G,Valentino R,et al. 2000. Utility of fiberoptic bronchoscopy in neutropenic patients admitted to the intensive care unit with pulmonary infiltrates. Crit Care Med,28(7):2224-2230.

Hanak V,Golbin JM,Ryu JH. 2007. Causes and presenting features in 85 consecutive patients with hypersensitivity pneumonitis. Mayo Clin Proc,82(7):812-816.

Kontoyiannis DP,Hachem R,Lewis RE,et al. 2003. Efficacy and toxicity of caspofungin in combination with liposomal amphotericin B as primary or salvage treatment of invasive aspergillosis in patients with hematologic malignancies. Cancer, 98(2):292-299.

Malmberg P,Rask-Andersen A,Hoglund S,et al. 1988. Incidence of organic dust toxic syndrome and allergic alveolitis in Swedish farmers. Int Arch Allergy Appl Immunol,87(1):47-54.

Pfeiffer CD,Fine JP,Safdar N. 2006. Diagnosis of invasive aspergillosis using a galactomannan assay: a meta-analysis. Clin Infect Dis,42(10):1417-1427.

Stevens DA,Moss RB,Kurup VP,et al. 2003. Allergic bronchopulmonary aspergillosis in cystic fibrosis—state of the art: Cystic Fibrosis Foundation Consensus Conference. Clin Infect Dis,37(Suppl 3):S225-264.

Terho EO,Husman K,Vohlonen I. 1987. Prevalence and incidence of chronic bronchitis and farmer's lung with respect to age,sex,atopy,and smoking. Eur J Respir Dis Suppl,152:19-28.

Travaline JM,Kelsen SG. 2003. Hypersensitivity pneumonitis associated with hot tub use. Arch Intern Med,163(18): 2250; author reply 2250-2251.

第二十六章　皮肤变态反应病

第一节　特应性皮炎

特应性皮炎（atopic dermatitis, AD）亦称异位性皮炎，是一组从婴儿到成人的湿疹类皮炎，分婴儿、儿童和成人 3 期。婴儿湿疹、儿童湿疹、内因性湿疹、过敏性湿疹、屈侧湿疹、播散性神经性皮炎和 Besnier 痒疹等都曾是异位性皮炎的别称。以过敏反应为主。可能和多因素遗传有关，70% 以上患者的家族中有本病或支气管哮喘、过敏性鼻炎和结膜炎等亲属发病。

【流行病学】

全世界儿童 5%～20% 患有特应性皮炎，其中 60% 进入青春期后仍发病；接近 80% 的患者合并过敏性鼻炎或哮喘。

【免疫病理】

特应性皮炎的病因一般认为与过敏反应关系密切，可能是一种多基因遗传病。70% 的患者有家族过敏史。发病机制可能与患者免疫或某些生理功能，可累及对某些食物、吸入物或药物的反应异常有关。但任何一种机制都不能单独解释本病的各个方面。

【组织病理】

1. 急性病损

急性病损的病理学特征为表皮细胞间质水肿和细胞内水肿，可在表皮质中看到散在的细胞浸润，静脉周围的细胞浸润包括淋巴细胞和一些单核细胞，而嗜酸粒细胞和中性粒细胞少见；真皮质中可见到不同颗粒时相的肥大细胞。

2. 慢性病损

常见的慢性病损为明显的表皮高度角化，表皮中朗格汉斯细胞数量增多，皮肤浸润细胞主要为单核细胞和巨噬细胞，肥大细胞的数量增多，但不发生脱颗粒。T 淋巴细胞和活化的嗜酸粒细胞增多；在整个真皮上层，尤其在受累区域中看到嗜酸粒细胞中主要碱性蛋白沉淀，而真皮深层中含量较少。

【临床表现】

特应性皮炎没有特征性皮肤损害，主要临床表现包括慢性复发性瘙痒，皮损形态和分布特点以及特应性病史。皮肤瘙痒对特应性皮炎的诊断非常重要（表 26-1）。

本病各亚型临床表现为：

1. 急性特应性皮炎

剧烈瘙痒伴有表皮脱落、水疱、大量渗出及红斑性丘疹。

2. 亚急性特应性皮炎

临床表现为红斑、表皮脱落及鳞屑性丘疹。

3. 慢性特应性皮炎

突出表现是斑纹样的皮肤增厚，即皮肤苔藓化和纤维化丘疹，与同一患者的正常皮肤或正常人皮肤相比，患处皮肤的 pH、电容性以及表皮的失水率明显升高。患者通常皮肤干燥。

4. 婴儿湿疹

主要分布在颜面部、头皮和四肢伸侧；当尿布区受累时，常提示合并念珠菌感染。

5. 老年人特应性皮炎

在病程较长的年长患者中，皮损主要位于四肢伸侧皮褶处；亦可单独累及眼睑；皮肤的慢性摩擦可导致结节性痒疹。

表 26-1　特应性皮炎的主要和次要临床特征

主要特征	次要特征
瘙痒	早年发病
慢性或反复发作性病程	发病与环境及情绪因子相关
皮炎的典型分布	出汗时伴皮肤瘙痒加重
面部和肢体伸侧受累（2 岁以下儿童）	不能耐受羊毛衣物及其他刺激
皮肤皱褶处受累（2 岁以上儿童或成人）	皮肤干燥
个人或家族特应性疾病史	白色的皮肤划痕征
	眼眶下皮肤颜色变暗
	面部苍白或红斑
	手部或足部皮炎
	掌纹颜色变深
	频繁皮肤感染，尤其是金黄色葡萄球菌感染

特应性皮炎患者发生皮肤微生物感染的易感性明显增加。①病毒感染：特应性皮炎患者 T 细胞相关的细胞因子异常，可发生泛发性单纯疱疹和传染性软疣等病毒感染性疾病。②真菌感染：卵状糠秕孢子菌是一种亲脂性的酵母菌，大多数头颈部特应性皮炎患者，血清检查可发现该种真菌的特应性 IgE 阳性。研究发现，特应性皮炎患者亦可并发马拉色菌感染。③细菌感染：特应性皮炎经常发生细菌感染，尤其是金黄色葡萄球菌感染，在特应性皮炎皮损中，90% 以上有金黄色葡萄球菌感染。④心理问题：特应性皮炎患者因为瘙痒导致高度焦虑、缺乏自信心和社会交往障碍。

【辅助检查】

没有特殊实验室检查，皮肤病理也缺乏特征性表现。

【诊断与鉴别诊断】

1. 诊断

目前尚无特应性皮炎的实验室诊断方法，诊断基于临床表现。最常用的临床诊断是 Hanifin 和 Rajka 推荐的标准，英国工作小组对此进行了修改，这一修改后的诊断标准灵敏度为 85%，特异度为 96%，主要内容见表 26-2。

表 26-2　特应性皮炎的诊断

皮肤瘙痒＋下列表现的 3 种或以上

1. 屈侧皮肤瘙痒史(肘部、腘窝、踝关节前方)或颈周围(如果患者在 10 岁以下)或面颊部
2. 有哮喘或过敏性鼻炎个人史(如为 4 岁以下患者,一级亲属有特应性疾病者)
3. 过去 1 年中有全身皮肤干燥史
4. 躯体屈侧可见的皮炎病变＋4 岁以下儿童面颊部(前额)和肢体外侧
5. 皮肤疾病在 2 岁以前发病(此条仅限于≥4 岁者)

2. 鉴别诊断

很多疾病可能会与特应性皮炎相混淆(表 26-3)。疥疮是一种皮肤瘙痒性疾病,皮损多位于生殖器和腋部,呈线性分布,皮肤刮片可诊断;如果成人出现湿疹样皮炎而又缺乏儿童期湿疹史,也没有其他特应性疾病或接触性皮炎病史,应注意与疥疮鉴别。如按特应性皮炎治疗反应不佳,应考虑与接触性皮炎鉴别。如在特应性皮炎的基础上发生接触性皮炎,皮疹可表现为原有皮疹的急性复发,而不是典型的水疱性皮疹。老年人如出现全身瘙痒及湿疹样皮疹,需除外皮肤 T 细胞淋巴瘤。

表 26-3　特应性皮炎的鉴别诊断

皮肤疾病
　脂溢性皮炎、刺激性或过敏性接触性皮炎、银屑病、钱币状毛发、角化性毛发、慢性单纯苔藓
　玫瑰糠疹、非大疱性先天性鱼鳞癣性红皮病
肿瘤性疾病
　皮肤 T 细胞淋巴瘤、Langerhans 组织细胞增多症、伴胰腺肿瘤的坏死性迁移性红斑
免疫缺陷性疾病
　高 IgE 综合征、Wiskott-Aldrich 综合征、严重的联合性免疫缺陷综合征
感染性疾病
　人类免疫缺陷病毒相关性湿疹、疥疮、念珠菌病、花斑癣
先天和代谢性疾病
　鱼鳞癣-红皮病综合征、苯丙酮尿症、锌缺乏症、必需脂肪酸缺乏症、组氨酸缺乏症、婴儿期发病的多发性羧化酶缺乏症

【治疗】

(一) 教育

对患者及其家属进行教育是治疗特应性皮炎的重要组成部分(表 26-4),有效的教育需要足够的时间及适宜的教育工具;将各种治疗措施落实到书面文字上,防止家长或患儿忘记或混淆,同时给出治疗计划,强调随诊和治疗方案的随时调整,以便改善治疗效果。

表 26-4　特应性皮炎的一线治疗

教育	润肤剂	抗生素(短期使用)
避免刺激物及被证实的过敏原	外用皮质类固醇激素	抗组胺药(主要是为镇静效果)
水化	外用他克莫司油膏	减少精神压力

（二）识别并去除加重病情的因素

1. 刺激物

特应性皮炎患者对刺激物的反应阈值低于正常人，应注意避免刺激物，包括洗涤剂、刺激性皂类和化学试剂。使用去油污能力弱、pH 值中性的洗涤剂。调节家中或办公场所的温度，以尽量减少出汗；夏天使用非致敏性的防晒剂以防止晒伤。冬天避免睡热炕或用电褥子。

2. 过敏原

用双盲安慰剂对照食物激发试验（DBPCFC）可确定食物过敏原；避免进食这些食物，可改善患者症状。因 DBPCFC 操作程序繁琐且具有一定的风险性，目前临床上主要应用体外技术（CAP）来检测对鸡蛋、牛奶、花生、鱼等过敏原的特异性 IgE。特异性 IgE 高，提示患者对该因素过敏。尘螨过敏的患者进行环境清理，使用防尘螨床罩、枕套或用热水清洗床单，可降低环境中的尘螨过敏原水平，改善患者的症状。

3. 水化

由于皮肤的水通透性受损，特应性皮炎患者经皮肤失去更多的水分。洗澡可帮助患者保持皮肤中的水分，去除皮肤上的过敏原及常驻在皮肤上的金黄色葡萄球菌。特应性皮炎患者在急性发作应每日洗澡，甚至每日可洗几次。洗完澡后擦净水滴后应在数分钟内穿好衣服防止水分蒸发。水化疗法和封闭保湿法可以帮助重建皮肤的屏障功能。

4. 润肤剂

用润肤剂，尤其是与水化疗法合用，可帮助恢复和维护表皮角质层屏障。润肤剂也可降低外用糖皮质激素的用量。润肤剂有洗剂、油剂、霜剂和油膏等剂型。油膏中所含的添加剂量少而油性大，保水效果最好；但在湿热的环境中，可导致出汗不畅并有可能导致一定的皮肤刺激。洗剂和霜剂由于增加了防腐剂和香料，有一定的刺激性。凡士林不是润肤剂，但可用作皮肤水化治疗后的封闭剂。

（三）药物治疗

1. 糖皮质激素

局部应用糖皮质激素是治疗特应性皮炎的主要药物，可减轻皮肤的炎症和瘙痒，在皮炎急性期和慢性期都有作用。它通过抑制炎症基因影响多种原位细胞和浸润炎细胞；局部糖皮质激素种类很多，治疗作用强弱不等。糖皮质激素的使用取决于皮炎分布和严重性；应告诉患者所用激素的强度（激素强度分级见表 26-5）以及可能出现的不良反应。患者通常误认为所用激素的浓度越高，作用强度越大，如认为 2.5% 氢化可的松强度大于 0.05% 二丙酸倍氯米松，从而导致错误的使用。作用太弱的局部激素可能造成激素耐药甚至使特应性皮炎恶化，应适当选择作用较弱的外用激素。一般先用中效到高效的局部激素，通常情况下这类激素不能用于颜面部、腋窝和腹股沟；继之使用低强度局部激素，这种阶梯疗法效果可能较好。通常情况下，患者使用高效的局部激素后骤然停药，可导致特应性皮炎的复发。对于局限于手部和足部的皮损可用高效激素封包治疗。

表 26-5 局部糖皮质激素强度分级（作用由强到弱）

第 1 组
  丙酸倍氯他索 0.05％油膏/霜剂、二丙酸倍氯米松 0.05％油膏/霜剂、丙酸乌倍他索 0.05％油膏/霜剂
第 2 组
  糠酸莫米松 0.1％油膏、氟氯舒松 0.1％霜剂、醋酸氟轻松 0.05％油膏/霜剂、地塞米松 0.25％油膏/霜剂
第 3 组
  丙酸氟替卡松 0.005％油膏、氟氯舒松 0.1％油膏、戊酸倍氯米松 0.1％油膏
第 4 组
  糠酸莫米松 0.1％霜剂、醋酸曲安奈德 0.1％油膏/霜剂、醋酸氟轻松 0.025％油膏/霜剂
第 5 组
  醋酸氟轻松 0.025％霜剂、丙酸氟替卡松 0.05％
第 6 组
  阿氯米松 0.05％霜剂或油膏、醋酸氟氢松 0.01％溶液或霜剂
第 7 组
  氢化可的松 1％/2.5％（洗剂、霜剂或油膏）

因擦用外用激素可降低疗效，故禁用润肤剂。外用低效到中效激素的不良反应较少；高强度的外用激素可导致皮肤变薄。局部应用激素数周后，可导致皮肤中胶原蛋白和弹性蛋白的合成减少、皮肤脆弱、营养不良、皮肤皲裂、毛细血管扩张、皮肤紫癜和伤口愈合延缓；还可引起皮肤色素沉着、二重感染、痤疮等。颜面部长期外用皮质激素可导致口周皮炎，呈红斑、鳞屑、水疱性丘疹，也可发生于上眼睑。口服糖皮质激素能够使症状呈现戏剧性的缓解，但停药后极易反弹或复发，因此不主张口服激素治疗。

2. 焦油制剂

焦油制剂抗炎作用明显低于糖皮质激素，但能够与糖皮质激素起协同作用，且减少糖皮质激素的用量。焦油化合物油膏或霜剂（如 5％LCD），晚上睡前使用，次日早晨除去。因具有刺激作用，在皮炎的急性期不宜使用。

3. 抗感染治疗

有金黄色葡萄球菌感染时往往使病情加重，因此要用抗感染治疗。用第一代头孢菌素（如头孢氨苄）或第二代头孢菌素（如头孢呋辛），7～10 天，头孢氨苄的剂量为 500mg，口服，每天 2 次，儿童为 25～50mg/(kg·d)，分 2 次服用。泛发性湿疹性疱疹也称为 Kaposi 类水痘，可应用阿昔洛韦治疗。发生浅表性真菌感染时，可用抗真菌药物局部治疗，偶尔需要全身用药。

4. 抗组胺药物

瘙痒是特应性皮炎的主要症状，控制瘙痒可明显改善重症患者的生活质量，提高患者的治疗依从性。第一代抗组胺药物由于有镇静作用，止痒作用强于第二代；如果患者出现严重瘙痒和睡眠障碍，可口服三环类抗抑郁药如多虑平等，因该药半衰期较长，可晚上单剂口服10～50mg。

5. 抗焦虑药物

瘙痒剧烈导致睡眠障碍，久而久之，可引起患者焦虑不安，可于夜间睡前口服水合氯醛，也可

用苯二氮䓬类药物。

6. 局部神经钙蛋白抑制剂

局部神经钙蛋白抑制剂是一种免疫抑制剂,其作用是与特异性胞浆蛋白结合,干扰增殖性细胞因子的转录,代表药物有 0.03% 的他克莫司(tacrolimus),使用方法:在病损处涂一薄层药膏,每日 2 次,在病变消失后再持续使用 1 周。最常见的不良反应是皮肤烧灼感,可在涂药膏前敷冰块,以避免和减轻症状。

第二节　接触性皮炎

接触性皮炎(contact dermatitis,CD)是接触外界物质后所致的皮肤炎症性疾病;皮肤接触到外界物质可发生多种反应:刺激性接触性皮炎,急性、亚急性、慢性过敏性皮炎,光接触性皮炎,荨麻疹,痤疮样皮疹,色素沉着性接触性皮炎,天然橡胶、乳胶接触性皮炎,外科植入物质接触性皮炎。

【流行病学】

大约每年有近 800 万患者因此病而就诊,是常见的一种皮肤病。据估计,在全世界范围内,人类在生产生活中可接触到大约 85 000 种化合物,当这些物质接触到皮肤时,大多数可刺激皮肤,其中大约 2800 种为接触性过敏原。

【免疫病理】

1. 刺激性接触性皮炎

刺激性接触性皮炎是一种表现多样的综合征,由于接触化学腐蚀性物质、物理刺激性物质或损伤皮肤的物质所致。刺激常常由细胞毒性物质,涉及许多外用物包括化学清洁剂、溶剂、酒精、霜剂、洗剂、油膏及粉末等。环境因素如洗涤用水、不适当的皮肤干燥或出汗、过冷过热等。表皮角质细胞在启动组织损伤中起关键作用,肥大细胞和非致敏性 T 细胞激活。刺激物所致的炎症反应与时间及剂量成正相关。

2. 过敏性接触性皮炎

过敏性接触性皮炎是典型的Ⅳ型超敏反应(迟发型超敏反应);过敏原必须处于溶解状态如溶解在汗液中,这样可到达表皮中有抗原提呈细胞(APC)的部位。抗原随后被 APC 吞噬;在 12~48 小时后转移到引流淋巴结中;APC 将抗原递呈给 T 细胞(T0),后者转变为过敏原特异性致敏 Th1 细胞。当皮肤再次暴露于相同过敏原,Th1 细胞从局部淋巴结进入血液循环,再转移到受侵的皮肤;12~36 小时内,Th1 细胞释放细胞介质,导致迟发性皮肤炎症反应(湿疹)的发生。

3. 光接触性皮炎

光接触性皮炎又可分为光毒性皮炎和光过敏性皮炎。发病机制与刺激性接触性皮炎和过敏性接触性皮炎相似,但不同的是,光过敏性皮炎发生前,在半抗原-蛋白质共价复合物形成前需要皮肤表面存在可吸收紫外线的化学物质。

【临床表现】

由天然橡胶/乳胶制品尤其是乳胶手套可以引起的接触性皮炎包括刺激性接触性皮炎、过敏性接触性皮炎及接触性荨麻疹。刺激性接触性皮炎是由于汗液潴留和反复摩擦所致。而过敏性接触性皮炎是由于乳胶生产过程中加入的活化剂引起的Ⅳ型超敏反应所致。接触性荨麻疹是由于乳胶蛋白特异性 IgE 介导的速发型过敏反应。外科金属植入物包括钴、镍和铬引起的过敏反应比较少见。主要表现为湿疹和植入物松动。如果患者需行置换手术或需植入含可疑过敏原的植入物,应仔细询问既往是否对金属过敏,如果确定对移植物过敏应立即取出移植物,用不含致敏金属的植入物代替。

本病发病急,在接触部位发生境界清楚的水肿性红斑、丘疹、大小不等的水疱;疱壁紧张、初起疱内液体澄清,感染后形成脓疱;水疱破裂形成糜烂面,甚至组织坏死。接触物若是气体、粉尘、病变多发生在身体暴露部位,如手背、面部、颈部等,皮炎境界不清。有时由于搔抓将接触物带至全身其他部位,如外阴、腰部等,也可发生类似的皮炎。机体若处于高度敏感状态,皮损不仅限于接触部位,范围可很广,甚至泛发全身。自觉症状轻者瘙痒,重者灼痛或胀痛。全身反应有发热、畏寒、头痛恶心及呕吐等。病程有局限性。去除病因经适当治疗 1～2 周后可痊愈,但如再接触致敏原可再发作,反复接触,反复发作。如处理不当可发展为亚急性或慢性炎症,局部呈苔藓样病变。

【辅助检查】

1. 斑贴试验

斑贴试验是诊断过敏性接触性皮炎以及与其他皮炎进行鉴别诊断的金标准。斑贴试验的操作比较简单,但对过敏原的选择和斑贴试验的解释都需要临床医生有一定的专业知识和经验。

2. 反复涂布试验

将过敏原反复涂抹于肘前部皮肤,每日 2 次,持续 1 周,观察局部反应。

3. 皮肤活检

在诊断非湿疹性皮疹时皮肤活检可能有帮助。

4. 氢氧化钾

确定皮肤中是否有真菌,可将皮肤碎屑用氢氧化钾消化 15 分钟后,压片置于显微镜下观察有无菌丝或孢子以帮助排除真菌感染性疾病。

【诊断】

有接触刺激物或致敏物的病史。

皮疹发生部位常在接触刺激物处。

皮疹形态常依接触物的性质不同而有差异,如致敏物的常为边缘清楚,以红斑、丘疹、水疱为主,也可发生自家过敏;如为刺激物的则常以红肿、水疱或大疱、糜烂甚至坏死均可发生。

有痒和烧灼感,重的有痛感、发热等全身症状。

病程有自限性,某些致敏物所致者可于除去原因后 1～2 周皮疹可消退。

致敏原皮肤斑贴试验阳性。

【治疗】

1. 避免接触过敏原

2. 局部止痒剂

去除过敏原后,应立即开始局部治疗。局部冷敷可轻度缓解疼痛,有轻度止痒作用。慢性皮损患者应使用润肤剂,但该润肤剂不能含有防腐药和香料。应避免使用肥皂和碱性洗涤剂。

3. 局部外用糖皮质激素

当皮炎的范围局限于体表面积的10％以内时,局部外用糖皮质激素有效。对皮肤较薄的部位如颜面部或眼睑,应选择强度较低的外用糖皮质激素;而对其他部位的慢性增厚或苔藓样病损,可外用强度较高的糖皮质激素。药量一般情况下是用指尖单位(finger tip unit,FTU)来计量的,指尖单位是指从用药者的食指指尖到掌面第一指关节之间这个长度的药膏量,可作为外用激素剂量的定量单位。1FTU可覆盖一只手或腹股沟,2FTU可覆盖颜面部或足部,3FTU可覆盖单侧手臂,6FTU可覆盖一侧腿部,14FTU可覆盖躯干。

4. 全身用糖皮质激素

对严重的急性病例如全身性漆树性皮炎,全身应用糖皮质激素有效。由于过敏性接触性皮炎的自然病程为2～4周,所以口服糖皮质激素的疗程至少需要10天。泼尼松0.5～1.0mg/(kg·d)。

5. 口服抗组胺药

尽管口服抗组胺药物对荨麻疹患者而言可显著缓解症状,但对过敏性接触性皮炎患者解除瘙痒症状效果较差。

第三节 荨麻疹与血管神经性水肿

荨麻疹(urticaria)和血管神经性水肿(angioneurotic edema,AE)是以全身性、瘙痒性隆起的红斑为主要表现的皮肤病。皮损可能短暂存在,在数分钟或数小时内出现并消失,也可在同一部位持续12～24小时,类似荨麻疹样血管炎的表现。约50％的慢性荨麻疹患者可能出现血管神经性水肿。荨麻疹和血管神经性水肿均以组织水肿为特征,表浅组织水肿临床上称为荨麻疹,深部组织水肿称为血管神经性水肿。荨麻疹根据持续时间又分为急性荨麻疹和慢性荨麻疹,持续时间不足6周的为急性荨麻疹,超过6周为慢性荨麻疹。

【流行病学】

急性荨麻疹好发于较年轻的患者,有15％～24％的美国人一生中曾患过此病;慢性荨麻疹更多见于成人而非儿童,其病程长短不一,20％的患者病损可持续10年或更长时间。

【免疫病理】

确定急性荨麻疹的诱因,需通过详尽的病史询问和体格检查,应重点询问近期用药史,包括中草药和非处方药。慢性荨麻疹的诱因(表26-6);约80％的慢性荨麻疹找不出诱因,故称为特发性荨麻疹。

表 26-6 慢性荨麻疹的诱因

自身免疫	物理性荨麻疹
高亲和力 IgE 受体的 IgG 自身抗体	寒冷性荨麻疹
肥大细胞	获得性

续表

嗜碱粒细胞	遗传性
抗 IgE 抗体	水源性荨麻疹
抗甲状腺抗体	胆碱能性荨麻疹
慢性感染	日光性荨麻疹
牙科脓肿	振动性荨麻疹
慢性鼻窦炎	迟发性压力性荨麻疹
慢性寄生虫感染	
特发性	

【临床表现】

1. 食物

常见诱发急性荨麻疹的食物为核桃、牛奶、鸡蛋、鱼等。患者能试着找出可疑食物与荨麻疹发病有无关联；如果是由某种食物引起，一般在进食后 90 分钟内出现症状，再次食用可疑食物后，症状可再次出现。

2. 感染

急性荨麻疹可能是感染的前驱症状，也可发生于临床感染治愈后，表现为免疫复合物疾病。鼻窦、肺、前列腺甚至牙周脓肿等局部感染，可能均与急性荨麻疹有关。

3. 自身免疫、淋巴增生和内分泌异常

可与慢性荨麻疹有关，但也可能是急性荨麻疹的诱因。

4. 物理性荨麻疹

有的急性荨麻疹患者可能存在物理性诱因。皮损集中发生在衣物紧束之处，有些患者发病与热、冷暴露有关。

5. 丘疹性荨麻疹

继发于昆虫叮咬后的瘙痒性丘疹，一些对昆虫叮蜇过敏的患者，可出现叮蜇局部荨麻疹样风团伴极度瘙痒，并可持续数天。

6. 过敏性接触性皮炎

过敏性接触性皮炎也可出现荨麻疹样皮损，并可引起眼部明显水肿。

7. 胆碱能性荨麻疹

胆碱能性荨麻疹表现为小的荨麻疹、周围有大的红晕，多由体温升高或情绪激动等物理因素引起；皮肤损害伴有严重瘙痒，与组胺向周围组织释放有关。同许多物理性荨麻疹一样，每日服用非镇静性抗组胺药物可有效控制胆碱能性荨麻疹症状。

8. 寒冷性荨麻疹

寒冷性荨麻疹是由于暴露于寒冷环境而引起的荨麻疹或血管性水肿，通常为良性过程，但

也有病例接触冷水后出现休克样反应。尽管有少数家族发病的报道,但寒冷性荨麻疹多为获得性。系统性疾病如冷球蛋白血症、支原体感染、感染性单核细胞增多症或血管炎等,可能是继发性寒冷性荨麻疹的潜在病因。荨麻疹常在皮肤温度由低温恢复时发生,前臂贴冰试验能提示诊断。试验室检查包括全血细胞计数、血沉、ANA、嗜异性凝集试验、梅毒血清学试验、类风湿因子检测(乳胶凝集法)、总补体、冷凝集素、冷球蛋白等有助于诊断和鉴别诊断。治疗主要是避免暴露于冷环境和服用抗组胺药物。

【辅助检查】

应在病史和体格检查基础上进行。对于寒冷性荨麻疹,应用冰块贴敷试验阳性;人工性荨麻疹患者,皮肤划痕症阳性;物理性荨麻疹患者,应用热激发试验阳性;水源性荨麻疹应用37℃潮湿的衣服20分钟阳性;胆碱能性荨麻疹让患者运动或洗热水澡可诱发荨麻疹发作;对于接触性荨麻疹可行点刺试验或斑贴试验;运动诱导性荨麻疹让患者运动后可诱发。

选用的筛选试验包括全血细胞计数、血沉、尿常规、肝功能。对由IgG抗体结合高亲和力的IgE受体导致的自身免疫性荨麻疹,可考虑行自体血清皮内试验。具体操作为在患者的前臂注射自体血清0.05ml,以生理盐水皮内注射作为对照。还可根据拟诊进一步选择特异性的检查方法,如与工作环境有关的荨麻疹和鼻炎,可通过RAST查特异性IgE;如ESR增高,并有炎症性关节炎病史,则需做ANA;年老且伴体重减轻、淋巴腺体增生的患者,需除外淋巴瘤或单克隆丙种球蛋白病。

皮肤活检:可能对慢性荨麻疹的治疗有一定的帮助,尤其是对皮损在同一部位持续超过24小时的患者,皮肤活检可明确血管炎的诊断。

【诊断与鉴别诊断】

1. 诊断

荨麻疹的临床表现多样,从短暂出现的少许风团到大而多的环状红斑;荨麻疹性血管炎的皮疹存在时间较长,且多在身体固定部位出现。多种皮肤病的临床表现也可包括荨麻疹,因为任何皮肤内组胺释放的疾病都可能引发皮肤水肿和荨麻疹。

2. 鉴别诊断

荨麻疹的鉴别诊断见表26-7。

表26-7 荨麻疹的鉴别诊断

荨麻疹性血管炎	荨麻疹样皮损
病损持续超过24小时	多形性红斑
紫癜样皮损遗留色素沉着	类天疱疮
皮肤以外症状	疱疹样皮炎
关节痛/关节炎	妊娠瘙痒性荨麻疹样皮损
胃肠症状	Schnitzler综合征
呼吸道症状	慢性荨麻疹样皮疹
	IgM型单克隆球蛋白病
	丘疹样皮损

遗传性血管性水肿(hereditary angioedema, HAE)是一种常染色体显性遗传病,因C1酯酶

抑制物(C1-INH)功能缺陷所致。

HAE 表现为反复发作的血管性水肿,不伴荨麻疹,呈自发性或由创伤引起。身体多个部位均可发病,尤其是颜面、肢体、胃肠道。肠壁的水肿常引起痉挛性腹痛、便秘、呕吐、腹部紧张,更严重的可合并有喉头水肿,引起窒息死亡。多数 HAE 患者常在幼年发病,成年后进一步加重。约80%的患者有阳性家族史。不同患者之间发病的严重程度及发作频率存在较大差异。多数情况下,微小的创伤即可引起发病,有时会同时出现红色皮疹。鉴别诊断主要是根据患者病史及补体检查。患者 C4、C2 下降,伴或不伴 C1-INH 功能低下。

【治疗】

1. 病因治疗

消除刺激因素或可疑因素在荨麻疹治疗中最为重要。因为消除刺激因素或可疑因素后荨麻疹可能自然消退;反之,重新暴露相关因素后荨麻疹复发,可为确定致病原因提供证据。①详细询问病史是为患者发现刺激因素和可疑病因的最重要的方法。②对物理性荨麻疹患者,通过减轻其物理刺激因素并采取适当的措施可以改善临床症状,如对压力性荨麻疹进行减压。③对与感染和(或)炎症介质相关的慢性荨麻疹,如有关抗生素联合抗幽门螺杆菌的治疗对与幽门螺杆菌相关性胃炎有关联的荨麻疹有较好的疗效。④对寄生虫病和癌症或者食物和药物不耐受引起的荨麻疹,灭虫、去除肿瘤病灶、避免食用或服用可疑食物或药物也起到治疗作用或者至少对患者是有帮助的。⑤记日记是找到刺激因素或可疑病因的值得推荐的方法。⑥如果荨麻疹的诊断过程中发现有可疑药物,应该完全避免(包括化学结构相似的药物)或必要时用另一种药物代替。⑦建议对物理性荨麻疹的治疗避免接触相应的物理刺激,然而,对许多患者而言,因其刺激阈值很低,事实上完全避免发作是较困难的。应注意到,一些天然食物成分或某些食品添加剂可以引起非变态反应性荨麻疹(假过敏反应)。

2. 抗组胺治疗

针对组胺及其 H_1 受体的治疗:第一代抗组胺药治疗荨麻疹的疗效确切,但因中枢镇静作用,抗胆碱能作用等不良反应限制其临床应用。在注意禁忌证、不良反应及药物间相互作用等前提下,仍可作为治疗荨麻疹的一种选择,如苯海拉明、马来酸氯苯那敏(扑尔敏)、赛庚啶、去氯羟嗪等。

第二代非镇静作用或镇静作用较低的抗组胺药对组胺 H_1 受体的亲和力有较大的提高,分子量增大和药代动力学的改变可减少每天的用药次数,提高治疗的依从性和荨麻疹患者的生活质量,并具有较好的安全性,如氯雷他定和地氯雷他定、咪唑斯汀、依巴斯汀、西替利嗪和左旋西替利嗪、曲普利嗪、非索非那定等应作为治疗荨麻疹的一线用药。到目前为止,仍然缺乏设计完好的用来比较以上不同非镇静抗组胺药在治疗慢性荨麻疹方面疗效及安全性的随机对照试验。但应注意到,不同个体对非镇静抗组胺药的反应不同。

对急性荨麻疹可选用其中的 1~2 种。如发病急、皮疹广,有呼吸困难倾向者,立即皮下注射 0.1%肾上腺素 0.3~0.5ml,然后用糖皮质激素(如泼尼松、地塞米松和氢化可的松等)内服或静脉滴注,根据患者的症状,用量相当于泼尼松 0.5~2.0mg/(kg·d),可与抗组胺药物同时应用。

对于慢性荨麻疹可根据风团发生的时间来决定给药时间。如晨起风团较多,则临睡前给予较大剂量;临睡时风团多,则晚饭后给予较大剂量。风团控制后,可持续服药月余,然后逐渐减量。一种抗组胺药物治疗无效时,可同时给予两种药。对顽固性荨麻疹可试用 H_1 受体拮抗剂与 H_2 受体拮抗剂,如与西咪替丁、雷尼替丁等联合应用。有研究表明,大剂量(2~4 倍剂量)的抗组胺药对部分患者有益,但需要进一步的循证医学的证据。因此,如临床上需用药物剂量超过生产商的推荐剂量时,需要患者知情同意。

3. 针对迟发相的炎性介质及其受体的治疗

研究发现新一代的非镇静作用或镇静作用较低的抗组胺药(如咪唑斯汀等)还具有抗迟发相的炎性介质及其受体的抗炎作用,如抑制嗜碱粒细胞和肥大细胞释放细胞因子和白三烯 B4,但需有此方面循证医学的证据。

4. 抑制肥大细胞释放介质

肥大细胞释放介质是荨麻疹发病中的重要环节,抑制肥大细胞释放介质在治疗荨麻疹中有重要的地位,但能稳定肥大细胞膜、抑制肥大细胞释放介质的药物很少。虽然肾上腺素皮质激素有较强的抑制肥大细胞介质的作用,但必须长期使用较大剂量,因不良反应限制其临床应用。酮替芬是较强的肥大细胞膜稳定剂,因其镇静作用而限制其临床的应用。体外试验证明曲尼司特、咪唑斯汀、氯雷他定和西替利嗪也有一定的抑制肥大细胞释放介质的作用,临床上还需要更多的循证医学的证据。环孢素对抑制肥大细胞介质的释放也具有直接的作用。在一项随机对照试验中,证明环孢素联合使用非镇静作用的抗组胺药对治疗荨麻疹有效,但因为该药不良反应发生率较高,所以不推荐作为标准治疗措施。

5. 白三烯抑制剂

一些小规模的研究报道,白三烯拮抗剂对有些慢性特发性荨麻疹患者有一定疗效。迄今为止,尚无关于白三烯拮抗剂治疗荨麻疹的双盲对照研究,故其在治疗中的地位较难评估。由于嗜酸粒细胞与一些荨麻疹的发病有关,而白三烯是嗜酸粒细胞中花生四烯酸的主要代谢产物,故白三烯拮抗剂可能有一定疗效。荨麻疹病理生理中涉及的其他细胞也可释放白三烯,物理性荨麻疹患者行激发试验时,血浆中白三烯浓度增高。

6. 其他抗炎治疗药物

吲哚美辛、秋水仙碱、氨苯砜、羟化氯喹等,尽管这些药物的不良反应小于糖皮质激素,但每种药物仍有各自的不良反应且疗效可能并不持久。

【预后】

荨麻疹的治疗可能比较困难,医生应给患者确立明确而现实的治疗目标;如消除瘙痒、尽量减少患者的不适感,以便患者可参加工作和社交活动,而并非彻底治愈荨麻疹。新的无镇静作用的抗组胺药物与传统的抗组胺药相比,中枢神经系统的不良反应小,应作为首选。

第四节 Stevens-Johnson 综合征

Stevens-Johnson 综合征是一种严重的、播散性、累及 2 个或 2 个以上黏膜面或皮肤与黏膜的皮疹。可伴有或不伴有内脏受累;大部分病例是暴露于药物后引起,典型的皮疹常在开始用药后7~21 天爆发;敏感的患者再次暴露于曾经引起该病的药物后 1~2 天内出现急性复发性皮疹。

Stevens-Johnson 综合征患者可伴有一些全身症状,包括发热和全身不适等。典型的皮疹首发于面部和躯干上部,且进展很快。单个皮损包括中央为暗黑色的扁平的不典型靶形和紫癜样斑,有时也会形成松弛的水疱。口腔、眼部、泌尿生殖道、呼吸道和消化道黏膜都有可能受累。大约有 69% 的患者伴有眼部表现,从轻微的结膜炎到角膜溃疡均可见到。

对于症状典型的病例,有经验的医师很容易识别;有些病例可通过皮肤活检,观察组织结构和直接免疫荧光帮助确诊和鉴别诊断。

除了对症支持治疗之外,应当早期全身使用糖皮质激素类药物;对于轻症患者,1mg/(kg·d)剂量的泼尼松可能有效,重症患者应静脉注射甲泼尼龙,剂量 1~4mg/(kg·d),当患者皮疹消退后即应开始减量,但减量太快,会引起皮疹的反跳。

第五节　中毒性表皮坏死松解症

中毒性表皮坏死松解症(toxic epidermal necrolysis,TEN)是最严重的药物不良反应,TEN 患者中几乎超过 90% 患者能找到过敏药物,超过 90% 的患者是以广泛的黏膜受累为主要特征。TEN 是一种严重疾病,有超过 30% 的表皮发生分离,30% 的病人因脓毒血症而死亡。

TEN 的发病机制目前不是十分清楚,可能的机制为穿孔素或 Fas-Fas 配体间的交互作用所诱导的细胞凋亡异常。

主要是支持治疗,积极补液。维持水、电解质平衡,皮肤护理和防感染治疗。大剂量糖皮质激素效果有限。

(曹乃清)

参 考 文 献

Bernstein IL,Li JT,Bernstein DI,et al. 2008. Allergy diagnostic testing: an updated practice parameter. Part 1. Ann Allergy Asthma Immunol,100(3 Suppl 3):S15-S66.

Gompels MM,Lock RJ,Abinun M,et al. 2005. C1 inhibitor deficiency: consensus document. Clin Exp Immunol,139(3): 379-394.

Gonul M,Gul U. 2005. Detection of contact hypersensitivity to corticosteroids in allergic contact dermatitis patients who do not respond to topical corticosteroids. Contact Dermatitis,53(2):67-70.

Krafchik BR. 1998. Eczematous dermatitis. In: Schachner LA,Hansen RD,eds. Pediatric Dermatology. Vol 1. 2nd ed. New York,NY: Churchill Livingstone,685-721.

Kreuz W,Martinez-Saguer I,Aygoren-Pursun E,et al. 2009. C1-inhibitor concentrate for individual replacement therapy in patients with severe hereditary angioedema refractory to danazol prophylaxis. Transfusion,273

Leung DY,Bieber T. 2003. Atopic dermatitis. Lancet,361(9352):151-160.

Leung DY,Boguniewicz M,Howell MD,et al. 2004. New insights into atopic dermatitis. J Clin Invest,113(5):651-657.

Rietschel RL,Fowler JR Jr. 2001. Fisher's Contact Dermatitis. 5th ed. Philadelphia,Pa: Lippincott Williams & Wilkins.

Sandilands A,Smith FJ,Irvine AD,et al. 2007. Filaggrin's fuller figure: a glimpse into the genetic architecture of atopic dermatitis. J Invest Dermatol,127(6):1282-1284.

Templet JT,Hall S,Belsito DV. 2004. Etiology of hand dermatitis among patients referred for patch testing. Dermatitis, 15(1):25-32.

Thompson T,Belsito DV. 1997. Allergic contact dermatitis from a diisocyanate in wool processing. Contact Dermatitis, 37(5):239.

Williams HC. 2005. Clinical practice. Atopic dermatitis. N Engl J Med,352(22):2314-2324.

Zuraw BL. 2008. Clinical practice. Hereditary angioedema. N Engl J Med,359(10):1027-1036.

第二十七章 其他变态反应病

第一节 药物过敏

药物过敏(drug hypersensitivity)是药物不良反应的一种。药物不良反应包括药物中毒、药物耐受不良、药物特异反应、二重感染、药物过敏等多种情况。药物过敏是一个比较模糊的概念,不同专业对药物过敏有不同的理解,免疫专业对药物过敏的理解是,由特异性 IgE 介导,致肥大细胞和嗜碱粒细胞的介质释放的过敏反应。药物过敏引起的临床症状为荨麻疹、血管神经性水肿、支气管痉挛、血压下降以及严重的过敏反应等。药物过敏的发生有两个必要因素:过敏体质和与药物的接触。能引起过敏反应的药物称为致敏药物。

【流行病学】

药物过敏有逐年增多趋势。20 世纪 30 年代初期的统计,药物过敏在一般人群中的发病率仅为 0.5%,但 50 年代后期,已增至 3.22%,至 60 年代达到 5%。1974~1976 年在一般人群中药物过敏的发病率为 7.5%,1980 年调查显示为 7.92%。在近半个世纪的时间内药物过敏的发病率增长了 15~16 倍。药物过敏发病率占变态反应患者的 32%,即约 3 名变态反应患者中有 1 名单有或兼有药物过敏;其发病率约等于普通人群药物过敏发病率的 4~10 倍。近代药物过敏明显增多的原因可以归纳为以下 4 个方面:①人们用药的机会大大增多;②近代药物学的发展日新月异,全世界每年出现的新药物常以千计,每一种药物的问世,均可能成为药物过敏的新药来源;③化学合成药物的大量增多;④对药物过敏认识的深入。

(一)与药物无关的反应(表 27-1)

1. 心理反应

如注射引起的血管迷走神经性反应,可表现为焦虑、恶心、嗜睡或晕厥。

2. 巧合反应

在治疗过程中由疾病引发,被误认为是药物所致,如对儿童进行抗生素治疗过程中发生的病毒性皮疹。

表 27-1 药物不良反应分类

与药物无关的反应	继发作用
心理反应	药物相互作用
巧合反应	与患者敏感性相关的不良反应
与药物相关的反应	不耐受
副作用	特异质反应
过量	过敏反应(含过敏、免疫、药理反应)

（二）与药物相关的反应（表 27-1）

1. 可以发生于任何患者的不良反应

（1）副作用：指常规剂量药物治疗中，不需要的但又不能避免的药理作用。不良事件包括常见的一些药物不良反应，例如，注射肾上腺素导致的心动过速、传统抗组胺药物的镇静作用等。

（2）继发作用：指与主要药理作用间接相关的药理作用，例如，抗生素治疗后微生物体抗原和内毒素的释放。某些接受青霉素治疗的梅毒患者，在初始治疗时，发生的赫氏反应。

（3）药物相互作用：几种药物之间可能改变了宿主正常的生理状态，从而改变宿主对一种或几种药物的反应，例如，一种药物诱导机体产生的酶可以改变另一种药物的代谢。

2. 与患者敏感性相关的不良反应

（1）不耐受：即使是小剂量的药物，也会使某些患者产生特有的药理作用。如低剂量传统抗组胺药物导致的过度镇静反应，或血管紧张素转化酶（ACE）抑制剂导致的咳嗽。

（2）特异质反应：患者对药物产生的在性质上不同于其药理作用的异常反应。这种反应只发生于可疑个体，有些可以预测，有些则无法预测。可预测的特异质反应的例子有：缺乏葡萄糖-6-磷酸脱氢酶的患者，用伯氨喹诱发溶血性贫血；蛋白 C 缺乏的患者，用华法林诱发皮肤坏疽。氯霉素导致的再生障碍性贫血则是一种无法预测的特异质反应。可部分预测的特异质反应是ACE 抑制剂导致的血管神经性水肿。

（3）过敏反应：易感患者暴露于某种药物或其代谢产物，机体会产生特异性抗体和致敏性淋巴细胞，免疫系统产生的生物学应答调节因子，由此发生的过敏反应。

【免疫病理】

药物过敏反应发生的危险因素包括药物因素和个体因素。药物因素有：药物代谢类型、纯度、化学状态、剂量、用药途径、用药时间等。药物及其代谢产物越易与蛋白质结合越易发生药物过敏反应。有时药物过敏反应并非药物本身引起的，而是与药物所含杂质有关，如青霉素过敏。一般来说，外用给药最易导致发生药物过敏反应，注射给药导致药物过敏反应的程度最重。个体因素有：遗传因素、个体代谢类型、伴发疾病及治疗等；其中与遗传因素有关的过敏体质是最主要因素。

药物过敏的发生机制包括以下几个方面：

1. IgE 介导的反应

药物初次刺激机体，诱导机体产生针对药物的特异性 IgE 抗体，这种抗体与肥大细胞或嗜碱粒细胞上的 IgE 受体结合；当药物再次接触机体后，药物与结合在细胞上的 IgE 发生桥联，引起细胞脱颗粒，释放大量的炎性介质，介导了药物过敏的临床症状。在此型反应中，患者必须曾经有足够的暴露时间以便生成药物致敏 IgE，如果第一次暴露比较短暂，则通常不会导致过敏反应。

2. 免疫系统生物应答调节因子的药理学活化与灭活

如内毒素的污染引起的白细胞介素-1（IL-1）的释放。重组白细胞介素-2（rIL-2）可以引起皮疹。肿瘤坏死因子（TNF）单克隆抗体可导致皮肤潮红、发热或荨麻疹等。

3. 抗体介导的溶细胞反应

主要见于 Coombs 试验阳性的溶血性贫血。当某种药物,例如青霉素,刺激机体产生青霉素特异性抗体 IgG 或 IgM 后,抗体与青霉素半抗原结合,并附着于血液中红细胞表面蛋白上,补体与桥联青霉素的抗体结合,使红细胞溶解。

4. 免疫复合物反应

抗原特异性抗体 IgG 与抗原结合,形成的抗原-抗体复合物沉积在肾脏或关节等处,如右旋糖苷或甲氧苄青霉素诱发的间质性肾炎,异种抗血清或头孢克洛导致的血清疾病以及药物性狼疮等。

5. T 细胞介导的迟发型超敏反应

抗原与皮肤蛋白质结合后,T 细胞吞噬和清除这些蛋白,如接触医用胶布发生的接触性过敏性皮疹。

6. 细胞介导的细胞毒反应

针对肿瘤特异性抗体蛋白质激活内源性免疫反应,如疫苗接种后的淋巴结肿大或发热。

7. 肉芽肿样反应

对那些身体不能清除的物质产生的反应,如腹腔内的滑石粉以及皮下的牛胶原蛋白。

8. 伪过敏反应

某些药物可直接作用于肥大细胞,引起肥大细胞脱颗粒;如造影剂、麻醉剂及 NSAIDs 等。

【组织病理】
①微血管通透性增高;导致组织水肿、渗出、分泌物增多,可出现皮肤潮红、皮疹、黏膜水肿、呼吸道及消化道分泌物增多、血压下降等。②平滑肌痉挛。③受累组织中嗜酸粒细胞浸润。④炎症反应:受累组织有淋巴细胞、浆细胞、网织红细胞、中性粒细胞,嗜酸粒细胞,肥大细胞,巨噬细胞等的浸润,可有网状内皮系统的增生而出现淋巴结肿大、脾肿大等。⑤血液系统损害,有溶血性贫血、出血,红细胞、白细胞、血小板的破坏或黄疸等。

【临床表现】
药物过敏的临床表现多种多样,可以是任何类型的一种变态反应,也可以是多型变态反应的综合。

1. 药物热

这是药物过敏中比较特殊的表现,一般变态反应性疾病引起发热者较少。由药物过敏所致的发热称为药物热。可是药物过敏的最早表现。如果是首次用药,发热可在 10 天左右的致敏期后发生。如果是再次用药,发热可迅速发生。再次用药发生的药物热因发生快,容易联想到与用药有关;而首次用药发生的药物热由于间隔时间长,患者往往不认为与前次用药有关,或者根本想不起用药史,这就给诊断带来了一定的困难。药物热一般具有以下特点。①高热:一般在 39℃ 以上。②稽留热:发热一旦出现,往往持续不退,直至停用过敏药物,其他过敏症状消退后,发热方可消退。③主观感觉轻微:药物过敏患者在发热时一般自我感觉轻微,主要原因是与感染性发热相比,药物过敏无中毒症状,因此感觉轻微。④药物过敏的发热常与皮疹同时出现。

2. 药物疹

药物过敏常可引起皮疹。皮疹形态多样,如麻疹样、猩红热样、湿疹样、荨麻疹样、紫癜样和疱疹样等。固定性药疹的特点是由同一药物引起,每次发作都发生在同一固定部位的皮疹。初起为红色,以后逐渐转为黑褐色,很难消退,或终生不退。引起这类皮疹的药物主要有酚酞(通便药)、巴比妥类(镇静药)、磺胺药、重金属盐类(如铋剂、锑剂)、砷剂等,但多数药物疹的形态不具特异性。

3. 血清病样反应

血清病是首次应用血清制剂,经过10天左右发生的一种过敏反应,临床表现为发热,淋巴结肿大,关节肿痛,肝脾肿大等。因注射异种血清而发生的血清病一般临床表现较轻,常为自限性。随着体内血清制剂水平的下降,通常在3~5天后逐渐缓解。非血清类制剂也可通过类似的机制引起这些临床表现,特别是合成类药物。因此把这类病称为血清病或血清病样反应。

4. 其他系统性损害

严重的药物过敏可出现过敏性休克。血细胞减少如溶血性贫血,粒细胞减少,血小板减少等。呼吸系统症状如鼻炎,哮喘,肺泡炎,肺纤维化等。消化系症状如恶心、呕吐,腹痛、腹泻等。肝损害如黄疸、胆汁淤滞、肝坏死等。肾损害如血尿、蛋白尿、肾功能衰竭等。神经系统损害如偏头痛、癫痫、脑炎等。

【辅助检查】

药物变态反应的临床表现虽然变化多端,但也不是无规律可循。需注意发病的体质因素——某些人容易发生;药物因素——某些类型的药物容易发生;用药方式——某些用药方法容易发生。

激发试验是用很小的剂量,通过最安全的途径来激发出一次轻的过敏反应。一般用作激发试验的药物剂量应小于常用量的1/20;估计患者的敏感性可能很高时,应用更小剂量,如无反应出现,则依次递加剂量,这样就比较安全。安全途径是指最不易引起严重反应的给药途径。一般来说,血管内注射引起严重反应的可能性最大,皮下或肌内注射次之,口服最小。皮肤、黏膜接触试验比较安全,可通过眼、鼻、口腔、直肠及皮肤等进行接触给药。具体用哪个部位给药要根据药物的性质,视患者可能发生的过敏情况而定。由于激发试验接近于正常用药方式,所以其结果比较可靠,但有一定的安全风险。

其他:体外试验如凝集试验、补体结合试验、抗血细胞抗体试验等。目前较好的方法还有放射性变应原吸附试验(RAST)和酶联免疫吸附试验(ELISA)。

【诊断与鉴别诊断】

药物过敏诊断标准为:①有使用相关药物史;②有药物热、药物疹等过敏相关的临床表现;③可做体外试验如凝集试验、补体结合实验、抗血细胞抗体试验阳性等;必要时做体内试验;④排除药物的剂量相关性副作用;⑤停用致敏药物后症状减轻;⑥使用激素治疗有效。①和②阳性加后4条中任2条阳性,即可确诊。

具体诊断步骤为:

1. 判断是否为变态反应性

根据以下判断：①既往对药物的耐受性。患者对引发过敏反应的药物，过去多能耐受良好。②药物剂量。药物过敏反应的发生，多出现在常用的治疗剂量，有时小于常用剂量也可出现，故可依此除外药物毒性反应和药物蓄积作用。③临床表现。常与其他物质引起的过敏反应相似，但与药物的毒理学表现不同。对治疗中出现的异常现象，当伴有典型变态反应性疾病的临床特点，如血清病样反应、药物热、药物疹，有些患者有嗜酸粒细胞增多，均应考虑药物过敏反应的可能性。④潜伏期。过敏反应的发生都有一定潜伏期，一般为 7～10 天。⑤反复发作。药物过敏一旦发生，以后再用该药或与其化学构造相似的药物，既使用量很小，也可引起再次发作。⑥好发于易感个体。好发于少数有易感性的人，常有变态反应性疾病家族史，俗称过敏体质。⑦自限性。绝大多数病程具有自限性，停用致敏药物后症状消退，少数例外。⑧治疗。抗组胺药物和皮质类固醇激素有较好效果。

2. 病因诊断

根据以下几点判断：①明确用药史。②发生药物不良反应与用药时间关系。③注意光敏感性因素：某些外用、口服或注射药物之后，人体暴露部位受日光照射后可发生日光性皮炎，表现为红斑、水肿、丘疹或小水疱，愈后留有色素斑。引起这种反应的药物常见有四环素类、灰黄霉素、氯丙嗪、水杨酸类、氢氯噻嗪、磺胺和合成甜味剂等。还有焦油类及六氯酚等外用药。④注意药物中不纯物质的反应：不纯物质主要见于有完全抗原性质的药物，如各种疫苗、各种动物器官制剂等。⑤停药观察：大多数药物过敏反应患者，在停用致敏药物后，其临床症状在较短时间内减轻或消失，故停药观察为一种有力的诊断手段和治疗措施。

3. 试验诊断

①皮肤划痕试验与皮内注射试验。进行此类试验有引发全身性过敏反应的可能，不可轻易使用。②斑贴试验。③诱发试验：诱发试验是指给患者再用可疑致敏药物，观察是否可引起症状再发。这种方法虽能较可靠地确定病因，但很危险，有时甚至引起死亡，不能轻易应用。④药物变态反应的体外检测和特异诊断：如血球凝集抗体滴度测定试验、嗜碱粒细胞脱颗粒试验、特异性淋巴细胞转化试验等，这些方法因其特异性和敏感性方面还有不少问题，尚未达到临床实用的程度；目前较好的方法有放射性变应原吸附试验(RAST)和酶联免疫吸附试验(ELISA)。

【治疗】

轻度的药物过敏只要及时停药就可缓解。严重的药物过敏反应，特别是严重的全身性过敏反应，则除及时停用有关药物外，因这类反应常伴有内脏损害，还应积极抢救。严重的全身反应可以在当时或数小时后危及生命。当患者的局部反应向中心方向发展，如手、足的肿胀发展为全肢体的肿胀；或发生了血压下降、呼吸困难、意识障碍等情况时，都应及时抢救。

对于轻度的全身过敏反应，首选药物是肾上腺素皮下注射，成人用 0.1% 肾上腺素 0.2～0.5ml，儿童按体重，0.01mg/kg，一次量不超过 0.3ml。当反应发生在四肢，注射可能的药物后，可在注射部位的近心端捆扎止血带，以减缓致敏药物的循环吸收。用 0.1% 肾上腺素 0.2～0.3ml 稀释后在注射药物的部位作封闭注射。为了防止迟发相反应的发生，可以口服或注射抗组胺药，如苯海拉明、异丙嗪、阿司咪唑等。哮喘患者可用茶碱类药物。经过 2h 或更长时间的观察直至症状好转，但必须告诫患者如症状加重时应立即复诊。由于迟发相反应常在暴露于致敏物后数小时后发生，所以数小时的留观是必要的。

严重全身过敏反应的治疗要争分夺秒,就地抢救。情况没有根本好转前,不允许转院。抢救的首要措施是切断致敏物接触的途径,如反应是在注射药物过程中发生,应立即停止注射原来药物。皮下注射 0.1‰肾上腺素 0.3～0.5ml。需要时可每 15min 重复一次。要注意保持呼吸道通畅、吸氧、必要时气管插管人工呼吸。建立静脉通道,滴注生理盐水 500ml＋Dex 5～10mg。症状缓解后用抗组胺药维持。症状缓解后再监测血压、心律、呼吸、神志等达 24h 以上。

预防:①询问过敏史务求详尽。②避免应用曾引起过敏反应的食物、药物等。③应用容易引起过敏反应的物质,或为有过敏反应史的患者进行治疗时,应先做敏感试验。④严格遵守药物适应证,尽量少做注射,注射容易引起过敏反应的药物后,至少应留院观察半小时。⑤容易发生过敏反应的患者用药时可先给预防性小剂量药物。⑥应用容易引起过敏反应的药物时,应做好抢救准备。⑦对估计可能发生过敏反应的药物,又非用不可时,应通过"脱敏"法给药。⑧应尽量查明发生反应的药物,并在病历首页注明。

【预后】

多数患者在脱离过敏药物,经适当治疗后可以痊愈不遗留任何后遗症。少数患者可遗留慢性肝功能异常、粒细胞减少及血小板减少。极少数患者可死于急性药物过敏。

第二节 食物过敏

食物不良反应是一个广义的概念,指一切由食物摄入引起的不良反应,可由食物过敏或食物不耐受引起;食物过敏(food allergy)是指食物摄入引起的异常免疫反应,而食物不耐受则部分与免疫反应相关;大多数食物过敏为 IgE 介导的过敏反应,但也有一些食物过敏为非 IgE 介导。IgE 介导的食物过敏反应症状多样,可表现为胃肠道、皮肤、呼吸系统及全身的症状和体征。食物过敏症状的严重程度可随时间的推移而减弱。

【流行病学】

约 6％～8％的儿童及 1％～2％的成人存在食物过敏。近年的科学研究提高了人们对食物过敏的认识,约 15％的人认为自己可能对某种食物过敏。文献显示食物过敏多发生在出生后的第 1 年到出生后的前几年,约 80％的患儿在 1 岁以内出现症状。从出现症状到耐受该食物平均约需 1 年。一项对特应性皮炎和食物过敏关系的调查显示,能坚持排除食谱的患者,比无食物过敏以及虽有食物过敏但未严格遵循排除食谱的患者,皮疹情况明显改善。过敏者在严格应用排除食谱 1～2 年后,约 1/3 的食物过敏症状消失。通过避免食用过敏食物来治疗食物过敏,因食物过敏原不同,效果存在差异;如对大豆可逐渐耐受,而对花生过敏则疗效欠佳;一般花生、坚果、鱼、贝类食物的抗原性很难消失。一般认为,婴儿及儿童非 IgE 介导的食物过敏乳糜泻除外可随年龄增长而消失。皮肤试验及 RAST 结果不能判断患者可否脱敏。

【免疫病理】

1. 食物过敏原的特点

多数食物过敏原为水溶性糖蛋白,分子质量在 10 000～ 60 000Da。通常这些过敏原经加热、醋酸及蛋白酶等处理后仍能保持性质稳定。大部分的食物过敏患者是由有限的几种食物引起;儿童常见食物过敏原为牛奶、鸡蛋、花生、鱼、大豆、小麦及坚果类,成人常见的食物过敏原为花生、坚果、鱼和贝类食物。

2. IgE 和非 IgE 介导

食物抗原特异性抗体 IgE 与肥大细胞和嗜碱粒细胞上高亲和力的受体结合，再接触食物过敏原后，导致组胺、前列腺素、白三烯等介质的释放，进而引起血管扩张、平滑肌收缩、黏液分泌等一系列速发型过敏反应的症状。尽管 IgE 和食物抗原复合物在食物过敏患者经常见到，但仍不足以表明疾病是由食物抗原的免疫复合物介导的。对一些进食后数小时才出现症状的食物过敏曾怀疑是Ⅳ型超敏反应所致，因为这一类型的免疫反应与一些食物不良反应症如小肠结肠炎有关。

【临床表现】

（一）IgE 介导的食物过敏

许多胃肠道、皮肤、呼吸道及全身症状及体征均与 IgE 介导的食物过敏有关。

1. 口腔过敏综合征

口腔过敏综合征是一种局限于口腔部的接触性荨麻疹，典型症状包括唇、舌、软腭、喉部瘙痒及血管性水肿，通常很快自行缓解；口腔过敏综合征经常由食入水果及蔬菜引起。豚草过敏的过敏性鼻炎患者在摄入瓜类（如西瓜、香瓜、哈密瓜和香蕉）后会出现本症状。对桦树花粉过敏者在食用生土豆、胡萝卜、芹菜、苹果及榛子后会出现口腔过敏症状。

2. 严重过敏反应

因 IgE 介导的食物过敏出现严重过敏反应并不少见。患者可出现皮肤、呼吸道、胃肠道以及心血管症状，表现为低血压、循环衰竭、心律失常等，致命的全身过敏反应的患者有一些共同的临床特点：①哮喘者高发；②误食过敏食物、对同种食物以前曾出现过过敏反应；③症状速发；④约一半患者在呼吸衰竭前经历一个静止期。

3. 胃肠道过敏反应

恶心、呕吐、腹痛及腹泻等症状经常于摄入食物数分钟到 2 小时内和其他靶器官的症状一起出现。过敏性嗜酸粒细胞性胃肠炎表现为胃肠道嗜酸粒细胞浸润，无血管炎，外周血嗜酸性粒细胞增多，症状包括餐后恶心、呕吐、腹痛、腹泻等胃肠道功能紊乱。成人多有体重减轻，婴儿则发育不良；部分患者可发现存在 IgE 介导的食物过敏，停止食用过敏食物 1～2 周后，症状就会消失。

4. 呼吸道及眼部过敏症状

患者可出现眼眶红肿、眼痒、流泪、鼻堵、喷嚏、流涕、鼻痒等；独立的鼻部或眼部症状很少见。食物过敏很少作为慢性持续性哮喘的主要诱发因素，但它可引起气道高反应状态。

5. 皮肤

摄入食物过敏原可诱发急性皮肤症状或加重慢性皮肤病变。急性荨麻疹和血管性水肿可能是食物过敏最常见的皮肤表现，通常在摄入食物过敏原后数分钟发生。食物诱发慢性荨麻疹较少见，仅占食物过敏患者的 1%。特应性皮炎是一种慢性皮肤疾患，通常发生在婴儿期，表现为特殊分布的皮肤损害、极度瘙痒，呈慢性发作过程。可与哮喘和过敏性鼻炎共存。对照研究显示,约 1/3 的特应性皮炎患儿存在食物过敏。

(二) 食物过敏性肠炎

1. 食物诱发的小肠结肠炎

常于出生后 1 周～3 个月发病。患儿表现为服用牛奶或豆类蛋白后出现呕吐、腹泻,有时症状在进食数小时后才出现。患者大便潜血阳性,可查见中性粒细胞、嗜酸粒细胞。任何关于 IgE 的检查,如皮肤点刺试验、RAST 均为阴性。通常患儿生长至 12～24 个月后,便可以耐受食物。

2. 食物诱发的结肠炎

与食物诱发的小肠结肠炎相似,常在出生最初的数月内发病,且症状相像,大便潜血阳性有时伴有腹泻。与前者不同的是,本病的症状较轻。患儿无蛋白特异性 IgE 抗体,一般生后 12～24 个月后可耐受食物。

3. 吸收不良综合征

患者通常为出生后最初几个月出现非脂肪性腹泻,体重不增。症状包括长时间腹泻、呕吐、碳水化合物吸收不良、发育不良。考虑本病多与牛奶蛋白、大豆、鸡蛋、小麦等有关。避免接触过敏原 6～18 个月后症状才能完全消失。

4. 乳糜泻

患者表现为对存在于小麦、燕麦、荞麦、大麦等麸质中的醇溶性蛋白质(麸朊)过敏。可见肠绒毛萎缩及广泛细胞浸润,肠消化吸收不良的范围更广。典型症状包括腹泻或纯脂肪泻、腹胀,体重减轻,偶有恶心和呕吐。80％以上未经治疗的成人及儿童患者体内存在针对麸质的 IgA 抗体。尽管动物实验提示 Ⅳ 型超敏反应可能参与其中,但乳糜泻的免疫病理基础仍不完全清楚。抗麸朊抗体等的测定有助于疾病的诊断和观察;必要时行肠活检。一旦乳糜泻的诊断确立,就要终生将含麸质食物从食谱中去除,以减少肠道恶性淋巴瘤的发生。

【辅助检查】

1. 过敏原皮肤点刺试验

常用来筛选可疑 IgE 介导的食物过敏的患者阳性率很高,但阳性结果的准确性不足 50％。皮肤试验最好由过敏反应专业的医师进行,因为他们受到了专门的训练,能结合患者的病史恰当地解释皮肤试验的结果,从而得出正确的诊断和治疗方案。

2. 过敏原吸附试验

RAST 及其他一些体外试验用于检测血清中的食物特异性 IgE 抗体,该实验特异性不如皮肤试验。近期研究表明,Pharmacia 公司的 ImmunoCAP 对于预测一些重要的食物过敏原有较高的价值,用于食物过敏原的确定和排除。

3. 嗜碱粒细胞组胺释放试验

本试验可用于食物过敏原的诊断,但现有实验方法的临床敏感性不如皮肤试验。

4. 肥大细胞组胺释放试验

将从活检标本中获得的肥大细胞与特异性食物过敏原混合,然后测定组胺释放的百分率;这一过程与激发试验诱发的胃肠道症状关系密切,但与其他症状无关;该试验仅作为研究使用,不用于临床。

5. 双盲安慰剂对照的食物激发试验（DBPCFC）

被认为是诊断食物过敏的"金标准",已被许多临床医师及研究者应用于成人及儿童食物过敏的诊断。因为具有一定的风险性,目前国内还没有单位开展。

【诊断】

1. 病史

在评估食物过敏时,以下病史非常重要:①可以诱发反应的食物;②摄入食物的数量;③摄入食物与发病的时间间隔;④症状描述;⑤以前服用同种食物时是否有同样症状发生;⑥是否存在其他影响因素如运动等;⑦距前一次同种食物过敏的时间间隔。在慢性疾病中,病史提供的可疑食物可能并不可靠。

2. 食物日记

作为提供病史的辅助手段,通过记录一段时间摄入的全部食物,常能发现食物抗原与症状之间的关系。

3. 排除食谱

可用于食物不良反应的诊断及治疗。此方法是否能成功有赖于过敏食物的准确辨认及患者能否坚持按照排除食谱进食,还要确定有无其他因素可诱发相似的症状。排除食谱本身的诊断意义较小,特别是对于特应性皮炎或哮喘患者;对可疑食物行激发试验前 1～2 周内应用排除食谱。

4. 实验室检查

同上。

【治疗】

食物过敏一经诊断,最有效的治疗之一就是避免食用该食物。排除食谱有可能导致营养不良或饮食结构失调,特别是需要排除的食物种类较多,或应用排除食谱时间较长者。

1. 宣教

对食物过敏患者的宣教非常重要,特别是对有严重过敏反应倾向的青少年及其家长或监护人,应明确地告知过敏反应存在一定生命危险。患者在外进食时,应问明食物的成分后才可进食,在家中可在食物上贴上警示标签。对学龄期儿童,美国儿童学校保健协会要求学校具有治疗过敏的条件。大于 7 岁的儿童一般应学会给自己注射肾上腺素。

2. 药物治疗

一些药物可用于食物过敏的预防,如色苷酸钠口服、H_1 及 H_2 受体拮抗剂、酮替芬、糖皮质激素及前列腺素合成抑制剂。急性过敏反应发生时，应用肾上腺素非常重要。

【预后】

　　食物过敏的预防已讨论多年。近期的研究提示，对高危家庭的一般建议是，妊娠前父母应避免食用牛奶 12 个月、鸡蛋 12～15 个月、花生 3 年。对于过敏性疾病"高危"婴儿，母亲在妊娠最后 3 个月禁食花生类坚果。婴儿在 1 岁以内禁食牛奶、鸡蛋、花生等主要食物过敏原，可降低特应性皮炎的发病率。哺乳的母亲如不从其食谱中去除过敏食物，就有可能使婴儿摄入食物过敏原。在高危家庭，母亲和婴儿均应遵循排除食谱。

第三节　昆虫过敏

　　昆虫蜇刺对普通人只引起轻微、短暂的局部炎症，但对于过敏体质者则会引起较重的局部过敏反应及轻重不等的全身反应，称为昆虫过敏症（insect allergies）。急性过敏反应可突然发生，常需急诊处理。

【流行病学】

　　因缺乏可靠的统计学资料，局部反应的发生概率不明；估计成人为 10%。任何年龄的人被昆虫蜇刺后均可能发生全身反应，通常在多次并不严重的蜇刺后出现。据报道，成人及儿童的全身性过敏反应发病率分别为 3% 和 1%。美国每年至少有 50 个因蜇刺过敏导致的死亡病例。另外还可能有许多病例未能被诊断。

【免疫病理】

　　在夏季的突发死亡病例中，常可见尸检血液中有昆虫毒液特异性 IgE 抗体及血清类胰蛋白酶浓度增高，强烈提示为昆虫蜇刺引起的致死性过敏反应。

【组织病理】

　　严重的局部反应，可有腋窝及腹股沟淋巴结回流区域的淋巴管炎。淋巴结呈非感染炎症。

【临床表现】

　　昆虫叮咬或蜇刺一般引起局部瘙痒、刺痛、烧灼感及轻度红肿，这是由于昆虫的唾液或毒液中含有的蛋白激酶、血管活性胺（如组胺）和激肽引起的正常反应，一般可于数小时后消退，如在受蜇刺后 2 天内发生，则基本不考虑蜂窝织炎。对于有些皮肤敏感性高的个体，局部症状会持续几天。

【辅助检查】

1. 昆虫毒液体内试验

　　毒液皮肤试验应由有经验的专科医师进行。试验指征为全身过敏反应史阳性者。对仅有大范围局部过敏反应的成人，以及仅有单纯慢性荨麻疹的儿童不推荐使用。依据风团的大小、红晕以及是否存在伪足来判断毒液皮肤试验的结果。

2. 放射过敏原吸附试验

　　通过用 RAST 法检测血清中过敏原特异性 IgE 有助于诊断昆虫蜇刺过敏，其与皮肤试验的相符率达到 80%～85%。当患者存在 IgE 增高时，可依据 RAST 确定诊断并开始毒液免疫治疗。RAST 也可作为检测患者毒液免疫治疗疗效的指标。

3. 蜇刺激发试验

由于许多有明确病史的患者,皮肤试验阴性,一些欧洲的研究者建议用活昆虫行蜇刺激发试验来协助判断患者是否需要进行免疫治疗;因该项试验既不符合伦理学要求,又具有一定的危险性,临床上未能开展。

4. 毒液免疫治疗的监测

(1)毒液特异性 IgG 用以判定毒液免疫治疗是否产生保护作用,在达到维持剂量后 2～3 个月及治疗 2～3 年后对毒液特异性 IgG 进行定量测定,观察注射间隔延长后如间隔 6～8 周,毒液特异性 IgG 浓度能否维持。

(2)毒液皮肤试验及 RAST 可每隔 2～3 年重复 1 次,以明确毒液特异性 IgE 是否存在及何时明显降低。皮试结果在最初 2～3 年内一般保持不变,但在随后的 4～6 年,会明显减弱。少于 20% 的患者在 5 年后皮试转阴,50%～60% 的患者在 7～10 年后皮试转阴。

【诊断】

昆虫毒液过敏诊断的最重要依据是患者的过敏反应史。应了解患者受蜇刺的部位;昆虫的类型、数量、分布;反应持续时间;相关症状、体征及严重程度;病史还应包括蜇刺史(特别是近几个月),有无特应性体质及受蜇刺后的用药情况。相关实验室检查对诊断很有帮助。

【治疗】

(一)急性反应

1. 局部反应

给予对症处理。受蜇刺局部清洗、冷敷数小时,口服抗组胺药物及局部涂类固醇油膏,可减轻瘙痒及局部不适感。迟发型过敏性炎症反应需口服糖皮质激素,成人泼尼松 40～60mg 起,接下来的 4～6 天每天减量 10mg。局部感染并不常见,多发生于受蜇刺后多日,常于表皮脱落后并发。

2. 全身反应

首选治疗为肾上腺素注射,对不稳定心绞痛患者除外。肾上腺素皮内注射比皮下注射吸收迅速完全,剂量为儿童 0.01mg/kg,总量不超过 0.3mg;成人 0.3～0.5mg。此外,尚需静脉输液、吸氧及其他辅助治疗。因 20% 以上的患者可能出现迟发相过敏反应,故过敏性体质患者应留观 3～6 小时。

(二)预防

1. 避免法

有蜇刺过敏史的患者应认真了解基本预防方法,避免露天饮食和饮罐装水。不在室外存放食物或垃圾的地方停留;不光脚在室外走路和在花园干活;慎用香水等。驱虫剂似乎并不能阻止昆虫蜇刺。

2. 备好可自己注射的肾上腺素针剂

患者购买到肾上腺素针剂后,应仔细阅读说明书,掌握如何正确安全地应用注射器;何时应用及何时无需应用、如何察看有效期及鉴别适应证。对曾经发生全身过敏反应及大范围局部反应的患者,在予以适当的指导后,可给予肾上腺素针剂备用。

3. 有蜇刺过敏反应史的患者应进行过敏咨询

应提供详细病史并需进行毒液敏感性试验。全身过敏反应者及局部大范围反应者,应详细咨询再发反应的危险性、避免方法、需要注意观察的症状、体征、肾上腺素的应用及毒液免疫治疗的指征和方法及潜在的危险。

4. 毒液免疫治疗

(1)毒液免疫治疗的适应证是受蜇刺后有全身反应和毒液皮肤试验阳性者,成人及儿童大范围局部反应者、儿童全身皮肤反应者。对于一些惧怕再次过敏反应不愿改变原来生活方式的患者,也可予毒液免疫治疗。

(2)用于免疫治疗的昆虫毒液浸液可根据毒液皮肤试验的结果选择。治疗应包括皮试阳性的所有毒液。

(3)免疫治疗可根据任何一个推荐的治疗方案进行。改良快速脱敏方案比传统方案起效快,每周注射 1 次,连续 8 次后即可达到维持剂量。

(4)维持剂量为每种皮试阳性毒液 $100\mu g$。98％的患者毒液免疫治疗可完全避免全身性过敏反应发生,但较低剂量($<100\mu g$)对 15％～20％的患者不能提供完全的保护。

(5)维持剂量治疗的间隔,应为每 4 周注射 1 次,持续至少 1 年。

第四节　严重过敏反应

严重过敏反应(Anaphylaxis)是过敏原与肥大细胞或嗜碱粒细胞上的 IgE 发生桥联结合,引起肥大细胞和嗜碱粒细胞脱颗粒,导致炎症介质释放,表现为危及生命的严重过敏反应即本病,累及皮肤、呼吸道、心血管系统以及消化道的一种速发型的全身性反应。

【流行病学】

据估计,美国每年大约有 1500 例患者死于严重过敏反应,最常见的原因是青霉素、膜翅目昆虫叮咬和食物过敏。哮喘是致死性严重过敏反应的一个明显的危险因素。

【免疫病理】

引起速发型全身性反应的常见物质如表 27-2:

表 27-2　引起速发型全身性反应的常见物质

食物:坚果类、豆类、贝类、蛋清、牛奶、开心果、腰果、种子(芥末)
昆虫毒液:黄蜂、大黄蜂、蜜蜂、小黄蜂、水蚁
蛋白或多肽:链激酶、胰岛素、精液、过敏原提取液、乳胶、肌松药
抗生素:青霉素、头孢菌素、磺胺甲基异噁唑、甲氧苄氨嘧啶、氟喹诺酮类、万古霉素
诊断试剂:造影剂、荧光素染料
医疗相关处理:透析膜、血浆(包括血小板输注)、静脉用免疫球蛋白
其他:单克隆或嵌合性抗体、阿司匹林,非选择性 NSAIDs、血管紧张素转化酶抑制剂、运动诱发的严重过敏反应、运动加食物诱发的严重过敏反应、特发性严重过敏反应

外源性物质在诱发严重过敏反应方面存在多种可能的机制:

1. IgE 介导的过程

文中所提到的很多物质,包括抗生素、异体蛋白和食物,在引起反应时都能激发 IgE 介导或参与反应的过程。

2. 补体的活化

血液和血液制品引起的反应可以是形成免疫复合物并随之出现补体的活化,产生过敏毒素 C3a 和 C5a,从而激发组胺的释放。

3. 肥大细胞直接脱颗粒

包括鸦片和各种肌松药在内的常用药物可以直接激活肥大细胞脱颗粒。由于不需要预先致敏,因此过敏反应可以发生在首次暴露于这些物质时。

4. 花生四烯酸的代谢异常

人群中多达 1% 的人使用阿司匹林和其他 NASIDs 后会出现全身性反应。主要机制为阿司匹林性哮喘。

【临床表现】

全身性过敏反应多在暴露于可疑诱发因素的 3 小时内发病,一般认为,发生得越快,反应也越严重。若症状发生时间明显的延迟需要考虑是其他疾病如血清病。

1. 皮肤黏膜

皮肤麻木、灼热感常是严重过敏反应最早出现的症状;逐渐发展成颜面潮红、瘙痒性的荨麻疹或血管性水肿;出现全身性反应的患者估计有 70% 具有皮肤症状,而在轻度的全身性反应中,皮肤可能是唯一受累的终末器官。

2. 呼吸系统

患者可出现鼻痒、打喷嚏、流鼻涕、鼻堵及眼痒等急性症状,尤其容易发生在那些伴有过敏性鼻炎的患者中。累及腭垂、舌、喉或咽部的血管性水肿也可能发生,表现为突发的声音嘶哑、失声、呼吸困难,严重者可引起窒息。支气管发生痉挛和气道黏膜的水肿,可引起严重的哮喘发作。

3. 消化系统

肠道黏膜水肿和平滑肌痉挛,患者可表现为急性腹痛、恶心、呕吐或腹泻等。偶见于肠缺血或肠梗阻,可能会导致明显的肠出血症状。

4. 循环系统

心脏会出现各种各样的表现,如心律失常、心肌缺血、心悸、胸闷、头晕眼花、胸痛等症状;急性心肌梗死较为罕见。

5. 运动诱发的严重过敏反应

患者剧烈运动之后可出现严重过敏反应,其症状轻重程度不一,从轻度的荨麻疹到严重的喉头水肿和低血压。有些患者食用了过敏食物,通常在 6 小时以内,运动后可诱发严重过敏反应。其中最常见的食物包括芹菜和虾;但有时在运动前 6 小时内进食任何食物都可能诱发这种严重过敏反应。对于大多数患者来说,尽管日常的运动情况基本不变,但这种运动引起的全身性反应却是间断发作。

【辅助检查】

1. 血清类胰蛋白酶

类胰蛋白酶是肥大细胞活化后释放的一种介质,在严重过敏反应和系统性肥大细胞病的患者中,血清类胰蛋白酶的浓度升高;由于血清类胰蛋白酶的半衰期是 2～6 小时,在发生反应后的 1～2 小时出现浓度峰值,因此最适当的采血时间是在发生严重过敏反应后的 6 小时内。测定值 $>10mg/ml$,就表示肥大细胞存在活化。

2. 尿液中的组胺和组胺代谢物

发生严重过敏反应后,组胺及其代谢物:N-甲基组胺和 N-甲基咪唑乙酸将持续升高数小时,可以通过收集 24 小时尿总量来精确测定。

3. 血浆组胺

由于血浆中组胺的半衰期大约是 2 分钟,因此限制了通过其浓度测定来判断严重过敏反应的使用。

【诊断与鉴别诊断】

(一) 诊断

严重过敏反应的诊断主要是通过其临床表现和对治疗的反应来进行。但如果诊断不是十分明确,可以采用测定肥大细胞的介质(如类胰蛋白酶和组胺)辅助诊断。

(二) 鉴别诊断

患者出现急性严重过敏反应后,需要和其他一些常见的疾病相鉴别,特别是那些能引起急性低血压、意识丧失、呼吸困难或喘息等的疾病。

1. 血管迷走反应

血管迷走反应常在静脉采血或注射后出现,有时在情绪急剧变化时也会发生。患者通常表现为突发的颜面苍白、出汗、恶心以及低血压。缺乏严重过敏的皮肤和呼吸道症状。一般伴有心动过缓,而严重过敏反应常表现为心动过速。

2. 心肌梗死

有的心肌梗死患者胸部异常表现较为轻微,表现为呼吸困难和低血压的症状和体征,但没有皮肤及上呼吸道的症状。对于这些患者,心电图检查和肌酸激酶(CK-MB)、肌红蛋白、肌钙蛋白等的检测在鉴别诊断中起着关键作用。

3. Munchausen 综合征

Munchausen 综合征表现为复发性的严重过敏反应发作。这些患者的严重过敏反应症状既可以是偶然引起的,也可能是有意识诱发的、而后故意使用自己已知的过敏原,如食物(花生)或药物(青霉素)等,引起本病的患者都想反复寻求医疗关注。识别这类患者是非常重要的,如果条件允许,应该对患者进行适当的精神病学的评价和治疗。

4. 肥大细胞增生症

这是一种相对罕见的疾病。常见的表现是累及皮肤的肥大细胞聚集又称色素性荨麻疹。有些肥大细胞增生症患者偶尔表现为不明原因的复发性颜面潮红或严重过敏反应。肥大细胞增生症的确诊必须依靠骨髓活检。

5. 躯体特发性严重过敏反应的未分化型

患者的症状提示是严重过敏反应,但缺乏客观的诊断依据。患者对于一些治疗有效药物如泼尼松、抗组胺药及沙丁胺醇等没有明显的反应,缺乏明确的发病原因。应建议患者到心理科或神经科就诊。

【治疗】

为了达到理想的治疗效果,严重过敏反应的治疗必须及时、准确(表27-3);延迟治疗时间越久,患者的死亡率也就越高。治疗的首要措施就是维持有效的通气和循环功能。由于严重过敏反应的进展可能非常快,会出现一些很严重的情况如喉头水肿、重型哮喘等,因此应及时将患者转运到有能力进行治疗的机构。

表 27-3　严重过敏反应的治疗

立即在三角肌部位肌内注射 1∶1 000 的肾上腺素 0.3ml
停止过敏的静脉输液(造影剂、抗生素、γ-球蛋白等)或除去叮咬的昆虫
记录血压和脉搏,心肺复苏,呼叫急救车
根据病情严重程度、治疗反应和个体的差异性使用:
　　给氧和建立静脉通路及补液
　　静脉用甲泼尼龙 160mg
　　苯海拉明 50mg,静脉注射(慢速)
　　雷尼替丁 50mg 或西咪替丁 300mg,静脉注射
必要时 15～20 分钟后重复使用肾上腺素
准备气管插管或气管切开
处理低血压
　　建立两条静脉通路(18 号或更大的针头)快速补充生理盐水(输液速度最大)
　　多巴胺 400mg 入 5% 的葡萄糖 500ml,持续静脉输注,直至血压恢复正常后,缓慢静脉滴注维持治疗
对于急性喘息或呼吸困难
　　前述的肾上腺素治疗;如果无效,考虑:
　　　　雾化吸入沙丁胺醇 2.5mg 或定量吸入剂两喷
　　　　鼻导管或面罩吸氧至氧饱和度 100%
对于急性喉头水肿
　　地塞米松雾化吸入
　　给氧
　　给予气管插管或气管切开

(曹乃清)

参 考 文 献

Abernathy-Carver KJ,Sampson HA,Picker LJ,et al. 1995. Milk-induced eczema is associated with the expansion of T cells expressing cutaneous lymphocyte antigen. J Clin Invest,95(2):913-918.

Bernstein DI,Wanner M,Borish L,et al. 2004. Twelve-year survey of fatal reactions to allergen injections and skin testing: 1990-2001. J Allergy Clin Immunol,113(6):1129-1136.

Bock SA,Atkins FM. 1990. Patterns of food hypersensitivity during sixteen years of double-blind,placebo-controlled food challenges. J Pediatr,117(4):561-567.

Finkelman FD. 2007. Anaphylaxis: lessons from mouse models. J Allergy Clin Immunol,120(3):506-515; quiz 516-517.

Food allergy: a practice parameter. Ann Allergy Asthma Immunol. Mar 2006;96(3 Suppl 2):S1-68.

Graf P,Hallen H,Juto JE. 1995. The pathophysiology and treatment of rhinitis medicamentosa. Clin Otolaryngol,20(3): 224-229.

Grammer LC,Greenberger PA. 2003. Drug Allergy and Protocols for Management of Drug Allergies. 3rd ed. Providence: OceanSide Press.

Lieberman P. 2003. Use of epinephrine in the treatment of anaphylaxis. Curr Opin Allergy Clin Immunol,3(4):313-318.

Pichichero ME. 2005. A review of evidence supporting the American Academy of Pediatrics recommendation for prescribing cephalosporin antibiotics for penicillin-allergic patients. Pediatrics,115(4):1048-1057.

Pumphrey RS,Gowland MH. 2007. Further fatal allergic reactions to food in the United Kingdom,1999-2006. J Allergy Clin Immunol,119(4):1018-1019.

Pumphrey RS. 2003. Fatal posture in anaphylactic shock. J Allergy Clin Immunol,112(2):451-452.

Sicherer SH,Sampson HA. 1999. Food hypersensitivity and atopic dermatitis: pathophysiology,epidemiology,diagnosis, and management. J Allergy Clin Immunol,104(3 Pt 2):S114-122.

Talaat M,Belal A,Aziz T,et al. 1981. Rhinitis medicamentosa: electron microscopic study. J Laryngol Otol,95(2): 125-131.

Webb LM,Lieberman P. 2006. Anaphylaxis: a review of 601 cases. Ann Allergy Asthma Immunol,97(1):39-43.

第三单元 免疫器官结构病

第二十八章 淋巴管病

第一节 淋巴系统概述

淋巴系统的发生经历了漫长的衍化过程。总的来说,从原始动物到高等动物,脉管的通透性越来越低。在多毛类环节动物门的血管壁只存在外膜、肌层和基底膜,是否有内皮细胞存在,仍有争论。但基底膜内面的细胞与变形细胞有很多相似之处,有些作者将这些细胞称为内皮细胞,也有人称之为"周皮细胞",一般认为称为内皮细胞更为确切一些。脉管的基底膜相当厚,多在20~100nm,但不同部位的脉管,变化较大。在大血管壁可见有许多胶原纤维。这些细胞在某些较大的血管呈连续排列,它们与基底膜之间有半桥粒连接,有的连接间隙很紧密,仅有7.5nm,一般平均20nm,间隙内充满了电子密度较大的物质颗粒。这些结构特征是限制脉管的通透性的重要因素。特别在具有明显收缩性的较大血管更是这样。其细胞内可具有原纤维的丝,直径多在2.5nm。在同一细胞内,既有长轴方向排列的纤维丝,又有围绕管周方向排列的纤维丝,有些相互或直角排列。但在另外一些区域的小血管,其内皮细胞呈不连续性排列,有些细胞间的间隙很大,从数百个纳米至1μm不等。对于淋巴系的个体发生,大体上有两种不同的观点,争论的焦点在于淋巴系与静脉系的关系上。

一种观点(Huntington,1908;Mc Dure 和 Butler,1925)认为淋巴系发生于胚内间充质的裂隙内,裂隙的内衬细胞有内皮性质,这些裂隙形成毛细淋巴管丛,由丛衍生出淋巴囊,再由淋巴囊发出淋巴管,沿静脉干延伸,并与静脉相通。此为淋巴系发生理论的"向心论"。另一种观点(Sabin 1912)认为最初的淋巴管是由静脉派生出来的,由静脉的内皮以出芽的方式发出毛细管丛,然后向周围生长发育,形成淋巴系统,并与静脉失去联系。此为淋巴系发生的"离心论"。

还有的人(忽那,1967;颖川,1958)认为,单独用"向心论"或"离心论"都不能全面阐明淋巴系的发生,他们认为在胚胎早期,有些静脉可发出盲突,形成淋巴管,同时,间充质的组织间隙也可形成淋巴管,并与前者相汇合,共同形成淋巴系统。虽然关于淋巴系的来源认识不同,但淋巴管出现时都沿静脉干分布,或早或晚都与静脉相通,这一事实已是普遍的共识。

淋巴系统由淋巴管道、淋巴组织和淋巴器官等组成。血液流经毛细血管时,其中部分液体通过毛细血管壁渗出,进入组织间隙形成组织液。组织液与组织进行物质交换后,大部分在毛细血管静脉端被吸收入血流,少部分进入毛细淋巴管成为淋巴。淋巴(lymph)是指在淋巴管及淋巴结内流动着的液体,在组织细胞间隙由组织液透过毛细淋巴管壁进入毛细淋巴管腔而成。淋巴沿淋巴管向心流动,最终经胸导管、右淋巴导管及某些侧副支进入静脉。淋巴在向心流动过程中,沿途也经过淋巴结。淋巴结不仅有滤过淋巴的作用,而且它们与胸腺、脾等淋巴器官,和淋巴组织如扁桃体、肠系膜及黏膜下层的淋巴小结等,产生淋巴细胞,共同参与机体的免疫、清洁、修复等,是机体重要的自救装置。

淋巴的成分包括细胞和非细胞成分(表28-1~表28-4)。细胞成分主要为淋巴细胞;非细胞成分又称淋巴浆,主要包括水、电解质、蛋白质、脂肪、糖、氨基酸、乳酸等。淋巴浆的成分有2个来源:由毛细血管渗出到组织间隙的血液成分;组织细胞排出到组织间隙的代谢产物。生理情况下,由于机体内不同组织或器官的代谢和功能特征不同,其淋巴液成分及各成分的浓度比例存在差异,不同部位淋巴液的物理性状也存在差异。一般说来,头颈、四肢、胸部和盆部的淋巴较清亮,呈无色透明状;腹腔消化道的淋巴由于含大量小肠消化吸收来的脂类而呈乳浊状。由此,消化道的淋巴又称乳糜。

如果在局部毛细血管通透性改变或组织细胞代谢改变的病理情况下,如心肌缺血、肿瘤等疾病,会导致相应部位淋巴液成分发生改变。由于局部淋巴液来自相应部位的组织液,因此在实验研究中,常通过测定局部淋巴液的成分,特别是局部淋巴结前淋巴液的成分,来替代局部组织液,以检测局部组织细胞的代谢状况。

表 28-1 血液和淋巴中的淋巴细胞的含量

部位	淋巴细胞的数($/mm^3$)
人血液	800～3000
人胸导管	5000～8000
人下肢淋巴管	150～300

表 28-2 人血液和淋巴中各种淋巴细胞的含量比例(%)

	T 细胞	B 细胞	K 和 NK 细胞
血液	60～80	10～20	7～10
胸导管淋巴	95±	5±	极少
再循环的淋巴细胞	大多数	少数	极少数

表 28-3 胸导管淋巴与血清电解质成分含量(mmol/L)

	Na^+	K^+	Ca^{2+}	Mg^+	Cl^-	HCO_3^-	无机磷
淋巴	138	3.8	2.1	1.7	103	24	2.9
血清	141	4.3	2.3	1.9	101	26	3.1

表 28-4 不同部位淋巴与血浆蛋白含量比较(g/100ml)

	总蛋白	白蛋白(A)	球蛋白(G)	A/G
血浆	6～8	3～5	1.5～3	1.5～2.5
胸导管淋巴	3.9～4.5	2.07～3.5	1～2	1～3.5
肝脏淋巴	6	—	—	—
四肢淋巴	1～1.6	—	—	—

关于淋巴流量的研究目前尚不够充分,淋巴液流量的数据多是从胸导管插管等方法测得,因而有相当的不确定性,但仍有重要的参考价值。机体淋巴流量受年龄、部位等因素的影响较大,也受机体状况和活动量的影响。健康成人在安静状态下,从胸导管和右淋巴导管注入静脉的淋巴量每小时约 120ml,其中从胸导管流入的约 100ml,从右淋巴导管流入的约 20ml。平均每日淋巴总流量为 2～4L,大体与人体血浆的量相当。实际上真正的淋巴流量要比这个数值大,因为某些部位的淋巴可经其他途径直接进入血液,如通过淋巴结的超滤作用,淋巴-静脉吻合等。具有重要意义的是这些淋巴液中含有 200g 左右的蛋白质,这对维持血浆蛋白浓度的平衡是很重要的。应该说淋巴液的产生和流动速度很不均匀,当体力劳动、加大运动量、按摩、血量增加及静脉压升高时,淋巴液的生成就显著增加。有关淋巴液流体动力学的研究及其生理和病理意义尚有很多空白。

　　淋巴系统也是负责处理细胞所产生的代谢废弃物系统,并能产生抗体及抗毒素等。分子,特别是大分子物质离开组织的途径是淋巴系统所承担的任务和功能最重要的方面之一。但这方面的定量研究很少。血管的逸出和淋巴管的摄取之间的定量关系研究,尚处于起步阶段。长期以来人们认为蛋白质不会从血液逸出,后来才改正了这一错误认识。蛋白不仅可以从血管逸出,也可因水解而清除。当然,大量的蛋白主要通过淋巴管回吸收。分子质量小于数千道尔顿(Dalton)的小分子蛋白等物质主要是通过血管清除。它们穿过内皮间隙闭合连接的能力很强,扩散速度很快,即使逆着液流方向也能扩散,这使它们能很快地进入血管,并且由于血液的不断流动和更新,使它们在其中从不会超过血浆的平均浓度。水分子从动脉端到静脉端可来回很多次,在流动过程中,其中的分子可经常更换。组织中的液体多从毛细血管静脉端流向毛细淋巴管。即使在水肿时,更多的水分仍然是由淋巴管走走。淋巴管对于防止水肿是很重要的,它们担负着清除组织中的水分和蛋白,保持流入和流出的平衡等重要作用。但是总的来说还是血管运输的量多,在有"窗孔"的毛细血管区域,进入血管的小分子就更多了;组织中的液体循环量是很大的,实际上只有一少部分进入淋巴,但这一少部分具有十分重要的生理学和病理学意义。

　　血管对组织蛋白没有净清除作用,但蛋白质可通过囊泡转运或水解成较小的分子后再通过毛细血管静脉端的闭合连接及窗孔回到血液。由于分子筛作用,如果只通过这些途径清除蛋白,组织中的蛋白浓度会越来越大,直到与血浆浓度平衡。因而必须有血管以外的其他系统即淋巴管道系统来清除组织中的过多的蛋白。实际上,每天经淋巴管返回血液的蛋白质至少是机体总蛋白池的50%。为了清除被毛细血管闭合连接窗孔"筛下"的多余蛋白,淋巴管必须以大于组织液的浓度回吸收。若非如此,或缺少蛋白水解途径,蛋白就会在组织中积聚,直到其浓度等于血浆的浓度。这是支持"淋巴浓缩学说"的另一附加的间接证据。不管是连续的毛细血管区,还是带有窗孔的毛细血管区,淋巴管都执行相同的功能。

　　当有大量示踪剂或大分子颗粒需要清除时,毛细血管的窗孔也可增加,动脉端的窗孔使更多的液体流向组织,将较大的分子冲向静脉端的窗孔。这些增加的窗孔也就增加了血管的通透性,使小分子更易弥散入血液。但乳糜颗粒、细胞等太大的颗粒不能透过窗孔。除了被吞噬外,只能从淋巴途径运走。

　　人体的结构与功能配合的十分精细与奥妙,揭示人体的奥秘就成为我们医学工作者的最重要的责任。人们在生命科学研究中经过多年来的深入探索,认识到神经、内分泌和淋巴系统(有人说是免疫系统)是维持人体稳衡的主要机构。然而,在解剖学上没有免疫系统的论述,实际上人们说的免疫系统是包括具有免疫功能的,产生淋巴细胞的骨髓、胸腺、脾、淋巴结、淋巴组织以及人体的一些具有免疫功能的细胞等广泛含义的名词。事实上说是淋巴系统更为确切,广义上讲淋巴系统既可行使免疫防御的功能,又可行使"清洁工"和"后勤维修"等功能作用,三者保证了机体生理上的稳衡。

　　新近的研究表明,淋巴系统是人体的自救系统,具有免疫、清洁、修复三大功能。这一理论概念,大大的加强了淋巴系统在人体与医学研究中的地位。过去长期以来医学界犯了一个较严重的错误,忽视了对淋巴系统的研究,因而许多与淋巴系统有关的疾病的病因及治疗等都得不到解决,实际上临床上有许多常见病和疑难病都与淋巴系统有关,如淋巴水肿、淋巴瘤、脉管性疾病、淋巴管肿瘤、艾滋病等。淋巴管系统是人体的重要组织结构,它几乎遍布全身各个部位。与淋巴系统的相关病变涉及一些过去为人们所未知的空白区。

第二节　淋　巴　水　肿

　　淋巴水肿(lymphoedema)是机体的某些部位,由于淋巴引流障碍而引起组织和器官的肿胀。

Aird 曾在他的名著《外科参考》中认为："淋巴水肿这个词是一个主观武断的词,而且也并不意味着水肿是原发于淋巴的淤滞。"他曾把神经纤维瘤、血栓性静脉炎,先天性动-静脉瘘等均划为淋巴水肿。这样以来,淋巴水肿这个词应用就很广泛,而且几乎包括了各种原因的水肿,这显然是不合适的,因此有必要搞清楚它的概念。Aird 也曾应用"淋巴淤滞"(lymphastasis)这个词,这个词在淋巴水肿中至今常用,然而,淋巴淤滞与淋巴水肿严格说起来是有区别的,所谓淤滞在很大程度上是生理性的,而非病理性的,淋巴淤滞本身是淋巴水肿的前提和条件。但两者又没有严格的界限。

【淋巴水肿分类】

淋巴水肿一般分为继发性和原发性两大类。继发性水肿的起因是由于淋巴引流系统的损伤或明显的疾病过程所引起的一种水肿,如恶性肿瘤、外科手术、丝虫病、反复的炎症发作、大剂量的放射治疗等均能给淋巴系统带来损害,引起淋巴水肿。

原发性淋巴水肿是淋巴系统原发疾病所引起的淋巴水肿。在过去曾用过"特发性淋巴水肿""不明原因的淋巴水肿"和"自发性淋巴水肿"等词。Allen 等曾提出"凡无明确原因的水肿,都称原发性淋巴水肿"。他在 1930 年的著作中提出:"所有的解释,都归纳为淋巴管先天性发育不全"。在淋巴系统缺少有效研究方法的时代,这种解释。也算是比较合适的了。以后的淋巴造影以及近些年来的新技术方法在研究中的应用,大大地拓宽了淋巴研究领域的范围。然而,还有其他许多因素,如生后环境因素,淋巴系统损害的延缓表现以及遗传因素等参与了对本病的认识。Allen 在 20 世纪 50 年代又增加了一类水肿,名为"炎性淋巴水肿"。这种提法笔者认为没有必要,因为炎性水肿已包括在继发性水肿中。

【流行病学】

英国圣托马斯医院统计分析 2000 例淋巴管缺损和淋巴水肿的病人,总发生率这个统计数字,已经用计算机进行过综合分析。是多年经验的积累。原发性缺损要比继发性者多 6 倍。

表 28-5　淋巴水肿及缺损的相对发生率(圣托马斯医院 2000 例)

	原发	继发	女(%)	总数
下肢淋巴水肿	1265	127	75	1392
上肢淋巴水肿	109	99	74	208
生殖器淋巴水肿	103	15	17	118
面淋巴水肿	45	6	45	51
乳糜缺损	55	6	34	61
淋巴管瘤	70	～	64	70
混合血管畸形	65	～	41	65
混合脉管畸形	1	34	74	35
	1713	287		2000

下肢淋巴水肿中原发性最多,占 90%,而大部分是女性。上肢淋巴水肿要比下肢少,但是这个数字没有包括大量的上肢原发性水肿。而上肢原发性淋巴水肿的重要性远逊于下肢。下肢原发性淋巴水肿,往往是患者的主诉。很多患下肢原发性淋巴水肿的患者,手和面部也有轻度水肿,常被患者忽略。上肢继发性水肿的比例数字中很多是乳腺癌根治术后的水肿。

生殖器淋巴水肿为主诉的多见于男性,这反应了不同性别的患病的侧重也有所不同。因为局部淋巴结所导致的淋巴流注障碍容易发生在男性生殖器,因为男性外生殖器下坠而松弛。面部的淋巴水肿,原发性多于继发性,但无性别差异。乳糜性淋巴液几乎都是原发性。淋巴管瘤组包括所有类型的局限性肿瘤或淋巴组织错构瘤,也包括各种囊肿如水囊肿以及其他原发性淋巴囊肿。混合血管畸形多累及肢体,有时也累及躯干,它是由多种不同血管成分的先天性缺损所造成。这种畸形可影响动脉或者静脉以及循环系的其他成分,淋巴系也可受累。一个典型的例子是肢体的克利佩尔(Klippel)综合征,它以静脉为主的变异,除淋巴管和静脉变形外,骨和软组织的肥大也是重要特征。在1978年金蒙思等发表的论文中,78个淋巴水肿或淋巴异常为主要疾病的患者,不能明确归前述表中的任何一类。他们中的大多数是儿童伴有单纯性肢体肥大或四肢巨大症或被诊为是象皮病和先天性水肿。还包括假性及癔病性水肿以及淋巴系其他方面的受累。

本章只对这些患者的情况做概括的叙述,以取得对这些病的流行和临床情况的一般性了解。

（一）继发性淋巴水肿

继发性淋巴水肿(secondary lymphoedema)按病因可分为以下几种:①淋巴引流路径的外伤或损伤(包括医源性损伤);②恶性肿瘤;③丝虫病;④感染与炎症;⑤放射因素。

1. 外伤性淋巴水肿

医源性损伤,如腋窝、腹股沟和髂淋巴结切除后所发生的水肿,多是由于淋巴引流路经破坏而造成。创伤造成大块皮肤的缺损和瘢痕形成,也会产生水肿。另外,当损伤一些主要部位的淋巴管,如膝、肘等关节外侧,也容易发生淋巴水肿。实际上任何部位的损伤,包括外科手术和外伤,甚至拔牙等小手术都要发生淋巴性的水肿。

笔者遇到过一例女性患者,18岁,因腹部逐渐膨隆,被其母发现,追究原因,未追出有怀孕的可能性,但还是被其父母强迫去医院做妇产科检查,否定了怀孕的可能性。后经检查确诊为腹水,抽出血性乳糜。患者回忆在发病前2个月打篮球,曾被球友拍击腹部,但比较轻,当时未有明显痛疼感,并未在意。进一步做X线、CT、磁共振及血液化验等全面检查,发现患者肝右叶有一个3cm×3.5cm肿块,行切除后组织学检查诊断为肝纤维瘤,术后又发生右侧胸膜腔积液,经穿刺与腹腔抽出液为同样的血性乳糜。腹腔液和胸膜腔液隔日抽出1500～2000ml。因腹水量较大行腹腔插管引流,症状日趋加重,做了多次胸腔积液、腹水化验和血化验均未找到原位癌肿及癌肿转移的证据。但专家会诊为肿瘤转移侵及胸膜淋巴结,患者拒绝手术,来我科淋巴研究中心寻求治疗,最终确诊为乳糜胸腹水。

外伤淋巴水肿治疗的关键是解除淋巴引流路径的梗阻。治疗越早越好。对于严重的皮肤缺损或组织损伤,可用手术游离皮片或带蒂皮片疏通淋巴引流路径。采用中医药治疗继发性淋巴水肿也相当有效。另外肢体和关节运动,按摩和热疗可合并应用,效果亦佳。

2. 恶性肿瘤引起的淋巴水肿

某些恶性肿瘤手术引起淋巴水肿,这种淋巴水肿最重要的是在手术过程中应予以避免。笔者在研究上肢淋巴引流中发现沿头静脉走行的淋巴管有3～6条,其中1～2条淋巴管直接汇入锁骨上颈淋巴干,不经腋窝淋巴结。如果在乳腺癌根治术中保留伴行头静脉走行的这1～2条淋巴管,完全可以避免上肢淋巴水肿的发生。盆腔和盆壁淋巴管的交通很广泛,盆腔肿瘤切除术一般不导致下肢淋巴水肿,但如果周围损伤太重,也可引起下肢淋巴水肿。不少患者会出现会阴、股部淋巴水肿及盆壁淋巴囊肿。某些严重病例,可经仔细检查诊断后,再决定手术疗法,一般多通过姑息疗法。

3. 丝虫病淋巴水肿-象皮病

这是最典型的淋巴水肿。最常见由丝虫寄宿在淋巴结和淋巴管引起。印度这种病发病率很高,在世界上的某些热带区域象皮病也很普遍。这种病的存在已有几个世纪。我国丝虫病已基本消灭,但某些地区丝虫病的晚期并发症患者仍然存在。近几年来某些地区丝虫病又有新发。

4. 感染性淋巴水肿

感染和炎症也常常引起淋巴性水肿。多半是肢体的慢性湿疹又反复细菌感染,最后发生水肿。当皮肤炎症有裂口时,链球菌与葡萄球菌容易侵入,极易引起淋巴管炎,并遗留下持久性的淋巴管损伤和淋巴水肿。淋巴水肿区有富含蛋白的淋巴液,容易受感染引起炎症,感染后又引起淋巴水肿加重。抗生素的早期应用控制了感染,炎症的淋巴水肿则减少。

5. 放射性淋巴水肿

穿经淋巴结的淋巴管道,抗放射能力远超过淋巴结内的细胞。一般常规性的放射治疗不会损伤淋巴管。大剂量的淋巴结内放射疗法,如 ^{131}I 和 ^{32}P 的淋巴结内放射,可以摧毁淋巴细胞及其他细胞,但对淋巴结周围的淋巴管道一般无损伤,或淋巴管所受损伤较轻微,容易自行恢复。但在肿瘤切除后继续结合大剂量的放射治疗,则容易引起淋巴阻塞,另外,当肿瘤组织累及淋巴管道又被放射疗法所摧毁时,则累及的淋巴管道会阻塞而造成淋巴水肿。

(二) 原发性淋巴水肿

1. 原发性淋巴水肿分类

原发性淋巴水肿(primary lymphoedema),可以发生在身体的头、颈、躯干、四肢、外生殖器以及内脏各器官的任何部位,但以下肢最为常见。原发性淋巴水肿的分类以开始发生水肿的年龄分类可分为先天型、早发型和迟发型 3 种。

(1) 先天型淋巴水肿(congenital lymphoedema):从婴儿出生或出生后不久就有的淋巴水肿,为先天性。通常女性多于男性,男女比例在 1:1.5 左右。

1 例典型的先天性淋巴水肿的病例,患者是 8 岁的男童。出生后 3 天,其母发现孩子右下肢肌上部及阴囊肿胀,粗大。随着年龄的增长,逐渐加重,肿胀向上蔓延达腹下部,向下扩展至股中部。于 1999 年 4 月开始从阴囊皮肤凸起水泡多个,水疱透明发亮,破时流出清水。逐渐加多加重,从清水变为混浊,发褐黄且带有乳糜。每隔数日就破溃 1 次,再流数日。经久不断。查体:患者面色苍白,面容消瘦,发育较差。右下肢股中部以上,阴囊、会阴部及下腹壁脐下 2 指明显肿胀,呈凹陷性水肿,股部及腹部水肿区可见似蚯蚓状的水肿条带,阴囊有为数众多,形状不一,肿胀程度不同的水疱或高起的肿疱瘢痕。有 3~5 处小疱向外流出乳糜水溶液。心肺、肝脾及其他部位检查无异常发现。无家族遗传病史。经患者足 1、2 趾间隙皮下注射亚甲兰,显示出足背淋巴管,又往淋巴管注射乙碘油(ultrafloid lipiodal)10min 后,见右下肢中上部及腹股沟区淋巴管充盈、扩张,瓣膜明显扩大。淋巴造影显示右侧腹股沟淋巴结发育不全或缺如。实验室检查示:肝功正常,总蛋白 47.7g/L,白蛋白 29.3g/L,球蛋白 18.4g/L,白/球 1.59。表明蛋白总量及白、球蛋白均明显降低。经淋巴管-静脉吻合后,症状改善,1 个月后,总蛋白 56.6g/L,白蛋白 32.9g/L,球蛋白 23.7g/L,白/球 1.39。表明蛋白总量及白、球蛋白均明显升高,基本恢复正常。

(2) 早发型的淋巴水肿(lymphoedema praecor):35 岁以前发生的淋巴水肿为早发性。这种类型发病率最高,女性显著高于男性,发病率最高的年龄组是 20 岁左右的女性。这可能与青春期女性盆腔淋巴与周期性月经、激素分泌有关。患淋巴水肿的成年妇女,在月经期间水肿加重,与分娩也有关系。

由 Fscher 教授报道的一例患者,患 Milroy 慢性淋巴水肿几十年,由于长期的营养障碍,皮肤严重角化,形成疣状畸形,乳头状瘤样变,溃疡以及皮下纤维化等改变。

(3)迟发型淋巴水肿:35 岁以后发病的为迟发性。迟发的原发性淋巴水肿临床上较少见,女性多于男性,男女比例在 1∶2 左右。

这种简单的分类方法,与患者和临床特征无关,无助判断水肿的原因,是一种武断的分类方法。但考虑到起病年龄有利于临床诊断,在进行详细地检查之前,作为一种临床笼统分类还是有用的。

2. 病因及诱发因素

原发性的淋巴水肿没有原发病,但有不少病例含有诱发因素。患者的正常淋巴系统的结构素质,不能适应外来的袭击,诱发淋巴水肿。外伤性诱发因素是比较常见的,这些患者水肿的程度与外伤的严重性不成比例。有时一侧下肢受伤,却引起两侧下肢永久性水肿。如于足外翻手术后的一位男青年,术后发生术侧股部以下永久性水肿,稍晚又发生双侧下肢水肿,经淋巴造影证实为两侧下肢淋巴管发育不全。此类患者凡做过淋巴造影者都可证实淋巴系统有不同程度的缺损或发育不全。先天性的病例,这些缺损多发生于子宫内发育时期。晚起病型,也存在着发病的潜在因素。

3. 先天性发育畸形与原发性淋巴水肿

有些原发性淋巴水肿和性腺发育不全同时存在。这种患者多为女性表型,或外表颇似女性,但多数没有卵巢,其染色体多为 20 对。有些患者有霍纳综合征,"颈后皮皱褶",颈椎畸形。个别的病例有家族史。性发育不全合并淋巴水肿患者,多数水肿并不严重。患有霍纳症者,生后数年其水肿可以减轻或消失。实际上这种患有霍纳症的患者,只有 1/3 可出现淋巴水肿,是比较轻的一种,是少有的能"自愈"的一种淋巴水肿。

有睾丸的女性化男患者,患者外观似女性,但性腺活检有睾丸遗留组织而没有卵巢,其水肿多较为明显。淋巴造影和放射核素示踪均可发现淋巴管发育不全。个别患者骨盆淋巴管发育不全。以上的原发性淋巴水肿患者,染色体异常的发病率并不高,约占 10%。这提示临床上应注意:①所有患先天性淋巴水肿的儿童,均应检查性腺发育,应检查染色体类型;②女性淋巴水肿患者,在不行经时也应检查染色体;③对年龄较大的患者,特别是有睾丸女性化的患者,应进行淋巴系造影。原发性淋巴水肿与其他先天性畸形同时存在。除性腺发育不全还有血管畸形、先心病等,另外,很多先天性的淋巴水肿,有阳性家族史。

(三)淋巴水肿的病理和治疗

【免疫病理】

不管是继发性还是原发性淋巴水肿,由淋巴引流障碍所引起的临床和病理的改变是相似的。淋巴淤滞越广泛就越严重,持续的时间越长,临床改变就越明显。

组织间隙淋巴液的积聚,导致局部组织水肿,组织缺氧,纤维变性。急性期淋巴水肿,从急性梗阻数小时后发生,24～72h 水肿达高峰,若急性梗阻持续不能解除,就会出现毛细淋巴管内皮细胞变性、细胞膜损伤,淋巴管塌陷。1 周后出现纤维样变性,1 周到 1 个月期间可有明显细胞和组织的纤维化。继而水肿组织和皮肤被纤维组织代替而变厚。热带病患者,反复的感染和炎症加重了组织纤维化,并有瘢痕形成。慢性病例多出现凹陷性水肿。但有些患者特别是青年妇女患有淋巴水肿,其皮肤和皮下组织可保持柔软。多年才出现凹陷性水肿。皮下组织的肿胀,纤维化,皮肤的增厚,角化,造成畸形变性而似象皮,称为象皮病。淋巴水肿不同于静脉炎及栓塞,溃疡很少发生。动-静脉瘘所发生的循环淤滞,组织缺氧缺血和各种营养物质,因而会发生坏死。而淋巴淤滞中的蛋白、大分子物质以及细胞的运输可能停止,但氧和小分子物质的运输一般并不停止,所以一般并不发生溃疡。只在感染炎症或严重的皮肤创伤损害了血液循环时,才发生坏死和溃疡。在严重的充血性心力衰竭时,胸腹部淋巴结可以明显肿胀,质地较软,呈灰红色,可见到淋巴结栓塞和梗死以及梗死后的透明样变。

【组织病理】

发病初期主要表现为淋巴回流障碍,真皮内淋巴管和深筋膜淋巴管扩张,组织间隙广泛水肿。早期阶段的肢体水肿休息后可减轻或消失。水肿长期持续存在,停留在皮下组织间隙的淋巴液含有较高的蛋白成分,可刺激纤维结缔组织,使之在皮下组织及筋膜内广泛增生,胶原沉积,使淋巴管的破坏与阻塞进一步加重。皮肤逐渐变厚变硬,弹性减弱。肢体发生淋巴水肿后,极易溶血性链球菌感染发生丹毒。表现为急性蜂窝织炎及急性淋巴管炎,炎性渗出使更多淋巴管受到破坏和阻塞。淋巴阻塞,反复感染和纤维组织增生,三者互为因果,形成恶性循环。晚期真皮及皮下组织为大量增生的纤维组织所代替。肢体增粗变硬,称为象皮肿。手术切除标本经福尔马林固定后表面有一层灰白色胶冻样物为凝固的淋巴液。皮肤表面粗糙呈猪皮样。切面见皮肤至深筋膜明显增厚,真皮及筋膜呈灰白色,质坚硬。皮下纤维组织及纤维间隔增宽,脂肪组织被广泛分隔或消失。增生的纤维组织间有不规则淋巴间隙,部分标本形如海绵,加压后内有胶冻样物溢出。

显微镜下表皮角化过度。真皮水肿,汗腺及皮脂腺破坏消失,纤维组织增生,胶原纤维变粗,弹力纤维断裂,淋巴管及小静脉周围可见淋巴细胞及浆细胞浸润,偶见嗜酸性白细胞。反复感染者,炎症及纤维化尤为明显,皮下纤维组织间隔明显增宽,在扩张的淋巴间隙处可见形状极不规则的单层内皮细胞。有时深部淋巴管呈多房性扩张,犹如海绵状淋巴管瘤。有的晚期病例,纤维组织增生极其严重,致使皮下脂肪层消失。

(四) 淋巴水肿的淋巴结病理

淋巴结的淋巴水肿常由于淋巴结的循环障碍所致,通常见于以下三种情况。

1. 淋巴结水肿(edema of lymph nodes)

淋巴结切面湿润,有较多水样液体流出。此种状态称为淋巴结水肿。是由于心衰时,静脉压升高,淋巴流速缓慢,淋巴结皮质窦和髓质窦淋巴液回流受阻所致。

2. 淋巴结栓塞(embolism of lymph nodes)

淋巴结内淋巴管栓塞是一种罕见现象,常由于淋巴结内的淋巴管被巨噬细胞栓子阻塞所致。PAS 阳性的巨噬细胞常阻塞于淋巴结包膜下扩张的淋巴管内或瓣膜处,构成一种淋巴管栓子。由于巨噬细胞内蓄积 PAS 阳性的结合抗体的细菌细胞膜,使这种巨噬细胞中毒,因而易于阻塞有关的淋巴管。

3. 淋巴结梗死(infarction of lymph nodes)

淋巴结的血管阻塞,血流中断,可发生淋巴结梗死。某些梗死,可能是由于淋巴结附近的手术过程中,将淋巴结血管阻塞所致。有一些淋巴结血管阻塞,是由于血管壁变性和血栓形成的结果,少见的原因是结节性多动脉炎。镜下组织学的变化是一种贫血性梗死。坏死组织中央可见淋巴结原结构轮廓和淋巴细胞的胞影,淋巴结网状纤维网仍然存在。在包膜附近有白细胞浸润,边缘还有残余的淋巴组织带。淋巴结门部及包膜外静脉或动脉内可见血栓。陈旧性病变者由包膜向梗死灶长入肉芽组织,可见或多或少的淋巴组织再生及淋巴窦和血管再通。有时梗死的淋巴结完全为透明变性的瘢痕组织所代替。

【淋巴水肿的治疗及预后】

对局部性淋巴水肿,无胸导管畸形梗阻的患者,采用按摩、针灸、抬高患肢和捆扎、理疗等保守疗法可以奏效。某些病例可用局部手术切除,淋巴管-静脉吻合术,淋巴结-静脉分流术,肠-肠系膜淋巴桥接术,胸膜粘连术可以治疗乳糜胸等方法。两侧下肢水肿,一般不会自发的好转,需要药物保守、支持疗法或手术治疗互相配合。腹股沟淋巴结-静脉分流术效果比较良好,多数病人可以缓解水肿或治愈。少数病人虽然可获得不同程度的减轻,但还不够理想,需要进一步行皮肤缩减手术。

一般性的粗大淋巴管可采用常规保守治疗。但病情严重者,可用不同的缩减手术,皮片转移,埋藏等手术效果良好。若有乳糜返流,就需要将功能不全的淋巴管结扎切除或用其他手术方法处理;如施行下肢淋巴水肿手术,必须先控制乳糜反流。没有乳糜反流者也就没有结扎功能不全的淋巴管的必要,因为结扎并不能改变水肿。有的乳糜反流和下肢水肿是胸导管畸形闭锁或发育不全梗阻造成的所致。此时下肢水肿或淋巴管粗大多呈双侧性,治疗难度大,仅采用下肢手术多效果不佳。

第三节 克利佩耳综合征

1958 年当 Betan 见到以克利佩耳(Klippel)和特伦奥尼(Trenaunag)的名字来命名一个综合征时感到很惊奇,因为该综合征实际上在若干年前就早已有人叙述过了。"克利佩耳"或"克利佩耳-特伦奥尼"综合征这个名词,在欧洲和南、北美洲应用很广泛,虽然这个名称的含义不太确切,但也代表着某种特殊的意义。综合征包括以下几个特点①痣延伸达下肢全长,并呈体节状节段分布;②受累侧肢体的脉管曲张,始自婴儿时期,或出生就存在;③患侧所有的组织肥大,特别是骨骼的长度、宽度及厚度增大。

【临床表现】

上述症状多出现在同一个病人身上很少见到。描述"痣在皮肤上长成紫斑节段性分布",有时不太确切。骨骼变化也不一定完全是一侧肥大,病情的变化不一。

笔者诊断的患者有些伴有淋巴水肿和溃疡,病因是淋巴系发育不全。对怀疑患者给予淋巴造影检查对于诊断和治疗很有帮助。

【治疗】

治疗此综合征最有效的方法是外科手术,手术要根据局限性淋巴管瘘区域,周围皮肤情况,切除患区于边缘做一期缝合。如果病变范围广泛切口不能一期缝合,可以从其他部位移植游离皮片覆盖创面。但所移植的皮肤不能含有痣的任何痕迹。有些患者由于局部情况欠佳根本无法切除则可用其他方法,如电针灼烧小疱。外生殖器的瘘区,较易于切除,阴囊瘘也容易切除。

第四节　淋巴管肿瘤分类

淋巴系统肿瘤按生长部位的不同,可分为淋巴管瘤和淋巴结肿瘤两组;按病理分型又可分为良性肿瘤和恶性肿瘤。

淋巴管良性肿瘤,可以发生在身体的任何部位,最常见的部位是面、颈、腋窝、肩和腹股沟部。可分为以下三类:单纯淋巴管瘤,海绵状淋巴管瘤,囊性水瘤。

恶性淋巴管肿瘤主要有长期淋巴水肿并发的淋巴肉瘤和血管肉瘤。也常见有同时存在的血管畸形性血管淋巴瘤。

第五节　单纯淋巴管瘤

多数皮肤的淋巴管瘤是胚胎发育时期的原始淋巴组织离开正常的发育程序,形成团状孤立的淋巴组织,这种团块样淋巴组织继续生长、增大,形成了单纯性淋巴管瘤。称毛细淋巴管瘤(capillary lymphangioma)。光镜下见肿瘤由许多密集成群、微小的毛细淋巴管组成,管腔不规则,衬覆单层扁平内皮细胞。腔内有均匀红染的淋巴液及少量淋巴细胞。

【临床表现】

笔者查阅已诊治 85 例皮肤和黏膜淋巴管瘤的病史,发现在年龄分布上有些相似,多数患者无家族史。在这点上与原发性淋巴水肿不同,原发性淋巴水肿伴有淋巴管畸形的患者,常有阳性家族史,这就提示两者的发病机制大不相同。淋巴管瘤的发病可能与环境的某些改变有关,而不是单一由遗传性或家族性的缺陷造成。Charles Witte 曾报道过一个婴儿左胸臂和左上臂有一巨大畸形淋巴管瘤,有明显自然消退的趋向。

单纯淋巴管瘤位置较浅,有些在皮肤表层及黏膜浅层,以口腔多见,皮肤表面光亮呈疣状小颗粒,有时呈淡红色小疱。压破后流出淋巴液。

【诊断】

单纯性淋巴管瘤,临床上有一定特征,可以诊断。

【治疗】

单纯性者可用电干燥、冷冻或激光治疗。如果范围小者可用液氮冷冻疗法,效果尚好。

第六节　海绵状淋巴管瘤

海绵状淋巴管瘤(cavernous lymphangioma),也称为先天性弥散性淋巴管瘤。瘤体切面呈海绵状,由密集的薄壁小囊组成,内有澄清的液体。肿瘤常无包膜,边界不清。镜下瘤体由扩大的薄壁淋巴管组成,内衬单层内皮细胞,偶见内皮细胞增生呈乳头状突入腔内。间质中可见较多纤维结缔组织及平滑肌细胞,并见散在的淋巴细胞及淋巴滤泡。有时海绵状淋巴管瘤与海绵状血管瘤混合存在。此时可继发血栓形成、纤维化及钙化。

【临床表现】

多发生在面部、口唇、舌及颈部、腋部及上肢。发生在唇部可形成巨唇症;发生在舌部,可形成舌肿大。臀部股部淋巴管瘤可仅有皮肤水泡。海绵状淋巴管瘤,需要与其他软组织肿瘤相鉴别,如脂肪瘤、纤维瘤和海绵状血管瘤等。一般说海绵状淋巴管瘤多位表浅皮肤及黏膜上常有小疱,易与其他肿瘤相鉴别。另外,海绵状淋巴管瘤应与因淋巴管梗阻所发生的皮肤淋巴管扩张相鉴别。淋巴管扩张可见于偶发性淋巴水肿,如乳房切除术或其他手术的水肿。原发性淋巴水肿皮肤淋巴管扩张的特点是:①淋巴管长而曲折,而不是局部小泡;②患肢有水肿;③淋巴造影显示肢体的主要淋巴路径有畸形和发育不全。淋巴管瘤扩张的皮肤淋巴管和小疱中,有时含有乳糜。

【诊断】

　　一般某些海绵状淋巴管瘤易和其他良性瘤相区别。但对那些比较难诊断的病例,可用淋巴造影方法协助诊断。

【治疗】

1. 液氮冷冻

　　小的囊状瘤,如果范围小者可用液氮冷冻疗法,效果尚好。

2. 硬化剂注射

　　对某些囊状水瘤,用注射针插入囊内,将液体抽出后,再注入氨基乙醇油酸盐 1～2ml,对多数较小的囊状水瘤都有良好的疗效。但对囊瘤与淋巴管相通连者,则不能用硬化剂作囊内注射。

3. 镭照射

　　小范围的淋巴管瘤可做镭照射。一般 5mg 镭照射 10～15 分/次。但照射对某些器官有损伤,特别是眼睛附近部位要防止对眼睛的损害。从总的疗效观察,放射疗法对淋巴管肿瘤效果并不满意。相反,常见有某些弊病,如造成持久性的皮肤毛细血管扩张等。手术后采用放射照射,可以防止和减轻过度的瘢痕形成。所以提倡术后早期放射疗法。最好在术后数周内放射为宜。数月之后,瘢痕疙瘩已经形成,放射虽可使这些瘢块变异,但不如早期放射效果好。

4. 淋巴管瘤

　　对较大的淋巴管瘤,海绵状者对放射线不敏感,常易复发,多采用根治性手术,多数情况下,手术一次性可以获得治愈。对那些不能切除或有禁忌证的患者,可使用保守疗法。保守疗法要注重避免创伤及感染。有时作为临时疗法,可刺破小疱,在无菌情况下,挤出小疱的内容物也有治疗作用,但对面部小疱要禁用挤压,以免引起感染波及颅内。另外,刺破小疱和挤压要注意防止淋巴管瘘。

第七节　囊状淋巴管瘤

　　有些淋巴管瘤,含有较大的囊状腔隙,腔内有清澈的水样液,这种淋巴瘤称之为囊状水瘤(cystic hydroma)。可是单个腔隙的小淋巴管瘤,也可是多个腔隙,每个腔隙直径约在 5～10cm或更大。囊壁薄,可呈半透明状,囊与囊之间可以相隔绝,也可相互通连。显微镜下见淋巴管成囊状扩张,管壁厚薄不一,内衬单层内皮细胞,管壁内可见纤维组织及断续分布的平滑肌,亦可见淋巴细胞浸润或淋巴滤泡形成。

【临床表现】

　　好发于幼儿,多发生于颈部,尤以颈后三角处多见,也可见于腋窝、腹股沟及肠系膜等部位,长于颈部者有时可向上纵隔扩展。主要临床表现是颈部出现囊性肿块,呈圆形或椭圆形,柔软,有时呈分叶状,扣之有搏动感,透光试验阳性;当囊内有血液时,透光试验可为阴性。当肿块大而囊内压力高时,也可引起某些压迫症状,如压迫咽部,或食管压迫气管,可引起呼吸困难。有些病例可扩展至锁骨上至上纵隔。个别病例可与胸导管相通连,偶尔引起乳糜胸或乳糜心包。

【诊断】

一般囊状水瘤易和其他良性瘤相区别。但对那些比较难诊断的病例,可用淋巴造影方法协助诊断。对淋巴管囊水瘤最好用水溶性造影剂,做快速注射。在造影剂被吸收以前,行 X 线摄片。疱内注射造影可以显示出病变的范围,也可显示出病变的部位与淋巴路径的关系。有时候多个囊腔相互通连。实际上多数病变的范围要比表面观察及淋巴造影显示的范围还要大。经双足淋巴造影对淋巴管瘤的诊断会很有帮助。在肿瘤手术切除前,检查下肢至盆腔、腹、胸部的淋巴径路,可以了解各淋巴管道,特别是胸导管是否异常。了解淋巴管瘤与胸导管的关系是很有必要的,对确定采用什么方法对淋巴管瘤进行治疗是有帮助的,因为若某些注射物质进入胸导管,可由胸导管直接进入血循环,具有危险性。了解囊瘤与胸导管的关系,对囊瘤是否决定用手术切除也很有帮助。

【治疗】

囊性者对放射线不敏感,应进行手术切除。

1. 术前要做好淋巴造影

如上所述,小疱内注射造影剂显示病变范围和与淋巴管的关系,如经双足或手背淋巴造影,可显示出病变与淋巴路径的关系。以便手术时保护主要淋巴干。

2. 手术切口

切口的长轴应该同邻近皮肤皱纹方向一致。

3. 分期手术

较小的淋巴管瘤,可一期手术切除。如果不能一期手术切除,应该事先告诉患者,取得患者的合作,分期施行手术,可取得更好结果。有些病例虽然一期手术可以治愈但为了美容的效果,可能两期手术更为有利。皮肤缝合不要张力过大,张力过大会造成瘢痕疙瘩,不符合美容的要求。两期手术之间最好相隔3~6个月。这样做切口周围的皮肤和组织有一定程度的伸长和生长。二期手术后,皮肤缝合容易,张力小,对伤口愈合好。

第八节　混合性脉管瘤

许多淋巴管瘤混以血管的成分,称之为"血管淋巴管瘤"(haemalymphangimas)。在胚胎发育过程中,血管特别是静脉和淋巴管的胚芽靠的很近。在妊娠期淋巴囊胚与静脉系统相连接,这样,在以后的发育中的异变,形成混合性脉管瘤脉管瘤。这种类型的脉管瘤常常较广泛地累及整个肢体甚至半边身躯。混合性脉管瘤不论是在解剖学部位,还是血管和淋巴管混合程度上变化都很大。

第九节　淋巴管恶性肿瘤分类

这是一种罕见的慢性淋巴水肿恶性并发症,是一种起源于淋巴管内皮细胞的恶性肿瘤。戴恩斯(Danese)关于严重外伤性上肢淋巴水肿后出现淋巴管肉瘤的报告是最早的 1 例。继后斯图尔(Stewert)叙述了乳腺癌根治术后,淋巴水肿的上肢发生了淋巴管肉瘤。马托雷尔(Martorell)后来报告了上下肢长期持续性淋巴水肿,并发淋巴管肉瘤的病例。他命名这种慢性淋巴水肿为致肿瘤性淋巴水肿,而且发表了一些典型的图片。1948 年由 Stewert 和 Treves 最先做该病的综述,故又称 Stewert-Treves 综合征。此瘤多在长期淋巴水肿的基础上发生,80%以上发生于乳腺癌根治术后上肢发生淋巴水肿的患者。由乳腺癌根治术后到肿瘤发生平均为 10 年。继发于其他原因引起的淋巴水肿者,从水肿开始到发生肿瘤平均为 20 年。患者多为老年人,尤以女性居多。上肢最多见。文献检索统计因乳腺癌根治术后继发性上肢淋巴水肿病例,淋巴管肉瘤的发生率一般不超过 5%。淋巴管肉瘤的发生时间与淋巴水肿发生的长短似无明显的相关性,最短者在淋巴水肿发生内产生,而长者可达 30 年后。但发生淋巴管肉瘤的患者都有放射治疗史。

有文献报告证明上、下肢长期持续性淋巴水肿,有并发淋巴管肉瘤的危险如 Kettle 报告下肢长期淋巴水肿可并发淋巴管肉瘤;也有报告多发性血管肉瘤继发本病者。这是一种恶性程度很高的肿瘤,放射疗法和外科手术切除,可以减缓肿瘤的生长,但很少有治愈的希望。有人曾使用卡波西肉瘤(Kaposi's Sarcoma)这个词来描述这种疾病。但经考究卡波西肉瘤一词的含义尚有不同的意见。有人认为该词表明组织学方面的区别,也有人认为是临床症状方面的不同。但应该指出的是有人描述的卡波西肉瘤,可以发生在没有水肿的肢体上。实际上,因为卡波西本人的原著无从查考,许多学者所描述的这种综合征,但并没有下定义。比恩(Bean)的《血管痣》一书,是曾参考了卡波济所著的《皮肤病》译本;是了解卡波西原始著作的一个途径。在某些观点上,可以获得一致的意见。他认为卡波西肉瘤生长很慢,不一定发生在淋巴水肿的部位,在组织学上,这种肉瘤是棱形细胞,而不是内皮细胞。由于这些原因,最好不采用卡波西肉瘤这一名词来描述发生在原有淋巴水肿部位的肉瘤,如果用这个词,也只能等同于发生在水肿肢体上的多发性淋巴管血管肉瘤。

【临床表现】

初期表现为肿胀的皮肤上出现红褐、紫色斑点或小结节。继而逐渐扩大、扩展,形成结节、斑丘。斑丘周围又有小结节,且可相互融合,发生局部溃疡,出血。除了在淋巴水肿的肢体发生,淋巴管瘤可扩散入血循环,也可在背部、胸壁、颈、面部没有水肿的部位同时发生。但这些部位多是淋巴管血管混合肉瘤。该瘤容易向淋巴结,甚至内脏转移。最常见的内脏是肺转移。

在此介绍文献报道的几例典型病例。

病例 1,男,41 岁。过去是运动员,身体健康。8 年前右睾丸患精原细胞瘤。曾行右侧睾丸切除,并做过放射治疗,但 1 年之内复发。左腹部有可触及的几个大淋巴结,进一步用大剂量放射治疗,效果良好。精原细胞瘤未再复发。但左下肢及阴囊发生了淋巴水肿,逐渐发展似象皮肿。左侧阴囊也出现了水囊肿。阴茎和阴囊又都做了缩减手术。经双足淋巴造影显示左小腿有典型的因上方阻塞而产生的淋巴管扩张,迂曲。这是由于放射疗法,毁坏了大部分腰淋巴结,下肢和左睾丸的淋巴,都引流至左腰区淋巴结,这就可以理解左下肢水肿及左侧阴囊水肿的原因。切除了左侧阴囊水囊肿,左小腿也做了查尔斯手术。在手术之前,曾注意到小腿内踝附近有紫红色硬斑,疑为恶性病变。手术切除的皮下脂肪中也含有许多散在的肉样结节,有些是红色并含有很多血管。显微镜检查为淋巴管肉瘤。很快在股部也发现了结节,同样也做了切除手术,但并未能彻底根除肿瘤的组织,肿瘤生长很快。小腿伤口愈合 4 个月后病人死于肺多发性转移瘤。尸解证明患者死于淋巴管肉瘤。

病例 2,女性,83 岁。双下肢淋巴水肿近 20 年。一年前右腿外侧发生了一个小溃疡,溃疡愈合后,却在小腿前面又发生了一个溃疡,伴有一些紫红色和褐色结节及硬斑。淋巴造影显示右下肢淋巴管发育不全,左下肢淋巴管数目性发育不全。局部淋巴结未见充盈缺损。患肢局部结节切除活检,报告符合淋巴管肉瘤的诊断。腹股沟淋巴结活检结果,同淋巴结造影一样,都没有转移瘤的证据。患肢静脉输注左旋溶肉瘤素局部治疗。以后又进行了外部放射治疗。溃疡愈合,结节缩小,病人出院。但 6 个月后复发,死于恶性腹水。

病例 3,男性,72 岁。双下肢水肿伴有全身性散在紫红色瘀斑。患者右小腿、大腿、背部、颈部、面侧部、口腔内及软、硬腭均有紫红色瘀斑,直径在 0.1~1.0cm。患者的一般情况良好。胸部做放射检查,无转移瘤证据。双足淋巴造影显示,双下肢有广泛弯曲紊乱的淋巴管,发育不全并有皮肤回流。看不到主要的淋巴路径。几乎没有碘油到达区域性淋巴结。皮肤病变活组织检查报告为卡波西(Kaposi)血管肉瘤。病人要求放射治疗,但由于病变广泛不宜采用。应用化学药物治疗持续 9 个月,在治疗期间,皮肤的病变逐渐减小,许多瘀斑消失了。患者一般情况保持良好。

【组织病理】

光镜下肿瘤由许多不规则吻合的管腔构成,管壁被覆着恶性内皮细胞,内皮细胞异形变明显,呈复层或呈乳头状突入管腔内。部分区域肿瘤细胞增生呈实性片块状或形成细小裂隙,管腔内空虚或有少许淋巴液。肿瘤周围组织常有淋巴水肿及淋巴管增生。真皮浅层可见少量淋巴细胞浸润。

【诊断与鉴别诊断】

依据临床症状和淋巴水肿的病史一般诊断没有什么很大困难。病变部位活组织病理检查可以确定诊断。免疫组化和透射电镜可看到发生于淋巴管肉瘤的淋巴管内皮细胞,从而可与 Kaposi 血管肉瘤的梭形细胞恶变相鉴别。淋巴管造影可以观察淋巴结转移瘤的情况,对本病的诊断也有帮助。

【治疗】

对淋巴管肉瘤尚无理想的治疗方法。目前采用手术切除,放射治疗,药物化疗,生物免疫疗法等。然而不管那种治疗方法,其 5 年生存率都很低,一般不超过 5%。据统计平均在治疗后 2 年内死亡。Noguch 报道的 20 例病人,其中 18 例采用如下治疗方法:药物化学疗法 4 例,放射治疗 4 例,局部瘤切除 2 例,截肢术 8 例。16 例病人有随访记录,15 例在治疗开始后 20 个月内死亡。放射疗法和外科手术疗法等可以减慢肿瘤的生长,但治愈的希望很少。早期诊断,根据肿瘤部位、范围大小及病人全身状况,选择局部切除、高位截肢,关节离断等手术。然后配合放疗、化疗,可以延长病人的存活时间。

第十节　Kaposi 肉瘤

卡波西肉瘤(Kaposi's sarcoma,KS)是一种缓慢进展的软组织恶性多发性色素性血管肉瘤,主要见于皮肤,也可累及内脏. 根据临床表现、生物行为及特点不同可分为经典型、非洲型、同种异质移植型和艾滋病相关型 Kaposi 肉瘤。自 Kaposi 对此病描述一个多世纪以来,人们常用这个词来描述这种疾病,文献中反复出现这个名词,但因为卡波济本人的原著无从查考,所以无法给予确切的定义。Bean 曾在《血管痣》一书中引用了 Kaposi 的《皮肤病》一书的译本。长期以来,基本上认为此肿瘤属皮肤疾病,是一种生长很慢的肿瘤。

【流行病学】

该病病因不明,多因素引起,如基因易感性、地理环境因素及内分泌等均影响本病发生;而且病毒的感染和自身的免疫功能缺陷等也与本病有关。据报告 Kaposi 肉瘤 90％以上发生在老年男性，多见于非洲，如南非洲和靠近赤道的斑图族人易发病。其次是美洲，欧亚洲偶见有报道，Kaposi 肉瘤我国较少见，且主要以新疆维吾尔族、哈萨克族多见。汉族和其他少数民族发病极少，儿童发病国内也有报道。作为 Kaposi 肉瘤，不管是其名称还是细胞增生的来源和性质都有很大的争议。有人报道 Kaposi 肉瘤在 HIV 感染的个体中出现率为 20％，但有 50％以上的病历是在死亡时或死之后发现的。

【免疫病理】

已证实在 AIDS-KS 病人的中静脉与病理性淋巴管相交通，淋巴管扩张和坏死，血管和淋巴管渗出性基膜增生，淋巴管闭塞，偶尔伴有皮肤淋巴管出现淋巴管瘤，表明带有淋巴水肿病变的 KS 与继发性恶性淋巴瘤有关。肿瘤性血管发生和异常淋巴管发生与血管瘤的融合源于 KS 中心，通过超微结构分析，Dictor 等曾就淋巴管-静脉的吻合追踪 KS 病变的形成，其过程是从淋巴管、静脉、毛细血管的内皮细胞增生、迁移、结构变异、硬化、至后期最终形成肿瘤。随着肿瘤周围基质的增生溶解，沉积物周而复始的变化，加上血管生长因子（VGF）及其他生物信息因子的释放，调整内皮细胞的增生及基质等结构的破坏。这一些生物学活动从正反两个方面涉及小血管、微血管的病变也牵涉到淋巴管和静脉。Witte 等学者用一般培养液成功地从人的皮肤、牙龈、腭等的 KS 病变中分离出了 AIDS-KS 细胞系，既没用生长因子也没用血管内皮生长因子（VEGF）。培养出的 AIDS-KS 细胞可间断性地分泌高浓度的蛋白酶，并产生细胞素 IL-6 和弥散因子（scatte factor）。但用超微分析方法没有检测到病毒颗粒。用聚合酶链反应（PCR）也没有检测到病毒的基因序列。细胞间的连接相当混乱，然而无联结复合体（Complex junction）。在血管增生早期，由于细胞内 Ca^{2+} 池发生异常，细胞间出现特异的信号信递，因而 KS 细胞打破了正常的细胞增殖循环和组织改建。KS 细胞系转移分化增殖途径替代了正常的血管内池。因此，据目前研究表明，KS 的血管异常细胞增殖的不规则内皮细胞和棱形细胞均来自血管或淋巴管内皮细胞。

【组织病理】

其典型病理学改变是增生的血管周围有大量棱形细胞，多首先出现在淋巴窦内，有时偶见于滤泡内。病变附近有含铁血黄素沉着，出血是一个明显的特征。据认为 Kaposi 肉瘤细胞起源于淋巴管，Beckslead 提出是由于血管内皮细胞变异。Kaposi 肉瘤表现为内皮细胞过度增生，异常的血管发生增殖，伴有迁移的棱形细胞，粒细胞吞噬、间质坏死，生成血管肉瘤。经近期研究，在典型的地中海型、非洲地方性，甚至最近的流行性 AIDS 病中，KS 与淋巴系统和淋巴水肿有密切关系。

【临床表现】

不同的高危人群中 Kaposi 肉瘤的临床表现不同，可分为四型：即经典型、非洲型、同种异质移植型和艾滋病相关型 Kaposi 肉瘤。

1. 经典型或欧洲 Kaposi 肉瘤

多见于有西欧血缘者，多发生于 50～70 岁老年男性。早期损害最常见于下肢远端及手与前臂等处，呈淡红、淡蓝黑、青红或紫色斑或斑块，有些可呈环形或匐行性斑片。以后增大融合形成大的斑块或结节，质地如橡皮，部分似海绵状能够加压缩小。可单个也可几百个，大小不一，直径可达 10cm 以上。伴毛细血管扩张和患处肿胀，以后可发生明显的淋巴水肿，后期斑块与结节可出现于面部、耳、躯干及口腔，特别是在软腭较多见。病情缓慢进行时，可出现新结节，并渐增大，可发生溃疡，甚至坏疽。然而部分病例可出现缓解，有的损害自行消退，留下萎缩及瘢痕，常伴有色素沉着。患者常主感烧灼、瘙痒或疼痛。除皮肤外,最常受累的部位是皮下淋巴结,约占全部病例的 10%,表现为淋巴结肿大。10%病例有内脏受累,胃肠道最常见,此外,心、肺、肝、肾上腺及腹部淋巴结也可受累。骨骼变化富有特征,并有诊断价值。极少数病例只有内脏损害而无皮肤表现。本型死亡率仅为 10%～20%,平均存活 9 年。

2. 非洲型 Kapoi 肉瘤

非洲型 Kapoi 肉瘤是非洲赤道地区相当常见的肿瘤,占恶性肿瘤的 9%,多见于 25～40 岁成人,也见于儿童。皮损广泛,并可累及淋巴结、肝、肺和胃肠等。皮损可分为结节型、鲜红色型、浸润型和淋巴结病型 4 型。结节型比较常见,可与其他类型同时存在,发展缓慢,可自行缓解。鲜红色型生长快,易溃破出血或继发感染,可侵入真皮和骨组织。浸润型常局限于手、足部,呈深部浸润、纤维化、硬结、非凹陷性水肿;常有骨质破坏,损害发展缓慢。淋巴结病型多见于儿童和年轻人,皮肤损害可有可无,涉及的淋巴结生长迅速,预后极差。以皮肤损害为主的儿童患者,病程进展往往较慢。

3. 同种异质移植型 Kaposi 肉瘤

同种异质移植型 Kaposi 肉瘤系器官移植、特别是肾移植后,长期应用免疫抑制剂治疗所致。皮损广泛分布于皮肤和黏膜,淋巴结和内脏或受累或不受累。病程进展快,但停止免疫抑制剂治疗后,皮损可自愈。

4. 艾滋病相关型 Kaposi 肉瘤

艾滋病患者感染 HIV 后,细胞免疫功能严重缺陷,易发生此病。Kaposi 肉瘤作为艾滋病最初的皮肤表现者约占 30%,在疾病发展过程中出现者约占 35%。皮损分布广泛,多发生于身体上部,常见头、颈部、足底,且对称分布。50%患者有口腔或胃肠道损害。皮损初为红色斑,周围有苍白晕,以后变成紫色或棕色斑,苍白晕消失。一般皮损较小,直径 1cm 左右,圆形隆起。本病进展迅速,治疗困难,死亡率高。有皮肤损害而死亡的病例中,均有内脏累及。自然病程不一,预后决定于艾滋病本身。

另外,少数病例主要累及淋巴结,进展迅速,常见于儿童,有时青年也可发病,表现为全身淋巴结肿大而不伴有皮肤病变。据报道大约 1/3 非洲的病例累及淋巴结,且多见于 30～50 岁的患者。

偶可并发滤泡性淋巴瘤,多发性骨髓瘤、免疫母细胞性淋巴结肿大及霍奇金病。在少数病例淋巴结发生淋巴瘤样变,生发中心增大,滤泡增生,滤泡间及滤泡内微血管增加,肝脾肿大,高 γ 球蛋白血症,被浸润的淋巴结有大量的浆细胞浸润。此种淋巴瘤样组织改变应注意与恶性淋巴瘤区别。

Witte 报道了一例很有意思 15 岁的患者(Elvin-lewis),患者呈进行性全身淋巴水肿,出现恶病质,免疫功能严重低下,全身衣原体感染,最终死于 KS 扩散。20 年后于 1968 年发病死亡。用保存的皮肤及其他组织通过 Western blot 免疫分析和抗原分析显示其 HIV-1 感染。一开始皮肤和肿瘤不易与持续淋巴水肿形成的淋巴管肉瘤相鉴别,其表现与晚期 KS 很相似。尸解发现:临床表现与 KS 病理改变相一致,属良性淋巴管扩张,淋巴管瘤小结,明显的血管肉瘤病理学改变。从这个患者说明 KS 的发病和发展与淋巴系病变。特别是淋巴水肿有密切关系。另外,KS 开始可能为小病灶,甚至是多发性的,瘤样病变可潜伏多年。就像一些良性血管瘤和淋巴瘤一样,当患者因行器官移植术而免疫功能突然改变,使得这些良性肿瘤突然增生恶化或自发消失,或变得复杂化。

【诊断】

典型皮损和病理组织学检查是本病诊断的基础。

【治疗】

KS 的治疗以放射治疗为首选,早期较小的病变以手术治疗为主。

【预后】

与患者的年龄及免疫状况密切相关,年龄大于 50 岁及免疫低下者,肿瘤扩散及转移的可能性较大。

（刘执玉　何玉祥）

参 考 文 献

刘执玉 . 2003. 淋巴的基础与临床 . 北京:科学出版社.

张振湘 . 1984. 淋巴外科学 . 北京:人民卫生出版社 .

Bikowski JB,Dumont AM. 2005. Lymphangioma circumscriptum: treatment with hypertonic saline sclerotherapy. J Am Acad Dermatol,53(3):442-444.

Bruno Ledergerber,Amalio Telenti. 1999. Risk of HIV related Kaposi's sarcoma and non-Hodgkin's lymphoma with potent antiretroviral therapy:prospective cohort study. BMJ,319(7201):23-24.

Chang Y,Cesarman E,Pessin M,et al. 1994. Identification of hepersvirus like DNA sequences in AIDS-associated Kaposi's sarcoma. Science,266(5192):1865-1869.

G. Tambussi,L. Repetto,V. Torri,et al. 1995. Epidemic HIV-related Kaposi's sarcoma:a retrospective analysis and validation of TIS staging. GICAT. Gruppo Italiano Collaborativo AIDS e Tumori. Annals of Oncology,6(4):383-387.

Kostman JR,DiNubile MJ. 1993. Nodular lymphangitis:a distinctive but often unrecognized syndrome. Ann Intern Med,118(11):883-888.

Mackey SL,Smith KJ,Yeager JK. 1994. Picture of the month. Lymphangioma circumscriptum. Arch Pediatr Adolesc Med,148(6):609-610.

Okazaki T,Iwatani S,Yanai T,et al. 2007. Treatment of lymphangioma in children: our experience of 128 cases. J Pediatr Surg,42(2):386-389.

Peachey RD,Lim CC,Whimster IW. 1970. Lymphangioma of skin. A review of 65 cases. Br J Dermatol,83(5):519-527.

Pearce JM,Griffin D,Campbell S. 1984. Cystic hygromata in trisomy 18 and 21. Prenat Diagn,4(5):371-375.

Whimster IW. 1976. The pathology of lymphangioma circumscriptum. Br J Dermatol,94(5):473-486.

Williams HB. 1981. Hemangiomas and lymphangiomas. Adv Surg,15:317-349.

第二十九章 良性淋巴结病

第一节 淋巴结的良性疾病

人体全身共有 300～450 个淋巴结，像一个个哨卡，主要沿淋巴管分布于颈部、腋窝、腹股沟、盆腔、纵隔、腘窝及肠系膜腹后壁等处，承担着过滤病原体、清除异物、参与免疫反应的作用。正因如此，淋巴结也是最容易受到病原体攻击，各种疾病好发的部位。

淋巴结疾病常表现为淋巴结肿大，由各种不同的病因所致，从病因学和病理学上可以分为良性和恶性病变两大组。淋巴结良性病变分类见表 29-1。

表 29-1　淋巴结良性病变

急性非特异性淋巴结炎	组织细胞性坏死性淋巴结炎
慢性特异性淋巴结炎	结核性淋巴结炎
结节病	疫苗后淋巴结炎
猫抓病	巨细胞病毒性淋巴结炎
弓形虫病	药物过敏性淋巴结炎
传染性单核细胞增多症	皮病性淋巴结炎
嗜酸性淋巴肉芽肿	血管免疫母细胞性淋巴结
肠系膜淋巴结炎	淋巴结纤维脂肪病变
性病淋巴肉芽肿	淋巴结梗阻样病变

第二节 急性非特异淋巴结炎

急性非特异淋巴结炎(acute nonspecific lymphadenitis)大多由淋巴结引流区组织内的细菌感染沿淋巴管蔓延所致。最常见的病原菌为葡萄球菌、链球菌、大肠杆菌、肺炎球菌及厌氧菌等。根据淋巴液引流的解剖学部位，来自口腔、牙齿及扁桃体的急性化脓性炎症，常引起急性颈部淋巴结炎。来自下肢的化脓性炎症，常引起急性腹股沟淋巴结炎。急性阑尾炎和急性肠炎往往引起急性肠系膜淋巴结炎。

【组织病理】

肉眼所见：病变淋巴结充血水肿，体积变大，质地较软。光镜检查：淋巴结被膜水肿，小血管扩张充血，并漏出性出血，淋巴窦内大量中性粒细胞浸润及纤维素渗出，窦组织细胞增生，炎性细胞可向窦外浸润蔓延，在淋巴滤泡或髓索内形成小脓肿，炎细胞浸润还常累及被膜及淋巴结周围组织。

【临床表现】

急性期可有红肿，患者局部淋巴结常肿大并有压痛。如果淋巴结发生广泛坏死和脓肿形成，病变淋巴结可出现波动，偶尔可穿破皮肤形成窦道流出脓液。

第三节 慢性非特异淋巴结炎

慢性非特异淋巴结炎(chronic nonspecific lymphadenitis)是由于局部组织器官的慢性感染以及组织破坏的产物吸收进入引流区淋巴结所致。例如,牙齿或扁桃体的慢性感染可引起颈部慢性淋巴结炎。此种病变在淋巴结活检中最常见,但应首先排除各种特异性淋巴结炎。

【组织病理】

肉眼所见:淋巴结中度肿大,质硬。光镜检查:慢性非特异性淋巴结炎组织学变化较为复杂,可表现为淋巴结内的各种反应性增生。

1. 滤泡型反应性增生

淋巴滤泡数量增多,体积增大,形态大小不一,呈圆形或不规则形,可相互融合,生发中心扩大,外有小淋巴细胞构成的帽带包绕。滤泡中心细胞增生活跃,核分裂象多见,可见各种转化阶段的淋巴细胞及散布的吞噬细胞,构成所谓的"星空"现象。滤泡间细胞成分多样,有淋巴细胞、浆细胞、免疫母细胞及组织细胞,还可见嗜酸粒细胞。此外,常有血管增生和窦组织细胞增生。滤泡型反应性增生最常见于头颈部淋巴结,重度滤泡增生多见于儿童及青少年。弓形虫病、传染性单核细胞增多症、病毒性淋巴结炎、类风湿关节炎、布氏杆菌病、梅毒及腹股沟淋巴肉芽肿,均可致局部淋巴结出现反应性滤泡增生。

2. 弥漫型反应性增生

淋巴组织弥漫增生,但淋巴结正常结构存在。早期生发中心细胞增生,生发中心扩大与外周淋巴细胞交错。随着病变的发展,生发中心被分隔为不规则的小团块。最后生发中心内的细胞与滤泡间增生的淋巴细胞、免疫母细胞及吞噬细胞混杂成片,淋巴窦和索内充满淋巴细胞、浆细胞及窦组织细胞,使窦与索分界不清。淋巴结内小静脉管壁增厚,内皮细胞增生、肿胀,呈立方形,似上皮细胞。弥漫型反应性增生多见于病毒性淋巴结炎、疫苗接种后淋巴结炎、药物过敏性淋巴结炎、皮病性淋巴结炎、血管免疫母细胞性淋巴结病及红斑狼疮性淋巴结病等。

第四节 组织细胞坏死淋巴结炎

组织细胞坏死淋巴结炎(histiocytic necrotizing lymphadenitis)最早由日本 Kikuchi 等于 1972 年描述,故又称菊池(Kikuchi)病。病因不清,可能与病毒感染有关,也有人认为是一种超敏反应性淋巴结炎。本病在日本及亚洲各国发病率较高,患者多为女性,80% 在 30 岁以下。

【组织病理】

切面可见结节状或斑块状坏死区。病变主要位于淋巴结的副皮质区或皮质区。可见大小不一、形态多样的凝固性坏死灶。坏死灶中央有嗜伊红坏死物及大量核碎片和吞噬有核碎片的巨噬细胞。坏死灶周围有增生的组织细胞、浆细胞样单核细胞及免疫母细胞,但无中性粒细胞浸润。组织细胞形态多样,有新月形、印戒形、泡沫形及多形性组织细胞。在增生的组织细胞中,常混杂数量不等的免疫母细胞,免疫组化染色证实为 T 细胞,核分裂象多见。病灶周围小淋巴细胞及小静脉增生并可见增生的淋巴滤泡。

【临床表现】

以双颈部淋巴结肿大为主,耳前、腋下、腹股沟及肠系膜淋巴结也可累及,少数患者全身淋巴结肿大。淋巴结直径多为 1~2cm,很少大于 3 cm,质硬。可有疼痛或压痛,常伴发热、白细胞减少、血沉加快及上呼吸道症状。应用抗生素治疗无效,2~3 个月内患者可热退自愈。应用肾上腺皮质激素治疗有效。

第五节 结 节 病

结节病(sarcoidosis)是一种全身性肉芽肿病,多见于 20~40 岁青壮年女性。该病的病因至今不明,有人根据部分患者可检出结核杆菌,推测与结核病密切相关;也有人认为此病是多种原因引起的一种免疫功能障碍性疾病。

【临床表现】

与结核相似,病变可见于全身所有器官,但更常见于皮肤、淋巴结、肺、肝、脾、眼、骨及腮腺。病变可累及多处淋巴结,以双侧肺门淋巴结及锁骨上淋巴结多见,但很少累及肠道及肠系膜淋巴结。

【组织病理】

肉眼所见淋巴结中度肿大,一般不超过 2cm,但肺门部淋巴结可呈巨块状。淋巴结与周围组织不粘连,切面灰红色、浅黄色或灰褐色,质地软硬不一,视病程而异。

光镜检查本病为无干酪样坏死的上皮样细胞结节为其特征。增生的上皮样细胞可呈放射状排列,其间混杂少量多核巨细胞。巨细胞体积较大,胞浆内可见 Schaumann 小体及星状小体。星状小体是蛋白或类脂质在胞浆内沉着形成的中心小粒,放射出棘状突起的一个透明区。绍曼小体是方解石结晶被钙质和蛋白混合物包绕而成的层状贝壳样小体。病灶边界清楚,持续数月或数年后纤维化。

第六节 猫 抓 病

猫抓病(cat scratch disease)是由猫抓伤或咬伤引起的以皮肤原发病变及局部淋巴结肿大为特征的一种感染性疾病。其病原体可能为一种多形性革兰阴性杆菌,可用 Warthin-Starry 银染色显示。病原体多经猫抓伤或咬伤进入体内,少数病例无猫接触史,可通过皮肤外损伤而感染。

【临床表现】

受伤后 1~4 周,局部皮肤出现丘疹、水泡或脓疱,继而结痂。2~3 个月后局部引流区域相应淋巴结肿大伴轻度疼痛,全身症状不明显。受累淋巴结以腋窝、颈部和肘部多见。

【组织病理】

肉眼所见淋巴结中度增大,一般直径为 3~4cm,最大者可达 8~10cm,质软,与周围组织粘连。切面可见皮髓质内散布大小不等、形状不一的灰黄色病灶。

光镜检查在病变早期,淋巴结内主要表现为组织细胞及淋巴细胞增生,生发中心扩大。中期可见增生的组织细胞逐渐演变为类上皮细胞,并聚集形成肉芽肿。晚期则形成特征性的肉芽肿性小脓肿,其中央为中性粒细胞及其细胞核碎片,周围为呈栅栏状排列增生的类上皮细胞,类上皮细胞间偶见少量多核巨细胞。在肉芽肿外面常见淋巴细胞、浆细胞、免疫母细胞及成纤维细胞。淋巴滤胞增生,副皮质区小血管增生。用 Warthin-Starry 银染色可在淋巴结小血管周围查见革兰阴性杆菌。

第七节　疫苗后淋巴结炎

接种牛痘、脑炎、麻疹等病毒性疫苗后发生的局部淋巴结炎称为疫苗后淋巴结炎（postvaccinal lymphadenitis）。接种破伤风、伤寒、霍乱、白喉、百日咳、流感等疫苗也可引起同样的病变。

【临床表现】

接种疫苗后数天到半年在接种侧腋窝、颈部或锁骨上淋巴结肿大，尤其常见于左锁骨上淋巴结肿大。局部疼痛，有时伴低热。

【组织病理】

淋巴结轻度至中度肿大，一般为 1~3cm，大者可达 6cm，质地坚实。

光镜检查淋巴结呈弥漫性或滤泡性增生。在皮质及副皮质区特别是在血管周围可见大量增生的免疫母细胞，此种细胞体积较大，可达直径 10~25μm，核大呈空泡状，有 1~3 个不规则小核仁常呈杆状、逗点状或 V 形。小血管增生，内皮细胞肿胀呈花瓣状。淋巴窦灶性扩张，内有蛋白性液体、淋巴细胞、浆细胞及免疫母细胞。在弥漫增生型中可见大量嗜酸性白细胞、中性粒细胞、浆细胞和肥大细胞，核分裂相多见。

第八节　传染性单核细胞增多症

传染性单核细胞增多症（infectious mononucleosis）是由 EB 病毒感染引起的一种急性或亚急性传染病，青少年多发，常通过口咽分泌物及飞沫传染，潜伏期 4~10 天。

【临床表现】

常有发热及上呼吸道感染症状，如咽喉疼痛、扁桃体炎等。全身性淋巴结肿大，以头颈部特别是下颌淋巴结肿大最先出现，其后为腋窝淋巴结、腹股沟淋巴结。纵隔及肠系膜淋巴结也可受累。肿大的淋巴结轻度压痛，大多在数周内自行缩小而消失。约半数病例出现脾肿大，少数患者出现皮疹，轻度肝炎症状及神经系统症状。约 10% 的患者发生黄疸。外周血中可查见大量不同阶段的转化淋巴细胞，这些细胞与淋巴结内增生的细胞相同。血清嗜异性凝集试验阳性率达 80%~90%。患者血清内有高滴度的抗 EB 病毒抗体 IgM。本病预后良好，多数患者能治愈，病程一般为 1~2 周，个别病例可持续数月至数年。

【组织病理】

肉眼所见淋巴结轻至中度肿大，一般不超过直径 2~2.5cm，质软，切面灰红色。

光镜检查疾病早期淋巴滤泡增生，并出现明显的生发中心。此后副皮质区内转化的淋巴细胞增生，使副皮质区增生扩张，淋巴滤泡被分散缩小，增生的细胞主要为 B 免疫母细胞及各种转化的淋巴细胞。免疫母细胞体积大，胞浆嗜双色性或强嗜派洛宁，核大呈空泡状，有一个或多个嗜碱性的核仁紧贴于核膜下。核周有一透明的晕。有时可见双核或多核的大型免疫母细胞似 R-S 细胞。淋巴窦扩张，充以各种转化的淋巴细胞、浆细胞及免疫母细胞。髓质小血管增生，内皮细胞肿胀。在弥漫增生区，核分裂象多见。增生的细胞常浸润淋巴结被膜及周围组织。

第九节　巨细胞病毒相关淋巴结炎

巨细胞病毒相关淋巴结炎（cytomegalovirus lymphadenitis）是由巨细病毒感染引起的一种淋

巴结炎。此病常见于婴幼儿及有免疫缺陷的成年人,如 AIDS 患者。巨细胞病毒是一种直径 $60\sim120\mu m$,中等大小的疱内病毒。此病毒可以通过密切接触或伤口感染,胎儿可由母体经胎盘或经产道感染。

【临床表现】

成人感染巨细胞病毒后,可出现发热、不适、皮疹、淋巴结肿大,新生儿感染巨细胞病毒,可出现黄疸、肝脾肿大、肝功障碍、皮肤出血点及畸形。

【组织病理】

肉眼所见淋巴结质韧轻至中度肿大。

光镜检查淋巴滤泡增大,生发中心扩大,副皮质区免疫母细胞增生。生发中心及淋巴索内可见特征性巨大细胞,其胞浆内及核内均可见病毒包涵体。核内包涵体直径为 $8\sim10\mu m$,可为嗜碱性,也可为嗜酸性,包涵体周围有空晕环绕。胞浆内包涵体较小,直径约 $0.3\sim0.5\mu m$,中度嗜碱性。

第十节 药物过敏淋巴结炎

部分药物引起患者发生过敏反应,其中少数患者(约 3%)可发生淋巴结肿大。这种由于药物过敏而发生的淋巴结炎,称为药物过敏淋巴结炎。Saltzstein 曾将这种由 Hgdantoin 类药引起的淋巴结炎称之为假性淋巴瘤样淋巴结病变。

【临床表现】

常在用药过敏者 1 周或数月后出现全身浅表淋巴结肿大以颈部最多见。伴发热、皮疹、关节疼痛、牙龈肥厚及末梢血嗜酸粒细胞增多。停药后淋巴结缩小,如再次用药又可引起淋巴结肿大。

【组织病理】

肉眼所见肿大的淋巴结直径通常为 $1\sim2cm$,也可达 3cm 以上,切面可见局灶性坏死。

光镜检查病变早期淋巴结结构尚属正常。中期淋巴滤泡显小,缺乏生发中心,滤泡间区扩大,见多种细胞增生,核分裂象易见,包括免疫母细胞、浆细胞、组织细胞、嗜酸粒细胞及中性粒细胞。毛细血管后微静脉增生,内皮细胞肿胀。病变晚期,淋巴结结构破坏,淋巴滤泡结构不清,增生的细胞弥漫浸润。可见灶性坏死及吞噬细胞反应,也可见大小不一的梗死灶,其周围有血管炎或血栓形成,停药后淋巴结内有瘢痕形成。

第十一节 皮病性淋巴结炎

皮病性淋巴结炎(dermatopathic lymphadenitis)为多种皮肤病变引起的局部或全身淋巴结肿大,又称脂质黑色素性网状细胞增生症。

【临床表现】

本病好发于 60 岁左右的老年人。男性多见。多数患者有皮肤病史,全身浅表淋巴结肿大,尤以腹股沟、腋窝及颈部淋巴结肿大更明显。少数病例无临床皮肤病史,仅见淋巴结肿大。本病最常见于全身性剥脱性皮炎,也可见于能引起瘙痒或脱屑的局限性皮肤病。如银屑病、扁平苔藓、湿疹、神经性皮炎等。

【组织病理】

肉眼所见淋巴结中度肿大,直径一般不超过 2cm,切面淡黄色,边缘可见线状黑色区域。

光镜检查淋巴结结构保存,副皮质区扩大,出现片状透明淡染区。该区充以大量组织细胞、Langerhans 细胞和指突网状细胞。组织细胞胞浆内含有中性脂肪和类脂呈泡沫状,又含有黑色素时则呈棕色颗粒状或粉末状,有时可见含铁血黄素沉着。病变轻微者淋巴滤泡增生,严重者淋巴滤泡消失。被膜下淋巴窦扩张,组织细胞增生。扩大的副皮质区内可见散在的嗜酸粒细胞、浆细胞、中性粒细胞和少量免疫母细胞。

第十二节　嗜酸粒细胞淋巴肉芽肿

嗜酸粒细胞淋巴肉芽肿(eosinophilic lymphoid granuloma)又称金氏病或木村病,本病是一种原因不明的嗜酸粒细胞浸润为特征的炎性病变,可能与变态反应有关。

【临床表现】

本病以 20~40 岁青壮年多见。常表现为头颈部皮下出现结节性肿块,半数以上的病例可累及淋巴结和涎腺,部分病例仅出现淋巴结病变而无皮下组织病变。外周血嗜酸粒细胞增多,介于10%~30%,且为成熟的嗜酸粒细胞,中性粒细胞计数相对减少。血清 IgE 升高。本病预后良好,对放射治疗较敏感。

【组织病理】

全身各处浅表淋巴结均可受累,但以颈部、腋下、肘部及腹股沟淋巴结多见。局部可见多个淋巴结肿大,但彼此不粘连。淋巴结中度肿大,直径 1~3cm,中等硬度。淋巴结被膜增厚,切面灰红色。

光镜检查淋巴结结构存在,被膜纤维性增厚,小梁增粗。嗜酸粒细胞弥漫浸润于整个淋巴结。浸润的嗜酸粒细胞常形成大小不一的局灶性细胞团。病灶内可见窦内皮细胞及组织细胞增生,还可见酸性粒细胞坏死形成的嗜酸性脓肿。淋巴滤泡增生,生发中心扩大。副皮质区小血管增生,内皮细胞肿胀。血管周围纤维组织增生。

第十三节　肠系膜淋巴结炎

肠系膜淋巴结炎(mesenteric lymphadenitis)是一种自限性感染性疾病。病原体为多形性革兰阴性耶尔森假结核杆菌或小肠结肠炎杆菌的消化道感染,又称 Masshoff 淋巴结炎。

【临床表现】

本病好发于男性青少年。主要表现为发热及右下腹疼痛,症状颇似阑尾炎,可伴有或轻或重的腹泻、消瘦、不规则发热。

【组织病理】

肉眼所见:回盲部肠系膜淋巴结肿大,常多个淋巴结受累,大者似核桃大,质软,被膜增厚,切面可见针尖至黄豆大灰黄色坏死灶。

光镜检查淋巴结被膜增厚,淋巴窦扩张,内充以大量单核样 B 细胞。淋巴滤泡增生,生发中心扩大。皮质和副皮质区见较多免疫母细胞和浆细胞,少量嗜酸粒细胞和中性粒细胞。突出的病变是在淋巴结髓质内形成大小不一的化脓性肉芽肿。在病变早期可见由上皮样细胞形成的结节,继而在结节中央出现由大量中性粒细胞构成的微脓肿;其周围的上皮样细胞呈栅栏状排列。

第十四节　性病相关淋巴肉芽肿

性病相关淋巴肉芽肿(lymphogranuloma venereum)是一种性接触传播疾病,由性病衣原体感染所致淋巴肉芽肿。该衣原体直径为 250~450nm,存在于初感染灶、局部淋巴结、尿道及阴道分泌物以及血液和脊髓液中。又称腹股沟淋巴肉芽肿。

【临床表现】

患者感染一周后,在生殖器处发生细小的丘疱疹,常于数日内自愈。经过 1~4 周后,发生单侧引流区淋巴结肿大。如感染灶位于男性的阴茎或女性的外阴部,则引起腹股沟淋巴结肿大;如感染灶位于男性的后尿道或女性的阴道内,则引起骨盆深部淋巴结肿大。肿大的淋巴结疼痛、粘连,可向表面穿破形成溃疡及窦道。患者有不规则发热、乏力、尿急尿热或腹泻,部分患者有关节肿痛。

【组织病理】

肉眼所见淋巴结肿大、质硬。切面灰红色,可见多数小脓肿,有时见较大的脓腔。

光镜检查病变早期出现由上皮样细胞增生形成的局限性病灶,随着病灶的发展,其中央发生坏死,形成特征性的三角形或四角形的星形脓肿。脓肿中可见大量中性白细胞及核碎片,其周围上皮样细胞呈栅栏状排列。脓肿周围出现含大量浆细胞的慢性肉芽组织。脓肿不断扩大并发生融合,星形特征逐渐消失。成纤维细胞及小血管内皮细胞增生,最终导致淋巴结广泛纤维化合并淋巴管阻塞,引起患者外阴部象皮肿。

第十五节　血管免疫母细胞淋巴结病

血管免疫母细胞淋巴结病(angio-immnoblastic lymphadenopathy)是由于病毒感染或药物过敏等因素造成机体免疫功能异常。早期引起的多克隆性淋巴细胞增殖,少数病例出现单克隆细胞株的增生,可发展为典型的 T 细胞性淋巴瘤。

【临床表现】

患者多为 60 岁以上的老年人,主要表现为突发性全身淋巴结肿大,不规则发热、出血性皮疹、多汗及体重减轻,部分患者出现肝脾肿大、贫血、血小板减少及多克隆高球蛋白血症。

【组织病理】

肉眼所见肿大的淋巴结直径一般为 2~3cm,最大者直径可达 10cm,质较软,切面呈均一灰白色或灰褐色。

光镜检查淋巴结结构大部消失,仅见少许残留的边缘窦和退化萎缩的淋巴滤泡。其特征性的组织学变化是:①淋巴结内以免疫母细胞为主。②淋巴结内细胞增生浸润,为各转化阶段的淋巴细胞弥漫性增生,可扩展到淋巴结小梁、被膜及被膜外组织。有时可见多量浆细胞及嗜酸粒细胞,偶见多核巨细胞及较多核分裂相。免疫母细胞胞浆强嗜哌若宁性,HE 染色嗜双色性,Giemsa 染色呈蓝色。③副皮质区的毛细血管后微静脉呈树枝状增生,内皮细胞肿胀,管壁增厚。血管壁及增生细胞间有大量嗜酸性 PAS 阳性无定性物质沉积。

第十六节　淋巴结纤维脂肪病变

临床上通过淋巴造影显示淋巴结内有纤维脂肪沉积样改变,称之为纤维脂肪瘤病变,常见于老年人的腋窝和腹股沟淋巴结,肥胖的人这种淋巴结脂肪变较多。组织学检查多误认为是脂肪瘤。

【组织病理】

组织学检查常为脂肪瘤样改变,脂肪组织将正常的淋巴组织推至边缘,这是较常见的脂性淋巴结。另一种病理现象是呈慢性淋巴结炎性变,有明显的结缔组织增生,大量纤维细胞和多形组织细胞,有瘢痕组织形成。

【临床表现】

单纯淋巴结脂肪性变的患者多不会去就医,多是因为淋巴结急慢性感染性炎症或疑有肿瘤等疾病去医院就诊才在淋巴造影中被发现。淋巴结的长期炎症,最后结果是纤维性瘢痕,表现结内有充盈缺损。严重的感染最终可使淋巴结被纤维组织所替代,再做淋巴造影时,不能摄取造影剂。Magrina 等(1980)描述这种脂肪淋巴结。淋巴结内大量的纤维和脂肪组织可以将正常组织推到结的边缘,当淋巴造影时就很难区别这种图像是肿瘤造成的充盈缺损,还是脂肪沉积所造成,因组织挤压成薄片,给诊断造成困难。在这种情况下,要仔细研究观察结内充盈缺损的情况,若是充盈缺损边缘凹凸不平成葡形状,即充盈缺损呈现一种不活跃的状态,而不是向外扩张的趋势,这种充盈缺损可能是纤维组织沉积所造成。另一方面,可多方位拍照观察,结内扩张性病变如呈圆形,多表明为脂肪瘤病变。

第十七节　淋巴结梗阻样变

淋巴管若有梗阻,则梗阻以远侧的淋巴结,会受到淋巴液压力增高的影响,造影时显示淋巴结肿胀和肥大。若梗阻成为慢性,侧支循环可以开放,淋巴管与静脉之间可以发生交通代偿。如胸导管发生完全梗阻,淋巴造影则即刻显示主动脉旁淋巴结充盈胀大,若梗阻解除后 6 周再造影,则淋巴结又恢复正常范围。

丝虫的幼虫可以梗阻淋巴管和淋巴结,造成淋巴结胀大。丝虫性淋巴管病的诊断及处理在第七章中已讨论过了。在丝虫性象皮肿患者血中可以查出微丝蚴,但不是所有的病例都能查出。有些病例是以临床表现包括病史、补体结合试验和皮肤敏感试验等完成诊断的。在疾病早期,淋巴结的造影异常并不明显,很像是淋巴结增生或结核病,但没有干酪样改变。在最早期的病例,淋巴结可显示为正常,只是输入淋巴管显示明显的扩张。在严重的长期病例,有继发感染并梗阻时,淋巴管广泛受损,进行淋巴造影非常困难甚至不可能。

(刘执玉　何玉祥)

参 考 文 献

金惠铭,王建枝.2004.病理生理学.6版.北京:人民卫生出版社.

刘执玉.2003.淋巴的基础与临床.北京:科学出版社.

张振湘.1984.淋巴外科学.北京:人民卫生出版社.

Castenholz A. 1998. Funtional microanatomy of initial lymphatics with special consideration of the extracellular matrix.

Lymphology,31(3):101-118.

Deitch EA,Adams CA,Lu Q,et al. 2001. A time course study of the protective effect of mesenteric lymph duct ligation on hemorrhagic shockinduced pulmonary injury and the toxic effects of lymph from shocked rats on endothelial cell monolayer permeability . Surgery,129(1): 39-45.

Fox U,Lucani G. 1993. Disorders of the intestinal mesenteric lymphatic system. Lymphology,26(2):61-66.

Greenlee R,Hoyme H,Witte M, et al. 1993. Developmental disorders of the lymphatic system . Lymphology, 26 (4): 156-168.

Johnston MG. 1989. The intrinsic lymph pump: progress and problems. Lymphology,22(2):116-122.

Karadeniz C,Oguz A,Ezer U,et al. 1999. The etiology of peripheral lymphadenopathy in children. Pediatr Hematol Oncol, 16(6):525-531.

Liu NF. 2004. Trafficking of hyaluronan in the interstitium and its possible implications . Lymphology,37(1):6-14.

Oguz A,Karadeniz C,Temel EA,et al. 2006. Evaluation of peripheral lymphadenopathy in children. Pediatr Hematol Oncol,23(7):549-561.

Olszewski WL. 1991. Lymphangitis . In: Olszewski WL. ed. Lymph Stasis:Pathophysiology, Diagnosis and Treatment. London: CRC Press,Inc,293-298.

O'Morchoe CCC. 1996. A glimpse at opportunities for lymphology in the mext century. Lymphology,29(Suppl):3-6.

Sacchi G,Weber E,Agliano M,et al. 1994. Subendothelial nerve fibers in bovine mesenteric lymphatics: an ultrastructural and immunohistochemical study. Lymphology,27(2): 90-96.

Zweifach BW,Parther JW. 1975. Micromanipulation of pressure in terminal lymphatics in the mesentery. Am J Physiol, 228(5):1326-1334.

第四单元　儿童和老年免疫病

第三十章　小儿免疫功能与免疫病特点

第一节　小儿免疫病理特点

一、免疫系统的发育

小儿时期是人体免疫系统发生和发展的重要阶段,具有特殊的生理特点。小儿免疫系统在出生时已基本建成,但免疫功能尚未发育成熟。细胞免疫功能较为健全,体液免疫功能较弱,免疫球蛋白含量普遍较少,出生时 IgG 含量虽然较高,但大部分 IgG 是由母体通过胎盘进入胎儿,出生后逐渐消耗,至 3~6 个月时,由母体来的 IgG 已降至最低水平,故此时期婴儿易感染疾病。1 岁以后 Ig 逐渐增多,免疫功能也随之增强。

（一）免疫器官

1. 胸腺

胸腺是中枢免疫器官,是胎儿较早出现的淋巴组织。胸腺的发生起始于胚胎的第 3、4 对咽囊腹侧。自胎龄第 6 周开始分化,第 8 周出现淋巴细胞,第 10~11 周可区分开皮质和髓质,约第 18 周时髓质中出现胸腺小体,此时胸腺的形态基本发育成熟。随着胎龄的增大,胸腺重量与体重的比值呈直线增加,出生时比值最大。通常在第 24 周以后胸腺增长速度逐渐减慢。胎儿胸腺在出生时重为 10~15g,其处理干细胞成为 T 细胞的功能已基本发育健全,此后胸腺与体重比值随年龄而逐渐减小。胸腺的重量以 6~13 岁时最高,可达 30g 左右,此后逐渐萎缩,20 岁时约重 20g,老年人可低于 10g。新生儿胸部 X 线摄片常可见明显的胸腺影像。

2. 脾

脾脏自胎龄第 5 周开始发育,12~17 周时出现淋巴细胞,约在第 20 周左右完成雏形的发育,但免疫功能待出生以后相当一段时间才发育完全。脾组织的生发中心及滤泡于生后 3 个月时基本形成。脾重量与体重的比值与胸腺的发育趋势近似。出生时脾重 5~10g,成年为 100~300g,老年期稍有缩小。

3. 淋巴结

在胎龄第 7 周左右,胎儿淋巴管道开始出现淋巴结的雏形。出生后数周,其髓质和皮质逐渐分化明晰。当受抗原刺激后逐渐形成生发中心。青春期淋巴结发育到最高程度。淋巴结的衰老和退化较慢,到 60 岁时仅有轻度萎缩。

（二）淋巴细胞

于胎龄第 7 周时在末梢血液中可见到淋巴细胞,12 周时达到 10^9 个/L。此后迅速增加,在 20~25 周时达到 $(7~10)×10^9$ 个/L,为人生理最高值。出生后其数目稍减,待 6~12 个月后回升。此后随年龄增长而逐渐下降至老年的低水平。

胎儿 T 细胞约于第 8 周进入胸腺开始产生细胞膜表面标志蛋白,11 周时已分化出可结合羊红细胞的 CD11。12~15 周时,胎儿的胸腺和脾脏的淋巴细胞能分别识别同种异体淋巴细胞,具有抗原识别能力。13 周时出现移植物抗体宿主反应。14 周时可被植物血凝素(PHA)刺激产生增殖反应,具有细胞毒作用,胎儿的 T 细胞功能见表 30-1。

表 30-1　胎儿 T 细胞功能及出现时间

功能	最早出现的胎龄
抗原识别	12 周
结合抗原	10~13 周
移植物抗宿主反应	13 周
对有丝分裂素的反应	12~22 周
产生干扰素	未确定
细胞介导淋巴细胞溶解	7 个月
抗体依赖性细胞毒性	脐血
产生淋巴毒素	脐血
对抗原刺激的反应	新生儿

新生儿脐血中 T_H 和 T_S 之比大于成人,外周血中两者之比为 1：2 或 1：3。在妊娠 7 个月时,胎儿 $CD4^+$ 细胞约为 80%,$CD8^+$ 细胞约为 10%~15%,$CD4^+/CD8^+$ 比值约为 6：1,到妊娠末期时 $CD8^+$ 细胞增加至 25%,$CD4^+/CD8^+$ 细胞比值约为 3.3：1。出生时细胞免疫功能基本发育健全。一般早产婴儿的 T 细胞百分数低于足月婴儿,新生儿低于母亲。出生后 $CD4^+$ 细胞约为 50%~65%,$CD8^+$ 细胞约为 25%~35%,但其中部分细胞为正在分化中的未成熟 T 细胞,$CD4^+/CD8^+$ 细胞的比值随年龄增长而降低。体外试验证明,胎儿 T 细胞能抑制成人经丝裂原刺激后的 T 细胞增殖反应和 B 细胞产生抗体。这种抑制活性在胎儿 12 周时出现,并可持续到生后 1 年。

B 细胞在胎儿发育中首先出现于肝,14~15 周时脾和周围血中出现带表面 IgM 标志的 B 细胞,10~12 周间先后出现 IgG 及 IgA、IgD 的 B 细胞,15 周时与成人相近,但其功能尚不健全。出生前有 80% 的 IgG、IgA 的 B 细胞带有 IgM、IgD 标记。早产儿、足月低体重儿的免疫细胞及其功能成熟更晚。28~33 周龄的早产儿,其脐带血的 NK 细胞活性已能检出。正常新生儿 NK 细胞活性低于成人(表 30-2)。

表 30-2　NK 细胞杀伤活性

年龄	n	CD16		CD56		CD57		K562 溶解	
		%	个/μl	%	个/μl	%	个/μl	n	%
出生	11	138±4.3	709±316	9.1±4.3	481±198	1.2±0.7	60±40	26	15±6
1~5 个月	6	12.7±4.6	790±352	10.6±5.4	627±308	1.4±0.8	80±40	7	36±12
6~12 个月	7	12.5±4.9	714±300	12.2±6.0	676±295	1.7±1.5	120±110	12	42±9
1~4 岁	8	12.9±4.6	573±264	13.1±5.6	586±310	2.6±1.9	120±90	23	41±8
5~8 岁	6	14.4±5.2	418±134	15.0±6.7	431±181	12.6±6.7	360±170	13	40±8
9~13 岁	7	15.2±4.2	408±196	16.5±5.9	438±181	15.8±6.9	410±190	19	38±8
成人	12	15.5±5.4	318±191	16.4±6.5	343±214	20.5±5.5	400±150	42	38±8

注:K562,白血病细胞株。

摘自 Stichm ER. Immunologic Disorders in Infants and Children. 3rd ed. London:WB. Saunders Co,1996,225.

　　综上所述,婴儿出生时 T、B 细胞不完全成熟,大多处于逐渐分化成熟的过程中,难以产生有效的免疫应答。

表 30-3　不同年龄正常人群外周血淋巴细胞亚群(个/ml)

	脐血	2~3个月	4~8个月	12~23个月	2~5岁	5~17岁	成人
总淋巴细胞均值	5400(41)	5680(66)	5990(64)	5160(59)	4060(50)	2400(40)	2100(32)
5%~95%可信	4200~6900	2920~8840	3610~8840	2180~8270	2400~5810	2000~2700	1600~2400
范围	(35~47)	(55~78)	(45~79)	(45~79)	(38~64)	(36~43)	(28~39)
CD3 细胞均值	3100(55)	4030(72)	4270(71)	3300(63)	3040(72)	1800(70)	1600(73)
5%~95%可信	2400~3700	2070~6540	2280~6450	1460~5440	1610~4230	1400~2000	960~2600
范围	(49~62)	(41~64)	(45~79)	(53~81)	(62~80)	(66~76)	(61~84)
CD4 T细胞均值	1900(25)	2830(52)	2950(49)	2070(43)	1800(42)	800(37)	940(46)
5%~95%可信	1500~2400	1460~5116	1690~4600	1020~3600	900~2860	700~1100	540~1660
范围	(28~42)	(41~64)	(36~61)	(31~54)	(35~51)	(33~44)	(32~60)
CD8 T细胞均值	1500(29)	1410(25)	1450(24)	1320(25)	1180(28)	800(30)	520(2)
5%~95%可信	1200~2000	650~2450	720~2490	570~2230	630~1910	600~900	270~930
范围	(26~33)	(16~35)	(16~24)	(16~38)	(22~38)	(27~35)	(13~40)
B 细胞(CD19/	1000(20)	900(23)	900(23)	900(23)	900(24)	400(16)	246(13)
20)均值	200~1500	500~1500	500~1500	500~1500	700~1300	300~500	122~632
5%~95%可信 范围	(14~23)	(19~31)	(19~31)	(19~31)	(21~28)	(12~22)	(10~31)
CD4：CD8 比 率均值	1.2	2.2	2.1	1.6	1.4	1.3	1.7
5%~95%可信 范围	0.8~1.8	1.3~3.5	1.2~3.5	1.0~3.0	1.0~2.1	1.1~1.4	0.9~4.5

　　注:括号内为百分率,总淋巴细胞百分率其基数为白细胞总数,淋巴细胞百分率其基数为淋巴细胞总数。

　　摘自 Stiehm ER. Immunologic Disorders in Infants and Children. 3rd ed. London:W. B. Saunders Co. 1996. p217.

(三) 免疫球蛋白(Ig)

　　胎儿免疫系统发育不成熟,又缺乏抗原刺激及甲胎蛋白(α-FP)等反馈效应,故合成量极低。

1. IgG

　　IgG 为血清中主要的免疫球蛋白,其合成约在胎儿第 12 周开始,但量很少。IgG 可以通过胎盘向胎儿输送,故绝大多数胎儿的 IgG 是由母体提供的。胎儿 5 个月时 IgG 含量约为成人的 5.6%,以后增长速度加快,8 个月时达到成人的 56%,9 个月时达 88%。愈接近妊娠晚期,来自母体的 IgG 越多,足月新生儿脐带血 IgG 含量甚至可超过母体,而早产儿 IgG 较低。出生后 IgG 逐步消耗,而 IgG 自身合成能力尚不足,于生后 3~4 个月内可出现生理性低 γ-球蛋白血症,其 IgG 水平仅相当于成人的 60%,4~6 岁时约为 62%,7~9 岁时约为 78%,10~12 岁约为 86%,13 岁以后基本达到成人水平。

　　IgG 亚类也低于成人,尤以 IgG2 更低,3~6 个月龄是达最低值。以后随年龄增长而升高,IgG3 增长最快,10~13 岁时接近成人水平。其他 IgG 亚类增长速度依次为 IgG1、IgG2 和 IgG4,均在 14 岁左右达到成人水平。

　　来自母体的 IgG 可以抵抗某些微生物的入侵,如麻疹病毒、风疹病毒、流感杆菌、脑膜炎双球菌、链球菌等,但对某些病原菌,如白喉杆菌、破伤风杆菌、百日咳杆菌、水痘病毒等缺乏特异性

IgG 抗体,故只能起到部分保护作用,这是新生儿易患破伤风的原因之一。由于新生儿 B 细胞产生 IgG2 、IgG4 较迟,因此对细菌荚膜多糖亦不能较早产生抗体。

表 30-4　健康小儿血清免疫球蛋白含量(g/L,括号内为均值)

年龄组	测定组	IgG	IgA	IgM
新生儿	7	5.19~10.79(8.49)	0.001~0.019(0.009)	0.018~0.12(0.069)
4 个月~	11	3.05~6.87(4.97)	0.11~0.45(0.28)	0.31~0.85(0.069)
7 个月~	20	4.09~7.03(5.56)	0.21~0.47(0.34)	0.33~0.73(0.53)
1 岁~	60	5.09~10.09(7.59)	0.31~0.67(0.49)	0.98~1.78(1.38)
3 岁~	85	6.60~10.39(8.24)	0.58~1.00(0.79)	1.10~1.80(1.45)
7 岁~	50	7.91~13.0(10.72)	0.85~1.71(1.28)	1.20~2.26(1.73)
12 岁~	30	8.27~14.17(11.2)	0.86~1.92(1.39)	1.22~2.56(1.89)

摘自《实用儿科学》. 第七版. 北京:人民卫生出版社,2002. 575 页.

2. IgA

IgA 是血清中增加较慢的一类 Ig。胎儿自第 30 周左右开始合成极少量 IgA,母体 IgA 又不能通过胎盘输给胎儿,故胎儿血中 IgA 水平很低,仅能测出微量,出生时很少超过 50mg/L。生后一个月其含量仅为成人的 2.6% 左右,4~6 个月时约为 9.3%,1 岁时约为 20%,1~3 岁时约为 22%,4~6 岁时约为 36%,7~9 岁时约为 62%,10 岁左右达成人水平,性别间无差异。

表 30-5　正常儿童血清 IgG 及其亚类水平(g/L)

年龄	例数	IgG	IgG1	IgG2	IgG3	IgG4
新生儿	24	9.21±0.33 (5.68~13.52)	5.64±0.98 (3.88~7.40)	2.27±0.43 (1.41~3.11)	0.56±0.11 (0.34~0.78)	0.34±0.08 (0.19~0.51)
3 个月~	6	3.39±0.90 (1.63~5.15)	2.28±0.32 (1.65~2.91)	0.69±0.12 (1.12~0.16)	0.27±0.05 (0.17~0.37)	0.16±0.05 (0.06~0.26)
6 个月~	17	5.50±0.61 (4.30~6.76)	3.31±0.51 (2.31~4.31)	1.13±0.16 (0.82~1.44)	0.33±0.06 (0.21~0.45)	0.19±0.05 (0.09~0.29)
1 岁~	33	5.62±1.14 (3.39~7.85)	3.46±0.77 (1.95~4.97)	1.38±0.40 (0.60~2.18)	0.36±0.08 (0.20~0.57)	0.22±0.07 (0.08~0.36)
3 岁~	40	6.73±1.31 (4.16~9.30)	4.15±0.79 (2.60~5.70)	1.74±0.50 (0.76~2.72)	0.39±0.09 (0.21~0.65)	0.23±0.10 (0.03~0.41)
5 岁~	40	8.12±1.33 (5.95~10.64)	5.00±0.77 (3.49~6.51)	2.11±0.40 (1.33~2.89)	0.50±0.09 (0.32~0.68)	0.31±0.07 (0.17~0.45)
7 岁~	24	9.13±1.33 (6.52~11.74)	5.62±0.93 (3.80~7.44)	2.44±0.463 (1.54~3.34)	0.57±0.13 (0.31~0.83)	0.31±0.77 (0.17~0.45)
10~13 岁	27	10.38±1.64 (7.17~13.59)	6.35±0.94 (4.51~8.19)	2.83±0.44 (1.97~3.69)	0.64±0.11 (0.42~0.86)	0.39±0.10 (0.19~0.59)
成人	20	11.57±1.87 (7.90~15.24)	7.24±1.16 (4.97~9.51)	3.26±0.61 (2.06~4.46)	0.68±0.11 (0.46~0.90)	0.44±0.09 (0.26~0.62)

注:以均值±表示,括号内为 95% 可信范围。摘自《上海免疫学杂志》,1990,10:161。

分泌型 IgA(SIgA)是由两个单体 IgA 经由 j 链和分泌小体组成的二聚体。SIgA 由黏膜下固有层中的浆细胞合成,其合成受黏膜组织中的 T 细胞调节。SIgA 存在于唾液、泪水、母乳等外分泌液中,在黏膜免疫中发挥抗感染和抗其他异物侵袭的局部防御作用。新生儿唾液中 SIgA 含量较低,但增长速度较快,2～3 岁时即达成人水平。泪水中的 IgA 约在生后 20 天开始出现。如有宫内感染,生后数日即能测到 IgA。母乳中含有大量 SIgA,分娩后 4 天内初乳内含量最高,是新生儿获得被动免疫的重要来源。

表 30-6　229 例 1～12 岁健康小儿尿液中 SIgA 含量测定

年龄(岁)	例数	$\bar{x}\pm SD_{(\mu g/mg肌酐)}$	男		女	
			例数	$\bar{x}\pm SD_{(\mu g/mg肌酐)}$	例数	$\bar{x}\pm SD_{(\mu g/mg肌酐)}$
1～5 岁	132	0.51±0.36	76	0.45±0.34	56	0.53±0.33
5～8 岁	27	0.50±0.20	14	0.57±0.23	13	0.45±0.17
8～12 岁	70	0.56±0.31	33	0.49±0.25	37	0.62±0.34

3. IgM

IgM 是胎儿最早合成的一种 Ig,不能通过胎盘由母体输入。在胎龄 10 周左右开始自身合成。26 周时胎儿体内能测到微量 IgM。出生时 IgM 约为成人的 10%,此后合成的速度加快,2～3 个月时约为成人的 54%,4～6 个月时约为 63%,1 岁时约为 75%,1～2 岁达到成人水平。9～11 岁以后 IgM 水平出现性别差异,女性偏高。母子 ABO 血型不合,母体产生 IgM、IgG 两种抗体,由于 IgM 不通过胎盘,故有的血型不合但并不出现新生儿溶血症。

在有宫内感染时,胎儿自身合成 IgM 增加,脐带血 IgM 可达 200mg/L 以上,可作为诊断参考指标。对大肠杆菌、痢疾杆菌等革兰阴性杆菌感染的特异性抗体,多属于 IgM 类,由于新生儿 IgM 合成能力不足,易造成肠道感染。

4. IgD

在胎龄 31 周以后出现 IgD 生成细胞,胎儿自身合成 IgD 甚少,母体的 IgD 也不能通过胎盘输入胎儿,脐血含量仅为成人的 1%,生后 1 岁时相当成人的 10% 左右。以后合成速度骤增,2～3 岁时基本达到成人水平。4～5 岁时可稍超过成人水平。11～16 岁时达到最高峰,成人(20～59 岁)含量仅为该组的一半。IgD 的生理功能至今了解不多,人们发现大部分 B 细胞膜上有 IgD,并认为在 B 细胞分化过程中起启动作用。新生儿淋巴细胞膜上携带的膜 IgD 比成人高 2 倍以上。多种疾病特别是变态反应病与慢性疾病的人均能检出特异性 IgD 抗体或较高的血清 IgD 水平。多数学者认为血清 IgD 在机体防御功能上不起重要作用。

5. IgE

人体的 IgE 的血清浓度很低,一般不通过胎盘或仅有微量通过。胎儿自 11 周开始合成 IgE。出生时小儿 IgE 水平为成人的 10%～15%。1～5 个月时约为成人的 25%,1 岁时约为 30%,1～3 岁时约为 50%,3～5 岁时约为 63%,7 岁左右达到成人水平。性别间差异不显著。

IgE 是导致速发型变态反应的主要物质,IgE 应答对 T 细胞有高度依赖性。新生儿 IgE 很低,因而不易出现典型的速发型变态反应,如婴儿期 IgE 呈高水平,在 2 岁以内很易出现特异性变态反应性疾病。

表 30-7 儿童唾液中 SIgA 正常值(mg/L)

年龄(岁)	SIgA 水平	年龄(岁)	SIgA 水平
3～5	1.3～5.3	11～15	7.8～55.2
6～10	2.8～7.8	成人	132.8±70.2

表 30-8 425 名不同年龄人群血清 IgE 水平

年龄(岁)	n	IgE 水平(U/ml)	年龄(岁)	n	IgE 水平(U/ml)
1～2	29	20～208	21～30	114	27～376
3～5	31	35～405	31～40	38	34～372
6～15	45	51～446	>40	109	34～382
16～20	59	38～401	总数	425	32～386

注:表中 IgE 水平以均值+2SD 表示.

摘自 Stichm ER. Immunologic Disorders in Infants and Children. 3rd ed, W. B. Saunders Co. 1996,215.

(四) 补体

总补体(CH50)的活性在胎龄 20 周时已能测出,出生时脐带血的总补体溶血活性约为成人的 53%。4～6 个月以后基本达到成人水平。

补体各成分中,胎儿对 C3 成分的合成较早,在胎龄 4 周前后即可检出。C2、C5、C4、C8 等在 7～11 周,C1q 约在 20 周后可以检出。一般在胎龄 3 个月内,9 种成分均已开始合成,但其含量相差悬殊。补体各成分的发育也不尽相同,其中 C3 在胎龄 21～22 周时含量相当于母体的 5%～10%,出生时约为 54%。C4 含量在出生时约为成人的 55%,C6 约为 61%,C8、C9 约为 10%～20%。补体各成分在出生后 4～6 个月内基本达到成人水平。由于新生儿缺乏特异性抗体,因此不需要抗体启动的补体激活替代途径,在发挥补体调理作用中就显得特别重要。

表 30-9 主要补体组分血清正常值(g/L,$\bar{x}±SD$)

补体组分	新生儿	学龄前儿童	成人
C1q	0.093±0.016	0.256±0.024	0.245±0.036
C3	0.811±0.146	1.380±0.177	0.690±0.262
C4	0.223±0.044	0.598±0.128	0.584±0.110
C5	0.055±0.005	0.125±0.017	0.050±0.143
C9	0.002±0.002	0.136±0.018	0.040±0.196
B因子	0.094±0.034	0.233±0.032	0.323±0.062
C_{HNH}	0.132±0.027	0.171±0.044	0.268±0.050

(五) 吞噬功能

血液中具有吞噬功能的细胞主要是中性粒细胞和单核细胞。在胎龄第 9 周前后,末梢血中开始出现中性粒细胞,数目约为 $0.05×10^9/L$,并具备吞噬能力。第 20 周时增至 $(0.05～1)×10^9/L$。胎儿巨噬细胞在胸腺中发育较早,而在腹腔和脾脏则发育较迟。出生后细胞数目急增,生后 12h 可增达 $13×10^9/L$,72h 后逐步下降到 $4×10^9/L$,维持一段水平后,逐渐达到成人水平。在小儿初期,由于血液中一些促吞噬因子的功能比成人低,使中性粒细胞的游走能力及吞噬能力较差,但其直接杀伤能力与成人相似。

(六) 其他免疫因素

人体非特异性免疫(nonspecific immunity)作用的屏障结构在小儿阶段也存在从弱到健全的

发育过程。新生儿皮肤和黏膜较薄嫩,皮肤角质层较薄,真皮血管容易渗出血浆而形成水泡。因此对外界刺激的抵抗力弱,易受机械或物理损伤而继发感染。此外新生儿皮肤的 pH 比成人偏碱性,易于细菌或真菌的增殖;肠道通透性高,血-脑屏障未发育成熟,以及呼吸道纤毛细胞发育不完善等,均导致新生儿的非特异性免疫功能较差,随年龄增长而逐步发育健全。

二、自动免疫的建立

机体经抗原刺激后,自身免疫系统产生的免疫能力称为自动免疫。

1. 胎儿期

胎儿满 26 周后,免疫功能已经部分建立,具有初步自动免疫能力。当母体抗体不具备对某种入侵抗原的抗体活性时,胎儿能调动自身免疫功能对该抗原进行免疫应答,使淋巴结或浆细胞增殖,IgM 合成增加,有时 IgA 也偶有增加。这些抗体的活性可延续到出生后 3～4 个月。此外,妊娠期母体接种某些疫苗后,胎儿自身也可以产生相应抗体。以上说明胎儿期已有一定的自动免疫功能。胎儿自动免疫功能的建立,不仅依赖免疫细胞识别抗原,而且依赖于不同胎儿期细胞群之间复杂的作用。

2. 出生后

新生儿期细胞免疫功能已基本成熟,但吞噬能力尚低下,体液免疫功能处于早期阶段。由于母体抗体对新生儿自身抗体合成有抑制作用,以及此时期容易诱发免疫耐受等原因,机体受抗原刺激后,自身合成抗体能力显著低于成人,如接种沙门菌 H 抗原后,成人在第 4～5 天出现 IgM 抗体,再过 3～4 天后出现 IgG 抗体;可是新生儿在 7～14 天出现 IgM,而 IgG 要到 20～40 天出现,抗体效价也低于成人。因此,小儿预防接种除一些以细胞免疫为主的接种(如卡介苗等)外,大多数预防接种都要到出生后数个月以后进行。6 个月以后小儿的体液免疫功能开始迅速发育。1 岁以后 IgM 类抗体合成能力成熟,随后其他几种 Ig 合成能力也先后达到成熟,此后自身免疫能力基本发育健全。

三、被动免疫的建立

由外界输入免疫物质是机体获得免疫能力,称为被动免疫。

1. 胎儿期

胎儿主要通过胎盘由母体获得被动免疫能力。母体供给的主要免疫成分是 IgG,这种 IgG 具有多种特异性抗体活性。胎儿约在第 12 周开始从母体得到少量抗体,17 周后输入量加大,22 周后胎儿血中 IgG 水平迅速上升,相应母血 IgG 水平稍有下降,约在 35～37 周母子达到平衡。出生时脐带血 IgG 水平可以高出母血 1.1～1.5 倍。应当指出,胎儿在最初 3 个月内,母体抗体还未输入,一旦病原体入侵,很快扩散全身,引起严重感染。

2. 出生后

在正常情况下,新生儿获得被动免疫主要来自两个途径:一是母体抗体在新生儿体内继续发挥作用;二是通过哺母乳获得免疫能力。母体抗体具有多种抗体活性,使新生儿离开母体后,母体抗体以 3~4 周失活一半的速度减少,约在 10 个月前后消耗殆尽。母体通过胎盘主要输入 IgG。有些抗体的主要成分是 IgM(如一些革兰阴性杆菌抗体等)时,则不能通过胎盘,胎儿不能从母体获得抗体,因而胎儿或新生儿容易发生这类微生物的感染。早产婴与足月婴的被动抗体水平有一定差别,母体向胎儿大量输入抗体主要在妊娠后期,早产婴在 2~6 个月时也易出现较严重的生理性低 γ-球蛋白血症。此外,母体抗体除使胎儿获得抗感染能力外,也是导致某些病理反应的原因。例如母体中存在抗胎儿血型抗体时,将引起新生儿溶血症。患有某些自身免疫病的母亲,也可通过胎盘把一部分自身抗体输入给胎儿,使小儿在出生后出现一过性的类似母体的病症。

母乳喂养儿比人工喂养儿的感染发生率及死亡率显著偏低,主要由于母乳中含有大量的抗体和免疫细胞以及其他免疫物质。母乳的抗体成分主要是分泌型 IgA,成熟乳中平均含量为 1g/L,产后 3~4 天以内的初乳 IgA 含量最高,可达到 10~20g/L。分泌型 IgA 进入小儿消化道后,不被消化液中的酶类分解,可黏附于消化道表面起防御作用。母乳 IgA 含有多种抗毒素、抗菌抗体、病毒中和抗体及部分天然抗体的活性。这类 IgA 分子缺乏补体附着的位置,不能以溶菌方式灭菌,而是近似调理作用,协助巨噬细胞吞噬灭菌,因而可减少菌体内毒素对小儿肠道黏膜的刺激。小儿在出生后 24h 后大多不能再吸收入血,仅停留于肠道局部发挥作用。

此外,母乳中含有大量免疫活性细胞,初乳中可达 2×10^9/L,其中巨噬细胞占 85%~90%,其余 10%~15%为淋巴细胞,这些淋巴细胞中 T 细胞约占 50%,B 细胞约占 34%。上述细胞在小儿消化道中所起的作用尚不清楚。母乳中还含有乳铁蛋白、补体、溶菌酶、α 抗胰蛋白酶以及促乳酸杆菌生长因子等,均可协同提高小儿的免疫功能。

四、免疫耐受现象

免疫耐受是指正常机体对某一抗原刺激的免疫反应减弱或无反应状态,但对其他抗原反应仍正常。机体免疫系统未发育成熟是导致免疫耐受的主要原因,故胎儿及新生儿易产生免疫耐受。例如,母体感染风疹病毒痊愈后,胎儿组织及羊水中仍可分离到该病毒,以至带病毒可延续到生后 3 岁。胎儿受巨细胞病毒感染后,也可出现持续的高病毒血症。如果婴儿生后 24h 内接种百日咳菌苗,将导致免疫耐受,即使在 5 个月内加强接种,也有 15%不能产生相应的抗体,这类免疫耐受现象,随年龄增长而逐渐消失。出现免疫耐受现象,除年龄因素外,也与入侵的抗原性质和剂量有关,凡不易被巨噬细胞处理的抗原,或抗原量过多、过少,都容易诱导机体产生免疫耐受,此外,抗原分子上的抗原决定簇与免疫细胞上的抗原识别结构之间的关系,以及抗体的遗传和内外因素都与免疫耐受密切相关。免疫耐受在胚胎期容易建立,新生儿次之,成人后较难。免疫耐受除导致上述病理现象外,在防止对自身组织的免疫反应上以及对甲胎蛋白、孕甾酮和绒毛促性腺激素等免疫抑制物质一起,在维持妊娠母子关系上也有重要的生理意义。上述物质有保护胎儿免受排斥的作用。

第二节 新生儿生理性免疫缺陷病

新生儿对感染原的免疫反应能力低下更可能是免疫系统"无经验"之故,而非不成熟。即其免疫系统虽已发育完善,但因以往未曾接触感染源,故未能建立免疫记忆反应。体外实验提示新生儿期对感染的敏感性增高,未在体内得到证实。

一、中性粒细胞

严重新生儿败血症常发生明显的中性粒细胞减少和骨髓中性粒细胞储藏库空虚,常可导致死亡。动物模型发现未成熟鼠的中性粒细胞储藏库仅为 4 个月鼠的 27%;新生鼠在受到炎症性刺激后从骨髓中更快和更多地释放中性粒细胞,骨髓中性粒细胞储藏库也更易于空虚。

新生儿中性粒细胞形态的可变异性降低,未成熟儿中性粒细胞形态的可变异性更差。未成熟儿中性粒细胞的趋化功能和自由移动均低于成熟儿,于生后 21 天时自由移动功能已达到成熟儿水平,但定向趋化功能仍然很低。体外新生儿中性粒细胞经刺激后的定向移行功能(即趋化性)较成人差。新生儿中性粒细胞黏附功能缺陷是在炎症性刺激下,趋化反应无力,导致中性粒细胞不能穿过血管内皮细胞移行。新生儿中性粒细胞的吞噬和杀菌功能仅略低于成人,但在疾病或应急状态下可明显下降。

二、细胞表面免疫表型

未成熟儿中性粒细胞和单核细胞表面表达免疫球蛋白 G 受体 FcRⅢ和 FcRⅡ较成人为低。FcRⅢ表达下降可解释部分未成熟儿吞噬和杀菌功能异常。正常情况下,未成熟儿的 FcRⅢ表达将于出生后 2 周达到成人水平。新生儿中性粒细胞表面表达 CD10、CD13 和 CD33 低于成人,从而改变了对炎症引起的肽类介质的反应。

三、单核细胞产生的细胞因子

新生儿及未成熟儿的单核细胞刺激后仅产生少量的 G-CSF 和 IL-8。由此可解释在感染过程中新生儿不能有效地上调中性粒细胞的功能。新生儿单核细胞产生 IL-6 也存在缺陷,如 B 细胞成熟分化为浆细胞延迟,在感染刺激下,各种 T 细胞成熟障碍和造血祖细胞进入细胞周期延迟。

四、B 细胞的功能

人类新生儿 B 细胞能分化为产生 IgM 的浆细胞,但不能分化产生 IgG 和 IgA 的浆细胞,一直到 2 岁时分泌 IgG 的 B 细胞才发育成熟,而分泌 IgA 的 B 细胞 5 岁才达成人水平。新生儿体内存在依赖 T 细胞的 B 细胞反应,能产生 IgG 亚类,其 B 细胞也能产生多反应性 IgM 抗体对抗各种自身抗体。新生儿,甚至胎儿已能合成抗 TD 抗原的抗体,而 2 岁前抗 TI-2 抗原的抗体合成能力极差。新生儿对纯多糖疫苗和对含有荚膜的细菌,如 B 组链球菌的免疫应答低下。

五、免疫球蛋白的胎盘转运

IgG 是唯一能通过胎盘的免疫球蛋白,其转运过程为主动性。胎龄 8 周时母体 IgG 开始通过胎盘运转给胎儿,但浓度很低。大量 IgG 通过胎盘发生在妊娠后期。胎龄小于 32 周的胎儿或未成熟儿的血清 IgG 浓度低于 400mg/dl,而足月新生儿血清 IgG 高于其母体 5%～10%。小样儿或过期儿的 IgG 水平较低,此可能与胎盘功能不足有关。

六、新生儿产生的免疫球蛋白

胎龄 28 周的未成熟儿生后即能产生微量 IgM（平均 6mg/dl），新生儿的 IgG 和 IgG 亚类均来自母体，自身合成的 IgG 比 IgM 慢，反应了 B 细胞内在的发育。年龄 6 个月前均处于低 Ig 水平，血清 IgA 是发育最迟的一个免疫球蛋白，新生儿期不能测出分泌型 IgA，2 个月时唾液中可测到分泌型 IgA。

七、母体特殊抗体的胎盘转运

某些母体特异性抗体如破伤风、脊髓灰质炎、麻疹、腮腺炎和风疹抗体能顺利通过胎盘，母体运转至新生儿的特异性抗体可能抑制新生儿自身特异性抗体的产生，这是某些疫苗的接种（如百日咳、麻疹、风疹）延迟到出生 3 个月后的原因。母体抗 D、抗 A、抗 B 抗体转运至胎儿或新生儿可引起新生儿溶血症。

八、新生儿 T 细胞产生的细胞因子

活化的新生儿 T 细胞表达 CD25 较同样活化的成人 T 细胞为弱。新生儿 T 细胞表型相对不成熟，故也伴有功能缺陷。新生儿 T 细胞必须经历年龄相关的成熟改变，才能具有辅助 B 细胞的功能。新生儿 T 细胞能产生足量 IL-2 和淋巴毒素，大约成人水平 50% 的 TNF 和 GM-CSF。单质产生成人水平 10%～20% 的 IFN-γ 和 IL-4，脐血单个核细胞产生 IL-10 减少与原始细胞数量呈负性相关。脐血低下的 IL-12 活性是新生儿 T 细胞产生 IFN-γ 不足和易发生细胞内病原菌感染的根本原因。

九、自然杀伤细胞

新生儿 CD6$^+$ NK 细胞的数量与成人相似，但 CD56 的表达在出生时可为零，整个新生儿期也明显低于成人。NK 细胞活性在刚出生的时候非常低，生后 1～5 个月时达到成人水平。未成熟儿的 NK 细胞活性更为低下。

十、补　　体

母体补体并不转输给胎儿，早在胎龄 6～14 周时胎儿便能合成补体成分，新生儿补体经典途径（CH50）和 C3、C4、C5，活性是其母亲的 50%～60%，补体随胎龄增长而升高，与生后 3～6 个月达到成人水平。旁路活化途径（AP50）和旁路途径的各种成分（B 因子和备解素）的活性发育更为落后，未成熟儿补体经典和旁路途径均低于成熟儿，而小样儿的浓度与正常新生儿相似。

十一、纤　连　蛋　白

新生儿血浆纤连蛋白浓度仅为成人的 1/3～1/2，未成熟儿则更低。当发生呼吸窘迫综合征，围生期窒息，新生儿败血症和宫内生长迟缓时，血浆纤连蛋白浓度将进一步下降。

十二、甘露糖结合血凝素

血浆甘露糖结合蛋白又称露糖结合血凝素(MBL)在2岁以下的婴幼儿,获得性抗体反应尚不完善时,MBL在保护宿主免受感染中具有重要意义。成熟儿的MBL水平较成人更低,随胎龄增长而上升,生后10~20周达到足月新生儿水平。未成熟儿MBL低下是其易于感染的原因之一。

第三节　小儿自身免疫病

小儿免疫缺陷病在病因、诊断、治疗上与成人有许多共同点,本节仅述小儿原发性免疫缺陷病的临床特点及小儿继发性免疫缺陷病的病因特点,余详见第二篇免疫缺陷病。

一、小儿原发性免疫缺陷病的共同临床表现

原发性免疫缺陷病的临床表现由于病因不同而极为复杂,但其共同的表现却非常一致,即反复感染、易患肿瘤和自身免疫性疾病。一些非免疫性因素也可能造成对感染的易感性增加,如呼吸道或泌尿道畸形或阻塞,入侵性导管等。在考虑原发性免疫缺陷病时,应排除这些因素。

1. 反复和慢性感染

免疫缺陷最常见的表现是感染,表现为反复、严重、持久的感染。不常见和致病力低下的细菌常为致病的感染源。许多患儿常需要持续使用抗菌药物预防感染的发生。

(1) 感染的部位:以呼吸道最常见,如复发性或慢性中耳炎、鼻窦炎、结合膜炎、支气管炎或肺炎。其次为胃肠道,如慢性肠炎。皮肤感染可为脓疖、脓肿或肉芽肿。也可为全身性感染,如败血症、脑膜炎或骨关节感染。

(2) 感染的病原体:一般而言,抗体缺陷时易发生化脓性感染。T细胞缺陷时则易发生病毒、结核杆菌和沙门菌属等细胞内病原体感染;也易发生霉菌和原虫感染。补体成分缺陷好发生奈瑟菌属感染。中性粒细胞功能缺陷时的病原体常为金黄色葡萄球菌。

(3) 感染的过程:常反复发作或迁延不愈,治疗效果欠佳,尤其是抑菌剂疗效更差,必须使用杀菌剂,剂量偏大,疗程较长才有一定疗效。

(4) 对各种病原的易感性增加,主要表现为:①感染的发生频率,免疫缺陷病患儿发生感染的次数较正常儿明显增多;②感染的严重程度,同样的感染在免疫缺陷病的患儿其程度要更加严重;③感染的持续时间,免疫缺陷的患儿通常感染发后其持续的时间比正常儿长;④反复感染,一次感染发生后,症状尚未完全消失,第二次感染又接着发生;⑤对抗生素的依赖性增加;⑥感染发生后可并发正常儿少见的或极为严重的并发症;⑦非常见病原菌的感染,常常发生机会致病菌的感染。

2. 自身免疫性疾病和淋巴瘤

原发性免疫缺陷病患儿未因严重感染而致死者,随年龄增长易发生自身免疫性疾病和肿瘤,尤其是淋巴系统肿瘤。其发生率较正常人群高数十倍乃至100倍以上。淋巴瘤,尤以B淋巴细胞瘤(50%)最常见,T细胞瘤和霍奇金病(8.6%),淋巴细胞性白血病(2.6%),腺癌(9.2%),其他肿瘤(19.2%)也可发生。

　　原发性免疫缺陷病伴发的自身免疫性疾病包括溶血性贫血、血小板减少性紫癜、系统性血管炎、系统性红斑狼疮、皮肌炎、免疫复合物性肾炎、1 型糖尿病、免疫性甲状腺功能低下和关节炎等。

3. 其他临床表现

　　某些原发性免疫缺陷病除免疫功能异常至反复感染外，尚可有其他的临床特征。了解这些特征有助于对这类特殊疾病做出临床诊断。

4. 过去史和家族史

　　(1) 过去史：脐带延迟脱落是黏附分子缺陷的重要线索。严重的麻疹或水痘病程提示细胞免疫缺陷，而接触性皮炎则表明细胞免疫功能完善。对小儿免疫缺陷病应了解是否使用过免疫抑制剂，是否做过扁桃体切除、脾切除或淋巴结切除术，是否进行放射治疗以便排除由此引起的继发性免疫缺陷病。了解有无输血或血制品史，有无不良反应如移植物抗宿主反应（GVHR）。了解预防注射史等。

　　(2) 家族史：一旦发现家族中有可疑原发免疫缺陷病应高度重视积极筛查。

二、小儿免疫缺陷病的临床特点

1. 一般表现

　　(1) 反复的上呼吸道感染。
　　(2) 严重的细菌感染。
　　(3) 持续感染、对抗感染治疗反应甚差甚至完全没有反应。

2. 其他表现

　　(1) 生长发育迟缓或停滞。
　　(2) 少见致病菌引起感染。
　　(3) 皮肤病变（如皮疹、脂溢性皮炎、脓皮病、坏死性脓肿、脱发、湿疹、毛细血管扩张、疣等）。
　　(4) 顽固性鹅口疮。
　　(5) 腹泻和吸收不良。
　　(6) 难以治愈的鼻窦炎、乳突炎。
　　(7) 反复的支气管炎、肺炎。
　　(8) 自身免疫病的表现。
　　(9) 淋巴结、扁桃体缺如。
　　(10) 血液系统异常：再生障碍性贫血、溶血性贫血、中性粒细胞减少症、血小板减少。

3. 少见的表现

　　(1) 体重减轻、发热。
　　(2) 慢性结膜炎。
　　(3) 牙周炎。
　　(4) 淋巴结病。
　　(5) 肝脾肿大。

（6）严重的病毒性疾病。

（7）慢性肝脏疾患。

（8）关节痛或关节炎。

（9）慢性脑炎。

（10）反复的脑膜炎。

（11）坏疽性脓皮病。

（12）胆管炎、肝炎。

（13）出现严重的接种后反应。

（14）支气管扩张。

（15）尿道感染。

（16）脐带脱离延迟。

（17）慢性口炎等。

美国的 Modell 基金会及红十字会列出 10 种可能提示免疫缺陷的临床情况,本文转载如下,以供参考:

1 年内发生 8 次以上的耳部感染。

1 年内发生 2 次以上严重的鼻窦感染。

2 个月以上的抗生素治疗效果欠佳。

1 年内 2 次以上肺炎。

婴儿体重不增,生长发育迟缓。

反复的皮肤深部或器官脓肿。

1 岁以上的幼儿发生持续的口腔或皮肤的念珠菌感染。

需要通过静脉滴注途径应用抗生素以控制感染。

2 次以上的深部感染如脑膜炎、骨髓炎、蜂窝织炎、败血症等。

原发性免疫缺陷病的家族史。

三、继发性免疫缺陷病特点

小儿继发性免疫缺陷病多为暂时性,原发疾病治愈或致病因素消除后,免疫功能可恢复正常。其病因有:

1. 未成熟儿和新生儿

2. 获得性免疫缺陷综合征（AIDS）

3. 遗传代谢性疾病

（1）染色体异常:血清 IgG、IgM 和 IgA 浓度下降见于 18-三体综合征。

（2）染色体不稳定综合征:常见的疾病有 Bloom 综合征、Fanconi 贫血等。

（3）酶缺乏。

（4）血红蛋白病。

（5）肌紧张性营养不良。

（6）先天性无脾症。

（7）骨骼发育不良。

4. 器官功能障碍

(1) 糖尿病。

(2) 蛋白质丢失性肠病。

(3) 肾病综合征。

(4) 尿毒症。

5. 营养紊乱

(1) 蛋白质:能量营养不良。

(2) 锌、铁等微量元素缺乏症。

(3) 维生素 A 缺乏症。

6. 免疫抑制疗法

(1) 放射疗法。

(2) 免疫球蛋白。

(3) 糖皮质激素。

(4) 环孢素。

(5) 细胞毒药物。

(6) 抗惊厥药物。

7. 感染性疾病

(1) 细菌感染。

(2) 真菌感染。

(3) 病毒感染。

(4) 寄生虫感染。

8. 血液病

(1) 组织细胞增生症。

(2) 结节病。

(3) 恶性淋巴瘤包括霍奇金病与非霍奇金病。

(4) 白血病。

(5) 淋巴组织增生性疾病。

(6) 粒细胞缺乏症和再生障碍性贫血。

9. 手术和外伤

(1) 烧伤。

(2) 脾切除术。

(3) 头外伤。

四、小儿变态反应病的特点

小儿变态反应病与成人相比,具有一些显著不同的特点。IgE 为介导 I 型变态反应的主要

Ig,出生时含量虽少,但其活性极强,对抗原刺激的反应性高,故Ⅰ型变态反应较为多见。随着各种抗原刺激的增加,儿童体内的抗体不断形成,各型变态反应病均可在小儿时期陆续出现,成为儿童时期多发病和常见病之一。

1. 遗传倾向明显

小儿变态反应的发病率不是随机的,而具有明显的家族倾向性,与遗传有密切关系,如哮喘患儿的近亲中患各种变态反应病的发病率为23%～88%,在1、2、3级亲属中的发病率高于一般人群,且随亲缘关系的疏远而逐渐下降。单卵孪生者的变态反应发生率高于双卵孪生者。目前认为,哮喘为多基因遗传病,遗传率为70%～80%。在1级亲属中的发病率约相当于一般人群发病率的平方根,这种家族倾向性是以遗传为基础的。

2. 发病年龄较早

小儿变态反应的可见于任何年龄,发病年龄较早,大多数均在青少年发病,成年以后开始发病者明显减少。有的变态反应病在胎儿时期已经形成,出生后即可发病,如母婴ABO或Rh血型不合的新生儿溶血症等。支气管哮喘大多数在7岁前开始发病,约半数始于3岁以前,仅少数在十岁以后才开始发病。许多自身免疫性疾病,如肾小球肾炎、风湿病、幼年型类风湿病等均从儿童时期发病。

3. 发病率较高

不少变态反应病的发病率在小儿明显高于成人。如支气管哮喘,绝大多数在8岁以前发病,14岁以后发病率明显减少,随年龄增大而患病率有所下降。特应性皮炎80%以上发生于婴儿期。食物变态反应易发生于小儿。发病率明显较成人高,并随年龄的增长有下降趋势。有人认为85%的婴儿变态反应与饮食有关。变态反应性鼻炎以儿童及青少年时期的发病率最高。

4. 发病诱因比较明确

变态反应病的诱因十分复杂,种类繁多,但小儿变态反应病的诱因相对比较单一,比较容易确定。如婴儿湿疹引起的主要原因是乳品,随着年龄的增长,对牛奶的耐受性增加和用量的减少,症状可以消失。感染是诱发小儿哮喘的重要原因,尤其是呼吸道合胞病毒、腺病毒的感染是小儿感染性哮喘的主要致敏原。屋尘螨、香烟、烟雾、绒毛玩具等也是小儿哮喘的重要致敏原。药物的口服或注入引起的小儿变态反应性药疹亦较多见。昆虫叮咬引起的虫咬皮炎或荨麻疹亦多见于小儿。职业性变态反应,主要见于与职业性过敏原有接触者,在小儿中甚为少见。

5. 症状不够典型

由于小儿变态反应病的发病时间较短,发作次数不多,许多变态反应病的临床症状不够典型,容易误诊和漏诊。如婴幼儿哮喘与婴幼儿呼吸道感染有时不易鉴别,特别是喘息性支气管炎与支气管哮喘两者的鉴别很困难,而仅表现为反复发热和皮疹,可伴有肝脾肿大,反复发作后可累及关节,引起关节肿痛,早期不易确诊。

6. 病理改变较轻

小儿年龄尚幼,一般变态反应发病的时间较短,发病反复次数也不多,故组织病理改变较为轻微。有的一次发作以后,于短时间内缓解或消失,可不留任何痕迹,如急性荨麻疹。幼年性类风湿病主要表现为反复发热和皮疹,无关节肿痛和关节畸形等改变,而成人类风湿病往往形成多关节红肿、畸形等改变。儿童风湿热早期对心脏的侵蚀较轻,一般无心瓣膜病变或病变轻微尚可治愈,但成人类风湿常累及心脏瓣膜,发生心瓣膜狭窄或关闭不全,严重影响心脏功能。

7. Ⅰ型变态反应较多见

在各型反应中,小儿最常见的为Ⅰ型变态反应,其他类型的变态反应相对较少。Ⅰ型变态反应病的范围较广,皮肤中常见的过敏性皮疹、药物疹、荨麻疹、血管神经性水肿;呼吸道常见的过敏性皮炎、急性喉水肿、支气管哮喘等;消化道常见的食物变态反应。婴幼儿肠绞痛;对屋尘、花粉、动物皮毛、香烟、感染、气候骤变等变态反应均为小儿常见的Ⅰ型变态反应,发病率明显高于成人。免疫复合物病、自身免疫性疾病成人较多见,儿童相对较少。

8. 有一定的自愈倾向

Ⅰ型变态反应有反复发作的特点,在两次发作之间可有一段相对稳定的缓解期,如在间歇期间不再有过敏原刺激,可以使缓解期延长,复发次数减少,甚至不再发作,表现有比成人明显的自愈倾向。有些变态反应病在小儿时期发病率高,随着年龄的增长,发病率呈下降趋势。

9. 防治效果显著

小儿变态反应病由于病程较短,发作次数较少,病理改变较轻,防治效果普遍较成人为好。从临床经验体会到,幼儿哮喘的治疗效果最好,容易预防和治疗;儿童的哮喘治疗效果就不及幼儿明显但仍较容易控制;而成人的哮喘治疗就比较困难,预防的效果也不如儿童显著。风湿热在儿童时期及时治疗,可防止引起风湿性心脏病。因此,对小儿时期发生的变态反应病应及时做出诊断,积极进行治疗和预防。

10. 预后一般效果较好

由于小儿变态反应病有一定的自愈倾向,患病时间较短,组织病变多为可逆性,防治效果较好,故小儿大多数变态反应病的预后比成人好,后遗症也少,预后决定于多种因素。

(陈 星)

参 考 文 献

冯雷.1988.免疫缺陷病.北京:人民卫生出版社.

杨锡强.2001.儿童免疫学.北京:人民卫生出版社.

Hellmann DB,Stone JH. 2000. Current Medical Diagnosis and Treatment. London:McGraw Hill.

Janet Ang Tumaliuan,Joseph J. Stambouly, Russell J. Schiff, et al. 1997. Pseudomonas Pericarditis and Tamponade in an Infant With Human Immunodeficency Virus Infection. Arch Pediatr Adolesc Med,151: 207 - 208.

Lasley MV. 1999. Allergic disease prevention and risk factor identification. Immunol Allergy Clin North Am,19:149-159.

Pearlman DS. 1999. Pathophysiology of the inflammatory response. J Allergy Clin Immunol,104(4 Pt 1):S132-137.

Robert G Lahita,Nicholas Chiorazzi,Westley H Reeves. 2000. Textbook of the Autoimmune Diseases. Philadelphia:Lippincott Williams & Wilkins.

Ruffin CG,Busch BE. 2004. Omalizumab: a recombinant humanized anti-IgE antibody for allergic asthma. Am J Health Syst Pharm,61(14):1449-1459.

第三十一章　老年免疫病

老年人是一个相对特别的年龄群体,有着特有的易患病范围和患病后特殊的临床表现;相对应的诊断和治疗也与青壮年不完全一样。老年群体常见的免疫病称"老年免疫病"。现今,WHO 和中国卫生部都把老年界定为 60 岁以上。在人类文明史和医学史研究中,老年的开始年龄在不断变化和推迟。近现代医学和社会学运用流行病学方法所确定的老年起始年龄被国内医生认同,故这个流行病学老年界限又被称为"医学老年界限"。但是各国社会学家和人群对老年的界定是不尽相同,这种差异是基于人种、文化、营养、环境所产生。这种差异具体到某个个体产生了一系列概念:"心理年龄""生理年龄""实际年龄""病理年龄"等。举例讲:一个衣食无忧、心理健康、适度劳作的 65 岁老年人,他的心理年龄可以小于 60 岁,各项生理指标检测也会显示"生理年龄"小于实际年龄。而一个贫寒交加、过度劳累、有慢性病的老年人,他的"生理年龄"可以明显大于实际年龄。本文同意在临床实践中必须重视这一状态,而在书中讨论时只能针对老年群体,限于篇幅也不能把"老年人"再按"实际年龄"进行分组讨论。

人老了,各脏器组织的细胞代谢、能量代谢、神经功能、内分泌功能均有减退。免疫功能也有相应的减弱,这一观点也被公认。笔者要阐明"老年免疫状态"的另一个方面就是由于免疫调节功能的迟钝,老年免疫更多见的是免疫功能失衡。建立这一个概念对指导处理老年免疫病是非常有用的,因为临床上大多数老年病患者是处理免疫失衡状态,老年免疫功能低下或免疫缺陷病患者只是一小部分。在老人中更多见的是变态反应病、自身免疫病和免疫系统肿瘤。衰老对免疫系统有很大影响,产生许多变化,称之为免疫衰老。在人群中免疫反应有很大的变异性,个体差异在老年人群中越发明显(见表 31-1)。

表 31-1　老年人主要免疫功能变化

免疫部位	变化
造血系统	已经受损的原始干细胞对应激增殖反应下降
胸腺	胸腺退化,胸腺激素产生减少
T 细胞	记忆细胞/naie 表型比例增加,增值反应减弱,IL-12 产生减少,迟发型高敏反应受损,细胞毒功能下降
B 细胞	体液反应下降、IgG、IgA 水平增高,IgM、IgD 水平下降,自身抗体水平升高
NK 细胞	外周血 NK 细胞增加,功能下降或无变化
辅助细胞	朗格汉斯细胞下降、淋巴辅助细胞功能下降
细胞因子	IL-6、IL-4 产生增加或无变化
	IL-2、IL-10、IL-12、γ-干扰素下降或无变化

老人受环境因素引起的免疫功能变化更为明显,包括食物、药物、多种物理作用、多种慢性病等。衰老和机体抵抗外界致病源及致癌物质的功能下降密切相关。老年人对感染和癌症有较高的发病率和死亡率。免疫功能下降的免疫失衡在老年人表现如下。

一、老年人的胸腺

淋巴系前体细胞在胸腺微环境内经诱导、分化、成熟后,再迁移到脾和淋巴结等外周淋巴器官内。由于在儿童胸腺即开始退化,故 T 细胞的分化随年龄而衰退。对鼠的一项实验证明,用抗 $CD4^+$ 的单克隆抗体处理后的老龄鼠,胸腺依赖过程中的 $CD4^+$ 细胞再生速度较青年鼠缓慢。另一方面,人在 50 岁以后,胸腺内由脂肪组织代替胸腺实质的过程即将停止,胸腺内非脂肪组织也不再继续减少。虽然胸腺内产生的免疫活性胸腺激素随年龄而逐渐减少,但仍可持续分泌一生。已证实,许多老年人仍可产生功能性 T 细胞。

二、T 淋巴细胞和 T 淋巴细胞亚群

老年人防护性免疫反应下降,其确切机制不清。研究人员对免疫衰老、T 淋巴细胞免疫功能的变化做了大量研究,通过对人和动物模型的研究,提出淋巴细胞诱导和 T 细胞效应器功能出现缺陷的观点。

老年人对回忆性抗原出现的迟发性高敏反应,说明老年人 T 淋巴细胞调节功能下降。预防接种后,T 细胞依赖抗体反应在老年人同样下降。

老年人一般易出现 T 细胞增殖反应下降,这是由于 T 淋巴细胞数量、功能下降或(和)辅助细胞功能下降引起。外周血循环中 T 淋巴细胞的比例不随年龄发生明显变化,而且 $CD4^+$ 和 $CD8^+$ 的相对数和绝对数均无明显变化。然而,部分 T 淋巴细胞亚群的变化在人类及动物身上已被证实。特别是有 $CD4^+$、$CD8^+$ 细胞群不同表型的记忆细胞和初始细胞。老年人体内 $CD29^+$,$CD45RO^+$ 中数目较多,$CD45RA^+$ 及外周血 CD4 和 CD8 较少。这种变化与健康、营养状况无关。

在鼠身上亦发现初始 T 淋巴细胞(CD62L,CD45 Rbhi,3 G11)和记忆细胞(CD44)标志的淋巴细胞有以上类似的变化。此外,高龄鼠记忆细胞功能比青年鼠有所下降。高龄鼠脾内 T 细胞 P-糖蛋白(Pgp)活性高于年轻鼠。Pgp 与肿瘤多种耐药性产生有关。抗 Pgp 抗体可以阻断植物血凝素(PHA)活化 T 细胞释放 IL-2。Pgp 细胞尚可使 T 细胞受体介导的刺激反应减弱,分泌 IL-5、IL-10 减少,增加 IFN-γ。有报道某些淋巴细胞的表面标志随年龄而变化,CD28 记忆 T 细胞的绝对值和百分率在老龄人的 CD4 和 CD8 群中均有增高。老龄鼠的记忆细胞对抗原刺激反应不如年轻鼠强烈,年轻鼠记忆细胞增生旺盛并产生淋巴因子。许多研究提示老年人携带 IL-2 受体的 T 淋巴细胞比例及 IL-2 受体的浓度均下降,而且 IL-2 受体特异的 mRNA 表达也下降。

三、细胞毒性 T 细胞

老年人细胞毒性 T 细胞(cytotoxic T cell,CTL)活性比年轻人低。一些研究报道来自老龄鼠的 T 细胞对抗同种异体细胞的细胞毒作用下降。被 T 细胞识别的同种抗原的全部标记随年龄下降。可出现随鼠龄增加而丢失 T 细胞的近似于人的抗原成分。老年人对组织移植物的耐受性强于年轻人。这个减弱的免疫监视功能使老年人易发生肿瘤,并对肿瘤抗原识别能力下降。

四、老年人的 B 细胞

老年人体液免疫功能失衡,产生的抗体比例失衡。虽然老年人 B 淋巴细胞生成未受损伤,可能存在原始 B 细胞功能不良。老年人可能出现一些滴度高的抗体,但在多数情况下,这些抗体活力低、亲和力差。

老年人和老龄鼠体内 B 细胞接受多种刺激后增殖反应迟钝。有研究表明部分老龄鼠增殖

状态的 B 细胞对抗 IgM 抗体和抗 Lyb2 抗体的刺激相对不敏感,这些鼠体内具有高 IgD/IgM 比例的淋巴细胞较少。有关 la 的表达和增殖以及由 IL-4 刺激产生的 IgE 均随年龄增长而下降。此外,在老年人骨髓培养基内加入 IL-4 不能修复有缺陷的 B 细胞增生。

10%～15% 老年人体内可出现低滴度的抗核抗体、抗 DNA 抗体、抗胸腺球蛋白抗体、抗红细胞抗体和类风湿因子。某些报道提出最高龄人群自身抗体水平低于一般老年人群。用羊的红细胞免疫不同鼠龄的老鼠,发现年轻鼠产生的抗体多于老龄鼠。

部分自身抗体由 CD5$^+$ B 细胞分泌,而抗外来抗原的抗体常常由 CD5$^-$ B 细胞产生。与年轻鼠比较,老龄鼠对刺激 CD5$^-$ 细胞的抗原反应减弱。有证据表明从 CD5$^-$ 到 CD5$^+$ 的功能活性转换是年龄依赖性的。对于老龄人体内普遍存在自身抗体,有人提出了"衰老的自身免疫理论"。但目前尚未观察到衰老人群或在动物身上出现这些抗体的作用结果。这些天然抗体的亲和力、特异性均很低,很少致病,可能这是一种自然现象。

第一节　阿尔茨海默病

阿尔茨海默病(Alzheimer disease, AD)是一种可引起脑功能逐渐衰退的神经系统疾病。主要表现为记忆障碍、智力减退以及行为与人格的改变,严重者丧失生活自理能力。

【流行病学】

老年痴呆病是世界范围内困扰老年人生活质量的常见病症,据统计,我国目前老年痴呆病患者大约有 600 万人,且患病率有每 5 年增长 1 倍的趋势,已经成为不容忽视的一种疾病。本病女性多于男性[约(1.5～2)∶1]。多缓慢起病,难以确定病期,待痴呆明显而就诊时,常在发病后 1～2.5 年以上。30 岁以后即可发病,多发生于 50 岁之后,以 60 岁左右最为多见。多数患者为散发,约 25% 的老年痴呆病患者有家族史。流行病学资料显示 65 岁以上人群中痴呆的患病率为 4%～6%,患病率随年龄增高而增高,80 岁以上人群痴呆患病率可高达 20%。

【免疫病理】

1. 体液免疫

在 AD 的颞叶皮质和海马可发现补体 C1q 的 Mrna 表达,而在枕叶或小脑则很低或缺如。补体经典激活途径是 AD 神经元丢失的机制之一。体外研究血小板来源的 β-淀粉样蛋白前体(β-APP)在 AD 患者的脑组织发现,抗 Aβ 抗体触发小胶质细胞通过 Fc 受体(Fc-R)介导的吞噬作用以及相继的肽段降解来清除淀粉样斑块。提示可通过血-脑脊液屏障在中枢神经系统(CNS)直接起作用。

2. 细胞免疫

CNS 内激活的小胶质细胞产生 IL-1,包括 IL-1A 和 IL-1B。AD 的 IL-1 增多可导致包括细胞因子产生增加、急性期蛋白合成、神经胶质增生等反应。IL-1 除了可促进神经胶质增生,尚可促进 β-APP 和 A1-ACT 的表达增加。AD 血清中的 IL-1 不增高,而脑脊液(CSF)中 IL-1 水平正常或升高,IL-1B 水平与 AD 的 CSF 中 β$_2$ 微球蛋白(MHC-Ⅰ类)增多相关联。IL-1 可促进星形胶质细胞大量分泌 IL-6。IL-1 尚可与其他几种 AD 相关因子如 APP、ApoE、A-ACT 和 A2-巨球蛋白相互作用,IL-1 过度表达与 Aβ 斑块进展有关。IL-1 在 AD 脑中过量表达可直接作用于其他斑块相关蛋白。其可诱导星形细胞活化和星形细胞过量表达 S100B,后者与神经炎斑的轴突萎缩有关。纯合 IL-1A 基因至少将 AD 患病风险提高 3 倍。高水平的 IL-6 可在 AD、艾滋痴呆综合征、多发性硬化、脑梗死等患者的脑组织或 CSF 中存在,也可在血中检出,说明 CNS 可引发周围的免疫反应。由脑向血液中分泌的 IL-6 成为脑活化代谢、内分泌和免疫反应的主要机制;许多证据表明,大脑调控外周 IL-6 的产生。中枢炎症刺激能有效诱导外周 IL-6 产生,中枢阿片样物质是外周 IL-6 的高效能调控子,交感神经系统为外周 IL-6 的抑制通路之一。

有研究表明,用人单核细胞来源的巨噬细胞作为胶质细胞的模型,Aβ1-42 刺激这些巨噬细胞产生超氧阴离子和肿瘤坏死因子-A(TNF-A)。相反,星形细胞在 Aβ1-42 刺激下并不产生上述 2 种炎症介质。星形细胞与 Aβ 刺激的巨噬细胞共同培养,则超氧阴离子和 TNF-A 的产生减少。为进一步查明与 TNF-A 分泌有关的细胞内通路,有研究发现在经 Aβ1-42 处理后的细胞可检测到核因子-JB(NF-JB)。尽管 NF-JB 在 Aβ 刺激的巨噬细胞中未检测出有活性,但在星形细胞中有活性。这一结果不仅证明 Aβ 刺激星形细胞和巨噬细胞是通过不同的细胞内机制,而且表明星形细胞通过与 Aβ1-42 结合而加强了巨噬细胞的免疫反应。

从脑中分离的星形细胞经短期培养,在细胞表面可表达大数量的 CD95,但只有晚期星形细胞对 CD95 配体敏感。早期星形细胞总体上是对抗死亡的。在 CD95 刺激下,IL-8 的分泌增加,这可导致星形细胞对 CD95 配体的抵抗。然而,在干扰素-C(IFN-C)存在下,已经产生抵抗的星形细胞对于 CD95 介导的死亡又变得敏感。因此,微环境因素可影响星形细胞对于 CD95 配体的作用及其结果。所以,星形细胞表达的 CD95 在调节星形细胞生存或死亡上起枢纽作用,在大脑的炎性过程中是主要因素之一,这已成为近年研究的一个热点。

【组织病理】

组织病理特征是神经元外的 β-淀粉样蛋白(β-amyloid protein ,Aβ)聚集形成斑块(senile plaque,SP)。神经元内 tau 蛋白异常聚集形成神经纤维缠结。脑皮质及海马胆碱能神经元及其突触大量丢失。皮质动脉出现血管淀粉样变性。

AD 的大脑中 β 淀粉样蛋白(Aβ)沉积和活化的小胶质细胞和星形细胞。有活化的补体复合物沉积和前炎症细胞因子(CK)。胶质细胞激活产生 Aβ 前炎症 CK 和氧自由基,从而产生神经毒性。

星形细胞是大脑的一个主要细胞成分。在多种炎性反应,如 AD、人类免疫缺陷病毒(HIV)感染、朊蛋白病等表现出强的增殖能力和代谢活性。星形细胞凋亡是其中的重要调控机制。AD 的星形胶质细胞数量呈弥漫性增加,而且星形细胞与 SP 常有关联。与 SP 有关的分子,特别是载脂蛋白 J(ApoJ)、A1-抗糜蛋白酶(A1-ACT)及载脂蛋白 E(ApoE)可能均来自星形细胞。

【临床表现】

AD 是一种以进行性高级认知功能障碍和记忆功能丧失为特征的疾病。

初期,患者可有头沉、易倦、眩晕、心悸、食欲不振、抑郁、淡漠、情绪不稳、耐受力低下、注意力不集中、兴趣及积极性减低等。由于症状较轻,易被忽视或诊断为神经症。

早期,出现记忆力下降。AD 的突出临床表现为顺行性遗忘,表现为刚发生的事情、刚做过的事或说过的话不能记忆。自己熟悉的人和物的名字记不起来。随着病情的进展,远期记忆也受累。

中期,出现典型的痴呆症状:除记忆力下降外,还可表现为以下五点。①定向力障碍:时间、地点、周围人物的定向力受损。②智能障碍:计算力、工作能力明显下降,不能胜任原来的工作。③判断力降低。④精神行为异常:敏感、多疑、不安、易怒、感情失控;行为漫无目的,或忙忙碌碌或无所事事。有时甚至出现幻觉和妄想等症状。⑤其他:5%的患者可出现癫痫发作和帕金森综合征。

晚期,表现为智能完全丧失,情绪动力反应缺乏,几乎处于卧床状态,不能谈话及进食,伴有大小便失禁、四肢挛缩等。

AD可呈现几种变异型起病。①健忘型:表现为认识情节的能力降低和回忆情节的能力缺乏。②精神病型:表现妄想观念,以夜间为重。③失语型:至少在精神障碍出现之前2年逐渐发生严重的命名不能。

【辅助检查】

(一)生物化学指标

1. 脑脊液(CSF)tau蛋白

tau蛋白是一种磷蛋白,它把轴突中的微管连接在一起,促进微管组装并稳定微管。人类大脑中tau蛋白有6种异构体。多项研究证明,用ELISA方法测定出AD患者CSF中总tau含量(T-tau)有中度到显著增加。胡元元等研究显示CSF磷酸化的tau(p-tau)含量测定是可信的AD临床诊断生化指标。Wallin等研究中T-tau和P-tau升高,T-tau与临床ADAS-cog评分成正相关,而CSF ptau与DSM-Ⅳ和NINCD ADRDA诊断标准成正相关。薛海波等报道有39项研究,包括2400例AD患者和1250例对照者,通过T-tau检测区别AD患者和正常老龄人的敏感性平均约82%,特异性为88%,AD与对照相比上升的水平为300%,但在正常老人和非AD患者也出现CSF T-tau升高;且所有分析方法都发现AD患者CSF中p-tau水平升高。p-tau区别AD和正常老龄的敏感度和T-tau相当或略低,约75%。但1>tau区别AD和其他类型痴呆的特异性似乎比T-tau和Aβ42更高。血管性痴呆(VD)和额颞叶痴呆患者CSF中p-tau水平正常。

2. CSF的β-淀粉样蛋白(Aβ)

Aβ是AD脑内另一特征性病理变化老年斑(SP)的主要成分。Aβ来源于淀粉样肽前体蛋白(APP),正常人脑中产生少量的Aβ。细胞外Aβ可通过CSF循环进入CSF,用ELISA方法可检测CSF中可溶性APP、Aft40、Aβ42和总Aβ。Jensen发现轻度认知障碍到中度AD患者的CSF Aβ42增高;但Motter指出重度AD患者的CSF Aβ42含量降低。Pirttia报道轻度痴呆的AD患者的CSF Aβ水平不随病程变化,而中度痴呆的AD患者的CSFAβ含量随病程明显下降。类似的研究发现,AD患者CSF中可溶性APP含量在病程后期亦明显降低,可反映疾病的严重性。Aβ41与Ap42的比值在病程早期下降,目前认为在疾病早期随着年龄增加,Aβ沉积增加,CSF中Aβ42增加。在疾病中晚期Aβ大量沉积为老年斑(SP),CSF中Aft42含量下降。Wallin等研究也显示Aft42水平显著降低,但Aβ42水平与DSM-Ⅳ和NINCDS-ADRDA诊断的线性关系不明显。有13项研究显示600例AD患者和450例对照者。用Aβ检测区别AD患者和正常老人的平均敏感性约86%,特异性约91%。Lewy体痴呆患者Aβ42低,这种疾病也有老年斑形成。部分额颞叶痴呆和VD患者Aβ42水平也低,因此单纯检测CSF中Aβ含量并不能作为AD的确诊指标。

3. 血浆p-tau

彭丹涛等选择AD患者58例,以年龄、性别相匹配的健康老年人30例为健康对照组,显示以血浆p-tau(181P)浓度15.6ng/L为正常界限值。与健康对照组比较,AD组特异性早期为82%,中后期为86%。

4. 血浆 Aβ

徐武华等分析 113 例 AD 患者和 205 例不同年龄段健康者的血浆 Aβ 水平,显示在正常衰老过程中 Aβ40 和 Aβ42 水平呈相反的变化曲线。AD 患者 Aβ40 水平显著高于与其年龄匹配的正常老年组,而 Aft42 水平显著低于后者,但在 AD 自然病程中 Aβ 变量没有明显改变。ROC 分析表明,以 aNC 组(与 AD 组年龄匹配的对照者)Aβ 比值的 15.9 为截断点时,其对 AD 诊断的敏感度和特异度分别为 24% 和 96%。血浆 Aβ 变量呈现年龄和疾病相关性变化。其中 Aβ 比值有助于 AD 的临床诊断。

5. 血浆脱氢表雄酮(DHEA)

DHEA 是正常人肾上腺皮质分泌最多的甾体,在 24h 内分泌量达 15~30mg,其可分布于人体肝、脑、脾、淋巴等组织中。它是性激素的前体,生物学效应十分广泛,游离的 DHEA 很容易透过血-脑脊液屏障,并转化为 DHEA 硫酸酯(DHEA2S),后者是一种 GABA 受体立体异构体的抑制剂,可直接作用于神经膜,对中枢神经系统的发育发挥持久的组织学影响,对成熟细胞能发挥短暂的激动作用,可拮抗谷氨酸或 GABA,改善认知,促进记忆。刘中霖等测定 48 例 AD 患者血浆 DHEA 水平,并与 44 例正常老年人比较,发现 AD 组血浆 DHEA 水平明显低于对照组,提示 DHEA 可能可作为 AD 的一项诊断指标。

6. 血浆氧化蛋白质

由活性氧类引起的蛋白质氧化修饰和损害是 AD 病变的关键问题。有研究报道 AD 患者抗胰蛋白酶和抗胰凝乳蛋白酶等蛋白的氧化水平显著增高,最明显的氧化蛋白是 α_1-抗胰蛋白酶的同源蛋白和纤维蛋白溶解酶 c 链的前体蛋白。但病例数较少,需要进一步研究其对 AD 诊断的作用。

7. 晚期糖基化终末产物(AGEs)

蛋白质糖化是蛋白肽折叠的游离氨基与游离的还原糖间的非酶促结合反应,最终形成不可逆的 AGEs。AD 患者血液和 CSF 中 AGEs 水平均升高,Sato 等提出 AGEs 在 AD 中的毒性作用,认为 AGEs 将可能作为 AD 有效的诊断指标。

8. 细胞周期失调蛋白 p27kipl 蛋白

该蛋白是一种多功能的周期素依赖激酶抑制剂,基因位于 12p13,可介导细胞周期紊乱。新近的研究表明 AD 患者细胞周期紊乱失调,检测 AD 细胞分裂周期失调的生物标记物 p27kipl 有望成为 AD 早期诊断的指标。

(二)影像学检查

1. 经颅多普勒超声(transcranial doppler ultrasound,TCD)

TCD 为临床和科研提供了一种无创性检测颅内血流动力学的方法,它能准确测定大脑中动脉(MCA)近端血流(MCAFV)。贾建平等观察到表现左半球神经心理损害的 AD 患者存在左侧 MCAFV 明显减慢,而表现右半球神经心理损害者则存在右侧 MCAFV 减慢。因为双侧 MCAFV 血液流速的不对称与 AD 早期认知障碍的不对称相吻合,所以一侧 MCAFV 降低对早期诊断 AD 具有临床价值,提示 TCD 检查有可能作为对 AD 早期诊断较为敏感的无创性检查方法。

2. 颅脑 CT

AD 患者头颅 CT 主要表现为脑结构异常、皮质萎缩、脑沟增宽、脑室扩大。CT 可以进行侧脑室角宽度、海马高度等指标的线性测量,Frisoni 等对 42 例 AD 患者和 29 例正常对照组进行研究,显示颞角的半径宽度对 AD 的敏感度为 93%,特异度为 97%。但大量资料表明 CT 对 AD 的诊断灵敏性和特异性低,临床主要用于辅助评估萎缩程度,排除其他原因引起的痴呆,如 VD、颅内肿块、脑积水等。

3. 颅脑 MRI

颅脑 MRI 的主要表现为全脑萎缩、海马回萎缩、海马旁回萎缩、颞叶角回体积增加、鼻内侧皮层体积减少、双顶叶进行性萎缩、脑岛叶和顶叶皮质萎缩。MRI 定量测量可以推测 AD 早期病理学改变,预测 AD 进展以及检测疗效。Jack 等报道在 220 例的研究中应用 MRI 定量测量将 AD 从对照组中区分出来的敏感度为 82%,特异度为 80%。脑成像新技术,如皮质厚度成像、张量形态定位、海马曲面造型,可辨别 AD 患者脑部轻微损害,并预测可能进展为 AD 的病例。

MR 灌注成像该方法是利用静脉注射的顺磁性对比剂通过微血管时形成的局部磁场不均匀而导致 T 或 Tz 信号强度的降低来计算脑组织相对脑血流量(rCBF)、相对脑血流容积(rCBV)和平均通过时间(MTT)等参数 最近的研究证实,MR 灌注的敏感性和特异性优于 SPECT,对轻、中度 AD 的敏感度达 87%~95%,对正常组的特异度达 88%~95%。

功能性 MR 成像是基于大脑在接受各种刺激和任务时,脑功能区的活动可引起去氧血红蛋白变化,应用回波平面成像(EPI)技术的快速 Tz 敏感成像,通过测量其磁敏感性强度的变化,可评价局域脑活动。Dickerson 等研究显示 AD 患者颞叶脑功能活性降低。由于可对同一患者反复检查而无危险性,该方法对于评价记忆障碍患者极具潜力。

MR 波谱(MR spectroscopy, MRS),MRS 可无创性评价脑内若干代谢物质的变化,包括 NAA、谷氨酰氨/谷氨酸盐、c-氨基丁酸和肌醇、氨基乙酸、自由胆碱、肌酸和磷酸肌酸、脂类和乳酸等。目前研究较多的是 H-MRS 和 P-MRS。研究显示在 AD 患者脑内尤其是颞、顶叶 NAA 水平下降,胆碱水平相对较高。H-MRS 已在 AD 的临床应用中显示巨大应用前景。

MR 扩散加权成像(MR diffusion-weighted imaging, DWI),DWI 通过测量水分子扩散运动的改变来反映组织细胞水平的变化。此技术最早用来评价超急性和急性脑缺血,现已被用来评价 AD。Kantarci 等的研究显示 AD 组和正常对照组相比,平均扩散系数在脑内不同区域有明显差异,这种差异主要见于海马以及颞叶,扣带回和顶叶的白质。扩散张量成像(diffusion tensor imaging, DTI)是 DWI 技术的一种更高级应用。可跟踪脑白质纤维束的变化。Rose 等研究显示,AD 患者整个脑白质结构除了运动束相对不受累外,其他部位均显示显著破坏,反映了已知的 AD 病理发现。但作为诊断工具,DWI 和 DTI 的诊断价值仍有待进一步发掘和更多病例验证。

4. 正电子发射体层摄影术(positron emission computertomography, PET)

PET 可检测人脑对 F-2 去氧葡萄糖(FDG)的代谢性摄取和血流灌注。AD 的典型表现为对称性颞顶叶代谢降低,与其他类型痴呆或相同年龄的对照人群不同,通常基底核、丘脑和小脑不受累。PET 代谢减低的量与认知障碍的程度相关性较好,在不知病情的情况下,PET 能将 AD 从其他痴呆如 VD、抑郁及 lewy 体痴呆等中鉴别出来。新的 PET 示踪剂[18]FDDNP 能与 AB 和神经原纤维缠结(NFT)结合,示踪剂 B 型匹兹堡复合物(Pittsburgh Corn-pound-B, PIB)能选择性与淀粉状蛋白斑结合,从而观察到 AD 患者的老年斑和 NFT;并有助于 AD 与额颞叶痴呆的鉴别,有助于 AD 的预测和诊断。

5. 单光子发射计算机体层摄影术(single photon emissioncomputer tomography,SPECT)

SPECT 可通过检测脑组织对含有 Tc 脂溶性放射性物质的摄取情况来评价相对脑血流灌注量。与正常组织相比,AD 患者颞顶叶的灌注相对减低,灌注异常的量和认知障碍的严重程度相关。研究显示 SPECT 有可能将 AD 从正常个体中区分出来的敏感度是 89%,特异度是 80%。Nishimura 等研究显示额叶血流降低的 AD 患者病程发展快,还显示不同类型痴呆的灌注模式不尽相同,AD 为颞顶叶灌注异常、Lewy 体为顶枕部的改变、VD 为不对称的变化。具有 eZIS(easy Z-score imagingsystem)的 SPECT 能自动统计分析诊断脑 SPECT 灌注成像,已作为一种有效的 AD 早期诊断方法。

(三) 电生理学检查

1. 脑电图(electroencephalogram,EEG)

正常老年人的脑电图一般表现为 α 波频率减慢,指数减少,快波增加。AD 患者脑电图的改变较一般的老年期更严重,表现为 α 波严重减慢,甚至<8 次/秒,α 指数减少比一般老年人更明显,并有弥漫性低波幅 σ 波和 δ 波活动,脑电图显示出多节律性。Prichepr 研究显示定量 EEG 预测痴呆的预测率达 95%。EEG 可作为识别早期脑功能障碍的一种方法,但部分 AD 患者脑电图仍然保持正常,且 EEG 检查不具有特异性。目前常规 EEG 不能作为痴呆的确诊手段。

2. 事件相关电位(event related potentials,ERPs)

ERPs 是以与作业某事件(如刺激或反应)有实时关系的 EEG 信号为基础,将 EEG 叠加得到平均的脑电位活动。其中 P300 是 ERPs 的内源性成分,由视觉、听觉和躯体感受的任一刺激或任意两种及两种以上的刺激组合编成的刺激序列所引出,与内源性认知功能有关。因此 P300 又称为认知电位。Goodin 等最早报道各种原因引起的痴呆患者中 80% 出现 P300 峰潜伏期(P300 peak latency,P3PL)超过正常均值 2 倍标准差,而各种精神病仅 4% 患者 P3PL 延长。有学者认为 P300 检测注意力障碍结合神经心理学量表和神经影像对 AD 早期诊断有很大潜力,但目前还不能根据 P3PI 确诊 AD。

【诊断与鉴别诊断】

(一) 诊断

做诊断时,应首先明确是否痴呆,其次明确痴呆的原因,最后评价痴呆的程度。对于 AD 的明确诊断,目前没有特异性方法,主要依靠病理。虽然 AD 患者脑组织有其病理特征,但对生存个体无法实施,故目前诊断主要依据临床症状、量表检测证实痴呆,并结合该病进行性进展的特征,神经影像学所见进行综合评估。

目前,常用的诊断标准有世界卫生组织的《国际疾病分类》第 10 版(ICD-10)标准、美国精神病协会的《精神障碍诊断与统计手册》第 4 版(DSM-IV)标准、美国国立神经病学语言功能障碍和中风研究所老年痴呆及相关疾病学会(NINCDS-ADRDA)诊断标准、中国精神疾病分类方案与诊断标准(CCMD-2R)。其中 NINCDS-ADRDA 标准如下,其诊断准确率达 80%～100%、敏感性达 80%～88%、特异性达 90%。

1. 怀疑标准

在发病或病程中缺乏足以解释痴呆的神经、精神及全身疾病,痴呆合并全身或脑部损害,但不能将这些损害解释为痴呆的病因,无明显病因的单项认知功能进行性损害。

2. 可能标准

临床检查为痴呆,并由神经心理检查确定,进行性恶化;意识状态无改变;40～90 岁起病,常在 60 岁以后;排除系统性疾病或其他器质性脑病所致的记忆或认知障碍。

3. 很可能标准

出现痴呆综合征或继发性系统或脑部疾病。

4. 确定标准

临床符合很可能标准,且有病理证据。

5. 支持可能诊断标准

特殊认知功能的进行性衰退(如失语、失用、失认);损害日常生活能力及行为的改变;家族中有类似病例;实验室检查显示腰穿脑积液(CSF)压力正常;脑电图正常或无特异性改变(如慢波增加排除可能)。

6. 排除可能标准

突然及卒中样起病;病程早期出现局部神经系统体征(如偏瘫、感觉障碍和视野缺损等);发病或病程早期出现癫痫或步态异常。

(二)鉴别诊断

包括排除可引起痴呆的其他躯体和脑部疾病,如血管性痴呆、脑炎后遗症性痴呆、脑外伤后遗症性痴呆等。

1. 路易体痴呆

较早出现椎体外系体征。其主要特点是累及注意、记忆和高级皮质功能的波动性认知损害,波动性意识错乱和谵妄突出;多有明显视幻觉、错觉、反复意外跌倒(晕厥)。

2. 血管性痴呆

常发病急,症状有波动性,有脑卒中病史,可以在早期出现神经系统体征,存在高血压和脑动脉硬化。EEG 检查发现局灶慢波,CT 可以发现局部病灶。

【治疗】

药物是主要治疗方法,控制病情、延缓痴呆、提高生活质量是治疗目的。

(一)对症治疗

乙酰胆碱能神经元主要位于迈内特(Meynert)基底核,在 AD 早期即可减少,是患者出现认知功能减退的首要原因,因此采用 AChE 抑制剂及选择性毒蕈碱样、烟碱样胆碱能受体激动剂等提高乙酰胆碱能神经元功能已成为 AD 的治疗方向。

1. AChE 抑制剂

盐酸他克林（派可致，tacrine）是第一个被 FDA 所批准治疗 AD 的 AChE 抑制剂，但由于其对肝有毒副作用，现已不被临床使用。目前应用的 AChE 抑制剂盐酸多奈哌齐片（安理申，donepezil）、重酒石酸卡巴拉汀（艾斯能，rivastigmine）、加兰它敏（galantamine）及我国从中草药千层塔中提取的石杉碱甲（哈伯因）均能改善 AD 患者认知功能减退。4 种药物虽均是 AChE 抑制剂，但效能各有不同。安理申是选择性 AChE 抑制剂，因此被认为临床副作用较少。艾斯能可双向抑制 AChE 和丁酰胆碱酯酶（BuChE），因此被认为可更有效的提高乙酰胆碱能神经元的功能。但目前对丁酰胆碱的生理作用尚不明确，有研究认为 AD 患者脑中的 BuChE 水平明显升高，可参与降解乙酰胆碱。加兰它敏可使突触前烟碱受体发生变构，减少 ACh 重摄取，增加对 AChE 的抑制作用；石杉碱甲需服用至少 3～6 个月以上方能改善 AD 患者的认知功能减退，但不能逆转其病理改变。若长时间服用一种 AChE 抑制剂出现临床疗效下降或副作用时可改用另一种 AChE 抑制剂。

2. 选择性毒蕈碱样、烟碱样胆碱能受体激动剂

直接兴奋毒蕈碱样、烟碱样胆碱能受体可改善 AD 患者的认知功能减退。毒蕈碱样 M1 受体主要分布于额叶皮质和海马，M2 和 M3 受体主要存在于外周，调节心血管、呼吸及内分泌系统。因此特异性 M1 受体激动剂能有效改善 AD 患者的认知功能减退而不出现外周副作用，但到目前为止尚无特异性 M1 受体激动剂用于临床治疗。特异性烟碱样受体激动剂正处于在动物实验阶段，初步证明它不但可改善认知功能，尚可保护神经元。

3. 抗炎药物

AD 患者脑中老年斑周围有明显的免疫炎性反应，可检测到细胞因子及与免疫反应相关的蛋白，在年龄相匹配的健康对照组中则未发现此种现象。细胞毒素 C5b29 可诱发此种现象，由此提示神经炎性制剂可促进 AD 的病情进展。流行病学调查表明，提前服用非甾体抗炎药物（如阿司匹林）可减少发生 AD 的危险性。

4. 雌激素替代疗法

流行病学调查发现，AD 患者的发病主要在 65 岁以上且女性患者是男性的 2～3 倍。有临床试验表明，绝经期后的女性服用雌激素有可能减少 AD 发生的危险性，推测雌激素可能激活胆碱能神经元，促进表达脑源性神经营养因子 mRNA，减弱兴奋性细胞、氧化应激及 Aβ 毒性，调节 βAPP 代谢，保护神经元等作用。服用雌激素可带来一定的副作用。

5. 抗氧化剂

一系列动物实验说明，氧化应激反应促进 Aβ 神经毒性作用，抗氧化剂可保护神经元免受 Aβ 诱导的神经毒性作用。临床试验表明，服用 selegiline 或 αtocperol 可缓解 AD 患者认知功能减退，减慢疾病的进展。

6. 其他治疗措施

AD 脑中有明显的脑血管淀粉样变，可使脑血管狭窄，脑血流减少，脑影像学可见脑白质疏松及脑血流灌注减少现象。因此，改善脑血液循环，促进神经细胞新陈代谢可辅助治疗 AD。

（二）针对性治疗

Aβ1-42 沉积是导致 AD 特异性病理老年斑形成的主要病理现象,而 APP、早老素基因(PS1、PS2)的突变是造成 Aβ1-42 沉积的因素之一。转 APP 突变基因小鼠动物模型显示,小鼠脑内有与 AD 患者脑中类似的淀粉样沉积斑块,其主要成分是 Aβ1-42,提示抗 Aβ1-42 沉积级联反应的药物可治疗 AD,减少其脑中淀粉沉积,从而减慢甚至停止 AD 发展。

1. β-、γ-水解酶抑制剂

APP 剪切主要经过 2 个途径:α-途径、β-途径。①α-途径:APP 经 α-水解酶降解为含 N 端和 C 端的 2 个 APP 片断(α-APP),其中含 N 端的 α-APP 是水溶性 Aβ1-16 肽段,不发生 Aβ 沉淀,含 C 端的 APP 片断经 γ-水解酶继续降解为 P3。②β-途径:APP 经 β-水解酶降解为含 N 端的水溶性片断和 C 端肽段,含 C 端的 β-APP 片断经 γ-水解酶继续降解为 Aβ。因此,β-、γ-水解酶抑制剂可抑制 Aβ 沉淀。近期研究证明,PS 实际上就是一种 γ-水解酶,或者是 γ-水解酶的部分成分。现已成功克隆了具有 β-水解酶特征的 BACE/Asp2,应用 BACE/Asp2 或 γ-水解酶抑制剂可阻止脑中 Aβ 沉淀。

2. Aβ 免疫接种

从理论上讲,如果能抑制 Aβ 沉淀或促进 Aβ 肽段的清除,即有可能阻止 AD 的进展甚至逆转其病程。应用 Aβ 免疫接种法可达到这一目的。制备转人类 APP 突变基因小鼠动物模型,然后用 Aβ 分别免疫未发病幼龄小鼠和已有 Aβ 沉淀的老龄小鼠,便可发现被免疫的幼龄小鼠血清中有很高的抗 Aβ 抗体滴度,待其老龄后发现其脑内完全无 Aβ 沉淀、神经元损坏及星形细胞和胶质细胞增生。被免疫的老龄小鼠与未被免疫的老龄小鼠相比,其脑内 Aβ 沉淀明显减少,AβAb 可和淀粉斑块相结合,并经巨噬细胞吞噬而被清除。AN-1792 是已制备出的 AD 疫苗,Ⅰ期临床试验接种给健康志愿者未发现明显副反应。Ⅱ期临床试验接种给 360 例 AD 患者,其中 15 例出现中枢神经系统免疫炎性反应,随即试验被停止。

3. 转运金属螯合物

生化学研究显示,Aβ 具有或高或低的与 Zn^{2+}、Cu^{2+} 结合能力,可调节 Aβ 沉淀、H_2O_2 的产量及相应的细胞毒性。Zn^{2+}、Cu^{2+} 主要集中于 AD 患者大脑新皮质尤其是 Aβ 沉淀区,高选择性转运金属螯合物可清运 Aβ 沉淀区的 Zn^{2+}、Cu^{2+},使 Aβ 沉淀易于水解并能缓解氧化应激反应的压力。

5-chloro-7-iodo-8-hydroxyquinoline (clioquinol)是一种疏水性药物,可自由渗透血-脑脊液屏障,并具有 Zn^{2+}、Cu^{2+} 螯合物的特性,clioquinol 作为一种抗生素已被应用了 20 年,由于其可诱发视神经脊髓炎而被停用,现在已得知补充维生素 B_{12} 可防止其发生。转基因 AD 小鼠动物模型经服用 clioquinol 9 周,脑内 Aβ 沉淀减少了 49%。目前正应用 clioquinol 和维生素 B_{12} 进行 Ⅰ期临床试验。

4. HMG-CoA 还原酶抑制剂

ApoEε4 是 AD 的危险因子,ApoE 的生理作用是结合转运脂类。新近流行病调查发现,HMG-CoA 还原酶抑制剂(statins)能降低胆固醇,降低 AD 的危险。simvastatin 是一种 HMG-CoA 还原酶抑制剂,能减低 AD 的 Aβ1-42。statins 也有可能减慢 AD 的进展。

5. 过度磷酸化 tau 蛋白抑制剂

神经纤维缠结是由成股螺旋丝(PHF)组成,PHF 主要成分是过度磷酸化 tau 蛋白。Aβ 可诱导 tau 蛋白过度磷酸化,使微管失去结合能力,并能激活 tau 蛋白激酶 I、糖原合成激酶 3β(TP-KI/GSK23β)等蛋白激酶。抗致敏寡核苷酸(抗 GSK23β)能预防 Aβ 诱导的 tau 蛋白过度磷酸化。由此提示,Aβ 可能通过激活 GSK-3β 使 tau 蛋白过度磷酸化,损坏微管稳定性,造成神经元死亡,故 GSK-3β 抑制剂可防止 AD 病情进展。

(三) 干细胞移植

1. 调动内源性干细胞治疗 AD

有学者认为成年个体中枢神经系统中的神经干细胞具有很大的潜能,AD 大鼠脑室内连续注射碱性成纤维细胞生长因子(bFGF)、表皮生长因子(EGF)14 天后,再连续注射神经生长因子(NGF)14 天,结果发现内源性的神经干细胞显著增生,动物的认知功能得到明显改善。外周应用嘧啶衍生物可明显增加内源性干细胞的增生并改善老年动物的认知功能,提示 AD 大鼠内源性的神经干细胞不能主动激活,而在一些外源性药物的诱导下可大量增生修复损伤。目前对神经干细胞的分化机制尚不清楚,仅由内源性干细胞产生的神经组织难以替代损伤后缺失的神经组织,如何诱导脑内的内源性神经干细胞增生并分化为功能完整的神经元,仍待进一步的研究。

2. 外源性干细胞移植治疗 AD

外源性途径,即通过直接把干细胞移植到体内,以达到治疗疾病的目的,可分为单纯神经干细胞移植和基因工程加工后的神经干细胞移植。

(1) 单纯神经干细胞移植:将外源性多分化潜能神经干细胞移植入脑后,可以在神经系统存活、繁殖,并迁移到不同部位分化为相应细胞。Zhang 等将人胚胎干细胞培养成具有神经元、星形胶质细胞、少突胶质细胞分化潜能的神经干细胞,在移植入新生鼠大脑后,发现这些神经干细胞能整合入受体鼠脑,并能分化为全部 3 种神经细胞。将人神经干细胞移植到出生后 24 个月的大鼠侧脑室,4 周后这些细胞有序地迁移到大脑皮层和海马,并分化为神经细胞和星形胶质细胞,部分细胞可和宿主细胞建立突触联系,并能显著改善衰老大鼠的认知功能。将源自第 14 天胎鼠海马的神经干细胞系 MHP36 细胞注入兴奋毒素破坏的鼠前脑胆碱能功能区的研究发现,外源性干细胞可自动迁至损伤区域,分化为神经元和胶质细胞,并改善鼠的认知功能,说明外源性 MHP36 细胞能在损伤部位替代受损的胆碱能神经元。

移植后的神经干细胞能被特异性吸引到脑内神经退行性病变区域。对 AD 转基因小鼠的研究表明,神经干细胞能迁移到 Aβ 堆积区,说明神经干细胞具有 Aβ 损伤区的趋向性,可以在治疗 AD 等全脑神经退行性病变中发挥作用,但尚不清楚刺激神经干细胞迁移的信号为 Aβ 本身还是 Aβ 造成的损伤区释放的炎症分子。Kim 等发现,当神经干细胞的迁移性被抑制时,其分化能力同样也被抑制。这也表明,神经干细胞必须迁移到靶区域才能表现出它们的神经可塑性。将特殊处理后的神经干细胞移植入成年鼠中枢神经系统,在局部胆碱能神经元通路区域神经干细胞可被诱导分化为胆碱能神经元表型。进一步说明靶区域微环境对神经干细胞的诱导及定向分化具有重要意义。因此,研究诱导神经干细胞定向分化为修复所需的功能细胞极为重要,但目前对分化因子的研究尚无满意的结论。

(2) 基因工程加工后的神经干细胞移植:外源性基因(如神经生长因子、脑源性生长因子等基因)经分子生物学技术转染神经干细胞,以神经干细胞作为体外转基因载体,植入病变的神经组织,从而转入神经生长因子、某些代谢酶等基因,使其在脑内表达,从而用于治疗脑部病变,特别是比较弥散的神经性病变(如 AD 等)。用神经干细胞有许多其他载体所没有的优点:①有自我复制功能。②细胞迁移功能,可远距离迁移至病损部位。③表达稳定,维持时间长。④避免排异反应。携带各种生长因子或细胞因子基因的神经干细胞植入体内,不仅能表达外源性基因,产生相应的生长因子或细胞因子,如 bFGF,脑源性神经生长因子(BDNF),神经营养因子-3(NT-3)等,还可诱导自身干细胞的定向分化,从而达到细胞替代和基因治疗的双重作用。在脑损伤后24h,将能分泌 NGF 和不能分泌 NGF 的神经干细胞移植到脑损伤附近的大脑皮质。1 周后观察到移植了神经干细胞的大鼠的神经功能和空间识别能力较未移植神经干细胞的大鼠明显改善;与移植了不能分泌 NGF 神经干细胞的对照组大鼠相比,移植了能够分泌 NGF 的神经干细胞的大鼠海马 CA3 区的细胞死亡明显减少。

【预后】

AD 病程通常持续 5 年以上,患者常死于肺部感染、压疮等并发症。

第二节　老年黄斑变性

老年黄斑变性(age-related macular degeneration,ARMD)是视网膜色素上皮细胞和神经视网膜退行性变造成的一种不可逆性视力下降可致失明的疾病。分为干性型和湿性型,可双眼先后或同时发病。多发生于老年患者,是一种严重威胁老年人视功能的眼底病变。

【流行病学】

在西方国家已成为第一位的致盲性眼病,在亚洲其发病率亦呈逐渐增多的趋势。因其病因不明,治疗困难,现已成为国内外研究的热点。现有的流行病学资料认为老年黄斑变性的最主要危险因素为年龄,其次为玻璃膜疣、家族史、种族。吸烟史、心血管疾病、饮食习惯、白内障手术及紫外线等。

1. 年龄

随着年龄的增长,ARMD 的发病率逐渐增加。我国的一项流行病学调查显示,40 岁以上的1091 人中,ARMD 在 40～49 岁为 0.87%,50～59 岁为 5.05%,60～69 岁为 7.77%,70 岁以上为 15.33%;其中干性型 96.3%,湿性型 3.7%。一项美国的流行病学研究显示 ARMD 在 52～64 岁的人群发生率为 2%,75 岁以上人群则上升到 28%。

2. 玻璃膜疣

玻璃膜疣是 ARMD 的特征性表现,而大范围的大玻璃膜疣(直径≥125μm)是演变为 ARMD的重要危险因素。

3. 家族史

一项历经 5 年的调查研究显示,同胞为 ARMD 患者的人发生视网膜上皮脱色素的风险是没有同胞 ARMD 患者的人的 8.2 倍;发生视网膜色素增加的风险是没有同胞 ARMD 患者的人的3.6 倍,发生新生血管型 ARMD 的风险是没有同胞为 ARMD 患者的人的 10.3 倍。在鹿特丹的一项研究中则发现 ARMD 患者的后代发生 ARMD 风险是无 ARMD 者的后代的 6.6 倍。

4. 种族

Klein 等采用单盲法,由同一观察者比较不同人群的眼底荧光造影结果,证实白种人比黑种人患湿性 ARMD 的概率高。

5. 吸烟史

吸烟 40 年以上是 ARMD 的危险因素。吸烟者发生干性和湿性 ARMD 的几率分别是不吸烟者的 2.54 和 4.55 倍。曾有吸烟史的戒烟者发生 ARMD 的机会是从未吸烟者的 1.36 倍,戒烟可减少或减缓 ARMD 的发生与进程。吸烟者发生 ARMD 的时间可提前 5~10 年。然而在 Beaver Dam 的一项 5 年的调查研究中发现,戒烟的人发生 ARMD 的风险并不比继续吸烟的人低。

6. 心血管疾病

动脉粥样硬化导致脉络膜和视网膜循环紊乱。鹿特丹的一项研究结果显示:有颈动脉斑块的患者发生 ARMD 的概率是没有颈动脉斑块的患者的 5 倍。关于高血压促进 ARMD 发生的观点是不一致的。Beaver Dam 的研究证明控制血压和未控制血压的患者发生 ARMD 的几率分别为正常血压者的 2 倍和 3 倍。Mansor 等亦发现高血压者发生 ARMD 的几率是血压正常者的 3 倍。关于血管紧张素转换酶抑制剂的应用,McCarty 等研究发现血管紧张素转换酶抑制剂的应用是 ARMD 的一个危险因素,而 Wu 等的研究则表明其对 ARMD 的发生率并无影响。

7. 饮食习惯

对 8222 名 40 岁以上人群的饮食和血清叶黄素、玉米黄素的普查发现,在排除了年龄、种族、吸烟、体重指数、高血压、饮酒、性别等因素后,发现血清叶黄素、玉米黄素的含量与视网膜色素异常、软性玻璃膜疣、晚期黄斑病变的发生率有直接关联。有研究表明,胡萝卜素或类胡萝卜素类的高摄入是新生血管性 ARMD 的保护因素,高摄入量比低摄入量发生 ARMD 的风险降低了 43%。大量摄入不饱和脂肪酸二十二碳六烯酸(DHA)可使发生 ARMD 的风险降低 30%。

8. 眼部变化

部分报道蓝虹膜、核硬化、远视、白内障手术也是 ARMD 的危险因素,在鹿特丹的试验中,远视是一项危险因素。在 Beaver Dam 和 Blue Mountain 的研究中发现无论是蓝虹膜还是远视均为危险因素。而在 Delecourt 等的研究中则不认为蓝虹膜为危险因素。核硬化与早期 ARMD 发生率的增加有关。白内障手术后 10 年新生血管性 ARMD 的发病率增加了 4 倍,地图状萎缩增加了 3 倍。手术的损伤、术后的炎症或暴露于显微镜光刺激下等因素,ARMD 的发病率增加与白内障手术有关。Wang 等对 6019 名老年人进行的长达 5 年的研究发现,发生晚期 ARMD 的比率,无晶状体眼为 6.0%~7.5%,人工晶状体眼为 0.7%。在考虑了性别、吸烟史、软视网膜玻璃膜疣、色素异常等因素后,与人工晶状体眼相比,无晶状体眼有发生晚期 ARMD 的高风险性。核性白内障与新生血管性 ARMD 或地图状萎缩无关,皮质性白内障与地图状萎缩有关,与新生血管性 ARMD 无关。

9. 紫外线和光照

日光照射一直被认为是白内障的危险因素。法国一项对 2584 名常住人口的调查发现,常暴露于阳光下可减低发生色素异常的风险及发生早 ARMD 的征象,常戴太阳镜的人可减低其发生软性玻璃膜疣的风险。

10. 体重指数

有观点认为肥胖是发生 ARMD 的危险因素之一。而一项针对 50 名 ARMD 患者及 80 名根据年龄、性别、血压、吸烟、糖尿病等配对的健康者的临床试验结果显示对照组和 ARMD 组的体重指数并无明显差异。

【免疫病理】

ARMD 中的玻璃膜疣、细胞外沉积,有局部炎性反应的表现。测得玻璃膜疣的蛋白成分包括:①免疫球蛋白、免疫复合沉积物相关的补体、补体受体-1(complement receptor 1);②与炎症相对应的急性反应阶段的分子,如淀粉样 P 成分和 α_1-抗胰蛋白酶;③调节免疫应答的蛋白,如玻连蛋白(vitronectin)、凝聚素(clusterin);④载脂蛋白 2E、膜辅助因子蛋白(membrane cofactor protein);⑤黄斑组织相容性 II 型抗原复合体 HLA-DR 和丛集的不同抗原。淀粉样 B 肽(amyloid B)是 Alzheimer 病斑块的主要炎性反应前成分,Anderson 等发现玻璃膜疣内含结构聚集淀粉样 B 肽和激活的补体成分,提示 ARMD 中玻璃膜疣有以错构蛋白沉积和聚合为特征的神经退行性疾病有共同的致病物,淀粉样 B 肽在 ARMD 发病机制中起作用。Patel 等使用免疫组织化学确认了 ARMD 眼中存在视网膜组织的自身抗体,从 ARMD 早期阶段到晚期阶段,玻璃膜疣组内核层进行性染色,认为抗视网膜自身抗体在 ARMD 发病机制中起重要作用。

【组织病理】

随着年龄增长,视网膜色素上皮(retinal pigment epithelial,RPE)发生一系列变化。人一生中 RPE 不断将胞浆物质排入到 Bruch 膜,细胞外基质堆积,在位于 RPE 基底膜与 Bruch 膜的胶原层之间的基底线沉着(basal linear deposit),表现为典型性玻璃膜疣。ARMD 眼的 RPE 变性,导致分解细胞外基质的酶如基质金属蛋白酶(matrix metalloproteinase)和对其有调节作用的基质金属蛋白酶组织抑制剂(tissue inhibitor of metalloproteinase)失衡,也使细胞外基质不正常发展。ARMD 眼局部细胞外基质积聚导致 Bruch 膜增厚,视网膜血液供应降低,缺血缺氧,刺激脉络膜产生血管生长因子和基质金属蛋白酶-2、基质金属蛋白酶-9,血管新生。

【临床表现】

1. 萎缩性 ARMD

50 岁以上老年人,双眼对称,视力缓慢进行性下降。眼底检查:①后极部有多的黄白色大小不一边界不很清晰的玻璃膜疣,有融合成小片状。②黄斑色素紊乱或地图状 RPE 萎缩区,深面的脉络膜毛细血管萎缩。荧光造影:早期见玻璃膜疣及 RPE 脱色斑,出现荧光斑点并很快加强,之后随背景荧光减弱而减弱,晚期因脉络膜毛细血管萎缩而呈一片弱荧光区。

2. 渗出性 ARMD

发病年龄较干性为大,常为一眼突然发生视力障碍。眼底检查:后极部有颜色稍带污秽的灰白色隆起的视网膜下新生血管膜(subretinal neovascular membranes)为 Bruch 膜破裂,脉络膜毛细血管从裂缝中向色素上皮方向生长所形成。外周可见暗黑色的 RPE 下深层视网膜或鲜红色浅层出血,血红蛋白分解吸收后残留的出血块和玻璃膜疣。病灶范围不一,出血严重者可有视网膜前出血甚至玻璃体出血斑。荧光造影:动脉期见来自脉络膜的视网膜下新生血管呈花边状、辐射状或绒球状形态,造影后期呈一片荧光渗漏区,出血区显遮蔽荧光。病程晚期视网膜下新生血管形成机化瘢痕,黄斑功能严重受累。

【辅助检查】

由于 ARMD 对视力的不可逆性损害,故 ARMD 的早期发现和早期治疗对患者的视力预后非常重要。目前尚无统一而有效的早期诊断方法,需综合多种检查方法,目前使用及正在研究的方法主要有:

1. 视功能检查

视功能检查包括远视力、近视力、对比敏感度、视野等检查。最近的研究包括:多焦视网膜电图(mERG)和黄斑功能计算机心理物理学检查(macular computerized psychophysical test)等。

2. 眼底检查

常规眼底检查包括直接或间接眼底镜检查、荧光眼底造影(fundus fluorescein angiography,FFA)和吲哚青绿血管造影(indocyanine green angiography,ICGA)等。针对 ARMD 可选择的特殊检查:

(1)几何背景均化阈值选择系统,对眼底进行数字化照相通过几何背景均化阈值选择系统(geometric background leveling and threshold selection)来监测玻璃膜疣这种 ARMD 的早期表现,比通过眼底镜下人工观察玻璃膜疣更精确、更灵敏,可监测 ARMD 的发展变化。

(2)血管造影:Lutetium Texaphyrin(Lu- Tex)作为一种光敏药物,它对毛细血管内皮细胞有高度的选择性,且对 RPE 细胞的损害非常小,因而被试验性用于 PDT 治疗。它在对脉络膜视网膜血管的评估,比眼底荧光造影和 ICGA 更灵敏准确。既可用于诊断也可用于随后的 PDT 的治疗。

(3)光学相干断层扫描(optical coherence tomography,OCT):具有非接触性、非侵入性、分辨率高达 $10\mu m$ 的特点,可以观察到 ARMD 患者视网膜各层组织的出血、渗出、纤维化及新生血管化形成等。由于 OCT 采用的是近红外相干光作为探测光源,穿透力强,少量出血不会影响它的成像结果,故与眼底荧光造影(FFA)和吲哚青绿造影(ICGA)结合,可对由于出血浓厚,FFA检查和 ICGA 检查不能明确的脉络膜新生血管(CNV)位置,提供重要的补充资料。

(4)其他:眼底形态学检查包括共焦激光断层扫描仪(heidelberg retina tomography),视网膜厚度分析仪(retinal thickness analysis)等。

【诊断与鉴别诊断】

中华眼科学会眼底病学组 1986 年制定了老年黄斑变性临床标准:①年龄大于 50 岁;②中心视力突然明显下降;③Amsler 方格表检查有轻重不等的扭曲变形;④黄斑部玻璃膜疣;⑤黄斑中心凹光反射不清或消失;⑥黄斑部渗出或出血;⑦荧光血管造影有视网膜下新生血管、或荧光渗漏、或出血区荧光遮蔽。根据眼底的形态分为萎缩型(atrophic type)和渗出型(exudative type)萎缩型又称干性或非渗出型,主要为脉络膜毛细血管萎缩,玻璃膜增厚和 RPE 萎缩等引起的黄斑区萎缩变性。渗出型又称湿性或盘状变性,主要为玻璃膜的破坏,脉络膜毛细血管侵入视网膜下形成的脉络膜新生血管,发生与 RPE 下或神经上皮下的浆液性或出血性的盘状脱离,最终成为机化瘢痕。萎缩型随着病情的发展可向渗出型转化(表 31-2)。

表 31-2 老年黄斑变性分类

	萎缩型(干性)	渗出型(湿性)
年龄	多为 45 岁以上	为 45 岁以上
眼别	双眼发生	双眼先后发生
视力	下降缓慢	下降较急
临床表现	早期:黄斑区色素脱失,中心反射不清或消失,多为散在玻璃膜疣	早期:黄斑区色素脱失,中心反射不清或消失,玻璃膜疣常有融合
	晚期:病变加重,可有金箔样外观;地图状色素上皮萎缩,囊样变性或板层裂孔	中期:黄斑区出现浆液性或出血性盘状脱离,重者视网膜下血肿、视网膜内出血、玻璃体出血
		晚期:瘢痕形成
血管造影	黄斑区有透见荧光或弱荧光,无荧光素渗漏	黄斑区有脉络膜新生血管,荧光素渗漏,出血病例有遮蔽荧光

【治疗】

1. 药物治疗

常用治疗 AMD 的药物有:①干扰素。重组人体干扰素 α 可以抑制血管生成,有报告用干扰素 α 治疗渗出性 AMD 可获得有益结果。②维生素 C 和维生素 E。一般认为 ARMD 的发生与视网膜组织慢性光积蓄中毒有一定的联系,故给患者服用具有抗氧化特性的维生素 C 和维生素 E,对保护视细胞,营养视网膜组织起到一定的作用。③硫酸锌制剂。Newsome 认为锌在视网膜代谢中起到重要作用,口服硫酸锌视力推迟下降,用于治疗因玻璃疣或黄斑变性而视力不同程度减退的患者。④血管扩张剂。可以改善局部组织的循环,增强病变局部组织营养代谢能力。如妥拉唑林等。⑤血管生长因子抑制剂。已有 VEGF,TGF,PDGF 和 gFGF 等因子的拮抗剂或抗体治疗脉络膜新生血管形成(CNV)。⑥皮质类固醇药物:通过改变细胞外基质的降解而抑制新生血管形成。玻璃体内注射皮质类固醇药物可有效抑制实验性视网膜下和视网膜前新生血管形成。⑦视黄醇类化合物。这类药物通过调节内皮细胞外基质成分来发挥强有力的抗血管形成作用。⑧沙利度胺(thalidomide)。又名反应停,对胎儿有致畸作用。沙利度胺通过抑制生长因子的受体后信号传导来抑制血管形成。此药对 AMD 和 CNV 的治疗或预防作用尚待进一步观察。

2. 放射治疗

这种疗法使视网膜下新生血管消退,使出血、渗出及视网膜下纤维吸收,阻止黄斑变性的发展,视力稳定或上升。人视网膜和脉络膜能耐受 25Gy 以上的放射线照射,而不会引起神经细胞的功能和结构的改变。单次剂量超过 5Gy 和分次放疗的总量大于 50Gy 均会导致严重的眼部并发症。采用较大剂量和多次照射能达到较好的临床效果,放疗总量低于 18Gy,分次照射的剂量低于 2Gy 时,其作用较差。放射的设计也很重要,有学者认为由于颞侧皮肤到同侧黄斑区的距离较恒定,与不采用 CT 模拟定位的治疗效果相近,而且节省费用。放射方法有外照射治疗,近距离放疗,立体定向放射治疗。从现有的资料表明,分次外照射治疗安全性好,放射性眼病报告仅限于白内障和一过性的角结膜炎引起的畏光、流泪。

3. 激光光凝治疗

光凝的目的是为了封闭新生血管,减少视网膜的缺血缺氧区,降低因新生血管及渗出所导致的严重视力损害的危险性。朱彩红等认为激光治疗能延缓或阻止视力进一步减退,使患者视力下降减至最低限度。美国黄斑光凝研究组亦证实激光对新生或复发的 CNV 均有效。残存或 CNV 复发是激光治疗后患者视力下降的主要原因。光凝治疗的缺点是可破坏脉络膜新生血管膜(CNVM)上的 RPE 细胞和视网膜神经上皮,在治疗的同时会遗留永久性的视野暗点。

4. 手术治疗

常见手术方式主要有:黄斑部视网膜下新生血管切除术;黄斑移位术;黄斑下出血移位术;中心凹下和黄斑下手术;联合 RPE 细胞移植术等。一项回顾性研究认为手术取出 ARMD 患者黄斑中心凹下新生血管膜效果良好,其中 30% 的患者视力平均提高 3 行,42% 视力稳定,另有 26% 的患者视力丧失 3 行或以上。据报道手术去除 CNVM 后有 23%～52% 的复发率。由于 ARMD 是一种色素上皮细胞的变性疾病,手术治疗没有改变他的病理生理基础,同时,手术会造成部分色素上皮的丧失,导致其下的脉络膜毛细血管萎缩,黄斑部缺血,最终造成视力下降。

5. 经瞳孔温热治疗(transpup illary thermotherapy,TTT)

该疗法是治疗隐匿性 CNV 的方法。TTT 采用红外二极管激光,波长 810nm,大的光斑和长时间照射,穿透力强,封闭继发 ARMD 的 CNV。TTT 用一种阈值或阈下能量治疗视网膜色素上皮和脉络膜中的黑色素,吸收传导热量而引起光热反应。在治疗 ARMD 时,将组织温度提高 45～60℃(光凝水平),可引起组织坏死、变性。

6. 光动力学疗法(Photodynamic therapy,PDT)

报道 5 例初步治疗 CNV 的荧光素渗漏停止,而一半左右的病例治疗后 3 个月 CNV 面积有扩大。最近,一项随机双盲对照的临床研究证明,PDT 治疗组和对照组的患者分别有 61% 和 46% 在 1 年随访中视力下降少于 3 行,其中,CNV 成分构成病灶中 50% 或以上含典型 CNV 成分的 ARMD 患者视力预后较对照组更好。而病灶中含典型 CNV 成分在 50% 以下者,其视力的效果与对照组相比无明显差异。实验证实光动力疗法选择性破坏脉络膜新生血管,由于不产热,不会损伤邻近视网膜和脉络膜组织,一定程度上保留了患者中心视力。然而 PDT 有一定的复发率,无法改变导致 CNV 的病理基础和代谢异常,因而不能阻止疾病的发展,不能提高视力,同时其观察疗效仅 1 年,其安全性及疗效尚需进一步观察。

【预后】

由于本病对老年人的视力损害严重,已引起我国眼科学者的密切注意。

第三节　老　年　耳　聋

由于年龄增长使听觉器官衰老、退变而出现的双耳对称、缓慢进行性的感音神经性听力减退,定义为老年性耳聋,它是生理性老化过程。老年性耳聋的英文是 presbycusis 或 age-related hearing loss,早年还使用过 presbyacousis、presbyacusia 和 presbyacusis 等。在此定义中未对老年性耳聋的年龄予以界定。这一方面是因为人类开始衰老的年龄逐渐增高。另一方面是因为人类听觉器官开始衰老的过程有明显的个体差异,八十多岁的老人有完全正常的听力图者临床上并不罕见。国外的资料表明,老年性耳聋的听力调查多从 65 岁起计,国内多从 60 岁起计。至少半数的老年耳聋患者还经历过其他造成耳聋的疾病,如中耳炎、噪声性创伤等。不明原因的老年耳聋可以与免疫损伤有关。

【流行病学】

老年性耳聋的发病受地理环境、饮食卫生、营养状况、工作条件、生活水平、年龄及性别差异的影响,在很大程度上,也受被调查人群样本选取方式的影响。因此,各家报道的结果并不相同,变化在 30%～80%。60 岁以上老年人耳聋的发病率升高,且发病率一般随年龄增加而增高,城市高于农村、男性高于女性、高脂饮食区高于低脂饮食区。

【免疫病理】

Bernstein 在 14 个有血管纹型老年性耳聋患者中发现有 MHC 的 B8/DR3 高表达的患者百分比增加,尤其是 A1/B8/DR3 单倍体更多见。同时也发现 C4A 基因在同一组与抗Ⅱ型胶原的内耳组织结构破坏的患者中发生缺失。共同存在的基因异常提示这种疾病相关基因可能就在 6 号染色体。作者指出 B8 位点,DR3 位点本身都不引起疾病,然而当两基因联锁时,则增加对老年性耳聋易感性。C4A 基因缺失和无 C4A 基因可造成免疫复合物清除障碍,而 B8/DR3 抗原与循环免疫复合物的免疫疾病相关联。这些患者红细胞上缺乏免疫黏附受体 C3,红细胞上 C3 受体可处理因生理或免疫病理过程产生的血清免疫复合物,C3 受体缺陷可导致循环免疫复合物长期存在。某些听力障碍的 C4A 基因缺失杂合体患者血清中 C4A 蛋白浓度降低也能导致清除免疫复合物能力下降。B8/DR8 抗原与免疫系统活化状态的变化相联系。这种免疫失调节,可导致产生蛋白抗体,循环免疫复合物;免疫复合物清除能力下降及 T 细胞功能抑制。可造成耳的血管炎。

1949 年 Ephrussi 发现了线粒体中含有 DNA(mitochondrial DNA,简写为 mtDNA),1981 年 Anderson 等对人类线粒体 DNA 测序,其后,Wallace 指出线粒体遗传病是由 mtDNA 突变引起的。mtDNA 受到氧自由基损害后容易发生大片段脱失,影响了线粒体的氧化磷酸化,与衰老有关。1997 年 Sediman 报道,在老年性聋患者的颞骨切片中检测到了 mtDNA 缺失,而 mtDNA4977 位缺失与老年性耳聋的发病有关。在 1998 年,戴朴等对人颞骨火棉胶切片中 mtDNA 的扩增及重组测序,发现其中 2 例生前患老年耳聋者有 mtDNA 大片段缺失。2000 年韩维举等探讨了 mtDNA4977 缺失与老年性耳聋的关系,他们采用聚合酶链反应及套式 PCR 技术,扩增正常及缺失区 mtDNA 片段,证实老年聋患者颞骨切片和蜗核组织中 mtDNA4977 缺失的发生率明显高于老年听力正常组,其差异具有显著性意义。mtDNA4977 缺失的发生与老龄化有关,内耳和蜗核组织中 mtDNA4977 缺失与老年性耳聋的发生有关。刘俊等(2005)观察了老年大鼠耳蜗螺旋神经节及耳蜗核 mtDNA 的缺失,发现 mtDNA4834 片段缺失率分别为 66.7% 和 100%,在青年鼠并不出现 mtDNA4834 片段的缺失。在动物实验中有人试用喂食抗氧化剂减少 mtDNA 片段缺失,可延缓模型动物的听力损失。

【组织病理】

人的颞骨组织病理学和动物老年模型的研究工作可观察到类似的形态学变化。耳蜗毛细胞和支持细胞的萎缩、缺失,耳蜗底膜增厚及纤维化,血管纹萎缩、变性及血流减少,螺旋韧带变性,耳蜗螺旋动脉变性等。不仅如此,这些老年性退变还表现在听觉各级核团的神经元上,从耳蜗核、上橄榄核、外侧丘系核、下丘核、内侧膝状体核直至听觉皮质都有退行性改变,表现为神经元数量减少、萎缩、变形、空泡变性、轴突脱髓鞘变性及突触结构异常等。在动物实验中,张秋航等(1989)测试了老龄高血脂症家兔模型的 ABR,发现Ⅰ波潜伏期明显延长。王淑云等(1990)报道,老龄高血脂症豚鼠模型的 ABR,波Ⅰ-Ⅱ和Ⅱ-Ⅲ间期明显延长。Guimaraes 等(2004)指出,老龄鼠模型的畸变产物耳声发射幅值低于幼龄鼠,意味着随鼠龄增长,耳蜗毛细胞退化。Kazee(1995)报道,在老年性耳聋的 C57BL/6 鼠模型听觉中枢下丘核团中,突触的缺失与其感音神经性耳聋相关。

【临床表现】

老年性耳聋的典型症状是不明原因的双耳对称性、缓慢进行性听力减退。伴耳鸣者约占37%，以言语交往困难为主要特征，可有音素衰减现象，即能听见说话声，但听不懂什么意思，而且对语句的理解能力下降，在噪声环境中的言语交往更加困难。有些老年人在言语频率听力损失达到55dB HL期间，会产生耳聋突然加重的感觉，这可能是由于他们对一般人50dB左右的谈话声听起来明显吃力。中度耳聋的上限值55dB HL，看成是迫切需要选配助听器的临界水平，尽管轻度耳聋者就应该配助听器，但是很少有人意识到这个必要性。老年性耳聋者由于与家人及朋友言语沟通困难，亲情相处可产生误会或不和谐，往往有可能导致老年聋者产生一定的心理障碍，如心情郁闷、沉默寡言、离群独处、多疑猜忌、烦躁易怒等，使这些老人愈发感到孤独寂寞。

【辅助检查】

纯音听力图以斜坡渐降型及陡降型曲线为常见，即以高频听力损失为主，也可见到平坦型曲线，其他类型的曲线相对比较少见。属感音神经性耳聋。近年来观察到，有些老年人虽然在常规纯音测听时不表现出任何听力损失，然而在用高频听力计检查时，可能在10KHz和12KHz处的纯音听阈明显升高。声导抗测听的鼓室压图以低A型为常见，也可见到与中耳病理相应的其他类型。由于听阈提高，中耳肌肉声反射可引不出。阈上功能测验可有半数受检者呈现重振试验阳性，而音衰试验阳性者并不多见，由此推论，老年性耳聋的听力损害似以耳蜗病变为主。言语听力减退比纯音听力减退明显，即言语接受阈比言语区纯音平均听阈（PTA）要高。言语识别率可有不同程度降低，可低至80%甚至50%。Gates等（2003）报道，老年聋者言语识别率及言语清晰度指数（articulation index）降低。竞争性言语测听结果更差。在电反应测听方面，张守知等（1986）指出，ABR检查发现各波潜伏期随年龄及耳聋程度的加重而逐渐延长，双耳波V差潜伏期不偏离正常范围，各波间期可稍延长，但双侧结果基本对称。耳声发射测试表明，瞬态耳声发射的检出率明显降低，认为老年性耳聋者低位脑干听觉核团神经元存在退行性变，Namyslowski等（2000）报道，老年性耳聋者2f1-f2 DPOAE的振幅明显低于年轻正常听力者。

【诊断与鉴别诊断】

依照这些症状与听力学表现，临床上进行诊断并无困难。国际标准化组织为了统一老年性耳聋的诊断指标，制订了ISO 7029标准，根据有关的听力学资料计算出Z-分（Z-score），按照Z-分来确认老年聋。①早期：无噪音和其他原因促成的65岁前后每年双耳听力下降超过2dB者；50岁以后无病因刺激、多因长时间身心精力体力处在疲劳状态中，双耳自然出现匀称的缓慢的听力下降，并伴有耳鸣和间断的耳内阻塞胀闷感者；情绪易激动，入睡困难，和听力下降程度相对较轻，但语言识别障碍则较重者。②中晚期：听觉有"重振"现象，即"低音听不清，高音嫌吵闹"。同时伴有对声响的方向位置判断迟钝或不准确，精细动作协调差，多数伴有慢性全身性疾病。③听力下降幅度小，语言识别（辨音力）能力下降幅度大。④听力曲线（听力图）多呈气骨导均等水平下降，或高频段陡降型改变。

著名的美国内耳病理学家Schuknecht于1964年将老年性耳聋分为4型。①感音型老年性耳聋（sensory presbyacousis）：耳蜗底回毛细胞渐进性的退行性变，表现为陡降型高频损失的听力图。②神经型老年性耳聋（neural presbyacousis）：听神经即耳蜗螺旋节细胞渐进性的退行性变，以言语识别率降低为特征。③代谢型老年性耳聋（metabolic presbyacousis）：耳蜗中回与顶回血管纹萎缩，以平坦型听力图为主，一般有较好的言语识别率。④机械型老年性耳聋（mechanical presbyacousis）：耳蜗底膜纤维化，柔韧性变差，以缓降型听力图为主。一般认为老年性耳聋又可分为单纯性和复合性。在对老年人进行听力调查时发现，有接近半数的耳聋患者曾有过其他耳聋病史,如中耳炎、耳硬化症、鼓室硬化症、工业噪声暴露、应用耳毒性药物、梅尼埃病、头部外伤后、恶性肿瘤化疗或放疗,这些患者在进入老年期后耳聋程度进一步加重。笔者认为这部分患者应与特指的老年性(age-related)耳聋区分开。

在1985年,Welsh等又补充了中枢型老年性耳聋(central presbycusis),发现听觉各级中枢特别是大脑皮质听区神经元呈现退行性变,他认为这是导致老年人言语交往障碍的主要原因。这一领域的工作有指导意义。不仅如此,还有人提出早老型老年性耳聋(presenile presbyacousis)的概念,临床特点符合老年性耳聋,然而发病年龄太早,可在50岁以前出现症状。

【治疗】

因为老年性耳聋是不可逆的退行性变,属于自然衰老过程,临床上目前还没有任何药物能制止或逆转这一过程,即不能治愈。因此,对老年聋的处理也应当实施早期干预的原则,也就是早诊断、早配助听器,以保持现有的言语交往能力,防止言语分辨功能继续衰退。2005年,卜行宽强调指出,应加强对老年聋和听力减退的康复工作,必须注意到老年聋和听力减退几乎占我国听力残疾的一半,而且随着社会老龄化,比例会更大。耳聋严重妨碍老人与外界沟通,直接影响他们的生活质量。他认为,我国在老人听力康复方面基本空白。

为老年聋者选配助听器,既要考虑到助听效果、隐蔽程度,也要顾及其经济承受能力。由于老年聋者的重振现象和在嘈杂环境中言语识别更加困难、加上他们对听清楚言语的迫切期望,这就增加了为他们验配助听器的难度(Rosenhall等,2003)。很多老年聋者常常抱怨他们的助听器不好用,想听和不想听的声音都放大了,在家中安静环境中效果还可以,到了外面,交通噪声震得头痛、无法忍受。1996年起,采用数字信号处理(DSP)技术的真正耳级全数字助听器的问世,特别是2000年以来,多通道、双拐点、扩展与压缩、智能降噪的高信噪比与低功耗数字芯片的开发以及全向型传声器的应用,较好地解决了老年感音神经性聋的听力补偿问题。

人工耳蜗植入术用于老年聋的听力康复。在国外早已开始应用,据澳大利亚2001年国家统计局公布的资料:65岁以上的老年人植入者已累计580人;Kunimoto等(1999)报告了5例日本老年聋者接受了澳大利亚22导人工耳蜗装置的植入手术,术后经过常规调机和一段时期的适应,患者及其家人都反映效果满意,已基本上解决了他们的言语交往障碍。

【预后】

老年人耳聋有个体差异,注意身体保健,可能有助于延缓老年人听力损失的发展。如营养的合理搭配,多吃蔬菜水果、少吃高胆固醇高脂肪饮食,远离噪声,保持愉快心情,避免过度紧张疲劳,忌烟酒,经常参加增强体质的文化体育活动,积极预防和治疗心血管疾病,定期体检、监测血压、血脂和血糖等。

第四节 老年甲状腺功能低下

甲状腺功能减退症(hypothyroidism)简称甲减,是指由于各种原因造成的甲状腺激素合成、分泌或生物效应低下所引起的一系列综合征。老年人由于起病隐匿、进展缓慢、症状很不典型,加上记忆力、判断力和语言表达能力明显衰退,如临床医生对该病的警惕性不高,可造成患者没有得到及时诊断治疗。大量的临床资料表明,老年性甲减的误诊率可高达50%以上甚至更高,因此临床医生应该重视老年性甲减的诊治。

【流行病学】

甲减的流行病学特征是:老年人多于青年人,女性高于男性,男女比例约为1:5,碘富集区高于碘缺乏区,甲减患病率随着年龄增加而增高。临床上老年人的甲状腺功能减退症并不少见,但各家报告并不一致。据国外文献报告,原发性甲减的发病率高达 18%。英国学者调查 1210 名 60 岁以上老年人,女性患病率 11.6%,而男性为 2.9%。

【免疫病理】

老年性甲减几乎都与甲状腺组织功能受损有关。①慢性自身免疫性甲状腺炎,多见于中老年女性,包括桥本甲状腺炎和特发性或原发性黏液水肿,此类患者可以检测到自身抗体。②暂时性免疫性甲状腺炎,多见于无痛性甲状腺炎,其特点是暂时性甲状腺损伤和正常的甲状腺滤泡细胞。无痛性甲状腺炎伴有的甲减症状常常在 3~8 周后消失。③^{131}I 治疗后和 X 线外照射后甲减,与射线对甲状腺滤泡细胞的破坏有关。以往 ^{131}I 治疗后第 1 年甲减发生率高达 40%~90%,随着技术提高甲减发生率明显减少,但是仍在 10% 以上。甲减除了与放射治疗的剂量相关外,还与残余甲状腺组织继续受到自身免疫性损害有关。④甲状腺手术后甲减:甲减发生除了与手术切除过多有关外,还与残余甲状腺组织继续受到自身免疫性损害有关,手术后 2 年以上发生的甲减可能与后者有关。⑤某些自身免疫性疾病:如 1 型糖尿病、血管炎、系统红斑狼疮、类风湿关节炎、硬皮病等引起的甲减。⑥其他甲状腺疾病:甲状腺细胞受到其他细胞的浸润、纤维化或其他物质的沉积,如白血病、甲状腺淀粉样变、肉瘤样病、卡氏肺囊虫甲状腺感染等。⑦药物(碳酸锂、硫脲类药、干扰素及含碘的药物、磺胺药、对氨基水杨酸等)引起甲状腺激素合成障碍。⑧健康老年人的血清 T_4 和 FT_4 水平与年轻人相比无显著差异,而血清 T_3 却随增龄逐渐下降,这可能一方面是由于 T_4 向 T_3 转换减少,正常情况下 80%~90% 的 T_3(包括循环与组织中)是由 T_4 在外周组织(特别是肝、肾)经外环 5'-脱碘酶而生成,而多数情况下在老年人中此转换过程受抑制,造成血清 T_3 降低。另一方面,老年人热量摄入减少、糖尿病控制不良、手术后、肝疾病、肾脏疾病及感染等各种病理生理情况也可引起血清 T_3 降低。而老年人体内 T_4 降解减少,所以尽管 T_4 分泌减少,血清 T_4 浓度也能相对保持稳定。

【组织病理】

1. 甲状腺依病因不同分为

①萎缩性病变:多见于慢性淋巴细胞性甲状腺炎等,早期腺体有大量淋巴细胞、浆细胞浸润,久之滤泡毁坏代以纤维组织,残余滤泡上皮细胞矮小,滤泡内胶质显著减少。放疗和手术后患者的甲状腺也明显萎缩。继发性甲减者亦有腺体缩小,滤泡萎缩,上皮细胞扁平,但滤泡腔充满胶质。呆小病者除由于激素合成障碍致滤泡增生肥大外,一般均呈萎缩性改变,甚而发育不全或缺如。②甲状腺肿:甲状腺肿伴大小不等结节者常见于地方性甲状腺肿者,由于缺碘所致,慢性淋巴细胞性甲状腺炎后期也可伴有结节;药物所致者,甲状腺常呈代偿性弥漫性肿大。

2. 垂体

原发性甲减由于 TH 减少,反馈抑制减弱而 TSH 细胞增生肥大,久之腺垂体增大,或发生腺瘤,或同时伴高催乳素血症。垂体性甲减患者的垂体萎缩,可发现肿瘤或肉芽肿等病变。

3. 其他

皮肤角化,真皮质有黏多糖沉积,PAS 或甲苯胺蓝染色阳性,形成黏液性水肿。内脏细胞间有同样物质沉积,严重病例有浆膜腔积液。骨骼肌、平滑肌、心肌均有间质水肿,肌纹消失,肌纤维肿胀断裂并有空泡。脑细胞萎缩、胶质化和灶性蜕变。肾小球和肾小管基底膜增厚,内皮及系膜细胞增生。胃肠黏膜萎缩以及动脉粥样硬化等。

【临床表现】

老年甲减起病隐袭,发展缓慢,症状常常不典型。老年性甲减的症状与甲状腺激素不足引起产热效应低、中枢神经系统兴奋性降低、外周交感神经兴奋和糖、脂肪、蛋白质代谢异常密切相关。症状上仍以神经系统、心血管系统、消化系统的症状为主,表现为皮肤干燥、记忆力减退、思维迟钝、肌肉无力或痉挛、易疲劳、怕冷、眼或胫骨前水肿、便秘等。

1. 一般表现

怕冷是最常见症状,常伴少汗、乏力、少言懒动、动作缓慢、食欲减退但体重反增加。皮肤干燥、毛发脱落、面色苍白、表情淡漠。由于贫血及胡萝卜血症可致手脚掌呈姜黄色。

2. 血脂代谢异常

原发性甲减由于甲状腺激素分泌减少造成胆固醇分解下降,表现为高胆固醇、高三酰甘油、高低密度脂蛋白血症;而垂体性或下丘脑性甲减表现为正常或偏低。

3. 精神神经系统

由于中枢神经系统兴奋性降低,患者表现为记忆力减退、反应迟钝较突出,常伴嗜睡、智力下降、精神抑郁和淡漠。有时有神经质,严重可出现幻觉、木僵、精神分裂或昏睡。因黏蛋白沉积小脑致小脑功能障碍,部分患者出现共济失调,走路不稳。

4. 心血管系统

甲状腺激素分泌减少造成心肌细胞间质黏蛋白和黏多糖沉积。血管内皮舒缩功能障碍,血管通透性增加,使心肌黏液性水肿、纤维化、收缩力减退、心排血量减少。

心动过缓(<60次/分),多为窦性,临床上遇到贫血伴心动过缓应怀疑甲减。心界扩大,心音减弱,心脏 B 超常提示心包积液,但很少发生心脏压塞。由于血胆固醇增高,易并发冠心病,但由于心肌耗氧量少,很少发生心绞痛及心衰,心电图可有 T 波改变,血心肌酶增高。同时可伴胸腔或腹腔积液。

5. 消化系统

常有厌食、腹胀、便秘,严重者出现麻痹性肠梗阻。由于胃酸缺乏或吸收维生素失常,可有缺铁性贫血或恶性贫血。

6. 内分泌系统

男性可有性欲减退、阳痿,女性可有高泌乳素血症甚至溢乳(甲状腺激素降低,可使下丘脑分泌 TRH 升高,刺激垂体分泌 PRL 升高)。部分患者可有垂体增大,临床上有垂体增大伴 TSH 升高,性功能下降,应考虑为甲减所致。肾上腺皮质功能大多降低、血尿皮质醇降低,但很少出现皮质醇减少的症状。偶伴原发性自身免疫性肾上腺皮纸功能减退症和糖尿病。

7. 肌肉与关节

甲减性肌病比较多见,可有肌肉松弛无力,主要累及肩部、背部肌肉,也可有肌肉疼痛、强直或痉挛,腹背肌及腓肠肌可因痉挛而疼痛。肌收缩后弛缓延迟,肌肉触之较硬,有压痛,叩之有"肌丘"现象(可能与黏液性水肿有关),腱反射延迟。肌痉挛可能是因肌肉中 α_2 葡萄糖苷酶活性降低引起,如经甲状腺激素治疗后可消失则可确诊为甲减性肌痉挛。关节表现为疼痛、僵硬、麻木、肿胀,少数可有积液、滑膜增厚,X线检查可有骨质密度增高。甲减引起的关节症状如经甲状腺激素治疗可明显改善至消失。此外甲减患者由于肾脏对尿酸排泄减少可致高尿酸血症,可致真性痛风。甲减患者关节渗出液中含有焦磷酸钙结晶,称假性痛风。甲状腺激素减少可以造成骨形成和骨吸收减少,引起骨质疏松,此时可伴骨痛,受寒后症状可加重。少数甲减患者可合并硬皮病及雷诺现象,用甲状腺激素配合免疫抑制剂治疗效果比较满意。

8. 血液系统

多数患者有轻中度贫血,可以是正常色素或小细胞低色素贫血,这与甲状腺激素减少造成造血功能下降,以及红细胞生成素生成减少和胃酸缺乏、维生素 B_{12} 吸收障碍有关。

9. 黏液性水肿昏迷(甲减危象)

诱因为寒冷、感染、手术、麻醉、镇静药等。临床表现为嗜睡、低温(<35 ℃)、呼吸减缓、心动过缓、血压下降、四肢肌肉松弛、腱反射减弱或消失,严重者可有昏迷、休克、心、肾功能不全,一旦发生及早抢救。

【辅助检查】

①一般检查:正常色素性贫血,也可有缺铁性贫血,恶性贫血少见;血糖多偏低;血脂增高。②甲状腺功能检查:TSH(或 STSH)最敏感,正常为 0.3~6.3U/L,原发性甲减明显升高,而垂体性或下丘脑性甲减可以正常或低下;T_4 或 FT_4 下降先于 T_3 或 FT_3;rT_3 明显减低;^{131}I 呈低平曲线。③TRH 兴奋试验:静脉注射 TRH 200~500μg 后,TSH 无升高者提示为垂体性,延迟升高者为下丘脑性;TSH 基础值升高,TRH 刺激后过度升高提示原发性甲减。④TGA、TMA 升高提示甲减是由自身免疫甲状腺疾病所致,老年人如 TSH 偏高加上 TGA、TMA 阳性以后由亚临床甲减发展至甲减的机会极高。⑤甲状腺B超:可以明确甲状腺结节为实质性或囊肿性,诊断率达95%。

【诊断与鉴别诊断】

早期诊断较困难,可结合临床表现,检测 TSH(STSH)、T_3、FT_3、T_4、FT_4、rT_3 等,必要时做 TRH 兴奋试验,并强调综合考虑。

鉴别诊断:早期轻型甲减多不典型,易被忽视或误诊为贫血、特发性水肿、肾病综合征、肾小球肾炎、冠心病等。确诊时还应排除低 T_4 或 T_3 综合征,后者常见于伴血浆蛋白低下的慢性肝、肾疾病。如怀疑异位甲状腺,或甲状腺结节、颈部肿块的性质未明时,可考虑用甲状腺细针活检或甲状腺显像技术予以鉴别。

【治疗】

(一)甲状腺功能减退的临床治疗

1. 替代治疗

不论何种甲减均需甲状腺激素替代治疗。治疗原则:个体化逐渐加量。药物有:①左旋甲状腺素(L-T_4)片为首选,起始量宜小,开始可从 12.5μg/d 开始,1~2 周后每周增加 12.5~25μg/d,可用至 100~150μg/d,老人一般为 50μg/d 左右。服药期间密切随访,防止药物过量。有心绞痛症状或心率过快时要及时减量,原有冠心病心绞痛者起始剂量更少,同时加用抗心绞痛治疗。服药期间定期检测甲状腺功能,根据结果调整药量。②甲状腺片的起始量 10~20mg,每天增加 10~20mg,维持量 60~180mg/d。一般 60mg 甲状腺片相当于 100μg 左旋甲状腺素。注意事项同上。

2. 对症处理

缺铁性贫血者补充铁剂,疑恶性贫血者补充维生素 B_{12}、叶酸等。

3. 黏液性水肿昏迷的处理

①L-T$_4$ 首次 40~120μg 静脉注射,以后 5~15μg/6 h,患者清醒后改口服,也可 L-T$_4$ 首剂 100~200μg 静脉注射,以后 50μg/d,患者清醒后改口服,也可 L-T$_4$ 片 20~30μg/4~6h 1 次鼻饲,有心脏病者用上述剂量 1/4。②保温,保持呼吸通畅,必要时作气管切开。③氢化可的松 200~300mg/d 静脉滴注,患者清醒、血压稳定后减量。④补液,可用 5%葡萄糖盐水或 10%葡萄糖水 500~1 000ml/d。由于甲减患者心脏功能常常减退,因此输液量不宜过多,以防止心力衰竭发生。⑤纠正电解质、酸碱平衡紊乱。⑥控制感染:感染常是黏液性水肿昏迷的诱因之一,而且发生黏液性水肿昏迷后也容易并发感染,已有的感染要积极治疗。昏迷患者可以预防性使用抗生素治疗。⑦休克处理。⑧护理:保暖、口腔及气道护理、吸痰排痰的护理等。

(二)亚临床甲状腺功能减低(SCH)

是否对 SCH 的老年人进行甲状腺激素替代治疗要做具体分析。目前尚无研究证实治疗 SCH 可降低发病率和病死率,而治疗的潜在风险主要是继发亚临床甲状腺功能亢进。左旋 T$_4$ (L-T$_4$) 治疗的患者有 14%~21%会发生亚临床甲状腺功能亢进。1995 年的甲状腺功能亢进和甲状腺功能减退治疗指南中,倾向于对 SCH 进行治疗,尤其是甲状腺自身抗体阳性者,因为这些患者发展成显性甲状腺功能减退的可能性较大。而目前为绝大多数学者所公认的是对于血清 TSH>10.0mU/L、甲状腺过氧化物酶抗体(TPOAb)>500U/ml 或血脂异常的原发性病例应予治疗。血清 TSH 水平为 4.5~10.0mU/L 的 SCH 患者后果轻微,不主张进行常规治疗。有研究发现 SCH 患者在不采取任何措施干预的情况下,若干年内全部或大部分的甲状腺功能均可自行恢复正常。又有研究发现升高的 TSH 水平对老年人有保护作用,甚至可在一定程度上延长寿命。有研究显示 L-T$_4$ 替代治疗后,患者的认知能力、情感状态、血脂水平、内皮功能和疲劳感均有明显改善,亦未发现明显不良反应。T$_3$ 单独使用或联合 L-T$_4$ 治疗均不被推荐,因单独用 T$_3$ 治疗易引起医源性甲状腺功能亢进,且老年人对 T$_3$ 的不良反应尤其敏感。而 T$_3$、T$_4$ 联合应用则易引起血清中激素浓度的波动,尤其是引起血清 T$_3$ 浓度增高。Escobar-Morreale 等回顾了 9 个有对照的临床试验来比较单用 L-T$_4$ 和 L-T$_3$/L-T$_4$ 联合应用治疗甲状腺功能减退,其中 8 个试验均显示两者的效果无显著差异。所以,单用 L-T$_4$ 仍是替代治疗的最佳选择。

(三)健康老年人的甲状腺激素治疗

在正常老年人的增龄过程中甲状腺激素水平有降低的趋势,TSH 水平有升高的趋势,并且衰老的症状与甲状腺功能减退的症状存在正相关,那么在甲状腺功能正常的老年人中用甲状腺激素治疗是否能减轻衰老症状呢?何凤屏等分别用每天口服甲状腺片 10mg 和 12mg 治疗正常老年人 6 个月,并设对照组,结果老年治疗组的衰老症状明显改善,甲状腺激素总 T$_3$、总 T$_4$、FT$_3$、FT$_4$、性激素、胰岛素样生长因子(IGF)-1 逐步升高,TSH、总胆固醇(TC)、三酰甘油(TG)、低密度脂蛋白胆固醇(LDL-C)逐步降低,且治疗未发现明显不良反应。但由于该研究样本量较小($n=52$),且无远期随访调查,故尚无充分的可推广性。从理论上分析,甲状腺激素治疗对于改善衰老症状可能有一定的意义。有研究发现,血清 T$_4$ 水平较低的健康老年人 4 年生存率较高,而王红光等对我国百岁老人进行调查也发现其血清 T$_3$ 及 T$_4$ 水平显著低于老年前期及青壮年。所以,目前是否在甲状腺功能正常的老年人中应用甲状腺激素以改善衰老症状,有待更进一步的研究明确。

【预后】

预后较好,不影响寿命。

第五节　老年皮肤瘙痒症

老年性皮肤瘙痒症一般无原发皮疹,可见抓痕、血痂和皮肤肥厚等继发性损害,瘙痒以躯干和下肢为主,最初瘙痒可局限于一处,逐渐扩展可至全身,瘙痒常呈阵发性,尤以夜间为主。大部分老年人皮肤瘙痒症是由于皮肤干燥产生的,因此,也叫做干皮症、皮脂减少症。

【流行病学】

秋季至冬季,伴随空气干燥而发病(有人报道称 65 岁以上者,95%因干皮症而产生瘙痒)。好发部位为小腿伸侧,大腿侧腹部,腰部和胳膊等。瘙痒持续到春季左右,到了湿度高易于出汗的梅雨季节自然改善。

【免疫病理】

表皮细胞呈年龄相关的集落形成能力降低和对分裂原的反应能力降低,细胞不能释放促细胞生长因子,另外,基底膜(BM)具有一种类似干扰素样物质,可以抑制细胞增殖,表明年龄相关的增殖能力降低是由于对分裂原的反应性降低和对生长抑制物的反应性增高综合作用的结果。真皮成纤维细胞逐渐丧失高亲和力的受体或信号传导能力降低,使其对外源性分裂原的反应丧失。①对年轻人使用某些生长因子或白细胞介素也会引起皮肤瘙痒,如 IL-2、TNF、表皮生长因子等。老年人 T 细胞功能只有青年人 T 细胞的 50%～80%,体内有高水平的细胞因子或生长因子,这些物质在皮下聚集,刺激皮肤增殖,表现为折皱处,甲床皮肤增厚,毛囊腺上皮增厚,刺激或挤压末梢神经产生瘙痒感。②皮下组织中的微血管发生轻微炎症,慢性炎症导致血管床表面积减少,导致表皮失营养,表皮易发生微撕裂、微断裂,在干燥环境更易发生,产生痒感。微小坏死的皮屑在干硬之后能直接刺激末梢神经产生痒感。③皮肤的末梢神经纤维发生免疫性炎症损伤,处于激惹状态,极易产生痒感冲动。④老年人表皮胶原成分的比例发生改变,从而改变的正常皮肤的黏弹性模数,造成痒感。

【组织病理】

真皮:青少年的 I 型胶原含量较多(70%),而 III 型胶原含量少(30%),老年人正好相反,I 型胶原量少而 III 型胶原基因表达增加。基质金属蛋白酶(MMP)的主要作用是降解胶原及弹性蛋白等真皮组分,与其特异性抑制酶(TIMP)共同维持真皮结构。MMP 增加和 TIMP 降低均使 I 型胶原分子细胞内降解增加,组织厚度变薄;成纤维细胞数目渐减少,合成胶原蛋白和弹性蛋白能力下降;胞外间质氨基多糖含量减少,蛋白水解酶表达增加,胶原及细胞外基质成分降解增加,真皮乳头的弱性纤维网消失,弹性纤维降解变性。

皮肤附属器:血管相对减少,微循环减弱,在真皮乳头层内,垂直毛细血管也减少,分泌细胞萎缩,管腔扩大,再加以脂肪质粒增加,影响汗腺分泌功能,对高温的出汗反应低,皮脂腺尽管数目不变或可能增加,但分泌皮脂功能下降,皮脂腺分泌减弱,汗腺分泌能力降低,角质层水合能力减弱,致皮肤干燥、粗糙。毛发及毛囊数目减少,毛细血管祥变直且数目减少,管壁变薄,使皮肤微循环减弱,调节温度能力下降。同时老年患者的表皮黏弹性减弱,可有获得性角质形成细胞异常,细胞间连接疏松,水分吸收能力下降,老年人皮肤含水量仅占青年人的 75%。

【临床表现】

1. 全身性瘙痒

衰老所致的皮脂腺功能减退、皮肤干燥和皮肤萎缩等生理性改变瘙痒的患者一般无明显的潜在疾病,用镇静性抗组胺药不能缓解,表明组胺不是致痒剂。皮肤衰老表现为皱纹增多、纹理加深、干燥粗糙、皮肤松弛,弹性降低。皮肤搔抓试验阳性。

2. 局限性瘙痒

瘙痒局限于某一部位,亦可多部位发病,多见于肛门、阴囊和外阴等处。肛门瘙痒可与寄生虫或真菌感染有关。阴囊、外阴瘙痒与老年激素水平下降有关,还与精神因素、局部多汗、内裤刺激、白带增多、阴道真菌和滴虫病、淋病等有关。①肛门瘙痒症:一般局限于肛门黏膜及其周围皮肤,也可扩张累及会阴、阴囊或女阴皮肤。瘙痒常为阵发性。因经常搔抓,肛门黏膜皱襞肥厚,可发生放射状皲裂、浸渍、苔藓样变或湿疹样变等并发性损害。②阴囊瘙痒症:除阴囊外,偶可波及阴茎、会阴等处,为阵发性瘙痒,有时通过暗示可突然发生剧烈瘙痒。由于经常搔抓或摩擦致使局部水肿、渗液、糜烂、结痂、浸润肥厚、色素增加和苔藓样变。③外阴瘙痒症:主要发生在大阴唇外侧,也可累及小阴唇、阴阜及阴蒂周围等处,瘙痒为阵发性,夜间为重。因长期搔抓,局部浸润变厚及苔藓样变常见。④其他:尚有头部瘙痒症、腿部瘙痒症及掌趾瘙痒症亦为较常见局限性瘙痒症。

【辅助检查】

①查血常规,白细胞升高要注意继发感染。②血糖、尿糖,目的是排除糖尿病。③IgE 和嗜酸性粒细胞计数,以明确有无过敏。④甲状腺功能检测。

【诊断与鉴别诊断】

皮肤瘙痒诊断的关键在于病史调查和皮肤检查。详细询问患者病史,除现病史及过去病史外,还应包括用药史、过敏反应史和特异性变态反应史。生活习惯、职业、可能遇到的接触物和刺激物、沐浴露、宠物和可能的体外寄生物,包括其爱好、旅行史以及社会活动或者性生活史。仔细询问病史后,可能明确病因,或有助于进行针对性的体格检查和实验室检查,以利做出正确的疾病或病因诊断。

【治疗】

1. 一般治疗

寻找病因、予以根治,是预防本病的关键,避免接触已知的诱发或加重瘙痒因素,初步研究表明,针灸、机械震动性刺激和经皮电生理刺激可缓解试验诱导的瘙痒。

2. 外用药物治疗

(1) 冷却剂:冷却剂可缓解瘙痒。清凉剂如薄荷可影响传递冷感觉的 δ-A 纤维。0.5%～2%的薄荷有抗衰老作用。酒精、苯酚(石炭酸)和樟脑能降低皮肤内神经末梢对冷、热或烧灼感觉的敏感性而减轻瘙痒的症状。

(2) 麻醉药:局麻药利多卡因和丙胺卡因的混合物恩纳(EMLA)在 30～60 分钟能渗透入皮肤而发挥抗痒作用。封包能增强其疗效;另一种对皮肤瘙痒的局麻药物为普莫卡因。

(3) 外用抗组胺药:苯海拉明等外用治疗多无效。三环类抗抑郁药多塞平(多虑平)阻滞 H_1 受体作用强,5%多塞平溶液治疗瘙痒十分有效。

（4）糖皮质激素：外用糖皮质激素如氟化类固醇可缓解瘙痒症状，其应用限于短期和小面积，以免局部和全身不良反应的发生。

（5）辣椒辣素：为具选择性的阻滞 C 神经纤维传导热、痛和痒感觉能力的药物，能破坏皮肤表层的神经纤维末梢，抑制瘙痒；还能抑制神经纤维与肥大细胞之间的联系，消耗 P 物质；通过香草类 VRI 受体使 C 神经纤维末梢脱敏来减轻瘙痒。0.025%～0.075%的辣椒辣素局部应用可达良效。

3. 全身治疗

（1）抗组胺药：第一代口服抗组胺药其嗜睡作用对缓解夜间瘙痒有一定意义。二代长效抗组胺药不能或很少穿过血-脑屏障，不引起嗜睡，其抗瘙痒的效果是由其对抗多种化学介质（组胺、5-HT、白三烯等）及抑制嗜酸粒细胞趋化因子、稳定肥大细胞膜等作用所致。

（2）激素替代治疗：男性用丙酸睾酮（25mg，肌内注射，每周 2 次）或甲基睾酮（5mg，每日 2 次），女性则用己烯雌酚（0.5mg，每日 2 次）。

（3）阿片受体拮抗剂和 5-HT 受体拮抗剂：目前认为阿片受体拮抗剂的效果不是直接影响阿片的水平，而是能显著的降低组胺的分泌。5-HT 通过作用于 C 神经纤维末梢的 5-HT 受体来激活 C 神经纤维。

【预后】

预后良好。

（张怡婧　秦成勇　李　鸣）

参 考 文 献

Baumgart KW, Britton WJ, Kemp A, et al. 1997. The spectrum of primary immunodeficiency disorders in Australia. J Allergy Clin Immunol, 100(3):415-423.

Bovo R, Aimoni C, Martini A. 2006. Immune-mediated inner ear disease. Acta Otolaryngol, 126(10):1012-1021.

Cashman JR, Ghirmai S, Abel KJ, et al. 2008. Immune defects in Alzheimer's disease: new medications development. BMC Neurosci, 9 Suppl 2:S13.

Davis GL. 1979. Congenital cytomegalovirus and hearing loss: clinical and experimental observations. Laryngoscope, 89(10 Pt 1):1681-1688.

Ding X, Patel M, Chan CC. 2009. Molecular pathology of age-related macular degeneration. Prog Retin Eye Res, 28(1):1-18.

Giunta B, Fernandez F, Nikolic WV, et al. 2008. Inflammaging as a prodrome to Alzheimer's disease. J Neuroinflammation, 11;5:51.

Lotery A, Trump D. 2007. Progress in defining the molecular biology of age related macular degeneration. Hum Genet, 122 (3-4):219-236.

Nussenblatt RB, Ferris F 3rd. 2007. Age-related macular degeneration and the immune response: implications for therapy. Am J Ophthalmol, 144(4):618-626.

Regueiro JR, Porras O, Lavin M. 2000. Ataxia-telangiectasia: a primary immunodeficiency revisted. Immunol Allergy Clin North Am, 20:177-206.

Robert G Lahita, Nicholas Chiorazzi, Westley H Reeves. 2000. Textbook of the Autoimmune Diseases. Philadelphia: Lippincott Williams & Wilkins.

Sadighi Akha AA, Humphrey RL, Winkelstein JA, et al. 1997. Oligo-/monoclonal gammopathy and hypergammaglobulinemia in ataxia- telangiectasia. A study of 90 patients. Medicine (Baltimore), 78(6):370-381.

Thampakkul S, Ballow M. 2001. Replacement intravenous immunoglobulin: serum globulin therapy in patients with antibody immune deficiency. Immunol Aller Clin North Am, 21:165-184.

第五单元　免疫系统恶性肿瘤

第三十二章　淋巴细胞白血病

第一节　急性淋巴细胞白血病

急性淋巴细胞白血病(acute lymphocytic leukemia, ALL)简称急淋,是血循环淋巴细胞的恶性克隆性疾病,其特点是原始及幼稚淋巴细胞异常增生,浸润全身各组织脏器产生相应的症状。主要表现为贫血、出血、发热及肝脾淋巴结肿大。

【流行病学】

ALL 以儿童多见,美国文献资料显示 75％的患者年龄小于 15 岁,发病高峰在 3～7 岁,10 岁以后发病率随年龄增长逐渐下降,但大于 50 岁的成年人发病率又略有上升。成人 ALL 的发病年龄为 30～40 岁,男性比女性稍多见。

【分型】

（一）形态学分型

1. L_1

原始淋巴细胞和幼稚淋巴细胞以小细胞为主,直径≤12μm,细胞大小一致,核染色质较粗,结构较均一,核仁不见或小而不清楚。此型儿童多见。

2. L_2

原始淋巴细胞及幼稚淋巴细胞以大细胞为主,直径≥12μm,细胞大小不一致,核染色质较疏松,结构不均一,核仁一个或多个且较大而清楚。此型儿童少见,需与 M_1 相鉴别。

3. L_3

原始淋巴细胞及幼稚淋巴细胞以大为主,细胞大小较一致,核染色质呈细点状均匀,核仁一个或多个,且明显规则。

（二）免疫学分型

急性淋巴细胞白血病按免疫分型可分为 T 细胞型与非 T 细胞型。非 T 细胞型又分为普通型(CALL)、前 B 细胞型(PreB- ALL)与 B 细胞型(B-ALL)。国外也有人将其分为Ⅰ、Ⅱ、Ⅲ、Ⅳ、Ⅴ、Ⅵ型(或 A、B、C、D、E、F 型),T 细胞分为Ⅰ、Ⅱ、Ⅲ型,也有分为Ⅰ～Ⅵ型者,见表 32-1 和表 32-2。

表 32-1　non-T-ALL 细胞表型

组别	免疫亚型	表型特征						
		HLA-DR	CD19	CD10	CD22	CD20	CyIgM	SmIg
Ⅰ	无标志型 (null-ALL)	+	+/-	-	-	-	-	-
Ⅱ	普通型 (common-ALL)	+	+	+	-/+	-/+	-	-
Ⅲ	前 B 细胞型 (pre-B-ALL)	+	+	+	+	+	+	-
Ⅳ	B 细胞型 (B-ALL)	+	+	+/-	+	+	-	+

表 32-2　T-ALL 细胞表型

组别	免疫亚型	表型特征							
		CD7	CD5	CD2	CD1	CyCD3	SmCD3	CD4	CD8
Ⅰ	幼稚胸腺细胞型 (immature T-ALL)	+	-/+	-/+	-	-/+			
Ⅱ	普通胸腺细胞型 (common T-ALL)	+	+	+	+	+	+	-/+	
Ⅲ	成熟胸腺细胞型 (mature T-ALL)	+	+	+	-	+/-	+	+/-	-/+

【免疫病理】

急性淋巴细胞白血病的 T、B 淋巴细胞存在免疫表型的异常,并且这种免疫表型的异常与基因的异常有关。

1. ALL 前体-B 急性淋巴细胞白血病

ALL 前体-B 急性淋巴细胞白血病免疫表型为 B 系,CD19、CD22、CD79a、CD10 阳性,占 ALL 中的 80%～85%。前体 T-ALL 免疫表型为 T 系,CD3、CD7、CD4、CD8 阳性,占 ALL 中的 15%～20%。

2. TEL-AMLl 融合基因

t(12;21)(p13;q22)易位,12 号染色体上的 TEL 基因与 21 号染色体上的 AMLl 基因融合,该融合基因的出现经常伴有其他 TEL 等位基因的丧失,提示 TEL 可能是抑癌基因。小儿 ALL 的 TEL 两个等位基因同时缺失发生概率较低。t(12;21)改变用普通的细胞遗传学方法检出率<0.001,经分子水平分析证实 TEL-AMLl 融合基因是小儿 ALL 最常见的基因改变,发生在 1/4 的 B 系 ALL 病例。分子监测该融合基因具有重要的临床价值,因为它的存在提示预后较好。

3. BCR-ABL 融合基因

费城染色体即 t(9;22)(q34;q11)平衡易位发生在 3%～5%小儿 ALL 病例。这种易位是 9 号染色体的长臂远端的 ABL 原癌基因转移至 22 号染色 BCR 基因部位,形成 BCR-ABL 融合基因。表达该基因的 ALL 病例,BCR 断裂点分布在断裂丛区域的上游,产生 190kD 的嵌合蛋白即 p190。p190 使酪氨酸激酶的活性增强,并且在实验中增强转化造血前体细胞。BCR 在白血病细胞增殖中涉及多个信号的传导途径,包括 Ras 介导的 Jun 的活化、STAT5 活化、MYC 的改变及周期素 D1 的表达。小儿 ALL,t(9;22)易位常见于年龄较大、白细胞计数高和易发生中枢神经系统白血病。这些特征使得预后极差,长期无病生存率仅 10%～30%。

4. E2A-PBXl 融合基因

t(1;19)(q23;p13)易位形成 E2A-PBXl 融合基因,免疫分型为前 B 细胞,约占 25%病例。E2A-PBXl 基因在体外显示转录激活因子,转化 NIH-3T3 成纤维细胞。小儿 ALL 表达 E2A-PBXl 的病例,在诊断时白细胞计数较高。长期无病生存率 30%,用强化化疗后,目前接近 80%。t(1;19)也发生在 1%的早前 B 细胞 ALL,这些病例预后比较好。

5. MLL 基因重排

MLL 基因位于 11q23,MLL 编码 431kDa 蛋白。在人类白血病,11q23 易位主要在 MLL 的 8.5kDa 区域,导致 MLL 的 N 末端与多种不同基因融合,已知有 25 种以上的交互的染色体位点参与 11q23 易位。与 t(9;22)易位类似,小儿 ALL 有 MLL 基因重排,预后极差。影响 80%婴儿及 3%儿童 ALL 病例。

6. MYC 基因表达异常

t(8;14)(q24;q32)易位,位于 8 号染色体上的 MYC 基因转移至 14 号染色体上的免疫球蛋白重链基因位点。80%B 细胞 ALL 有 t(8;14)(q24;q32)易位,形态学分型为 L3 型。由 t(8;14)易位造成 MYC 的过度表达,导致细胞恶性转化。

7. T 细胞 ALL 易位

T 细胞受体(TCR)β 位点(7q34)或 α/d 位点(14q11)与不同的转录因子基因相邻。t(1;14)(p32;q11)易位使 1 号染色体上的 TAL1 基因与位于 14q11 部位的 TCRα/d 基因位点易位,致 TAL1 基因表达异常,同时造成 TCR 多样性区域的破坏。

8. 抑癌基因

抑癌基因的失活造成细胞增殖失控而恶性变。许多白血病都伴有抑癌基因 p53 突变或缺失。在初诊时仅 1%～2% B 前体 ALL 和 T-ALL p53 失活,但在复发的 T-ALL 25%病例 p53 突变,并且突变与复发后再次缓解时间短有关。20%～30% B 前体 ALL 和 70%～80% T-ALL 检测出 p16 纯合子缺失,然而 p16 缺失在其他类型白血病少见。

【组织病理】

外周血以原始淋巴细胞和幼稚淋巴细胞为主,可占 10%～90%,此种细胞在涂抹血片易破碎,染色镜检称为"篮样细胞"。

骨髓增生极度或明显活跃,以原始淋巴细胞和幼稚淋巴细胞为主,可占 50%～90%,篮细胞多见,胞核形态不规则,可有凹陷、切迹、折叠及裂痕,核染色质呈泥浆状或咖啡色颗粒状,核仁大,胞浆内有空泡,这类细胞称 Rieder 型原始淋巴细胞,成熟淋巴细胞少见。粒细胞系统、红细胞系统增生受抑。巨核细胞显著减少或不见。细胞组化染色:①POX 染色,各阶段淋巴细胞均阴性,部分患者成熟中性粒细胞内该酶积分明显增高。②PAS 反应,约 20%~80% 的原淋巴细胞呈阳性反应,显红色颗粒状、块状或呈环形排列。③NAP、SB 和 NSE 染色,各阶段淋巴细胞均阴性。

【临床表现】

(一)一般表现

1. 贫血

常较早出现并逐渐加重。表现苍白、无力、头晕、心悸、厌食和水肿等。患者的贫血程度与出血量往往不成比例。

2. 出血

约半数病例有不同程度出血。出血的发生一般稍晚于贫血,但常因之促使患者寻医和做血象检查。常见出血有皮肤出血点、紫斑、鼻出血、牙龈和口腔黏膜出血,月经增多等。严重时可出现血尿,消化道出血,呕血、便血,视网膜出血可致视力障碍,甚者可发生颅内出血,常危及生命。

3. 发热和感染

一半以上患者由发热起病,可为低热或高热。无论治疗前或治疗中发热多数提示合并感染。感染可发生在体内任何部位,但以咽峡炎、口腔炎最多见。上呼吸道及肺部感染,肛周炎、肛旁脓肿和胃肠炎较常见。若合并败血病是引起死亡的主要原因之一。某些急性白血病发热可无明显感染灶,尤其中性粒细胞 $<0.2\times10^9/L$ 时,但不能排除感染。体温 $<38.5℃$,化疗开始后自动热退的患者,说明发热与白血病本身有关又称肿瘤热。临床也不乏见肿瘤热与感染并存的情况。感染常见的致病菌有大肠杆菌、铜绿假单胞菌、克雷伯菌、金黄色葡萄球菌和其他条件致病菌、厌氧菌等。

(二)浸润表现

1. 骨和关节疼痛

由骨和骨膜的白血病浸润引起,骨痛在儿童比成人、ALL 比 AML 多见。可为肢体或背部的弥漫性疼痛,亦可局限于关节痛,常导致行动困难,并易误诊为骨髓炎或风湿病。逾 1/3 患者有胸骨压痛,此征有助于本病诊断。少数骨剧痛是由骨髓坏死引起。

2. 肝脾和淋巴结肿大

以轻、中度肝脾肿大为多见,一般不超过肋下 4~6cm。ALL 比 AML 肝脾肿大的发生率高,肿大程度也更明显。淋巴结肿大 ALL 也比 AML 多见,可累及浅表或深部如纵隔、肠系膜、腹膜后等淋巴结,但肿大程度一般较轻,直径通常 ≤3.0cm。肝脾淋巴结肿大一般在 T-ALL 较 B-ALL 更为明显。

3. 中枢神经系统白血病(CNSL)

CNSL 常出现在 ALL 缓解期,初诊患者相对少见。浸润部位多发生在蛛网膜、硬脑膜,其次为脑实质、脉络膜或颅神经。脑膜白血病重症者有头痛、呕吐、项强、视盘水肿,甚至抽搐、昏迷等颅内压增高的典型表现。类似颅内出血;轻者仅诉轻微头痛、头晕。第Ⅵ、Ⅶ对脑神经受累可出现视力障碍和面瘫等。

4. 其他组织和器官浸润

ALL 皮肤浸润比 AML 少见,但睾丸浸润较多见,睾丸白血病也常出现在缓解期 ALL,表现为单或双侧睾丸的无痛性肿大,质地坚硬无触痛,是仅次于 CNSL 的白血病髓外复发根源。白血病浸润还可累及肺、胸膜、肾、消化道、心、脑、子宫、卵巢、乳房、腮腺和眼部等各种组织和器官,并表现相应脏器的功能障碍,但也可无症状表现。

【辅助检查】

1. 血常规

约 60% 的 ALL 外周血白细胞数增高,分类可见数量不等的原始淋巴细胞。高白细胞在 T-ALL 和早期 B-ALL 较多见,患者的肝、脾、淋巴结肿大也更明显。白细胞 $<5\times10^9$/L 时,幼稚细胞不易发现。此外,绝大多数患者有血红蛋白、血小板减少。

2. 骨髓象

呈高度增生,正常造血细胞被白血病细胞取代。偶有患者先表现全血细胞减少,骨髓增生低下,且对皮质激素有暂时性良好反应,临床类似再生障碍性贫血,经一至数月便逐渐发展为典型 ALL。

3. X 线检查

5%~10% 的初诊 ALL 可发现前纵隔肿块,T-ALL 多见。但骨骼改变少见。肾脏浸润时可见肾肿大。

4. 脑脊液检查

合并症状时 CNSL 时脑脊液压力增高,蛋白增加,糖减少,离心涂片见白血病细胞。

5. 代谢异常

常见血清尿酸水平升高,由此引起高尿酸盐肾病可致急性肾衰。治疗早期还可同时加重高尿酸血症,高磷酸盐血症,低钙和高钾血症。血清乳酸脱氢酶增高。部分儿童 ALL 可有一或多种血清免疫球蛋白减少。

【诊断与鉴别诊断】

（一）诊断

本病临床诊断主要依据病史发病急骤的特点,主要症状为发热、出血、贫血及胸骨压痛,肝、脾、淋巴结肿大体征。结合血象及骨髓穿刺结果可诊断。

（二）鉴别诊断

1. 淋巴瘤

病情进展侵犯骨髓及外周血时称淋巴瘤白血病,此时其临床及实验室特点与急性淋巴细胞白血病极其相似,可从以下几点加以鉴别:①淋巴瘤白血病在病程初期未侵犯血液系统时可表现淋巴瘤典型临床特征,而骨髓及外周血象基本正常;ALL 的贫血及血小板减少则更为明显。②形态上淋巴瘤白血病的肿瘤细胞聚集成堆分布或散在分布,较易见双核或多核的淋巴瘤细胞,异形性较大,可见部分正常的造血细胞。ALL 骨髓象异形性较小,常为均一的白血病细胞。③淋巴瘤白血病的预后比 ALL 更差。

2. 淋巴细胞增多或异常

传染性单核细胞增多症的血液中出现的异常细胞可被误诊为白血病细胞,但此病的异常细胞有多种形态为其特点,血清中嗜异性抗体效价逐渐上升,病程良性。百日咳、传染性淋巴细胞增多症、风疹和某些其他病毒感染时,血液中出现很多淋巴细胞,但无异常细胞,且症状、病程各异,不可误诊为急性淋巴细胞性白血病。

3. 其他原因引起的口腔炎症

口腔炎为急性白血病的常见症状之一。如发生在病之早期,尚未做出白血病的诊断时,每易误诊为其他原因引起的齿龈炎、急性扁桃体炎、咽峡炎等。

4. 原发性或药物性血小板减少性紫癜

这些疾病的贫血与出血程度呈正比,多为轻度或中度,血液中没有原始细胞,骨髓中巨核细胞增多或正常。

5. 其他原因引起的贫血

再生障碍性贫血和其他类型贫血易与非白血病性淋巴细胞白血病发生相混淆。骨髓检查可明确诊断。

【治疗】

联合化疗是白血病治疗的核心,并贯彻治疗的始终。治疗目的是尽量杀灭白血病细胞,清除体内的残留白血病细胞,防止耐药的形成,恢复骨髓造血功能,尽快达到完全缓解,尽量减少损伤正常组织,减少治疗晚期的后遗症。

设计化疗方案时,应考虑细胞增殖周期特异性与周期非特异性药物联合应用,选择周期特异性药物时,应选用不同增殖时相的药物配伍。

急淋的治疗分为 4 部分:①诱导治疗;②巩固治疗;③残存治疗;④维持和加强治疗。正确的诊断、分型是选择治疗方案的基础。应当根据每个患者的具体情况设计方案,即"个体化"。

诱导缓解治疗。急性白血病初诊时,体内有 $1×10^{12}$ 以上的白血病细胞。本时期治疗目的是在短期内迅速大量杀灭白血病细胞,恢复骨髓正常造血功能和脏器功能。儿童 ALL 的诱导缓解比较容易,简单的 VP 方案(VCR+Pred)即可使 CR 率达到 95% 左右。但应用较弱的方案时,体内残存的白血病细胞较多,且容易形成多药耐药,因而易于复发。许多研究证实,白血病的治疗关键在于早期阶段。因此主张在治疗早期采用足量、大剂量、多药联合方案,在短期内达到 CR,最大程度地杀灭白血病细胞,减少残留白血病细胞数量,防止耐药形成。

1. 标危 ALL

目前常用的方案有 3 种。①VCLP:VCR 每次 1.5～2mg/m²,静脉注射,每周 1 次,共 4 次;CTX 600～800mg/m²,于治疗第一天静脉注射;Pred 40～60mg/(m² · d),口服,共 4 周;L-Asp

10 000U/m²,静脉或肌内注射,于治疗第二或三周开始,共6～10次。②VDLP:即CTX换为DNR每次30～40mg/m²,静脉注射,连用2日。其他同上。③CODLP(或COALP):即在VCP基础上加DNR每次30～40mg/m²,连用2日。

应用上述方案,95%以上的患者于治疗2～4周可获CR。由于开始即应用3～4种药物,白细胞降低明显,容易合并感染。L-Asp无骨髓抑制的作用,故主张于治疗的第3周开始应用,效果较好。

2. 高危ALL

尽可能采用强烈化疗,否则即使达到CR,骨髓及中枢神经系统和睾丸白血病的复发率仍很高。因此必须采用4～6种大剂量的化疗药物,如大剂量CTX、Ara-C、DNR、MTX、VM26或VP16、IDR等。常用的方案有两种。①COAP:CTX 400mg/m²于治疗第1、15天静脉注射;VCR 1.5～2mg/m²,每周一次,Ara-c 100mg/m²,每12小时一次,肌内注射或静脉注射,连用5～7天第1,3周用;Pred 60mg/(m²·d),口服,连用4周。②CODLP:CTX 800～1000mg/m²,于治疗第一天静脉注射;DNR每次30～40mg/m²,于第2和第3天静脉注射各一次;VCR,Pred用法同上;第3周加用L-Asp,连用10天,10 000/(m²·d)。

【预后】

自然病程较短,若不治疗,多在6个月内死亡,平均病程约3个月。自从应用联合化疗以来,预后有了明显改善。缓解率可达95%以上,目前发达国家如德国BFM协作组的五年无病生存率已达到80%,国内的五年无病存活率也达到74%以上。因此ALL已成为一种可治愈的恶性肿瘤。

一般认为高危患儿较标危患儿预后差。化疗后达到完全缓解的时间与预后关系密切,诱导治疗后,周围血幼稚细胞在5天内减少50%;骨髓于2周内明显好转,4周内达到完全缓解者,则预后较好。

第二节　慢性淋巴细胞白血病

慢性淋巴细胞性白血病(chronic lymphocytic leukemia,CLL)是造血系统的一种单克隆性B淋巴细胞恶性增殖疾病。其特点为外周血、骨髓、肝脾和淋巴结均可见到大量的、形态一致的小圆形淋巴细胞,临床表现为一慢性过程。过去曾把细胞形态和临床表现与本病相似,但免疫表型带有明显T细胞特征的淋巴细胞增殖性疾病也归于CLL,作为CLL的一种变异型,或称为T细胞性慢性淋巴细胞性白血病(T-CLL),约仅占CLL的5%。根据世界卫生组织对造血组织和淋巴组织肿瘤的分类方案,已经将部分T-CLL归类于慢性淋巴细胞性白血病/小淋巴细胞性淋巴瘤(CLL/SLL),部分T-CLL归类于T细胞幼淋巴细胞性白血病(T-PLL)和T细胞大颗粒淋巴细胞白血病(T-LGLL)。

【流行病学】

本病在西方高发,美国每年的新发病例约为17000人,患病率为2.7/10万人,约占所有白血病的30%,发病年龄一般大于50岁,平均65岁。50岁以下仅占10%,30岁以下发病罕见,并且随着年龄的增加发病率也呈上升趋势。男性多于女性,男女比例约为2:1。但CLL在亚洲国家如日本、中国和印度比较少见,在所有白血病中的比例不超过5%。

【免疫病理】

免疫表型:CLL绝大多数为B细胞型,典型表达B系膜表面相关抗原,如HLA-DR、CD19、

CD20、CD21、CD22（表达弱）、CD37 等，表达 T 系相关抗原 CD5 是 B-CLL 的特征，这不同于 PLL 和多毛细胞白血病(HCL)；与此二病不同还在于 CLL 表达新激活的 B 系抗原 CD23，但更成熟的 B 系标记 SmIg 和 FMC7 则为阴性或仅低表达。这也是 PLL 和 HCL 的表达特点。

CD20、CD21 和 CD22 表达强度无预后意义，而 SmIg 和 FMC7 的高表达和 CD23 的低表达的患者常有脾肿大，生存期短和预后不良。少数 CD5$^+$ 的 CLL 病例生存期较短，同时大多数为 SmIg 和 FMC7 强表达以及 CD23 表达阴性。

在典型和不典型 CLL 之间细胞表面标志的表达差异无显著性，但不典型 CLL 常见 SmIg 和 FMC7 高表达，这与其预后不良相吻合，此型表达 CD11a、CD11c、CD21、CD49d 的病例也较多。

不典型 CLL 表达 CD11c 较为常见，主要是在大细胞型 CLL 的部分病例表达。Wormslry 报告 14 例 CD11c$^+$、CD5$^+$ CLL 临床特征与 CLL 或 PLL 相似，但无 PLL 特征性的核仁特征，也无 HCL 的临床和形态学特征。Hanson 报告 14 例 CD11c$^+$ CLL，其中半数 CD5$^+$，具有 HCL 的一些临床特征，如脾肿大、WBC 轻度增高，但无毛细胞的形态学特征，抗酒石酸酸性磷酸酶染色阴性。笔者认为 CD11c$^+$ CLL 这一独特的类群是来自典型 CLL 和 HCL 之间发育的阶段细胞，HCL 细胞发育阶段较 CLL 晚。

一般认为约有 2%～5% 的 CLL 为 T 细胞型，也见于 FAB 协作组在 1989 年分类的建议。近年来倾向于认为此病不存在或极为罕见，过去报道的 T-CLL 可能是 T-PLL 的误诊。1990 年第四届 MIC 协作组会议一致同意用大颗粒淋巴细胞白血病(LGLL)来代替 T-CLL。但是，福田隆浩等报告日本的 10 例 CLL 中，T-CLL 占 3 例，是已经 HTLV Ⅰ 的血清学和分子生物学检查排除了成人 T 细胞白血病，又经光镜和电镜检查排除了 PLL 和 LGLL 之后做出的诊断。2 例有显著脾肿大，3 例都治疗无效，生存期短，预后不良。笔者认为 T-CLL 是存在的，其细胞大小不等，核切迹等常呈多样性，无核仁和胞浆颗粒。免疫表型 CD2$^+$、CD3$^+$ 或 CD5$^+$、CD7$^+$，还可分成 CD4$^+$/CD8$^-$、CD4$^-$/CD8$^+$、CD4$^-$/CD8$^-$ 三型。基因分析有 TCRβ 或 γ 链基因重排。最近我国的两篇报道 T-CLL，85 例中的 7 例和 18 例中的 2 例为 CLL，远较西方人发病率低，但其中 T-CLL 却较西方人常见，这可能是东方人的特点。还发现 CD8$^+$ 型病情呈良性经过，而 CD8$^-$ 型呈进行性，迅速死亡。

CLL 的 B 细胞表面免疫球蛋白呈弱阳性，主要是 IgM 和 IgG，为单一的轻链型 κ 或 λ。血清中常产生自身抗体。单克隆性 B 淋巴细胞的增殖可能同抗原的持续刺激，T、B 细胞的异常调节，细胞因子调控异常。约 80% 的病例伴有染色体的异常，常见的为 13q14 缺失，11q 缺失三体 12，少见的有 p53 基因的 17p 的缺失和 6q 的缺失；在伴有异常核型的患者中，65% 为单一核型异常，部分可有两种以上的染色体变异。

【组织病理】

FAB 形态学分型：白血病淋巴细胞可有下列 3 种细胞形态。①小淋巴细胞：直径<14μm，约为红细胞的 2 倍，核圆，染色质高度浓集，无核仁，核浆比很高。②大淋巴细胞：直径>14μm，约为红细胞的 2 倍，染色质高或中等度浓集，核仁无或很不清楚，核浆比中到低。部分大淋巴细胞胞浆可强蓝染。③幼稚淋巴细胞(PL)：直径常>14μm，染色质高到中等度浓集，有大而明显且常居中的核仁，核浆比中到低。FAB 协作组将 CLL 分为如下形态学类型。

1. 典型 CLL

外周血涂片上小淋巴细胞>90%，呈稠密而单调的图像。

2. 混合细胞型 CLL

混合细胞型 CLL 又称不典型 CLL，小淋巴细胞<90%，有≥10% 的大细胞。按后者的不同

又分 2 个亚型。①CLL/PL：PL 占 10%～55%，病程中部分病例 PL 保持在 55% 以下，部分病例 PL 逐渐增加，超过 55% 即移行为幼淋巴细胞白血病（PLL）；②大细胞型 CLL：即大小淋巴细胞混合型，大淋巴细胞≥10%，PL＜10%。据报道此型病例的大淋巴细胞可占 12%～39% 或 10%～91%。Oscier 和 Mututes 又将此型规定为：小淋巴细胞＜85%，有核裂隙和（或）淋巴浆细胞样特征的细胞＞15%，胞浆丰富，强蓝染。

【临床表现】

CLL 并无特异性的症状和体征，最突出的表现是外周血淋巴细胞增多和淋巴结肿大，常因体检或检查血常规而被发现。随着疾病的进展逐渐出现乏力、发热、盗汗、体重减轻，贫血和感染也愈加明显。多数病例有局部或全身性淋巴结肿大，脾肿大也很常见，但肝肿大相对少见。结外器官受累可见于扁桃体和皮肤，胃肠道、肺、中枢神经系统和肾受累不到 1%。

【辅助检查】

1. 血象

正细胞正色素贫血，白细胞计数＞10×10⁹/L，分类：淋巴细胞＞50%，绝对值＞5.0×10⁹/L；以成熟淋巴细胞为主，可见幼稚淋巴细胞及异型淋巴细胞。血小板正常或减少。

2. 骨髓象

增生活跃至极度活跃，以成熟淋巴细胞增生明显，占 40% 以上，原、幼稚淋巴细胞＜10%。红系、粒系相对减少，巨核细胞正常或减少。

3. 血免疫球蛋白减少或为单株免疫球蛋白增高

血免疫球蛋白减少或为单株免疫球蛋白增高多为 IgM 型。κ 轻链或 λ 轻链检测阳性。淋巴细胞呈 CD5 和 CD23 阳性，SmIg 弱阳性，FMC7 阴性，CD22 和 CD79b 弱阳性或阴性。

【诊断与鉴别诊断】

（一）诊断

对无症状患者可根据血液细胞计数和形态的异常，做出慢性淋巴细胞性白血病的诊断。全身淋巴结肿大而又隐匿地出现上述非特异性症状患者应当考虑到本病，然后通过全血细胞计数并抽取骨髓检查予以确诊。B 细胞慢性淋巴细胞白血病的细胞表面上表达 B 细胞的标志 CD5 和 CD23，通过免疫表型方法可简便地做出鉴别诊断。

慢性淋巴细胞白血病分期：

Ⅰ期：淋巴细胞增多，可伴有淋巴结肿大。

Ⅱ期：Ⅰ期＋肝大或脾大。

Ⅲ期：Ⅰ期或Ⅱ期＋贫血（血红蛋白＜100g/L）或（和）血小板减少（＜100×10⁹/L）。

（二）鉴别诊断

应与结核性淋巴结炎、淋巴瘤、传染性单核细胞增多症、毛细胞白血病、幼淋巴细胞白血病等鉴别。与病毒感染有关的反应性淋巴细胞增多症，可根据临床症状及血片上出现不典型的淋巴细胞而加以鉴别。淋巴瘤白血病其循环中的细胞带有明显切口的核，而且细胞比慢性淋巴细胞性白血病的要大。Sézary 综合征和毛细胞白血病的细胞也是很独特的，前者呈脑形核，后者则有胞浆突起。

【治疗】

（一）化学治疗

1. 烷化剂

20 世纪 50 年代即应用于临床，代表药物有苯丁酸氮芥（chlorambucil，CB1348）及环磷酰胺（cyclophosphamide，CTX）。烷化剂对进展期的 CLL 有肯定的效果，但并不能延长寿命。近几年，有人将 CB1348 改为脉冲式给药，$0.4\sim0.7mg/kg$，口服，1 天或分 4 天给药，每 $2\sim4$ 周一疗程。其疗效和每日给药相似，CR 为 15%，PR 为 65%，但骨髓毒性减轻。另有报告 CB1348 按 15mg/d，持续用至 CR 或出现Ⅲ度毒性反应，疗效无明显提高，而骨髓毒性增加。CTX 和 CB1348 疗效相似。也有间歇给药的报告，按 $500\sim750mg/m^2$，静脉注射或口服，每 $3\sim4$ 周一次。效果和每日给药或隔日给药相同。

2. 核苷类药物

20 世纪 80 年代后应用于临床，用于治疗 CLL 的有氟达拉滨（fludarabine，Fara A），又名氟阿糖腺苷以及 2-氟去氧腺苷（cladribine，2-CDA）。两者均为去氧腺苷的卤化物，能抵抗腺苷脱氨酶的降解作用，在体内分别先后转化为 Fara AMP→Fara ADP→Fara ATP 及 CDAMP→CDADP→CDATP。此类药物主要在淋巴细胞内积聚，故淋巴细胞成为药物的靶细胞。其磷酸化衍生物通过诱导细胞凋亡发挥疗效。①抑制 DNA 连接酶、DNA 起始酶、DNA 和 RNA 聚合酶及核糖核苷酸还原酶；②作为类似物掺入 DNA 和 RNA，继而影响其合成及功能；③抑制自发形成的 DNA 断裂修复。

Fara A：标准用法为 $25\sim30mg/(m^2 \cdot d)$，静脉滴注，30min 完成。5 天为一疗程，每月一疗程。口服制剂有很好的生物利用度。文献报道 Fara A 用于初治 CLL 的 CR 率为 38%，PR 率为 60%，缓解期中位数为 31 个月。用于 CLL 的复治 CR 率为 20%，PR 率为 45%，中数缓解期为 21 个月。尽管 Fara A 的疗效优于以往的化疗药物，但患者总寿命并未改善。Fara A 的远期疗效取决于其最初的治疗反应，CR 者的长期存活率可达 20%，PR 者为 10%。用烷化剂缓解后复发的 CLL 患者，有条件时应选用 Fara A，则再次总缓解率为 30%～55%。如患者复发后对烷化剂仍敏感，则用 Fara A 效果更好。用 Fara A 缓解又复发者，或初治即对 Fara A 无反应者，换用烷化剂后总缓解率仅为 7%。上述资料表明，Fara A 是目前治疗 CLL 相对理想的药物，如用 2个疗程仍未达 PR 者，则预后不佳，即使更换其他药物也难以缓解。Fara A 的主要不良反应有以下五种。①骨髓抑制：但此也为治疗效应，适当调节剂量及用法，大多数患者可安全渡过骨髓抑制阶段。②免疫抑制：用药后外周血 T 细胞明显减少，特别是 T_4 细胞减少更为显著，常持续至停药后 2 年。在此期间易并发各种条件致病原感染，常见有单纯疱疹病毒、带状疱疹病毒、李斯特芽孢菌、卡氏肺囊虫等。③免疫紊乱：可并发自身免疫性溶血性贫血（AIHA）、免疫性血小板减少性紫癜（ITP）、单纯红细胞性再生障碍性贫血（PRAA）。由于 CLL 本身即可有这些并发症，故和 Fara A 的因果关系尚难定论。④神经毒性：发生率高达 60% 以上，大多表现为周围神经病，少数为精神异常、抽搐，甚至昏迷。神经毒性与 Fara A 的代谢产物在中枢神经系统内聚积有关。⑤高白细胞血症者用药后可发生肿瘤溶解综合征，故遇此情况应减量应用。为减轻 Fara A 的不良反应，有人报告 $30mg/(m^2 \cdot d)$，连用 3 天，每月一疗程，可明显减少感染，但疗效也随之下降，CR 率为 10%，PR 率为 36%，总寿命尚不受影响。

CDA：标准用法为 $0.12mg/kg$，$1\sim1.5$ 天为一疗程。同样经静脉滴注，维持 2h 以上注入。

初治 CLL 的 CR 率为 40%,PR 率也为 40%。复治者 CR 率为 4%～39%,PR 率为 33%～44%。初治及复治者的中数缓解期和 Fara A 相似。2-CDA 口服剂按 10mg/(m² · d)给药,5d 为一疗程,初治者总缓解率为 75%。使用 2-CDA 2 个疗程无反应者,应更换其他治疗方案。2-CDA 和 Fara A 有交叉耐药。2-CDA 的不良反应类似于 Fara A。

另一种腺苷类似物去氧助间霉素(deoxycoformycin,DCF)是腺苷脱氨酶抑制剂,其治疗 CLL 的疗效远不如 Fara A 及 2-CDA,主要用于多毛细胞白血病,故不在此介绍。

3. 其他药物

①鬼臼毒素(VP16):50mg/(m² · d),口服,共 21 天,休息 7 天后开始下一疗程,直至缓解或出现骨髓抑制。适用于烷化剂无效而又无条件选用核苷类似物的患者。②阿糖胞苷(Arac):有报告大剂量 Arac,3g/m²,12h/次,连用 2～3 天,用于其他治疗均失败者,部分有效,但不良反应多,高龄患者宜慎用。③肾上腺皮质激素:主要用于 CLL 并发 AIHA、ITP 者或(和)其他药物组成联合化疗方案,单用效果有限。有报道难治 CLL 者可试用甲泼尼龙冲击疗法,1g/(m² · d),每月连用 5d,部分患者有效,但缓解期短暂。

4. 联合化疗

①CB1348 并用肾上腺皮质激素:前者剂量同单用,后者为 80mg/d,连用 5 天,2～4 周为一疗程。疗效和单用 CB1348 相同。②CVP 方案:CTX 300～400mg/(m² · d),口服,连用 5 天;长春新碱(VCR)1～2mg,静脉注射,第 1 天用;泼尼松 40mg/(m² · d),口服,连用 5 天,3～4 周为一疗程。疗效同上一方案。③VAD 方案:VCR 1.6mg/m²,静脉滴注,维持 3 天;多柔比星(ADM) 36mg/m²,静脉注射,第 1 天;地塞米松 40mg/d,口服,第 1～4 天,每 3 周一疗程。PR 率为 21%,无 CR 者。④CHOP 方案:即上述 CVP 方案加 ADM 25mg/m²,静脉注射,第 1 天用,每 4 周一疗程,与 CVP 方案比较,中数生存期明显延长(22～62 个月),3 年生存率增加(71%:28%)。有报告 CHOP 方案中,删去 VCR,即 CHP 方案,不影响疗效。文献报道 196 例包括初治、复治处于 B、C 期的 CLL 患者,单用 Fara A 和 CHP 方案的疗效比较,结果初治组的 CR 及 PR 二者相似,复治组 Fara 组为优,但二者的中位数缓解期无差别。⑤Fara A 分别和 CB1348、甲氨蝶呤(MTX)、CTX、顺铂、泼尼松等合用,疗效均未超过 Fara A 单用组,不良反应反而加重。较一致的意见是初治者无需合并用药,有条件者可单用 Fara A。有人报道初治用 Fara A 又复发者,选用 Fara A 合并 CTX 治疗,缓解率达 89%,但 CR 者很少。CDA 和上述各种药物分别组成联合方案,其结果同样如此。因此,目前核苷类似物仍以单独应用为主。⑥M2 方案:为常用于多发性骨髓瘤的标准方案。一组 63 例进展期或难治性 CLL 的疗效,包括 CR、PR、中位数缓解期,均未超过其他联合方案,提示强烈化疗不能提高 CLL 的疗效。

(二)放射治疗

曾对 CLL 行全身放疗,虽可改善病情,但作用短暂,骨髓抑制严重,20 世纪 80 年代后已弃用。目前局部放疗仍用于少数患者,如巨脾伴脾梗死者,可达到快速止痛的目的。循环中白血病细胞途经脾脏可被辐射而明显减少。但局部放疗缓解率低,缓解期短。此外,局部淋巴结明显肿大,且造成压迫症状者,或因浸润致局部骨痛者,放疗能缓解症状。

(三)造血干细胞移植(HSCT)

1. 异体造血干细胞移植(Allo HSCT)

1984～1992 年,一组 60 岁以下 54 例、中位年龄 41 岁,处于不同病期、以往治疗也不一致的

CLL 患者,行 Allo HSCT。预处理大多用全身放疗(TBI)及大剂量 CTX。结果 70% 的患者体征消失,血象恢复正常,3 年生存率为 46%,但移植相关死亡率(TRM)高达 50%,其中半数死于移植物抗宿主病(GVHD)。患者复发后输注供者的淋巴细胞仍有效,证明移植物抗白血病(GVL)效应也起重要作用。有报道 HSCT 后用敏感的 PCR 方法不能检出微小残留病变(MRD),即重排的 IgH 基因,表明有可能治愈 CLL。以往认为 CLL 发病年龄高,适合的供髓者少,因此,满足 Allo HSCT 者较少;还由于 TRM 高,故 Allo HSCT 仅适合于经严格选择的少数 CLL 患者。但近几年出现的非清髓性 Allo HSCT 为患者提供了更多接受移植的机会,大多选用 Fara A+CTX 行预处理。1 年的 TRM<10%～20%,1 年无病生存率为 60%～80%,但远期疗效尚无资料。

目前较一致的意见是:亲缘关系的 Allo HSCT 适于≤60 岁的 CLL 患者。非亲缘关系的 Allo HSCT 限制于≤50 岁的患者。非清髓的 Allo HSCT 可放宽至 70 岁。近几年报道,60 岁以下的 CLL 较以往增多,西班牙学者报道诊断时<60 岁者已占 33%,故适合于 Allo HSCT 者已有上升趋势。由于 CLL 是一组异质性很强的疾病,不少病例可长期稳定,无疾病进展,不是移植的候选者。移植多应用于进展期 CLL 病例。有作者提出,早期的低危 CLL 虽病情稳定,但如已具备不良预后因素者也应及早进行移植;包括血红蛋白≤130g/L、淋巴细胞>30×10^9/L、重度的骨髓浸润、较快的淋巴细胞倍增时间、血清胸腺嘧啶激酶升高、血清 β_2 微球蛋白升高、血清乳酸脱氢酶升高、白血病细胞表达 CD38,检出 IgV 基因突变。

2. 自体造血干细胞移植(Auto HSCT)

由于 CLL 患者自体的造血干细胞易被白血病细胞污染,移植后 4 年复发率超过 50%,且生存曲线未形成平台,目前一致的意见认为 Auto HSCT 不能治愈 CLL。为改进移植效果,已开展从外周血同时筛选 CD34$^+$、B 细胞阴性的祖细胞。可用免疫磁珠吸附、分离 CD34$^+$ 细胞。采用针对 B 细胞的单抗,如 CD20、CD52 单抗清除回输祖细胞中的 B 细胞。但回输以上方法处理的自体干细胞血液学及免疫学的恢复均延迟,增加了 TRM。虽然 Auto HSCT 的年龄可宽至 70 岁,但鉴于疗效欠佳,更多的学者建议优先选择 Allo HSCT。

(四) 免疫治疗

1. 干扰素 α(IFN-α)

IFN-α 用于早期 CLL 治疗,约 60% 的患者可达 PR。IFN-α 也可作为化疗缓解者的维持治疗用药。已属晚期的 CLL,即使加大用量也无效,甚至加速病情进展。

2. 特异性单克隆抗体

①抗 CD20 单抗:商品名为美罗华(Rituximab),是一种鼠/人嵌合单抗。用量为 375mg/m^2,每周 1 次,共 4 周。对表达 CD20 的 BCLL 有效。由于 CLL 中表达 CD20 者较少,仅为恶性淋巴瘤的 1/10,故其治疗覆盖面窄。尽管如此,有人对 Fara A 敏感的 CLL,治疗后再加用 Rituximab 取得了更好的疗效。也有将 Fara A 和 Rituximab 同时应用的报道,且缓解率提高,但缓解期未延长。②抗 CD52 单抗:即 CAMPATH IH,是一种人源化单抗。CD52 存在于大多数淋巴细胞表面,抗 CD52 单抗和 CD52 结合后,诱导补体介导及激活抗体依赖的 T 细胞毒发挥效应。用法为 30mg 静脉滴注,每周 3 次,共 12 周。一组 29 例 CLL,4% 达 CR,38% 达 PR,中数缓解期为 12 个月。有报告对 FaraA 耐药者也有效,总缓解率为 33%,但对肿大的淋巴结无效。上述两种单抗均可产生发热、寒战、恶心、呕吐、水滞留、胸闷等不良反应,还可引起血小板减少、肝酶升高及凝血障碍。用药前白细胞明显升高者可诱发肿瘤溶解综合征,建议采用剂量逐渐递增的用药方

法预防之。③Lym1：是一种针对人B细胞的特异性鼠源性单抗，其和^{131}I结合，进入体内后大部分分布于脾，其他脏器少，故主要用于巨脾患者。治疗后脾可明显缩小，血白细胞和淋巴细胞也明显下降。不良反应同上。

（五）脾切除术

手术指征：①巨脾伴脾功能亢进，且其他治疗无效者；②脾梗死伴剧痛；③AIHA或ITP、皮质激素治疗不能控制者。切脾对病程无影响。

【预后】

慢性淋巴细胞白血病的病程变异较大，部分患者可存活多年而无须治疗，而另一部分患者病程进行性发展，很快死亡。早期无症状的CLL约50％死于其他无关的疾病。下列因素提示预后不佳：淋巴细胞倍增时间小于12个月，原始幼稚淋巴细胞比例大于10％，骨髓浸润呈弥漫性，细胞遗传学异常，男性，年龄大于70岁。

（孙红胜）

参 考 文 献

Caligaris-Cappio F. 1999. New insights into the biology of B-chronic lymphocytic leukemia. Hematology Am Soc Hematol Educ Program,249-254.

Dekker AW,van't Veer MB,Sizoo W,et al. 1997. Intensive postremission chemotherapy without maintenance therapy in adults with acute lymphoblastic leukemia. Dutch Hemato-Oncology Research Group. J Clin Oncol,15(2):476-482.

Fiere D,Archimbaud E,Extra JM,et al. 1987. Treatment of adult acute lymphoblastic leukemia. Preliminary results of a trial from the French Group. Haematol Blood Transfus,30:125-129.

Hallek M,Cheson BD,Catovsky D,et al. 2008. Guidelines for the diagnosis and treatment of chronic lymphocytic leukemia: a report from the International Workshop on Chronic Lymphocytic Leukemia updating the National Cancer Institute-Working Group 1996 guidelines. Blood,111(12):5446-5456.

Hillmen P,Skotnicki AB,Robak T,et al. 2007. Alemtuzumab compared with chlorambucil as first-line therapy for chronic lymphocytic leukemia. J Clin Oncol,25(35):5616-5623.

Hoelzer D,Ludwig WD,Thiel E,et al. 1996. Improved outcome in adult B-cell acute lymphoblastic leukemia. Blood,87(2):495-508.

Hoelzer D,Thiel E,Loffler H,et al. 1984. Intensified therapy in acute lymphoblastic and acute undifferentiated leukemia in adults. Blood,64(1):38-47.

Hunault M,Harousseau JL,Delain M,et al. 2004. for the GOELAMS (Groupe Ouest-Est des Leucemies Airgues et Maladies du Sang) Group. Better outcome of adult acute lymphoblastic leukemia after early genoidentical allogeneic bone marrow transplantation (BMT) than after late high-dose therapy and autologous BMT: a GOELAMS trial. Blood,104(10):3028-3037.

Kantarjian H,Gandhi V,Cortes J,et al. 2003. Phase 2 clinical and pharmacologic study of clofarabine in patients with refractory or relapsed acute leukemia. Blood,102(7):2379-2386.

Kantarjian H,Giles F,Wunderle L,et al. 2006. Nilotinib in imatinib-resistant CML and Philadelphia chromosome-positive ALL. N Engl J Med,354(24):2542-2551.

Keating MJ. 1999. Improving the complete remission rate in chronic lymphocytic leukemia. Hematology Am Soc Hematol Educ Program,262-269.

Zenz T,Benner A,Duhrsen U,et al. 2009. BCL2-938C>A polymorphism and disease progression in chronic lymphocytic leukemia. Leuk Lymphoma,1-6.

第三十三章　淋　巴　瘤

淋巴瘤是人类免疫系统淋巴细胞及其前体细胞的恶性肿瘤,淋巴瘤传统分类为霍奇金淋巴瘤(Hodgkin lymphoma,HL)和非霍奇金淋巴瘤(Non-Hodgkin lymphoma,NHL),沿用至今,近年来又细分为许多亚型。

第一节　霍奇金淋巴瘤

霍奇金淋巴瘤在组织学上是很独特的,缺乏带有侵袭特征的优势恶性细胞,肿瘤在结构和细胞组成上的多形性是基于肿瘤细胞固有的性质和机体的反应性。正是这种组织学非典型性的共有性,表明霍奇金淋巴瘤所表现的是单纯的一个疾病整体。霍奇金淋巴瘤的分类:

结节性淋巴细胞为主型(NLPHL)。

典型霍奇金淋巴瘤:①结节硬化型。②富于淋巴细胞的经典霍奇金淋巴瘤。③混合细胞型。④具有霍奇金淋巴瘤和大细胞间变型淋巴瘤特点的恶性淋巴瘤。

【流行病学】

1990 年国际抗癌联盟(UICC)报道:霍奇金淋巴瘤高发病区为意大利北部、加拿大魁北克地区以及美国康涅狄格州。美国每年有 7000~7500 人被诊断为霍奇金淋巴瘤,约占全年全部恶性肿瘤新患者的 1%。根据 1983 年上海市统计材料:霍奇金淋巴瘤男性及女性患病率分别为0.35/10 万和 0.26/10 万,标化患病率为 1.39/10 万和 0.84/10 万,显著高于农村的发病率。与其他肿瘤不同,霍奇金淋巴瘤在发病年龄上有两个高峰。在多数发达国家,如美国,10 岁以下发病少见,10 岁以后发病率显著上升,20 岁达高峰,以后则呈下降趋势,至 45 岁。45 岁以后,霍奇金淋巴瘤发病率随年龄增长而稳定上升,达另一高峰。发展中国家,如哥伦比亚,霍奇金淋巴瘤的发病年龄一般不表现双峰模式;在日本第一高峰也罕见。霍奇金淋巴瘤的发生与群体所处的社会阶层及所受教育程度有关。美国霍奇金淋巴瘤死亡率在高社会阶层男性有 15% 的升高,而女性对比高和低社会阶层的差异达 40%。波士顿资料显示,研究生群体较未达高中毕业的群体发病增加 2.6 倍。1978 年 J. H. Abromson 报道:以色列 470 例霍奇金淋巴瘤的材料显示,不同社会阶层的性别及年龄发病率均无差异。霍奇金淋巴瘤的发生与患者家庭子女的多少和所在子女排行中的序位相关。波士顿资料显示,独生子女霍奇金淋巴瘤患病危险性为 3 个子女家庭的 1.8 倍;5 个子女家庭的孩子,发病为 3 个子女家庭的 0.7 倍。有报道提及,在家庭子女中,排行居长者较易患本病。现有充分证据说明,遗传与患霍奇金淋巴瘤有关,患者的兄弟姐妹中,其发病率可增加 5~7 倍。本病患者可有染色体异常。曾有人报道,HLA-B18 和 HLA-B12 高表达人群患此病的危险性较其他人显著增高。在欧美国家,霍奇金淋巴瘤占全部恶性淋巴瘤的 40%~45%,而我国只占 10%~15%。

【免疫病理】

恶性淋巴瘤是单克隆肿瘤细胞。由于等位基因的排他性,B 细胞淋巴瘤在单克隆增殖中只有一个轻链被表达。T 细胞受体虽并不表现出像 B 细胞那样的抗原差异性,但依然可以通过 T 细胞异常的表型来描述其增殖,识别其分化。如外周 T 细胞淋巴瘤均有 CD7 丢失,常常表现为明显的 CD4 或 CD8 阳性。白细胞共有抗原 CD45,存在于所有淋巴细胞和组织细胞,但从未在非造血细胞中发现,对淋巴瘤和分化差的癌的鉴别诊断提供了帮助。CD15 存在于霍奇金淋巴瘤细胞,有利于霍奇金与非霍奇金淋巴瘤的鉴别。多数 B 细胞淋巴瘤表达 CD19,而来源于后期细胞的淋巴瘤的骨髓瘤则不表达 CD19,但可发现 CD38 抗原。当 CD2(绵羊红细胞受体)和 CD21(C3d 补体受体)抗体阳性时,则可确定为 T 淋巴细胞。

【组织病理】

1. 肉眼检查

受累的淋巴结增大,如侵犯被膜,常与附近淋巴结相融合,肿瘤可达到相当大的体积。切面呈灰白色,质地较匀细,可有坏死。结节硬化型的变化较特殊,除质地坚硬外,肿瘤组织被淡黄色的条索分隔成结节状。

2. 镜下检查

病变的基本形态为肉芽肿,肿瘤组织的细胞成分可分为肿瘤性与反应性两种。肿瘤性细胞包括 R-S 细胞、异型组织细胞与异型网状细胞,总称为 Hodgkin 细胞。反应性成分则包括网状细胞、淋巴细胞、浆细胞、嗜酸粒细胞等。同时可见纤维化与血管肿胀等改变。R-S 细胞体积大,直径为 $25\sim50\mu m$,最大者可达 $100\mu m$。呈圆形、卵圆形,胞浆丰富,可有不规则的胞浆突起,细胞核较大,直径为 $15\sim18\mu m$,呈圆形、分叶状或扭曲状,单个或多个,其中典型 R-S 细胞呈对称性双核称为镜影核。核膜清晰,核仁多个,大而明显,在核膜与核仁之间有一相对清亮或淡染区。典型 R-S 细胞对 HD 的确诊上有重要意义。如组织象其他条件均符合 HD,而缺乏 R-S 细胞时,结合临床表现,亦可做出诊断。此外,还有一些变异的 R-S 细胞,如常见淋巴细胞为主型的 BD 多倍体型 R-S 细胞,胞体较小,核大,呈分叶状或扭曲状,染色质细,核仁小,胞浆少而淡染。淋巴细胞消减型 BD,R-S 细胞的形态变化性较明显,称为多形型 R-S 细胞。这些细胞在分型上比诊断上的价值更大。陷窝型 R-S 细胞的特点为细胞周围出现腔隙,核在细胞中央,可为单核、多核或分叶状核,核仁大小不一,核周有少量嗜酸胞浆。本型细胞的形成也可能与福尔马林液的固定有关。自 1942 年以来,BD 病理分类为 4 型,较好地反映了病理组织形态学与临床预后的关系,在国际上广泛采用。

(1) 淋巴细胞为主型:淋巴细胞增生明显,呈弥漫性分布,淋巴结结构破坏,有少量散在组织细胞,镜影核 R-S 细胞很少,往往要经过多个切片才能找到,但多倍体 R-S 细胞较多,其他成分很少。此型 HD 在低倍镜下似淋巴肉瘤,因此主要与淋巴肉瘤进行鉴别。当出现大量组织细胞时,可散在分布,也可呈结节状,与增殖型结核结节相似,可误诊为结核性淋巴结炎,但无干酪坏死出现。当组织细胞数量达到相当多时,就构成了另一个亚型,组织细胞为主型。

(2) 结节硬化型:肿瘤组织呈结节状分布,为胶原纤维所分隔,结节内除淋巴细胞外,可有其他成分,其中比较突出的是陷窝型 R-S 细胞的出现,但典型的 R-S 细胞也较少。

(3) 混合细胞型:此型变化复杂,HD 的各种成分均会存在,常呈肉芽肿型,可见网状细胞、淋巴细胞、浆细胞、嗜酸粒细胞、原纤维细胞、胶原纤维与毛细血管等。典型的 R-S 细胞数量较多。常有坏死。典型病变者诊断并不困难。

(4) 淋巴细胞消减型:淋巴细胞数量显著减少,R-S 细胞常较多,形态变化较大。根据主要增生成分的不同,又可分为网状细胞型与弥漫性纤维化型。网状细胞型,以网状细胞增生为主,其他成分不明显,但要注意与网状细胞肉瘤鉴别。弥漫性纤维化型原纤维细胞增生很显著,淋巴细胞数量很少,在原纤维细胞间可找到 R-S 细胞,此型可与纤维肉瘤相混淆。

不同类型的 HD,形态学上可相差很大,各型除了有特征性的 R-S 细胞外,都有其相应的病变结构背景,因此有人根据这些组织学表现,怀疑 HD 是否为一单独的疾病单位。临床分期不同、组织学类型也不同,一般认为病变的早期阶段,为淋巴细胞为主型,表示机体仍有强大的抵抗力。随着病程的发展,病变加重,淋巴细胞数量减少,而肿瘤成分 R-S 细胞与网状细胞数量增多,淋巴细胞数量大大减少,表示机体的防御功能已处于衰竭状态,病变已属晚期。

【临床表现】

1. 淋巴结肿大

大多数 HD 以无痛性、进行性淋巴结肿大或脾肿大起病。肿大的淋巴结质坚,相互间可粘连融合。浅表淋巴结肿大约 90%,常为患者早期就医的主要原因。颈淋巴结肿大最常见,其次为腋下、腹股沟淋巴结。右颈淋巴结病变大多转移到纵隔区。左颈淋巴结病变易累及膈下。纵隔淋巴结肿大与腹部病灶无明显关系。腹部淋巴结肿大可形成腹块,但早期不易扪及。

2. 肝脾肿大

肝的侵犯往往来自脾脏转移,为血源性播散,所以单独肝肿大不能作为肿瘤累及的可靠依据。临床扪及脾肿大,不一定就有脾肿瘤,而脾不肿大者,30% 已有累及,因此,临床断定脾侵犯有一定误差。脾侵犯者同时肝发生率可达 63%,脾越大肝侵犯的可能性越大,因而肝脾肿大常见于晚期患者。肝严重累及者可发生黄疸、腹水,甚至肝功能衰竭而死亡。肝门淋巴结肿大压迫总胆管而引起黄疸。

3. 淋巴结肿大的压迫症状

变化多端,与被压的器官和程度有关。肿大的纵隔淋巴结压迫食管,可引起吞咽困难,压迫上腔静脉引起上腔静脉综合征,压迫气管导致咳嗽和胸闷,呼吸困难和发绀等。腹腔淋巴结肿大压迫肠腔引起胀痛、恶心、呕吐等胃肠功能失调症状。腹膜后淋巴结肿大压迫输尿管引起肾盂积水,偶有因双侧积水而致肾功能衰竭者。腹膜后淋巴结瘤病变沿脊神经根浸润椎管腔,硬膜外肿块导致脊髓压迫症,有下肢软弱乏力、大小便困难,截瘫发生率约 3%～4%。上腔静脉、气管或脊髓的被压迫均属内科急症,要及时诊断与治疗,否则病变可演变为不可逆转而致残废和死亡。

4. 淋巴结外侵犯

HD 可侵犯全身各组织器官。肺侵犯虽较常见,但以 NHL 更多见,可导致咳嗽、气促、胸闷、胸痛、呼吸衰竭。胸腔积液往往提示胸部已有广泛病变,是预后不良的征象。肺部侵犯者 4% 无临床症状。由于纵隔淋巴结病变通过气管、血管周围的淋巴管以及胸膜下途径扩散到肺,故在 X 线片上常呈扇形分布,亦可表现为肿块、片状浸润、结节、粟粒等 X 线浸润征象。累及胃肠道常继发于腹膜后淋巴结转移,HD 较 NHL 为少见。病变好发于小肠,尤其是回肠末端,其次是胃,结肠较少。症状有腹痛、肿块、呕吐、呕血、黑粪等。涉及骨骼时以溶骨性病变为主,常有溶骨和骨硬化的混合性变化及脊椎体前缘侵蚀等 X 线表现。胸椎较腰椎好发,可引起压缩性骨折。当脊椎骨质破坏后,病变亦可压迫脊髓,引起脊髓压迫症,但很少见。HD 引起中枢神经系统损害多发生在晚期,发生率 15%～20%,其中以脊髓压迫症最常见。脑膜浸润并不多见,主要发生在脑底、小脑和脊髓,临床症状可有癫痫发作、头痛、颅神经麻痹等。脑实质病变极少见,发生率 0.25%～0.5%。HD 并发带状疱疹较常见。

5. 全身症状

不明原因的发热、胃纳减退、体重减轻、盗汗、全身瘙痒等都很常见。周期热系 HD 的特征性症状之一。饮酒后局部疼痛,通常发生在咽喉部、中上腹或有淋巴结病变的区域,曾有报道该项症状可较 X 线表现为早。肾病综合征较罕见,可发生在 HD 诊断前数月,可能系 HD 细胞的抗原物质引起抗原-抗体复合物在肾小球沉积所致。

6. 白血病

自 20 世纪 30 年代报道了 1 例 HD 并发白血病至今,共约 200 余例,其中绝大多数并发急性非淋巴细胞白血病,包括急粒、急粒单以及急性红白血病。临床特征:①发生白血病前数周或数月有全血细胞减少症,红系呈巨幼样变,周围血出现幼红细胞;②染色体变化;③发展迅速,治疗往往无效,平均存活期 1 个月,一般少于 1 年。在 HD 终末期还可见有 R-S 细胞白血病,系病变侵犯血管引起。

【辅助检查】

1. 细胞学检查

R-S 细胞的特征为巨网细胞,直径为 $20\sim60\mu m$ 大小不一,形态极不规则,胞质嗜双色性,核不规则,以镜影核及为典型;核染质呈疏松网状,粗细不匀,核小体大,甚至占核的 1/3。

2. 双侧下肢淋巴管造影或腹部 CT 扫描可用以检查腹膜后淋巴结病变

下肢淋巴管造影自 20 世纪 60 年代以来已被推荐作为临床分期的检查之一,并作为剖腹探查腹膜后淋巴结病变的术前检查,准确率可达 90% 左右。但位于第 2 腰椎以上的病变常不能显示,必要时可做静脉肾盂造影或 CT 检查。CT 虽可发现上腹部淋巴结病变,但不能查出外形大小正常的已有肿瘤浸润的淋巴结病变。

3. 当胸部 X 线摄片疑有纵隔或肺门淋巴结病变时

可进一步做断层摄片或肺 CT 有助于明确横膈以上病变范围。疑有骨骼病变者,可做 Ga 骨扫描或局部 X 线摄片。

4. 对有中枢神经系统症状或体征

需做脑脊液检查,必要时做脑部 CT、脑血管造影以及椎管造影检查。

5. 分期性剖腹探查术的目的是提高分期的正确性

手术至少要包括脾切除、主动脉弓、肠系膜及肝门等多处淋巴结活检,肝活检,开放性骨髓活检以及其他可疑区域的活组织检查。对临床诊断确有困难而又高度怀疑 HD 的患者,可推荐剖腹探查以求早期明确诊断。

【诊断与鉴别诊断】

1. 诊断

病理组织学检查是确立 HD 及病理类型的主要依据。淋巴结或其他累及组织如皮肤的病理组织学检查也有助于诊断。选择颈部及腋下肿大的淋巴结,完整切除,做淋巴结印片进行细胞形态学观察。细胞形态学可以补充组织病理切片的不足,两者相互配合可做出正确结论。HD 淋巴结病理表现为正常淋巴结结构消失,代之以多形性炎症性细胞浸润,并混有 R-S 细胞。R-S 细胞是诊断 HD 的必要条件,但并不是 HD 唯一诊断条件。确立病理诊断后,应进一步根据临床资料及实验室检查结果明确病变累及范围,以估计临床分期。

血尿常规、肝肾功能、血液生化分析、骨髓穿刺及活检、胸部及脊柱 X 线片、B 型超声波、肝脾及腹膜后淋巴结检查等是最基本的检查项目。在发作期血清铁蛋白可增高,当病情缓解后可以下降,但复发后又回升,故有随访病情活动情况的意义。抗人球蛋白试验有助于了解贫血的性质,直接试验阳性,提示活动性晚期病变。

2. 鉴别诊断

须与慢性化脓性淋巴结炎、淋巴结核、传染性单核细胞增多症以及恶性肿瘤的淋巴结转移相鉴别。局部慢性炎症造成的淋巴结反应性增生,有时很难与此病鉴别。

【治疗】

近年来,由于病理分型、临床分期与放疗、化疗、手术治疗等的联合应用,疗效有显著提高。早期诊断和治疗可能获得痊愈。根据 Kaplan 等提出的治疗原则,按分期治疗。

(一) 原则

1. Ⅰ期

分化好的颈部淋巴结、纵隔与腹股沟淋巴结病变,采用局部放射治疗。剂量 3～4 周内给予 30～40Gy,可使 80% 患者的局部肿物得到控制,一般剂量为 35Gy,个别病例需加大至 40Gy。

2. Ⅱ期

纵隔与主动脉旁淋巴采用放疗,剂量最好不超过 30Gy,因心脏与脊柱对放疗的耐受性很差。

3. 其他类型或部位的 Ⅰ 与 Ⅱ

除局部放射治疗外加用化疗。

4. Ⅲ期

以化疗为主,加用放疗。

5. Ⅳ期

以化疗为主,并对巨大的瘤块加用放疗。

对于 Ⅰ 期病变,亦可采用手术,术后再进行放射治疗。在生长发育比较迅速的小儿患者,必须慎重地考虑治疗的副作用。由于放射治疗可以影响骨骼与软组织发育,甚至影响生长,因而在 8 岁以下的小儿,尽可能少用放疗而以手术与化疗代替。脾切除应推迟至 5 岁以后。对于病理分化不佳者、危险部位的 Ⅰ、Ⅱ 期,无条件进一步分期的 Ⅰ、Ⅱ 期,所有的 Ⅲ 期,应采用化疗与局部放疗交替进行的治疗方案。如开始用化疗两个疗程,然后用放射治疗,此后再用化疗数个疗程。

(二) 化疗方案

1. MOPP 方案

MOPP 方案是最常用的方案,采用氮芥(mustargen)、长春新碱(oncovin)、甲基苄肼(procarbazine)和泼尼松四种药物联合治疗用药 14 天,休息 14 天为一个疗程,共用 6 个疗程。8 岁以上小儿或年龄在 8 岁以下,其肿瘤发生部位不影响生长发育者,在两个疗程后,开始放射治疗,然后再进行化疗 1 个疗程。可用环磷酰胺 300mg/m² 静脉注射代替氮芥,称 COPP 方案,用甲氨蝶呤代替甲基苄肼,称 MOMP 方案。

2. MVPP 方案

以上方案中的长春新碱以长春花碱(vinblastine)6mg/m² 代替。MOPP 和 MVPP 方案副作用较小,骨髓抑制现象于每疗程的停药期间得以较快地恢复。凡是未接受过化疗的,或单纯应用放射治疗而复发的,采用以上方案 6 个疗程后,约 80% 获得完全缓解。

若用以上方案效果不显著,可试用其他药物联合治疗。如多柔米星(adriamycin)、博来霉素(bleomycin)、三嗪咪唑胺(dimethyltriazeno imidazole carboxamide,DTIC)和氯乙环已硝脲(chloroethyl cyclohexyl nitrosureas,CCNU)等。可根据病期,骨髓耐受情况等选用。博来霉素在小儿霍奇金病尚未广泛应用。成人一般 6 个疗程完成后即可得到缓解,此时应继续维持治疗,将原方案的用药间歇期延长,如第 1 年每 2 个月重复一个疗程,第 2 年每 3 个月重复一个疗程,第 3 年每半年重复一个疗程。对于是否需要维持治疗,有不同看法。有人认为应用 MOPP6 个或 12 个疗程缓解后,停药组和加用维持治疗组,其缓解时间并无差别。对于经过放射治疗而复发的患者,若骨髓可以耐受,可应用 MOPP 或其他方案进行治疗。若仅淋巴结局部复发,或淋巴结外浸润又出现,但患者对化疗不能耐受,则再行局部放射治疗。放射治疗与化疗合并应用,副作用较大。由于免疫抑制剂的应用,机体抵抗力低下,容易合并病毒、真菌和原虫感染;需要静脉注射支持疗法,必要时输血或用抗生素治疗。

【预后】

霍奇金病经过有效的治疗,已非不治之症。国外文献报道已有 80% 的Ⅰ和Ⅱ期患者生存期超过 5 年。10 年内不复发的,将近 50%,目前ⅢA 的缓解时间已赶上Ⅰ、Ⅱ期,但Ⅳ期患者的 5 年缓解率仅 20%。成人患者应用 MOPP 方案后易出现不孕症,对青春期前的儿童虽无足够的资料,但对正常发育可能有一定影响。

第二节　非霍奇金淋巴瘤

从形态学和免疫学特征来看,非霍奇金淋巴瘤呈单克隆增殖,其组成上的优势恶性细胞可来源于淋巴细胞分化进展的不同阶段,可有与正常细胞极其相似的形态、功能特征和迁移形式,不同类型非霍奇金淋巴瘤在生物学、组织学、免疫学、临床表现和自然转归方面有较大差异。

【分类】

（一）B 细胞淋巴瘤

1. 前 B 细胞肿瘤

前 B 淋巴母细胞性白血病/淋巴瘤(B-ALL)。

2. 成熟(外周)B 细胞淋巴瘤

（1）慢性淋巴细胞性白血病/小淋巴细胞性淋巴瘤(B-CLL/SLL)。
（2）前淋巴细胞性白血病(B-PLL)。

(3) 淋巴浆细胞性淋巴瘤(LPL)。

(4) 脾边缘区 B 细胞淋巴瘤(±绒毛状淋巴细胞)(ATCL/L)。

(5) 毛细胞白血病(HCL)。

(6) 浆细胞骨髓瘤/浆细胞瘤(PCM/PCL)。

(7) MALT 型结外边缘区 B 细胞淋巴瘤(MALT-MZL)。

(8) 淋巴结边缘区 B 细胞淋巴瘤(±单核样 B 细胞淋巴瘤)(MZL)。

(9) 滤泡性淋巴瘤(FL)(分级Ⅰ、Ⅱ、Ⅲ)。

(10) 套细胞淋巴瘤(MCL)。

(11) 弥漫性大 B 细胞淋巴瘤(DLBLC)。

(12) 变型:中心母细胞性、免疫母细胞、富于 T 细胞和组织型、淋巴瘤样肉芽肿型、间变性大 B 细胞型、浆母细胞型。

(13) 亚型:纵隔(胸腺)、血管内、原发性渗出性淋巴瘤,伯基特淋巴瘤(BL)。

(二)T 细胞淋巴瘤

1. 前 T 细胞肿瘤

前 T 淋巴母细胞淋巴瘤/白血病(T-LBL/ALL)。

2. 成熟 T 细胞和 NK 细胞肿瘤

(1) 慢性前淋巴细胞性白血病(T-PLL)。

(2) 颗粒淋巴细胞性白血病(T-LGL)。

(3) 侵袭性 NK 细胞白血病(ANKCL)。

(4) 成人 T 细胞淋巴瘤/白血病。

(5) 结外 NK/T 细胞淋巴瘤,鼻型(NK/TCL)。

(6) 肠病型 T 细胞淋巴瘤(ITCL)。

(7) 肝脾 γδT 细胞淋巴瘤。

(8) 皮下脂膜炎样 T 细胞淋巴瘤。

(9) 蕈样肉芽肿/Sézary 综合征。

(10) 间变性大细胞淋巴瘤(ALCL),T 和裸细胞,原发性皮肤型。

(11) 外周 T 细胞淋巴瘤,无其他特征(PTCL)。

(12) 血管免疫母细胞 T 细胞淋巴瘤(AITCL)。

【流行病学】

非霍奇金淋巴瘤高发病区为西欧、美国及中东。中国、日本等均为低发病区。从发病的变化趋势来看,非霍奇金淋巴瘤在发达国家有上升趋势。1987 年美国非霍奇金淋巴瘤发病率占癌症发病率排序的第 8 位,而死亡率占第 6 位。一般来说,高度发达国家,非霍奇金淋巴瘤的发病率和死亡率均占全部恶性肿瘤的 3%～5%,而我国相应数字较低。中国 12 个主要城市统计的 3366 例恶性淋巴瘤中,霍奇金淋巴瘤仅占 10.9%,非霍奇金淋巴瘤占 89.1%。我国 1990～1992 年对 22 个省(区)市抽样人口调查的情况来看,非霍奇金淋巴瘤约为霍奇金淋巴瘤的 7 倍。随时间的推移和社会经济的发展,恶性淋巴瘤发病率有渐增的趋势,其中霍奇金淋巴瘤相对稳定,而非霍奇金淋巴瘤的发病率和死亡率均在上升。从发病年龄来看,非霍奇金淋巴瘤发病率及死亡率均随年龄增长呈进行性上升,世界各地的资料均显示同样的趋势。发达国家男性高发年龄为

60～70岁,女性高发年龄为70～74岁;而在不发达国家,青年人则占有相当高的比例。美国从1950年到1985年非霍奇金淋巴瘤发病率男女性别比由1.4：1下降到接近相等。美国国立癌症研究所(NCl)实施的流行病学及其终极结果监测计划(SEER),数字来源于美国10％人口的11个肿瘤登记中心,按照美国提出的工作分类(working formulation),非霍奇金淋巴瘤不同的组织学亚型的构成比为:1977年低度恶性25.75％,中度恶性54.29％.高度恶性4.12％、不能分型1.84％。1985年低度恶性26.30％,中度恶性48.66％,高度恶性9.55％,不能分型15.49％。1979～1980年统计5年生存率:低度恶性53.7％,中度恶性41.9％,高度恶性则仅为34.9％。我国8572例非霍奇金淋巴瘤病理标本中,67％属于B细胞型;在中西部地区和海南岛B细胞型可高达79.2％～84.6％,相反T细胞型只占28.5％,其中以江、浙两省和上海相对较高。有先天性或获得性免疫缺陷者,患非霍奇金淋巴瘤的危险性增加。器官移植、艾滋病患者及霍奇金淋巴瘤长久存活的患者,都易患非霍奇金淋巴瘤。恶性淋巴瘤的流行病学特点,除了地理、民族的差别外,从工业发达国家和城市多发的情况看,生活和环境等因素也与本病的流行病学密切相关。恶性淋巴瘤在我国沿海地区发病率较高。

【免疫病理】

非肿瘤性淋巴细胞的异常增生和恶性淋巴瘤的形成,其必要的条件是外部调整机制失常;或细胞本身固有的对调控信号固有的反应失能,或对细胞毒T细胞杀伤效应的逃避;导致细胞增殖对调控过程的逃逸。淋巴瘤的单克隆增生分化增殖调控逃逸导致淋巴肿瘤发生的可能机制:①发生在迅速增殖的前体细胞的基因突变。如涉及细胞遗传特异基因的易位,可造成成熟前细胞增殖的抑制性失控,持续的增殖状态将导致分化无法进行。高度恶性淋巴瘤属于这一类。②某种遗传学改变造成原始的分化受阻,或发生于前体细胞阶段的基因突变,使克隆细胞累积在某一特定发育阶段,无法进一步分化,亦无法退出,生存期延长。低度恶性淋巴瘤属于这一类。③发生在活化细胞阶段的基因突变。可能为抑制基因的遗失,而非易位,造成相应分化水平细胞累积。某些中度恶性淋巴瘤可能属于这一类。

免疫活性细胞(ICC)是指受抗原刺激后产生特异性免疫应答能力的细胞,即T细胞和B细胞。所有淋巴细胞均由骨髓的多能干细胞分化而来。骨髓干细胞不需要接受抗原刺激,就可以分化成前体B细胞,合成细胞内的IgM(CIgM),可不分泌。小型前B细胞分化为不成熟B细胞。表面出现SIgM,而CIgM消失,离开骨髓进入外周淋巴组织、淋巴结、脾和Peyer区。未遇抗原的成熟B细胞称为初级B细胞,接受抗原刺激后成为ICC,分化为浆细胞、记忆细胞和耐受细胞。

骨髓干细胞从骨髓迁移至胸腺,在胸腺激素作用下,诱导分化为原始淋巴细胞,称胸腺细胞,无免疫活性。约1％淋巴细胞变小且成熟后,离开胸腺经血液迁移至外周淋巴器官的胸腺依赖区、淋巴结的滤泡周围及皮质深层、脾中央动脉周围区,在抗原刺激下由初级T细胞分化为ICC和记忆细胞。淋巴结在接受抗原后,皮质B细胞增生分化为浆细胞,向髓索移动,滤泡内出现生发中心。抗原传递细胞树状突膜的免疫球蛋白受体可捕获结内抗原传递给B细胞和T细胞,生发中心成为抗原活化B细胞克隆(表达CD4)增殖的位置。生成RB淋巴母细胞,沿髓索离开淋巴结迁移至骨髓,并大量增殖。免疫活性B细胞会再次进入循环达淋巴结和脾,将免疫反应扩展至全身。最后分化细胞将返回骨髓,而B记忆细胞将转入再循环。胸腺依赖区的T细胞在接受抗原激化后,转化为T淋巴母细胞,再分化为免疫活性T细胞与T记忆细胞进入循环。T细胞会在最初的抗原部位如皮肤、肺、肠不断被活化,这亦说明了T细胞淋巴瘤经常发生于结外部位的原因。血循环中T细胞占70％,B细胞占20％～30％。这年种免疫反应传递全身的途径、同时也是造成恶性淋巴细胞广泛扩散的机会之一。

淋巴细胞在接触抗原后活化,一部分进一步增殖分化,成为特异抗体形成细胞(AFC),发挥免疫功能;另一部分已和抗原接触过的淋巴细胞却依然保持静止状态,成为保存抗原信息的记忆细胞。初级 B 细胞在接受胸腺依赖抗原(TD-A8)刺激后,部分成为活化细胞(Ba),部分成为记忆细胞(Bm)。静止期的 T 细胞(Tr)接受并识别由巨噬细胞传递的外来抗原和自身抗原(1a),获得信号 1。致使 Th 表达 IL-1 受体,成为诱导细胞(Ti)。与巨噬细胞产生的 IL-1 结合后产生信号 2,致 Th 表达 IL-2 受体,使 Ti 成为活化 Th 细胞(Tha),进而与另外 Th 细胞产生的 IL-2 结合,细胞进入增殖期。机体必须有一个控制机制,使被活化的细胞克隆扩展到一个适当的数量,或在抗原与细胞相互作用被消除后能够抑制增殖。在接触抗原活化的过程中,会产生 Ki-1、Ki-67、铁转运蛋白受体和 IL-2 受体等分子或生长因子受体,它们不仅关系增殖,亦与增殖的控制密切相关。恶性淋巴瘤可发生于淋巴细胞起源及分化过程的各个阶段。

【组织病理】

1. 肉眼特点

病变的淋巴结增大,失去其肾形的外观,常呈球形,包膜紧张。将淋巴结新鲜切开,肿瘤组织外翻,呈灰白色,质地细腻湿润,呈鱼肉状。较大的淋巴结可见黄白色坏死灶。相邻的淋巴结可互相融合。如淋巴结外的器官受侵,伴有正常组织的破坏,同样有瘤块形成。肿瘤的性质与淋巴结的病变相似。位于腔面器官的病变,常有溃疡形成。肠道的 NHL,多沿集合淋巴结与孤立淋巴滤泡侵犯,呈多发节段性分布。较早期的病变,可仅限于黏膜层或黏膜下层。

2. 组织学类型

按照 Rappaport 的分类,首先根据细胞类型与其分化程度,分为淋巴细胞型、组织细胞型与两者混合存在的混合细胞型,其中淋巴细胞型又分为高分化与低分化两种。以上各型的淋巴瘤,根据其有无滤泡形成,又可分为结节性与弥漫性两种。此外,在弥漫性中还有一种 Burkkit 淋巴瘤的未分化型。在显微镜下观察,受 NHL 病变侵犯的淋巴结,正常结构破坏,淋巴滤泡与淋巴窦消失。增生或浸润的肿瘤细胞排列紧密,细胞成分单一,与 HD 的改变很不相同。早期病变可只累及部分淋巴结。病变进一步发展,可侵犯淋巴结包膜与包膜外的脂肪组织,其病变结构特点和细胞成分均与淋巴结内相同。包膜外小静脉管腔内如充满有核的血细胞时,往往提示合并白血病的可能。

(1) 淋巴细胞型淋巴瘤:又称淋巴肉瘤。由肿瘤性淋巴细胞构成,按照细胞特点的不同,所以分为以下两种:①高分化淋巴细胞型淋巴瘤:肿瘤性淋巴细胞与“成熟”的小圆形淋巴细胞相似,胞体小,胞浆窄,大小比较一致。胞核圆形,核染色质凝集,呈粗颗粒状,往往不见核仁,核分裂相不多,常呈弥漫性分布。高分化淋巴肉瘤与慢性淋巴细胞白血病的淋巴结改变,在形态上相似。②低分化淋巴细胞型淋巴瘤:淋巴瘤细胞比较成熟的淋巴细胞为大,胞浆增多、淡染、胞核较大,核形不规则,核染色质常凝集,核仁不常见。

(2) 组织细胞型淋巴瘤:曾称为“网状细胞肉瘤”。形态特点是瘤细胞较大,胞浆较多,细胞大小不一,核形不规则,多形性比较明显,有些可见核偏位呈肾形,核染色质粗大,胞核呈空泡状,常有核仁。核分裂象较多,核碎片与吞噬核碎片现象较多见。此型淋巴瘤过去认为来源于组织细胞,故称组织细胞型淋巴瘤或组织细胞肉瘤。

(3) 混合细胞型淋巴瘤:由淋巴细胞与组织细胞两种成分共同构成,各种成分均占一定比例。随着疾病的发展,组织细胞的数量增多,相似于组织细胞肉瘤。

(4) 未分化型淋巴瘤:在切片中可见体积较大的细胞,核为圆形或卵圆形,染色质纤细,含有单个核仁。一般均为弥漫性。在印片中,细胞的体积和形状的变化较为突出。此型应与 Burkitt

淋巴瘤相鉴别。

以上各类除未分化型多为弥漫性以外,其余均可分为结节性与弥漫性两类。结节性患者的病程长,预后较好,随着病程的发展,可为弥漫性病变所代替。我国结节性淋巴瘤远较其他国家报告的为少。

【临床表现】

1. 淋巴结肿大

无痛性、进行性淋巴结肿大为最常见的体征,但和 HD 相比,以此作为首发症状较少见,占56%。浅表或深部淋巴结均可累及,以颈部淋巴结肿大最多见,占 53.5%。余依次为腹股沟、腋下以及锁骨上下淋巴往往先由一处开始然后波及多处,逐渐增多增大,以致相互融合。分化不良的淋巴细胞 NHL 易侵犯纵隔,胸片可见分叶状肿块,晚期病例可有肝脾肿大。

2. 组织器官压迫症状

腹膜后淋巴结肿大常引起背痛,下肢、会阴部或阴囊水肿。纵隔肺门淋巴结肿大或胸膜肿瘤浸润可引起胸腔积液。压迫气管、上腔静脉以及脊髓产生的症状要作急症处理,以免导致致命性的后果。肿大的肝门淋巴结压迫总胆管可引起梗阻性黄疸。腹水可继发于广泛的腹膜后淋巴结侵犯,亦可压迫输尿管引起肾盂积水,压迫肠腔引起肠梗阻等。

3. 淋巴结外侵犯

NHL 较 HD 更倾向结外侵犯,尤其是弥漫型组织细胞性淋巴瘤。结外累及以胃肠道、骨髓以及中枢神经系统较多见,且临床表现亦较明显。国外报道结外病变中胃肠道占 36%,胃占24%;国内资料胃肠道累及率为 9%~27%,其中大多为 NHL,占 31%~84%,而 HD 引起者较少。小肠恶性肿瘤中淋巴瘤居多数,占 40%~75%,发病部位以回肠末端为多,其次为空肠,十二指肠累及少。临床症状与 HD 所引起者相同,大段小肠黏膜为淋巴瘤广泛浸润时,可发生吸收不良综合征,临床表现和口炎性腹泻很相似。据统计麸质过敏性肠病患者发生 NHL 的危险性增高 100 倍,由于对麸质过敏,肠道长期处于慢性抗原刺激,最终发生淋巴瘤,又称为"西方型原发性小肠淋巴瘤"。患者多为 40 岁以上中年男性,对麸质过敏,乳糜泻史往往 10 年以上,病变主要涉及远端小肠及近端大肠。另一类称为"地中海型原发性小肠淋巴瘤",好发于地中海区域,发病年龄较轻(20~40 岁),无性别差异,病变起源于小肠近端,有弥漫性浆细胞浸润,细胞呈多形性,在肿瘤细胞的表面可发现重链,常伴有 α 重链病。这种肿瘤是良性的可逆性的 α 重链病由高度增生衍变成恶性淋巴瘤。小肠淋巴瘤缺乏特征性的 X 线征象,常见环形狭窄或扩张,也可两者相间存在,所以术前确诊率很低。原发性胃肠道淋巴瘤必须具备以下诸特点:①病变仅累及胃肠道,一般无邻近淋巴结累及。②无其他部位淋巴结肿大。③无肝脾病变。④血象正常,所以一般均需手术后才能确诊。胸部 NHL 较 HD 为多。淋巴瘤发生中枢神经病变多在疾病进展期,大多为继发性,NHL 较 HD 为多。中枢神经 NHL 发生率为 1%~29%,国内报道约 10% 左右,多累及脑膜及脊髓。颅内出血在淋巴瘤较少见。与 HD 以脊髓压迫征为多见者有所不同,弥漫型淋巴瘤累及脑膜占 86%,结节型仅 14%,组织细胞性最为多见,其次为伯基特型及分化不良性淋巴细胞淋巴瘤。临床表现脑神经损害为主,多累及Ⅲ、Ⅴ、Ⅶ对脑神经,其次有头痛、视神经水肿、颈项强直、精神异常、神经根痛等。脑脊液检查显示蛋白增高、细胞数增多、糖可降低等以助诊断。如脑脊液离心涂片找到淋巴癌细胞,是确诊的依据。脑膜淋巴瘤预后恶劣,大多在诊断后 20 个月内死亡,中数存活期约 3 个月。故有学者提出对晚期、弥漫型、组织细胞性或分化不良淋巴细胞 NHL 患者应把脑脊液列为常规检查,并至少随访 2～3 次,以期及早发现病变。颅内淋巴瘤罕见,主要是原发性网状细胞肉瘤,多位于大脑半球、小脑、脑干等处,呈单个或多个瘤结节,可不伴有内脏或骨髓累及而单独存在,脑 CT 扫描有助早期诊断。颅内淋巴瘤恶性程度高,平均存活期仅 9 周。近报道先手术切除病灶,继以放疗,个别患者存活达 3～4 年。骨髓 NHL 约 36％～63％,与临床分期以及肿瘤类型有关。分化不良淋巴细胞性淋巴瘤约 30％～40％ 侵犯骨髓,但组织细胞性淋巴瘤累及骨髓率较低。可继发骨髓衰竭、全血细胞减少和白血病。

4. 全身症状

包括发热、盗汗、食欲减退和体重减轻,可在诊断前数周到数月出现。发热往往呈持续性,多见于有内脏侵犯者。瘙痒多见。淋巴瘤细胞产生的单克隆免疫球蛋白血症或冷球蛋白血症可引起四肢发绀、疼痛等雷诺现象;麻痹及坏疽罕见,个别有引起高钙血症的报道。

5. 伯基特淋巴瘤

是一种好发于非洲儿童的 B 细胞淋巴瘤,高峰发病年龄组从几岁到十几岁,以淋巴结外侵犯为主要起病方式,尤其好发在面部腭骨,半数累及腹腔组织器官,1/3 患者复发在中枢神经系统脑膜部位。组织病理检查大多呈弥漫型,细胞单一,增长速度快。本病首先发现在非洲疟疾流行地区,认为和 ED 病毒感染有关。其 B 细胞特征与大多数成人 B 细胞淋巴瘤有所不同,具有 Ⅰa样抗原和表面免疫球蛋白,但不分泌单克隆免疫球蛋白。大多数患者有染色体异常,表现为第 8、14 对染色体易位(t8,14)。现认为 $14q^+$ 是淋巴瘤最常见的染色体异常,尤其是起源于 B 细胞系列者。美洲亦有伯基特淋巴瘤分布,但其发病年龄、地理气候环境、起病方式、复发部位以及疗效均与非洲者有所不同。

6. T 细胞淋巴瘤

起源于胸腺,以前纵隔肿块为其特征。累及骨髓常见,且呈白血病,可以此作为起病方式,也可在病程中转化为白血病。本病好发于高龄儿童及青年,病程进展凶险,治疗仅能取得短期缓解。由于 T 细胞病变的上述各种特点,现较一致认为采用"白血病"治疗策略较为合理。

【辅助检查】

1. 血液生化分析

血清乳酸脱氢酶＞500U/L,预后差;＞1000U/L 提示会死亡。血清铁蛋白及血 β_2 微球蛋白增高,并随着病情缓解而下降。

2. 骨髓涂片和活检

对分化不良淋巴细胞性淋巴瘤特别重要,因该型骨髓累及率高,要强调多次多部位穿刺。约 25％的 Ⅲ 期患者,通过反复骨髓检查,进展为 Ⅳ 期。

3. 细胞表面标记测定

利用单克隆抗体、酶谱等作细胞表面标记测定,进一步明确肿瘤特性并区别 B 或 T 细胞,对诊断、治疗及预后均有指导意义。

4. 细胞遗传学

染色体异常,多表现为 $14q^+$。

5. 剖腹探查

一般不推荐剖腹术作临床分期之用。NHL 患者发病年龄较大者诊断时大多已属晚期,采用放疗无效,所以剖腹的实用价值不大。对组织类型不良的,如弥漫性组织细胞性淋巴瘤要明确其病灶是否局限者,可经剖腹证实后,采用局灶性放疗疗效好,甚至能治愈。

【诊断与鉴别诊断】

1. 诊断

淋巴瘤的诊断有赖于病理组织学检查。淋巴结活检是最常采用的方法,淋巴结切片对肿瘤细胞的形态学鉴别帮助较大。详尽的病史、体检以及一些实验室过筛测定至少包括血、尿常规,肝、肾功能,骨髓检查,胸部 X 线片,B 型超声波肝脾测定,放射性核素扫描以及下肢淋巴管造影等都是临床分期的基本依据。必要时可作全身 CT 扫描或其他特殊造影,如脊髓造影等。

2. 鉴别诊断

须与横纹肌肉瘤、尤文骨肉瘤、成神经细胞瘤、霍奇金病以及淋巴结的其他良性或恶性肿瘤鉴别。

【治疗】

1. 非霍奇金淋巴瘤以化疗为主

可采用治疗急性淋巴细胞白血病的治疗方案,如 COAP 方案即长春新碱每次 $1\sim2mg/m^2$ 第1、8、15、22 天静脉推注;泼尼松 $40\sim60mg/(m^2 \cdot d)$ 口服;环磷酰胺 $600mg/m^2$,第 1 天;多柔比星 $30\sim40mg/m^2$ 第 1 天静脉注射或第 21 天重复 1 次。也可将多柔比星换成柔红霉素或去甲氧柔红霉素,每次 $10mg/m^2$,连用 $2\sim3$ 次。左旋门冬酰胺酶 $10.000U/(m^2 \cdot d)$ 静点或肌内注射,连用 10 天。对Ⅲ~Ⅳ期患者,对合并骨髓浸润的病例效果尤佳。此外可以用博来霉素和 6 巯基嘌呤交替应用。近年来国外推荐使用大剂量甲氨蝶呤(HD~MTX)每次 $3\sim7.5g/m^2$ 治疗性非霍奇金淋巴瘤,应用时需用甲酰四氢叶酸钙解救,同时应碱化尿液,保证充足的输液量。该法对减少中枢神经系统及睾丸、卵巢的肿瘤浸润起重要作用。新药的应用:①表多柔比星(epirnbicin)和吡多柔比星(THP~ADM):抗瘤谱和细胞毒性同多柔比星,但对心脏毒性比多柔比星小;脱发、胃肠道反应也轻,有骨髓抑制。②威猛(VM26):为鬼臼类的抗肿瘤药,剂量每次 $100\sim150mg/m^2$ 静点,其同类药物还有足叶乙苷(VP16),二者可单用或与阿糖胞苷、环磷酰胺等联合应用,主要的副作用为骨髓抑制。③米托蒽醌(mitoxantrone)、阿克拉霉素(aclacinomycin)。放疗应用的范围较小,限于少数病变局限在某一部位者或由于肿物压迫引起严重的症状,可用放疗缓解,而Ⅲ、Ⅳ期病变广泛者,放疗一般在化疗后进行。颅内淋巴瘤可采用手术切除,鞘内注射甲氨蝶呤或阿糖胞苷或全颅照射。

2. 手术对非霍奇金淋巴瘤仅起诊断作用

对原发于腹腔的肿大淋巴结和(或)伴内脏浸润,有压迫症者一般先化疗使瘤体缩小,再行手术摘除,术后仍应继续化疗。化疗一般应持续 $1.5\sim2$ 年,合并白血病者应延长至 3 年或更长,主要取决于病期和病理分裂。

3. 自身骨髓移植

自身骨髓移植是治疗合并白血病和晚期淋巴瘤的一个手段,术前处理可大剂量的化疗和放疗,对难治的恶性淋巴瘤的治疗提供了一条新的途径。异基因骨髓移植效果虽好,但配型困难。治疗排斥反应价格昂贵。

4. 生物治疗

建立手术、放疗及化疗以外的肿瘤第四代治疗方程式,即肿瘤的生物治疗。干扰素(inferferon,INF)在临床单独或联合应用,为肿瘤的治疗开辟了新的前景。

【预后】

由于小儿非霍奇金淋巴瘤多为分化较差的淋巴细胞弥散型,故预后较差,经过联合化疗约有 50%可得到较长时期的缓解。成人原发于纵隔和腹部有巨大瘤块的病例预后皆不佳。经过合理治疗,复发的多在 6 个月以内,若缓解 1 年以上则较少复发。

(孙红胜)

参 考 文 献

Advani R, Maeda L, Lavori P, et al. 2007. Impact of positive positron emission tomography on prediction of freedom from progression after Stanford V chemotherapy in Hodgkin's disease. J Clin Oncol,25(25):3902-3907.

Denham JW, Denham E, Dear KB, et al. 1996. The follicular non-Hodgkin's lymphomas-Ⅱ. Prognostic factors: what do they mean. Eur J Cancer,32A(3):480-490.

Ghielmini M, Schmitz SF, Cogliatti SB, et al. 2004. Prolonged treatment with rituximab in patients with follicular lymphoma significantly increases event-free survival and response duration compared with the standard weekly x 4 schedule. Blood,103(12):4416-4423.

Horning SJ, Hoppe RT, Breslin S, et al. 2002. Stanford V and radiotherapy for locally extensive and advanced Hodgkin's disease: mature results of a prospective clinical trial. J Clin Oncol,20(3):630-637.

Link MP, Donaldson SS, Berard CW, et al. 1990. Results of treatment of childhood localized non-Hodgkin's lymphoma with combination chemotherapy with or without radiotherapy. N Engl J Med,322(17):1169-1174.

Ménard F, Besson C, Rincé P, et al. 2008. Hodgkin lymphoma-associated hemophagocytic syndrome: a disorder strongly correlated with Epstein-Barr virus. Clin Infect Dis,47(4):531-534.

Mani H, Jaffe ES. 2009. Hodgkin lymphoma: an update on its biology with new insights into classification. Clin Lymphoma Myeloma,9(3):206-216.

Miller TP, Dahlberg S, Cassady JR, et al. 1998. Chemotherapy alone compared with chemotherapy plus radiotherapy for localized intermediate- and high-grade non-Hodgkin's lymphoma. N Engl J Med,339(1):21-26.

Philip T, Chauvin F, Armitage J, et al. 1991. Parma international protocol: pilot study of DHAP followed by involved-field radiotherapy and BEAC with autologous bone marrow transplantation. Blood,77(7):1587-1592.

Thomas RK, Re D, Wolf J,et al. 2004. Part I: Hodgkin's lymphoma--molecular biology of Hodgkin and Reed-Sternberg cells. Lancet Oncol,5(1):11-18.

Vose JM, Link BK, Grossbard ML, et al. 2001. Phase Ⅱ study of rituximab in combination with CHOP chemotherapy in patients with previously untreated, aggressive non-Hodgkin's lymphoma. J Clin Oncol,19(2):389-397.

Vose JM, Zhang MJ, Rowlings PA, et al. 2001. Autologous transplantation for diffuse aggressive non-Hodgkin's lymphoma in patients never achieving remission: a report from the Autologous Blood and Marrow Transplant Registry. J Clin Oncol,19(2):406-413.

第三十四章　免疫系统其他恶性肿瘤

第一节　多发性骨髓瘤

多发性骨髓瘤(multiple myeloma, MM)是浆细胞的恶性肿瘤。骨髓内肿瘤性浆细胞增生，常侵犯多处骨组织，引起多发性溶骨性病损。病变浆细胞可合成并分泌免疫球蛋白。由于肿瘤性浆细胞为单克隆性，故所产生的免疫球蛋白为相同的单克隆免疫球蛋白，具有相同的重链和轻链。浆细胞除合成完整的免疫球蛋白外，也可合成单一的轻链或重链。血液内的这种单克隆Ig称为M蛋白或M成分。只合成轻链或重链而没有完整的Ig，这种游离的轻链称为Bence-Jones蛋白。其分子小，可通过肾由尿排出，可通过查尿检测到尿本周蛋白。99%的多发性骨髓瘤患者血液内都有一种免疫球蛋白增高，多数为IgG和IgA，少数为IgM、IgD或IgE。有15%～20%患者尿中有Bence-Jones蛋白，但血中无M成分。约80%的骨髓瘤患者血中M成分和尿液中Bence-Jones蛋白两者都有。这是诊断多发性骨髓瘤的重要指标。根据血清免疫球蛋白定量及免疫电泳所见，可将本病分为IgG型、IgA型、IgD型、IgE型、轻链型及不分泌型骨髓瘤，以IgG型最为常见，约占70%，IgA型约占25%，IgD型、轻链型也较易见到，不分泌型少见，IgE型罕见。个别病例分泌双克隆性异常免疫球蛋白及半分子免疫球蛋白。

【流行病学】

多发性骨髓瘤最初于1850年由英国医生William Macintyre首先报道。占所有癌症的比例为1%，在血液系统肿瘤中占10%左右，其年患病率约为4/10万。黑种人的MM发病率要高于白种人。发病率最低的为日裔美国人及华裔美国人的后代。发病年龄多在50～60岁，40岁以前少见。男性多于女性。

【免疫病理】

MM患者中非整倍体浆细胞可以表达粒单系抗原和巨核系及红系抗原。

MM患者Pre B细胞表达的免疫球蛋白与恶性浆细胞产生的M蛋白有相同的同种型和独特型。

以IL-6为中心的细胞因子网络失调，表现为浆细胞异常增殖，影响正常浆细胞发育、分化的细胞因子的异常。促进浆细胞分化的IL-6作为MM的关键性生长因子已经得到公认，它不仅在体外能促进骨髓瘤细胞的增殖，其在血清中的活性及其可溶性受体(SIL-6R)浓度与疾病的进展和分期密切相关。

MM患者在产生M蛋白的同时，正常免疫球蛋白的合成分泌受到明显抑制。MM患者IL-4产生明显减少，B、T、巨噬细胞在免疫反应中功能受到损害。B细胞、T细胞、巨噬细胞表达HLA-DR抗原明显减少，HLA-DR的减少不仅表明B细胞激活障碍，同时也影响T、B协作和抗原递呈等基本的免疫反应过程，使抗体产生的浆细胞显著减少，多克隆免疫球蛋白合成受到抑制。

CD5$^+$B淋巴细胞是人类B细胞的一个特殊的功能亚群，参与机体的免疫调节。MM患者出现体液免疫紊乱与脾及外周血中CD5$^+$B细胞增多有关。

MM免疫分型诊断：

(1) 单克隆型:瘤细胞只产生一种 Ig,据此可分为五型,IgG 约占 60%,IgA 约占 20%,IgD 约占 1%,IgM<1%,IgE 极罕见。

(2) 单克隆+BJP 型:瘤细胞除合成完整的 Ig 分子外,还产生和分泌过量的 κ 或 λ 轻链并从尿中排出。此型患者血清中 M 蛋白稍高或不高,尿中 BJP 阳性。

(3) 轻链型:此型较常见,仅次于 IgG 和 IgA 型(约占 20%)。瘤细胞只分泌轻链,临床上以血中正常 Ig 降低,尿中出现大量 BJP 为特征。

(4) 双克隆:瘤细胞产生两种以上的完整 M 蛋白。此型罕见约占 1%。

(5) 不分泌型:患者有典型的溶骨性病变及骨髓瘤细胞,但血清及尿中检不出 M 蛋白。此型又分为两型。①不产生型:免疫学检查瘤细胞内无 Ig 成分,电镜下见到粗面内质网及高尔基区发育不良,说明瘤细胞不能合成 Ig;②不分泌型:瘤细胞能制造 Ig,但分泌过程受阻,使产生的 M 蛋白不能分泌至细胞外。

【组织病理】

骨髓内大量浆细胞增生,可占骨髓内细胞总数的 15%~90%。瘤细胞多聚集成堆,有的像成熟的浆细胞,有的分化不成熟,具有不同程度的异型形态。有些细胞体积大,有 2 或 3 个核,并有瘤巨细胞形成。电镜下可见骨髓瘤细胞胞浆内有高度发达的粗面内质网,网池内常充满无定形物质免疫球蛋白。多发性骨髓瘤病变为多发性,常引起多处骨组织破坏,可累及骨骼系统的任何部位,以脊柱、肋骨、颅骨最多见,盆骨、股骨、锁骨和肩胛骨次之。瘤组织在骨髓腔内形成灰红色结节。瘤细胞产生破骨细胞活化因子,激活破骨细胞使骨质溶解吸收。瘤细胞首先侵蚀骨松质,逐渐破坏骨皮质。X 线片上可见骨质缺损,受累的骨组织可发生自发性骨折或脊柱塌陷。瘤组织广泛增生可引起骨质疏松。晚期瘤细胞可浸润至软组织,并可侵犯脾、肝、肾、肺和淋巴结等。约半数以上的患者骨髓瘤侵犯肾,引起骨髓瘤肾病。肾体积正常或轻度肿大,色苍白,晚期因肾间质纤维化体积缩小。镜下见肾间质内有多数异常的浆细胞和慢性炎性细胞浸润。肾远曲小管和集合管内有蛋白管型,有的均匀红染,有的呈分层状或颗粒状,内含免疫球蛋白、κ 或 λ 轻链、白蛋白等。管型周围有巨噬细胞形成的多核巨细胞环绕。肾小管上皮细胞常萎缩、坏死。由于骨组织破坏,血钙增高,可引起肾组织内钙化。继发感染可引起肾盂肾炎。

【临床表现】

大约 20% 的多发性骨髓瘤患者,在发病早期,体内瘤细胞总数小于 5×10^{11} 时,临床上无任何症状,称为亚临床型或隐匿型骨髓瘤。经过数年或更长的时间,体内骨髓瘤细胞总数大于 1×10^{12} 时,开始出现临床症状,病情进展,成为典型的多发性骨髓瘤,症状和体征具有多样化特征。

(一)骨骼破坏骨髓瘤细胞在骨髓腔内大量增殖

基质细胞产生大量的细胞因子如 IL-6、IL-1、TNF 等激活破骨细胞,破骨增强、成骨减低,导致骨质疏松及溶骨性缺损。骨髓瘤累及中轴骨及长骨近端。70% 以上的患者有骨痛,随病情的进展而加重,骨痛为本病的主要症状、且常为首发症状。疼痛部位以腰骶部最为常见,其次为胸肋骨及四肢骨。突发剧烈骨痛常为病理性骨折,多发于肋骨、下胸椎和上腰椎,也可发生多部位骨折。骨髓瘤细胞浸润骨骼明显增生,可形成局部肿块,多见于锁骨、肋骨、胸骨及腕部骨骼。极少数有骨硬化的表现,往往伴随多发性神经病变,脏器肿大,内分泌障碍,M 蛋白增多和皮肤改变,即 POEMS 综合征。70% 的患者经尸解证实有髓外瘤细胞浸润,可伴有肝、脾、淋巴结等器官的肿大。孤立性骨髓浆细胞瘤最常见于软组织。骨骼和瘤细胞释放破骨活性因子(OAF)有关。

（二）血浆蛋白异常引起的临床表现

1. 易致感染

异常单克隆球蛋白的升高和正常多克隆免疫球蛋白的减少，使患者呈现体液免疫缺陷。同时还存在中性粒细胞减少及细胞免疫缺陷。患者极易发生细菌与病毒感染，感染部位常见于呼吸道、鼻旁窦及泌尿道，严重者可致败血症。感染是多发性骨髓瘤患者主要的死亡原因。

2. 高黏滞综合征

血清中的 M 蛋白增多，特别是瘤泌 IgA 易聚合成多聚体，使血液黏滞度增高。其发生率为 $2\%\sim5\%$。表现为紫癜、头晕、头痛、耳鸣、视力障碍、记忆力减退、共济失调，甚至意识丧失。少数患者的 M 蛋白为冷球蛋白，该蛋白遇冷时易发生沉积，引起微循环障碍，可出现手足青紫、麻木、疼痛等雷诺现象。

3. 淀粉样变

瘤泌免疫球蛋白是糖蛋白，过量沉淀于机体器官，产生淀粉样变性。主要见于舌、心脏、骨骼肌、胃肠道、皮肤、外周神经，引起相应的临床表现，如舌肥大、心脏扩张、腹泻与便秘等。

（三）高钙血症

表现为厌食、恶心呕吐、便秘、乏力、意识模糊和昏迷等。有上述表现的多发性骨髓瘤患者均应测定血钙水平。高钙血症在我国的发生率较低，约为 16%，而在欧美国家达 $30\%\sim60\%$。骨吸收增加是高钙血症的主要原因，肾衰脱水及老年患者少动可加重高钙血症。

（四）血液学有关症状

贫血见于 2/3 的初诊患者，多为正细胞正色素性贫血。贫血的原因有：①骨髓瘤细胞的异常增殖及浸润，正常造血的抑制；②血浆容量扩张后的稀释性贫血；③肾功能不全；④红细胞寿命缩短；⑤失血及化疗影响等。骨髓浸润及化疗等因素也可使血小板减少，且 M 蛋白包裹在血小板表面，影响血小板的功能。M 蛋白与纤维蛋白单体结合，影响纤维蛋白多聚化，M 蛋白及淀粉样变对血管壁的损伤，造成患者的出血倾向；主要表现鼻出血、齿龈出血及皮肤紫癜。

（五）肾功能损害

50% 的患者早期即出现蛋白尿、血尿、管型尿，病情进展可发展为肾功能衰竭。有些患者原本无肾病表现，可因脱水、感染、静脉肾盂造影及肾毒性抗生素的使用而激发急性肾衰。肾功能衰竭可以是本病的初发表现，也是本病的主要死亡原因之一。90% 的肾功能不全是由高钙血症和本-周蛋白引起，轻链沉积于肾小管，造成肾小管阻塞和扩张，肾单位萎缩，高钙血症引起多尿及少尿。此外，尿酸过多沉积在肾小管，淀粉样物沉着在肾间质、感染等都是造成肾功能不全的诱因。

（六）其他表现

1. 骨髓瘤性脑膜炎

骨髓瘤细胞浸润，可在脑脊液中发现浆细胞与蛋白，但数量一般不高，易与结核性脑膜炎及病毒性脑膜炎混淆。

2. 脊髓与神经根压迫

开始为神经根痛,之后出现肢体麻木、运动障碍、感觉减退等,严重患者可导致大小便失常和截瘫。是因局部椎体的骨髓瘤细胞浸润,压迫脊髓和神经根,或因脊椎压缩性骨折压迫脊髓所致。

3. 关节肿痛畸形

与典型的类风湿性关节炎相似,与骨质破坏和淀粉样物质沉积有关。

【辅助检查】

(一) 血液形态学检验

1. 血象

轻、中度贫血常见,多属于正细胞正色素性贫血,少数呈低色素性贫血,贫血程度随病情的进展而加重。由于M蛋白包裹红细胞表面,使得带有负电荷的红细胞之间排斥力减低,红细胞容易凝集,在血涂片上呈缗线状,血沉显著增快,可达100mm/h以上。白细胞数正常或偏低,晚期减少,与骨髓受损有关。偶可见幼红幼粒细胞,淋巴细胞相对增多(占40%~55%)。血小板数正常或偏低,其减少与骨髓被浸润及微血栓形成有关。若浆细胞超过20%、绝对值超过$2×10^9$/L,可诊断为浆细胞白血病。

2. 骨髓像

骨髓瘤常呈灶性分布,浆(瘤)细胞出现变异很大(5%~90%),对可疑病例要进行多部位、多次穿刺,宜选择骨骼有压痛或X线有溶骨性改变的部位进行穿刺,有助于诊断。骨髓呈增生活跃,各系的比例随浆细胞的多少而异。当浆细胞比例较高时粒系及红系细胞明显减少。浆细胞>15%有诊断意义,多者可高达70%~90%,常成堆出现。骨髓活检意义更大,显示骨髓实质有广泛的瘤细胞浸润,少数患者伴有骨髓纤维化。透射电镜可见瘤细胞核浆发育不一致,胞质内有高度发达的粗面内质网,网池内常充满无定形物质(免疫球蛋白)及嗜酸小体,核糖体减少。Golgi体极为发达,内含大量的嗜酸小体和空泡线粒体多增大。胞质中含多个包涵体。

(二) 免疫学检验

1. 血清蛋白电泳

当怀疑骨髓瘤时,首先应进行此项检查。可发现单克隆Ig在蛋白区带呈现狭窄而浓集的M区带为M蛋白所在。采用光密度计进行区带电泳图谱扫描,则M蛋白的百分比和含量很容易算。这种M区带多见于γ或β区,偶尔也见于α区。M区带电泳位置可大致反映出免疫球蛋白的类型,IgG型多位于α区至γ慢区,IgA型多位于$γ_1$与β区,IgM型多位于$β_2$或γ区,IgD型多位于β或γ区。但该法还不能完全确定M蛋白的Ig类别,最终确定还需用特异性抗体进行鉴定。在某些情况下,可以出现假的窄区带,容易与M蛋白混淆。应进一步做免疫电泳等分析加以区别。

2. 免疫球蛋白定量测定

有单向扩散法与免疫浊度法。前者较为简便,后者更为准确迅速。骨髓瘤常呈现某一类Ig

显著增高,其他 Ig,包括与 M 蛋白同类的 Ig 的含量明显降低。M 蛋白含量多少可反应病情的轻重及疗效,可进行动态观察。

3. 免疫电泳

免疫电泳是 M 蛋白鉴定不可缺少的常规检测。血清标本先经区带电泳将蛋白成分分离开,继而用各种特异性抗血清进行免疫扩散,采用 IgG、IgA、IgM(重链)抗 κ 和抗 λ 轻链等 5 种抗血清进行免疫结合,根据 M 蛋白在免疫电泳中所形成的弓形弯曲状的沉淀线,可将 M 蛋白成分加以鉴定。如此法仍不能进行 M 蛋白的分类鉴定时,可应用免疫选择电泳与免疫固定电泳作为补充,以进一步鉴定。

4. 免疫固定电泳

将待测标本在琼脂单板上作区带电泳,分区后于其上覆盖含抗 κ 或 λ 轻链或各类重链的抗血清滤纸,当抗体与某区带中的 Ig 结合后,形成复合物而沉淀,再染色与漂洗,呈现浓而狭窄的着色区带,即可判断 Ig 的型别。

5. 本-周蛋白(BJP)

本-周蛋白对 MM 的诊断、鉴别和预后判断均有一定帮助。正常免疫球蛋白组合时,可伴少量过剩的游离轻链,由于轻链的相对分子质量仅有 2 万左右,经肾小球滤出后,80%重吸收,10%在肾小管降解,10%随尿排出。正常含量约 $4\mu g/ml$,每 24 小时总量也不会超过 2mg。在 60%~80%骨髓瘤患者中,由于制造单克隆 Ig 的瘤细胞能合成较多的轻链,因此能从尿中测到。少数异常瘤细胞只会产生大量的轻链,因此称为本周骨髓瘤或轻链病。有两种检测方法。①化学法:按照本周蛋白在 pH5.0 时,加热至 50~60℃出现沉淀,继续加热又可以溶解的特点来进行鉴定。该法灵敏度较低,仅见于 30%~40%的骨髓瘤患者,容易漏诊,但较简便。②免疫法:将尿液经适当浓缩后,采用抗轻链(κ 型)抗血清进行免疫电泳分析。

6. κ-Ig 和 λ-Ig 定量测定

采用抗 κ 和抗 λ 特异性抗血清借助于单向辐射免疫扩散法或免疫速率散射浊度法,定量测定血样或尿样标本中 κ-Ig 和 λ-Ig,并求得两者的比值。正常标本 κ：λ 为 2：1。骨髓瘤时两者的比值发生改变。

7. 免疫表型检验

免疫表型用免疫细胞化学或流式细胞仪进行检测。CD56 及 CD38 在 MM 高表达,而在良性单克隆高免疫球蛋白血症(MGUS)及反应性浆细胞增多症不表达或弱表达。

(三) 生化检验

1. 血清钙、磷和碱性磷酸酶的检测

血钙常升高,可达 3~4mmol/L。血磷一般正常,肾功能不全时常因排泄受阻而升高。碱性磷酸酶可正常、降低或升高。

2. 肾功能试验

多发性骨髓瘤肾脏损害的发生率较高,这是由于 B~J 蛋白沉淀于肾小管上皮细胞,形成管

型阻塞导致肾功能受损。检测酚红排泄试验、放射性核素、肾图、血肌酐及尿素氮测定多有异常。

3. 胆固醇测定

胆固醇升高多见于 IgA 型,减低常见于 IgG 型。

4. 尿酸

由于瘤细胞分解或化疗后瘤细胞大量破坏,导致血尿酸升高,可发生尿酸结石,加重肾功能损害。

5. 血清 β_2 微球蛋白($\beta_2 M$)检测

$\beta_2 M$ 是 HLA-I 类分子的轻链,$\beta_2 M$ 从细胞膜分离,通过肾小球过滤,能在肾小管重吸收。MM 因为肿瘤细胞倍增加快,血清 $\beta_2 M$ 水平升高,肾功能不全患者 $\beta_2 M$ 也升高。

6. 脱氧嘧啶(DPD)检测

DPD 水平升高与骨质溶解有明显的联系,也与异常的 $\beta_2 M$ 水平及晚期疾病有显著的联系。但是,作为连续变量进行研究时,DPD 水平只与骨质溶解有关。多发性骨髓瘤患者的几种保护骨质的物质包括骨钙素和骨碱性磷酸酶水平下降。成骨细胞标志物水平与骨骼损伤的出现没有相关关系。一些没有出现溶骨性骨损放射学征象的患者 DPD 水平也异常,随后的磁共振成像(MRI)检测发现许多此类患者有骨骼退化。

(四)遗传学检验

非整倍体染色体发生率占 80%。13 号染色体部分或完全缺失,染色体 11q 异常,提示 MM 预后较差。特异性 Ig 基因重排为 B 细胞系恶性增生性疾病的诊断标记,染色体 t(14q32)致 IgH 重排较常见占 74%。Bcl-1 和 Bcl-2 基因重排占 15%~20%,Bcl-2 蛋白高表达。C-mycRNA 和蛋白高度表达占 80%。N-ras 突变占 50%。浆细胞标记指数升高是一个重要的预后不良的指征。

(五)X 线和放射性核素显像检查

多发性骨髓瘤好发于脊柱、肋骨、颅骨和骨盆等含有红骨髓的部位。骨髓 X 线表现以下三种类型:①由于脱钙引起的弥漫性骨质疏松;②多发性穿透样溶骨破坏为圆形、边缘清楚,可为钻孔状或鼠咬状骨质缺损阴影,常见于颅骨、骨盆、脊柱和肋骨;③病理性骨折常见于肋骨和脊柱。10%~15%患者的 X 线检查可无异常表现。核素显像溶骨性病变表现为异常放射性核素浓集区,此种征象可早于 X 线溶骨征象 3~6 个月出现。

【诊断与鉴别诊断】

(一)早期 MM

诊断较难,又称其为"冒烟型"MM(smoldering myeloma,SM)。该类患者可无贫血、无肾损害、无骨质破坏,血钙正常,但血清单克隆 IgG>35g/L,骨髓中浆细胞 10%~20%。3~5 年内病情稳定。进一步可发展成无症状性 MM(indolentmyeloma,IM),患者可有轻度贫血(HGB≤105g/L),轻微溶骨性病变或孤立性病理性骨折,骨髓中浆细胞 20%~30%,血清 IgG>35g/L,IgA>20g/L,绝大多数 2~3 年内进展为典型 MM。

(二)国内诊断标准

①骨髓中浆细胞>15%,并有异常浆细胞(骨髓瘤细胞)或组织活检证实为浆细胞瘤。②血

清中出现大量单克隆免疫球蛋白:IgG>35g/L,IgA>20g/L,IgD>2.0g/L,IgE>2.0g/L,IgM>15g/L 或尿中单克隆免疫球蛋白轻链(本-周蛋白)>1.0g/24h。少数病例可出现双克隆或三克隆性。③多发性溶骨改变。④能排除引起浆细胞增多的疾病。

（三）国外诊断标准

①骨髓中异常浆细胞≥10%或组织活检证实为浆细胞瘤。②有 MM 常见临床表现。③至少具有下列之一项:血清单克隆免疫球蛋白(通常>30g/L),尿中出现本-周蛋白,有溶骨病变。诊断 MM 须符合上述 3 项,并排除结缔组织病、慢性感染、癌、淋巴瘤及白血病。

（四）分型诊断

①IgG 型:占 50%～60%,具有 MM 的典型表现。②IgA 型:约占 20%,特点是瘤细胞的胞浆呈火焰状,高血脂,常见髓外骨髓瘤。③IgD 型:10% 以下,发病年龄偏低,较少发生高球蛋白血症,髓外浸润多见,本-周蛋白阳性率高。④IgM 型:国内少见。⑤IgE 型:更少见,国外仅有少数报道。⑥轻链型:占 12%～20%,血清蛋白电泳中无 M 成分,但血和尿中的免疫电泳可检出大量轻链(κ 或 λ),尿本-周蛋白阳性,常有肾损害。⑦双克隆型:常见 IgM 合并 IgG 或 IgA。⑧不分泌型:约占 1%,有 MM 临床表现,但血及尿中无 M 蛋白或其多肽链亚单位。

（五）临床分期诊断

Ⅰ期:为低瘤细胞期($<0.6\times10^{12}/m^2$),符合下述 4 项条件。①Hb>100g/L,或血细胞比容>32%;②血清钙正常;③X 线检查正常,或有孤立性病灶;④M 成分低 IgG<50g/L,IgA<30g/L,尿中轻链<4g/24h。Ⅱ期:为中瘤细胞期[$(0.6～1.2)\times10^{12}/m^2$],临床介于Ⅰ期和Ⅱ期之间。Ⅲ期:为高瘤细胞期($>1.2\times10^{12}/m^2$),临床符合下述 1 项或 1 项以上条件:①Hb<85g/L,或血细胞比容<25%;②血清钙>2.982mmol/L;③多处进展性溶骨损害;④M 成分高 IgG>70g/L,IgA>50g/L,尿中轻链>12g/24h。每期都可根据肾功能分组:A 组为肾功正常(血肌酐<176.8μmol/L),B 组为肾功不正常(血肌酐>176.8μmol/L)。

（六）鉴别诊断

1. 反应性浆细胞增多

常继发于病毒感染、结核或其他慢性细菌感染、风湿性疾病、自身免疫性疾病、慢性肝病、肿瘤等。骨髓中浆细胞一般<10%,为成熟浆细胞,无原始及幼稚浆细胞。免疫球蛋白增高常为多克隆性。

2. 系统性多克隆性原始免疫细胞增多

表现为发热、呼吸困难、皮疹、肝脾淋巴结肿大,白细胞升高,外周血免疫细胞升高。其中成熟浆细胞可达 15%～28%,原始免疫细胞达 23%～39%,高者可达 58.4%。抗核抗体、Coombs 试验均可阳性,补体(C3、C4、CH50)降低,多克隆免疫球蛋白升高。肾上腺皮质激素、细胞毒药物(如长春新碱、环磷酰胺)及抗感染治疗有效。

3. POEMS 综合征

临床表现包括多发性神经病变、脏器肿大、内分泌障碍、M 蛋白及皮肤改变等。进行性肌无力常是早期主诉症状,末梢神经炎者(100%)、肝大(67%)、脾大(37%)、淋巴结肿大(64%)、闭经(100%)、女性化乳房(70%),血清电泳 γ 球蛋白增高,并可检出 M 蛋白,雌激素水平可明显增高。皮肤色素沉着、硬皮样改变。骨质可有硬化、破坏性改变,溶骨性透亮区多在中央,而四周呈硬化改变,此种改变与一般常见类型的骨髓瘤不同,骨髓示组织细胞、浆细胞增多,特别是浆细胞明显增多,某些病例可同时有骨髓瘤。

4. 其他

MM 还应与有单克隆丙球蛋白升高的疾病相鉴别,如特发性本-周蛋白尿、轻链病、冷凝集综合征、冷球蛋白血症、华氏巨球蛋白血症、重链病、系统性毛细血管渗漏综合征、硬性黏液性水肿、系统性淀粉样变性等,均各有其临床表现,血液学特点和实验室检查可资鉴别。

【治疗】

临床除进行对症治疗外,主要是化疗和放疗等,生存期已明显延长,但仍难达到彻底治愈。近几年治疗有较大进展,目前最易施行的理想治疗策略是在对症治疗和化疗的基础上,进行自体外周血干细胞移植(APBSCT),最后再采用生物治疗方法,消灭移植后体内的微小残留病(MRD),有可能达到彻底治愈。

(一)化疗

1. 初治病例

①不考虑 APBSCT 者,可选择 MP 方案:美法仑+泼尼松;或 VBMCP(M2)方案:长春新碱+卡莫司汀(卡氮芥)+美法仑+环磷酰胺+泼尼松。有效率大约 50%。②考虑进行 APBSCT 者,因上述方案有烷化剂,可明显抑制造血干细胞,不利于 APBSCT,故应选用 VAD 方案:长春新碱+多柔比星+地塞米松。2~3 个疗程后行 APBSCT。

2. 难治性病例

原发耐药指初治一般化疗无效者。继发性耐药指一般化疗有效,但复发后用原方案继续治疗无效者。宜依次选用下述方案。

(1) 首选 VAD 方案,有效率达 46%~70%。

(2) CVD 方案:环磷酰胺(CTX)200mg/(m^2·d),持续静脉滴注 12h,d1~d7;威猛(VM26)30mg/(m^2·d),静脉滴注 d1~d2;地塞米松(Dex)40mg/d,加入输液器小壶,d1~d7,每 4 周重复 1 次,有效率 53%。

(3) MOP 方案:米托蒽醌 12mg/m^2(>70 岁 8mg/m^2),静脉滴注 d1;长春新碱(VCR)1.4mg/m^2(最大量 2mg),输液器小壶 d1;泼尼松 250mg/d 口服,d1~d4,d17~d20,每 4 周重复 1 次,有效率 29%。

对上述方案耐药者宜选用下述方案。①对 VAD 方案耐药:宜加用维拉帕米或环孢素。②大剂量美法仑:美法仑 100mg/m^2 静脉滴注或口服,用前 5 天口服或静脉给 Dex20mg/d,用后第 3 天给 G-CSF 或 GM-CSF,有效率 39%。③EDAP 方案:足叶乙苷(VP16)100mg/(m^2·d),静脉滴注 d1~d4;Dex 40mg/d 口服或静脉注射 d1~d5;阿糖胞苷 1000mg/m^2 静脉滴注 d5;顺铂 25mg/(m^2·d)静脉滴注 d1~d4;3~4 周重复 1 次,有效率 40%。④CE 方案:CTX 600mg/(m^2·d)静脉滴注 d1~d5;VP16 180mg/(m^2·d)静脉滴注 d1~d5,有效率 42%。

3. 大剂量放、化疗加造血干细胞移植

造血干细胞移植的方法有许多种,如异基因骨髓移植、异基因外周血干细胞移植、自体骨髓移植、自体外周血干细胞移植、脐带血干细胞移植等。异基因骨髓移植和外周血干细胞移植由于

存在移植物抗骨髓瘤效应可产生较高治愈率,欧洲骨髓移植协作组报道异基因移植的 CR 率为 66％,5 年无病生存率达 31％,但移植死亡率高达 40％。目前由于自体骨髓移植和外周血干细胞移植的移植相关死亡率较异基因移植为低、且无需 HLA 配型相合的供者,在临床应用较多。多个研究中心已经证实:在大剂量美法仑化疗后进行自体干细胞移植治疗,65 岁以下多发性骨髓瘤患者反应率较高(81％),可以延长其无疾病进展生存期和总体生存率,3 年总体生存率达 63％～85％。SIRoHI 等报道自体外周血干细胞移植治疗 65 岁以上多发性骨髓瘤患者也可取得同样疗效。两组之间在复发率、总体生存率和骨髓毒性方面无显著差异。尽管如此,自体干细胞移植仍不能治愈骨髓瘤,大部分患者最终将复发。人们为了减少多发性骨髓瘤治疗的复发率,对其进行了两次移植的尝试,但尚无随机对照试验证明其疗效较单次移植更好。针对自体干细胞移植的复发问题,人们在干细胞体外净化方面进行了许多尝试,如 CD34$^+$ 细胞筛选、免疫毒素和环磷酰胺衍生物净化、单克隆抗体体外净化等方法。但由于免疫毒素、环磷酰胺衍生物和单克隆抗体净化方法延长了造血恢复时间,人们试图通过对造血干细胞的选择而去除肿瘤细胞。已经证实,CD34 抗原是造血干细胞的表面标记,而且,多发性骨髓瘤的恶性细胞上不表达 CD34 抗原。因此,自体外周血干细胞 CD34$^+$ 细胞筛选既可保证移植所需的干细胞,又可以去除肿瘤细胞的污染,从而减少复发。MM 患者接受了 CD34$^+$ 细胞筛选后,可去除三个对数级的肿瘤细胞污染,而在造血恢复和免疫重建方面与未净化组无明显差别,远期疗效有待进一步观察。近来有人认为外周血骨髓瘤细胞表面仍有 CD34 抗原的表达,但 MM 移植后复发主要与体内残留的肿瘤细胞有关,而非移植入的污染骨髓瘤细胞所致。

(二) 免疫治疗

毁髓性化疗加自体干细胞移植虽然改变了 MM 的预后,但并不能最终治愈。根除微小残留病是进一步改善骨髓瘤患者预后的重要方法。在自体移植基础上的免疫疗法,部分效仿了治疗异基因移植患者所产生移植物抗肿瘤反应。由供者细胞介导的移植物抗肿瘤反应导致异基因移植患者较高的治愈率。人们在 MM 的免疫治疗方面进行了很多尝试,如供体淋巴细胞输注。针对骨髓瘤发病机制中的不同环节所设计的各种免疫治疗如单克隆抗体、基因治疗、白细胞介素、免疫毒素、移植物抗骨髓瘤效应、树突状细胞(DCs)及 DC 肿瘤疫苗和 B7 肿瘤疫苗、耐药逆转等方法。

1. IL-6 相关的免疫治疗

由于 IL-6 是骨髓瘤细胞的关键生长因子,人们试图通过干扰 IL-6 信号转导而阻断骨髓瘤发病。文献对这方面治疗进展报道较多,有 IL-6 生成抑制剂(如 IL-4、IL-1 受体拮抗剂等)、IL-6 中和剂(如 IL-6 单克隆抗体、IL-6 突变蛋白、IL-6 毒素融合蛋白等)、IL-6 与 IL-6 受体结合的阻断剂(如 IL-6R 拮抗剂、抗 IL-6R 抗体等)、IL-6/IL-6R 复合物与 gp-130 结合的阻断剂(如 gp-130 单克隆抗体、重组可溶性 gp-130 等)、IL-6R 和(或)gp-130 表达的抑制剂(如维 A 酸等)、gp-130 胞浆内信号的阻断剂(如 antisense 寡核苷酸)等。抗 IL-6 单克隆抗体应用于临床,降低骨髓瘤细胞的增殖并改善临床症状。抗 IL-6 单克隆抗体来源于小鼠,对人体具有较强的免疫原性,输入体内后可很快被抗体中和,作用短暂。通过改造使鼠抗体与人类抗体嵌合,人重组 PM 1(rhPM1)是将鼠补体决定区抗人 IL-6R 抗体 PM 1 嫁接入人的 IgG。rhPM1 看起来与人抗体非常相像,因此,对人体免疫原性较小,体内给药后可持续较长的疗效。国外有人还设计了"鸡尾酒"疗法,即轮流应用 3 种抗 IL-6 单克隆抗体治疗,以克服抗 IL-6 单克隆抗体作用迅速降解的弱点。

2. 全反式维 A 酸及顺式维 A 酸

全反式维 A 酸及顺式维 A 酸对骨髓瘤细胞系 U266 和新鲜骨髓瘤细胞均有降低瘤细胞增殖作用,但对骨髓瘤免疫球蛋白的合成无作用,而顺式维 A 酸的降低增殖作用更强。其作用机制为下调 IL-6R,从而抑制 IL-6 介导的自分泌生长。

3. 针对细胞黏附分子的靶向治疗

针对细胞黏附分子 ICAM 1 的单克隆抗体在动物实验中显示出明显抗瘤活性。抗 VLA 4、CD44、LFA 1 的单克隆抗体能部分抑制 MM 患者骨髓长期培养中的黏附和 IL-6 的分泌。抗 ICAM1 单克隆抗体交联蓖麻毒素和靶向运载抗 ICAM -1 单抗的免疫脂质体,有望成为 MM 免疫治疗的新药物。

4. 其他抗体疗法

抗体疗法在淋巴瘤和某些白血病的治疗中已取得一定疗效。近来也应用于骨髓瘤。抗 CD38 免疫毒素可杀死骨髓瘤细胞。由鼠单克隆抗体的 FAB 段与来源于人 IgG1 的 FC 分子相连而构成的抗 CD38 抗体被用来介导抗体依赖细胞的细胞毒,其在体内可杀死骨髓瘤细胞。但到目前为止,一些利用抗 CD38 抗体治疗淋巴瘤和骨髓瘤的临床试验所取得的疗效甚微。浆细胞表面适合抗体直接治疗的抗原相对较少,可能的分子包括 HM1.24、CD38、ICAM 1(CD54)、CD40、CD45、CD20 和 syndecan。

定位于 B 细胞抗原 CD20 的单克隆抗体在滤泡型淋巴瘤的治疗中已取得了成功。尽管仅有 20% 骨髓瘤细胞存在 CD20 但其可能存在于骨髓瘤祖细胞上,国外已开始用 CD20 单克隆抗体治疗骨髓瘤。

5. 树突状细胞(dendritic cells,DCs)疫苗

树突状细胞是最活跃的抗原提呈细胞,高效表达 MHCI/Ⅱ、CD40 及 B7,可有效刺激 B 和 T 细胞免疫反应。尽管正常情况下,血液中仅存在少量的 DCS,其在体内用于产生抗骨髓瘤 T 细胞反应。称为独特型(idiotype,Id)的骨髓瘤蛋白具有足够的免疫原性,可用于在骨髓瘤患者体内产生 T 细胞反应。利用 Id 激活的树突状细胞作为疫苗来治疗微小残留病或复发性骨髓瘤的临床试验正在进行中。可行性研究显示抗原激活的自体树突状细胞可用于体内诱导 Id 特异型 T 细胞反应。人们可以期待着:配合常规治疗,过继性免疫治疗如 DCs 与骨髓瘤独特型特异 T 细胞的联合应用可改善临床反应。

6. B7 瘤苗的应用

B7 分子是 T 细胞识别和活化过程中的共刺激因子,其与 CD28 协同介导增强 T 细胞免疫应答的第二信号。骨髓瘤细胞虽然表达 CD28,但由于缺乏 B7 分子而不能介导有效的免疫反应。将 B7 分子转导入骨髓瘤细胞,可增强肿瘤细胞的抗原性,通过 B7/CD28 途径将瘤细胞与 T 细胞联系在一起,诱导出不依赖 APC 的直接 T 细胞激活,如抗肿瘤免疫能力。CD28 激发型单克隆抗体可明显诱导 T 细胞增殖效应,有可能取代 B7 分子的转导来诱发肿瘤特异性细胞毒性 T 细胞。

7. 供体淋巴细胞输注

Lokhorst 等证实,异基因骨髓移植后复发的骨髓瘤患者接受供体淋巴细胞输注非常有效,

其反应率为 62%。但该方法也存在毒性作用,即存在 GVHD 和骨髓增生不良的可能。T 细胞输注剂量(大于 $1\times10^8/kg$)与反应率及急慢性 GVHD 之间存在相关性。由于供体淋巴细胞输注可诱导移植物抗骨髓瘤效应,国外已有许多骨髓瘤患者接受了该治疗。

8. 白细胞介素- 2(IL-2)治疗

利用 IL-2 治疗血液肿瘤和自体干细胞移植后患者的试验结果表明:IL-2 疗法对预防已达到微小残留病变阶段血液肿瘤患者的复发有一定的疗效,尤其是急性髓细胞性白血病患者。IL-2 活化的自体 T 细胞可介导抗肿瘤反应,从而预防自体移植后的复发。而且 IL-2 治疗与其他免疫疗法无交叉耐药。国外有人报道,低剂量 IL- 2 治疗(100mg/d,共 3 周)后可使血浆中 γ-干扰素、α-肿瘤坏死因子增加,淋巴细胞和 NK 细胞的表面 IL-2Rβ 和可溶性 IL-2Rα 增加。但曾观察的 5 例 MM 患者均在 IL-2 停药 3～10 周内复发。动物实验也发现类似现象,这种停药后恶化效应的机制尚不清楚。

9. 耐药的逆转

现已证实,骨髓瘤患者 MDR 1 基因编码的 Pgp 蛋白在循环和基质克隆 B78 细胞成分中高度表达,而且可逐出多柔比星。因此,VAD 方案化疗可能筛选 Pgp 阳性克隆性 B 细胞以构成一个恶性耐药细胞的储主,并且可能导致 MDR 1 基因上调,提高 Pgp 的表达。能阻断 Pgp 表达的药物如维拉帕米、环胞菌素 A 和 PSC 833 等与 VAD 方案联合可逆转耐药。

此外,由于 MM 患者的耐药还与 NF-κB 激活,Bcl-2、Bcl-xl 的上调,MM 细胞与基质细胞的黏附有关,对化疗不敏感患者抑制 NF-κB、Bcl-2、Bcl-xl 活性可使 MM 细胞从基质细胞释放,还可能会通过促进凋亡和增加化疗敏感性改善临床反应。

(三) 其他

由于高钙血症、溶骨性病变、贫血等不适使多发性骨髓瘤患者的生活质量受到极大损害,人们尝试了许多支持疗法,如双磷酸盐的应用、红细胞生成素应用等以改善骨髓瘤患者的生活质量。α-干扰素维持治疗,沙利度胺等新药治疗也已应用于临床。

1. 双磷酸盐治疗

由于溶骨、导致脊髓受压的病理性骨折等骨病和多发骨折影响患者生活质量。由 IL-1 分泌介导的骨髓瘤细胞可刺激骨基质细胞分泌大量的 IL-6,从而刺激破骨细胞的活化和增殖。双磷酸盐的作用机制主要是直接抑制破骨细胞,减少骨吸收。其他机制尚有直接或间接干扰骨髓瘤细胞增殖、减少成骨细胞分泌 IL-6、诱导骨髓瘤细胞凋亡等。目前,双磷酸盐主要有 3 种,羟乙二磷酸盐、帕米磷酸二钠、氯甲双磷酸盐。其中,以帕米磷酸二钠临床应用最广。Berenson 等的对比研究表明,静脉给予同时接受化疗的 III 期骨髓瘤患者帕米磷酸二钠 90mg/次,4 周 1 次可明显减少其骨损害。该试验证实帕米磷酸二钠可改善骨髓瘤患者的生活质量。但是,与安慰剂组相比,帕米磷酸二钠对长期生存无明显疗效。

2. 红细胞生成素

约 70% 骨髓瘤患者诊断时存在贫血,晚期贫血更加严重。患者的生活质量受到严重影响。骨髓瘤患者贫血是多因素的,红细胞生成素减少是其中之一。Garton 等的双盲随机实验证实,人重组红细胞生成素(rhu EPO)可提高 50% 以上患者的血色素。给药方法为 150U/(kg·d),每周 3 次。恰当使用人重组红细胞生成素可改善患者的生活质量,减少输血次数。

3. 干扰素

α-干扰素用于自体干细胞移植后 MM 的维持治疗已多年,但干扰素治疗能否延长缓解期和生存时间尚存在争议。来自意大利的对比研究认为 α-干扰素可延长稳定期和生存期;而其他对比研究证实其可延长平台期,但未发现生存期延长。有人主张在干细胞移植后常规使用干扰素维持治疗。α-干扰素的作用机制主要为降低 M 蛋白及免疫球蛋白的合成,很少抑制瘤细胞的增殖。而 γ-干扰素与 α-干扰素的作用机制相反,α-干扰素主要是抑制骨髓瘤细胞的增殖,对骨髓瘤免疫球蛋白的合成无作用。目前,γ-干扰素在临床上也用于治疗骨髓瘤。

4. 沙利度胺

近来有资料表明,MM 患者新血管形成增多,具有使疾病进展作用。骨髓瘤细胞表达血管形成因子如血管内皮生长因子(VEGF)和碱性成纤维细胞生长因子,在骨髓瘤新血管生成增多中起作用。VEGF 还是骨髓瘤细胞的旁分泌生长因子。沙利度胺是一种已淘汰的可引起"海豹"畸形的止吐药,因其具有抗血管形成疗效而被重新应用于临床。给药方法为:口服,开始时 200mg/d,2 周后加量,每 2 周增加 200mg/d,最大剂量为 800mg/d。沙利度胺用于治疗耐药的复发和难治性多发性骨髓瘤提供了新的方法。

5. 放射治疗

除用作造血干细胞移植前的全身放疗外,主要用于严重骨质破坏疼痛病例的局部放疗,对解除疼痛和防止骨质进一步破坏有一定作用。

【预后】

细胞遗传学异常,浆细胞标记指数(PCLI)、β_2M 是多发性骨髓瘤重要的独立预后因素。目前国际通用的 Salmon-Durie 临床分期系统不能很好地评估 MM 患者的预后,有待应用以上预后因素建立新的 MM 分期系统,为选择不同的治疗方案提供帮助。

第二节 胸 腺 瘤

胸腺是上皮淋巴细胞混合组成的中枢性免疫器官,胸腺内上皮细胞、基质细胞和淋巴细胞发生的良性或恶性肿瘤,称胸腺瘤(thymoma)。Levine 和 Rosai(1978 年)根据胸腺瘤是否有浸润或转移,将胸腺瘤分为良性和恶性,后者也有人称胸腺癌,习惯称胸腺瘤。根据胸腺瘤浸润转移或种植的不同分为四种。①包膜内:肿瘤完全局限于包膜内。②微小浸润:肿瘤位于包膜内,但有灶性浸润性转移至纵隔脂肪;微小浸润通常是在显微镜下才能发现,临床上无法判断。③广泛浸润:胸腺瘤浸润邻近组织。④种植:如种植于心包、胸膜。病理组织学上根据肿瘤有无浸润、转移和种植判断胸腺瘤的良性或恶性。

【流行病学】

胸腺瘤主要发生在成人,儿童极少见。平均诊断年龄在 45~50 岁,男女发病率相等,女性伴重症肌无力(MG)的较为多见。约 50%~60%无症状,有胸部症状的仅占 28%~66%。

【免疫病理】

位于正常和异常增生胸腺及胸腺瘤的胸腺上皮细胞是胸腺素(thymosin)和胸腺生成素(thymopoiten)的来源细胞。参与使不成熟的胸腺细胞变成免疫活性细胞的过程,引发对自身

AChR 的自身免疫性应答。同胸腺增生不同,胸腺瘤无明显的 AchR 特异的 RNA 表达。应用 McAb 作免疫组化研究发现仅有胞浆 AchRα 亚单位的表达,没有细胞外的表达,但伴胸腺瘤 MG 患者都有乙酰胆碱受体抗体(AchRAb)滴度升高。通过 McAb 分别在髓质和皮质上皮细胞 MR19、MR3 抗原表位的染色,胸腺增生和胸腺瘤显示阳性而正常胸腺则阴性,提示对 AChR 的自身抗体应答可能来源于肿瘤本身。胸腺瘤上皮细胞也可同 AChR 特异的 MR155 结合,后者可识别 AchRα 亚单位胞浆抗原表位。用 Rt-PCR 反应检测 MG 患者胸腺瘤标本 AChRα 亚单位和肌浆蛋白 mRNA,发现非上皮样细胞可能表达 AChR 和肌浆蛋白。

伴随 MG 患者除血清 AchRAb 滴度升高外,尚可有多种横纹肌抗体(StrAb)如肌肉巨球蛋白(titin)、肌浆网成分(Ryanodine 受体)、枸橼酸提取骨骼肌成分(CEA)等升高,这些抗体产生机制尚不清楚。titin 可能是 StrAb 自身免疫攻击的靶子,抗 titin-IgG 抗体可见于 97% 以上伴胸腺瘤的 MG 患者血清中,可与胸腺髓质上皮样细胞的横纹肌成分和单个肌纤维中 titin 的 1 带结合,显示 titin 对 StrAb 有特异性,通过 RT-PCR 和 Southern blot 技术发现 MG 患者胸腺瘤中有转录水平的 titin 序列表达,导致对 titin 自身免疫应答,可能是与其他肿瘤抗原的交叉应答,或对骨骼肌释放成分继发应答。50% 以上伴胸腺瘤 MG 患者血清中可测得 Ryanodine 受体的 IgG 自身抗体,动物实验发现 Ryanodine 受体抗体阳性 MG 患者血清抑制 $[^3H]$-ryanodine 与肌浆网(SR)膜的结合,进而影响 $SRCa^{2+}$ 的释放,故肌浆网的成分可能是伴胸腺瘤 MG 的相关抗原。

$CD1^+$ 或 TdT^+ 几乎是所有胸腺肿瘤非成熟淋巴细胞标志特征,$CD1^+$ 非成熟淋巴细胞与胸腺瘤上皮细胞有交叉反应,在胸腺瘤细胞肿瘤相关 AchR 抗原表位的选择和表达中起重要作用。但是也有人发现在胸腺瘤中存在着较成熟的 $CD4^+$/$CD8^+$ 细胞,尽管其增殖能力低于其外周血淋巴细胞。

以往采用间接免疫荧光法检测 StrAb 的假阳性率较高,又不便于作动态观察,现多采用以肌肉混合物作为抗原 ELISA 和酶免疫分析(EIA)检测 StrAb,其敏感性和特异性与间接免疫荧光分析法相似。StrAb 血清阳性率随年龄增加,80%～90% 伴胸腺瘤的 MG 和 25% 无 MG 的胸腺瘤患者血清可呈高滴度,11%～30% 无胸腺瘤 MG 患者呈低滴度。50% 以上伴胸腺瘤 MG 患者血清中可测得抗 Ryanodine 受体 IgG 抗体,71.4% 伴胸腺瘤 MG 患者血清中可测得 CAE 抗体。

【组织病理】

胸腺瘤约占纵隔肿瘤的 15%,大多数为进展缓慢的良性肿瘤,伴随 MG 发生的胸腺恶性淋巴瘤很少。各型胸腺瘤组织形态(WHO 分类):①A 型,约占 5.5%,瘤细胞多数位于包膜内,少数可以浸润包膜以及肺。组织学以梭形、椭圆形肿瘤性胸腺上皮细胞为主,缺乏核不典型性,几乎没有肿瘤性的淋巴细胞,可以形成菊形团样结构,甚至假腺样结构。A 型胸腺瘤发生浸润性生长为 12.5%,通常不复发,几乎不发生于重症肌无力(MG),肿瘤内表达 $CD4^+$、$CD8^+$ 的淋巴细胞为 15%。需要注意的是有一种少见的 B_3 型胸腺瘤或称肉瘤样胸腺癌,是由梭形细胞组成,表现为核异形,染色质深,有核分裂或坏死,其形态易与 A 型胸腺瘤混淆。②AB 型,约占 30%,淋巴细胞大量弥漫性分布,出现成簇弥散的梭形细胞区,有 A 型胸腺瘤组织形态。任何在 A 型胸腺瘤内出现的组织形态,在 AB 型内都能出现,有时可见胸腺小体分化。38.6% 发生浸润性生长,6.8% 并发 MG,仅 2.3% 复发。③B_1 型,似正常胸腺结构,表现为皮质扩大。上皮细胞体积大或中等,空泡状核和小核仁,部分可出现胸腺髓质分化,形成生发中心。少数肿瘤可有鳞状上皮细胞珠,并发展为胸腺小体,有时可见到血管周间隙结构。由于此型胸腺瘤有大量的淋巴细胞,并弥漫性分布于上皮细胞间,故此型在传统分类中归入淋巴细胞为主型。此型 40% 合并 MG,术后复发率为 20%。④B_2 型,细胞呈弥漫成簇分布,胞核空泡状,核仁明显,肿瘤细胞间有大量淋巴细胞,有时在血管周围可见栅栏状排列的肿瘤细胞。B_2 型在有多量淋巴细胞时,与 B_1 型相似。

但此型极少发生，甚至无胸腺髓质分化。此外，B_2 型的上皮细胞数量明显多于 B_1 型，细胞大呈空泡状，肿瘤细胞呈圆形卵圆形，细胞质丰富，其形态与多形细胞淋巴瘤相似。与 B 型一样，肿瘤富含不成熟淋巴细胞，肿瘤内表达 $CD4^+$、$CD8^+$ 的淋巴细胞为 65.5%。55% 伴发 MG，复发率为 19%。⑤B_3 型，约 14%，以上皮性成分为主或几乎均为上皮细胞。肿瘤细胞核小呈圆形，核仁不明显；亦可表现为大细胞，胞核和核仁与 B_2 型胸腺瘤相似。WHO 将此型归入"高分化胸腺癌"有欠妥之处，容易引起混淆，因为在多数文献或分类方案中，将此型肿瘤归入胸腺瘤内而不称胸腺癌。该型肿瘤内淋巴细胞表达 $CD4^+$、$CD8^+$ 为 17%；相反，在胸腺癌，其 $CD4^+$、$CD8^+$ 仅 1%。B_3 型胸腺瘤发生浸润性生长为 80%，有 10%~77% 患者伴发 MG。⑥C 型（胸腺癌），肿瘤细胞质透明，有不典型性，不再出现胸腺瘤（A、AB、B 型）的形态，肿瘤内的淋巴细胞分化成熟，且常有浆细胞反应。根据形态分为表皮样角化性（鳞状细胞）癌、表皮样非角化性癌、淋巴上皮瘤样癌、肉瘤样癌（癌肉瘤）、透明细胞癌、基底细胞样癌、黏液表皮样癌、乳头状癌、未分化癌，各型的组织学形态与其他部位的癌相似。胸腺癌比胸腺瘤少见，且大多数系鳞状细胞癌。临床根据胸腺瘤的发展可分为 4 期。Ⅰ期：肿瘤完整，镜下见包膜，未受侵袭；Ⅱ期：肉眼见肿瘤侵袭脂肪和纵隔胸膜或镜下见肿瘤侵袭包膜；Ⅲ期：肉眼见肿瘤侵袭周围脏器；根据播散范围又分为 a 期：胸膜或心包有播散；b 期：有淋巴或血行转移。胸腺瘤的病理组织学分类传统上可以胸腺瘤淋巴细胞和上皮细胞所占优势为依势分为上皮细胞型、淋巴细胞型、混合细胞型（即淋巴细胞和上皮细胞混合）。近来建立在胸腺皮质和髓质的细胞分化组织学分类方法，现已有 6 种类型的胸腺上皮细胞肿瘤：①髓质型。②皮质型。③皮质优势型。④混合型。⑤分化良好型胸腺癌。⑥高度分化型胸腺癌。髓质型和混合型胸腺瘤为良性肿瘤，无复发危险，即使有包膜浸润和伴随MG，同其他肿瘤类型比较其在术后很少需要辅助治疗。皮质型和皮质优势型胸腺瘤经常伴随MG，表现为中度浸润性和较低但显著的晚期 MG 的复发。胸腺癌 WDTC 通常为浸润性，易复发且死亡率高。

【临床表现】

大多数患者无自觉症状，一般在常规胸部 X 线检查时发现，肿瘤较大压迫肺或支气管时，可有咳嗽、胸痛、气急及声嘶，晚期患者可出现颈部淋巴结肿大，上腔静脉压迫及胸腔积液。胸腺瘤与重症肌无力关系密切，其发生率占胸腺瘤的 30%~40%。胸腺瘤患者可伴有特殊的自身免疫性疾病，诸如单纯红细胞再生障碍性贫血、系统性红斑狼疮、类风湿关节炎、低丙种球蛋白血症及 Cushing 综合征等。

【辅助检查】

1. 影像学检查

①X 线显示肿瘤呈圆形或椭圆形，大多偏于一侧，边缘锐利或有分叶，位于前纵隔心底部大血管前间隙，贴近胸骨后侧，于胸骨角水平，侧位片上可见到密度较淡、模糊不清的阴影。②CT：检出率达 97%，小的胸腺瘤通常难以与肿大的淋巴结鉴别。CT 对判断胸腺瘤侵犯程度很有价值，但纤维粘连与肿瘤浸润很难鉴别。肿物周围脂肪环完整提示无粘连，如此环完全消失，提示肿瘤浸润。瘤体较小者，密度比较均匀，CT 值 30~50HU，而体积较大的胸腺瘤多有坏死或囊变，瘤内密度不均匀，呈现为单灶性或多灶性低密度区，少数瘤内坏死广泛者甚至呈蜂窝状改变。胸腺瘤内 10%~15% 可见钙化，少数囊壁钙化呈蛋壳样，偶见瘤体内少许斑点钙化。③MRI：在 T_1 窗胸腺瘤密度大于骨骼肌，T_2 窗密度更高，特别是恶性胸腺瘤，后者瘤体内分叶结构比良性胸腺瘤更常见，可能是由于被纤维间隔分隔所至。

2. 电子显微镜检查

胸腺瘤具有胸腺上皮细胞特殊的超微结构特点,包括长长的细胞突起,明显的形成很好的桥粒,胞质中有不同数量的张力微丝束等,瘤细胞可以与皮质胸腺细胞或髓质胸腺细胞极为类似。

3. 免疫细胞化学

通过角蛋白抗体和上皮膜抗原抗体,可将胸腺上皮细胞与非胸腺上皮细胞区分开。高分子量的角蛋白抗体用于区分胸腺上皮细胞和其他上皮肿瘤。低分子质量的角蛋白抗体用于区分非上皮恶性肿瘤。上皮膜抗原抗体着色,见于大多数上皮恶性肿瘤。

4. DNA 倍体分析

92％的胸腺癌是非整倍体,常用于区分胸腺癌和良性胸腺瘤。

【诊断与鉴别诊断】

由于胸腺瘤缺乏特异性的临床表现,故胸腺瘤的诊断主要依靠影像学检查。若 X 线胸片上表现欠清晰或较小的胸腺瘤,CT 和 MRI 可较准确的确定肿瘤的大小、范围及与周围脏器的关系,对指导手术及放疗起关键作用。胸腺瘤在 CT 横断面上呈实质性肿块,肿瘤的 CT 密度通常与肿瘤的大小有关,而与组织学类型关系不大,肿块的边缘形态及其与周围结构的界面是判断良恶性的重要依据之一,非浸润型胸腺瘤与邻近结构有一低密度的透亮带,浸润型胸腺瘤或胸腺癌边缘形态比较复杂,多不规则或呈分叶状,与邻近结构间的脂肪透亮带消失,界面不清,甚或侵犯邻近大血管使其变形或阻塞。胸腺瘤在 MRI 上可更准确地显示瘤体全貌及与周围血管及脏器的关系。瘤体信号通常是均质的,比脂肪低而与肌肉相似,当发生囊性变时,则 T_1 加权低信号,而 T_2 加权高信号。明确诊断要根据针吸活检或剖胸探查,检测上皮膜抗原、细胞角蛋白、Vimentin、普通淋巴细胞抗原 CD45、胎盘 AKP 等免疫组化染色技术鉴别诊断淋巴瘤、畸胎瘤等其他纵隔肿瘤。若细胞角蛋白及上皮膜抗原阳性其余均阴性可以确定胸腺瘤的诊断。转移瘤、精原细胞瘤可呈假阳性,可用 CEA 组化染色等加以鉴别。

【治疗】

1. 外科治疗

胸腺瘤多为局部浸润或胸内转移,而经血管、淋巴管远处转移的机会甚少,手术切除应取积极态度。常见的手术方式有以下几种:①单纯胸腺瘤切除术。②胸腺及胸腺瘤切除术。③扩大胸腺及胸腺瘤切除术,同时切除胸腺、胸腺瘤,上至甲状腺下极,下至膈肌两侧至肺门或膈神经,纵隔脂肪组织和异位胸腺。该术式既切除了胸腺瘤,又切除了胸腺或异位胸腺组织中可能隐藏的微小胸腺瘤(直径<2mm),对预防术后肿瘤复发,提高长期生存率有重要意义。④复发或转移瘤局部切除术。

2. 放射治疗

放疗是仅次于手术的有效治疗方法。对已浸润纵隔重要脏器的Ⅲ或Ⅳ期胸腺瘤,术前适量的放射治疗可提高手术切除率。Ⅱ期以上胸腺瘤行术后放射治疗可提高患者长期生存率。过去多主张仅行瘤床局部放射治疗。近年来一些医师发现接受这种放射治疗的患者,容易出现放射野外的局部复发或胸腔转移。因此提出了小剂量、大范围的术后放射治疗方法,即首先 15Gy 的大范围,包括双侧锁骨上窝区的全纵隔放疗,如术中发现纵隔胸膜受浸润,其范围还应包括该侧胸腔;其次用 35Gy 的剂量集中对肿瘤原发部位进行放射治疗。

3. 化学治疗

国外多采用以顺铂为基础的联合化疗,如多柔比星、顺铂、长春新碱及环磷酰胺(CTA)联合的方案,治疗Ⅲ～ⅣB 期胸腺瘤,总有效率达 85%～91%。

4. 伴随疾病的治疗

其中 MG 最常见,有 30%～65% 的患者可伴有 MG。有学者认为,对于伴有Ⅰ型或ⅡA 型 MG 的胸腺瘤患者,术前只需给予吡啶斯的明维持量治疗 1 个月。对于伴有ⅡB～Ⅳ型 MG 的患者,术前应给予泼尼松和吡啶斯的明联合治疗 2 个月。通过上述术前准备,可以明显缩短患者术后依赖呼吸机的时间,同时还可以降低围手术期肌无力危象发生的几率。

【预后】

除了上述各种治疗方法对胸腺瘤患者预后有影响外,肿瘤切除的范围、组织学类型及临床分期也是影响患者预后的重要因素。肿瘤完整切除术、姑息性切除术和探查活检术的 5 年生存率分别为 95.6%(66/69)、64.2%(9/14)、16.7%(1/6),3 者差异有显著性意义($\chi^2 = 23.57, P = 0.002$)。与肿瘤完整切除术的患者比较,肿瘤姑息性切除术和探查活检术患者在术后 5 年内死亡的相对危险度(RR)分别为 1.57 和 6.42。本组中,髓质型、混合型、皮质为主型和皮质型肿瘤细胞浸润性生长(ⅡA 期以上)比例分别为 0、37.5%(9/24)、85.0%(34/40)和 100.0%(36/36)。不同组织学类型患者浸润性生长发生率差异有显著性意义($\chi^2 = 19.76, P = 0.007$)。与髓质型胸腺瘤相比较,混合型、皮质为主型和皮质型胸腺瘤发生浸润性生长的相对危险度(RR)分别为 2.41、9.17、17.66。本组中,总的 3 年、5 年和 10 年生存率分别为 81.2%、67.9% 和 40.5%,其中 10 年生存率分别为Ⅰ期 88.2%(15/17)、Ⅱ期 80.0%(12/15)、Ⅲ期 50.0%(3/6)和Ⅳ期 37.5%(3/8),其差异有显著性意义($\chi^2 = 29.73, P = 0.000$);与Ⅰ期胸腺瘤相比较,Ⅱ期、Ⅲ期和Ⅳ期胸腺瘤患者在术后 10 年间死亡的相对危险度(RR)分别为 1.03、2.14、7.37。由此可知,Ⅰ期髓质型胸腺瘤行肿瘤根治性切除的患者术后生存的时间最长,死亡的危险性最低;而Ⅳ期皮质型胸腺瘤行肿瘤探查活检的患者术后生存时间最短,死亡的危险性最高。

胸腺瘤预后受多种因素的影响,肿瘤的浸润性是最重要的预后因素,非浸润型胸腺瘤 100% 可完整切除,局部复发率 0～3.8%,5 年生存率 85%～100%。浸润型胸腺瘤 58% 可完整切除,局部复发率 20%,5 年生存率 33%～55%。胸腺瘤的生存率与分期明显相关。病理类型本身不能区分良恶性和提示预后,但上皮细胞为主型胸腺瘤中含浸润型的多,相应复发多,胸内外转移也多,故它的预后差。Nomori 研究发现,胸腺瘤组织中上皮细胞核面积越大,越易出现临床进展,易复发,预后也差。手术完整程度也是一个预后因素,肿瘤完全切除、部分切除和探查术后加根治性放疗的长期生存率有明显的统计学差异。尽量多切除肿瘤,如果残存病变在 1～3cm² 范围,术后根治性放疗预后仍较好。有报道儿童比成人有较恶性的过程,伴单纯红细胞再障或伴获得性 γ-球蛋白缺乏症等免疫缺陷性疾病者,预后也较差。至于合并重症肌无力对预后的影响仍有争议,不少作者认为伴肌无力的胸腺瘤患者病期比无肌无力早,又因伴肌无力的胸腺瘤患者预后差的主要原因是死于肌无力。如果今后术中或术后加强肌无力患者的监护,术后放疗及正确使用抗胆碱酯酶,必要时加大剂量激素或免疫抑制药,肌无力的存在不再影响胸腺瘤患者的预后。鉴于浸润型胸腺瘤潜在的恶性生物学行为,未施行化疗亦是影响预后的因素之一。

第三节　恶性组织细胞病

恶性组织细胞病(malignant histiocytosis, MH)为单核-巨噬细胞系统中组织细胞异常增生的恶性疾患。起病急骤,高热畏寒,多汗乏力,衰竭,食欲不振,体重速减,进行性贫血,肝脾肿大,淋巴结肿大,皮肤、黏膜出血,少数患者有黄疸,病程短。疗效差,多于半年内死亡。部分病例可因某一部位的病变特别明显而有特殊表现,皮肤型恶性组织细胞病、胃肠型恶性组织细胞病等因病程较长,易误诊或漏诊。

【流行病学】

本病没有流行的情况,均为散发。可见于各个年龄组,发病多见于青壮年,以 20~40 岁年龄组发病居多。男性多见,男女比例 2.7∶1。

【免疫病理】

免疫细胞的过度激活,恶组的患者免疫细胞对已知信号分子呈高反应性,粒细胞和单核细胞显示高水平的自发性激活占 96%,正常细胞为 7%,$P<0.001$。当暴露于吗啡中时,这些免疫细胞不能被低调节;接受多柔比星和环磷酰胺治疗后,免疫细胞仍表现为高水平的自发激活。在体外,将细胞暴露于吗啡,这些细胞的形态及稳定性仅能维持 20 分钟,而正常细胞可保持 1~2 小时。恶组患者的血浆 MCSF 水平升高为 5.78~6.40ng/ml,对照组为 1~1.75ng/ml。考虑到细胞内钙离子浓度增加在免疫细胞激活过程中的作用,检测了各种钙通道阻断剂如尼莫地平、维拉帕米,发现这些药物均能抑制恶组单核细胞的化学激活作用。因此认为,恶组患者由于刺激分子处于高水平,并且具有正常下调"阻碍",导致免疫细胞过度激活;MCSF 的去调节作用可能作为一个始动因子参与了这种疾病的发生。

【组织病理】

异常组织细胞浸润是本病病理的基本特点,累及范围广泛,除常见骨髓、肝、脾、淋巴结较早受累,也可侵及肺、皮肤、肾、消化道黏膜下肌层及浆膜层。淋巴结总是首先快速受累,一个非常有价值的形态学特征是,肿瘤细胞的浸润沿窦状隙分布,累及整个淋巴结。然而,当呈弥漫性或大片性增殖,并长出其被膜,将失去淋巴结局部解剖结构,使诊断变得困难,以致常需要重复进行活检获得额外的组织。内脏受累常表现为斑片状、结节状,一般不形成肿块,与实体瘤有明显区别。

【临床表现】

恶组的临床表现错综复杂,典型表现有发热、进行性消瘦、淋巴结病、肝脾肿大、全血细胞减少。国内谢洪智等对 1983~1999 年诊断的 35 例恶组患者进行回顾性分析,其中发热 33 例,脾肿大 28 例,出血 24 例,淋巴结肿大 23 例,肝肿大 23 例,黄疸和(或)肝酶升高 21 例,肾功能损害 11 例;以其他特殊表现起病的有腹痛伴腹泻 4 例,皮疹和皮肤肿物 4 例,鼻咽肿物 2 例,中枢神经系统浸润及压迫症状 1 例,阴道肿物 1 例。29 例恶组患者进行 DIC 检查,13 例诊断为 DIC,并全部死亡。因此认为,DIC 在恶组中发生率较高,且可能为死亡的主要原因之一。

【辅助检查】

(一) 血象

(1) 红细胞、血红蛋白常明显减低。成熟红细胞大小、形态、染色均大致正常,可见幼红细胞。

(2) 白细胞数多 $<4\times10^9$/L,甚至 $<1\times10^9$/L。分类时淋巴细胞百分率相对增高,有些患者

血涂片中易见不典型单核细胞,片尾部可找到少量异常组织细胞,涂片中篮状细胞易见。取静脉抗凝血分离灰白层涂片可提高检出率,某些晚期患者可出现大量恶性组织细胞而构成类似急性白血病的血象,有人称之为组织细胞性白血病。

(3) 血小板数常减少。

(二) 骨髓象

(1) 由于恶性组织细胞呈灶性增生,故骨髓涂片恶性组织细胞的数量多少不一。一般为增生活跃或明显活跃,有时增生低下甚至呈"干抽"现象,必要时行多次多部位穿刺。

(2) 多数病例可见数量不等的恶性组织细胞(6%～60%或更多),常成堆簇集。形态多样化,一般分为以下 5 型。①异常组织细胞:一般胞体较大,可达 $18\sim34\mu m$,形态奇特,可为圆形、多边形或蝌蚪形。胞浆量较其他原始细胞丰富,呈蓝色或深蓝色,可见少数嗜天青颗粒呈紫红色分布于近核处,可见空泡。核形多样化,可为圆形或椭圆形或不规则形,有时呈杆状或分叶状,核染色质呈细致网状。核仁隐显不一。此型最为常见,以涂片尾部或边缘处为多。②淋巴样组织细胞:如中淋巴细胞大小,外形部分似淋巴细胞,部分似内皮细胞,呈不规则形、锥形、斜长形或拖尾状。胞浆呈浅蓝或灰蓝色,可含有少数嗜天青颗粒。核常偏于一侧,呈圆形或椭圆形,染色质较淋巴细胞者略为细致,偶见核仁。此型细胞少见,但个别病例可以此型细胞为主。③单核样组织细胞:形态似单核细胞但胞浆量少,内含嗜天青颗粒较多。核为圆形、椭圆形或不规则形,核染色质较粗糙,着色较深。此型细胞的数量一般并不很多。④多核巨型组织细胞胞体甚大,可达 $50\mu m$ 以上,外形不规则。胞质为蓝或浅蓝色,无颗粒或仅有少量嗜天青颗粒。常含 3～6 个核,彼此贴近或呈分叶状,染色质呈较细致的网状结构,核仁隐显不一。此型细胞在骨髓涂片中不易见到,但在组织切片中易见到。⑤吞噬型组织细胞:胞体大小视吞噬物多少而异,其胞体常较大,可达 $30\sim40\mu m$,一个或两个圆形核偏于胞质的一侧。胞质中可吞有红细胞、中性粒细胞、血小板的细胞碎片等。可于片尾部及上下两缘处见到此型细胞。在以上 5 型细胞中以异常组织细胞及多核巨型组织细胞对本病诊断有重要价值。

(3) 粒、红两系细胞于恶性组织细胞增多处明显减少,反之,其百分率可正常或仅轻度减低,巨核细胞多消失,易见核分裂细胞,篮状细胞增多,成熟红细胞大小、形态、染色大致正常,可见幼红细胞。

(三) 细胞化学及免疫化学染色

恶性组织细胞一般为过氧化物酶染色(POX)(-)、酸性磷酸酶(ACP)(-)。中性粒细胞碱性磷酸酶染色如未合并细菌性感染,一般呈阴性反应。用单克隆抗体经酶联免疫吸附反应(ABC)检查,因恶性组织细胞表面具有溶菌酶、α_1-抗胰蛋白酶及 α_1-抗糜蛋白酶的受体而呈棕褐色,并据此种受体的有无可将恶性组织细胞区分为高度分化、中度分化、低度分化 3 种。高度和中度分化的细胞易检出以上受体,低分化者则难以检出。

(四) 血清生化学检查

在肝肿大、有黄疸的本病患者常有血清谷丙转氨酶(ALT)活性增高及胆红素浓度增高等。

【诊断与鉴别诊断】

国内外制定的恶组诊断标准均以临床表现为基础,结合血象和骨髓涂片或活检、组织病理切片进行诊断。"怀疑"和"确定"是诊断本病的两个步骤。对于不明原因的长期发热而不能以感染性疾病解释者,伴有全血细胞减少和肝、脾、淋巴结肿大者,应高度怀疑本病;结合血象、骨髓象或淋巴结活检中找到大量异形或多核巨组织细胞,可以确立诊断。

确定本病前,应排除反应性组织细胞增多症、嗜血细胞增多症、间变性大细胞淋巴瘤、真性组织细胞淋巴瘤及伴巨块淋巴结窦隙组织细胞增多症等。①噬血细胞综合征(HS)：本病不见异型组织细胞，淋巴结组织结构正常。临床表现为高热不退、黄疸、脾、肝、淋巴结肿大，病情凶险程度难与 MH 相区别，需加测血清甘氨酰脯氨酸二肽氨基肽酶(GPDA)活力及血清铁蛋白(SF)以鉴别良恶性质，MH 组较 HS 组 GPDA 活力显著降低，而 SF 值明显增高。②伤寒：MH 合并伤寒时，易被伤寒的肥达氏高滴度反应所混淆，使 MH 漏诊。伤寒发热期一般 2～3 周，多自退。如经氯霉素、氨苄青霉素等有效抗生素治疗，发热仍不退，并出现全身衰竭，全血细胞减少，NAP 降低时，则应怀疑 MH，及时作骨髓及其他脏器的组织细胞学检查。有的 MH 患者高热起病，相对缓脉，第 3 周出现消化道出血，白细胞偏低，嗜酸细胞计数为零，都与伤寒特征相符，出院 1 个月后再次出现发热等，与常见伤寒复发时间上吻合。本病再次发热症状较重，对激素降温出现耐受，抗伤寒治疗无效。③急性肝炎：黄疸型肝炎多有流行病学史及病毒学依据，早期 ALT 升高明显，部分病例在黄疸前期可有短期发热，热退后黄疸出现，少数病例发热持续时间较长，但一般不超过 10 天。恶心、呕吐等消化道症状于病初明显，黄疸出现后渐缓解。MH 合并乙肝时，要警惕被 HBsAg(＋)、抗 HBc(＋)、HBeAg(＋)所迷惑，只作乙肝诊断。如伴有长期发热，全身进行性衰竭等临床表现时，要高度疑及 MH 的可能性，应毫不犹豫作骨髓等有关检查。④败血症：败血症与 MH 都有高热、肝脾肿大，但前者一般能找到感染灶，血白细胞升高且有核左移现象，NAP 积分升高，早期抗生素治疗有效。⑤传染性单核细胞增多症：MH 患者淋巴结肿大、胆汁淤积、阻塞、凝血酶原时间(PT)延长，而 PT 是重要的预后因素。

【治疗】

目前对恶组仍缺乏有效的治疗方法，大部分患者用治疗大细胞型淋巴瘤的化疗方案可达到一定的疗效。常用的方案有 CHOP 方案：环磷酰胺 $750mg/m^2$，静脉注射，第 1 天；多柔比星 $50mg/m^2$ 静脉注射，第 1 天；长春新碱 $1.4mg/m^2$ 静脉注射，第 1 天；泼尼松 $100mg/m^2$ 口服，第 1～5 天。COPP 方案：环磷酰胺 $600mg/m^2$ 静脉注射，第 1、8 天；长春新碱 $1～2mg/m^2$ 静脉注射，第 1 天；甲基苄肼 $70mg/(m^2 \cdot d)$ 口服，第 1～14 天；泼尼松 $40mg/d$ 口服，第 1～14 天。MOPP 方案：氮芥 $4mg/m^2$ 静脉注射，第 1、8 天；长春新碱 $1～2mg/m^2$ 静脉注射，第 1、8 天；甲基苄肼 $70mg/(m^2 \cdot d)$ 口服，第 1～14 天；泼尼松 $40mg/d$ 口服，第 1～14 天。最近有报道，应用干扰素 γ 或与足叶乙苷(VP16)联合治疗、VP16 与阿糖胞苷联合化疗取得较好效果。

【预后】

恶性组病情凶险，预后不良。如不予治疗，进展迅速，100％死亡。Ishii 等报道患者血清 TNF 高低与病情的轻重和预后有关，TNF 超过 $50ng/L$ 的病例病情严重，预后极差，认为血清 TNF 的测定有助于病情的监测。其死亡原因主要是呼吸、循环衰竭、DIC 及多脏器出血等，其中 DIC 可能是仅次于呼吸衰竭和循环衰竭的主要死亡原因。

（孙红胜）

参 考 文 献

Banchereau J, Steinman RM. 1998. Dendritic cells and the control of immunity. Nature,392(6673):245-252.

Chu T, D'Angio GJ, Favara BE,et al. 1987. Histiocytosis syndromes in children. Lancet,2(8549):41-42.

Dimopoulos MA, Moulopoulos A, Smith T, et al. 1993. Risk of disease progression in asymptomatic multiple myeloma. Am J Med,94(1):57-61.

Durie BG, Salmon SE. 1975. A clinical staging system for multiple myeloma. Correlation of measured myeloma cell mass with presenting clinical features, response to treatment, and survival. Cancer,36(3):842-854.

Lokhorst HM, Sonneveld P, Cornelissen JJ, et al. 1999. Induction therapy with vincristine, adriamycin, dexamethasone (VAD) and intermediate-dose melphalan (IDM) followed by autologous or allogeneic stem cell transplantation in newly diagnosed multiple myeloma. Bone Marrow Transplant,23(4):317-322.

Lykens J, Wessendarp M, Jordan M. 2006. Cytokine overproduction by perforin deficient mice is associated with functional alterations of antigen presenting cells. Presented at Histiocyte Society 22nd Annual Meeting, Buenos Aires, Argentina.

Minkov M, Steiner M, Arico M. 2006. Risk organ involvement at reactivation of Langerhans cell histiocytosis (LCH): frequency, course, and outcome. Presented at Histiocyte Society 22nd Annual Meeting, Buenos Aires, Argentina.

Parikh GC, Amjad AI, Saliba RM,et al. 2009. Autologous hematopoietic stem cell transplantation may reverse renal failure in patients with multiple myeloma. Biol Blood Marrow Transplant,15(7):812-816.

Parikh GC, Amjad AI,Saliba RM,et al. 2009. Autologous hematopoietic stem cell transplantation may reverse renal failure in patients with multiple myeloma. Biol Blood Marrow Transplant,15(7):812-816.

Yiin JH, Anderson JL, Daniels RD,et al. 2009. A nested case-control study of multiple myeloma risk and uranium exposure among workers at the Oak Ridge Gaseous Diffusion Plant. Radiat Res,171(6):637-645.

第六单元 免疫缺陷病

第三十五章 原发免疫缺陷病分类和概述

免疫缺陷病是指因免疫活性细胞、免疫活性分子或信号转导途径等发生结构功能和浓度数量的缺陷引起的免疫反应缺如或降低，从而导致机体抗感染免疫功能低下的一组临床疾病。原发性免疫缺陷病（primary immunodeficiency disease，PID）是一组主要由基因遗传缺陷引起的免疫缺陷病，其临床共同特征为容易感染、生存期短，自身免疫性疾病和恶性肿瘤的发生率高。PID往往遵循一个基因→一个酶/蛋白质缺陷（结构异常）→一种免疫缺陷病的单基因病变临床模式。如系后天因素（药物、理化、感染、营养、疾病、生理发育不成熟、老年退化等）所致的ID即被临床称为继发性免疫缺陷病（secondary immunodeficiency，SID）。SID与PID的主要差异在于：①临床表现方面，SID以轻度反复感染居多，原发疾病较为明确；②免疫系统损伤方面，SID损伤免疫系统环节多，但仅为部分功能受损，表现为免疫功能低下，而不是缺陷，且难以检测免疫系统受损的具体环节；③基因改变方面，SID受后天环境因素影响，基因多态性改变或仅系基因不完全性表达障碍，去除不利因素之后，免疫功能或许可恢复正常；PID几乎均为特定的关键点位单基因突变，表现出某种免疫功能的完全缺失，除非免疫重建，否则其免疫功能缺陷将为终身性。

1950年Glanzmann和Riniker首次报道1例细胞免疫缺陷患者，1952年Bruton报道了首例先天性无丙种球蛋白血症，从此免疫缺陷病受到重视。迄今为止，已发现150多种不同类型的免疫缺陷，且大多数缺陷的遗传基础已清楚。

一、原发性免疫缺陷病的发病率

自从1952年报告原发性免疫缺陷病以来，由于对这类疾病认识的提高，诊断技术不断改进，全球报道的病例数已超过3万例，其总发病率尚无确切资料。法国报道在活产儿中发病率约为1/5 000；澳大利亚报道为2.82/万，但不包含无症状IgA及IgG亚类缺陷和补体缺陷；日本、瑞典报道约为1/5 000。就个别综合征而言，X连锁无丙种蛋白血症（X-linked agammaglobuline-mia，XLA）为5/10万，胸腺发育不全为1/616万，严重联合免疫缺陷病（SCID）1/10万，常见变异型免疫缺陷病（CVID）1/10万～1/5万，慢性皮肤黏膜念珠菌病1/1013万，慢性肉芽肿病（chronic granulomatous disease，CGD）1/16万。

日本和瑞士的资料显示了几种免疫缺陷的相对发生率：单纯免疫球蛋白或抗体缺陷占50%，细胞免疫缺陷占10%，联合免疫缺陷中同时具有明显T细胞和B细胞缺陷占20%，吞噬细胞缺陷占18%，补体缺陷占2%。在原发性免疫缺陷病中，约80%存在免疫球蛋白和（或）补体缺陷。

我国至今尚无有关本病发病率的资料，中国香港特区约为1/8 000；中国内陆、澳门和台湾地区仅有散在报道。若按原发性免疫缺陷病总发病率1∶10000计，我国每年2500万新生儿中，将会增加新病例2500例。重庆医科大学儿童医院统计中国原发性免疫缺陷病分类为抗体缺陷占47.53%，T细胞缺陷占18.25%，联合免疫缺陷占14.53%，吞噬细胞缺陷占10.37%，其他占

9.32%。中国内陆、香港地区 346 例 PID 相对发生率的前 7 位疾病谱是 CVID 19.94%,XLA 12.48%,WAS 9.25%,PMNia 8.80%,XCGD 6.65%,XSCID 4.34%,XHIM 2.31%。

二、原发性免疫缺陷病的分类

原发性免疫缺陷病的最初命名原则是按首次病例报告的地点、发现者而命名。WHO 专家委员会于 1971 年按照新的命名原则进行了全球统一的分类,国际免疫学会联合会(IU IS)每 2～3年召开会议更新 PIDs 的分类。2003 年葡萄牙 Sintra 会议按照表观遗传学原理,将临床表型和分子发病机制结合,有了新的疾病命名和分类,增加了免疫失调性疾病、天然免疫缺陷和自身炎症反应性疾病。2005 年匈牙利布达佩斯会议重点讨论 B 细胞分化及 Ig 同种型转换障碍。2007 年在美国怀俄明州 Jackson Hole 召开的 WHO-IUIS 会议总结了 150 余种疾病,确定的致病基因约 120 种(见附录表 1～8),并被分为以下 8 个大类。大多数 PID 的遗传形式已明确,多数为单基因遗传,多数为常染色体隐性遗传,其次为 X 连锁隐性和常染色体显性遗传。80%以上的 PID 突变基因的 DNA 序列已被克隆。

1. T 细胞和 B 细胞联合免疫缺陷(combined T-cell and B-cell immunodeficiencies)

本病包括:①$T^- B^+$重症联合免疫缺陷病(SCID),包括 γ 链缺陷、JAK3 缺陷、IL-17Ra 缺陷、CD 45缺陷、CD 3δ/CD 3ε 缺陷等;②$T^- B^-$ SCID,包括 RAG1/2 缺陷、DCLREIC 缺陷、阿糖腺苷脱氨基酶缺陷、网状发育不良;③Omenn 综合征;④DNA 连接酶Ⅳ缺陷;⑤Cernunnos/XLF 缺陷;⑥CD 40L 配体缺陷;⑦CD 40缺陷;⑧嘌呤核苷酸磷酸化酶(PNP)缺陷;⑨CD3γ 缺陷;⑩CD8 缺陷;⑪ZAP-70 缺陷;⑫Ca^{2+} 通道缺陷;⑬MHC-Ⅰ缺陷;⑭MHC-Ⅱ缺陷;⑮Winged helix 缺陷;⑯CD 25缺陷;⑰STAT5b缺陷。

2. 以抗体缺陷为主的体液免疫缺陷(predominantlyantibody deficiencies)

本病包括:①各种 Ig 严重降低、B 细胞严重降低或缺失,包括 Btk 缺陷、重链缺陷、λ5 缺陷、Igα 缺陷、Igβ 缺陷、BLNK 缺陷、胸腺瘤伴免疫缺陷等;②血清 IgA、IgG 降低、B 细胞正常或降低,包括普通变异型免疫缺陷病及免疫紊乱、可诱导的共刺激分子(ICOS)缺陷、CD19 缺陷、X-连锁淋巴组织增殖综合征(XLP1);③血清 IgA、IgG 严重降低、IgM 正常或升高、B 细胞正常,包括 CD40L 缺陷和 CD40 缺陷,也同时归入联合免疫缺陷,活化诱导的胞嘧啶核苷脱氨酶缺陷、UNG 缺陷;④同种型或轻链缺陷、B 细胞数量正常,包括 Ig 重链缺失、κ 链缺陷、IgG 亚类缺陷、IgA 缺陷伴 IgG 亚类缺陷、选择性 IgA 缺陷;⑤特异性抗体缺陷、总 Ig 水平正常、B 细胞数量正常;⑥婴儿期一过性低丙种球蛋白血症、B 细胞数量正常。

3. 其他已明确免疫缺陷综合征(other well defined immunodefieieney syndromes)

本病包括:①Wiskott-Aldrich 综合征(WAS);②DNA 修复缺陷(包括毛细血管扩张性共济失调综合征、毛细血管扩张性共济失调样疾病、Nijmegen 断裂综合征、Bloom 综合征);③先天性胸腺发育不良(Digeorge 综合征);④免疫-骨发育不良(包括软骨毛发发育不全和 Schimke 综合征);⑤高IgE 综合征;⑥慢性皮肤黏膜念珠菌病;⑦肝静脉闭塞伴免疫缺陷;⑧Hoyerall-Hreidarsson 综合征。

4. 免疫失调性疾病(diseases of immune dysregulaton)

本病包括:①免疫缺陷伴色素减少,包括 Chediak-Higashi 综合征,Griscelli 综合征 2、3 型;

②家族性嗜血淋巴组织细胞增生症,包括穿孔素缺陷、Munc13 D 缺陷、Syntaxin11 缺陷;③X 连锁淋巴组织增生综合征(XLP),包括 XLP1、2;④自身免疫综合征,包括自身免疫淋巴增殖综合征、自身免疫性多内分泌腺病伴念珠菌病与外胚层发育不良、X 连锁免疫失调多内分泌腺病和肠病综合征。

5. 吞噬细胞数目或功能先天性缺陷(congenital defects of phagocytenumber,function,or both)

本病包括:①严重先天性粒细胞减少症 I;②严重先天性粒细胞减少症 II;③严重先天性粒细胞减少症 III;④kostmann 病;⑤周期性中性粒细胞减少症;⑥X 连锁粒细胞减少/脊髓发育不良;⑦P14缺陷;⑧白细胞黏附缺陷(LAD)1 型;⑨LAD2 型;⑩LAD3 型;⑪Rac2 缺陷;⑫β 肌动蛋白缺陷;⑬幼年牙周炎;⑭Papillon-Lefevre 综合征;⑮特殊颗粒缺陷;⑯Shwachman-Diamond 综合征;⑰X 连锁慢性肉芽肿性疾病;⑱常染色体慢性肉芽肿性疾病;⑲中性粒细胞 G6PD 缺陷;⑳IL-12和 IL-23 受体 $β_1$ 链缺陷;㉑IL-12 p40 缺陷;㉒IFN-γ 受体 1 缺陷;㉓IFN-γ 受体 2 缺陷;㉔STAT1缺陷(分 2 型)。

6. 天然免疫缺陷(defects in innate immunity)

①无汗性外胚层发育不良伴免疫缺陷;②EDA-ID;③IRAK4 缺陷;④疣低丙种球蛋白感染先天性骨髓粒细胞缺乏综合征(WHIM);⑤疣状表皮发育不良;⑥1、2 型单纯疱疹性脑炎。

7. 自身炎症疾病(autoinflammatorydisorders)

①家族性地中海热;②肿瘤坏死因子相关周期综合征(TRAPS);③高 IgD 综合征;④Muckle-Wells 综合征;⑤家族性寒冷性自身免疫炎性综合征;⑥新生期多系统(NOMID)或婴儿期神经表皮关节(CINCA)综合征;⑦非化脓性关节炎、脓皮病性坏疽、痤疮综合征(PAPA 综合征);⑧Blau 综合征;⑨慢性复发性多灶性骨髓炎及先天性红细胞生成异常性贫血(Majeed 综合征)。

8. 补体缺陷(complement deficiencies)

本病包括 C1q、C1r、C1s、C2、C3、C4、C5C6、C7、C8a、C8b、C9、C1 抑制物、I 因子、H 因子、D 因子缺陷和甘露聚糖凝集素缺陷、MASP2 缺陷,C3 受体缺陷,膜辅助因子蛋白(MCP,CD46)缺陷,膜攻击复合物(MAC)抑制物(CD59)缺陷,阵发性夜间血红蛋白尿等。

三、原发性免疫缺陷病的临床表现

原发性免疫缺陷病的临床表现由于病因不同而较为复杂,但其共同的表现却相对一致,即反复感染、易患肿瘤和自身免疫性疾病。多数原发性免疫缺陷病有明显家族史,在筛查可疑病例和找寻带病者时,应仔细询问家族史。

(一)长期反复感染

反复严重感染和持久感染是免疫缺陷病最主要的临床表现。不常见的致病力低下的细菌常成为患者的感染源。患儿常需要反复连续使用抗菌药物预防感染。

1. 感染发生的年龄

大约 40% 的病例起病于 1 岁以内,另外 40% 在 5 岁以内,15% 于 16 岁以内,仅 5% 发病于成人期。T 细胞缺陷和联合免疫缺陷病于出生后不久即发病,以抗体缺陷为主者,由于有来自母体的抗体，一般在生后 6 个月才易发生感染。16 岁内发病者，80％以上为男性；成年期发病者 60％为女性，且多为 CVID。随着有效治疗，这种年龄分布规律会发生变化。

2. 感染的部位

以呼吸道最常见，如复发性或慢性中耳炎、鼻窦炎、结膜炎、支气管炎或肺炎等。其次为胃肠道感染。皮肤感染可为疖、脓肿或肉芽肿。也可为全身性感染，如败血症、脑膜炎和骨关节感染。

3. 感染的病原体

一般而言，抗体缺陷时易发生化脓性感染。T 细胞缺陷时则易发生病毒、结核杆菌和沙门菌等细胞内病原体感染。补体成分缺陷易发生奈瑟菌属感染。中性粒细胞功能缺陷时的病原体常为金黄色葡萄球菌。

4. 感染的过程

常反复发作或迁延不愈，抑菌剂治疗效果欠佳，必须使用杀菌剂，大剂量，长疗程。

（二）自身免疫性疾病和淋巴瘤

原发性免疫缺陷病患儿随年龄增长易发生自身免疫性疾病和肿瘤，尤其是淋巴系统肿瘤。其发生率较正常人群高数 10 倍乃至 100 倍。淋巴瘤以 B 细胞淋巴瘤多见，T 细胞淋巴瘤和霍奇金病也可发生。易发生淋巴瘤的疾病有：严重联合免疫缺陷病、嘌呤核苷磷酸激酶缺乏、X 连锁无丙种球蛋白血症、X 连锁淋巴组织增生症、高 IgM 血症、IgA 缺乏症、IgG 亚类缺乏症、常见变异型免疫缺陷病。湿疹血小板减少伴免疫缺陷、毛细血管扩张共济失调综合征、胸腺发育不全、Chediak-Higashi 综合征、横纹肌肉瘤伴免疫缺陷。

原发性免疫缺陷病易伴发的自身免疫性疾病包括溶血性贫血、血小板减少性紫癜、系统性血管炎、系统性红斑狼疮、皮肌炎、免疫复合物性肾炎、1 型糖尿病、免疫性甲状腺功能低下和关节炎等。

（三）其他临床表现

不同的原发性免疫缺陷病感染时伴有不同的特征表现。如白细胞黏附功能缺陷在婴幼儿易发生脐带脱落延缓。WAS 表现血便、中耳炎、湿疹。XLA 口服脊髓灰质炎活疫苗发生可软瘫等。

（四）过去史

脐带脱落延迟是黏附分子缺陷的重要特征。严重的麻疹或水痘病程提示细胞免疫缺陷，有接触性皮炎发生则表明细胞免疫功能基本完善。应了解脊髓灰质炎活疫苗接种后有无麻痹发生。是否作过扁桃体切除、脾切除或淋巴结切除术。有无输血或血制品不良反应如移植物抗宿主病发生等。

（五）家族史

详细询问家族史，家族中有无因感染致早亡的成员。家族中有可疑原发性免疫缺陷病儿的，则应进行家谱调查；分析遗传方式，有助于对现证者的诊断。

（六）体格检查

反复发作或严重感染，体重不增或发育滞后，吸收障碍和消耗增多，营养不良和轻中度贫血。扁桃体和淋巴结小或缺如。肝脾肿大，皮肤疖肿、口腔炎、牙周炎和鹅口疮等。某些特殊综合征则有相应的体征。

四、原发性免疫缺陷病的实验室检查

反复不明原因的感染和阳性家族史提示可能有原发性免疫缺陷病,但确诊必须有相应的实验室检查证据,可明确免疫缺陷的性质。

(一) 初筛检查

选择部分常用的实验技术进行筛查,包括免疫球蛋白水平、分泌型 IgA 水平、血清 IgE 水平、同族凝集素、嗜异凝集素、抗链球菌溶血素"O"抗体、外周淋巴细胞计数及形态分析、胸部 X 线片胸腺影、迟发皮肤过敏试验、中性粒细胞计数及形态学、四唑氮蓝染料(NBT)试验等。

1. 免疫球蛋白测定

血清 IgG、IgM 和 IgA 的测定一般采用免疫扩散法、酶联免疫吸附和免疫浊度试验法。IgE 需放射免疫法测定。评价 Ig 水平应以不同年龄相应的正常儿童 IgG、IgM、IgA 和 IgE 值为参照标准。总 Ig 低于 4g,IgG 低于 2g/L,提示抗体免疫缺陷。IgE 增高见于某些吞噬细胞功能异常,尤其是趋化功能缺陷。

2. 血常规

外周血淋巴细胞 80% 为 T 细胞,因此外周血淋巴细胞绝对计数可代表 T 细胞数量,正常值为 $(2\sim6)\times10^9/L$,$<1.5\times10^9$ 则为 T 细胞减少。应重复追踪检查,应定期复查做涂片观察形态学。

3. 补体 CH50、C3 和 C4 水平测定

总补体缺陷可用 CH50 活性法测定。C3 占总补体一半以上。血清补体成分能通过经典补体途径溶解抗体结合的羊红细胞花环测定。补体正常值也与年龄相关。

4. 分泌型 IgA 水平

新生儿期唾液分泌型 IgA 极低或测不出,至 6 个月时可近于正常成人水平。分泌型 IgA 缺乏常伴有无症状选择性 IgA 缺乏症。

5. 胸部 X 线片

新生儿期应常规筛查胸片检查胸腺影,婴幼儿期缺乏胸腺影者提示可能 T 细胞功能缺陷。

6. 其他

抗血型 A、抗 B 或抗 AB 同族凝集素代表 IgM 类抗体功能;湿疹血小板减少伴免疫缺陷病可伴有低 IgM 血症,其同族凝集素滴度下降或测不出。抗链球菌溶血素"O"(ASO)和嗜异凝集素滴度代表 IgG 类抗体,故一般人群嗜异凝集素滴度均大于 1:10。若血清 ASO 在 12 岁后仍低于 50 单位则提示 IgG 抗体反应缺陷。其他还有迟发皮肤过敏试验(DCH),四唑氮蓝染料(NBT)试验等。

(二) 特殊检查

经过初步筛查,有些原发性免疫缺陷病已能明确诊断方向,但尚需进一步检查才能确诊。

1. B 细胞计数

B 细胞作为产生抗体的浆细胞的前体细胞,其数量可反应 Ig 或抗体水平。表面相关抗原 CD19、CD20 和 CD21 是 B 细胞的膜表面标记。用流式细胞仪测定经单克隆抗体染色的外周血淋巴细胞中的 B 细胞。不同年龄外周血 B 淋巴细胞亚群数量和百分率不同。

2. IgE 和 IgD

IgE 和 IgA 水平相关,而 IgD 与 IgM 水平相关。当其他 Ig 类别均低下时,IgE 和 IgD 水平也下降。高 IgE 血症患儿可见于某些免疫缺陷病。

3. IgG 亚类

IgG 亚类包括 IgG1、IgG2、IgG3、IgG4,其在总 IgG 中含量分别为 70%、20%、7% 和 3%。不同年龄 IgG 亚类正常值不同,IgG 呈正常低值或 IgG 总量正常,但抗体反应缺陷者,应测定 IgG 亚类,常可发现一种或多种 IgG 亚类缺陷。

4. 抗体反应

血清免疫球蛋白含量不能全部代表抗体反应能力,某些特殊疾病的血清免疫球蛋白水平正常,但抗体反应活力低下。如破伤风疫苗接种后抗体反应可同时测定破伤风类毒素诱发的 DCH,用以评估 T 细胞功能。

5. T 细胞亚群

CD3 代表总 T 细胞,为成熟 T 细胞膜上 TCR 复合物的一个重要组成部分。CD3 和 CD5 除存在于 T 细胞上外,也见于 NK 细胞和 B 细胞,故特异性不强;因年龄而异。婴幼儿相对较高。$CD3^+$、$CD4^+$ 细胞数 $<500/\mu l$ 时可视为细胞免疫受损,$<200/\mu l$ 时则为严重缺陷。$CD4^+/CD8^+$ 比例 <1 时提示细胞免疫受抑制,当 <0.3 时,则为严重 T 细胞缺陷。HIV 感染者伴有明显 $CD4^+/CD8^+$ 比率下降,而普通变异型免疫缺陷病(CVID)者,则比率升高。还可以用流式细胞仪做更多的 T 表面标记识别,做更精细的识别。

6. T 细胞增殖反应

体外 T 细胞在抗原、丝裂原、同种异体细胞和抗 T 细胞单克隆抗体的刺激下,发生增殖或克隆扩增是 T 细胞的重要功能之一。T 细胞表面有不同的丝裂原受体,无论是丝裂原受体或 T 细胞受体(TCR)或 CD3 分子在被激活后,均能将信息传递到细胞内,活化 T 细胞并使之增殖。

7. 染色体分析

染色体分析用于诊断胸腺发育不全和毛细血管扩张共济失调综合征。染色体同时存在 XY 和 XX 嵌合体,结合 T 淋巴细胞增殖反应低下,可考虑为严重联合免疫缺陷病。

8. 细胞形态及功能

本检查包括中性粒细胞动力学、形态学、白细胞移动、白细胞变形趋化和杀菌功能检测,吞噬细胞吞噬功能检测等,是确诊吞噬细胞免疫缺陷的必做化验。

9. 补体成分及其活化片段测定

经典途径缺陷时，C1、C4、C2、C3 和 C5 明显下降；而旁路缺陷时 C1、C4 和 C2 正常，仅 C3 下降，但 B、D 和 P 因子则下降。

10. 免疫活性介质的测定

细胞因子及其受体，细胞毒性细胞功能，黏附分子测定，胸腺、皮肤和肠黏膜活检，淋巴结活检。

五、原发性免疫缺陷病的治疗

替代治疗可暂时性缓解 PID 的临床症状。大约 80% 以上的 PID 伴有不同程度 IgG 缺陷，因此替代疗法最主要是补充 IgG，静脉注射丙种球蛋白（IVIG）。其他替代法包括特异性免疫血清、输注白细胞、细胞因子、转移因子、胸腺素和酶类等。某些具有多效免疫调节作用药物对 PID 的疗效并不满意。

原发性免疫缺陷病患儿护理特别的重要，包括预防和治疗感染，适当的隔离措施，加强营养，增强对抗病信心。许多原发性免疫缺陷病儿经静脉注射丙种球蛋白或其他治疗后，能较正常地生活和生长发育。若无细胞免疫缺陷，常规每两年一次结核菌素（或 PDD）皮试，以监测结核感染。及时处理龋齿，一旦发现感染灶应及时治疗或用抗菌药物预防性给药。慎用糖皮质激素类。已确诊为 T 细胞缺陷的患儿，不宜输血或新鲜血制品，以防发生移植物抗宿主反应。若必需输血或新鲜血制品时，应先将血液进行放射照射，对供血者应作 CMV 筛查以防止巨细胞病毒（CMV）血源性感染。不提倡作扁桃体和淋巴结切除术，禁忌脾切除术。可接种灭活疫苗，如百白破三联疫苗。但活疫苗如脊髓灰质炎、麻疹、腮腺炎、风疹疫苗和卡介苗等禁用于严重抗体和细胞免疫缺陷患者，以防发生疫苗介导的感染。

治疗前要先取咽拭子、血或其他标本做细菌培养和药敏。抗菌药物的剂量应偏大，疗程长。抗生素长期预防用于湿疹血小板减少免疫缺陷。如果常用抗菌药物无效，应考虑可能存在真菌、分支杆菌、病毒和原虫感染。

卡氏肺囊虫性肺炎（PCP）是细胞免疫缺陷病特别是 AIDS 的重要感染，任何年龄组 $CD4^+$ 细胞＜总淋巴细胞 25% 时应进行 PCP 的预防。吞噬细胞缺陷。单用抗生素不能控制的复发性感染，应使用静脉注射丙种球蛋白（IVIG）。抗体缺陷病应首选 IVIG 治疗，而不单独用抗生素代替。免疫调节剂和免疫刺激剂可用于缓解原发性免疫缺陷的临床症状，家庭中已发现免疫缺陷患者，应接受遗传学咨询，妊娠期应作产前筛查，减少免疫缺陷新生儿的出生。

（一）原发性免疫缺陷病的替代治疗

1. 静脉注射丙种球蛋白

（1）IVIG 剂量和用法：一般剂量为每月静脉注射 IVIG 100～200mg/kg，注射后血清 IgG 呈现峰值，于第 2 次注射前下降至谷值。连续注射后，无论峰值或谷值均逐月上升，至 6 个月达到稳定平台。此时若给予大剂量 IVIG 400～600mg/kg，则血清 IgG 谷值也能达正常水平（＞600mg/ml）。作为持续性替代治疗，一般不主张大剂量冲击应用。治疗剂量应个体化，以能控制感染为尺度。

（2）IVIG 治疗的指征：FDA 建议用于以下六种情况：ITP, PID, SID, 儿科 HIV 感染, 川崎病, GVHD 和 BMT 受者感染, 目前临床使用范围正逐渐扩大。①低或无 IgG 血症是 IVIG 治疗的绝对适应证。②当血清 IgG 或抗体检测在正常范围时, IVIG 对细胞免疫、吞噬细胞和补体系统缺陷病并无直接的治疗效果。严重的感染, 可使抗体消耗量增加, 也是 IVIG 的相对适应证。③严重细菌感染如新生儿败血症, 顽固性葡萄球菌感染和外伤性感染时, IVIG 可作为辅助治疗。④大剂量 IVIG 作为免疫封闭可治疗自身免疫性疾病。

2. 高效价免疫血清球蛋白

高效价免疫血清球蛋白是从免疫接种或自然感染的供体的血清中采集来的抗原特异性免疫血清, 含有高效价特异性抗体。

3. 血浆

4. 其他替代治疗

如新鲜白细胞输注。

5. 细胞因子

如胸腺素类、转移因子和其他细胞因子如 IFN-γ 等。

6. 酶替代治疗

（二）原发性免疫缺陷病的免疫重建

免疫重建是采用正常细胞或基因片段植入患者体内, 使之发挥其功能, 以持久地纠正缺陷, 治疗免疫缺陷病。免疫组织重建的方法有胸腺组织移植、外周血干细胞移植, 胎肝移植、骨髓移植、脐血干细胞移植。许多原发性免疫缺陷病的突变基因已被克隆, 其突变位置已经确立, 这给基因治疗打下了基础。基因治疗原发性免疫缺陷病尝试已经历多年, 作为广泛的临床治疗手段尚需做进一步探讨。

附　　录

附表 1　T 细胞和 B 细胞联合免疫缺陷

疾病	循环 T 细胞	循环 B 细胞	血清 Ig	相关表现	遗传类型	基因缺陷/推测的发病机制
1. T⁻B⁺ SCD*						
(1)γc 缺陷	显著降低	正常或升高	降低	自然杀伤细胞（NK 细胞）显著降低	XL	L-2,-4,-7,-9,-15,-21 受体 γ 链缺陷
(2) Janus 相关激酶（JAK-3）缺陷	显著降低	正常或升高	降低	NK 细胞显著降低	AR	JAK3 激酶缺陷
(3) L-7Rα 缺陷	显著降低	正常或升高	降低	NK 细胞正常	AR	L-7 受体 α 链缺陷
(4)CD 45缺陷	显著降低	正常	降低	γ/δT 细胞正常	AR	CD 45缺陷
(5) CD 3δ/CD₃ε 缺陷	显著降低	正常	降低	NK 细胞正常	AR	T 细胞受体 CD 3δ 或 CD 3 ε 链缺陷
2. T⁻B⁻ SCD*						
(1) RAG1/2 缺陷	显著降低	显著降低	降低	VDJ 重组缺陷	AR	重组活化基因（RAG）完全缺陷
(2) DCLRE1C(Artemis)缺陷	显著降低	显著降低	降低	VDJ 重组缺陷,对辐射敏感	AR	Artemis DNA 重组酶修复蛋白缺陷
(3) 腺苷脱氨酶(ADA)缺陷	出生即缺乏（无效突变）或进行性减少	出生即缺乏或进行性减少	进行性减少	肋骨软骨交界处呈喇叭形	AR	ADA 缺乏,淋巴毒性代谢产物增加（dATP,S-腺苷同型半胱氨酸）
(4) 网状发育不良	显著降低	降低或正常	降低	粒细胞减少症,血小板减少症,可伴耳聋	AR	T、B 细胞和髓样细胞缺陷性突变干细胞缺陷
3. Omenn 综合征	存在;限制性异质性	正常或降低	降低,但 IgE 升高	红皮病,嗜酸粒细胞增多症,腺病,肝脾大	AR	通常是 RAG1/2 基因,也有 Artemis 和 IL-7α 受体基因发生无义突变,但保留部分活性

续表

疾病	循环 T 细胞	循环 B 细胞	血清 Ig	相关表现	遗传类型	基因缺陷/推测的发病机制
4. DNA 连接酶缺陷	降低	降低	降低	小头畸形,颜面部营养不良,对辐射敏感	AR	DNA 连接酶缺陷,非同源末端连接受损
5. Cernunnos 蛋白/XLF 缺陷	降低	降低	降低	小头畸形,胎儿宫内生长迟缓,对辐射敏感	AR	Cernunnos 蛋白缺陷 NHEJ 受损
6. CD 40L 缺陷	正常	IgM 和 IgD 记忆 B 细胞存在,其他类型 B 细胞缺乏	IgM升高或正常,其他同种型降低	中性粒细胞减少症,血小板减少症,溶血性贫血,胆道和肝疾病,机会性感染	XL	CD 40L 缺陷,B 细胞和树突状细胞信号转导缺陷
7. CD 40缺陷	正常	IgM 和 IgD 记忆 B 细胞存在,其他类型 B 细胞缺乏	IgM升高或正常,其他同种型降低	中性粒细胞减少症,胃肠和肝疾病,机会性感染	AR	CD 40缺陷,B 细胞和树突状细胞信号传导缺陷
8. 嘌呤核苷酸磷酸化酶(PNP)缺陷	进行性降低	正常	正常或降低	自身免疫性溶血性贫血,神经损害	AR	PNP 缺乏,毒性代谢产物(如 dGTP)增加导致 T 细胞和神经系统损害
9. CD3γ 缺陷	正常但 TCR 表达降低	正常	正常		AR	CD3γ 缺陷
10. CD8 缺陷	CD8$^+$ T 细胞缺乏,CD4$^+$ T 细胞正常	正常	正常		AR	CD8α 链缺陷
11. Zeta 链相关蛋白-70(ZAP-70)缺陷	CD8$^+$ T 细胞降低,CD4$^+$T细胞正常	正常	正常		AR	ZAP-70 信号激酶缺陷
12. 钙离子通道缺陷	数量正常,TCR 介导细胞活化缺陷	数量正常	正常	自身免疫反应,无汗性外胚层发育不全,非进行性肌病	AR	Orail 基因缺陷

续表

疾病	循环 T 细胞	循环 B 细胞	血清 Ig	相关表现	遗传类型	基因缺陷/推测的发病机制
13. MHC I 类分子缺陷	CD8+ T 细胞降低，CD4+ T 细胞正常	正常	正常	血管炎	AR	TAP1、TAP2 或 TAPBP 突变造成 MHC-I 类分子功能受损
14. MHC II 类分子缺陷	数量正常，CD4+ T 细胞降低	正常	正常或降低		AR	MHCII类蛋白转录因子 C2TA，RFX5，RFXAP，RFXANK 基因突变
15. 翼状螺旋转录因子 Winged helix（nude）缺陷	显著降低	正常	降低	秃发，胸腺上皮异常（与 nude 鼠相似）	AR	FOXN1 编码的 forkhead boxN1 转录因子缺陷，裸鼠基因突变
16. CD25 缺陷	正常或稍有减少	正常	正常	淋巴组织细胞增生症，IPEX 样综合征，T 细胞增殖受损	AR	IL-2 受体 α 链缺陷
17. 信号转导及转录活化因子（STAT）5b 缺陷	稍有减少	正常	正常	生长激素不敏感型侏儒症，身体形态异常，湿疹，淋巴细胞性间质性肺炎	AR	STAT5B基因缺陷，影响 γ/δT 细胞、调节性 T 细胞、NK 细胞的发育及功能活化，T 细胞增殖受损

　　XL：X 连锁遗传；AR：常染色体隐性遗传；dATP：脱氧三磷酸腺苷；dGTP：脱氧三磷酸鸟苷；ZAP-70：相对分子质量为 70 的 ζ 相关蛋白；TAP：抗原加工相关转运蛋白；DCLRE1C（Artemis）：DNA 绞链修复 1C 蛋白，SNM1 样蛋白；NHEJ：非同源末端连接分子 1；Cernunnos 蛋白：NHEJ1 和 SLC23A3[溶质携带家族 23（即核基转运因子）成员 3]的同义词，SCID 非典型病例可能表现在 T 细胞，由 T 细胞前体发生突变和体细胞突变导致。

附表 2　主要抗体缺陷

疾病	B 细胞数	血清 Ig	相关表现	遗传类型	基因缺陷/推测的发病机制
1. 所有血清 Ig 同种型严重减少伴 B 细胞缺乏					
（1）Bruton 酪氨酸激酶（Btk）缺陷	显著降低或缺乏	所有同种型均降低	严重细菌感染	XL	BTK 基因突变

续表

疾病	B细胞数	血清 Ig	相关表现	遗传类型	基因缺陷/推测的发病机制
(2) μ重链缺陷	缺乏	所有同种型均降低	严重细菌感染	AR	μ重链基因突变
(3) λ5缺陷	显著降低或缺乏	所有同种型均降低	严重细菌感染	AR	λ5基因突变
(4) Igα缺陷	缺乏	所有同种型均降低	严重细菌感染	AR	Igα基因突变
(5) Igβ缺陷	缺乏	所有同种型均降低	严重细菌感染	AR	Igβ基因突变
(6) B细胞连接蛋白(BLNK)缺陷	显著降低或缺乏	所有同种型均降低	严重细菌感染	AR	BLNK基因突变
(7) 胸腺瘤伴免疫缺陷	显著降低或缺乏	所有同种型均降低	感染	无	未知
2. 至少两种血清Ig同种型显著降低伴正常或降低数目B细胞					
(1) 普通变异型免疫缺陷病(CVID)	正常或降低	IgG和IgA降低,IgM可能正常	可能患自身免疫病,淋巴组织增生性疾病和(或)肉芽肿病	不定	未知
(2) 可诱导的共刺激分子(ICOS)缺陷	正常或降低	IgG和IgA降低,IgM可能正常	反复细菌感染	AR	ICOS突变
(3) CD19缺陷	正常	IgG和IgA降低,IgM可能正常	反复细菌感染	AR	CD19基因突变
(4) X连锁淋巴组织增殖综合征(XLP1)	正常	所有同种型均有可能降低	绝大多数患者表现出致死性EBV感染或淋巴瘤,某些患者出现抗体缺陷	XL	SH2D1A突变
(5) TACI缺陷△	正常	IgG和IgA降低,IgM可能正常	可能患自身免疫病或淋巴组织增殖性疾病	AD或AR	TACI突变
(6) B细胞活化因子(BAFF)受体△	正常或降低	IgG和IgA降低,IgM可能正常	反复细菌感染	AR	BAFFR突变
3. 血清IgG和IgA显著降低,IgM升高和B细胞数正常					
(1) AID缺陷	正常	IgG和IgA降低,IgM升高	生发中心和淋巴结增大	AR	AICDA基因突变
(2) UNG缺陷	正常	IgG和IgA降低,IgM升高	生发中心和淋巴结增大	AR	UNG突变
4. 同种型或轻链缺陷伴正常数目B细胞					

续表

疾病	B 细胞数	血清 Ig	相关表现	遗传类型	基因缺陷/推测的发病机制
（1）Ig 重链缺失	正常	IgG1、IgG2 或 IgG4 缺乏，IgA1 和 IgE 可能缺乏	可能无症状	AR	染色体 14q32 缺失
（2）κ 轻链缺陷	正常	所有免疫球蛋白均有 λ 轻链	可能无症状或反复发生病毒细菌感染	AR	κ 恒定区基因突变
（3）独立的 IgG 亚类缺陷	正常	一种或多种 IgG 亚类降低	反复细菌感染	不定	未知
（4）IgA 缺陷伴 IgG 亚类缺陷	正常	IgA 降低伴一种或多种 IgG 亚类降低	可能无症状、反复感染伴或不伴对多糖抗原免疫应答低下，过敏性疾病或自身免疫病	不定	未知
（5）选择性 IgA 缺乏	正常	IgA 降低	常无明显临床表现，少部分病例可发展为 CVD，其他在同一家族中可伴 CVD	多变	极少数病例有 TACⅠ未知突变
5. 特异性抗体缺陷伴正常 Ig 和正常数目 B 细胞	正常	正常	对特异性抗原不能产生抗体	多变	未知
6. 婴儿暂时性低丙种球蛋白血症	正常	IgG 和 IgA 降低	反复中度细菌感染	多变	未知

　　XL：X 连锁遗传；AR：常染色体隐性遗传；AD：常染色体显性遗传；TACⅠ：跨膜活化因子和钙调节因子和环胞素配体相互作用因子；AID：活化诱导的胞苷脱氨酶；AICDA：活化诱导胞嘧啶核苷脱氨酶；UNG：尿嘧啶-DNA 转葡糖基酶；SH2D1A：丝氨酸同源 2 区 D1A；UNG：尿嘧啶-DNA 转葡糖基酶；Ig(κ)：Igκ 轻链型；* CVD：临床表现多样，由于免疫发病机制不同可能表现为不同疾病；△TACⅠ和 BAFFR 序列改变表现为致病性突变（单基因突变）或改变疾病；○AID 和 UNG 缺陷表现为高 IgM 综合征，与 CD 40L 和 CD 40缺陷不同的是患者有生发中心的淋巴结增大，且不易患机会性感染

附表 3　已明确的免疫缺陷综合征

疾病	循环 T 细胞	循环 B 细胞	血清 Ig	相关表现	遗传类型	基因缺陷/推测的发病机制
1. Wiskott-Aldrich 综合征（WASP）	进行性降低	正常	IgM 降低：尤其是针对多糖抗原的抗体降低；IgA 和 IgE 通常升高，易患细菌和病毒感染	血小板减少症、血小板小、湿疹、淋巴瘤、自身免疫病、细菌感染	XL	WASP 基因突变、细胞骨架缺陷影响造血干细胞的分化
2. DNA 修复缺陷（附表 1 之外的）						

疾病	循环 T 细胞	循环 B 细胞	血清 Ig	相关表现	遗传类型	基因缺陷/推测的发病机制
(1) 共济失调毛细血管扩张综合征（A-T 综合征）	降低	正常	IgA、IgE 和 IgG 亚类通常降低，IgM 单体升高；多样性抗体降低	共济失调、毛细血管扩张、甲胎蛋白升高、淋巴单核巨噬细胞系统及其他系统恶性肿瘤、对 X 线敏感性增加	AR	A-T 基因突变（ATM）、细胞周期关键通路障碍导致染色体不稳定
(2) 共济失调样综合征（A-T 样病）	降低	正常	IgA、IgE 和 IgG 亚类通常降低，IgM 单体升高；多样性抗体降低	中度共济失调、对辐射敏感性显著增加	AR	减数分裂重组 11(MRE)11 突变
(3) Nijmegen 断裂综合征	降低	正常	IgA、IgE 和 IgG 亚类通常降低，IgM 单体升高；多样性抗体降低	小头畸形、淋巴瘤、对电离辐射敏感、染色体不稳定	AR	NBS1 (Nibrin) 突变；细胞周期关键点障碍和双链 DNA 修复障碍
(4) Bloom 综合征	正常	正常	降低	染色体不稳定、骨髓衰竭、白血病、淋巴瘤、矮身材、鸟样脸、对阳光敏感、毛细血管扩张	AR	解旋酶基因突变
3. 先天性胸腺发育不良（Digeorge 综合征）	降低或正常*	正常	正常或降低	甲状旁腺功能减退、室间隔缺损、颜面部畸形、部分患者出现染色体 21q11-pter 或染色体 10p 区域间隙的基因缺损	新发生或 AD	90% 为影响胸腺发育基因缺陷，部分表现为 TBX1 转录因子突变
4. 免疫-骨发育不良						
(1) 软骨毛发发育不良	降低或正常*	正常	正常或降低；多样性抗体降低	短肢侏儒伴干骺端骨化不全、毛发稀疏、贫血、中性粒细胞减少症、易患癌症、精子产生障碍,肠神经发育不良	AR	RMRP 突变
(2) Schimke 综合征	降低	正常	正常	身材矮小、骨骺发育不良、子宫发育延迟、肾病	AR	SMARCAL1 突变
5. 高 IgE 综合征	正常	正常	IgE 升高	念珠菌病、宽鼻柱、颜面部不对称、骨质疏松症、脊柱侧凸	AD, AR	未知

续表

疾病	循环 T 细胞	循环 B 细胞	血清 Ig	相关表现	遗传类型	基因缺陷/推测的发病机制
6. 慢性皮肤黏膜念珠菌病	正常	正常	正常	慢性皮肤黏膜念珠菌病、对念珠菌抗原迟发性超敏反应受损	AD, AR, 自发	未知
7. 肝静脉闭塞病伴免疫缺陷	正常	正常	IgG、IgA 和 IgM 降低	肝静脉闭塞病、耶氏肺孢子虫肺炎、低血小板、肝脾大	AR	SP110 基因突变
8. HoyeraJl-Hreidarsson 综合征	进行性减少	进行性减少	变化不定	宫内生长迟缓、小头畸形、消化道症状、全血细胞减少、NK 细胞减少或功能降低	XL	Dyskerin 突变

XL:X 连锁遗传;AR:常染色体隐性遗传;AD:常染色体显性遗传;WAS:Wiskott-Aldrich 综合征;WASP:WAS 蛋白;XLP:X 连锁血小板减少症;AT:共济失调毛细血管扩张征;NBS1:Nijmegen 断裂综合征 1(Nibrin)基因;MRE11:减数分裂重组 11;BLM:DNA 螺旋酶 Q1 样物;Bloom 综合征:侏儒、面部毛细血管扩张综合征;TBX1:T-box 蛋白 1;RMRP:RNA、线粒体 RNA 加工核糖核酸内切酶的 RNA 组分;SMARCAL1:SWI/SNF 相关,基质相关,肌动蛋白依赖染色质调节因子,α 样亚家族 1;AP3B1:衔接蛋白相关蛋白复合物 3,β-1 亚单位;STAT5:信号传导及转录活化因子 3;TYK2:酪氨酸激酶 2;SP110:核小体蛋白(干扰素诱导蛋白 41/75);Dyskerin:角化不良素。 * 能表现为重症联合免疫缺陷综合征。

附表 4　免疫失调性疾病

疾病	循环 T 细胞	循环 B 细胞	血清 Ig	相关表现	遗传类型	基因缺陷/推测的发病机制
1. 免疫缺陷伴色素减退						
(1) Chediak-Higashi 综合征	正常	正常	正常	部分白化病、巨大溶酶体、NK 和 T 细胞活性低下、急性期反应、脑病加速期	AR	溶酶体运输调节因子(LYST)基因缺陷,溶酶体运输障碍
(2) Griscelli 综合征 (2 型)	正常	正常	正常	部分白化病、巨大溶酶体、NK 细胞和 T 细胞活性低下、急性期反应、可能患脑病	AR	分泌小泡中 GTP 酶编码基因 Rab 蛋白 27A(RAB 27A)缺陷
(3) Hermansky-Pudlak 综合征 (2 型)	正常	正常	正常	眼皮肤白化病、中性粒细胞减少症、T 细胞和 NK 细胞细胞毒性缺陷、出血素质	AR	AP3B1 突变
2. 家族性噬血淋巴组织细胞增多综合征(FHL)						
(1) 穿孔素(PRF)缺陷	正常	正常	正常	严重炎性反应、发热、NK 和 T 细胞活性降低	AR	PRF1 缺陷;穿孔素,主要的溶细胞蛋白
(2) Munc 13-D 缺陷	正常	正常	正常	严重炎性反应、发热、NK 和 T 细胞活性降低	AR	初级囊泡融合所需 MUNC13D 缺陷

疾病	循环 T 细胞	循环 B 细胞	血清 Ig	相关表现	遗传类型	基因缺陷/推测的发病机制
(3) 突触融合蛋白 11 缺陷	正常	正常	正常	严重炎性反应、发热、NK 和 T 细胞活性降低	AR	参与囊泡运输和融合的 STX11 缺陷
3. X 连锁淋巴组织增生综合征（XLP）	正常	正常或降低	正常,罕见 Ig 降低	EBV 感染诱发临床和免疫异常,包括肝炎、再生障碍性贫血、淋巴瘤	XL	SH2 结构域蛋白 1A（SH2D1A）缺陷,其编码调节细胞内信号传导的衔接蛋白
4. 自身免疫综合征						
(1) 自身免疫性淋巴细胞增生综合征						
①CD95(Fas)缺陷,1a 型	正常,双阴性(CD4⁻CD8⁻)T 细胞增多	正常	正常或升高	淋巴细胞凋亡缺陷、脾大、腺病、自身免疫性血细胞减少症、患淋巴瘤的风险增加	AD（罕见严重 AR 病例）	细胞表面凋亡受体,肿瘤坏死因子受体可溶性因子 6(TNFRSF6)缺陷
②CD95L(Fas 配体)缺陷,ALPS 1b 型	正常,双阴性(CD4⁻CD8⁻)T 细胞增多	正常	正常	淋巴细胞凋亡缺陷、脾大、腺病、自身免疫性血细胞减少症、狼疮	AD	CD95 凋亡受体的配体 TNFSF6 缺陷
③Caspase10 缺陷,ALPS2a 型	正常,CD4⁻CD8⁻ T 细胞增多	正常	正常	腺病、脾大、淋巴细胞凋亡缺陷、自身免疫病	AD	细胞内凋亡通路的 CASP10 缺陷
④ Caspase8 缺陷,ALPS 2b 型	正常 CD4⁻CD8⁻ T 细胞轻度增多	正常	正常或降低	腺病、脾大、淋巴细胞凋亡和活化缺陷、反复细菌和病毒感染	AD	细胞内凋亡和活化通路的 CASP8 缺陷
⑤ALPS N-Ras 型:N-Ras 活化缺陷	正常 CD4⁻CD8⁻ T 细胞轻度增多	CD5⁺ B 细胞增多	正常	腺病、脾大、白血病、淋巴瘤、淋巴细胞凋亡障碍	AD	编码具有多种信号传递功能的 GTP 结合蛋白的 NRAS 缺陷,活化的 NRAS 突变使线粒体凋亡受损
(2) 自身免疫性多内分泌病伴念珠菌病和外胚层发育不良(APECED)	正常,CD4⁺ T 细胞增多	正常	正常	甲状旁腺、肾上腺和其他器官自身免疫病伴念珠菌病、牙釉质发育不全和其他异常	AR	自身免疫调节因子(AIRE)缺陷,其编码建立胸腺自身耐受所需的转录调节

续表

疾病	循环 T 细胞	循环 B 细胞	血清 Ig	相关表现	遗传类型	基因缺陷/推测的发病机制
(3) 免疫失调-多内分泌病-肠病-X 连锁(IPEX)	正常,缺乏 CD4$^+$ CD25$^+$ FOXP3$^+$ 调节 T 细胞	正常	IgA、IgE 升高	自身免疫性腹泻、早发糖尿病、甲状腺炎、溶血性贫血、血小板减少症、湿疹	XL	Forkhead box 蛋白3(FOXP3)缺陷,其编码 T 细胞转录因子

XL:X 连锁遗传;AR:常染色体隐性遗传;AD:常染色体显性遗传;CTL:细胞毒性 T 细胞;LYST:溶酶体转运调节因子;RAB27A:RAS 癌基因家族成员;AP3B1:过继-相关蛋白复合物 3 的 beta-I 亚单位;PRF1:穿孔素 1,STX11:突触融合蛋白 11(syntaxin 11);丝氨酸同源 2 区 DIA,SLAM(信息传递淋巴细胞活化分子)相关蛋白,SAP:双阴性 T 细胞:CD4$^-$CD8$^-$T 细胞;XIAP:X 连锁凋亡抑制因子 3,baeulo 病毒 IAP 重复成分 4(IAP=CD47)G,是一类新的与 B 细胞存活和 Ig 同种型转换有关的受Ⅳ配体网络;Fas:肿瘤坏死因子受体超家族第 6 成员(TNFRSF6,即 Fas);FasL:肿瘤坏死因子超家族第 6 成员(TNFSF6,即 CD95 配体或 Fas 配体);CASP:凋亡相关半胱氨酸肽酶(caspase);APECED:自身免疫性多内分泌病伴念珠菌病和外胚层发育不良;AIRE:自身免疫调控因子;Tr:CD4$^+$CD25$^+$FOXP3$^+$调节性 T 细胞;FOXP3:叉头盒 P3。

附表 5　吞噬细胞数目、功能先天性缺陷

疾病	受累的细胞	受累的功能	相关表现	遗传类型	基因缺陷/推测的发病机制
1. 严重中性细胞减少症 Ⅰ	N	骨髓分化	骨髓发育不良亚型	AD	ELA2:弹性酶运输异常
2. 严重中性细胞减少症 Ⅱ	N	骨髓分化	B/T 淋巴细胞减少症	AD	GFI1:弹性酶表达
3. 严重中性细胞减少症 Ⅲ	N	骨髓分化	耐 G-CSF 的中性粒细胞减少症	AD	G-CSFR
4. Kostmann 综合征	N	骨髓分化		AR	未知
5. 周期性中性粒细胞减少症	N	?	其他白细胞和血小板变化	AD	ELA2:弹性酶运输异常
6. X 连锁中性粒细胞减少症/骨髓发育不良	N+M	?	单核细胞减少症	XL	WASP:肌动蛋白细胞骨架调节因子(失去自身抑制)
7. p14 缺陷	N+L+黑色素细胞	体内生物发生能力	中性粒细胞减少,NK 减少,部分白化病,生长障碍	AR	MAPBP 相互作用蛋白:内含体接头蛋白 14
8. 白细胞黏附缺陷Ⅰ型	N+M L+NK	黏附趋化性,吞噬性, T/NK 细胞细胞毒性	脐带脱落延迟、皮肤溃疡、牙周炎、白细胞增多	AR	INTG2:黏附蛋白
9. 白细胞黏附缺陷Ⅱ型	N+M	滚动黏附性	白细胞黏附缺陷(LAD)1 型的特点加上 hh 血型和智力发育延迟	AR	岩藻糖运载体 1(FUCT1)GDP-岩藻糖运载体

续表

疾病	受累的细胞	受累的功能	相关表现	遗传类型	基因缺陷/推测的发病机制
10. 白细胞黏附缺陷Ⅲ型	N+M L+NK	黏附	LAD1 型的特点加上出血倾向	AR	整合素 Rap-1 活化缺陷
11. Rac2 缺陷	N	黏附趋化性，O_2^- 产生	伤口愈合差、白细胞增多	AD	RAC2:肌动蛋白细胞骨架调节
12. β 肌动蛋白缺陷	N+M	运动性	智力发育延迟、矮身材	AD	ACTB:细胞浆肌动蛋白
13. 局限性青少年牙周炎	N	甲酰肽诱导的趋化性	仅有牙周炎	AR	FPR1:趋化因子受体
14. Papillon-Lefèvre 综合征	N+M	趋化性	牙周炎、掌跖过度角化	AR	CTSC:丝氨酸蛋白酶中的组织蛋白酶 C 活化
15. 特异性颗粒缺陷	N	趋化性	中性粒细胞有两叶核	AR	C/EBPE:髓样转录因子
16. Shwachman-Diamond 综合征	N	趋化性	全血细胞减少、胰腺功能不全、软骨发育不良	AR	Schwachman-Bodan-Diamond 综合征 (SBDS)
17. X 连锁慢性肉芽肿病(CGD)	N+M	杀伤性(O_2^- 产生缺陷)	亚组: McLeod 表型	XL	CYBB:电子传递蛋白 (gp91phox)
18～20. 常染色体 CGDs	N+M	杀伤性(O_2^- 产生缺陷)		AR	CYBA:电子传递蛋白(p22phox) NCF1:衔接蛋白 (p47phox) NCF2:活化蛋白 (p67phox)
21. N G6PD 缺陷	N+M	杀伤性(O_2^- 产生缺陷)	溶血性贫血	XL	G-6PD:NADPH 产生
22. IL-12 和 IL-23 受体 β1 链缺陷	L+NK	IFN-γ 分泌	易感染分枝杆菌和沙门菌	AR	IL-12Rβ1: IL-12 和 IL-23 受体 β1 链
23. IL-12p40 缺陷	M	IFN-γ 分泌	易感染分枝杆菌和沙门菌	AR	IL12/IL23 IL-12p40 亚单位: IL12/IL23 产生
24. IFN-γ 受体 1 缺陷	M+L	IFN-γ 结合和信号转导	易感染分枝杆菌和沙门菌	AR, AD*	IFN-γR1: IFN-γR 结合链
25. IFN-γ 受体 2 缺陷	M+L	FN-γ 信号转导	易感染分枝杆菌和沙门菌	AR	IFN-γR2: IFN-γR 信号传导链
26. STAT1 缺陷Ⅰ型	M+L	IFN-α/β/γ 信号转导	易感染分枝杆菌和沙门菌	AR	信号传导子及转录激活子 1 (STAT1)

续表

疾病	受累的细胞	受累的功能	相关表现	遗传类型	基因缺陷/推测的发病机制
27. STAT1 缺陷Ⅱ型		IFN-γ 信号传导	易感染分枝杆菌和沙门菌	AD*	STAT1

XL：X 连锁遗传；AR：常染色体隐性遗传；AD：常染色体显性遗传；ELA2：中性粒细胞弹力酶 2；GFI1：锌指蛋白，参与转录调控和淋巴瘤形成；G-CSF：粒细胞集落刺激因子；C-CSFR：粒细胞集落刺激因子受体；WASP：WAS 蛋白；HAXl：HCLS1 关联蛋白 x-1；ITGB2：白细胞整合素 β2；FUCT1：岩藻糖酶调节剂，溶质携带分子家族 35；RAC2：ras 相关 C3 肉毒杆菌毒素底物 2；ACTB：beta 肌动蛋白基因；FPR1：甲基肽受体 1；C/EBPE：CCAAT/增强子结合蛋白 e；SBDS：Sh-wachman-Bodian-Diamond 综合征；CYBB：细胞色素 b-245，alpha 多肽；CYBA：细胞色素 b-245，beta 多肽；NCF：中性粒细胞浆因子；STAT1：信号传导及转录活化因子 1。

附表 6　天然免疫缺陷

疾病	受累的细胞	受累的功能	相关表现	遗传类型	基因缺陷
1. 无汗性外胚层发育不良伴免疫缺陷（EDAID）	L、单核细胞	核因子-κB（NF-κB）信号通路	无汗性外胚层发育不良、特异性抗体缺陷（缺乏针对多糖抗原的抗体应答）、多种感染（分枝杆菌核化脓菌）	XR	NF-κB 必需调节因子（NEMO）
2. EDA ID	L、单核细胞	NF-κB 信号通路	无汗性外胚层发育不良＋T 细胞缺陷＋多种感染	AD	IKBA
3. IL-1 受体相关激酶 4（IRAK4）缺陷	L、单核细胞	Toll 和 IL-1 受体（TIR）- I-RAK 信号通路	细菌感染（化脓菌）	AR	RAK4
4. WHIM（疣，低丙种球蛋白血症，感染，先天性骨髓粒细胞缺乏症）综合征	粒细胞＋L	CXCR4 趋化因子受体对其配体 CX-CL12 间质来源的因子 1（SDF-1）反应增高	低丙种球蛋白血症、B 细胞数减少、中性粒细胞计数显著降低、疣/HPV 感染	AD	CXCR4
5. 疣状表皮发育不良	角质细胞	？	人乳头瘤病毒（B1 组）感染和皮肤癌	AR	疣状表皮发育不良（EVER1），EVER2
6. 单纯疱疹病毒脑炎（Ⅰ）	中枢神经系统固有细胞，上皮细胞，白细胞	UNC-93B 蛋白依赖的 IFN-α、IFN-β、IFN-γ 产生能力	单纯疱疹病毒-1 感染导致脑炎和脑膜炎	AR	UNC93B1 基因突变
7. 单纯疱疹病毒脑炎（Ⅱ）	中枢神经系统固有细胞，上皮细胞，树突细胞，细胞毒性淋巴细胞	TLR3 依赖的 IFN-α、IFN-β、IFN-γ 产生能力	单纯疱疹病毒-1 感染导致脑炎和脑膜炎	AD	Toll 样受体 3 基因突变

XL：X 连锁遗传；AR：常染色体隐性遗传；AD：常染色体显性遗传；NF-κB：核转录因子-κB，NEMO 或 IKBKG：B 细胞

κ轻链4基因增强因子抑制剂,激酶;IKBA:B细胞κ轻链4基因增强因子抑制剂 or;TIR:ToLL/IL-I受体;IRAK4:IL-1受体相关激酶4,是Toll样受体信号通路中的信号转导蛋白;CXCR4:CXC趋化因子受体4;WHIM:疣-低丙种球蛋白血症-感染-骨髓粒细胞无效增生综合征;CXCL12:基质细胞衍化因子1,SDF-1;EVER1/2:疣状表皮发育不良基因1/2,现分别命名为TMC6,TMC8,为跨膜通道样蛋白基因;UNC-93B:unc-93 homolog B1,内质网膜蛋白成分,参与Toll样受体3、7、9、13的信息传递;TLR3:Toll样受体3。

附表7 自身炎性反应性疾病

疾病	受累的细胞	受累的功能	相关表现	遗传类型	基因缺陷
1. 家族性地中海热(MEFV)	成熟的粒细胞,细胞因子活化的单核细胞	浆膜损伤后pyrin蛋白产生减少,该蛋白诱导IL-1加工和炎性反应	反复发热、浆膜炎、对秋水仙碱有炎性反应、易发生血管炎和炎性肠病	AR	编码pyrin蛋白的MEFV基因缺陷
2. TNF受体相关的周期性综合征(TRAPS)	多形核细胞(PMNs)、单核细胞	相对分子质量为55的TNF受体突变导致TNF结合的可溶性细胞因子受体减少	反复发热、浆膜炎、皮疹和眼睛或关节炎性反应	AD	TNFRSF1A基因突变
3. 高IgD综合征		甲羟戊酸激酶缺陷影响胆固醇合成;未知发病机制	周期性发热和白细胞增多、IgD水平升高	AR	MVK基因突变
4. Muckle-Wells综合征	PMNs、单核细胞	Cryopyrin蛋白缺陷,该蛋白参与白细胞凋亡和NF-κB信号转导和IL-1加工	荨麻疹、感觉神经性耳聋(SNHL)、淀粉样变性、对IL-1R/拮抗剂(阿那白滞素)有反应	AD	CIAS1(也称PYPAF1或NALP3)
5. 家族性冷自身炎性反应综合征 *	PMNs、单核细胞	同上	非瘙痒性荨麻疹、关节炎、寒战、发热和暴露于冷刺激后白细胞增多、对IL-1R/拮抗剂(阿那白滞素)有反应	AD	CIAS1
6. 新生儿起病的多系统炎性反应(NOMID)或慢性婴儿期神经、皮肤和关节综合征(CINCA) *	PMNs、软骨细胞	同上	新生儿发生的皮疹、慢性脑膜炎、腺病伴发热和对IL-1R/拮抗剂(阿那白滞素)的炎性反应	AD	CIAS1
7. 化脓性无菌性关节炎、脓皮病性坏疽、痤疮(PAPA)综合征	造血组织,上调活化T细胞	肌动蛋白重组障碍导致炎性反应中生理性信号转导受损	破坏性关节炎、炎性皮疹、肌炎	AD	PSTP IP1(也称C2BP1)

续表

疾病	受累的细胞	受累的功能	相关表现	遗传类型	基因缺陷
8. Blau 综合征	单核细胞	CARD15 核酸结合位点突变,可能阻碍了与脂多糖和 NF-κB 信号转导途径的相互作用	眼葡萄膜炎、肉芽肿性滑膜炎、屈曲指、皮疹和脑神经病变;30% 患者患 Crohn 病	AD	NOD2(也称 CARD15)
9. Majeed 综合征	中性粒细胞,骨髓细胞	未知	慢性反复多灶性骨髓炎和先天性红细胞性贫血,皮肤炎症疾病	AR	LP1N2 基因突变

XL:X 连锁遗传;AR:常染色体隐性遗传;AD:常染色体显性遗传;Caspase:凋亡相关半胱氨酸肽酶;TNFRSF1A:肿瘤坏死因子受体超家族成员 IA;MVK:甲羟戊酸激酶;TNFR:肿瘤坏死因子受体;CIAS:冷自身炎症反应综合征;ASC:具有半胱天冬氨酸酶招募结构域的凋亡相关斑点样蛋白;CARD:半胱天冬氨酸酶招募结构域;NOD2:核苷酸结合寡聚结构域蛋白 2;Majeed 综合征:慢性复发性多灶性骨髓炎伴先天性红细胞生成障碍性贫血;LP1N2:lipin2。＊这 3 种综合征均与类似的 CIAS1 突变有关;每个患者表现取决于其他基因的修饰效应和环境因素。

附表 8　补体缺陷

疾病	功能缺陷	相关表现	遗传类型	基因缺陷
1. C1q 缺陷	补体缺乏溶血活性,膜攻击复合物(MAC)＊缺陷;免疫复合物清除障碍;凋亡细胞清除障碍	SLE 样综合征、风湿样疾病、感染	AR	C1q
2. C1r 缺陷＊	补体缺乏溶血活性,MAC 缺陷;免疫复合物清除障碍	SLE 样综合征、风湿样疾病、感染	AR	C1r＊
3. C1s 缺陷＊	补体缺乏溶血活性	SLE 样综合征、多种自身免疫性疾病	AR	C1s＊
4. C4 缺陷	补体缺乏溶血活性,MAC 缺陷;免疫复合物清除障碍;体液免疫缺陷	SLE 样综合征、风湿样疾病、感染	AR	C4
5. C2 缺陷△	补体缺乏溶血活性,MAC 缺陷;免疫复合物清除障碍	SLE 样综合征、血管炎、多发性肌炎、化脓性感染	AR	C2＊
6. C3 缺陷	补体缺乏溶血活性,MAC 缺陷;免疫复合物清除障碍;体液免疫缺陷	反复化脓性感染	AR	C3
7. C5 缺陷	补体缺乏溶血活性,MAC 缺陷;杀菌活力缺陷	奈瑟菌感染、SLE	AR	C5
8. C6 缺陷	补体缺乏溶血活性,MAC 缺陷;杀菌活力缺陷	奈瑟菌感染、SLE	AR	C6

续表

疾病	功能缺陷	相关表现	遗传类型	基因缺陷
9. C7 缺陷	补体缺乏溶血活性，MAC 缺陷；杀菌活力缺陷	奈瑟菌感染、SLE、血管炎	AR	C7
10. C8a 缺陷○	补体缺乏溶血活性，MAC 缺陷；杀菌活力缺陷	奈瑟菌感染、SLE	AR	C8a
11. C8b 缺陷	补体缺乏溶血活性，MAC 缺陷；杀菌活力缺陷	奈瑟菌感染、SLE	AR	C8b
12. C9 缺陷	补体溶血活性降低，MAC 缺陷；杀菌活力缺陷	奈瑟菌感染#	AR	C9
13. C1 抑制物缺陷	补体途径自发性活化伴 C4/C2 消耗；关联系统的自发性活化伴高分子量激肽原产生缓激肽	遗传性血管水肿	AD	C1 抑制
14. I 因子缺陷	补体旁路途径自发性活化伴 C3 消耗	反复化脓性感染	AR	I 因子
15. H 因子缺陷	补体旁路途径自发性活化伴 C3 消耗	溶血尿毒综合征、膜增生性肾小球肾炎	AR	H 因子
16. D 因子缺陷	补体旁路途径溶血活性缺乏	奈瑟菌感染	AR	D 因子
17. 备解素缺陷	补体旁路途径溶血活性缺乏	奈瑟菌感染	XL	备解素
18. MBP 缺陷▲	甘露糖识别缺陷；凝集素途径溶血活性缺陷	低外显率化脓性感染，绝大多数无症状	AR	MBP▲
19. MASP2 缺陷●	凝集素途径溶血活性缺乏	SLE 综合征、化脓性感染	AR	MASP2
20. C3 受体缺陷	见附表 5 的 1 型 LAD		AR	整合素 β2
21. 膜辅助因子蛋白（MCP, CD46）缺陷	补体旁路途径的抑制物 C3b 结合减少	膜增生性肾小球肾炎，非典型溶血尿毒综合征	AD	MCP
22. 膜攻击复合物（MAC）抑制物（CD59）缺陷	极易发生补体介导的溶血反应	溶血性贫血，血栓形成	AR	CD59
23. 阵发性夜间血红蛋白尿	补体介导的溶血	溶血性贫血	获得性 X 连锁突变	磷脂酰肌醇聚糖 A

XL：X 连锁遗传；AB：常染色体隐性遗传；AD：常染色体显性遗传；MAC：膜攻击复合物；MASP2：甘露聚糖结合植物血凝集素丝氨酸肽酶；PIGA：磷脂酰糖苷锚定生物合成基因 A 级；MBP：甘露糖结合蛋白；ITGB2：白细胞整合素 β2；MCP：D46，补体调节蛋白；CD59：膜溶解抑制物 C。

附表 9　已明确的原发性免疫缺陷病单基因突变

X 连锁疾病	基因定位
XL 慢性肉芽肿病	Xp21
湿疹血小板减少伴免疫缺陷	Xp11
备解素缺陷	Xp21

续表

X 连锁疾病	基因定位
XL 严重联合免疫缺陷病	Xq13
XL 无丙种球蛋白血症	Xq22
XL 淋巴增殖综合征	Xq25
XL 高 IgM 血症(CD40 配体)	Xq27
常染色体隐性遗传疾病	
AR 慢性肉芽肿病 p22phox/P47 phox/P67 phox	16q24(6%)/7q11.23(33%)/1q25(5%)
腺苷脱氧酶缺乏症	20q13.11
嘌呤核甘磷酸酶缺乏症	14q13.1
毛细血管扩张共济失调综合征	11q22~23(97%)
白细胞黏附分子缺陷-1(CD18)	21q22.3
HLA2 类缺陷(C11TA)	16q
其他疾病	
C1 酯酶缺陷	11q11
胸腺发育不全	22q11.2(90%)
Ig 重链缺失	14q32.3
κ 链缺陷	2p11

（陈　星）

参 考 文 献

Ariga T. 2006. Gene therapy for primary immunodeficiency diseases: recent progress and misgivings. Curr Pharm Des,12 (5):549-556.

Cunningham Rundles C, Fleisher T, Markert ML,et al. 2006. New developments in primary immunodeficiencies: Report on the 2006 CIS Primary Immunodeficiency Diseases Consortium Conference. Clin Immunol,121(3):369-371.

Fischer A. 2007. Human primary immunodeficiency diseases. Immunity,27(6):835-845.

Geha RS, Notarangelo LD,Casanova JL,et al. 2007. International Union of Immunological Societies Primary Immunodeficiency Diseases Classification Committee. Primary immunodeficiency diseases: an update from the International Union of Immunological Societies Primary Immunodeficiency Diseases Classification Committee. J Allergy Clin Immunol,120 (4):776-794.

Kirkpatrick P, Riminton S. 2007. Primary immunodeficiency diseases in Australia and New Zealand. J Clin Immunol,27 (5):517-524.

Lim DL, Thong BY, Ho SY, et al. 2003. Primary immunodeficiency diseases in Singapore—the last 11 years. Singapore Med J,44(11):579-586.

Notarangelo L, Casanova JL, Fischer A, et al. 2004. International Union of Immunological Societies Primary Immunodeficiency diseases classification committee. Primary immunodeficiency diseases: an update. J Allergy Clin Immunol,114 (3):677-687.

Tsuji Y, Imai K, Kajiwara M,et al. 2006. Hematopoietic stem cell transplantation for 30 patients with primary immunodeficiency diseases: 20 years experience of a single team. Bone Marrow Transplant,37(5):469-477.

WHO SG. 1992. Primary immunodeficiency disease-report of a WHO scientific group. Immunodeficien Rev,3 :195-236.

第三十六章 B细胞免疫缺陷病

B细胞免疫缺陷病以免疫球蛋白水平的降低或缺失为主要特征,常因B细胞发育、分化和增殖受阻或Th细胞功能异常,引起抗体合成或分泌障碍。免疫球蛋白缺乏可以是某一类或亚类,甚至是全部五种Ig的缺乏,一般可分为3种类型:①各类免疫球蛋白均缺陷。②选择性缺乏某类或某亚类免疫球蛋白。③总血清免疫球蛋白量正常或稍低,但特异性抗体反应低下。常见的B细胞免疫缺陷病见表36-1。

表 36-1 常见的 B 细胞免疫缺陷病

疾病	B细胞	Ig	遗传方式	基因缺陷	发病机制
X连锁无丙种球蛋白血症	缺如或很低	IgG、IgA、IgM均降低	X连锁	Btk	B细胞发育障碍
普通变异型免疫缺陷病(CVID)	≥1%	IgG、IgA降低,IgM正常或升高	不清	不清,与ICOS、TACI等有关,杂合子、多形态等	B细胞功能障碍
高IgM综合征	正常	高IgM,IgG和IgA降低	X连锁 AR AR AR	CD40L CD40 AID UNG	T细胞辅助障碍
选择性IgG亚类缺陷伴或不伴IgA缺陷	正常	正常	不清	不清	不清
特异性抗体缺陷	正常	正常	不清	不清	不清

第一节 X 连锁无丙种球蛋白血症

X连锁无丙种球蛋白血症(X-linked agamaglobulinemia,XLA)是人类B细胞系列发育障碍引起的原发性免疫缺陷病,为原发性B细胞缺陷的典型代表,其病因是由于Bruton酪氨酸激酶(Btk)基因突变所致。1952年Bruton首先报道本病,临床特征为自幼发现反复严重的细菌感染和血清免疫球蛋白显著减少甚至几乎检测不到免疫球蛋白。

【流行病学】

发病率为(0.5~1)/10万,该病为男性发病,女性携带,但也有男性携带者不发病的报道。女性发病的基因病变位点和男性患者不一样。截止到2005年底已经报道的Btk有768种突变类型。近年在我国各地陆续发现散发病例。

【免疫病理】

本病为X连锁遗传性疾病,分子遗传学基础为Btk基因突变。该基因位于Xq21.3—q22。Btk基因由659个氨基酸组或,分子质量为77kDa,长度为37kb,包括19个外显子,5个编码蛋白功能区,属胞浆酶氨酸激酶家族。

Btk基因突变形式依次为错义点突变、无义点突变、移码缺失、插入移码、完全缺失等,但均导致B细胞发育障碍。女性发生无丙种球蛋白血症的Btk基因无突变或缺失,为常染色体隐性遗传形式。其基因型与临床表型之间不一定存在严格一致的关系。

【组织病理】

外周血白细胞总数可在正常范围,淋巴细胞数量正常或轻度下降,成熟$CD19^+$B细胞缺如,T细胞数量和功能均正常。浅表淋巴结活检无淋巴滤泡和生发中心,浆细胞缺如。扁桃体发育差,直肠黏膜活检发现固有层中浆细胞缺如。

【临床表现】

该病几乎只见于男孩,多于5岁以内发病,多半有家族史。由于母体IgG可通过胎盘进入胎儿血液循环,患者一般于出生后数月内可不出现任何症状,50％于生后4～12个月开始出现感染症状。

1. 感染

反复严重的细菌性感染是最突出的临床表现,多见化脓性荚膜细菌,如溶血性链球菌、嗜血性流感杆菌、金黄色葡萄球菌和假单胞菌属感染。感染部位有呼吸道、骨髓、脑膜及关节等。患儿对结核菌的易感性无增高,对革兰阴性杆菌如致病性大肠杆菌、绿脓杆菌、变形杆菌、沙雷菌等的易感性明显增高,易发急、慢性肠道感染、消化不良、腹泻等。反复或慢性感染常引起患儿体弱、发育不良、生活能力下降和营养不良等。

患儿对一般病毒的抵抗能力尚好,但对某些肠道病毒,如埃可病毒、柯萨奇病毒及脊髓灰质炎病毒的抵抗能力甚差。患儿口服脊髓灰质炎活疫苗可引起肢体瘫痪。严重的埃可病毒或柯萨奇病毒感染屡有报道。可见到侵及皮肤、皮下组织、肌肉、心脏、肝脏,中枢神经系统呈慢性进行性脑膜脑炎、心肌炎和慢性肝炎等,也可发生皮肌炎样综合征。

2. 其他过敏性、风湿病和自身免疫性疾病

如自身免疫溶血性贫血、类风湿关节炎、免疫性中性粒细胞减少、炎性肠病、吸收不良综合征和淀粉样变性。

【辅助检查】

1. 免疫球蛋白

患儿血清免疫球蛋白总量多数不超过200～250mg/dl,IgG低于100mg/dl,IgM和IgA微量或测不出。血清IgG在多数患儿可能完全测不到。

2. 抗体

同种红细胞凝集素(抗A及抗B血型抗体)缺如,特异性抗体反应缺乏。疫苗接种后不能产生相应的抗体,肺炎链球菌、流感嗜血杆菌等疫苗接种后检测不到特异性抗体。

噬菌体Φx174应答试验对该病的早期诊断具有重要意义。正常人在静脉注射噬菌体4天内可发生免疫应答,但患儿在注射10天或更长的时间血清仍不存在特异性抗Φx174抗体,或仅能测出微量IgM抗体。

3. 产前基因检查

检查羊水细胞判断其性别,如为男性可进一步检查羊水或脐带血B细胞数量,预测胎儿是

否患病。可采用 DNA 序列测定检出 Btk 基因突变。

【诊断与鉴别诊断】

1. XLA 诊断标准

根据泛美免疫缺陷病组（PAGID）和欧洲免疫缺陷病协会（ESID）1999 年制定的诊断标准如下：

(1) 明确诊断标准：男性患者 CD19⁺ B 细胞＜2%，符合以下至少一项：①Btk 基因突变；②Northern blotting 检测白细胞缺乏 Btk mRNA；③单核细胞或血小板缺乏 Btk 蛋白；④表兄、舅舅或母系侄子 CD19⁺ B 细胞＜2%。

(2) 可以诊断标准：男性患者 CD19⁺ B 细胞＜2%，并符合以下所有标准：①生后 5 年内表现为反复细菌感染；②血清 IgG、IgA 和 IgM 水平低于正常同龄 2 个标准差以上；③缺乏同种血凝素和（或）对免疫应答减低；④排除其他可导致低丙种球蛋白血症的原因。

(3) 可能诊断标准：男性患者 CD19⁺ B 细胞＜2%，排除其他可致低丙球血症的原因，并符合以下至少一项：①生后 5 年表现为反复细菌感染；②血清 IgG、IgA 和 IgM 水平低于同龄 2 个标准差以上；③缺乏同种血凝素。

XLA 多于 5 岁以内发病。亦有成人呈轻度感染在侄子或外孙诊断为 XLA 后才发现低丙种球蛋白血症的报道。其感染严重程度并不足以启动免疫学筛查，但有外周血 B 细胞低下，具有 Btk 基因突变，既往多有反复或持续鼻窦炎，单次或多次肺炎，部分患者未用 IVIG 治疗仍能正常生活。

2. 鉴别诊断

(1) 婴儿生理性低丙种球蛋白状态：正常情况下，来自母体的 IgG 于生后 6～18 个月逐渐因分解代谢而降低，而此时婴儿自身合成免疫球蛋白的能力还不足，故血清 IgG、IgA 和 IgM 水平均较正常生理值及年长儿低。如 1 岁时血清 IgG 仅为成人的 60%，IgM 为 75%，IgA 为 20%。此种暂时性免疫球蛋白偏低属于生理范畴无病理意义。这种情况的血清 Ig 不低于 350mg/dl，能与 XLA 相鉴别。个别可疑病例，应于 3 个月后复查血清免疫球蛋白，有明显上升趋势，也可排除 XLA。

(2) 婴儿暂时性低丙种球蛋白血症：婴儿暂时性低丙种球蛋白血症的血清总 Ig 水平不低于 300mg/d，IgG 不低于 200mg/dl，IgM 和 IgA 含量接近同龄正常婴儿水平。免疫球蛋白一般于生后 18～30 个月时自然恢复正常，而且临床症状较轻。淋巴结或直肠黏膜活检发现淋巴滤泡和生发中心的发育良好。

(3) 严重联合免疫缺陷病：严重联合免疫缺陷病（SCID）的发病年龄较 XLA 更早，多于出生后不久即开始发病，表现为各种细菌性、病毒性或真菌性感染；外周血 T 细胞和 B 细胞数量均显著减低，三种免疫球蛋白均降低或检测不到。T 细胞功能严重缺陷，全身淋巴组织发育不良，胸腺甚小且缺乏胸腺小体。预后比 XLA 更差，如不及时有效治疗如骨髓移植，多于生后数月后死亡。

【治疗】

1. 丙球替代治疗

(1) 成分：从 3000～160 000 健康献血员血浆中提取制备的人多克隆抗体球蛋白，可保证抗体谱的完整性。主要为 IgG 约占 95%～99%，微量 IgA、IgM、IgE 和 IgD。针对病原体和抗原具有广泛的抗体谱，是抗体缺陷替代治疗关键药物。免疫球蛋白经过酶切和酸化去除重链，几乎没有了抗原性，同时能对病毒灭活，包括乙丙型肝炎和 HIV 等。

（2）应用指征：FDA 批准 IVIG 用于 ITP、PID、SID、儿童 HIV 感染、川崎病、GVHD 和 BMT 受者感染。诊断为 XLA 的婴儿，从生后 10～12 周开始即可使用 IVIG，延迟诊断和过晚丙球替代治疗可明显加重预后。

（3）制剂和用法：静脉和皮下注射。静脉每月输注 IVIG，300～600mg/kg，维持血清 IgG 水平在 4～5g/L，效果较好。应该在专科医生指导下剂量个体化，严重肺部感染或预防支气管扩张可能需更大剂量。

2. 免疫球蛋白替代治疗风险

（1）输注风险：输注相关的毒副反应，如发热、头痛、乏力、皮疹、无菌性脑膜炎等，随着制造工艺的不断改善，输注反应已明显减少。某些 IVIG 产品输注反应仍明显，即刻不良反应 10.3%，延迟副反应 41.4%，最常见表现为头痛，反复输注者明显。

（2）血源性病毒传播风险：1994 年曾因 IVIG 使用导致爆发丙型肝炎病毒，为药物制备过程污染。

【预后】

在抗生素和丙种球蛋白使用以前，XLA 的预后恶劣，患儿很少能度过幼儿期。近年随着免疫学技术的快速发展和使人们对该病认识的提高，早期诊断和常规使用 IVIG 替代治疗使本病的预后大为改观。未经正规 IVIG 治疗重症者，均已死亡。其中大约 50% 以上有慢性肺部感染，阻塞性肺部疾病或肺源性心脏病。慢性播散性肠道病毒感染者也不少见。2% 的病例因淋巴网状组织恶性肿瘤而死亡。

第二节　普通变异型免疫缺陷病

普通变异型免疫缺陷病（common variable immunodeficiency，CVID）是主要影响抗体合成的 PID。临床表现为反复细菌性感染，缺乏特异性抗体反应，血清各类免疫球蛋白含量均低，外周血 B 细胞正常或略减少，T 细胞免疫功能有程度不同的缺陷。

【流行病学】

发病率较高，在美国为 1/50 000～1/10 000，欧洲为 1/100 000。可发生于任何年龄，多数起病于婴幼儿或青春期。本病有家族发病倾向，高发家族多同时有 IgA 缺乏，低丙种球蛋白血症或无丙种球蛋白血症患者。患病率不详。

【免疫病理】

1. 分子遗传学机制

CVID 基因缺陷可能在第 6、9、18 对染色体上，部分为常染色体隐性遗传，有些亦无明确遗传背景，推测可能与基因突变有关。

2. T、B 细胞缺陷

多数患者 B 细胞不完全分泌免疫球蛋白，但外周血和淋巴组织中 B 细胞数量基本正常。部分 CVID 病例的 CD8$^+$ T 细胞增多, CD4$^+$ T 细胞减少, CD4$^+$/CD8$^+$ T 细胞比值下降。有些患儿 T 细胞分泌 IL-4 和 IL-6 增多, 表达 CD40L 下降。

【组织病理】

外周血和淋巴组织中 B 细胞数量正常。淋巴结肿大, 淋巴组织增生型镜下显示淋巴滤泡和网状细胞明显增生。淋巴组织增生不良型示淋巴结非胸腺依赖区滤泡发育不良。肠道淋巴组织呈结节状增生或缺乏淋巴滤泡和生发中心。小肠呈息肉样改变, 肠黏膜固有层浆细胞明显减少。

【临床表现】

1. 感染

常见的症状是反复细菌性局灶性感染, 如急慢性鼻窦炎、中耳炎、咽炎、气管炎和肺炎等。其程度不如 XLA 严重, 常呈慢性发病, 造成病变组织的器质性损害。部分肺、肝、脾和皮肤可形成干酪性肉芽肿。

2. 其他系统症状

常见的消化道症状包括慢性吸收不良综合征、脂肪泻、叶酸和维生素 B$_{12}$ 缺乏、乳糖不耐受症和小肠结节性淋巴组织增生。肠梨形鞭毛虫或细菌感染, 导致慢性腹泻或消化不良症状。中枢神经系统感染, 可致智力障碍, 肌张力增高, 视力或听力损害。少数 CVID 患者可出现淋巴结和脾肿大, 有时可误诊为淋巴瘤。易并发多种自身免疫性疾病, 如自身免疫性溶血性贫血、特发性血小板减少性紫癜、类风湿性关节炎、系统性红斑狼疮、皮肌炎等。并发恶性肿瘤的机会也较高。

【辅助检查】

1. 免疫球蛋白检测

血清免疫球蛋白含量都降低, 但一般不会低至 XLA 的水平。患者血清 IgG 总量多超过 300mg/dl, 血清 IgM 和 IgA 水平可很低。

2. 免疫应答

对各种抗原刺激缺乏免疫应答, 血清同种血凝素效价低下。

3. 外周血 B 细胞 T 细胞数量

大致正常或略减少, B 细胞表面标记正常, 部分患者 T 细胞亚群出现异常, CD4$^+$/CD8$^+$ T 细胞比值下降。

【诊断与鉴别诊断】

应排除其他 PID, 如 XLA、高 IgM 综合征和 SCID 等, 患者血清 IgG 含量一般不会低至 XLA 的水平。临床症状也较 XLA 轻, 可资鉴别。

【治疗】

CVID 的治疗与 XLA 基本相似, 以 IVIG 为主。皮下注射丙种球蛋白可用于对 IVIG 有不良反应者。合并自身免疫性疾病时, 可用糖皮质激素或其他免疫抑制剂。

【预后】

CVID 的预后较 XLA 好, 存活年龄长。

第三节　婴儿暂时性低丙种球蛋白血症

婴儿暂时性低丙种球蛋白血症(transient hypogammaglobulinemia)是一种自限性疾病,其多种或一种免疫球蛋白浓度暂时性低于同年龄两个标准差,二、三岁后多数患儿免疫球蛋白水平可达正常。

【流行病学】

尚缺乏大规模的流行病学调查资料,有报道发病率为 11/10 000。男女都可发生。

【免疫病理】

本病病因和发病机制不清。新生儿的免疫球蛋白大多从母体血经过胎盘传递,各种免疫球蛋白通过胎盘的量不同。婴儿出生后,随着年龄的增长,通过母体胎盘给予的 IgG 逐渐下降,而自身合成不足,在出生 3、4 月时达生理性低限,随后逐渐上升至一、二岁后逐渐达到正常水平。推测部分婴儿暂时性低丙种球蛋白血症可能与小儿产生免疫球蛋白的能力存在个体差异有关。本病多数患儿的 B 细胞对不同细胞因子反应异常,B 细胞数量基本正常。

【组织病理】

循环 B 细胞数正常,淋巴结见正常生发中心。

【临床表现】

患儿发生感染的机会明显较正常儿增多,但并不危重,常见反复上呼吸道感染、中耳炎、皮炎、腹泻和肺炎等。如果发生机会感染或严重危及生命的感染常提示不是本病,必须与其他严重免疫球蛋白缺陷相鉴别。

【诊断与鉴别诊断】

依据一种或多种免疫球蛋白浓度低于同年龄组两个标准差或血清 IgG 少于 2.5g/L,B 细胞、T 细胞数量基本正常,可考虑本病诊断。有报告 CD4[+] T 细胞数量可减少,可查到 Gm 抗体。注意与 XLA、SCID 鉴别,参见本章第一节。

【治疗】

支持治疗,治疗以预防和控制感染为主。对血清 IgG 很低的患儿,在免疫功能恢复正常之前,可适当给予丙种球蛋白治疗,但不宜长期替代治疗。

【预后】

本病预后良好,多在一岁半后自愈。二、三岁以后,即使免疫球蛋白仍未达到正常,亦不会有反复感染。

第四节　高 IgM 综合征

高 IgM 综合征(hyper-IgM syndrome,HIGM)是 CD40L 基因突变使得患者的 B 细胞不能产生除 IgM 之外其他类型的抗体分子,血清中 IgG 和 IgA 含量极低而 IgM 偏高。1961 年由 Rosen 等首次报道,是一种罕见的原发性免疫缺陷病。根据发病的分子机制的不同可将 HIGM 分成 HIGM1、HIGM2 和 HIGM3 三型。与 HIGM2 相比,HIGM1 与 HIGM3 在免疫学特征、临床表现方面更为相似,且不易鉴别。

【流行病学】

尚缺乏大规模的流行病学调查资料，患者以男性多见，后天获得性 HIGM 也有报道。

【免疫病理】

多为 X 染色体连锁遗传，个别为常染色体隐性或显性遗传。HIGM1 型是由于 X 染色体上 CD40L 基因突变所致，又称性联高 IgM 综合征。CD40L 基因位于 Xq26－q27，长 12kb。HIGM1 患者 CD40L 基因突变呈现出高度异质性，至今已报道有 100 多种 CD40L 基因突变。基因突变造成 T 细胞表面 CD40L 蛋白表达缺陷，造成 HIGM1 患者 B 细胞抗体类别转换障碍；B 细胞表面仅表达 IgM、IgD，B 细胞分化停留在 IgM 阶段，不能进一步分化成为可合成其他免疫球蛋白的浆细胞。HIGM2 是由于胞苷脱氨酶（AID）基因突变导致的常染色体隐性遗传的高 IgM 综合征；AID 是免疫球蛋白类别转换与体细胞高频突变所必需的。HIGM3 为常染色体隐性遗传的高 IgM 综合征，是由于 CD40 外显子基因突变导致细胞表面 CD40 分子表达缺失。

【组织病理】

扁桃体、颈部淋巴结肿大，肝脾肿大也可出现。淋巴结很少见到滤泡和生发中心，浆细胞也少见。

【临床表现】

HIGM 患者 1～2 岁发病，主要表现为反复细菌感染，如上呼吸道、肺部细菌感染和中耳炎等，频繁发生某些机会性感染，如卡氏肺囊虫、小隐孢子菌、鼠弓形虫等感染。自身免疫性疾病及恶性肿瘤发病率明显升高，各种胃肠肿瘤、肝癌、腺癌、胆管癌均可发生。与临床症状同时出现的有慢性或周期性中性粒细胞减少，2/3 患者可出现与中性粒细胞减少相关的口腔、直肠周围溃疡。也可见溶血性贫血、血小板减少、肾炎、关节炎。慢性腹泻、严重肝胆病变、硬化性胆管炎的发生常提示预后不良。HIGM2 患者诊断时年龄较大，贫血、血小板减少以及中性粒细胞减少相对少见，一般可呈现同种血凝素阳性。

【辅助检查】

外周血中表达 SIgM 及 SIgD 的成熟 B 细胞数量正常，但不表达活化 B 细胞。血清 IgM 增高或正常，对 TD-Ag（胸腺依赖抗原）仅有弱的 IgM 应答。IgG、IgA、IgE 均明显降低或缺乏，IgD 正常或增高。

【诊断与鉴别诊断】

临床表现为反复化脓性感染，患儿伴有血清 IgM 增高，IgG、IgA 水平下降可考虑 HIGM。可对 HIGM1 患者进行 CD40L 基因检测。

【治疗】

HIGM 患者有 20% 可生存约 30 年，75% 患者在病情进展中会出现肝脏并发症。静脉输注免疫球蛋白以及抗生素预防感染，可以明显减少致命性感染的发生，改善患者生存状况。但 IVIG 治疗不能减少患者肝脏、血液系统并发症的出现以及肿瘤的发生。异体骨髓移植（Allo-BMT）是治疗 HIGM 的有效手段。

第五节　选择性免疫球蛋白缺陷症

选择性免疫球蛋白亚类缺陷是某一种免疫球蛋白的减少，包括 IgG、IgA 和 IgM 缺陷。

【流行病学】

选择性 IgA 缺乏症(SIgAD)是原发性免疫缺陷病中发病率最高的一种,占原发性免疫缺陷病的 60% 以上。发病率为 1/3 000～1/223,各国发病率有很大差异;我国汉族人群中发病率为 1/2 600,日本发病率为 1/18 500。选择性 IgG 亚类缺乏是儿童期常见的免疫缺陷病之一,反复呼吸道感染患儿中的 IgG 亚类缺陷发病率为 20%～30%。在白种人中,儿童 IgG 亚类缺陷以 IgG2 缺陷为主;国内有学者报道我国儿童以 IgG3 缺陷多见。选择性 IgM 缺乏症发病率为 0.03%～1%,国内尚少见报道。

【免疫病理】

SIgAD 呈常染色体隐性或显性遗传。SIgAD 与 CVID 有共同的遗传学基础,SIgAD/CVID 的致病基因定位于 6 号染色体 HLA-DQ/DR 区域。IgA 或 IgA 亚类缺乏是由于第 14 号染色体的免疫球蛋白重链基因缺失所致。根据其铰链区氨基酸组成和重链二硫键的数目与位置的差别,IgG 可分为 IgG1～IgG4 四类,IgA 可分为 IgA1 和 IgA2 两类。选择性 IgM 缺乏症的发病机制尚不清楚,可能由于 T 辅助细胞功能缺陷或抑制 T 细胞功能亢进干扰了分泌 IgM 的 B 细胞分化,B 细胞本身也可能存在缺陷导致。T 细胞在部分患者正常,而在另一部分患者不正常。

【组织病理】

SIgAD 患者外周血成熟 B 淋巴细胞数量并不减少,淋巴组织中特别是扁桃体和胃肠道黏膜下淋巴细胞中分泌 IgA 的浆细胞缺乏。IgM 缺乏症病理检查可见外周淋巴组织,如淋巴结、脾的非胸腺依赖区发育不良,缺乏生发中心和淋巴滤泡;骨髓和淋巴结中浆细胞的数量并不减少,但缺乏分泌 IgM 的浆细胞。

【临床表现】

分泌型 IgA (SIgA)主要分布在黏膜表面和各种外分泌液中,有抗细菌、抗毒素、抗过敏的作用。血清中缺乏 IgA 使抗原与 IgE 结合的几率增加,肠道易吸收大分子食物蛋白,过敏反应发生率增高;故 SIgA 缺乏可发生感染、过敏、自身免疫性疾病等多种表现。多数患儿可无症状,也可自婴幼儿起出现反复呼吸道和消化道感染;以呼吸道、胃肠道、泌尿生殖道感染多见。致病细菌与其他类型抗体缺陷综合征相同,目前还没有证据表明患者对病毒极易感。胃肠道症状例如腹泻和吸收障碍常见。50% 合并自身免疫病,易发生过敏反应。输注含微量 IgA 的血制品,患者可产生 IgE 型抗 IgA 抗体,再次输注时产生严重过敏反应,甚至发生过敏性休克。恶性肿瘤发病率明显增高,包括肺癌,胃癌,结肠癌等。少部分患者可有智力障碍、癫痫等。部分 SIgAD 患者可进展为 CVID。

IgG 亚类缺陷最常见表现为反复呼吸道感染,包括支气管炎、肺炎、中耳炎、鼻窦炎。不同亚类 IgG 缺陷对不同病原体的易感性不同,IgG1、IgG3 亚类缺陷,对病毒和产生类毒素的细菌易感。IgG2 亚类缺陷,易发生肺炎链球菌、链球菌、b 型流感嗜血杆菌感染。儿童 IgG4 水平很低或检测不出,多数 IgG4 缺陷不会导致感染风险增加。一种 IgG 亚类缺乏时,其他 IgG 亚类可代偿增加;部分替代其功能,所以有部分 IgG 亚类缺乏患者可无临床症状。

IgM 缺乏症患儿易发生含有多糖抗原成分的病原体的严重感染,如肺炎球菌、流感嗜血杆菌、脑膜炎球菌等。另外,可出现异位性皮炎、播散性传染性软疣、脂溢性皮炎、慢性湿疹、反复的呼吸道感染、败血症、泌尿道感染。自身免疫性疾病如自身免疫性贫血和系统性红斑狼疮、Crohn's 病易发生。慢性腹泻、淋巴结增大、脾大常见。

【辅助检查】

当怀疑患者有 IgG 亚类缺陷时,应先测定 IgG、IgA、IgM 作为筛查实验,同时测定 IgG 亚类水平,有条件还应测定特异性 IgG 亚类抗体。IgG 亚类缺陷时血清 IgG 可正常、稍低或升高,但 IgG 亚类或抗原特异性 IgG 亚类抗体减少。在分析结果时一定要与同龄儿正常值进行比较才有意义。

【诊断与鉴别诊断】

IgA 缺乏症:Ammanm1980 年提出的诊断标准:①血清 IgA<0.05g/L;②其他各类免疫球蛋白正常;③可以有 T 细胞功能异常;④预防接种抗体反应正常。

IgG 亚类缺乏症:2 岁以上患儿出现一种或多种 IgG 亚类测定值低于同龄正常值 2SD 以下,或符合 2 岁以上小儿选择性 IgG 亚类缺陷值,结合临床表现可做出诊断。但需与选择性 IgA 缺乏症、普通变异型免疫缺陷病、共济失调-毛细血管扩张症、哮喘、过敏性紫癜等易引起 IgG 亚类缺陷的疾病相鉴别。

选择性 IgM 缺乏症定义为血清 IgM 小于 0.2g/L,而其他类别的免疫球蛋白水平正常。

【治疗】

1. IgA 缺乏症

主要针对伴发病治疗,控制感染,免疫抑制剂治疗自身免疫病。一般禁输含 IgA 的血制品,患者若需输血时应当选择 IgA 缺乏者提供的血制品。如用正常供者红细胞需经过 5 次洗涤(200 ml 容量)才能输注。

2. IgG 亚类缺乏症

以抗生素控制感染为主要措施,多数患者不需要进行静脉注射免疫球蛋白(IVIG)替代治疗。严重感染和对抗生素治疗无反应,才考虑给予 IVIG,每月 200~400mg/kg。多糖和蛋白质联合多价疫苗可提高抗体的产生,对减少感染有一定的好处。

3. IgM 缺乏症

可应用免疫球蛋白替代治疗,但因其中所含 IgM 量少且半衰期短(4~5 天),故不能提高血浆 IgM,对反复感染者可考虑使用新鲜冰冻血浆暂时补充 IgM,同时使用抗生素。

(董 静 陈 星 张源潮)

参 考 文 献

Aghamohammadi A, Parvaneh N, Rezaei N, et al. 2009. Clinical and laboratory findings in hyper-IgM syndrome with novel CD40L and AICDA mutations. J Clin Immunol,29(6):769-776.

Benjasupattananan P, Simasathein T, Vichyanond P, et al. 2009. Clinical characteristics and outcomes of primary immuno-deficiencies in Thai children: an 18-year experience from a tertiary care center. J Clin Immunol,29(3):357-364.

de la Morena MT, Gatti RA. 2010. A history of bone marrow transplantation. Immunol Allergy Clin North Am,30(1):1-15.

Fried AJ, Bonilla FA. 2009. Pathogenesis, diagnosis, and management of primary antibody deficiencies and infections. Clin Microbiol Rev,22(3):396-414.

Griffith LM, Cowan MJ, Notarangelo LD, et al. 2009. Improving cellular therapy for primary immune deficiency diseases: recognition, diagnosis, and management. J Allergy Clin Immunol,124(6):1152-1160.

Grumach AS, Duarte AJ, Bellinati-Pires R, et al. 1997. Brazilian report on primary immunodeficiencies in children: 166 cases studied over a follow-up time of 15 years. J Clin Immunol,17(4):340-345.

Hossny E，El-Awady H，El-Feky M，et al. 2009. Screening for B- and T-cell defects in Egyptian infants and children with suspected primary immunodeficiency. Med Sci Monit，15(5)，CR217-225.

Maas A，Hendriks RW. 2001. Role of Bruton's tyrosine kinase in B cell development. Dev Immunol，8(3-4)，171-181.

Notarangelo L，Casanova JL，Fischer A，et al. 2004. International Union of Immunological Societies Primary Immunodeficiency diseases classification committee. Primary immunodeficiency diseases，an update. J Allergy Clin Immunol，114 (3)，677-687.

Pandolfi F，Cianci R，Cammarota G，et al. 2010. Recent insights in primary immunodeficiency diseases，the role of T-lymphocytes and innate immunity. Ann Clin Lab Sci，40(1)，3-9.

Petrovic A，Dorsey M，Miotke J，et al. 2009. Hematopoietic stem cell transplantation for pediatric patients with primary immunodeficiency diseases at All Children's Hospital/University of South Florida. Immunol Res，44(1-3)，169-178.

Powell DJ Jr，Brennan AL，Zheng Z，et al. 2009. Efficient clinical-scale enrichment of lymphocytes for use in adoptive immunotherapy using a modified counterflow centrifugal elutriation program. Cytotherapy，11(7)，923-935.

Turvey SE，Bonilla FA，Junker AK. 2009. Primary immunodeficiency diseases，a practical guide for clinicians. Postgrad Med J，85(1010)，660-666.

Yong PL，Boyle J，Ballow M，et al. 2009. Use of intravenous immunoglobulin and adjunctive therapies in the treatment of primary immunodeficiencies A working group report of and study by the Primary Immunodeficiency Committee of the American Academy of Allergy Asthma and Immunology. Clin Immunol，135(2)，255～263.

第三十七章　T 细胞免疫缺陷病

第一节　先天胸腺发育不良

先天胸腺发育不良(congenital thymic hypoplasia)临床主要表现为胸腺发育不全、低钙血症、先天性心脏病和面部畸形,又称 DiGeorge 综合征(DGS),伴有甲状旁腺功能低下的细胞免疫缺陷或无胸腺症等。

【流行病学】

此病均为散发,故推测不是遗传缺陷所致,可能是胚胎环境异常造成,如母亲酗酒可能就是致病因素之一。患者无性别差异。

【免疫病理】

DGS 由病毒感染、中毒等因素引起第 3、4 对腮弓先天发育障碍,导致胸腺、甲状旁腺发育不全或不发育,常伴有心血管、颌面部、耳等发育畸形。染色体 22q11 存在基因缺失或突变。

【组织病理】

胸腺发育不良或缺如,有的结构正常但重量低于正常;有的皮质、髓质分界不清,无胸腺小体。有的患者无胸腺组织,仅残留少许纤维组织。有的胸腺易位到颈部或肺组织。淋巴结胸腺依赖区有淋巴细胞极少或缺乏,但非胸腺依赖区有淋巴滤泡和生发中心,有丰富的淋巴细胞和浆细胞。缺乏甲状旁腺。常有室间隔缺损、右位主动脉弓等心血管畸形。

【临床表现】

临床表现轻重与胸腺、甲状旁腺缺损程度有关。

1. 手足抽搐

由于甲状旁腺发育不良,出生 24～48h 后,即可发生低钙血症。反复发作手足抽筋,持续发作能引起窒息,脑缺氧可造成中枢神经系统损害。某些病儿随年龄增长,甲状旁腺功能有所代偿,症状可以缓解。

2. 反复感染

常有呼吸道感染、鹅口疮和腹泻等,亦可有中耳炎、肺炎、肾盂肾炎、败血症、脑膜炎等。其病原体以病毒、真菌、原虫等多见。由于反复感染,使发育迟缓、生活能力低下。

3. 免疫接种

病儿接种减毒活疫苗不能耐受,可发生严重感染,甚至导致死亡。

4. 特殊面容

大多数病儿高腭弓、低耳位、小下颌、鱼形嘴,还有眼距宽、腭裂、腭垂裂、耳郭切迹,说话有鼻音等。

5. 心血管畸形

可有一种或多种心血管畸形,如室间隔缺损、房间隔缺损、法洛四联症、大血管转位、右位主动脉弓、左位锁骨下动脉、右心室狭窄、肺动脉狭窄等,有的可有几种畸形。

6. 其他

可有食管狭窄、肛门闭锁、泌尿系统畸形(如特发性肾盂积水),较大病儿可有肾钙化或结石。还可有自身免疫病、过敏性疾病、恶性淋巴瘤、神经胶质瘤等。严重者除有细胞免疫和体液免疫功能障碍,出现类似严重联合免疫缺陷病的临床表现。

【辅助检查】

1. 甲状旁腺功能检查

呈血磷高、低钙血症,血钙<1.75mmol/L,甲状旁腺素降低,碱性磷酸酶正常。

2. 免疫功能检查

外周血淋巴细胞计数可低可高,T细胞绝对计数和百分率均明显减少,B细胞相对增高。T细胞功能明显降低,E-玫瑰花T细胞明显下降,CD4/CD8明显降低。迟发型变态反应皮肤试验阴性,T细胞对丝裂原反应降低。免疫球蛋白水平重症者可降低。B细胞形成特异性抗体能力降低。

3. 胸部 X 线及 CT 检查

可明确胸腺缺如,并可发现心血管畸形。

4. 淋巴结活检

可见胸腺依赖区(副皮质区)淋巴细胞明显减少,网状细胞增生。

【诊断】

凡具备本病四项临床表现及X线检查胸腺缺如、T细胞功能检查异常,即可诊断本病,其中甲状腺功能低下,T细胞功能不全为必备条件。

【治疗】

1. 控制感染

纠正低血钙,使用高效广谱抗生素。静脉注射葡萄糖酸钙,给予维生素D3万～30万U。可给予甲状旁腺素治疗手足抽搐。

2. 胸腺素治疗

可试用胸腺素治疗,1～2mg/kg肌内注射,每天一次。症状控制后,可改为1mg/kg,肌内注射,每周1次,长期维持。

3. 胸腺不发育者

可用10～14周龄人胚胸腺或胸腺上皮细胞移植,1～7天可建立细胞免疫功能,无效者可试用骨髓移植。

4. 对症治疗

如治疗心血管畸形及并发症,心力衰竭等。

5. 预防

忌用新鲜全血。可用经照射处理过的全血、血浆及其制品、防止发生 GVH 反应。应避免接种减毒活疫苗、以防出现严重副反应,防止感染的扩散。

【预后】

本病预后不良,多于生后 1 周内死于低钙血症。有的在 2 岁内死于感染。但较轻病例经治疗后 T 细胞功能可以得到恢复,甲状旁腺功能也可能自行恢复。经胚胎胸腺移植或胸腺素治疗,T 细胞功能可以恢复、感染可以得到控制,但甲状旁腺功能低下仍存在。反复持续抽搐,可造成神经发育障碍。有的可并发恶性淋巴瘤、过敏症和自身免疫病。有严重感染、先天性心脏病者预后较差。

第二节 X 连锁严重联合免疫缺陷病

X 连锁严重联合免疫缺陷病(severe combined immunodeficiency disease,SCID)是最常见的联合免疫缺陷病,属于 $T^- B^+$ 类型 SCID。

【流行病学】

严重联合免疫缺陷病发病率为 1/500 000~1/100 000。不同国家和地区报道 SCID 占原发性免疫缺陷病的 4.6%~20.8%不等。

【免疫病理】

X 连锁 SCID 是由于 IL-2、IL-4、IL-7、IL-9 和 IL-15 共同拥有的受体 γ 链 γC 基因突变引起。编码 XL-SCID 的基因位于 Xql2－q13.1。所有 XL-SCID 患儿都有 γC 基因突变,该突变具有多样性,至少有 135 种基因突变。XL-SCID 的表型是 IL-2、IL-4、IL-7、IL-9 和 IL-15 这五种细胞因子/细胞因子受体系统缺陷的综合表现。

【组织病理】

胸腺改变具有异质性,大多数活检显示淋巴细胞减少,且无皮髓质界限和缺乏 Hassall 小体。典型胸腺改变为胸腺发育不良,胸腺重量减少,皮髓质交界部位不清楚和胸腺淋巴细胞缺失。病理特征是 Hassall 小体缺如。淋巴系统极度萎缩,包括 Peyer 淋巴集结,淋巴细胞稀少但并不缺如,且无生发中心形成。脾发育不良。

【临床表现】

无论何种基因缺陷类型,联合免疫缺陷病的患儿均呈现相似的临床表现。XL-SCID 是 CID 中最严重的类型,不治疗者是致死性的。

1. 感染

诊断 SCID 多在生后 6 个月内。主要的临床表现为口腔念珠菌病,持续腹泻导致生长障碍,呼吸道合胞病毒等病毒性肺炎,卡氏肺囊虫肺炎,败血症。接种卡介苗(BCG)可能导致致死性

BCG感染。需联合用药控制感染。接种脊髓灰质炎疫苗可无反应而不似无丙种球蛋白血症患儿出现瘫痪。

2. 其他表现

常见皮肤病,如严重脂溢性皮炎;颊黏膜、舌和会阴部持续深部溃疡,有外胚层发育不全。巨细胞病毒引起的慢性肝炎,可发生致死性慢性肝硬化。反复慢性轮状病毒或寄生虫感染导致严重致命的消化不良和恶病质。血液系统表现包括中性粒细胞减少,红细胞发育障碍及贫血。神经系统也可发生慢性脑病。

【辅助检查】

XL-SCID患者淋巴细胞减少,缺乏成熟的T细胞,缺乏膜表面标志$CD3^+/CD4^+$或$CD3^+/CD8^+$细胞。对丝裂原刺激无反应,NK细胞消失。B细胞数目正常但B细胞功能严重损害,造成各类免疫球蛋白浓度低下或缺如。

【诊断】

确诊XL-SCID需要证明有γC基因突变。γC上单个碱基置换就足以阻断T细胞和NK细胞的分化。

【治疗】

外周血干细胞移植、骨髓干细胞和脐血干细胞移植是治疗SCID的有效方法。供体为HLA-A、B和D位点相同的同胞移植成活率高达79%,能恢复高达70%～80%的B细胞和T细胞功能。早期诊断并在严重的感染发生前移植最有治疗价值。用相配的非亲属供者或单倍体相同的供者作骨髓移植,存活率约54%,其中部分生存者因为B细胞缺陷仍需要免疫球蛋白替代治疗。

【预后】

在未进行骨髓移植前,SCID患儿通常在两岁前死于各种感染并发症。对该类患儿可采用IVIG替代疗法,复方新诺明预防卡氏肺囊虫肺炎。输注血制品前必须放射照射。一般不应该接受任何活菌免疫接种。

（陈　星　董　静）

参 考 文 献

Bieg S. 1999. Differential expression of p95vav in primary lymphoid tissue of BB rats congenic for the lymphopenia gene. Autoimmunity,30(1):37-42.

Chinen J, Shearer WT. 2009. Advances in basic and clinical immunology in 2008. J Allergy Clin Immunol,123(2):328-332.

Dashti-Khavidaki S, Aghamohammadi A, Farshadi F,et al. 2009. Adverse reactions of prophylactic intravenous immunoglobulin; a 13-year experience with 3004 infusions in Iranian patients with primary immunodeficiency diseases. J Investig Allergol Clin Immunol,19(2):139-145.

Geha RS, Notarangelo LD, Casanova JL,et al. 2007. International Union of Immunological Societies Primary Immunodeficiency Diseases Classification Committee. Primary immunodeficiency diseases:an update from the International Union of Immunological Societies Primary Immunodeficiency Diseases Classification Committee. J Allergy Clin Immunol,120(4):776-794.

Hashimoto Y, Dorshkind K, Montecino-Rodriguez E,et al. 2000. NZB mice exhibit a primary T cell defect in fetal thymic organ culture. J Immunol,164(3):1569-1575.

Moreau T, Bardin F, Barlogis V, et al. 2009. Hematopoietic engraftment of XLA bone marrow CD34(+) cells in NOG/ SCID mice. Cytotherapy, 11(2):198-205.

Notarangelo L, Casanova JL, Fischer A, et al. 2004. International Union of Immunological Societies Primary Immunodeficiency diseases classification committee. Primary immunodeficiency diseases: an update. J Allergy Clin Immunol, 114 (3):677-687.

Petrovic A, Dorsey M, Miotke J, et al. 2009. Hematopoietic stem cell transplantation for pediatric patients with primary immunodeficiency diseases at All Children's Hospital/University of South Florida. Immunol Res, 44(1-3):169-178.

Poliani PL, Vermi W, Facchetti F. 2009. Thymus microenvironment in human primary immunodeficiency diseases. Curr Opin Allergy Clin Immunol, 9(6):489-495.

Schönberger S, Ott H, Gudowius S, et al. 2009. Saving the red baby: successful allogeneic cord blood transplantation in Omenn syndrome. Clin Immunol, 130(3):259-263.

Signorini S, Imberti L, Pirovano S, et al. 1999. Intrathymic restriction and peripheral expansion of the T-cell repertoire in Omenn syndrome. Blood, 94(10):3468-3478.

WHO SG. 1992. Primary immunodeficiency disease-report of a WHO scientific group. Immunodeficien Rev, 3:195-236.

第三十八章 吞噬细胞免疫缺陷病

吞噬细胞包括大单核细胞如巨噬细胞、树突状细胞、各种组织细胞和中性粒细胞。大单核细胞和中性粒细胞均有吞噬异物和外来抗原的功能,并都在消灭异物和外来抗原及炎症反应过程中起着重要的作用。大单核细胞和中性粒细胞也具有许多共同的生物学特点,如在活化过程中产生同样的酶,表达相同的表面分子如各种黏附分子。在免疫应答中,大单核细胞和中性粒细胞又各具不同的功能。先天性吞噬细胞缺陷病为一类原发性免疫缺陷病(primary immunodeficiency disease,PID),主要指吞噬细胞功能障碍性疾病,其相对发病率为1%~2%,慢性肉芽肿病最常见,原发性吞噬细胞功能缺陷病往往病情重,具有致死性。吞噬细胞缺陷病包括数量和功能缺陷,包括慢性肉芽肿病(chronic granulomatous disease,CGD)、遗传性粒细胞减少症以及白细胞黏附分子缺陷症。

第一节 慢性肉芽肿病

慢性肉芽肿病(chronic granulematous disease,CGD)为原发性吞噬细胞功能缺陷病。由于基因突变引起吞噬细胞还原型辅酶 H(NAPDH)氧化酶缺陷,导致吞噬细胞不能杀伤过氧化物酶阳性细菌与真菌。临床以反复严重感染并感染的部位形成色素沉着性肉芽肿为特点。

【流行病学】

发病率大约为 1:250 000,通常在生后数月出现严重的感染。80%以上的患儿在生后第二年普遍出现严重的感染。确诊 CGD 可能会延迟至青春期或成年后,有 60 岁才确诊的报道。

【免疫病理】

由于 CYBB、CYBA、NCF2、NCFI 基因突变使吞噬细胞 NAPDH 氧化酶活性缺陷,即不能产生超氧化物和其他超氧阴离子。损害了吞噬细胞对吞噬的微生物杀伤能力,出现本病的临床症状。

本病多数为 X 连锁隐性遗传,也可表现常染色体隐性遗传。不同基因类型的 CGD,临床表现严重程度不同。患儿外周血 B 细胞和 T 细胞功能正常。

【组织病理】

脓肿为炎症性肉芽肿,并组织坏死,肝脏、脾脏脓肿常见,淋巴结肿大。

【临床表现】

1. 感染

CGD 临床表现有发热,局部化脓性炎症,白细胞增多,血沉增快。典型的损害是耳和鼻周围皮肤湿疹样改变,渐进展为化脓性皮炎伴局部淋巴结肿大。皮肤的感染往往经久不愈,形成瘢痕。感染反复发生,出现组织坏死,淋巴结肿大,肉芽肿形成,其特征为吞噬细胞内存在棕黄色颗粒和泡沫形成。慢性鼻炎和结膜炎也常发生。

脓肿形成是 CGD 的重要表现,可发生在机体的任何部位,尤其常见于肝、脾、肺及骨髓。最常遇到的病原微生物为金黄色葡萄球菌、沙门菌属、克雷伯杆菌属、假单胞菌属、曲霉菌属和白色念珠菌。霉菌性肺炎相当普遍,而霉菌导致的脑脓肿往往是致命的。泌尿生殖系统的感染常见,即使在抗生素治疗下,也可发生多发性骨髓炎。细菌性败血症和脑膜炎并不常见。X 连锁 CGD 患者结核感染发生率明显高于正常人群。

2. 呼吸系统

几乎所有的 CGD 病儿都并发肺部疾病,炎症浸润可持续数周至数月,包括反复发生的肺炎、肺门淋巴结病、脓胸,以及肺脓肿。抗生素治疗疗效不佳,肺部 X 线片实变影对 CGD 的特异性诊断有价值。

3. 消化系统

黏膜病变包括溃疡性口腔炎、齿龈炎,腹泻和肠炎多见伴有肛瘘。常见肉芽肿引起的胃肠道和泌尿生殖道阻塞。幽门为胃肠道阻塞的常见部位,可能成为 CGD 的首诊症状。由于阻塞导致呕吐,胃排空延迟以及营养不良,皮质激素治疗有效。

4. 生长发育

迁延不愈的严重感染使 CGD 患儿的身高明显低于他们父母的童年以及同胞兄弟,同时胃肠道功能异常以及营养不良也会影响生长发育。大多患儿在 2 岁时发现矮小是一个重要的表现。

5. 自身免疫性疾病

有报道 X 连锁隐性遗传或常染色体阳性遗传 CGD 可并发系统性红斑狼疮或幼年类风湿关节炎。

【辅助检查】

四唑氮蓝试验可用作 CGD 的筛查。NBT 试验对诊断 CGD 具灵敏性高和特异性强的特点,也可用作筛查女性 X 连锁隐性遗传携带者。采用流式细胞仪测定超氧离子或氧化酶的活性,可用于 CGD 的诊断。测定中性粒细胞对过氧化氢酶阳性细菌如金黄色葡萄球菌或大肠杆菌的杀菌能力,可作为诊断 CGD 的初筛试验;若杀菌功能下降,应进一步测定氧化酶活性或基因分析。基因分析发现突变或缺失基因可确诊 CGD,并能了解 CGD 的不同类型。

目前利用分子杂交、PCR 和限制性片断长度多态性分析(RFLP)等分子生物学的方法分析患儿的 DNA,可作 CGD 的产前诊断。

【诊断与鉴别诊断】

对易感染者伴发育不良的患儿做 NBT 试验,正常人中性粒细胞染色率 100%,而对患者的染色率接近于零,对女性杂合子性联性患者的染色率 20%～80%。产前诊断可在妊娠的 18～20 周取胎儿血作 NBT 试验。

【治疗】

抗生素治疗主要目的是预防和治疗感染病灶,许多患者除了对强有力的抗生素治疗有效,也常需使用激素缓解症状。肉芽肿可发生。在从肾脏到尿道整个泌尿生殖系统的任何部位,引起排尿困难。外科手术可用于治疗患者的阻塞性病变,但术后并发症较为常见。水杨酰偶氮磺胺吡啶(SASP)可用于治疗胃幽门阻塞。输血可纠正持续重症感染导致的贫血,输注白细胞可用于控制危及生命的感染,人重组干扰素-γ 治疗 CGD 可明显降低感染发生的频率和严重程度。基因治疗和骨髓移植可改善患儿的临床症状。

【预后】

近年来干扰素等的治疗方法减低感染的发生率,患者的生活质量得到很大提高,严重的细菌感染和真菌感染仍是 CGD 主要问题。

第二节　中性粒细胞减少症

中性粒细胞绝对计数的变异很大,当中性粒细胞低于 1.0×10^9 时易发生口腔感染和蜂窝织炎等。中性粒细胞低于 0.5×10^9 时,可发生肺炎、肛周脓肿或败血症等。当中性粒细胞绝对计数 $< 1.0 \times 10^9$ 时,称为中性粒细胞减少症。遗传性粒细胞缺乏症是一组异质性疾病,常表现为长期的粒细胞缺乏、反复的细菌感染、骨髓粒细胞分化阻碍在早幼粒或中幼粒阶段,易转化为骨髓增生异常综合征或急性白血病。

一、原发性中性粒细胞减少症

本病又称为儿童慢性良性中性粒细胞减少症(chronic benign neutropenia,CBN),家族性中粒细胞减少症,先天性中性粒细胞减少症和慢性再生低下性中性粒细胞减少症。可分为先天性CBN 和获得性 CBN,原发性 CBN 表现为持续数月至数年中性粒细胞减少而无其他原发性疾病。中性粒细胞在对抗大多数细菌和真菌病原中起着重要作用,无论中性粒细胞数量或功能缺陷均导致反复或连续性感染。

【流行病学】

发病率不详,无性别差异。发病年龄可从婴幼儿到成人,甚至 70 岁的老人,但好发于 3 岁以下的婴幼儿,成人少见。多数无家族史,但有报道家族性发病呈常染色体显性遗传者。

【免疫病理】

属常染色体显性或隐性遗传,可能为原粒细胞至早幼粒细胞分化、成熟障碍所致。小儿原发性中性粒细胞数量和功能缺陷比较少见,病因尚不清楚。1975 年发现首例抗中性粒细胞抗体阳性病儿,抗中性粗细胞抗体在发病中具有重要作用,针对白细胞特异抗原 HNA-1 和 HNA-2,其抗体均为 IgG 型,很少有 HNA-5a- (CD11b)或全 FcγRⅢb 抗原,其发病机制不详。

【组织病理】

外周血白细胞总数正常或轻度增高,其变异较大,呈非周期性波动。

【临床表现】

原发性中性粒细胞减少症是 4 岁内婴幼儿最常见的中性粒细胞减少类型,90% 发生于 14 个月内,临床呈慢性中性粒细胞减少症的表现,粒细胞减少至少持续 6 个月。严重感染少见,一般为轻度感染。95% 儿童在 2 年内可以自行恢复。感染发生率较高的有蜂窝织炎、乳突炎、中耳炎、咽炎和肺炎,偶尔可发生脑膜炎和败血症。病原菌主要为革兰阳性菌。中性粒细胞计数 $> 400/mm^3$ 时,其感染发生率并不高于正常同龄儿,随年龄增长感染发生率也会逐渐下降。

【辅助检查】

诊断依据是粒细胞绝对计数 $< 0.5 \times 10^9$ 。轻症患儿在感染时粒细胞计数可正常,使诊断困难。外周血单核细胞和嗜酸细胞增高,和粒细胞减少程度及感染程度无关。常见轻度贫血和血小板反应性增高。

【诊断与鉴别诊断】

反复测定外周血粒细胞计数发现非周期性持续低下可做出诊断,应与其他中性粗细胞减少症相鉴别。与非免疫性慢性良性中性粒细胞减少症的临床表现不能区别,其惟一的区别在于自身免疫性粒细胞减少症检测到中性粒细胞抗体,因此,如抗体检测的灵敏度不高,则极易发生漏诊。

【治疗】

多数患儿无症状,不必限制活动。应注意口腔牙齿卫生,不必用抗菌药物预防感染。有明确感染应给以有效的抗菌药物,特别要考虑到金黄色葡萄球菌是最常见的病原菌。静脉注射丙种球蛋白用于伴有严重感染者,其抗感染效应可持续至少 2 周。1989 年首次使用重组人类 G-CSF 治疗本病,已证实具有很好的效果。rhG-CSF 的作用短暂,使用剂量和疗程尚无统一的意见。

二、周期性中性粒细胞减少症

周期性中性粒细胞减少症(cyclicneutropenia)是以反复感染伴周期性循环中性粒细胞数量减少为特点,每一周期多为 21 天。多认为是早期造血前体细胞内源性调节紊乱所致。1910 年首次报道。

【流行病学】

多呈散发,偶有家族性发病,男女均可患病,约 1/4 的病例有遗传学背景。

【免疫病理】

为常染色体显性遗传。本病呈周期性造血障碍,机制在多能造血干细胞水平,可能由于造血祖细胞对造血生长因子反应性降低所致。累及红细胞系和巨核细胞系祖细胞。

【组织病理】

大多数患者粒细胞呈中、轻度减少,故仅并发轻度皮肤或口腔黏膜感染。

【临床表现】

感染的严重程度取决于外周血中性粒细胞减少的程度,与单核细胞数量无关。在两次粒细胞减少的间隙期内,病儿常无感染症状。粒细胞减少期时可发生不明原因发热、牙龈炎、口腔炎、蜂窝织炎和直肠周围脓肿。本病多数预后良好,但有 10% 死于严重感染。一些病儿随年龄增长,粒细胞周期性减少逐渐不明显。感染症状也随之减轻。可持续终身,但不会发展为再生障碍性贫血和白血病。

【辅助检查】

周期为 21 天的严重中性粒细胞减少发生于 70% 的患儿,其余患儿粒细胞减少的周期变化为 14～36 天。每次粒细胞减少持续 3～10 天。其他血细胞数量正常。粒细胞减少期骨髓检查发现有粒系统发育不良和成熟障碍,而在间隙期呈粒系增生活跃。

【诊断与鉴别诊断】

周期为 21 天的粒细胞减少和反复感染为本病的诊断依据。应在两个月内反复测定粒细胞计数,每周检查 2～3 次,观察两个周期。应排除其他慢性中性粒细胞减少症的可能性。

【治疗】

脾切除、雄性激素、锂和糖皮质激素对阻断周期性粒细胞减少有一定疗效。用 rhG-CSF 疗效满意,但有复发。

三、Kostmann 综合征

Kostmann 综合征也称严重先天性中性粒细胞减少症,又称婴儿先天性中性粒细胞减少症。表现为婴儿早期严重的化脓感染,严重中性粒细胞减少和粒细胞和或原粒细胞水平发育障碍。本病首先由 Kostmann 于 1956 年报道。

【流行病学】

婴儿型遗传性中性粒细胞缺乏最早于 1956 年在瑞典一家族中被发现,发病率(1~2)/100万,多为常染色体隐性遗传。

【临床表现】

患儿 1 岁内反复发生危及生命的感染,包括蜂窝织炎、口腔炎、脓毒血症、脑膜炎和腹膜炎。病原菌为金黄色葡萄球菌、大肠杆菌和铜绿假单胞菌。未经有效治疗者多于 2 岁左右死亡。随着存活时间延长,恶性肿瘤的发生率增加。

【辅助检查】

出生时即可发现中性粒细胞减少,绝对计数低于 0.1×10^9,偶尔粒细胞计数可高于 1×10^9,伴有轻度贫血;血小板数量正常或增高。

【治疗】

支持疗法和抗感染治疗,对 rhG-CSF 无效的病例,骨髓移植仍然有效。

四、Shwachman 综合征

儿童胰腺功能不全并中性粒细胞减少综合征为先天性胰腺功能不全,同时伴有骨髓造血系统的发育不全,是由舒瓦克曼(Shwachman)1964 年报告的,故也称 Shwachman 综合征。

【流行病学】

多在 2~10 个月婴幼儿发病,有家族性发病倾向,可能属常染色体隐性遗传。

【临床表现】

本病的特征为胰腺发育不良,同时伴有骨髓粒细胞系发育不良,偶有巨核细胞缺乏,可有骨骼干骺端软骨发育不良,骺部有局灶性钙化缺失。表现为食欲不振、恶心呕吐、腹泻,呈粥样泻、脂肪泻或乳糜泻等。肠道外表现可有体质的发育营养不良,如体态矮小畸形、长骨骨骺发育障碍。

【辅助检查】

血常规可见中性粒细胞减少,常 $<1.5 \times 10^9/L$。血红蛋白和血小板也减少。骨髓像显示增生低下和血细胞成熟停滞。

【治疗】

支持疗法和抗感染治疗,骨髓移植有效。

五、Chédiak-Higashi 综合征

Chédiak-Higashi 综合征是一种少见的常染色体隐性遗传性全身免疫缺陷性疾病。临床特点为色素减退或白化症、严重的免疫缺陷、轻度出血倾向和神经系统异常，外周血白细胞内存在巨大包涵体，早期死于淋巴瘤样综合征。该病 1943 年首次报告。1966 年发现本病的致病突变基因 CHSl。

【流行病学】

多见于近亲结婚后代，有家族发病的趋势。

【免疫病理】

研究发现 CHS1 基因突变为本病的病因。CHS1 基因基因定位于第 13 对染色体和第 1 对染色体长臂 42—43(1q42—q43)。基因产物参与细胞内细胞器如黑色素体、溶酶体和其他细胞内分泌性颗粒结构的形成和功能。CHSl 基因表达的蛋白质全部功能尚不清楚。

【组织病理】

粒细胞胞质中存在异常粗大颗粒，这种异常颗粒为变性溶酶体融合而成，含多种水解酶，因溶酶体膜缺陷而不能被释放到吞噬空泡内，结果这种中性粒细胞表现为趋化能力减弱，杀灭细菌能力差。血小板和红细胞正常。骨髓粒细胞也充满空泡和异常颗粒。

【临床表现】

皮肤毛发色素减退，可发生白化症。部分病例在皮肤暴露部位可有色素沉着。虹膜色素浅淡伴有畏光，眼球震颤、斜视和视力下降。由于外周血中性粒细胞减少和 NK 细胞活性降低，易发生反复皮肤或全身性化脓性感染。病原菌常为金黄色葡萄球菌。对计划免疫的接种反应正常。血小板减少导致出血倾向，皮肤瘀斑，也可发生严重的出血。常有肝脾肿大和全血细胞减少。神经系统表现为进行性智力低下、惊厥、颅神经麻痹，进行性周围神经病，包括震颤、肌萎缩等。大约 85% 的病例快速进展，有发热、黄疸、假膜性口腔炎、肝脾和淋巴结肿大，全血细胞下降和出血。可并发淋巴组织增生，全身性淋巴细胞浸润类似淋巴瘤。多数患儿于 10 岁内死于化脓性感染、出血。约 10% 的患儿因症状较轻而存活，但神经系统症状进行性发展。最终完全丧失活动能力。

【辅助检查】

1. 细胞学检查

CHS 的特征性表现为细胞内巨大细胞器包括包涵体、溶酶体及黑色素体。包涵体存在于所有颗粒细胞中，包括外周血和骨髓的淋巴细胞、中性粒细胞、嗜酸细胞和嗜碱细胞。PAS 和碱性磷酸酶染色是阳性包涵体，偶见巨大空泡。

2. 其他检查

免疫学检查，白细胞吞噬功能是正常的，而细胞内杀菌功能下降。中性粒细胞和单核细胞的趋化功能降低。NK 细胞数量和结合靶细胞能力正常，但其杀伤功能缺乏。抗体依赖性细胞杀伤功能也明显下降。B 细胞功能正常，可接受疫苗接种。

光学和电子显微镜发现皮肤和眼部黑色素细胞内巨大的异常黑色素体，由于未成熟的黑色

素体与溶酶体融合,使黑色素体过早破坏,导致黑色素缺乏,发生眼皮肤白化症。

脑 CT 和 MRI 显示播散性脑和脊髓萎缩,神经纤维传导电位显著异常,肌电图多正常。组织化学和电子显微镜发现周围神经组织神经鞘膜细胞内特征性巨大颗粒。

【诊断与鉴别诊断】

根据临床特点和实验室、辅助检查可确诊。

"假 Chediak-Higashi 异常"是指粒细胞白血病偶尔伴有细胞浆巨大颗粒,应与本病鉴别。

【治疗】

没有特殊治疗方法,需控制感染和出血;化疗有一定作用,难以避免的复发。很多患儿于 10 岁内死亡,幼儿死亡率高,死亡原因为化脓性感染、出血等。有些患者为 CHSl 基因错义突变,临床症状轻,可能长期存活;但其神经系统症状进行性进展,预后仍较差。骨髓移植可有明显效果,基因治疗仍在实验研究盼中。

第三节 白细胞黏附分子缺陷症

一、白细胞黏附分子缺陷Ⅰ型

【流行病学】

白细胞黏附分子缺陷Ⅰ型是一种较罕见的免疫缺陷病,发病率不详。

【免疫病理】

白细胞黏附分子缺陷Ⅰ型(LADI)是患者整合素 β(CD18)缺陷使白细胞不能穿过血管内皮细胞和向炎症部位移行,导致感染灶迁延难愈。是常染色体隐性遗传的一种较少见的原发性免疫缺陷。

【组织病理】

本病病理改变的特点是除肺部炎症外,其他各种组织炎症完全缺乏中性粒细胞,局部无脓性物产生,肺部炎症反应为正常过程。

【临床表现】

新生儿有脐带脱落延迟,反复皮肤黏膜软组织细菌感染、无痛性坏死,可形成溃疡,进行性扩大范围或导致全身性感染。慢性牙周炎和外周血白细胞明显增高,外伤或手术伤口经久不愈。严重者常于新生儿期死亡,也可存活到成年期。最常见的病原菌为金黄色葡萄球菌和肠道革兰阴性菌,其次为真菌感染。白细胞介素 12 受体 $β_1$ 链(IL-12R$β_1$)缺陷病为 IL-12 受体缺陷导致巨噬细胞、T 细胞 IFN-γ 介导的细胞免疫功能缺陷,使白细胞杀伤功能减弱,易患分枝杆菌感染。

【辅助检查】

中性粒细胞表面 CD18 分子表达下降,携带者和现症者有多种基因突变类型。血常规中性粒细胞显著增高,可高达正常人的 5~20 倍,感染明显。T 细胞和 B 细胞的增殖反应下降,血清免疫球蛋白水平正常。体内白细胞趋化试验显示中性粒细胞不能从血管向皮肤部位移动,移动功能受损。中性粒细胞吞噬功能障碍,中性粒细胞介导的抗体依赖性细胞毒性效应缺陷。

【治疗】

抗生素治疗,IFN-γ 治疗,新鲜粒细胞输注,骨髓移植,基因治疗等。

二、白细胞黏附分子缺陷 II 型

白细胞黏附分子缺陷 II 型是白细胞的膜岩藻糖代谢异常,导致白细胞移动异常,影响其黏附在血管内皮细胞上,不能穿透血管壁进入炎症区域。由于岩藻糖代谢异常,不仅影响白细胞黏附功能,也累及其他细胞,造成生长和智力发育落后。

【流行病学】

白细胞黏附分子缺陷 II 型是一种较罕见的自身免疫性疾病。发病率不详。

【免疫病理】

岩藻糖代谢异常的机制尚不清楚,其遗传分子学基础也未明确,可能为 Sialyl-LewisX 配体合成障碍。从报道的两例的父母均系近亲结婚来看,是常染色体隐性遗传。中性粒细胞自由移动或趋化因子定向移动功能均明显下降,吞噬功能正常。采用单克隆抗体测定患儿中性粗细胞无表达 SIex 抗原的能力。

【组织病理】

中性粒细胞在血管中的存活时间短,从骨髓释放入血液的数量是正常人的 8 倍。

【临床表现】

反复细菌性感染发生于生后不久,包括肺炎、牙周炎、中耳炎、局限性软组织炎和皮肤感染。感染部位无脓液形成为其特点。感染的程度不严重,亦无脐带脱落延迟。常伴有严重的智力发育迟缓,身材矮小。

【辅助检查】

外周血中性粒细胞异常增高,常大于 $30 \times 10^9/L$,急性感染时,可高达 $150 \times 10^9/L$。

【治疗】

抗生素治疗能有效控制感染,不需预防性使用抗菌药物。可考虑在饮食中补充岩藻糖,静脉供给岩藻糖,但可导致严重的溶血性贫血,所以慎用静脉输注。

(陈 星 董 静)

参 考 文 献

Aiuti A, Roncarolo MG. 2009. Ten years of gene therapy for primary immune deficiencies. Hematology Am Soc Hematol Educ Program,682-689.

Díaz de Heredia C, Ortega JJ, Díaz MA,et al. 2008. Unrelated cord blood transplantation for severe combined immunodeficiency and other primary immunodeficiencies. Bone Marrow Transplant,41(7):627-633.

Fischer A. 2007. Human primary immunodeficiency diseases. Immunity,27(6):835-845.

Geha RS, Notarangelo LD,Casocnova JL,et al. 2007. International Union of Immunological Societies Primary Immunodeficiency Diseases Classification Committee. Primary immunodeficiency diseases: an update from the International Union of Immunological Societies Primary Immunodeficiency Diseases Classification Committee. J Allergy Clin Immunol,120 (4):776-794.

Giguère JF, Tremblay MJ. 2004. Statin compounds reduce human immunodeficiency virus type 1 replication by preventing the interaction between virion-associated host intercellular adhesion molecule 1 and its natural cell surface ligand LFA-1. J Virol,78(21):12062-12065.

Gu YC, Bauer TR Jr, Ackermann MR,et al. 2004. The genetic immunodeficiency disease, leukocyte adhesion deficiency, in humans, dogs, cattle, and mice. Comp Med,54(4):363-372.

Henderson WW, Ruhl R, Lewis P,et al. 2004. Human immunodeficiency virus (HIV) type 1 Vpu induces the expression of CD40 in endothelial cells and regulates HIV-induced adhesion of B-lymphoma cells. J Virol,78(9):4408-4420.

Jolly C, Mitar I, Sattentau QJ. 2007. Adhesion molecule interactions facilitate human immunodeficiency virus type 1-induced virological synapse formation between T cells. J Virol,81(24):13 916-13 921.

Notarangelo L, Casanova JL, Fischer A, et al. 2004. Primary immunodeficiency diseases: an update. J Allergy Clin Immunol,114(3):677-687.

Sipsas NV, Sfikakis PP. 2004. Expanding role of circulating adhesion molecules in assessing prognosis and treatment response in human immunodeficiency virus infection. Clin Diagn Lab Immunol,11(6):996-1001.

Snyder GA, Ford J, Torabi-Parizi P,et al. 2005. Characterization of DC-SIGN/R interaction with human immunodeficiency virus type 1 gp120 and ICAM molecules favors the receptor's role as an antigen-capturing rather than an adhesion receptor. J Virol,79(8):4589-4598.

Sokolic R, Kesserwan C, Candotti F. 2008. Recent advances in gene therapy for severe congenital immunodeficiency diseases. Curr Opin Hematol,15(4):375-380.

Verma S, Sharma PK, Sivanandan S,et al. 2008. Spectrum of primary immune deficiency at a tertiary care hospital. Indian J Pediatr,75(2):143-148.

Wang JH, Kwas C, Wu L. 2009. Intercellular adhesion molecule 1 (ICAM-1), but not ICAM-2 and -3, is important for dendritic cell-mediated human immunodeficiency virus type 1 transmission. J Virol,83(9),4195-4204.

Yu G, Hong DK, Dionis KY,et al. 2008. Focus on FOCIS:the continuing diagnostic challenge of autosomal recessive chronic granulomatous disease. Clin Immunol,128(2):117-126.

第三十九章　补体免疫缺陷病

第一节　补体免疫缺陷病概述

补体系统由多种理化性质和免疫学特性不同的多肽或蛋白质组成,在炎症反应中起着重要作用,是机体抵抗病原微生物的重要防御机制。补体系统的激活可由经典或替代途径引起,经典途经是脊椎动物获得性免疫系统的一个部分,由抗体激活,替代途径不需抗体存在即可被许多细菌、病毒、霉菌和受病毒感染细胞激活,因此是以先天性免疫的形式起作用。这两条途径集中予 C3,以后进一步激活 C5、C6、C7、C8、C9。组成补体的蛋白有任何一种缺陷,就会造成补体反应链不平衡。补体系统的生物化学反应和调控机制十分精细,其反应和调控不平衡将导致相关的疾病。在补体系统的组成成分中,几乎每一种都可能有遗传缺陷。大多数补体遗传缺陷属常染色体隐性遗传,少数为常染色体显性遗传,而备解素缺陷则属 X 染色体连锁隐性遗传。补体缺乏常伴发免疫性疾病及反复细菌感染。总的来说,由于缺乏补体成分使经典和(或)旁路激活系统功能受损,使 T 细胞依赖性抗原的抗体反应缺陷,造成患者对病毒感染时间延长,免疫复合物在循环中存在时间延长。补体系统的第一前端反应成分,如 C1、C2 和 C4 缺陷,常伴有免疫复合物性疾病,尤其是 SLE。C3、H 因子和 I 因子缺乏增加了患者对化脓性细菌感染的易感性。备解素、C5、C6、C7 和 C8 缺陷的患者则易于发生严重的奈瑟菌感染。

补体免疫缺陷病的分类:

1. 根据遗传特征

本病可将补体遗传性缺陷病分为 4 类:①纯合遗传缺陷;②杂合遗传缺陷;③补体蛋白功能紊乱;④同种异型所致的补体缺陷。纯合遗传缺陷者体内某种补体成分完全缺失,常表现为无 CH50 活性,而其他补体水平均正常。杂合缺陷患者所缺乏的补体的水平为正常水平的 50%,CH50 也是正常水平的一半,而其他补体成分水平正常。补体蛋白功能紊乱,患者血中补体水平在正常范围内,有时甚至高出正常水平,但补体蛋白功能却十分低下。同种异型补体遗传缺陷通常是常染色体共显性遗传。

2. 根据补体缺陷程度

本病可分为完全缺陷和部分缺陷。由于补体的调节特点及其结构间的相关性,在临床上,虽然大多数情况下都是所缺陷的补体成分明显降低或检测不到,而其他补体水平正常。但也有一些例外,如在纯合 C1r 缺陷时,C1s 的浓度也有所降低,一些 C2 缺陷的患者伴有 B 因子水平降低;这是由于原发缺陷的补体蛋白和继发缺乏的补体蛋白间有高度的结构同源性。另外,B 因子和 C2 的基因在第 6 号染色体上位置十分相近,因而与它们具有相似的调节机制。在遗传性血管神经性水肿(HAE)中,C4 和 C2 的水平同时降低。I 因子和 H 因子缺陷时 B 因子和 C3 水平同时降低分别是由于经典和旁路途径过度激活所致。

3. 根据缺陷成分

此病可分为:①补体固有成分缺陷病;②补体调节分子缺陷病;③补体受体缺陷病。本章将按照此分类方法进行分述。

第二节 补体固有成分缺陷病

补体固有成分缺陷涉及 C1～C9 及其亚组分、各因子和备解素的减少。

【流行病学】

本病可发生于任何年龄组,但目前国内外发病率报道结果差异较大。补体缺陷的男女发病率相似,但 C2 缺陷多见于女性,备解素缺陷仅见于男性。在整个人群中,遗传性补体缺陷的发病率为万分之一。国外研究资料表明大约 4% 的正常供血者有补体缺陷。无症状的总溶血补体缺陷的发生率为 0.03%,多数为缺乏 C2 和 C4。C2 遗传缺陷的为最常见的补体缺陷,C2 杂合遗传缺陷的发病率可高达 1%。就补体缺陷和疾病而言,系统性红斑狼疮患者 C2 缺陷的发生率可高达 5.9%。全身性奈瑟球菌感染患者,补体缺陷的发生率显著高于风湿性疾病患者。不同研究发现,脑膜炎球菌性疾病时遗传性补体缺陷的发生率可能为 10%～15%。

【免疫病理】

补体各个成分基因缺陷见第 35 章原发性免疫缺陷病分类。①Clq 是由 1 号染色体短臂上 24kb 的三个基因编码的,Clq 缺陷可发生在家族中。1979 年 Berkel 最先报道了原发性 Clq 缺陷。遗传方式为共显性遗传。②Clr 和 Cls 基因是与 12 号染色体短臂末端部分紧密连锁的。Clr 缺陷常常与 Cls 部分缺陷相联系,称 C1rs 缺陷。③C4 缺陷是由于 6 号染色体上排列的 6 个与免疫应答相关的基因中两个基因缺陷所致。这两个基因分别合成 C4A 和 C4B。这 6 个基因依次为 HLA-DR、C4B、C4A、B 因子、C2 和 HLA-B。④C2 缺陷患者的 MHC 具有高度限制性,大多数 C2 无效基因 C2QO 位于 HLA-A25(A10)、B18、BFS、C2QO、C4A4、C4B2 及 DR2 的单倍体上,几乎所有这些基因都与其中的部分基因同时存在,提示 C2 缺陷患者具有完整的单倍体型,现有 C2 缺陷的单倍体型都是这些原始突变派生而来。⑤遗传性 C3 缺陷有 3 种类型,一种患者的 C3 基因为无效基因或 C3 基因功能低下造成 C3 功能缺失。另一种是 C3 缺陷伴有遗传性 3b 灭活 C3B INA 物缺陷,不能使 C3 裂解成 C3c 和 C3d 而被灭活。持续存在的 C3b 与 B 因子相互作用使旁路激活系统的正反馈调节失控,使 C3 进一步消耗,称为过度分解即 I 型 C3b 灭活物失活。另有一些患者血清中含有可裂解或能激活 C3 的循环因子,引起 C3 缺陷称过度分解 II 型。遗传性补体 C3 缺陷继发于调节蛋白 I 因子、H 因子缺陷。⑥在大多数患者中,C4A 无效基因是由于 DNA 上有一段长约 30kb 的基因缺失所致。⑦补体终末成分即 C5b 至 C9,其中补体 C5 缺陷的基因异常还不完全清楚;C6 和 C7 编码在 5 号染色体长臂的相同结构区,可以同时存在 C6 和 C7 缺陷;C8 缺陷有两种形式,与其分子的亚单位结构相关的。90% 的 C8 缺陷病例是白种人。

【组织病理】

患者常有淋巴结肿大,脾和肝可肿大,骨髓增生通常正常。合并有细菌感染的患者可发生皮肤黏膜化脓性感染、脑膜炎、支气管炎、肺炎、肠炎。

【临床表现】

原发性补体缺陷包括血浆补体成分缺乏,血浆控制蛋白缺陷,见表 39-1。

表 39-1　各种补体缺乏的症状

缺乏成分	遗传类型	症状
C1g	AR	无丙种球蛋白血症、SLE 样症状、血管炎
C1r	AR	反复感染、肾炎、SLE 样症状
C4	AR	健康、SLE、SLE 样症状
C2	AR	健康、肾小球肾炎、SLE、SLE 紫斑病
C3	AR	反复感染、SLE、SLE 样症状
C5	AR	SLE、反复感染
C6	AR	反复感染、雷诺症状、淋球菌感染、脑膜炎
C7	AR	雷诺症状、脑膜炎
C8$_{\alpha,\gamma}$	AR	淋球菌感染、色素性硬皮病、SLE、脑膜炎
C8β	AR	
C9	AR	健康、反复感染
C1INH	AD	遗传性血管神经性水肿、SLE、肾炎
因子 I	AR	反复化脓性感染
因于 H	AR	反复化脓性感染
备解素	XL	奈瑟菌感染
C5 功能		皮肤、消化道感染
C1s		SLE、SLE 样症状
C3b 灭活物		反复感染
CRl	AR	SLE、关节炎、白血病 AIDS
CR3	AR	反复感染

1. C1q 缺陷

多数患者临床表现为系统性红斑狼疮(SLE)、SLE 样综合征、无 SLE 血清抗体学变化的膜增殖性肾小球肾炎(MPGN)。常易患感染,包括脑膜炎、反复败血症、反复中耳炎、脓皮病、肺炎、口腔与指甲的持续念珠菌感染。部分 C1q 缺陷患者可无临床表现。辅助检查患者血浆 C1q 补体或 CH50 完全缺如。免疫化学分析显示 C1q 蛋白完全缺如。除 C9 以外经典激活途径的各种补体缺陷均表现 CH50 为零或接近零。

2. C1rs 缺陷

据报道几乎所有 C1rs 缺陷患者都同时患有胶原血管性疾病,包括慢性肾小球肾炎、SLE。可见到临床表现为 SLE,但无典型 SLE 的抗核抗体阳性及其他血清抗体异常。患者易患严重感染。这种变化也发生在经典激活途径中其他前期补体成分(C1 和 C2)缺陷者。

3. C4 缺陷

大多数 C4 缺陷都有 SLE 样症状或典型 SLE 表现。部分病例有严重的肾小球肾炎。患者多为儿童,常被误诊为过敏性紫癜、肾小球肾炎和干燥综合征。偶有发生感染者,通常伴随发严重的 SLE。

4. C2 缺陷

C2 缺陷是最常见的补体缺陷。估计其发病率为 1/28 000～1/10 000。人群中不正常的基因携带占 1.2%。C2 缺陷可分为两个类型。Ⅰ型:虽然 C2 mRNA 水平正常,但蛋白合成有障碍,血清中检测不到 C2。Ⅱ型:可正常合成 C2,但分泌障碍,血清 C2 水平只相当于正常的 0.5%～4%。C2 缺陷常发生在胶原血管性疾病的患者,以 SLE 最常见;其次为盘形红斑狼疮、MPGN、过敏性紫癜、类风湿关节炎、皮肌炎、克罗恩病、特发性血小板减少性紫癜的患者。正常人中也有存在 C2 缺陷的报道。C2 和其他补体经典活化途径前期补体成分缺陷易患胶原血管性疾病的原因还不清楚。多数幼儿可发生严重细菌感染,尤其是肺炎链球菌、脑膜炎球菌及流感嗜血杆菌、葡萄球菌和肠道细菌。

5. C3 缺陷

补体的两种活化途径都经过 C3,C3 缺陷则补体的激活无法通过其他途径替代完成。C3 缺陷可由不同基因引起。机体为避免细菌感染必需产生充分的调理作用,C3 缺陷使机体对大多数化脓性细菌不能产生充分的调理作用,也不能激活 C5 产生有效的趋化片段。先天性 C3 缺陷可以导致反复的、严重的化脓性细菌感染,如肺炎链球菌肺炎和脑膜炎球菌脑膜炎。大多数这类患者其临床表现和感染的类型、严重程度与低丙种球蛋白血症相似。但 C3 缺陷者并非都容易感染,其原因不清楚。这些患者只要有足够的抗体存在就可有效地抵抗感染,对于病原微生物也可进行有效的调理。C3 缺陷的患者易患 MPGN、SLE 或皮肤血管炎。

6. C5 缺陷

C5 缺陷者几乎均易患胶原血管性疾病,并有反复的奈瑟菌、淋球菌感染频发皮肤感染和皮下脓肿;部分可有血清趋化活性降低。

7. C6、C7、C8 缺陷

C6、C7、C8 缺陷易被奈瑟菌感染,易合并胶原血管性疾病,包括盘形红斑狼疮、硬皮病、干燥综合征、肾炎、类风湿关节炎、强直性脊柱炎及 SLE。

8. C9 缺陷

与其他经典激活途径的补体成分缺陷不同,C9 缺陷不引起血清补体滴度的完全缺如,而为正常值的 1/3～1/2 水平。C9 缺陷在日本常见,C9 缺陷可导致革兰阴性细菌感染。部分散发的脑膜炎球菌感染可能有 C6、C7、C8 或 C9 缺陷。

9. D 因子缺陷

补体旁路途径的 D 因子缺陷患者血清的补体经典途径激活正常或降低,但旁路途径明显降低。易反复发生鼻窦炎和支气管炎,并易发奈瑟菌感染。

10. 补体成分的杂合缺陷

当患者染色体的等位基因只含有一个缺陷基因时称为杂合子,这种补体缺陷称为杂合缺陷。C2、C4 杂合缺陷患者的 SLE 和幼年型类风湿关节炎(JRA)发生率增高。

【辅助检查】

①总补体缺陷可用 CH50 活性法测定,其原理为血清补体成分能通过经典补体途径溶解抗体结合的羊红细胞,CH50 是在补体存在时使抗体致敏的羊红细胞发生溶血所致,因而是测定经典途径成分的,补体溶血试验 CH50 和 CH100 可确定是否有 C1、C2、C3、C4、C5、C16、C7 及 C8 功能缺陷,缺乏上述任何一种成分,CH50 都会降低。CH50 正常值为 50～100U/ml。APH50 即用含唾液酸低的兔红细胞测定的溶血试验,可检测旁路途径成分缺陷;APH50 正常提示有 B 因子、D 因子、备解素、C3 及 C5～C8 存在。②C3 占总补体的 50% 以上。C3 正常值新生儿期为 570～1160mg/L,1～3 个月 530～1310mg/L,～1 岁 620～1800mg/L,～10 岁 770～1950mg/L。③C4 是仅次于 C3 的主要补体成分。C4 正常值为新生儿期 70～230mg/L,1～3 个月 70～270mg/L,3～10 岁 70～400mg/L。④进一步检查包括调理素测定、各补体成分测定、补体活化成分测定、B 因子滴度;特殊或研究性实验包括补体旁路测定、补体功能测定、补体受体测定。

【诊断与鉴别诊断】

(一)诊断

1. 临床表现

当患者反复发生细菌感染,尤其是化脓性细菌感染或奈瑟菌感染时应考虑到补体缺陷的可能。补体缺陷的既往史和家族史十分重要,其中最重要的是脑膜炎球菌或淋球菌引起反复全身性感染史。10 岁以上患儿发生 Y 组脑膜炎球菌性疾病,这些现象提示有 C5、C6、C7、C8 和 C9 的缺陷。如果由荚膜细菌(如脑膜炎球菌、肺炎球菌或流感杆菌)引起多系统的感染,特别是在幼小年龄时发生多重感染,有可能是 C1、C2、C4 或 C3 的缺陷。隔代男性发生暴发性脑膜炎球菌性疾病,提示有备解素缺陷的可能。

2. 筛选试验

如果一个患者有重症感染但无抗体缺陷或吞噬细胞异常时,应行 CH50 检查,若 CH50 检查结果正常,则行 APH50 检查,如果 APH50 非常低或测不出其活性,则应行 B 因子测定。在 H 因子或 I 因子缺乏时都会有 B 因子过度消耗,而 B 因子的原发缺陷至今尚未发现。如果家族史提示有 X 连锁遗传时,则可能为备解素缺陷。

3. 特殊实验

如果上述筛选试验结果显示 CH50 活性十分低下,则需进行每种补体成分的检测,最后确诊需对每种补体成分做出定量分析。

(二)鉴别诊断

与获得性补体缺陷相鉴别。在循环免疫复合物或内毒素存在的情况下补体活化,消耗性减少,它可增加患者对感染的易感性。在临床上,获得性补体缺陷很常见,如烧伤患者伴有的低补体血症和败血症;肾病综合征患者;肿瘤化疗患者伴有低补体血症、调理及杀菌功能障碍;镰状细胞贫血患者常继发补体缺陷,此类患者常伴有严重的细菌感染;尤其是肺炎球菌和流感嗜血杆菌感染;脾切除术后也出现调理功能障碍;在营养状况差、蛋白质热能不足时,也会造成所有补体成分功能低下。另外,一些自身免疫反应和免疫复合物增多造成的补体大量消耗也是造成补体缺陷的原因,治疗原发病可纠正补体缺陷。

【治疗】

补体缺陷尚无理想的治疗方法。总地来讲,补体缺陷并发感染时对抗生素治疗的反应良好。但根本治疗应在于纠正补体缺陷,有些学者采用替补性治疗,即将纯化的缺陷成分输入患者体内以纠正缺陷,可将缺陷的补体成分水平补足至正常水平,又可改善临床症状。有些学者采用输入新鲜血浆的方法治疗补体缺陷,但从理论上讲,多次输注可使患者产生抗补体抗体,构成潜在危险。

第三节　补体系统其他成分免疫缺陷病

一、遗传性血管神经性水肿

遗传性血管神经性水肿(hereditary angioneurotic laryngeal edema,HALE)又称遗传性 C-酯酶抑制剂(C1-INH)缺乏症或补体介导性荨麻疹。C1-INH 功能缺陷使激活的 C1 超限制的活化 C1s 和 C2、C4,释放血管活性肽、激肽。后者对毛细血管后小静脉血管有舒张效应,导致发作性、局限性、非凹陷性水肿。

【流行病学】

HALE 的患病率为 1/50 万～1/15 万。绝大多数 HALE 有明确的家族史,约有 20% 的患者无此病家族史,可能是基因突变所致。喉水肿的死亡率高达 33%,不同报道的死亡率为 6%～54%。

【免疫病理】

为人类 11 对染色体常染色体显性遗传病。其中 85% 的患者表现为 C1-INH 含量仅为正常人的 30%,称为 Ⅰ 型 HALE。另外 15% 的 HALE 患者 C1-INH 含量正常或略为升高,但大多没有功能活性,称为 Ⅱ 型 HALE。

【组织病理】

真皮深部和皮下组织小血管受累,组胺等介质导致血管扩张、渗透性增高、渗出液自血管进入疏松组织中形成局限性水肿,具有发作性、反复性及非凹陷性的特点。

【临床表现】

C1-INH 缺乏症是引起遗传性血管神经性水肿的原因,临床表现颇为特殊。患者常因外伤、应激反应、运动、感染、生理变化等诱因,在颜面、头部和四肢皮下出现水肿,无疼痛和痒感,大约 1 周后消退,但可反复发作。水肿也可发作在黏膜和咽喉等处,可出现呕吐、腹痛、腹泻和肠梗阻症状。严重者声音嘶哑、呼吸困难、窒息死亡。有时也可在关节腔、尿道和头盖骨内腔发生水肿,引起关节痛、尿闭和头痛。可在出生后前两年发病,但通常在大龄儿童或青春期才严重。本病可并发全身性红斑狼疮和其他胶原性疾病,但没有发现易感染。

【诊断与鉴别诊断】

1. 诊断

遗传性血管神经性水肿发作时,C4 和 C2 减少,血清补体滴度明显降低,C3 正常。因为 C1 具有酯酶作用,可通过测定患者血清水解酯酶的增高,特异性诊断 C1-INH 缺陷。85% 的患者表现为 C1-INH 含量降低。另 15% 的患者 C1-INH 血清正常或增高,但其抑制效应却明显降低,可测定其功能。可通过检测 C1-INH 抗体确诊得性 C1-INH 缺乏症。

2. 鉴别诊断

(1) 非遗传性血管神经性水肿。又称巨大荨麻疹或 Quinck 水肿,发病机制与荨麻疹一样,有过敏史,无家族病史,血清补体检测无异常。

(2) 获得性 C1-INH 缺乏症。获得性 C1-INH 缺陷 1972 年由 Galdwell 首先报道,也可分为两种类型。Ⅰ型患者多由淋巴细胞增生症所引起,如淋巴瘤、淋巴肉瘤等;Ⅱ型患者常继发于其他疾病,如自身免疫性疾病;这类患者体内可产生针对 C1-INH 的自身抗体。C1-INH 含量增高。已经发现在恶性肿瘤,急性胰腺炎,流行性出血热,慢性胃炎等会导致 C1-INH 升高。本病表现与 HALE 相似,测定 C1q 亚单位是区别先天性和获得性 C1-INH 缺乏症的关键化验,前者 C1q 亚单位正常,后者降低,并有一些原发疾病的临床表现。

(3) 颤动性血管性水肿(vebratory angioedema,VAE)。VAE 于 1972 年由 Patterson 等首次报道,是一种遗传性的物理过敏,由颤动刺激诱发。患者在颤动刺激约 4 分钟发生局部肿胀,至少持续 12 小时,不伴荨麻疹。

(4) 淋巴潴留性水肿。本病水肿持久,多是非可逆性的,只能有程度上的减轻而不可能完全消退。

(5) 此外 HALE 还要与上腔静脉梗阻综合征、面肿型皮肤恶性网状细胞增生症鉴别。

【治疗】

1. 避免诱因

遗传性血管神经性水肿的治疗应从避免诱发因素入手。损伤是常见的诱发因素。损伤不可避免如外科或口腔科手术时可预防性使用新鲜血浆。

2. 预防性治疗

(1) 促进正常染色体的 C1-INH 表达:人工合成雄性激素达那唑和司坦唑醇(康力龙)可刺激正常染色体合成更多的 C1-INH,使 C1-INH 水平恢复正常。采用丹那唑、羟甲烯龙(康复龙)和康力龙,这类药物不仅能预防血管性水肿的产生,而且能部分纠正 C1-INH 缺乏和 C4 和 C2 水平的继发性降低。司坦唑醇有效剂量为 $0.5\sim2mg/d$,可连续应用 2 年之久,维持治疗的副作用有月经不调和肌酸磷酸酶增高。

(2) 通过抑制与其相互作用的酶而降低对 C1-INH 的消耗。6-氨基己酸的衍生物凝血酸(氨甲环酸)可抑制血浆素原生成血浆素,还可通过自身分解途径在一定程度上活化 C1,凝血酸对控制 HAE 发作十分有效。

3. 急性发作期的治疗

首先要预防和处理急性喉水肿。

(1) 浓缩 C1-INH 制剂:使用 C1-INH 提取物可以有效地避免急性损害并有利于长期预防,但这尚有争议。

(2) 输血:可补充 C1-INH,但也存在问题,且需大量输入才能控制水肿发作。

(3) 目前对肾上腺素、水杨酸、麻黄碱、抗组胺药和全身应用皮质类固醇对本病的疗效看法不一。可使用 $0.01ml/kg$ 肾上腺素消除水肿,也可用抗组胺治疗。6-氨基己酸可以预防术后水肿。如已有窒息,应行气管切开。

二、I 因子缺陷和 H 因子缺陷

这两种缺陷报道较少。I 因子缺陷的遗传方式是常染色体共显性遗传,I 因子缺陷常伴 C3 的过度消耗,故同时伴有 C3 缺陷。I 因子缺陷的临床表现基本与 C3 缺陷相同。I 因子缺陷患者可伴有严重的免疫缺陷,反复发生皮肤感染、肺炎、败血症和脑膜炎球菌性脑膜炎。一些患者可无临床表现,也有一些患者可发生 Coomb 试验阳性反应。

H 因子是一种多结构域和多功能的蛋白质,H 因子家族成员的基因位于人染色体 lq32,即补体活化基因簇的调节因子所在的区域。H 因子作为一种补体调节物质,不论是在血管内或在细胞表面,控制 C3 转化酶的生成和稳定性。由于基因缺陷造成 H 因子减少或缺如,造成补体旁路途径持续激活,导致血管内皮损伤,且不能修复。H 因子缺陷对补体系统的影响与 I 因子相似。所有患者总补体溶血活性和旁路活化途径降低或检测不到。因没有 H 因子辅助分解旁路途径的 C3 转换酶、C3b 裂解产物增加,C3 和因子 B 水平明显降低。常见全身化脓性感染,尤其是脑膜炎球菌;约 50% 患者有肾小球肾炎,临床上可引起溶血尿毒综合征和膜增殖性肾小球肾炎等疾病。

三、C3b 受体缺陷

C3b 受体,即 I 型补体受体(CR1),是一种存在于多种细胞膜上的多态性膜糖蛋白,在人类主要分布于红细胞,也可见于单核巨噬细胞等。C3b 受体存在于细胞表面,它帮助裂解血浆中或邻近细胞表面以 C3b 或 C4b 为中心的免疫复合物。CR1 与多种生物学功能有关:①由红细胞快速转运并结合的免疫复合物至肝,将其释放与处理,红细胞清除循环免疫复合物的能力依赖于其表面 C3b 的表达。②通过单核吞噬细胞或中性多形核白细胞(PMN)吞噬 C3b 调理的颗粒,摄取 C3b 包被的免疫复合物。③调节 B 细胞分化和抗体产生。C3b 功能缺陷或数量的降低将减少处理循环免疫复合物的能力并促进组织损伤。

【流行病学】

研究表明 C3b 缺陷广泛存在于多种疾病,与反复感染、自身免疫性疾病特别是 SLE 以及肿瘤密切相关。并且 C3b 缺陷不仅仅限于肾脏受损的 SLE,所有 SLE 的患者均存在着 C3b 功能的缺陷。

【免疫病理】

CR1 基因位于 1 号染色体长臂 32 区的补体激活调节因子区内。SLE 患者和部分无症状 SLE 的家族成员红细胞表面 C3b 减少可能是常染色体共显性方式遗传。

【组织病理】

SLE 患者 C3b 异常主要包括:①SLE 合并严重的增殖性肾炎,患者的肾小球足状突细胞 CR1 抗原丢失,尿 CR1 分泌减少。②红细胞、B 细胞和 PMN 上的 CR1 数目减少。③补体介导的吞噬、清除免疫复合物(IC)功能障碍。

【临床表现】

CR1 数的降低限制了 RBC 携带和缓冲免疫复合物(IC)的能力,除了许多 SLE 患者红细胞 CR1 数降低的报道外,未见 CR1 基因缺陷和其他疾病相关的报道。CR1 数的降低与 SLE 患者 RBC 膜存在先天性 CR1 缺陷有关,也有实验表明,CR1 数减少尚存在一些后天因素导致 CR1 耗竭。红细胞免疫黏附活性的减低尚可见于其他疾病,如类风湿关节炎、白血病、烫伤、再障和营养缺乏性贫血。此外,单核-吞噬细胞系统由于 CR1 功能缺陷促进了肿瘤特别是肺癌、大肠癌等的发生和转移。在肝硬化,肝分流术后,感染及感染性休克等也有 CR1 功能缺陷的报道。

【诊断与鉴别诊断】

在正常人群,红细胞 CR1 数波动在 200~1000 个细胞范围。通过对 CR1 基因限制片段长度多态性研究,个体 CR1 数由等位基因确定。红细胞 C3b 受体活性通常采用红细胞 C3b 受体花环试验测定。现在尚缺乏在疾病时直接测定巨噬细胞对 IC 固定清除的方法,在各种免疫性疾病中,这种功能是缺乏的,且与疾病的活动性有关。

【治疗】

单用免疫抑制剂或联合血浆置换,可使红细胞及吞噬细胞的 CR1 功能得到改善。

四、阵发性睡眠性血红蛋白尿

阵发性睡眠性血红蛋白尿(paroxysmal nocturnal hemoglobinuria,PNH)是一种获得性红细胞膜异常,因红细胞膜不表达 DAF、C8bp 和 CD59,导致溶血性贫血,粒细胞、单核细胞、淋巴细胞和血小板也不能表达这三种膜蛋白。DAF(衰变加速因子)是存在于正常红细胞、白细胞、血小板膜上的一种糖蛋白,是一种调节补体活性的重要因子。DAF 直接作用于膜上的 C3 转化酶和 C5 转化酶,使之裂解,从而失去放大补体反应的活性。DAF 的生理作用是保护细胞免受自身补体攻击。C8BP 也是一种补体调节蛋白,分子质量约为 65kDa,存在于正常红细胞、血小板膜上,它的主要功能是与自身或同种异型的 C8 分子结合,封闭 C5b~C8 的 C9 结合位点,从而抑膜攻击复合物的形成。CD59 即膜反应性溶解抑制因子(MIRL),其生理作用是控制膜攻击复合物 C5b~C9 的形成,MIRL 的减少或缺乏导致 C5b~C9 增多,增强补体的溶解作用。

【流行病学】

本病少见,但近年来有增多趋势。我国北方多于南方。半数以上发生在 20~40 岁青壮年。男性多于女性,与遗传及种族无关。欧美发病者明显较亚洲为少。

【免疫病理】

所有的 PNH 患者均有 PIG-A 基因的缺失或缺失。PIG-A 基因定位于 X 染色体(Xp22,1),其产物是合成正常糖基磷脂酰肌醇分子所必需的。迄今为止,患者中已报道了 100 多种 PIG-A 基因的突变,未发现点突变。PNH 是单克隆造血性疾病。仅有 CD59 缺陷,膜 DAF 表达正常,可有轻度的 PNH 样疾病。与 CD59 缺陷相反,单独的 DAF 缺陷并不导致溶血性贫血。

【组织病理】

主要病理改变是肾近曲小管及肾小管祥的管内上皮内有大量含铁血黄素沉着。肝也有含铁血黄素沉着,主要在肝细胞内及肝窦内皮细胞;脾淋巴组织明显萎缩;单核巨噬细胞增生,骨髓增生程度增高。

【临床表现】

PNH 是一种对补体异常敏感的慢性血管内溶血性贫血,常呈阵发性、睡眠后血红蛋白尿发作加重。血红蛋白尿的发作常有一定诱因,常见的是上呼吸道感染、发热、输血反应;服用某些药物(如铁剂、阿司匹林等)、剧烈运动、过度疲劳、情绪波动,手术、吃酸性食物、喝浓茶等。PNH 主要特点:①睡眠后酱油样或葡萄酒色尿发作史;②贫血及出血,出血少见且轻;③感染和发热;

④黄疸、肝脾轻度肿大;⑤血栓形成。

【诊断】

PNH诊断标准:①临床表现符合PNH。②实验室检查。酸化血清溶血试验(Ham试验)、糖水试验、蛇毒因子溶血试验、尿潜血或尿含铁血黄素试验中凡符合下述任何一种情况,即可诊断:二项以上阳性一项阳性,但须具备以下条件:(a)两次以上阳性,或一次阳性,但操作正规,有阴性对照。(b)有溶血证据。(c)能排除其他溶血,如G6PD缺乏所致溶血,自身免疫性溶血性贫血等。

【治疗】

1. 避免诱因

2. 输血

宜输入经生理盐水洗过的红细胞悬液,以免引起溶血反应,也有用冰冻或去甘油的红细胞。

3. 肾上腺皮质激素

部分病例用药后可控制血红蛋白尿的发作,血红蛋白暂时上升,但远期疗效不够满意,大部分病例在停药后血红蛋白下降。

4. 雄激素

用蛋白同化激素治疗,不仅能刺激红细胞生成,且可减少溶血。对于贫血较重,骨髓增生不良的病例,部分病例可有贫血的改善。口服制剂司坦唑醇或羟甲烯龙是常用的两种雄激素。

5. 免疫抑制剂

环孢素、抗胸腺细胞球蛋白(ATG)治疗PNH也有报道。

6. 造血生长因子

G-CSF以及EPO的治疗可促进正常红细胞的生长。

7. 联合化疗

对难治性、复发性PNH可选择低剂量联合化疗。化疗的机制尚不清楚,可能由于化疗可以杀灭相当数量致病细胞克隆,然后利用正常克隆耐受补体能力强,恢复快的优势,逐步取代致病克隆,化疗也可能会通过影响骨髓造血微环境而达到治疗PNH目的。

8. 骨髓移植

(董　静　陈　星　张源潮)

参考文献

Geha RS,Notarangelo LD,Casanova JL,et al. 2007. Primary immunodeficiency diseases:an update from the International Union of Immunological Societies Primary Immunodeficiency Diseases Classification Committee. J Allergy Clin Immunol,120(4):776-794.

Griffith LM, Cowan MJ, Notarangelo LD, et al. 2009. Improving cellular therapy for primary immune deficiency diseases: recognition, diagnosis, and management. J Allergy Clin Immunol, 124(6):1152-1160.

Hossny E, El-Awady H, El-Feky M, et al. 2009. Screening for B- and T-cell defects in Egyptian infants and children with suspected primary immunodeficiency. Med Sci Monit, 15(5):CR217-225.

Luckasen JR, Sabad A, Gajl-Peczalska KJ, et al. 1974. Lymphocytes bearing complement receptors, surface immunoglobulins and sheep erythrocyte receptors in primary immunodeficiency diseases. Clin Exp Immunol, 16(4):535-540.

Maas A, Hendriks RW. 2001. Role of Bruton's tyrosine kinase in B cell development. Dev Immunol, 8(3-4):171-181.

Notarangelo L, Casanova JL, Fischer A, et al. 2004. International Union of Immunological Societies Primary Immunodeficiency diseases classification committee. Primary immunodeficiency diseases: an update. J Allergy Clin Immunol, 114 (3):677-687.

Turvey SE, Bonilla FA, Junker AK. 2009. Primary immunodeficiency diseases: a practical guide for clinicians. Postgrad Med J, 85(1010):660-666.

WHO SG. 1992. Primary immunodeficiency disease-report of a WHO scientific group. Immunodeficien Rev, 3:195-236.

Yata J, Tsukimoto I, Arimoto T, et al. 1973. Human thymus lymphoid tissue (HTL) antigen, complement receptor and rosette formation with sheep erythrocytes of the lymphocytes from primary immunodeficiency diseases. Clin Exp Immunol, 14(3):309-317.

第四十章 伴有特殊临床表现的免疫缺陷病

第一节 湿疹血小板减少伴免疫缺陷综合征

湿疹血小板减少伴免疫缺陷综合征(Wiskott-Aldrich syndrome,WAS)是一种以免疫缺陷、湿疹和血小板减少三联征为临床特点的少见的 X 连锁隐性遗传性疾病。

【流行病学】

Wiskott 首次于 1937 年报道,北欧患病率为 1/10 万,日本为 1/20 万,我国有散发病例报道。

【免疫病理】

WAS 是一种单基因缺陷性疾病,基因编码在 XP11.22。该基因编码 Wiskott-Aldrich 综合征蛋白 WASP,是一种仅在造血细胞表达的胞浆蛋白,调节细胞对外界刺激后的细胞骨架结构改变。其主要功能为参与淋巴细胞和血小板的细胞骨架动作组合,并使细胞形成伪足。WASP 基因突变为一种单基因缺陷病,遗传学和环境因素的变化均影响该病的发生。WASP 基因突变形式各种各样。但是多数突变为单个碱基点,导致 WASP 基因错义或者无义突变。基因突变性质与临床症状严重程度之间的关系并不确定。

【组织病理】

淋巴细胞增殖反应和吞噬细胞趋化功能降低。血小板数量减少,体积变小。肝脾和淋巴结肿大,淋巴组织中 B 细胞数量明显增加,T 细胞数量显著减少。

【临床表现】

1. 血小板减少引起的出血

WAS 在出生时临床即可表现出血和瘀斑,通常在生后 6 个月内发现;血小板明显减少,血小板体积变小为 WAS 的特征。还可见紫癜、黑便、咯血和血尿。部分患儿血小板减少和出血倾向可为唯一的临床表现,又称 X 连锁血小板减少症(XLT)。

2. 湿疹

异位性湿疹见于大约 80% 的患儿。有湿疹家族史者,病儿的湿疹更显著,可能与其他基因的变异有关。湿疹常发生于出生后,程度可轻可重,细菌感染和食物过敏可加重湿疹。

3. 感染

由于广泛的免疫功能缺陷,感染常见化脓性外耳道炎、鼻窦炎、肺炎。严重感染可发生败血症、脑膜炎、肠道感染。严重的病毒感染有巨细胞病毒、水痘病毒、单纯疱疹病毒等。卡氏肺囊虫和念珠菌感染亦有发生。

4. 其他表现

可见肝脾及淋巴结肿大。自身免疫性疾病时有发生,如溶血性贫血、血管炎、肾疾病、过敏性紫癜和炎症性肠病。中性粒细胞减少症、皮肌炎、复发性神经血管性水肿等少见。可见淋巴网状恶性肿瘤,脑胶质瘤等。

文献报道154例WAS有典型的小血小板性血小板减少、反复感染、湿疹三联征仅占27%病例。5%的病例在确诊前唯一的表现是血小板减少。

【辅助检查】

CD34⁺多能干细胞WASP基因突变,可致全部血液细胞的功能异常,T细胞及B细胞缺陷,B细胞数量明显增加,T细胞数量显著减少。血清IgM浓度下降.IgG浓度轻度降低或正常,而IgA及IgE可升高。免疫球蛋白和白蛋白分解代谢增加。同种血凝素滴度很低。对多糖抗原产生抗体和免疫球蛋白的能力下降。淋巴细胞CD43糖蛋白表达减少或消失。对减毒活病毒疫苗的免疫反应正常。部分患儿存在IgG亚类缺陷。

血小板减少和血小板体积变小是本病的特征性表现,糖皮质激素和大剂量IVIG不能提高血小板数量。持续失血可致缺铁性贫血,骨髓巨核细胞正常或增多,显示血小板无效生成。

【诊断与鉴别诊断】

男性,反复感染、湿疹、血小板减少并伴有免疫缺陷,血清IgA和IgE增加、IgM减少、同种血凝素缺乏,对多糖蛋白的抗体反应减弱可诊断为WAS。T细胞CD34表达减少也是本病淋巴细胞的显著标志。特征性的血小板体积减小有助于WAS的诊断。基因序列分析可明确诊断,基因诊断也用于产前诊断。不典型者可主要表现为血小板减少,而无明显感染,此时需与特发性血小板减少性紫癜鉴别。

【治疗】

1. 一般治疗

积极防治各种感染,包括细菌和病毒感染。IVIG可常规用于感染的预防。由于WAS患儿免疫球蛋白代谢率增高,因此IVIG的用量较大,400mg/kg,每2~3周一次。湿疹严重时局部或全身使用糖皮质激素,并抗感染治疗。

出现自身免疫性疾病者,糖皮质激素有疗效,但在症状控制后应迅速减量。不主张血小板输注,除非血小板减少引起的严重出血危及生命者。输注血小板或其他新鲜血液制品时,供体必须进行巨细胞病毒筛查和先行血液制品照射以防移植物抗宿主病。如果有明确的家族史,对孕妇应作产前诊断,为避免分娩时可能出现的颅内出血应作剖宫产。婴幼儿应防止头部外伤。给长期失血性贫血者补充铁剂。

2. 特殊治疗

脾切除术有效,能使血小板数量增加和体积增大,并且不增加自身免疫性疾病和恶性肿瘤的发病率。

骨髓或脐血干细胞移植是目前根治WAS最有效的方法,HLA同型供体骨髓移植和脐血的成活率为90%。

【预后】

由于感染的良好控制,生活质量明显提高,目前WAS存活年龄已延长至11岁以上,部分患者达到20岁以上。死亡的原因为感染(44%)、出血(23%)和恶性肿瘤(26%)。干细胞移植明显改善感染和出血,但对预防恶性肿瘤的发生并不满意。

第二节　共济失调毛细血管扩张免疫缺陷综合征

共济失调毛细血管扩张免疫缺陷综合征(ataxia telangiectasia，AT)是累及神经、血管、皮肤、单核-吞噬细胞系统、内分泌的原发性免疫缺陷。其主要临床表现是婴幼儿期发病的进行性小脑性共济失调，眼球结膜和面部皮肤的毛细血管扩张，反复发作的鼻窦炎和肺部感染，对射线的杀伤作用极其敏感。染色体不稳定性，易患癌症，自身免疫病等。Louis-Bar(1941)首先描述了该病，Boder 和 Sedgwick(1977)综合分析了该病例，命名为 AT，又称 Louis-Bar 综合征。

【流行病学】

本病是一种较少见的常染色体隐性遗传病，发病率为(0.5～1.0)/10 万。近年来我国亦有报道。

【免疫病理】

AT 是一种常染色体隐性遗传病(AR)，大多数患者的父母为非近亲婚配，父母一般不发病，同辈发病且男女受累的机会相等。AT 是一种染色体不稳定综合征，具有自发性染色体断裂和重排的特征，常见有 t(14q＋；14q－)，即同源 14 号染色体易位，也有 14 号染色体与 7 号、8 号或 X 染色体易位的现象。AT 的致病基因定位于 11q22—q23，为单基因遗传病。

【组织病理】

淋巴系统受累表现为胸腺缺失或发育不良，缺乏 Hassall 小体，皮髓质分界不清，淋巴细胞数量减少，上皮样细胞增多。在脾和淋巴结，淋巴滤泡缺乏，浆细胞和淋巴细胞减少，网状内皮细胞增多。神经系统受累表现为小脑皮质萎缩，蒲肯野细胞、颗粒细胞和少量篮状细胞变性脱失。脊髓小脑束、脊髓后索及周围神经轴索变性，节段性脱髓鞘。

【临床表现】

AT 是一种累及神经系统、免疫系统等多系统损伤的综合征，临床表现复杂，预后不良，2/3 死于 20 岁以前。主要临床表现如下：

1. 神经系统

AT 的首发症状为小脑性共济失调，常累及幼儿，一般 2 岁开始起病，之后进行性加重。开始时主要影响躯干，走路时步态摇晃特别明显、步基很宽，继而上肢出现意向性震颤。小脑性构音障碍出现早而重，肌张力低下，闭目难立征阳性，指鼻不准，快复轮替试验笨拙。

其他神经系统症状还包括：①锥体外系受损。多数患儿较早出现舞蹈样动作、手足徐动、肌张力障碍、面具脸。常被突出的小脑症状所掩盖，随着年龄的增长，锥体外系症状变得越来越明显。②特征性眼球运动障碍，即眼球主动向两侧同向运动，常伴有仰头、眨眼和头的摆动、转颈等代偿动作。③青春期后可出现脊髓损害表现，如深感觉缺失，病理反射阳性，但后者发生率较低。④周围神经病变，如腱反射减弱或消失，感觉缺失，肌无力。⑤成人后可出现肢体远端肌肉萎缩、无力和肌束颤动。⑥约33％患儿出现智能障碍，身体发育迟滞，表现为智力、身高体重明显低于同龄儿。

2. 皮肤改变

毛细血管扩张是另一突出的特征，多发生于 3～6 岁，最先出现于球结膜的暴露部分，在接近角膜处渐消失。其他易暴露的或易受刺激的部位，如眼睑、鼻梁、面颊、外耳、颈部、锁骨上部、肘窝、腋窝、胸窝、腘窝等部位,随着年龄的增长,亦出现皮肤毛细血管征,然而该类毛细血管扩张很少引起出血。皮肤和毛发的早老性改变亦为明显的表现,如皮下脂肪减少或消失,皮肤菲薄、干燥,面部皮肤常萎缩而紧贴面部骨,出现中度硬皮病样面部表情。还有不规则的色素沉着或色素脱失,部分患者有牛奶咖啡色斑。头发失去光泽、变灰黄、干燥易脱发。慢性脂溢性睑缘炎和脂溢性皮炎也常见。

3. 呼吸道感染

由于细胞和体液免疫缺陷,特别是缺乏分泌型 IgA、IgE,患儿最易发生各种程度不一的呼吸道感染,为本病的另一常见而突出的表现。经常复发的急性鼻炎、鼻窦炎、气管炎和肺炎。肺部广泛纤维化,肺功能不全及杵状指(趾)。感染迁延不愈,抗生素疗效较差。

4. 高发肿瘤倾向

约半数病例伴发肿瘤,最多见为恶性淋巴瘤,其次为淋巴细胞白血病,再次为颅内胶质瘤。据统计患者患肿瘤的风险较同龄正常组高 1200 倍。多数在 20 岁以前发病,少数可延迟至中年。原因可能是免疫缺陷、染色体不稳定性和对电离辐射线的敏感性增高。ATM 基因杂合子携带者有患乳腺癌的高风险性。

5. 其他

发育障碍除表现智力发育差,身高体重发育差,可呈侏儒症。还可见性腺发育不良,第二性征不明显或不出现,女性患者卵巢不发育、胸腺不发育等。骨骼畸形较少见,晚期可出现脊柱后侧凸。少数并发心脏疾患或糖耐量异常。

【辅助检查】

血清 α-甲胎球蛋白增高。

低丙种球蛋白血症,血清中选择性 IgA、IgE、IgG 减少或缺乏,IgM 略高。

外周血淋巴细胞数量减少及功能异常,如淋巴细胞对植物血凝素的转化率和 E-玫瑰花实验的形成率均降低。

血清糖耐量试验异常,但无尿酮及尿糖。

外周血淋巴细胞培养可见染色体断裂、移位。

脑脊液检查正常。

早期肌电图提示神经诱发电位幅度降低,中晚期出现运动和感觉传导速度减慢。

头颅 CT 和 MRI 均提示不同程度的小脑萎缩、第 4 脑室扩大。

皮肤成纤维细胞培养后经 γ 射线照射证实 DNA 修复功能有缺陷有确诊意义。

【诊断与鉴别诊断】

(一)诊断

基于典型的临床表现和血清 α-甲胎球蛋白、IgA、IgE 的检测和头颅 MRI 检查。基因诊断有助于临床诊断。

基因诊断和产前诊断:先证者确诊后,对其同胞兄妹行症状前诊断或对胎儿行产前诊断是可行的。抽提胎儿羊水 gDNA,待证者、先证者及父母外周血 gDNA,经 D11S1818、D11S1819、D11S2179 三对(CA)n 引物扩增,行连锁分析,判断胎儿及待证者是否遗传了两条致病染色体。

（二）鉴别诊断

1. Friedreich 共济失调

该病虽有进行性加重的小脑共济失调，尚有足趾畸形、脊柱侧弯和心脏疾患等异常改变，但无毛细血管扩张及皮肤、毛发的早老性变化，亦无血清 IgA、IgE 缺乏及血清 α-甲胎球蛋白增高。

2. 小脑视网膜血管瘤病（von Hippal-Lindau 病）

该病有典型的视网膜病变，视网膜动、静脉扩大及视网膜血管瘤可做鉴别。

3. Hartnup 病

该病有小脑性共济失调，但为阵发性，症状间歇出现，常有光敏感性糙皮病样皮疹及肾性氨基酸尿。

【治疗】

目前无特殊治疗，有感染时早用抗生素。可用免疫球蛋白及胸腺肽提高免疫力，预防感染。10 岁左右常因病情加重、反复感染、恶性肿瘤而死亡。

第三节　胸腺发育不全综合征

先天性胸腺发育不全又称 DiGeorge 综合征或第 3、4 对咽囊综合征，是因胚胎早期第 1 至第 6 对咽囊发育异常引起的先天性免疫缺陷。

【流行病学】

此病均为散发，故推测不是遗传缺陷所致，可能是胚胎环境异常造成，如母亲酗酒可能是致病因素之一。患者无性别差异。

【免疫病理】

为一系列基因异常综合征中的一部分，80%～90% 病例伴有染色体 22q11—qter 缺失。在胚胎第 6～10 周，胸腺、甲状旁腺和部分颜面、主动脉弓及心脏由第 1 至第 6 对咽囊的细胞成分发育形成。至妊娠第 12 周，胸腺移行至胸部，此前如这些胚胎组织发育异常便引起胸腺发育不全。染色体 22q11—qter 这段连续基因缺失引起心脏畸形（cardiac abnormalitis）、面部异常（abnormal facies）、胸腺发育不良（thymic hypoplasia）、腭裂（cleft palate）和低钙血症（hypocalcaemia），故称为"CATCH 22"。

【组织病理】

病理检查可见胸腺和甲状腺缺如或发育不全，也可见胸腺体积变小或萎缩而代以外胚叶组织。淋巴结副皮质区淋巴细胞缺乏。

【临床表现】

患儿易于被病毒感染；因甲状旁腺功能低下，患儿生后会发生低钙惊厥。Ⅰ～Ⅱ咽弓受累时，出现特殊面容：眼距宽、鼻梁平坦、小嘴及耳位低等。Ⅲ～Ⅳ咽弓发育不良导致先天性心脏病，如大血管转位，法洛四联症。新生儿期以后，反复发生病毒、真菌或卡氏肺囊虫感染，感染或呈慢性过程，重症患者易发生细菌感染。但本病免疫缺陷表现轻，仅约 20% 的病例出现 T 细胞功能异常，多数患儿随年龄增长，T 细胞缺陷可自行恢复至正常。

【辅助检查】

外周血中淋巴细胞减少,胸腺缺如使 T 细胞,尤其是 CD8$^+$ T 细胞数量减少,B 细胞百分比增高。

细胞免疫功能有不同程度的降低。

体液免疫功能变化不定,血清免疫球蛋白往往不低。

血钙含量降低。

甲状旁腺素水平降低。

【诊断与鉴别诊断】

根据出生后的特殊面貌、顽固的低血钙搐搦症、主动脉弓异常以及胸腺缺如或发育不全等即可确诊。

【治疗】

多数完全性 DiGeorge 患者在婴儿期死亡;不完全性者有的 T 细胞功能自发改善,生存期较长。对甲状旁腺功能减低及低钙血症,宜长时应用维生素 D 和钙制剂治疗。严重病例可移植胎儿胸腺组织。先心畸形可行手术治疗。早年反复感染可给予抗感染和对症治疗。骨髓和胸腺细胞移植已有成功报告。

(董 静 陈 星 张源潮)

参 考 文 献

Ariumi Y,Trono D. 2006. Ataxia-telangiectasia-mutated (ATM) protein can enhance human immunodeficiency virus type 1 replication by stimulating Rev function. J Virol,80(5):2445-2452.

Astrakhan A,Ochs HD,Rawlings DJ. 2009. Wiskott-Aldrich syndrome protein is required for homeostasis and function of invariant NKT cells. J Immunol,182(12):7370-7380.

Azzari C,Gambineri E,Resti M,et al. 2005. Safety and immunogenicity of measles-mumps-rubella vaccine in children with congenital immunodeficiency (DiGeorge syndrome). Vaccine,23(14):1668-1671.

Bouma G,Burns SO,Thrasher AJ. 2009. Wiskott-Aldrich Syndrome:immunodeficiency resulting from defective cell migration and impaired immunostimulatory activation. Immunobiology,214(9-10):778-790.

Cammer M,Gevrey JC,Lorenz M,et al. 2009. The mechanism of CSF-1-induced Wiskott-Aldrich syndrome protein activation in vivo:a role for phosphatidylinositol 3-kinase and Cdc42. J Biol Chem,284(35):23302-23311.

Claret Teruel G,Giner Muñoz MT,Plaza Martín AM,et al. 2005. Variability of immunodeficiency associated with ataxia telangiectasia and clinical evolution in 12 affected patients. Pediatr Allergy Immunol,16(7):615-618.

Dinakar C. 2006. Alleviating disease burden in primary immunodeficiency diseases. Ann Allergy Asthma Immunol,96(2): 260-262.

Lee YH,Lim YJ,Shin SA,et al. 2009. Phenotypic and genotypic correction of WASP gene mutation in Wiskott-Aldrich syndrome by unrelated cord blood stem cell transplantation. J Korean Med Sci,24(4):751-754.

Mani M,Venkatasubrahmanyam S,Sanyal M,et al. 2009. Wiskott-Aldrich syndrome protein is an effector of Kit signaling. Blood,114(14):2900-2908.

Markert ML,Alexieff MJ,Li J,et al. 2004. Complete DiGeorge syndrome:development of rash,lymphadenopathy,and oligoclonal T cells in 5 cases. J Allergy Clin Immunol,113(4):734-741.

Moylett EH,Wasan AN,Noroski LM,et al. 2004. Live viral vaccines in patients with partial DiGeorge syndrome:clinical experience and cellular immunity. Clin Immunol,112(1):106-112.

Nowak-Wegrzyn A,Crawford TO,Winkelstein JA,et al. 2004. Immunodeficiency and infections in ataxia-telangiectasia. J Pediatr,144(4):505-511.

Perez EE,Bokszczanin A,McDonald-McGinn D,et al. 2003. Safety of live viral vaccines in patients with chromosome 22q11. 2 deletion syndrome (DiGeorge syndrome/velocardiofacial syndrome). Pediatrics,112(4):e325.

Pierdominici M,Mazzetta F,Caprini E,et al. 2003. Biased T-cell receptor repertoires in patients with chromosome 22q11. 2 deletion syndrome (DiGeorge syndrome/velocardiofacial syndrome). Clin Exp Immunol,132(2):323-331.

Sedivá A,Bartůnková J,Zachová R,et al. 2005. Early development of immunity in diGeorge syndrome. Med Sci Monit,11 (4):CR182-187.

Shiloh Y, Rotman G. 1996. Ataxia-telangiectasia and the ATM gene: linking neurodegeneration,immunodeficiency,and cancer to cell cycle checkpoints. J Clin Immunol,16(5):254-260.

Staples ER,McDermott EM,Reiman A,et al. 2008. Immunodeficiency in ataxia telangiectasia is correlated strongly with the presence of two null mutations in the ataxia telangiectasia mutated gene. Clin Exp Immunol,153(2):214-220.

Sullivan KE. 2004. The clinical,immunological,and molecular spectrum of chromosome 22q11. 2 deletion syndrome and Di-George syndrome. Curr Opin Allergy Clin Immunol,4(6):505-512.

Toyoshima M,Hara T,Zhang H,et al. 1998. Ataxia-telangiectasia without immunodeficiency:novel point mutations within and adjacent to the phosphatidylinositol 3-kinase-like domain. Am J Med Genet,75(2):141-144.

Zhang J,Zhang X,Guo Y,et al. 2009. Sorting nexin 33 induces mammalian cell micronucleated phenotype and actin poly-merization by interacting with Wiskott-Aldrich syndrome protein. J Biol Chem,284(32):21 659-21 669.

第四十一章 成人免疫缺陷病
第一节 成人免疫缺陷病概述

人体免疫组织或免疫功能减弱缺失称免疫缺陷病。目前临床所指"免疫缺陷病"是特定的指人体免疫功能中的免疫防御功能及其相关免疫组织发生的病变。不可避免的第一点是免疫防御功能缺陷总会同时伴有免疫监视功能紊乱以及免疫清除自稳功能紊乱。从这一点上讲整体看待和考量免疫病显然是必须的。不可回避的第二点是免疫防御功能缺陷的免疫病理组织学涉及了免疫系统组织结构、免疫活性细胞、免疫分子包括蛋白和基因。具体到每一个病,能被识别到哪个深度和层次互有差别。临床对免疫缺陷病的认识分类为:①原发免疫免疫缺陷病,具有先天性、遗传性、特发性特征,儿童多见。②继发免疫缺陷病,具有获得性、易感性、泛发性特征,成人高发。

免疫病理对免疫缺陷病的分类为:

1. 非特异免疫免疫缺陷病

其中又分为:①原发吞噬细胞功能缺陷病,约占10%。②补体缺陷病,约占2%。③急性炎反应蛋白缺陷病。

2. 特异免疫免疫缺陷病

其中又分为:①B细胞免疫缺陷病(约占50%)。②T细胞免疫缺陷病(约占18%)。③联合免疫缺陷病(约占20%)。④免疫缺陷综合征(<1%)。⑤细胞因子缺陷病。

不同年龄段免疫缺陷病的高发病种不一样。原发免疫缺陷病,多在婴幼儿发病,青少年死亡,儿童高发,为一类罕见病。临床表现:①特征性感染,严重致死性感染,多部位感染,慢性反复感染,难治性感染,正常菌群感染。②伴有先天发育异常或中毒状态影响发育。③伴发或继发恶性肿瘤较正常人群高出100～300倍。④伴发自身免疫病,可高达14%继发免疫缺陷病,可发生在任何年龄段,在儿童和老年有两个高发年龄段,老年较为多见。为一类常见死亡诱因或主要原因。临床表现为:①感染多种多样,时轻时重,特别是病毒感染。②存在导致免疫缺陷病的诱因,如中毒、营养不良、内分泌病。③肿瘤衰竭和放化疗机体损伤。

在以上免疫缺陷病分布的基础上,人们已注意到成人免疫缺陷病问题。以往认为成人没有原发免疫缺陷病,笔者认为这是错误的。成人免疫缺陷病见于:①有些自身免疫病可同时伴有免疫缺陷病,两者并存,如C4缺陷病的SLE。②有些长到成人的遗传性发育障碍,可以成年后出现原发免疫缺陷,如21-三体征成年后免疫缺陷。③成年发病的特发性免疫缺陷病,例:变异性免疫缺陷病。④经治疗生长到成年的免疫缺陷病。这种患者愈来愈多。特别是基因治疗、干细胞移植、器官移植带来的治疗效果使生存患者年龄愈来愈大。⑤成年人最多见的继发免疫缺陷病是AIDS。其次是继发于职业中毒和成年高发的恶性肿瘤。某些继发免疫缺陷病患者存在原发部分免疫缺陷问题,可称之谓免疫功能低下或者部分免疫功能不全。

第二节　普通变异免疫缺陷病

普通变异免疫缺陷病(common variable immunodeficiency ,CVID)是一种各年龄组均会发病的低免疫球蛋白血症免疫缺陷病。患者 T 细胞功能异常,B 细胞转化为浆细胞异常。临床表现为慢性灶性感染和肉芽肿形成,淋巴结肿大,常合并自身免疫病。

【流行病学】

本病可发生于任何年龄组,多数是青少年发病,有 70 岁发病的报告。发病越早,存活越短。成人发病者,因误诊而忽视治疗,多死于并发症。有报道男性死亡平均年龄 29 岁,女性为 55 岁。本病有家族发病倾向,高发家族多同时有 IgA 缺乏,低丙种球蛋白或无丙种球蛋白患者。患病率不详。

【免疫病理】

把患者 T 细胞和正常人 B 细胞共同培养,正常人 B 细胞可以转化为浆细胞。把正常人 T 细胞和患者 B 细胞共同培养,部分转化的浆细胞完全不产生免疫球蛋白,部分浆细胞仅产生正常的 IgM 和微量 IgG。部分浆细胞正常分泌 IgM 和 IgG。25%～30%患者 T 细胞 $CD8^+$ 升高,$CD4^+$ 降低。40%患者 T 细胞的 CD40 配体 CD40Lgp39 下降。T 细胞分泌的抑制 B 细胞成熟的 IL-6 升高,IFN-γ 升高,Th1 激活,IL-4 升高。

第 6 号染色体 MHC-Ⅱ、D、Q、B 链多态性改变,已筛选出 3 个敏感位点。MHC-Ⅲ、C4A 基因变异,易感本病。IgA 缺乏的致病基因位于 C4B～C2 之间。

第 9 号染色体,PAXS 基因编码了 B 细胞活化调节蛋白(BSAP)。该基因还调控重链序列和免疫球蛋白分泌前的类别转换。

第 18 号染色体,曾有 IgA 缺乏者出现 18p 报告。

【组织病理】

淋巴肿大,淋巴结病理分为两型。①淋巴组织增生型,淋巴结非胸腺依赖区淋巴滤泡和网状细胞都明显增生。肠道淋巴组织呈结节状增生,浆细胞缺乏,类似滤泡型淋巴结炎。②淋巴组织增生不良型,外周淋巴结非胸腺依赖区滤泡发育不良,腹腔深部淋巴结、脾、肝缺乏淋巴滤泡和生发中心,淋巴细胞稀少,浆细胞缺如。小肠绒毛萎缩、扁平,淋巴结组织增生。小肠的固有层多发的体积较大的淋巴滤泡和生发中心,呈凹凸不平的息肉样改变,肠黏膜固有层浆细胞明显减少。

【临床表现】

1. 感染

慢性感染、局灶性感染、反复感染。常见的炎症有鼻窦炎、中耳炎、咽炎、气管炎、肺炎。常见感染的病原微生物有:嗜血流感杆菌、链球菌、葡萄球菌、肺炎球菌、念珠菌、支原体、卡氏肺囊虫、单纯疱疹、带状疱疹病毒感染。慢性感染可导致肺纤维化和支气管扩张,肺非干酪样肉芽肿,肝脾肿大,腹腔淋巴结肿大。10%患者会发生颅内慢性化脓性感染或病毒性脑炎,会形成颅内肉芽肿占位性神经损伤。

2. 消化道症状

吸收不良综合征、脂肪泻,蛋白质丢失、叶酸和维生素 B_{12} 缺乏。反复发生肠梨形鞭毛虫感染,最终引起小肠结节性淋巴组织增生。容易合并炎性肠病,特别是克罗恩病。

3. 并发自身免疫病

已有文献报道的有：系统性红斑狼疮，类风湿关节炎，皮肌炎，硬皮病，恶性贫血，免疫性溶血性贫血，特发性血小板减少性紫癜，免疫性中性粒细胞减少症，自身免疫性肝炎，多发性神经根炎，克罗恩病。

4. 8.5%～10%患者并发恶性肿瘤

有结肠癌、胃癌、白血病、恶性网状细胞增生症、淋巴瘤等。

【辅助检查】

血清 IgG 大于 300mg/dl 小于 500mg/dl。IgM 和 IgA 比较低，血清免疫球蛋白的总量小于 800mg/dl。

用噬菌体 ØX174 静脉滴注 10 天，可以产生少量的中和抗体 IgM，中和抗体 IgG 甚微。

血淋巴细胞减少，B 细胞数量略减少，膜表面标志正常，可见到具有脐血特征的不成熟 B 细胞。CD8$^+$ T 细胞升高，CD4$^+$/CD8$^+$<1。

【诊断与鉴别诊断】

1. 诊断

慢性、局部、灶性感染者，血清 IgG 大于 300mg/dl 小于 500 mg/dl，外周血 B 细胞数量减少，膜表面标志大致正常，在疫苗接种后有专向抗体产生者可诊断本病。

2. 鉴别诊断

（1）丙种球蛋白缺乏症：多为婴幼儿发病，少数为儿童发病。反复的严重感染，IgG<100mg/dl，血清免疫球蛋白总量<500mg/dl。

（2）高 IgM 综合征：复发性、严重的细菌感染，血清总免疫球蛋白减少，IgG、IgA 和 IgE 均减少，IgM 升高。

【治疗】

治疗要求：补充免疫球蛋白，对抗自身免疫病，清除病灶抗感染。

1. 纠正低免疫球蛋白血症

静脉滴注免疫球蛋白，病情严重者，按 400～800g/kg，连续滴注。病情缓解后一月滴注一次，也可改为 100g/kg，一周滴注一次。可以把静脉制剂做皮下注射，隔日一次或一周一次。还可把静脉制剂改为滴鼻或口服。刺激 B 细胞生成浆细胞，用 PEG IL-2，25 万 U/m^2，皮下注射，每周一次，连用数月。促进 B 细胞分泌增殖可用 13-顺式视黄酸。

2. 刺激 T 细胞

中小剂量糖皮质激素，胸腺肽，注射或口服。有文献报道采用胸腺移植有效。

3. 清除感染灶

应明确病原微生物。联合应用敏感抗生素，同时全身和局部用药。

4. 治疗自身免疫病的注意点

①避免大剂量抗癌免疫抑制剂,尽量用新型非抗癌药特异性免疫抑制剂。②避免大剂量糖皮质激素冲击,推荐用中小剂量。③伴有自身免疫白细胞减少、免疫性溶血、自身免疫血小板减少者,可选择脾切除。④治疗慢性炎症纤维化,多合用中药。早期诊断,早期治疗,效果好。

第三节　成人湿疹血小板减少免疫缺陷综合征

湿疹血小板减少免疫缺陷综合征(Wiskott-Aldrich syndrome,WAS)是 X 连锁隐性遗传免疫缺陷病。临床表现为免疫缺陷、湿疹、血小板减少三联征。致病基因 WASP 位于 Xp11.22。本病可以有成人患者。

【流行病学】

国外有家族遗传的报告,国内只有散在病例报道。患病率北欧为 1/10 万,日本为 1/20 万。多数在生后 6 个月发病,可最早发病于出生时,多数死于 4 岁以内。部分可活到 10 岁以上,少数可存活到成人,形成婴幼儿发病,带病生存到成人这样一种"成人免疫缺陷病"。

【免疫病理】

致病基因:多数为 WASP 基因的错义表达或无义表达。WASP 基因的单碱基缺失或单碱基插入也常见。偶见内含子突变。部分病人表达与血小板减少症基因连锁。

WASP 基因在造血细胞表达,调控细胞的胞浆蛋白合成,胞浆骨架蛋白的移动,胞浆内信号转导。该基因位于 Xp11.22,有 12 个外显子,开放阅读框架含 502 个氨基酸、1821bp。全基因组长 9kb,由 5 个区域构成:①WASP 同源区 Ⅰ(WH1)。②Plekstrin 同源区(PH)。③磷酸鸟苷酸(GTD)结合区(GBD)。④脯氨酸丰富区。⑤WASP 同源区Ⅱ(WH2),WH2 区又分成 VD 和 CD 两个片段。

WASP 基因调控产生 54KD 蛋白。该蛋白与胞浆 G 肌动蛋白结合,使 F 肌动蛋白解聚。WASP 的 GBD 区域和 GTD 结合,cdc42、Rac、Rho 参与胞浆肌动蛋白的移动。WH2 区域的 VD 和 CD 片段也参与骨架蛋白收缩,参与淋巴细胞内信号转导。

WASP 基因 PH 区错义突变,导致 WASP 表达减低,临床症状轻微,患者可以较长时间存活。存在 X 连锁血小板减少症,病情可以突然因出血而加重。C-末端错义突变或内含子突变均会导致 WASP 无表达,临床症状严重,难以存活到成年。

【组织病理】

胸腺和淋巴结萎缩退化,淋巴滤泡减少,T 细胞减少。淋巴细胞表面微绒毛减少或缺失,膜表面 CD43 表达减少或缺失。约 50% 患者淋巴细胞对植物凝集素反应低下。B 细胞正常或减少。血小板减少,小血小板增多,巨核细胞数正常。

【临床表现】

具有湿疹,血小板减少,免疫缺陷三联征的患者占 27%。

1. 免疫缺陷

感染发生率为 100%,可致肝脾淋巴结肿大,长期感染者又会淋巴结萎缩。病毒感染多见巨细胞病毒、单纯疱疹病毒、水痘病毒。细菌感染:不同文献报道,化脓性外耳道炎(78%)、肺炎(40%)、鼻窦炎(24%)、败血症(24%)、肠道感染(13%)、脑膜炎(7%)。其他感染:真菌感染

（10%）、卡氏肺囊虫病（9%）。成年 WAS 患者感染不严重，且治疗反应好。

2. 血小板减少

发生率＞90%。有 5% 的 WAS 患者，血小板减少是唯一的早期临床表现。严重 WAS 出血症状多于出生后 6 个月发病者，可表现为紫癜、黑便、血尿、咯血。血小板数目减少，成熟血小板的体积减少，用糖皮质激素、静脉滴注免疫球蛋白都不能有效提升血小板数目。

3. 湿疹

发生率 8%。有家族史者湿疹严重。无湿疹者较有湿疹者存活时间长。多为异位湿疹，可较严重。湿疹与食物过敏、药物过敏有关。

4. 合并自身免疫病

发生率为 40%。最常见自身免疫性溶血性贫血，其次为血管炎病、肾炎、过敏性紫癜、炎性肠病。较少见的有：中性粒细胞减少症、皮肌炎、血管神经性水肿、虹膜炎、特发性脑血管炎等。

5. 恶性肿瘤

在成年患者多见，发生率为 13%。发生肿瘤的平均年龄为 9.5 岁。随生存年龄增加，发生率增高。主要为恶性淋巴瘤和恶性网状细胞增生症。有个案报告的有脑胶质瘤、听神经瘤、睾丸癌。

【辅助检查】

1. 血常规

血小板减少，平均 $(1\sim4)\times10^{10}$/L。感染者可达 10×10^{10}/L。血小板体积小，感染时白细胞增多。淋巴细胞总数减少，B 细胞增加，T 细胞减少。发生出血可有贫血，可有溶血性贫血。

2. T 和 B 细胞检测

$CD3^+$ T 减少，$CD43^+$ T 减少或消失。记忆 T 下降。B 细胞增多，免疫球蛋白代谢分解是正常人的 2 倍。IgM 下降，IgG 下降，以 IgG2 缺乏为主。IgA 升高，IgE 升高。对多糖抗原，对白喉疫苗、破伤风疫苗、流感疫苗产生抗体能力下降。

3. 基因检测

WASP 基因表达于 $CD34^+$ 多能干细胞。

4. 病原微生物培养和药敏

【诊断】

男性患者，反复感染，血小板减少出血，湿疹。IgM 减少，IgE 和 IgA 增加，可考虑本病。$CD43^+$ T 细胞减少，血小板体积减小是本病显著标志。WASP 基因分析可确诊。

【鉴别诊断】

1. 特发性血小板减少性紫癜

本病血小板体积不小，反而可见到大型血小板，骨髓巨核细胞数减少。

2. 联合免疫缺陷病

本病没有 WAS 三联征,没有 T-CD43 减少。本病没有特殊的基因变异。

【治疗】

抗感染使用广谱强效抗生素或抗病毒药。静脉滴注丙种球蛋白 400mg/(kg·d),每 2～3 周一次,可有效预防感染。对成年患者也要抗感染。

治疗血小板减少出血:使用常规 IL-11 或 TPO 刺激血小板增生。使用酚磺乙胺、维生素 K、增加血小板聚集。脾切除能增加血小板数目,恢复血小板体积;但有小部分病人在术后 8～23 个月又恢复原来的状态。少数患者可产生脾周围脓肿和败血症。对严重出血者可输注血小板悬液,但一定要对供者血小板悬液筛查 CMV,对血小板悬液进行 X 线照射,以减少 GVHD 的发生,还应同时输注人免疫球蛋白。

治疗重叠的自身免疫病,首选糖皮质激素,在控制病情后迅速减量维持,慎用“抗癌免疫抑制药”。

骨髓移植,HLA 配型完全吻合的异体移植,成活率为 90%,配型半吻合的移植成活率为 65%,无关供体移植成活率为 34%。一般主张 5～6 岁进行移植。造血干细胞移植对成年人也主张实施。

【预后】

44% 的患儿在 3.5 岁死于感染。23% 死于出血,干细胞移植后发生率大大下降。生存大于 20 岁时,患者生存质量会明显提高。26% 患者死于恶性肿瘤。生存 30 岁以上时,恶性肿瘤特别是恶性淋巴瘤发生率会明显升高。

第四节　IgA 缺乏症

IgA 缺乏症(immunodeficiency with IgA)是指不明原因的血清 IgA 明显减少,而 IgG、IgM、IgE、IgD 各类含量和免疫球蛋白总量没有持续变化的一类免疫缺陷病。血清 IgA<0.05g/L 称为无 IgA 血症,又称完全型 IgA 缺乏症。血清 IgA>0.05g/L,小于正常值的 2 个标准差,称低 IgA 血症,又称部分型 IgA 缺乏症。分泌型 IgA(SIgA)缺乏称选择性 IgA 缺乏症,可进一步区分为:呼吸道 SIgA 选择性缺乏症、肠道 SIgA 选择性缺乏症、泌尿道 SIgA 选择性缺乏症、阴道 SIgA 选择性缺乏症等。IgA 缺乏症可以和多种免疫缺乏综合征重叠,如 1961 年 Thieffry 报告了:共济失调、毛心血管扩张、IgA 缺乏症。

【流行病学】

该病是中国进行过详细流行病调查的免疫缺陷病。1984～1990 年,全国分层抽样 33 171 人,患病率为 0.24‰。发病年龄 1～92 岁,为成年人最常见的免疫缺陷病,男女患病率无差别。汉族患病率最低。10% 患者处于无症状的亚临床状态。大部分患者在出生后第一个十年发病。其中 30% 为无 IgA 血症,30% 为低 IgA 血症,30% 血清 IgA 处于波动状态,可有一段时间恢复正常。日本患病率为 1/18 500。西欧较中国高发 10 倍。

【免疫病理】

IgA 缺乏症涉及多个基因位点变异,患者外周血的膜 IgA 阳性 B 细胞数量正常,但不能分化成为成熟的浆细胞。14 号染色体 IgA 重链 α_1 基因变异,产生 IgA_1 缺乏症。14 号染色体 IgA 重链 α_2 基因突变,产生 IgA_2 缺乏症。14q32 基因突变产生 IgA 缺乏症伴有 IgG_2 缺乏。

6号染色体 HLA-Ⅲ 的 C2 和 C4B 之间区域基因参与血清型 IgA 和分泌型 IgA 单体的产生。6号染色体 C4A 基因缺失的 IgA 缺乏症发生率占患者总量的 18%。6号染色体 CYP21 基因缺失会有 IgA 缺乏症。与 IgA 生成基因连锁的位点有：HLA-Ⅱ DR、DQ、DP。可伴有 A1 和 DW3 高表达。

11s IgA 和 16s IgA 的结合涉及多个基因，1q31—q41 是分泌片的表达位点，以上基因突变的组合，把 IgA 缺乏症分为 5 型（表 41-1）。

表 41-1 免疫病理 5 型 IgA 缺乏症

分型	血清 IgA	分泌型 IgA	分泌片	说明
Ⅰ型	↓	↓	正常	占 95%
Ⅱ型	↓	正常	正常	占 3%
Ⅲ型	正常	↓	正常	个案
Ⅳ型	正常	↓↓	↓↓	家族聚集
Ⅴ型	正常	正常↓	正常↓	易猝死

普通变异性免疫缺陷病伴 IgA 缺乏症可见 9 号染色体 PAX5 基因突变。

共济失调毛细血管扩张伴 IgA 缺乏症可见 18q 综合征。

低丙种球蛋白血症伴 IgA 缺乏症可见 18 号染色体环化。

【组织病理】

先天无胸腺小鼠可周期表现为 IgA 缺乏。把新生的小鼠切除胸腺，也会发生 IgA 缺乏。但 IgA 缺乏症患者胸腺和淋巴结结构正常。患者肠黏膜固有层可产生 IgA 的浆细胞显著减少，可产生 IgG 和 IgM 的浆细胞代偿性增多。用植物血凝素（PWH）刺激患者IgA＋B 淋巴细胞，可加快其向浆细胞的转化，可认定患者的早期 B 细胞是正常的。患者外周血 Th1 增加，IFN-γ 增加。

【临床表现】

1. 亚临床 IgA 缺陷病

约 10% 的患者长期无症状或仅表现为容易上呼吸道感染。大多数患者是出生后 6～12 个月获确诊，大多数患者可以带病生存到 50～60 岁。其中小部分会到成年有所缓解。小部分则为成年发病后获确诊，甚至有 50～60 岁才发病就诊。Koskinen（1996 年）分析 159 例无症状 IgA 缺乏症和 45 例有症状无 IgA 血症，随访 20 年，80% 的患者出现反复感染、自身免疫病或者过敏性疾病多见。成年患者可同时表现为免疫缺陷感染、免疫亢进的自身免疫病或变态反应病。

2. 感染

①呼吸系统感染：反复的上呼吸道感染，慢性支气管炎，细菌性肺炎。常见的病毒有：黏液病毒、鼻病毒、合胞病毒。常见的细菌多为 G⁺ 菌，如果抗生素不易控制感染，应警惕是否同时存在 IgM 下降。②胆道感染：临床表现为发热、腹胀、厌油、乏力。多见逆行胆管炎、肝胆管炎、胆管炎合并胰腺炎。③肠道感染：临床表现为慢性腹泻、吸收不良综合征。可见柯萨奇病毒、肠球菌、贾第鞭毛虫感染。④泌尿系统感染：多数患者为尿道带菌，部分可表现为尿急、尿频、尿痛。常见大肠杆菌、变形杆菌和肠球菌感染。

3. 自身免疫病

在 IgA 缺乏症患者血清中可以检测到的自身抗体有 ANA、RNP、DNA、抗甲状腺球蛋白、RF、SMA、抗线粒体抗体、抗胃壁细胞抗体、抗基底膜抗体等。可以短时间出现或长期存在的自身免疫病有 SLE、Sjogreen、AIH、皮肌炎、结节性多动脉炎、桥本甲状腺炎、阿狄森、MCTD、ITP、自身免疫性溶血性贫血,炎性肠病等。

（1）SLE:4.6％的 SLE 患者伴有 IgA 缺乏。SLE 伴有 C4 降低,又有 IgA 缺乏者易发生狼疮脑病,患者可在激素减量过程中突发癫痫。患者对苯妥英钠治疗反应好,但该药又会加重 IgA 继发性缺乏。

（2）干燥综合征、类风湿关节炎重叠干燥综合征:其中 29％患者伴 IgA 缺乏。唾液和泪液中 IgA 分泌片由增多逐渐转为减少。腮腺 IgA 减少,IgD 增高,口腔黏膜涎腺萎缩,黏膜充血发红,有灼热感。大关节肿痛,晨僵,类风湿因子阳性。

（3）自身免疫性肝炎:21 羟化酶（CYP21）位点突变的 IgA 缺乏症易合并自身免疫性肝炎。这种自免肝也易合并嗜肝病毒感染,同时会合并胆道感染,由复合因素造成的肝胆系感染。患者可表现为厌食、食欲缺乏、肝大、黄疸、乏力、发热等。

（4）神经系统病变:家族性癫痫患者一级亲属中 85％有低 IgA 血症,多数存在抗脑乙酰胆碱受体抗体阳性,儿童发病者可持续生存到成年。共济失调毛细血管扩张 IgA 缺乏症,患者存在小脑脱髓鞘变性、周围神经病变、智力低下、步态不稳。18q 综合征合并 IgA 缺乏,表现为凹形脸,鱼形嘴,眼震颤,肌张力低,听力障碍,智力低。

4. 变态反应疾病

①过敏性肠炎:IgA 缺乏症患者如果体内产生抗 IgA 抗体,则会对牛奶 IgA 发生过敏。单纯肠道分泌型 IgA 缺乏,则对麦麸过敏,产生过敏性吸收不良综合征。②哮喘:10％的 IgA 缺乏患者同时伴有 IgE 升高。这类哮喘发作无季节性特点,可伴荨麻疹,易继发感染且较难控制。

5. 恶性肿瘤

多见腔道上皮癌变,其次是多发性骨髓瘤。

【辅助检查】

1. IgA

血清 IgA<0.05g/L（约等于 41U）。有人提出成年患者血清 IgA<0.1 g/L 即可诊断。完全型 IgA 缺乏症,唾液 IgA 几乎测不到,尿液 IgA 含量极微。

2. 其他类型免疫球蛋白

血清 IgG 和 IgM 升高,可达到正常值的 2 倍。唾液 7SIgM 升高。少数患者 IgE 或 IgD 升高。

3. 自身抗体

见于 40％的患者。

【诊断与鉴别诊断】

Ammanm 1980 年提出的诊断标准:①血清 IgA<0.05g/L;②其他各类免疫球蛋白正常;

③可以有 T 细胞功能异常;④预防接种抗体反应正常。

鉴别诊断:①本病有部分患者在成年发病,这些患者常因确诊了某种自身免疫病或变态反应疾病而忽视同时重叠了 IgA 缺乏症。②婴幼儿发病的患者,死亡率愈来愈少,多数可以成长到青壮年,这部分成长到成年的患者易并发恶性肿瘤。也会重叠自身免疫病或变态反应疾病。

【治疗】

1. 抗感染

根据药敏,选择高效抗生素,联合、足量用药。

2. 静脉滴注免疫球蛋白

用于难以控制的感染,或者血清 IgG 和 IgM 偏低者。为避免产生 IgA 抗体,禁用 IgA 浓缩剂,禁用富含 IgA 的新鲜血浆或全血。如患者有贫血,可用三洗 RBC。如果患者要做手术,应做自体血储备用以手术。

3. 分泌型 IgA

人初乳、牛初乳均含分泌型 IgA,可以用来补充肠液中分泌型 IgA 缺乏。

4. 免疫调节剂

胸腺肽、γ-干扰素、转移因子口服液均可使用。中药人参、海参、黄芪、红景天、虫草均可试用。

5. 治疗免疫亢进病

在保证疗效的前提下,调节免疫抑制剂用量至最小剂量以免造成药物性 IgA 缺乏。

第五节　高 IgM 血症免疫缺陷病

高 IgM 血症是临床常见的一个实验室化验异常。感染性疾病引起的 IgM 升高多数为轻度升高,少数为机制不清的高 IgM 血症。非感染性疾病高 IgM 血症可见于:①免疫病;②恶性肿瘤;③过敏;④药物中毒。免疫病最常见伴有高 IgM 血症,自身免疫病和免疫缺陷病都会伴有高 IgM 血症,成人高 IgM 血症多见于自身免疫病,儿童高 IgM 血症多见于免疫缺陷病。免疫缺陷病高 IgM 血症又分为:原发性高 IgM 血症和继发性高 IgM 血症。继发高 IgM 血症涉及 T 细胞和 B 细胞多种免疫缺陷病。如联合严重免疫缺陷病、IgA 缺乏症等。原发高 IgM 血症免疫缺陷病又称性连锁高 IgM 综合征(X-linked hyperIgM syndrome,XMS)。

XMS 是一种罕见的 T、B 联合免疫缺陷病。临床表现为反复感染伴自身免疫病。IgM 升高或正常,IgA、IgG、IgE 均降低。致病基因是 $CD4^+$ T 的 CD40 配体 CD154 的结构基因。

成人 XMS 较以前更为多见。原因有:①持续治疗延长患者生命。②近现代治疗方法可以使病情缓解,患者长期生存。③非性连锁高 IgM 免疫缺陷病发病较轻,自然存活时间长。

【流行病学】

XMS 多在出生后 3~6 个月发病。自然病程在青少年之前死亡。自 1961 年首次报告至今,总病例数不详。

【免疫病理】

XMS 是 CD40 的配体 CD154 结构基因病变。该基因位于 Xq26.3—q27。长 13kb,含有 5 个外显子和 4 个内含子。基因文库显示患者的基因突变可以发生在任何位置,但以 5 号外显子突变更多见,约占 39.5%。胞内区结构基因和跨膜区结构基因突变相对较少,胞外区结构基因突变较多见。CD154 是 II 型跨膜蛋白,属肿瘤坏死因子超家族,分子质量 33kDa,由 261 个氨基酸构成。在淋巴结的生发中心,CD4$^+$ 的 T 细胞上的 CD154 和 B 细胞膜上的 CD40 结合,促使 B 细胞定向增殖,调节分泌 IgM 的浆细胞转化为分泌 IgA、IgG 和 IgE。CD154 和巨噬细胞上的 CD40 结合,刺激巨噬细胞分泌 IL-12。如果胞外区 CD154 发生变异,会导致胞外蛋白晶格变型,增加了空间疏水性,掩蔽了 CD40 结合位点。75 例基因分析,单核苷酸置换 42 例,大段基因脱失 3 例,剪切区突变 8 例,末端变异 12 例。

成年 XMS 体内会产生抗 CD4 抗体和抗 CD154 抗体。这是一种 IgM 抗体,患者体内有 IL-2、IL-4 和 IL-10 高表达,刺激浆细胞大量分泌 IgM。

非性连锁高 IgM 免疫缺陷病致病基因有:①B 细胞 RNA 修饰酶基因,位于 12p13,影响了 B 细胞后期发育;②DBF-1;③TRAF-2;④CRAF-1;⑤CAP-1;⑥p23 基因。

【组织病理】

淋巴结肿大,生发中心萎缩。扁桃腺肿大,脾和肝肿大。骨髓粒系增生不良,早幼和中幼粒细胞减少。

【临床表现】

1. 感染

反复呼吸道感染,最终可导致支气管扩张。成年患者会发生慢性阻塞性肺病和肺心病。慢性腹泻,腹泻水样便,导致患者营养不良,消瘦。反复发作皮肤疖肿,重者发生痈。持续口炎,反复口腔溃疡。有 IgA 和 IgG 减少者易发生呼吸道和消化道感染。卡氏肺囊虫病存在提示 T 细胞功能障碍。感染伴肝脾肿大,扁桃体肿大。

2. 自身免疫病

①特发性血小板减少性紫癜:反复皮肤紫癜,黏膜出血,呕血便血,甚至颅内出血。②自身免疫性贫血:甲床、睑结膜和口唇苍白,食欲缺乏,心悸,尿黄腹痛脾大。③肾炎:眼睑水肿,下肢水肿,高血压,蛋白尿,血尿。④免疫性甲状腺炎:甲状腺结节疼痛,多吃、多汗、多排;乏力、怕冷、下肢黏液性水肿。⑤系统性红斑狼疮:脱发,皮疹有蝶形红斑,口腔溃疡,关节肿痛,阳光过敏,胸痛,腹水,肾炎。

3. 恶性肿瘤

长期生存者,56% 发生淋巴瘤,胆管癌和肝癌亦较正常人高发。

【辅助检查】

1. 血常规

25% 患者有贫血或者溶血性贫血。10% 患者血小板减少,伴出血者可有尿红细胞增多,大便潜血阳性。50% 患者持续的或者周期性白细胞减少,中性粒细胞减少,淋巴细胞比值增多。

2. 免疫球蛋白检测

50% 患者 IgM 升高,可达 1000mg/ml,主要为 7s IgM。成年患者 IgM 多为正常,但 IgG、

IgA、IgE 多低于正常值。

3. 外周血 T、B 淋巴细胞检测

外周血 T 细胞亚群 CD3、CD4 和 CD8 数值多为正常。少数 CD4$^+$T 细胞下降。外周血 B 细胞数目正常。但膜表面标志 IgA、IgG、IgE 减少。噬菌体 φX174 试验，无 IgG 生成，IgM 反应降低。

4. 自身抗体检测

有血小板抗体阳性，多种抗细胞核成分抗体阳性。成年患者能检出 CD40 抗体和 CD154 抗体。

【诊断与鉴别诊断】

1. 诊断

XMS 仅见男性患儿，反复的重症感染，此时对反复感染者做基因检测十分重要。年龄大的初诊者多为非性连锁高 IgM 免疫缺陷，可以自身免疫病为主要临床表现，经近现代技术治疗，可以生存到成年。对有卡氏肺囊虫病患者，排除 AIDS 则应考虑本病。

2. 鉴别诊断

（1）T 受体 γ 链变异性连锁严重联合免疫缺陷病：该病同时具有 T 细胞、B 细胞和 NK 细胞功能异常，骨髓移植对部分患者有效，不能生存到成年。

（2）JaK-3 突变性连锁严重联合免疫缺陷病：患者有 JaK-3 基因突变，T 细胞、B 细胞和 NK 细胞功能异常。基因治疗已可使病情临床缓解。

（3）IL-2 受体基因突变淋巴增殖性免疫缺陷病：该病可以继发高 IgM 血症，流式细胞术检测：CD25 减少，可溶性 IL-2 受体减少。该病自然病程较长。

（4）LCK 基因突变性连锁严重联合免疫缺陷病：该病为细胞内酪氨酸激酶通路 p56 基因突变，可基因检测证实，经基因治疗，可临床缓解，异基因骨髓移植有效。

（5）ZAP70 基因突变 CD8$^+$T 细胞缺陷症：CD8$^+$T 细胞受体 ξ 链 P70 蛋白缺失，外周血 CD8$^+$T 细胞明显减少。骨髓移植或外周血造血干细胞移植可使患者生存至成年。

（6）γ 链基因突变 CD3$^+$T 细胞识别功能缺乏症，外周血 CD8$^+$T 细胞减少，功能缺陷，骨髓移植有效，可生存至成年。

（7）SH$_2$DIA 基因突变性连锁淋巴过度增值综合征：为黏蛋白病变，可有反应性 IgM 增多。病情轻，可存活到成年。

（8）T 细胞核因子缺乏免疫缺陷综合征。

【治疗】

抗感染，本病虽然高 IgM 血症，但仍有反复感染，因为 IgG 和 IgA 减少，故 IVIG 是抗感染的必用方法，IVIG 可以提升白细胞计数。同时选用广谱抗生素。治疗卡氏肺囊虫病用 SMZ 加 TMP。纠正白细胞减少可以用 G-CSF，同时用 IL-11 可纠正血小板减少。

治疗自身免疫病，不用强力免疫抑制剂和抗癌免疫抑制剂，以控制病情为治疗目的。糖皮质激素采用中小剂量，同时用慢作用药物抗风湿药或中成药。

造血干细胞移植可获得较长时间的临床缓解。基因治疗是根本性治疗。

【预后】

成年患者 50% 死于恶性肿瘤。

第六节　成人丙种球蛋白缺乏症

成人丙种球蛋白缺乏症（adult agamma globulin deficiency，AGD），成人患者多数来自儿童无丙种球蛋白血症的患儿。其中 X 连锁无丙种球蛋白血症（X-linked agamma globulinnemia，XLA）又称 Bruton 病。另外伴有生长激素缺乏无丙种球蛋白血症的部分患者病情较轻，可以生存到成年。非性连锁的女性无丙种球蛋白血症的患者可以发病晚，病情较轻，治疗效果好，容易存活到成年。近现代治疗的基本方法是补充免疫球蛋白制剂或其他细胞因子、集落刺激因子。成年患者均为带病生存，需要持续治疗。

XLA 是本组疾病的代表，是 B 淋巴细胞增殖、分化、发育障碍，血清免疫球蛋白全面减少。临床表现为男性患儿反复的严重感染，抗生素和 IVIG 治疗效果好。本病为 X 染色体上 Btk 基因突变，血清 IgG<0.6g/L，血清总免疫球蛋白<2g/L，骨髓前 B 细胞减少。

【流行病学】

1952 年 Bruton 首先报道了 XLA，现证者仅见于男性。50％患者在出生后 4～12 个月发病，20％在 3～5 岁发病。20 世纪 50 年代以前的 XLA 死亡率为 100％，无一能生存到成年。近现代治疗方法已能使患者存活到近 70 岁。已有 44 例长期存活的追踪报告。本病为罕见疾病，1980～2000 年天津儿童医院累计报告 8 例，国外总计报告 300 余例，多为 Btk 基因突变。女性患者致病基因 IGHM 位于 14q32.3。部分患者致病基因 IGLL1 位于 22q11.22，均为常染色体显性遗传。伴生长激素缺乏的患者，可以 Btk 基因正常。

【免疫病理】

XLA 的致病基因 Btk 位于 Xq21.3—q22。存在于除 T 细胞和浆细胞以外所有的骨髓细胞中。Btk 长 37kb，包括 19 个外显子。与 Btk 基因联锁的重要基因有：①Btk $3'$端联锁 DXS1274，该位点和遗传性神经性耳聋有关。②Btk $5'$端联锁 DXS1273，是 α-半乳糖苷酶 A 位点。③联锁位点 DXS1271，是磷酸激酶 C 基因。④联锁 DXS128 位点功能不详。Btk 基因调控的蛋白分子质量 77kDa，由 659 个氨基酸组成。该蛋白的三维结构已经清楚，有 5 个功能区，PH 区、TH 区、SH2 区、SH3 区和 SH1 区。Btk 蛋白是酪氨酸激酶系统的的一个环节，能把 B 细胞受体的活化信号和共刺激信号绞连到 SH2-SrC 区，促进 PLCY 磷酸化和钙信号内流。

Btk 基因病变，对 282 例 XLA 患者基因测序，错义点突变 36.4％；无义点突变 19.8％；移码缺失 14.8％；拼接部位移码 14.4％；插入移码 8.5％；完全突变 3.0％；框架缺失 1.7％；框架内拼接部位缺失 0.9％。框架内拼接部位移码 0.4％。患者 Btk mRNA 表达下降，外周血成熟 B 细胞减少。免疫球蛋白减少或缺如。移码突变的患者，血免疫球蛋白明显减少，但临床症状较轻。

女性无丙种球蛋白血症患者，是常染色体隐性遗传。有两种基因类型：①μ 链变异，致病基因为 IGHM，定位于 14q32.3。②轻链缺陷，致病基因为 IGLLI，定位于 22q11.22。

X 连锁低丙种球蛋白血症伴生长激素缺陷患者，Btk 基因正常，其生长激素缺乏机制不清楚，致病基因不详。

【组织病理】

外血淋巴细胞数量正常，几乎找不到成熟的 B 淋巴细胞和浆细胞。骨髓中仅见少量前 B 淋巴细胞，T 细胞数量正常。

扁桃体发育差，肠黏膜固有层中浆细胞缺如。淋巴结的生发中心很难找到 B 细胞。

【临床表现】

1. 反复感染

不论哪一种丙种球蛋白缺乏症都会有反复感染。病毒感染,患者对常见病毒抵抗力尚好,如对麻疹、带状疱疹病毒易感性不增加。对肠道病毒抵抗力差,如对埃可病毒、柯萨奇病毒。脊髓灰质炎病毒易感。感染后除有肠道症状外同时会有反应性肌炎、皮炎、心肌炎、肝炎、血管炎、脑膜炎、脑炎等表现;部分患者呈急性或亚急性临床过程。细菌感染反复出现是本病最突出的特点。以 G⁺细菌感染为主,如溶血性链球菌,金黄色葡萄球菌,肺炎球菌,嗜血流感杆菌,铜绿假单胞杆菌等;多见上呼吸道炎症、肺炎、骨髓炎、化脓性脑膜炎、化脓性关节炎、败血症等。对荚膜性化脓性细菌易感,对结核杆菌不易感。对 G⁻杆菌易感性增高,如大肠杆菌、铜绿假单胞菌、变形杆菌、沙门菌等,可引起消化不良、肠炎、腹泻、下呼吸道炎症、支气管扩张等。反复感染导致患者营养不良,发育迟缓,体质虚弱。年龄越大,患慢阻肺、肺心病的几率越大。但患者的浅表淋巴结不大,扁桃体很小,脾肋下不能触及。

散发性病毒性脑膜脑炎,也可以是颅内慢性病毒感染,常见病毒为埃可病毒、柯萨奇病毒。患者早期呈性格改变,识别障碍,共济失调;后演变为意识障碍,嗜睡昏迷,可以同时有病毒性心肌炎、肝炎、肠炎。脑脊液压力升高,病毒 DNA-PCR 阳性,脑脊液中单个核细胞略有升高。

2. 合并风湿病

关节炎随年龄增大发生率增高,故成人多见。关节炎酷似类风湿关节炎,也易误诊为类风湿关节炎。临床表现为晨僵>1 小时,多个大关节肿痛伴活动受限。但类风湿因子等类风湿相关抗体均阴性,X 线片显示关节破坏不明显。ANA 和 SSA 与 SSB 均阴性,胞衬蛋白阴性。故笔者认为这种关节炎应诊为感染或感染后反应性关节炎;文献报道从这种关节炎的滑液中分离出腺病毒 12 和埃可病毒 9。

皮肌炎或非肌炎皮肌炎,多见于儿童患者。皮炎表现为红色斑丘疹或四肢棕红色皮肤水肿。可有肌痛、肌无力。肌肉活检病理报告有肌膜炎、肌间隙小血管炎、肌纤维炎。

炎性肠病和多肌炎均可见到。因长期大量的静脉滴注免疫球蛋白,在成年患者容易发生继发性淀粉样变性。

3. 合并自身免疫病

可见自身免疫性溶血性贫血,自身免疫性中性粒细胞减少症,炎性肠病,各种变态反应性疾病。

4. 女性患者

女性患者罕见,多营养发育不良,月经初潮推迟。伴生长激素缺乏的患者,身材矮小,慢性病容,体质差,可有扁桃体缺如,反复感染发热但脾不大。

【辅助检查】

1. 血常规

白细胞数正常,淋巴细胞比值轻度下降,有程度不等的贫血。外周血成熟 B 细胞少见,浆细胞少见,膜表面标志 CD19⁺细胞、CD20⁺细胞、IgM⁺细胞常常少于 1%或缺如。

2. 骨髓

T 淋巴细胞数量正常,B 细胞减少,前 B 细胞少见,浆细胞极少。

3. 血清免疫球蛋白测定

患儿的各类免疫球蛋白总量<200~250mg/L,IgG<100 mg/L,IgM 和 IgA 微量或测不到。个别患儿 IgG 可达 200~300mg/L。成年患者,免疫球蛋白总量<5g/L,IgG<0.2g/L,IgM 和 IgA 可测出微量。

4. 抗体反应实验

抗 A 和抗 B 血型抗体效价很低,患者血型鉴定困难。卡介苗接种有完全反应,接种白喉、流感和乙肝疫苗无反应。

噬菌体应答实验:静脉注射 φX174 噬菌体,每周 1 次,连用 3 周,不能产生特异抗体,IgM 升高极少。注射后 10 天仍不能完全清除。

5. 基因检测

Btk 基因测序。Btk 基因复合体 DXS178 检测。

【诊断】

XLA 患儿诊断:①仅见男性的反复严重感染。②血清免疫球蛋白明显减少,甚至测不出来。③加用 IVIg 的抗感染有效。④可合并自身免疫病。成人患者多为儿童时期已获确诊,有明确的治疗后生存病史,可伴有多种风湿病或自身免疫疾病。

女性反复感染低免疫球蛋白血症患者,需做基因检测。

男性患者,若身材矮小、发育迟缓,需要测定生长激素。

【鉴别诊断】

1. 婴儿生理性低丙种球蛋白血症

婴儿>6 个月,IgG 为成人 60%,IgM 为 75%,IgA 为 20%,于发生后 3 个月恢复。

2. 婴儿暂时性低丙种球蛋白血症

婴儿>6 个月发生,18~30 个月恢复。血清总免疫球蛋白>300mg/L,IgG>200 mg/L。

3. 严重联合免疫缺陷病

出生不久发生严重感染,T 和 B 细胞均低,IgG、IgM 和 IgA 非常低或测不出。基因检测可资鉴别。没有骨髓移植或基因治疗,不能控制病情。

4. 关节炎鉴别

AGD 可以伴有反应性关节炎、化脓性关节炎、类风湿关节炎。鉴别要点是:①血免疫球蛋白是否减少;②自身抗体是否全面缺如。

5. 感染的鉴别

①有无免疫球蛋白的减少。②是否加用 IVIG 才能获得有效抗感染。③是否为反复感染。

④是否伴非特异性免疫指标降低。

【治疗】

1. 补充治疗

补充免疫球蛋白。自从使用 IVIG,重症患者死亡率明显下降,使患儿有可能发育为成年人。使用免疫球蛋白分为感染期治疗和预防期治疗。感染期 IVIG 要求:①早诊早治。②大剂量、连续静脉滴注。主张每日 200～400mg/kg。③持续到控制感染后停药。④持续到血清免疫球蛋白 IgG 升高再停药。⑤配合使用广谱、有效的抗生素。⑥疗效不突出时,可以更换批号或其他厂家的免疫球蛋白。⑦IVIG 对细菌感染有效,对病毒感染也有增效作用。⑧可同时使用其他特异或非特异免疫增敏剂、生物调节剂。⑨严重感染应进入层流室。⑩注意保护重要脏器功能,大剂量 IVIG 也有助于封闭风湿病抗体。感染控制以后预防期 IVIG 要求:①定期、定量滴注,可以 600mg/kg,3～4 周一次。②维持不发生感染的血清免疫球蛋白水平。③没有免疫球蛋白,可以静脉滴注新鲜血浆,每半年一次。④成年患者可以肌内注射 IVIG 制剂。⑤辅助用药:胸腺肽、转移因子、维生素、微量元素(特别是硒、锌)。⑥辅助中药。

病毒性脑炎可以鞘内注射核苷类抗病毒药。有报道鞘内注射 IVIG 制剂,治疗病毒性脑炎。鞘内注射小剂量 MTX 和地塞米松,有助于抗病毒性脑炎。

2. 干细胞移植

主要是异基因骨髓移植或外周血造血干细胞移植,术前清髓处理,术后免疫重建。大部分患者可以在术后维持较高水平的血清免疫球蛋白。干细胞移植是使患者长期生存的治疗方法。脐血间充质多能干细胞输注可以改善病情。

3. 基因治疗

取患者造血干细胞体外培养,注入治疗基因,然后自体干细胞回输,可以明显改善病情。但因患者恶性淋巴瘤发病率增加,没能在临床推广。基因治疗能使 XLA 临床治愈。

4. 风湿病和自身免疫疾病的治疗

主张使用小剂量到中剂量激素,可以合并使用慢作用抗风湿药。不使用特异性免疫抑制剂,如骁悉、环孢素、FK506、ATG、ALG 等。谨慎使用细胞毒类抗癌免疫抑制剂,如 MTX、CTX 等。

【预后】

XLA 未经 IVIG 治疗,无一长期存活。成年患者主要死亡原因:①肺心病并感染,约占 50%。②恶性肿瘤和恶性网状细胞增生症约占 2%。

第七节　成人联合免疫缺陷病

成人联合免疫缺陷病(adult severe combined immunodeficiency disease,SCID)全部是婴幼儿期发病,经治疗特别是干细胞移植和基因治疗后成长发育为成年人的。病情未缓解的患儿多在 2 岁左右死亡。治疗生存的成年 SCID 患者是原发免疫缺陷病特有的临床现象,应引起临床重视。

SCID 是一类先天遗传性免疫缺陷病。患者的 T 淋巴细胞和 B 淋巴细胞均有病变,细胞免疫和体液免疫功能均有缺陷。T 细胞前体发育异常,分化障碍,数量减少缺乏对 B 细胞分化增殖协调功能。B 细胞数量减少,不能合成正常数量的免疫球蛋白。患者临床表现为:反复严重感染,机会性感染死亡。腹泻和营养发育不良。中性粒细胞减少,脑炎等。本病分为 X 连锁 SCID 和常染色体 SCID 两类。致病基因明确。

【流行病学】

本病罕见,发病率约 1/100 000。欧美患者报道较亚洲多。X-SCID 均为男童,患儿母亲是致病基因隐性携带者。患儿 3～6 个月发病,平均 5～6 个月内确诊,未经有效治疗多在 2 岁以内死亡。本病分类,常染色体 SCID 分为 3 个亚型:①腺苷脱氨酶缺陷型(ADA-SCID)约占患者的 25%。②细胞重组酶缺陷型 SCID(RAG1-SCID 或 RAG2-SCID)。③酪氨酸激酶缺陷型 SCID (JAK3-SCID)。④性染色体缺陷型(X-SCID)最常见,约占总病例数的 50%～60%。采用骨髓移植,有存活 33 岁以上的报告。文献统计 265 例(1968～1995 年)二倍体配型移植存活率 79%。单倍体配型存活 54%。1990 年开始对 ADA-SCID 做反转录病毒载体的基因治疗,已有患儿成长为成年人。2000 年曾对 12 例 X-SCID 做基因治疗,3 年后有 3 例发生 T 细胞白血病,死亡 1 例。大部分患儿进入正常发育状态,但面临肿瘤高发的危险。

【免疫病理】

1. X-SCID

膜表面的 IL-2 受体由 3 种膜成分(α、β、γ 链)构成。只有 α 链的受体呈低亲和力,有 α 链和 β 链的受体呈中亲和力,有 α 链、β 链和 γ 链的受体才呈高亲和力。γ 链也是 IL-4R、IL-7R、IL-9R 和 IL-15R 的受体共有成分,所以被称为 γC 链(common γ chain)。γ 链表达于多种 T 淋巴细胞、B 淋巴细胞、NK 细胞表面,属细胞因子受体超家族成员。γ 链由 347 个氨基酸构成,胞体区 254 个氨基酸,跨膜区 29 个氨基酸,胞浆区 86 个氨基酸。IL-2R 对增殖信号的传导:JAK1 和 β 链近膜端丝氨酸富含区结合,JAK3 和 γ 链羧基端相连,当 β 链和 γ 链聚合时,JAK1 和 JAK3 相互靠近并磷酸化 C 末端两个具有催化功能的区域,进而使 Janus 家簇蛋白激酶链完成信号传导。IL-2R 对转录信号的传导:酪氨酸激酶 C 末端活化和 IL-2R 亚基亲和力下降然后解离,形成同源或异源双体后转移到核内,结合在启动子相关序列,调控生长相关基因。

γC 链基因位于 Xq12—q13.1 区域,与该区域的 PGK1、DXS106、DXS132 等位点紧密连锁。该基因全长 4.2kb,由 8 个外显子,7 个内含子组成。胞外区由 1～6 外显子编码,跨膜区由 6 外显子编码,胞浆区由 7～8 外显子编码。WS 序列位于第 5 外显子。保守的四个半胱氨酸编码基因位 2 或 3 外显子。

数据库显示 γC 基因病变 135 种,大多数为 1 个到数个核苷酸突变,分布在 5 个常见区域。最常见的是单碱基置换。有 54 种错义突变,35 种无义突变,19 种剪接部位突变,18 种缺失变异,5 种植入突变。20% 的 X-SCID γ 链 cDNA 的 690 和 879 两个位点突变。突变以 30% 的速度变化更新,从而造成患者临床表现的多样性。

γC 链的胞外区出现一个氨基酸置换,就会造成 T 淋巴细胞和 NK 细胞的分化阻断。前述的 5 种白细胞介素和受体结合会发生障碍。IL-4 和 γC 结合障碍,会使 B 细胞产生 IgE 减少。IL-15 结合障碍,会使 $CD34^+$ T 细胞不能转化为 $CD56^+$ NK 细胞。IL-7 和 γ 链结合障碍最多见。

2. ADA-SCID

因腺苷酸脱氨酶缺陷,核酸的代谢物 2'-脱氧腺苷在体内异常堆积,产生淋巴毒性作用,导致

T 和 B 淋巴细胞功能障碍。

3. RAG1-SCID 或 RAG2-SCID

因基因突变,导致 T 细胞受体基因重组受阻,形成以 NK 细胞缺乏为主的 T 和 B 淋巴细胞缺乏。

4. JAK3-SCID

JAK3 基因编码的酪氨酸激酶失活,γC 链信号传导阻断。JAK3-SCID 和 X-SCID 有相似的免疫病理,主要是 γ 链 mRNA 功能异常。

【组织病理】

淋巴结内生长中心发育不良,淋巴细胞群稀少,黏膜溃疡。脂溢性皮炎。

【临床表现】

1. 感染

在生后 3~6 个月发生严重感染。有致死性分枝杆菌感染,卡介苗接种后致死性结核感染,脊髓灰质炎疫苗接种后感染,耐药结核感染,四联抗结核药不能控制感染。革兰阴性菌肺炎败血症,肠道贾第鞭毛虫感染,卡氏肺囊虫肺炎,口腔念珠菌病伴红斑,隐球菌孢子感染,腺病毒感染、水痘呼吸道合胞病毒感染,副流感病毒感染、轮状病毒感染、巨细胞病毒感染,致死性肝坏死,Canyon 病毒引起慢性、多灶性、进行性脑白质脑炎。

2. 整体状况

迅速消瘦、营养不良、持续腹泻、发育迟缓。

3. 皮肤病变

红斑样皮疹,严重的脂溢性皮炎。GVHD 样红斑。口腔、舌、会阴黏膜溃疡呈持续性、深且大,皮肤感染。

4. 血液

贫血、中性粒细胞减少,可有嗜酸粒细胞反应性增多。

5. 自身免疫病

硬化性胆管炎可导致慢性肝硬化。慢性脑病如 Jamestown。

6. 淋巴瘤发生率

成年患者淋巴瘤的发生率较对照组增加 25~40 倍。

【辅助检查】

血常规可见巨幼细胞性贫血,中性粒细胞减少,嗜酸粒细胞反应性增多。

CD3$^+$T 细胞减少,CD4$^+$T 细胞减少,NK 细胞消失。T 细胞有丝分裂原反应消失。B 细胞数目正常,IgG、IgA、IgM 各类免疫球蛋白低下或缺如。

基因诊断可检出突变的基因 γC 基因、ADA 基因、RAG1D 或 RAG2D 基因、JAK3 基因,并可以此进行分型。

【诊断与鉴别诊断】

3~6 个月婴幼儿,严重感染,机会致死性感染。CD3$^+$ T 细胞和 NK 细胞减少,IgG、IgA、IgM 各类免疫球蛋白减少或缺如,要考虑本病。基因分析帮助确诊。男性患者要注意 X-SCID。

鉴别诊断:X-无丙种球蛋白血症。

【治疗】

1. 抗感染治疗

不准接受任何疫苗接种,长期存活者可酌情考虑接种如破伤风、狂犬病疫苗。成年患者可以部分补充接种疫苗。已感染者联合使用有效的抗生素,口服 SMZ-CO 可预防卡氏肺囊虫病。静脉点滴免疫球蛋白,可在短期减少感染死亡。

2. 对症处理

皮损和自身免疫病一般用中和小剂量激素。注意保护肝肾功能。给予充足的营养,减少感染的安全环境,有利患者生长发育。输血者易造成输血相关 GVHD 或血液制品病毒感染。

3. 移植治疗

按移植内容分类为:①基因治疗自体干细胞移植。②造血干细胞移植。造血干细胞移植又分为骨髓移植、外周血干细胞移植和脐间充质多能干细胞移植。骨髓移植可使 65％的 B 细胞功能恢复。有报道 CD34$^+$ 干细胞移植 2 例,T 细胞功能全部恢复。间充质多能干细胞移植为新近开展的治疗方法,观察 2 年的报告,患者可处于无感染状态。患者同胞间骨髓移植,如果 HLA-A、B、D 位点相配,移植后可使 T 细胞和 B 细胞功能恢复 70％~80％。异基因移植要对供髓去除 T 细胞,可预防或减轻 GVHD。照射 25Gy 辐射线可杀灭血浆中病毒。移植疗效取决于嵌合体细胞能否形成长期的优势克隆。

4. 基因治疗

SCID 具备基因治疗的要求:①单基因致病,致病机制明确。②突变位点清楚,治疗基因片段能合成。③基因载体和植入技术成熟。④疗效大于风险,价格可被接受。1998 年 Onodera 采用反转录病毒做载体,对 ADA-SCID 骨髓 PBMC 植入 ADA 正常基因片段,然后回输 PBMC,患儿免疫缺陷获得较长时间缓解。2000 年 Cavazzana-Calvo 开始做 X-SCID 基因治疗共计 12 例。植入基因为 IL-2RG/γC 基因,载体为 RNA 病毒,植入患儿自体骨髓造血干细胞。在反转录酶作用下把正常基因置入 DNA 链上,完成以上治疗 15 天,患儿体内 T 和 B 淋巴细胞数量已接近正常值,2 岁后接种破伤风、白喉和脊髓灰质炎疫苗,都能产生抗体和 NK 细胞。10 个月后能撤除 IGIv。这一组患儿大部分已进入青少年。因为在基因治疗后 3 年,有 3 例患儿发生 T 细胞白血病,这一治疗方法一度禁用。Hacein-Bey-Abina 做研究发现,植入的 IL-2RG/γC 基因过度表达对 T 细胞生长没有影响,是 RNA 病毒载体整合到宿主细胞的原癌基因 LMO2 的启动子附近,LMO2 基因过度表达,导致了 T 细胞癌变。2002 年后,基因治疗 SCID 仍有实验治疗在开展。Olivares 用整合酶 ΦC31 把治疗基因植入患者淋巴细胞。2005 年 Urnov 用 C2H2 锌指分子剪刀技术纠正了 X-SCID 骨髓干细胞的 γC 基因,使植入基因定位更准确,免疫活性细胞的 18％得以恢复。还有人在尝试慢病毒做治疗载体。

【预后】

造血干细胞移植和基因治疗单独应用或二者联合应用,纠正了患者以往100%死亡的预后。成年患者的痤疮高发,过早衰老是面临的新问题。部分患者仍要进行抗感染治疗。

(张源潮)

参 考 文 献

Alper CA, Marcus-Bagley D, Awdeh Z, et al. 2000. Prospective analysis suggests susceptibility genes for deficiencies of IgA and several other immunoglobulins on the [HLA-B8, SC01, DR3] conserved extended haplotype. Tissue Antigens, 56 (3):207-216.

Bjoro K, Haaland T, Skaug K. 1999. The spectrum of hepatobiliary disease in primary hypogammaglobulinaemia. J Intern Med, 245(5):517-524.

Buckley RH, Fiscus SA. 1975. Serum IgD and IgE concentrations in immunodeficiency diseases. J Clin Invest, 55(1):157-165.

Buckley RH. 1987. Advances in the correction of immunodeficiency by bone marrow transplantation. Pediatr Ann, 16(5):412-413,416-421.

Dadi HK, Simon AJ, Roifman CM. 2003. Effect of CD3 delta deficiency on maturation of alpha/beta and gamma/delta T-cell lineages in severe combined immunodeficiency. N Engl J Med, 349(19):1821-1828.

Elder ME, Lin D, Clever J, et al. 1994. Human severe combined immunodeficiency due to a defect in ZAP-70, a T cell tyrosine kinase. Science, 264(5165):1596-1599.

Hellmann DB, Stone JH. 2000. Current Medical Diagnosis and Treatment. New York: McGraw Hill.

Reith W, Mach B. 2001. The bare lymphocyte syndrome and the regulation of MHC expression. Annu Rev Immunol, 19:331-373.

Robert G Lahita, Nicholas Chiorazzi, Westley H Reeves. 2000. Textbook of the Autoimmune Diseases. Philadelphia: Lippincott Williams & Wilkins.

Takenawa T, Suetsugu S. 2007. The WASP-WAVE protein network: connecting the membrane to the cytoskeleton. Nat Rev Mol Cell Biol, 8(1):37-48.

Vladutiu AO. Immunoglobulin D. 2000. Properties, measurement, and clinical relevance. Clin Diagn Lab Immunol, 7(2):131-140.

Zhang H, Schaff UY, Green CE, et al. 2006. Impaired integrin-dependent function in Wiskott-Aldrich syndrome protein-deficient murine and human neutrophils. Immunity, 25(2):285-295.

第四十二章　继发性免疫缺陷病
第一节　继发性免疫缺陷病概述

因多种疾病、营养状况、药物及理化因素及外伤手术等原因,引起机体免疫功能暂时性或永久性损害,造成以反复感染为主要特征的一类疾病,称之为继发性免疫缺陷病(secondary immuno-deficiency)。继发性免疫缺陷性疾病比原发性免疫缺陷病更为多见。不同的病因对机体免疫功能的损害各不相同,可以表现为体液免疫低下、细胞免疫低下、补体系统缺陷、吞噬功能低下或调理功能低下;可造成机体防御功能的各环节受损,如屏障作用受损、非特异免疫缺陷,但以多环节共同受损者更多见。

【免疫病理】

引起继发性免疫缺陷的原因很多,主要原因有:

1. 感染因素

病毒、细菌、真菌、原虫等急慢性感染,均可引起机体免疫功能损害,使病程迁延,易并发其他病原感染,病情复杂且严重。

病毒感染引起机体的免疫损伤是多方面的。如流感病毒感染时,首先是病毒直接侵袭呼吸道黏膜,损坏了呼吸道黏膜的屏障功能,还可直接作用于粒细胞,或产生粒细胞自身抗体,使粒细胞被破坏,发生外周血粒细胞减少,或抑制粒细胞的吞噬功能,易继发细菌感染。麻疹病毒感染,可使 T 细胞、B 细胞等的增殖活化功能障碍,迟发性超敏反应受到抑制,PPD 试验由阳性转为阴性或弱阳性。3 个月内胎龄儿感染风疹病毒时,可致低丙种球蛋白血症、选择性 IgA 缺乏症。新近研究证实,呼吸道合胞病毒感染时,存在一系列免疫功能改变,随着病情的好转而逐渐恢复正常。

细菌感染,严重的脑膜炎双球菌、金黄色葡萄球菌、结核杆菌感染,如流脑败血症、金葡菌肺炎及脓胸、粟粒性肺结核等,均可导致 IgA 类抗体减少,使体液和细胞免疫功能低下。结核感染所引起机体免疫功能降低,为小儿反复呼吸道感染的主要原因之一。某些细菌感染还可引起体液免疫受损,血清免疫球蛋白降低,IL-1、IL-6、TNF-α 等产生亢进,外周血淋巴细胞减少,粒细胞吞噬功能及杀菌功能明显减低。

真菌、原虫、蠕虫类感染,均可不同程度的影响 T 细胞或(和)B 细胞免疫功能。

2. 慢性病因素

各种原因引起的肝实质性损害导致急、慢性肝功能不全时,常伴有细胞免疫、体液免疫和吞噬细胞功能缺陷,这些缺陷是造成肝病患者易发生感染的主要原因之一。

肾功能不全时,机体细胞免疫功能明显下降,尤其尿毒症,血清中存有免疫抑制因子。肾病综合征患者,由于多种蛋白质大量丢失,血清免疫球蛋白亦降低。糖尿病患者的中性粒细胞趋化功能障碍。库欣综合征患者淋巴细胞和吞噬细胞功能受到明显抑制,使这类病人易发生感染。

免疫系统肿瘤如各类急慢性白血病、霍奇金病、淋巴瘤等,早期肿瘤细胞增殖限制了免疫活性细胞而损伤免疫功能。血清中的抑制因子增多,有些肿瘤自身也能分泌免疫抑制因子和具有免疫抑制作用的球蛋白。晚期的严重蛋白质营养不良等因素,致使 T 细胞、B 细胞和吞噬细胞的免疫功能均低下,易于发生感染。

唐氏综合征(先天愚型)患儿有多种免疫功能异常,其感染发生率较高。

3. 营养因素

重症蛋白质-热量不足,可致患儿细胞免疫功能下降,迟发性超敏反应减弱,吞噬细胞的吞噬功能、趋化功能和杀菌功能均减弱,血清免疫球蛋白低下,患儿易患各种感染性疾病。

微量元素(如锌、铜、硒等)缺乏,可引起 T 细胞功能减低,迟发性超敏反应减弱,抗体生成减少,某些细胞因子的活性降低。多种维生素缺乏,也可引起免疫系统不同方面的损害,如维生素 A、B_6、B_{12} 及叶酸缺乏时,对 T 细胞和 B 细胞功能有明显影响。维生素 A 缺乏,可影响上皮细胞代谢,损伤皮肤、黏膜的屏障功能。脂质过多,能抑制细胞免疫功能,抑制粒细胞趋化功能和杀菌功能,故肥胖症患者易患各种感染。

4. 理化因素

淋巴细胞对 γ 射线十分敏感,经 X 线照射后,可使全身淋巴组织萎缩,外周血淋巴细胞数减少。T 细胞功能受抑制,损伤可持续多年。

皮质类固醇大、中、小剂量,均对免疫功能有影响;尤其是大、中剂量长期应用,可继发各种感染。环磷酰胺、硫唑嘌呤、甲氨蝶呤等,对 T 细胞、B 细胞和粒细胞,有不同程度的抑制作用。

某些抗生素类药物,也有抑制免疫功能的作用,如氯霉素能抑制抗体的生成。四环素类药物能抑制脾细胞抗体生成和粒细胞的趋化功能。氨基糖苷类抗生素对 T 细胞和 B 细胞均有抑制作用。许多药物如抗肿瘤药、抗生素、皮质激素、阿司匹林、茶碱类等可抑制中性粒细胞功能。

5. 外伤与手术有关因素

麻醉及较大的外科手术,均能引起免疫功能暂时性低下而易发生感染。大面积烧伤,皮肤屏障功能受损,粒细胞趋化功能和吞噬功能减弱,外周血淋巴细胞数减少等,易于发生感染。

婴幼儿脾摘除术后,易发生脑膜炎双球菌、肺炎链球菌、流感杆菌等细菌的暴发感染。由于婴幼儿主要靠脾脏来清除这些细菌,同时脾脏还是产生这些细菌特异性抗体的主要器官;因此,6岁以前的小儿不宜作脾摘除手术。小于 4 岁的幼儿摘除扁桃腺后,免疫功能也受影响。

6. 其他因素

1 岁内的婴儿,尤其是早产儿、新生儿,其 B 细胞尚未发育成熟,血清补体少,粒细胞吞噬功能、趋化功能、杀菌功能均较低下,故易发生感染。

【分类】

许多因素可引起继发性免疫缺陷病,但不同因素所引起的免疫缺陷有所侧重,有的主要影响细胞免疫,有的主要影响体液免疫。可分以下 5 类:

1. 联合免疫异常

例如由人类免疫缺陷病毒所致的艾滋病(AIDS)引起。

2. 细胞免疫异常

例如医源性的如抗癌药、免疫抑制剂、抗淋巴细胞血清和放疗等;自身免疫病,AIDS,恶性肿瘤,病毒感染,慢性肾功能不全等,多由蛋白质和淋巴细胞渗漏性疾病等引起。

3. 体液免疫异常

例如由 AIDS、蛋白质渗漏、自身免疫病、神经性疾病、病毒感染、恶性肿瘤,医源性的如抗肿瘤药、免疫抑制剂、抗癫痫药(IgA 缺乏)等引起。

4. 补体缺陷

例如由继发性肝功能障碍、弥散性血管内凝血、系统性红斑狼疮及其他自身免疫性疾病等引起。

5. 白细胞异常

例如由白细胞移动抑制因子增加、AIDS 和糖尿病等引起的移动和吞噬功能异常。由抗癌药、氯霉素、放疗、再生障碍性贫血、脾功能亢进、系统性红斑狼疮、白血病、网状细胞增多症引起的白细胞减少症。

【临床表现】

继发性免疫缺陷病是由其他疾病引起的,故有原发疾病的临床表现,继发的特点是反复感染,且多为机会感染。

中性粒细胞异常,主要表现为肺炎、化脓性皮肤病、化脓性淋巴结炎和肝脓肿等,主要致病菌为葡萄球菌、克雷伯杆菌、大肠杆菌和假单胞菌等。

B 淋巴细胞缺陷,主要表现为肺炎、支气管炎、中耳炎、化脓性皮肤病等,主要致病菌为肺炎球菌、葡萄球菌、流感杆菌等。

细胞免疫缺陷和吞噬细胞功能异常,还表现为真菌、原虫和病毒等感染引起的疾病。继发性免疫缺陷还可合并恶性肿瘤、肿瘤转移、皮肌炎、自身免疫性疾病等。

【诊断】

1. 临床表现

有免疫缺陷的原因及反复感染的病史,有引起免疫缺陷的基础因素,出现反复感染等临床表现,应考虑有免疫缺陷病。

2. 辅助检查

进行有关免疫功能的检查有助于确诊,一般检查包括外周血、骨髓象、蛋白电泳、补体测定、Ig 定量、细菌鉴定、X 线检查、CT、MRI 等检查均有助于诊断。确诊化验检查,如白细胞移动和杀菌能力,活性氧、酶等测定,白细胞膜糖蛋白测定,可诊断白细胞缺陷。淋巴细胞转化试验、补体受体和 Fc 受体测定、B 细胞产生抗体能力的测定可诊断体液免疫缺陷。E-玫瑰花反应、T 细胞亚群、混合淋巴细胞反应等可诊断细胞免疫缺陷。

3. 组织病理学检查

直肠黏膜、胸腺、皮肤活检,外周淋巴结、扁桃体及病变部位(如慢性肉芽肿)活检等,均有确诊意义。

【治疗】

继发性免疫缺陷病的防治原则,主要是积极防治原发性疾病,抑制导致免疫损伤的相关因素。

除注意营养外,对体液免疫缺陷者,应用丙种球蛋白可提高抗体水平。对蛋白质和热能营养不良、补体缺陷者,可输注新鲜或冷藏血浆。有 T 细胞功能受损、粒细胞功能缺陷者,可口服左旋咪唑、注射胸腺肽、转移因子、γ-干扰素和 IL-α 等。某些中药(如黄芪、人参、云芝多糖、香菇多糖等)有调节细胞免疫功能、能增强吞噬细胞功能。

应用 M-CGS、GCGF、MG-CGF、IL-1、IL-8 和 TNF 等细胞因子或输注中性粒细胞对吞噬系统异常者有较好疗效。

【预防】

要积极预防可能引起继发性免疫缺陷的各种诱因,如注意药物反应、改善营养、预防感染等;要做好预防性隔离措施,选用适量有效的抗生素等。

【预后】

一些暂时性的继发性免疫缺陷病,随原发疾病的缓解或外部诱因的改变,可以自行恢复。单一免疫功能缺陷者治疗效果较好。严重联合免疫缺陷,如 AIDS,预后差。

(陈　星)

第二节　成人艾滋病

患者感染人类免疫缺陷病毒(immunology deficiency virus,HIV)合并 Kaposi 肉瘤或卡氏肺囊虫病或者其他危险的条件致病菌感染者,称艾滋病(acquired immunodeficiency syndrome AIDS)。已感染 HIV,出现了一些非特异症状,又不能确诊为 AIDS 患者,称为 HIV 病毒携带者。HIV 是一种嗜免疫系统的 RNA 反转录病毒,能使受感染者免疫功能由紊乱到免疫缺陷。人类抗 AIDS 的研究,加深了对免疫系统的认识,也加深抗病毒研究。

【流行病学】

AIDS 阳性血样可追溯到 1979 年,怀疑来自非洲猿猴。1981 年美国国立卫生中心报告了第一例 AIDS。现在联合国所有成员国均有发病。全世界 HIV 携带者大于 5000 万。每 10~15 秒就会增加一名感染者。中国 HIV 携带者接近 100 万。HIV 对人类普遍易感,猿猴只携带病毒而不发病。人类 AIDS 患者死亡率几乎 100%,但已有不易感染者的报道,也有 HIV 抗体阳性者转阴的报道。93% 的患者年龄为 2~49 岁,白种人男女比为(12~14):1;其他人种男女比为 1:1。HIV 有 3 个传播途径:①性传播,在欧美以同性恋者高发,在亚洲以异性传播为主。80% 会在 3 年内发病。②血液传播,共用静脉注射器,输注有 HIV 的血液可立刻感染,感染到发病只有 8~14 个月。③母婴传播,婴儿接触病母的血液、阴道分泌物、乳液而感染,患儿感染率为 50%。

【病因】

HIV 是 RNA 反转录病毒。双股 RNA 的单链有 9200 个碱基。病毒 RNA 外被双层脂膜,膜结构和 T 细胞膜结构相似,从而易于完成胞饮和融合。HIV 在来自来水中 1 分钟灭活,但在细胞内呈现耐药,其原因之一是 HIV 的复制是由 9 个基因片段控制。每完成 2000bp 的复制就会产生一次突变。①pol 基因,产生反转录酶。使病毒 RNA 整合到宿主 DNA 中,可产生核酸酶、整合酶。②tat 基因,产生 Tat 蛋白,结合 AAR 使转录增速 1000 倍。③vpr 基因,产生 Vpr 蛋白,增加反转录酶活性。④nef 基因,产生 Nef 蛋白,通过结合修饰宿主细胞,使转录加速。⑤rev 基因,启动 HIV 内各种酶蛋白的合成。⑥gag 基因,HIV 膜壳蛋白的合成。⑦env 基因,编码两种壳蛋白,参加 HIV 对细胞侵入。⑧vif 基因,编码 Vif 蛋白,在壳膜上促进 HIV 的黏附。⑨vpv 基因,在 HIV 链末端强化复制。

HIV 分成 5 个生物学类型,每个类型又可分成若干血清型。①HIV-Ⅰ型,发现于美国。有急性感染期,携带期产生 HIV 抗体血症,可见传染性单核细胞增多症。②HIV-Ⅱ型,曾用名 SIV、LAR-2、SBL-6699。易造成感染症状,能产生抗体血症。③HIV-Ⅲ型,发现于日本,有急性感染期,表现为全身性慢性淋巴结病,淋巴结病理呈巨噬细胞样瘤样增生。病毒 3′末端 30% 不同于 HIV-Ⅰ型,50% 不同于 HIV-Ⅱ型。④HIV-Ⅳ型,发现于塞内加尔,RNA 同源于非洲绿猴的 STLV,但壳膜蛋白无交叉反应,急性感染期临床表现不多。AIDS 病期有各种严重感染,恶性肿瘤,神经系统损伤。⑤HIV-Ⅴ型,被认为是弱病毒,无急性感染期,与Ⅰ型和Ⅱ型无交叉。

【免疫机制】

文献测算,只要有 4 个 HIV 进入体液,只要造成 1/10 000 淋巴细胞感染,就会产生一个患者。感染两周后,人体产生 HIV-P24 蛋白抗体,可以黏附到健康的 Th 细胞表面并使之灭活。HIV-GP120 蛋白的 422~437 氨基酸和 CD4 膜受体 33~159 氨基酸有相同结构域,有利于接触融合。GP120 和有 CCRS 受体的 Th 细胞、单核/巨噬细胞、皮肤细胞、神经细胞结合,整合到 MHC-Ⅰ和Ⅱ结构中,介导了对 Th 细胞杀伤。P41 蛋白以超抗原激活 NK 细胞,诱导了对 CD3 细胞的杀伤。淋巴结中树突状细胞感染死亡,使 Th 细胞失去屏障。Th 细胞同时也进入程序化死亡。由于 Th 细胞的减少,B 细胞对感染刺激反应低下,免疫球蛋白分泌减少。

【临床表现】

1. 急性感染期

急性感染期指被 HIV 入侵一年之内的患者,可因感染 HIV 的类型不同、感染途径不同,临床表现差异很大。典型表现称为:病毒感染后综合征。患者有不规则低热、乏力、反复淋巴结肿大、传染性单核细胞增多症。在这一病期,多数患者免疫系统抗感染功能正常。感染 6 个月 100% 患者会产生 HIV 抗体,感染 8~12 个月会有抗体血症。

2. 病毒携带期

急性感染期过后并不马上发病的患者,称病毒携带期。早期平均 5 年,现在平均为 10 年,治疗后有存活 30 年的报道。血液输注传染和部分母婴传播患儿没有病毒携带期。病毒携带期患者的免疫系统产生抗 HIV 反应,与之伴随产生多种自身抗体并诱发自身免疫病。患者的免疫系统逐步发生功能缺陷,患者的抗感染能力和肿瘤监视能力逐步减弱是主要方面。这一时期患者表现为:反复淋巴结肿大,时轻时重的病毒感染后综合征。同时呈现的自身免疫病有:SLE、ITP、贝赫切特综合征抗磷脂综合征、各种血管炎。

3. AIDS 期

患者出现 AIDS 综合征(ARC),多为 CD4<200,HIV-PCR 大于 1 亿。临床症状为:①感染,反复发生的难治性感染、条件致病菌感染、深部霉菌感染,结核、CMV 血症。常见齿槽脓肿、痈、脓胸、脑膜炎和卡氏肺囊虫病。②恶性肿瘤、淋巴瘤、Kaposi 肉瘤。③消耗综合征:极度消瘦、低热、盗汗、腹泻、恶病质。④神经系统损害、脑内感染、肿瘤和痴呆。

【辅助检查】

1. 血常规

急性期可见反应性淋巴细胞增多。AIDS 期多见白细胞<3000,plt<80000。

2. 淋巴细胞计数

AIDS 期淋巴细胞<1500,CD4$^+$ T 细胞<2×10^8/L CD4$^+$/CD8$^+$<0.5。

3. HIV 检测

检测 HIV-PCR,可以有假阳性,但可反复检测,可以观察病情和疗效。HIV 电镜观察是实验室检查金标准。HIV 抗体检测应用广泛,方法有:①乳胶凝集法,查 P24 抗体,为早期患者筛选实验。②ELISA 法,查 P120 为印证实验,荧光抗体法查 P24、P120 也为印证实验。③Western 免疫印迹法,可查全部抗体为确证实验。

4. 继发感染的病原学检测

包括:TB、念珠菌、隐球菌、CMV、单纯疱疹病毒、肺囊虫、弓浆虫。

5. 肿瘤病理

淋巴瘤、Kaposi 肉瘤。

【诊断】

当患者出现以下临床表现时,必须进行 HIV 筛选。①不明原因长期不规则发热伴消瘦;②慢性演变的非霍奇金淋巴病;③结核伴肺外感染;④慢性腹泻伴肛周炎;⑤自身免疫病伴感染;⑥头痛伴精神症状。

对高危人群应定期筛查。HIV 抗体检查确证实验阳性的病毒携带者应做 HIV-PCR 检测以明确 HIV 拷贝数。

WHO AIDS 诊断标准:

1. 临床症状

(1) 深部霉菌感染:念珠菌在呼吸道、尿道、肠道的感染

(2) 肺外隐球菌感染。

(3) 隐球菌血症>1 个月。

(4) 非定型抗酸杆菌感染。

(5) 持续巨细胞病毒感染。

(6) 单纯疱疹病毒感染>1 个月。

(7) 卡氏肺囊虫病。

(8) 弓浆虫脑病。

(9) 肺门淋巴结增大:间质肺病,痰片淋巴细胞上升。

(10) 进行性脑白质脑炎。

(11) 脑淋巴瘤。

(12) Kaposi 肉瘤。

2. 化验

(1) HIV 抗体阳性。

(2) HIV-PCR 检测。

(3) CD4$^+$ T 细胞<2×10^8/L ,CD4$^+$/CD8$^+$<0.5。

3. 判断

(1) AIDS 携带者:HIV 抗体检测全部阳性,HIV-PCR 拷贝数低,CD4$^+$/CD8$^+$正常,CD4$^+$T 细胞计数正常,12 条症状均无者。

(2) AIDS 患者:12 条症状之一阳性,HIV 抗体检测全部阳性,HIV-PCR 拷贝数高。

(3) 可疑者

1) 12 条全无,乳胶凝集过筛实验阳性,ELISA 印证实验阳性,荧光抗体阴性,Western 阴性,HIV-PCR 阴性。

2) 12 条之一阳性,抗体均阴性。

HIV 抗体检测结果阴性和阳性变化不定,特别是对乳胶,ELISA 和荧光均有怀疑者,又具有12 条症状之一者,定为观察,可按患者处理。

【治疗】

HIV 疫苗至今没有在临床使用,针对 P17 蛋白、P40 蛋白、P120 蛋白的疫苗均告失败。失败的原因:①病毒变异;②疫苗产生的保护抗体谱太窄;③疫苗保护期太短。

(一) 急性感染期治疗

目前尚无毒副作用少,靶向杀伤力强的抗病毒药物。可以先用干扰素,转移因子、IL-2、IL-10。多糖类物质可以抑制病毒的黏附,可选用硫酸多糖、低分子肝素,香菇多糖。可以试用抗病毒中药。

(二) 病毒携带期针对自身免疫病治疗

①选用有抗病毒作用的免疫抑制剂小剂量试用,如 MTX、硫唑嘌呤。禁止用强烈的化疗药物。②中小剂量糖皮质激素。③以慢作用抗风湿药物治疗为主。④免疫球蛋白静脉滴注。⑤结合了抗病毒药物的 CD4 单抗。针对 HIV 抗病毒治疗,部分学者不主张治疗,大部分学者近年主张尽早开始抗病毒治疗。

(三) AIDS 期治疗

1. 核苷类反转录酶抑制剂

(1) AZT(zidovudine)蛋氨胸腺嘧啶,抑制转录酶活性。300mg/片,1 片/次,2 次/天。

(2) DDI(didanosine)二脱氧肌酐,抑制 RNA 活性。100mg/片,2 片/次,2 次/天或 200mg/片,2 片/次,1 次/天。

(3) DDC(zalcitabine),0.75mg/片,1 片/次,每 8 小时一次。

(4) 3TC(lamivudine)商品名拉米夫定,300mg/片,1 片/次,1 次/天,或 150mg/片,1 片/次,2 次/天。

(5) D4T(starudine),Abacavir 等。40mg/粒,胶囊,1 粒/次,每 12 小时一次(2 粒/天)。

2. 非核苷类反转录酶抑制剂

(1) NVP(nevirapine),200mg/片,1 片/天,服用 14 天后改为 200mg/片,1 片/次,2 次/天。

(2) DLV(delavridine),200mg/片,2 片/次,3 次/天。

3. 蛋白酶抑制剂

(1) saquinavir,200mg/粒,8 粒/次,2 次/天,或 200mg/粒,6 粒/次,3 次/天。

（2）indinavi。

（3）ritonavir。

（4）neifinavir。

4. 药物组合

一般选用两种以上药物联合使用。鸡尾酒疗法已使患者生存期明显延长。感染治疗：①卡氏肺囊虫病：可选用 TMP/SMZ,氨苯砜。②弓形虫感染可选用四环素。

【预后】

病情进展到 AIDS 病期的患者均会死亡。HIV 携带期治疗患者可明显延长存活。母婴传播,有患儿 HIV 由阳性转阴的报告。10％的欧洲白种人不易感染 HIV。文献报道马其顿有一个家族不患 AIDS。

（张源潮）

第三节　小儿艾滋病

艾滋病是获得性免疫缺陷综合征（acquired immunodeficiency syndrome, AIDS）的简称。艾滋病自 1981 年首次在美国报道以来,至今已夺去近 300 万多人的生命,其中 200 万人是非洲人。

【流行病学】

1982 年报道了全球首例儿童 HIV 感染,估计全球每天有 1000 例 HIV 感染的新生儿出生。1992 年 WHO 估计全球约有 1300 万人有 HIV 感染,其中儿童感染者约 100 万人,1998 年估计已达 3000 万人,儿童约 300 多万,可见小儿艾滋病发生率的增加似比成人更快。非洲估计每 10 万名育龄妇女感染上 HIV 者可能生育 2500 名带有 HIV 婴儿（2.5％）。我国艾滋病毒感染亦日渐增加,HIV 感染者已超万人,10％为 20 岁以下青少年。

【免疫病理】

国际统一将 AIDS 病原体命名为人类免疫缺陷病毒（human immunodeficiency virus, HIV）,HIV 为一种反转录病毒（retrovirus）。HIV 感染后便成为 HIV 感染症。

小儿 HIV 感染大多为母婴垂直传播。围生期感染包括宫内、产时和产后母乳喂养感染。大多数出生自 HIV 感染母亲的婴儿并未受到感染,垂直感染率为 13％～40％.围生期感染的具体途径很难确定,AIDS 临床论证组儿科病毒学委员会提出新生儿出生 48 小时内血液病毒培养或采用多聚酶链反应（PcR）测定 HIV-1 基因组阳性者,可定为宫内感染；出生后 7～90 天才转为阳性者,视为产时感染；该委员会对产后母乳喂养导致的感染未作明确的定义。大约 50％～70％的传播发生于分娩时。

约 9％小儿 AIDS 是由血或血制品传播,最严重的是在 1978～1985 年无 HIV 抗体筛查前,此后由此途径传染的明显下降。性接触传染主要见于年轻人,儿童中仅见于受 HIV 感染成人性虐待者。

HIV 属反转录病毒中的慢病毒类,呈圆形,单链 RNA 基因,分子质量 9.8kb,每一病毒包含两条同源 RNA。携带三个与其他反转录病毒相同的基因,还有编码五种辅助蛋白的基因。HIV 两端为调控和表达基因,主要有 3 部分,即核心抗原蛋白（P24）、产酶蛋白（P66、P15）和转录病毒包膜糖蛋白（GP120、GP41）。尚有调控蛋白 tat（P14）、rev（P27）、nef（P27）、vpu（P15）等。该病可分成 HIV-1 和 HIV-2 两型。HIV-1 和 HIV-2 相比,其性传播要弱 3 倍,垂直传播弱 10 倍。

HIV-1 经母体血液或阴道分泌物传染新生儿具有选择性,嗜巨噬细胞和非细胞融合的病毒株易于感染患儿。HIV-1 进入婴儿后开始发生变异,经多次传染,HIV-1 的变异性明显地减弱,HIV 的 Gpl20 与 CD4 受体结合。改变了 Gpl20 的结构,使其能与宿主细胞的第二受体 CCR5 结合。暴露 841 位融合肽,导致病毒与宿主细胞膜融合。融合后病毒进入宿主细胞,脱掉外壳,在细胞浆内由病毒 DNA 多聚酶诱导病毒 RNA 反转录为线形双股病毒 DNA。新复制的 HIV DNA 被转运到核内并插入,经病毒内核酸酶或整合酶使其整合到宿主细胞的 DNA 中。此时宿主细胞被持续感染,唯一能清除病毒的方法是清除所有的被感染细胞。HIV 通过循环可传播到脑、淋巴组织等器官,再与表达 CD4 分子的细胞结合,破坏 CD4 细胞。可以产生特异性抗体,这种抗体对人体不产生保护作用,说明已感染 HIV。在患者精液、唾液、泪液、脑脊液、子宫颈分泌物和母乳中都可分离出 HIV。

当 HIV 侵入人体后,通过 GP120 与 CD4 分子表面受体结合,在补体受体、病毒 GP41 等参与下,病毒 RNA 进入细胞浆,并复制成 DNA 再进入细胞核成为原病毒。原病毒在基因调控作用下转录成病毒 RNA,形成新病毒。成熟后通过细胞膜释放出来。HIV 能诱导细胞融合,使感染的细胞与非感染的细胞融合,病毒则能够直接从一个细胞感染另一个细胞,以逃避患者体液免疫的攻击。

HIV-1 感染是一慢性进行性过程,HIV-1 致病主要依赖于病毒基因表达而大量存在于被感染的细胞内,无免疫力的宿主,在 HIV-1 急性感染后,随着病毒的大量复制,CD4$^+$ T 细胞数急剧下降,发生严重病毒血症,并向全身组织扩散。CD4$^+$ T 细胞进行性下降是由于 T 细胞被破坏和产生减少所致。

在感染 HIV 后 1 周至 3 个月内,随着细胞和体液免疫功能的建立,病毒在血中减少,患者进入潜伏期、无 AIDS 症状,CD4 细胞减少不明显。但此期的免疫系统仍在继续破坏。在疾病后期淋巴结可破坏形成高病毒血症。围生期感染的婴儿临床潜伏期比成人短,这是因为宫内感染同时有 CD4 迅速消耗,而且儿童疾病早期还影响 B 淋巴细胞。新生儿的 B 细胞未接触过外源性抗原,首次遇到 HIV 感染会引起 B 淋巴细胞的损害,导致细胞免疫和体液免疫的双重缺陷。

【临床表现】

儿童 HIV 感染的临床表现差异很大,出生前感染者发生较早,发展较快;生后感染者发生较晚,发展较慢。据美国迈阿密(Miami)市报道 172 例围生时感染的 HIV 患儿,57% 在 1 岁前出现症状(平均年龄 8 个月)。78% 在 2 岁内发病。纽约有一组病例,18% 在 4 岁以后才证实有 HIV 感染的儿童,7~9 岁尚无显著感染症状。

（一）HIV 感染导致临床表现的过程

CD4$^+$ T 细胞减少,引起免疫功能低下,甚至发生联合免疫缺陷病样表现。

中枢神经系统感染,巨噬样细胞活化,导致神经系统临床表现。

不适当或无控制的免疫反应,可导致淋巴增殖性疾病如淋巴样间质性肺炎、肝胆脾大和卡波西肉瘤,引起发热、衰竭和消耗等全身症状。

（二）一般临床表现分期

1. 潜伏期

约 2~10 年,平均 5 年。胎内感染者多在 1 岁内发病,最迟为 11 岁。此期中除 HIV 特异性抗体呈阳性外,无任何临床症状和体征,甚至实验室免疫检查亦可在正常范围。

2. 早期急性感染期

无症状的 HIV 感染,血中出现 HIV 抗体,可见单核细胞增多,临床症状较轻,可有发热、乏力、食欲不振、中耳炎、鼻窦炎等一般非特异性感染症状。

3. 持续性全身淋巴结肿大期

为临床最先出现的体征之一,全身淋巴结肿大可持续 3 个月以上而查不出原因。此时细胞免疫功能已发生破坏。有发热、体重下降、生长发育障碍、肝脾肿大、皮疹、反复感染及腹泻等。可造成多器官的损害。

(1) 感染:免疫缺陷引发反复或持续病毒、细菌、真菌或寄生虫感染。最常见感染为细菌性感染,较轻的有中耳炎、鼻窦炎、皮肤和软组织感染,严重的有肺炎、脑膜炎、败血症、泌尿道感染、深部脓肿等。还可有结核感染、阿米巴感染等。

反复呼吸道感染为其特征,最常见为淋巴细胞性间质性肺炎(LIP)。约有 1/3 的 AIDS 儿童发生 LIP,在气管、支气管上皮有结节性淋巴结增殖,有慢性间质性炎症,常引起肺大疱破裂。在肺 X 线片中可见弥漫性网状结节样病灶,持续存在几个月至数年。可出现发作性呼吸困难、缺氧、肺部听到啰音等。尚可细菌和病毒合并感染。

卡氏肺囊虫肺炎(pneumocytic carinii pneumomia,PCP)为最常见的机会性感染,典型表现为发热、呼吸困难、缺氧,肺 X 线检查见有间质浸润或弥漫性肺泡病变,结节状或大叶浸润等,可致死。病毒感染以疱疹病毒最为严重,可反复出现或持续存在,合并细菌感染时可危及生命。

(2) 中枢神经系统:在 HIV 感染初期即可有中枢神经系统的侵害,发生率为 20%~50%,常见脑病、周围性神经病、HIV 相关性脊髓病、炎症性脱髓鞘病,多发性周围神经病、语言障碍等。患者发育停滞、智力低下,语言能力丧失、运动障碍、痴呆、瘫痪或昏迷等,也可合并脑出血、脑梗死、癫痫或中枢神经肿瘤等。CT 检查可见脑萎缩和钙化。在宫内感染的 AIDS 婴儿有特殊的畸形综合征,受感染的胎龄越小、畸形越重。

(3) 心血管系统:约有 20%HIV 感染儿童有心脏受累。肺功能不全、贫血、营养不良、药物反应、免疫障碍等均可累及心肌;表现为非特异性局灶性心肌破坏。心肌肥大、淋巴细胞浸润、间质水肿。常见症状为左心功能不全,有慢性心力衰竭,心肌扩张、心律失常、心动过速、奔马律等,偶见心包积液和冠状动脉病变。

(4) 肾、肝、胃等均可受累出现相关的临床表现,如肾病综合征、局灶性肾硬化、慢性肝炎、肝硬化、慢性腹泻、吸收不良综合征、胰腺炎等。

(5) 皮肤:常见感染性皮肤病如皮肤和指甲念珠菌病,水痘相关传染性软疣,带状疱疹,慢性或复发性水痘,丘疹脓疱病性皮炎、慢性湿疹、脱发、头发稀少等。

(6) 贫血、粒细胞减少症、淋巴瘤和特发性血小板减少性紫癜。

(7) 肿瘤:约有 2%AIDS 患儿可合并恶性病变,如非霍奇金淋巴瘤、多发性软组织瘤、中枢神经系统淋巴瘤等,而 Kaposi 肉瘤在儿童中极为少见。

(8) 生长发育和内分泌障碍:体重不增,身材矮小,青春期延长。原因包括胃肠道功能改变,慢性或反复感染,代谢和内分泌功能异常。出生 6 个月内体重不增与 HIV 病毒血症的病毒负荷指数增高有关。

【辅助检查】

检查 HIV 特异性抗体 IgG。出生 18 个月的婴儿来自母体的抗体已消失,若此时血清抗

HIV 抗体 IgG 阳性即可诊断为 HIV 感染。先用酶联免疫吸附试验(ELISA),如为阳性应再做免疫印迹试验。在疾病早期免疫印迹法可发现 HIV-1 主要的特异性抗原蛋白 p24 及其前体 p55,以后滴度逐渐下降,当出现临床症状时则完全测不到。与此相反,外膜前体蛋白 gp160 和外膜蛋白 GP120 和 Gp41 见于疾病的全过程中,抗多聚酶(POL)产物 p31、p51 和 P66 抗体也常可测到。

由 HIV 母亲垂直传播的患儿 100% 在出生时抗体阳性,此时无法区分为来自母亲或婴儿自身产生的 IgG,一般未感染婴儿 6～12 个月时母亲 IgG 抗体消失,而 18 个月以后则很少有抗体阳性,故 18 个月以内婴儿不能以 IgG 抗体阳性作为诊断依据,但如有抗 HIV 的 IgM、IgA 则提示有 HIV 感染。3～6 个月的婴儿尚未产生此类抗体,6 个月以后 IgAHIV 抗体的敏感性为 60%～100%。确定病毒的方法可用 HIV 培养、HIV-DNA 或 RNA 多聚酶联反应(PCR)、病毒抗原(p24)、或病毒基因检查等。检查 p24 抗原有很高特异性,但敏感性低,因 P24 抗原可被母体过多的抗体结合生成免疫复合物而无法检出。

在 HIV 感染的小儿中常见高免疫球蛋白血症,可作为 6～18 个月小儿 HIV 感染的非特异性指标。Ig 水平升高是 B 淋巴细胞功能亢进的反应,生后 3 个月内可见 IgA、IgM 升高,1 岁时 IgG 可超过 1g/L,其后可超过 4g/L。相反,未成熟儿可伴有低丙球蛋白血症及 IgG 亚类缺乏症。Ig 过多一般是无功能性的,患者不能产生相应的抗原特异性抗体。

其他尚有骨髓抑制、血小板和白细胞减少、贫血等。

【诊断与分类】

1994 年美国疾病统计中心将儿童 HIV 感染程度从临床和免疫两方面进行分类。根据临床表现分为:无临床表现(N),轻度临床表现(A),中度临床表现(B)和严重临床表现(C)。结合免疫学状况又可分为:无免疫学抑制(N1、A1、B1 和 C1),中度免疫学抑制(N2、A2、B2 和 C2)和严重免疫学抑制(N3、A3、B3 和 C3)。

1. 临床分类

根据症状和体征分为:

(1) 轻度:尚缺乏特异性发现,如没有淋巴结肿大、肝脾肿大、腮腺炎、鼻窦炎、中耳炎等。

(2) 中度:有淋巴细胞间质性肺炎(LIP)。有各种脏器感染或(和)功能损害。

(3) 重度;完全符合 AIDS 诊断。

2. 免疫分类

根据辅助 T 细胞(CD4)计数和百分比分为无抑制、中度抑制和严重抑制。不同年龄的 CD4 标准见表 42-1,按临床和免疫参照分类见表 42-2。

表 42-1　CD4 计数和百分分类

年龄	0～11 个月	1～5 岁	6～12 岁
无抑制	≥1500(25%)	>1000(25%)	>500(25%)
中度抑制	750～1499(15%～24%)	500～999(15%～24%)	200～499(15%～24%)
重度抑制	<750(15%)	<500(15%)	<200(15%)

表 42-2　小儿 HIV 感染分类

	临床分类			
	无症状 N	轻度 A	中度 B	重度 C
无抑制 1	无 1	轻 1	中 1	重 1
中度抑制 2	无 2	轻 2	中 2	重 2
重度抑制 3	无 3	轻 3	中 3	重 3

【治疗】

1. 一般处理

注意营养,给予足量蛋白质和热量摄入,补充多种维生素等,增强抗病能力。

2. 治疗感染

选用有效抗生素和抗真菌药,控制各种感染症。预防和治疗卡氏肺囊虫肺炎首选复方新诺明,TMP 150mg/m^2,SMZ 750mg/m^2,作为治疗量,每周用 3 天。高价免疫球蛋白静脉注射作为抗感染的辅助治疗有一定效果,主要用于有反复严重细菌感染者、脓毒血症者、Ig 降低和血小板减少者。

3. 早期治疗

对孕妇在妊娠早期开始(初 3 个月内)用 ZDV 或 AZT 预防治疗可使垂直传播率明显下降(从 25.5% 下降至 8.3%)。生后婴儿用 ZDV 糖浆 2mg/kg 口服,从生后 8～12h 开始,维持用药至 2～6 岁。

用免疫球蛋白静脉注射于孕妇,也有一定预防作用。

4. 抗 HIV 治疗

抗反转录病毒治疗的指征:

(1) HIV 感染的临床症状、临床表现分期 A、B 或 C。

(2) CD4$^+$ T 细胞绝对数或百分率下降,达到中度或严重免疫抑制。

(3) 年龄在 1 岁以内的患儿,不论其临床、免疫学或病毒负荷状况。

(4) 年龄大于 1 岁的患儿,无临床症状者,除非能明确其临床疾病进展的危险性极低或存在其他得延期治疗的因素,多主张早期治疗。

(5) 一旦发现以下情况即开始治疗:HIVRNA 复制物数量极高或进行性增高。CD4$^+$ T 细胞绝对数或百分率很快下降,达到中度免疫学抑制,出现临床症状。

(6) 可侵犯中枢神经系统,对 HIV 感染伴有免疫缺陷者,在应用 IVIG 同时可联合应用 ZDV 治疗。ZDV 应用以 CD4 计数为标准,新生儿每天 12mg/kg,分 6h 每次服;<13 岁用 720mg/m^2,分 4 次;>13 岁及成人 500mg/d,分 3～5 次,静脉用量为口服的 2/3。如无效可改用抑制 HIV 反转录酶的药物,主要有齐多夫定(叠氮胸苷,AZT)、双脱氧胞苷(DDC)和双脱氧肌苷(DDI)等。AZT 口服吸收迅速,半衰期短,能与 HIV 的 DNA 聚合酶结合,终止 DNA 链增长,从而阻抑病毒复制,对人的 DNA 聚合酶影响甚小。其副作用有:对骨髓的抑制,包括粒细胞减少症、贫血;常有头痛偶见肌病、肌炎和肝毒性。肾功能减退者,应减少剂量;严重而持久的粒细胞减能引起意外感染、出血、延缓痊愈,可产生味觉障碍、末梢神经损害、肝转氨酶升高、皮疹等。常用剂量:

AZT 早产儿 1.5mg/kg,每 12 小时一次,疗程 2 周;以后 2mg/kg,每 6 小时一次。新生儿 2mg/kg 口服或 1.5mg/kg 静脉注射,每 6 小时一次。儿童 90～180mg/m² 口服,每 6～8 小时一次、青春期剂量为 200～300mg/d。ddC 及 ddI 抑制病毒复制的机制与 AZT 相似,且其半衰期长(＞12h),无明显的骨髓抑制作用。AZT 与 ddI 有协同作用,联合用药时,各用半量,其疗效好,毒性小。

重组可溶性 CD4(rsCD4)体外能明显抑制 HIV 的复制及 HIV 诱导与易感细胞的融合及穿入。三氮唑核苷能抗各种 RNA 和 DNA 病毒。大剂量 α-干扰素 对卡波肉瘤患者有缓解或部分缓解效果。白细胞介素-2(IL-2)能诱导外周淋巴细胞释放 γ-干扰素,使抗病毒能力和自然杀伤活力增强。目前,联合用药的推荐方案有:①AZT＋INF-α;②AIT＋ddC 或 ddI;③AZT＋rsCD4;④AZT＋rsCD4 ＋ INF-α。

5. 其他

如 Lamivudine(3TC)、Stavudine(d4T)、Abacavir、蛋白酶抑制剂、胸腺刺激素、异丙肌苷等也在试用中。HIV 疫苗治疗尚在研制阶段。

6. PCP 预防

美国疾病控制和预防中心于 1995 年提出预防卡氏肺囊虫肺炎(PCP)的条款:

(1) 出生 4～6 周不必用药。

(2) 4～6 周到 4 个月应药物治疗。

(3) 4～12 个月:HIV 感染或不能确定诊断者应用药,直到能排除感染为止;若 HIV 感染一直不存在,则无需用药。

(4) 1～5 岁:若 CD4$^+$T 细胞计数＜500/mm³ 或百分数＜15％,或有严重临床表现者应用药。

(5) 6～12 岁:若 CD4$^+$T 细胞计数＜200/mm³ 或百分数＜15％,或有严重临床表现者应用药。

TMP/SMZ 剂量为 TMP 每日 150mg/m²,分两次口服,连服 3 天,停药 4 天。不能耐受者可用氨苯砜。

对高危人群进行监测,对可疑者进行监测。要严格进行婚前检查,以防母亲是 AIDS 或 HIV 感染者传给后代。严禁 HIV 患者献血、捐献器官和精液等。严禁使用污染的生物制品,丙种球蛋白、白蛋白或第Ⅷ因子等血制品。

7. 预防接种

在结核病流行地区,出生于 HIV-1 感染母亲的婴儿均应在生后接种卡介苗,因此时免疫功能的抑制最轻。新生儿期以后不能接种卡介苗,以防发生播散。活疫苗(病毒或细菌)一般不用于免疫功能受抑制的患儿。使用减毒活疫苗 MMR 未发现引起的明显不良反应。患儿可按疫苗接种程序接受乙肝疫苗和百-白-破疫苗。HIV 疫苗预防儿童 HIV 尚在研制阶段。

【预后】

预后与疾病类型有关,HIV-Ⅰ型感染存活时间较久但发病后较严重者,病情发展较快,生存期较短。

垂直感染后在第 1 年出现症状者病情发展快,预后差,75％在 1 年内死亡。有合并症者,如合并低 Ig 血症、进行性脑病、机会感染等预后差。

成人艾滋病患者多在诊断后 3 年内死亡。1989 年美国确诊的 6 万例 AIDS,31％死于确诊后一年,56％和 76％分别死于确诊后 2～3 年。近年来,防治研究的深入,新药和疫苗正在试用之中,可望不久将来预后有所改观。

(陈　星)

参 考 文 献

杨锡强.2001.儿童免疫学.北京:人民卫生出版社.

Blanche S,Tovo PA. European epidemiology. In:Pizzo PA,Wilfert CM. 1998. Pediatric AIDS:The Challenge of HIV Infection in Infants,Children,and Adolescents. 3rd ed. Philadelphia,Pa:Lippincott Williams & Wilkins:13-22.

Bohler T,Wintergerst U,Linde R,et al. 2001. CD95 (APO -1/Fas) expression on naive CD4(+) T cells increases with disease progression in HIV-infected children and adolescents:effect of highly active antiretroviral therapy (HAART). Pediatr Res,49(1):101-110.

Brown DM,Jabra-Rizk MA,Falkler WA,et al. 2000. Identification of Candida dubliniensis in a study of HIV-seropositive pediatric dental patients. Pediatr Dent,22(3):234-238.

Centers for Disease Control and Prevention. 1994. 1994 revised guidelines for the performance of CD4$^+$ T-cell determinations in persons with human immunodeficiency virus (HIV) infections. MMWR Recomm Rep,43(RR-3):1-21.

Chinen J,Shearer WT. 2008. Secondary immunodeficiencies,including HIV infection. J Allergy Clin Immunol,121(2 Suppl):S388-392;quiz S417.

Hellmann DB,Stone JH. 2000. Current Medical Diagnosis and Treatment. New York:McGraw Hill.

Mohle-Boetani JC,Koehler JE,Berger TG,et al. 1996. Bacillary angiomatosis and bacillary peliosis in patients infected with human immunodeficiency virus:clinical characteristics in a case-control study. Clin Infect Dis,22(5):794-800.

Morimoto Y,Routes JM. 2008. Immunodeficiency overview. Prim Care,35(1):159-173,viii.

Robert G Lahita,Nicholas Chiorazzi,Westley H Reeves. 2000. Textbook of the Autoimmune Diseases. Philadelphia:Lippincott Williams & Wilkins.

Sudharshan S,Biswas J. 2008. Introduction and immunopathogenesis of acquired immune deficiency syndrome. Indian J Ophthalmol,56(5):357-362.

下 篇

各专科免疫病

第一单元 内科专科免疫病

第四十三章 呼吸系统免疫病

第一节 呼吸系统免疫病概述

一、呼吸系统的免疫功能

呼吸系统持续与外界环境进行气体交换,易遭受空气中有害因子(如微生物、毒性气体、尘埃等)的侵袭;肺是体内血流量最丰富的器官,其他器官和全身性疾病也容易累及和损伤肺。因此,健康人的呼吸系统具备十分完善的免疫防御机制。

1. 上呼吸道滤过与颗粒沉降

鼻咽部是吸入颗粒和有害气体的第一道防线,直径>$10\mu m$ 的颗粒全部被鼻毛截获,绝大部分 $5\sim10\mu m$ 的颗粒被黏附在鼻咽部黏膜。

2. 黏液纤毛清除防御机制

黏液纤毛摆动可以将下气道中的颗粒送回鼻咽部,只有直径≤$3\mu m$ 的小颗粒才可能到达肺部。黏液纤毛由纤毛和呼吸道的液体两部分组成,后者包括水、电解质和黏液。黏液中含有多种蛋白和非蛋白成分,在防御中起不同作用,主要有:①溶菌酶,在气管和支气管黏膜上皮细胞及黏膜下腺体浆液细胞中含有溶菌酶,可以催化多数细菌细胞壁上的 N-乙酰胞壁酸和 N-乙酰葡萄糖胺之间的 β-糖苷键水解,导致细菌死亡。②免疫球蛋白:分泌性免疫球蛋白 A(SIgA)是气道分泌物中的主要免疫球蛋白,由黏膜下结缔组织中的浆细胞产生。③乳铁蛋白:是铁螯合剂,可以抑制依赖铁的细菌生长。

3. 肺泡内的防御机制

①肺泡衬液(ALF):表层为表面活性物质,下层是水性层,含有过氧化氢酶和谷胱甘肽等抗氧化剂,还有免疫球蛋白、补体及调理素。进入肺泡的小颗粒可以被免疫球蛋白、补体、调理素及吞噬细胞联合清除。②肺泡上皮:肺泡上皮覆盖肺泡全部含气表面,具有重要的防御屏障功能,并且可以分泌表面活性物质至 ALF。

二、呼吸系统的免疫组织

1. 呼吸道黏膜免疫系统

(1) 鼻咽淋巴组织(nasopharyngeal-associated lymphoid tissue,NALT):由鼻腔至咽黏膜的淋巴样组织和扁桃体构成,其免疫细胞包括:①黏膜上皮细胞,在免疫应答中起抗原提呈及参与 SIgA 合成的作用。②上皮内 T 淋巴细胞,黏膜上皮的基底侧寄居大量 T 淋巴细胞,其中 90% 为

T 淋巴细胞。包括：CD8[+]、CD4[+] T 细胞，发挥 CTL 活性，对通过黏膜侵入体内的细菌、病毒产生杀伤作用；分泌 Th2 细胞因子，诱导 B 细胞产生特异性抗体；产生细胞生长因子，支持上皮细胞的生长和更新。③固有层淋巴细胞：固有层的 T 淋巴细胞主要为 CD4[+] Th1 T 细胞和记忆 T 细胞，B 细胞多为 IgA 产生细胞。④扁桃腺。⑤咽后壁。⑥鼻腔后和软腭。

（2）支气管相关淋巴样组织（bronchus-associated lymphoid tissue，BALT）：在临近大支气管分叉处的黏膜固有层，存在 1～2 个孤立性淋巴样小结，表面覆盖单层淋巴上皮细胞，该细胞无纤毛，其表面黏液清除显著减慢甚至停止，有助于气流中的颗粒与上皮保持接触，利于抗原捕获。BALT 可能是 IgA 浆细胞前体的发育部位，亦具有 IgA 形成功能。

2. 呼吸系统抗原的摄取与处理

（1）气道表面黏膜对抗原的摄取：沉降到气道黏膜表面而未被黏液纤毛清除的抗原与气道表面液体相互作用，穿透上皮细胞而到达肺间质。到达肺间质的抗原可被局部吞噬细胞吞噬转运至区域淋巴结或经血流分布至全身。

（2）肺泡对抗原的摄取

1）表面张力的区域性差异有助于抗原物质从肺泡移向气道而被清除。

2）抗原在表面活性物质层中的滞留便于肺泡巨噬细胞的摄取，肺泡巨噬细胞吞噬抗原后携带抗原穿透上皮屏障进入肺间质。

3）抗原易于穿透脆弱的 I 型肺泡上皮细胞。

（3）肺泡巨噬细胞对抗原的呈递：肺泡内含大量肺泡巨噬细胞。肺泡巨噬细胞在肺泡内或浸浴在表面活性物质中，或贴附于肺泡壁。携带 HLA-DR 抗原的肺泡巨噬细胞能提呈抗原，约 80% 的肺泡巨噬细胞携带 HLA-DR 抗原。当表达 HLA-DR 抗原的肺泡巨噬细胞吞噬抗原后，在溶酶体内经酶降解为抗原肽，抗原肽与 HLA-DR 结合后重新在巨噬细胞表面表达，提呈给淋巴细胞。

3. 呼吸系统的免疫效应细胞及介质

（1）肥大细胞：分为 T 淋巴细胞依赖性肥大细胞和非 T 淋巴细胞依赖性肥大细胞。前者主要分布于近端大口径的气道，多居于上皮和平滑肌之间的黏膜下层，仅含类胰蛋白酶，不含胃促胰酶，是肺的主要肥大细胞。后者既含类胰蛋白酶，又含胃促胰酶，主要见于皮肤和胃肠黏膜。活化后分泌两种效应分子：炎症介质和细胞因子。

（2）嗜碱粒细胞：无论在骨髓中还是在外周血中，嗜碱粒细胞的数量都很少，正常情况下亦不出现在组织中。然而，在多种免疫反应性炎症中，均可出现嗜碱粒细胞浸润。活化后可分泌细胞因子 IL-4、IL-13 和其他炎症介质。

肥大细胞、嗜碱粒细胞的活化机制：入侵的抗原刺激 B 细胞，使之增殖分化并产生 IgE，IgE 的 Fc 段与肥大细胞、嗜碱粒细胞表面的特异性受体 FcεRI 结合，使之致敏。当相同变应原再次进入体内时，与肥大细胞、嗜碱粒细胞表面两个或两个以上相邻的 IgE 的 Fab 端结合，使膜表面的 FcεRI 交联聚集，发生构象改变，细胞外钙离子进入细胞内，激活细胞内信号传递系统，导致肥大细胞、嗜碱粒细胞脱颗粒，释放炎性介质。

（3）嗜酸粒细胞：在生理环境下，嗜酸粒细胞可迁移定居于结缔组织、呼吸道和消化道的黏膜下层。IL-3、IL-5、GM-CSF 可诱导嗜酸粒细胞成熟。嗜酸粒细胞的膜表面分子有黏附分子、趋化因子受体、免疫球蛋白受体、细胞因子受体等。多种黏附分子被嗜酸粒细胞表达：$\alpha_4\beta_1$ 整合素，其配基为血管内皮细胞表达的 VCAM-1 和结缔组织中的纤粘联蛋白，两者相互作用导致嗜酸粒细胞向过敏性炎症局部运动。$\alpha_4\beta_7$ 整合素其配基为血管黏膜地址素（Mad CAM-1），帮助嗜酸粒细胞在黏膜组织定居。趋化因子受体:过敏性炎症局部产生的化学介质,如肥大细胞、嗜碱粒细胞释放的 PAF、CTB4 结合嗜酸粒细胞后,促使嗜酸粒细胞表达趋化因子受体。免疫球蛋白受体:嗜酸粒细胞表达多种免疫球蛋白受体:①S 型血管激素 galectin、CD23、FcεRI 与 IgE 抗体结合;②FcαR 对 SIgA 有强亲和力,使 SIgA 在呼吸道黏膜富集;③FcγRI 、FcγRⅡ与 IgG 受体结合。细胞因子受体:嗜酸粒细胞表达多种细胞因子受体,如 IL-2、IL-3、IL-4、IL-5、IL-16、GM-CSF、INF-γ,能使之活化脱颗粒。

三、呼吸系统的免疫炎症

免疫系统对抗原不适当的应答会导致免疫病理过程,包括应答过高或过低,前者导致超敏反应(变态反应),后者导致免疫缺陷。

1. 急性肺损伤的免疫炎症机制

(1)肺的 I 型变态反应:抗原入侵后刺激 B 细胞产生 IgE,IgE 以其 Fc 段结合到肥大细胞、嗜碱粒细胞表面的特异性受体 FcεRI,使之呈现致敏状态。当相同变应原再次进入体内时,与肥大细胞、嗜碱粒细胞表面两个或两个以上相邻的 IgE 的 Fab 端结合,使膜表面 FcεRI 交联聚集,发生构象改变,细胞外钙离子进入细胞内,激活一系列酶原的活性,从而导致肥大细胞、嗜碱粒细胞脱颗粒,释放炎性介质,诱发支气管哮喘。

表 43-1　三种效应细胞活化后的细胞产物

	肥大细胞	嗜碱粒细胞	嗜酸粒细胞
胞浆颗粒储存介质	组胺、硫酸软骨素、肝素、中性蛋白酶、酸性水解酶、类胰蛋白酶、羧基肽酶	组胺、硫酸软骨素、缓激肽产生活性的中性蛋白酶、酯酶、溶解性磷酸酶、主要碱性蛋白	主要碱性蛋白、阳离子蛋白、神经毒素、过氧化酶、溶酶体水解酶、溶解性磷酸脂酶
新生成的脂质介质	白三烯 C4,前列腺素 D2	白三烯 C4	白三烯脂氧化素
细胞因子	IL-4,IL-5,IL-6,IL-8,IL-13,TNF-α,MIP-1α bFGF,VPF/VEGF	IL-4,IL-13	IL-1α,IL-2,IL-3,IL-4,IL-5,IL-6,IL-8,IL-10,IL-16,TNF-α,GM-CSF,MIP-1α,TGFα,TGFβ,VPF/VEGF

表 43-2　变态反应引起的肺损伤

类型	I 型变态反应	Ⅱ型变态反应	Ⅲ型变态反应	Ⅳ型变态反应
抗原	可溶性抗原	自身抗原	可溶性抗原	可溶性抗原
抗体	IgE	IgG、IgM	IgG、IgM	
效应机制	IgE 与肥大细胞、嗜碱粒细胞表面的 FcεRI 结合,使之脱颗粒	抗原抗体结合激活补体,引起靶细胞裂解	免疫复合物沉积于毛细血管基底膜,肺泡巨噬细胞活化,中性粒细胞、嗜酸粒细胞浸润,导致肺泡炎、间质炎症及纤维化	抗原与记忆性 T 细胞再次接触使之分化为效应 T 细胞释放趋化因子,使单核细胞浸润,形成肉芽肿
疾病	气管哮喘	肺出血肾炎综合征	特发性肺间质纤维化	肺结核、结节病

（2）肺的Ⅱ型变态反应：Ⅱ型变态反应的抗原是正常组织细胞、由于感染或理化因素导致自身组织细胞其抗原表位改变，抗体主要是 IgG 和 IgM。IgG 的 CH2 和 IgM 的 CH3 区具有补体 C1q 的结合位点。当该类抗体与抗原位点结合后，可通过传统途径激活补体，使靶细胞溶解破坏。肺出血肾炎综合征是机体产生了抗肺泡毛细血管基底膜的抗体。由于肾小球基底膜与肺泡毛细血管基底膜具有交叉抗原性，因此该抗体引起肺出血和肾炎。

（3）肺的Ⅲ型变态反应：可溶性抗原与相应抗体结合形成免疫复合物后，大分子的免疫复合物可被体内单核-巨噬细胞吞噬清除，小分子的免疫复合物通过肾小球时被滤过清除，二者均不致病。但中等大小的可溶性免疫复合物可长期存在于循环中，并沉积于毛细血管基底膜，经传统途径激活补体，使细胞溶解破坏。产生的 C3a、C4a、C5a 与肥大细胞、嗜碱粒细胞、中性粒细胞等细胞表面相应受体结合，激活细胞脱颗粒；C5a 还是中性粒细胞的趋化因子，引起中性粒细胞大量聚集，导致局部充血、水肿及中性粒细胞浸润，引起广泛急性肺泡炎。

2. 慢性肺损伤的免疫损伤机制

引起慢性肺损伤的主要是Ⅳ型变态反应。肉芽肿是组织对非溶解性或不易降解的刺激物持续作用而产生的一种局灶性、以单核细胞为主的炎症反应。其机制为某些病毒、寄生虫，化学物质和胞内寄生菌如结核杆菌、麻风杆菌经抗原提呈细胞加工处理后提呈给 CD4$^+$ 和 CD8$^+$ T 细胞并使之活化，前者在 IL-2 和 IFN-γ 等细胞因子的作用下，有些增殖为 Th1，有些成为记忆 T 细胞。当记忆 T 细胞再次与相应抗原接触时，迅速增殖为效应 T 细胞，并释放趋化因子、IFN-γ、TNF-β、IL-2、IL-3、GM-CSF 等细胞因子，产生以单核及淋巴浸润为主的免疫损伤效应。肉芽肿可以使抗原局限化，感染性肉芽肿有助于消除微生物。

四、呼吸系统免疫病与诊断技术

1. 支气管激发试验

（1）适应证：①可逆性气道阻塞的患者；②临床症状疑似支气管哮喘，但缺少气道阻塞的证据，支气管激发试验可以帮助明确诊断；③不典型哮喘，如以咳嗽为主要表现的哮喘。

（2）绝对禁忌证：①严重气道阻塞，成人 FEV$_1$<1.2L；②新近出现的心脑血管疾病，心肌梗死、脑血管意外。

（3）方法：首选组胺或乙酰甲胆碱雾化液吸入，FEV$_1$ 从基础值下降 20% 时停止试验。结果用引起 FEV$_1$ 下降 20% 的吸入积累浓度表示。

2. 支气管肺泡灌洗（bronchoalvoelar lavage，BAL）

（1）适应证：①间质性肺疾病，可以直接获取肺内的炎症反应细胞和炎症介质，用于免疫炎症机制的研究、诊断、活动性的判断、治疗方案的确定、疗效考核、预后估计。②肺部感染：下呼吸道直接采样查找致病菌，可以减少标本被口咽部定植菌的污染。③肺部肿瘤：用于通常诊断方法不能确诊的周围型肺癌和肺泡细胞癌。④其他：对于肺泡蛋白沉着症，BAL 是目前唯一有效的治疗方法。

（2）方法：①根据 X 线选择病变最密集部位灌洗。②支气管镜远端应稳定楔嵌在亚段支气管，防止移动。③37℃灭菌生理盐水 100～300ml，分 3～5 次，用注射器以 5ml/s 流量从支气管镜侧孔推注，立即回收，回收液低温保存立即送检。

五、呼吸系统免疫疾病分类(表 43-3)

表 43-3　常见呼吸免疫病

支气管哮喘	肺血管炎	肺泡蛋白沉积症
特发性间质性肺炎	急性呼吸窘迫综合征	变应性肺泡炎
结节病	肺肾出血综合征	
特发性肺动脉高压	肺嗜酸粒细胞增多症	

第二节　支气管哮喘

支气管哮喘(bronchial asthma)是由多种免疫活性细胞和细胞介质参与的气道慢性炎症性疾病。这种慢性炎症导致气道反应性增加,出现广泛的可逆性气流受限,并引起反复急性发作的喘息、气急、胸闷或咳嗽的一组疾病,常在夜间和(或)清晨发作、加剧,多数患者可自行缓解或经治疗缓解。

【流行病学】

全球约有 1.6 亿哮喘患者,各国患病率 1%～13%不等,我国为 1%～4%。

【免疫病理】

哮喘的发生是遗传因素与环境因素如过敏原反复接触、感染、冷空气、运动及烟草烟雾等相互作用的结果。其确切发病机制尚不清楚,免疫反应异常在其发病过程中起重要作用。

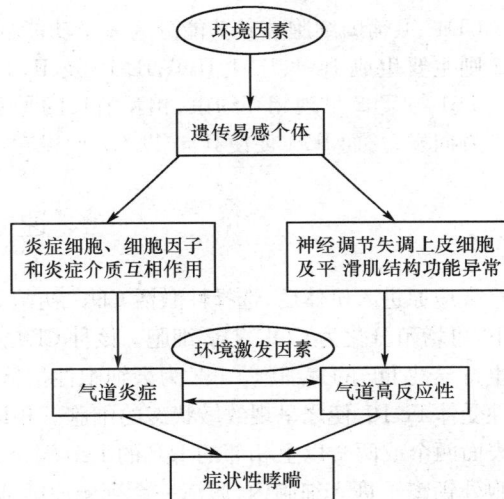

图 43-1　环境因素致哮喘的机制

一、易 感 基 因

哮喘与 FcεRIβ 基因、β_2 肾上腺素受体基因及 IL-4 基因启动子基因等突变或多态性有关。

二、免疫学基础

哮喘是由 Th2 细胞为主参与的、对变应原的一种高反应状态,属于 I 型超敏反应。其炎症机制包括两个主要步骤:首先是变应原致敏,导致 Th2 细胞优势分化、增值;然后发生气道黏膜的急、慢性变应性炎症。然而 T 淋巴细胞不能识别天然构象的抗原,T 细胞激活需经抗原提呈细胞(APC)如树突状细胞、巨噬细胞、B 淋巴细胞等的抗原传递作用。

1. 抗原识别和提呈

①内源性抗原:内源性抗原在 APC 胞浆内被蛋白酶体降解,形成抗原肽,由 TAP 转运蛋白

运送到内质网,与新组装的 MHC-I 类分子结合,以抗原肽和 MHC-I 类分子复合物的形式表达于抗原提呈细胞表面,被 CD8$^+$T 细胞识别,诱发特异性细胞杀伤效应。②外源性抗原:外源性抗原进入体内后首先与 APC 结合,通过吞噬作用或受体介导的内吞作用进入细胞,被运送到胞浆内的内体、溶酶体中,降解形成抗原肽,与 MHC-II 类分子结合,以抗原肽和 MHC-II 类分子复合物的形式表达于抗原提呈细胞表面,被 CD4$^+$T 细胞识别。

2. T 细胞的活化

T 细胞的活化需要双信号刺激。第一信号来自 T 细胞受体(TCR)与 APC 上的抗原肽 MHC 分子复合物的结合;第二信号来自 APC 上的协同刺激分子与 T 细胞表面相应受体的结合。APC 上的协同刺激分子有 B7、ICAM-1(CD54)、LFA-3(CD58),T 细胞上相应的协同刺激分子受体分别是 CD28、LFA-1(CD11a/CD18)、LFA-2(CD2)。其中 B7 与 CD28 是产生协同刺激信号的主要分子,与 TCR 信号共同激活 T 细胞。T 细胞激活后表达多种细胞因子如 IL-2、IL-4、IL-7、IL-10、IL-15 等,使 T 细胞克隆扩增,分化成效应细胞。

3. Th1/Th2

CD4$^+$T 辅助细胞按其功能分为多个功能群。Th1 主要合成释放 IFN、IL-2,调节急性炎症。Th2 则主要生成 IL-4、IL-5、IL-6、IL-10 及 IL-13,主要参与 B 细胞增殖、抗体产生、调控超敏反应。Th1 与 Th2 呈现相互约束、相互消长的平衡状态。IFN-γ、IL-12 可促使活化的 Th0 细胞向 Th1 方向发育;而 IL-4 促使其向 Th2 方向发育,是 Th2 细胞选择性发育及扩增的必需细胞因子。

三、速 发 哮 喘

变应原进入机体后,选择性激活 CD4$^+$ 初始 T 细胞,后者被激活后表达 IL-4 受体,在 IL-4 的作用下,可增殖分化为 CD4$^+$Th2 细胞。该种 CD4$^+$Th2 细胞可诱导变应原特异性 B 细胞增殖分化为产生特异性 IgE 的浆细胞。IgE 为亲细胞性抗体,其 Fc 段结合到肥大细胞、嗜碱粒细胞表面的特异性受体 FcεRI,使之呈现致敏状态的细胞。相同变应原再次进入体内时,与肥大细胞、嗜碱粒细胞表面两个或两个以上相邻的 IgE 的 Fab 端结合,使膜表面 FcεRI 交联聚集,膜发生构象改变,细胞外钙离子进入细胞内,激活一系列酶原的活性,从而导致肥大细胞、嗜碱粒细胞脱颗粒,炎性介质释放,引发速发型哮喘反应(IAR)。IAR 主要由颗粒内储备的介质如组胺引起。

四、迟 发 哮 喘

活化的 Th2 细胞分泌的细胞因子,使嗜酸粒细胞、中性粒细胞、肺泡巨噬细胞等炎症细胞跨膜迁移,在气道浸润、聚集,并释放多种细胞因子和炎性介质,导致迟发型哮喘反应(LAR)。LAR 主要由细胞内新合成的介质(如白三烯、前列腺素、血小板活化因子)引起。

嗜酸粒细胞产生的酶类物质和脂类介质对气道慢性炎症的形成和维持起重要作用。嗜酸粒细胞通常不表达高亲和性 FcεRI,但在细胞因子 IL-3、IL-5、GM-CSF 或血小板活化因子 PAF 作用下被激活,持续表达高亲和性 FcεRI;与 IgE 结合后发生脱颗粒,释放炎性介质如碱性蛋白等。

五、气道高反应性

气道高反应性表现为气道对多种刺激因子(表 43-4)出现过早或过强的收缩反应,目前普遍认为气道炎症是其发生的主要原因。

表 43-4　各种炎性介质的生物学活性

炎性介质		生物学效应
颗粒内储备的介质 组胺,缓激肽		刺激支气管平滑肌收缩;使小静脉、毛细血管扩张,通透性增强;促进黏膜腺体分泌 刺激平滑肌收缩;使毛细血管扩张,通透性增强;吸引嗜酸粒细胞、中性粒细胞向局部趋化
细胞内 新合成 的介质	白三烯	使支气管平滑肌强烈而持久的收缩;使毛细血管扩张,通透性增强;促进黏膜腺体分泌增强
	前列腺素 D_2	使支气管平滑肌收缩;使血管扩张,通透性增强
	血小板活化因子	使血小板聚集、活化,释放组胺、5-羟色胺,扩大Ⅰ型超敏反应
	细胞因子	IL-4 和 IL-13 可扩大 $CD4^+$ Th2 细胞应答,促进 B 细胞增殖为浆细胞 IL-3、IL-5 和 GM-CSF 可促进嗜酸粒细胞生成

【组织病理】

支气管上皮细胞坏死、脱落,上皮下神经末梢裸露。支气管上皮下大量嗜酸粒细胞浸润,同时有肥大细胞、肺泡巨噬细胞、淋巴细胞、浆细胞、中性粒细胞等细胞浸润。黏膜下血管充血扩张,通透性增高,大量血浆及炎症细胞渗出,导致黏膜水肿。黏膜下腺体增生、杯状细胞增生,分泌亢进,气管腔内分泌物积聚,甚至形成黏液栓。哮喘长期反复发作可见上皮细胞下纤维化、基底膜增厚,支气管平滑肌肥厚,导致气道重构。

【临床表现】

1. 症状

发作性呼气性呼吸困难或发作性胸闷和咳嗽伴有呼气相哮鸣音,在夜间及凌晨发作和加重是哮喘的特征之一。有时咳嗽是唯一的症状。严重者呈端坐呼吸,大汗淋漓,发绀,心率加快,甚至出现通气衰竭。

2. 体征

哮喘发作时两肺满布哮鸣音,但轻度哮喘和严重哮喘发作可不出现哮鸣音。严重者出现发绀,心率加快,奇脉,甚至出现胸腹反常运动。

3. 支气管哮喘的分期

可分为急性发作期、慢性持续期和缓解期。急性发作期是指气促、咳嗽、胸闷等症状突然发生或加剧,常有呼吸困难,以呼气流量降低为其特征,常因接触变应原等刺激物或治疗不当所致。慢性持续期:许多患者即使没有急性发作,但在相当长的时间内仍有不同频度和(或)不同程度的出现喘息、咳嗽、胸闷症状等。根据患者的临床表现和肺功能可将慢性持续期的病情严重程度分为四级;但已处于规范化分级治疗的患者,其病情严重程度分级则根据临床表现、肺功能和目前治疗方案综合判断。例如,患者未治疗前分级为轻度持续,经正规治疗后症状仍为轻度持续,则应分级为中度持续;若经正规治疗后症状呈现中度持续,则应视为重度持续。缓解期系指经过治疗或未经治疗但症状、体征消失,肺功能恢复到急性发作前水平,并持续 4 周以上。

【辅助检查】

1. 血液检查

嗜酸粒细胞增高。

2. 痰液检查

嗜酸粒细胞增高。

3. 呼吸功能检查

发作时,1 秒钟用力呼气量(FEV_1)、1 秒钟用力呼气量占用力肺活量比值($FEV_1/FVC\%$)、最大呼气中期流速(MMEF)、25%与50%肺活量时的最大呼气流量(MEF 25%与 MEF 50%)以及呼气流量峰值(PEF)均下降。

支气管激发试验:对于呼吸功能基本正常的哮喘患者,如果吸入组胺或乙酰甲胆碱后 FEV_1 下降>20%,称为激发试验阳性。

支气管舒张试验:对于通气功能低于正常的哮喘患者,如果吸入支气管舒张剂后 FEV_1 较吸药前增加≥12%,且绝对值增加>200ml,称为舒张试验阳性。

4. 动脉血气分析

严重发作时 PaO_2 降低,并由于过度通气导致 $PaCO_2$ 降低;若气道阻塞严重则出现 $PaCO_2$ 升高。

5. 胸部 X 线检查

发作时,透光度高,呈过度通气状态。

6. 特异性变应原的检测

血清 IgE 升高;皮肤变应原测试呈阳性。

【诊断与鉴别诊断】

(一)诊断标准

反复发作性喘息、呼吸困难、胸闷或咳嗽,多与接触变应原、冷空气、物理、化学性刺激、病毒性上呼吸道感染、运动有关。

发作时在双肺可闻及散在或弥漫性以呼气相为主的哮鸣音,呼气相延长。

上述症状可经治疗缓解或自行缓解。

症状不典型者(如无明显喘息或体征)至少以下一项试验阳性:支气管舒张试验阳性(FEV_1 增加 12%以上),支气管激发试验或运动试验阳性,PEF 日内变异率或昼夜波动率≥20%。

除外其他疾病引起的喘息、胸闷、咳嗽。

(二)哮喘急性发作期病情分级标准

表 43-5　哮喘急性发作期病情严重度分级

临床特点	轻度	中度	重度	危重
气短	步行、上楼时	稍事活动	休息时	憋喘
体位	可平卧	喜坐位	端坐呼吸	

续表

临床特点	轻度	中度	重度	危重
讲话方式	连续成句	常有中断	单字	不能讲话
精神状态	可有焦虑	时有焦虑或烦躁	常有焦虑、烦躁	嗜睡、意识模糊
出汗	无	有	大汗淋漓	大汗淋漓
呼吸频率	轻度增加	增加	>30 次/分	>35 次/分
三凹征	无	可有	常有	胸腹矛盾运动
哮鸣音	散在	响亮、弥漫	响亮、弥漫	减弱乃至无
脉率	<100 次/分	100～120 次/分	>120 次/分	>120 次/分或脉率变慢
奇脉	无,<10mmHg	可有,10～25mmHg	常有,>25mmHg	无
使用 β_2 受体 激动剂后 PEF 预计值或个人 最佳值	>80%	60%～80%	<60%,或<100L/分 或作用时间<2 小时	
PaO_2（吸空气）	正常	60～80mmHg	<60mmHg	
$PaCO_2$	<45mmHg	≤45mmHg	>45mmHg	
SaO_2（吸空气）	>95%	91%～95%	≤90%	
pH	—	—	降低	降低

（三）哮喘慢性持续期病情分级标准

表 43-6　哮喘慢性持续期严重度的分级

	分级	临床特点
第 1 级	间歇发作	症状<每周 1 次,短暂发作,夜间 症状≤每月 2 次,FEV_1≥80%预计值或 PEF≥80%个人最佳值,PEF 或 FEV_1 变异率<20%
第 2 级	轻度持续	症状≥每周 1 次,但<每天 1 次,可能影响活动和睡眠,夜间哮喘症状>每月 2 次,但<每周 1 次,FEV_1≥80%预计值或 PEF≥80%个人最佳值,PEF 或 FEV_1 变异率 20%～30%
第 3 级	中度持续	每日有症状,影响活动和睡眠,夜间哮喘症状≥每周 1 次,FEV_1 60%～79%预计值或 PEF 60%～79%个人最佳值,PEF 或 FEV_1 变异率>30%
第 4 级	重度持续	每日有症状,频繁发作,经常出现夜间哮喘症状,体力活动受限,FEV_1<60%预计值或 PEF<60%个人最佳值,PEF 或 FEV_1 变异率>30%

（四）鉴别诊断

1. 心源性哮喘

大多由左心衰竭引起,多见于老年人,常见病因有高血压、冠状动脉硬化、二尖瓣狭窄等。发作时的临床表现与哮喘急性发作相似,以夜间阵发性多见,不能平卧,咳大量稀薄或泡沫样血性痰,肺底可闻细湿啰音,心脏向左扩大,有瓣膜杂音。

2. 喘息性慢性支气管炎

实质上是慢性支气管炎合并哮喘,多见于中老年人,有慢性咳嗽史,喘息常年存在,有加重期。

3. 变态反应性肺浸润

本病见于外源性变应性肺泡炎、单纯性肺嗜酸粒细胞增多症、热带嗜酸粒细胞增多症。一部分病例的临床表现与哮喘病基本相似,主要鉴别点为 X 线胸片显示云雾状条索状阴影,呈游走样。

【治疗】

(一) 脱离变应原

有明确变应原或刺激因素的患者,应首选脱离变应原和刺激因素。

(二) 药物治疗

哮喘常用药物原则上可分为长期控制药物和快速缓解药物两大类:哮喘长期控制性药物有糖皮质激素、长效 β_2 受体激动剂、白三烯调节剂、缓释茶碱等;而缓解药物常用的有短效 β_2 受体激动剂、茶碱及抗胆碱能药物。

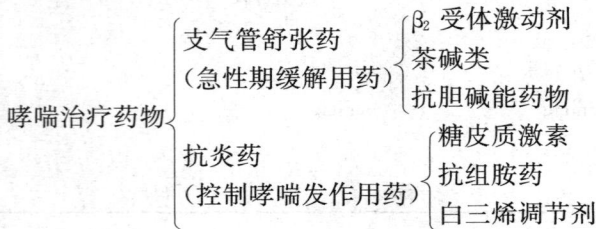

$$
\text{哮喘治疗药物}
\begin{cases}
\text{支气管舒张药} \\ \text{(急性期缓解用药)}
\begin{cases}
\beta_2 \text{受体激动剂} \\
\text{茶碱类} \\
\text{抗胆碱能药物}
\end{cases} \\
\text{抗炎药} \\ \text{(控制哮喘发作用药)}
\begin{cases}
\text{糖皮质激素} \\
\text{抗组胺药} \\
\text{白三烯调节剂}
\end{cases}
\end{cases}
$$

1. 支气管舒张药

(1) β_2 受体激动剂:主要通过兴奋气道平滑肌和肥大细胞表面的 β_2 受体,激活腺苷酸环化酶,使细胞内的环磷腺苷含量增加,游离 Ca^{2+} 减少,气道平滑肌舒张;稳定肥大细胞和嗜碱性粒细胞膜,是控制哮喘急性发作症状的首选药物。首选吸入法,因作用直接,起效迅速,所需剂量小,副作用少。①短效 β_2 受体激动剂:吸入给药通常数分钟内起效,疗效可维持 4~6h,沙丁胺醇或特布他林每次 1~2 喷,每天 3~4 次。口服给药目前应用较少。②长效 β_2 受体激动剂:此类药物作用强而持久(10~12h),可用于预防夜间哮喘发作;此外该药起效迅速,可用于急性哮喘发作。常有以下几种:福莫特罗(formoterol)吸入后约 2min 起效,作用持续约 12h。沙美特罗(salmeterol)吸入后约 10~20min 后起效,维持 12h 以上。丙卡特罗(procaterol)口服后 15~30min 起效,半衰期约 8h。班布特罗(bambuterol)口服至少可维持 24h,睡前口服 10mg。

(2) 黄嘌呤类茶碱:能抑制磷酸二酯酶,提高平滑肌细胞内 cAMP 浓度。拮抗腺苷受体。具有一定的抗炎和免疫调节作用。茶碱的有效血药浓度的安全窗窄。常见不良反应有恶心、呕吐及心律失常、血压下降,过量时可引起抽搐、昏迷甚至死亡。氨茶碱急性发作期以静脉滴注给药为主,首次剂量为 4~6mg/kg,加入萄葡糖液中 20~30min 静脉滴入,然后以 0.6~0.8mg/(kg·h) 静脉滴注维持。对于轻度哮喘发作或症状已趋缓解的患者可口服氨茶碱 0.1g 一日 3 次维持。缓释或控释茶碱:作用时间长,多用于预防夜间哮喘发作。

(3) 抗胆碱能药物:常用的有溴化异丙托品(爱喘乐溶液)。可阻断节后迷走神经传出支,通过降低迷走神经兴奋性而舒张支气管,并有减少痰液分泌的作用,联合 β_2 受体激动剂使用有协同作用。

2. 抗炎药

(1)糖皮质激素:糖皮质激素进入细胞,与细胞质内的糖皮质激素受体结合后转移至细胞核内,与靶基因上的糖皮质激素应答元件结合,促进或抑制基因转录,产生一系列效应:①抑制细胞因子合成;②抑制嗜酸性粒细胞的趋化及活化;③干扰花生四烯酸代谢,减少白三烯及前列腺素合成;④减少微血管渗漏;⑤增加细胞膜上 β_2 受体合成等。给药途径一般有吸入、口服和静脉3种。

1)吸入给药:吸入型糖皮质激素是哮喘长期治疗的首选药物,其优点是药物直接作用于气道黏膜,局部抗炎作用强,全身不良反应少。规范吸入一周以上才能起作用,通常需要长期维持。在哮喘急性发作时应先吸入 β_2 受体激动剂,随后吸入糖皮质激素。局部不良反应包括声音嘶哑、咽部不适和口腔念珠菌感染,可通过清水漱口、加用储雾罐或选用干粉吸入剂等减少不良作用的发生。目前常用的药物有丙酸倍氯米松、布地奈德和丙酸氟替卡松。其剂型可分3类:压力定量吸入气雾剂(pMDI)。干粉吸入剂有布地奈德(普米克都保)、丙酸氟替卡松。干粉吸入剂比pMDI方便,吸入下呼吸道药物量较多。雾化溶液有布地奈德悬液,以压缩空气或高流量氧气为动力,用射流装置雾化吸入。目前推荐联合吸入糖皮质激素和长效 β_2 受体激动剂治疗哮喘,联合应用具有协同抗炎和平喘作用,可获得相当于(或优于)吸入加倍剂量的糖皮质激素时的疗效。

2)口服给药:用于吸入糖皮质激素无效的患者。常用泼尼松 $30\sim60mg/d$,症状缓解后逐渐减量。

3)静脉给药:对严重哮喘发作(重度)应及早静脉给药,常用药物有甲泼尼龙 $80\sim160mg/d$,注射后 $2\sim4$ 小时起作用。琥珀酸氢化可的松 $100\sim400mg/d$,注射后 $4\sim6$ 小时起作用。一般短期应用,$2\sim5$ 天内停药;连续使用 10 天以上者,应逐渐减量。

(2)白三烯调节剂:能竞争性地与 LTD_4 受体结合,从而减少白三烯与受体结合后引起的一系列炎症反应。孟鲁司特 10mg,每晚睡前口服 1 次;扎鲁司特 20mg,每日 2 次。

(3)肥大细胞膜稳定剂:色甘酸钠通过肥大细胞膜受体进入细胞内,与钙通道偶联并阻断钙通道,从而阻止释放反应。近年来对其作用有质疑,已不主张用于成人哮喘治疗。

(4)抗组胺药物:第二代抗组胺药物与 H_1 受体呈非竞争性结合,不易被局部高浓度组胺取代;是亲水性结构,不易透过血-脑屏障,故对中枢神经系统抑制作用小,嗜睡等中枢不良反应轻。

表 43-7 非发作期哮喘患者长期治疗方案

分级	治疗前临床特点	每日所需治疗
第四级(重度持续)	每天有症状,频繁出现,常出现 夜间哮喘症状,体力活动受限,PEF(或 FEV_1)<预计值 60%,变异率>30%	吸入激素>600μg/d,规律吸入 β_2 受体激动剂或口服长效支气管扩张剂,若仍有症状可长期口服糖皮质激素,尽量<10mg/d
第三级(中度持续)	每天有哮喘症状,影响活动和睡眠,夜间哮喘≥1 次/周,PEF(或 FEV_1)为预计值的 60%~79%,变异率>30%	吸入激素 200~600μg/d,按需吸入 β_2 受体激动剂和口服长效支气管扩张剂
第二级(轻度持续)	哮喘症状 1~6 次/周,加重时可能影响活动和睡眠,夜间哮喘>2 次/月但<每周 1 次,PEF(或 FEV_1)≥80%预计值,变异率 20%~0%	吸入激素≤200μg/d,可能需给予长效支气管扩张剂
第一级(间歇发作)	间歇有症状<1 次/周,每次仅持续数小时至数天,夜间哮喘≤2 次/月间歇期无症状,肺功能正常 PEF(或 FEV_1)≥80%预计值,变异率<20%	不必每天给药,必要时间歇吸入 β_2 受体激动剂 根据发作时严重程度,必要时可予吸入激素≤200μg/d

（三）特异性免疫治疗（SIT）

在无法避免接触变应原或药物治疗无效时，可以考虑针对变应原的特异性免疫治疗。对花粉或尘螨过敏者可以采用相应变应原提取物作减敏治疗以缓解哮喘发作，但应注意可能出现的严重不良反应，包括全身过敏反应如过敏性休克和哮喘严重发作。

（四）新型抗哮喘药

1. 抗 IL-5 制剂

目前已研制成功供人体使用的抗 IL-5 抗体。维 A 酸作为 IL-5 受体拮抗剂可选择性抑制骨髓祖细胞表面 IL-5 受体表达，并进而抑制 EOS 的气道浸润。IL-5 是由 Th2 细胞分泌的细胞因子，对气道慢性炎症的主要效应细胞 EOS 的分化、成熟、黏附、浸润及凋亡具有独特的作用。由于哮喘发病的免疫学机制复杂，以上单一细胞因子抗体的实际疗效极为有限。

2. 抗 IgE 治疗

rhuMAb-E25 是重组人单克隆抗 IgE 抗体 E25，在变应原诱导的哮喘速发反应和迟发反应机制中，"IgE 介导，T 细胞依赖"的炎症反应机制起了主要作用。因此，对 IgE 的阻断成为哮喘防治的重要手段，可用于常规药物治疗不满意的重度哮喘患者。

3. 其他免疫治疗

分枝杆菌是一种很强的 Th1 型细胞诱导剂，分枝杆菌疫苗可使 IgE 产生受到抑制，使变应原诱导的 IL-5 产生明显下降。调节 Th1/Th2 型细胞之间的平衡。变应原特异免疫疗法可下调 Th2 型细胞因子的产生和分泌。

4. DNA 免疫疗法

包括基因接种和 DNA 免疫序列刺激（ISS）。基因治疗是指运用 DNA 重组技术设法修复或调节细胞中有缺陷基因，使细胞恢复正常功能，以达治疗疾病的目的。主要的方法有原位修复有缺陷的基因，用正常基因替代有缺陷的基因，添加基因和基因封闭等，目前仅处于探索阶段。

（1）哮喘和 FcεRIβ 基因、$β_2$ 肾上腺素受体基因及 IL-4 基因启动子等基因突变或多态性有关，这些基因位点成为基因治疗的靶位点，运用分子生物学技术分离、纯化基因，基因重组，然后通过载体转入体内。呼吸道被覆上皮的表面积极大，因此可以通过雾化吸入方式将目的基因转入，这样不仅可以保证目的基因在肺脏局部发挥作用，还可以减小由体循环注入引起的副作用。另外，也可体外转染淋巴细胞或单核-巨噬细胞，然后再回输体内，使其在肺部释放出目的基因编码蛋白，调节机体免疫反应。

（2）转入抑制超敏反应的细胞因子基因：IL-12 可诱导 T 细胞向 Th1 细胞方向转化，Th1 细胞产生的细胞因子 IFN-γ 可抑制 Th2 细胞因子的产生，因此转入这些细胞因子的基因，使它们在体内表达，从而可达到治疗哮喘的目的。

（3）DNA 接种：主要有 CpG DNA 接种、过敏原 DNA 接种等形式。细菌 DNA 含有大量非甲基化的 CpG 序列，而脊椎动物 DNA 很少含有 CpG 序列，并且绝大部分已甲基化。模拟细菌 DNA，注入体内 CpGDNA 序列，可使 B 细胞，自然杀伤细胞 IFN-γ 分泌增加，诱导分化 Th1 细胞。CpGDNA 要有 8～30 或更多的寡核苷酸才能引起免疫刺激作用。过敏原 DNA 接种可引发特异的 Th1 免疫应答，从而对该过敏原引起的过敏反应起保护作用。

(4) 反义寡核苷酸:反义寡核苷酸是一种单链核苷酸,可特异地与目的蛋白的 mRNA 结合,使翻译受阻,从而起到基因封闭作用。

【预后】

哮喘的预后因人而异,和是否选用正确的治疗方案密切相关。长期反复发作者预后不良。

第三节 特发间质性肺炎

特发性间质性肺炎(idiopathic interstitial pneumonias,IIP)和结节病(sarcoidosis)属于弥漫性肺实质疾病(diffuse parenchymal lung diseases ,DPLD)的范畴。DPLD 是以弥漫性肺泡单位和间质纤维化为主要病理特征的一大组疾病,与间质性肺疾病(ILD)是同义词。DPLD 包括 200 多病种,可分为原因已知的 DPLD 和原因不明的 DPLD。原因已知的 DPLD 一般有比较明确的致病因素或原发病,如药物、结缔组织病等所致;原因不明的 DPLD 又分为 3 组:①特发性间质性肺炎;②肉芽肿性 DPLD 如结节病;③其他 DPLD 包括淋巴肌瘤病、组织细胞增多症 X 等少见病,一般难以确定病因。在原因不明的 DPLD 中,特发性间质性肺炎和结节病受到比较大的关注。

根据临床和病理特点,特发性间质性肺炎包括七种独立的疾病:①特发性肺间质纤维化(idiopathic pulmonary fibrosis ,IPF);②非特异性间质性肺炎(nonspecific interstitial pneumonia, NSIP);③急性间质性肺炎(acute interstitial pneumonia,AIP);④隐源性机化性肺炎(cryptogenic organizing pneumonia,COP);⑤呼吸性细支气管炎相关性间质性肺病(respiratory bronchiololitis-associated interstitial lung disease ,RB-ILD);⑥脱屑性间质性肺炎(desquamative interstitial pneumonia,DIP);⑦淋巴细胞性间质性肺炎(lymphoid interstitial pneumonia,LIP)。

第四节 特发性肺纤维化

特发性肺纤维化(IPF)是特发性间质性肺炎(IIP)的一种,临床上以进行性呼吸困难伴有刺激性干咳为主要表现,胸部 X 线片显示双侧中下肺野弥漫性网状阴影,肺功能表现为限制性通气功能障碍及弥散功能降低,进行性进展为呼吸衰竭而死亡,病理形态为寻常型间质性炎症(UIP)。

【流行病学】

IPF 多发生于中年以上人群,发病年龄为 50~70 岁,男女比例 2∶1,与吸烟及环境接触有关,与种族、地理环境和职业都没有明显相关性。儿童或青年很少患病。

【免疫病理】

IPF/UIP 其发病机制目前未完全阐明,据推测病毒、真菌、环境因素和毒性因子等致病因子与固有的肺免疫细胞相互作用,引起炎症反应,直接损伤上皮细胞。炎症性肺损伤和异常修复造成肺间质纤维化。

(一) 炎症

IPF/UIP 早期有抗原特异性免疫反应,活化的树突状细胞摄入病毒、真菌等病原体抗原后,加工处理为具有免疫原性的小分子多肽,通过淋巴管、血循环进入淋巴结。T 淋巴细胞识别表达抗原肽-MHC 复合体的抗原提成细胞,通过黏附分子与其配体结合,在协调刺激信号和细胞因子的作用下活化。活化后 T 淋巴细胞再进入肺,表达高亲和力的 IL-2R 并分泌干扰素 γ(IFN-γ)。T 淋巴细胞刺激 B 细胞增殖,产生免疫复合物。早期肺实质内特异性免疫反应过程释放众多趋化因子和致炎性细胞因子,募集炎症细胞到肺组织。细胞因子 TNF-α 介导内皮选择素和细胞间黏附分子(ICAM-1)等表达。选择素黏附分子、整合素黏附分子及免疫球蛋白超基因家族中的组分都在炎症细胞和内皮细胞的相互作用中发挥作用。炎症细胞与内皮细胞黏附,然后渗透到血管内皮下形成肺小血管炎。炎性细胞在趋化因子的作用下向炎症的肺区募集、积聚。

(二) 损伤

弥漫性肺实质损伤是 IPF 发病的重要环节。炎症细胞产生的效应分子包括超氧阴离子和蛋白酶,介导上皮细胞损伤。此外吸烟、胃酸、粉尘暴露等因素均可以引起肺泡上皮细胞损伤。基底膜的破坏,使Ⅳ型胶原的降解,Ⅱ、Ⅲ型胶原侵入。肺泡上皮细胞及其他炎症细胞分泌释放 TNF-α、IL-8、TNF-β 等细胞因子诱导活化成纤维细胞增殖。活化的成纤维细胞进入肺泡间隔及肺泡腔分泌胶原蛋白。肌成纤维细胞和成纤维细胞可使肺泡上皮细胞凋亡坏死,胶原产生增多,而金属蛋白酶组织抑制剂(TMP)表达增加时,胶原酶相对减少。

(三) 纤维化

损伤的肺泡修复需清除进入肺泡腔内的血浆蛋白。肺泡修复的重要特征为肺泡基底膜重新上皮化,Ⅱ型上皮细胞增殖并覆盖修复的基底膜和局部机化的渗出物。已损伤的肺泡机化由正常肺泡和肺泡细胞外基质代替。如肺泡内炎性渗出物未被清除,成纤维细胞和其他细胞会侵入并增殖,产生新的基质蛋白和纤维蛋白从而转化成瘢痕。

【组织病理】

特发性肺纤维化的特定病理改变为 UIP。低倍镜下主要组织病理学特征为不均匀、分布形态多变的间质炎症、纤维化及蜂窝样改变,与正常肺组织呈交替分布。这些组织病理改变首先累及周围胸膜下肺实质。间质炎症通常为斑片状,由淋巴细胞和浆细胞造成的肺泡间隔浸润,伴有Ⅱ型肺泡细胞的增生。纤维化区有数量不等的胶原纤维沉积,蜂窝样改变的区域是由囊性纤维气腔所组成,在纤维化和蜂窝样改变区域内可见平滑肌增生。IPF 急性加重是在 UIP 的基础上形成了新的弥漫性肺泡损伤。

【临床表现】

渐进式的呼吸困难是最典型的临床表现。干咳常常为最初的症状。发病时的全身症状不明显。有 25%～50% 的患者可见杵状指,80% 的患者在听诊时两肺中下部可闻及 Velcro 啰音,具有一定特征性。右心衰竭和周围性水肿只在终末期出现。进展迅速,病情缓解和复发交替,复发原因多数是感染。常在数月或数年内病情恶化,主要死于肺部感染、呼吸衰竭。

【辅助检查】

(一) 常规实验室检查

多无特异性。可有血沉升高和高丙种球蛋白血症,即使在无结缔组织疾病情况下,许多患者也可发现有低滴度抗核抗体、类风湿因子和循环免疫复合物阳性,LDH 可升高。

(二) 影像学检查

1. X 线

表现为肺底部和胸膜下区网状阴影,肺容积减少,小的囊性病变呈蜂窝样变。

2. 高分辨率 CT

表现为双侧肺基底部外围胸膜下粗网状影、线状影;肺实质内出现斑片状影;在纤维化严重的区域,可形成牵拉性支气管扩张和胸膜下蜂窝样变;也可出现少量磨玻璃影。如双肺出现快速发展的磨玻璃样阴影和实变影,则提示合并感染或 IPF 急性加重。

(三) 其他

1. 支气管肺泡灌洗液

大部分 IPF/UIP 患者支气管肺泡灌洗液中中性粒细胞和嗜酸粒细胞增加。当嗜酸粒细胞多于 20% 时应考虑嗜酸粒细胞性肺病。淋巴细胞增高不是 IPF/UIP 的特征性表现,但是计数超过 15% 应警惕是不是非特异性间质性肺炎、隐源性机化性肺炎、过敏性肺炎、淋巴细胞肺浸润。

2. 肺功能检查

限制性通气功能障碍,肺活量下降,1 秒钟用力呼气量/用力肺活量增加。静息状态或运动时的气体交换功能受损,肺泡气和动脉血氧分压差增加。一氧化碳弥散功能,D_LCO 下降。

【诊断与鉴别诊断】

(一) 诊断

确诊依赖于外科肺活检,如果已具有胸腔镜或开胸活检病理证实为 UIP 者需再具有下列 3 项即可诊断。

(1) 排除其他原因引起的肺间质疾病,如药物、环境因素损伤、结缔组织疾病等。

(2) 不正常的肺功能,主要是限制性通气功能障碍,VC 减少,FEV_1/FVC 比例增加,气体交换障碍,$A\text{-}aDO_2$ 加大,静息或运动后 D_LCO 下降。

(3) 常规胸片或 HRCT 不正常:在疾病早期肺功能或胸部 X 线正常或仅有轻微变化,如有抽烟史同时患慢性阻塞性肺疾病时,其肺功能和胸部 X 线可表现不典型。

如未做外科活检,但符合下列全部主要诊断标准,以及 4 项次要标准的 3 项(表 43-8),可临床诊断为 IPF。

表 43-8　IPF 的临床诊断标准

主要诊断标准	次要诊断标准
1. 除外已知 ILD 的病因,如药物、环境污染,结缔组织病	1. 年龄大于 50 岁
2. 肺功能异常:限制通气功能障碍和(或)气体交换障碍	2. 隐匿起病、不能解释的运动后呼吸困难
3. 双侧肺底部网状阴影,HRCT 磨玻璃样改变	3. 疾病持续时间>3 个月
4. 支气管镜活检或支气管肺泡灌洗(BAL)无其他临床证据	4. 双肺底部吸气性爆裂音(干性或 Velcro 啰音)

(二) 鉴别诊断

1. DIP

本病与吸烟有关,大多数患者表现为呼吸困难和咳嗽,呈亚急性发病。HRCT 表现为弥漫性磨玻璃样阴影。病理主要特点为大量巨噬细胞聚集在肺泡腔,肺泡间隔可有轻度的炎症细胞浸润和和纤维细胞增生,间质纤维化较少见。

2. RBILD

与 DIP 相似,RBILD 多见于吸烟患者。咳嗽、运动后呼吸困难及 Vecrolo 啰音。病理显示呼吸性细支气管、肺泡周围的肺泡间隙有色素沉着的巨噬细胞。黏膜下层和细支气管管腔内有巨噬细胞及淋巴细胞浸润。细支气管的轻度纤维化也可看见。临近的肺泡间隔扩张,排列着增生的Ⅱ型细胞和似立方形的细支气管上皮细胞。临床预后较好。

3. NSIP

NSIP 以中老年为主,亚急性起病,渐进性呼吸困难、咳嗽,HRCT 示双肺毛玻璃样阴影。病理根据肺泡壁中的炎症和纤维化程度分为细胞型、纤维化型及混合型。

4. AIP

AIP 为罕见的爆发性肺损伤,呈急性发作,发热、咳嗽、气短。CT 可发现双侧斑片状、对称磨玻璃改变。AIP 的病理与 ARDS 的渗出、增殖期和(或)纤维化期的病理改变相同。AIP 死亡率高达 80% 以上。

5. COP

COP 为一种原因不明的临床综合征,常发生于 50～60 岁的患者,表现为流感样症状、咳嗽、发热、疲乏。肺功能为限制性通气功能障碍。HRCT 可显示肺部斑片状肺泡腔内实变、磨玻璃样阴影、小结节阴影。其病理为小气道内和肺泡管内显著的肉芽组织增生,伴随着周围肺泡内炎症。

【治疗】

对无特别禁忌证的 IPF 患者采用联合治疗方案。在疾病的早期,不可逆的纤维化形成之前,治疗越早,治疗效果越好。当有以下情况:年龄＞70 岁、极度肥胖、伴随心脏病、糖尿病和骨质疏松症者则治疗困难。

（一）糖皮质激素

泼尼松通常以 0.5mg/kg 剂量开始,每日顿服,持续 4～6 周,逐渐减量至 0.25mg/(kg·d)服用 4 周,再减至 0.125mg/kg,或 0.25mg 隔日顿服。

（二）免疫抑制剂或细胞毒性药物

1. 硫唑嘌呤

与糖皮质激素联用有一定疗效,但单独使用疗效不确切。2～3mg/(kg·d)(最大用量150mg/d),开始剂量 25～50mg/d,之后 7～14 天以 25mg 的速度增加至最大量。

2. 环磷酰胺

可单独使用,也可和糖皮质激素联合用。副作用多而且严重。1～2mg/(kg·d)(最大用量150mg/d),开始剂量 25～50mg/d,之后 7～14 天以 25mg 的速度增加至最大量。

3. 其他免疫抑制剂或细胞毒性药物

环胞素、甲氨蝶呤。

（三）抗纤维化治疗

秋水仙碱、干扰素 γ 和血管紧张素转化酶抑制剂具有抑制纤维化合成的作用,但疗效尚未确定。

（四）抗氧化剂治疗

体内氧化和抗氧化系统平衡失调是 IPF 的病因之一，N-乙酰半胱氨酸可促进谷胱甘肽的合成，可用于 IPF/UIP 的治疗。

（五）肺移植

对药物治疗无效的晚期肺纤维化患者可考虑肺移植。5 年成活率 50%～60%。单肺移植是目前优先选用的手术。

（六）对症治疗

吸氧纠正低氧血症，改善心功能，预防和控制感染。

【预后】

IPF 预后不佳，中位生存期约为 2～4 年。少数患者发展迅速 6 个月到 1 年内死亡。老年、吸烟、HRCT 显示纤维化广泛、肺功能及肺活量低于 50%预计值等均为预后差的因素。只有 10%～15%的患者对皮质激素治疗有反应。

第五节　非特异性间质性肺炎

非特异性间质性肺炎（NSIP）的患者发病年龄为 40～50 岁，疾病起始平均年龄比特发性肺纤维化患者年轻 10 岁，不同于 IPF，本病也可发生在儿童。没有明显性别差异。

【组织病理】

非特异性间质肺炎组织学特征包含着不同程度的肺间质炎症或纤维化。①细胞型：约占 50%，表现为轻到中度的间质慢性炎症区聚集淋巴细胞与浆细胞。纤维化不显著。②纤维化型：不同程度的致密或疏松的肺间质纤维化，肺实质以致密的胶原纤维沉积为主，成纤维细胞灶很少见。③混合性：约占 40%，间质明显的慢性炎细胞浸润和明显的胶原纤维沉积。

【临床表现】

起病通常缓慢，但少数患者可以亚急性发病，与吸烟无关。从出现症状到诊断平均为 18～31 个月，但是可以短到 6 个月或长到 3 年。气喘、咳嗽和疲劳是常见的症状，几乎一半患者出现体重降低，可出现杵状指和双下肺 Velcro 啰音。

【辅助检查】

（一）影像学检查

1. 胸片特征

非特异性间质性肺炎的典型 X 线表现为双侧肺小斑片状密度增高影和弥漫性网状阴影，下肺更易受累。

2. CT 特点

大多数病例肺毛玻璃样改变是最突出的特点，在三分之一的患者是唯一的异常表现，多在胸膜下区双侧对称分布。不规则的线性或网状阴影在大约一半的病例可见，可能与支气管扩张牵拉有关。一般来说蜂窝样和实变相对少见。

（二）支气管肺泡灌洗液

细胞总数明显增多，50%的病例淋巴细胞比例增高。

（三）肺功能检查

限制性通气功能障碍见于 90% 的患者，少数病例有轻度的气流受限，所有的患者均有肺一氧化氮弥散量减少，2/3 以上的患者发展成低氧血症。

【治疗】

NSIP 对糖皮质激素的反应好，半数左右可以完全恢复；对于没有禁忌证的患者，泼尼松的用量可以按 1mg/(kg·d)；根据治疗反应减量，一般 1～3 个月后减至每天 20～40mg；4～6 个月后减至维持量 10mg/d，总疗程一年。对以纤维化表现为主的患者，对激素治疗效果不良者可以使用联合方案，如糖皮质激素＋硫唑嘌呤/环磷酰胺。

【预后】

非特异间质性肺炎对糖皮质激素反应良好，死亡率为 6.5%～11%。细胞型的治疗反应和预后都明显好于纤维化型。

第六节　脱屑性间质性肺炎

脱屑性间质性肺炎（desquamative interstitial pneumonia，DIP）是以肺泡腔内巨噬细胞浸润为特征的慢性肺部炎症。

【流行病学】

主要出现在四五十岁的吸烟者，男性比女性更常见，比例约 2：1。

【免疫病理】

确切的发病机制目前还不清楚。外源性或内源性致病因子侵入肺后，IgG 与之作用，随即激活补体 3a(C3a)和(或)C5a，使巨噬细胞向受累的肺泡腔内聚集。免疫复合物沉积到巨噬细胞膜表面的受体上和肺泡间隔及血管内皮下。巨噬细胞大量吞噬被 IgG/C3 调理后的抗原物质，胞质内溶酶体酶被激活并释放，造成肺泡壁损伤与破坏。上皮细胞破坏导致细胞因子合成与分泌，进一步激活巨噬细胞的功能。肺泡巨噬细胞吞噬脱落的 II 型肺泡细胞及其所分泌的肺泡表面活性物质，从而引起肺泡巨噬细胞大量聚集。

【组织病理】

最显著的特征是肺泡腔内有大量含灰褐色颗粒的巨噬细胞，呈弥漫性分布。肺泡间隔可有轻度的炎症细胞浸润和和纤维细胞增生。间质纤维化较少见。

【临床表现】

主要表现为渐进性呼吸困难和干咳。乏力、体重减轻、发热等全身症状也可出现。肺部可闻及 Velcro 啰音，约一半出现杵状指。

【辅助检查】

（一）影像学检查

1. X 线征象

征象包括广泛的斑片状磨玻璃阴影，最常见于肺下部，以外带为主。颗粒或结节状阴影也可见。

2. HRCT

毛玻璃样阴影出现在所有的脱屑性间质肺炎病例中。73％的病变分布在外带,59％的病例分布在肺外周,23％呈斑片状,18％弥漫或均匀分布。不规则线性与网状阴影出现约占59％,但是通常局限在基底部。不到1/3的病例可见蜂窝状改变,通常局限在肺底。

（二）支气管肺泡灌洗液发现

支气管肺泡灌洗液含有大量肺泡巨噬细胞,大部分细胞含有由黄色、褐色或黑色颗粒组成的吸烟所致的色素颗粒。中性粒细胞、酸粒细胞增多,淋巴细胞也有增加。

（三）肺功能检查

主要为限制性通气功能障碍,伴肺弥散功能降低,动脉血气显示低氧血症。

【诊断与鉴别诊断】

诊断主要依靠肺组织活检,结合临床表现、影像学检查及肺功能等确诊。

【治疗】

患者必须戒烟。本病对糖皮质激素激素反应好,用泼尼松60mg/d,6~8周后逐渐缓慢减量,每10日减5mg,减到每日20mg时至少维持2个月,然后缓慢减量至停用。如用糖皮质激素疗效不佳时,可加用硫唑嘌呤。

【预后】

脱屑性间质性肺炎的预后一般较好。大多数患者通过戒烟和应用皮质激素可获改善。10年生存率大约70％。

第七节　急性间质性肺炎

急性间质性肺炎（acute interstitial pneumonia,AIP）为一种罕见的发展迅速的暴发性肺损伤。1944年Hamman和Rich报道了一组爆发起病、临床上类似ARDS、迅速进展为呼吸功能衰竭并迅速死亡,组织学上呈现出弥漫性肺泡损伤的肺部疾病,命名为Hamman-Rich综合征,后纳入IIP的范畴,并正式更名为急性间质性肺炎。

【流行病学】

AIP通常发生于既往身体健康者,男女受累比例相等,起病年龄范围为7~83岁,平均年龄49岁。

【免疫病理】

AIP的发病机制目前还不清楚。在部分患者周边淋巴细胞、淋巴滤泡及浆细胞中有自身抗体,肺泡壁上有免疫复合物沉积。部分患者丙种球蛋白升高,抗核抗体效价上升,类风湿因子、冷免疫球蛋白、狼疮细胞阳性,补体水平降低提示与免疫过程有关。有研究认为病毒在AIP的发生发展中起作用,也有报道本病可能具有遗传因素。

【组织病理】

镜下结构与败血症休克等原因引起的急性呼吸窘迫症（ARDS）不易区别。早期可见肺泡间隔增宽,基质水肿和散在淋巴细胞、浆细胞、单核细胞浸润。随即出现血管内皮及肺泡上皮细胞受损、坏死、脱落,肺泡腔内出现透明膜。弥漫性肺泡损伤（DAD）的机化期,肺泡间隔出现卵圆或梭形的成纤维细胞；Ⅰ型肺泡上皮细胞坏死，Ⅱ型肺泡上皮细胞增生，并出现肺小动脉内血栓。如果患者能存活，肺结构可能恢复正常，也可能形成纤维化和蜂窝肺。

【临床表现】

大多数患者起病前常表现为类似上呼吸道病毒性感染，出现全身肌肉酸痛、关节痛、发热、寒战等全身症状之后数日或数周内发展为发热、咳嗽和气急。双肺底可闻及散在的细捻发音。继之出现进展迅速的呼吸衰竭。

【辅助检查】

（一）常规实验室检查

外周血 WBC 增高，少数患者有嗜酸粒细胞轻度增多，血沉加快，部分患者丙种球蛋白升高，低滴度抗核抗体效价上升和类风湿因子阳性。

（二）影像学检查

X 线表现类似于 ARDS，可见弥漫性两肺气腔阴影，主要分布在双肺中下野。

CT 出现广泛的斑片状毛玻璃样病变，呈地图样分布。肺实变在大多数病例常出现，但不如毛玻璃样变常见。小叶内线形阴影和胸膜下蜂窝样改变在少数病例中出现。

（三）肺功能检测

表现为弥散量功能减低的限制性通气功能障碍。低氧血症出现的早，并且很快发展成呼吸衰竭。

【诊断与鉴别诊断】

（一）诊断

当患者有临床不明原因 ARDS 综合征，手术剖胸或胸腔镜活检，病理上证实为机化性弥漫性肺泡损害，可诊断为 AIP。

（二）鉴别诊断

AIP 和 ARDS 组织学特征均为肺间质水肿和 DAD，但 ARDS 多有原发病及明显的病因，如感染、外伤等；应用糖皮质激素后，AIP 的预后可改善，而 ARDS 对糖皮质激素的治疗常反应较差。

【治疗】

部分患者对糖皮质激素反应尚好，应早期应用。用法：泼尼松 40～80mg/d，持续 3 个月，稳定后缓慢减药，最后以维持量口服不短于一年，此外还可以联合免疫抑制剂治疗。除药物治疗外，常需辅以机械通气。

【预后】

AIP 的平均死亡率为 78%；大多数患者在出现症状后 1～2 个月死亡，痊愈患者通常不会复发，肺功能绝大多数恢复正常。

第八节　隐源性机化性肺炎

隐源性机化性肺炎（cryptogenic organizing pneumonia，COP）的名称由 Davisonand 于 1983 年首次提出，指原因不明的机化性肺炎，与原因不明的闭塞性细支气管炎伴机化性肺炎（bronchiolitis obliterans organizing pneumonia，BOOP）为同一概念，COP 这一术语较原因不明的 BOOP 更恰当,因 BOOP 易与闭塞性细支气管炎(bronchiolitis obliterans,BO)发生混乱,而 BO 是完全不同的独立疾病。COP 不包括已知原因(如中毒、免疫等原因引起的)的继发性 BOOP。

【流行病学】

发病无性别差异,与吸烟无关,COP 发病年龄为 50～60 岁,平均发病年龄是 55 岁。

【组织病理】

机化性肺炎呈斑片状分布,主要特征包括呼吸性细支气管及其以下的肺泡管和肺泡腔内机化性炎症,大多数病变以小气道为中心。伴随着轻微的间质炎性浸润,Ⅱ型肺泡上皮细胞变形,肺泡巨噬细胞增加。蜂窝肺很少见。

【临床表现】

大多数患者呈亚急性起病,有流感样症状和咳嗽。短暂进行性呼吸困难。持续的体重下降,盗汗,寒战,间歇性发热,肌肉疼痛也常见。肺部听诊大部分患者可有局限的或更广泛的湿啰音。杵状指少见。

【辅助检查】

(一) 常规实验室检查

显著地血沉增快,C 反应蛋白增多,外周白细胞正常或增多。

(二) 影像学检查

1. X 线片

双肺多发斑片状浸润影,具有游走性,但是少数病例病变局限在胸膜下区域。10%～50%的病例中可见小的结节。在大约 15% 的病例中可见大于 1cm 的结节。75%的病例肺容量正常,25%的患者肺容量减少。

2. HRCT

在 90%的隐源性机化性肺炎患者出现肺实变。CT 显示 50%的病例的病变沿胸膜下或支气管周分布,肺下野更易受累。实变区常有支气管充气征,在实变区域也可见到支气管轻微柱状扩张。通常可见<10mm 小结节影沿着支气管血管束分布。60%的病例中可见毛玻璃样改变。胸膜渗出很少见。

(三) 支气管肺泡灌洗

淋巴细胞的数目和比例增加,淋巴细胞占所有细胞的 40%;$CD4^+/CD8^+$ 细胞的比率降低。中性粒细胞主要在早期阶段比例增加,嗜酸性粒细胞经常增加。

(四) 肺功能检查

限制性通气功能障碍呈轻度或中度,伴轻度弥散功能减低和轻度的低氧血症。气道阻塞出现在少数病例中,被认为与吸烟有关。

【诊断与鉴别诊断】

(一) 诊断

发病年龄为 50～60 岁,有咳嗽、发热、乏力周身不适等症状,肺功能为限制性通气功能障碍。HRCT 示多发斑片状浸润影,磨玻璃影,弥漫散在分布的结节状影。病理有 COP 特征性改变。

（二）鉴别诊断

IPF 有明显的 Velcro 啰音，X 线常表现间质性改变，对激素反应欠佳。慢性嗜酸粒细胞肺炎临床表现和 X 线表现与 COP 相近，血嗜酸粒细胞增加多＞10%。但 COP 很少超过 10%。

外源性过敏性肺泡炎临床表现和 X 线与 COP 相近，肺部阴影也呈游走性，对激素反应良好。可从职业史、环境、吸入诱发试验等方面认定过敏因素。

COP 和 BO 的鉴别见表 43-9。

表 43-9　COP 和 BO 的鉴别

	BO	COP
概述	气流阻塞性疾病	间质性疾病
临床表现	气道阻塞	肺炎
胸部影像学	正常	斑片状浸润影
肺功能	阻塞性通气功能障碍，FEV_1/FVC%降低；CO 弥散功能正常	限制通气功能障碍，肺总量下降；少数呈阻塞性通气功能障碍
病理	气道为广泛细支气管闭塞，肺泡正常	呼吸性细支气管和肺泡管受累，机化性肺炎
支气管肺泡灌洗液	中性粒细胞	淋巴细胞
皮质激素治疗反应	差	佳
预后	差	佳

【治疗】

本病对糖皮质激素反应良好，开始给予泼尼松 $1mg/(kg \cdot d)$，1～3 个月后逐渐减量至 20～40mg，服用 3 个月，然后 5～10mg/d 维持，后期改为 5mg，隔日一次。全疗程 1 年。

【预后】

隐源性机化性肺炎预后良好，2/3 的患者对激素有较好的反应，经治疗后临床和病理生理异常可完全恢复。很少出现病情进展或死亡。

第九节　呼吸性细支气管炎相关性间质性肺病

呼吸性细支气管炎相关性间质性肺病（respiratory bronchiololitis-associated interstitial lung disease，RB-ILD）在病理学上、临床上、治疗预后方面都与 DIP 有很多相似之处，且均发生于严重吸烟者。Katzenstein 和 Myers 曾将其归为一类，即 DIP/RBILD。2002 年美国胸科学会（ATS）和欧洲呼吸学会（ERS）将其作为独立疾病归入ⅡP。

【流行病学】

男性发病稍多于女性，与吸烟有关，起病年龄范围为 22～65 岁。

【组织病理】

呼吸性细支气管、肺泡管周围的肺泡腔内含成簇的含灰褐色颗粒的巨噬细胞。黏膜下层和细支气管周围淋巴细胞浸润。细支气管周也可看见轻度纤维化。邻近的肺泡间隔扩张，排列着增生的Ⅱ型细胞和类似立方形的细支气管上皮细胞。小叶中心型肺气肿常见。

【临床表现】

症状类似于其他间质性肺疾病，咳嗽，逐渐加重的活动后呼吸困难以及胸痛。体检时发现捻发音。杵状指少见。

【辅助检查】

（一）影像学检查

1. 胸片

散在分布的网状结节阴影和磨玻璃改变,可见支气管管壁增厚。20%的患者胸片正常。

2. HRCT

可出现密度增高的小叶中心结节影,斑片状磨玻璃样阴影,中央与外周气道变厚。小叶中心肺气肿常见但是并不严重。肺间质增厚和蜂窝样改变较少见。

（二）支气管肺泡灌洗液

支气管肺泡灌洗液含有大量含有金黄色、灰褐色或黑色颗粒的肺泡巨噬细胞,中性粒细胞适度增加,但少于其他普通的间质性肺疾病。

（三）肺功能检查

常是限制性和混合性通气障碍,伴有肺弥散功能的减少。可有残气容量的单独升高,动脉血气示轻度低氧血症。

【诊断与鉴别诊断】

（一）诊断

只有临床表现、影像学、细胞学和病理学标准全部符合才能诊断为 RBILD。

（二）鉴别诊断

表 43-10　呼吸性细支气管炎伴间质性肺病与脱屑性间质性肺炎

	脱屑性间质性肺炎	呼吸性细支气管炎伴间质性肺病
年龄	30～54 岁	30～50 岁
性别	男＞女	男女相同
临床特点	隐匿性呼吸困难,咳嗽,杵状指,肺底湿啰音	呼吸困难,咳嗽
高分辨率 CT	下部周围磨玻璃样改变	磨玻璃样改变,小叶中心性结节,有时中心性肺气肿小叶
肺功能检查	限制性通气功能障碍伴 DLco 的减少	限制性/阻塞性通气功能障碍,也可能正常
支气管肺泡灌洗液	混合的淋巴细胞和中性粒细胞,增加的巨噬细胞	戒烟后巨噬细胞增加,少见中性粒细胞
组织学	巨噬细胞积累,甚至在肺泡腔消失	巨噬细胞在肺泡内聚集,小气道周围的支气管炎症
预后	比IPF 好,对糖皮质激素治疗反应好	戒烟后消退,但吸烟后加重
相关特点	90%为吸烟者	吸烟

【治疗】

有报道戒烟对病情缓解很重要,且有利于提高皮质激素的疗效。如肺功能无改善甚至出现一定程度的加重,可给予泼尼松 30～40mg/d 治疗,疗程 4 周。

【预后】

RBILD 的临床预后通常良好。由于研究病例的数目很少,关于它自然病程的确切数据并不容易获得。

第十节　淋巴细胞性间质性肺炎

淋巴细胞性间质性肺炎(lymphoid interstitial pneumonia,LIP)是一种反应性的肺淋巴细胞增生。病因目前不清,常与免疫系统疾病伴发。

【流行病学】

女性更多见,大多出现在 50 多岁。

【组织病理】

主要表现为淋巴细胞、浆细胞在肺间质弥漫浸润,伴随着 II 型肺泡上皮细胞超常增生和肺泡巨噬细胞轻微增多。常见沿淋巴管分布的具有生发中心的淋巴滤泡形成。可见蜂窝状结构紊乱与非坏死性肉芽肿。肺泡内机化和巨噬细胞聚集较少见。

【临床表现】

LIP 常出现在系统性自身免疫疾病,如风湿性关节炎、Sjögren 综合征、Hashimoto 病、恶性贫血病、慢性活动性肝炎、系统性红斑狼疮、自身免疫性溶血性贫血、原发性胆汁性肝硬变、重症肌无力、低丙种球蛋白血症、严重的免疫缺陷特别是患艾滋病的儿童中。缓慢进展的咳嗽和呼吸困难是最常见的症状。有时可出现消瘦、发热、关节疼痛和胸痛等全身症状。胸部听诊可闻及捻发音。LIP 很少进展成肺纤维化。杵状指、湿啰音等体征少见。

【辅助检查】

（一）常规实验室检查

可有轻度贫血,部分患者有高丙种球蛋白血症,偶尔有低丙种球蛋白血症。

（二）影像学检查

1. X 线

表现为双肺底部网状结节样阴影。

2. HRCT

突出的表现是双肺弥漫的毛玻璃状阴影、边界不清的小叶中央性结节和胸膜下小结节。50%的患者可以看到异常的网状阴影。支气管血管束增厚、小叶间的间隔增厚、囊腔样改变也常见。

（三）支气管肺泡灌洗液

灌洗液中 $CD3^+$ 细胞数增加和 CD20 阳性的细胞数增加。

（四）肺功能检查

肺容积和一氧化碳弥散容量降低,伴气流受限。

【诊断】

主要依靠组织病理学、支气管肺泡灌洗液检查、胸部影像学检查,排除其他淋巴增生性疾病。

【治疗】

常用糖皮质激素或联合免疫抑制剂进行治疗,药物和剂量与治疗与 IPE 时相同。有时也使用氯喹。疗效个体差异大。

【预后】

对 LIP 的自然病史和预后了解甚少。可以肯定的是 LIP 可自行缓解。经皮质激素或其他免疫抑制药物治疗后多能缓解,小部分患者发展成肺纤维化蜂窝肺。

第十一节　结　节　病

结节病(sarcoidosis)是一种原因不明的、全身多系统受累的慢性肉芽肿性疾病。但以肺和胸内淋巴结受累最常见,其病理学特征为非干酪样坏死样肉芽肿。大多预后良好,有自然缓解的趋势。

【流行病学】

结节病的发病情况,世界各地不同。寒带和温带居民发病率高于热带和亚热带。低收入人群患病率较高。黑种人最高,白种人次之,黄种人较低。结节病多见于 20～40 岁中青年人。最近报道,发病年龄分布成双高峰:第一高峰为青年期,第二高峰为 50 岁以上的中年期。随着诊断技术的提高,国内结节病的发病率和诊断率在增加,结节病的发病平均年龄为 38.5 岁,30～40 岁占 55.6%,女性多于男性。

【免疫病理】

细胞免疫功能和体液免疫功能紊乱是结节病的重要发病机制。发病早期抗原提呈细胞吞噬并处理致结节病抗原,T 淋巴细胞识别表达抗原肽和 MHC 复合体的抗原提呈细胞,通过黏附分子与其配体结合,在抗原信息和协调刺激信号及细胞因子的作用下活化。被活化的 T 淋巴细胞,通过有丝分裂而大量繁殖,进一步分化成效应细胞。多种细胞因子参与 T 细胞的增殖,其中最重要的是 IL-2。激活的 T 细胞表达高亲和力的 IL-2R 并分泌 IL-2。通过自分泌和旁分泌,IL-2 和 T 细胞表面的 IL-2R 结合,介导 T 细胞的增殖。IL-2 和 IL-2 受体结合刺激 T 辅助细胞增生,肉芽肿形成和发展。T 辅助细胞释放可溶性的化学因子趋化单核细胞向病变部位聚集。单核细胞和 T 辅助细胞在病变部位大量聚集,外周血单核细胞、T 淋巴细胞减少,T 细胞亚群中 $CD8^+T$ 抑制细胞增加,$CD4^+/CD8^+T$ 细胞比值下降,细胞免疫受抑制,并对各种抗原或丝裂原刺激低反应,PPD 试验阴性。T 细胞增殖定向分化成效应细胞,CD4 的前体 Th0 在 IL-12 等细胞因子的作用下由 Th0 细胞向 Th1 细胞分化,在 IL-4 等细胞因子的作用下由 Th0 细胞向 Th2 细胞分化。Th1 参与细胞免疫反应,特别是吞噬细胞胞内细菌感染的宿主防御反应。Th1 产生 IL-2、IFN-γ、TNF-β。Th2 介导体液免疫反应,辅助抗体产生,产生 IL-4、IL-5、IL-10 和 IL-13。结节病中活化的巨噬细胞分泌 IL-12 促进 TH0 向 Th1 转化,介导细胞免疫反应。在活化的 T 辅助细胞和炎症作用下,淋巴细胞和单核细胞募集到病变部位,单核细胞活化,进而转化成巨噬细胞、上皮样细胞和朗汉斯细胞,在细胞间黏附分子的作用下形成非干酪性结节病肉芽肿。结节病过程中巨噬细胞和 T 辅助细胞相互激活作用还释放多种介质,促进成纤维细胞在肺内聚集与增殖。肺泡巨噬细胞分泌的纤连蛋白和肺泡巨噬细胞衍化生长因子,前者促进成纤维细胞趋化和增殖,后者刺激成纤维细胞合成 DNA 及核分裂。IL-1 和 γ 干扰素均促进肺纤维化。体液免疫在结节病发病机制中的作用是继发的,不占主要地位。

【组织病理】

早期为肺泡炎阶段,肺泡壁和间质有广泛的单核细胞、巨噬细胞、淋巴细胞浸润。中期进展成结节病的典型病理改变为非干酪样坏死性上皮细胞肉芽肿,中心为类上皮细胞和多核巨细胞,可见包涵体,如舒曼小体和星状体,外围由单核细胞、淋巴细胞和成纤维细胞包绕。晚期为非特异性纤维化,形成蜂窝肺。

【临床表现】

常见咳嗽、咳痰、胸闷等症状。全身症状常有乏力、低热、体重减轻、盗汗等。晚期形成弥漫性肺纤维化出现呼吸困难,可并发肺原性心脏病。

结节病常累及皮肤。皮肤结节病常出现在躯干、四肢、头皮,皮肤结节病可形成斑丘疹,冻疮样狼疮、红斑、皮下结节等。

结节病患者约 70% 存在肝肉芽肿结节,通常并无症状,且肝功能正常。不到 10% 的患者出现肝肿大,黄疸罕见。

结节病患者 20% 存在眼部受累。虹膜睫状体炎最为常见。也可出现结膜炎,巩膜炎,视盘水肿,干性角膜结膜炎,可导致青光眼,引起失明。干性结膜炎可伴发干燥综合征。

心肌肉芽肿可引起心绞痛,心力衰竭或心肌肥厚。邻近心脏电传导系统的肉芽肿可导致心律失常。猝死多发生在 40 岁以下的患者。

关节炎症可引起明显的疼痛,最常见于手和脚关节。骨囊肿引起关节肿胀和压痛。

神经系统损害约占 5%,呈面神经麻痹,单发或合并其他颅神经麻痹或视盘水肿,外周神经炎。

结节病外周淋巴结肿大占 30%,常见于颈部、锁骨上、腋窝和滑车淋巴结双侧对称性肿大。

腮腺,泪腺,唾液腺可肿大,出现干燥综合征。

【辅助检查】

(一)实验室常规检查

进展期患者外周血白细胞及红细胞可减少,ESR 增快。骨和肝受累时血清钙、尿钙、碱性磷酸酶增多,γ 球蛋白、免疫球蛋白增多。

(二)血管紧张肽转化酶(sACE)测定

sACE 是由结节样肉芽肿分泌,反映体内肉芽肿负荷。对诊断结节病的活动状态有一定帮助。

(三)Kveim 皮肤试验

取活动性结节病患者淋巴结或结节作抗原制成 1:10 生理盐水混悬液,以 0.1~0.2ml 在受试者前臂屈侧皮肤作皮内注射,4~6 周后取局部皮肤结节做病理活检,可见典型结节病的非干酪肉芽肿性改变为实验阳性。

(四)结核菌素试验

多成阴性或弱阳性反应,用作鉴别结节病和结核。

(五)病理活检

是诊断结节病的最重要证据。首先进行皮肤结节或浅表淋巴结活检,也可通过支气管镜进行支气管内膜结节和肺结节活检。诊断有困难的病例,必要时可行开胸肺结节活检。

(六)支气管肺泡灌洗液检查

结节病患者支气管肺泡灌洗液(BALF)呈淋巴细胞明显增多,主要是 T 淋巴细胞增多,

CD4$^+$ T 细胞增多、CD4$^+$/CD8$^+$ 比值明显增高。患者 BALF 中纤维结合蛋白值明显增高,灌洗液中肥大细胞持续增多是结节病预后不良的标志。

（七）影像学检查

1. X 线

普通 X 线胸片对结节病诊断的阳性率仅有 50%,有 9.6% 胸片正常的人肺活检为结节病。根据胸部 X 线,可将结节病分为如下几期。

（1）0 期:无异常 X 线所见。

（2）Ⅰ期:肺门淋巴结肿大,而肺野无异常。

（3）Ⅱ期:肺野弥漫性病变,同时有肺门淋巴结肿大。

（4）Ⅲ期:肺野弥漫性病变,不伴有肺门淋巴结肿大。

（5）Ⅳ期:伴肺纤维化。

2. 胸部计算机体层扫描（CT）

能较准确估计结节病的类型、肺间质病变的程度和淋巴结肿大的情况。尤其是高分辨薄层 CT,对肺间质病变的诊断更为精确。

（八）放射性核素显像

^{67}Ga 能聚集于炎性肉芽肿增殖活跃代谢强的区域,能了解病变侵犯的程度和范围,有助于活动性的判断。

【诊断与鉴别诊断】

（一）诊断

1989 年我国的结节病的临床诊断标准:

结节病属多脏器疾病,其症状随受累脏器而不同。从临床角度来诊断结节病应注意除外结核病或合并结核病,也应排除淋巴系统肿瘤或其他肉芽肿性疾病。

X 线胸片示双侧肺门及纵隔淋巴结肿大,伴有或不伴有肺内网状、片状阴影。

组织活检证实或符合结节病。取材部位可以为浅表肿大淋巴结、纵隔肿大淋巴结、支气管内膜结节、前斜角肌脂肪垫淋巴结活检以及皮肤损害处活检等。

Kveim 皮肤试验阳性反应。

sACE 活性升高。

5U 旧结核菌素皮肤试验为阴性或弱阳性反应。

高血钙、尿钙症、碱性磷酸酶升高,血浆免疫球蛋白升高。支气管灌洗液中 T 淋巴细胞以及亚群的检查结果可作为诊断结节病的活动性的参考。有条件的单位可做 ^{67}Ga 核素注射后 γ 照相,以了解病变侵犯的程度和范围。

第 2、3、4 条为主要证据。第 1、5、6 条为重要的参考指标,注意综合诊断,动态观察。

（二）鉴别诊断

1. 肺癌

中心型肺癌常导致同侧肺门淋巴结肿大。X 线表现出单侧肺门影增大,呈肿块影,有时在同侧肺野可发现肺癌原发灶。

2. 肺门淋巴结结核

常发生于青少年，临床上有发热、盗汗、消瘦等结核中毒症状。胸部 X 线表现为单侧或双侧不对称肺门淋巴结肿大，由肺门向外扩展的密度增高影，呈圆形或卵圆形，向肺野内突出，其边缘模糊。

3. 淋巴瘤

有全身症状，如发热、黄疸、瘙痒等，胸内淋巴结肿大多为单侧或双侧不对称肿大，常累及上纵隔，隆突下等淋巴结。X 线检查示上纵隔向双侧增宽，肺门肿块轮廓清楚呈波浪状。

4. 转移肿瘤

由其他部位的原发肿瘤或肺内肿瘤经淋巴道转移所致，肺门和纵隔淋巴结同时受累及。

5. 肺真菌病

多见组织胞浆菌病，X 线表现与肺结节病相似，痰找真菌及培养有助于诊断。

6. 组织细胞增多症 X

CT 为多发囊腔，壁较厚，边缘锐利，形状奇异，虽然病变广泛，但未见网状结构和纤维化。

7. Wegener 肉芽肿

也为肉芽肿性疾病，但结节病起病温和，并且发展缓慢死亡率低；而 Wegener 肉芽肿首先侵犯上呼吸道，晚期有肺肾出血。

8. 间质性肺疾病

结节病需与结缔组织疾病所致的肺纤维化相鉴别，还应和特发性肺间质纤维化、嗜酸性粒细胞增多症及过敏性肺泡炎等鉴别。

【治疗】

结节病在一定程度上是一种自限性疾病，不少结节病患者不经治疗可获缓解。在病情进展时给予治疗，并首选糖皮质激素。

（一）糖皮质激素

糖皮质激素目前是治疗结节病的主要治疗药物之一，目的是控制疾病活动，保护脏器功能。

1. 绝对应用指征

①眼结节病；②肺部弥漫性结节病；③中枢神经系统性结节病；④心肌结节病；⑤伴脾功能亢进；⑥伴顽固性高血钙症。

2. 相对指征

①进行性或有症状的肺内结节病；②自觉全身症状明显；③特别是 6 个月内不能自动缓解者；④皮肤破溃或淋巴结病变；⑤关节、鼻咽和支气管黏膜病变；⑥持久面神经麻痹。

3. 剂量与方法

泼尼松初始剂量为 30～40mg/d，在最初 3 个月内，宜使用 15 mg/d 以上的剂量，3 个月后以

10 mg/d 的剂量维持 9 个月,然后逐渐把皮质激素撤完。疗程Ⅰ期为 9～12 个月,Ⅱ期 12～18 个月,Ⅲ期为 18～24 个月。

4. 激素气道吸入治疗

为减少全身应用皮质激素的副作用,国内外均认可低剂量口服皮质激素加吸入皮质激素的治疗方案。

(二)其他药物

甲氨蝶呤、硫唑嘌呤、环磷酰氨等免疫抑制剂与糖皮质激素联用,能减少各自的使用剂量,减少不良反应。氯喹对皮肤结节病、肺结节病纤维化也有一定的疗效。

【预后】

大多预后良好,与结节病的病情有关。Ⅰ期缓解率为 60%～80%,Ⅱ期为 50%～60%,Ⅲ期只有不到 30%可缓解。不少在停止糖皮质激素后复发。结节病的死亡率约 1%～4%,死亡原因常为肺原性心脏病或心肌、脑受侵犯所致。

第十二节　特发肺血管炎

血管炎病(vasculitides)是指血管壁内及血管周围的炎症,导致血管坏死和相应供血区域的供血不足、出血或梗死,引起受累器官的功能异常或衰竭。肺血管炎病(pulmonary vasculitis)即指发生在肺脏血管的炎症。

【流行病学】

肺血管炎是一组少见疾病,发病率尚无明确统计资料。其中大家较为熟悉的韦格纳肉芽肿在美国的发病率估计为 3/100 万。

肺血管炎的分类有很多种,但至今没有一个为大家所普遍接受的统一标准,这是因为肺血管炎包括一大组疾病,其病因均不明确,而且相同病因可引起不同的血管炎,侵犯血管的大小和临床表现亦有很多重叠。了解其分类有助于对该疾病的整体认识。1988 年 Strauss 报道了肺血管炎的病因分类方法(表 43-11)。

表 43-11　肺血管炎的分类

第1组　原因不明,具有明显临床、形态学综合征,肺常被累及	
韦格纳肉芽肿	Churg-Strauss 综合征
淋巴瘤样肉芽肿病	坏死性结节病样肉芽肿病
支气管中心性肉芽肿病	Takayasu 主动脉弓动脉炎综合征
结节病	Goodpasture 综合征
原因不明的肺动脉高压	
第2组　病因不明,具有明显临床综合征的非特异性动脉炎,肺累及是可变的	
Henoch-Sohonlein 紫癜	类风湿关节炎
系统性红斑狼疮	贝赫切特综合征
进行性系统性硬化征	混合型冷球蛋白血症
干燥综合征	外源性变应性肺泡炎
巨细胞动脉炎	其他
第3组　感染所致的血管炎	
组织学上病因明确	

续表

| 细菌性:结核病、梅毒、非典型分枝杆菌 | 真菌性:曲菌、毛霉菌、组织胞浆菌等 |

细菌性:结核病、梅毒、非典型分枝杆菌　　真菌性:曲菌、毛霉菌、组织胞浆菌等
寄生虫:蛔虫病、丝虫病
组织学上非特异性
细菌性:链球菌、葡萄球菌、淋球菌、脑膜炎双球菌所致的败血症和新内膜炎等
第4组　重叠综合征
1+1,1+2,2+2组的多血管炎重叠综合征
BG+2,1+3组
感染性并1或2组
1或2组疾病进展中并3组

　　肺血管炎类型繁多,本节以 WG 和 CSS 为例来介绍。

【免疫病理】

　　肺血管炎的具体病因尚不明确,免疫功能异常、遗传易感性和感染因素均与发病相关,但本节主要考虑与免疫功能异常有关疾病。因结缔组织疾病常伴发血管炎,据此推测血管炎与血管抗体异常有关。血管炎患者血清学检查常有免疫功能异常,如免疫复合物阳性,低补体血症,类风湿因子阳性,高球蛋白血症和冷球蛋白血症。应用免疫抑制剂和细胞毒药物治疗有效。

　　有研究证明血管炎和3型变态反应有关,在血管内及其周围发现的免疫复合物中含有抗原物质如链球菌 M 蛋白、乙肝病毒表面抗原、结核分支杆菌壁蛋白抗原等。在结节性多动脉炎、白细胞性血管炎和结缔组织病的血管炎发现 IgM、IgG、IgA 和补体下降。肉芽肿性血管炎与细胞免疫有关,因此,肉芽肿性血管炎中免疫复合物沉积少见而补体多增高。

　　免疫复合物的作用机制是:抗原首先沉积于血管基底膜上,然后弥散进入血管内或血流中,当产生的抗体略少于抗原时,即产生中等大小的免疫复合物沉积于血管壁上。在免疫复合物的沉积过程中,血管周围炎性细胞释放血管活性物质引起血管扩张,通透性增加,有利于免疫复合物的沉积。当免疫复合物形成后激活了补体,补体释放血管活性胺类物质和趋化因子如 C3a、C5a 和 C567,中性粒细胞聚集于免疫复合物的周围,并摄取免疫复合物,释放出毒性物质和氧自由基来破坏血管壁。

　　肉芽肿性血管炎的细胞免疫机制是:当致敏的淋巴细胞再次接触抗原时直接产生细胞毒作用,也可聚集并激活单核细胞转化为组织细胞和多核巨细胞,参与肉芽肿的形成;也可转化为有活性的巨噬细胞,释放线粒体酶损伤血管壁。

　　此外,抗中性粒细胞胞浆抗体(anti-neutrophil cytoplasmic antibodies,ANCA)、抗内皮细胞抗体(anti-endothelial cell antibodies,AECA)也在肺血管炎的发病中起重要作用。例如 c-ANCA 与韦格纳肉芽肿的发病密切相关。

【组织病理】

　　血管炎共同的病理特点是炎症起源于血管壁,累及血管壁的全层,同时可波及血管周围组织。但不同类型的肺血管炎累及血管大小不同,炎症浸润细胞亦有不同。如 WG 的典型病理表现为坏死、肉芽肿和血管炎,其管壁浸润细胞早期以中性粒细胞为主,晚期以淋巴细胞为主,累及的血管主要为小动脉、小静脉和毛细血管。CSS 的典型病理表现为坏死和肉芽肿,血管壁内肉芽肿可见大量嗜酸粒细胞,累及的血管主要为小动脉和小静脉。由于肺血管炎的临床表现复杂,很多类型的诊断是依赖病理诊断的。

【临床表现】

　　肺血管炎患者多有全身症状,如不明原因的发热、体重下降、疲劳、食欲缺乏等。肺血管炎多

为进展性疾病,发病初期可仅有肺部表现,逐渐发展加重并出现多器官系统的损害。易受累的器官有肾、皮肤、神经系统等。不同的肺血管炎在各器官系统的表现多种多样。

(一)韦格纳肉芽肿(WG)

1. 呼吸系统

鼻咽部和上呼吸道症状是 WG 的突出表现,患者多首先出现上呼吸道症状如流涕、鼻窦炎、鼻出血、咳嗽、咯血和胸膜炎。肺部受累是 WG 的基本特征之一。最常见的症状是咳嗽、咯血和胸膜炎。严重的肺部感染是 WG 的重要死因之一。

2. 肾脏

约 80% 的患者会出现肾损害。肾病变一旦出现进展迅速,肾功能衰竭是主要的死亡原因之一。

3. 皮肤

皮肤紫癜是最常见的皮肤损伤,常与肾受累同时出现。

4. 神经系统

多发性单神经炎是 WG 主要的病变类型,临床表现为对称性的末梢神经病变。

5. 其他

WG 还常累及眼的任何部位和关节肌肉。

(二)嗜酸粒细胞肉芽肿血管炎(CSS)

1. 呼吸系统

变应性鼻炎常是 CSS 的最初症状。哮喘和肺内浸润病变是 CSS 的主要表现。炎性浸润的细胞为嗜酸粒细胞,它出现时间短,呈游走性、复发性,表现为短暂的咳嗽伴胸痛少痰。

2. 肾

CSS 的肾损害相对比较轻微。

3. 皮肤

CSS 的皮肤损害较常见的有红色斑丘疹,出血性皮疹和皮肤结节或溃疡。

4. 神经系统

CSS 的神经损害多为外周神经受累,很少累及中枢神经系统。

5. 其他

CSS 还可侵犯消化系统,尤其是胃肠道,常见嗜酸性粒细胞性胃肠炎。

(三)淋巴瘤样肉芽肿病(LYG)

疾病初期即有上呼吸道和肺症状,如咳嗽、咳痰、咯血和胸痛等;累及肾脏有血尿;皮肤病变有红斑、血疹、溃疡、皮下结节等;神经系统病变多为中枢神经系统受累所致,可出现失语、头痛、感觉异常、共济失调。

(四)坏死性结节病样肉芽肿病(NSG)

以咳嗽、咯血、胸痛等肺部表现为主,罕有肺外表现。

(五)支气管中心性肉芽肿病(BG)

哮喘是 BG 的主要表现,起病急,伴发热、咳嗽、周围血嗜酸粒细胞增高等。

【辅助检查】

1. 血常规

可有贫血,与肺泡内出血和肾功能受损有关,嗜酸粒细胞增高可见于 CSS、BG 等。

2. 尿常规

异常提示肾受累,可评估肾受累的程度。

3. 红细胞沉降率

红细胞沉降率与 C 反应蛋白常明显增高,提示疾病活动或伴有感染。

4. ANCA

cANCA(胞质型)多出现在 WG,pANCA(核周型)多出现于 CSS、MPA。

5. 其他

部分类型有 γ 球蛋白增高和补体降低,HBsAg 常为阳性,血抗核抗体、循环免疫复合物常为阳性。

6. 影像学检查

肺血管炎的 X 线胸片和 CT 的典型表现有三种:两肺多发性结节影或浸润影,两肺磨砂玻璃样改变,动脉瘤或动脉狭窄。

【诊断与鉴别诊断】

(一)诊断

1. WG 的诊断标准

美国风湿病协会(ACR)提出了 WG 的诊断标准,符合以下两项或两项以上者可诊断:
(1)口腔溃疡或鼻异常分泌物。
(2)异常胸片表现包括结节、空洞或异常浸润影。
(3)尿沉渣中有红细胞管型或红细胞大于等于 5 个/HP。
(4)病理为肉芽肿性炎症。

2. CSS 的诊断标准

美国风湿病协会提出的 CSS 诊断标准为,符合以下 4 项或 4 项以上者可诊断:

　　(1) 哮喘。

　　(2) 嗜酸粒细胞性血症。

　　(3) 单神经或多神经病变。

　　(4) 非固定性肺浸润。

　　(5) 鼻窦炎。

　　(6) 血管外嗜酸粒细胞浸润。

3. 其他类型肺血管炎的诊断多依赖病理活检。

（二）鉴别诊断

1. 肺恶性肿瘤

　　有发热、体重下降和两肺多发结节可呈恶病质状态。

2. 继发肺血管炎

　　各种肺血管炎的临床表现有交叉重叠，需仔细鉴别。如 WG 的炎症浸润细胞为多核巨细胞，而 CSS 则为嗜酸粒细胞。

【治疗】

　　肺血管炎的治疗原则是早期诊断，早期治疗，以防止发生不可逆性损害。

（一）韦格纳肉芽肿的治疗

　　治疗分 3 期：诱导缓解，维持缓解及控制复发。对于具有严重的呼吸系统疾病与肾受累来说，糖皮质激素加环磷酰胺联合治疗是首选方案。常用泼尼松 $1.0 \sim 1.5 mg/(kg \cdot d)$。急性症状消失后，泼尼松可逐渐减量至完全停止，环磷酰胺 $1.5 \sim 2.0 mg/(kg \cdot d)$ 或 200mg 隔日一次，环磷酰胺应维持至少一年后再逐渐减量。对危及生命的重症可采用冲击疗法。TNF-α 受体阻滞剂与泼尼松和环磷酰胺合用可增强疗效，减少副作用。对活动期或危重病例还可将血浆置换治疗作为临时治疗。

（二）CSS

　　首选糖皮质激素，泼尼松 $1 \sim 2 mg/(kg \cdot d)$。约 20% 病情较重的患者需加用免疫抑制剂，最常选用环磷酰胺。病情危重者也可采用冲击疗法。

【预后】

　　各型肺血管炎预后因其累及范围、血管大小、是否接受规范治疗而有较大差别。未经治疗的 WG 平均生存期是 5 个月，80% 患者一年内死亡，90% 患者两年内死亡。经治疗后有报道 5 年和 10 年死亡率分别是 28% 和 36%。影响其预后的主要因素是难以控制的感染和不可逆的肾损害。CSS 经治疗后 1 年存活率是 90%，5 年存活率是 60%，未经治疗者 5 年存活率是 25%，其最常见死因是继发于冠状动脉血管炎的心肌炎和心肌梗死。

第十三节　急性呼吸窘迫综合征

　　急性肺损伤/急性呼吸窘迫综合征（acute lung injury /acute respiratory distress syndrome, ALI/ARDS）是指由心源性以外的各种肺内外致病因素导致的急性、进行性缺氧性呼吸衰竭。

ALI 和 ARDS 具有性质相同的病理生理改变,严重的 ALI 被定义为 ARDS,其病理生理基础是由多种炎症细胞如巨噬细胞、中性粒细胞和淋巴细胞等参与的肺脏局部炎症反应;炎症反应导致肺毛细血管损伤。组织病理特征为肺血管通透性增高,肺泡渗出液中富含蛋白质的肺水肿,透明膜形成,可伴有肺间质纤维化。病理生理改变为肺顺应性降低,肺内分流增加,通气/血流比例失衡,胸部 X 线显示双肺弥漫性浸润影。临床表现为呼吸频数和呼吸窘迫,顽固性低氧血症,后期常并发多器官功能衰竭。

【流行病学】

由于 ARDS 病因复杂并且缺乏统一的定义,因此不同地区的发病率存在明显的差异,如美国每年的患病率为 6/10 000,英国为 0.5/10 000。

【免疫病理】

ARDS 发病机制复杂,目前认为主要与多种疾病所致的过度炎症反应有关。致病因子可直接损伤肺部,也可以通过激活炎症细胞释放炎性介质和细胞因子,放大并加强了损伤信号,引发全身炎症反应综合征(SIRS),进一步发展成为多器官功能障碍综合征(MODS),而 ARDS 则被认为是 MODS 在肺的表现。

参与 ARDS 发病的几种主要细胞如下。①中性粒细胞:正常情况下肺内白细胞很少,但是肺部损伤炎症早期,大量中性粒细胞和血小板向炎症部位游走,激活并释放炎性介质,激活补体、激活凝血和纤溶系统,诱发其他炎性介质释放,产生级联效应。②肺泡上皮细胞:吸入有害气体时,肺泡上皮细胞首先受损,肺泡上皮屏障功能的破坏对 ARDS 患者的发病极为重要。③肺血管内皮细胞:在 ARDS 发生时受损伤最早,可以导致内皮素和一氧化氮的合成和释放,调节血管张力;影响凝血和纤溶过程,促使血栓形成;还可以通过其他途径损伤肺小血管内皮细胞,形成广泛的微肺不张。单核-巨噬细胞,T 淋巴细胞等在 ARDS 发病中起到作用,各种炎性细胞相互作用,释放出多种炎性介质,加重肺损伤。在 ARDS 的发病过程中,细胞凋亡起到重要作用。

参与 ARDS 的炎性介质或细胞因子:氧自由基除对机体的直接损伤外,通过脂过氧化反应又形成新的氧自由基。并反复循环,新产生的氧自由基的对组织的危害更大,是重要的炎性介质之一。花生四烯酸代谢产物:其中的白三烯具有很强的中性粒细胞趋化作用,并能收缩支气管,增加血管通透性,引起肺水肿。血栓素具有很强的缩血管作用。血小板活化因子激活血小板在肺内聚集并进一步释放血小板活化因子,引起微血栓形成,导致肺动脉高压和渗透性肺水肿;血小板活化因子又激活中性粒细胞释放氧自由基、花生四烯酸代谢产物等。发病早期补体系统首先被激活,经典或旁路补体激活产物能损伤细胞和产生炎症。肿瘤坏死因子对机体有强烈的毒性作用,在炎症早期激活中性粒细胞、内皮细胞、血小板等,损伤肺内皮细胞,促使微血栓形成,降低肺顺应性。活化的中性粒细胞和巨噬细胞释放具有特异性水解弹性蛋白功能的蛋白溶解酶类,蛋白酶类增多,破坏了机体 α_1-抗胰蛋白酶的保护作用,会产生急性通透性肺水肿。白细胞介素(IL)IL-8 是肺部中性粒细胞定向游走的主要化学趋化因子,IL-1 可增强中性粒细胞的趋化作用,凝血和纤溶系统:血栓形成是 ARDS 病理特征之一,主要为纤维蛋白血栓。全身炎症反应综合征 SIRS 早期,中性粒细胞、巨噬细胞等效应细胞被激活并释放多种炎性介质。当遭受二次打击时,这些促炎症细胞因子又进一步激活中性粒细胞等效应细胞,释放更多的炎性介质,形成级联反应,导致 SIRS 发生加重。失控的 SIRS 发展为 MODS,肺部表现为 ARDS。代偿性抗炎症反应综合征(CARS)与 SIRS 是对立的两面,当 CARS 作用强于 SIRS 时,MODS 则不会发生;反之,当 SIRS 作用强于 CARS 时,则发生 MODS。

【组织病理】

1. 大体观察

弥漫性肺泡损伤和充血性肺不张是本病的典型病理特征。病变呈双侧分布,切面可见明显充血、出血、水肿、实变和肺不张。

2. 光学显微镜观察

肺间质和肺泡水肿,肺毛细血管充血,透明膜形成,小血管血栓形成。

3. 电子显微镜

透射电镜下可见肺毛细血管充血、中性粒细胞和血小板聚集。毛细血管内皮肿胀空泡变性,肺泡和间质水肿,透明膜形成,肺泡上皮变性坏死伴增生。扫描电镜下可见肺泡萎缩或扩张,Ⅰ型肺泡上皮表面粗糙或破损,Ⅱ型肺泡上皮表面微绒毛结构不清,肺毛细血管内微血栓形成。

【临床表现】

(一)存在相应的原发病或诱因

有100多种疾病可发生 ARDS,主要可以分为两大类:直接肺损伤因素和间接肺损伤因素。直接肺损伤因素包括:严重肺感染、胃内容物吸入、肺挫伤、吸入有毒气体、淹溺、氧中毒等;间接肺损伤因素包括:脓毒症、严重的挤压综合征、重症胰腺炎、大量输血、体外循环、弥漫性血管内凝血(DIC)等。

(二)症状

大多数患者可于原发病后2~3天内发生,易被原发病症状所掩盖失去早期诊断的时机。发病早期应与肺部感染和右心衰竭鉴别。

1. 呼吸增快和窘迫

是 ARDS 的典型症状。一般呼吸频率超过28次/分,最快可达60次/分。由于女性、小儿和年老体弱者的呼吸频数和窘迫症状较轻,因此呼吸频率超过20次/分时即应引起重视。

2. 咳嗽咳痰

早期咳嗽不明显,可少痰。晚期咳血水样痰,是 ARDS 的典型症状。

3. 缺氧

口唇、甲床发绀,患者可出现烦躁精神恍惚或淡漠,心率加快。吸氧治疗对改善缺氧症状不明显,吸入纯氧或间歇正压给氧亦难纠正缺氧,称为顽固性低氧血症。

4. 发热

发热多见于脓毒症和脂肪栓塞引起的 ARDS,伴有寒战,易误诊为感染败血症,应加以鉴别。

(三)体征

1. 发绀

为本病的重要特征之一,因严重缺氧,鼻导管吸氧治疗不能有效改善缺氧。

2. 心率

一般超过 100 次/分。

3. 肺部体征

早期主要为呼吸频数,随着病情发展出现吸气"三凹征",晚期肺部可闻及支气管呼吸音,干、湿啰音、捻发音,偶有喘鸣音。有胸膜腔积液者可出现相应体征。

【辅助检查】

(一) 外周白细胞分类和计数

ARDS 早期,由于中性粒细胞在肺内聚集、浸润,外周白细胞可出现短暂的一过性降低,随病情发展很快恢复正常,若合并感染或其他因素,也可高于正常。

(二) 动脉血气分析

主要表现为低氧血症。PaO_2、PaO_2/FiO_2 变化是本病诊断的主要指标。PaO_2 呈下降趋势,一般<60mmHg。氧合指数(PaO_2/FiO_2)值<300mmHg 有助于 ARDS 的早期诊断。$PaCO_2$ 早期多不升高,甚至可因过度通气而低于 30mmHg 或者更低。晚期组织缺氧,因代谢性酸中毒加重而升高,提示病情危重。患者早期多为单纯呼吸性碱中毒,随着病情发展,可合并代谢性酸中毒,晚期可出现呼吸性酸中毒甚至三重酸碱失衡。

(三) 炎性介质和代谢产物指标

在 ARDS 诊断中没有明显的特异性和敏感性。

(四) 影像学检查

1. X 线胸片

根据 X 线表现,可分为 3 期。1 期:ARDS 发病 24 h 内,X 线胸片无异常改变或仅见肺纹理增多。2 期:发病 1～5 天,以肺实变为主,呈区域性、重力性分布,以中下肺野和肺外带为主。3 期:发病 5 天以上,"白肺"样改变。

2. 胸部 CT

主要为以下 5 种基本改变:毛玻璃样改变,实变,网状改变,线状影,肺纹扭曲。高分辨 CT 对于本病的早期诊断价值较大。

(五) 核素扫描

本检查是本病早期的敏感检查,如肺内蛋白聚集量,但特异性有待研究。

【诊断与鉴别诊断】

(一) 诊断标准

有发病的高危因素。

急性起病,呼吸频数和(或)呼吸窘迫。

低氧血症:ARDS 动脉血氧分压(PaO_2)/吸氧浓度(FiO_2)≤200mmHg,ALI PaO_2/FiO_2≤300mmHg。

胸部 X 线检查两肺浸润阴影。

肺毛细血管楔压(PCWP)≤18mmHg,同时临床上能除外心源性肺水肿。

凡符合以上 5 项可诊断为 ARDS。

（二）鉴别诊断

1. 心源性肺水肿

本症多见于各种原因引起的急性左心功能不全。根据病史、临床表现、实验室和影像学检查比较容易鉴别。

2. 非心源性肺水肿

ARDS 是非心源性肺水肿其中的一种,其他如大量输液、胸腔引流过快、肾病综合征等情况也可出现非心源性肺水肿。根据明确的病史,肺水肿的症状和胸部影像学征象出现快消失快以及低氧血症容易纠正等情况不难鉴别。

3. 急性肺栓塞

常突然起病,呼吸急促、咯血、发绀,PaO_2 和 $PaCO_2$ 均降低,与 ARDS 相似。但根据患者病史,体征,辅助检查等仍可以区分。

【治疗】

1. 积极处理原发病

控制感染,抢救休克,防止输血输液速度过快,改善通气,加大组织供氧。对于中重度 ARDS 患者需要气管插管或机械通气,并选用合适的 PEEP。

2. 改善血流动力学

为防止心排血量降低,适时输血补液,但应严格控制液体入量和速度,尽量减轻肺间质水潴留。

3. 药物治疗

糖皮质激素,非甾体抗炎药物,氧自由基清除剂和抗氧化剂,血管扩张剂,肺表面活性物质替代治疗。

4. 免疫治疗

有对抗炎性介质,中和致病因子,抑制炎性细胞等途径,但是目前研究发现不能明显改善 ARDS 的预后。

【预后】

由于原发病和 ARDS 的严重程度不同,ARDS 病死率约在 40%～70%,存活者的静息肺功能大多可以恢复正常,但部分患者可遗留不同程度的肺纤维化。

（吴大为）

第十四节　特发肺动脉高压

　　特发性肺动脉高压(idiopathic pulmonary artery hypertension, IPAH)是在 2003 年世界卫生组织(WHO)在意大利威尼斯第三次肺动脉高压专家工作组会议中第一次提出，取代了沿用多年的"原发性肺动脉高压 primary pulmonary hypertension(PPH)"诊断术语，代之以特发性和家族性肺动脉高压(PAH)两种。目前关于肺动脉高压的系统命名和分类见表 43-12。PPH 这个概念由 Dresdale 等于 1951 年首先正式提出，定义为无明确病因的肺动脉高压。IPAH 的原因依然是不明的，家族性肺动脉高压为原因已明的基因突变所致。目前，国内仍有许多医师在肺动脉高压的诊断和研究中使用 PPH 这个概念，有必要在今后的工作中将两个概念区分开来以助于肺动脉高压的研究进展。

　　肺动脉高压诊断标准指右心导管测量肺动脉平均压(mPAP)静息状态下大于 25 mmHg 或运动状态下大于 30 mmHg 诊断为肺动脉高压。临床上常用超声心动图来估测，世界卫生组织(WHO)建议肺动脉收缩压(sPAP)＞40mmHg 诊断肺动脉高压。临床上诊断特发性肺动脉高压需要排除所有可能引起肺动脉高压的继发因素。

表 43-12　修订的肺动脉高压系统命名和分类(2003，威尼斯)

肺动脉高压(pulmonary arterial hypertension, PAH)
　特发性(idiopathic PAH, IPAH)
　家族性(familial PAH, FPAH)
　相关因素(associated, APAH)
　　胶原血管病(collagen vascular disease)
　　　分流性先天性体-肺分流(congenital systemic to pulmonary shunts)
　　　　各种类型(large, small, repaired or non repaired)
　门脉高压(portal hypertension)
　HIV 感染(HIV infection)
　药物/毒素(drugs and toxins)
　其他(other)
　　糖原蓄积症(glycogen storage disease)
　　戈谢病(Gaucher's disease)
　　遗传性出血性毛细血管扩张症(hereditaryhemorrhagic telangiectasia)
　　血红蛋白病(hemoglobinopathies)
　　骨髓增生异常(myeloproliferative disorders)
　　脾切除(splenectomy)
　　肺静脉和(或)毛细血管病变所致(associated with significant venous or capillary involvement)
　　肺静脉闭塞病(pulmonary veno-occlusive disease)
　　肺毛细血管瘤(pulmonary capillary hemangiomatosis)
　　新生儿持续性肺动脉高压(persistent pulmonary hypertension of the newborn)
肺静脉高压(pulmonary venous hypertension)
　左房/左室性心脏病(left-sided atrial or ventricular heart disease)
　左心瓣膜病(二尖瓣或主动脉瓣)(left-sided valvular heart disease)
肺疾病和低氧血症相关的 PH (pulmonary hypertension associated with lung diseases and hypoxemia)
　慢性阻塞性肺疾病(COPD)
　间质性肺疾病(interstitial lung disease)
　睡眠呼吸障碍(sleep-disordered breathing)

续表

肺泡低通气病变(alveolar hypoventilation disorders)
慢性高原缺氧暴露(chronic exposure to high altitude)
慢性血栓和(或)栓塞性 PH(PH due to chronic thrombotic and/or embolic disease)
肺动脉近端血栓栓塞(thromboembolic obstruction of proximal pulmonary arteries)
肺动脉远端血栓栓塞(thromboembolic obstruction of distal pulmonary arteries)
肺栓塞(pulmonary embolism)
肿瘤、寄生虫、异物等(tumor,parasites,foreign material)
其他复杂疾病(miscellaneous)
结节病(sarcoidosis)
组织细胞增生症 X(histiocytosis X)
淋巴管瘤病(lymphangiomatosis)
肺静脉压迫性病变(compression of pulmonary vessels)
淋巴结肿大,肿瘤,纤维素性纵隔炎(adenopathy,tumor,fibrosing mediastinitis)

【流行病学】

特发性肺动脉高压病非常罕见,同时由于 IPAH 临床没有特异性,很多患者不能及时发现,因而本病的真正发病率估测相对困难,迄今为止尚无确切的流行病学资料。美国国立卫生院(NIH)报道"原发性 PAH"发生率为(1~2)/100 万人,选择性尸检中检出率为 0.08‰~1.3‰。欧洲一项病例注册研究中发现特发性、家族性、减肥药相关、结缔组织病相关、先心病相关、门静脉高压、HIV 感染相关的 PAH 患者的比例分别为 39.2%、3.9%、9.5%、15.3%、11.3%、10.4%和 6.2%,占总人群的 15%。1998 年全美住院患者的统计资料中发现,PAH 发病率为(30~50)/百万人,死亡率为 3.1/10 万人。目前我国尚无发病率的确切统计资料。

IPAH 可发生于任何年龄,多见于育龄妇女,平均患病年龄为 36.4(±15 *SD*;1~81)岁,女性多发,男女比为 1.7:1.0。接近 1/10 患者年龄超过 60 岁。

【免疫病理】

1. 遗传因素

并非所有具有以上危险因素的人都发生 IPAH,某些人群对某种因素存在着明显的易患性,与各人的遗传素质有关。遗传学研究发现骨形成蛋白Ⅱ型受体(bone morphogenentic protein receptorⅡ,BMPRⅡ)基因突变是许多家族性和特发性 PAH 的发病基础。2000 年 9 月,国际原发性肺动脉高压协作组 Lane 等发现 BMPRⅡ基因突变是部分西方白种人家族性肺动脉高压的致病基因,在至少 26%的特发性肺动脉高压人群中也发现有此基因突变。目前已发现 46 种 BM-PR-Ⅱ基因突变类型,其中 60%的 BMPR-Ⅱ基因突变可提前中止转录过程,携带 BMPR-Ⅱ基因突变人群中仅有 15%~20%可发生 PAH,因此 BMPR-Ⅱ在 PAH 发病中的作用有待进一步研究。许多患者体内可发现独特的白细胞抗原表型和自身免疫性抗体。在肺动脉高压患者的丛状病损动脉壁周围,常常可以检测出 T 淋巴细胞、B 淋巴细胞、巨噬细胞等炎症细胞浸润。

2. 肺动脉高压与自身免疫紊乱

特发性肺动脉高压的临床过程和组织病理学特征与结缔组织疾病合并肺损害有很多类似之处,大约 1/3 的 IPAH 患者均能检测到抗核因子抗体。结缔组织病并发肺动脉高压患者的血清中出现了一些自身抗体,例如抗 U3RNP 抗体常出现于系统性硬皮病尤其是伴有肺动脉高压的系统性硬皮病患者,伴有肺动脉高压的系统性红斑狼疮患者也出现了抗 U3RNP 抗体。抗内皮细胞抗体在系统性硬化症和系统性红斑狼疮中的出现与肺动脉高压的发生关系密切。抗拓扑异构酶抗体、抗磷脂抗体、抗着丝点抗体在结缔组织病伴肺动脉高压时阳性率增加。除了结缔组织病外,其他的免疫紊乱疾病如艾滋病,尽管是免疫缺陷病,HIV 感染并发肺动脉高压患者也有免疫炎症反应表现。血小板源生长因子(platelet-derived growth factor,PDGF)表达上调,这些细胞因子是免疫炎症反应网络中的重要成分,可通过调节免疫功能、调节细胞生长分化、诱导炎症反应发生,参与多种生理和病理过程。

3. 特发性肺动脉高压与树突状细胞介导的免疫炎症反应

树突状细胞(dendritic cell,DC)是目前已知的功能最强大的专职抗原提呈细胞(antigen presentation cell,APC),其激活 T 淋巴细胞的作用是单核巨噬细胞或 B 淋巴细胞等 APCs 的数十至数百倍,也是目前发现的唯一能激活初始型 T 淋巴细胞增殖并使其发挥效应细胞作用。在特发性肺动脉高压患者和野百合碱诱导的肺动脉高压大鼠模型中,DC 细胞数多于其健康对照组,推测 DC 可能在 IPAH 发病中起着重要作用。

4. 肺动脉高压与趋化因子

炎症细胞在肺动脉高压发病机制中起着重要作用。各种趋化因子对炎症细胞有趋化作用,在血管病损部位,趋化因子表达上调,促进病损部位炎症细胞浸润。

5. 特发性肺动脉高压与前炎性细胞因子

目前已经开始关注血管壁前炎性细胞因子在肺动脉高压进展中的作用,但其确切机制尚不清楚。内毒素或 TNF-α,可致肺血管损伤进展,组织缺氧和 VEGF 抑制因子 SUGEN 可以诱导 PAH 形成,敲除 T 淋巴细胞后可以加重该病理过程,这主要与 B 淋巴细胞活性失衡有关。在 IPAH 患者,循环中细胞因子及其受体增加,它们可以使平滑肌细胞增殖活跃。其他如基质源性因子 1(SDF-1)和单核细胞趋化蛋白 1(MCP-1),可以在 PAH 患者血清内发现。最新研究发现,BMRⅡ可以上调前炎性细胞因子 IL-6。成纤维细胞被认为是肺血管重塑的关键细胞,这些细胞可以通过位于扩大的血管外膜上的血管瘤迁移到血管壁。PAH 患者转录因子 NFATc2 表达增高-意味着肺动脉高压发生,而这个过程和炎症细胞有关。

【组织病理】

IPAH 组织病理与其他各种 PAH 病理学改变相似,主要表现为"致丛性肺动脉病(plexogenic pulmonary arteriopathy)",即由动脉中层肥厚、向心或偏心性内膜增生及丛状损害和坏死性动脉炎等,肺小动脉管壁增厚,可涉及中层、内膜和外膜,较大的血管可有丛状损伤和偏心性内膜增厚。

1. 肺小动脉病理改变

本病变主要表现为中膜增生肥厚、内膜增生、外膜增厚以及丛样病变(complex lesions)。以小动脉中膜增厚和无肌层的泡内动脉肌化是 IPAH 早期的特征性血管改变。由于肌性动脉中膜的平滑肌纤维肥厚、增生以及结缔组织基质和弹力纤维增多,肺泡前和泡内肺动脉中膜截面积增加,表现为中膜增厚。内膜增生细胞可呈现成纤维细胞、肌成纤维细胞、平滑肌细胞特征,并表现为内膜细胞增生。疾病处于较早的阶段,病变具有可逆性,为洋葱皮样向心层状;非向心或向心性非层状增厚多属于不可逆性改变,反映病情进展到了较严重的阶段。丛样病变是指局灶性内皮过度分化增生,并伴有肌成纤维细胞、平滑肌细胞、细胞外基质的增生,多发生在动脉分叉或新生动脉发源处;动脉炎以动脉壁炎细胞浸润和纤维素样坏死为特征可能与丛样病变有关。丛样病变并非是特发性肺动脉高压所特有的病理改变,也可见于其他疾病,如先心病左向右分流性肺动脉高压。

2. 肺静脉病变

本病变主要见于肺静脉闭塞症。内膜纤维增生并有弥漫性静脉不同程度管腔阻塞,毛细血管明显充血,含铁血黄素沉着,肺泡间隔常出现渗出、增宽。肺小叶间隔进一步发展可出现肺间质纤维化。丛样病变和纤维素样动脉炎的改变不见于闭塞性肺静脉病。

3. 肺微血管病变

本病变也称肺毛细血管瘤。是一种罕见的病理改变。以肺内毛细血管局限性增殖为特征,呈全小叶和部分小叶分布。异常增生的毛细血管可穿过动静脉壁,侵犯肌层,引起管腔狭窄。病变区域可见巨噬细胞和Ⅱ型肺上皮细胞含铁血黄素沉积。肺动脉也可出现明显的肌层肥厚和内膜增生。

4. 血管收缩、血管重塑、炎症反应和原位血栓形成

PAH 存在凝血状态异常,在弹性动脉和微循环血管中常可见血栓。在 IPAH 患者纤维蛋白肽 A 水平以及 TXA_2 浓度均升高。美国国立卫生研究院报道 IPAH 患者血栓病变在男、女两性中频率相当,而丛样病变在女性患者更常见。特发性肺动脉高压易发生在血管外径小于 $100\mu m$ 的动脉。

肺动脉高压导致右心室后负荷增加,右心室肥厚,右心房扩张,肺动脉主干扩张,周围肺小动脉稀疏。

【临床表现】

(一) 症状

IPH 早期通常无症状,仅在剧烈活动时感到不适;随着肺动脉压力的升高,可逐渐出现全身症状。

1. 呼吸困难

大多数 IPH 患者以活动后呼吸困难为首发症状,也是最常见症状。表现为进行性活动后气短,与心排出量减少、肺通气/血流比例失调等因素有关。在美国国立卫生研究院进行的原发性肺动脉高压前瞻性、登记注册研究中,大约 60% 患者以劳力性呼吸困难为首发症状,随着病程的进展,所有患者均可出现呼吸困难。其他常见症状有疲乏和活动耐量下降等。严重肺动脉高压患者休息时也可出现呼吸困难。临床上无基础心肺疾病的人出现呼吸困难,或出现不能单纯用心肺疾病来解释的呼吸困难时,应考虑到肺血管疾病——肺动脉高压。

2. 胸痛、头晕或晕厥

胸痛是由于右心后负荷增加、耗氧量增多、右心肥厚及冠状动脉供血不足引起心肌缺血致,常于活动或情绪激动时发生。头晕或晕厥主要由于心排出量下降导致脑组织供血突然减少,常在活动时出现,有时休息时也可以发生。

3. 咯血

咯血量通常较少,有时也可因大咯血而死亡。主要是由于肺毛细血管前微血管瘤破裂所致。其他症状还包括疲乏、无力,10%的患者出现雷诺现象,常常提示预后不佳。增粗的肺动脉压迫左侧喉返神经引起声音嘶哑较为少见(Ortner 综合征),病情缓解后可以消失。还可以由于右心衰竭出现恶心呕吐,甚至出现消化道出血,出血量往往不大,常难以觉察,是晚期患者贫血的重要原因之一。

(二)体征

IPH 并无特殊体征,其体征与肺动脉高压和右心室负荷增加、右心功能不全有关,具体表现取决于病情的严重程度。查体过程中一定要注意排除可引起继发性肺动脉高压疾病。

1. 肺动脉高压体征

最常见的是由于肺动脉压增高致肺动脉瓣提前关闭,于肺动脉瓣区可以闻及肺动脉瓣第二心音(P_2)亢进、分裂,剑突下心音增强以及时限不等的分裂。右心衰竭时可以有 P_2 分裂固定。肺动脉明显扩张或右室流出道增宽时可出现肺动脉瓣关闭不全的舒张早期反流性杂音(Graham-Steell 杂音)。

2. 右心功能不全和右心室肥厚体征

可见颈静脉怒张,肝肿大搏动、心包积液,患者可发生腹水、双下肢水肿等,可闻及右心室 S_3 奔马律。右室扩张时,胸骨左缘第四肋间闻及三尖瓣全收缩期反流性杂音,吸气时增强。右室肥厚严重者在胸骨左缘可触及抬举性搏动。右心衰竭的患者可见颈静脉充盈、肝肿大、外周水肿、腹水以及肢端发冷,可出现中心型发绀。

3. 其他体征

①20%的患者可出现发绀,因右向左分流、心排血量明显下降或肺内气体交换功能障碍所致。但杵状指在 IPAH 中很少见,一旦出现往往提示先天性心脏病或肺静脉闭塞病。②患者病情较重时可出现低血压、脉压差变小及肢体末端皮温降低,主要由于心排血量明显下降及外周血管收缩所致。③肺部听诊往往正常。

【辅助检查】

1. 右心漂浮导管术

本检查是目前测定肺动脉压力最为准确的方法,也是评价各种无创性测压方法准确性的"金标准",可用于证实 PAH 的存在,评价血流动力学受损的程度以及肺血管反应性。严格的讲,如无右心导管资料不能诊断 PAH,2007 年 6 月美国胸科医师协会(American college of chest physician, ACCP)诊治指南建议,所有拟诊肺动脉高压者均需行右心导管检查以明确诊断、明确病情严重程度。证据等级:良好;获益程度:肯定;建议强度:A。对 PAH 疑诊患者进行右心导管检查有助于指导治疗方案的选择。证据等级:低;获益程度:肯定;建议强度:B。另外,右心导管还可以测定肺动脉楔嵌压(提示诊断肺静脉性 PAH)和心腔内血氧含量(有助于诊断先天性分流性心脏病)。IPAH 的血流动力学诊断标准为静息平均肺动脉压(mPAP)>25mmHg,或运动 mPAP>30mmHg,并且肺毛细血管压(PCWP)≤15mmHg,肺血管阻力(PVR)>3mmHg/(L·min)

(Wood 单位)。肺动脉楔压(PAWP)正常(静息时为 12～15mmHg)。应对 PAH 疑诊患者进行右心导管检查进行确诊,并判断 PAH 的严重程度。

2. 超声心动图检查

本检查是临床应用最广、操作最简便的无创影像诊断技术,可反映肺动脉高压及其相关的表现,因此是最常用的筛查肺动脉高压手段。常用方法包括:三尖瓣反流压差法,通过伯努力方程(4v2,v 表示三尖瓣反流峰速)计算收缩期右心房室压差,加上右房压即等于肺动脉收缩压;右室射血间期法,运用右室射血前期、右室射血时间、血流加速时间、血流减速时间等参数,通过建立的回归方程式估测肺动脉压。肺动脉压力增高引起的某些间接征象,包括右心室肥大、肺动脉内径增宽和膨胀性下降、三尖瓣和肺动脉瓣反流等有助于诊断。超声心动图有助于鉴别诊断和病情评估,可定量测定右室压力、左、右室直径和功能、下腔静脉直径、右心室射血分数和左心室充盈情况,可发现室间隔矛盾运动和二尖瓣、肺动脉瓣及三尖瓣关闭不全以及心包积液等,估测肺动脉压力水平,评价心脏的结构和功能;还能够直接判断心脏瓣膜和左室舒缩功能,明确是否存在 PVH 的因素;有助于左心瓣膜性心脏病和心肌病所致肺静脉高压以及先天性体—肺分流性心脏病的确诊。声学造影有助于卵圆孔开放或小的静脉窦型房间隔缺损的诊断。而经食管超声可用于小的房间隔缺损的诊断和缺损大小的确定。

3. 胸部 X 线检查

提示肺动脉高压的 X 线征象,疑诊肺动脉高压存在表现为右下肺动脉横径增宽,肺动脉段突出,肺门动脉扩张与外围纹理纤细形成鲜明的对比或呈"残根状",右心房、室扩大。计算机体层摄影(CT):包括增强 CT、高分辨率 CT 等检查,CT 能准确显示主肺动脉及左右肺动脉均扩张,与周围肺血管的纤细对比鲜明,并能观察到右心肥厚与扩大。虽不能直接证实有无 PAH,但有助于排除有明确病因的肺动脉高压和基础疾病,如先天性心脏病、心肌病、肺栓塞、间质性肺病、肺血管炎、肺血管畸形及肿瘤等。如肺灌注显像提示段或亚段肺灌注缺损,而通气正常,即通气/灌注不匹配,应选择 CT 肺动脉造影(CTPA),可助于排除慢性栓塞性肺动脉高压(CTEPH)。高分辨 CT 能有助于排除肺间质纤维化、肺泡蛋白沉积症等肺部疾病。

4. 肺动脉造影和磁共振成像

不常用于特发性肺动脉高压的诊断。经 CTPA 仍不能明确诊断的患者,应行肺动脉造影检查,也可帮助排除肺栓塞、肺动脉肿瘤等继发性引起肺动脉高压的疾病。肺动脉造影应作为CTEPH 的常规检查,用以判定 CTEPH 患者能否进行肺动脉血栓内膜剥脱术。磁共振成像技术在 PAH 患者的应用呈增加趋势,可用来评价心肺循环病理改变和功能状态,但目前尚不成熟。

5. 血气分析和肺功能测定

血气分析除低氧血症外,几乎所有的患者均存在呼吸性碱中毒。早期血氧分压可以正常,随着病程延长多数患者有轻、中度低氧血症,系由通气/血流比例失衡所致。重度低氧血症可能与心排出量下降、合并肺动脉血栓或卵圆孔开放有关,对血气变化的解释需密切结合临床,综合判断。对 PAH 患者应进行肺功能检查和动脉血气分析来评估是否存在肺疾病。证据等级:低;获益程度:肯定;建议强度:B。肺功能测定有助于发现间质性肺病、结缔组织疾病相关性 PAH、慢性肺栓塞或脊柱、胸膜及呼吸肌等疾病引起的 PAH。IPAH 无气道阻塞,可有轻度限制性通气障碍及弥散功能障碍,CO 肺弥散量(DLco)通常是降低的,占预期值的 40%～80%。部分重症患者可出现残气量增加及最大通气量降低,如表现为阻塞性通气功能障碍或严重限制性通气功能障碍,提示存在慢性阻塞性肺病(COPD)。对系统性硬化患者应定期(每 6～12 个月)进行肺功能检查 D_LCO 以明确是否存在肺血管疾病或肺间质疾病。证据等级:公正;获益程度:中等;建议强度:B。

6. 放射性核素肺通气/灌注扫描

是排除慢性栓塞性肺动脉高压的重要手段。如结果正常,不太可能有慢性肺栓塞,更可能的是特发性或其他类型 PAH。IPH 患者可呈弥漫性稀疏或基本正常。如果肺通气灌注扫描表现为不同程度的肺段或肺叶灌注缺损,提示存在慢性栓塞性肺动脉高压(CTEPH),而其他类型的 PAH 无此表现。鉴别 CTEPH 与 IPAH 的敏感性和特异性分别高达 90%～100% 和 94%～100%。需要注意的是,肺静脉闭塞症同样可见通气/灌注不匹配现象,因此,需要进一步检查。

7. 肺活检

肺活检是有创检查,具有一定的危险性,对心功能差的患者应避免肺活检术。开胸或经胸肺活检肯定会增加 PAH 患者的发病率和病死率。另外小肺动脉的组织病理学变化没有特异性,难以区分 CTEPH、不同原因导致的 PAH 以及 IPAH。偶尔通过组织病理学检查可以明确活动性血管炎、肉芽肿性肺疾病、肺静脉闭塞病、肺多发性毛细血管瘤、肺间质疾病及细支气管炎的诊断。由于组织病理学检查的确诊率较低且风险高,目前很少常规应用肺活检确诊 PAH 或者明确 PAH 的病因。由于肺活检危险性较大,PAH 患者美国胸科医师协会不常规推荐此项检查,只用于必须经组织学检查才能确诊的特殊情况。活检时应注意取材深入肺内 1cm,肺组织应大于 $2.5cm×1.5cm×1cm$。证据等级:专家观点;获益程度:肯定;建议强度:E/A。

8. 心电图

心电图不能直接反映肺动脉压升高,只能提示右心室增大或肥厚。主要表现为窦性心动过速,右心室扩张或肥厚表现:电轴右偏,R_{V_1}>0.5mV,R/S>1,V_5、V_6 导联呈 Sr,R/S<1 及右束枝阻滞,肺型 P 波,右室肥厚及右心缺血患者右胸前导联可出现 T 波低平或倒置;右房扩大的心电图表现:Ⅱ、Ⅲ 及 aVF 导联可出现 P 波高尖(≥2.5mm),P 波顺钟向转位≥75°。Ⅱ、Ⅲ、aVF 及右胸前导联 ST-T 改变。心电图评估确诊肺动脉高压患者的预后也有一定价值。Ⅱ 导联 P 波≥0.25mV 的肺动脉高压患者,其病死率升高 2.8 倍,且Ⅲ导联 P 波每升高 1mm,病死率则升高 4.5 倍。

9. 多导睡眠监测

用以诊断睡眠呼吸障碍引起的低氧性 PAH,患者除打鼾病史外,多导睡眠图监测十分重要,可提供 PAH 病因的重要信息。睡眠呼吸暂停综合征有 20%～27% 并发 PAH,特别是合并心血管基础疾病的患者,对于疑诊患者应行睡眠检测,以鉴别睡眠呼吸障碍引起的低氧性 PAH。

10. 血液检查

包括肝肾功能试验、抗核抗体、抗内皮细胞抗体、抗磷脂抗体及抗 RNP 抗体等在内的血清抗体测定,以除外肝硬化、隐匿的结缔组织疾病,还有 HIV 血清学、血常规、尿常规和甲状腺功能等检查。对于一个原因不明的 PAH 患者,特别是中青年女性患者一定不能漏查风湿免疫指标。

【诊断与鉴别诊断】

（一）诊断

特发性肺动脉高压是一个排除性的诊断，临床上诊断特发性肺动脉高压，需要排除所有可能引起肺动脉高压的继发因素。由于 IPAH 早期没有特异性的临床表现，所以诊断常常有一定难度。几乎所有的继发性肺动脉高压都可能被误诊为特发性肺动脉高压。排除继发性因素后，依靠右心导管及心血管造影检查确诊 IPAH。IPAH 诊断标准为肺动脉平均压在安静状态下 >25mmHg，在活动状态下 >30mmHg，而肺毛细血管压或左房压力 <15mmHg，并排除已知所有引起肺动脉压力升高的疾病。IPAH 诊断流程：①结合临床表现和危险因素识别可疑的肺动脉高压的患者；②对高危或疑诊患者行血流动力学检查，明确是否存在肺动脉高压；③对证实肺动脉高压患者进行进一步鉴别有无具体病因；④对肺动脉高压进行临床评估和功能评价。

以下特点不支持 IPAH：①病程进展缓慢，数年以上，有反复发热史、咯血、端坐呼吸；②肺动脉压力很高，但生存质量较好；③患者存在皮肤、关节和黏膜等异常改变；④有肺血管杂音，肺部啰音较多，杵状指（趾）；⑤心电图有传导障碍，电轴右偏不著，无典型顺钟向转位，双室肥厚；⑥X线胸片显示肺血分布不匀，肺血多，右下肺动脉变窄或正常，肺间质纤维化，区域性或一侧性透明肺；⑦PaO_2 过低、过高或正常；⑧血沉、C 反应蛋白、类风湿因子异常升高；自身免疫抗体阳性；⑨超声心动图提示肺动脉压力轻度升高而右房、右室明显增大，呈不匹配表现；⑩肺灌注显像有肺段性灌注缺损。

（二）病情评估

进行病情严重程度的评估和功能评价尤其是 PAH 严重度的评估，对治疗方案的选择以及预后判断具有重要意义，评估主要从以下几个方面：

1. 肺动脉压力

一般根据静息状态下肺动脉平均压将 PAH 分为三级，轻度：26～35mmHg；中度：36～45mmHg；重度：>45mmHg，此为 PAH 的血流动力学分级。

2. 心脏损害

主要指右心结构和功能的判定。肺动脉压力的增加，右心后负荷加大，出现代偿性右心室肥厚；随病情进展，肺动脉压进一步增加，右心失代偿出现右房和右室扩大；最终出现右心衰竭。有无靶器官损害以及损害程度与 PAH 患者预后关系密切，超声心动图及右心导管检查有助于右心功能的判断。

心功能分级：参照纽约心脏学会（NYHA）心功能分级标准，即Ⅰ级：体力活动不受限，日常活动不引起过度的呼吸困难、乏力、胸痛或晕厥；Ⅱ级：体力活动轻度受限，休息时无症状，日常活动即可引起呼吸困难、乏力、胸痛或晕厥；Ⅲ级：体力活动明显受限，休息时无症状，轻于日常活动即可引起上述症状；Ⅳ级：不能从事任何体力活动，休息时亦有呼吸困难、乏力等症状以及右心衰竭体征，任何体力活动后加重。

运动耐量：运动试验能够客观评估患者的运动耐量，对于判定病情严重程度和治疗效果有重要意义。常用检查包括 6 分钟步行试验（6-min walk test，6-MWT）和心肺运动试验。6-MWT 是评价 PAH 患者活动能力的客观指标，简单易行且经济，结果与 NYHA 分级负相关，通常与 Borg 评分共同评估劳力性呼吸困难的程度。针对 IPAH 的研究表明 6-MWT 结果与肺血管阻力显著相关，该检查也可预测特发性肺动脉高压患者的预后。试验方法：受试者在安静及空气流通的长 20～30m 的走廊上来回行走。试验前先让受试者熟悉测试方法和环境,并告诉尽可能快地行走,必要时可自行调整速度(慢下来或稍作停歇),最后测量 6 分钟行走的距离。在试验过程中,若出现明显症状,如头晕、心绞痛、气短等,应立即停止试验。步行距离<150m 重度心功能不全;150～425m 中度;426～550m 轻度。6 分钟步行试验已作为主要终点指标应用于一系列临床试验。

3. 心肺运动试验

通过测量运动时的肺通气和气体交换,能够提供更多的病理生理信息。PAH 患者峰值氧耗、最大做功、无氧阈及峰值氧脉搏降低;而代表无效通气的 VE/VCO_2 斜率增加。峰值氧耗与患者的预后相关。

4. 治疗判断

通过常规右心导管检查测量肺动脉压及肺血管阻力,其敏感性的评价标准尚未完全统一。ACCP 及 ESC 的评价标准:应用血管扩张剂后肺动脉压力下降 10～35mmHg,心排血量增加或不变,表示肺血管对药物治疗反应良好,即急性血管反应性试验阳性。有研究表明急性反应越敏感的患者,预示钙通道拮抗剂长期有效的可能性越大。

急性血管扩张试验阳性患者,选择长期应用 CCB,其生存率能明显提高。目前主张小剂量开始,逐渐加大剂量,心功能不全患者慎用。对于 CCB 疗效判定,目前尚无统一的标准,多数资料建议 CCB 治疗过程中监测血流动力学变化,如治疗 12～16 周后,PAH 功能分级达到或维持Ⅰ或Ⅱ级,血流动力学接近正常者为有效,否则应改用其他药物治疗。

急性血管反应性试验阴性及 CCB 疗效不佳者,治疗上根据 PAH 功能分级的不同而不同:急性血管反应性试验阴性而 PAH 功能分级为Ⅰ级或Ⅱ级者,可口服非选择性 ET-1 受体拮抗剂波生坦治疗,能阻止甚至逆转肺血管重塑及右室肥厚。选择性 ETA 受体拮抗剂(sitaxsentan)能明显改善心功能Ⅱ级 PAH 患者的血流动力学,提高其 6 分钟步行距离。

PAH 功能Ⅲ级或Ⅳ级患者的治疗药物包括前列环素类药物及内皮素受体拮抗剂。急性血管反应性试验阴性患者,长期应用前列环素类药物仍然有效。内皮素受体拮抗剂也适用于 PAH 功能分级Ⅲ级或Ⅳ级的患者,能明显改善血流动力学,改善其功能分级。

以上治疗效果不佳者,可考虑选择磷酸二酯酶-5 抑制剂,西地那非能降低 PAH 患者平均肺动脉压和肺血管阻力,但它对体循环血流动力学也产生一定影响,ACCP 建议对于其他药物治疗无效的 PAH 患者可考虑应用西地那非。

5. 血管扩张试验

对 IPAH 患者行血管扩张试验的首要目标是筛选可能对口服 CCB 治疗有效的患者。应用口服 CCB 进行血管扩张试验可能引起严重并发症,对病情不稳定或合并严重右心功能衰竭的患者,无法接受 CCB 治疗时,不必进行血管扩张试验。试验药物和方法:①一氧化氮吸入,10～20ppm($1ppm=10^{-6}$);②静脉应用依前列醇:初始 $2ng/(kg \cdot min)$ 持续静脉滴注,以后每 10～15min 增加 $2ng/(kg \cdot min)$,一般不超过 $12ng/(kg \cdot min)$;③静脉应用腺苷:初始 $50\mu g/(kg \cdot min)$,每 2min 增加 $50\mu g/(kg \cdot min)$,最大不超过 $500\mu g/(kg \cdot min)$。用药过程中应用右心导管每 10～15min 监测一次血流动力学指标,当发生下列任何一种情况时中止试验:①肺动脉压下降达到目标值;②体循环收缩压下降 30% 或低于 85mmHg;③心率增加超过 40%;④心率低于 65 次/分并出现低血压症状;⑤发生不可耐受的头痛、头晕、恶心等不良反应;欧洲心脏病协会制定了评价 IPAH 急性血管扩张试验的阳性标准:应用血管扩张剂后肺动脉压力至少下降 10～35mmHg,伴心脏输出量增加或不变,表示肺血管对药物治疗反应良好,即急性血管反应性试验阳性。有研究表明急性反应越敏感的患者,预示钙通道拮抗剂长期有效的可能性越大。

(三) 鉴别诊断

临床上主要应该除外以下常见疾病进行鉴别:

1. 慢性栓塞性肺动脉高压

①常有深静脉血栓形成的危险因素。②病程较长,一般在数年以上。③X 线胸片提示肺动脉缺支,肺血分布不均匀,肺部阴影等。④PaO_2 和 $PaCO_2$ 均较低。⑤肺动脉增强 CT 和核素肺通气/灌注显像有助于确诊。

2. 结缔组织病

①患者多为中青年女性。②可有间断发热,皮肤、关节、肌肉、骨骼等异常表现。③雷诺现象、多浆膜腔积液、心、肾、血液等多系统受累表现。④可有间质性肺病征象,如肺 Velcro 啰音,X 线胸片示肺间质纤维化和磨玻璃样等改变。⑤血沉快,C 反应蛋白、类风湿因子水平升高。⑥血清免疫学指标检测异常。

3. 左→右分流性先天性心脏病

少见部位的心房间隔缺损如上腔型、冠状静脉窦型等、部分肺静脉畸形引流、无分流的动脉导管未闭等先心病有时被误诊为特发性肺动脉高压。下列情况有助于考虑先心病诊断。①自幼体弱、易感冒、心脏杂音。②P_2 亢进伴固定性分裂,连续性杂音。③胸部 X 线平片可见肺血增多。④食管超声心动图可有助于减少漏诊。⑤CT 或右心导管检查有助于明确诊断。临床上也有将特发性肺动脉高压伴卵圆孔开放误诊为心房间隔缺损,并行修补术或封堵术。

4. 肺血管炎

多发大动脉炎累及肺血管或肺动脉型:①体动脉和肺动脉均受累,也可见单纯肺动脉受累。②多为中青年女性,间断发热,反复咯血,合并体动脉受累时出现无脉症、高血压等。③查体:四肢血压不正常,颈动脉杂音、肺血管杂音。④化验:病变活动期:血沉快,C 反应蛋白水平升高。⑤X 线胸片:双肺纹理不均匀、肺血管缺支、肺动脉变窄。⑥肺血管增强 CT 和肺动脉造影:有助于明确诊断。可见肺动脉狭窄、扭曲、扩张,有时可见肺动脉内血栓形成。

5. 低氧相关性

呼吸系统疾病或低氧相关性(包括肺间质或肺实质性疾病、肺毛细血管瘤样增生症、遗传性出血性毛细血管扩张症、肺静脉闭塞病、特发性肺动脉扩张、肥胖、睡眠呼吸暂停等)肺动脉高压特点:①长期慢性咳嗽、咳痰、喘憋病史、打鼾病史。②长期吸烟,粉尘职业史等。③查体:呼吸音减弱,呼气延长、哮鸣音、湿啰音、Velcro 啰音、管状呼吸音,杵指状(趾)、发绀、胸廓畸形、脊柱畸形等。④X 线胸片和胸部 CT:肺气肿、肺实质和间质异常改变等征象,胸膜、胸壁、脊柱及膈肌等改变征象。⑤化验:血红蛋白和红细胞增多,血气:PaO_2 下降,$PaCO_2$ 增加。⑥肺功能:明显通气(阻塞性、限制性或混合性)和(或)弥散功能异常。⑦多导睡眠监测仪检查明确是否存在睡眠呼吸暂停综合征。

6. 左心疾病相关性（包括心脏瓣膜病、限制型心肌病等）**肺动脉高压特点**

左心疾病相关性肺动脉高压主要见于瓣膜病和限制型心肌病。后者容易误诊为特发性肺动脉高压。以下是限制型心肌病临床特点：①临床表现为左心舒张功能不全症状（如气短、夜间阵发性呼吸困难、不能平卧等）和右心功能不全症状（如颈静脉怒张、腹水及周围水肿等）。②胸部X线平片：双房扩大，肺淤血。③超声心动图：双房扩大，右心扩大，左室不大，左室收缩功能正常，舒张功能减退，一般伴有轻-中度肺动脉高压。④心电图：房颤、传导阻滞、低电压等。⑤组织多普勒超声心动图和心脏MRI可提供重要的诊断性依据。

【治疗】

特发性肺动脉高压的病因不明，目前尚无特效药物。肺动脉高压的基础治疗包括持续氧疗，利尿治疗，抗凝治疗等。以纠正或逆转肺血管改变为主；对于严重的 IPAH，可以考虑介入或手术治疗。

（一）一般处理

加强 IPAH 的医学教育和生活指导，平衡膳食，合理运动。通过氧疗，尽可能保持动脉血氧饱和度在 90% 以上。当出现右心衰竭、肝淤血及腹水时，用强心、利尿药治疗。使用地高辛，对抗钙拮抗剂引起心肌收缩力降低，治疗右心衰竭，右心功能障碍伴房性心率失常，右心功能障碍并发左室功能衰竭。应用过程中需密切监测患者的血药浓度，尤其对肾功能受损的患者更应警惕。ACEI 类药物用于治疗 IPAH 的长期作用尚无证据，但如果用这类药物引起低血压，使用则是有害的；因此，ACEI 类药物只推荐用于右心衰竭引起左心衰竭的患者。

抗凝治疗尽管并不能改善患者的症状，但有助于提高 IPAH 患者的生存率，在某些方面可延缓疾病的进程，从而改善患者预后。华法林为首选的抗凝药，应用华法林治疗时，INR 目标值为 1.5～2.5，但对咯血或其他有出血倾向的患者应避免使用抗凝剂。

（二）降肺动脉压治疗

1. 钙拮抗药（calcium channel blockers，CCB）

CCB 通过抑制钙离子进入肺血管平滑肌细胞，扩张肺动脉，降低肺血管阻力，可明显降低静息及运动状态肺动脉压力和阻力，仅对大约 20% 的 IPAH 患者有效。目前已明确，仅有少数患者经长期服用 CCB 使生存率得到改善。这部分患者有两个特点，①急性血管反应试验阳性。②对长期 CCB 治疗能持续保持反应。因此急性血管扩张试验阳性患者，选择长期应用 CCB，其生存率能明显提高。目前主张小剂量开始，逐渐加大剂量，心功能不全患者慎用。对于 CCB 疗效判定，目前尚无统一的标准，多数资料建议 CCB 治疗过程中监测血流动力学变化；治疗 12～16 周后，PAH 功能分级达到 Ⅰ 或 Ⅱ 级，血流动力学接近正常者为有效，否则应改用其他药物治疗。

常用的 CCB 有硝苯地平和地尔硫䓬，应避免选择有明显负性肌力作用的药物（如维拉帕米）。宜从较小剂量开始，数周内增加至最大耐受剂量。使用剂量通常较大，如硝苯地平 120～240mg/d，地尔硫䓬为 240～720mg/d。应用时要特别注意药物的不良反应。心率较慢时通常选择硝苯地平。心率较快时选用地尔硫䓬。新一代 CCB（如氨氯地平和非洛地平）有效性、耐受性以及有效剂量尚缺乏评价。常见的药物不良反应：有时可引起低血压，通气一灌注不匹配，心脏抑制作用，还可出现头痛、面红、心悸等不良反应。

2. 前列环素（Prostanoids）

前列环素可能通过以下机制起作用：松弛血管平滑肌，抑制血小板聚集，修复内皮细胞并抑制细胞迁移和增殖，逆转肺血管的重塑，改善肺部对 ET-1 的清除能力，增加肌肉收缩力、增强外周骨骼肌的氧利用，改善运动时的血流动力学情况。静脉制剂依前列醇（epoprostenol），皮下注射制剂曲前列环素（treprostinil），口服制剂贝前列环素（beraprost），吸入制剂伊洛前列环素（iloprost）。

①依前列醇，半衰期很短（在循环中仅 3～5 分钟），须持续中心静脉泵入。治疗可以从 2～4ng/（kg·min）开始，根据不良反应的情况逐渐加量至目标剂量，最初 2～4 周的剂量为 10～15ng/（kg·min），理想剂量为 20～40ng/（kg·min）。药物不良反应：腹泻、下颌疼痛、血小板减少、高血压等。此外，该药的价格亦较为昂贵。②曲前列尼尔，是一种三苯环的前列环素类似物，室温下仍保持稳定，半衰期长，能皮下注射，皮下注射部位的疼痛常限制剂量增加，其他不良反应与依前列醇类似。③贝前列素，是第一个化学性质稳定，口服具有活性的前列环素类似物。空腹吸收迅速，口服后 30 分钟血药浓度达峰值，单剂口服的半衰期为 35～40 分钟。④伊洛前列素，是一种化学性质稳定的前列环素类似物，可通过静脉注射、口服和雾化吸入给药。雾化吸入伊洛前列素可以选择性地作用于肺循环，具有一定优势。沉积在肺泡的伊洛前列素可以直接作用于肺泡壁上的小动脉而产生舒张作用。为确保药物能沉积在肺泡，应使雾化颗粒直径足够小（3～5μm）。单次吸入伊洛前列素可以使 mPAP 降低 10%～20%，作用持续 45～60 min，需多次吸入才能维持疗效（每天6～12 次）。该药耐受性较好。不良反应有咳嗽、面部潮红和头痛。目前在国内已经批准上市。静脉用伊洛前列素疗效与依前列醇相当。急性血管反应性试验阴性者，长期应用前列环素有效。

3. 一氧化氮（nitric oxide，NO）与 L-精氨酸（L-arginine）

NO 是一种血管内皮舒张因子，仅选择性地扩张肺动脉而不作用于体循环的治疗方法。但是由于 NO 的作用时间短，加上外源性 NO 的毒性问题，限制了其在临床上的使用。L-精氨酸为 NO 的前体物质，口服或注射 L-精氨酸可促进 NO 合成。吸入 NO 或应用 L-精氨酸，均能不同程度降低肺动脉压。NO 的长期应用价值尚无充分证据。

4. 内皮素-1 受体拮抗剂（endothelin-1 antagonists，ET-1）

ET-1 是强血管收缩剂，ET-1 的血浆浓度和 PAH 的疾病严重性存在正相关关系，可以刺激肺血管平滑肌细胞增殖。ET-1 有 A 和 B 两种受体，激活 ETA 受体使血管收缩，血管平滑肌细胞增殖；激活 ETB 受体则能促进血管扩张和一氧化氮释放。急性血管反应性试验阴性及 CCB 疗效不佳者，治疗上根据 PAH 功能分级的不同而不同：急性血管反应性试验阴性而 PAH 功能分级为Ⅰ级或Ⅱ级者，可口服非选择性 ET-1 受体拮抗剂如波生坦治疗，能阻止甚至逆转肺血管重塑及右室肥厚；PAH 功能分级处于Ⅲ级或Ⅳ级患者，其治疗药物包括前列环素类药物及内皮素受体拮抗剂。

常用药物有非选择性内皮素受体拮抗剂波生坦（bosenten）和选择性 ETA 受体拮抗剂 sitaxsentan、安博森坦（ambrisentan）等。①波生坦是最早合成的具有口服活性的内皮素-1 受体拮抗剂，同时阻滞 ETA 受体和 ETB 受体，可舒张全身及肺部血管，多项临床试验结果都证实了该药可改善肺动脉高压患者的临床症状和血流动力学指标，提高运动耐量，改善生活质量和存活率。常用初始剂量为 62.5mg，每天 2 次，4 周后增量至 125mg，每天 2 次或 250 mg，每天 2 次，至少服药 16 周。用药后 3~5 小时达到血浆浓度峰值,波生坦由肝脏经细胞色素 P450 酶通路代谢,半衰期大约为 5 个小时,3~5 天后达到稳态血浆浓度。通过胆汁分泌清除,尿液中分泌的不到口服量的 3%。常见不良反应:有 30% 的患者肝功损害,发生率与剂量明显相关。贫血、致畸、睾丸萎缩、男性不育、液体滞留和下肢水肿等。②Sitaxsentan 选择性 ETA 受体拮抗能提高其 6 分钟步行距离能明显改善血流动力学,改善心功能分级。Sitaxsentan 剂量为 100~300mg,每天 1 次,共 12 周。sitaxsentan 能够抑制华法林代谢过程中的肝酶 CYP2C9 P450 酶,与华法林同用时,应减少华法林量。③安博森坦(ambrisentan)是另一种选择性的、具有口服活性 ETA 受体拮抗剂,初步研究显示,能提高患者的运动耐量、改善血流动力学状态。

5. 磷酸二酯酶抑制剂-5(phosphodiesterase-5,PDE-5)

西地那非(sildenafil)是具有口服活性的选择性环磷酸鸟苷(cGMP)-PDE-5 的抑制剂,通过增加细胞内 cGMP 浓度使平滑肌细胞松弛、增殖受抑。降低 PAH 患者平均肺动脉压和肺血管阻力。25mg,每天 3 次,至 75mg,每天 3 次,能改善心肺血流动力学状态和运动耐量,对于不适合上述治疗或者治疗效果不佳者的患者,可考虑使用西地那非。常见不良反应:低血压,头痛、鼻腔充血和视力变化等。

6. 其他治疗

有动物试验炎症细胞因子拮抗剂对 PAH 治疗有治疗作用;也有实验研究提示大蒜中大蒜素具有预防肺动脉高压形成作用;法国一研究发现,一种有争议的抗衰老激素 DHEA 具有治疗肺动脉高压病的功效。

(三) 肺或心肺联合移植(lung transplant and heart-lung transplant,LT and HLT)

自 20 世纪 80 年代以来,LT 成为肺动脉高压的支柱性治疗。第一例 LT 成功病例是一位 IPAH 女性患者进行的 HLT。移植时机依赖于很多因素,LT 和 HLT 仅在内科药物治疗失败时才考虑。在等待供体过程中,NYHA 分级功能较差者有较高的死亡率仍然是一个现实存在的严重问题。ACCP 对肺动脉高压外科临床应用指南中指出:NYHA 分级处于 Ⅲ 或 Ⅳ 临床症状患者应推荐到 LT 中心接受评估和等待供体;IPAH 患者推荐进行双肺移植;伴有先天性心脏病的 PAH 患者推荐 HLT。迄今为止,手术效果并不满意,而且风险大,费用高,因而仅对有确切指征的患者才考虑进行 LT/HLT。

【预后】

特发性肺动脉高压进展迅速,预后险恶,多数患者死于有心衰竭。美国国立卫生研究院近年报道:患者从确诊到死亡,平均生存时间仅 2.8 年,一般少于 4 年,但有的患者也可以生存到 10 年,甚至更长时间。肺动脉高压确诊后 1 年、2 年或 3 年的生存时间估测公式为 $P(t) = \{H(t)\}$ $A(x,y,z)$,其中 $H(t) = \{0.88 - 0.14t + 0.01t^2\}$,$A(x,y,z) = e(0.007325x + 0.0526y - 0.3275z)$,$t$＝年,$x$＝mPAP (mmHg),$y$＝平均 RAP(mmHg),$z$＝心脏指数 $\{L/(min \cdot m^2)\}$。IPAH 是一种进行性血管病,晚期 IPAH 患者出现进行性右心功能障碍,血流动力学指标出现心排血量下降、右心房压力上升以及右心室舒张末压力升高表现,最终导致心衰和死亡。肺动脉压的预后意义不大。以下 IPAH 基础参数可能提示预后不良:①较高的 NYHA 分级(推荐强度 A);②6 分钟步行距离短(推荐强度 A);③有心包积液(推荐强度 A);④平均右房压(mean right atrial pressure,mRAP)高(推荐强度 A);⑤心脏指数降低(推荐强度 A);⑥平均肺动脉压力高(推荐强度 B);⑦超声多普勒显示较高的 Tei 指数(推荐强度 C);⑧心肺运动试验证实(cardiopulmonary exercise testing，CPET），运动时最大摄氧量（$VO_{2\,max}$）以及收缩压（SBP）和舒张压（DBP）峰值降低（推荐强度 C）降低；⑨心电图发现的 II 导联 P 波振幅增高，V_1 导联呈 qR 型以及符合右室肥大标准（推荐强度 C）；⑩脑钠肽（brain naturetic peptide，BNP）（＞180pg/ml）升高（推荐级别 C）；⑪接受依前列醇治疗的 IPAH 患者，治疗 3 个月后 NYHA 分级仍为 III 级或 IV 级（推荐强度 A）；⑫IPAH 诊断时较为年轻，年龄越小，预后越差（推荐强度 C）。随着科学发展，新的 IPAH 治疗药物不断研发，IPAH 的预后有望在将来明显改观。

（刘庆华）

参 考 文 献

陈灏珠．2006．实用内科学．12 版．北京：人民卫生出版社；1453-1454．

程显声．1993．肺血管疾病学．北京：北京医科大学中国协和医科大学联合出版社，165-178．

中华医学会呼吸病学分会，刘又宁．2000．急性肺损伤/急性呼吸窘迫综合征的诊断标准（草案）．中华结核和呼吸杂志，23（4）：203．

朱元珏，陈文彬．2003．呼吸病学．北京：人民卫生出版社，1396-1421．

朱元珏，陈文彬．2003．呼吸病学．北京：人民卫生出版社，954-972．

Badesch DB，Abman SH，Ahearn GS，et al. 2004. Medical therapy for pulmonary arterial hypertension：ACCP evidence-based clinical practice guidelines. Chest，126(1 Suppl)：35S-62S.

Badesch DB，Abman SH，Ahearn GS，et al. 2007. Medical therapy for pulmonary arterial hypertension，Updated ACCP evidence-based clinical practice guidelines. Chest，131：1917-1928.

Benedict N，Seybert A，Mathier MA. 2007. Evidence-based pharmacologic management of pulmonary arterial hypertension. Clin Ther，29(10)：2134-2153.

Doyle RL，McCrory D，Channick RN，et al. 2004. Surgical treatments/interventions for pulmonary arterial hypertension：ACCP evidence-based clinical practice guidelines. Chest，126(1 Suppl)：63S-71S.

Gong MN，Thompson BT，et al. 2005. Clinical predictors of and mortality in acute respiratory distress syndrome：potential role of red cell transfusion. Crit Care Med，33(6)：1191-1198.

Hagen，M. 2007. Interaction of interleukin-6 and the BMP pathway in pulmonary smooth muscle. Am J Physiol Lung Cell Mol Physiol，292：L1473-L1479.

McGoon M，Gutterman D，Steen V，et al. 2004. Screening，Early Detection，and Diagnosis of Pulmonary Arterial Hypertension：ACCP Evidence_Based Clinical Practice Guidelines. Chest，126：14S-34S.

McLaughlin VV，Presberg KW，Doyle RL，et al. 2004. Prognosis of pulmonary arterial hypertension：ACCP evidence-based clinical practice guidelines. Chest，126(1 Suppl)：78S-92S.

Meduri GU，Yates CR. 2004. Systemic inflammation-associated glucocorticoid resistance and outcome of ARDS. Ann N Y Acad Sci，1024：24-53.

Perros F，Dorfmuller P，Souza R，et al. 2007. Dendritic cell recruitment in lesions of human and experimental pulmonary hypertension. European Respiratory Joumal，29：462-468.

Perros F，et al. 2007. Fractalkine-induced smooth muscle cell proliferation in pulmonary hypertension. Eur Respir J，29：937-943.

Rabinovitch M. 2008. Molecular pathogenesis of pulmonary arterial hypertension. Clin Invest，118(7)：2372-2379.

Rubin LJ. 2004. Diagnosis and management of pulmonary arterial hypertension：ACCP evidence-based clinical practice guidelines. Chest，126(1 Suppl)：4S-10S.

Rubin LJ. 2006. Pulmonary arterial hypertension. Proc Am Thorac Soc，3：111-115.

Said SI. 2006. Mediators and modulators of pulmonary arterial hypertension. Am J Physiol Lung Cell Mol Physiol，291(4)：L547-L558.

Sun Q，Li L，et al. 2005. Variation of CD4(＋) and CD8(＋) T lymphocytes as predictor of outcome in renal allograft recipients who developed acute respiratory distress syndrome caused by cytomegalovirus pneumonia. Transplant Proc，37(5)：

2118-2121.

Taraseviciene-Stewart L, et al. 2007. Absence of T cells confers increased pulmonary arterial hypertension and vascular re-modeling. Am J Respir Crit Care Med,175:1280-1289.

Villar J. 2005. The use of positive end-expiratory pressure in the management of the acute respiratory distress syndrome. Minerva Anestesiol,71(6):265-272.

Williams MH,Das C,Handler CE,et al. 2006. Systemic sclerosis associated pulmonary hypertension:improved survival in the current era. Heart,92:926-932.

第四十四章　心血管系统免疫病

第一节　心脏免疫病分类

心脏免疫病学(immunological cardiology)是研究心血管系统免疫疾病诊断和治疗的科学。近年随着医学免疫学基础及临床的深入研究,越来越多的证据表明免疫机制、尤其是自身免疫发病机制参与很多心血管疾病的发生及发展过程,并与病情的严重程度密切相关。

一、心血管免疫病疾病谱(表 44-1)

表 44-1　心血管免疫病分类

免疫病因	心脏病变
自身抗原	
隐蔽抗原释放	扩张型心肌病、糖尿病心肌病、急性心肌梗死
自身抗原性质改变	急性心肌梗死、妊娠高血压疾病、动脉硬化
分子模拟	扩张型心肌病、病毒性心肌炎、风湿性心脏病
表位扩展	风湿性心脏病
MHC 异常	扩张型心肌病
免疫病理	病毒性心肌炎
	扩张型心肌病
	限制性心肌病
	心肌梗死后综合征
	复发性心包炎
	胶原病心脏受累
同种免疫	心脏移植引起的排斥反应

二、心血管免疫病的发病机制

心血管免疫病的发病机制包括抗原方面的因素、免疫细胞异常及免疫调节紊乱等多种因素。①抗原方面的因素:主要包括隐蔽抗原的释放,自身抗原的微小改变、分子模拟、表位扩展及HLA-Ⅱ类抗原的改变等。心血管常见疾病如扩张性心肌病、糖尿病心肌病、急性心肌梗死、病毒性心肌炎、风湿性心脏病、动脉硬化等均先有抗原方面的因素,进而引起抗原-抗体反应。以扩张性心肌病为例,这是一种以细胞变性、坏死、纤维化为主的心肌病变,其中抗原异常及自身免疫在其病理发生中起着重要作用。目前研究发现多种自身抗原与 DCM 的发生密切相关,这些抗原包括心肌线粒体 ADP/ATP 载体、肌球蛋白、β_1 和 M_2 受体。所产生的抗体包括,ADP/ATP 载体抗体、肌球蛋白重链抗体、β_1 肾上腺素抗体、M_2 型胆碱能受体抗体等,这些抗体不但能干扰心肌细胞正常生理活性,而且可以介导心肌组织损伤。②免疫细胞异常。免疫细胞异常与心血管的发生也密切相关。例如,T淋巴细胞与VMC、DCM及动脉硬化的关系密切相关。这些病存在T细胞亚群异常,主要表现为CD8$^+$下降,CD4$^+$/CD8$^+$比值升高,Ts功能下降,Th功能相对增强,产生过高的炎症反应和免疫应答反应,导致心肌细胞的免疫损伤。有文献研究发现T淋巴细胞可以在AS斑块里有一定表达,T淋巴细胞可以分泌干扰素,诱导SMC细胞凋亡,促进AS斑块不稳定性的发生。③免疫调节异常:正常人体内存在生理性自身免疫现象,其主要功能是维持机体生理自稳,清除体内衰老、凋亡的自身细胞成分,并调节免疫应答的平衡。免疫系统通过多条渠道的正、负反馈调节将免疫应答控制在适当强度之内,维持免疫系统内环境稳定。除此之外,免疫系统还受抗原、神经系统和内分泌系统的调节。免疫调节异常,例如自身免疫反应异常与心脑血管病的发生密切相关。例如,目前认为VMC与DCM的发生均与病毒感染后的免疫反应及自身免疫反应有关。

三、其　他

目前认为炎症及免疫反应在AS不稳定性斑块发生中起重要作用。巨噬细胞作为主要的炎性细胞,参与了动脉粥样硬化发生的各个阶段。主要表现在:巨噬细胞可作为抗原呈递细胞将处理的抗原给T细胞,巨噬细胞可产生各种细胞因子,如IL-1、TNF、TGF-β、MCP-1等;大部分T淋巴细胞在AS斑块中处于活化状态,表达IL-2R,MHC Ⅱ类抗原及干扰素IFN-γ。AS斑块中的巨噬细胞及与巨噬细胞毗邻的T淋巴细胞均表达MHC Ⅱ类抗原,这些特点提示细胞介导的免疫反应参与了AS早期发病的过程。

在病毒性心肌炎(VMC)及扩张性心肌病(DCM)的发生机制方面,目前认为病毒感染后的免疫反应及自身免疫反应起着重要作用。分子模拟假说在DCM发生中具有重要意义。已经证实ADP/ATP载体蛋白与柯萨奇病毒B$_3$外壳蛋白有同源性抗原,最强的部位为ADP/ATP载体分子的第27~36个氨基酸与柯萨奇病毒B$_3$外壳蛋白第1218~1228序列。抗柯萨奇病毒B$_3$1218~1228片段的抗体可与ADP/ATP载体蛋白27~36片段发生免疫反应。抗ADP/ATP载体抗体通过干扰心肌细胞的能量代谢,损伤心功能而促进心肌自身免疫损伤的发生。

在心力衰竭患者中,存在着内分泌失调、免疫失调及免疫激活,血清中炎症性细胞因子水平增加,从而加重心肌炎症反应,心肌细胞损害和死亡。

在病毒性心肌炎的发生中,存在自然杀伤细胞异常、T淋巴细胞紊乱及抗心肌自身抗体异常等现象。

(董　波)

第二节　风湿性心脏瓣膜病

风湿性心脏瓣膜病(rheumatic valvular heart disease)是指风湿热导致或遗留下来的心脏病变,以心脏瓣膜病变最为显著,故亦称风湿性心瓣膜病。

【流行病学】

有1/3~1/2的风湿性二尖瓣狭窄患者无明确风湿热病史。对于风湿性心脏瓣膜病,根据1954年Wood的300例二尖瓣疾患的临床统计,以二尖瓣关闭不全为主的约占总数的34%,其中半数为单纯性二尖瓣关闭不全,而另一半则伴有二尖瓣狭窄。慢性风湿性心脏病累及主动脉瓣者占 20％～35％,其对瓣膜的损害通常表现为反流和狭窄同时存在,几乎无单纯的风湿性主动脉瓣狭窄,多伴有关闭不全,并常累及二尖瓣。风湿病变单纯累及主动脉瓣,导致孤立性慢性主动脉瓣关闭不全者占少数,大多数风湿性主动脉瓣关闭不全还合并二尖瓣病变。

【免疫病理】

自 20 世纪 60 年代中期以来,对风湿性心脏瓣膜病与 A 组溶血性链球菌有关,得到了临床、流行病及免疫学方面的一些间接证据支持。虽然风湿性心脏瓣膜病与 A 组溶血性链球菌感染有密切关系,但并非链球菌的直接感染所引起。目前一般认为,风湿性心脏病与链球菌的关系是一种变态反应。链球菌菌体及其代谢产物具有高度的抗原性和特异性,抗原和抗体能从血液深入结缔组织,使这类组织产生退化和溶解。

近年来发现 A 组链球菌细胞壁上含有一层蛋白质,由 M、T 及 R 三种蛋白所组成,其中 M 蛋白既能阻碍吞噬作用,又是细菌分型的基础,亦称“交叉反应抗原”。此外,在链球菌细胞壁的多糖成分内,有一种特异性抗原,称为“C 物质”。人体经链球菌感染后,有些人可产生相应抗体,不仅作用于链球菌本身,还可做用于心瓣膜,从而引起心瓣膜病变。有人研究发现心瓣膜的黏多糖成分随年龄而异,因而可以解释青少年与成年人中发生心脏瓣膜病变的不同发病率。张韶冈等提纯 A 组乙型溶血性链球菌膜蛋白抗原(A-HSMPA),用 A-HSMPA 刺激风湿性心脏炎的患者的外周血淋巴细胞,发现风湿性心脏炎患者外周血淋巴细胞人类白细胞抗原 DR 亚型(HLA-DR)分子表达量显著增加。

此外细胞免疫缺陷也参与了风湿性心脏瓣膜病的发病。高雯等用流式细胞仪检测外周血 T 淋巴细胞亚群,用液相终点散射免疫沉淀法检测血清 IgG、IgA、IgM、C3、C4。用聚乙二醇法测血清循环免疫复合物(CIC)。结果发现风湿性心脏瓣膜病的细胞免疫功能低下,表现为 CD3、CD4、CD8 数量减少,CD4/CD8 降低,CD19 数量减少,而 IgG、C4 和 CIC 显著增高。

【组织病理】

(一) 风湿性心肌炎反复发作

瓣膜相互粘连,增厚、变硬,瓣膜不能完全开放,致瓣孔口径缩小,阻碍血液流动,称为瓣膜狭窄。若瓣膜增厚、缩短、畸形或同时有乳头肌、腱索的缩短,使瓣膜不能完全闭合,导致部分血液反流,则称为瓣膜关闭不全。临床上狭窄和关闭不全多同时存在,但常以一种为主。不论狭窄或关闭不全,均可造成血流动力学的改变。在一定时期内,通过代偿功能,心脏尚能维持其正常的功能状态;如果代偿功能失调,便出现心力衰竭的一系列临床表现。慢性风湿性心脏瓣膜病二尖瓣受累为 100％,主动脉瓣 48.5％,三尖瓣 12.2％,肺动脉瓣 6.5％。

(二) 风湿性二尖瓣狭窄

正常二尖瓣瓣口面积为 4～5cm²。当瓣口面积减至 2～2.5cm² 时为轻度狭窄,仅在剧烈活动后才出现症状。瓣口面积减至 1.1～2.0cm² 时为中度狭窄,体力活动后可出现症状。瓣口面积在 1.0cm² 以下时为重度狭窄,在休息时亦有症状。二尖瓣狭窄的主要病理生理为左心房压力升高、心排血量减少和肺血管阻力增高。由于瓣口狭窄,左心房排血受阻,肺部慢性淤血,肺顺应性降低,临床上出现气促、咳嗽和咯血等症状。多数患者左房压升至 15～20mmHg。若左房压升至 30mmHg 以上,即超过血浆渗透压时,可发生急性肺水肿。病程长的病例由于肺泡和毛细血管之间的组织增厚,从肺毛细血管渗透到组织间隙的液体被淋巴管吸收,不易进入肺泡内形成肺水肿。左房压升高可导致肺静脉和肺毛细血管压力升高,可引起肺小动脉痉挛,血管内膜增生,官腔狭窄,肺动脉压随之升高。重度二尖瓣狭窄的病例,肺动脉收缩压可高达 80～90mmHg,平均压升高至 40～50mmHg,右室排血阻力显著增加,可导致右心衰竭,产生肝肿大、下肢水肿及颈静脉怒张等征象。长期左心房高压及淤血,部分患者可并发心房纤颤及左房内血栓,血栓脱落可引起体循环栓塞。

(三) 风湿性二尖瓣关闭不全

当左心室收缩时,一部分血液反流入左房,使左房压升高,体循环血流量减少。在收缩期左房压可高至 30~40mmHg,舒张期压力陡然下降至 10~20mmHg。由于舒张期左心房流入左心室血量较正常增多,可导致左心房或左心室肥大,最后可引起左心衰竭。二尖瓣关闭不全患者肺血管阻力的增加较为缓慢,可能与左心房压的间歇升高有关,左房血栓和体循环栓塞的发生率亦较二尖瓣狭窄者低。

(四) 风湿性主动脉瓣狭窄

正常主动脉瓣口面积为 $3cm^2$,轻度狭窄对血流动力学影响不大。当瓣口面积缩小至 $1cm^2$ 时,左心室排血受阻,左心室收缩压升高,导致主动脉瓣的压力阶差增大。正常其压力阶差 $<5mmHg$,中度狭窄者为 20~50mmHg,重度狭窄者可达 50~150mmHg。心排血量降低,左心室壁可显著肥厚,心肌耗氧量增加,而进入冠状动脉的血流量减少,加重了心肌的缺血情况。

(五) 风湿性主动脉瓣关闭不全

主动脉瓣关闭不全使左心室在舒张期不仅接受左心房流入的血液,还要容纳从主动脉反流的血液,导致左心室舒张期过度充盈,肌纤维拉长,左心室扩张、肥厚。可逐渐引起左心衰竭。大量主动脉内血液反流,可使舒张压显著降低,导致冠状动脉灌注不足,进一步加重心肌缺血。

【临床表现】

(一) 风湿性二尖瓣狭窄

根据病变的发展可有 3 期不同的表现,①代偿期:无症状或只有轻微的症状,患者大多数能胜任一般的体力活动或劳动,但有明显的体征。②左心房衰竭期:有呼吸困难和发绀,咳嗽,咳血及其他少见症状(如声音嘶哑、吞咽困难等)。③右心衰竭期 长期肺动脉高压使肺小动脉由痉挛而硬化,导致右心室肥大和扩张。右心衰竭产生体循环静脉淤血、肝脾肿大与压痛,皮下及下肢水肿和腹水等。右心衰竭的发展虽然可以减轻肺充血症状,但长期肺动脉高压可引起肺硬化,故呼吸困难和发绀等仍然存在。患者体征可呈现面颊部潮红的二尖瓣面容,唇、指可有轻度周围性发绀。若有心房纤颤则心跳快慢不一、强弱不等,心跳和脉搏不一致。有右心衰竭者出现颈静脉怒张、肝肿大和下肢水肿等。心尖区可扪到舒张期细震颤,并可听到舒张期隆隆样杂音。心尖区第一心音亢进,胸骨左缘第 3、4 肋间可听到开放性拍击音。肺动脉瓣区第 2 心音亢进和分裂。严重二尖瓣狭窄者,瓣叶硬化或钙化固定,则舒张期杂音可明显减轻,称之为安静型二尖瓣狭窄。二尖瓣狭窄可导致右心负担加重,肺动脉压升高,引起功能性三尖瓣关闭不全,在胸骨左缘第 3、4 肋间隙可听到收缩期杂音。并发肺动脉瓣关闭不全时,胸骨左缘可听到舒张期杂音。当心尖区杂音不肯定时,运动后左侧卧位或用钟型胸件听诊杂音响度增加。当快速心房颤动心排出量减低时,心尖区舒张期杂音可明显减弱以至于不能闻及,心功能改善,心率减慢时杂音又可出现。

(二) 风湿性二尖瓣关闭不全

轻度二尖瓣关闭不全者,可无自觉症状,且无症状期可以较长。一旦发生症状,病情多较严重。病情较重者,可出现左心功能不全。心排血量降低时可有疲倦、乏力和心悸,因肺充血而产生劳累后呼吸困难,但急性肺水肿、咳血或动脉栓塞的机会远较二尖瓣狭窄者为少。后期也可出现右心功能不全的症状。脉搏较细小,心尖搏动有力,向左下移位,心浊音界向左下扩大。心尖区可听到收缩期杂音,且向腋部传导。心尖区第一心音减弱,肺动脉瓣区第二心音亢进。心尖区常有第三心音出现。

(三)风湿性主动脉瓣狭窄

轻度者都无症状。狭窄程度加重时,最早的自觉症状是疲乏感,活动后呼吸困难,典型的主要表现是三类症状:①眩晕或晕厥;②心绞痛;③左心衰竭。容易发生猝死。也有部分患者自觉症状尚不明显而突然猝死。少数患者猝死的原因可因并发冠状动脉血栓形成或高度心脏传导阻滞而致心室颤动或心脏停搏。主动脉瓣区可听到粗糙的响亮的吹风样收缩期杂音,向颈部传导,并伴有收缩期震颤等。主动脉瓣区第二心音减弱。重度狭窄者收缩压降低,脉压差变小。主动脉瓣狭窄的杂音如传导至胸骨左下缘或心尖区时,应与二尖瓣关闭不全、三尖瓣关闭不全或室间隔缺损的全收缩期杂音区别。此外,还应与胸骨左缘的其他收缩期喷射性杂音鉴别。

(四)风湿性主动脉瓣关闭不全

早期常无症状,或仅有心悸和头部搏动感,心前区不适。晚期可产生左心功能不全和肺淤血的症状,如劳累后气急或呼吸困难;少数患者可有心绞痛或晕厥。最后发生右心衰竭表现。体征:颈动脉搏动显著,心尖搏动增强并向左下移位,呈抬举性搏动。心浊音界向左下扩大。胸骨左缘第三四肋间隙可听到舒张期音调高,强度递减的吹风样舒张早期杂音,常传到心尖部。并可出现水冲脉、毛细血管搏动及股动脉枪击音等周围血管体征。

【辅助检查】

(一)风湿性二尖瓣狭窄

1. 心电图

轻度狭窄可以完全正常。典型改变为 P 波增宽且有切迹,或在右胸导联出现增大的双向 P 波,表示左心房肥大。电轴右偏,并可有右心室肥大的表现。至晚期,常合并房颤。

2. 胸部 X 线检查

轻度狭窄患者可示正常心影,或仅于钡餐透视时见左心房轻度压迫食管;病变较重时,可见左心房明显增大,食管向后移位,在后前位片显示心影右缘常有双重阴影。肺动脉总干突出,肺动脉分支增宽,肺门阴影加深,右心室增大。左心室一般不大,且搏动可能较弱。主动脉弓搏动缩小。在长期肺淤血的重度二尖瓣狭窄患者中,由于含铁血黄素的沉积,在肺野可出现散在的点状阴影。

3. 超声心动图

M 型超声可见舒张期充盈速度下降。EF 斜率下降,双峰形不明显,二尖瓣前叶、后叶于舒张期呈从属于前叶之同向运动,即所谓城垛样改变。二维超声心动图可明确瓣膜狭窄的程度、瓣叶厚度和动度以及有无二尖瓣反流。

4. 右心导管检查

二尖瓣狭窄通常不需行心导管检查即可确定诊断。但右心导管检查可以测定肺动脉压和反应左房压的肺毛细血管嵌入压,并可计算心排血量及二尖瓣口面积。

（二）风湿性二尖瓣关闭不全

1. 心电图

主要为左心室肥大或兼有劳损的表现。胸部 X 线检查，肺纹理粗乱，肺门影增大，左心室扩大，肺动脉段突出。超声心动图检查，可显示二尖瓣病变情况及关闭不全的程度。

2. 左心室造影

选择性左心室造影可见有二尖瓣反流。

（三）风湿性主动脉瓣狭窄

心电图主要表现是左心室肥厚和劳损。胸部 X 线检查：左心室扩大，偶尔可发现主动脉瓣钙化，升主动脉多因受收缩期血流的急促喷射而发生狭窄后扩张。超声心动图检查，主动脉瓣开放幅度减少，回声增厚。主动脉根部舒张末径减小，收缩幅度减低，左心室后壁和室间隔肥厚。左心导管检查，可测定左心室与主动脉之间的压力阶差，并可根据心排血量资料，计算瓣口面积。选择性左心室造影可显示狭窄的部位及范围、左心室大小及室壁厚度。

（四）风湿性主动脉瓣关闭不全

心电图可见电轴左偏，有左心室肥大和劳损的表现。胸部 X 线检查，可显示不同程度的左心室扩大，心影呈靴型，主动脉弓突出，并有显著搏动。超声心动图，主动脉瓣开放及关闭速度增加，主动脉瓣舒张期双波相距大于 1mm。舒张期二尖瓣前叶有细震颤波。甚至同时可见室间隔左室面的细颤波。主动根部活动度增大，左室扩大。逆行主动造影，见造影剂反流入左心室，根据反流的程度，可初步估计关闭不全的程度。

【诊断和鉴别诊断】

（一）风湿性二尖瓣狭窄

1. 诊断

心尖区有隆隆样舒张期杂音伴 X 线或心电图示左心房增大，患者是中青年或有风湿热病史，一般可以诊断二尖瓣狭窄。但因近年来风湿热的临床表现有所改变，病变减轻而病程延长，发病年龄后移，有不少病例缺乏典型的风湿热病史，超声心动图检查可确诊。

2. 鉴别诊断

①经二尖瓣口的血流增加：严重二尖瓣反流、大量左至右分流的先天性心脏病和高动力循环时，心尖区可有短促的隆隆样舒张中期杂音，常紧随于增强的第三心音后。为相对性二尖瓣狭窄。②Austin-Flint 杂音：见于严重的主动脉瓣关闭不全。③左房黏液瘤：瘤体阻塞二尖瓣口，产生随体位改变的舒张期杂音，其前有肿瘤扑落音。瘤体常致二尖瓣关闭不全。其临床表现尚有发热、关节痛、贫血、血沉增快和体循环栓塞等。

（二）风湿性二尖瓣关闭不全

1. 诊断

慢性二尖瓣关闭不全的诊断及评价有赖于详细的病史、体检资料以及相应的辅助检查。轻度二尖瓣关闭不全的患者常无症状，较严重的二尖瓣关闭不全的患者渐出现疲乏、心悸、胸痛、晕厥、直立性低血压、劳力性呼吸困难甚至端坐呼吸、发作性心源性呼吸困难和急性肺水肿、血栓栓塞的表现等。部分症状与并发心力衰竭、房颤、血栓栓塞有关。二尖瓣关闭不全的体征主要有心尖搏动呈高动力型,并可向左下移位,往往是左心室增大的表现。在心尖部可闻及粗糙的、高调的吹风样的全收缩期杂音。严重二尖瓣关闭不全常可闻及第三心音或第四心音及舒张期杂音。

超声心动图检查可准确评价二尖瓣病变、反流程度、左心房大小、左心室大小及功能,对二尖瓣关闭不全的诊断具有至关重要的意义,尤其是初诊患者。

2. 鉴别诊断

①三尖瓣关闭不全:为全收缩期杂音,在胸骨左缘第4、5肋间最清楚,右心室显著扩大时可传导至心尖区,但不向左腋下传导。杂音在吸气时增强,常伴颈静脉收缩期搏动和肝收缩期搏动。②室间隔缺损:为全收缩期杂音,在胸骨左缘第4肋间最清楚,不向腋下传导,常伴胸骨旁收缩期震颤。③主、肺动脉瓣狭窄:血流通过狭窄的左或右心室流出道时,产生胸骨左缘收缩期喷射性杂音。杂音自收缩中期开始,于第二心音前终止,呈吹风样和递增递减型。主动脉瓣狭窄的杂音位于胸骨右缘第2肋间;肺动脉瓣狭窄的杂音位于胸骨左缘第2肋间;肥厚型梗阻型心肌病的杂音位于胸骨左缘第3、4肋间。以上情况均有赖超声心动图确诊。

(三)风湿性主动脉瓣狭窄

1. 诊断

根据典型的主动脉瓣狭窄杂音,结合其他临床资料(如风湿热病史),且有多瓣膜损害,如主动脉瓣狭窄合并关闭不全和二尖瓣损害,多可诊断为风湿性心瓣膜病。确诊有赖于超声心动图,仅疑难病例才需做心导管检查和左心室造影。

2. 鉴别诊断

①先天性主动脉瓣上狭窄的杂音最响在右锁骨下,杂音和震颤明显传导至胸骨右上缘和右颈动脉甚至右上臂,喷射音少见。②先天性主动脉瓣下狭窄难以与风湿性主动脉瓣狭窄鉴别,前者常合并轻度主动脉瓣关闭不全,无喷射音。③梗阻性肥厚型心肌病有收缩期二尖瓣前叶前移,致左心室流出道梗阻,产生收缩中或晚期喷射性杂音,胸骨左缘最响,不向颈部传导,有快速上升的重搏脉。以上情况的鉴别有赖于超声心动图。

(四)风湿性主动脉瓣关闭不全

主动脉瓣关闭不全可在胸骨左缘第3、4肋间及(或)主动脉瓣区听到典型的高调叹气样舒张期杂音,同时伴有动脉收缩压升高、舒张压降低、脉压增大,常据此诊断主动脉瓣关闭不全。临床可以借助超声心动图及主动脉根部造影检查进一步明确。

主动脉舒张早期杂音于胸骨左缘明显时,应与Graham Steell杂音鉴别。后者常见于严重肺动脉高压伴有肺动脉扩张所致相对性肺动脉瓣关闭不全,常有肺动脉高压体征。

此外,风湿性心脏病还可累及肺动脉瓣和三尖瓣,但单纯累及者极少见。一般同时合并有其他瓣膜病变

【治疗】

预防风湿性心瓣膜病的关键在于积极防治风湿热,在瓣膜病变形成后,仍应积极防止风湿活动。AHA/ACC最新颁布了临床治疗指南,也提倡对瓣膜性心脏病进行早期诊断和规范性治疗。风心病无症状期的治疗原则主要是保持和增强心脏的代偿功能。一方面应避免心脏过度负

荷,另一方面亦需注意动静结合,适当做一些力所能及的活动和锻炼,增强体质,提高心脏储备能力。并发症的治疗包括心功能不全的治疗,急性肺水肿的抢救,控制和消除心房颤动等。对慢性风湿性心瓣膜病而无症状者,一般不需要手术;有症状且属于手术适应证者,可选择做瓣膜分离术或人工瓣膜替换术。

(一)风湿热复发的预防

曾患风湿性心肌炎的患儿,如发生再次链球菌感染,则风湿热复发的危险性很大,所以不管有无明显症状均应进行治疗,使用青霉素的指征要放宽。尽管如此,预防还可能失败。因此,预防风湿热复发是否成功取决于持续的预防措施,而不是单纯靠对急性链球菌感染发病时的治疗。一级预防是针对咽炎或扁桃体炎的早期治疗,二级预防是针对近期患过风湿热或风湿性心脏病的患者。

(二)慢性风湿性心脏瓣膜病的治疗

1. 风湿性二尖瓣狭窄的治疗

(1)一般治疗:①预防风湿热复发。②预防感染性心内膜炎。③无症状者避免剧烈体力活动,定期(6~12个月)复查。④呼吸困难者应减少体力活动,限制钠盐摄入,口服利尿剂,避免和控制诱发急性肺水肿的因素。

(2)并发症的处理:①大量咯血。一般处理原则包括密切观察病情、预防窒息、平卧位、吸氧、止血等。大咯血主要是因为二尖瓣狭窄、左心房衰竭引起的肺静脉压力高、肺淤血,治疗上可应用血管扩张剂和利尿剂降低肺静脉压力。不宜使用垂体后叶素,因为它有强烈的收缩血管作用,可使血压增高,增加肺动脉阻力,加重心脏负荷,内科治疗无效的大咯血可紧急行经皮球囊二尖瓣扩张术。②急性肺水肿。处理原则与急性左心衰竭所致的肺水肿相似,但应注意避免使用以扩张小动脉为主和减轻心脏后负荷的血管扩张药物,应选用扩张静脉系统,减轻心脏前负荷为主的硝酸酯类药物。正性肌力药物对二尖瓣狭窄的肺水肿无益,仅在心房颤动伴快速心室率时可静脉注射毛花苷C,以减慢心室率。③心房颤动。阵发性房颤,首选胺碘酮,可防止阵发性房颤发作,维持窦性心律。持续性房颤,二尖瓣狭窄的机械梗阻如不解除,则不宜行药物或电击复律,因极易复发。持续性房颤可引起心排血量下降,当发作快速房颤时,宜迅速控制心室率,可给予毛花苷C静脉注射。待心室率减慢后,可给予地高辛口服,使心室率控制在安静状态下60~80次/分,日常活动时<100次/分;如无禁忌证,应长期服用华法林,预防血栓栓塞。④右心衰竭。限制钠盐摄入,应用利尿剂和地高辛。

(3)介入和手术治疗:为治疗本病的有效方法。当二尖瓣口有效面积<1.5 cm²,伴有症状,尤其症状进行性加重时,应用介入或手术方法扩大瓣口面积,减轻狭窄。如肺动脉压明显增高,即使症状不重,也应及早干预。

1)经皮球囊二尖瓣成形术:为缓解单纯二尖瓣狭窄的首选方法。对瓣叶(尤其是前叶)活动度好,无明显钙化,瓣下结构无明显增厚的患者效果较好。对高龄,伴有严重冠心病,因其他严重的肺、肾、肿瘤等疾病不宜手术或拒绝手术,妊娠伴严重呼吸困难,外科分离术后再狭窄的患者也可选择该疗法。术前可用经食管超声探查有无左心房血栓,对于有血栓或慢性心房颤动的患者应在术前充分用华法林抗凝。

2)闭式分离术:经开胸手术,将扩张器由左心室心尖部插入二尖瓣口分离瓣膜交界处的粘连融合。适应证和效果与经皮球囊二尖瓣成形术相似,目前临床已很少使用。

3)直视分离术:适于瓣叶严重钙化、病变累及腱索和乳头肌、左心房内有血栓的二尖瓣狭窄的患者。在体外循环下,直视分离融合的交界处、腱索和乳头肌,去除瓣叶的钙化斑,清除左心房内血栓。较闭式分离术更有效的解除瓣口狭窄,手术死亡率<2%。

4) 人工瓣膜置换术:适应包括严重瓣叶和瓣下结构钙化、畸形,不宜作分离术者;二尖瓣狭窄合并明显二尖瓣关闭不全者。手术应在有症状而无严重肺动脉高压时考虑。严重肺动脉高压增加手术风险,但非手术禁忌。

2. 风湿性二尖瓣关闭不全的治疗

(1) 内科治疗:①预防风湿热复发和感染性心内膜炎。②无症状、心功能正常者无需特殊治疗,但应定期随访。③心力衰竭者应限制钠盐摄入,使用利尿剂、血管紧张素转换酶抑制剂、β受体阻滞剂和洋地黄。④抗凝治疗:二尖瓣关闭不全的患者若出现下列4种情况之一应考虑抗凝治疗,A 左心房明显扩大(>55mm)。B 阵发性心房颤动或持续性心房颤动。C 有栓塞史和一过性脑卒中史。D 人工瓣膜置换术后。

(2) 手术治疗:为恢复瓣膜关闭完整性的根本措施。应在发生不可逆的左心室功能不全之前施行,否则术后预后不佳。慢性二尖瓣关闭不全的手术适应证:重度二尖瓣关闭不全伴心功能 NYHA Ⅲ 或Ⅳ级;心功能 NYHA Ⅱ级伴心脏大,左室收缩末容量指数(LVESVI)>30ml/m²;重度二尖瓣关闭不全,左室射血分数减低,左室收缩末期及舒张末期内径增大,LVESVI 高达60ml/m²,虽然没有症状,也应考虑手术治疗。严重二尖瓣关闭不全,术前 LVESVI 正常(<30ml/m²)的患者,术后左室功能正常。而 LVESVI 显著增加者(>90ml/m²),围手术期死亡率增加,术后心功能差。LVESVI 中度增加者(30~90ml/m²)常能耐受手术,术后心功能难以恢复正常。手术方法有瓣膜修补术和人工瓣膜置换术两种。

1) 瓣膜修补术:如瓣膜损坏较轻,瓣叶无钙化,瓣环有扩大,但瓣下腱索无严重增厚者,可行瓣膜修补术。

2) 人工瓣膜置换术:瓣叶钙化,瓣下结构病变严重,感染性心内膜炎或合并二尖瓣狭窄者,必须置换人工瓣。严重左心室功能不全(LVEF≤0.30~0.35)或左心室重度扩张(左心室舒张末内径 LVEDD≥80mm,左心室舒张末容量指数 LVEDVI≥300ml/m²),已不宜换瓣。

3. 风湿性主动脉瓣狭窄

风湿性心脏病单纯累及主动脉瓣的较少,多伴有二尖瓣瓣膜病变。当伴有主动脉瓣狭窄时,主要采取以下治疗措施:预防风湿热复发及感染性心内膜炎发生;无症状轻度狭窄者每两年复查病情变化。中度狭窄者避免剧烈体力活动,每半年到一年监测一次心功能改变。对不同的临床合并症采用不同的对应措施,如用药预防或控制心律失常、心力衰竭、心肌缺血的发生。除了内科治疗外,人工瓣膜置换术是治疗成人主动脉瓣狭窄的主要方法。其关键是手术的指征和时间,而手术指征、技术和结果取决于患者的年龄和瓣膜畸形的性质。无症状的轻、中度狭窄者无手术指征,重度狭窄伴心绞痛、胸痛、晕厥或心力衰竭者为手术的主要指征。成功的换瓣术可使主动脉瓣狭窄或联合瓣膜病变患者的临床症状和血流动力学有很大改善。另外,还可行经皮球囊主动脉瓣成形术,作为主动脉瓣置换术的一种补充手段。

4. 风湿性主动脉瓣关闭不全

(1) 内科治疗:①预防链球菌感染、风湿热的复发及感染性心内膜炎的发生。②舒张压大于90mmHg者应用降压药。③无症状的轻或中度反流者,应限制重体力活动,并每1~2年随访一次。对有严重主动脉瓣关闭不全和左心室扩张者,即使无症状,也可使用血管紧张素转换酶抑制剂,以延长无症状和心功能正常时期,推迟手术时间。④左室收缩功能不全出现心力衰竭时应用血管紧张素转换酶抑制剂和利尿剂,必要时加用洋地黄类药物。⑤心绞痛可用硝酸酯类药物。⑥积极纠正房颤和治疗心律失常。⑦如有感染应及早控制。

(2) 外科治疗:人工瓣膜置换术为严重主动脉瓣关闭不全的主要治疗方法,应在不可逆的左心室功能不全发生之前进行。无症状和左心室功能正常的严重反流不需手术,但需密切观察。下列情况的严重关闭不全应手术治疗:①有症状和左心功能不全者。②无症状伴左心室功能低下者,经系列无创伤检查显示持续或进行性左心室收缩末容量增加或静息射血分数降低者应手术。③有症状而左心室功能正常者,先试用内科治疗,如无改善,不宜拖延手术时间。手术的禁忌证为 $LVEF \leqslant 0.15 \sim 0.20$,$LVEDD \geqslant 80mm$,$LVEDVI \geqslant 300ml/m^2$。

因风湿性心脏瓣膜病是一个慢性联合瓣膜病,以二尖瓣狭窄伴关闭不全为主,可伴发主动脉瓣或三尖瓣的损害,治疗时应根据具体临床情况综合分析。

【预后】

在未开展手术治疗的年代,二尖瓣狭窄 10 年存活率在无症状被确诊的患者为 84%,症状轻者为 42%,中、重者为 15%。从发生症状到完全致残平均 7.3 年。死亡原因为心力衰竭(62%)、血栓栓塞(22%)和感染性心内膜炎(8%)。在手术治疗前时代,慢性二尖瓣关闭不全确诊后内科治疗 5 年后存活率 80%,10 年存活率 60%。年龄大于 50 岁,有明显收缩期杂音和二尖瓣反流、瓣叶冗长增厚,左心房左心室增大者预后较差。主动脉瓣狭窄可多年无症状,一旦出现症状,病情迅速恶化,出现症状后的平均生存期仅 3 年左右。主要死亡原因为左心衰竭(70%)、猝死(15%)和感染性心内膜炎(5%)。急性主动脉瓣关闭不全如不及时手术,常死于左心衰竭。慢性者无症状期长,重度者确诊后内科治疗 5 年存活率为 75%,10 年存活率 50%。症状出现后病情迅速恶化,心绞痛者有 50%在 5 年内死亡。严重左心衰竭者 2 年内死亡 50%。

(刘忠志)

第三节　扩张型心肌病

扩张型心肌病(dilated cardiomyopathy,DCM)是自身免疫性心肌病,主要特征是单侧或双侧心腔扩大,心肌收缩功能减退,伴或不伴有充血性心力衰竭。本病常伴有心律失常,病死率高,DCM 是一种排除性诊断的疾病。

【流行病学】

本病确诊和流行病学调查都具有较大的难度,所以关于 DCM 发病率和患病率的报道也有很大的差异,但近年来 DCM 的发病率、患病率和死亡率均有增加的趋势,这可能与人们对本病的认识和各种诊断技术的发展有关。

DCM 的发病呈世界性分布。在热带、亚热带地区高发,个别地区占心脏病首位,发展中国家本病的发病率高于发达国家。DCM 的发病还与年龄、性别和种族有关。本病多发年龄为 20~40 岁,40 岁以下患者约占全部患者的 56%。黑人比白人发病率高(2.5:1),12 个月和 24 个月的总存活率分别为 71.5%和 63.6%,而白人中分别是 92%和 86.3%。男性 DCM 发病率增加,男性多于女性,男女比是(2.5~3.4):1,所有年龄组发病率男性均较女性高。

在乌干达本病的发病率高达 19/1000,在肯尼亚 DCM 占心脏病专科门诊病例的 10%,在斯里兰卡 25%的充血性心力衰竭患者是 DCM,在南非黑人中 DCM 占心脏病死亡总数 14%。而在丹麦 DCM 的发病率仅为 0.73/1000，在英格兰为 8.3/100 000，在美国为 6.0/100 000。

扩张型心肌病在我国的发病情况尚缺乏系统报道，在我国发病率为 13/10 万～84/10 万不等。南京地区 14 所医院回顾性病例资料分析，DCM 发病率 1.3/100 000。广西西宁地区 1978 年 66 632 人中 DCM 的抽样检查患病率为 84.0/100 000，占该地区各种心脏病自然发病率的第 4 位。根据哈尔滨医科大学 4000 例尸体解剖结果，DCM 的检出率 0.45%。

【免疫病理】

扩张型心肌病患者心肌检测出免疫复合物沉积；血清中检测出特异性抗心肌抗体。其自身抗原包括心肌线粒体 ADP/ATP 载体（即 ANT）、β 受体肌球蛋白重链和 M_2 胆碱能受体等。

30% 扩张型心肌病患者血清抗 β 受体抗体（ABRA）显著增高，ABRA 直接结合于细胞膜配体结合部位，使胞浆内 β-受体向细胞膜上转移并特异地与之结合受阻。导致 β 受体功能低下。ABRA 还作用于心肌细胞膜 Na^+-K^+-ATP 酶、Ca^{2+}-ATP 酶并影响 cAMP 的产生，限制了心肌的收缩功能。

研究发现扩张型心肌病患者血清中抗 ADP/ATP 运载蛋白抗体（ACPAB）阳性，ACPAB 能特异地结合在心肌线粒体运载蛋白的底物连接部位，从而抑制运载蛋白功能，降低核苷酸运输，引起心肌细胞损伤。

在扩张型心肌病患者心肌中，几乎所有 $CD4^+$（96%±7.2%）细胞和大多数 $CD8^+$ 细胞（76.1%±6.1%）表达记忆性 T 细胞 CD45RO 标记，少数 $CD4^+$（27.5%±4.3%）和 $CD8^+$（28.2%±4.7%）细胞表达幼稚 T 细胞 CD45RA 标记。与此相反，外周血 $CD4^+$（71%±5.3%）和 $CD8^+$（94.5%±6.7%）T 细胞主要表达 $CD45RA^+$ 标记，仅有少数 $CD4^+$（27.8%±2.2%）和 $CD8^+$（33.2%±4.7%）T 细胞表达 $CD45RO^+$。Leu-8（lymph node-homing receptor）表达分布：组织 $CD4^+$ T 细胞为 11.1%±3.7%，组织 $CD8^+$ T 细胞为 12.4±1.2%，外周血 $CD4^+$ T 细胞为 93.3%±7.8%，外周血 $CD8^+$ T 细胞为 88.6%±6.7%。扩张型心肌病患者心肌组织 $CD3^+$ T 细胞表达 IL-2R 和 IL-7R 较高。

电镜心肌细胞免疫染色检查显示，抗心肌细胞膜抗体结合在扩张型心肌病患者心肌细胞膜表面，它不能与肝细胞起交叉反应，只对心肌细胞有溶解作用，这说明在扩张型心肌病发生过程中存在抗心肌细胞膜抗体介导的免疫损伤。

【组织病理】

（一）肉眼所见

尸解呈心脏扩大，重量增加。心肌外观苍白、质软。心腔扩大以两侧心室最为明显，心房亦可出现不同程度扩大。左心室壁厚度多正常，心尖部变薄。在心室内可见瘢痕形成，乳头肌扁平，肉柱呈多层交织的网眼状，肉柱间隐窝深陷，50% 以上的尸检出现附壁血栓。心脏明显扩大致二尖瓣相对关闭不全，其二尖瓣前叶游离缘中部呈卷边状增厚。

（二）光镜检查

心肌细胞有不同程度的肥大与萎缩，肌细胞间纤维组织增多。心肌纤维仍为规则性排列，个别可见轻度心肌细胞排列紊乱。心肌细胞常发生空泡变性，在内层心肌、乳头肌内可见到小灶状液化性肌溶解，散在微小坏死灶，但无明显炎细胞浸润。心肌细胞核大而深染，畸形。间质胶原纤维增多，心室内膜下及血管周围有广泛的大小不等的纤维化病灶。心壁内血管多正常，但可以表现为管壁及内膜增厚，其中多见纤维化区。

（三）电镜检查

超微结构改变属于非特异性。早期肌原纤维数量并不减少，甚至增加，可以看到轻度肌原纤维溶解,晚期常看到肌原纤维溶解消失。线粒体数目增多,大小及形态不一,出现变性和增生,线粒体肿胀,嵴分解,减少或消失,有时发生髓样变。肌浆网呈广泛性扩张或灶性增生。高尔基复合体肥大,出现少量粗面内质网。心肌细胞表面的肌膜有局部增厚,有时形成许多小突起。横管常增大、弯曲,腔内充满细丝状物质,有的形成分枝或增生。糖原颗粒普遍增多,呈弥漫性或灶性沉积。细胞核增大,明显变形,核膜出现深度皱褶,染色质呈块状凝聚,含 1 至 2 个较大的核仁,偶见圆形致密内含物。

【临床表现】

(一)症状

起病缓慢,可有心脏扩大持续多年但无充血性心力衰竭症状,可表现各种类型的心律失常,逐渐发展,出现心力衰竭。可先有左心衰竭,心悸、气短、不能平卧,然后出现右心衰竭,肝肿大,水肿、尿少。亦可起病即表现为全心衰竭。由于心搏出量减少,脑供血不足而出现头晕或头痛,甚或晕厥。由于心脏内附壁血栓,可致肺、脑、肾、四肢动脉栓塞。心律失常较常见,以异位心律,尤其室性期前收缩多见,心房颤动发生率为 $10\%\sim30\%$,也可有各种类型程度不等的传导阻滞。可因心律失常或动脉栓塞而突然死亡。

(二)体征

心脏扩大最多见,心尖部第一心音减弱,由于相对性二尖瓣关闭不全,心尖常有收缩期杂音,偶尔心尖部可闻舒张期杂音,心衰加重时杂音增强,心衰减轻时杂音减弱或消失,大约 75% 患者可闻及 P3 或 P4。10% 患者血压增高,可能与心衰时儿茶酚胺分泌增高水钠潴留有关。心衰控制后,血压恢复正常,亦有并存高血压病者。

【辅助检查】

(一)免疫学指标检测

DCM 患者血清中抗心肌肽类抗体,抗心肌线粒体 ADP/ATP 载体抗体、抗肌球蛋白抗体、抗 M_2 受体抗体阳性,有助于 DCM 的辅助诊断,并与 DCM 心衰的严重程度相关。廖玉华等应用免疫转印法检测抗 ADP/ATP 载体抗体诊断 DCM 的敏感性为 83%,特异性为 98%。该抗体在心功能 Ⅱ、Ⅲ 级患者中为阳性,但在晚期 DCM 患者中抗体为阴性,说明该抗体滴度与心肌病患者心功能不全程度和病程有关。另廖玉华等报道,DCM 患者血清中检测抗心肌线粒体和心肌线粒体 ADP/ATP 载体抗体的总阳性率可达 97.3%,冠心病和正常人对照均为阴性,说明该抗体的检测对 DCM 诊断有很高的特异性和敏感性,可作为 DCM 的重要诊断指标。

(二)胸部 X 线检查

胸部 X 线检查示心影扩大,晚期外观如球形。透视下见心脏搏动较正常为弱。主动脉一般不扩大。病程较长的患者常有肺淤血和肺间质水肿,两肺肋膈角处可有间隔线,肺静脉和肺动脉影可扩大。胸腔积液不少见。

(三)心电图检查

在有症状的患者中几乎都有异常,无症状者不少已有心电图改变,改变以心脏肥大、心肌损害和心律失常为主。左心室肥大多见,常合并心肌劳损,晚期常有右心室肥大;也可有左或右心房肥大。心肌损害常见,以 ST 段压低、T 波平坦、双相或倒置为主要表现,有时 T 波呈缺血型改变。少数患者可有病理性 Q 波,类似心肌梗死,其部位多在前间隔(V_1、V_2 导联),可能为间隔纤维化的结果。心室内传导阻滞常见,左、右束支或左束支分支的传导阻滞都可出现。心律失常常见,以异位心律和传导阻滞为主。异位心律可来自心房、房室交接处或心室。由早搏逐步演变为心动过速,以至扑动或颤动。亦可有窦房病变、房室交接处逸搏或逸律,或心室自身心律等。一至三度房室传导阻滞均可发生。

（四）超声心动图

二维及多普勒超声心动图可估测左室功能受损程度,并可明确是否伴发瓣膜或心包疾病。本病早期即可见到心腔轻度扩大,尤其左心室,室壁运动减弱,后期各心腔均扩大,室间隔与左室后壁运动减弱。二尖瓣前叶双峰可消失而前后叶呈异向运动。左室排血指数常减至50%以下,心肌缩短指数也减小,可能有少量心包积液。

（五）心脏放射性核素检查

心肌灌注显影,主要表现有心腔扩大,尤其两侧心室扩大。心肌显影呈弥漫性稀疏,但无局限性缺损区,心室壁搏动幅度减弱,射血分数降低。放射性核素心肌灌注显影不但可用于诊断,也可用于同缺血性心肌病相鉴别。

（六）心导管检查和心血管造影

心导管检查早期近乎正常,左右心室舒张末期压可以稍增高。有心力衰竭时心排血指数减小,动静脉血氧差大,肺动脉及心房压增高。心血管造影示心腔扩大,室壁运动减弱。

（七）心内膜心肌活检

可见心肌细胞肥大、变性、间质纤维化等。采用半定量组织形态学观察对估计病变严重程度、判定预后、与特异性(继发性)心肌病和急性或慢性心肌炎的鉴别诊断有一定价值。

【诊断与鉴别诊断】

（一）诊断

本病缺乏特异性诊断指标,需排除其他各种病因明确的器质性心脏病。我国采纳1996年WHO/ISFC工作组对心肌病的报道。目前DCM诊断参考标准如下:

临床表现:心脏扩大、心室收缩功能减低伴或不伴有充血性心力衰竭和心律失常,可发生栓塞和猝死等并发症。

心脏扩大:X线检查心胸比>0.5,超声心动图示全心扩大,尤以左心室扩大为著。

心室收缩功能减低。

必须排除其他特异性(继发性)心肌病和地方性心肌病(克山病)。

若有病毒性心肌炎病史,检查患者血清中抗心肌肽类抗体如抗心肌线粒体ADP/ATP载体抗体、抗肌球蛋白抗体、抗β_1受体抗体、抗M_2胆碱能受体抗体明显增高更支持诊断。

（二）鉴别诊断

1. 冠心病

有胸痛胸闷心律失常,心电图ST-T改变及Q波时,两者鉴别困难。尤其40岁以上患者,极易误为冠心病。下列条件有助鉴别,①年龄:冠心病多发生在40岁以上者,而心肌病以中年人好发。②病史:冠心病往往有心绞痛或心肌梗死病史,而心肌病常有心衰史、心悸、气短、下肢水肿。胸部可有刺痛或胸闷不适,有典型心绞痛的DCM约占10%。③心脏扩大:冠心病在反复心力衰竭后方引起心脏扩大。心肌病以心脏扩大为主要表现,心脏扩大而搏动弱。④超声心动图:冠心病的心脏扩大不明显,心脏呈局限性搏动减弱,而心肌病心脏显著扩张,心室壁搏动幅度普遍减弱。⑤冠心病易患因素如高血压、高血脂、高血糖在心肌病少见。⑥同位素检查:放射性核素心肌灌注显影,心肌病大多双侧心室均扩大,而冠状病以左心室扩大为主,右心室扩大者较少。

⑦冠状动脉造影:是两者鉴别的最可靠条件。扩张型心肌病时,冠状动脉无大于50%的狭窄。

2. 高血压心脏损害

心肌病与高血压心脏损害的鉴别:①高血压病程,除急进型高血压外,高血压病发展到高血压性心脏病心力衰竭,往往要数年病史。②高血压严重程度,高血压导致高心病心力衰竭时,往往有较严重的血压升高。③高心病时左心室肥厚扩张,且伴有主动脉增宽。④高血压病时,常有高血压眼底改变及肾脏改变。

3. 风湿性心脏病

①心肌病时,杂音在心衰时出现或增强,心衰纠正后杂音减弱或消失。风湿性二尖瓣病,心衰纠正后,杂音增强。②X线检查,心肌病心脏普遍扩大,搏动普遍减弱、肺淤血程度较轻。风湿性二尖瓣病,肺动脉段突出,肺淤血较重。③心电图心肌病广泛 ST-T 改变,左束支传导阻滞病理性 Q 波。风心病少见。④超声心动图;心肌病时心腔普遍扩大,室壁搏动幅度弱,二尖瓣开口小,心衰时二尖瓣呈类城墙样改变,心衰纠正后恢复双峰形,与风湿性二尖瓣狭窄的城墙样改变不同。

4. 心包积液

心肌病心脏普遍扩大,搏动极弱易误为心包积液,可根据下列条件进行鉴别:①心脏增大,搏动减弱,病程长达半年以上者,以心肌病可能性大。②X线检查见左心室增大者,提示心肌病。③超声心动图,心脏显著增大而无液性暗区,支持心肌病。④心电图:左室高电压,左室肥厚,束支传导阻滞,异常 Q 波,室性心律失常等提示心肌病。⑤收缩时间间期 PEP 延长,LVET 缩短,PEP/LVET 比值增大,支持心肌病。

5. 克山病

属地方性心肌病,有一定流行地区,以学龄前儿童及生育期妇女发病较多。扩张型心肌病属散发性,以中年男性居多。

【治疗】

扩张型心肌病目前仍无特效药物及方法,以控制充血性心力衰竭,治疗心律失常,预防肺和体循环栓塞,延长患者生命为目的。近年来该病的治疗原则从单纯改善血流动力学向神经免疫综合调整型转化。

(一) 心衰治疗

可参照 2007 年《中国慢性心衰治疗指南》给予规范系统的治疗,根据心功能 NYHA 分级:Ⅰ级,控制危险因素,ACE 抑制剂。Ⅱ级,ACE 抑制剂、利尿剂、β受体阻滞剂,可用地高辛。Ⅲ级,ACE 抑制剂,利尿剂,β受体阻滞剂,地高辛。Ⅳ级,ACE 抑制剂、利尿剂、地高辛、醛固酮受体拮抗剂,病情稳定后慎用β受体阻滞剂。

心衰时肾上腺素能神经过度兴奋,β受体密度下降,选用β受体阻滞剂从小剂量开始,根据症状和体征调整剂量,长期服用可上调心肌内β受体密度而延缓病情发展,延长生存期。

预防栓塞性并发症可用口服抗凝药或抗血小板聚集药。

中药黄芪、生脉散和牛磺酸等具有抗病毒、调节免疫、改善心功能等作用,长期应用可改善症状及预后。

对于重症晚期患者,如合并左束支传导阻滞,可行 CRT 起搏治疗(三腔或四腔起搏),通过调整左右室收缩程序、改善心功能、缓解症状,有一定疗效。长期严重心力衰竭患者,内科治疗无效,可考虑心脏移植。

(二)免疫治疗

1. 阻止抗心肌自身抗体对心肌的攻击

由于抗线粒体 ADP/ATP 载体抗体和抗 β_1 肾上腺素受体抗体作用机制分别与钙通道和 β_1 肾上腺素受体有关,因而 20 世纪 90 年代,钙离子拮抗剂 CCB 和 β 受体阻滞剂的应用成为研究治疗 DCM 的热点。动物实验显示,盐酸维拉帕米可抑制抗心肌自身抗体介导的 Ca^{2+} 摄入和防止自由基产生脂质过氧化和细胞损伤,防止心肌坏死和改善心功能。地尔硫草在增加左室射血分数(LVEF)和心搏指数,降低心率等方面的作用优于硝苯地平和盐酸维拉帕米。

MDC 试验选择性的 β 受体阻滞剂美托洛尔 5 mg,2 次/天口服 2~7 天,然后每天用药总量逐渐增至 100~150 mg,观察了 383 例扩张型心肌病患者的疗效,12 个月后研究结果表明,与安慰剂组相比,该药可明显增加患者的 LVEF(0.13 vs 0.06, $P < 0.0001$)、降低肺毛细血管楔压(5 vs 2, $P = 0.06$)和改善其心功能。对照组在观察终点有 19 例需行心脏移植手术,而治疗组只有 2 例。

2. 免疫吸附治疗(immunoadsorption, IA)

是免疫治疗的主要形式之一。Staudt 等发现对 DCM 患者行 IA 治疗及 IgG 置换 3 个月后,左心室射血分数(left ventricular ejection fraction, LVEF)上升,伴血清 β_1-AABs 水平下降,心肌中 CD3 细胞、$CD4^+$ 淋巴细胞和 $CD8^+$ 淋巴细胞浸润减少,HLA-II 表达减少,IA 及 IgG 置换减轻了 DCM 患者心肌的炎症反应。Felix 等发现在 IA 过程中,DCM 患者血浆 IgG 水平下降伴随心脏指数增加,来自于血浆的洗脱物加入孵育液大鼠心肌细胞,可以引起即刻的、浓度依赖性的 Ca^{2+} 瞬变减弱及肌细胞缩短程度降低。血浆的洗脱物主要成分是具有心肌抑制作用的自身抗体,早期的血流动力学改善与血浆洗脱物对大鼠心肌细胞的抑制作用相关联。Mobini 等则发现不管是 β_1-AABs 阳性或阴性的 DCM 患者,在接受 IA 治疗过程中均快速出现血流动力学的改善并持续一段时间,而且均出现 LVEF 增加。这些证据表明 IA 治疗所引起的血流动力学的改善有多种机制,并非仅仅因为去除血浆 β_1-AABs。Knosalla 等发现用 IA 治疗可以降低血清抗-半乳糖抗体水平及血清细胞毒性因子,但效果仅维持一个月。综合上述,DCM 患者接受 IA 治疗可以短期改善血流动力学,但是尚没有依据证实可以降低病死率。

3. 血浆置换疗法

IA 治疗可以清除 DCM 患者血清的抗体,但需要特异抗体吸附过滤柱,只能清除可被吸附的抗体。血浆置换疗法,包括血液过滤(hemofiltration, HF)和两次过滤加血浆置换疗法(double filtration plasmapheresis, DFPP)是最有效的,可以清除免疫球蛋白、低密度脂蛋白、凝血因子,从而改善包括冠状动脉在内的血液循环,与左心室辅助装置合用,可以延期接受甚至避免心脏移植。

4. 免疫抑制治疗

Wojnicz 等通过心内膜下心肌活检,从 DCM 患者中挑选出 HLA 高表达的个体,随机分组,在心力衰竭常规治疗基础上接受免疫抑制治疗泼尼松和硫唑嘌呤或安慰剂治疗,观察两年后,两组的死亡、心脏移植、再入院联合终点差异无统计学意义。但是免疫抑制治疗组 LVEF 增加、心功能改善,左心室容量、左心室舒张末径减少更明显。建议对 HLA 高表达的 DCM 个体考虑用免疫抑制治疗。但是只有很少的关于对 DCM 心力衰竭患者行免疫抑制调节治疗的研究给出明确的结论。因此,在给 DCM 患者免疫抑制治疗前,应该采用个体化的心力衰竭常规治疗 6 个月。

【预后】

扩张型心肌病的病程长短不等,一旦发生心力衰竭则预后不良。5 年病死率为 35%,10 年病死率为 70%。3/4 的患者进展甚快,其中 2/3 的患者死于头两年,另 1/4 的患者正常存活,症状改善,心脏缩小。影响预后的因素有:①年龄大于 55 岁。②心胸比率大于 0.60。③心脏指数小于 $3L/(min \cdot m^2)$。④LVEDP 大于 3kPa(22.5mmHg)。⑤EF 小于 25%。⑥右心室功能减低。⑦左心室容积/心肌重量大于 1,左心室内径/心壁厚度大于 4。⑧心电图出现左束支传导阻滞,频发室早,短阵室速,低电压及 Q 波。

(朱贵月)

第四节 限制型心肌病

限制型心肌病(restrictive cardiomyopathy,RCM)的 WHO 定义是以单或双心室充盈受限、舒张容积缩小为特征,收缩功能及室壁厚度正常或接近正常。可出现间质纤维增生。可单独出现,也可以与其他疾病(淀粉样变性、伴或不伴有嗜酸粒细胞增多的心内膜疾病)同时存在。是目前了解最少的一种少见心肌病。

RCM 分型有特发性 RCM(非填充型 RCM)和心内膜纤维化(填充型 RCM)两大类型。特发性 RCM 主要发生在美国,由进行性心肌纤维化所致。心内膜纤维化较少见,主要发生在赤道附近的非洲国家,可能为嗜酸性粒细胞增多综合征的心脏表现。心腔内有血栓填充于心尖,使左心室充盈受限。纤维化也可累及房室瓣产生关闭不全。心内膜纤维化共有两种,温带的活动性炎性嗜酸粒细胞心肌炎和热带的慢性心内膜纤维化。

【流行病学】

RCM 在原发性心肌病中远较 DCM 和 HCM 少见。呈世界性分布,大多为零散发生,确切发病率不清。此病在我国非常少见,有散在的病例报道,均在云南、广西等西南地区。但在热带地区,如乌干达以及中、南美洲呈地方性发病,其他在温带地区,如亚洲、欧洲及北美洲有散在发生。据报道,在赤道非洲因 RCM 导致的死亡率可达 15%~20%。热带地区发病年龄早于温带地区。从儿童到成人均可患病,男女总病率几乎相等。

【免疫病理】

长时间嗜酸粒细胞增多可导致心肌内嗜酸粒细胞浸润。镜检显示,心肌或血中嗜酸粒细胞增多,有空泡形成,表明嗜酸粒细胞内颗粒释出。嗜酸粒细胞颗粒含有碱性蛋白和嗜酸性阳离子蛋白。两种蛋白特别是嗜酸性阳离子蛋白可直接损伤心肌细胞的肌浆网和线粒体呼吸链上的酶,使细胞变性坏死。嗜酸粒细胞脱颗粒的机制可能是感染的病毒或寄生虫与心肌组织具有相同的抗原决定簇分子模拟,诱发自身免疫反应。

【组织病理】

限制型心肌病的病理改变可分为四个阶段。

1. 初时期（坏死期）

表现为急性心肌炎，心肌有淋巴细胞、浆细胞及嗜酸粒细胞浸润伴片状心肌坏死。心肌间质小动脉炎。此期为5～6周。

2. 附壁血栓期

在心内膜上有厚层血栓伴嗜酸粒细胞浸润。此期约为10个月。

3. 血栓机化期亦称纤维化期

在心内膜上覆以胶原纤维，有纤维蛋白沉淀，肉芽组织及炎细胞浸润，小血管扩张明显。心肌纤维化并在肌细胞间形成纤维隔。心内膜上可有新的血栓形成。此期约2年。

4. 晚期

在增厚的心内膜上有显著的透明纤维组织层，心肌纤维化改变更加明显，纤维隔可由心内膜延伸到心内膜下，此期仍有新的附壁血栓形成。病变发展到晚期，心腔呈轻度到中度增大，心室腔并不扩大。病变可局限于一侧心室，亦可双侧心室先后受累。据报道左侧心腔受累占10%～38%，右侧心室受累占11%～30%，双侧心腔均受累占50%～70%，晚期可发生室腔闭塞。心内膜增厚大多分布在左右心室的流入道及心间部。增厚的心内膜可达4～5mm。心内膜中有钙化。重度的心内膜纤维化，往往波及二尖瓣后瓣或三尖瓣的后瓣及间隔瓣，亦可波及乳头肌及腱索，导致严重的二尖瓣或三尖瓣关闭不全，左或右房扩大。

【临床表现】

（一）症状

疾病早期可有发热、全身倦怠，全身淋巴结肿大、脾肿大、嗜酸粒细胞增多明显。随着病程进展，心力衰竭和体循环与肺循环栓塞症。病变侵犯左心室时，因左心室舒张受限，加之二尖瓣关闭不全时有并存，患者主诉劳力性呼吸困难、疲劳、心悸、心绞痛样胸痛；进而可出现端坐呼吸、阵发性夜间呼吸困难。右心室或双心室病变者常以心室衰竭为主，临床表现可酷似缩窄性心包炎，出现肝肿大和消化道淤血症状，少尿、腹水和周围性水肿。

（二）体征

心尖搏动弱，心浊音界增大。通常为窦性心律，但心率快，心音减弱，有时心房颤动和室性心律失常。肺动脉瓣区第二心音亢进，心尖部及内侧可闻及第三心音、第四心音，多数无杂音或有轻度收缩期杂音。当二尖瓣或三尖瓣受累时，可出现收缩期反流性杂音。血压偏低，脉压小，脉搏细弱，可有奇脉。两肺可闻及湿性啰音，可有发绀。可有动脉栓塞的表现。右心室型及混合型患者常以心功能不全为主，如颈静脉怒张和吸气时颈静脉压增高的Kussmaul征，肝肿大，质地较硬，腹水、下肢或全身浮肿等。

【辅助检查】

（一）血液学检查

早期部分患者可见嗜酸粒细胞增多。

（二）免疫学检查

免疫球蛋IgM、IgG异常增高，抗心肌抗体多呈阳性。

（三）心电图检查

心电图改变多见但无特异性。P波增宽、高尖有切迹。QRS波群低电压、ST-T改变多见，约3/4患者在 V_1、V_2 导联出现异常Q波。各种心律失常均可出现，常见窦性心动过速、心房颤动、期前收缩、束支传导阻滞及左前分支传导阻滞等。偶尔可有左室或右室肥厚改变。

（四）X线检查

心脏大小正常或为重度增大，左、右心房增大，或以右心房、室增大为主。偶尔可见心内膜钙化影。可伴有心包积液或胸膜腔积液。根据其病变主要累及部位不同又可分为右室型、左室型和双室型，而以右室型和双室型为多见。①右室型心脏明显增大者占80%，心脏增大如球形，类似心包积液或伴有心包积液。偶可见心内膜钙化自心尖部斜向右室流出道下方。②左室型心脏形态正常或类似风湿性二尖瓣病变，心脏大小正常或轻度增大，左心房、右心室增大，左心室也可增大，肺淤血、偶见左心室心尖部线状心内膜钙化影。③双室型为两型特点的综合，多为右室型的X线片表现及肺淤血。

（五）RCM超声心动图

①左心室舒张期末内径及容积减少。②左心室后壁和室间隔明显增厚，多为对称性，室间隔与左心室后壁比例正常。③室壁运动幅度明显降低，收缩期增厚率小于30%。④心尖部四腔心动图显示特征性左心室心尖部心内膜回声增强，心室壁厚薄不均。心尖部形成僵硬变形的异常回声区。右室可见血栓和心尖部心腔闭塞，房室瓣增厚、变形，乳头肌腱索增厚缩短，横轴相对增宽。⑤左心型肺动脉扩张，右心型肺动脉变细，上腔静脉扩张。⑥左心房右心房扩张，舒张期快速充盈可以随之突然中止，可测到二尖瓣、三尖瓣反流，心室充盈障碍及心室泵血功能受损。超声心动图对RCM能提供重要的诊断依据。注意与缩窄性心包炎区别。缩窄性心包炎一般无心肌、心内膜特征性增厚及反射性增强。

（六）放射性核素检查

采用锝-99(^{99}Tc)、铊-201(^{201}Tl)等放射性核素进行心血池显像，测定心脏射血分数、心室容积即心搏出量等，亦用来测定心室的舒张期松弛性。本病患者的心脏射血分数、心排血量均减少，心室腔缩小，舒张期松弛性明显下降。

（七）电子束CT

①冠状动脉平扫 冠状动脉无钙化灶，心包无增厚及钙化等。心脏形态可不规则，心房扩大，上、下腔静脉扩张等。偶可发现心包积液和胸膜腔积液等。②增强单层容积扫描（EMF）可清晰显示心腔及心肌解剖结构，心室腔不规则，常累及右心室，可有附壁血栓而使右室心尖部闭塞。心内膜增厚，两心房增大。以右心房增大为主时，提示病变累及右心房和右心室为主。上、下腔静脉扩张，偶可见心包或胸膜腔积液。心包结构多正常，无心包增厚、钙化、粘连等征象。③三维成像动态连续扫描。

（八）磁共振成像

MRI诊断要点是：①心室流入道缩短变形，心尖闭塞或圆隆，心室流出道扩张，内膜面凹凸不平，可见低信号的钙化灶。②心室壁普遍增厚，以心内膜为主，左心室受累时，舒张期末右室壁厚度可达11mm，大于或等于左室壁厚度。室壁运动减弱。③左心房高度扩张，心房内出现缓慢血流所致的中信号至高信号，收缩-舒张期心房内径几乎无变化。④房室瓣反流，多为中量或大量。磁共振成像是鉴别RCM较为精确的无创性的检查方法。RCM心包不增厚，心包增厚倾向于缩窄性心包炎。

（九）心导管检查

心导管检查是鉴别 RCM 和缩窄性心包炎的重要手段。大约 50% 的 RCM 患者心室压力波形可出现典型"平方根"形而酷似缩窄性心包炎，两病均可因其右心房压升高。本病肺动脉压增高明显，心排血量减低。缩窄性心包炎心导管检查特征为：①左右心室充盈压几乎相等，差值不超过 0.67kPa。②右心室舒张期末压大于 1/3 左心室收缩压。③右心室收缩压一般小于 6.7kPa。④运动或输液扩容后左右心室舒张压几乎相等。RCM 左右心室舒张压差值超过 0.67kPa，右心室舒张期末压小于 1/3 左心室收缩压，右心室收缩压常超过 6.7kPa。心脏手术后部分患者发生心脏压塞或部分心包发生缩窄，左右心室充盈压不相等，其差值超过 6.7kPa。

左心室受累患者左心室造影可见左心室壁增厚，左心室腔缩小变形，心尖部钝角化，多数患者见二尖瓣关闭不全，有时可见附壁血栓。左心室外形光滑而僵硬，舒缩时波形不活跃。左心室收缩功能基本正常，无节段性室壁运动异常。

（十）心内膜心肌活检

经皮穿刺心内膜心肌活检系有创性检查，对诊断和鉴别诊断如缩窄性心包炎、心肌淀粉样变性和血色素沉着病具有重要价值。活检按病理结果与活检时心内膜心肌病变所处阶段有关。镜检可见心内膜有炎症、坏死、肉芽肿及纤维化，下层心肌细胞损伤、坏死、间质纤维化，可见血栓附着于心内膜上，部分患者血栓内有嗜酸性粒细胞。心肌活检结果正常者罕见。但如病变属于散在性，主要累及左心室，心室活检又多在右心室，则可能取不到典型的有病变的组织。

【诊断与鉴别诊断】

（一）诊断

热带地区凡遇有原因不明的心力衰竭患者，均应疑及本病，早期和晚期临床表现差异很大。早期仅有疲劳、劳力性呼吸困难、间歇性水肿。晚期可出现严重体循环和肺循环淤血症状，表现为严重呼吸困难、肝脏增大，腹水和高度周围性水肿。早期心脏大小正常或仅轻度扩大。超声心电图示心室腔不扩大，心室壁增厚不明显，心肌收缩功能基本正常。晚期超声见心内膜回声增强、X 线检查示心内膜线样钙化影。特殊病因引起的 RCM 可有全身表现，心内膜心肌活检能协助确诊。RCM 早期诊断比较困难，晚期由于心脏的症状和体征都很明显，结合实验室检查，很少误诊。

（二）鉴别诊断

1. 缩窄性心包炎

缩窄性心包炎与 RCM 都表现为和心室收缩功能不全或瓣膜功能异常不成比例的右心衰竭。单纯通过查体将二者区别开来通常较为困难。RCM 多发生在热带或潮湿地区，有病毒或寄生虫感染史，超声与 CT 检查显示心内膜增厚；而缩窄性心包炎病因多为结核性或化脓性，超声与 CT 检查示心包增厚。

2. 浸润性心肌病

能引起心肌浸润性病变的疾病也可以造成与原发性 RCM，如淀粉样变性、红斑狼疮、血色素沉着症，慢性肾功能衰竭；还可见于纵隔放射治疗和心脏移植后。

（1）心脏淀粉样变性：心脏淀粉样变性（cardiac amyloidosis）发病原因未明，分原发性及继发性。其主要特点为蛋白—多糖复合物沉积。沉积可为局灶性及弥漫性。弥漫性者淀粉样纤维化广泛积存于心室肌纤维周围,引起心室壁僵化,类似橡皮,收缩和舒张功能都受限制,可累及传导系统及冠状动脉。常有劳力性呼吸困难、进行性夜间哮喘,胸痛,无力及水肿。X 线检查有心脏增大,可见肺淤血和胸膜腔积液。心电图有 QRS 低电压(占 50% 以上),约 1/3 有酷似心肌梗死的 Q 波。超声心电图淀粉样变时,心室壁变厚,可有"闪烁"样表现。四个瓣膜的增厚及关闭不全和心包渗液均很常见。RCM 时的心室腔及室壁厚度正常,而双侧心房则明显扩大,组织学检查可心肌被纤维和纤维样组织取代。

(2) 血色素沉着症:血色素沉着症(hemochromatosis)系铁存储疾病,在心肌中铁沉积过多则形成血色素沉着症心肌病,表现为心功能不全。充血性心衰和心律失常合并皮肤色素沉着、肝大和肝功能损害及性腺功能减退。血清铁水平增高,血清总铁结合量饱和度绝大多数偏低,血清铁蛋白含量增高。肝脏活检是诊断本病最可靠的方法。极少数情况下,可做心内膜心肌活检。

【治疗】

本病早期阶段有活动性炎症表现时,可应用肾上腺皮质激素治疗。

由于 RCM 心内膜增厚,主要影响心脏舒张功能,故内科治疗目的是改善舒张功能,药物包括 ACEI、β 受体阻滞剂和钙拮抗剂。洋地黄等强心剂对阻塞性淤血无作用,除非为了控制心房颤动的心动过速。有充血性心力衰竭时可给予利尿剂及血管扩张剂,即使应用也需谨慎,因为心室充盈压的升高对维持适当的每搏血量和心排血量是有益的,故需权衡利弊,分析患者的具体情况。选用抗凝治疗预防血栓栓塞。如有嗜酸粒细胞增多症表现,用肾上腺皮质激素及免疫抑制剂,对改善病情有帮助。尿素及长春新碱对嗜酸粒细胞增多症有作用。

当心内膜心肌病进展到纤维化阶段时,外科手术行心内膜剥离效果良好,必要时同时做瓣膜置换术。疾病的活动期不宜施行手术,已有心源性肝硬化者,也不宜手术治疗。

【预后】

本病预后不好,5 年死亡率约 7%。如能检出,早期积极药物治疗,有时预后尚好。晚期纤维化患者的外科治疗也可延长生命。右室病变的预后较差,左室病变的预后较好,双室病变的预后尚难以判定。

(朱贵月)

第五节　非细菌性栓塞性心内膜炎

1888 年 Zeigler 以"血栓性心内膜炎(thromboendocarditis)"为题报道纤维蛋白在心瓣膜沉着。之后,一些作者发现这种病变多见于肿瘤和衰竭患者,分别命名为:终末性心内膜炎(terminal endocarditis);退变性疣状心内膜病(degenerative verrucous endocardiosis);恶病质性心内膜炎[marantic (cachectic) endocardit is]。早在 1865 年法国医生 Armand Trousseau (1801～1867)第一次报道肿瘤患者伴发血栓静脉炎,后来的学者把这种情况称为 Trousseau 综合征。Gross 和 Friedberg 正式命名为"非细菌性栓塞性心内膜炎(non-bacterial thrombotic endocarditis, NBTE)"。并作了分类和论述。MacDonald 和 Robbins 进一步提出 NBTE 引起栓塞的临床意义,并分为两组:①栓塞有明显的临床证据;②栓塞无临床表现。1977 年 Sack 等对 182 例 Trousseau 综合征作分析,详述了肿瘤伴发血栓性静脉炎、慢性 DIC 和 NBTE 之间的关系。认为 NBTE 是 Trousseau 综合征的一个亚型。Kim 等在 36 例 NBTE 尸检中,发现 18 例(50%)有 DIC 的形态学证据。NBTE 也见于非肿瘤患者,如新生儿急性爆发性疾病(如败血症、烧伤等)。

【流行病学】

本病多见于中老年,≥50岁者占79.2%,但可见于任何年龄组。本病多继发于恶性肿瘤,尤为腺癌,也见于DIC及各种原因所致原发性或继发性高凝状态的患者,尚无确切的发病率。尸检中约1.2%病例可发现NBTE的赘生物,内科疾病中发病率可高达9.3%。Lopez等曾作回顾性尸检,发现恶性肿瘤并发非细菌性血栓性心内膜炎者瓣膜赘生物检出率达0.3%～9.3%,而非细菌性血栓性心内膜炎患者并发DIC者达18%～71%。

【免疫病理】

本病病变为瓣膜因胶原变态反应、维生素C缺乏、血流动力学损害以及衰老等因素影响下,发生退行性变和基质水肿,继之瓣膜的内膜有局部剥脱,将胶原和基质进一步暴露于血流中,当机体处于高凝状态时,易使血小板等附着于胶原组织,产生非细菌性血栓性赘生物,局部常无炎性反应,病变多较表浅。赘生物一旦脱落可产生动脉栓塞征象。

【组织病理】

非细菌性血栓性心内膜炎的赘生物临床上难以检出,但可成为循环中微生物停留的核心,产生栓子或损害瓣膜功能。Allen和Sirota将非细菌性血栓性心内膜炎赘生物的病理表现分为5型。Ⅰ型:单个小疣状病变,直径<3mm,淡棕色至黑褐色,多黏附在瓣膜上。Ⅱ型:单个大疣状物,直径>3mm,黄褐色,颗粒状,黏附在瓣膜上。Ⅲ型:多个小疣状病变,直径1～3mm,易碎,常沿着瓣膜关闭线呈串珠状排列。Ⅵ型:多个大疣状物病变,均>3mm,软而脆,大小、密度、颜色相同。Ⅴ型:陈旧型(愈合型),表面有上皮细胞覆盖,颜色、密度类似附着的瓣膜组织。

【临床表现】

本病缺乏特异性的症状和体征。听诊对诊断本病帮助不大,仅1/3病例可出现心脏杂音,多位于胸骨下缘,偶向心尖传导,杂音性质柔和。半数病例可发生栓塞症状,如脑动脉栓塞出现偏瘫,冠状动脉栓塞可引起心肌缺血或心肌梗死,肾动脉栓塞可产生肾绞痛等。但由于非细菌性血栓性心内膜炎的赘生物较小,因而栓子微小,故极少引起大动脉和中等动脉栓塞,多为小动脉栓塞。多数病例虽有栓塞而无症状,因此不少病例生前未能诊断。

慢性疾病者出现动脉栓塞的症状时应怀疑非细菌性血栓性心内膜炎。如超声心动图提示瓣膜赘生物而无心房黏液瘤,血培养阴性,可拟诊本病。诊断要靠取出栓子,对栓子碎片进行检查。非细菌性血栓性心内膜炎和细菌培养阴性的感染性心内膜炎的鉴别是困难的,然而是重要的,因为感染性心内膜炎用抗凝治疗会使出血发生率高。

【辅助检查】

DIC实验室检测结果阳性,进行多次血培养均为阴性。

超声心动图可能发现NBTE的赘生物,但多数病例由于赘生物太小而难以检出。

[111]In血小板标记扫描、[99]Tc亚锡焦磷酸盐、[67]Ga枸橼酸盐等核素扫描已有报道,其价值尚待评估。

CT、磁共振显像的诊断价值,尚待研究。

【诊断与鉴别诊断】

Mcray对临床提出非细菌性血栓性心内膜炎诊断:①已知可发生非细菌性血栓性心内膜炎的疾病。②心脏出现杂音或新杂音或原有杂音发生变化。③身体有多发性栓塞。此外,静脉血栓症,DIC实验室指标阳性,多次血培养阴性,均有助于非细菌性血栓性心内膜炎的诊断。

本病应与急性感染性心内膜炎、亚急性感染性心内膜炎、Loffer 心内膜炎、Libman-Sacks 心内膜炎等疾病相鉴别。

【治疗】

存在原发疾病的严重性,又继发非感染性心内膜炎者预后恶劣。非细菌性栓塞性心内膜炎的治疗包括用肝素或华法林抗凝,虽然抗凝治疗的效果尚未能评估。若有可能应治疗原先存在的疾病。静脉注射肝素,阻止纤维蛋白和血小板在瓣膜上沉积和聚集,对防止血栓发生有一定疗效。华法林(warfarin)无效。至于抗血小板药物如阿司匹林、双嘧达莫(潘生丁)和磺吡酮(苯磺唑酮)等的价值尚待进一步研究。

【预后】

因其原发疾病较严重,本病预后较差。

(朱贵月)

第六节 Libman-Sacks 心内膜炎

1924 年,Libman 和 Sacks 首先报道系统性红斑狼疮可在心瓣膜产生赘生物,近年来超声心动图证实 SLE 患者中有 18%～40%合并非感染性瓣膜赘生物,称为 Libman-Sacks 心内膜炎,为"非典型性疣状心内膜炎",是系统性红斑狼疮损害心血管系统的最具有特征性的改变。其中二尖瓣最易受累。

【流行病学】

系统性红斑狼疮在我国的患病率 1/1000,高于西方国家报道的 1/2000。以女性多见,尤其 20～40 岁女性。系统性红斑狼疮患者有 18%～40%合并 Libman-Sacks 心内膜炎。

【免疫病理】

心内膜炎疣状损害的结构可以分为 3 层:外层为渗出层,含纤维素、核碎片及苏木精小体;中层为增殖的毛细血管及成纤维细胞;内层为新生的血管结构,有薄壁与固有的血管相连。内层血管有免疫球蛋白及补体沉积,在瓣叶基部及赘生物内结节状免疫复合物沉积。

【组织病理】

在心内膜上有多个直径 1～4mm 的疣状赘生物紧贴,呈黄褐色或浅红色,扁平状或略突起的豌豆状或结节样单个或多个聚集在一起。多见于瓣膜两侧表面及游离缘、瓣叶交界处及瓣环上,很少附着在腱索、乳头肌或心房心室壁内膜上。赘生物可侵占任何一个或多个瓣膜,以二尖瓣及三尖瓣多见,多见于在二尖瓣后叶与左心室后壁隐窝处。组织病理上不同于风湿热及感染性心内膜炎的赘生物,本疣状赘生物系由增殖和蜕变的细胞构成,含有纤维蛋白、纤维组织、血小板血栓及苏木素小体。受累瓣叶上有肉芽肿组织、纤维素及局灶性坏死,可见淋巴细胞及浆细胞。

【临床表现】

主要表现为 SLE 的症状。当 L-S 心内膜炎未导致心瓣膜关闭不全或狭窄时,可无临床症状,北京协和医院报告的 9 例尸检资料中,有 4 例有瓣膜赘生物,但生前都无心内膜炎临床表现,也无实验室检查阳性所见,因此临床均未确诊。少数病例可出现二尖瓣关闭不全的收缩期杂音,若累及主动脉瓣可产生主动脉瓣反流性杂音,偶尔赘生物脱落也可引起体动脉栓塞的相应表现。一组 50 例 SLE 尸检发现,有 10 例出现脑梗死,其中 5 例与 Libman-Sacks 心内膜炎赘生物脱落阻塞有关。

【辅助检查】

（一）超声心动图检查

显示在系统性红斑患者中约 18% 有明确的瓣膜病,其中 50% 为赘生物性心内膜炎,其余 50% 显示瓣膜增厚僵硬,有关闭不全和狭窄表现。随访 5 年,半数患者因瓣膜病需外科手术矫治。1992 年,Roldm 等用食管超声检查 54 例系统性红斑狼疮患者,发现 50% 瓣膜增厚,其中 73% 有瓣膜关闭不全。超声心动图尤其是食管超声心动图检查较易发现瓣膜上的赘生物。

（二）抗心磷脂抗体

近来有报道认为系统性红斑狼疮患者抗磷脂抗体与瓣膜损害有关。

【诊断及鉴别诊断】

（一）诊断

Libman-Sacks 心内膜炎的患者首先要符合系统性红斑狼疮诊断标准,其次心脏超声或尸解明确存在非细菌性疣状赘生物。该赘生物具有脆性、非均匀性、血栓形成特性。

（二）鉴别诊断

风湿性心脏病,包括融合或增厚的腱索,非均匀赘生物发生在瓣膜闭合线,不扩展到心脏内壁的心内膜炎,沿瓣膜闭合线的瓣膜增厚,联合处融合。

有瓣膜钙化的显著的动脉粥样硬化冠状动脉动脉疾病。

细菌性心内膜炎血象升高或血培养阳性。

【治疗】

主要治疗原发病,对较大的赘生物有人主张采用抗凝治疗,常用的有华法林、醋硝香豆素,但需考虑出血危险性,其疗效尚待进一步证实。应用小剂量阿司匹林 100mg/d,口服,联合应用抗疟药,如羟氯喹（hydroxychlomquine）200mg/d,可能有效。后者能降低抗磷脂抗体水平。糖皮质激素对孤立的瓣膜损害无效。若因累及瓣膜导致严重关闭不全者,则需外科手术治疗。

【预后】

Libman-sacks 心内膜炎预后与其原发病系统性红斑狼疮病情程度有关。Libman-Sacks 心内膜炎本身如赘生物较小对预后无明显影响,如赘生物较大出现脱落,致肺栓塞或体循环栓塞,可致残、致死,预后不良。

（朱贵月）

第七节　特发性心包炎

特发性心包炎（acute idiopathic pericarditis）又称急性非特异性心包炎,为最常见的心包炎类型,其发病率约占所有心包炎的 1/3。其病因尚未明了,可能是病毒感染后心包反应性免疫炎症所致。临床上急性发病,有发热、胸骨后疼痛,听诊可闻心包摩擦音并有典型的心电图改变。

【流行病学】

在美国本病占心包炎首位,中国 2002 年统计有渐增趋向。其特点是呈季节性发病高峰,在初春、冬末季节高发。

【免疫病理】

在特发性心包炎患者,有学者报告分离出柯萨奇B病毒和埃可8型病毒。病毒直接侵入感染后自身免疫反应导致心包炎症。

目前即使在医疗技术先进的实验室对心包液、血液、咽部分泌物和粪便等进行病毒分离和培养,提供病原诊断的可能性仍不大。

【组织病理】

特发性心包炎可引起脏层与壁层心包膜的炎症,开始是多形核白细胞浸润,继之为淋巴细胞围绕小血管浸润,纤维蛋白沉积在心包腔使心包表面粗糙充血。有些病例炎症可引起浆液性、纤维蛋白性、化脓性以及血性渗出液。柯萨奇B病毒及埃可病毒感染均可产生化脓性渗液。随着渗液的消退和机化,最后导致心包增厚形成缩窄性心包炎。

【临床表现】

起病前数天至数周常有上呼吸道感染的前驱症状。过度体力劳动、情绪激动及受寒可能为诱因之一。

胸痛是急性特发性心包炎最主要症状,疼痛可因心包和胸膜炎症受累两个因素引起,也可能与心包腔积液时心包牵张因素有关。多见于心包炎的纤维蛋白渗出阶段。疼痛的性质和部位是易变的,常位于胸骨后或心前区,可放射至颈部和背部,呈锐痛,偶可位于上腹部,类似“急腹症”。可与心肌梗死缺血性疼痛相似,呈钝痛或压榨性痛并放射至左上肢。可随每次心脏跳动而发生刺痛。疼痛多在卧位、咳嗽、深吸气时加重,前倾位时减轻。

呼吸困难是心包渗液时最突出的症状,为减轻心包和胸膜疼痛反射性产生呼吸变浅变快。呼吸困难也可因发热、大量心包积液致心脏压塞、邻近支气管、肺组织受压而加重,表现为面色苍白、烦躁不安、胸闷、大汗淋漓等。患者常取坐位,身体前倾,使心包积液向下、向前移位以减轻其对心脏及邻近脏器的压迫,从而缓解症状。

心包积液症状的出现与积液的量和速度有关。当心包积液达 $200\sim300$ml 以上或积液迅速积聚时出现下列体征。①心脏体征:心脏搏动减弱或消失,心浊音界向两侧扩大,心音轻而远,心率快,少数人在胸骨左缘 $3\sim4$ 肋间可听到舒张早期额外音,又称“心包叩击音”,此音在第二心音后 $0.1\sim0.13$s,呈高调拍击样,是由于心室舒张时受到心包积液的限制,血液突然终止形成旋涡和冲击心室壁产生震动所致。②左肺受压迫征:大量心包积液时,心脏向左后移位,压迫左肺,引起左肺下叶不张,在左肩胛下角区出现肺实变表现,称之为 Ewart 征。③心脏压塞症:大量心包积液,积液迅速增多,即使积液仅 $150\sim200$ml,当引起心包内压力超过 $20\sim30$mmHg 时即可产生急性心脏压塞症,临床表现为心动过速、心排血量下降、发绀、呼吸困难、收缩压下降甚至休克。如积液为缓慢积聚过程,也可产生慢性心脏压塞征,表现为静脉压显著升高,颈静脉怒张和吸气时颈静脉扩张,称 Kussmaul 征。常伴有肝大、腹水和下肢浮肿。由于动脉收缩压降低,舒张压变化不大而表现脉搏细弱、脉压减小,出现奇脉。

急性纤维蛋白性心包炎阶段,炎症导致壁层与脏层心包变得粗糙,在心脏活动时相互摩擦产生的声音,似皮革摩擦或皮革搔刮样粗糙的高频声音,称“心包摩擦音”。通常使用隔膜性胸件在胸骨左缘第 $3\sim4$ 肋间、胸骨下段和剑突附近易听到,特点是瞬息可变,其强度受呼吸和体位影响,深吸气或前倾坐位摩擦音增强。当心包内出现渗液,将两层心包完全分开时,心包摩擦音消失;如两层心包有部分粘连,虽有心包积液,有时仍可闻及摩擦音。

【辅助检查】

（一）血液化验

血沉增快。心肌酶谱正常,但当炎症扩展到心外膜下心肌时心肌酶谱水平可升高。血白细胞增高,以淋巴细胞为主。

（二）心电图检查

典型心电图变化分 4 个阶段。第 1 阶段,在起病几小时或数天之内,除对应的 aVR、V_1 导联 ST 段常压低外,其他所有导联 ST 段抬高呈凹形,一般<0.5mV,部分病例可见 PR 段压低,约 1 周内消失。第 2 阶段,ST 和 PR 段回到正常基线,T 波低平。第 3 阶段,在原有 ST 抬高导联中 T 波倒置,不伴有 R 波降低和病理性 Q 波。第 4 阶段,可能在发病后数周数月 T 波恢复正常或因发展至慢性心包炎使 T 波持久倒置。当心包炎心外膜下心肌受损或心包膜不同部位的炎症恢复过程不一致,心电图呈不典型变化,如只有 ST 段抬高或 T 波变化;局限性 ST 和 T 波改变;一份心电图可同时出现心包炎演变过程中不同阶段的 ST 和 T 波变化。如心电图见有一度房室传导阻滞或束支传导阻滞,则提示合并广泛性心肌炎症。

（三）胸部影像学检查

急性纤维蛋白性心包炎阶段或心包积液在 250ml 以下,心影不增大,即使有血流动力学异常,胸部 X 线检查亦可正常。磁共振显像可清晰显示心包积液的容量和分布情况,可分辨积液的性质,如非出血性积液大都是低信号强度;尿毒症、外伤性、结核性渗液内含蛋白和细胞较多,可见中和高信号强度。

（四）超声心动图检查

当心包积液量超过 50ml 时,M 型超声心动图即显示在心室收缩时,左心室后壁与后心包壁层间有液性暗区;如该暗区在舒张期亦可见,表明积液量在 400～500ml,二维超声心动图,在心包内有中等积液量时,可见液性暗区较均匀地分布在心脏外周,超声心动图检查迅速可靠,简单易行,无创伤性,可在床旁反复进行。

【诊断与鉴别诊断】

有上呼吸道感染的前驱症状和急性胸痛的青年人及中年人伴心包炎的临床特点、心电图改变和心肌酶升高,应首先疑诊特发性心包炎。

特发性心包炎最有力的支持诊断,是在病初 3 周内病毒抗体效价升高为正常的 4 倍,很罕见能够在血中或心包积液中分离出病毒。有报道在 30 例肠道病毒感染患者中,放免测定特异性抗柯萨奇 B 族病毒免疫球蛋白 IgM 阳性率为 49%,而正常受试者罕见阳性。另有报道,聚合酶链反应(polymerase chain reaction;PCR)可在心包组织中检测到 DNA 病毒抗原,如柯萨奇 B 族、埃可病毒等。

特发性心包炎应与外伤性、化脓性、感染性及系统性红斑狼疮性心包炎等相鉴别,对于老年患者在诊断特发性心包炎之前,首先应除外急性心肌梗死、类风湿病、结核或肿瘤的可能性。心电图第 1 阶段 ST 抬高需与以下疾病鉴别。①急性心肌梗死:心包炎不出现病理性 Q 波,ST 段抬高时无 T 波倒置,演变过程中在 T 波倒置之前表现为正常心电图;②变异性心绞痛:ST 段抬高多为暂时性;③早期复极综合征:ST 段抬高常见于青年人,特别是黑种人、运动员和精神病患者,ST 段没有动态演变,PR 段不偏移。

【治疗】

本病自然病程 2～6 周多数患者可自愈,从而提示本病是免疫性炎症。急性期卧床休息、密切观察心包积液的增长情况,出现心脏压塞即行心包穿刺。胸痛给予止痛药,阿司匹林 0.9g,4 次/天或非激素类抗炎药如吲哚美辛 75mg/d、布洛芬 600~1200mg/d。经上述治疗数天后仍有剧烈胸痛,心包积液量增多或出现血性心包积液倾向者,排除合并感染后,采用激素治疗,泼尼松 40~60mg/d。症状一旦缓解即逐渐减量和停用。急性特发性心包炎治疗后,头几周或数月内可复发,复发率达 25%。少数慢性复发性心包炎需用小剂量泼尼松 5~10mg/d 维持治疗数周甚至半年。病情进展至心包缩窄时,可行心包切除术。

【预后】

急性特发性心包炎一般病程较短,多持续 1~3 周,具有明显的自限性特点,但也有少数可迁延数年。大约 15%~40% 患者在数周后可再发心包炎。应积极预防病毒感染,注重增强体质,提高机体免疫力。

(朱贵月)

第八节　炎症相关动脉粥样硬化症

冠状动脉粥样硬化性心脏病(coronary heart disease,CHD)是指冠状动脉无菌性炎症和粥样硬化导致心肌缺血、缺氧而引起的心脏病。为动脉粥样硬化导致器官病变的最常见类型。

【流行病学】

本病多发生在 40 岁以上的人,男性多于女性,且以脑力劳动者为多。在欧美国家是最常见的一种心脏病,我国今年有增多的趋势。

【免疫病理】

(一)动脉粥样硬化的危险因素

1. 年龄、性别

动脉粥样硬化多见于 40 岁以上的男性和绝经期后的女性。

2. 高血压

高血压患者动脉粥样硬化发病率明显增高。高血压导致动脉内膜细胞层损伤,低密度脂蛋白进入动脉壁,并刺激平滑肌细胞增生,触发动脉粥样硬化形成。

3. 高血脂症

脂质代谢异常在动脉粥样硬化的形成和发展过程中起着重要作用。低密度脂蛋白是动脉粥样硬化形成的重要因素。

4. 吸烟

吸烟导致动脉壁内氧合不足,内膜下层脂肪酸合成增多,前列环素释放减少,血小板易在动脉壁黏附聚集。烟雾中尼古丁直接作用于心脏和冠状动脉引起动脉痉挛和心肌受损。

5. 糖尿病和糖耐量异常

糖尿病者还常有血第Ⅷ因子增高及血小板活动性增强。第Ⅷ因子由动脉壁内的细胞产生,该因子的增高表示内膜的病变,血小板活动增加使其易在动脉壁上集聚,加速动脉粥样硬化血栓形成和引起动脉管腔的闭塞。此外,糖尿病患者糖代谢的山梨醇通路障碍,导致神经髓鞘功能异常,因此,无痛性心肌缺血发生率增高。

此外还与下列因素有关:①肥胖;②体力活动过少,脑力劳动过多,生活节奏紊乱;③饮食习惯不良,摄入过高的热卡和过多的动物脂肪、盐等;④遗传因素,常染色体显性遗传性家族性高脂血症。⑤病毒、依原体感染等。

(二)冠状动脉粥样硬化性心脏病的免疫病理机制

其机制尚不完全清楚,但在动脉粥样硬化过程中,免疫机制日益得到广泛重视。多种参与免疫反应的细胞和分子构成了错综复杂的相互协同、相互影响的免疫机制,促进动脉粥样硬化的发生、发展。

1. 与动脉粥样硬化相关的抗原

抗原启动免疫反应的发生,产生多种免疫效应包括使 B 细胞产生抗体、炎症反应和细胞毒作用等。抗原抗体复合物同时也促使补体系统激活,实验证明 AS 损伤处的血管内膜上可检测到补体激活后产生的生物活性片段如 C1、C3b 和 C5b-9。目前认为可能与 AS 发病相关的抗原有氧化的低密度脂蛋白(OX-LDL)、热休克蛋白(HSP)、病毒、细菌蛋白等。

2. 参与动脉粥样硬化免疫反应的主要细胞

免疫系统的单核(巨噬)细胞、淋巴细胞、内皮细胞和平滑肌细胞等,它们在各种免疫分子的协调下相互作用,相互影响,共同参与了动脉粥样硬化的发生、发展。

(1)单核/巨噬细胞:在动脉粥样硬化形成早期,单核细胞起着重要的作用。在多种因素作用下,它接触并黏附到损伤部位的血管内皮,继而进入动脉壁内膜下间隙,激活并分化成巨噬细胞。巨噬细胞产生许多物质如脂肪酶、活性氧或自由基,进一步使 LDL 分子氧化,通过其表达的清道夫受体不断摄取 OXLDL,最终形成泡沫细胞,构成 AS 脂质条纹的基础。巨噬细胞分泌大量的细胞因子如 TNF、单核细胞集落刺激因子(MCSF)等,可引起自身的增殖和单核细胞进一步聚集,并引起平滑肌细胞迁移、增殖。随着 AS 斑块的不断进展,巨噬细胞还通过表达金属基质蛋白酶促进基质降解,增加斑块不稳定性,最终斑块破裂,表现为不稳定型绞痛和心肌梗死等急性冠状动脉缺血的发生。

(2)淋巴细胞:T 淋巴细胞在动脉粥样硬化损伤形成的早期就进入血管壁,与单核细胞一起被发现存在于脂质条纹中。T 淋巴细胞可识别由血管内皮细胞和平滑肌细胞摄入并提呈的外来抗原。动脉粥样硬化斑块中存在的 CD4$^+$T,CD8$^+$T 细胞表明在斑块处存在着抗原递呈和免疫激活。动脉粥样硬化斑块部位的 T 细胞分泌的干扰素 γ(IFN-γ)促使平滑肌细胞表达 II 型 HLA 基因。在动脉粥样硬化早期脂质条纹中,CD8$^+$T 细胞占大多数并且免疫反应主要是 I 型 HLA 决定的。抗原来自单纯疱疹病毒、巨细胞病毒及衣原体的感染。成熟的 AS 纤维斑块中含有大量的 CD4$^+$T 细胞,对来自巨噬细胞、内皮细胞和其他抗原提呈细胞的 II 型 HLA 产生免疫应签。激活淋巴细胞产生的 IFN-β 还通过降低胶原合成,促进平滑肌细胞凋亡,削弱斑块处的纤维帽,增加 AS 斑块的不稳定性。

3. 细胞因子

与 AS 发生发展密切相关的细胞因子由参与 AS 斑块形成的内皮细胞、单核/巨噬细胞、淋巴细胞、平滑肌细胞和血小板产生。包括血小板源生长因子(PDGF)、IL-1β、TNF、TGF、MCP-1

等,它们通过介导细胞间免疫应答,促进炎症反应而在 AS 中起重要作用。

4. 黏附分子

黏附分子主要分为五类即钙黏素家族、免疫球蛋白超家族,选择素家族,整合素家族及未分类家族。黏附蛋白是细胞黏附糖蛋白家族,多有"精-甘-天冬"氨基酸三肽即 RGD 活性结构。参与细胞黏附、移动及血液凝固等,多数是 RGD 依赖的黏附分子的配位体。各种黏附分子及黏附蛋白通过其相应配体介导细胞间黏附,这是细胞间相互识别、产生免疫效应的前提。与 AS 密切相关的黏附分子和黏附蛋白介导内皮细胞、白细胞和血小板间的黏附。

(1) P 选择素(P-slectin):P-slectin 属于选择素家族,在激活的内皮细胞的韦-巴小体和血小板的 α 颗粒中高表达。通过其在单核细胞和粒细胞上的配体 PSG-1 介导单核细胞间血管壁募集的第一阶段即可逆性黏附阶段,使白细胞流动性减慢,形成滚动,为进一步的黏附创造条件。P-slectin 是血小板活化的主要标志之一,通过介导内皮细胞及血小板与单核细胞粒细胞间的黏附,在与冠心病发生发展密切相关的炎症反应和血栓形成中起重要作用。P-selectin 存在于 AS 斑块中,在不稳定型心绞痛和心肌梗死患者的表达明显高于稳定型心绞痛,其表达水平与 AS 的严重程度成正比。

(2) ICAM-1、血小板内皮细胞黏附分子-1(PECAM-1):二者均属免疫球蛋白超家族,协同介导白细胞向血管内皮细胞黏附。ICAM-1 通过其在白细胞上的配体 CD11a/CD18b 复合物,介导白细胞向血管壁募集的第二阶段即细胞间识别和特异性结合。ICAM-1 可参与抗原递呈和 T 细胞活化,它可提供细胞上共刺激受体与其抗原递呈细胞上的配体相结合时所必需的共刺激信号。ICAM-1 在 MHC 限制和非限制性细胞毒中也起一定作用。PECAM-1 除表达在内皮细胞外还可表达在血小板和其他细胞,与单核细胞和中性粒细胞的 β₂ 整和素受体结合介导白细胞向血管壁募集的第三阶段即穿越内皮细胞进入内皮,它还介导内皮细胞间的黏附以及血小板黏附到内皮细胞。在 AS 形成和发展中,血管内皮细胞受损后 ICAM-1 和 PECAM-1 表达增加,黏附白细胞以单核为主,内皮最终成为充满脂质的泡沫细胞。实验证明在 AS 脂纹和斑块中 ICAM-1 和 PECAM-1 高表达,是斑块早期形成的标志和斑块进展的潜在机制。

未来的抗动脉粥样硬化的病因治疗会转向针对于特异的参与 AS 的免疫机制各环节的分子和细胞,如应用抗 OXLDL 的形成的抗氧化 物、对抗各种细胞因子和黏附因子的单克隆抗体及基因治疗等。

【组织病理】

动脉粥样硬化主要累及弹力型大动脉和肌弹力型中动脉,各肢体动脉、肾动脉和肠系膜动脉次之,脾动脉亦可受累,肺循环动脉极少受累。发生动脉粥样硬化时,动脉壁出现脂质条纹、纤维斑块和复合病变三种类型的变化。

1. 脂质点

动脉内膜出现小黄点,为小范围含脂滴的巨噬细胞形成的泡沫细胞聚集而成。

2. 脂质条纹

呈现数厘米的黄色脂肪条纹。内膜的巨噬细胞和少数平滑肌细胞呈灶性积聚,细胞内外有脂质沉积。主要是胆固醇和胆固醇酯、磷脂和三酰甘油等。

3. 纤维斑块病变

呈淡黄色,稍隆起而突入动脉腔内或围绕血管分支的开口处,引起管腔狭窄。特征性改变是内膜增生的结缔组织和含有脂质的平滑肌细胞和巨噬细胞组成。脂质主要是胆固醇和胆固醇酯。细胞外周由脂质、胶原、弹力纤维和糖蛋白围绕。病灶处纤维组织增生形成纤维膜,覆盖在深部大量脂质之上,脂质沉积物中混有细胞碎片和胆固醇结晶。

冠状动脉粥样硬化发展到一定程度,将影响心肌的血供。心肌的需血和冠状动脉的供血是动态平衡的两个方面。在正常情况下,通过神经和体液的调节,两者保持着动态的平衡。当血管腔轻度狭窄<50%,心肌的血供未受影响,患者无症状,各种心脏负荷试验也未显出心肌缺血的表现。当管腔重度狭窄>50%,心肌供血的能力大减,心肌发生缺血缺氧。冠状动脉供血不足范围的大小,取决于病变动脉支的大小和多少,供血不足程度取决于管腔狭窄程度及病变发展速度。发展缓慢者,细小动脉吻合支由于代偿性的血流量增大而逐渐增粗,侧支循环改善心肌血供,此时即使动脉病变较重,心肌损伤却不严重。病变发展较快者,管腔迅速堵塞,心肌出现损伤、坏死,心肌长期血供不足,引起心肌萎缩变性、纤维组织增生,心脏扩大。

此外,发生冠状动脉痉挛也是引起心肌血供不足的重要因素。

【临床表现】

由于冠状动脉病变的部位、范围和程度的不同,本病有不同的临床特点,一般可分为五型。①隐匿型或无症状性冠心病:无症状,但有心肌缺血的心电图改变。心肌组织形态改变。②心绞痛:有发作性胸骨后疼痛,为一时性心肌供血不足所引起。心肌组织多无组织形态改变。③心肌梗死:症状严重,为冠状动脉阻塞,心肌急性缺血性坏死所致。④缺血性心肌病:表现为心脏扩大、心力衰竭和心律失常,为长期心肌缺血或坏死导致心肌纤维化而引起。临床表现与扩张型心肌病类似。⑤猝死:因原发性心脏骤停而猝然死亡,多为缺血心肌局部发生电生理紊乱,引起的严重的室性心律失常所致。

（一）心绞痛

1. 稳定型心绞痛

发作常由体力劳动或情绪激动所激发,饱食、寒冷、吸烟、心动过速、休克等亦可诱发。胸痛常为压迫、发闷或紧缩性,也可有烧灼感,但不尖锐,不像刀扎或针刺样痛,偶伴有濒死的恐惧感觉。发作时患者往往不自觉地停止原来的活动,直至症状缓解。主要在胸骨体中段或上段之后,可波及心前区,有手掌大小范围,甚至横贯前胸,界限不很清楚,常放射至左肩、左臂内侧达无名指和小指,或至颈、咽或下颌部。疼痛常逐步加重,然后在3~5分钟内渐消失,可数天或数星期发作一次,亦可一日内多次发作。可自发缓解,舌下含用硝酸甘油也能在几分钟内使之缓解。

不发作时一般无异常体征。心绞痛发作时可见心率加快、血压升高、表情焦虑、皮肤冷或出汗,有时出现第四心音或第三心音奔马律。可有暂时性心尖部收缩期杂音,是乳头肌缺血以致功能失调引起二尖瓣关闭不全所致,第二心音可有逆分裂或出现交替脉。

2. 不稳定型心绞痛

胸痛的部位、性质、与稳定型心绞痛相似,但具有以下特点之一:

（1）原为稳定型心绞痛,在1个月内疼痛发作的频率增加,程度加重、时限延长、诱发因素变化,硝酸酯类药物缓解作用减弱。

(2) 1个月内新发生的心绞痛,并因较轻的负荷所诱发。

(3) 休息状态下发生的心绞痛或较轻微的活动即可诱发,发作时表现为有 ST 段抬高的变异型心绞痛也属此列。

由于不稳定型心绞痛患者的严重程度不同,处理和预后也有很大的差别,在临床上分为低危组、中危组和高危组。

(二) 心肌梗死

1. 先兆

50%～81.2%患者在发病前数日有乏力、胸部不适,活动时心悸、气急、烦躁、心绞痛等前驱症状,其中以新发生心绞痛又称初发型心绞痛或原有心绞痛加重又称恶化型心绞痛为最突出。心绞痛发作较以往频繁、性质较剧、持续较久、硝酸甘油疗效差、诱发因素不明显。同时心电图示 ST 段一时性明显抬高或压低,T 波倒置或增高。

2. 症状

(1) 疼痛:是最先出现的症状,多发生于清晨,疼痛部位和性质与心绞痛相同,但诱因多不明显,且常发生于安静时,程度较重,持续时间较长,可达数小时或更长,休息或含用硝酸甘油多不能缓解。患者常烦躁不安、出汗、恐惧,或有濒死感。少数患者无疼痛,一开始即表现为休克或急性心力衰竭。部分患者疼痛位于上腹部,被误认为胃穿孔、急性胰腺炎等急腹症;部分患者疼痛放射至下颌、颈部、背部上方,被误认为关节疼。

(2) 全身症状:有发热、心动过速、白细胞增高和红细胞沉降率增快等,由心肌坏死物质吸收所引起。一般在疼痛发生后 24～48 小时出现,程度与梗死范围常呈正相关。体温一般在 38℃左右,很少超过 39℃,持续约一周。

(3) 胃肠道症状:疼痛剧烈常伴有频繁的恶心、呕吐和上腹胀痛。与迷走神经受坏死心肌刺激和心排血量降低组织灌注不足等有关。肠胀气亦不少见。重症患者可发生呃逆。

(4) 心律失常:见于 75%～95%患者,多发生在起病 1～2 天,而以 24 小时内最多见,可伴有乏力、头晕、晕厥等症状。各种心律失常中以室性心律失常最多,尤其是室性期前收缩。如室性期前收缩频发(每分钟 5 次以上),成对出现或呈短阵室性心动过速,多源性期前收缩或落在前一心搏的易损期的期前收缩(又称 R on T)常为心室颤动的先兆。室颤是急性心肌梗死早期特别是入院前主要的死因。房室传导阻滞和束支传导阻滞也较多见。室上性心律失常则较少,多发生在心力衰竭中。前壁心肌梗死如发生房室传导阻滞表明梗死范围广泛,情况严重。

(5) 低血压和休克:疼痛中血压下降常见,未必是休克。如疼痛缓解而收缩压仍低于 80mmHg,有烦躁不安、面色苍白、皮肤湿冷、脉细而快、大汗淋漓、尿量减少(＜20ml/h),神智迟钝,甚至晕厥者,则为休克表现。休克多在起病后数小时至 1 周内发生,见于约 20%的患者,主要是心源性休克,为心肌广泛(40%以上)坏死,心排血量急剧下降所致,神经反射引起的周围血管扩张属于次要,有血容量不足的因素参与。

(6) 心功能不全:梗死区心肌收缩力丧失,引起左心、右心或全心衰竭,是患者死亡的最常见原因,约占心肌梗死的 60%。

3. 体征

(1) 心脏体征:可轻到中度心界增大,心率增快或减慢,心音减弱,可出现第四心音或第三心音。10%～20%患者在发病 2～3 天出现心尖部收缩期杂音,提示乳头肌功能不全,此时常伴有心包摩擦音,可有与心律失常。

(2) 血压:除在极早期血压可增高外,几乎所有患者都有血压下降。起病前有高血压者,血压可降至正常;起病前无高血压者,血压可降至正常以下,且可能不再恢复到起病前的水平。

(3) 休克或心力衰竭有关的体征。

(三) 无症状心肌缺血

患者多属中年以上,无心肌缺血的症状,在体格检查时发现心电图(静息、动态或负荷试验)有 ST 段压低、T 波倒置等,或放射性核素心肌显像(静息或负荷试验)有心肌缺血表现。此类患者与其他类型的冠心病患者之不同,虽无临床症状,但已有心肌缺血的客观表现,心电图或放射性核素心肌显像示心脏已受到冠状动脉供血不足的影响。可以认为是早期的冠心病,但不一定是早期的冠状动脉粥样硬化,它可能突然转为心绞痛或心肌梗死,亦可能逐渐演变为缺血性心肌病,发生心力衰竭或心律失常,个别患者亦可能猝死。

(四) 缺血性心肌病

1. 心脏增大

患者有心绞痛或心肌梗死病史,心脏逐渐增大,以左心室扩大为主,后期则两侧心脏均扩大。部分患者可无明显心绞痛或心肌梗死病史。

2. 心力衰竭

心力衰竭多逐渐发生,大多先左心衰竭,继以右心衰竭,出现相应症状。

3. 心律失常

可出现各种心律失常,这些心律失常一旦出现将持续存在。其中以期前收缩、心房颤动、病态窦房结综合征、房室传导阻滞和束支传导阻滞为多见,阵发性心动过速时亦有发现。有些患者在心脏还未明显增大之前已发生心律失常。

(五) 猝死

心源性猝死是指因心脏原因自然发生意想不到的突然死亡,从症状发生到死亡在 1h 以内。发生前可有或无心脏病表现,心源性猝死大约经历 4 个阶段:①先兆症状;②起病;③心搏骤停;④生物死亡。有 3 个最重要的特点,即自然、快速、不可预测。

心源性猝死的临床过程可分为 4 个时期。

1. 前驱期

不明显。许多患者在发生心搏骤停前数天或数周出现前驱症状,如心绞痛、心悸、气促加重等非特异表现,此时没有心源性猝死所特有临床表现。

2. 发病期

心脏骤停前往往有急性心血管病发作,通常不超过 1h。典型症状有长时间的心绞痛或急性心肌梗死的疼痛,急性呼吸困难,头晕,甚至昏迷。心电图通常为恶化的室性早搏、室性心动过速、心室颤动、心室停搏等。

3. 心搏骤停期

心搏骤停发生后,其症状和体征依次出现如下;①心音消失。②脉搏扪不出、血压测不出。

③意识突然丧失或伴短暂全身性抽搐,多在心脏停搏后 10s 内出现。④呼吸呈叹息样,在心脏停搏后 20～30s。⑤昏迷,一般在心脏停搏后 30s 内。⑥瞳孔散大,心脏停搏后 30～60s 内出现。

4. 生物学死亡期

生物学死亡期是指人体组织代谢的停止和细胞生命活动的终止。

【辅助检查】

1. 生化检查

心肌梗死时心肌细胞坏死,细胞内酶释放入血,引起血清心肌酶升高。肌酸磷酸激酶(CK)在 6～8 小时开始升高,24h 达最高峰。2～3 天下降至正常。此酶特异性较强,其同工酶 CK-MB 更具有特异敏感性。血肌红蛋白在心肌梗死 2h 内升高,12h 达最高峰,持续24～48h 恢复正常。肌钙蛋白 cTnI 在发病后 3～4h 开始上升,11～24h 达到高峰,持续 7～10 天后降至正常。肌钙蛋白 cTnT 在发病后 3h 开始上升,24～48h 达到高峰,持续 10～14 天降至正常。

2. 心脏 X 线检查

可无异常发现,如已伴有缺血性心肌病可见心影增大、肺充血等。

3. 心电图

心绞痛患者静息时心电图半数正常,心绞痛发作时绝大多数患者可有 ST 段移位。心电图负荷试验有助于进一步明确冠心病诊断。心肌梗死患者心电图常有动态性的特征性改变,缺血性心肌病可表现为各种心律失常等。

4. 放射性核素检查

有助于发现缺血心肌的部位,观测左心室射血分数,显示室壁局部运动障碍,了解心肌代谢情况,评估心肌状态。

5. 冠状动脉造影

可评估冠状动脉的狭窄程度。

6. 其他

二维超声心动图、MDCT 冠状动脉三维重建、磁共振冠状动脉造影、心肌坏死标记物、血管镜、冠状动脉内超声等均有利于冠心病的诊断。

【诊断和鉴别诊断】

(一)心绞痛

1. 诊断

根据典型的心绞痛的发作特点和体征,含用硝酸甘油后缓解,结合年龄和存在冠心病易患因素,除外其他原因所致的心绞痛,一般即可建立诊断。发作时心电图检查可见以 R 波为主的导联中,ST 段压低,T 波平坦或倒置,变异型心绞痛者则有关导联 ST 段抬高,发作过后数分钟内逐渐恢复。心电图无改变的患者可考虑行负荷试验。发作不典型者,诊断要依靠观察硝酸甘油的疗效和发作时心电图的改变。如仍不能确诊,可多次复查心电图、心电图负荷试验或 24 小时动态心电图连续监测,如心电图出现阳性变化或负荷试验诱致心绞痛发作时亦可确诊。诊断有困难者可做放射性核素检查或行选择性冠状动脉造影。考虑施行外科手术治疗者则必须行选择性冠状动脉造影。冠状动脉内超声检查可显示管壁的病变,对诊断可能更有帮助。

2. 心绞痛鉴别诊断

(1) 其他疾病引起的心绞痛,严重的主动脉瓣狭窄或关闭不全、风湿性冠状动脉炎、梅毒性主动脉炎引起冠状动脉口狭窄或闭塞、肥厚型心肌病、X 综合征等病,均可引起心绞痛,要根据其他临床表现来进行鉴别。

(2) 心脏神经官能症:胸痛为短暂的几分钟刺痛或持续几小时的隐痛。症状多在疲劳之后出现,作轻度体力活动反觉舒适。含用硝酸甘油无效或在 10 多分钟后才"见效",常有其他神经衰弱的症状。

(3) 肋间神经痛及肋软骨炎:本病疼痛常累及 1~2 个肋间,并不一定局限在胸前,为刺痛或灼痛,多持续而非发作性,咳嗽、用力呼吸或身体转动可使疼痛加剧,肋软骨处或沿神经行经处有压痛,手臂上举活动时局部有牵拉痛。

(4) 不典型疼痛:还需与食管病变、膈疝、消化性溃疡病、胰胆疾病、颈椎病等相鉴别。

(二)心肌梗死

1. 诊断

诊断急性心肌梗死典型的心电图动态演变;明确的心肌酶学序列变化;病史可典型或不典型。心电图有典型的动态演变,心肌梗死常属透壁性心肌梗死。如仅有 ST-T 波的演变而没出现 Q 波或 Qs 波,但有明确的心肌酶的序列变化,则称为心内膜下心肌梗死。

对有典型的病史,但连续的不稳定型心电图改变持续 24h 以上,伴有不伴有心肌酶的不确定性变化,都可诊断为"可疑的急性心肌梗死"。

陈旧性心肌梗死常根据明确的心电图改变,没有急性心肌梗死病史及心肌酶变化而做出诊断。如果没有遗留心电图改变,可根据早先的典型心电图改变或根据以往肯定性心肌酶改变而诊断。

2. 急性心肌梗死的鉴别诊断

(1) 急性心包炎:心前区疼痛持久而剧烈,深吸气时加重,疼痛同时伴有发热和心包摩擦音。心电图除 aVR 外,其余多数导联 ST 段呈弓背向下型抬高,T 波倒置,无 Q 波。

(2) 急性肺动脉栓塞:常有突发胸痛、咯血呼吸困难、发绀和休克。多有骨折、盆腔或前列腺手术或长期卧床史。右心室前负荷急剧增加,P_2 亢进,颈静脉怒张、肝大等。心电图肺型 P 波、电轴右偏、呈 S I Q III T III 型,即 I 导联出现深 S 波,III 导联有明显 Q 波(<0.03s)及 T 波倒置。X 线胸片显示肺梗死阴影。放射性核素肺灌注扫描可见放射性稀疏或缺失区。

(3) 主动脉夹层动脉瘤:前胸出现剧烈撕裂样锐痛,常放射至背、肋、腹部及腰部。在颈动脉、锁骨下动脉起始部可听到杂音,两上肢血压、脉搏不对称。胸部 X 线示纵隔增宽,血管壁增厚。超声心动图和磁共振显像可见主动脉双重管腔图像。心电图无典型的心肌梗死演变过程。

(4) 急腹症:急性胰腺炎、消化性溃疡穿孔、急性胆囊炎和胆石症等均有上腹部疼痛,腹部有局部压痛或腹膜刺激征。易与以上腹部剧烈痛为突出表现的心肌梗死相混淆。无心肌酶及心电图特征性变化。

（三）无症状心肌缺血诊断

1. 诊断

诊断主要根据静息、动态或负荷试验的心电图检查,和(或)放射性核素心肌显像,证实患者有心肌缺血的改变;排除其他原因,又伴有动脉粥样硬化的危险因素。进行选择性冠状动脉造影检查可确立诊断。

2. 鉴别诊断

（1）自主神经功能失调:此病有肾上腺素能 β 受体兴奋性增高的类型,患者心肌耗氧量增加,心电图可出现 ST 段压低和 T 波倒置等改变,患者多表现为精神紧张和心率增快。服普萘洛尔 10~20mg,2 小时后,心率减慢后再作心电图检查,可见 ST 段和 T 波恢复正常。

（2）其他:心肌炎、心肌病、心包疾病、其他心脏病、电解质紊乱、内分泌和药物作用等情况都可引起 ST 段和 T 波改变,诊断时要注意排除。

（四）缺血性心肌病诊断

1. 诊断

诊断主要依靠动脉粥样硬化的证据和摒除可引起心脏增大、心力衰竭和心律失常的其他器质性心脏病。心电图检查除可见心律失常外,还可见到冠状动脉供血不足的变化,包括 ST 段压低、T 波低平或倒置、QT 间期延长、QRS 波群电压低等。放射性核素检查示心肌缺血和室壁运动异常。二维超声心动图也可显示室壁的异常运动。如以往有心绞痛或心肌梗死病史,则有助于诊断。选择性冠状动脉造影可确立诊断。

2. 鉴别诊断

要考虑与心肌病(特别是原发性扩张型心肌病)、心肌炎、高血压心脏病、内分泌病引起的心脏病等相鉴别。

【治疗】

（一）心绞痛治疗

1. 稳定型心绞痛治疗

心绞痛发作时的治疗

（1）休息:发作时立刻休息,一般患者在停止活动后症状即可消除。

（2）药物治疗:较重的发作,可使用作用快的硝酸酯制剂。这类药物除扩张冠状动脉,降低阻力,增加其血流量外,还通过对周围血管的扩张作用,减少静脉回心血量,降低心室容量和心腔内压,降低心排血量和血压,减低心脏前后负荷和心肌的需氧,从而缓解心绞痛。

1）硝酸甘油(nitroglycerin):可用 0.3~0.6mg 片剂,置于舌下含化,为唾液所溶解而吸收,1~2 分钟即开始起作用,约半小时后作用消失。对 92% 的患者有效,其中 76% 在 3 分钟内见效。延迟见效或完全无效时提示患者并非患冠心病,严重的冠心病。应排除所含的药物已失效或未溶解,可嘱患者轻轻嚼碎之继续含化。长期反复应用可由于产生耐药性而效力减低,停用 10 天以上,可恢复有效。近年还有喷雾剂和胶囊制剂可用。不良作用有头晕、头胀痛、头部跳动感、面红、心悸等,偶有血压下降。第一次用药时,患者宜取平卧位,必要时吸氧。在应用上述药物的同时,可考虑用镇静药。

2) 二硝酸异山梨醇(isosorbide dinitrate):可用 5~10mg,舌下含化,2~5 分钟见效,作用维持 2~3 小时。或用喷雾剂喷入口腔,每次 1.25mg,1 分钟见效。

心绞痛缓解期的治疗

宜尽量避免各种确知足以诱致发作的因素。调节饮食,特别是一次进食不应过饱;禁绝烟酒。调整日常生活与工作量;减轻精神负担。保持适当的体力活动,以不致发生疼痛症状为度;一般不需卧床休息。

(1) 药物治疗:使用作用持久的抗心绞痛药物,以防心绞痛发作,可单独选用、交替应用或联合应用下列作用持久的药物。

1) 硝酸酯制剂。①硝酸异山梨醇:口服二硝酸异山梨醇 3 次/天,每次 5~10mg;服后半小时起作用,持续 3~5 小时。单硝酸异山梨醇(isosorbide mononitrate)20mg,2 次/天。②长效硝酸甘油制剂:服用长效片剂使硝酸甘油持续而缓慢释放,口服后半小时起作用,持续可达 8~12小时,可每 8 小时服 1 次,每次 2.5mg。用 2% 硝酸甘油软膏或膜片制剂(含5~10mg)涂或贴在胸前或上壁皮肤,作用可能维持 12~24h。

2) β受体阻滞剂。具有阻断拟交感胺类对心率和心收缩力受体的刺激作用。减慢心率,降低血压,减低心肌收缩力和氧耗量,从而缓解心绞痛的发作。此外,还减低运动时血流动力的反应,在同一运动量水平上,心肌氧耗量减少;使不缺血的心肌区小动脉(血管阻力)缩小。从而使更多的血液通过极度扩张的侧支循环输送血管流入缺血区。用量要大。不良作用有心室喷血时间延长和心脏容积增加,这是可能使心肌缺血加重或引起心力衰竭,但其使心肌氧耗量减少的作用远超过其不良作用。目前常用的制剂是美托洛尔(metoprolol)25~50mg,2 次/日。β受体阻滞剂可与硝酸酯合用,但要注意:①β受体阻滞剂与硝酸酯有协同作用,因而剂量应偏小,开始剂量尤其要注意减小,以免引起直立性低血压等不良反应;②停用 β受体阻滞剂时应逐步减量,如突然停用诱发可心肌梗死;③心功能不全,支气管哮喘以及心动过缓者不宜用。其减慢心律的副作用,限制了剂量的加大。

3) 钙通道阻滞剂。本类药物抑制钙离子进入细胞内,也抑制心肌细胞兴奋-收缩偶联中钙离子的利用。抑制心肌收缩,减少心肌氧耗,扩张冠状动脉,解除冠状动脉痉挛,改善心内膜下心肌的血供。扩张周围血管,降低动脉压,减轻心脏负荷;还降低血液黏度,抗血小板聚集,改善心肌的微循环。常用制剂有:①维拉帕米(verapamil)80~120mg,3 次/天,缓释剂 240~480mg1 次/天,不良作用有头晕、恶心、呕吐、便秘、心动过缓、PR 间期延长、血压下降等。②硝苯地平(nifedipine)10~20mg,3 次/天,可舌下含用;缓释剂 30~80mg,1 次/天不良反应有头痛、头晕、乏力、血压下降、心率增快等。③地尔硫䓬(diltiazem)30~90mg,3 次/天,缓释剂 90~360mg,1次/天。不良反应有头痛、头晕、失眠等。新的制剂有尼卡地平(nicardipine)10~20mg,3 次/天,尼索地平(nisoldipine)20mg,2 次/天,氨氯地平(amlodipine)5~10mg,1 次/天,非洛地平(felodipine)5~20mg,1 次/天,苄普地尔(bepridil)200~400mg,1 次/天等。治疗变异型心绞痛以钙通道阻滞剂的疗效最好。本类药可与硝酸酯同服,其中硝苯地平尚可与 β受体阻滞剂同服,但维拉帕米和地尔硫䓬与 β受体阻滞剂合用时则有过度抑制心脏的危险。停用本类药时也宜逐渐减量然后停服,以免发生冠状动脉痉挛。

4) 中医中药治疗。根据祖国医学辨证论治采用治标和治本两法。治标主要在疼痛期应用,以"通"为主,有活血、化瘀、理气、通阳、化痰等法。治本一般在缓解期应用,以调整阴阳、脏腑、气血为主,有补阳、滋阴、补气血、调理脏腑等法。"活血化瘀"法常用丹参、红花、川芎、蒲黄、郁金等。"芳香温通"法常用苏合香丸、苏冰滴丸、宽胸丸、保心丸、麝香保心丸等。针刺或穴位按摩治疗也有一定疗效。

5) 其他治疗:低分子右旋糖酐或羟乙基淀粉注射液,250～500ml/d,静脉滴注 14～30 天为一疗程。改善微循环的灌流,可用于心绞痛的频繁发作。高压氧治疗增加全身的氧供应,可使顽固的心绞痛得到改善,但疗效不易巩固,体外反搏治疗可能增加冠状动脉的血供,也可考虑应用。有早期心力衰竭者,治疗心绞痛的同时宜用快速作用的洋地黄类制剂。

(2) 介入治疗。

(3) 外科手术治疗:主要是施行主动脉-冠状动脉旁路移植手术(CABG),取患者自身的大隐静脉或内乳动脉作为旁路移植材料,一端吻合在主动脉,另一端吻合在有病变的冠状动脉段的远端,引主动脉的血液以改善该冠状动脉所供血的心肌的血流量。术前进行选择性冠状动脉造影,了解冠状动脉病变的程度和范围,以作制定手术计划(包括决定移植血管的根数)的参考。本手术目前在冠心病发病率高的国家中已成为最普遍的择期性心脏外科手术,一次手术可同时作多支旁路移植,认为缓解心绞痛有较好效果。

(4) 运动锻炼疗法:谨慎安排进度适宜的运动锻炼有助于促进侧支循环的发展,提高体力活动的耐受量,改善症状。

2. 不稳定型心绞痛治疗

(1) 一般处理:卧床休息 1～3 天、吸氧、持续心电监测。对于低危险组患者留观期间未再发生心绞痛,心电图也无缺血改变,无左心衰竭的临床证据,留观 12～24 h 期间未发现有 CK-MB 升高,心肌肌钙蛋白 T 或 I 正常,可留观 24～48 h 后出院。对于中危或高危组的患者特别是肌钙蛋白 T 或 I 升高者,住院时间相对延长,内科治疗亦应强化。

(2) 缓解疼痛:应口含硝酸甘油,初次含服硝酸甘油的患者以 1 片为宜,对于已有含服经验的患者,心绞痛症状严重时也可 1 次含服 2 片。心绞痛发作时若含 1 片无效,可在 3～5 min 之内追加 1 次。若连续含硝酸甘油 3～4 片仍不能控制疼痛症状,需应用强镇痛剂以缓解疼痛;并随即采用硝酸甘油或硝酸异山梨酯静脉滴注,硝酸甘油的剂量以 5 μg/min 开始,以后每 5～10 min 增加 5 μg/min,直至症状缓解或收缩压降低 10 mmHg,最高剂量一般不超过 80～100 μg/min,一旦患者出现头痛或血压降低(SBP＜90mmHg)应迅速减少静脉滴注的剂量。维持静脉滴注的剂量以10～30 μg/min 为宜。对于中危和高危险组的患者,硝酸甘油持续静脉滴注 24～48 h 即可,以免产生耐药性而降低疗效。

β受体阻滞剂对不稳定型心绞痛患者控制心绞痛症状以及改善其近、远期预后均有好处,除有禁忌证,如肺水肿、未稳定的左心衰竭、支气管哮喘、低血压(SBP≤90 mmHg)、严重窦性心动过缓,二、三度房室传导阻滞者,主张常规服用。首选具有心脏选择性的药物,如阿替洛尔、美托洛尔和比索洛尔等。除少数症状严重者可采用静脉推注 β受体阻滞剂外,一般主张直接口服给药。剂量应个体化,根据症状、心率及血压情况调整剂量。阿替洛尔常用剂量为 12.5～25 mg 每日 2 次。美托洛尔常用剂量为 25～50 mg,每日 2 次或每日 3 次。比索洛尔常用剂量为 5～10mg 每日 1 次。不伴有劳力型心绞痛的变异性心绞痛不主张使用。硝苯地平对缓解冠状动脉痉挛有独到的效果,故为变异型心绞痛的首选用药,一般剂量为 10～20 mg,6h 1 次。若不能有效控制变异性心绞痛的发作还可与地尔硫革合用,以产生更强的解除冠状动脉痉挛的作用,当病情稳定后可改为缓释和控释制剂。对于严重不稳定型心绞痛患者常需联合应用硝酸酯类、β受体阻滞剂、钙拮抗剂。

(3) 抗栓治疗:阿司匹林、肝素、低分子肝素以及氯吡格雷是不稳定型心绞痛中的重要治疗措施,其目的是防止血栓形成,阻止病情向心肌梗死方向发展。

（4）介入治疗或外科手术治疗：不稳定型心绞痛经治疗病情稳定，出院后应继续强调抗凝及降脂治疗以促使斑块稳定。缓解期的进一步检查和长期治疗方案与稳定型劳力性心绞痛相同。

（二）心肌梗死治疗

（1）监护和一般治疗：①休息；②监测；③吸氧；④护理；⑤建立静脉通道。

（2）解除疼痛：应尽早解除疼痛，一般可肌内注射哌替啶 50～100mg 或吗啡 5～10mg，为避免恶心呕吐可同时肌内注射阿托品 0.5mg。必要时每 4～6 小时可以重复应用，注意药物对呼吸功能的抑制。心肌再灌注疗法可有效地解除疼痛。

（3）再灌注心肌：起病 3～6 小时最多在 12 小时内，使闭塞的冠状动脉再通，心肌得到再灌注。濒临坏死的心肌可得以存活或缩小坏死范围，有利心肌重塑，改善预后，是一种积极的治疗措施。包括①介入治疗；②溶栓治疗；③紧急主动脉-冠状动脉旁路移植术。

（4）对症处理。①控制休克：有条件者应进行血流动力学监测，根据中心静脉压、肺毛细血管楔嵌压判定休克的原因，给予针对性治疗。②消除心律失常：心律失常是引起病情加重及死亡的重要原因。③治疗心力衰竭：除严格休息、镇痛或吸氧外，可先用利尿剂，常有效而安全。

（5）右室心肌梗死治疗。治疗与左心室梗死略有不同。右室心肌梗死引起右心衰竭伴低血压，无同时有左心衰竭的表现时，宜扩张血容量。在血流动力学监测下，静脉输液直到低血压得到纠正，肺毛细血管压达 15～18mmHg。如输液 1～2L 后低血压未能纠正，可用正性肌力药物，以多巴酚丁胺为优。不宜用利尿药。伴有房室传导阻滞者可临时起搏。

（6）非 ST 段抬高心肌梗死治疗。无 ST 段抬高心肌梗死其住院病死率较低，但再梗死率、心绞痛再发生率和远期病死率较高。治疗措施与有 ST 段抬高心肌梗死有所区别。非 ST 段抬高心肌梗死也多是无 Q 波性，此类患者不宜溶栓治疗。其中低危险组以阿司匹林和肝素尤其是低分子肝素治疗为主。中危险组和高危险组则以介入治疗为首选。其余治疗原则同上。

（三）无症状性心肌缺血治疗

采取防治动脉粥样硬化的各种措施，以防止粥样斑块病变加重及斑块不稳定加重，争取粥样斑块消退，促进冠状动脉侧支循环的建立。静息时心电图或放射性核素心肌显像示已有明显心肌缺血改变者，宜适当减轻工作，或选用硝酸酯制剂、β 受体阻滞剂、钙通道阻滞剂治疗。

（四）缺血性心肌病治疗

改善冠状动脉供血和心肌营养，控制心力衰竭和心律失常。应用洋地黄时宜选作用和排泄快速的制剂，如毛花苷 C。病态窦房结综合征和房室传导阻滞而致阿-斯综合征发作者，宜及早安置永久性人工心脏起搏器。发生严重室性心律失常者，除药物治疗外，还可考虑用埋藏式自动复律除颤器。

（刘忠志）

第九节　围生期心肌病

围生期心肌病（peripartum cardiomyopathy，PPCM）是在既往无心脏病妇女围生期发生的原因不明的心肌病。围生期心肌病仅发生于既往检查证实并无心脏病的患者，并且只有在无其他解释时才能做此诊断。虽然早在 18 世纪临床即已发现围生期心力衰竭，但是直到 1937 年 Gouley 等的论著发表后，人们才明确其为围生期心肌病。围生期心肌病的定义根据 Demakis 等修订的 4 条标准做出。该定义强调分娩前 1 个月至产后 5 个月要除外其他可能存在的各种心肌病。

已患心肌病者可因妊娠恶化,但是疾病本身却并非妊娠所致。例如,妊娠早期出现的心力衰竭可能为先前未察觉的扩张型心肌病,因妊娠所致血流动力学变化或激素应激反应而显现。

【流行病学】

围生期心脏病的发病率不清,因为目前尚无围生期心肌病患者群估测研究可供参考,而且这种罕见疾病的诊断有时很困难,不同研究报道的发病率大多是根据其特殊的经验得出,这包括了选择偏倚以及不同的处理模式的影响在内。已报道的发病率在 1/15 000~1/1485,目前可接受的估计发病率在 1/4000~1/3000,美国每年受累的妇女为 1000~1300 例。

文献报道的围生期心肌病危险因素包括多次分娩、高龄怀孕、多胎妊娠、先兆子痫、妊娠高血压以及非洲裔美国黑种人。人种是否为一个独立危险因素,是否为种族与高血压的相互作用增加了围生期心肌病的危险尚不清楚。

【免疫病理】

围生期心肌病患者血清中含有拮抗正常人心肌组织高滴度 37kDa、33kDa 和 25kDa 蛋白的自身抗体,而特发性扩张型心肌病(IDCM)患者却不存在。这亦表明 PPCM 不同于 IDCM。与正常妊娠者比较,PPCM 患者还有高水平胚胎微嵌合体异常。细胞因子 CD4$^+$、CD25$^+$ 水平下降以及血浆孕酮、雌二醇、松弛肽明显减少。围生期自身免疫过程的异常,导致了 PPCM 和心脏衰竭。deBelder 等研究发现,iNOS 产生的 NO 介导 PPCM 患者心肌扩张和收缩功能损伤。

【组织病理】

围生期心肌病的病理变化不具有特异性,与扩张型心肌病有些相似的病理改变。

(一)尸解

心肌外观苍白、松弛,四个心腔均扩大,但以左心室扩大最明显。与心脏明显扩大相比较,由于心肌轻度肥大,心脏重量仅轻度增加。如果本病仅持续较短时间在急性期即导致患者死亡,心脏重量可在正常范围之内。心内膜可出现增厚,并出现不同程度的灶状心肌纤维化,主要累及左心室心内膜,心脏瓣膜正常。左心室、右心室及左心房可见到新鲜的不同程度机化的血栓,冠状动脉正常,心外膜多正常。由于心力衰竭,个别病例可发生心包积液,与心包炎性反应无关。肺梗死较常见,脑梗死和肠系膜动脉栓塞亦可以发生,肾及脾梗死很少见。

(二)光镜观察

心肌纤维排列紊乱,肌纤维条纹及肌浆网消失。血管周围轻度炎细胞浸润,主要为淋巴细胞,可有少量巨噬细胞,偶尔可见到中性粒细胞及嗜酸粒细胞浸润。但在极少情况下,炎症反应较广泛。病程较长者可出行不同程度的心肌纤维化。可见到间质水肿,灶状出血,散在性灶状脂肪浸润。可出现灶性心内膜肿胀,伴纤维蛋白沉积,这可能为血栓形成的基础。组织化学研究发现线粒体及其氧化作用受损。琥珀酸脱氢酶及细胞色素氧化酶反应仅轻度降低,全部位于心肌细胞的线粒体内,继发脂质沉淀。

(三)电镜观察

心肌细胞胞质中有纤维样结构。可能为一些蛋白质的异常积聚。在胞质内亦有圆形或卵圆形空泡,糖原颗粒增多,可见到散在的髓磷脂结构。

【临床表现】

大多数患者发病于产后 1 个月,但产前发病并不少见,在一些研究中甚至有早至 16 孕周发生心衰的。具体到单个患者常常找不到围生期心肌病的危险因素,对妊娠期发生左心衰的患者需要考虑到这一点。患者常常表现为气短、咳嗽和周围性水肿。其他症状包括胸腹疼痛、乏力、心悸,血瘀以及少见的肺栓塞造成的神经障碍。体检可能发现高血压、心动过速、室性奔马律、二尖瓣反流杂音、颈静脉怒张、肝脾肿大、腹水和双下肢水肿。分娩前和分娩后的症状相似。大多数患者表现为 NHYA 分级的 3 级和 4 级心力衰竭,尽管 NHYA 分级应用于妊娠的准确性还有争议。

【辅助检查】

（一）心电图

显示非特征性改变,如左心室高电压、ST-T 改变和心律失常。也可以正常。

（二）胸部 X 线片

显示左心室增大,心影增大、可见肺水肿和双侧胸膜腔渗液。但对孕妇慎用。

（三）超声心动图

对围生期心肌病的诊断和病情的判断很关键,其改变包括左心室舒张期末容积增大和射血分数降低。左房扩大和二尖瓣反流也常见。

（四）心导管检查

为了评价心功能和心肌内膜活检,要行心导管检查。患者左右室充盈压增高、心排血量降低以及肺动脉高压。受累轻的产后患者应尽可能避免心导管检查。

（五）心内膜活检

心内膜活检的作用仍存在争议,由于浸润的局部特点以及检查的结果可能依赖于活检的时机,所以心内膜活检有较高的假阴性率。Midei 等建议对治疗一周症状没有缓解的患者采用活检。另外,目前即使活检证实有心肌炎存在也不会改变治疗计划。对活动性心肌炎的患者可采用免疫治疗,但至今尚没有被证实的最佳治疗方案。

（六）其他

血管造影、脐带血抗体检测。

【诊断与鉴别诊断】

（一）诊断

围生期心肌病目前尚缺乏特异性诊断方法。Demakis 等制定了确诊围生期心肌病的四项标准:①于妊娠最后 1 个月或分娩后 5 个月内出现心力衰竭者。②上述心力衰竭患者无确切病因者。③妊娠妇女延至分娩前 1 个月仍未能显示其存在基础心脏病变者。④超生心动图显示射血分数降低,并符合左心室收缩功能不全者。

围生期心肌病的诊断有赖于分娩前后超声心动图发现新出现的左室收缩功能障碍。这比较困难,因为许多妇女在正常妊娠的最后 1 个月也可有呼吸困难、疲劳和踝部水肿等与早期充血性心力衰竭相同的症状。因此,围生期心肌病可能未被认出,进而导致低估其发病率。能引起人们警惕的心衰的症状和体征包括发作性夜间呼吸困难、胸痛、咳嗽、颈静脉充盈。

围生期心肌病的诊断需除外其他心肌病,并通过标准的超声心动图检查评估左心室收缩功能不良包括射血分数的降低。对围生期心肌病患者的家庭成员进行筛检应作为重点考虑,因为围生期心肌病可能为一种心肌病遗传易感性的表现。

（二）鉴别诊断

在确立围生期心肌病诊断之前,必须排除可能引起心功能不全的各种原因,如心脏瓣膜病、先天性心脏病、心肌炎、心包积液和其他类型的原发性或继发性心肌病,尤其是呈亚临床型的心肌病。也应该与严重贫血、羊水栓塞或肺栓塞等疾病产生的酷似心衰的征象鉴别。

此外，也不要把正常妊娠后期某些孕妇出现的乏力、气短、下肢水肿等生理性心脏扩大，某些孕妇宫体增大膈肌上抬导致的心脏移位，闻及生理性第三心音和心前区收缩期杂音等误认为是围生期心肌病。

1. 妊娠高血压综合征

妊娠高血压综合征（妊高症）时亦可影响心脏，引起心力衰竭和心脏不同程度的扩大，而围生期心肌病部分患者也有一过性血压升高及蛋白尿，这时两者从临床上难以鉴别。有资料认为，一些围生期心肌病的病因与妊娠高血压疾病有关。鉴别点包括：围生期心肌病多发生在 30 岁以后，多次妊娠时，心脏显著扩大，常有严重心律失常。而妊高症易发生在年轻初产妇及高龄初产妇，心脏无明显扩大，也无严重心律失常。

2. 扩张型心肌病

围生期心肌病的临床表现与扩张型心肌病一样主要表现为充血性心力衰竭，但栓塞现象较常见。心电图、超声心动图和胸片检查，对两种疾病的鉴别诊断没有意义。血清抗心肌自身抗体检查对扩张型心肌病鉴别诊断有重要价值，也有助于与围生期心肌病鉴别。肠道病毒 RNA 在扩张型心肌病心肌检查阳性率为 30%～49%，CVB-IgM 在 7%～33%扩张型心肌病患者血清中持续存在。

【治疗】

治疗宜从标准的抗心衰治疗开始，必要时采用利尿剂、血管扩张剂、地高辛等。一定要注意药物对胎儿的安全性以及分娩后哺乳期药物的乳汁排出。

（一）内科治疗

1. 血管紧张素转化酶抑制剂

由于具有致畸性，在妊娠期当属禁用，但在分娩后则应视为治疗围生期心肌病的重要药物。妊娠期能安全使用的药物有肼屈嗪和硝酸盐类。

2. 钙通道阻断剂

在妊娠期用以控制血压，有负性肌力作用，能减弱子宫收缩，在此情况下应用有所不妥。氨氯地平是一种双氢吡啶类钙通道阻断剂，已显示可改善非缺血性心肌病患者的生存率，可能对围生期心肌病的治疗有良好作用。一项前瞻性随机氨氯地平生存评价试验（PRAISE）证实，接收氨氯地平治疗的患者血浆白介素-6 水平明显降低，为将其用于围生期心肌病治疗提供了进一步的理由。

3. β 受体阻滞剂

第二代 β 受体阻滞剂对选择的扩张型心肌病患者有益。在充血性心力衰竭患者进行的 β 受体阻滞剂临床试验，研究已证明了此类药物的安全性并且具有一定效果，但是其对生存率得出影响报道结果不一。扩血管性 β 受体阻滞剂，如卡维地洛还可通过阻滞 β 受体减轻心脏后负荷。美国卡维地洛心衰计划（USCHFP）的资料显示，该药治疗扩张型心肌病有一定的临床疗效，包括降低死亡率。这些药物在妊娠时并无禁忌，但是对于其他药物，目前还没有评价其治疗围生期心肌病的资料。分娩后心衰治疗 2 周以上症状仍持续且超声心动图显示左室受损的患者,β受体阻滞剂应是一合理的选择。

4. 抗凝治疗

分娩前肝素、分娩后华法林可使左室负荷明显降低,射血分数小于 35%,预防血栓形成和栓塞并发症。

5. 免疫抑制剂

心内膜心肌活检证实有心肌炎但经标准心衰治疗 2 周不能自行改善的病例,可考虑免疫抑制剂治疗。心肌炎治疗试验(myocarditis treatment trail, MTT)未能证明免疫抑制治疗的益处,且有治疗围生期心肌病妇女方面的缺点。新近有一项回顾性研究提示,围生期心肌病妇女应用静脉免疫球蛋白治疗,早期随访期间其射血分数较常规治疗有更大程度的改善。

6. 其他

静脉用正性肌力药物、吸氧、有创性血流动力学,限制盐和水对心衰的治疗十分重要。一旦心衰症状控制,适当运动可改善症状以及外周肌肉的张力和动脉血管的张力。心律失常的治疗应按标准方案进行。是否需要提早分娩以及采取何种分娩方式应与心脏病专家麻醉专家协同评估。围生期心肌病妇女分娩的婴儿受到何种不利影响目前少有系统资料,有研究报道 14 例患者早产发生率为 21%。

(二) 心脏移植

内科治疗未能奏效的患者可考虑心脏移植。有一项研究报道了 10 例心脏移植的围生期心肌病患者,其生存率与与配对的其他病因而行心脏移植的妇女相似。但研究也注意到,经活检证实的早期排异率较高。

【预后】

围生期心肌病妇女的预后取决于分娩后 6 个月左室大小与功能是否恢复正常。其死亡率为 18%~56%。有一项研究报道 27 例受检妇女,约半数患者持续左室功能不良。该组患者 5 年心源性死亡率为 85%,而心脏大小恢复正常的对照组在相同时间内没有心源性死亡。最近有一项研究证实,分娩后不久,50%的病例(7/14)有明显改善,其余 7 例中 6 例死亡。生存者在诊断时平均射血分数较高(23% 比 11%)且平均左室腔径较小(5.8cm 比 6.9cm)。

存活者亦不一定完全康复,有可能最终需要心脏移植。即使左心室功能恢复正常,其运动耐量可能仍异常,其远期后果包括今后妊娠的危险,亦不清楚。Elksyam 等的研究显示围生期心肌病患者再次妊娠时心功能未能恢复正常的病例发生心力衰竭、胎儿早产及治疗性流产的几率较心功能恢复正常的病例组大。左室大小或功能未能恢复的围生期心肌病病例应当坚决避孕。心肌病完全消退的患者建议避免再次妊娠。前次分娩后心脏大小与功能很快恢复者,围生期心肌病也可能复发。

(朱贵月)

参 考 文 献

Barbieri A, Grimaldi, Buri F, et al. 2004. Acute idiopathic pericarditis with transient constriction. Int J Cardiol,97(2):313-315.

Bertoq SC, Thambidorai SK, Parakh K. 2004. Constrictive pericarditis: etiology and cause-specific survival after pericardiectomy. J Am Coll Cardiol,21;43(8):1445-1452.

Brucato A, Brambilla G. 2005. Recurrent idiopathic pericarditis: familial occurrence. Int J Cardiol,102(3):529.

Brucato A, shinar Y, Brambilla G, et al. 2005. Idiopathic recurrent acute pericarditis: familial Mediterranean fever mutations and disease evolution in a large cohort of Caucasian patients. Lupus,14(9):670-674.

Erol C, Erdol H, Celik S, et al. 2003. Idiopathic chronic pericarditis associated with ocular hypertension: probably an unknown combination. Int J Cardiol,87(2-3):293-295.

Fine DM, Tobias AH, Jacob KA. 2003. Use of pericardial fluid pH to distinguish between idiopathic and neoplastic effusions. J Vet Intern Med,17(4):525-529.

Goland S, Caspi A,Maknick SD. 2000. Idiopathic chronic pericardial effusion. N Engl Med,342(19):1449.

Hobbs DL. 2006. Idiopathic pericarditis. Radiol Technol,78(2):91-95.

Imazio M, Demichelis B,Cecchi E,et al. 2003. Cardiac troponin I in acute pericarditis. J Am Coll Cardiol,42(12):2144-2148.

Imazio M, Trinchero R. 2007. Triage and management of acute pericarditis. Int J Cardiol,118(3):286-294.

Kabbani SS, LeWinter MM. 2002. Pericardial Diseases. Curr Treat Options Cardiovasc Med,4(6):487-495.

Klisnick A, Fourcade J, Ruivard M. 1999. Combined idiopathic retroperitoneal and mediastinal fibrosis with pericardial involvement. Clin Nephrol,52(1):51-55.

Melchior TM, Ringsdal V, Hildebrandt P, et al. 1992. Recurrent acute idiopathic pericarditis treated with intravenous methylprednisolone given as pulse therapy. Am Heart J,123(4 Pt 1):1086-1088.

Troughton RW, Asher CR, Klein AL. 2004. Pericarditis. Lancet,363(9410):717-727.

Tsang TS,Barnes ME,Gersh BJ. 2003. Outcomes of clinically significant idiopathic pericardial effusion requiring intervention. Am J Cardiol,91(6):704-707.

第四十五章 消化系统免疫病

第一节 食管免疫病分类

免疫食管病是指由免疫因素包括免疫复合物，免疫活性细胞和各种免疫炎性因子引起的食管病变。这种病变多见于系统性免疫病的食管受累，局限于食管的免疫病变目前缺少深入研究。

人的吞咽器官包括咽和食管上括约肌（环咽肌）、食管本身以及食管下括约肌三部分。食管上 1/3 及其相邻结构主要含横纹肌较多。食管下端和下括约肌主要由平滑肌组成。

一、免疫食管病分类（表 45-1）

表 45-1　免疫食管病分类

原发食管免疫病	系统性免疫病继发食管病变
食管硬化病	Crohn 病
食管憩室	干燥综合征
食管失弛缓症	肌营养不良、眼咽肌营养不良
Schatzki 环	系统性硬化病
特发性食管炎	混合性结缔组织病
食管原发淀粉样变性	CREST 综合征
食管蹼	
放射性食管炎	
重症肌无力	
系统性红斑狼疮	
Wegner 肉芽肿	
贝赫切特综合征	
血管炎病	
皮肌炎	

二、免疫病理

食管接触的是未经消化的大分子抗原，而且食管上皮没有消化吸收作用；食管内壁下淋巴组织甚少，食管处于免疫不应状态。

食管上皮表面黏液和不移动水层含有 HCO_3^-，与复层鳞状上皮等构成上皮屏障。黏膜下丰富的血液供应构成上皮下屏障。食管可自发和继发性蠕动收缩。食管初次接触抗原，具有屏障功能。上述功能共同抵抗食物及反流物对食管的伤害作用。

第二节 食管硬化病

食管硬化病（esophageal scleroderma）是食管扩张功能障碍，正常的食管蠕动减弱或消失，食管壁层结构纤维硬化的一种原因不明的疾病。多继发于其他结缔组织病,如系统性硬化病、皮肌炎、干燥综合征、系统性红斑狼疮等疾病。

【流行病学】

可发生于任何年龄,30～40 岁多发,男女之比约为 1：3。约有 70％的系统性硬化病患者的消化道病变。干燥综合征的患者吞咽困难的出现率为 70％,系统性红斑狼疮约有 20％的患者出现食管功能障碍,但发生食管硬化的远低于硬皮病。

【免疫病理】

本病的免疫发病机制与原发病有关,免疫系统功能失调、激活、分泌多种自身抗体,并且分泌多种细胞因子等引起食管血管内皮下细胞损伤,进而刺激纤维细胞异常合成胶原功能,导致食管硬化。

【组织病理】

显微镜检查可见食管血管病变,血管壁内皮细胞和成纤维细胞增生,血管腔狭窄。食管平滑肌萎缩,炎症细胞浸润,胶原纤维明显增生,黏膜及黏膜下层可见胶原蛋白沉积,食管远端明显。

【临床表现】

早期可表现为吞咽食物后有发噎感,早期常不引起患者注意。随着病变进一步发展,食管下段括约肌功能障碍,出现胃食管反流、食管炎表现,可出现吞咽困难和胸骨后疼痛。当食管出现狭窄,可出现食管梗阻表现。

【辅助检查】

1. 食管测压

可表现为食管下段和食管下括约肌压力低,吞咽后收缩振幅低且时间短暂,有第三期波,食管下括约肌对吞咽无反应,Mecholyl 试验阴性。

2. 食管吞钡 X 线检查

可有食管下段蠕动消失且钡剂滞留;食管下段扩张,食管中下段黏膜皱襞消失;胃食管反流,食管狭窄与潴留;裂孔疝等表现。

3. 胃镜检查

内镜检查是诊断反流性食管炎最准确的方法。可了解病变范围、程度。并且早期对可疑部位进行活组织检查,是早期诊断的金标准。

【诊断与鉴别诊断】

对于系统性硬化病、干燥综合征等结缔组织病患者,如有吞咽困难、胸骨后疼痛等表现要及时想到并发食管硬化病。可行食管测压、食管钡餐透视、胃镜检查确立诊断。诊断本病时,应慎重排除心绞痛、食管癌等。

1. 心绞痛

多发生于 40 岁以上的年龄,可由体力劳动或情绪激动诱发,心绞痛可表现为胸骨后的疼痛,伴有心慌、胸闷等表现,发作时心电图检查有 ST 段、T 波改变等表现。

2. 食管癌

老年人高发,典型的临床表现为进行性吞咽困难,伴有咽下疼痛、营养不良、恶病质等表现,行内镜检查可明确诊断。

【治疗】

治疗分为两个方面,一方面治疗原发病,控制系统性硬化症等原发病的发展。另一方面对症处理,可以选用胃肠动力药,如甲氧氯普胺、吗叮啉及西沙比利等药物改善食管动力,甲氧氯普胺有锥体外系反应,西沙必利有个别严重心律失常的报道,应用时注意。如伴有反酸、胃灼热、胸骨后疼痛等胃食管反流的表现,可加用 H_2 受体拮抗剂,质子泵阻滞剂等药物。必要时可采用手术治疗,手术的目的是扩张狭窄、延长缩短的食管以及建立抗反流机制。

【预后】

本病的预后主要与原发病有关系,食管受累一般不影响预后。如并发心脏、肾或肺受累,预后较差。

第三节　食管反流性哮喘

食管反流性哮喘是由于胃食管反流诱发的哮喘。患者表现为胃食管反流病与哮喘同时存在,在餐后、平卧及运动时哮喘发作或加重,应用抗哮喘药物治疗效果不佳,加用抗酸药物症状改善明显。

【流行病学】

美国胃食管反流患者群中,有 5% 的人患有哮喘。三项关于哮喘患者反流症状的最广泛的连贯性研究均发现相似的发病率。法国 150 名哮喘患者的研究中发现有 65% 的人具有反流症状,189 名退伍军人哮喘患者的研究中报道有 72% 的人具有胃灼热,加拿大的 109 名哮喘患者,并将其与两个对照组相比,哮喘组和两个对照组的"烧心"的发生率分别为 77%,53% 和 47%,具有明显统计学意义。胃灼热和反酸同时发生的概率也远高于两个对照组。最近的一项研究表明诊断为食管炎或食管狭窄的患者比无食管疾病者发生哮喘的可能性大。其比率大约为 1.51。哮喘患者表现发生 GERD 的可能性增大。

【免疫病理】

有证据表明至少有四种机制可以解释 GERD 引起哮喘症状。①食管支气管反射:多项研究表明食管内酸灌注可以引起呼气流量减少和气道阻力增加。对哮喘患者进行食管内酸灌注,或记录有阵发的反流症状。第一秒用力呼气量(FEV_1),最大呼气流速(PEF)和气道阻力的改变分别为3%、35% 和 42%。这些改变从数值上较小,并且可部分的被 P 物质抑制剂、阿托品和迷走神经切断术所阻断,说明这一反射牵涉到迷走神经纤维和神经炎症。②高支气管反应性:有数据表明食管内酸灌注可以增加支气管对其他刺激物的反应性,包括过度通气和乙酰胆碱。另外,GERD 的哮喘患者具有原发性迷走神经高反应性的自主神经障碍。③微量误吸:动物试验表明气管内酸较之食管内酸可以是气道阻力升高几倍。尽管微量误吸可以是支气管痉挛的强诱发因素,但似乎不是主要的病理机制。所以,这一领域还需要更多的研究。④换气的直接改变:研究发现在非哮喘患者,尤其是食管酸灌注导致胸部不适的患者中,酸灌注可以引起每分通气量和呼吸频率的改变,而其他呼吸参数没有变化。这说明 GERD 可以在不影响肺功能的情况下直接增加分钟通气量。这也许可以解释为什么抗反流治疗可以改善哮喘症状而对肺功能没有影响。

【组织病理】

气道上皮下有肺泡巨噬细胞、嗜酸粒细胞、淋巴细胞与中性粒细胞浸润,气道黏膜下组织水肿,微血管通透性增加,支气管内分泌物潴留。反流性食管炎表现:复层磷状上皮细胞层增生,黏膜固有层乳头向上皮腔面延长,固有层内中性粒细胞浸润,官腔表面糜烂及溃疡。

【临床表现】

典型本病患者哮喘与食管反流同时存在。

1. 胃食管反流病表现

反复发作的上腹部烧灼感并放射到胸部,反酸、嗳气等,多在餐后明显或加重,平卧或躯体前屈时易出现。反酸时常伴有烧心,胸痛发生于胸骨后或剑突下,严重时可为剧烈刺痛,酷似心绞痛。部分患者伴有间歇性吞咽困难。

2. 呼吸系统表现

发作性呼气性呼吸困难,常伴有哮鸣音,本病常有发作性,夜间、平卧及运动时发作,哮喘前多伴有呛咳。个别患者可发生吸入性肺炎,甚至出现肺间质纤维化,这是由于反流物吸入气道,刺激支气管黏膜引起炎症和痉挛所致。反流物刺激咽喉部可引起咽喉炎、声音嘶哑。

【辅助检查】

1. 24 小时 pH 值检测

目前被公认为诊断胃食管反流病的重要方法。24 小时内>4%的时间 pH<4,说明为病理性反流。检查前 3 天注意停用抑酸药与促胃肠动力药。

2. 消化内镜检查

是诊断反流性食管炎最准确的方法,并能判断反流性食管炎的严重程度及有无并发症。内镜下无反流性食管炎不能排除胃食管反流病。

3. 食管吞钡 X 线检查

该项检查对诊断反流性食管炎敏感性不高,对于不愿接受或不能耐受内镜检查可行该检查,可以发现严重的胃食管反流。

4. 通气功能检测

在哮喘发作时呈阻塞性通气功能障碍,呼气流速指标显著下降,第一秒用力呼气容积(FEV_1)、第一秒用力呼气容积占用力肺活量比值、最大呼气中期流速以及呼气峰值流速(PEF)均减少,缓解期上述通气功能指标可逐渐恢复。

5. 支气管激发试验

用于检测气道反应性。吸入激发剂后通气功能下降、气道阻力增加。该试验适用于 FEV_1 在正常预计值 70%以上的患者。在设计的激发剂量范围内,如 FEV_1 下降>20%,可诊断激发试验阳性;通过对剂量反应曲线分析,可对气道反应性增高的程度做出定量判断。

6. PEF 及其变异率测定

PEF 可反应气道通气功能变化,哮喘发作时 PEF 下降,昼夜 PEF 变异率≥20％,有临床意义。

7. 支气管舒张试验

若 FEV_1 较用药前增加＞15％,且其绝对值增加＞200ml,可诊断为舒张试验阳性。

【诊断及鉴别诊断】

患者同时具有哮喘及胃食管反流病的临床症状及实验室检查的客观证据,不难诊断。30 岁以上哮喘患者对常用平喘药物无效,并有吸烟史、夜间咳嗽、喘鸣或气急,伴胃灼热、反胃或消化不良,尤其体位变化时加重这种情况,应怀疑食管反流性哮喘。

诊断胃食管反流性哮喘注意与下列疾病鉴别:

1. 心源性哮喘

最常于左心衰竭,发作时症状与哮喘相似,患者多有高血压,冠心病、风湿性心脏病和二尖瓣狭窄等病史及体征。阵发性可咳嗽,粉红色泡沫痰,双肺闻及广泛的湿啰音与哮鸣音,心界扩大,心率增快,心尖部闻及奔马律。纠正心力衰竭有效。

2. 支气管哮喘

反复发作喘息、胸闷、气急或咳嗽,多与接触变应原、冷空气、呼吸道病毒感染等因素有关,发作时双肺可闻及以呼气相为主的哮鸣音,可经治疗后缓解,支气管激发试验阳性。但患者没有反酸、胃灼热等胃食管反流的临床表现,此点有助于鉴别。

3. 喘息性慢性支气管炎

实际为慢性支气管炎合并哮喘,多见于中老年人,有慢性咳嗽史。喘息长年存在,有加重期,肺气肿期,双肺可闻及湿啰音。

【治疗】

治疗主要包括两个方面:控制哮喘及治疗胃食管反流病。

1. 一般治疗

改变生活方式与饮食习惯。睡前 2 小时内避免进食,白天进食后不宜立即平卧,睡时可将床头抬高 15～20cm。避免进食高脂肪、巧克力、咖啡等食物。尽量避免应用茶碱及多巴胺受体激动剂,以免加重病情。

2. 胃食管反流治疗

(1) 促胃肠动力药:这类药物的主要作用是增加食管下括约肌压力,改善食管蠕动功能、促进胃排空,从而减少胃内容物食管反流及减少其在食管的暴露时间。首选药物为西沙必利,适用于轻、中症患者,常用剂量为 5～10mg,每天 3～4 次,疗程 8～12 周。

(2) 抑酸药:主要有两种药物,分别为 H_2 受体拮抗剂及质子泵阻滞剂。H_2 受体拮抗剂主要有西咪替丁、雷尼替丁、法莫替丁等药物,能减少 24 小时胃酸分泌,适用于轻、中症患者。质子泵阻滞剂包括奥美拉唑、兰索拉唑、泮托拉唑、雷贝拉唑等药物,这类药物抑酸作用强,效果优于 H_2

受体拮抗剂或促胃肠动力药,适用于症状重、有严重食管炎的患者。

(3) 抗酸药:仅适用于症状轻、间歇发作的患者作为临时缓解症状应用。

3. 平喘药物

主要为糖皮质激素和 β_2 肾上腺素受体激动剂。糖皮质激素是目前控制哮喘发作最有效的药物。主要作用机制是抑制炎症细胞的迁移和活化,抑制细胞因子的生成,抑制炎症介质释放,增强平滑肌细胞 β_2 受体的反应性。可分为吸入、口服及静脉应用的药物。吸入剂有倍氯米松、布地奈德等药物。口服制剂有泼尼松、泼尼松龙等药物,静脉应用药物有琥珀酸氢化可的松、甲泼尼松龙等药物。β_2 肾上腺素受体激动剂通过激活腺苷酸环化酶,是细胞内环磷腺苷含量增加,游离钙减少,从而松弛支气管平滑肌,是控制哮喘急性发作的首选药物。

4. 抗反流手术治疗

如确证食管反流引起严重呼吸道疾病,可采用手术治疗。手术治疗目的是阻止胃内容物反流入食管。抗反流手术是不同术式的胃底折叠术。

【预后】

研究表明:通过药物治疗 69% 的患者哮喘症状得到改善,62% 的个体哮喘用药量减少。对于许多患者抑酸药物治疗可以改善哮喘症状,但只能最小限度的影响呼吸功能测定结果。最近对抗反流手术对哮喘临床和肺功能的效果进行了总结。总体上,在 24 项报道中,有 417 名患者接受了各种抗反流手术。GERD 和哮喘症状的改善率分别为 90% 和 79%。88% 患者哮喘用药量减少,但只有 27% 的患者肺功能测定改变。

第四节 胃十二指肠免疫病分类

免疫性胃十二指肠病包括原发性和继发性两种类型。继发性免疫胃十二指肠病主要指全身免疫性疾病继发胃、十二指肠的病变。本节主要讨论原发性胃、十二指肠病。

一、原发性免疫性食管胃病及继发性免疫胃十二指肠病(表 45-2)

表 45-2 原发性免疫性食管胃病及继发性免疫胃十二指肠病

原发性免疫性食管胃病		系统性硬化症	显微镜下多动脉炎
食管胃淀粉样变性	慢性萎缩性胃炎	结节性多动脉炎	过敏性紫癜
恶性贫血	嗜酸粒细胞胃肠炎	Wegner 肉芽肿	类风湿关节炎
肉芽肿样胃炎	痘疮性胃炎	贝赫切特综合征	结节性脂膜炎
眼咽肌营养不良	食管霉菌感染	干燥综合征	嗜酸性筋膜炎
继发性免疫胃十二指肠病		超敏性血管炎	血清病
Crohn 病	干燥综合征	恶性组织细胞病	皮肌炎
多发性肌炎	肌营养不良	混合性结缔组织病	肌无力性甲亢
系统性红斑狼疮	结节病	放射性食管炎	类固醇肌病

二、胃十二指肠病的免疫概述

消化道是人体营养物质消化、吸收的场所,同时它也是表面积最大的免疫器官之一。其中食管胃处于消化道"上游"部位,对于人体抵抗口入有害物质侵入具有重要意义。

1. 屏障作用

在胃肠道黏膜表面分泌含有黏蛋白,可防止病原微生物直接侵入黏膜上皮细胞并能互相黏接,使之易于随着胃肠的蠕动而排出体外。在胃腔内,胃顶部上皮的细胞壁之间的紧密连接有一个脂蛋白层;并且有糖蛋白等多种大分子物质覆盖在胃黏膜的表面,形成保护层,上述因素共同作用,构成了防御作用的第一道防线。

2. 杀菌作用

胃腔内含有大量胃酸,pH 比较低,正常人胃内 pH 为 $1.8\sim2$;胃黏膜细胞分泌大量的胃蛋白酶,能够有效的清除食物中的细菌,对于维持正常消化功能,维持肠道菌群的平衡,具有重要意义。

3. 运动作用

食管与胃肠的有效蠕动,能够使有害物质随粪便排出体外。

4. 黏膜固有层内的免疫

在整个胃肠道黏膜的固有层内,散布着大量的淋巴细胞、浆细胞、NK 细胞、巨噬细胞、肥大细胞等。淋巴细胞中主要为 T 细胞,T 细胞与 B 细胞的比值大约为 4∶1,其中 Th1 与 Th2 细胞之比约为 1∶3。在 Th2 细胞分泌的细胞因子中,IL-4、5、6 可协同诱导 mIgA＋B 细胞分化成熟为 IgA＋浆细胞,并分泌 IgA。在靠近上皮细胞处有很多的巨噬细胞,可吞噬来自腔内的异物,进行加工处理。在整个黏膜固有层含有大量抗体形成细胞,该层中的 B 细胞主要是大量活化的 B 细胞,可表达 SmIgA、SmIgG、SmIgM,特别是形成 IgA 的细胞。当存在慢性炎症的时候,这些细胞的数量增加,其中分泌 IgA 的细胞数量增加明显。

5. 免疫的调节

消化免疫系统同时受神经系统、内分泌系统的调节,三者之间相互作用、相互影响。血管活性肠肽(VIP)是神经系统与免疫系统之间相互作用的重要信号。该物质对于 B 细胞的成熟、分化具有调节作用;能促进淋巴母细胞之间 LFA-1/ICAM-1 的作用,能够引起 B 细胞在胃肠道局部淋巴结中聚集。在人消化道黏膜神经纤维中发现含有垂体腺苷酸环化酶激活肽(pituitary adenylate cyclase activating polypeptide,PACAP)样免疫活性物质。它和另外一些肽类物质如 P 物质(SP)、生长抑素等物质参与免疫的调节。实验证明,许多免疫细胞也具有合成肽类物质的能力,具有消化内分泌调节作用。

第五节　嗜酸粒细胞胃肠炎

嗜酸粒细胞胃肠炎(eosinophilic gastroenteritis)是一种慢性胃肠道炎症疾病,患者主要表现为不明原因的发热、腹痛、腹泻,其具体的病因不是很明确。其主要特征是受累炎症部位组织中和外周组织中嗜酸粒细胞增多。

【流行病学】

本病发生率比较低。自 Kaijser 在 1937 报道以来,全世界报道不过数百例。从食管到直肠均可累及,其最常见的部位为胃窦及小肠。但 Lee 等人报道 该病也可累及肛门的部位。

【免疫病理】

本病具体发病病因不清楚,曾有学者认为该病与过敏因素有关,约 50% 患者有个人或家族过敏史。部分患者的症状可由某些食物如牛奶、羊肉、吲哚美辛等诱发,这些患者摄食特殊食物后,血清中 IgE 水平增高。还有学者认为该病与感染后的病原体接触过敏有关。故病是对外源性或内源性过敏原的变态反应所致。

有学者认为,胃肠组织中肥大细胞通过 Fc 受体与食物抗原特异性 IgE 抗体性结合后,肥大细胞再遇到相对应抗原后被激活,释放组胺、嗜酸粒细胞趋化因子,并生成和分泌 IL-3、IL-5 等细胞因子,吸引嗜酸粒细胞在胃肠道受累部位聚集,组胺会进一步加强趋化作用。最近研究表明,激活的嗜酸粒细胞具有合成细胞因子的能力,嗜酸粒细胞表达的细胞因子分类:一类属于自分泌或旁分泌因子,如 IL-3、IL-5;另一类涉及炎症的初始因子,如 IL-1、IL-6、IL-8 等,这些因子会再吸引嗜酸粒细胞聚集。嗜酸粒细胞脱颗粒,释放各种水解酶类能造成组织损伤,暴露自身抗原,诱发胃肠道反应能够激活补体系统,产生如 C3a 等一些补体片断。由于嗜酸粒细胞表面有 C3 受体,从而吸引嗜酸粒细胞进入抗原-抗体复合物沉积的部位。

【组织病理】

病理组织学表现为大量的嗜酸粒细胞浸润,嗜酸粒细胞浸润可累及胃肠壁全层,也可仅为胃肠壁的某一层,最常见的为黏膜和黏膜下层。另外组织学表现可由成纤维细胞与胶原纤维构成的基质水肿。按累及的范围可分为弥漫性嗜酸粒细胞胃肠炎和局限性嗜酸粒细胞胃肠炎两种类型;由于嗜酸粒细胞浸润也可见于其他的炎症部位,如果同时伴有其他炎性细胞明显增加,应该查血中嗜酸粒细胞计数。

【临床表现】

本病可发生于任何年龄,临床表现因累及部位、肠壁的层次不同主要有三方面表现:

1. 前驱非特异性表现

一部分患者有过敏现象,如哮喘、大便不成形、乏力、不规则低热等症状。

2. 胃肠表现

病变累及消化道黏膜和黏膜下层后可有腹痛、腹泻。病变广泛时由于腹泻及肠道吸收障碍出现贫血、消瘦、乏力、生长发育迟缓。女性患者可闭经;累及肌层时,患者可表现为幽门梗阻、肠梗阻。病变累及食管,可有贲门失弛缓症的表现。

3. 胃肠外表现

当肠壁的浆膜层受累为主时,可出现腹水。腹水检查也可见大量的嗜酸粒细胞。

【辅助检查】

1. 血液检查

血液中嗜酸性粒细胞升高，一般大于 10％，为成熟嗜酸粒细胞，浆膜累及时升高明显。
患者可有贫血、血沉增快，C 反应蛋白升高，IgE 部分患者升高。

2. 肝功能

可有轻度异常，白蛋白降低。

3. 大便常规

4. 内镜检查及组织活检

对疑似该病的患者可进行胃镜及肠镜检查，内镜检查可见黏膜皱襞粗大、充血、溃疡等表现，同时行黏膜活组织检查，要注意多点活检，至少为 6 块。内镜检查适用于病变累及黏膜及黏膜下层，对于病变累及肌层及浆膜层的患者有时病情被掩盖。病理表现如上述。

5. 腹腔镜及腹水检查

有腹水时可行腹腔穿刺术抽取腹水送检，腹水为渗出性，细胞学检查可见大量嗜酸粒细胞。腹腔镜下可进行腹膜活组织检查、病理检查。也可见病变部位有大量嗜酸粒细胞浸润。

【诊断及鉴别诊断】

（一）诊断

有消化系统症状及全身非特异表现。
病理检查见一处及多处胃肠道嗜酸粒细胞浸润。
除胃肠道以外没有其他器官有嗜酸粒细胞浸润。
排除胃肠道寄生虫感染。
外周血嗜酸粒细胞升高多支持嗜酸粒细胞胃肠炎的诊断。

（二）鉴别诊断

1. 胃肠道寄生虫感染

该病有非特异性消化道症状，外周血中嗜酸粒细胞增多。反复检查粪便中的虫卵，一般不难鉴别。对于寄生于胆道系统的寄生虫，可行十二指肠引流以助鉴别。

2. 吸收不良综合征

该病患者有脂肪泻、消瘦、贫血，一般血中嗜酸粒细胞不高，可资鉴别，必要时行胃肠内镜活组织检查。

3. 胃肠淋巴瘤

淋巴瘤患者除淋巴结肿大外，可单独表现为胃淋巴瘤、肠淋巴瘤伴血中嗜酸粒细胞升高，可做淋巴结活检、腹部 CT 检查或腹腔淋巴造影可明确诊断。必要时可开腹探查。

4. 风湿性疾病

一些风湿性疾病如硬皮病、皮肌炎均可累及胃肠道而出现胃肠道症状,血中嗜酸粒细胞可有升高,但多能检测出相应自身免疫抗体,风湿病的临床表现。

5. 高嗜酸性粒细胞综合征

该病除累及胃肠道外,还可累及肺、心脏、神经系统、皮肤等肠外器官,与嗜酸粒细胞性胃肠炎鉴别困难。

6. 嗜酸性粒细胞肉芽肿病

主要发生于胃窦、小肠,而表现为局限性肿块,病理活检黏膜下息肉或结节,嗜酸粒细胞浸润,外周血中嗜酸粒细胞也多升高,可伴有或不伴有血管炎,鉴别困难。

7. 胃肠道梗阻疾病

胃癌、胃息肉等其他病变导致胃肠道梗阻的疾病相鉴别。

8. 引起腹水的疾病

与肝硬化、腹膜炎等其他引起腹水的疾病鉴别。

【治疗】

本病的治疗原则是去除过敏原,抑制变态反应和稳定肥大细胞。

1. 脱敏治疗

逐个排除可能引起致敏的食物药物,停止食用致敏食物后效果良好,对于累及黏膜及黏膜下层的患者效果更好。对于激素治疗效果不好或有激素使用禁忌证的患者,可应用要素饮食,配合脱敏治疗。

2. 糖皮质激素的应用

激素使用适应证有:①饮食治疗无效或疗效短暂以黏膜病变为主的病例;②手术切除后复发或病变弥漫难以手术切除的病例;③以腹水为主要表现的浆膜下层的病例。一般选用泼尼松20~40mg/d,2周后逐渐减量,小剂量(5~10mg/d)维持数月后逐步停药,效果不佳可加用其他免疫抑制剂。如硫唑嘌呤(50~100mg/d)。

3. 色苷酸钠

色甘酸钠可稳定肥大细胞膜,抑制肥大细胞脱颗粒,抑制释放各种炎性介质。一般应用120~180mg,分3次服用,疗程为6周至5个月不等,该药起效慢,需较长时间服用。主要用于:①糖皮质激素治疗无效或有严重的不良反应;②糖皮质激素减量过程中复发;③手术后辅助治疗;④对激素有禁忌或不愿接受激素治疗者。

4. 抗组胺药

抗组胺药主要有苯海拉明、氯苯那敏、赛庚定、息斯敏等药物。其中阿司咪唑是第二代抗组胺类药物,常用10mg。每日一次。

5. 手术治疗

患者出现幽门梗阻或肠梗阻时,内科保守治疗无效时可采用手术。

【预后】

本病是一种自限性疾病,一部分患者可自行缓解。激素治疗效果好。长期随访多数预后良好。

第六节　慢性萎缩性胃炎和恶性贫血

慢性胃炎(chronic gastritis)是指不同原因引起的胃黏膜慢性炎症或黏膜化生,其实质是胃黏膜上皮遭受损害后,由于黏膜特异性再生能力,使黏膜发生改建,最终导致胃黏膜固有腺体发生不可逆的萎缩,甚至消失。2000年我国胃炎研讨会决定采用国际新悉尼系统的分类方法,根据病理学的病变部位,结合可能的病因将慢性胃炎分浅表性胃炎、萎缩性胃炎和特殊类型胃炎三类。

慢性萎缩性胃炎(chronic atrophic gastritis)是指胃黏膜已发生萎缩性改变的慢性胃炎,常伴有肠上皮的化生。根据发生部位并结合免疫学改变,将萎缩性胃炎分为自身免疫性胃炎(autoimmune gastritis)和多灶萎缩性胃炎(multifocal atrophic gastritis)两种类型。前者主要特点是:抗胃壁细胞抗体(parietal cell antibody,PCA)阳性,以胃体病变为主,血清促胃泌素增高,可发生恶性贫血,由自身免疫引起;后者主要特点是:PCA常阴性,以胃窦病变为主,血清促胃泌素正常,多由幽门螺旋杆菌感染引起。

恶性贫血(pernicious anemia)是一种自身免疫性疾病,由于内因子抗体(intrinsic factor antibody,IFA)等抗体的作用,导致维生素 B_{12} 的吸收障碍,发生的贫血,主要表现为巨幼细胞性贫血和全身衰弱。主要特点是:胃体黏膜弥漫性萎缩、胃酸分泌降低、高胃泌素血症、血清维生素 B_{12} 水平降低、血清维生素 B_{12} 吸收障碍、PCA 及 IFA 阳性、对血清维生素 B_{12} 治疗效果良好等表现。

【流行病学】

发病年龄主要为 40 岁以上,随年龄升高该病发病率升高。有报道在中国老年慢性胃炎中萎缩性胃炎的发病率 62.01%。但自身免疫性慢性萎缩性胃炎的发病率不详。

【免疫病理】

多先有各种有害因素如饮酒、胆汁反流等因素使胃黏膜受到损伤,使壁细胞抗原暴露,致敏淋巴细胞,继而通过体液免疫,产生 PCA。壁细胞抗原和抗体形成免疫复合物在补体作用下破坏壁细胞。

PCA 是自身抗体,属于 IgG 抗体,其抗原存在于胃壁细胞分泌小管的微绒毛上。PCA 抗体具有细胞特异性,只和壁细胞发生发应,无种属特异性。除见于慢性萎缩性胃炎的患者,还可见于部分健康人,20 岁以下阳性率为 2%,60 岁以上阳性率为 16%。另外还可见于其他一些自身免疫性疾病,如免疫性甲状腺疾病、1 型糖尿病、慢性肾上腺皮质功能减退以及慢性肝病、自身免疫性肝炎等疾病,阳性率为 20%~30%。

IFA 也是一种自身抗体,可分为阻滞型(Ⅰ型)和结合型(Ⅱ型)两种抗体,Ⅰ型抗体和内因子抗体结合后,可阻滞内因子与维生素 B_{12} 结合;而Ⅱ型抗体可与内因子维生素 B_{12} 复合物结合后阻滞其与回肠受体结合,从而抑制该复合物的吸收,造成贫血。

有学者进行对比研究发现,与健康人相比,自身免疫性胃炎的患者血清中 T 细胞的增殖反应比较低,而且不易被重组 IL-2 所纠正,提示 T 细胞免疫功能异常可能是自身免疫性胃炎的机制之一。应用动物实验研究发现,自身免疫性胃炎主要由 CD4$^+$T 细胞介导,去除 CD4$^+$T 细胞可以有效预防该病。而去除 CD8$^+$T 细胞对该病的发展没有多大影响。细胞毒性 T 细胞似乎在疾病的发展中不起作用。胃黏膜中浸润的 CD8$^+$T 细胞可能是非特异性的。幽门螺杆菌感染:幽门螺杆菌一方面通过释放尿素酶、空泡毒素 A 等物质引起细胞损害;幽门螺杆菌脂多糖抗原结构与正常人胃黏膜表达的 Lewis^X 和 Lewis^Y 血型抗原相似,壁细胞 H$^+$-K$^+$-ATP 酶 β 链有 Lewis 抗原表位,幽门螺杆菌感染诱导产生抗 Lewis 抗体可损伤壁细胞。研究发现:大部分幽门螺杆菌感染的患者中存在着这种和胃黏膜有交叉抗原的自身抗体,这种抗体的存在对于慢性萎缩性胃炎的发生尤其在萎缩性胃炎的早期阶段具有重要意义。

年龄及胃黏膜营养因子缺乏:随年龄增大,胃黏膜生理性退行性变使胃黏膜营养不良、分泌功能下降、胃黏膜屏障功能下降从而发生萎缩性胃炎的几率增加。另外,年龄的增长是维生素 B$_{12}$ 的缺乏的危险因素之一。胃黏膜营养因子如促胃泌素、表皮生长因子等缺乏也与该病的发生因素之一。

遗传:恶性贫血的家庭成员中,发生慢性萎缩性胃炎危险性是正常人群中的 20 倍,低酸或无酸、维生素 B$_{12}$ 吸收不良的患病率和 PCA、IFA 的阳性率都很高,提示有遗传因素的影响。有研究发现,多灶性萎缩性胃炎亦有家庭聚集现象,但与遗传的关系还需进一步研究。

【组织病理】

胃黏膜固有腺体数量的减少甚至消失,黏膜层变薄,又伴有增生,如肠化生、非典型增生等表现。自身免疫性胃炎的黏膜萎缩和肠化生主要局限在胃体,而多灶萎缩性胃炎的萎缩与肠化生多起始于胃角小弯侧,逐步扩展到胃窦、胃体。肠化生又可根据肠化生细胞性质及特点,分为小肠型和大肠型长化生。

【临床表现】

1. 非特异性消化道症状

腹痛、上腹不适、嗳气、恶心等表现;可有厌食、口臭、体重减轻、乏力。

2. 恶性贫血

恶性贫血时口唇甲床苍白可轻可重,伴有牛肉舌,口腔黏膜溃疡,手足麻木,严重时感觉丧失,步态不稳。

【辅助检查】

1. 自身抗体检查

①PCA 阳性,敏感性高,但特异性差;②IFA 在恶性贫血阳性率为 70%,Ⅰ型为 70%,Ⅱ型为 35%,并可同时出现;③胃泌素分泌细胞抗体(gastrin-producing cell antibody,GCA)阳性主要见于 B 型萎缩性胃炎;④有时可见甲状腺抗体阳性。

2. 胃液分析

慢性萎缩性胃炎胃酸分泌降低。

3. 血液检查

促胃泌素常升高,有学者认为测定血中促胃泌素水平对诊断自身免疫性胃炎具有重要意义。

4. 贫血

为巨幼细胞性贫血,

5. 血清中维生素 B_{12} 测定及维生素 B_{12} 吸收试验

正常人空腹血清中维生素 B_{12},浓度为 $300\sim900ng/L$,小于 $200ng/L$ 肯定有维生素 B_{12} 缺乏。维生素 B_{12} 吸收试验在出现恶性贫血时呈现阳性。

6. 胃镜及活组织检查

胃黏膜呈苍白色,呈弥漫性或灶性分布;也可有红白相间,以白为主;胃黏膜皱襞变细、变薄,黏膜下可见紫蓝色血管。多点活检并行病理检查可明确诊断。

【诊断及鉴别诊断】

（一）诊断

①对有临床症状的患者进行胃镜检查及胃黏膜活检;②检测血中自身抗体;③做血和骨髓细胞形态学检查,检查血清维生素 B_{12} 水平及血清维生素 B_{12} 吸收试验。

（二）鉴别诊断

慢性萎缩性胃炎鉴别诊断

1. 慢性浅表性胃炎

患者可有腹痛、腹胀、胃灼热、反酸,必要时行胃镜及活组织可明确诊断。

2. 功能性消化不良

患者有腹胀、腹痛、厌食、大便不规律等表现,但胃镜及 B 超、X 线检查一般无异常表现。

3. 消化性溃疡

慢性发作性者有周期性、节律性腹痛,发作时大便潜血阳性,胃镜检查可发现溃疡部位。

4. 胃癌

患者可有腹痛、腹胀、早饱感伴进行性消瘦、腹部包块或淋巴结肿大,行胃镜检查及活检可明确诊断。

5. 其他

甲状腺疾病、糖尿病、尿毒症等疾病。

发生恶性贫血时需与营养性巨幼细胞贫血、药物性巨幼细胞贫血以及其他类型的贫血的原因相鉴别。

【治疗】

1. 饮食治疗

选易消化食物,避免粗糙、过热、过凉及过于辛辣的食物。养成细嚼慢咽的饮食习惯,注意腹部保暖。

2. 改善胃黏膜药物

加强胃黏膜屏障功能、促进上皮细胞再生的药物有胶体次枸橼酸铋、铝镁合剂、硫糖铝、替普瑞酮(施维舒)、麦滋林-S;钙离子拮抗剂如硝苯地平;中成药有胃复春、猴菇菌素等制剂。

3. 改善胃动力药物

甲氧氯普胺、多潘立酮、莫沙比利等药物。该类病有部分的老年患者不宜服,甲氧氯普胺有神经系统的副作用,应用时要注意。

4. 肌内注射血清维生素 B$_{12}$

5. 维生素

β-胡萝卜素、维生素 C、维生素 E、叶酸,锌、硒等微量元素。

6. 抗氧化剂

有学者研究发现,在自身免疫性胃炎的患者中,应用抗氧化剂"Karinat"能够改善患者的消化功能,改善胃肠动力,减轻肠上皮化生,但尚需在进一步观察。

7. 免疫调节药物

理论上免疫抑制药物治疗本病成为可能,但具体药物及具体应用方法还需更加深入的研究。

8. 抑酸药

该型胃炎由于胃酸分泌降低,因此抑酸药慎用。但早期患者有浅表性胃炎与萎缩性胃炎合并存在时,注意区分以何种类型的胃炎为主,并根据患者的临床症状综合考虑。

【预后】

慢性萎缩性胃炎胃黏膜很难恢复正常,对于其伴发胃黏膜肠化和轻、中度不典型增生经适当治疗可望改善,甚至逆转。对于重度不典型增生应视为癌前病变,因此应加强随访,定期胃镜检查,必要时可给予手术切除。

第七节　肝脏免疫病分类

免疫肝病可分为原发性免疫肝病和继发性免疫肝病(表 45-3)。

表 45-3　免疫肝病分类

原发性免疫性肝病	
自身免疫性肝炎	原发性硬化性胆管炎
浸润性硬化性胆管炎	免疫功能缺陷胆管炎
胆汁淤积症	原发性胆汁性肝硬化
肝肉芽肿	肝淀粉样变性
特发性门静脉高压症	暴发性肝功能衰竭
继发性免疫性肝病	
药物性肝病	艾滋病、肝癌
系统性红斑狼疮并发肝功能损害	原发性干燥综合征并发肝功能损害
成人 Still 病并发肝功能损害	结节性多动脉炎并发肝功能损害
类风湿关节炎	多肌炎/皮肌炎
血管炎	脂膜炎
贝赫切特综合征	MCTD
风湿性多肌痛症/巨细胞动脉炎	嗜酸粒细胞肌筋膜炎
血清阴性脊柱关节病	1 型糖尿病
尿崩症	免疫性溶血性贫血
原发性血小板减少综合征	克罗恩病
特发性肺间质纤维化	特发性肺动脉高压
结节病	Graves 病
重症肌无力	脑白质脊髓炎
硬皮病	特发性心包炎
各种过敏性疾病	继发性硬化性胆管炎
同种异体移植后免疫性硬化性胆管炎	

　　自从 Waldenstrom 等报道第 1 例自身免疫性肝炎（autoimmune hepatitis，AIH），人们对它的认识已经有 50 多年的历史，AIH 的病因尚未完全阐明，但它具有自身免疫性疾病的基本特征，如高效价的丙种球蛋白、自身免疫性抗体、反复发作、慢性迁延等。病理学上具有肝实质损害，并呈渐进性，最终发展成肝硬化。重型患者未经治疗，病死率很高。

一、相关病因及发病机制

1. 相关两个感染因素

　　（1）病毒感染与 AIH：目前的研究发现，许多因素在免疫性肝炎的自身免疫应答中作为靶抗原，如病毒、细菌、化学物质、某些药物等，而目前研究的较为深入的为病毒，几乎所有与肝有关的病毒都被认为是引起自身免疫性肝炎的因素，其中包括麻疹病毒、甲型、乙型、丙型、丁型肝炎病毒，Ⅰ型疱疹病毒和 EB 病毒等。

　　有报道发现患者在感染急性甲型和乙型肝炎后易发生自身免疫性肝炎，而在 20 世纪 90 年代又有丙型病毒感染后发生自身免疫性肝炎的报道。丁型肝炎病毒可能也与自身免疫反应有关，因为发现在感染 HDV 的患者体内有几种自身抗体，但到目前为止还不能完全证明 HDV 可导致自身免疫性肝炎的发生。目前关于 G 型肝炎（HGV-C）的研究发现：1596 例免疫性肝炎患者中占 9% 检出 HGV-CRNA。

自身免疫性肝炎以 LKM-Ⅰ阳性为特征,该抗体结合细胞色素 P450ⅡD6。细胞色素 P450Ⅱ D6 成分为药物代谢酶,体外试验发现抗细胞色素 P450ⅡD6 抗体作用于酶活动中心,抑制细胞色素 P450ⅡD6 功能,但不能穿过完整的肝细胞膜。现已证实,Ⅱb 型 AIH 与 HCV 感染有关。在血清 HCV 抗体阳性且自身抗体阳性者的肝组织标本中,有部分切片 HCV 阳性。HCV-RNA 序列分析发现 HCVⅡ型基因在 HCVⅡ阳性的 Ⅱb 型 AIH 患者中占优势。已发现 HCV 编码病毒核心、外壳及 NS5 区的 RNA 与 LKM-1 抗原,即细胞色素 P450ⅡD6 的基因序列有相同片断。分子识别交叉反应使病毒蛋白诱导 P450ⅡD6 成分了自身免疫抗原,但病毒基因序列似乎不是诱导 AIH 发病的决定因素。

(2) 人类白细胞抗原(HLA)和 T 淋巴细胞抗原受体(TCR)与 AIH:随着研究的深入,HLA 基因产物与人类疾病的关系越来越受到重视。带着某些特殊 HLA 基因焦点的个体发生自身免疫疾病危险性升高。如 SLE 与 HLA-DR3 密切相关。AIH 及其他自身免疫性肝病,如原发性胆汁性肝硬化(PBC)、原发性硬化性胆管炎(PSC)与 HLA 的关系也逐步得到认识。目前有大量的有关自身免疫性肝病与 HLA 关系的研究报道。

除 HLA 外,T 淋巴细胞抗原受体(TCR)在遗传学上也影响 AIH 的易感性。Manabe 等的研究发现,AIH 的易感性与 TCR 的种族多态性有关。AIH 患者以纯合状态的 TCRp 稳定区占优势,HLA-DR3 和 DR4 阴性者更为突出。TCRp 稳定区呈杂合状态者在早发 AIH 患者中显著减少。因此,AIH 的遗传易感性可能由 HLA 基因和 TCR 稳定区基因共同决定,TCRp 稳定区的基因型可能是 AIH 发病年龄早晚的因素之一。

在 AIH 患者致敏 T 淋巴细胞介导的免疫应答中,多种细胞因子的活性水平升高,其中包括 IL-4、IL-10 的量显著高于正常对照和病毒性肝炎患者。由于细胞毒性作用在 AIH 肝细胞损害中并非起主要作用,淋巴因子的作用有待进一步研究。

2. 肝结构抗原

在自身免疫性肝病患者中,其肝细胞损害和细胞膜损害关系密切,因此认为,针对特异性膜抗原的自身免疫反应在肝细胞损害中可能发挥重要作用。现已知两种主要的膜抗原成分,即 LSP 和肝细胞膜抗原是自身免疫性肝病的靶抗原。

肝特异性膜脂蛋白(liver specificproein,LSP)LSP 是一种大分子的脂蛋白复合物,其相对分子量为 4 000 000~20 000 000。LSP 含有二十多种蛋白质,其脂类成分富含磷脂、胆固醇、脂肪酸和三酰甘油等。

LSP 具有多种抗原决定簇,其中包括肝特异性抗原决定簇、器官非特异性抗原决定簇、种族非特异性决定簇等,目前对其决定簇的数量及特性仍未完全清楚。

应用 LSP 反复免疫小鼠及兔或转输从 LSP 免疫动物取得的脾细胞均可诱导慢性活动性肝炎样病变,说明 LSP 与肝细胞损害有非常密切的关系。

3. 肝细胞膜抗原(liver membrane antigen,LMAg)

LMAg 无种属特异性。由于 LMAg 与 LSP 的物理性质存在差异,目前一般认为 LMAg 与 LSP 可能是不同的物质。但电镜观察证明,LSP 包含大量肝细胞膜成分,有可能 LMAg 也是 LSP 复合体中的一部分,抗 LSP 和抗 LMAg 抗体常同时存在于同一患者血清中,因此,关于 LSP 与 LMAg 的关系仍需进一步研究。

(1) 肝特异性自身抗体

1) 抗肝特异性膜脂蛋白抗体(LSP):抗 LSP 主要属于 IgG 型抗体,部分为 IgM 和 IgA 型抗体,一般来说,自身免疫反应早期产生的主要为 IgM 和 IgG 型,至晚期才出现 IgA。在各种类型的肝炎患者的血浆中,重型肝炎患者阳性率和抗体滴度最高,急性肝炎患者的抗 LSP 多呈一过性增高,恢复期多半转为阴性。病情迁延不愈者常有抗 LSP 持续阳性。慢活肝患者的抗 LSP 阳性率仅次于重型肝炎,且抗体滴度与患者肝脏病变程度,特别是与有无碎屑状坏死密切相关。经治疗好转后,抗体滴度及检出率均显著下降。非肝脏疾病者和无症状 HBsAg 携带者则很少阳性。正常人一般为阴性。因此,认为抗 LSP 的存在与肝病患者和病变活动度相关。在甲型、乙型和非甲非乙型肝炎患者中,其抗 LSP 的存在情况也不完全相同,甲型和乙型肝炎其抗 LSP 阳性率较高,有报道分别为 100% 和 86%,而非甲非乙型仅为 27%,可能是非甲非乙型肝炎引起肝细胞坏死的机制与甲、乙型肝炎不同。

抗 LSP 多见于自身免疫性肝炎和病毒性肝炎,也存在于一些非肝脏的自身免疫性疾病,因此有人认为,抗 LSP 不是肝脏损害的起因而是后果。至于原发启动因素终止后,针对 LSP 的自身免疫反应是否能使病情持续发展,目前尚难定论。

2) 肝细胞膜抗体(LMA):LMA 是针对肝细胞膜抗原的另一种肝特异性自身抗体。LMA 主要为 IgG 或 IgM 型,有肝脏特异性而无种属特异性,其主要靶抗原为肝细胞膜表面相对分子质量为 26 000 的蛋白质。结合在肝细胞膜上的 IgG 型 LMA 的分布与肝病的分类有关。肝细胞膜 IgG 的颗粒状分布主要见于 HBsAg 阳性的慢性肝病和延缓恢复的急性肝炎;而线状分布的主要见于 AIH,有时也见 HBsAg 阳性的 CAH 和酒精性肝病。有研究发现,LMA 和汇管区周围肝细胞碎屑状坏死有关,而这种坏死是肝炎慢性化的指标。但也有研究认为,LMA 的靶抗原在活细胞表面并不表达,可能是位于肝细胞膜下的细胞骨架成分,并认为 LMA 在肝细胞损害机制中并无重要意义。

(2) 肝病相关其他自身抗体:在慢性肝病中,常见的自身抗体还有抗线粒体抗体(AMA)、抗核抗体(ANA)、抗平滑肌抗体(抗 SMA)、抗肝肾微粒体抗体(LKMA)和抗可溶性肝抗原抗体(抗 SLA)等。几乎所有这些自身抗体都是针对细胞内抗原的。在细胞自然死亡和更新时大多数细胞内成分可释放出来,如果这些自身抗原被没有受到抑制的自身反应性 T 细胞识别,就会产生针对自身抗原的免疫反应,其中包括 TH 细胞辅助 B 细胞产生针对相应抗原的自身抗体。这一假说可以解释针对细胞内抗原的自身抗体如何产生的问题。目前尚无证据表明,针对细胞内抗原的抗体参与自身免疫的攻击,另一方面,尚不清楚这些自身抗原是否表达于胞浆膜上,或胞浆膜是否存在与这些自身抗体呈交叉反应的抗原,由于所有这些自身抗体都是针对非器官特异性抗原的。因此,人们认为自身抗体可能仅仅是 T 细胞介导的针对实质细胞表面抗原的器官特异性应答的标志。但有人认为,这些自身抗体与相应的抗原结合形成免疫复合物,可能与肝外器官病变的发生有一定关系。

二、临床表现与诊断

1. 临床表现

(1) 发病情况:发病常隐蔽,患者在一较长时期完全无症状,但也有急性、亚急性甚至暴发性发作者,以女性患者较多见,发病年龄呈双峰型,即青年(15～24 岁)和女性绝经期前后(45～64 岁)。年轻患者病情多较严重,病情难以控制。

(2) 症状与体征:常极度疲乏,伴嗜睡、恶心、厌食、体重减轻、皮肤瘙痒、关节肌肉疼痛、皮疹、发热等。这些症状常出现在体征之前数周。但仍有大约 10% 患者无症状,仅仅在肝功检查发现异常就诊而被怀疑。

最常见的体征是黄疸,且较严重,皮肤、巩膜黄染,大便灰白,尿色深黄。也有25%的患者表现为隐性黄疸。其他体征常有肝脾大、蜘蛛痣、腹水、周围组织水肿、呕血、黑便及肝硬化。

(3)肝生化与免疫学检查:患者就诊时常规肝功能检查结果变化大,可表现为急性或慢性肝损害,胆汁淤积,转氨酶和胆红素的水平可以刚刚超过正常,也可高于正常30～50倍。这些检查的异常程度与肝活检组织学病变的严重型不一定相一致。

自身抗体检查的方法多种多样,如ELISA、间接免疫荧光等。国内普遍开展抗ANA的稳定,以检查Hep2细胞抗体荧光染色细胞。AIH患者还可以出现抗转移核糖核酸的自身抗体、抗SMA、抗ASGPR,其总阳性率据报道为76%。

2. 诊断

国际AIH学术小组建议对女性患者,出现不明原因的急性、慢性肝病,或无肝病特征征象的情况下出现肝功能检查异常,特别对患者或直系亲属中有其他自身免疫性疾病,应怀疑为本病。

国际AIH学术小组制定了AIH计分诊断标准。这些标准规定了必要的辅助检查项目,现介绍如下(表45-4～表45-6)。

表 45-4   自身免疫性肝炎的诊断标准(1993,IAIHG)

指标	确诊	可能
肝病理组织学	中度CAH或伴有碎片样坏死征的严重活动表现,抑或小叶性肝炎,小叶中央和门脉区的架桥样坏死,但无胆汁淤积、铜沉积或其他任何提示不同病因的改变	同于"确诊"诊断项
肝生化检查	血清转氨酶的异常,特别是无血清碱性磷酸酶显著升高(如升高并不排除)。血清 α_1 抗胰蛋白酶、铜、铜蓝蛋白正常	同于"确诊"诊断项,但伴有异常铜、铜蓝蛋白的患者可包括在内,只要能排除肝豆状核变性(缺乏角膜色素环,青霉胺治疗后铜排泄无显著增加)
血清免疫球蛋白	总球蛋白或γ球蛋白或IgG浓度超过正常上限的1.5倍	任何程度的总球蛋白γ球蛋白或IgG浓度超过正常上限
血清自身抗体	ANA、SMA、LKM-1自身抗体滴度成人超过1：80为阳性,儿童超过1：20为阳性。检测应在鼠类组织切片上用间接免疫荧光法进行	ANA、SMA、LKM-1自身抗体滴度成人≥1：40,儿童ANA、LKM-1≥1：10,SMA≥1：20,或两者皆有。如ANA、SMA、LKM-1均阴性,但有其他任何肝自身抗体阳性,均可包括在内
病毒标记	IgG甲型肝炎病毒抗体、IgMHBc抗体和HCV抗体阴性(第二代检测方法)及无嗜肝病毒(巨细胞病毒、EB病毒)感染征象。无肠外接触血液或血制品史	同于"确诊"诊断项,对于HCV阳性者也包括在内,直到可排除这一阳性非系HCV感染
其他病因因素	男每日饮酒(酒精量)≤35g,女≤25g,晚近无服用肝毒性药物史	男每日饮酒≤50g,女≤40g,晚近无服用肝毒性药物史。对那些大量酗酒史或服用对肝有潜在损害药物的患者,如在戒酒停药后仍有持续性的肝损害,也可以考虑本病

表 45-5　诊断自身免疫性肝炎的计分方案（必备指标）

指标	计分	指标	计分
性别		ANA、SMA、LKM-1	
女	+2	>1∶80	+3
男	0	1∶80	+2
血清生化		1∶40	+1
血清 ALP/ALT 比值		<1∶40	0
>3.0	−2	儿童	
<3.0	+2	ANA、LKM-1	
总血清球蛋白、γ球蛋白、IgG 高于正常上限的倍数>2.0	+3	>1∶20	+3
1.5～2.0	+2	1∶10 或 1∶20	+2
1.0～1.5	+1	<1∶10	0
<1.0	0	或 SMA>1∶20	+3
自身抗体阳性滴度（免疫荧光法或鼠类组织切片法）		1∶20	+2
成人		<1∶10	0
抗线粒体抗体（AMA）		晚近服用肝毒性药物史或肠外接触血制品史	
阳性	−2	肯定	−2
阴性	0	否定	+1
病毒标记		酗酒（平均消耗量）	
抗 HAVIgM、HbsAg、抗生素 HBcIgM 阳性		男 <35g/d，女<25g/d	
ELISA 或（和）RIBA 法测抗生素 HCVIgM 阳性	−2	男 <35～50g/d,女<20～40g/d	+1
针对 HCVRNA 的 PCR 法测定抗生素 HCVIgM 阳性	−3	男<50～80g/d,女<40～60g/d	−2
提示任何其他病毒活动感染的阳性结果	−3	男 <80g/d,女<60g/d	−1
以上指标的阴性血清学结果	+3	遗传因素	
其他病因因素		伴有其他自身免疫性疾病或直系亲属中有类似病例	+1

注：抗 HAVIgM＝抗生素甲型肝炎病毒抗体，抗生素 HBc＝抗生素乙型肝炎病毒核心抗体，抗 HCV＝抗丙型肝炎病毒抗体，ELISA＝酶联免疫测定法，RIBA＝重组免疫扩散法（recombinant immunoblot assay），PCR＝聚合酶链反应（polymerase chain reaction）。

诊断标准：肯定标准：治疗前总计分>15 及治疗后>17；可能诊断：治疗前总计分 10～15 及治疗后 12～17。

表 45-6　诊断自身免疫性肝炎的计分方案（辅助指标）

指标	计分	指标	计分
病理组织学		阳性	+2
伴有碎片样坏死的慢性活动性肝炎（CAH）		阴性	0
同时有肝小叶累及和桥接样坏死	+3	遗传因素	
无肝小叶累及及桥接样坏死	+2	HLAB-DR3 单基因型或 DR4 异型	+1

续表

指标	计分	指标	计分
肝细胞玫瑰花瓣样改变(rosetting)	+1	对治疗的反应	
浆细胞浸润占优势	+1	完全有效	+2
胆管改变	-1	部分有效	0
任何提示不同病因的其他改变		治疗失败	0
如肉芽肿、铁颗粒沉着、铜沉积	-3	无反应(以疾病活动为据)	-2
自身抗体		起始治疗完全有效,在间歇期或治疗中止后复发	+3
对ANA、SMA及LKM-1阴性的患者,任何肝特异性自身抗体,如 SLA、SAGPR、LCI、LP、HHPM 和 sulfatide			

注:SAL=肝可溶性抗原,LSP=肝特异性膜脂蛋白提取物,LCI=肝细胞浆抗原,LP=肝胰抗原,HHPM=人肝细胞膜抗原,HLA=人类白细胞抗原。

诊断标准:肯定标准:治疗前总计分>15 及治疗后>17;可能诊断:治疗前总计分 10～15 及治疗后 12～17。

（夏光涛　张源潮）

第八节　自身免疫肝炎

自身免疫肝炎是一种病因不明汇管区呈碎屑样坏死为特征的肝脏炎症病变,有高球蛋白血症和多种自身抗体。

AIH 的病理特点为:①肝小叶浆细胞炎;②门脉周围和界板区呈碎屑样坏死;③伴纤维增殖和"架桥";④肝细胞玫瑰花结形成,单个核细胞浸润;⑤轻度胆管异常,又称为"自身免疫性胆管炎";须排除胆总管炎、肉芽肿、铁沉积、铜沉积。

该病又可分为 I、II、III、IV 型。有各自独立的免疫病理学基础及临床表现。

一、I 型自身免疫性肝炎

【流行病学】

占 AIH 的绝大部分,高发年龄为 10～20 岁及 45～70 岁两个阶段,70% 为女性。

【免疫病理】

①C4A 基因缺失,尤其见于儿童,病情反复且死亡率高。②21 羟化酶基因伪基因者不伴白化症。③HLA-DR3 高表达占 53%,HLA-B8 和 DR3 双高表达占 94%,HLA-DR3 和 DR4 双高表达占 25%,HLA-A1、B8 和 DR3 三高表达占 37%,有肝炎活动和肝硬化者疗效差。IgG 偏高、有低滴度 ANA 和 SMA。④HLA-DR4 高表达占 54%,肝炎症状轻、肝硬化少、疗效好。有高 IgG 血症,高滴度抗体 ANA 和 SMA。⑤抗原位点在去唾液酸糖蛋白受体,有特殊抗体谱。

【临床表现】

①患者多无自觉症状,隐匿发病,25% 在就诊时已发生肝硬化。②急性肝损害发病占 40%,

可表现为全身乏力、不适、黄疸、肝功能检查有转氨酶升高等表现。可合并 HCV 感染,检出率11%。③45%患者可发生肝硬化,13%死亡。④17%的患者合并自身免疫性疾病如血管炎、溃疡性结肠炎等疾病。⑤42%合并原发硬化性胆管炎,该型患者应用激素治疗效果好。⑥实验室检查 γ 球蛋白和 IgA 基本正常。

【自身抗体谱】

1. 抗核抗体(ANA)

间接免疫荧光法,≥1∶160 的阳性率为 61%。多为斑点型。是免疫肝损伤的指标,但阳性者预后好。HLA-DR4 同时阳性率为 84%,HLA-DR3 同时阳性率仅 6%,抗 ssDNA 阳性不能诊断Ⅰ型 AIH。ANA 加 SMA 双阳性有助于诊断Ⅰ型 AIH。

2. 抗平滑肌抗体(SMA)

间接免疫荧光法,≥1∶160 的阳性率为 62%。SMA 滴度>1∶320 时抗肌动蛋白同时阳性率为 51.9%,有助于界定 SMA 意义。单纯 SMA 阳性不能诊断Ⅰ型 AIH,因 SMA 阳性还可见于Ⅲ型 AIH。ANA 加 SMA 双阳性才能诊断Ⅰ型 AIH。SMA 阳性为抗细胞骨架蛋白抗体阳性。用 ELISA 方法可测定以下各成分,总 SMA 阳性率为 84%时,其中各抗体阳性单独测定:①抗肌动蛋白抗体阳性率为 51.9%;②抗肌球蛋白抗体阳性率为 31.5%;③抗微管蛋白抗体阳性率为 35.2%;④抗原肌球蛋白抗体阳性率为 34%;⑤抗肌钙蛋白抗体阳性率为 11.3%;⑥抗韧带纤维蛋白抗体阳性率为 43.4%;⑦抗波形蛋白抗体阳性率为 22.6%。抗甲状腺球蛋白抗体(GM)阳性率 10%。

3. 抗组蛋白抗体

ELISA 法测定多为低滴度阳性,阳性率 30%,可与 DNA 阳性共存。

4. 抗可溶性肝抗原(SLA)

间接免疫荧光法,阳性率为 11%。

5. 抗去唾液酸糖蛋白受体抗体(ASGP-R)

ELISA 法测定为 AIH 标志抗体。但对分型没有意义。AIH 阳性率为 50%,活动性 AIH 阳性率为 88%,该抗体为肝细胞膜 43kDa 的透膜蛋白,可以结合去唾液酸糖蛋白转运入细胞内。能激活 NK 细胞。

6. 抗中性粒细胞浆抗体(ANCA)

ELISA 法测定阳性率为 75%。Ⅰ型 AIH 主要是 P-ANCA 阳性。

7. 抗脑磷脂抗体

ELISA 法测定阳性率为 92.3%,多与Ⅰ型 AIH 共存。靶抗原是:6-硫酸半乳糖神经酰胺和3-硫酸-胆固醇。对分型意义不大。

【Ⅰ型 AIH 的亚型】

Ⅰa 型:ANA(+) SMA(+) LKM1(−)

Ⅰb型:ANA(－)　　　　　SMA(＋)　　　　　LKM1(－)抗肌动蛋白(＋)

Ⅰc型:ANA(＋)(－)　　　SMA(＋)　　　　　LKM1(－)抗肌动蛋白(－)

二、Ⅱ型自身免疫性肝炎

【流行病学】

西欧高发。2~14岁儿童多见,仅占AIH的4%。男性多为HCV感染者,女性多为HSV感染者共占AIH的5%。

【免疫病理】

①C4a-QO基因缺乏占90%。②HLA-B14高表达占26%。③HLA-DR3高表达和HCV阴性患者为20%。④21-羟化酶伪基因者多伴白化症。⑤丙肝HCV阳性者有LKM-1抗体识别细胞色素P450ⅡD6蛋白,这是微粒体内59kD、70kD蛋白。⑥单纯疱疹HSV-1阳性者有LKM-1抗体识别B细胞决定簇8肽。⑦丁肝HDV阳性者有LKM-3抗体识别葡萄糖醛酸转移酶UGT-1。⑧靶抗原是P450ⅡD6和去唾液酸蛋白受体,均有特殊抗体谱。

【临床表现】

①与Ⅰ型AIH相比,Ⅱ型起病急,发展快,暴发型肝炎多见,可表现为短期内出现肝性脑病、进行性黄疸、呕血、便血、凝血酶原时间显著延长等。与其他类型相比,更易合并HCV感染,为44%~86%。Ⅱ型AIH死亡率高,约为20%。②Ⅱ型患者的肝损害进展快,容易发展为肝硬化,约82%在起病3年内发生肝硬化。③可合并其他自身免疫病,如Ⅰ型糖尿病、白癜风、Graves病等。④激素疗效不如其他类型AIH。⑤实验室检查可有高γ球蛋白血症、低IgA血症。

【自身抗体谱】

1. ANA

阳性率2%。

2. SMA

阳性率0%。

3. 抗肝肾微粒体抗体(LKM)

①LKM-1:采用鼠肝底物,用间接免疫荧光法,靶抗原是微粒体59kDa、70kDa蛋白。微粒体蛋白:25kDa、30kDa、80kDa则多见于成年人。靶位点为细胞色素P450ⅡD6的254~271区域;另外有321~351区域、373~389区域、410~429区域。②LKM-2:采用鼠肾底物,用间接免疫荧光法。靶抗原是:细胞色素P450ⅡC8/9/10,位于肾小管第三段、第二段、第一段。多见于药物相关性Ⅱ型AIH。③LKM-3:采用鼠、肝底物,用间接免疫荧光法。靶抗原是脲嘧啶二磷酸葡萄糖醛酸转移酶UGT-1。

4. 抗肝细胞溶质抗原Ⅰ型(LC1)

用ELISA法,抗原为肝细胞胞浆62kDa四聚体蛋白。也可用肝组织冷冻切片荧光染色检出。LKM-1阳性时62%LC1阳性。

5. 抗甲状腺抗体

6. 抗胰岛素 Langerhans 抗体

【Ⅱ型 AIH 亚型】

Ⅱa 型	LKM-1 高滴度	LC1(＋) HCV(－)
Ⅱb 型	LKM-1 低滴度	LC1(－) HCV(＋)

三、Ⅲ型自身免疫性肝炎

【流行病学】

90％为女性,30～50 岁为高发年龄段。

【免疫病理】

①有人认为是Ⅰ型 AIH 的变种;②少部分患者除 SLA 外测不出其他抗体;③靶抗原是:去唾液酸糖蛋白受体;④有自身抗体谱。

【临床表现】

①患者乏力,有肝功能损害表现如黄疸、转氨酶和碱性磷酸酶升高等表现;②与Ⅰ型 AIH 相比,易发生肝硬化,发生率约为 75％,但少于Ⅱ型 AIH;③与Ⅰ、Ⅱ型 AIH 相比,合并其他自身免疫病很少;④对激素治疗反应好;⑤实验室检查有高 γ 球蛋白血症,但 IgA 正常。

【自身抗体谱】

1. ANA 阳性率 29％

2. SMA 阳性率 79％

3. 可溶性肝抗原(SLA)

采用间接免疫荧光法或 ELISA 法。抗原为肝细胞胞浆可溶性角蛋白 8 和 18,分子质量分别为 52.5kDa 和 45kDa。阳性率 11％～14％。

4. 抗肝胰抗体(LP)

用间接免疫荧光法、ELISA 法、补体固定法均可。抗原为鼠肝胰细胞胞浆提取物,阳性率为 36％,与 SLA 有部分交叉。

5. 抗去唾液酸糖蛋白受体抗体(ASGP-R)

用 ELISA 法,为 AIH 标志抗体之一,对分型无意义。AIH 阳性率 50％、活动 AIH 阳性率 88％。但Ⅲ型 AIH-C 亚型的唯一标志是 ASGP-R,为 43kDa 透膜蛋白,能激活 T 细胞。

6. LC 抗体

7. LKM-1 抗体

【Ⅲ型 AIH 亚型】

Ⅲa 型:SLA(+) LP(+) ANA(-) SMA(-) LKM-1(-)。

Ⅲb 型:SLA(+) LP(+) ANA(+) SMA(+) LKM-1(+)。

Ⅲc 型:SLA(-) LP(-) ANA(-) SMA(-) LKM(-) ASGP-R(+)

四、Ⅳ型自身免疫肝炎

免疫病理和临床表现类似Ⅰ型 AIH,没有常见的自身抗体谱可以检出,激素疗效好,80% 可以缓解。其与慢性隐匿性肝病的主要区别是其对激素治疗有效,而后者无效。

【诊断与鉴别诊断】

(一) AIH 的诊断标准

1. 肝功能异常

丙氨酸氨基转移酶(ALT)和天冬氨酸转移酶(AST)升高,ALP 不高或轻度升高。

2. 高免疫球蛋白血症

以 IgG 升高为主。

3. 自身抗体检测

ANA、SMA、LKM、SLA、ASGP-R 阳性有助于分型。

4. 肝组织活检

门脉周围和界板区肝组织碎屑样坏死,淋巴细胞、浆细胞浸润,伴或不伴门静脉-门静脉以及门静脉-小叶中央区桥架样坏死,小叶性肝炎。

5. 排除其他原因的肝病

病毒性肝炎、酒精性肝炎、药物性肝炎、α-胰蛋白酶缺乏、Wilson 病。

6. 免疫抑制剂治疗有效

(二) 鉴别诊断

1. 病毒性肝炎

此病患者不仅有肝功能损害表现,而且有感染史,肝炎病毒学指标阳性,部分患者抗病毒有一定治疗效果,可与自身免疫性肝炎相鉴别。

2. 巨细胞病毒、EBV 病毒等其他非嗜肝病毒感染

多在肝功能损害出现前有上呼吸道感染的病史,部分患者血中可检测出相应病原体抗体,肝损害症状较轻,治疗一般较好。

3. 酒精性肝病

患者有长年饮酒史,转氨酶升高,AST/ALT 大于 2,但两者测定值很少大于 500IU/L,早期影像学检查多合并脂肪肝,自身抗体检测阴性。

4. 药物性肝病

起病前 1～4 周有用药史,周围血液中嗜酸性粒细胞大于 6%,可有胆汁淤积和肝功能损害的表现,偶然再次用药会再次发生肝功能损害,病毒学指标检测阴性,自身抗体检测阴性,可与自身免疫性肝炎相鉴别。

5. 原发性硬化性胆管炎

年轻人多见,患者有黄疸、皮肤瘙痒等表现,ERCP 检查可见弥漫性胆管狭窄、呈串珠样改变,而自身免疫性肝炎患者 ERCP 示肝内外胆管正常,血中 ANA、SMA 阳性,必要时行肝活检可鉴别。

6. 原发性胆汁性肝硬化

该病患者多为中年以上女性,有显著胆汁淤积性黄疸的临床表现及生化改变,血中 IgM 明显升高,抗线粒体抗体阳性,必要时可行肝穿刺活组织检查。

7. 肝豆状核变性

该病由铜代谢发生异常引起,除肝功能损害的表现外,还有血清铜和铜蓝蛋白降低,有眼的 K-F 环,有锥体外系的症状及体征,自身抗体多阴性,以上特点可与自身免疫性肝炎相鉴别。

【治疗】

(一)AIH 免疫治疗绝对指征

AST 上升 10 倍以上。

AST 上升 5 倍,γ 球蛋白升高 2 倍以上。

组织学检查有桥架样坏死或者肝小叶坏死。

症状严重,生活部分自理。

疾病进展性加重。

(二)AIH 免疫治疗相对指征

1. AST 上升

低于 10 倍上限。

2. AST 上升

少于 5 倍上限,γ 球蛋白升高。

3. 组织学

门脉周围炎。

4. 症状轻,中度表现,疲劳明显

(三) 非免疫治疗指征

AST 轻度升高,γ 球蛋白轻度升高。

无症状或症状轻微。

非活动性肝硬化。

炎症指标正常,轻度肝功异常。

伴有精神病,血细胞减少,股骨头坏死等严重并发症者。

(四) 药物

1. 泼尼松

可单独应用,也可和硫唑嘌呤联合应用。初始剂量为 20~30mg/d,在病情缓解后,改为 5~15mg/d 维持。约有 9% 的患者应用激素无效。

2. 硫唑嘌呤

可控制肝内炎症,减少泼尼松的用量。对硫唑嘌呤不能耐受者,可改用 6-巯基嘌呤(6-MP)。在严密监测下,硫唑嘌呤的剂量可增加至 150~200mg/d(3mg/kg)。泼尼松与硫唑嘌呤联合应用,4 年内 AIH 缓解率在 75% 以上。长期维持治疗是必要的,过早停止免疫抑制治疗后,AIH 的复发率高于 80%。

3. 环孢素

降低肝酶水平和改善肝组织学,用于不宜使用激素和其他药物的患者。

4. 其他免疫抑制剂

(1) FK-506 该药的免疫抑制活性是环孢素的 50 倍,副作用更少。

(2) 熊去氧胆酸对 AIH 有一定疗效。

(3) 多聚不饱和磷脂酰胆碱多联用泼尼松治疗该病,据研究联合应用这两种药物较单用泼尼松效果好。

(4) 布喹那、纳他霉素理论上可以应用于 AIH 的治疗,但需近一步研究。

5. 单克隆抗体

可以特异性与 T 淋巴细胞的受体或 HLA 分子结合,从而阻断 AIH 患者体内特异性的自身免疫反应。

6. 血浆过滤疗法

用于糖皮质激素治疗无效,或不能使用免疫抑制剂者。该方法可清除过高的血液免疫球蛋白。

7. 肝移植

肝移植是 AIH 患者肝功能失代偿期最有效的治疗方法。

【预后】

本病患者如未经治疗，可逐步发展为肝硬化，多数最后死于并发症。临床表现严重，伴有胆汁淤积、肝性脑病、腹水、低白蛋白血症、肝功能严重损害、ALT 升高 10 倍以上，肝组织活检见多发性肝小叶坏死及肝硬化者，预后不良。

第九节 原发硬化性胆管炎

原发硬化性胆管炎（primary sclerosing cholangitis, PSC）是一种肝外和（或）肝内胆管管壁炎症性硬化的疾病，表现为胆管壁增厚和胆管狭窄。肝组织病理学特点为胆管炎症纤维化和小胆管的增生。典型病变为"洋葱皮样"的纤维性闭塞性胆管炎。

【流行病学】

男性患者占 75%，男女之比为 3∶1，发病年龄 25～55 岁，40 岁左右高发。欧美地区本病的患病率至少（2～7）/10 万人，其中 70% 左右的患者合并有溃疡性结肠炎。我国尚无本病发病情况的系统资料。

【免疫病理】

①高 γ-球蛋白血症：主要成分为 IgM。②抗中性粒细胞核周胞质抗体（pANCA）阳性率高达 80%。③血清及胆汁中循环免疫复合物的水平升高；免疫复合物清除异常。④CD8（抑制性/细胞毒性）不成比例减少，致使 CD4/CD8 比值增加，T 细胞总数明显减少。⑤外周血及汇管区 γδT 细胞的绝对值与百分数均升高。⑥T 细胞受体 Vβ3 基因显性等位基因高表达。⑦胆管上皮细胞 HLA-Ⅱ类抗原表达增加。⑧胆管上皮细胞细胞间黏附分子-1（ICAM-1）表达增加。⑨前炎性细胞因子（proinflammatory cytokines）诱导胆管上皮细胞 HLA-Ⅰ类及 HLA-Ⅱ类抗原的表达。

【组织病理】

早期仅见肝门汇管区有大、小淋巴细胞为主的炎性细胞浸润，多核细胞少见，极少发现肉芽肿。相继出现纤维组织增生，小点片坏死，胆小管数量减少。胆管上皮细胞从立方状变为多形性并趋萎缩消失。基底膜断裂、增厚。胆管壁纤维化加重、增厚、不光滑、狭窄甚至闭塞，多数为肝内外胆管均受累，也可仅累及肝内或肝外胆管。

【临床表现】

起病缓慢，早期患者可无症状，仅有肝功等血液生化改变。有症状患者临床表现不一，症状模糊而无特殊性，大多数患者似慢性胆囊炎胆石症，但没有急性胆石症严重。约 75% 表现为进行性乏力、皮肤瘙痒，30%～40% 的患者有发热、体重减轻和腹痛；50% 的患者有黄疸和肝肿大。未经治疗者 10 年左右发展到晚期，出现肝功能衰竭及门脉高压的症状和体征。约 10% 的患者以肝硬化和门脉高压就诊。合并炎症性肠病（溃疡性结肠炎、肉芽肿性结肠炎或回肠炎）患者可有相应的表现，10%～30% 的本病患者合并胆管癌。

【临床分类】

目前国内外对此病尚没有统一的分类方法

1. 国内分类

国内将 PSC 分为弥漫型、局限型、节段型。弥漫型是指病变涉及整个胆系或胆系的大部分。

局限型是病变侵及胆管的一部,以肝外胆管最为常见,其次为左右肝管开口处。阶段型的病变呈"跳跃性",胆系同时几处受累,在两处病变之间胆管正常或扩张,病变相距一般较远,此种类型一般少见。

2. 国外分类

(1) Caroli 分类:节段性硬化性胆管炎。慢性弥漫性胆管炎。

(2) Lefkoowitch 组织学分期:Ⅰ期,胆管周围纤维化,炎症限于门脉期。Ⅱ期,门静脉及其周围纤维化及炎症。Ⅲ期,门脉区之间纤维化及炎症。Ⅵ期,肝硬化。

(3) Longmire 分类:Ⅰ型,主要累及远端胆管。Ⅱ型,急性坏死性胆管炎后 PSC。Ⅲ期,慢性弥漫性 PSC。Ⅵ期,慢性弥漫性硬化性胆囊炎伴炎症性肠病。

【辅助检查】

(一) 肝功能

90%的患者 AST 升高 2~3 倍,ALP 升高 2~3 倍以上,50%~75%的患者有血清胆红素升高。

(二) 血清抗体检测

75%的患者抗中性粒细胞浆抗体中的抗髓过氧化物抗体(pANCA)阳性,呈核周型,有些患者 SMA,ANA 低滴度阳性,但 AMA 阴性。50%患者的血清 γ 球蛋白升高和 IgM 升高。

(三) 胆管造影

胆管造影是诊断本病的主要依据。内镜逆行胰胆管造影(ERCP)的特点是肝外和肝内胆管节段性狭窄呈"串珠状"改变。

(四) B 超及 CT 检查

可见胆管壁增厚、中断、局灶性扩张。

(五) 血铜改变

多数 PSC 患者有铜代谢异常,有研究认为有 49%患者存在血清铜升高,71%的患者血清中铜蓝蛋白升高。

【诊断及鉴别诊断】

(一) 诊断

确诊主要依据胆管造影,ERCP 为首选的方法。对主要表现为胆管严重狭窄或高位胆管狭窄者可选用 PTC 或两种方法联合使用。胆管造影表现为胆管壁不平整、呈串珠状甚至小憩室样;胆管多发性节段性狭窄或长段狭窄;肝胆管树减少或严重缺如。

(二) 鉴别诊断

1. 原发性胆汁性肝硬化

该病多发生于女性,主要表现为黄疸和瘙痒。ERCP 检查胆管壁见刀削感,必要时行肝穿刺鉴别。

2. 成人特发性胆管减少症

多见于有胆道创伤、缺血、感染和胆道手术史者;单纯胆囊切除术除外。不具备 PSC 的血清抗体的改变。

3. 胆管癌

部分硬化性胆管炎的患者可发生胆管癌。胆管癌也可继发硬化性胆管炎。两者互为依存，给鉴别诊断造成困难，即使 ERCP、细胞刷检，也有相当一部分人误诊；因此必要时应随访或行剖腹探查。

4. 胆石症

患者可有胆绞痛、黄疸等表现，可伴发热，白细胞升高，B 超可见胆囊或胆管内强回声光团。

5. 自身免疫性肝炎

该病患者有肝功能损害、高球蛋白血症、自身抗体 ANA、SMA、LKM、SLP 等抗体阳性，多数患者激素治疗有效。必要时行肝穿刺病理检查可资鉴别。

6. 病毒性肝炎

该病患者肝功能损害，肝炎病毒检测指标阳性。

7. 药物性肝内胆汁淤积

患者在发生黄疸前多有用药史，周围血液中嗜酸粒细胞大于 6%，可伴有不规则发热、荨麻疹，停药可以缓解病情。

【治疗】

该病目前尚无比较好的治疗办法，主要是对症处理。如果存在引起原发性硬化性胆管炎的诱因，则应治疗诱因。

（一）药物治疗

1. 激素及免疫抑制药物

如泼尼松、甲氨蝶呤、硫唑嘌呤等均可应用。泼尼松用法是 20mg/d，连服 15～30 天，如果症状及生化指标改善，再服用 30 天，然后逐步减量。有研究表明小剂量的甲氨蝶呤（每周每千克体重 0.2mg）治疗 PSC 有效，可比较好的控制患者症状；显著改善生化指标；明显减轻肝脏炎症反应。

2. 利胆药

熊去氧胆酸（UDCA）13～15mg/（kg·d）能使 ALP、胆红素及转氨酶有所下降，但肝组织学无明显改变。

3. 抗生素

合并感染时，选用抗生素治疗感染。

4. 维生素

由于胆汁排泄障碍，妨碍维生素的吸收，注意补充维生素 A、D、K 等。

5. 驱铜治疗

应用青霉胺治疗后效果不理想,并没有明显改变患者的生存率及疾病进程。

(二)内镜治疗

病变局限在肝外胆管,且排除胆管癌后,可在内镜下对狭窄处进行扩张,胆道灌洗、放置支架等治疗。

(三)手术治疗

手术疗法仍是缓解胆管梗阻和感染及制止门脉高压所致消化道出血的有力举措。但并发症较多。目前主张采用内镜治疗胆管梗阻,尽可能避免手术,为肝移植术创造有利条件。

(四)肝移植术

肝移植(OLT)是治疗晚期 PSC 较理想的方法。适合失代偿期肝硬化、门静脉高压、高位胆管广泛狭窄患者。

【预后】

该病自然病程变化大。生存期的长短取决于药物治疗的效果,平均生存期为 12 年。如肝内外胆管均有累及,则预后较差。死亡原因有复发性细菌性胆管炎,继发性胆汁淤积性肝硬化、肝功能衰竭,上消化道出血,肝肾综合征及胆管癌。

第十节 原发胆汁性肝硬化

原发胆汁性肝硬化(primary biliary cirrhosis,PBC)是一种免疫性肝病,其病变主要为肝内细小胆管的慢性非化脓性破坏性炎症,导致长期持续性的肝内胆汁淤积,最终发展为再生结节不明显的肝硬化。1950 年由 Ahrens 命名。

【流行病学】

本病患病率为(10~20)/10 万人口。本病高发年龄为 35~60 岁,好发于女性,男女比例为 1∶10。常与类风湿关节炎,干燥综合征等自身免疫性疾病并发。

【免疫病理】

目前认为,PBC 的发病是机体对肝内小胆管的自身免疫反应。由于患者的自身具有对 PBC 的遗传易感性,在环境因素(如病毒、细菌、真菌感染等)诱导下,发生自身免疫反应。体液免疫及细胞免疫均参与其中。

1. 体液免疫

患者血清中免疫球蛋白增高,尤以 IgM 增高为著。患者血液中可检测出多种自身抗体。抗线粒体抗体(AMA)是 PBC 患者的最有诊断价值的自身抗体,存在于 83%~99% 患者的血清中。另外在患者胆管上皮细胞表面发现有丙酮酸脱氢酶复合体 E2 组分(PDC-E2)的表达。在 PBC 伴有干燥综合征患者的唾液腺上皮细胞浆内也发现该物质的异常表达。但在正常的唾液腺或与 PBC 无关的单纯干燥综合征患者的唾液腺上皮细胞浆内不存在此种现象。证明 PBC 和干燥综合征可能存在类似的病理环节。在 60%~90% 的患者血清中可检测出循环免疫复合物,免疫复合物在肝沉积,同时可激活补体,引发肝病变。

2. 细胞免疫

PBC 患者的胆管上皮细胞有 MHC 分子及细胞黏附分子的异常表达。在病变活动期，肝脏汇管区有大量 T 淋巴细胞浸润，包括 CD4$^+$ 和 CD8$^+$ T 细胞；亦有 B 细胞和 NK 细胞。在碎屑性坏死处和肝实质内浸润的淋巴细胞主要为 CD8$^+$ T 细胞。提示细胞毒作用参与胆管上皮的损伤机制。另外研究发现，PBC 的患者的肝内微环境中存在多种细胞因子，包括 IL-2、IL-5、IL-6、IFN-γ 等。自然杀伤细胞在 IL-2、IFN-γ 的作用下，可能通过 ADCC 作用，破坏胆管上皮细胞。

【组织病理】

由于以上各种机制造成胆管的破坏，并持续发展，导致胆汁淤积。纤维组织增生，胆盐、胆红素及铜的分泌障碍，肝细胞灶性坏死，纤维间隔形成，发展为肝硬化。该病病理表现可分为非化脓破坏性胆管炎期、小胆管增生期、斑痕期、肝硬化期四期。

【临床表现】

48%～60% 的患者早期没有症状，33% 可 10 年没有症状，有症状患者约 50%。慢性进行性梗阻性黄疸，可伴有皮肤瘙痒的表现。肝硬化及肝功能衰竭可表现为肝掌、蜘蛛痣、腹水、腹壁侧支循环建立与开放、肝性脑病。肝可有轻、中度肿大，质硬，表面光滑，压痛不明显，脾也可以出现肿大。可伴发类风湿关节炎、干燥综合征、硬皮病、肾小球肾炎、Graves 病等疾病。

脂肪代谢紊乱及吸收不良出现维生素 A 缺乏的表现，如夜盲症及皮肤粗糙；维生素 D 缺乏的表现，如骨软化及骨质疏松。维生素 K 缺乏的表现，如出血；在眼睑及内眦附近及后发际可形成黄瘤。

【辅助检查】

（一）一般检查

转氨酶升高，很少超过正常值 5 倍。碱性磷酸酶、谷氨酰转肽酶均升高明显。总胆红素、直接胆红素升高。凝血酶原时间延长。血铜、尿铜、血铜蓝蛋白升高。

（二）自身抗体谱检测

1. 抗线粒体抗体（AMA）

间接免疫荧光法测定以 M$_2$ 亚型为主，滴度 >1：80，阳性率 >98%，可靠性 >90%，M$_4$、M$_8$、M$_9$ 也可阳性。

2. 抗 2-氧代谢脱氢酶复合物（2-OADC）

其包括 3 种同工酶。免疫斑点杂交法测定阳性率 50%，可靠性 >98%。

3. 抗分支氧代谢脱氢酶（BC-OADC）

主要为 E2 成分，有 4 种抗原成分。酶免或放免法，阳性率 5%，可靠性 >90%。

4. 抗谷氨酸脱氢酶复合物（PGDC）

放免法测定抗原决定簇是 67-147 氨基酸区域，阳性率 5%，可靠性 >98%。

5. 抗丙酮酸脱氢酶复合物 E2（PDC-E2）

重组蛋白 ELISA 法，抗原位点是硫辛酰区 128-227 位氨基酸区域。阳性率 95%，可靠性 >98%。

6. 抗丙酮酸脱氢酶复合物 X 蛋白（PDC-X）

重组蛋白 ELISA 法测定与 PDC-E2 呈正相关。

7. 抗核抗体（ANA）

间接免疫荧光法测定 AMA 阳性者 20%ANA 阳性。AMA 阴性者 60%ANA 阳性。PBS 患者 ANA 分三种核性：①核点型（ND）阳性率为 50%；②多核点型（MND）阳性率<25%；③核边缘型（MR）阳性率 25%。

8. 抗 Sp100 抗体

抗 Sp100 抗体位于 ND 位置，为着丝点旁核启动因子激动蛋白，是酸性磷酸化蛋白，分子质量 53~100kDa。ELISA 法测定阳性率 10%~30%。可靠性 97%，IgG 抗体意义大于 IgA、IgM。

9. 抗 PML 蛋白

抗 PML 蛋白为核基质相关蛋白，是转录特异性阻遏蛋白，与 Sp100 紧密结合，位于着丝点旁。当 Sp100 抗体阳性时，90%PML 抗体阳性。

10. 抗 GP210

抗 GP210 是核包膜结构蛋白。为核膜孔上的透膜蛋白，一端连接粗面内质网，另一端有 20 个氨基酸组成的核孔。ELISA 法测定检出率 9.5%~49%，特异性 88%。

11. 抗板层素 B 复合体抗体（抗 LBR）

间接免疫荧光法测定阳性率 1%。

12. 抗纤层蛋白抗体 C

间接免疫荧光法测定多于丙肝和乙肝肝炎后产生。偶见于 PBC 患者，有报告为 2 例/152 例。

13. 其他自身抗体

①抗平滑肌抗体（SMA）阳性率 26%，主要为 IgM。②抗中性粒细胞胞浆抗体（ANCA）阳性率 28%，认为与肝硬化相关。③类风湿因子（RF）阳性率 24%。

IgM 升高，C4 降低，Th1 相关细胞因子升高。

（四）其他

1. 腹部 B 超

可见肝形态及大小发生改变，有腹水、门静脉高压症。B 超引导下肝穿刺可明确诊断。

2. 逆行性胆管造影（ERCP）

原发性胆汁淤积性肝硬化胆管造影的胆管树呈刀削感，可与其他肝外胆管狭窄或阻塞相鉴别。

【诊断和鉴别诊断】

（一）诊断

①中年以上女性不明原因皮肤瘙痒、黄疸及肝大；②ALP、AKP、γ-GT、胆红素升高；③ IgM 显著升高；④AMA 等抗体谱阳性；⑤造影排除肝外胆管异常。确诊靠肝穿刺。活组织病理检查。

（二）鉴别诊断

1. 继发性胆汁性肝硬化

可采用各种影像学检查方法如 B 超、腹部 CT、经皮肝穿刺胆管造影、ERCP 来排除肝外胆管阻塞引起的继发性胆汁性肝硬化。

2. 其他原因肝硬化

注意排除病毒、药物、酒精、工业毒物、循环障碍、代谢障碍等其他原因引发的肝硬化，这些肝硬化肝大多缩小，而胆汁淤积型肝硬化肝多肿大。

3. 原发性硬化性胆管炎

该病多发生于年轻男性，有胆汁淤积的表现。胆管造影表现为胆管不平整、呈串珠状甚至小憩室样；胆管多发性节段性狭窄或长段狭窄；肝胆管树减少或严重缺如。

4. 自身免疫性肝炎

患者有高免疫球蛋白血症，以 IgG 升高为主，自身抗体检测：ANA、SMA、LKM、SLP、ASGP-R 等阳性。肝组织活检：门脉周围和界板区肝组织碎屑样坏死，淋巴细胞、浆细胞浸润，伴或不伴门静脉-门静脉以及门静脉-小叶中央区桥架样坏死，小叶性肝炎。可与 PBC 鉴别。

5. 药物性肝内胆汁淤积

该病患者发病多在给药后 1~4 周出现。可伴有发热、皮疹、瘙痒、肝功能损害或肝内胆汁淤积的表现，周围血中嗜酸粒细胞升高，白细胞减少，停药可缓解病情，其黄疸的主要特点为：黄疸明显而消化道症状轻，转氨酶增高不明显，凝血酶原时间正常。上述特点有助于鉴别诊断。

【治疗】

（一）一般治疗

低胆固醇、低脂肪、高糖和高蛋白饮食。补充维生素 A 及维生素 D。

（二）免疫抑制剂

1. 糖皮质激素

常用泼尼松能改善肝功能，减轻瘙痒，但总体疗效不佳，并且副作用大，现多不主张应用。

2. 环孢素 A

可改善症状，减缓肝组织病变进展，但副作用大，现已少用。

3. 甲氨蝶呤

可长期应用,能够缓解病情,但起效慢,用药 6～10 个月始见疗效。有学者认为该药是目前治疗 PBC 最有效的药物,该药能较好的缓解症状,改善生化指标,减轻肝脏炎症。但应注意检测血常规及肝功能变化。

4. 泼尼松龙联用 D-青霉胺

可改善症状,但 D-青霉胺副作用大。

5. 硫唑嘌呤

目前认为单用效果不很明显,临床治疗本病已少用。

6. 苯丁酸氮芥

可改善肝脏炎症,但不能阻止其肝纤维化的进程。由于其副作用较大,限制其在临床上应用。

(三) 秋水仙碱

抗纤维化,改善肝脏炎症。体外研究表明,该药能够调节巨噬细胞、单核细胞和淋巴因子的生成。可以和熊去氧胆酸联合应用,优于单用熊去氧胆酸。

(四) 抗淤胆药物

熊去氧胆酸可降低血清胆红素,减少内源性胆汁酸的肝毒性。抑制免疫球蛋白及 IL-2 及 IL-4 的产生。可延缓病情发展,延长患者生存时间。

(五) 瘙痒治疗

考来烯胺在肠内与胆盐结合,形成不易吸收的复合物,并经粪便排出,从而中断胆盐的肠肝循环。开始每日服用 10～18g,瘙痒缓解后,应用维持量,每日 12g。服用此药时注意补充维生素 K。利福平,300～450mg/d 应用 7 天可减轻瘙痒。纳曲酮对瘙痒有一定效果。

(六) 处理肝硬化及并发症

抗感染,治疗腹水、抗消化道出血,纠正水电解质酸碱平衡紊乱,防治肝性脑病。

(七) 肝移植

用于晚期肝硬化、门静脉高压、肝衰竭患者。

【预后】

无症状或症状轻微的患者可存活 10 年以上,老年、腹水、重度黄疸、持续低白蛋白血症、胃肠道出血的患者预后不佳。

(张源潮 夏光涛)

第十一节 特发门脉高压症

特发门静脉高压症(idiopathic portal hypertension,IPH)是一种原因不明,临床有门静脉高压的表现,脾大、脾功能亢进而不伴有肝硬化、肝纤维化及肝外门静脉梗死的一种临床综合征。

【流行病学】

该病发病的平均年龄为 30～35 岁,在印度与日本,该病占门脉高压症的 25%～30%,而在西方国家占 3%～4%。主要发生于男性,男女之比约为 3∶1,而在人群中确切发病率没有相关报道。

【免疫病理】

该病的发病原因不清楚,综合国内外调查研究报告,一般认为该病与免疫异常、砷等化学物质中毒、腹腔感染、生活环境及饮食有关

对于主要有三种假说:①持续感染学说:肝门脉系统发生感染,机体对这种感染产生交叉免疫反应。是肝内皮细胞功能障碍,造成门脉系统末梢血管破坏、纤维化,狭窄,甚至血管闭塞,产生门脉高压。脾淤血、脾淋巴细胞反应性增生,脾肿大,脾功能亢进。②自身免疫学说:本病患者多为中年女性,有高 γ 球蛋白血症。但此学说尚有不足之处,例如本病对激素治疗效果差,没有对该病特异性的自身抗体。但有多种抗体升高,如抗核抗体、抗线粒体抗体、抗平滑肌抗体。患者 Ts/Tc 比值减少,Th/Tc 异常;CD4$^+$/CD8$^+$ 细胞比值升高,IPH 患者血清中血管黏附因子如 VCAM-1 水平升高,其在窦间隙细胞及内皮细胞周围可检测到表达;有家族聚集现象,检测 HLA-A2、HLA-DR3 阳性率高于正常人群;HLA-DR、HLA-DP 阳性 T 细胞数目增加,IPH 患者中可溶性肿瘤坏死因子受体 Ⅱ 值显著升高;常伴发自身免疫性疾病如系统性红斑狼疮、系统性硬化症、混合性结缔组织病等疾病。③超级抗原学说:超抗原进入体内,激活具有 Vβ9 基因 T 细胞,具有 Vβ9 基因 T 细胞数目增加明显,产生大量细胞因子。诱导急性炎症反应,主要激活具有 MHC-Ⅱ 类分子的 B 细胞。肝 Kupffer 细胞和血管内皮细胞。但这种炎症反应多为急性反应,而 IPH 没有明显急性期,可能急性期临床表现不明显。

【组织病理】

IPH 以缺乏肝硬化为特征。肝可以增大、正常及缩小,表面尚光滑,但多凹凸不平,被膜皱褶,有的可有结节样改变。无肝内、肝外静脉阻塞,而常见门静脉主干及其一、二级分支扩张。肝内门静脉分支扩张,血管壁有不同程度的增厚及纤维化。沿门脉及其分支有不同程度的血管周围纤维化是该病的特征。肝小叶结构及肝实质不受影响,超微结构显示肝细胞之间的细胞膜微绒毛化,肝细胞内结构未见明显改变。

【临床表现】

（一）门脉侧支循环建立及开放

①食管胃底静脉曲张,系门静脉系的胃冠状和腔静脉系的食管静脉、肋间静脉和奇静脉等交通和开放;②痔静脉扩张,系门静脉的直肠上静脉与下腔静脉的直肠中、下静脉沟通,造成内外痔出血;③腹壁静脉,门脉高压时脐静脉重新开放,与副脐静脉、腹壁静脉等连接,在脐周和腹壁可见迂曲的静脉,以脐为中心向上及向下延伸,严重者脐周静脉可呈水母头状;④肝与膈、脾与肾韧带、腹部器官与腹膜后组织之间的静脉,也可相互连接开放。

（二）脾大、脾功能亢进

脾由于淤血等原因出现肿大,可伴有红细胞、白细胞及血小板减少。

（三）腹水

腹水性质多为漏出液。

（四）上消化道出血

严重门静脉高压可出现上消化道出血。可有两种表现,一种为食管胃底静脉破裂出血,常为

大量出血;另一种为门静脉高压性胃病,为少量出血。

【辅助检查】

1. 常规检查

血常规可为全血白细胞减少,骨髓检查为脾大,肝功能大致正常。大便检查上消化道出血时可有黑便,潜血试验阳性。

2. 超声波检查

门静脉宽度超过14mm,脾静脉超过10mm,可视为门静脉高压,可发现脾肿大,腹水形成。但缺少肝硬化。

3. CT 检查

可发现门静脉、脾静脉增宽,脾肿大,有时可发现奇静脉增粗及食管胃底静脉曲张。

4. 内镜检查

可发现门静脉高压性食管胃底静脉曲张,这是比较可靠的诊断门静脉高压的方法。

5. 血管静脉压测定

门静脉压力(Ppv)显著升高,平均为3.28kPa,正常值0.8~1.3kPa 肝静脉嵌塞压(WHvp)也显著升高,但显著低于Ppv,平均压力为1.99kPa。正常值<0.8kPa。

6. 同位素扫描

硫化^{99}Tc胶体放射显影示脾肿大,肝小于正常。骨髓摄取减少或不摄取,是该病区分肝硬化的要点之一。

7. 腹腔镜及肝活检

肝表面尚光滑,仅见少数结节及不规则线状凹陷,肝包膜有增厚感。活检显示不同程度的纤维化。

【诊断与鉴别诊断】

该病患者表现有脾大、脾功能亢进、侧支循环建立及开放,不伴有黄疸、腹水及肝性脑病,影像学检查门静脉增宽,压力升高。病理学检查显示门静脉周围纤维化。确立诊断须排除各种原因肝硬化、血吸虫病性肝纤维化、肝外门静脉阻塞及血液系统疾病。

1. 各种原因肝硬化

除门脉高压症的表现外,还有肝功能减退的临床表现,病毒学检查可有阳性发现,影像学检查除有门脉高压的表现外,还有左右叶比例失调,表面不规则的特征。肝组织活检见假小叶形成,放射性核素扫描有助于鉴别。

2. 血吸虫病性肝纤维化

血吸虫虫卵沉积于汇管区,引起纤维组织增生,可发生窦前性门脉高压,但该病多发生于疫区,患者粪便检查可查到虫卵,治疗血吸虫有效,活组织病理冷冻切片可查到血吸虫卵。

3. 肝外门静脉阻塞

门静脉病变如门静脉血栓形成、癌栓栓塞、门静脉畸形等原因造成门静脉狭窄,门静脉压力升高,B超、CT等影像学检查有助于诊断。

4. 血液系统疾病

如各类急慢性白血病、淋巴瘤、骨髓增生性疾病、溶血性贫血及恶性组织细胞病等血液系统疾病也可引起脾大、脾功能亢进,继发门静脉高压。行骨髓检查有助于鉴别诊断。

【治疗】

治疗主要分为内科及外科治疗两个方面:

(一)内科治疗

伴发上消化道出血时,可以应用血管收缩剂(如血管加压素、生长抑素、质子泵阻滞剂等)控制急性出血。应用药物降低门静脉压力、预防出血效果较好。

1. 药物治疗

(1)β受体阻滞剂:普萘洛尔,可以预防食管胃底静脉出血,但不适用于急性出血的治疗。一般在出血停止后10～15天开始服药,从10mg/次开始,每日2～3次,逐步加大剂量使心率下降约25%。可以预防再次出血,其作用机制主要为:通过β_1受体阻滞作用,减慢心率,降低心排血量及内脏循环血容量,进而影响门静脉血流量,降低门脉压力。阻滞血管壁β_2受体后α受体兴奋性相对升高,内脏循环阻力升高,血流量减少,门脉压力降低。减少奇静脉的血流量,从而降低曲张静脉腔内压,预防破裂出血。

(2)硝酸盐类扩血管剂:5-单硝酸异山梨醇酯,一般服用剂量为20～40mg/d。降低门静脉压力的机制为:直接松弛门脉侧支,降低门脉压力。松弛动脉平滑肌,血压下降,反射性引起内脏血管收缩,减少门脉血流。扩张静脉系统,使心脏前负荷下降。刺激心肺压力感受器,反射性引起内脏血管收缩。

(3)其他药物:如利尿剂螺内酯、α-受体阻滞剂哌唑嗪等药物有一定降低门脉压力的作用,但需进一步研究。

2. 内镜注射硬化剂

可预防上消化道出血,有研究认为与手术效果相仿。

3. 激素

近来有学者报道应用泼尼松治疗系统性红斑狼疮伴发IPH,能够有效降低食管胃底静脉曲张,改善脾脏功能,有待于进一步研究。

(二)外科治疗

可采用门静脉分流或断流手术,降低门静脉压力。也可采用部分脾脏栓塞术。也有学者认为IPH的主要死亡原因是出血,预防性脾脏切除。

【预后】

多数患者预后良好,经适当治疗后复发可能性较小,从确诊开始平均生存期为25年,为减少并发症,临床医生应尽量做到早期诊断、早期治疗。

第十二节　布-加综合征

布-加综合征(Budd-Chiari syndrome,BCS)是指由于肝静脉和(或)肝后段下腔静脉狭窄、闭塞或临近病变侵犯及压迫造成导致肝静脉、下腔静脉压力增高,下腔静脉回流障碍引起的临床综合征。主要表现为肝肿大、腹水、消化道出血、下肢水肿和色素沉着,晚期导致肝硬化。

【流行病学】

BCS在世界范围内普通人群中发病率1/100 000,在法国及日本每年发病率为1/25 000 000。在亚洲60%BCS患者是由于下腔静脉膜性梗阻形成。但是下腔静脉内血栓形成并不少见。

【免疫病理】

病因不清楚。与以下因素有关:

1. 先天性因素

腔静脉入口处形成完全性或不完全隔膜,形成湍流,加上此处位于肝和膈肌的交界处,易导致内皮损伤,产生血栓性狭窄闭塞。

2. 血液的凝固性增高

如真性红细胞增生症和其他的髓增生疾病、血小板增多症、长期口服避孕药、产后,局部腔内外肿瘤病变压迫堵塞等。可有:①凝血因子Ⅱ基因发生突变;②四氢叶酸还原酶功能异常;③25%患者抗心磷脂抗体出现阳性;④血液中血小板增多。⑤血清中补体蛋白、维生素K依赖因子、抗纤维蛋白酶Ⅲ水平降低。

3. 血管炎

系统性红斑狼疮、贝赫切特综合征等自身免疫性疾病

【组织病理】

BCS患者由于肝静脉及肝段下腔静脉阻塞,肝血液持续流出障碍导致肝淤血肿大。早期肝小叶中央静脉及周围肝血窦扩张淤血,严重者淤血处及周围肝细胞由于由于受扩张血窦的压迫和缺氧,发生变性及坏死。小叶中央及周围肝组织变性坏死导致纤维组织增生,增生主要发生于小叶中央区,由于中央静脉周围有极明显的纤维组织增生,进一步向外扩展与临近的中央静脉周围纤维组织彼此连接起来,这样门静脉区被包围在这些纤维束的中心,形成一种反小叶结构。

【分型】

1. 单纯肝静脉型

肝静脉主干或开口处狭窄或闭塞,下腔静脉壁光滑,可有尾状叶外压表现,但无腔静脉原发性病变。只需行肝静脉开通术,即可达治疗目的。

2. 单纯腔静脉型

肝静脉开口上方下腔静脉膜性或节段性狭窄闭塞,肝静脉本身无阻塞或至少有一支主要的肝静脉通畅并形成足够的交通支。只要开通下腔静脉即可,肝静脉本身无需处理。

3. 复杂肝静脉型

肝静脉广泛狭窄闭塞或小肝静脉闭塞。肝内无明显交通支,必须行门腔静脉分流治疗。

4. 混合型

肝静脉和下腔静脉均有狭窄闭塞。需要同时处理两者病变方能解决问题。

【临床表现】

本病发病男女比例约为 2∶1,青壮年患者多见。有先天性因素的患者发病年龄较早。大多数发病较缓慢,病情逐步加重。少数病情发展迅速,如不及时处理可危及生命。

临床表现取决于阻塞的部位、程度以及侧支循环建立的状况。轻度阻塞可无明确的症状或为原发病变的症状所掩盖;一旦完全阻塞,症状和体征可很典型。下腔静脉下段的阻塞所引起的症状,主要是下腔静脉高压状态:两下肢以至阴囊明显肿胀,每于行走、运动后加剧,平卧休息后减轻。下肢浅静脉曲张,皮肤出现营养性改变,下肢肿胀、静脉曲张、皮肤溃烂和色素沉着。如果病变累及肾静脉或以上平面,则导致肾静脉高压、肾血流量减少、肾功能障碍。表现为腰痛、肾肿大,并可有蛋白尿、血尿。如进入慢性期,则因长期蛋白尿、全身浮肿、血胆固醇增高等,可形成所谓肾变性综合征。病变累及肝静脉或以上平面,则可有下腔静脉高压、门静脉高压(包括肝脾肿大、腹水、食管静脉曲张和上消化道出血等)和心贮备功能不足(包括动则心悸、气促)三组临床表现。急性肝静脉阻塞可因急剧进行性腹水、肝昏迷而死亡。下腔静脉阻塞综合征多数患者肝功能较好,白、球蛋白倒置或肝功能异常者约占 1/3,可能由于此症肝细胞病理改变为继发性,且程度较轻之故。

如为肿瘤所致之下腔静脉阻塞,则临床上有肿瘤本身表现的肿块和疼痛、脏器浸润或转移的肝肿大、黄疸、消化道功能障碍及咳血、胸痛等。

【辅助检查】

1. 实验室检查

血清中转氨酶及胆红素升高,血清中白蛋白降低,凝血酶原时间延长。

2. 彩色多普勒超声检查

是首选的检查方法,可以较好的显示肝静脉,下腔静脉本身的病变和了解交通支形成的情况,同时观察肝脾和腹水情况。能达到明确的诊断。CT 和磁共振成像也能达到同样的目的,但是较为昂贵和复杂,而且在显示血流方向上不及超声。

3. CT 检查

CT 特异性表现是肝静脉及下腔静脉内出现高度衰减的腔内充盈缺损,或表现为肝静脉不显影,或肝静脉扩张。注射强化剂后 45～60 秒,肝呈斑点状改变,提示肝静脉血流缓慢,造影剂滞留。

4. MRI 检查

对于本病的分型、阻塞部位的定位及定性方面有明显优势,可显示肝实质的低强度信号,提示肝淤血,组织内自由水增加,可清晰显示肝静脉和下腔静脉开放状态,甚至可区分血管内的新鲜血栓与机化血栓或瘤栓,同样可显示肝内和肝外的侧支循环,下腔静脉内的隔膜也可被显示。

5. 血管造影

血管造影是介入治疗的必要步骤。造影包括腔静脉和肝静脉造影。腔静脉造影:经股静脉或同时颈静脉插管,将导管放置于病变的远近端造影,了解病变的长度。肝静脉造影:经腔静脉用塑型导管选择肝静脉造影,或者经皮经肝穿刺肝静脉造影。造影前应常规进行测压,对决定治疗方案和了解治疗效果有重要作用。

6. 食管钡餐和腹腔镜

可了解有无食管静脉曲张和门脉高压的程度。腹腔镜检查可见肝明显淤血肿大,呈紫蓝色,边缘钝圆,表面光滑,包膜下淋巴管显著扩张,血管迂曲,肝淋巴液外溢。晚期患者肝脏表面不平,呈结节状,体积饱满。胃镜检查可见食管胃底静脉曲张及出血,可以协助诊断。

7. 肝组织活检

为最可靠的诊断方法。组织学表现为小叶中央区肝静脉周围有充血及肝窦淤血扩张,有的有中央静脉周围周围肝细胞坏死。慢性病例肝小叶中的肝细胞被红细胞取代被认为特征性改变。晚期肝硬化也可见血窦扩张。高度肝瘀血及淤血性肝硬化时,若排除心源性疾病,则高度考虑本病。

【诊断及鉴别诊断】

(一)诊断

年轻人若有突发性腹痛、顽固性腹水、进行性肝肿大,伴有胸腹壁特别是腰背部及双侧下肢静脉曲张,轻度的肝功能异常,在排除肝病等其他原因应考虑本病的可能,应进一步检查确诊。确诊有赖于血管造影及肝组织活检。

(二)鉴别诊断

1. 肝炎后肝硬化

本病患者有病毒性肝炎病史,具有肝功能减退和门静脉高压症的临床表现,肝质地坚硬有结节感,肝组织活检有假小叶形成,以上诸点有助于鉴别。

2. 与引起腹水等其他疾病鉴别

如结核性腹膜炎、慢性肾小球肾炎、腹腔内巨大肿瘤等疾病鉴别。

【治疗】

治疗原则是解除肝静脉和下腔静脉的阻塞,降低门静脉和下腔静脉高压。消除和改善腹水及食管胃底静脉曲张。防治消化道出血及肝肾功能损害等并发症。

1. 介入治疗

原则上各型布-加综合征以介入治疗效果最佳,下腔静脉狭窄闭塞的开通,肝静脉狭窄和闭塞的开通,经颈静脉肝内门腔分流术(tips)以及它们的联合运用。近年来随着介入设备、技术和器械的不断改进,新材料和新技术的运用,介入操作技术的进步,特别是采用了超声和X线透视联合导向的方法,使各型布-加综合征的介入治疗成为安全有效的首选治疗方法。与外科手术相比,介入治疗创伤小、恢复快、操作简便、并发症少,复发时可以重复治疗。对上述介入方法失败以及肝功能衰竭的病例,应及时行外科手术治疗或肝移植。

2. 手术治疗

手术主要目的是消除和减轻肝内淤血和门静脉高压。本病手术方法较多,主要包括包括间接手术(减压性手术),直接手术(直接解除梗阻)和肝移植手术。根据患者的一般情况、肝功能状态、病变性质、部位、范围及程度,综合考虑选择适宜的手术。直接手术包括经右心房手指破膜术,经皮气囊导管破膜术,直视下根治手术,间接手术包括门腔静脉侧侧分流术,肠腔静脉分流术,下腔静脉-右心房分流术,肠系膜上静脉-右心房分流术,门静脉-右心房转流术,腹膜-颈静脉转流术,脾-肺固定术。手术禁忌证:肝功能衰竭;恶性肿瘤无法切除或已转移;全身情况差不能耐受手术者。

3. 肝移植

可同时解决原发肝病、下腔静脉和肝静脉阻塞等问题,适用于已有暴发性肝功能衰竭,已发展为肝硬化终末期或在作分流术等其他外科手术后病情迅速恶化的患者。

4. 内科治疗

积极寻找病因,有明确病因及诱因的应予去除,有寄生虫感染的应予驱虫,由于肿瘤引起的积极治疗肿瘤,继发于血管炎的患者应用激素调节免疫。对于血栓形成引起的,应尽早给予溶栓疗法,可经导管局部给药,也可全身用药,一般先用尿激酶或链激酶25万单位静脉注射,然后每小时10万～15万单位持续静脉滴注12～48小时,血管造影血栓溶解后方可停药。用药期间注意检测凝血酶原时间。另外,有腹水者限制钠盐摄入,同时进行利尿,输注蛋白、放腹水等对症处理。

【预后】

大部分患者经过不同方法治疗后预后良好,如患者发生肝硬化,肝移植不失为一种有效的治疗方法。

(夏光涛)

第十三节　免疫性胆管炎

免疫性胆管炎(immune cholangitis,IC)是指临床特点、实验室检查和病理改变具有自身免疫性肝炎、肝内胆管进行性非化脓性破坏的特征,血清中抗线粒体抗体阴性,抗核抗体阳性的一类疾病。

【免疫病理】

由于免疫损伤引起的肝内胆管的损伤与消失,是IC的病理特点。胆管上皮细胞表达碳酸酐酶-Ⅱ与IC发生具有一定的关系,该酶主要分布在胃肠道、胆道上皮细胞,抑制该酶能够显著抑制重碳酸盐胆汁的分泌和流动。也有学者认为免疫性胆管炎,自身免疫性肝炎、胆汁淤积性肝硬化属于一种疾病的不同阶段。自身免疫性肝炎阶段以肝细胞损伤为主,IC阶段肝细胞及胆管细胞损伤兼而有之,而胆汁淤积性肝硬化是该种疾病的最后阶段。对于此种学说,比较支持的证据有:在自身免疫性肝炎及胆汁淤积性肝硬化中ANA、AMA反复出现;三种疾病主要相容性抗原研究发现 HLA-DR 亚型有交叉和共同之处。HLA-DR 在胆管上皮表达阳性;CD3、CD8、OPD4 表达呈阳性;碳酸酐酶-Ⅱ型抗体阳性率为 83.3%,丙酮酸脱氢酶抗体阳性率为 16.7%;抗核抗体或抗平滑肌抗体阳性率 80% 以上。

【组织病理】

肝小叶中心胆汁淤积是最重要的组织学特点,在扩张的小胆管、肝细胞和库普弗细胞可见胆汁淤积。其他较少见的表现包括中心小叶周围肝细胞变性、坏死和单核细胞浸润,胆小管增生以及提示胆酸盐损害的小叶改变,电子显微镜提示微绒毛变钝,随着病情好转,上述改变逐渐减轻。

【临床表现】

80%～90% 见于女性,年龄 45 岁左右,常有瘙痒,而无黄疸,起病 2 年以后出现黄疸,其他常见症状包括全身不适、易激惹、恶心、呕吐、厌食等表现,少见的症状为发热、关节疼痛、头痛、荨麻疹和皮肤红斑等表现。长期厌食和脂肪吸收不良可致体重下降。维生素 K 吸收不良可引起皮肤血肿,鼻腔、阴道及牙龈出血等凝血障碍,维生素 A 缺乏出现夜盲症,维生素 D 缺乏出现骨质疏松。另外一些患者伴发干燥综合征、雷诺现象等自身免疫性疾病。

【辅助检查】

1. 血液检查

血清碱性磷酸酶升高,一般为正常上限的 2 倍,严重时可升至正常上限 40 倍。后出现血清中胆红素升高,超出正常上限 10 倍,胆红素主要为直接胆红素。血清中丙氨酸转氨酶及天冬氨酸转氨酶通常轻度升高,γ-谷氨酰转移酶水平正常或轻度升高。大多数患者血清中白蛋白及球蛋白水平正常,病程长的患者发生低蛋白血症。

2. 凝血功能检查

脂肪吸收不良的患者可发生脂溶性维生素缺乏,凝血酶原时间延长。

【诊断及鉴别诊断】

(一) 诊断

目前对于免疫性胆管炎尚无统一诊断标准,但其诊断有以下要点供参考:

女性为主,年龄较胆汁淤积性肝硬化患者年轻 5～7 岁。

ALT 升高 2～5 倍,ALP 升高 1～2 倍。

血清中免疫球蛋白 IgG、IgM 均升高。

AMA(一);M_2(一);ANA(+)。

血清中抗-碳酸酐酶抗体(+)。

病理学表现:轻度的肝实质炎症,胆管缺失或损伤伴有汇管区炎症及坏死。

肝外表现:合并干燥综合征、系统性红斑狼疮、溃疡性结肠炎等疾病。

(二) 鉴别诊断

1. 胆汁淤积性肝硬化

IC 患者与胆汁淤积性肝硬化相比年龄较轻,年轻 5～7 岁,组织学检查:胆汁淤积性肝硬化胆管损伤和纤维化程度严重,而 IC 患者具有明显肝组织损伤;胆汁淤积性肝硬化患者中 $AMAM_2$(+)、丙酮酸脱氢酶抗体(+),HLA-DR4、HLA-DR8 为主,而 IC 患者血清中 ANA(+)

或抗平滑肌抗体（＋），碳酸酐酶-Ⅱ抗体（＋），HLA-DRVβ5.1 为主。

2. 自身免疫性肝炎

该病主要以肝细胞损伤为主，对糖皮质激素具有良好反应。而 IC 出具有肝细胞损伤以外，还具有胆管损伤。

3. 硬化性胆管炎

组织病理学特点为胆管的纤维化和炎症及小胆管的增生。典型改变为呈"洋葱皮"样的纤维性闭塞性胆管炎。早期仅有胆汁淤积的血液生化改变。核周型抗中性粒细胞浆抗体（pANCA）阳性，有些患者 SMA，ANA 低滴度阳性，但 AMA 阴性；胆管造影是诊断本病的主要依据。

【治疗】

对于 IC 的治疗主要是激素加用熊去氧胆酸，小样本调查研究表明；激素能够改善肝脏炎症情况，但对于胆管损伤效果不明显；加用熊去氧胆酸，该药是水溶性胆汁酸，可以通过增加内源性胆汁酸排泄，稳定细胞膜，抑制免疫反应，对改善淤胆的临床症状及生化指标有一定的效果。熊去氧胆酸治疗在胆汁淤积性肝硬化具有良好效果，通过临床观察，熊去氧胆酸对免疫性胆管炎具有良好的效果。对于病情严重的患者，肝移植是最好的解决办法。

1. 营养支持治疗

补充足够的热量及蛋白质，中性脂肪摄入应限制在每日 40g 以下，以减少脂肪泻。加用维生素 D 预防治疗骨质疏松及预防激素的副作用，加用维生素 A 治疗夜盲症，维生素 K 纠正凝血功能障碍。

2. 皮肤瘙痒治疗

（1）考来烯胺：为阴离子交换树脂。在肠内能与胆盐结合，形成不吸收之复合物，并经粪便排出，中断胆盐肠肝循环。开始口服 10～18g，4～5 天后皮肤瘙痒缓解后，应用维持量，每日 12g。本药常引起恶心、呕吐等副作用。用药后容易加重脂溶性维生素吸收不良，注意适当补充。

（2）利福平：每天 300～450mg，7 天内可减轻瘙痒。

（3）雄性激素：适用于男性患者，如甲睾酮每日 25mg，7 天内瘙痒减轻。

（4）紫外线：每天照射 10 分钟可减轻瘙痒。

【预后】

对于 IC 的预后，各家报道不一，有研究认为预后与胆汁淤积性肝硬化相似，为一缓慢进展的过程，发生肝衰竭的几率与胆汁淤积性肝硬化相似。有研究认为发生肝衰竭的概率比胆汁淤积性肝硬化高。还需要进一步研究。

（张源潮　夏光涛）

第十四节　肠免疫病分类

以免疫损伤为主要病理改变的肠道炎症、炎细胞肉芽肿等导致的肠功能损伤的病变称之为免疫肠病。

一、分　类

免疫肠病可分为原发性免疫肠病和继发性免疫肠病(表 45-7)。

表 45-7　免疫肠病分类

原发性免疫肠病	继发性免疫肠病
溃疡性结肠炎	系统性红斑狼疮
过敏性胃肠炎	类风湿关节炎
乳糜泻	系统性硬化
显微镜下结肠炎	混合性结缔组织病
Crohn 病	结节性多动脉炎
嗜酸粒细胞胃肠炎	Wegner 肉芽肿
惠普尔病	冷球蛋白血症
淋巴细胞性结肠炎	贝赫切特综合征
非特异性多发性溃疡	艾滋病
	皮肌炎、多肌炎
	干燥综合征
	血清阴性脊柱关节病
	重叠综合征
	变应性肉芽肿血管炎
	过敏性紫癜
	Kawasaki 病
	抗磷脂综合征
	器官移植后消化道损伤

二、肠道免疫

肠道是人体的重要的消化和吸收器官,也是含淋巴组织表面积最大的器官。它拥有庞大的免疫组织－肠相关淋巴样组织(gut-associated lymphoid tissue,GALT),以咽部、回肠、阑尾等部位最为丰富。根据其淋巴组织分布的部位、形态和功能,可分为 3 部分,即肠壁集合淋巴结(Peyer patch,PP)、黏膜固有层的淋巴细胞(lamina propria lymphocytes,LPL)及上皮细胞层内的淋巴细胞(intraepithelial lymphocytes,IEL)三个部分,其中 PP 是黏膜免疫应答的诱导和活化部位,而弥散分布的 IEL、LPL 则是黏膜免疫的效应部位。

1. PP

在小肠黏膜中含量最丰富,主要位于小肠远端,在回肠末端最为丰富,其数目的多少与年龄有关。PP 的淋巴滤泡区含有大量的可生成 SmIgM＋的 B 细胞,经抗原刺激后出现于生发中心,主要为大量增值分化的 B 淋巴细胞,并有少量巨噬细胞、树突状细胞及 T 细胞。滤泡间区主要为 T 淋巴细胞。在淋巴滤泡的顶层散在分布着特化的表面带有微褶的 M 细胞,该细胞是一种扁平的上皮细胞,厚度不到正常细胞厚度的1/10,可以吞噬抗原并转运给其下的淋巴细胞。在 M 细胞基底部形成凹陷的袋中,充满大致等量的 B 细胞,以记忆 B 细胞为主;还有 T 细胞,大部为 $CD4^+$ 细胞及 $CD45RO^+$ 记忆细胞;偶见巨噬细胞和树突状细胞。T 细胞和 B 细胞均在此被抗原致敏。

2. LPL

整个胃肠道黏膜固有层内,均散在分布着大量的淋巴细胞、浆细胞、NK 细胞、巨噬细胞、肥大细胞等。在此层内,T 细胞多于 B 细胞,其比值为 4∶1。LPL 的 T 细胞约 70％为 $CD4^+$ T 细胞,30％为 $CD8^+$ T 细胞。LPL 中的 B 细胞主要是大量活化 B 细胞,65％～90％为表达 SmIgA 的 B 细胞,少数为表达 SmIgM 和 SmIgG 的 B 细胞。固有层内含有 IgE 阳性的细胞,这主要是表面与 IgE 结合的肥大细胞,而表达 IgE 的 B 细胞主要在局部肠系膜淋巴结中。Peyer 集合淋巴结和扁桃体内仅有少量此类淋巴细胞。靠近上皮细胞处有较多的巨噬细胞,可吞噬来自肠腔的细菌等异物,并予以加工处理。

3. IEL

是存在于肠黏膜上皮的上皮细胞间基底侧膜表面的一类淋巴细胞,95.2% 位于上皮基底部,3.7% 位于上皮核层,1.1% 位于顶端。其中 90% 为 T 淋巴细胞,$CD4^+$ T 细胞约占 80%。$\gamma\delta$-T 细胞所占比例为 10%～37%,是 IEL 重要的组成部分。$\gamma\delta$-T 细胞是 MHC 非限制性 T 细胞,可直接识别未经处理的蛋白抗原,能对小分子非多肽抗原发生应答。IEL 各细胞亚群可以产生多种细胞因子,如 IL-2、IFN-γ、TNF 等,在急性排斥反应中起重要作用。IEL 有两类细胞参与免疫耐受的形成,一类为 TCR$\alpha\beta$＋IEL 介导免疫耐受形成,另一类是由 TCR$\gamma\delta$＋IEL 介导免疫耐受消除。除此之外,IEL 还具有免疫调节、激活 CTL 及 NK 的作用。

4. 肠黏膜内细胞

肠黏膜中还有树突状细胞(DC)、NK 细胞、巨噬细胞、LAK 细胞、肥大细胞、嗜酸性粒细胞和上皮细胞等。固有层的巨噬细胞主要集中在黏膜下比较表浅的部位,可能也来源于黏膜滤泡,大多数表达 MHC-II 类分子,能分泌 IL-1、IL-6 等细胞因子,是机体黏膜防御的重要组成部分。此外,尚有较多的巨噬细胞靠近上皮细胞处,对来自肠腔的抗原进行加工。肠壁固有层中的巨噬细胞均为活化状态,具有较大的伪足,胞质内含有丰富的颗粒,多有吞噬功能。在消化道黏膜上皮、黏膜固有层的黏膜相关淋巴组织中均发现有 DC,DC 具有加工和呈递外来抗原的功能,可激活静止 T 细胞,其功能受局部的巨噬细胞、细胞因子、内毒素养等影响和调节,DC 与消化道肿瘤、感染、自身免疫性疾病及炎症性肠病等疾病的发生和发展有密切关系。

肠黏膜特异性免疫性反应包括体液免疫和细胞免疫两部分,上述免疫细胞分别参与其中,担负重要功能。分泌型 IgA 担负着肠黏膜的主要保护性免疫性反应,GALT 对外来抗原通过双重免疫应答保护机体,一方面对外来抗原产生局部和全身性免疫应答,抵抗感染;另一方面对无害抗原进行免疫排除,防止出现过敏反应,表现为免疫耐受,以免机体受到自身抗体损伤。

5. 口服耐受

口服耐受是指口服蛋白质抗原所诱导的针对该抗原的全身性低免疫反应。生理意义在于保持胃肠道的稳态并防止免疫反应的发生。口服耐受可以通过以下途径诱导:①抗原被肠壁细胞摄取后,在与 T 细胞相互作用的过程中,导致特异性 T 细胞克隆失活,诱导免疫耐受形成;②Th3 或 Tr1 细胞被激活,产生抑制性细胞因子,如 IL-10、TGF-β 等因子,对全身和局部的免疫反应产生抑制。③抗原被肠黏膜吸收后,可以通过门静脉进入肝,在肝内诱导免疫耐受。口服耐受调节 T 细胞所分泌的免疫抑制细胞因子为抗原非特异性,而产生间接效应,即旁观者抑制现象。

(张春青　夏光涛)

第十五节　溃疡性结肠炎

溃疡性结肠炎(ulcerative colitis, UC)是一种病因不明确的慢性结肠及直肠非特异性的炎症。病变主要位于肠黏膜层及黏膜下层,病变以溃疡为主,病变可累及整个结肠。主要表现为腹痛、腹泻及脓血便等表现。

【流行病学】

本病可发生于任何年龄,发病年龄多见于 20～40 岁,亦可见于老年人及儿童,男女发病率没有显著差异。本病在西方国家多见,西方国家 UC 的发病率每年为 $(1.5\sim14.3)/100\ 000$,患病率每年为 $(39\sim234)/100\ 000$。近年来该病在我国的发病率有所升高,可能与肠镜检查的普及,临床医生对本病的认识提高有关。

【免疫病理】

①溃疡性结肠炎患者可检测到自身抗体,外周性中性粒细胞胞浆抗体(anti-neutrophil cytoplasmic antibodies,p-ANCA),抗小肠杯状细胞抗体(anti-goblet cell antibodies,AGCA),抗胰外分泌腺抗体(anti-exocrine gland antibodies,AEGA)等抗体;②溃疡性结肠炎患者溃疡部位有 T 淋巴细胞和 B 淋巴细胞混合浸润,B 淋巴细胞主要浸润在肠道溃疡部位附近;③溃疡性结肠炎患者 IgG 升高,以 IgG1 和 IgG3 为主;④研究发现在本病患者单核细胞、巨噬细胞、多核粒细胞运动能力增强;⑤补体参与组织损伤,在炎症肠黏膜或黏膜下有补体复合物沉积;⑥与正常人比较,溃疡性结肠炎的患者 T 细胞表面整合素 $(\alpha_1、\alpha_3、\alpha_6)$ 表达升高、B 细胞表面整合素 $(\alpha_1、\alpha_3、\alpha_6)$ 表达升高,肠黏膜固有层单核细胞表达整合素普遍升高;⑦IL-1、IL-6、TNF-α、PGE$_2$ 均增高;⑧UC 易感基因座位 IBD3 6p-OMIM 604519,IBD2 on12q-OMIM 601458;⑨UC 相关易感基因:SLC22A5 的 207CC 基因型、TNFα-308A、HLA-DOA1×0301、IL-4 内含子 3、CTLA-4、MICA、MICB、MTHFR 基因、HLA-DR2、HLA-DR15。

【组织病理】

本病主要侵犯结肠的肠黏膜及黏膜下层,呈连续性弥漫性分布,浆膜层通常完整或仅有充血。固有膜内弥漫性淋巴细胞、单核细胞、浆细胞等炎性细胞浸润是该病的基本表现。活动期可见大量的中性粒细胞及嗜酸性粒细胞浸润,主要发生在固有层、隐窝上皮、隐窝内,从而发生隐窝炎、隐窝脓肿;当脓肿融合破溃,黏膜出现多发性小溃疡,可融合成大片溃疡。溃疡表面有脓血及渗出物,可见许多岛状炎性息肉。少数暴发性病变可累及结肠全层,出现中毒性结肠扩张,甚至发生结肠穿孔。由于溃疡愈合后瘢痕形成,黏膜肌层及肌层增厚,可使结肠缩短,肠腔狭窄,少数患者可发生结肠癌变。

【临床表现】

本病常呈慢性经过,表现为缓解期与发作期相互交替,少数患者临床症状逐步加重。

(一)消化系统症状

①腹痛、腹泻 表现为不同程度和持续时间长短不同的黏液脓血便,伴有里急后重,下腹部痉挛性疼痛。大便次数及便血程度常反映病情轻重。轻者每天排便 $2\sim4$ 次,重者每天排便 10 余次,常伴有便前痉挛痛和里急后重,甚至夜间不能缓解;呈急性发作时表现为剧烈腹泻、高热、腹膜炎及严重的毒血症,多是由于患者继发一些有证据的感染;病变如果只局限于直肠乙状结肠,局部症状表现明显,全身症状轻。如果有广泛的活动性肠炎,则全身症状比较明显。②其他消化道症状:可有复发性口腔溃疡、食欲不振、恶心、呕吐、腹胀等表现。

(二)肠外表现

①肠外的并发症包括外周关节炎,有研究认为在活动性溃疡性结肠炎的患者中 62% 有关节受累的表现,表现为少数关节、非对称性、一过性及游走性,复发与消退交替出现。外周关节炎、皮肤表现和巩膜外层炎往往随着结肠炎病情变化而波动。②强直性脊柱炎、巩膜外层炎、前眼色素膜炎。在伴有脊柱或骶髂关节受累的患者中,也可有眼色素膜炎存在的征象,而且这些症状可在结肠炎之前好多年即已存在,并且检测 HLA-B27 基因可出现阳性。③结节性红斑、坏疽性脓皮病。④少见的淀粉样变性等表现。在儿童则有生长与发育停滞的表现。而脊柱炎、骶髂关节

炎、硬化性胆管炎和色素膜炎独立于肠道疾病而自行发展。⑤肝损害：临床上 3%～5% 的患者有明显的肝疾病，肝疾病可表现为脂肪肝或更严重的表现为自身免疫性肝炎、原发性硬化性胆管炎（PSC）或肝硬化。5% 的溃疡性结肠炎患者可发生 PSC，常见于年轻患者。PSC 可早于溃疡性结肠炎出现，可采用内镜逆行胰胆管造影检查诊断。一些学者认为如果进行全身性检查，在所有的 PSC 患者中均可发现亚临床型溃疡性结肠炎的征象。⑥溃疡性结肠炎相关 PSC 的一个晚期并发症是胆管癌，它甚至可在结肠切除术后 20 年才发生，在西方国家中，超过 50% 的 PSC 和胆管癌发生于克罗恩病或溃疡性结肠炎患者中。

（三）全身表现

多出现在中、重型的患者，活动期可有发热、消瘦、贫血、低蛋白血症、水电解质酸碱平衡紊乱等表现。

【并发症】

（一）中毒性巨结肠

多发生于重型及暴发性的患者，国外有研究报道重型溃疡性结肠炎患者发生率约为 5%，多为逐渐演变发生，也可由使用麻醉药或抗胆碱能药物诱发，表现为结肠在短期内迅速扩张，横结肠直径超过 6cm，伴有高热、腹部压痛及反跳痛，X 线腹部平片显示结肠扩大、结肠袋形消失。临床医生一定要提高对此并发症的认识，做到早期诊断，及时采取有效的治疗，一旦发生穿孔，死亡率约为 40%。

（二）癌变

当累及全部结肠而且病程持续 10 年以上，结肠癌的发生率增加，病程超过 10 年，广泛结肠炎癌变的危险性达到每年约 0.5%～1%，20 年和 30 年后癌变率分别为 7.2% 和 16.5%。虽然癌肿的发生率在全结肠受累的溃疡性结肠炎患者中最高，但只要结肠炎的范围向下超过乙状结肠，患癌肿的危险性就会显著提高。在儿童期发病的结肠炎患者尽管其病程持续较长，其患癌肿的危险性并不绝对增加。诊断为结肠炎相关癌肿患者，约 50% 可获得长期生存。

（三）肠出血

是常见的并发症，在本病患者的发生率约为 3%。并发结肠穿孔、瘘管、周围脓肿及肠梗阻少见。

【辅助检查】

（一）血液检查

患者可有贫血的表现，严重者可出现重度贫血。白细胞计数在活动期可有升高。血沉升高及 C 反应蛋白升高是病变活动期的标志。

（二）粪便检查

患者常有黏液脓血便，显微镜下可见脓细胞及红细胞，急性期可见巨噬细胞，多次检查粪便及大便细菌培养有助于本病的鉴别诊断。

（三）自身抗体检测

①p-ANCA 是溃疡性结肠炎相对特异性抗体，阳性率为 76%，同时检测抗酿酒酵母抗体（ASCA）和 p-ANCA 有助于本病与 Crohn 病的鉴别诊断。ASCA 在 UC 阳性率为 4%，而在 Crohn 病阳性率为 70%。有研究认为 p-ANCA 阳性而 ASCA 隐性者两种疾病鉴别的敏感性为 44%，特异性为 98%；②AGCA 在 UC 的阳性率为 28%，其中 IgA 阳性率 8%，IgG 阳性率 23%，

两者同时阳性率为 69%;③AEGA 在 UC 的阳性率为 2%。

（四）结肠镜检查

是目前本病诊断和鉴别诊断的重要手段。镜下可见黏膜粗糙呈细颗粒状,质脆、易出血,肠血管纹理模糊,可附有脓性分泌物。可见多发或弥漫性的浅溃疡。病程长的患者可见假性息肉,结肠袋变钝或消失。必要时行活组织检查,病理可见弥漫性炎症细胞浸润,活动期表现为表面糜烂、溃疡、隐窝炎、隐窝脓肿。慢性期可见隐窝结构紊乱、杯状细胞减少。

（五）钡剂灌肠检查

主要表现有多发性浅溃疡改变,表现为管壁边缘呈锯齿状或毛刺状以及肠腔内有小龛影或条状存钡区;黏膜粗乱和(或)颗粒样改变;结肠袋消失、肠管缩短、变硬,可呈铅管状。

【诊断与鉴别诊断】

（一）诊断

患者有腹痛、腹泻、脓血便、发热、里急后重等上述表现,钡灌肠及结肠镜检查可见溃疡等表现,在排除细菌性痢疾、阿米巴痢疾、慢性血吸虫病、Crohn 病、大肠癌、肠易激综合征以及其他肠炎基础上可以诊断本病。

（二）鉴别诊断

1. 细菌性痢疾

患者有不洁饮食史,表现为脓血便、里急后重、发热等表现,粪便检查中可分离出痢疾杆菌,抗生素治疗有效。

2. 血吸虫病

该病多发生于疫区,有疫水接触史。肝脾肿大,粪便检查可发现血吸虫卵,孵化毛蚴试验阳性,黏膜活检切片或组织病理检查可发现血吸虫卵。以上特点有助于鉴别。

3. 阿米巴肠炎

病变可以侵犯结肠,出现烧瓶样溃疡;溃疡之间的黏膜可以正常。粪便中能找到溶组织阿米巴滋养体或包囊。抗阿米巴治疗有效,有助于鉴别。

4. 肠易激综合征

患者有腹痛、腹泻的症状,但不发热。粪便检查没有脓细胞,潜血试验阴性。结肠镜检查没有发现明显器质性改变。

5. 大肠癌

多见于年龄较大的患者,有进行性消瘦、腹痛、便血、腹部包块等表现,大便潜血试验阳性,结肠镜检查及病理检查可以明确诊断。

6. Crohn 病

该病有腹泻表现但脓血便少见,伴不规则发热,不明原因腹痛。病变呈节段性。主要发生于回肠末端和邻近结肠。结肠镜检查可以明确诊断,检测自身抗体有助于两者的鉴别诊断。

7. 其他疾病

如肠结核、抗生素相关性肠炎、真菌性肠炎、结肠息肉、放射性肠炎、避孕药相关性肠炎等疾病,各有其临床特点,一般与本病不难鉴别,必要时行结肠镜检查。

【治疗】

(一)一般治疗

注意休息,减少精神负担和体力活动;调节饮食,忌生食水果和蔬菜,减少对炎性结肠黏膜的机械性损伤。不含牛奶的饮食可能对某些患者有帮助,若症状无明显改善,则不需要继续限制。加强营养,注意补充蛋白质、改善贫血。特别严重患者可禁食,给予完全胃肠外营养。

对于继发感染的患者,要应用抗生素;给予广谱抗生素,合用甲硝唑,对厌氧菌有效,有研究认为甲硝唑具有免疫调节的作用。

对于腹痛、腹泻的轻症患者可应用抗胆碱能药物和止泻剂如洛哌丁胺等药物;但对于病情较重的患者,应用时要慎重,即使应用,剂量不宜过大,以免诱发中毒性巨结肠。

(二)特殊用药

1. 氨基水杨酸制剂

该类药物能影响花生四烯酸代谢的一个或多个步骤,抑制前列腺素的合成;减轻炎症反应。常用制剂为柳氮磺胺吡啶(SASP)和 5-ASA。本类药物主要用于轻、中型患者和重症但应用激素病情缓解的患者,常用剂量为 SASP 4~6g/d,5-ASA2.0~4.8 g/d,分次口服,病情控制后逐步减量,维持 1~2 年。对于病变局限于直肠患者,可应用 5-ASA 栓剂,对于病变局限于乙状结肠或距肛门 40cm 以内的病变,可应用 5-ASA 灌肠剂。

2. 糖皮质激素

用于重症结肠炎或暴发性结肠炎的患者和应用氨基水杨酸制剂疗效不好的患者。一般给予口服泼尼松 40mg/d。必要时可以静脉应用甲泼尼龙、氢化可的松、地塞米松等制剂,应用 7~14 天以后改为口服泼尼松,病情缓解后逐渐减量至停药。新型激素制剂布地奈德(budesonide)主要在肠道局部起作用,全身副作用明显减少。激素减量期间应加用氨基水杨酸制剂。对于病变局限于直肠、乙状结肠的患者,还可应用泼尼松、地塞米松等制剂保留灌肠。

3. 免疫抑制剂

适用于激素治疗效果不佳患者,对激素有依赖性的患者,使用激素有禁忌的患者。硫唑嘌呤、6-巯基嘌呤。一般从 50mg/d 开始,逐步增加剂量,硫唑嘌呤最大剂量可为 2.5mg/(kg·d),6-巯基嘌呤最大剂量可为 2mg/(kg·d)。因此类药物最少维持 2 个月逐步减量。硫唑嘌呤、6-巯基嘌呤两者疗效相似,有效率为 60%~70%。

4. 手术治疗

手术适应证:①内科治疗无效的患者;②儿童患者因病程长,又需要激素维持治疗,致使生长发育受到影响者;③并发肠狭窄、肠梗阻或下消化道出血的患者;④暴发性急性患者、中毒性巨结肠内科治疗无效患者;⑤活组织检查证明有癌变,或有中度和重度不典型增生的患者。手术方式可以选择全大肠切除回肠造口术、结肠切除回肠直肠吻合术、全大肠切除可控性回肠造口术、结肠切除直肠黏膜剥除回肠造袋肛门吻合术等。

【预后】

本病常呈慢性过程,大部分患者反复发作。Copenhagen 大样本研究表明,在发病以后的 18 年中,只有 1% 的患者没有复发。轻型的患者预后较好;重型患者预后较差;暴发型患者预后更差;60 岁以上的患者发病病死率可达 50%;有严重并发症的患者预后差;低钾血症、低蛋白血症、重度贫血以及长期发热提示预后差。病程时间漫长的患者应注意随访,高度警惕癌变。

第十六节　Crohn 病

Crohn 病(Crohn disease,CD)是一种病因尚不清楚的胃肠道慢性炎性肉芽肿疾病,可累及胃肠道的各个部位,呈节段性或跳跃性分布,最多见累及部位为末端回肠和邻近结肠。曾被称为局限性回肠炎、肉芽肿肠炎、局限性肠炎和节段性肠炎。本病和溃疡性结肠炎合称为炎症性肠病。

【流行病学】

发病年龄多在 15～30 岁,但首次发作可在任何年龄组。欧、美等西方国家高发,且有逐年增多的趋势。亚、非国家相对少见。患病率为(0.7～11.6)/100 000,结肠部位 CD 的发病率明显上升,而回盲部 CD 发病上升不明显,该病患病率每年为(34～106)/100 000。吸烟、口服避孕药、大量食糖、精神紧张有可能增加本病的发病率。

【免疫病理】

①在 CD 早期溃疡形成部位,发现溃疡面下面的组织中有巨噬细胞浸润,这些细胞能被抗上皮细胞抗体(RFDa)着色,而正常结肠组织中少有这种表现。②本病患者周围血单核细胞和分离的肠黏膜下单核细胞高表达 T9 抗原和其他早期激活表面标志抗原均增加。③实验表明 CD 患者的单核细胞、巨噬细胞、多核粒细胞迁移能力增强。④半数以上的患者血中可检测到循环免疫复合物(CIC)以及补体 C2、C4 的升高。⑤利用免疫酶标法在病变能发现抗原抗体复合物和补体 C3;空肠灌洗液内 C3、C4 水平明显高于正常对照组。⑥患者 IL-1、IL-6 和 TNF-α 均增高,并且与病变活动性有关。⑦CD19$^+$ B 细胞表面整合素 α_1、β_1 表达增加。⑧与正常黏膜比较,CD 患者产生的 LTC4、LTD4、LTE4 是正常对照组的 3 倍,而其中主要的是 LTC4,提示释放的 LTC4 可能不稳定,迅速被肽酶降解。⑨CD 特异性易感基因座位 IBD1 on 16q-OMIM 266600、IBD3 6p-OMIM 604519。⑩易感基因:CARD15 基因突变与 CD 小肠病变有关,DLG5 可能与 CARD15 一起在 CD 发病中起作用,SLC22A4 的 1672T 等位基因,SLC22A5 的 207CC 基因型与 CD 存在相关。IBD3 和染色体 3q 连锁区域与小肠和结肠型 CD 相关,IL-23R 基因与 CD 病发生具有一定关系。

【组织病理】

本病是贯穿肠壁各层的增殖性炎症病变。病理变化可分为急性炎症期、溃疡形成期、狭窄期和瘘管形成期。病变呈节段性分布,与正常肠节段相互间隔,界线清楚,称"跳跃征";形成纵行溃疡和裂隙溃疡将黏膜分割为鹅卵石样外观。病变累及结肠全层,肠壁增厚变硬,肠腔狭窄。组织学特点为非干酪坏死性肉芽肿,由类上皮细胞和多核巨细胞构成。裂隙状溃疡呈缝隙状,可深达黏膜下层甚至肌层;肠壁各层炎症伴充血、水肿、淋巴管扩张、淋巴组织增生和纤维组织增生。病变严重的患者可以发生瘘管和脓肿形成。瘘管可以表现为内瘘或外瘘。

【临床表现】

本病大多表现为慢性过程,活动期与缓解期相互交替出现。临床表现与病变部位、性质、病期及并发症有关。

（一）消化系统表现

1. 腹痛

见于50%～70%的患者,多位于右下腹或脐周,呈间歇性发作。进餐后加重,排便或排气后缓解。餐后腹痛与胃肠反射有关。浆膜受累、肠周围脓肿、肠粘连、肠梗阻、急性腹膜炎以及中毒性巨结肠均能导致腹痛。以急性阑尾炎为首发症状CD患者约为1.8%。

2. 腹泻

见于70%～90%的患者。先是间歇发作,然后转为持续发作。也可表现为便秘,或与腹泻交替出现。大便多为糊状,一般无脓血及黏液。病变如累及下段结肠或肛门直肠,可有血便及里急后重。

3. 腹部包块

见于10%～20%的患者。多数位于回盲部所在的右下腹,多由于增厚的肠袢炎症粘连,或因瘘管及脓肿为网膜包裹而形成。

4. 其他表现

本病常见的并发症有腹腔脓肿、消化道出血、瘘管形成、肠穿孔等。腹腔脓肿多形成于肠管之间,或肠管与肠系膜及腹膜之间,少见者可发生于实质脏器内;好发部位多在右下腹,其次是肝、脾曲部位;国外报道发生率为15%～20%。消化道出血中肉眼见出血为17%～25%,慢性隐匿性出血病例更多,常导致缺铁性贫血。国外研究报道在CD患者中瘘管发生率可达20%～40%,可表现为外瘘或内瘘。相对于其他并发症,肠穿孔的发生率较低。

（二）系统性症状

可有不规则发热、营养不良、儿童发育迟缓、多关节炎、肿瘤、虹膜睫状体炎、淀粉样变性、体重减轻、口腔黏膜溃疡、肛周溃疡、肛裂、肛瘘、结节性红斑、肝功能异常等肠外表现。有研究认为国外CD伴关节炎约为20%,国内仅约2.05%;并发皮肤损害国外为44%,国内仅为1.10%;口腔损害的发生为6%～20%。并发肝功能损害的发生约为0.79%,肝肿大者约为3.31%。另外,在小肠Crohn病患者中,有15%～30%的患者合并胆石症。淀粉样变性较少见。可以累及血液系统而发生血栓;泌尿系统发生肾结石等。

【辅助检查】

（一）实验室检查

①血常规检查:可表现为贫血、白细胞升高;②血沉增快;③大便改变:粪便潜血试验可有阳性,有吸收不良综合征的病变可有粪脂量改变;④自身抗体检测:酿酒酵母抗体阳性率70%,是本病的相对特异性抗体,有利于CD与溃疡性结肠炎的鉴别诊断,胰外分泌抗体在本病的阳性率为39%,ANCA抗体阳性率为7%,小肠杯状细胞抗体阳性率为0%。

（二）全消化道钡餐或钡灌肠检查

X线表现为节段性肠道炎症,可见黏膜皱襞粗乱、"鹅卵石征"、跳跃征、纵行性溃疡或裂沟、瘘管形成、线样征等改变。

（三）结肠镜检查

镜下可见纵行溃疡、肠腔狭窄、炎性息肉，病变呈节段性分布，病变肠段之间黏膜正常。活组织检查，显微镜下可见非干酪坏死性肉芽肿伴有大量淋巴细胞聚集。

【诊断与鉴别诊断】

（一）诊断

本病的诊断是建立在临床表现、X 线、结肠镜和病理诊断的基础上。由于该病的早期临床表现隐匿，较难诊断，必要时结合 X 线、结肠镜综合考虑。肠道病变的性质、部位及范围有助于本病的诊断。

1. WHO 诊断标准

①非连续性或区域性肠道病变；②肠黏膜呈铺路卵石样改变或有纵行溃疡；③全层性炎症性肠道病变，伴有肿块或狭窄；④结节病样非干酪性肉芽肿；⑤裂沟或瘘管；⑥肛门病变，有难治性溃疡、肛瘘或肛裂。

具备①②③为疑诊；在加上④⑤⑥之一者可以确诊；如具备④，再加上①②③中的两项者，可以确诊。确诊的患者均需排除相关疾病。

2. 中华消化病专业委员会太原会议诊断标准

（1）临床诊断标准：CD 多发生于强壮年，是一种胃肠道的慢性、反复发作性、非特异性的全肠壁炎，病变呈节段性分布，好发于回肠、结肠（包括回盲部）和肛周。

（2）临床诊断依据：①典型的临床表现：反复发作右下腹或脐周疼痛，可伴有呕吐、腹泻或便秘。阿弗他口炎偶见。有时腹部可出现相应部位的炎性包块。可伴有肠梗阻、瘘管、腹腔或肛周脓肿等并发症。可伴有或不伴有系统性症状，如发热、多关节炎、虹膜睫状体炎、皮肤病变、硬化性胆管炎、淀粉样变、营养不良、发育障碍等。②X 线改变：有胃肠道的炎性病变，如裂隙状溃疡、鹅卵石征、假息肉、单发或多发性狭窄、瘘管形成等，病变呈节段性分布。CT 显示肠壁增厚的肠袢，盆腔或腹腔的脓肿。③内镜检查：可见到跳跃式分布的纵行性溃疡，周围黏膜正常或增生呈鹅卵石样，或病变活检有非干酪坏死性肉芽肿或大量淋巴细胞聚集。

具备①为临床可疑。若同时具备①和②或③，临床可拟诊为本病。

急性发作时应除外阑尾炎，慢性发复发作时应除外肠结核，病变单纯累及结肠者需除外溃疡性结肠炎。鉴别诊断有困难时，应手术探查获病理诊断。

3. 病理诊断标准

（1）肠壁和肠系膜淋巴结无干酪样的坏死炎症。

（2）镜下特点：①肠节段性病变，全壁炎；②裂隙状溃疡；③黏膜下层高度增宽（水肿、淋巴管、血管扩张，纤维组织、淋巴组织增生等所致）；④淋巴细胞聚集；⑤结节病样肉芽肿。

确诊：具备（1）和（2）项下任何 4 点。可疑：基本具备病理诊断条件但无肠系膜淋巴结标本的病理检查结果。

（二）鉴别诊断

1. 急性阑尾炎

患者有转移性腹痛，右下腹麦氏点压痛明显，白细胞升高，中性粒细胞明显升高，并有发热等全身中毒表现,可资鉴别。

2. 肠结核

我国结核感染高发。肠结核多继发于开放性肺结核。病变主要累及回盲部,有午后低热、盗汗等全身结核中毒表现,PPD 试验阳性,结核抗体升高。

3. 溃疡性结肠炎

该病有腹泻、黏液脓血便,发热,里急后重。病变主要累计黏膜及黏膜下层。结肠镜检查有弥漫性浅溃疡,假性息肉,病理可见黏膜层及黏膜下层有弥漫性炎症系细胞浸润,表面糜烂、溃疡隐窝脓肿等表现。

4. 小肠恶性淋巴瘤

原发性小肠恶性淋巴瘤多局限于小肠,腹腔淋巴结肿大,一般进展快。X 线检查见一肠段广泛侵蚀、呈较大的指压痕或充盈缺损,B 型超声或 CT 检查肠壁明显增厚,多提示小肠恶性淋巴瘤,可以开腹探查。

5. 其他

盆腔炎症性疾病,异位妊娠,卵巢囊肿和肿瘤也可产生右下腹部的炎症征象,因此对拟诊为 CD 的妇女,必须排除这些疾病。盲肠癌、回肠类癌、全身性血管炎、放射性肠炎、阿米巴肉瘤也可出现类似于克罗恩病的 X 线表现,必须注意影像学鉴别诊断。对局限性回肠炎还必须考虑艾滋病相关机会感染。

【治疗】

目前对于本病尚无治愈方法。支持疗法和对症治疗十分重要。加强营养、纠正代谢紊乱、改善贫血和低白蛋白血症。必要时可输血、血浆、白蛋白、复方氨基酸,甚至要素饮食或静脉内全营养。有研究认为应用要素饮食,能够做到相当一部分本病患者缓解,与激素效果相差无几。但因要素饮食价格偏高。

柳氮磺胺吡啶(简称 SASP)是治疗本病常规药物,主要对轻至中度结肠炎和回肠结肠炎患者效果好,但是对单纯回肠炎患者也有一定疗效。5-氨基水杨酸是柳氮磺胺吡啶的活性部分,有几种口服控释剂型,可以在小肠和结肠各段释出.对不能耐受柳氮磺胺吡啶的患者可以试用。美沙拉嗪剂量达到 4g/d,可以有效地诱导缓解病情,而且对抑制术后的复发希望较大。

糖皮质激素对于急性发作的患者可以应用,能明显地减轻发热和腹泻,缓解腹痛和腹压痛;增进食欲和改善自我感觉。开始即应口服大剂量泼尼松 40～60mg/d. 对于病情严重而住院的患者,可连续静脉滴注相当剂量的氢化可的松(200～300mg/d),取得满意疗效后,泼尼松或甲泼尼龙逐步减,经过 1 或 2 个月后,剂量每日不应超过 10mg。病变局限于直肠、乙状结肠的患者,可以应用地塞米松、泼尼松等制剂局部灌肠。布地奈德(budesonide),能口服或作为灌肠剂使用。其全身性激素作用低,能降低对肾上腺的抑制。长期口服控释型布地奈德能诱导缓解,而且其副反应较泼尼松少;但与传统的皮质类固醇相比超过 6 个月后在预防复发方面并不特别好。使用激素的患者要注意观察可能的溃疡穿孔。

免疫调节剂用于激素治疗效果不佳或对激素有依赖性的患者,硫唑嘌呤 2mg/(kg·d)或 6-巯嘌呤 1.5 mg/(kg·d),文献证实,在炎症并瘘管患者应用大剂量的环孢素有明显疗效。部分严重激素抵抗的患者,可以加用加甲氨蝶呤。

对化脓性感染性瘘管和脓肿应用甲硝唑,1~1.5g/d效果明显。特别是结肠炎,有肛周病变更为有效。该药长期使用有潜在危险性的副反应是神经病变。常见表现为感觉异常,但只要停药,常可逆转。停用甲硝唑后,CD复发率很高。另外,喹诺酮类药物对并发肠瘘的患者有疗效。

手术主要针对本病的并发症,如反复发生的肠梗阻、难治性瘘管或脓肿形成、急性穿孔或不能控制的大量出血。手术切除肉眼所见的受累肠道,可能会长时间地改善症状,但不能治愈疾病。术后早期应用美沙拉敏,甲硝唑或6-巯基嘌呤似能降低复发率。大多数患者能体验到生活质量的提高。

【预后】

本病是一种慢性复发性疾病,个别患者可以自行缓解。手术治疗后用内镜检查吻合口处的病损来定义复发率:术后1年复发率超过70%,术后3年复发率超过85%;用临床症状来定义复发率:术后3年复发率约25%~30%,术后5年复发率约40%~50%. 近50%的病例最终需要施行进一步的手术。CD有致癌倾向,其常见的病理类型是腺癌,标准化的死亡率在病史大于20年的患者中较高。在病程的早期,其死亡原因主要是:脓毒症、胃肠道癌症和水电解质紊乱。

第十七节　胰腺免疫病分类

胰腺免疫病分为原发性和继发性胰腺免疫病。原发性胰腺免疫病以免疫损伤为主要发病机制,以自身免疫性胰腺炎为代表。继发性胰腺免疫病继发于其他结缔组织疾病现,如系统性红斑狼疮、干燥综合征、溃疡性结肠炎、Crohn病等疾病。导致胰腺炎,如胆道疾病,过度饮酒、药物因素、慢性胰腺炎等。

第十八节　慢性自身免疫胰腺炎

20世纪90年代中期,Yoshida等报道1例自身免疫异常引起的慢性胰腺炎,该患者缺乏胶原性疾病的证据,由此提出自身免疫胰腺炎(autoimmune chronic pancreatitis,ACP)的概念。随着免疫学和分子生物学的发展,自身免疫机制在慢性胰腺炎的作用逐渐受到重视。并且在临床上发现,该病与其他自身免疫性疾病合并,如干燥综合征、系统性红斑狼疮、溃疡性结肠炎等疾病。根据有无其他自身免疫性疾病共存,ACP又分为原发性和继发性自身免疫性胰腺炎。慢性胰腺炎的主要病因是胆道疾病、酒精中毒等原因,但仍有30%~40%的慢性胰腺炎病因不明确。

【流行病学】

目前本病确切的发病率还不清楚,病例报告积累少。根据少数病例研究报道,自身免疫性胰腺炎在胰腺炎患者中发病率为1.86%,主要见于老年患者,男女发病率无明显差别。日本文献研究报道150多例病例研究认为,男性在发病人群中占优势比例。发病的性别比例各家报道差别很大,可能由于样本小而致的人为误差。平均发病年龄为55岁。

【免疫病理】

ACP患者体内有与胰泡细胞和胰管上皮细胞发生反应的自身抗体;同时这类患者胰腺组织中MHC I类分子和II类分子表达增高。半数以上的ACP有与其他自身免疫性疾病共存的现象,常见的伴发疾病有干燥综合征、原发性硬化性胆管炎等疾病。提示胰腺与其他外分泌腺如唾液腺、胆管、肾小管可能存在共同的靶抗原。ACP患者常检测到ANA(抗核抗体)、ALF(抗乳铁蛋白抗体)、ACA II(抗碳酸酶II抗体)、RF(类风湿因子)等自身抗体。乳铁蛋(LF)、碳酸酐酶II

（CAⅡ）分布在胰腺、唾液腺管、远端肾小管的腺体细胞中。其抗体 ALF、ACAⅡ具有高检出率，提示 LF、CAⅡ可能是参与 ACP 发病的靶抗原。但研究也提示这些自身抗体并不是 ACP 发病特异性的抗体。多数 ACP 伴发 2 型糖尿病，但也有少数 ACP 并发 1 型糖尿病并可检测到针对谷氨酸脱氢酶、B 细胞、类酪氨酸磷脂酶蛋白的自身抗体。Okazaki 等对这种现象的解释是可能存在 ACP 的不同亚型。

①HLA-DR 激活的 CD4+ T 细胞及 CD8+ T 细胞在 ACP 患者胰腺组织中增多。②CD3+ T 细胞浸润胰管呈主要优势。③动物模型实验证实，对切除了胸腺的新生小鼠进行 LF、CAⅡ的皮下免疫，可造成胰腺、腮腺的损伤。④动物模型实验研究发现，发现 CD4+ Th1 主要与鼠 ACP 的早期发病有关。⑤血清 IgG4 的免疫复合物水平往往升高。

【组织病理】

胰腺萎缩硬化，显微镜检查可见胰管壁增厚，实质纤维化，大量慢性炎性细胞浸润，以 T 淋巴细胞为主，同时可见嗜酸性粒细胞、浆细胞和成纤维细胞。胰管破裂或阻塞。

【临床表现】

本病患者临床表现不同于急性胰腺炎，多无明显临床表现或临床表现轻微，一般无腹痛或有轻微腹痛，无发热。无痛性阻塞性黄疸并不少见。其发病原因是由于淋巴细胞浸润，纤维化造成主胰管狭窄；这一特点在其他胰腺炎中少见。一部分 ACP 患者可表现为胰腺局限性肿块，影像学检查可见胰腺占位影，称为胰腺假肿块。

本病容易并发糖尿病、硬化性胆管炎、腹膜后纤维化。糖尿病多为 2 型糖尿病，表现为口渴、尿频、体重下降。硬化性胆管炎伴胰内管道硬化明显，胰外胆管硬化与硬化性胆管炎相同。腹膜后纤维化可发生输尿管梗阻、肾积水等表现，应用激素治疗效果显著。

【辅助检查】

（一）常规检查

血液中嗜酸性粒细胞总数及分类计数明显升高，血红蛋白、白细胞总数和血小板正常肝功能检查多正常。早期血中淀粉酶升高，晚期血中淀粉酶可以下降，高 γ 球蛋白血症和（或）高 IgG 血症，有学者认为血清 IgG4 水平升高对于原发性 ACP 的诊断具有重要意义，可视为提示本病的一种线索，还可用于监测激素的疗效。

（二）自身抗体检测

血清中可以出现多种自身抗体，如抗核抗体（ANA）、抗双链 DNA 抗体（ds-DNA）、RF 等自身抗体。较有特异性的是抗碳酸酐酶Ⅱ抗体（anticarbonic anhydrase Ⅱ，ACAⅡ）阳性，但约 1/3 的特发性慢性胰腺炎的患者该抗体出现阳性，而酒精性胰腺炎和胆石性胰腺炎的患者很少出现该抗体阳性；提示相当一部分特发性慢性胰腺炎的患者是由自身免疫反应引起。

（三）影像学检查

腹部 B 超、CT、MRI 检查胰腺弥漫性肿大，呈所谓"腊肠样"改变，边界清晰，无胰腺囊肿及钙化。严重胰腺炎累及周围组织，导致周围组织发生炎症、纤维化，CT 检查显示胰腺周围边界清晰的低密度囊性变，胰头或胰尾假性占位影，MRI 的 T_2 加权相低强度，动态 MRI 的延迟信号增强。

（四）ERCP 及超声内镜检查

ERCP 见主胰管不规则狭窄，变形，可出现指压征。应用激素治疗后主胰管狭窄减轻。超声内镜检查可见胰腺弥漫性肿大，边缘毛糙，回声不均匀，呈絮状斑点。

（五）病理学检查

一般采用经皮穿刺或超声内镜引导下胰腺取材。胰腺组织学提示该病是一种免疫介导的炎症。

【诊断及鉴别诊断】

（一）诊断

迄今为止，对 ACP 尚无统一标准。凡慢性胰腺炎患者影像学检查胰腺明显肿胀，血清 γ 球蛋白明显升高，应怀疑本病的可能。下列临床特征有助于 ACP 的诊断：①血清中淀粉酶升高，但不伴有腹痛或腹痛轻微；②血清球蛋白或 IgG 水平升高；血中嗜酸粒细胞增多；③出现自身抗体，尤其是 CA Ⅱ抗体阳性；④胰腺弥漫性增大，呈腊肠样改变，CT 或 MRI 可见胰周边框征或胰头胰尾"假性肿块征"；⑤ERCP 显示主胰管广泛性不规则狭窄，胰内胆管时有狭窄征象；极少发生胰腺囊肿或钙化；⑥组织病理学检查提示胰实质纤维化改变伴淋巴细胞浸润；⑦有时与其他自身免疫性疾病伴发；⑧糖皮质激素治疗有效，表现为症状、生化、胰功能、影像学表现、组织学特征均明显改善。

（二）鉴别诊断

1. 胰腺肿瘤

胰腺肿瘤包括原发性胰腺肿瘤和其他部位肿瘤转移至胰腺。多发生于年龄较大的患者，多有持续性上腹部不适、不能解释的进行性消瘦等症状，影像学检查有助于诊断，应用激素治疗无效。

2. 其他原因导致的胰腺炎

有胆石性、酒精性、药物性、感染、手术及外伤等原因，多有明确病因，发热、呕吐、腹部疼痛，血尿淀粉酶升高等表现，病情较重。

【治疗】

同大部分自身免疫性疾病相似，本病应用激素治疗有效。激素对于减轻黄疸、消除腹痛、防止胆管硬化具有较好的疗效。但对于激素用量及疗程等问题，尚没有统一标准。一般可给予泼尼松每日 30～40mg，症状控制后逐步减量至每日 5mg，至少持续 7 周。有研究表明熊去氧胆酸对 ACP 治疗有效，可能与其有免疫调节作用有关。

对于并发糖尿病的自身免疫性胰腺炎虽应用激素有效，但应用激素以前，注意排除其他原因的糖尿病。

对于应用激素治疗无效的严重胆管狭窄，可行外科手术减轻黄疸。

【预后】

对于该病的预后还不是很清楚，本病对于激素治疗效果佳。并且部分患者可以不用治疗自行停止。

第十九节　肛肠免疫病分类

以免疫因素为主的直肠炎、肛裂、肛瘘、肛门溃疡、直肠肛门周围脓肿等。但原发肛肠免疫病研究刚起步。肛肠的免疫性疾病分类见表 45-8。

表 45-8　肛肠的免疫性疾病

Crohn 病	溃疡性结肠炎
嗜酸性细胞性胃肠炎	胶原性结肠炎
嗜酸性细胞增多症	慢性肉芽肿病
Whipple 病	异位性湿疹
大肠子宫内膜异位症	放射性皮炎
异位性皮炎	脂溢性皮炎
接触性皮炎	黏膜白斑病
贝赫切特综合征	系统性红斑狼疮
皮肌炎	硬皮病
多形性红斑	银屑病
血管炎	扁平苔藓病
硬化萎缩性苔藓病	天疱疮
瘢痕性类天疱疮	皮肤萎缩
肛门瘙痒症	放射性肠炎
黑棘皮病	获得性免疫缺陷综合征
结节性脂膜炎	淀粉样变病
再生障碍性贫血	白血病
糖尿病	骨髓纤维化
免疫性药物诱发粒细胞减少症	免疫性药物诱发粒细胞缺乏症
免疫性粒细胞缺乏症	骨髓增生异常综合征
周期性粒细胞缺乏症	粒细胞缺乏症伴免疫球蛋白异常
恶性组织细胞病	免疫性脾功能亢进
获得性中性粒细胞功能障碍	遗传性中性粒细胞功能缺陷
白细胞黏附缺损	特发性白细胞减少症

第二十节　肛门 Crohn 病

　　Crohn 病(Crohn disease,CD)是由 Crohn 在 1932 年首先描写此病。此病是病因未明的胃肠道慢性肉芽肿疾病。从口腔至肛门各个部位均可累及。本病较溃疡性结肠炎更多表现为肛门疾病。可有肛门直肠周围瘘管、脓肿形成、肛裂等表现。有文献报道,在 1098 的 Crohn 病的患者中,有 22% 的主诉为肛门不适,肛门疾病中有 29% 为肛裂,肛瘘为 8%,脓肿约占 23%,多种表现合并者占 20%。St Mark 医院报道认为在小肠 Crohn 病患者中 34% 合并有肛门病变,在结肠 Crohn 病患者中 58% 有肛门表现。部分该病患者以肛门表现作为本病的首发或突出的临床表现。

【免疫病理】

　　本病免疫特征主要有:①在 CD 患者的血清中可检测到抗中性粒细胞胞质抗体(anti-neutrophil cytoplasmic antibodyies,ANCA),阳性率为 5%～20%。②CD 贯穿全直肠壁的炎症涉及淋巴细胞、浆细胞和嗜酸粒细胞及肉芽肿形成;与正常直肠细胞相比,炎症的肠上皮细胞、淋巴管和血管内皮细胞过度表达 MHC-Ⅱ类分子,而浸润病变黏膜固有层的 T 淋巴细胞和巨噬细胞则表达活化标志,如 IL-2 受体等。③CD 患者直肠黏膜中 TNF-α 产生增加,而且应用 TNF-α 抗体进行试验性治疗,可使其他疗法无效的患者病情获得近期改善。④此类疾病与冠状动脉粥样硬化等疾病相关,应用免疫抑制剂及糖皮质激素有治疗效果。

【组织病理】

病理特点为全层肠壁受累。表现为肠黏膜深在溃疡,多呈匍行性,常与炎性息肉混合存在。肠道病变为非连续性,在病变肠段之间有正常的肠管存在,呈现所谓"跳跃"现象。组织学检查炎性肉芽肿,可见 T 淋巴细胞、B 淋巴细胞、浆细胞、巨噬细胞及中性粒细胞浸润。分泌的 IgA、IgM 和 IgG 的浆细胞均增加,在病变后期 IgM、IgG 增加更显著。

【临床表现】

（一）消化系统表现

1. 腹痛、腹泻及腹部肿块

腹痛多位于右下腹及脐周,常呈间歇性发作;粪便多为糊状,一般不带有脓血和黏液;局部由于肠粘连、肠系膜淋巴结肿大、内瘘、局部脓肿等原因形成腹部包块,多位于右下腹及脐周。

2. 直肠肛门病变及瘘管形成直肠肛门周围瘘管

可分为内瘘及外瘘。内瘘可累及其他肠管、肠系膜、膀胱等处,外瘘可通向腹壁及肛周皮肤;还可表现为肛门脓肿、肛裂。该病累及肛门的特征性表现为乳头水肿,皮肤蓝点,局部偏心性肛裂,广基样溃疡,僵硬而狭窄的肛管或肛瘘。

（二）肠外表现

杵状指、关节炎、结节性红斑、坏疽性脓皮病、口腔黏膜溃疡、虹膜睫状体炎、小胆管周围炎、硬化性胆管炎、慢性肝炎等表现。

（三）全身表现

发热、贫血、消瘦、低蛋白血症和维生素缺乏的表现。

【辅助检查】

（一）血液检查

贫血、白细胞增高、血沉增快、ANCA 阳性、白蛋白降低。

（二）大便常规检查

潜血试验阳性,粪脂含量增加。

（三）X 线检查

肠道炎性病变,可见黏膜皱壁粗乱、纵行性溃疡、鹅卵石症、假息肉等表现,节段性分布。

（四）结肠镜检查及组织病理学检查

结肠镜见节段性病变,纵行性溃疡、鹅卵石症、假息肉及肠腔狭窄。

（五）直肠镜检查

可见肛裂、肛门溃疡伴脓肿,肛管僵硬伴肛门窦道形成。

（六）组织病理学表现

肠壁各层细胞浸润,以淋巴细胞、浆细胞为主;肠壁或肠系膜淋巴结可见非干酪性肉芽肿。

【诊断与鉴别诊断】

（一）诊断

对于青壮年患者有肛门上述临床表现，X线或结肠镜发现肠道节段性病变，应考虑 Crohn 病，鉴别有困难时要靠活检组织病理学检查。

（二）鉴别诊断

1. 溃疡性结肠炎

该病特点为脓血便多见，病变呈连续性，有时可累及肛管，直肠镜可见肠黏膜见弥漫性充血水肿、脆性增加、溃疡浅，结肠镜及活组织检查有助于鉴别。

2. 贝赫切特综合征

该病除会阴部溃疡外，可有肛门溃疡、口腔溃疡、眼虹膜炎及皮肤损害的表现，针刺试验阳性，不难与本病鉴别。

3. 直肠肛门肿瘤

患者有脓血便、里急后重等表现，行直肠镜及活组织检查可明确诊断。

4. 梅毒、软下疳并发肛周溃疡

此种疾病多有不洁性交史，有相应原发病表现，可查到相应病原体，可资鉴别。

5. 其他肛周病变

如痔疮、普通类型的肛裂、肛瘘、直肠周围脓肿等病变应注意鉴别。

【治疗】

（一）一般支持疗法及对症治疗

注意休息、营养；一般给予高营养低渣饮食，适当给予叶酸、维生素 B_{12} 等多种维生素及微量元素；纠正水、电解质、酸碱平衡紊乱。出现肛门病变时，注意肛门局部卫生，便后及时清洗。

（二）糖皮质激素

糖皮质激素是目前控制病情活动最有效的药物，适用于本病活动期。使用时开始用量要足、疗程偏长。常用药物为泼尼松，剂量为 $30\sim40mg/d$，重者可以用 $60mg/d$，病情缓解后逐步减量直至停用，换用氨基水杨酸制剂长期维持治疗。对于对激素依赖的患者可以加用免疫抑制剂，然后逐步过渡到应用氨基水杨酸制剂维持治疗。

（三）氨基水杨酸制剂

柳氮磺胺吡啶（SASP）适用于轻、中型患者。对病变局限在结肠者效果好，常用剂量为 $4g/d$，病情缓解后逐步减量，$2g/d$ 维持。5-ASA 正逐步取代 SASP，成为治疗该病的有效药物，疗效相当，并且该药副作用少。此类药物的不良反应分为两类：一类为过敏反应，如皮疹、粒细胞减少、自身免疫性溶血性贫血；另一类为不良反应，如恶心、呕吐、可逆性男性不育，餐后服药可减轻药物的不良反应。

（四）免疫抑制剂

适用于糖皮质激素效果不佳及对激素有依赖的患者。剂量为硫唑嘌呤 $2mg/(kg \cdot d)$、6-巯嘌呤 1.5 mg/(kg·d),该类药物显效约为 3～6 个月,维持用药 1～2 年。上述两种药物无效时可选用甲氨蝶呤。

(五)肛门病变的治疗

甲硝唑对伴有肛门病变的效果好,喹诺酮类药物对肛门病变亦有一定的效果,可以口服或静脉应用。注意同时应用通便药物预防便秘。也可对肛门病变的患者应用药物坐浴,局部应用各种外用药膏。

(六)其他药物

抗 TNF-A 单克隆抗体对传统药物治疗无效的活动性 Crohn 病有效,重复应用可获缓解。但其疗效和安全性需进一步研究。T 细胞活化剂、大肠益生菌、硫糖铝、白三烯抑制剂、前列腺素、血小板激活因子抑制剂、蒙脱石散剂(思密达)、中药如锡类散、小檗碱(黄连素)、结肠炎丸等,均可用于临床治疗该病。

(七)手术治疗

经久不愈、保守治疗无效、症状严重可采用手术治疗。

【预后】

肛门病变是一种自限性疾病,一部分患者可缓解。但多数患者可反复发作,迁延不愈,降低患者的生活质量。

(夏光涛　秦成勇)

参 考 文 献

Adachi JD, Rostom A. 1999. Metabolic bone disease in adults with inflammatory bowel disease. Inflamm Bowel Dis,5(3): 200-211.

American Society for Gastrointestinal Endoscopy. 1998. The role of colonoscopy in the management of patients with inflammatory bowel disease. Gastrointest Endosc,48(6):689-690.

Beuers U, Kullak-Ublick GA, Pusl T,et al. 2009. Medical treatment of primary sclerosing cholangitis: a role for novel bile acids and other (post-)transcriptional modulators? Clin Rev Allergy Immunol,36(1):52-61.

Boberg KM. 2004. Prevalence and epidemiology of autoimmune hepatitis. Clin Liver Dis,6(3):635-647.

Colle I, Van Vlierberghe H. 2003. Diagnosis and therapeutic problems of primary sclerosing cholangitis. Acta Gastroenterol Belg,66(2):155-159.

Floreani A, Rizzotto ER, Ferrara F, et al. 2005. Clinical course and outcome of autoimmune hepatitis/primary sclerosing cholangitis overlap syndrome. Am J Gastroenterol,100(7):1516-1522.

Hanauer SB. 2006. Inflammatory bowel disease: epidemiology, pathogenesis, and therapeutic opportunities. Inflamm Bowel Dis,12(Suppl 1):S3-9.

Lucendo AJ. 2008. Immunopathological mechanisms of eosinophilic oesophagitis. Allergol Immunopathol (Madr),36(4): 215-227.

McFarlane IG, Heneghan MA. 2004. Autoimmunity and the female liver. Hepatol Res,28(4):171-176.

Panés J, Gomollón F, Taxonera C, et al. 2007. Crohn's disease: a review of current treatment with a focus on biologics. Drugs,67(17):2511-2537.

Radford-Smith G. 1997. Ulcerative colitis: an immunological disease? Baillieres Clin Gastroenterol,11(1):35-52.

Weismüller TJ, Wedemeyer J, Kubicka S,et al. 2008. The challenges in primary sclerosing cholangitis—aetiopathogenesis, autoimmunity, management and malignancy. J Hepatol,48(Suppl 1):S38-57.

第四十六章 泌尿系统免疫病

第一节 肾脏免疫病概述

肾脏免疫病(immunological nephrology)是指由免疫因素,如免疫复合物、免疫活性细胞和各种免疫炎性因子等介导造成的肾脏组织破坏,产生相应的临床症状、体征及实验室检测指标异常,对免疫治疗有较肯定反应的一类疾病。

原发性肾脏免疫病是指病因不清,以免疫损伤为发病机制的肾脏疾病,是本章讨论的重点。继发性肾脏免疫病是指继发于系统性疾病的肾损害,多见于自体免疫性疾病及结缔组织疾病的肾损害,如系统性红斑狼疮、干燥综合征;血液病引起的肾损害,如浆细胞病、溶血尿毒综合征等,不在本章讨论之列。根据临床表现、病理学检查特点,原发性肾脏免疫病分为免疫肾小球疾病;免疫肾小管及免疫肾间质疾病。

一、常见的肾脏免疫病

1. 各种原发性肾小球病

原发性肾小球疾病临床分型:①急性肾小球肾炎;②急进性肾小球肾炎;③慢性肾小球肾炎;④隐匿性肾小球肾炎;⑤肾病综合征。

原发性肾小球疾病病理分型:①轻微肾小球病变;②局灶节段性病变;③弥漫增生性肾小球肾炎;包括系膜增殖性肾小球肾炎;毛细血管内增生性肾小球肾炎;系膜毛细血管性肾炎;新月体和坏死性肾小球肾炎;④膜性肾病;⑤硬化性肾小球肾炎。

2. 多种原发性肾小管性肾炎

①急性过敏性间质小管性肾炎;②慢性过敏性间质小管性肾炎;③特发性间质小管性肾炎。

3. 继发性免疫性肾脏损伤

系统性红斑狼疮;类风湿关节炎;原发性干燥综合征;系统性血管炎;系统性硬化病;皮肌炎;血清阴性脊柱关节病;贝赫切特综合征;混合性结缔组织病;原发性多软骨炎;过敏性紫癜;浆细胞疾病;多发性骨髓瘤;原发性巨球蛋白血症;淋巴瘤;溶血尿毒综合征;血栓性血小板减少性紫癜等。

二、免疫性肾脏损伤的发病机制

1. 1827 年

Richard Bright 首次对肾小球肾炎进行了描述,认为主要临床表现为水肿与蛋白尿的非化脓性肾脏病,命名为 Bright 病。1912 年 Schick 注意到急性肾炎发病距溶血性链球菌感染的间隔时间有一定规律性,提出可能与感染后过敏相关。1933 年 Masugi 制作成功了兔抗鼠肾毒血清肾炎。1951 年 Heymann 等利用同种动物肾皮质匀浆诱发大鼠产生肾病综合征的动物模型,现已证实其抗原为肾小球上皮细胞膜固有的糖蛋白。Heymann 肾炎为肾炎免疫学发病机制提供了重要实验依据。20 世纪 60 年代由于肾活检技术的开创,用免疫荧光和电镜技术观察了肾小球内免疫球蛋白和电子致密物,肾小球免疫病发病机制获得公认。80 年代初期,Couser 等根据 Heymann 肾炎实验结果和部分的临床观察,提出了原位免疫复合物的发病机制学说,进一步完善了肾小球肾炎免疫学发病机制。

2. 免疫因素引起人类肾脏疾病的依据

①某些肾脏疾病,尤其是累及肾小球的肾脏疾病,它们的免疫组织化学变化和实验性肾炎中所见的变化相似。实验性免疫性肾小球疾病可通过两种方法产生:第一种是诱导动物自己产生或者给动物注射能与其自身肾小球基底膜起反应的物质,形成"抗肾小球基底膜型"免疫性肾小球疾病的抗体特异性地沿肾小球基底膜沉积,并在该处发生抗原抗体反应。第二种是使宿主的抗体与非肾小球抗原(Ag)起反应,这种抗原可为内源性的或外源性的,从而形成"免疫复合物",在经过肾小球时被阻留在肾小球,或者由肾小球滤出,阻留在肾小球的免疫复合物可激活补体引发进一步的免疫反应。②对人类肾脏洗脱物的研究发现其中有特异抗体和免疫复合物,其浓度要比患者血清中所含的为高。③用免疫荧光技术发现肾脏组织有相应的抗原存在。④少数情况下此病可转移给人以外的灵长类动物。可以相同的形式在同源移植和同种异体移植的肾脏中产生。

3. 肾脏容易受到免疫性损伤与肾脏的结构和生理特点有关

正常人肾血流量为 1000~1200ml/min,占心排血量的 20%~25%,是全身平均血流灌注最多的器官。肾脏血液供应要经过两级毛细血管网,肾小球毛细血管网介于入球和出球小动脉之间,皮质肾单位入球小动脉的口径比出球小动脉粗一倍,使肾小球内压较高,有利于肾小球滤过作用。肾小管周围的毛细血管网则血压较低,这对肾小管的重吸收作用是有利的。循环免疫复合物易于在肾小球滞留与肾血流量丰富及肾小球流体压力高和滤过分数高等因素有关。

人体有左右两个肾脏,每个肾脏有约 100 万个肾单位。肾单位由肾小体及与之相连的肾小管组成。肾小体由肾小球和肾小囊组成,通过滤过作用产生原尿。肾小球为血液滤过器,滤过膜分为 3 层,即内皮细胞窗、肾小球基底膜和上皮细胞足突的裂隙孔。3 层滤过膜均带负电荷。滤过膜即是分子大小选择性屏障又是电荷选择性屏障。对于电荷中性的分子来说,通透性主要取决于物质分子的大小,分子大的就不容易或不能通透;一般分子质量 65~160kDa 的蛋白质可通过基底膜,但不能通过裂隙孔;分子质量大于 200kDa 的则被基底膜所阻拦。分子质量小于 40kDa 的蛋白从肾小球滤过时无障碍;分子质量大于 40kDa 的蛋白质从肾小球滤过时受到一定阻碍。滤过膜上存在大小不同的孔道,大分子的物质如球蛋白、纤维蛋白原等则不能通过滤过膜。对于带负电荷的较小分子来说,内皮细胞和基底膜内侧部带负电结构靠静电排斥作用,就能阻止它滤过;对于带正电荷的分子来说、它能较容易通过内皮细胞层和基底膜内侧部;而基底膜外栅和裂隙孔膜则是阻止它滤过的主要屏障。这对免疫性疾病中抗原物质、抗体以及免疫复合物沉积方式和部位有重要意义。

肾小球毛细血管间有系膜细胞和基质,起支架作用、调节滤过作用,能修补基底膜、清除异物和基底膜代谢废物等。系膜细胞含有一些血管活性物质的受体,包括血管紧张素 Ⅱ 受体、抗利尿激素受体等;在激素作用下,可以选择性地收缩,从而影响毛细血管丛的总面积,控制肾小球滤过面积。系膜是毛细血管间的网状结构,同内皮间隙一样,通过内皮细胞上直经约 44nm 的孔与血循环相通。血循环中的大分子免疫复合物易于在系膜区滞留。

4. 免疫性肾损害的病理机制

①原位免疫复合物形成:原位免疫复合物形成指肾小球内先存在抗原或抗体,再与循环中相应的抗体或抗原结合,在局部形成免疫复合物。肾小球抗原导致的原位免疫复合物形成见于:在感染或某些因素作用下,肾小球基底膜的结构成分发生微小生化改变而具有抗原性,从而刺激机体免疫系统产生抗基底膜抗体,再与肾小球基底膜结合而形成原位免疫复合物。在荧光显微镜下可见 IgG 沿肾小球毛细血管壁呈连续线状荧光,如 Goodpasture 综合征。非肾小球抗原导致的免疫复合物形成是外源性抗原在一定条件下预先置入肾小球基底膜,抗原刺激免疫系统产生相应抗体出现于血液中,这种抗体循环流经肾小球时与原先置入肾小球基底膜的抗原在原位结合而形成"原位免疫复合物"。在荧光显微镜下可见 IgG 沿肾小球毛细血管壁呈大小一致的、分布均匀的颗粒状荧光,如膜性肾小球炎。免疫复合物形成的部位可在肾小球基底膜、上皮下、内皮下和系膜区。②循环免疫复合物在肾局部沉积:常见于毛细血管内增生性肾小球肾炎,抗原如链球菌、葡萄球菌等侵入人体后,免疫系统产生相应抗体。抗原与抗体在血液循环中形成免疫复合物,随血液流至肾脏而沉积于肾小球内。荧光显微镜可见 IgG 沿肾小球毛细血管壁有弥漫性不连续的颗粒状荧光,一般其分布不均匀,大小亦不太一致。循环免疫复合物在肾小球沉积的主要部位在内皮下和系膜区,以系膜区最常见。③细胞免疫参与肾小球疾病的体液免疫调节机制研究得很多,且有许多种动物模型来说明其发生机制。T 淋巴细胞分成辅助和抑制B 淋巴细胞功能的两组,故许多学者认为细胞免疫在肾小球疾病发病过程中起作用。事实证明,致敏的 T 淋巴细胞能释放各种淋巴因子直接导致肾组织的炎症性损害,如微小病变性肾炎。④参与免疫诱导肾损害的介质:补体系统至少包含 18 种具有酶样活性的蛋白。其主要功能是促发炎症、促进吞噬和细胞溶解,为体液免疫反应的效应放大系统。当抗原与抗体反应或免疫复合物激活补体时,补体系统发生序列反应。其活化有两种途径:即传统活化途径及旁路活化途径,这两个途径使 C3 激活后开始走向补体系统的共同途径,最后形成 C5b-C9,即膜攻击复合物(MAc),在靶细胞膜上插入脂质双层中,形成溶膜孔道使膜表面固有成分移位和脱落,造成膜损害。炎症细胞包括浸润的中性粒细胞、单核-巨嗜细胞,肾脏系膜细胞在抗原抗体引起的炎症反应中,释放一系列炎症介质,有 IL-1、IL-2、IL-6、TNF、PDGF、FGF、EGF、活性肽和趋化因子等。凝血和纤溶系统障碍在免疫性肾小球疾病的肾损害过程中起重要作用,肾病综合征患者多存在高凝状态,且常发生血栓。肾小球毛细血管壁内皮损伤,血小板聚集,免疫复合物及 C3a 的刺激,都参与激活凝血因子。氧自由基在浸润肾小球的中性粒细胞和单核-巨噬细胞呼吸爆炸时释出,近年证明肾小球细胞本身也产生氧自由基。肾小球发生免疫性损伤,氧自由基产生加剧,如超过了体内最大清除限度时则损害细胞蛋白质、膜脂质及核酸代谢,最后导致细胞死亡。

第二节　肾小球免疫病分类

肾小球免疫病是指由免疫因素导致的肾小球病变。免疫缺陷病可致肾萎缩和继发肾感染;过敏性因素可致过敏性肾炎;临床最多见的是自身免疫性肾损害。从肾内科角度称之为原发性肾小球肾炎。原发性肾小球肾炎是一种免疫性疾病,是由抗原和抗体结合形成免疫复合物沉积在肾小球内通过一些介质的作用而破坏肾小球,导致肾小球肾炎。

中华内科杂志编委会于 1992 年 6 月将原发性肾小球疾病分为以下临床类型:

1. 急性肾小球肾炎（简称急性肾炎）

①起病较急；②一般有血尿，蛋白尿，可有管型尿；③常有高血压和水钠储留症状（如水肿）；④部分病例有微生物感染史，多于感染后 1～4 周发病；⑤大多数预后良好，一般在数月内痊愈。

2. 急进性肾小球肾炎（简称急进性肾炎）

①起病急、病情重；②进展迅速，常在发病数周或数月内，出现肾功能衰竭；③常有血尿、蛋白尿、管型尿；④常有水肿和高血压；⑤可出现少尿或无尿。

3. 慢性肾小球肾炎

①起病缓慢，病情迁延；②可有肾功能减退；③可有贫血；④可有电解质失调；⑤可有水肿；⑥可有高血压；⑦有蛋白尿、管型尿及（或）血尿。常因呼吸道感染而病情加重。

4. 隐匿性肾炎（无症状血尿或蛋白尿）

①无明显临床症状体征，而表现为肾小球性血尿及（或）蛋白尿；②已排除非肾小球性血尿或功能性血尿；③肾功能正常，仅有轻度蛋白尿（每日<1g），可称为单纯性蛋白尿。仅有肾小球性血尿者，可称为单纯性血尿。

5. 肾病综合征

①大量蛋白尿（每日>3.5g）；②低蛋白血症（血清白蛋白<30g）；③水肿；④高脂血症。①②两条为诊断的必要条件。

第三节　急性肾小球肾炎

因免疫反应引起的急性弥漫性肾小球损害，多数属于链球菌感染后急性免疫反应；临床为急性发作的血尿和蛋白尿、水肿和高血压或伴短暂氮质血症为主要特征的一组综合征；亦称为急性肾炎综合征（acute nephritic syndrome）。

【流行病学】

本病发生于世界各地。生活、工作环境差及卫生习惯不良的地区发病率高。在链球菌感染的流行期本病的发病率为 28.3%。

【免疫病理】

β-溶血性链球菌"致肾炎菌株"常为 A 组 12 型等。感染后链球菌菌体作为抗原，刺激机体 B 淋巴细胞产生相应抗体。当抗原稍多于抗体，会形成可溶性循环免疫复合物，而沉积于肾小球上皮下导致肾炎。有人认为链球菌胞膜抗原与肾小球基底膜间有交叉抗原反应性，抗链球菌胞膜的相关抗体，可与肾小球基底膜相结合，形成原位免疫复合物；激活补体系统，趋化白细胞，促使血小板释放第 3 因子，产生氧自由基，使肾小球内发生弥漫性炎症。此外，一些相关免疫因素参与了肾炎的发病过程：①激肽释放酶可使毛细血管通透性增加，肾小球的蛋白滤过增高，尿蛋白排出量增多。②前列腺素影响肾小球毛细血管通透性。③血小板激活因子诱导阳离子蛋白在肾小球沉积，促进尿蛋白排出增加。但肾炎的发病机制并不完全清楚。

【组织病理】

大多数患者肾小球呈内皮细胞和系膜细胞弥漫性急性增殖，少数以渗出病变为主。主要是中性粒细胞浸润。另有少部分呈系膜和毛细血管型病变称膜-增殖型病变。严重时增生的系膜可将肾小球分隔成小叶状。偶有球囊新月体形成。电镜可见上皮下电子致密物呈驼峰状沉积，为本病的特征。但这一变化消失较快，发病 3 个月后即不易见到。免疫荧光检查其内含有免疫球蛋白，主要是 IgG，IgM、IgA 也可见到，同时伴有 C3 沉积，有时尚可见到链球菌抗原。

【临床表现】

本病多在链球菌感染后 1～3 周出现临床症状。

（一）一般表现

1. 血尿

几乎 100％的患者在病程中有肉眼或镜下血尿。

2. 蛋白尿

几乎全部患者有非选择性的蛋白尿。可有管型尿。

3. 水肿

常为起病早期症状，出现率为 70％～90％。

4. 高血压

见于 80％的患者，与水钠储留及容量扩张有关。

5. 少尿

大部分患者起病时尿量少于 500ml/d，少尿可引起的氮质血症。两周后尿量逐渐增多，肾功能恢复正常。

（二）合并症

1. 心力衰竭

见于有临床表现的急性肾炎患者，尤以老年及成年人多见。主要原因是循环血容量急骤增加，而不是心肌病及高血压。

2. 脑病

儿童多见，发生率为 5％～10％。表现为头痛、呕吐、嗜睡、神志不清，严重者有阵发性惊厥及昏迷。

3. 肾功能异常

尿毒症是主要的并发症，约 60％出现肾小球滤过率下降，多为一过性氮质血症。

【辅助检查】

（一）尿常规

蛋白尿为本病的特点，尿的蛋白含量不一，一般 1～3g/24h，尿蛋白定性＋～＋＋＋；数周后尿蛋白逐渐减少，维持在少量，多在一年内转阴。镜下血尿，多为变形红细胞，变形率＞80％，常见为花环状、芽孢状红细胞；提示肾小球毛细血管壁受损，红细胞通过肾小球毛细血管基膜裂隙时发生变形，也与肾小管内的高渗环境有关。红细胞管型的存在有助于急性肾炎的诊断，可见颗粒管型或透明管型。白细胞数量较少，无脓细胞。尿比重高，多在 1.020 以上，主要是肾小球和肾小管功能失衡的缘故。

（二）血常规

血红蛋白可有短暂轻度下降，多与血液稀释有关。在无感染情况下白细胞计数及分类正常。

（三）肾功能

大多数患者肾功能无异常。但可有一过性肾小球滤过功能降低，出现短暂氮质血症；常随尿量增多逐渐恢复正常。个别病情严重病例，可出现肾功能衰竭而危及生命。

（四）电解质紊乱

少见，在少尿时二氧化碳结合力可轻度降低，血钾浓度轻度增加，稀释性低血钠会随尿量增加迅速恢复正常。

（五）血清补体浓度

80%～95%患者在起病后 2 周内可有血清总补体及 C3 降低，4 周后开始复升，6～8 周恢复到正常水平。

（六）抗链球菌溶血素"O"

增高，提示曾有链球菌感染史；急性肾炎 70%～90%抗链球菌溶血素"O"效价升高，在链球菌感染后 1～3 周开始增加，3～5 周达峰值，继之逐渐降低，约 50%患者在半年内恢复正常。

（七）尿纤维蛋白降解产物（fibrin degradation products，FDP）

尿中 FDP 测定反映肾小血管内凝血及纤溶活动。正常尿内 FDP<2mg/L($2\mu g$/ml)，肾炎时尿 FDP 值增高。

（八）其他

可有链球菌的抗单链脱氧核糖核酸抗体，透明质酸酶抗体升高。血清免疫复合物阳性。血沉增速。

【诊断及鉴别诊断】

（一）诊断

有肾炎的综合表现。病前有感染史，有链球菌感染的证据如细菌培养、抗链球菌溶血素"O"高，血清补体下降，循环免疫复合物阳性。必要时肾活组织检查可明确诊断。

（二）鉴别诊断

1. 急性全身感染发热疾病

高热时可出现一过性血尿及蛋白尿，热退后尿检恢复正常，不伴水肿及高血压。

2. 急性泌尿系感染或急性肾盂肾炎

急性肾小球肾炎少有腰痛、血尿、白细胞尿，少有排尿不适感，有血白细胞升高，中性粒细胞升高需与泌尿系感染鉴别。泌尿系感染多有尿频、尿急、尿痛、尿灼热感，尿细菌学检查阳性，经抗感染治疗后疗效好。

3. 以急性肾炎综合征起病的其他肾小球疾病

如 IgA 肾病、系膜增殖性肾炎、系膜毛细血管性肾炎等,通过肾活检可明确诊断。

4. 全身系统性疾病肾脏受累

如系统性红斑狼疮、过敏性紫癜、系统性血管炎等均可在疾病某一时段伴有急性肾炎综合征的表现,注意鉴别。

【治疗】

因本病为自限性疾病,本病治疗旨在改善肾功能,预防和控制并发症,促进机体自然恢复。一般不用糖皮质激素及细胞毒类药物治疗。

1. 一般治疗

卧床休息十分重要。卧床能增加肾血流量,可改善尿成分异常。水分的摄入量以尿量、水肿和高血压程度及有无心衰综合来衡量决定;在急性期以限制水分为宜,但不宜过分,以防止血容量不足。盐的摄入量在有明显水肿和高血压时,以限制在 2g/d 以下为宜。

2. 抗感染治疗

肾炎急性期在有感染灶的情况下要给以足够抗感染治疗,无感染灶时,一般以不用为妥。使用抗生素来预防本病的再发往往无效。

3. 对症治疗

如控制水肿、高血压、高血钾、心力衰竭等。

4. 抗凝疗法

根据发病机制,肾小球内凝血是重要病理改变,主要为纤维素沉积及血小板聚集;因此在治疗时可采用抗凝疗法,有助于肾炎缓解。

5. 治疗并发症

如尿毒症,可进行透析治疗。

【预后】

发病年龄儿童较老人预后好。链球菌感染高发期发病较散发者预后好。临床症状重,合并新月体肾炎预后差。

第四节　急进性肾小球肾炎

原发性急进型肾小球肾炎,是一组病情发展急骤,伴有少尿、蛋白尿、血尿和肾功能进行性减退的肾小球免疫病,简称急进性肾炎。其病理特点为广泛的肾小球新月体形成。临床上根据免疫病理和血清学检查有两种分类方法:第一种为 3 型分类法:可分 3 型:Ⅰ型(抗肾小球基膜型)、Ⅱ型(免疫复合物型)、Ⅲ型(无免疫复合物型,70%～80%为小血管炎,或 ANCA 相关性肾炎)。第二种为 5 型分类法:Ⅰ型,抗肾小球基膜抗体阳性,而 ANCA 阴性;Ⅱ型,免疫复合物型;Ⅲ型,寡免疫复合物型,ANCA 阳性;Ⅳ型,抗肾小球基膜抗体、ANCA 均阳性;Ⅴ型,抗肾小球基膜抗体、ANCA 均阴性。

【流行病学】

本病多见于青壮年男性。

【免疫病理】

病因不明,半数以上患者有上呼吸道感染史,其中少数呈典型链球菌感染表现。有些病例可能与病毒感染有关,还有少数病例与各种烃化物的污染有关。

(一)抗肾小球基膜抗体型肾炎(Ⅰ型)

约占本病的 10%～30%。抗原成分为肾小球基底膜(GBM),现已证实本病的抗原位点存在于胶原Ⅳ羧基端的非胶原区 1。抗 GBM 抗体成分多为 IgG,偶为 IgA。目前已公认抗 GBM 抗体与 GBM 抗原相结合形成的免疫复合物引起一系列的免疫炎症反应,是本病的发病机制。肾活检免疫荧光检查:GBM 上有弥漫性细线状 IgG 及 C3 的沉积。电镜下表现为电子致密物沿 GBM 沉积。

(二)免疫复合物型肾炎(Ⅱ型)

约占本病的 30%,我国主要为Ⅱ型。抗原为感染成分或自身抗原与抗体结合形成循环免疫复合物沉积在肾小球,原位免疫复合物形成也或是本病的免疫发病机制。肾活检免疫荧光检查证实肾小球基底膜及系膜区呈弥漫性颗粒状沉积,主要成分为 IgG、IgM,偶有 IgA,伴有 C3。

(三)免疫复合物阴性肾炎(Ⅲ型)

约占本病的 50%。循环免疫复合物及抗 GBM 抗体检测均阴性,肾活检免疫荧光检查未发现免疫复合物。近年发现 70%～80%本型患者是小血管炎肾损害,血清抗中性粒细胞胞浆抗体(ANCA)可阳性。

【组织病理】

肾脏肿胀、体积稍增大,呈苍白色或暗灰色,可见到瘀点。肾切面皮质增厚,肾小球呈灰色点状。镜下主要病理改变为肾小球上皮细胞增殖,广泛性上皮细胞新月体形成,充满肾小球囊腔,致使囊腔闭塞。肾小球周围有中性粒细胞。单核细胞、淋巴细胞浸润。肾小球系膜细胞及内皮细胞也见明显增生。有一少见类型开始时肾小球毛细血管丛坏死,肾小球几乎完全破坏,继之被瘢痕组织所代替,而肾小球囊腔的新月体数目和形态都较轻。免疫荧光检查,免疫沉积物呈线条状分布,其中主要含 IgG,说明是属于抗肾基底膜病;一小部分免疫复合物肾病查不到任何免疫性病变证据。

【临床表现】

大多数患者在发病前 1 个月有先驱感染史,起病多突然,但也可隐性缓慢起病。

1. 少尿

起病多以少尿开始,也可逐渐少尿,甚至无尿。同时伴有肉眼血尿,持续时间和轻重不等,镜下血尿持续存在。尿常规变化与急性肾小球肾炎基本相同。

2. 水肿

约半数患者在开始少尿时出现水肿,以面部及下肢为重;水肿一旦出现难以消退。

3. 高血压

起病时部分患者伴有高血压,也有在起病以后过程中出现高血压;一旦血压增高,呈持续性,不易自行下降。

4. 肾功能损害

呈持续性加重是本病的特点。肾小球滤过率明显降低和肾小管功能障碍可同时存在。

【辅助检查】

1. 尿常规

程度不等的血尿,常见红细胞管型;轻或中度蛋白尿;尿白细胞增多;尿比重一般不低。

2. 血常规

常见中或重度贫血。有时存在微血管病性溶血性贫血。常伴有白细胞及血小板增高。

3. 肾功能

肾小球滤过功能进行性降低,血尿素氮、肌酐进行性升高。血钾浓度增加,稀释性低血钠,二氧化碳结合力降低。

4. 免疫学检查

抗肾小球基底膜抗体阳性见于Ⅰ型。ANCA阳性见于Ⅲ型。Ⅱ型患者血循环免疫复合物及冷球蛋白可阳性,并伴有血清补体C3降低。

5. B超

肾脏体积增大,轮廓整齐,皮质和髓质交界不清。

【诊断和鉴别诊断】

(一)诊断

一个月前有前驱感染史不明原因突然或逐渐出现少尿、血尿、类似急性肾小球肾炎的起病;肾功能呈进行性恶化,临床诊断原发性急进型肾小球肾炎即可成立。但确诊要靠肾穿刺。病理检查发现50%以上的肾小球有阻塞性的新月体形成有特征性。免疫荧光检查,免疫沉积物呈线条状分布,其中主要为IgG;一小部分免疫复合物肾病查不到任何免疫性病变证据。

(二)鉴别诊断

1. 继发性急进型肾小球肾炎

继发于系统性红斑狼疮,结节性多动脉炎、过敏性紫癜、进行性系统性硬化症。

2. 急性肾小球肾炎

伴有急性肾功能衰竭的急性肾小球肾炎与急进型肾小球肾炎的临床表现极为相似,很难鉴别。肾穿刺做病理组织检查有助鉴别。

3. 急性肾小管坏死

常有明确的发病原因,如休克、挤压伤、异型输血、肾中毒因素药物、毒物中毒等,病变以肾小管功能损害为主,尿少、尿比重低;尿钠>30mmol/L。

4. 其他原因导致的少尿或无尿

如尿路梗阻性肾衰竭;急性间质性肾炎;急性肾动脉或肾静脉血栓形成等疾病鉴别。

【治疗】

（一）一般治疗

卧床休息,低盐、低蛋白饮食,每日每千克体重所给蛋白的量和水分可按急性肾炎原则处理。纠正代谢性酸中毒及防治高钾血症。

（二）糖皮质激素

甲泼尼龙 0.5～1.0g 静脉滴注,每日或隔日 1 次,共 3～7 次;以后改为口服泼尼松,1mg/(kg·d),3～6 个月后递减,全疗程为 1 年左右。该法对Ⅱ、Ⅲ型患者疗效尚可。

（三）细胞毒类药物

环磷酰胺静脉注射治疗,0.5～1.0g/m² 体表面积,每月 1 次,连续半年。配合激素冲击疗法,效果较好,不仅使肾功能好转,还可以使肾小球的新月体数量减少。

（四）血浆置换疗法

通过血浆置换可以去除循环中的抗原、抗体、免疫复合物及炎症介质,改善机体内环境。在疾病早期细胞新月体阶段疗效较好;需配合激素及细胞毒类药物治疗,以防止炎症反跳。

（五）四联疗法

动物实验及临床观察结果证实,糖皮质激素、细胞毒类药物、抗凝（肝素）与抑制血小板聚集药物联合使用对早期患者效果好。

（六）慢性期治疗

不可逆转的慢性期患者,可停用上述免疫抑制药物,避免此类药物的毒副作用,加用降低肾小球滤过压、保护残余肾单位的慢性期治疗方案。肾小球滤过功能不能恢复的患者需要血液透析维持治疗;肾移植多在病情稳定后进行,以免移植肾再发本病。

【预后】

影响预后的因素有:①严重而广泛的肾小球硬化、肾小管萎缩、肾间质纤维化及肾小动脉硬化者预后差。②与感染有关的Ⅲ型预后好,Ⅰ型预后差。

（许冬梅）

第五节　慢性肾小球肾炎

慢性肾小球肾炎(chronic glomerulo-nephritis)简称慢性肾炎,是有不同发病机制,多种病理类型所组成的一组原发性肾小球疾病,以蛋白尿、血尿、水肿、高血压和肾功能不全为其特征,所以又称为慢性肾炎综合征。一般起病原因不明,临床表现可轻可重,或时轻时重。病程较长,治疗困难预后较差,最终往往导致肾功能衰竭。

【流行病学】

典型的慢性肾炎多见于青壮年,男性多于女性。15%～20%的急性链球菌感染后肾炎迁延不愈,病程3个月以上,转为慢性肾炎。慢性肾炎患者的高发年龄段为20～39岁。本病具有慢性进行性特点,病情逐渐发展至终末期肾病。

【免疫病理】

由于慢性肾小球肾炎不是一个独立的疾病,其发病机制各不相同。大部分是免疫复合物疾病,可由有循环内可溶性免疫复合物沉积于肾小球;或有抗原与抗体在肾小球原位形成免疫复合物,激活补体,引起组织损伤。抗原可以是肾小球固有抗原或外源性种植性抗原。也可不通过免疫复合物,而由沉积于肾小球局部的细菌毒素,代谢产物等通过"补体旁路系统"激活补体,引起一系列的炎症反应而导致肾小球肾炎。

【组织病理】

慢性肾小球肾炎的病理改变因病因、病程和类型不同而异。可表现为弥漫性或局灶节段系膜增殖,膜增殖,膜性,微小病变,局灶硬化,晚期肾小球纤维化或不能定型。除肾小球病变外,可伴有不同程度的肾间质炎症及纤维化。晚期肾皮质变薄、肾小球毛细血管袢萎缩,发展为玻璃样变或纤维化,残存肾小球可代偿性增大,肾小管萎缩等。病变逐渐发展,最终导致肾组织严重毁坏,形成终末期固缩肾。一般有如下几种类型:①系膜增生性肾炎;②膜增殖性肾炎;③局灶增生性肾炎;④膜性肾病;⑤局灶或节段性肾小球硬化。

【临床表现】

少数患者有急性肾盂肾炎病史。链球菌感染后肾炎迁延不愈,病程在一年以上,可发展为慢性肾小球肾炎。但大多数慢性肾炎病因不明。主要症状体征:①尿量减少,或夜尿增多,有时有肉眼血尿、蛋白尿。②水肿最常见,轻者仅面部、眼睑等组织松弛部位水肿,早晨较明显,进而可发展到足踝、下肢。重者全身水肿,可伴有胸腹水。但也有少数患者始终无水肿。③绝大多数患者有高血压,且少数为首发症状。主要以舒张压增高为主。如果血压控制不理想,可出现眼底渗出、出血,甚至视盘水肿。④当肌酐清除率降到正常的50%以下时,可出现肌酐及尿素氮的升高和代谢性酸中毒等表现,可同时有轻中度贫血,后期则出现较严重的贫血。⑤全身症状:早期有无力、疲倦、腰部疼痛、食欲缺乏,也可因水肿高血压而出现头痛、失眠、记忆力减退及注意力不集中等症状。

【辅助检查】

(一)尿常规检查

尿蛋白一般在1～3g/d,蛋白尿可呈选择性或非选择性,尿沉渣中常有颗粒管型和透明管型。血尿可轻可重,甚至可以完全没有,尿红细胞位相检查以变形红细胞为主。

(二)肾功能检查

当慢性肾炎发展到肾功能不全时肾小球滤过率下降,肌酐清除率降低,血肌酐和血尿素氮升高,血、尿 β_2 微球蛋白测定可正常或升高。

(三)肾脏活检

①系膜增生性肾炎;②膜增殖性肾炎;③局灶增生性肾炎;④膜性肾病;⑤局灶或节段性肾小球硬化。

（四）肾脏 B 超

观察肾脏的形态、大小。

【诊断与鉴别诊断】

（一）诊断

起病隐匿、进展缓慢，病情迁延，临床表现可轻可重，或时轻时重。随着病情发展，肾功能逐渐减退，后期可出现贫血、电解质紊乱、血尿素氮、血肌酐升高等情况。

可有不同程度的水肿、高血压等表现。尿检查异常，常有长期持续性蛋白尿，尿蛋白定量常<3.5g/24h，可有管型尿，显微镜多见多形态改变的红细胞。

病程中可因呼吸道感染等原因诱发急性发作，出现类似急性肾炎的表现。

排除继发性肾小球肾炎后，方可诊断为原发性肾小球肾炎。

（二）鉴别诊断

1. 原发性高血压继发肾损害

通常病史长，高血压在先。患者年龄较大，尿蛋白不多，大多不伴肉眼血尿或镜下血尿。而慢性肾炎多见于青壮年，先有蛋白尿、水肿、后有高血压，常伴有血尿。

2. 慢性肾盂肾炎

可见血尿，晚期也有大量蛋白尿和高血压。但慢性肾盂肾炎女性多见，有反复尿路感染病史，尿细菌学检查、尿沉渣及 B 超，静脉肾盂造影有助检查。

3. 继发性肾病

狼疮肾炎、紫癜肾炎、糖尿病肾病等均可表现为水肿、蛋白尿等症状，但继发性肾病通常均存在原发性疾病的临床特征及实验室检查，如狼疮肾炎多见于女性，常有发热、皮疹、关节痛、抗核抗体阳性等。

【治疗】

（一）治疗原则

慢性肾炎的治疗目的为改善症状，延缓肾功能衰竭，常用的方法有控制血压，降低蛋白尿，纠正高脂血症，降低血液黏滞性，必要时选用免疫抑制药。

（二）一般治疗

包括注意休息，合理饮食。轻症患者，无水肿、高血压和肾功能不全者，不必限制饮食；有水肿和高血压者，应限制食盐摄入，一般 3～4g 每日，重度水肿者控制在 1～2g，水肿消退后，盐量可逐渐增加。同时限制液体入量，不超过 1000～1500ml/d。

（三）对症处理

1. 控制血压

血压达 125/75mmHg 以下，对肾功能损害的进展有保护作用。首选 ACEI 和（或）ARB，因为它有扩张出球小动脉的作用，可降低肾小球毛细血管内的压力。另外钙离子拮抗剂、β 受体阻滞剂、利尿剂可根据患者病情需要选择使用。

2. 降低蛋白尿

大量蛋白尿可加速肾脏损害,降低蛋白尿对延缓肾脏损害有重要意义。ACEI 和 ARB 不仅降低系统高血压,还可改善肾小球血流动力学,抑制细胞因子和炎症介质,减轻蛋白尿。

3. 纠正高脂血症及血液黏滞性过高

常用的降血脂的药物有:羟甲基戊二酰辅酶 A 类如氟伐他汀,苯氧乙酸类如非诺贝特。抗血小板聚集和抗凝的药物有双嘧达莫、肝素、低分子肝素。

4. 免疫抑制剂

根据患者肾功能、双肾体积和肾病理类型而决定使用。如肾脏已缩小,血肌酐持续在 $354\mu mol/L$ 以上则避免使用。

【预后】

慢性肾炎病情迁延,病变均为缓慢进展,最终将至慢性肾衰竭。病变进展速度个体差异很大,病理类型为重要因素。大部分治疗困难,预后较差。

（许冬梅　张成银）

第六节　隐匿性肾小球肾炎

隐匿性肾小球肾炎有被称为无症状性血尿和蛋白尿,临床上以轻度蛋白尿和(或)血尿为主要表现且肾功能正常。通常包括:①无症状性血尿;②无症状性蛋白尿;③无症状性血尿和蛋白尿三种亚型。

【免疫病理】

发病机制尚不清楚,目前认为多与感染和免疫反应有关。

【组织病理】

肾脏体积大多数正常,组织学上无明显变化。肾脏病理改变以 IgA 肾病及非 IgA 系膜增生性肾炎最为常见。

【临床表现】

1. 持续性蛋白尿

轻度蛋白尿(常<1g/24h,一般不超过 2g/24h)。无其他异常者称单纯性蛋白尿;尿沉渣可有颗粒管型。可持续数周或数年不出现症状。

2. 反复发作性血尿

尿检发现镜下血尿和发复发作性肉眼血尿,血尿可在数天后消失,但易复发。如无其他异常可见者称单纯性血尿。

3. 持续性蛋白尿和血尿

持续性蛋白尿伴镜下血尿为主,若有感染、劳累等诱因时血尿加剧,但诱因去除后,恢复隐匿状态。

【辅助检查】

1. 尿液检查

尿红细胞位相镜检呈多形性,蛋白定量多在 2g/24h 以下,以白蛋白为主。

2. 肾活检

当考虑可能是血尿和蛋白尿表现为主的原发性肾小球疾病时,当尿蛋白超过 1g/24h,出现肾功能不全或水肿、高血压时应考虑肾活检。

【诊断与鉴别诊断】

(一)诊断

①无急、慢性肾炎或其他肾脏病史,肾功能正常。②无明显临床症状、体征,仅表现为单纯性蛋白尿和(或)肾小球性血尿。③排除非肾小球性血尿或功能性血尿。④以轻度蛋白尿为主,尿蛋白定量<1g/24h。

(二)鉴别诊断

①生理性蛋白尿,如功能性蛋白尿、体位性蛋白尿。其中功能性蛋白尿常在剧烈运动,发热或寒冷时出现;体位性蛋白尿则表现为直立时出现蛋白尿,卧床后消失。②慢性肾炎:以血尿、蛋白尿为主,常伴有水肿、高血压及肾损害。③遗传性肾小球疾病:以血尿为主,主要包括良性家族性血尿和遗传性进行性肾炎。良性家族性血尿为常染色体显性遗传,组织电镜肾小球基底膜弥漫变薄。④多发性骨髓瘤:蛋白尿可以是早期唯一的症状,晚期伴有贫血和骨痛,尿中有异常的单克隆轻链蛋白或免疫球蛋白。

【治疗】

目前尚无特殊治疗方法,平时注意避免感冒和过度劳累。有急性感染时,应积极控制炎症,如果有扁桃体反复出现炎症者,可考虑行扁桃体摘除术。血压高者,应严格控制血压,同时避免使用肾毒性药物。

【预后】

隐匿性肾小球肾炎可长期迁延,也可呈间歇性时轻时重。但大多数患者预后较好,表现为肾功能长期正常,仅少数患者出现高血压和肾功能减退变成慢性肾炎。

第七节　肾病综合征

肾病综合征(nephrotic syndrome,NS)是由多种肾脏病理损害而引起血浆蛋白大量从尿中丢失所产生的病理生理状态。肾病综合征的定义须符合:①临床大量蛋白尿(大于等于 3.5g/d)。②低白蛋白血症,白蛋白小于等于 30g/L。③明显的水肿和高脂血症。其中大量的蛋白尿导致的低蛋白血症是肾病综合征诊断的必要条件。肾病综合征通常是肾小球疾病的特征,一般情况下,肾血管疾病和肾间质疾病较少出现肾病综合征的表现。根据病因常分为原发性和继发性两大类,在原发性肾小球疾病中,急性肾小球肾炎、急进性肾小球肾炎、慢性肾小球肾炎在疾病发展过程中均可出现肾病综合征。继发性如糖尿病肾病、肾淀粉样变、系统性红斑狼疮肾炎等也可引起肾病综合征。引起原发性肾病综合征的病理类型有多种,以微小病变肾病、系膜增生性肾炎、膜性肾病、系膜毛细血管性肾炎及肾小球局灶节段硬化五种临床-病理类型最常见。

【流行病学】

肾病综合征见于各个年龄段,成人性别差异不明显。亚裔人群发病率高,非洲黑种人较少见。微小病变型肾病多见于幼儿,约占幼儿肾病综合征的63%～93%,发病年龄在2～8岁,男性儿童患者明显多于女性,约2:1。系膜增生性肾小球肾炎多见于青少年,在原发性肾病综合征中约占30%,中国高发于西方国家,本病男性多于女性。局灶节段硬化性肾小球损害约占以肾病综合征为主要临床表现的原发性肾脏疾病的10%,好发于青少年男性。系膜毛细血管性肾小球肾炎约占我国原发性肾病综合征的10%,主要见于少年和儿童。膜性肾病可以发生在任何年龄,但儿童和青少年不常见,好发于中老年人,男性较多于女性。

【免疫病理】

微小病变性肾病:虽然既无免疫球蛋白沉积亦无补体沉积是本病的特征之一,但临床显示免疫抑制药和细胞毒药物如激素、环磷酰胺等对微小病变型肾病综合征治疗有效,某些影响细胞免疫的病毒感染(如麻疹病毒感染)可诱导微小病变型肾病综合征缓解。某些T细胞功能异常的疾病(如霍奇金病)可同时并发微小病变型肾病综合征。所有这些都证明微小病变型肾病综合征的发生与细胞免疫异常有关。Lagrue研究发现导致微小病变型肾病综合征产生大量蛋白尿的原因可能与外周血中的T淋巴细胞产生的血管通透因子有关。血管通透因子属于激肽系统的活性因子。Matsumoto研究发现,来源于辅T细胞的IL-4、IL-10和IL-13均可抑制微小病变型肾病综合征患者外周血单个核细胞分泌血管通透因子,TNF-β也可抑制患者T细胞血管通透因子的分泌。而来源于Th1的IL-2、IL-12和IL-15及IL-18均可刺激患者外周血单个核细胞分泌血管通透因子,尤其以活动期患者的变化最明显。微小病变型肾病综合征发病涉及的细胞免疫和细胞因子网络是很复杂的,目前仍未完全清楚。

系膜增生性肾炎:据免疫病理将其分为IgA和非IgA肾病两大类。原发性系膜增殖性肾炎的病因和发病机制至今仍未明确,多数学者认为与遗传、黏膜免疫异常、免疫调节紊乱及免疫复合物(IC)清除障碍、细胞凋亡、凝血异常等有关。①白细胞介素1(IL-1)主要由活化的单核-巨噬细胞产生,分为两类:IL-1α及IL-1β。Werber等研究免疫复合物肾炎大鼠GMCIL-1的基因表达及IL-1的活性,结果表明,肾小球肾炎的肾脏IL-1mRNA比正常组肾脏增加2～3倍,提示在免疫复合物肾炎大鼠的系膜细胞处于激活状态,可持续产生大量的IL-1。大量的IL-1又刺激GMC的增殖,如此恶性循环,反复刺激,促进肾炎病变的发展及慢性化过程,最终导致肾小球硬化和间质纤维化。②易著文、孙林等研究证明了人胚胎肾小球系膜细胞产生和表达IL-6,呈现剂量依赖关系,提示IL-6是系膜细胞自分泌的重要细胞因子之一。孙林等进一步探讨了IL-6信号传递过程中某些成分(JunB)在MesPGN分子发病机制的作用,结果证实了IL-6及其信息传递中GP130,JunB基因异常表达在MesPGN分子发病机制中起一定的作用。③肾小球系膜增生是多种肾脏疾病的基本病理过程,是导致肾小球硬化的主要原因之一。多种因素作用于系膜细胞,使之产生复杂的细胞生物学变化,导致系膜细胞增生和基质沉积。多年的研究发现,在肾脏纤维化的发生发展过程中,TGF-β及其下游因子CTGF(结缔组织生长因子)和MMP(基质金属蛋白酶)等起中枢性作用,这一系列的"纤维刺激因子"与抗纤维化因子作用失衡。TGF-β是多功能性生长因子,其主要作用是增加细胞外基质(ECM)的合成、减少ECM降解。TGF-β也是许多细胞生长的强烈抑制剂,以可逆的方式抑制上皮细胞、内皮细胞和造血细胞的功能,使这些细胞停滞于细胞周期的G_1期;它对来源于间充质的细胞的作用完全相反,能够刺激成纤维细胞的生长。该作用是间接通过增加自身(自分泌)其他几种生长因子(旁分泌)的表达(如PDGF、bFGF和VEGF)起作用。TGF-β能够诱导许多造血前体的分化、成熟,对一些细胞如巨噬细胞有趋化作用。一方面 TGF-β 表现出强大的免疫抑制作用,将 CTGF 加入原代系膜细胞后,诱发细胞迁移和细胞骨架的重排,但对细胞增生没有影响。细胞骨架重排与细胞丧失局部黏附有关。局部黏连激酶和附着蛋白(paxillin)的酪氨酸去磷酸化,蛋白酪氨酸磷酸酶 SHP 2 活性增强,同时伴 RhoA 和 Rac1 活性降低,Cdc42 活性增高。这些功能变化与蛋白激酶 C(PKC)的磷酸化和移位到细胞前缘有关。④CTGF 激活人系膜细胞使之主动性地从 G_0 期进入 G_1 期,以后即停滞于该期不再继续向前发展,导致胞体肥大。其作用机制在于 CTGF 诱导细胞周期素依赖激酶抑制物的表达,后者再与 CyclinD/CDK4/6 和 CyclinE/CDK2 复合物结合使之灭活,所以 pRb 始终没有或极少被磷酸化。使用 CTGF 反义寡核苷酸发现,TGF β 诱导的系膜细胞肥大是 CTGF 依赖性的。CTGF 通过上调人系膜细胞 $\alpha_5\beta_1$ 整合素,介导 TGF-β 诱导的纤维连接蛋白的沉积。⑤关于 MMP 合成与功能研究最多。人系膜细胞能够表达多种 MMP,其中主要是 MMP 2。IL-1、TNF-β 和 TGF-β 能够上调系膜细胞 MMP 2 的表达。阻断 MMP 2 的表达可以将处于增生和炎症状态细胞表型的系膜细胞恢复到正常的静止状态。表现为 ECM 合成降低、激活标志物丢失和增生停顿。如果再导入外源性 MMP 2 又可以使之回复到增生状态表型。MMP 2 导致系膜细胞增生的作用在体内也得到证实,将激活的 MMP 2 注射到肾动脉内,导致大鼠肾脏局灶性系膜细胞增生;使用人工合成的 MMP 2 抑制剂(Ro31 9790)在体外和体内均表现出对系膜细胞增生的显著性抑制作用,且呈剂量依赖效应。其机制可能与该抑制剂导致系膜细胞的细胞周期停滞和诱导凋亡有密切关系。

系膜毛细血管性肾炎:免疫病理检查常见 IgG 和 C3 呈颗粒状沉积于系膜区及毛细血管壁。电镜下系膜区和内皮下可见电子致密物沉积。

膜性肾病:电镜下所见的沉积物,免疫荧光染色发现为 IgG 和 C3,呈弥漫性均匀一致的颗粒状沿膜分布。偶有 C1q 和 C4,但 C4d 及 C4bp 可见于 92% 患者,提示经典途径激活。较少见 IgA 和 IgM 沉积。

局灶节段性肾小球硬化:局灶硬化损害处,有 IgM 和 C3 呈不规则、团块状、结节状沉积。

【组织病理】

(一)微小病变型肾病

光镜下肾小球基本正常,近曲小管上皮细胞可见脂肪变性。特征性改变和本病的主要诊断依据为电镜下有广泛的肾小球脏层上皮细胞足突广泛融合。

(二)系膜增生性肾小球肾炎

光镜下可见弥漫性肾小球系膜细胞增生伴基质增多,早期以系膜细胞增生为主,后期系膜基质增多,全部肾小球的小叶受累程度一致。肾小球毛细血管壁及基底膜正常。根据系膜增生程度可将亚型肾炎分为轻、中、重度。轻度:增生的系膜宽度不超过毛细血管的直径,毛细血管呈开放状,无挤压现象。中度:增生的系膜宽度超过毛细血管的直径,毛细血管腔呈现轻重不等的挤压现象。重度:增生的系膜在弥漫性指状分布的基础上,呈团块状聚集。系膜基质明显增多,在团块状聚集的部位,毛细血管结构破坏,血管消失。电镜可见系膜细胞及基质增生,重症病例尚可见节段性系膜插入。有 1/4～1/2 病例可在系膜区见到少量的细颗粒状和云雾状的电子致密物。

(三)系膜毛细血管性肾小球肾炎

光镜下较常见的病理改变为系膜细胞和系膜基质弥漫重度增生,可插入到肾小球基底膜和内皮细胞之间,使毛细血管袢呈现双轨征。根据光镜和电镜特点又分为 3 型。①Ⅰ型:光镜下肾小球弥漫性肿胀,基底膜增厚,毛细血管壁增厚,管腔狭窄。因系膜细胞及基质长入基底膜与内皮细胞之间而呈双轨现象,插入的系膜形成伪基底膜。本型的系膜增生最为严重,可分隔肾小球呈小叶状,又称分叶性肾炎。严重时伴肾小管萎缩,间质纤维化。电镜下:可见系膜插入现象,基膜增厚,毛细血管腔狭窄。内皮下和系膜区可见细小的不规律的电子致密物沉积。免疫荧光检查:可见 IgG、IgM 和 C3 颗粒状沿基底膜呈周边性分布,也沉积于系膜及毛细血管壁。②Ⅱ型:又称致密物沉着病。光镜下:与Ⅰ型难以区别,系膜增生不如Ⅰ型显著。电镜下:以基底膜内大量、大块电子致密物呈条带状沉着为特点。1/3 患者有上皮下大块免疫复合物沉着,系膜区亦可见电子致密物沉积,尚可见肾小管和肾小球囊基底膜有沉积。免疫荧光检查:以 C3 沉着为主,少有免疫球蛋白沉积。③Ⅲ型:本型与Ⅰ型有相同改变,有较突出的上皮下免疫复合物沉积,可见基底膜钉状突起,与膜性肾病类似,被认为是膜性肾病与增生性肾炎的混合型。免疫病理见 C3 或(和)IgG 在基底膜沉积。

（四）膜性肾病

于毛细血管袢和以上皮下免疫复合物沉积为特点,另外有基底膜的增厚和变形。根据其病变发展的程度分为四个期,其分期与临床过程相符合。第一期:光镜毛细血管壁所见正常。或于薄切片嗜银染色时可见毛细血管壁呈空泡状变化。电镜可见较小而分散的电子致密物,主要位于足突间隙。第二期:光镜下毛细血管不均匀的增厚呈钉突样改变,电镜可见多数电子致密物沉积于上皮细胞下。第三期:光镜可见基底膜弥漫而不规则增厚,银染色可见基底膜呈网状、连环状改变。第四期:光镜下基底膜明显增厚,电镜下可见不规则增厚的基底膜内含有褪色的沉着物及透亮区。毛细血管袢受挤压。进而肾小球毛细血管袢闭塞、成团、僵化,最终肾小球硬化。

（五）局灶节段性肾小球硬化

光镜下特征为局灶损害,病变损及肾小球部分小叶及少数肾小球。其余肾小球呈轻微病变,或弥漫性系膜增生,病变逐渐扩张。单个肾小球的损害,通常只累及 1～2 个小叶,每个肾小球的节段性损害范围亦不同。硬化的部分通常与邻近的肾小囊壁粘连,不伴坏死。受损小球的系膜基质增加。肾小管到基底膜局灶增厚和萎缩,伴间质细胞浸润及纤维化。电镜可见大部或全部肾小球足突融合,上皮细胞及其足突与基底膜脱离为本病早期病变。

【临床表现】

主要为水肿,高血脂,蛋白尿及低蛋白血症,可有恶心、呕吐,食欲缺乏,乏力等临床表现。并发症如感染,急性肾功能衰竭,栓塞,蛋白质、脂肪及电解质代谢紊乱。

【辅助检查】

1. 尿液检查

大量的蛋白尿伴管型,尿蛋白超过 3.5g/d,呈选择性或非选择性蛋白尿,尿纤维蛋白产物阳性。

2. 生化检查

血浆白蛋白明显下降低于 30g/L,α_1 球蛋白正常或降低,α_2 球蛋白、β 球蛋白相对增高。总胆固醇、三酰甘油、VLDL 和 LDL 水平常升高,GFR 下降 50%,BUN、SCR 可升高。

3. B 超及肾活检病理类型

有助于诊断和判断预后。

【诊断与鉴别诊断】

（一）诊断

肾病综合征的诊断标准是：①尿蛋白超过 3.5g/d。②血浆白蛋白低于 30g/L。③水肿。④血脂升高。其中①②两项为诊断所必须，并要排除其他继发性和遗传性肾病。

（二）鉴别诊断

1. 过敏性紫癜性肾炎

好发于青少年，有典型的皮肤紫癜，可伴关节痛、腹痛及黑便，多在皮疹后 1～4 天出现血尿和（或）蛋白尿，典型皮疹有助于鉴别诊断。

2. 系统性红斑狼疮

好发于青、中年女性，根据临床表现和抗体检查，一般不难诊断。

3. 糖尿病肾病

好发于中老年人，糖尿病病史 10 年以上，今出现肾脏受损。

【治疗】

肾病综合征的治疗不仅以减少或消除尿蛋白为目的，更应保护肾功能，减缓肾功能恶化的程度，预防并发症的发生。

（一）一般治疗

1. 休息与活动

凡有严重水肿、低蛋白血症者须卧床休息。卧床可增加肾血流量，有利于利尿并减少对外界接触以防交叉感染。但应保持适度的床边活动，以防肢体血栓形成。当肾病综合征缓解后可逐步增加活动。如活动后尿蛋白增加则应酌情减少活动。

2. 饮食治疗

因常伴胃肠道黏膜水肿，影响消化吸收功能。应进易消化、清淡、半流质饮食。尽管患者丢失大量的尿蛋白，但由于高蛋白饮食增加肾小球的滤过率，增加肾小管的重吸收，促进肾小管的变性及肾间质纤维化，故主张给予低蛋白饮食，一般 $0.6～0.8 \text{ g/(kg · d)}$ 的优质蛋白即富含必需氨基酸的动物蛋白。热量每日每千克体重不应少于 26～47kJ。水肿时应低盐饮食（<3g/d），禁用腌制食品。为减轻高脂血症，应少进富含饱和脂肪酸的动物油脂，多吃富含多聚不饱和脂肪酸的植物油、鱼油，用富含可溶性纤维的燕麦、米糠及豆类的饮食。如果患者严重食欲不振，可考虑配合健脾利湿、开胃中药治疗。

（二）对症治疗

1. 利尿治疗

①噻嗪类利尿药：主要作用于髓袢升支后半段和远曲小管前段，通过抑制钠和氯的重吸收，增加钾的排泄而利尿，长期服用应防止低钾、低钠血症。②储钾利尿药如螺内酯，主要作用于远曲小管后段，排钠、排氯，但储钾，适合于有低钾血症的患者，可与噻嗪类利尿药合用，长期使用须

防止高钾血症,对肾功能不全患者应慎用。③袢利尿药如速尿,主要作用于髓袢升支,对钠、氯和钾的重吸收具有较强的抑制作用。④渗透性利尿如 50% 葡萄糖酸钙,通过一过性提高血浆胶体渗透压,可使组织中的水分回吸收入血,同时造成肾小管内液的高渗状态,减少水钠的重吸收而利尿。⑤血浆蛋白严重的低蛋白血症并低血容量,特别是因低血容量而少尿时应用人体白蛋白或血浆,有很好的利尿作用。

2. 降压治疗

降压药的应用以保护残存肾单位、延缓肾损害进展为目的,故应首选能延缓肾功能恶化、保护肾单位的药物,如 ACEI 和 ARB,降血压的目标约为 125/75mmHg,如达不到可加钙拮抗剂、利尿药、α受体阻断剂、β受体阻断剂等,都能降低高血压,而间接改善肾小球内"三高"状态。

3. 降脂治疗

可用他汀类或贝特类药物。

4. 抗凝治疗

肝素或低分子肝素治疗肾病综合征,可以降低患者的血浆黏度和红细胞变性,改善高凝倾向和肾小球血流动力学异常。

(三)糖皮质激素及细胞毒类药物

1. 糖皮质激素(corticosteroid,GC)

GC 是临床上应用最广泛的免疫抑制药物,具有较大的抗炎作用和免疫抑制作用。抗炎作用表现在可以抑制炎症介质,阻止补体参与炎症反应;抑制细胞免疫,诱导淋巴细胞的凋亡并使淋巴细胞重新分布。对于抗原刺激后的抗体生成无抑制作用,可降低自身免疫性抗体水平。可以抑制醛固酮和抗利尿激素的分泌,影响肾小球基底膜通透性等,有利尿且消除蛋白尿的疗效。GC 在肾小球疾病的治疗中常作为一线药物应用。用药原则要遵循足量、足疗程、缓慢减药的原则。足量:泼尼松龙 1mg/(kg·d),难治性肾病综合征可用甲泼尼龙冲击治疗。足疗程:足量用药 4~8 周,最长可达 12 周。足量治疗后每 1~2 周减原用量的 10%,当减至 20mg/d 症状易反复,应更加缓慢减药。长期维持,最后以最小剂量(10mg/d)作为维持量,再服半年或一年或更长。

2. 环磷酰胺(cyclophosphamide,CTX)

CTX 是目前应用的各种免疫抑制剂中作用较强的药物之一,也是烷化剂中作为免疫抑制剂应用最多的药物。它属于烷化剂中的氮芥类,在体外无活性作用,进入体内经肝微粒体酶系作用,氧化生成中间产物——醛磷酰胺,在细胞内分解成磷酰胺氮芥,与多种细胞成分的功能基团发生羟基反应,干扰 DNA 合成,对增殖周期中的各期细胞均有杀伤作用,主要阻断 G_0 期细胞。能减少 B 细胞分泌抗体,抑制 T 细胞介导的非特异性炎性反应,减少或终止免疫复合物在肾小球沉积,干扰细胞增殖,有直接的抗炎作用。与其他细胞毒药物相比,其免疫抑制作用强而持久,在肾小球疾病的治疗中常作为一线药物使用。

3. 硫唑嘌呤(azathioprine)

硫唑嘌呤系巯嘌呤(6-MP)的衍生物,是一种抗代谢药物。硫唑嘌呤在体内分解的活性代谢产物 6 硫基嘌呤,可以竞争性抑制嘌呤合成酶而影响嘌呤核苷酸的代谢,即具有嘌呤拮抗作用,干扰 DNA 和 RNA 的合成,使细胞增殖速度减慢。该药属于细胞周期非特异性药物,主要作用于细胞周期 S,对 T 细胞的抑制作用明显强于 B 细胞,较小剂量即可抑制细胞免疫,但免疫抑制作用不如 CTX 强和持久。20 世纪 60 年代中期开始用于肾小球疾病的治疗,但由于其不良反应较多而严重,在免疫抑制剂中不作为首选药物使用。

4. 麦考酚酸酯(mycophenolate mofetil,MMF)

MMF 是一种新型免疫抑制剂,经口服后在体内迅速水解为具有免疫活性的霉酚酸(MPA)。作用机制:①可选择性地抑制 T、B 淋巴细胞的增殖,抑制细胞毒 T 细胞的分化和 B 细胞抗体形成,诱导 T 细胞凋亡。对其他细胞仅有轻度抑制作用,与环孢素等相比,较少发生骨髓抑制,肝肾损害及致癌变作用等不良反应较少。②MPA 可以减少黏附分子糖基化,抑制细胞黏附分子的合成,抑制白细胞与内皮细胞的黏附,从而阻止炎症细胞在局部的聚集。③MPA 能够抑制血管平滑肌细胞和肾小球系膜细胞增殖,减少细胞外基质沉积。还可以选择性抑制诱导型一氧化氮合酶(NOS)。

5. 环孢素(cyclosporin)

环孢素的作用机制分为免疫介导和非免疫介导两方面。免疫抑制作用机制:环孢素可以与 T 细胞胞浆中的环啡啉(cyclosphilin)结合,形成环孢素和啡啉复合物,可以抑制钙敏感性钙调神经磷酸酶的活性,主要抑制 T 细胞的功能。在分子水平上环孢素可以干扰转录因子与 IL-2 的结合,选择性抑制 IL-2、干扰素受体的产生。由于 B 细胞的活化需要来自 Th 细胞的信号刺激,故在体内可间接抑制 B 细胞的抗体产生,使炎症反应减轻或消失。

6. 他克莫司(tacrolims)

他克莫司又称他克罗姆、普乐可复,其作用机制与环孢素类似,通过与细胞浆内的蛋白 FK-BP 12 结合形成复合物,竞争性地与钙调磷酸酶(CN)结合并抑制其活性,阻止钙离子依赖性 T 细胞的信号传导,从而抑制免疫应答过程中多种细胞因子的表达。能直接抑制 IL-2 基因的转录,同时抑制 IL-2、IL-7 受体的表达,还可以直接抑制 B 细胞的激活和 B 细胞抗体的产生。主要用于治疗器官移植排异反应,20 世纪 90 年代后期用与治疗肾小球疾病。

7. 来氟米特(leflunomide)

来氟米特通过多种环节抑制体液和细胞介导的免疫反应。①抑制二氢乳酸脱氢酶(DHODH),其活性代谢产物 A771726 可抑制二氢乳酸脱氢酶活性,从而抑制嘧啶核苷酸合成。②抑制蛋白酪氨酸激酶活性,阻断早期阶段抗原识别的信号传导,从而抑制 T 淋巴细胞内 TNF-α 依赖的 NF-κB 活性,进一步阻断多种细胞因子(如 IL-2、IL-6 等)介导的信号转导。抑制 Th1 细胞的活化、促进 Th2 细胞的分化,使 T、B 淋巴细胞的活化受到抑制。③下调内皮和单核细胞黏附分子的表达,从而抑制外周血单核细胞的跨内皮游走,减少单核细胞在炎症部位聚积,抑制炎性反应。

(四)各种原发性肾病综合征的临床-病理亚型的药物治疗

1. 微小病变型及轻度系膜增生型

治疗原则和方案一般为:起始足量泼尼松 1mg/(kg·d),口服 8 周,必要时可延长 12 周;缓慢减药足量治疗后每 1～2 周减原用量的 10%。当减至 20mg/d 症状易反复,应更加缓慢减药;长期维持 最后以最小剂量(10mg/d)作为维持量,再服半年或一年或更长。对糖皮质激素依赖或抵抗者,可加用 CTX 2mg/(kg·d)或苯丁酸氮芥(瘤可宁)0.15mg/(kg·d),共 8 周。环孢素用于微小病变型肾病的疗效尚未获得大型临床研究结果,有报道认为其在维持缓解方面与 CTX 相似,由于其可导致肾间质纤维化,因此,目前其应用仅限于下列情况:①频繁复发或糖皮质激素依赖,经 CTX 治疗无效;②CTX 禁忌或担心其肾毒性;③因长期使用糖皮质激素而影响生长需停用者;④糖皮质激素抵抗者。

2. 膜性肾病型

是成人肾病综合征常见的病理类型,预后差别大、药物治疗相对不敏感,国内外至今尚无公认的方案。文献使用方案较多,现将 Ponticelli 方案提供如下:甲泼尼龙 1g 静脉滴注 3 天,之后改为泼尼松 0.4mg/(kg·d)口服 27 天。停泼尼松后用瘤可宁 0.2mg/(kg·d),共 28 天。以上方案重复 3 次,共 6 个月为 1 个疗程。结果安慰剂组的 NS 缓解率为 22%,有 40% 的患者在 10 年后进入终末期肾衰,而 Ponti celli 方案治疗组的 NS 缓解率达 58%,10 年后仅 8% 进入终末期肾衰。Ponticelli 等又对比了甲泼尼龙联合环磷酰胺(MP＋CTX)与 MP＋CH 的疗效,MP＋CTX 组治疗方案为甲泼尼龙 1g/d 静脉滴注 3 天,接着口服 0.4mg/(kg·d),治疗 27 天后改为口服 CTX 0.5mg/(kg·d),治疗 30 天,循环 3 次,总疗程 6 个月。结果显示,3 年内两组的缓解率分别为 93%、82%。目前认为糖皮质激素联合 CTX 治疗优于 MP＋CH 方案。少数临床观察表明,MMF 联合激素治疗对部分膜性肾病病例有效。CsA 主要用于细胞毒性药物禁忌或无效以及严重的肾病患者,剂量为 4～6mg/(kg·d),共 12 个月。对不伴肾病综合征的患者,如无高危因素,不主张使用免疫抑制剂治疗。

3. 局灶性节段性肾小球硬化(FSGS)型

过去认为本型患者对糖皮质激素治疗反应差,大多数表现为激素依赖或抵抗,仅 20% 的患者对其敏感。但近年来大量的回顾性分析结果显示,当延长泼尼松治疗至 6 个月时,缓解率可上升至 50%。目前对 FSGS 治疗的建议是:①主张试用泼尼松 0.5～2.0mg/(kg·d),至少需泼尼松 60mg/d 诱导缓解,如果治疗有效,3 个月后可将泼尼松减至 0.5mg/(kg·d)。②如果治疗 6 个月仍无效,患者则为激素抵抗,可考虑环孢素成人 5mg/(kg·d),儿童 6mg/(kg·d)可改善尿蛋白,若 3 个月无效停用。对有效病例缓慢减量,在 1～2 年内减至最小有效剂量,但环孢素减量或停用后,复发率很高,对于这些病例可考虑长期环孢素维持治疗。③环磷酰胺和苯丁酸氮芥可作为二线治疗药物,但尚未定论。④ MMF 用于治疗本病的一些小样本的报道表明,本品有减轻尿蛋白、减少糖皮质激素用量的作用,对上述治疗无效的患者可考虑 MMF。⑤血浆置换或血浆蛋白免疫吸附疗法用于肾移植术后发生 FSGS 的病例。

4. 膜增生性肾小球肾炎(MPGN)型

根据近年的研究结果,将治疗方案推荐如下:①对各年龄组 MPGN,如表现为无症状蛋白尿且肾功正常,无需特殊治疗。②儿童 MPGN 伴 NS 和(或)肾损害,可试用激素治疗,泼尼松 40mg/(m² ·d),隔日口服,6～12 个月,如无效,则停药观察或保守治疗如控制血压等。③对成人不主张用免疫抑制药物治疗,对于有 NS 的蛋白尿和(或)肾功能不全,应口服阿司匹林 325mg/d,双嘧达莫 75～100mg/d,或两者合用 12 个月,无效则停用。使用糖皮质激素及细胞毒类药物注意事项:①糖皮质激素:长期、大剂量或不规律使用可有严重的不良反应,如并发或加重感染,使血糖升高,引起消化性溃疡,引起骨质疏松、病理性骨折及无菌性股骨头坏死等。因此,要规律用药,尽量避免大剂量或长期用药,且用药期间要严密观察,以减少不良反应的发生。若必须长期用药,应改为晨间1次口服或隔日顿服,可减少库欣综合征等不良反应的发生。停药时应逐渐减量,不宜骤停,以免病情复发或出现肾上腺皮质功能抑制症状。②环磷酰胺、苯丁酸氮芥和硫唑嘌呤最常见的不良反应是骨髓抑制和严重感染,故用药期间应定期检测血象,使白细胞维持在 $4.5\times10^9/L$ 以上,另外有性腺抑制、肝功能损害、恶心和呕吐等消化道症状。③环孢素常见震颤、厌食、恶心、呕吐等不良反应。用药剂量过大、时间过长可出现可逆性肝肾损伤,用药期间应检测血象和肝肾功能。④麦考酚酸酯可引起恶心、呕吐、腹泻等胃肠道症状,感染的发生率增加及骨髓抑制等。⑤他克莫司不良反应主要为肾毒性,也可见头痛、失眠、震颤、肌痛、乏力、腹泻、恶心等神经毒性、高血压、高血钾、低血镁、高尿酸血症、高血糖等也可见到。⑥来氟米特可有厌食、恶心、呕吐等胃肠道反应,其他尚有高血压、头晕、瘙痒、皮疹、消瘦、贫血、畸胎及可逆性脱发等不良反应。

(四) 中医药治疗

单纯中医、中药治疗肾病综合征疗效较缓慢,一般主张先用激素及细胞毒药物。

【预后】

肾病综合征预后的个体差异很大。决定预后的主要因素大致可分3个方面:①病理类型:一般说来,微小病变型肾病和轻度系膜增生性肾小球肾炎的预后好。微小病变型肾病部分患者可自发缓解,治疗缓解率高,但缓解后易复发。早期膜性肾病仍有较高的治疗缓解率,晚期虽难以达到治疗缓解,但病情进展缓慢,发生肾衰竭较晚。系膜毛细血管性肾小球肾炎、局灶性节段性肾小球硬化及重度系膜增生性肾小球肾炎预后差,病情较快进入慢性肾衰竭。在各种肾小球肾炎中,MPGN 是最少见的,但近年来发现,继发性 MPGN 发病率有增多趋势。MPGN 也是肾小球疾病中预后较差的一种病理类型,10 年生存率仅为 60%~65%。②临床因素:大量蛋白尿、高血压和高血脂均可促进肾小球硬化,这些因素如临床控制不够理想,则预后不良。③存在反复感染、血栓栓塞并发症常影响预后。

第八节 IgA 肾 病

IgA 肾病是指肾小球系膜区以 IgA 沉积或 IgA 沉积为主的原发性肾小球病变,可以伴有 IgG、IgA、IgM、C3 的多样性沉积,同时存在系膜细胞(mesangialcell,MC)增生、基质增多。系膜区电子致密物沉积。IgA 肾病是肾小球源性血尿最常见的病因,是世界范围内最常见的原发性肾小球疾病。

【流行病学】

IgA 肾病的发生在不同的地区有明显的差异。在亚太地区,IgA 肾病占原发性肾小球病的 20%~40% ,在日本其发病率更高达 40%~50%。在我国约占原发性肾小球疾病的 25%~33% ,在西欧地区该病占原发性肾小球病的 10%~30%。过去认为其是一种良性肾小球疾病,然而近 10 余年的观察发现,IgA 肾病 10 年内有 10%~20% 的患者进入尿毒症,在我国终末期肾病维持性血液透析患者病中,IgA 肾病是首位原发病。

【免疫病理】

免疫荧光以 IgA 为主的免疫球蛋白呈颗粒样或团块样在系膜区或袢毛细血管壁分布。沉积在肾小球系膜区的 IgA 主要是多聚型 IgA1,单独 IgA 沉积者约占 15%。C3 沉积物的分布常与 IgA 相同。部分(40%)可有备解素沉积,一般无 C1q、C4 沉积。也可有 IgG、IgM 相似于 IgA 的分布,但强度较弱,未见 IgE 和 IgD 的沉积。有纤维蛋白/纤维蛋白原沉积者约占 30%～40%,常发生在新月体上。免疫球蛋白和补体成分除了在系膜区沉积外,尚可见到在毛细血管壁沉积。

【组织病理】

主要病变特点是弥漫性肾小球系膜细胞和基质增生,病变程度轻重不一。可呈现轻微性肾小球病变、局灶性肾小球肾炎、毛细血管内增生性肾小球肾炎、系膜毛细血管性肾小球肾炎、新月体肾小球肾炎、局灶节段性肾小球硬化和增生硬化肾小球肾炎等多种类型。电镜下可见电子致密物主要沉积于系膜区,有时呈巨大团块样。

【临床表现】

好发于青少年,男性多见。通常于上呼吸道感染(如扁桃体炎、咽炎等)以及急性胃肠炎、骨髓炎、带状疱疹等感染后出现,最常见的是与上呼吸道感染间隔很短时间一般 24～72 小时,偶可短到数小时后即出现肉眼血尿,血尿持续数小时到数日,可伴有全身轻微症状,如肌肉痛、尿痛及腰背痛、低热等,有一类患者起病隐匿,主要表现为无症状性尿异常,呈持续性或间歇性镜下血尿,可伴或不伴轻度蛋白尿,其中少数患者病程中可有间歇发作肉眼血尿。多数患者表现为轻度蛋白尿,24 小时尿蛋白定量<1g。少数患者出现大量蛋白尿甚至肾病综合征。10%～15%患者呈现血尿、蛋白尿、高血压、尿量减少、水肿等急性肾炎综合征的表现。严重者出现持续性肉眼血尿,大量蛋白尿,肾功能于短时间内急骤恶化,可有水肿和轻、中度高血压。少数患者(<10%)可合并急性肾衰竭(ARF),其中多数患者伴肉眼血尿,常有严重腰痛。

【辅助检查】

(一)尿液检查

尿沉渣检查可见尿红细胞增多,尿蛋白可阴性,少数患者呈大量蛋白尿(>3.5g/d),红细胞位相常提示肾小球源性血尿,但有时可见到混合性血尿。

(二)免疫学检查

部分 IgA 肾病患者血清 IgA 增高,多次查血清 IgA,特别是急性感染后或急性发病后检测血清 IgA,可提高血清 IgA 增加的检测比例。IgA 肾病患者血清中 IgA-FN 聚合物含量增高,且随着病情的变化而变化,有较好的特异性。

【诊断与鉴别诊断】

(一)诊断

青年男性,有镜下血尿和(或)无症状蛋白尿,咽炎与血尿同步,从临床上应考虑 IgA 肾病的可能。但确诊 IgA 肾病必须有肾活检免疫病理检查,即肾小球系膜区或袢毛细血管壁以 IgA 为主的免疫蛋白呈颗粒样或团块样沉积。

(二)鉴别诊断

1. 链球菌感染后急性肾小球肾炎

潜伏期长,自愈倾向。链球菌感染后急性肾小球肾炎可有补体 C3 降低,IgA 水平正常可助鉴别。少数 IgA 肾病患者临床表现为急性肾炎综合征,与急性肾炎鉴别困难时,应靠肾活检病理检查加以鉴别。

2. 非 IgA 系膜增生性肾炎

发病率高,约 1/3 患者表现为单纯性血尿,二者很难鉴别,须靠肾活检免疫病理检查来鉴别。

3. 薄基底膜肾病

主要临床表现为反复血尿,约 1/2 病例有家族史。临床为良性过程。尿中血小板因子 4 (Pf4)水平升高。确诊须靠肾活检免疫病理检查来鉴别。

4. 继发性 IgA 沉积为主的肾小球病鉴别

(1) 过敏性紫癜肾炎:肾活检可有与原发性 IgA 肾病相同的免疫病理表现,但有典型的肾外表现,如皮肤紫癜、关节肿痛、腹痛、黑粪等,可鉴别。

(2) 慢性酒精性肝硬化、强直性脊柱炎、银屑病、狼疮肾炎等患者虽然肾免疫病理也可显示系膜区 IgA 沉积,但各有临床特点,不难与 IgA 肾病鉴别。

【治疗】

目前对以血尿为主的 IgA 肾病尚无特效治疗方法。应密切观察患者肉眼血尿发作的频率、蛋白尿的量、有无高血压和肾功能受损。

(一) 一般治疗

对有反复肉眼血尿发作的患者,可以考虑做扁桃体切除。上呼吸道感染发作时应及时应用强有力的抗生素,对一些 IgA 肾病患者可以减少其发作。

有高血压的患者,应积极控制血压,联合使用 ACEI/ARB + CCB +小剂量利尿剂,使血压维持在正常水平,以减少血流动力学及血管损害,防止加重原有的肾脏病变。

(二) 特殊治疗

对肾病理改变较轻的大量蛋白尿及肾病综合征样的患者,可以采用糖皮质激素治疗。遵循肾病综合征的用药原则,即起始足量、缓慢减量、长期维持,并加用抗凝等支持治疗。对于难治性大量蛋白尿患者可以考虑使用霉酚酸酯 MMF。

有广泛肾小球新月体形成,临床上表现为急进性肾功能衰竭的 IgA 肾病患者,治疗原则同急进性肾炎。可以用甲强龙冲击,环磷酰胺静脉滴注和血浆置换进行治疗。必要时配合血液净化疗法,以缓解病情,保存肾功能。

终末期 IgA 肾病处理原则同终末期肾功能衰竭,重点是延缓肾功能恶化速度,减少并发症,纠正可逆因素,维持机体内环境稳定。

【预后】

大部分患者有反复肉眼或镜下血尿的发作,其中少数(约 5%)可自然缓解,这些患者的肾病理绝大多数是轻度损害者。10%~30%的患者在发病 15~20 年后进展至终末期肾病。老年男性、有慢性肾小球肾炎阳性家族史、大量尿蛋白尿、有高血压特别是难于控制的严重高血压、病理类型示弥漫性肾小球损害新月体形成、局灶节段性肾小球硬化、肾小管萎缩间质纤维化等因素均提示预后差。

第九节　ANCA 相关肾炎

原发性小血管炎导致的肾脏受累,病理呈现节段性坏死肾小球肾炎,常伴新月体形成,血清抗中性粒细胞胞浆自身抗体(anti-neutrophil cytoplasmic autoahtibodies,ANCA)阳性称为 ANCA 相关肾炎。

【流行病学】

　　原发性小血管炎是西方国家最常见的自身免疫性疾病之一，它可发生于各个年龄组，尤其以中老年人多见。在欧洲，肾血管炎每年的发生率为(10~20)/100 万，不同地区、地理环境、种族和季节，本病发生率有所差异。本病所导致的肾损害约占肾移植患者的 5%。我国尚无确切的流行病学资料。

【免疫病理】

　　未发现肾小球上有免疫球蛋白沉着，或仅有少量、细小的 IgG 沉着。ANCA 阳性小血管炎是一个公认的自身免疫病。

【组织病理】

　　肾脏基本病理变化表现为局灶节段性肾小球毛细血管袢坏死和新月体形成，肾小球毛细血管袢坏死区域肾小球基底膜断裂，包膜囊壁粘连、破裂，肾小球周围可伴有多核巨细胞，肾小球细胞增殖一般不明显。肾活检标本内的病变常常具有新旧不等的改变，如肾小球节段性纤维素样坏死、细胞性和纤维性新月体和肾小球硬化同时存在。部分患者可同时伴有肾小球以外的中等动脉纤维素样坏死。肾间质病变一般与肾小球病变程度相平行，表现为不同程度、范围不一的淋巴细胞、单核细胞和浆细胞浸润，晚期呈现间质纤维化和小管萎缩。部分患者的肾间质可以见到上皮样细胞、多核巨细胞，形成以血管为中心的肉芽肿样病变。

【临床表现】

　　此类疾病好发于中老年男性，有多个系统受损表现。

　　肾外可表现为不规则发热、皮疹、关节痛、肌肉痛、体重下降、腹痛和消化道症状等多系统受损表现。肺是除肾脏外最容易受累的器官，临床表现为过敏性哮喘、血痰或咯血，患者可有严重呼吸困难，甚至呼吸衰竭。

　　肾受累表现为血尿，约 1/3 呈现肉眼血尿，有蛋白尿，但肾病综合征不多见，高血压不多见，但也有呈严重甚至急进性高血压者。大部分患者进行性少尿、肾功能损伤，半数病人呈急进性肾炎的过程，少数患者呈缓慢进行的肾功能衰竭，另有个别患者肾功能正常。

【辅助检查】

　　普通实验室检查缺乏特异性，患者可有血沉快，C 反应蛋白阳性，γ-球蛋白升高，补体 C3 多正常，白细胞多可见升高，部分患者可有嗜酸性粒细胞升高，多有正细胞性贫血，尿检和肾功能检查可见肾脏受损表现。显微镜下呈变形红细胞及红细胞管型。目前最有价值的是血 ANCA 的测定，ANCA 是一种以中性粒细胞胞浆成分为靶抗原的自身抗体，是本病的特异性血清学诊断抗体，可以帮助监测病情活动和预测复发。ANCA 的主要检测方法包括间接免疫荧光(ⅡF)和酶联免疫吸附法(ELISA)。ⅡF 法可呈胞浆型(cANCA)和环核型(pANCA)；cANCA 的主要靶抗原是蛋白酶3(PR3)，pANCA 的主要靶抗原是髓过氧化物酶(MPO)。pANCA 抗体阳性用于诊断本病特异性可以达到 99%。X 线示肺泡出血征象。

【诊断与鉴别诊断】

（一）诊断

　　有全身多系统受累表现，结合实验室检查包括 ANCA 的测定，应高度怀疑本病的可能。肾脏病理组织学活检，若见到典型的少免疫沉积性小血管炎病变，肾脏表现为局灶节段性肾小球毛细血管袢坏死和新月体形成等变化,在排除 SLE、过敏性紫癜、类风湿关节炎伴血管炎等继发性小血管炎偶致 ANCA 阳性疾病后可确诊。

(二)鉴别诊断

SLE、过敏性紫癜、类风湿性关节炎伴血管炎偶有 ANCA 阳性,这几种疾病有自己特异的临床表现,结合相关的实验室检查和病理组织学检查可鉴别。

肺出血-肾炎综合征(Goodpasture 综合征)也可呈急进性肾炎综合征及肺出血,肾脏免疫病理显示 IgG 呈线条状沿基底膜沉着,血清抗基底膜抗体(+)。

【治疗】

本病治疗分为诱导缓解期、维持缓解期以及复发的治疗。诱导缓解期治疗应用糖皮质激素联合细胞毒性药物,对于重症患者应采取必要的抢救措施,包括大剂量甲泼尼龙冲击和血浆置换。维持缓解期主要是长期应用免疫抑制药物伴或不伴小剂量糖皮质激素治疗。

(一)诱导缓解期的治疗

1. 糖皮质激素联合 CTX

已经成为治疗 ANCA 相关性小血管炎特别是伴有肾脏损害的首选方法。初期治疗,1mg/(kg·d),4~6 周,病情控制后,可逐步减量。治疗 6 个月可减至 10 mg/d,再维持 6 个月。CTX 口服剂量一般为 2mg/(kg·d),持续 3~6 个月。CTX 静脉冲击疗法得到广泛应用,常用方法为 0.75g/m² (多为 0.6~1.0 g),每月 1 次,连续 6 个月。其后维持治疗,每 2~3 个月 1 次,整个疗程约为 1.5~2 年。有重要脏器受损的重症患者如存在小血管纤维素样坏死、细胞新月体和肺出血的患者,诱导治疗初期可以应用甲泼尼龙冲击治疗,每次 0.5~1.0 g,每日 1 次,3 次为 1 个疗程,继以口服泼尼松治疗。MP 冲击过程中应注意感染、水钠潴留等药物不良反应。

2. 糖皮质激素联合甲氨蝶呤(MTX)

该方案可以应用于非致命性的病变且肾功能正常或接近正常者,尤其适合于应用 CTX 有禁忌者。

除了经典的糖皮质激素联合细胞毒药物治疗外,近年来,国外有学者应用抗淋巴细胞球蛋白、干扰素-α 阻断剂以及脱氧精胍素等治疗难治性和(或)复发性血管炎取得了初步成效。在应用糖皮质激素与免疫抑制剂治疗的过程中,有学者主张应用磺胺类药物预防卡氏肺囊虫的感染。

3. 血浆置换

主要适应证为依赖透析的急性肾衰患者,伴有严重肺、脑血管炎的患者。每次置换血浆 2~4 L,每日 1 次,连续 7 天,其后可隔日或数日一次,至肺出血或其他明显活动指标如高滴度 ANCA 等得到控制。

(二)维持缓解期的治疗

应在诱导缓解完成后维持至少 2 年,也有人认为应延长到 4 年。较为常用的维持缓解治疗是小剂量糖皮质激素联合静脉 CTX(如每 2~3 个月一次)疗法。考虑到长期应用 CTX 的不良反应。目前认为硫唑嘌呤是能够替代 CTX 疗效最强的药物。

吗替麦考酚酯(MMF)是一种新型的免疫抑制剂,已有应用其成功治疗 ANCA 相关性肾炎特别是难治性病例的报道,MMF 替代硫唑嘌呤用于维持缓解期的治疗具有不良反应较小的优点。

（三）复发的治疗

病情出现小的波动时，可以适当增加糖皮质激素和免疫抑制剂的剂量；而病情出现大的反复时，则需要重新开始诱导缓解治疗。

【预后】

影响预后的因素，①和其他新月体肾炎一样，少尿或无尿已出现，肾小球毛细血管袢严重坏死，新月体多且体积大，广泛间质纤维化和小管萎缩均为预后不良的指标。②表明预后差的临床因素为年龄大于 50 岁，血白细胞数大于 $16\times10^9/L$，血肌酐高于 $350\mu mol/L$，血压高。③肺、消化道、皮肤、关节受累以及发热、贫血、血沉快等均与预后无关，但神经系统受累者预后差。总之，影响预后的关键是及早治疗，特别是对呈大咯血及急进性肾炎表现者。

第十节 肾小管和肾间质免疫病分类

肾小管间质性肾炎是一大组由各种不同原因引起的肾脏疾病。病变主要侵犯肾小管和肾间质；临床上以肾小管功能障碍为其突出表现。按病程，肾小管间质性肾炎可分为急性和慢性两大类；按病因则有感染性、药物性、免疫性和遗传代谢障碍引起的间质性肾炎等（表 46-1）。临床上以药物引起者为最常见，其次是由伴有尿路梗阻的复杂性慢性肾盂肾炎引起。

表 46-1 常见的免疫机制介导的肾小管间质肾病

免疫的类别	肾小管间质性肾炎（TIN）
免疫复合物介导	特发性 TIN
	系统性红斑狼疮性 TIN
	干燥综合征并 TIN
抗肾小球基底膜抗体介导	急进性肾小球肾炎 I 型并 TIN
	药物性过敏性 TIN
	特发性 TIN
细胞介导	药物过敏性 TIN
	特发性 TIN
感染性 TIN	
反流性肾病伴 TIN	
阻塞性肾病伴 TIN	
髓质囊肿病伴 TIN	
异体肾移植后 TIN	

第十一节 急性肾间质性肾炎

急性肾间质性肾炎（acute interstitial nephritis, AIN），又称急性肾小管间质肾炎，是肾小管间质的急性炎症病变，是有各种原因引起的一种临床病理综合征。常见的病因有：①药物引起的急性间质性肾炎。②急性全身感染所致变态反应性间质性肾炎，常见金葡菌、流行性出血热等。③系统疾病伴急性间质性肾炎。④恶性细胞的浸润如急性白血病、多发性骨髓病、淋巴瘤等。

⑤特发性急性间质性肾炎。

【流行病学】

急性间质性肾炎的发生率在不同国家和地区有较大差异,文献报道,大样本肾活检病例中,急性间质性肾炎占 $1\%\sim2\%$,在因急性肾衰行肾活检的患者中占 $5\%\sim15\%$。近年来,随着各种新药的研发和使用,AIN 的发生率有上升的趋势。药物和感染仍然是引起急性间质性肾炎最常见的病因。Baker 等分析了 $1986\sim2001$ 年间报道的 128 例 AIN 病例,药物相关性占 71.1%,其中 $1/3$ 由抗生素引起;15.6% 为感染相关性 AIN。

【免疫病理】

药物为急性间质性肾炎最常见的病因,免疫反应是其主要发病机制。大多数研究表明细胞免疫是主要的免疫类型,在少数药物相关性 AIN 患者肾活检标本中偶可见到抗肾小管基底膜(TBM)抗体或免疫复合物的沉积,提示体液免疫也参与 AIN 的发生。药物及其代谢产物有 4 种方式实现此类免疫反应:①药物半抗原和肾小管基底膜的正常组分结合介导免疫反应;②模拟内源性抗原,诱导免疫反应;③作为植入性抗原沉积在肾小管或间质中;④循环免疫复合物沉积在肾间质。CD^+4T 细胞介导的迟发型超敏反应和 CD^+8T 细胞介导的直接细胞毒作用是免疫反应的两条主要途径。此外,间质中激活的巨噬细胞可以通过非抗原特异性的免疫反应,释放蛋白溶解酶、活性氧、活性氮物质和诱生型一氧化氮合酶(iNOS),损伤肾小管基底膜,加重疾病的进展。一些细胞因子和黏附分子直接参与和加重对肾间质的损伤。引起急性间质性肾炎的药物种类繁多。20 余年来引起间质性肾炎的主要药物种类有所变化。20 世纪 80 年代以前,青霉素、半合成青霉素、磺胺类药物等抗生素是引起 AIN 的主要药物。近 20 年来国内外文献报道最多的是非甾体抗炎药(NSAIDs)和头孢类药物所致 AIN。利尿剂、解热镇痛药、别嘌醇、H_2 受体阻滞剂等药物致 AIN 作用也不断被认识,许多病例是多种药物混合应用的结果。近年来,其他一些新药致 AIN 作用也开始为人们认识。如质子泵抑制剂(PPI)、选择性环氧酶(COX-2)阻滞剂、一些新型抗生素如酮内酯类药物泰里霉素(telithromycin)等。此外,在我国,一些中草药如关木通、朱砂莲等所致的药物相关性 AIN 也不在少数。

感染曾是急性间质性肾炎最常见的原因,随着抗生素及特异性疫苗的广泛使用,感染相关性 AIN 的发生率已明显下降。细菌是引起感染相关性 AIN 最常见的病原体。可引起 AIN 的病原体还包括病毒、螺旋体、寄生虫、真菌、支原体、衣原体等。感染介导的 AIN 就其发病机制而言可分两大类:①病原微生物直接侵袭肾间质引起的肾间质炎症。可继发于肾盂肾炎,也可继发于其他血行性感染;②肾外病原体感染后发生的反应性 AIN。与前者不同之处在于 AIN 发生时肾间质未被病原体直接累及,其发病为免疫因素介导。

【组织病理】

光镜下,AIN 的病理特点主要是间质水肿伴灶性或弥漫性炎细胞浸润,浸润细胞因病因不同而稍有不同。细菌感染时浸润细胞以中性粒细胞为主,严重者有微脓肿形成。病毒感染时则以单核细胞为主。感染导致的反应性 AIN 及药物引起的 AIN 中浸润细胞以淋巴细胞和浆细胞为主,一些药物性 AIN 患者间质还可见较多嗜酸粒细胞。特发性间质性肾炎浸润细胞主要是单核细胞、淋巴细胞,偶见嗜酸粒细胞。恶性血液肿瘤肾脏浸润时间质见大量形态单一的细胞浸润。在部分药物性 AIN、特发性 AIN 偶可见间质中上皮样细胞肉芽肿形成。小管亦可有不同程度退行性变;可见刷状缘脱落。细胞扁平,上皮细胞脱落,甚至基底膜断裂,扩张的小管腔内可见单核细胞等。肾小球及肾血管正常或病变较轻。电镜下,小管基底膜不连续,部分增厚,基底膜分层。非甾体抗炎药引起 AIN 表现为肾病综合征者,有时可出现脏层上皮细胞足突广泛融合,类似微小肾病变的病理改变,免疫荧光检查呈阴性。但由某些药物引起 AIN 者如新型青霉素 I 等有时可见 IgG、C3 沿肾小管基底膜呈线样或颗粒状沉积。

【临床表现】

急性间质性肾炎患者的临床表现各异,大多数患者主要表现为突发的肾小球滤过率下降,血清尿素氮、肌酐进行性增高。可伴有恶心、呕吐、消瘦、疲乏无力、发热、皮疹、关节痛等症状。伴或不伴有少尿。血压多正常。发热、皮疹、嗜酸粒细胞增多这一三联征并不多见,可发生在药物相关性 AIN 中,有文献报道,AIN 患者中出现典型的三联征的仅 5%。

【辅助检查】

1. 尿液检查

蛋白尿多小于 1g/24h,但在 NSAIDs、氨苄西林、利福平、干扰素等药物引起的 AIN 中,部分患者可出现大量蛋白尿,尿中可见白细胞或白细胞管型。药物引起 AIH 者为无菌性血尿。根据累及小管的部位及程度不同而表现不同肾小管功能异常。常见有肾性糖尿、低渗尿、Fanconi 综合征、肾小管性酸中毒、尿电解质异常等。血液检查血肌酐和尿素氮升高与肾脏损伤程度有关,可出现以高钾血症,高氯性代谢性酸中毒。一般为轻中度贫血、血小板减少较少见。

2. B 超

B 超显示肾脏呈正常大小或体积增大,皮质回声增强,同于或高于肝脏回声。但这些表现并非 AIN 所独有,因此 B 超对 AIN 的诊断没有特异性。

3. ^{67}Ga 扫描

Linton 等的研究中,所有 11 名 AIN 患者在 48h 内均出现^{67}Ga 摄取的增多。根据此后其他一些文献报道,^{67}Ga 诊断 AIN 的敏感性仅 58%~68%,特异性也不高。因此,^{67}Ga 放射性核素扫描并非诊断 AIN 的一个理想指标。然而,在这些文献报道中,急性肾小管坏死患者极少出现^{67}Ga 放射性核素扫描阳性,因此,许多学者认为,该检查对鉴别急性间质性肾炎和急性肾小管坏死有一定意义。

【诊断与鉴别诊断】

出现不明原因的急性肾功能衰竭时要考虑 AIN 的可能。有感染或药物应用史、有临床表现、实验室及影像学检查,肾脏病理仍然是诊断 AIN 的金标准。

【治疗】

1. 去除诱因

控制感染、及时停用相关药物、处理原发病是急性间质性肾炎治疗的第一步。许多患者在感染控制或停用相关药物后病情可以得到不同程度的自行好转。

2. 对症支持治疗

在去除病因的同时应该给予对症支持治疗,维持水、电解质平衡、纠正代谢性酸中毒。对急性肾功能不全的患者应注意调节血容量以保证足够的尿量,同时避免水负荷过多。此外还应注意防治并发症。

3. 激素治疗

药物相关性 AIN 及感染相关性 AI 感染控制后病情无好转时均应使用激素治疗。一些较小型的非随机对照的分析认为激素治疗 AIN 疗效明显，一些回顾性研究也表明，使用糖皮质激素能改善肾功能，病理改变减轻。而也有一些分析则认为是否使用激素与患者病情改善程度及转归无关。特发性 AIN 及免疫疾病引起的急性间质性肾炎，激素的疗效是肯定的。AIN 激素治疗一般采用 0.5～1.0mg/(kg·d)口服，在 4～6 周内减量直至停用。少数报道甲泼尼龙冲击疗法有效，剂量为 0.5～1.0g/d，静脉滴注，使用 3～5d。

4. 免疫抑制剂

AIN 治疗一般无需使用免疫抑制剂，也有报道认为，若激素治疗 2～3 周仍无效，可考虑加用免疫抑制剂，如环磷酰胺(CTX)或环孢素，但无论有效与否使用均不宜过长时间。

5. 血液透析

少尿、血尿素氮>21mmol/L(60mg/dl)或血肌酐>442μmol/L(5mg/dl)、高血钾患者时应尽早开始透析。无少尿且临床情况较稳定者，不需紧急透析，可治疗观察肾功能恢复，但如保守治疗欠佳应尽快开始透析。

6. 血浆置换

有学者认为，在部分抗肾小管基底膜抗体阳性，免疫荧光检查示 IgG 沿肾小管基底膜呈线样沉积的患者中；以及自身免疫病引起的急性间质性肾炎，如狼疮性间质性肾炎中，血浆置换可能是一个有效的方法。

7. 其他

有文献报道，使用抗肿瘤坏死因子-α 抗体 infliximab 治疗 1 例激素无效的结节病间质性肾炎患者取得了明显疗效，为这部分患者治疗提供了一条新的方法。此外，氧自由基清除剂、多种生长因子对急性间质性肾炎的治疗作用也有探索。

【预后】

大多数急性间质性肾炎的患者预后较好，而病理损害较重或治疗不及时、治疗方法不当者，可遗留肾功能不全而造成永久性肾功能损害。

第十二节　特发性肾小管间质性肾炎

特发性肾小管间质性肾炎是一种原因不明的急性间质性肾炎，临床以非少尿性急性肾衰竭为主要特征，部分病例伴有单侧或双侧的眼葡萄膜炎史，称为肾小管间质性肾炎-葡萄膜炎(tubulointerstitial nephritis uveitis，TINU)综合征，1975 年由 Dobrin 等首次详细阐述该病。

【流行病学】

多见于女性、中青年患者。

【免疫病理】

目前，特发性肾小管间质性肾炎的病因及发病机制尚未清楚。多数研究认为，该病的发病机制与机体的免疫反应有关。有资料提示,体液免疫和细胞免疫都可能参与了发病过程,在部分特发性急性间质性肾炎患者血液中可检出免疫复合物和抗肾小管基底膜抗体。肾间质浸润的炎性细胞为 $CD4^+$ 及 $CD8^+$ T 细胞,由此推测,迟发超敏反应为其主要的发病机制。此外,药物、感染、炎性疾病如类风湿关节炎、甲状腺功能亢进症、原发性甲状旁腺功能亢进症和原发性干燥综合征可与 TINU 综合征的发病有关。少部分 TINU 综合征患者还存在遗传倾向性。

【组织病理】

特发性肾小管间质性肾炎的病理改变表现为肾脏的间质水肿,弥漫性淋巴细胞和单核细胞浸润,肾小管上皮细胞退行性变。尿沉渣试验可见白细胞管型、蛋白管型和颗粒管型等。大多数患者的免疫荧光检查呈阴性。

【临床表现】

单纯的特发性肾小管间质性肾炎为非少尿性急性肾衰竭,突然出现的肾小管功能损害及急性肾衰竭,多无少尿与高血压,常伴尿钠排泄增加和代谢性酸中毒,因而易忽略急性肾衰竭的诊断。其中 1/3 的患者可合并眼葡萄膜炎,多为双侧眼球发病,多于肾脏受累发病后数周至 4 个月发生,以非肉芽肿型为主,易复发。非特异的临床表现包括,疲劳、不适、食欲减退、腹痛、发热、贫血等。肾炎通常会加快眼葡萄膜炎的进展,大多可以自发缓解或对系统应用肾上腺皮质激素(激素)的治疗反应好。眼色素膜炎可先于、同时或后于肾病出现及骨髓淋巴结肉芽肿,与药物过敏性间质性肾炎不同。

【辅助检查】

血尿、蛋白尿少伴有伴管型,尿蛋白 $< 1g/d$,呈选择性蛋白尿。特发性间质性肾炎患者的尿液检查多呈轻度蛋白尿无菌性白细胞尿及血尿,可见白细胞、少量红细胞和白胞管型。24 小时尿蛋白多少于 1g。

B 超及肾活检病理类型有助于诊断和判断预后。

TINU 综合征通常与严重的炎症反应有关。表现为白细胞增多、贫血、ESR 增快。有学者发现,某些 TINU 综合征的成人患者急性期存在持续的低补体 C4 血症。

尿 β_2 微球蛋白、视醇结合蛋白、N-乙酰-β-葡萄糖苷转移酶增高,尿电解质泄增加,低渗透压尿。血清肌酐及血尿素氮升高。文献报道特发性间质性肾炎患者常出现高 γ 球蛋白血症。

【诊断与鉴别诊断】

特发性肾小管间质性肾炎的诊断:临床上突出表现为小管功能障碍,如糖尿、低渗透压尿等,多有急性肾衰表现及轻度蛋白尿、血尿。无系统性疾病,3 个月内无药物接触或感染性疾病史。肾活组织病理检查(活检)见肾间质肿,伴弥漫或多灶性炎性细胞主要是单核、淋巴细胞浸润,肾小管上皮细胞变性坏死或灶状萎缩,而肾小球肾血管相对正常。免疫荧光检查未见肾小管基底膜有疫球蛋白沉着。

鉴别诊断:①主要与急进性肾炎急性肾小管坏死、狼疮肾炎相鉴别。②如为伴有肉芽肿TINU 综合征,需与结节病、结核、韦格纳肉芽肿鉴别。

【治疗】

且多数患者单予激素治疗就可获得显著疗效,激素治疗 1~2 个月后肾功能多能恢复正常。治疗使用的激素剂量较常规为多,如泼尼松每日 40~80mg,可用甲泼尼龙大剂量冲击疗法,甲泼尼龙 500mg 连续 3 日,以后改用泼尼松口服维持。另外,保持水、电解质平衡,纠正代谢性酸中毒,防止发生并发症。血清肌酐超过 400μmol/L、高钾血症者应给予透析治疗。

【预后】

儿童患者大多预后较好。部分 TINU 综合征合并慢性纤维化肾病者的预后差,遗留有不同程度的肾功能异常。

(许冬梅　张成银)

第十三节　急性过敏肾间质肾炎

急性过敏肾间质肾炎(allergic tubulo-interstitial nephritis)为双侧淋巴细胞、单核细胞伴嗜酸细胞浸润为特征的过敏性炎症,肾小管常出现退行性变、甚至坏死。多与药物过敏有关。

【流行病学】

急性过敏性间质性肾炎的确切发病率不清楚,因临床表现不特异,诊断常需肾活检证实。文献报道急性过敏性间质性肾炎约占病因不明急性肾功能衰竭的 8%～13%,已成为较常见的肾脏病之一。

【免疫病理】

偶可查出抗肾小管基底膜(TBM)抗体,多见于异体肾移植受肾者。药物过敏性间质性肾炎患者血液循环中也可有抗 TBM 抗体,以 IgG 为主。血清 IgE 水平升高。肾间质出现嗜碱、嗜酸性白细胞,提示速发超敏反应参与了本病的发病。药物作为半抗原由近端肾小管排泌时与肾小管基底膜结合,从而诱导抗 TBM 抗体的产生。急性过敏性间质性肾炎的肾脏以间质水肿及单核、淋巴细胞浸润为主,提示细胞免疫介导也参与发病。

【组织病理】

病变呈双肾弥漫性分布。光镜见肾间质水肿、伴有弥漫或灶状淋巴细胞、单核细胞浸润,伴有多少不等的嗜酸粒白细胞和中性粒白细胞浸润。有时可见上皮细胞肉芽肿。肾小管不同程度的退行性变、坏死或再生。肾小球多正常。免疫荧光可见 IgG 和 C3 沿肾小管基底膜呈线形沉积。肾小球滤过率下降是由于:①肾间质水肿,肾内压力增高使肾小球滤过率下降。②肾小球滤过液通过损伤的肾小管反向漏入间质,使肾小球滤过压进一步降低。③肾小管损伤使钠和水重吸收减少,通过球管反馈作用使肾小球滤过率下降。④肾间质浸润的细胞于局部产生血管收缩物质致肾缺血,肾小球滤过率下降。

【临床表现】

常伴全身过敏反应。药物疹出现者占 25%～50%,表现为多形性红斑,痒疹或脱皮样皮疹。药物热多在用药第 3～5 天出现。一般在感染发热消退后又出现第二个体温高峰,且不能再用感染解释。血液嗜酸性白细胞升高可达 80%。30% 的患者发热、皮疹和嗜酸性白细胞升高。同时可伴有肝功能,尿常规及肾功能异常。20%～50% 患者呈少尿型急性肾功能衰竭,老年患者多见。除肾小球滤过率下降、血肌酐升高及尿素氮上升外,肾小管功能损害很突出。可呈近端肾小管功能障碍,表现为肾性糖尿、氨基酸尿、高氯性代谢性酸中毒;也可呈远端肾小管功能障碍,尿酸化功能减退,出现等渗尿、失钠肾病和排钾障碍等。

【辅助检查】

1. 尿常规化验

血尿,占 95%,1/3 有肉眼血尿。尿中可出现嗜酸粒细胞,偶有白细胞管型。多为轻或中度蛋白尿。可有尿糖阳性,而血糖正常(肾性糖尿)。

2. 血常规

可有白细胞增高,特别是嗜酸粒细胞绝对值增高。肾功能异常:表现为 BUN、Cr 升高,肾小管性酸中毒、低钾、高氯等。

3. B 超检查

双肾大小正常或增大。

【诊断与鉴别诊断】

(一)诊断

①有过敏药物使用史;②有全身过敏反应;③尿检查异常:无菌性白细胞尿、可伴有白细胞管型、肉眼或镜下血尿,轻度至中度蛋白尿;④于短期内出现进行性肾功能减退,近端和(或)远端肾小管功能损伤;凡具备以上①②③和(或)④者,临床诊断可成立。对可疑病例,需肾活检确诊。

(二)鉴别诊断

1. 急性肾功能衰竭的鉴别

急性肾小球肾炎、急进性肾小球肾炎、原发性肾病综合征、狼疮性肾炎及急性肾小管坏死所致的急性肾衰,均具有急性肾功能衰竭的共同表现及各自原发病的特殊表现。

2. 嗜酸粒细胞尿

嗜酸粒细胞尿除见于过敏性急性间质性肾炎外,还可见于感染后肾小球肾炎、IgA 肾病、梗阻性肾病、肾盂肾炎、前列腺炎、肾移植后急性排异和动脉粥样硬化栓塞性疾病,应注意鉴别。

【治疗】

1. 去除病因

急性药物过敏性间质性肾炎必须首先停用过敏药物并以后禁止再用。

2. 支持治疗

包括透析疗法,帮助患者度过肾功能衰竭危险期。

3. 糖皮质激素

泼尼松 30～60mg/d,用药 1 个月左右,用药剂量不宜过大、时间不宜过长。

4. 其他

细胞毒类药物,如环磷酰胺、环孢素可试用于治疗肾功能进行性恶化的患者。但用药时间不宜过长,防止此类药物的毒副作用。

【预后】

多数过敏性急性间质性肾炎预后良好,病变是可逆性的。糖皮质激素配合透析疗法,可使病情迅速好转。部分患者遗留肾功能不全,最终进展到终末期肾衰。

(许冬梅)

第十四节　输尿管膀胱免疫病分类

输尿管膀胱免疫病是一类原因不明的非感染性炎症和增生,最终可导致硬化挛缩。膀胱以下的尿道硬化不但会影响排尿还同时影响男性生殖功能,这类疾病男性患者多纳入泌尿外科。女性好发生尿失禁,严重者纳入妇产科。纳入专科免疫病诊治仅是一个开端。

原发输尿管膀胱免疫病有:①腹膜后纤维化;②特发性输尿管炎;③输尿管淋巴囊肿;④间质性膀胱炎;⑤硬化性膀胱炎;⑥嗜酸性粒细胞膀胱炎;⑦变应性膀胱炎;⑧原发尿道淀粉样变性。

继发输尿管膀胱免疫病有:①系统性红斑狼疮;②血管炎病;③结节病;④克罗恩病;⑤嗜酸粒细胞肉芽肿;⑥淀粉样变性。

第十五节　特发间质性膀胱炎

特发间质性膀胱炎(idiopathic interstitial cystitis)是指不明原因的膀胱挛缩、硬化。该病可以免疫病独立存在,也可与系统性自身免疫病并存。间质性膀胱炎可见于:纤维增生性膀胱炎,膀胱挛缩症,膀胱硬化症。继发的间质性膀胱炎见于:系统性红斑狼疮,干燥综合征等。

【流行病学】

特发性间质性膀胱炎多见于女性,男女患病比例约为 1:10。患病年龄在 30～70 岁,高峰30～50 岁。由于诊断标准的不同和医务人员缺乏经验等原因,从患病到确诊常延误几年时间。患病率在美国为每年 2.4/10 万人,芬兰为 1.2/10 万人,我国无确切数据。

【免疫病理】

以前多认为与泌尿系统感染有关,如结核感染。但最近大多数学者认为患者尿液正常,感染并非膀胱壁纤维化的主要病因。有学者认为盆腔外科手术或感染产生的淋巴管梗阻是其病因,而许多患者没有这样的病史。亦有学者提出是由于血栓静脉炎伴膀胱和骨盆内脏器急性炎症,长期精神冲动产生小动脉的痉挛也会导致器官缺血坏死,还可能与内分泌因素有关。

目前,大量的证据认为间质性膀胱炎是一种自身免疫胶原性疾病。Oravisto 等研究了 54 例该病女性患者,发现 85% 患者有抗核抗体阳性,且有相当数量的患者具有反应素型的过敏反应,有对药物的超敏性。这可以解释糖皮质激素治疗有效。近来肥大细胞和膀胱表面氨基酸糖苷在间质性膀胱炎中的作用受到注意,正进行这方面的研究。

青壮年到中年女性患者占大多数,提示免疫异常的背景。有病例发现膀胱小血管壁有免疫复合物沉着,但抗体与本病的相关机制仍不清楚。应用 ELISA 法测定间质性膀胱炎(IC)患者和正常对照者尿液中上皮生长因子(EGF)、胰岛素样生长因子(IGF1)、胰岛素样生长因子结合蛋白 3(IGFBP3)及肝素结合的上皮生长因子(HB-EGF)的水平。结果尿液中 HB-EGF 浓度 IC 组明显低于对照组患者。IC 患者 EGF、IGF1 和 IGFBP3 水平均明显升高,差别有显著性意义。研究认为尿液中上皮细胞生长因子的变化与间质性膀胱炎有关。用 Bq 杂交瘤细胞株增殖分析法测定 71 例 IC 的尿标本 IL-6 水平,结果 IC 的 IL-6 较对照组明显升高,再与临床指标进行比较,IL-6 水平与患者疼痛评分成正比。患者排出尿中 IL-6 水平增高,而用膀胱镜收集的输尿管尿中IL-6 不升高,提示 IL-6 是膀胱中活性细胞的产物。原位杂交分析表明 IL-6mRNA 表达细胞位于膀胱间质,上皮质及血管壁。有作者认为 I 型变态反应膀胱炎症,其发病机制同 I 型变态反应。但荧光抗体法检查血管壁免疫球蛋白和补体沉积,发现自身免疫损伤导致的血管炎参与炎症。

有报告抗膀胱抗体和抗着丝点抗体等自身抗体的滴度升高,抗 RNP 和抗 SS-A 抗体也有升高。

【组织病理】

膀胱黏膜下炎症细胞浸润和水肿,小血管增生,肌纤维和血管周围可见到炎性细胞浸润。病情进展病例伴有肌纤维脱落和纤维化。免疫荧光检查血管壁可有免疫球蛋白或补体沉积。消化管黏膜活检为非特异性的炎症表现,但也有病例见黏膜下组织血管的补体成分沉积,提示膀胱和肠管的损害机制类似。

【临床表现】

本病的初期表现为膀胱炎样症状,尿检查无异常可同时有间质性膀胱炎和非特异性的消化系统症状。膀胱症状表现为尿频、尿痛、残尿等。肾盂积水可能是膀胱三角区浮肿造成的尿道开口部狭窄导致。膀胱纤维化往往在病情较轻时即出现。消化系统病变可同时或先于膀胱病变出现,以腹泻、腹痛、呕吐、吸收不良等开始,病情进展出现麻痹性肠梗阻孔,消化道穿孔、出血,大量腹水腹部胀满。

【辅助检查】

1. 尿常规及尿生化

一般无异常,部分患者有肉眼或镜下血尿;尿细菌培养及脱落细胞学检查无异常。

2. 经尿道造影

膀胱容量下降,膀胱壁不平整、肥厚,萎缩;输尿管移行部狭窄可造成双侧肾盂积水或输尿管积水。

3. 膀胱镜检查

有不同程度的膀胱容量减少。扩张膀胱后镜检,可见膀胱壁散在性淤斑,呈小片状。黏膜下可见分布不均之小血管球、血管扩张,有的可累及整个膀胱。放水后再快速注水,见黏膜血管增多,有的呈网状或点状出血。尿流动力学检查:膀胱容量下降,膀胱顺应性降低,未提示膀胱逼尿肌不稳定。非特异性膀胱炎很少有膀胱溃疡出现。

【诊断与鉴别诊断】

(一) 诊断

本病好发于青中年女性,有膀胱炎样症状而尿检查无异常,确诊靠影像学检查和膀胱镜检查,表现为膀胱容量下降,膀胱壁肥厚,散在点片状淤血。不明原因的输尿管移行部狭窄,双侧肾盂积水和(或)输尿管积水。

(二) 鉴别诊断

膀胱结核也可表现为膀胱真性溃疡,常累及患肾侧输尿管口周围,可有脓尿出现,尿沉渣检查可找到结核杆菌,泌尿系造影显示肾结核的典型改变。

寄生虫病引起的膀胱溃疡类似间质性膀胱炎的表现,一般男性多发,根据尿中找到虫卵或典型的膀胱病理特征可做出诊断。尿中常见脓细胞及感染菌,抗生素治疗有效。

【治疗】

大剂量激素治疗有效,早期开始治疗的病例,膀胱功能恢复良好。但治疗延迟的病例膀胱功能的改善往往不显著,晚期必须进行肾造瘘等外科治疗。间质性膀胱炎的可逆阶段是在高度纤维化以前开始治疗非常关键。

激素抵抗的病例可以施行激素冲击疗法。口服环磷酰胺（CTX），CTX静脉冲击。AZA、MTX、CsA、二甲基亚砜等膀胱内注射疗法。血浆交换疗法；大剂量γ球蛋白静脉滴注疗法等，均有散发报告病例，尚无大样本的研究。有的病例对以上治疗均不敏感。

【预后】

间质性膀胱炎患者大多数能够通过保守治疗取得明显疗效。部分需通过手术治疗。

（王占奎）

第十六节　原发尿道淀粉样变性

淀粉样变性是由多种原因诱导的以特异性糖蛋白纤维在全身各种组织或器官细胞外沉积为特征的一种代谢性疾病。

【流行病学】

原发性尿道淀粉样变性罕见。

【免疫病理】

原发性尿道淀粉样变性的发病机制目前还不清楚。与免疫球蛋白变性有关，致病蛋白的前体主要为免疫球蛋白的轻链部分及片段，对间胚叶组织亲和力较强，免疫功能低下或受到抑制时对淀粉样蛋白沉积有促进作用。淀粉样物质是蛋白质和硫酸软骨素的化合物，通过何种机制形成，尚未彻底明了。

【组织病理】

病理特点主要是病灶部位黏膜固有层及黏膜下结缔组织内有HE染色均匀或不均匀红染的无结构物质，刚果红染色阳性。

【临床表现】

多表现为排尿不畅，加重时可伴尿痛。体检可触及条索状肿物，质硬，有触痛。输尿管镜检见尿道内有环形粉黄色棘状赘生物，质稍硬。

【辅助检查】

B超检查对了解病变部位和范围有一定帮助，但不能确诊。尿道镜检查可见尿道内黏膜局灶性、广基无蒂的肿块中央部呈粉黄色，质地较硬，弹性差。本病临床表现及尿道镜观察易与尿道肿瘤混淆，确诊需依靠病理学检查和特殊染色。

【诊断与鉴别诊断】

结合临床症状及活检病理可诊断。尿道淀粉样变性病。在麻醉下行输尿管镜下尿道赘生物电灼术前，用异物钳钳夹少许组织送病理，刚果红染色阳性，可证实为淀粉样变性。

【治疗】

目前对原发性尿道淀粉样变性的治疗还没有一个标准的方案，由于该病为良性病变，治疗原则为去除病灶、解除梗阻和防止复发。外科手术法有电灼或电切除等，解除梗阻，定期行尿道扩张及尿道镜检查。

第十七节 炎症相关肾动脉狭窄

肾动脉狭窄(renal artery stenosis)指肾动脉直径的缩小,是引起肾血管性高血压和缺血性肾病的一组疾病。肾动脉直接或间接受病变侵犯或压迫均可造成狭窄。肾动脉狭窄常见病因有三种:①动脉粥样硬化。②纤维肌性发育异常。③大动脉炎。其中引起非先天性肾动脉狭窄的主要原因是动脉粥样硬化和大动脉炎。老年人以动脉粥样硬化为主,占65%~70%。年轻人以纤维肌性发育异常和大动脉炎多见。年龄超过50岁并伴有肾外动脉粥样硬化证据的年老病人,肾动脉硬化狭窄已是终末期肾衰竭的主要原因之一。因此本章节将主要讨论炎症相关动脉粥样硬化性肾动脉狭窄。

炎症相关动脉粥样硬化肾动脉狭窄

动脉粥样硬化性肾动脉狭窄(atherosclerotic renal artery stenosis,ARAS)是一种常见的进展性的疾病,也是缺血性肾病的主要原因,多累及一侧或双侧肾动脉,患者常合并某种程度的高血压和肾功能不全。

【流行病学】

肾动脉狭窄是一组由不同病因引起的临床疾病。西方国家70%~90%的肾动脉狭窄是由动脉粥样硬化引起的。我国学者于20世纪80年代的研究表明,大动脉炎为我国肾动脉狭窄的首位病因,占61.9%。我们的研究显示,大动脉炎是20世纪90年代前肾动脉狭窄的首要病因。20世纪90年代后,随着检查手段的提高,更多的肾动脉狭窄患者被诊断。大动脉炎病例的绝对数在1990年前、后的各10年间较稳定,但在肾动脉狭窄中所占的比例在1990年后明显下降。而ARAS无论病例数还是在肾动脉狭窄中所占的比例在近10余年来均明显上升。动脉粥样硬化已取代大动脉炎成为目前肾动脉狭窄的首要病因。这与近年来我国动脉粥样硬化性疾病发病率升高的趋势相符。西方国家的数字显示,由ARAS引起的缺血性肾脏病在透析患者中所占的比例,已由80年代的8%升至目前的16.5%。

【免疫病理】

近年多数学者倾向于支持"内皮损伤反应学说",认为引起动脉粥样硬化的共同路径是各种危险因素导致动脉内膜内皮细胞损伤。内皮细胞完整性被破坏有利于脂质沉积和血小板黏附,而且内皮细胞表面黏附分子水平变化以及内皮下抗原的暴露等引起局部细胞因子释放,刺激平滑肌细胞和成纤维细胞增殖。动脉粥样硬化是血管壁对多种损伤因素的慢性炎性反应过程。参与动脉粥样斑块形成的各种细胞产生的多种细胞因子在这一过程中起着重要的促进和调节作用。其中主要有血小板源生长因子(PDGF)、IL-1β、IL-6、TNF、IFN-γ等。PDGF可促进平滑肌细胞迁移和增殖。IL-1和TNF在动脉粥样板块中大量表达,两者均可诱导白细胞和血小板与内皮细胞黏附。斑块内的T淋巴细胞分泌的IFN-γ能刺激巨噬细胞分泌IL-1β、IL-6、TNF,还能诱导巨噬细胞及平滑肌细胞表达MMPs,是破坏斑块稳定性的主要细胞因子。另外研究还发现,CD40/CD40L广泛存在于动脉粥样硬化(AS)斑块的各种细胞中。CD40/CD40L在T淋巴细胞和B淋巴细胞的活化及其介导的体液免疫过程中起重要作用,CD40/CD40L相互作用是淋巴细胞之间传递炎症和免疫信号的重要途径。在正常动脉未发现CD40L,仅在内皮细胞有少量CD40表达。在人类AS发生过程中,CD40/CD40L在T淋巴细胞、内皮细胞(ECs)、平滑肌细胞(SMCs)和巨噬细胞等表达的始动原因,目前尚未明确。氧化低密度脂蛋白(ox LDL)、长期感染(如衣原体感染和微生物抗原)的慢性刺激、血流动力学异常、热休克蛋白、细胞因子特别是γ干扰素(IFN-γ)均可能是它的促发因素。此外,CD40/CD40L 还可正反馈的促进其自身的表达。而人类 AS 斑块内的 ECs、SMCs 和巨噬细胞均表达 CD40/CD40L。斑块内的 CD4⁺ T 细胞也表达 CD40L,表明 T 淋巴细胞处于激活状态。体外细胞实验也证实,人血管 ECs、SMCs 和单核-巨噬细胞在无血清条件下也能表达这两种蛋白质,并在各种细胞因子如 ILβ、TNF-α 和 IFN-γ 刺激下表达明显增强。另外实验研究还发现 CD36 在 AS 病变中表达明显增加。在 CD36 基因缺陷的患者中,单核细胞源性巨噬细胞对 ox-LDL 的摄取率下降 40%,提示 CD36 的表达在 AS 中有重要意义。Nakata 等取离体人动脉壁组织并分离出其中巨噬细胞进行体外研究时发现,在 AS 病变中,表达 CD36 的细胞总是在损伤中央部,有泡沫化趋势,但在损伤表面几乎检测不到 CD36 的表达。因此推测,CD36 可能是在 AS 晚期发挥作用,随着病变中脂质含量增加 CD36 上调,有助于泡沫细胞形成。这些都提示,CD36 与脂质代谢及代谢紊乱有密切关系,CD36 在单核细胞分化、脂肪酸运输中都有很重要的作用。CD36 与 LDL 结合后被内吞加工,进而激活 PPAR-γ,激活的 PPAR-γ 与 9-顺式维 A 酸受体形成二聚体,为脂代谢有关的转录调节因子。CD36 受体启动因子调节 CD36 mRNA 转录,促进单核细胞分化和对 ox-LDL 摄取。同时也观察到,PPAR-γ 在 AS 病变的泡沫细胞有较高表达,进一步说明 CD36 与泡沫细胞形成关系密切。内皮损伤或血清胆固醇水平过高导致大量以 LDL 为主的脂质颗粒沉积于动脉内皮下;这些沉积的脂质颗粒随后被修饰标记并吸引血液中的单核细胞、淋巴细胞等迁移至内皮下;迁移至内皮下的单核细胞转化为巨噬细胞并大量吞噬修饰的脂质颗粒;如果超过 HDL 等把胆固醇向内膜外转运的能力,则巨噬细胞形成的泡沫细胞最终死亡;大量死亡泡沫细胞聚集形成脂池并吸引动脉中层的平滑肌细胞迁移至内膜,随后平滑肌细胞由收缩型衍变为合成型并产生大量胶原和弹力纤维等包裹脂池形成典型粥样硬化病变。

【组织病理】

动脉粥样硬化性肾动脉狭窄所致的缺血性性改变主要表现为小管上皮细胞剥脱、凋亡或灶性坏死,小管萎缩,小管基底膜多层化,局灶性间质炎症反应,肾小动脉中层增厚及玻璃样变,弓形动脉纤维性组织变性,动脉栓塞。肾小球改变多继发与小管与血管改变,而且出现较晚,最后也可发生肾小球硬化。长期慢性缺血可逐渐导致肾单位纤维化或斑片状肾皮质瘢痕形成,并导致整个肾单位萎缩。

【临床表现】

ARAS 主要表现为顽固性高血压、进行性肾功能减退。部分患者有反复发作的慢性心力衰竭或肺水肿。ARAS 常合并冠心病、周围血管病变、糖尿病和高脂血症等,以中老年人多见。

1. 高血压

发病率为 45%～93%。当肾动脉狭窄程度大于 50% 时,93% 的患者可出现高血压,部分患者可表现为恶性高血压。反复难以控制的高血压仍被认为是肾动脉狭窄的重要线索。ARAS 高血压的特点:突发的高血压,大于 55 岁发病的高血压,多以舒张压增高为主,缺乏家族史;先前血压正常或血压控制良好者突然出现中-重度高血压,用利尿药后血压反而上升。ARAS 不一定都有高血压。

2. 肾脏损害

ARAS 是中老年人慢性肾衰竭的常见病因之一,占透析患者的 12%～24%。当肾动脉狭窄达 50% 时,即可影响肾脏灌注压,达 70% 时肾血流量减少使肾小球滤过功能下降。随着肾动脉狭窄加重或闭塞,可发生缺血性肾病,表现为肾萎缩和肾功能损害。74% 病人出现蛋白尿,定量常小于 1g/24h。一般无明显血尿，常有夜尿增多和低渗尿等肾小管间质损害表现。ARAS 患者肾功能损害通常是缓慢进行性减退，生存率随着血清肌酐水平的增高而降低，双侧较单侧肾动脉狭窄更易进展到终末期肾衰竭。

3. 反复发作的急性肺水肿或充血性心力衰竭

发病率可达 17%～34%，可能因严重高血压导致高血压性心脏病，加之肾功能不全的发展，排钠和水受限，在慢性容量负荷增加基础上，短期血压增高可造成一过性肺水肿，多发生在双侧肾动脉狭窄的患者。

4. 合并全身动脉粥样硬化性血管疾病

ARAS 患者常常伴发冠心病、脑血管病以及周围血管损伤。其中冠心病合并肾动脉狭窄达 15%～22%。

【辅助检查】

ARAS 缺乏特征性临床症状，诊断往往依赖于影像学检查。目前 ARAS 的检查可分为有创性和无创性两类。

（一）肾血管造影

肾血管造影是 ARAS 诊断的金标准，不仅能够清楚地看到肾动脉狭窄的存在，而且还可以观察肾动脉远端逆行性充盈及侧支循环，但是对于弥散性肾动脉狭窄，肾动脉造影不能准确地反映狭窄程度。方法包括：传统主动脉造影，动脉内数字减影血管造影，二氧化碳血管造影。由于常规动脉造影需用造影剂较多，有导致造影剂肾病的危险，目前多结合使用数字减影技术血管造影以减少造影剂用量。肾血管造影是一种有创性检查，有引起造影剂肾病及胆固醇栓塞的可能，一般不作常规筛选性检查。

（二）肾脏血管彩色多普勒超声检查

肾脏血管彩色多普勒超声检查是 ARAS 最简便的筛选方法。可以在形态学及血流动力学两方面进行观察，68% 的肾动脉狭窄能够被确诊。该方法简便易行、无创伤，适用于人群普查和筛选。适合于有肾功能损害的患者或行介入及手术治疗前后的对照和追踪观察，不足之处假阳性和假阴性较多。

（三）螺旋计算机断层扫描造影（SCTA）

SCTA 是一种可靠的非创伤性检查手段，对肾动脉和副肾动脉显影较好。三维重建技术使得直接显示血管分支的敏感性和特异性达到了 90%～99%。主要缺点是造影剂较多且有肾毒性，风险性较大。

（四）磁共振血管成像（MRA）

MRA 是一种不用造影剂就能显示肾血管和肾实质的影像。具有较高的分辨率，还可以测量血流速度和肾小球滤过率。敏感性和特异性均可达到 90% 以上。此项检查为非侵入性的。

（五）其他

卡托普利肾动态显影，血管内超声显像（IVUS）等。

【诊断与鉴别诊断】

（一）诊断

目前尚无公认的诊断标准，一般可通过临床表现、实验室检查和影像学检查来诊断。笔者提出如下诊断要点：

年龄<30岁或>50岁时发生高血压,年轻人严重的高血压,高血压突然发生或突然增高(舒张压>120mmHg),无明显家族史。

恶性高血压,常伴有明显眼底改变。

严重的高血压对常用的降压药无效,有不明原因的肾损害,经血管紧张素转化酶抑制剂治疗,部分患者肾功能反而恶化。

严重的高血压常伴有低血钾。

影像学检查是 ARAS 诊断的金标准。

(二)鉴别诊断

1. 肾动脉先天性发育不良

一般为肾动脉全段变细,可伴肾发育不良,肾体积缩小。

2. 纤维肌性发育不良

多见于年轻人,女性多见,有纤维肌性发育不全的家族史。其所致肾动脉狭窄多位于中或远端1/3向心性狭窄,多伴有狭窄后扩张。肾动脉造影呈串珠状为纤维肌性发育不良的典型表现。主动脉或其他动脉无狭窄及扩张等异常表现。

3. 多发性大动脉炎

年轻女性多见,多在30岁以后。多有风湿、结核病史,常伴四肢多发性动脉狭窄。病变累及动脉全层,以中膜最重。肾动脉狭窄多位于肾动脉起始部,狭窄段光滑成管状,常有狭窄后扩张,侧支循环较广泛。主动脉同时有狭窄或扩张,甚至有动脉瘤。

【治疗】

治疗原则　首先选择一般内科治疗,若无效或效果不佳则根据患者具体情况及病理改变采用手术治疗。

(一)药物治疗

①血管紧张素源性高血压,主要选用 ACEI 类降压药,注意老年人及肾功能不全的病人要减量。其他如钙离子拮抗剂、β受体阻断剂等可选用。容量性高血压,选用氢氯噻嗪、呋塞米加储钾利尿药、低钠饮食。②其他治疗如控制高脂血症、糖尿病、吸烟等危险因素以及适当的抗凝、抑制血小板聚集等。

(二)外科治疗

外科治疗包括:①经皮腔内肾动脉扩张术(PTA)。②肾血管重建术。③离体肾动脉成形术。④肾切除术。

【预后】

ARAS 是慢性进展性疾病,12%～24%发展至终末期肾衰竭。资料显示不管是介入治疗还是手术治疗,单纯肾血管性高血压比伴有缺血性肾病的预后好,单侧比双侧 ARAS 存活率高,血管重建术前有肾功能不全的病死率是正常肾功能者的5倍。此外,年龄、吸烟、糖尿病等亦是影响预后的重要因素。

第十八节　Goodpasture 综合征

Goodpasture 综合征是一种以快速进展性肾炎、肺出血为临床特征的自身免疫性疾病。Goodpasture 综合征命名严格限制在同时具备下列 3 个条件者：①肺出血；②肾小球肾炎；③抗肾小球基底膜(GBM)抗体阳性。

【流行病学】

Ernest Goodpasture 于 1919 年首次报道 1 例患者在流感后咯血、贫血死亡，尸检证实患者存在肺出血及肾炎。1958 年 Stanton 及 Tange 建议将具有肺出血及肾炎的综合征命名为 Goodpasture 综合征。本病可发生于任何年龄，但以青年男性居多。

【免疫病理】

本病病因目前尚未完全明了，国内外学者均较肯定病毒感染，尤其是流感病毒 A 是引起本病的主要诱因。此后不断有文献报道接触某些药物如青霉胺，化学物质吸入如松节油、汽油、烃类及烷制剂亦可诱发本病。自 1965 年至今国内有 100 多例报道。1962 年，Steblay 等证实，Goodpasture 综合征的肾小球基底膜(GBM)损害是由抗 GBM 抗体介导的。患者的肾小球洗脱液中含有 IgG 抗体可与正常人的 GBM、球囊和肾小管基膜(TBM)结合引起免疫性肾损害。通过动物实验证实了本病为抗 GBM 抗体型肾炎。Goodpasture 抗原不仅见于 GBM，还有 TBM、肺泡内毛细血管基膜(ABM)及其他组织基膜，但具有致病作用的 Goodpasture 抗原主要分布于 GBM、TBM、ABM，可同时引起肾及肺病变。Goodpasture 抗原决定簇位于Ⅳ型胶原 α_3 链羧基端 NC1 结构域即 α_3(Ⅳ)NC1。该抗原具有隐匿性特征，对 Goodpastur 综合征抗体介导发病机制起着非常重要的作用。但该抗原如何暴露产生免疫应答损伤 GBM 及肺部尚不十分明了。推测在生理性 pH 条件下，Goodpasture 抗原隐匿在胶原 α_3(Ⅳ)NC1 结构域中，各种诱发因素均可刺激炎症细胞侵入 GBM 上皮细胞层，GBM 在细胞酶的作用下，胶原Ⅳ结构解离，暴露 Goodpasture 抗原决定簇，刺激抗体产生，导致免疫损伤。现已知 Goodpasture 综合征与 HLA-Ⅱ类抗原存在密切联系，Goodpasture 综合征患者中 90％～97％携带 DRB1·1501 或 DR4 等位基因。

【组织病理】

1. 肺部病变

光镜检查主要发现坏死性肺泡炎。肺泡间隔坏死断裂，肺泡广泛出血，内有含铁血黄素细胞。免疫荧光检查于肺泡基膜上可见 IgG 及 C3 呈连续或不连续线样沉积，由于肺组织背景荧光较强，有时判断较难。电镜检查可见肺泡毛细血管基底膜断裂、溶解，间质有水肿、出血、炎症细胞浸润、纤维化，未受累部位组织正常。

2. 肾脏病变

光镜检查多数病例表现为新月体肾炎。早期为细胞新月体，晚期为纤维新月体。极少数轻症病例也可呈现局灶性肾炎，甚至肾脏基本正常，仅免疫荧光阳性。在同一病理切片，新月体改变往往是一致的，迅速进展为终末期肾衰竭。肾血管正常，无血管炎表现。免疫荧光检查在 GBM、TBM 及肾小囊基膜上可见 IgG 呈连续线样沉积，2/3 病例还伴 C3 不连续线样沉积。电镜检查常见 GBM 断裂，无电子致密物沉积。也有个例报告免疫荧光检查无 IgG 和 C3 沉积。

【临床表现】

发病前部分患者有流感病毒感染或挥发性烃化物(如汽油)吸入史。多数患者肺部症状在先,可先于尿异常数周至数年,平均约 3 个月,或肺、肾病变同时出现,仅极少数患者首先出现肾病变。

1. 肺部表现

咯血极常见发生率高达 90％以上,常为疾病最早表现。上感、吸烟、吸入刺激气体易诱发咯血。咯血轻者仅痰带血丝,重者可窒息死亡。常伴随咳嗽及憋气。常出现发热,为吸收热是肺泡中血液蛋白成分被分解吸收导致发热。但可肺部继发感染。

2. 肾脏表现

呈急进性肾炎的表现:肉眼或镜下血尿,为变形红细胞血尿;蛋白尿,很少表现为大量蛋白尿;水肿及高血压;少尿或无尿,肾功能急剧恶化,数周至数月即进展到尿毒症期。但是,少数非新月体肾炎的轻症病例,仅表现为尿异常,个别早期病例还可尿化验正常,肾功能并无变化。贫血很常见,为低色素小细胞性贫血,贫血严重度常与咯血及肾衰竭程度不平行,其发生除与咯血失血及肾衰竭相关外,还与肺泡广泛出血后出现肺内铁沉积,铁转运受阻,导致缺铁性贫血.

【辅助检查】

1. 胸部 X 线片

可见肺门向两肺肺野扩散的蝶形阴影,肺尖及肺底很少受累。咯血控制后,此阴影能在 1~2 周内完全吸收,但是反复出血的晚期病例,却可呈现永久性弥漫网状结节影,提示肺间质纤维化。

2. 尿常规检查

蛋白尿可呈选择性或非选择性,尿沉渣中常有颗粒管型和透明管型。血尿可轻可重,尿红细胞位相检查以变形红细胞为主。

3. 肾脏活检

多为新月体,可以帮助明确诊断,辅助治疗。

4. 肾脏 B 超

观察肾脏的形态、大小,辅助诊断和便于鉴别诊断。

5. 抗 GBM 抗体测定

病初血清中抗 GBM 抗体滴度甚高,但血清抗体滴度高低与肺、肾病变轻重并不平行。以后抗体滴度逐渐下降,文献报道血清抗体平均 14 个月消失。检测抗 GBM 抗体常用如下 3 种方法:①间接免疫荧光试验:此法敏感性差,现已少用。②放射免疫试验:敏感性及特异性皆高,但要求一定试验条件,不易普及。③酶联免疫吸附试验:敏感性及特异性高,操作较简单,目前最为常用。除血清外,肺、肾组织洗脱液也能检测出抗 GBM 抗体。

6. 痰化验

可见含铁血黄素细胞。

【诊断及鉴别诊断】

(一) 诊断

确诊 Goodpasture 综合征需具备 3 个条件:肺出血、肾小球肾炎及抗 GBM 抗体阳性。由于肺出血与肾炎多不同时出现,给诊断带来一定困难,易漏诊。因其他病因也可引起肺出血和肾炎,易使诊断混淆而误诊。少数病例可呈隐匿性肺出血,应做如下检查:①支气管肺泡灌洗液寻找红细胞及含铁血黄素细胞;②^{59}Fe 肺闪烁扫描(因肺内出现"铁扣押",故扫描增强);③一氧化碳吸入试验,一氧化碳对血红蛋白有亲和力,故肺出血时对一氧化碳摄入增多;④由于糖尿病肾病及尸体肾组织免疫荧光检查也可见 GBM 上 IgG 成线样沉积,故要证实抗 GBM 抗体的存在,需做血清或肺、肾组织洗脱液化验。

(二) 鉴别诊断

1. 特发性肺含铁黄素沉积症

多发于儿童,无性别差异,病程长,不累及肾脏,血中无抗 GBM 抗体,肾肺活检基底膜上无 IgG 的线样沉积。

2. 急性链球菌感染后肾炎

常在发病 1~3 周,有咽部及皮肤等链球菌感染史,有水肿、高血压及尿改变。急性肺水肿时咳粉红色泡沫痰。肺部阴影多于 4 周末自行吸收。肾活检肾小球基底膜上有免疫复合物沉积。

3. 系统性红斑狼疮并发血管炎

此病血清抗 GBM 抗体阴性,而抗核抗体、抗双链 DNA 抗体及 Sm 抗体阳性,补体 C3 下降,肾组织免疫荧光检查见 IgG、IgM、IgA、C3、C1q 及纤维蛋白沉积"满堂亮"。

4. 韦格内肉芽肿

主要表现为灶性坏死性血管炎及灶性坏死性肾小球肾炎。此病血清抗 GBM 抗体阴性,而抗中性白细胞胞浆抗体(ANCA)阳性,肾组织免疫荧光检查无 IgG 及 C3 沉积。

5. 慢性肾小球肾炎合并左心衰

半数患者有高血压、贫血,胸片肺呈高密度絮状影,以肺门为中心向全肺延伸,早期出现心影增大,上腔静脉影增宽。

【治疗】

多数患者病情险恶,可因大咯血或尿毒症而死亡,故应尽早治疗。

1. 一般治疗

止血,抗感染,抗炎。

2. 激素治疗

主要应用糖皮质激素,口服泼尼松,重症者可用甲泼尼龙冲击治疗,甲泼尼龙0.5~1.0g 静脉滴注,每日或隔日 1 次,3～7 次为一个疗程,能减少抗体生成及抑制肺炎症、肾炎症。

3. 细胞毒类药物

环磷酰胺静脉注射治疗,$0.5～1.0g/m^2$,配合激素冲击疗法,效果较好,可使肾脏细胞新月体数量减少,肾功能好转。

4. 血浆置换

可以有效清除血中致病抗体,缓解病情。以正常人新鲜冰冻血浆或血浆白蛋白置换患者血浆,每日或隔日置换 1 次,每次置换 2～4L,直至患者循环中抗 GBM 抗体转阴,一般需置换 15 次左右。有研究表明,血浆置换与免疫抑制剂联用可使肺出血停止,肾功能改善,死亡率由原来的 75％降至 5％。疗效比单纯应用泼尼松及 CTX 治疗好。如果治疗及时,肾功能也常有不同程度好转。

5. 免疫吸附治疗

用 GBM 吸附柱及蛋白 A 吸附柱清除抗 GBM 抗体,其优点是可回输吸附后的自身血浆,而不必输注他人血浆或血浆制品。

6. 透析治疗

治疗无效的尿毒症患者可长期透析维持生命,也可在循环抗 GBM 抗体消失及病变静止后做肾移植。掌握移植时机很重要,若循环中仍有高滴度抗 GBM 抗体存在,则移植肾很可能发生肾炎。若患者发生致命性弥漫肺泡出血引起严重肺功能不全时,还可应用膜氧合器做临时心肺旁路进行急救。

【预后】

该病病情险恶,多数病例起病急骤,进展迅速,预后差,病死率高。

(许冬梅　张成银)

参 考 文 献

Benson MD, Liepnieks J, Uemichi T, et al. 1993. Hereditary renal amyloidosis associated with a mutant fibrinogen alpha-chain. Nat Genet,3(3):252-255.

Benson MD. 2005. Ostertag revisited: the inherited systemic amyloidoses without neuropathy. Amyloid,12(2):75-87.

Chen KH, Chang CT, Hung CC. 2006. Glomerulonephritis associated with chronic inflammatory demyelinating polyneuropathy. Ren Fail,28(3):255-259.

Cravedi P, Ruggenenti P, Sghirlanzoni MC, et al. 2007. Titrating rituximab to circulating B cells to optimize lymphocytolytic therapy in idiopathic membranous nephropathy. Clin J Am Soc Nephrol,2(5):932-937.

Drukker A. 1997. The progression of chronic renal disease: immunological, nutritional and intrinsic renal mechanisms. Isr J Med Sci,33(11):739-743.

Demircin G, Oner A, Erdogan O, et al. 2008. Long-term efficacy and safety of quadruple therapy in childhood diffuse proliferative lupus nephritis. Ren Fail,30(6):603-609.

Fervenza FC, Cosio FG, Erickson SB, et al. 2008. Rituximab treatment of idiopathic membranous nephropathy. Kidney Int,73(1):117-125.

Glik A, Douvdevani A. 2006. T lymphocytes: the "cellular" arm of acquired immunity in the peritoneum. Perit Dial Int,26 (4):438-448.

Haas M，Rahman MH，Cohn RA，et al. 2008. IgA nephropathy in children and adults：comparison of histologic features and clinical outcomes. Nephrol Dial Transplant，23(8)：2537-2545.

Kiperova B. 2003. The treatment of glomerular disease—a compromise between the standard and the individual approach. Nephrol Dial Transplant，18(Suppl 5)：v31-33.

Kuroki A，Iyoda M，Shibata T，et al. 2005. Th2 cytokines increase and stimulate B cells to produce IgG4 in idiopathic membranous nephropathy. Kidney Int，68(1)：302-310.

Rahman T，Harper L. 2006. Plasmapheresis in nephrology：an update. Curr Opin Nephrol Hypertens，15(6)：603-609.

Valenzuela OF，Reiser IW，Porush JG. 2001. Idiopathic polymyositis and glomerulonephritis. J Nephrol，14(2)：120-124.

第四十七章 血液系统免疫病

第一节 血液系统免疫病概述

免疫血液病(immunological blood disorder)是指由免疫病理介导的原发或继发的血液系统一个或多个细胞系发生数量与功能的障碍,产生临床症状、体征,有明确的实验室检测指标变异,免疫治疗反应良好的一类疾病。以上概念是狭义的免疫血液病学概念。与之相对应的是广义免疫血液病学,即包括有免疫病理机制参与的血液系统疾病,因其病种范围甚广,故不在本讨论范畴。

一、免疫血液病的分类

原发性免疫血液病是指原因不清,完全以免疫损伤为发病机制的一组血液病,一般对糖皮质激素治疗反应良好,这是本章讨论的重点。继发性免疫血液病是指原发病因存在或曾经存在,免疫损伤为反应性,临床治疗要点着重于免疫损伤而不是原发病。这类疾病临床亦不少见,但不在本讨论之列,因为免疫病理参与的血液病甚为广泛。原发性免疫血液病见表47-1。

表 47-1 原发免疫血液病

免疫性再生障碍性贫血	获得性纯红细胞再生障碍性贫血
获得性纯巨核细胞再生障碍	温抗体型自身免疫性溶血性贫血
冷抗体型自身免疫性溶血性贫血	新生儿同种免疫性溶血性贫血
新生儿同种免疫粒细胞减少症	免疫性急粒细胞缺乏症
粒细胞减少伴免疫球蛋白异常	免疫性慢性粒细胞减少症
周期性粒细胞减少症	软骨发育不良伴粒细胞减少免疫缺陷症
Chediak-Higashi 综合征	备解素 B 因子缺乏
懒惰白细胞综合征	髓过氧化物酶缺乏症
嗜酸粒细胞淋巴肉芽肿	特发性嗜酸粒细胞增多症
嗜酸粒细胞心内膜炎	特发性嗜酸细胞性肠炎
原发性血小板减少性紫癜	弥漫性嗜酸粒细胞病
Evans 综合征	新生儿免疫性血小板减少性紫癜
血栓性血小板减少性紫癜	输血后紫癜
C3 缺乏症	获得性免疫性循环抗凝物质缺乏症
C4 缺乏症	血管性假性血友病
C5 缺乏症	软骨-毛发发育不良伴粒细胞减少免疫缺陷症

继发性免疫血液病见表47-2。

表 47-2　继发性免疫血液病

肺含铁血黄素沉着症	药物诱发的免疫性溶血性贫血
微血管病性溶血性贫血	免疫性药物性粒细胞减少症或缺乏症
中性粒细胞肌动蛋白功能障碍	中性粒细胞 ATP 缺乏症
肺浸润嗜酸粒细胞增多症	慢性哮喘性嗜酸粒细胞增多症
热带性嗜酸粒细胞增多症	流行性嗜酸粒细胞增多症
伴结缔组织病的嗜酸粒细胞增多症	免疫性药物性血小板减少性紫癜

二、免疫血液病病理学特点

血液的主要功能之一是免疫活性细胞和免疫活性因子的生理存在场所,漂浮在血液里的各种免疫活性细胞和免疫活性因子互相紧密接触,从而产生了其特有的"漂浮组织免疫病理学"特点。

颗粒细胞系、红细胞系、巨核细胞系、单核-巨噬细胞系,它们的主要生理功能各不相同,但都会协助吞噬细胞完成吞噬抗原和处理抗原的功能。如果吞噬功能因颗粒细胞数量减少和功能下降而出现障碍,就会引起免疫缺陷病。另外,严重的感染会消耗颗粒细胞系数量和质量,进而加重免疫障碍。

随着血管在全身的分布,免疫活性细胞和免疫活性因子可以分布到全身各种组织间隙。炎症细胞的游出和致炎因子的渗出是造成局部非感染炎症的主要病理环节。游出的炎症细胞可以在趋化部位形成炎细胞浸润,还可以形成炎细胞团样肉芽肿。

血细胞产生自骨髓,骨髓的免疫损伤机制和血细胞的免疫损伤机制不尽相同。骨髓细胞受免疫损伤后增殖状态的细胞系会凋亡不再释放到血液循环中,血液中的干细胞免疫损伤后也不会再定植到骨髓中重新进入增殖状态。以上两种免疫损伤隔离有时会被打破,成为免疫血液病细胞病理理论之一。

漂浮的血细胞表面可以黏附免疫球蛋白、免疫复合物和补体。这种细胞表面的黏附与解离是一个动态平衡的生理过程,为悬浮细胞所特有。如果血细胞表面自身抗体的黏附过多或者解离过少则会形成细胞表面抗体聚合物过多,此时可以激活补体,产生补体损伤。温度变化时更容易激活补体造成血细胞的补体损伤。血浆免疫复合物结合到血细胞表面会更快激活补体且不受温度调节。半抗原物质黏附到血细胞表面与膜蛋白结合成完全抗原后可以结合抗体也会快速激活补体。以上是原发免疫血液病的主要病理环节。

正常的血浆中可以有溶解血细胞的直接抗体,但为低浓度和非致病性的。抗红细胞抗体、抗淋巴细胞抗体、抗血小板抗体等多继发于其他自身免疫病,这种抗体是高浓度和致病性的。感染可以产生针对血细胞膜蛋白的交叉抗体,分子模拟理论描述交叉抗原决定簇是 6~8 个氨基酸的肽段,由寡糖决定立体空间结构,分别存在于病原微生物表面的肽段和血细胞膜表面的肽段,因抗原相似,产生了交叉攻击。

血细胞的自身免疫破坏和清除是紧密衔接的两个环节。按血细胞破坏方式可以分成:一步破坏和多步破坏;按破碎血细胞清除方式可以分成血管内清除和血管外清除。血管内的血细胞溶解是一步破坏,其清除方式可为吞噬细胞吞噬、酶降解和网状内皮系统清除。血管外的血细胞溶解是多步破坏,血细胞膜先被部分吞噬,膜愈合后的血细胞失去变形能力,可再被肝和脾清除。破碎的血细胞降解产物可以从肾脏排除,可以被吞噬细胞吞噬。较大的血细胞碎片则被肝和脾网状内皮系统清除。

血浆中凝血物质免疫损伤是悬浮颗粒蛋白免疫损伤问题,其拮抗和限速机制尚不甚明了。抗凝血因子抗体既可以导致凝血因子部分或全部的数量减少,也会导致其部分或全部功能障碍。凝血因子的活性位点和抗体结合位点可以不在一个立体层面上。抗原位点的暴露往往还有拮抗因子的掩蔽,功能位点的活性又会受到限速因子的调节。多数情况下凝血因子蛋白和抗体结合后会很快凝集成颗粒并被清除。

T淋巴细胞和B淋巴细胞是通过多级增殖来维系其功能和数量的。骨髓中多能造血干细胞产生淋巴定向干细胞。血循环干细胞和骨髓干细胞处于动态交换状态。由定向淋巴干细胞增殖、分化、成熟而来的淋巴细胞不再返回骨髓,而是进入血管-淋巴结-淋巴管-血管循环。这种淋巴细胞的血管-淋巴管循环保证了淋巴细胞多种功能群的产生,稳定了免疫警觉性。

第二节　白细胞免疫病分类

白细胞是重要的免疫活性细胞之一,白细胞数量或功能的降低会造成免疫功能下降或免疫缺陷病,感染增加。白细胞数量增加则易形成小血管白细胞淤滞性小血管炎,还可以形成白细胞呼吸爆发损伤。这种病理现象可见于肺、肾等。白细胞增多是常见的继发性免疫病理现象。

白细胞免疫病分类见表47-3。

表 47-3　白细胞免疫病分类

粒细胞减少伴先天性免疫缺陷	软骨发育不全伴粒细胞减少
软骨毛发发育不全伴粒细胞减少免疫缺陷病	粒细胞减少伴免疫球蛋白异常
家族性粒细胞减少伴低丙种球蛋白血症	小儿遗传性粒细胞缺乏症
同种免疫性粒细胞缺乏症	新生儿同种免疫性粒细胞减少症
输血后粒细胞减少症	药物性免疫性粒细胞缺乏症
急性原发性免疫性粒细胞缺乏症	慢性原发性免疫性粒细胞缺乏症
伴有结缔组织病的粒细胞缺乏症(常见的有 SLE、Felty、MPA、PAN、Beçhect)	

第三节　原发性免疫粒细胞减少症

由免疫因素造成外周血白细胞$<4.0\times10^9$/L 称为免疫性白细胞减少症。由免疫因素造成外周血粒细胞$<1.5\times10^9$/L 称免疫性粒细胞减少症,由免疫因素造成外周血粒细胞$<0.5\times10^9$/L 称免疫性粒细胞缺乏症。原发性免疫性粒细胞减少症分为急性原发性免疫性粒细胞减少症和慢性原发性免疫性粒细胞减少症两个亚型。免疫因素可以导致骨髓幼稚粒细胞生成障碍或原位破坏过多,但主要是免疫因素造成外周血成熟粒细胞破坏和消耗增加。

【流行病学】

白细胞减少是一个较常见的临床表现,原发性免疫性白细胞减少症仅占其中的 1/10 左右,患病率不详。

【免疫病理】

慢性原发性免疫性粒细胞减少症可以分为:脾功能亢进因素参与和非脾功能亢进因素参与

两类。急性原发性免疫性粒细胞减少症可以分为：骨髓造血抑制和非骨髓造血抑制两类。

免疫球蛋白对粒细胞的黏附使粒细胞互相凝集，此种免疫球蛋白又称为"凝集素"。凝集后的白细胞颗粒易被巨噬细胞吞噬，亦可在脾窦中被网状内皮系统阻滞破坏。

血循环免疫复合物黏附到白细胞表面，可以直接激活补体C4，顺序激发补体的溶解细胞功能直接破坏粒细胞膜。

抗感染抗体对白细胞膜抗原蛋白的交叉攻击。这种抗体为白细胞膜蛋白的直接抗体，它与白细胞结合后可以激活C1q，继而激活经典的补体激活路线。自身免疫病的抗体谱中有时也会出现白细胞抗体，能够直接攻击白细胞。

药物等半抗原可以与粒细胞膜蛋白结合成为膜蛋白-药物复合物，其抗原性增强，能激活补体，破坏白细胞。此种反应与药物的剂量无关。此型的免疫机制有以下几类。①半抗原型：药物本身为半抗原，与敏感者粒细胞膜蛋白结合成复合体，成为全抗原，刺激机体产生抗粒细胞抗体即白细胞凝集素与白细胞溶解素，引起粒细胞破坏与溶解。一旦再次给药，膜面附着的抗体又被激活。②"无辜旁立受害者"型：药物先与血浆蛋白结合成抗原，刺激机体产生IgM抗体，后者与抗原形成免疫复合物，非特异地吸附于正常中性粒细胞膜表面，激活补体而破坏粒细胞。③蛋白载体型：药物先与血浆蛋白相结合，再吸附于正常粒细胞的膜蛋白上，三者形成复合体（全抗原），刺激机体产生抗粒细胞抗体，在补体参与下导致粒细胞破坏。④自身抗体型：也称膜损伤型。药物或其代谢产物与粒细胞膜结合，使膜抗原决定簇改变，激发自身抗体形成，直接破坏粒细胞。

白细胞在小血管网附壁与血管内皮细胞黏附，特别易发生于肺血管网、肝血管网。附壁的白细胞激活呼吸爆发释放NO等超氧离子，参与非感染炎症的形成。

失活白细胞的清除主要在网状内皮系统。脾是分解白细胞碎片的主要场所。继发性脾肿大和继发性脾功能亢进是白细胞减少的原因之一。血循环中白细胞减少可以刺激骨髓造血增生。大多数患者表现为中幼粒以后阶段粒细胞数量减少，少数表现为无效造血。少部分患者表现为幼稚细胞减少，骨髓造血抑制可能有免疫因素参与。

【组织病理】

①粒细胞表面自身抗体和白细胞凝集素检查阳性。②骨髓增生活跃伴成熟障碍，粒系中幼以后到分叶核数量中度至重度减少。少数患者早幼粒细胞和中幼粒细胞减少。红细胞系和巨核细胞系正常。③脾功能亢进：部分患者脾充血，脾窦扩张。

【临床表现】

多数白细胞减少者病程常短暂呈自限性，无明显临床症状或有头晕、乏力、低热、咽喉炎等非特异性表现。中性粒细胞是人体抵御感染的第一道防线，因而粒细胞减少的临床症状主要是反复感染。患者发生感染的危险性与中性粒细胞数目、减少持续时间和减少速率直接相关。粒细胞缺乏时起病急骤，进展迅速，患者可突然畏寒、高热、多汗、周身乏力。几乎都在2～3天内发生严重感染。肺、泌尿系、口咽部和皮肤最易发生化脓性感染。黏膜可有坏死性溃疡。感染容易迅速播散，进展为脓毒血症。病情凶险，死亡率较高，预后较差。慢性者常有肝、脾、淋巴结肿大。

【辅助检查】

1. 血常规

白细胞明显减少，常低于$2 \times 10^9/L$，中性粒细胞绝对值在$0.5 \times 10^9/L$以下。分类仅占1%～2%，甚至缺如，余绝大多数为淋巴细胞和单核细胞；红细胞和血小板变化不大。

慢性粒细胞减少症患者WBC $(2～4) \times 10^9/L$，中性粒细胞$>1.5 \times 10^9/L$；急性颗粒细胞减

少症患者 WBC$<1.5\times10^9$/L,中性粒细胞$<0.5\times10^9$/L。

2. 非特异炎症和免疫指标

CRP 明显升高;血清溶菌酶减少或溶菌酶指数减小;补体和免疫球蛋白正常或消耗性减少。

3. 感染特异性指标

降钙素原(PCT)阳性(>0.5);中性粒细胞碱性磷酸酶(NAP)阳性率和积分升高。组织液细菌培养阳性。

4. 骨髓检查

骨髓检查显示中幼粒细胞、杆状核细胞、分叶核细胞减少。

5. 影像学诊断

影像学检查显示有感染灶存在。部分患者肝脾肿大。

【诊断与鉴别诊断】

（一）诊断

诊断主要依靠白细胞计数和分类,结合临床有无感染、淋巴结肿大和肝脾肿大,糖皮质激素和免疫抑制剂治疗有效,在排除其他原因的白细胞减少之后,可以确诊。

（二）鉴别诊断

再生障碍性贫血。

严重感染、严重创伤所致应激性和消耗性粒细胞减少。

严重中毒所致粒细胞减少。

补体数量和质量异常所致感染。

免疫球蛋白数量和质量异常所致感染。

其他的免疫性白细胞减少症。

【治疗】

危重患者,严重感染的高热患者,应进入无菌层流室,做好消毒隔离,包括口腔、肛门、外阴等感染部位的局部清洗。停用引起或可能引起粒细胞缺乏的各种药物。

粒细胞输注适用于粒细胞持续在极低水平且伴严重感染。成分输注粒细胞虽然对严重感染患者是一种强有力的支持措施,但由于供受体间 HLA 配型的差异,输注后,特别在多次输注粒细胞后,机体产生白细胞抗体,可成为无效输注,所以在输注白细胞的同时,静脉滴注免疫球蛋白,一天 10～20g,连续 5～10 天。

合理使用抗生素,尽量在用药前仔细寻找病灶,做咽拭子、血液、尿液、大便等细菌培养。在细菌培养和药物敏感试验回报结果前,应联合应用足量抗生素,特别兼顾针对 G$^+$ 球菌和 G$^-$ 杆菌感染。待明确病原菌和药物敏感情况后,针对性选择敏感抗生素,有真菌感染时要及时应用抗真菌药物。

肾上腺皮质激素适用于免疫性粒细胞缺乏患者,并可改善全身中毒症状。疗程宜短,待细胞数回升即减量。

基因重组人粒细胞-单核细胞集落刺激因子(GM-CSF)和粒细胞集落刺激因子(G-CSF)可诱导造血干细胞进入粒细胞增殖周期,促进粒细胞增生分化成熟,由骨髓释放至外周血液,并能增强粒细胞的趋化、吞噬和杀菌活性。$100\sim300\mu g/d$ 皮下或静脉内滴注。待白细胞回升后酌情减量或停药。副作用有发热、寒战、骨关节痛等。

慢性患者可以口服碳酸锂、雄性激素、氨肽素、维生素 B_4 和鲨肝醇等。

【预后】

急性免疫性粒细胞减少合并骨髓造血抑制者预后差,死亡率 $10\%\sim20\%$。合并侵袭性真菌感染者预后差。

第四节 红细胞免疫病分类

红细胞除了有携氧功能之外也具有免疫功能。良性红细胞增多症是一种原因不明的免疫病,临床更多见的是免疫性红细胞减少症。免疫性溶血按抗体类型分为:①自身免疫性溶血性贫血(AIHA);②抗人球蛋白阴性的免疫性溶血性贫血;③同种抗体诱发的免疫性溶血性贫血。现已认定以上 3 种情况都存在抗人球蛋白抗体。AIHA 多合并全身多系统免疫损伤。除抗人球蛋白抗体之外,还有抗红细胞抗体、抗血小板抗体等。而抗人球蛋白阴性免疫性溶血既可见于原发性自身免疫性溶血性贫血,也可见于多种感染或感染后反应性溶血性贫血。同种抗体诱发免疫性溶血见于血型不合输血。免疫性溶血性贫血分类见表 47-4。

表 47-4 免疫溶血性贫血的分类

自身免疫性溶血性贫血		
温抗体型	原发性温抗体型自身免疫性溶血性贫血
	继发性温抗体型自身免疫性溶血性贫血(可见于淋巴瘤、SLE、感染、畸胎瘤等)
冷抗体型	冷凝集素综合征
	原发性冷凝集素综合征
	继发性冷凝集素综合征(可见于淋巴瘤、传染性单核细胞增多症、支原体感染等)
	阵发性冷性血红蛋白尿
	原发性冷性血红蛋白尿
	继发性冷性血红蛋白尿(病毒感染等)
药物相关的免疫性溶血性贫血	半抗原型
	非特异型
同种免疫性溶血性贫血	新生儿同种免疫性溶血病
	血型不合的输血后免疫性溶血性贫血
其他	免疫复合物型 AIHA
	抗红细胞抗体型 AIHA

第五节 自身免疫溶血性贫血

由于免疫功能紊乱所致,免疫病理机制为抗红细胞的自身抗体结合到红细胞膜表面,引起单核-巨噬细胞的部分吞噬后进一步被破坏清除,造成血管外溶血。红细胞结合补体并激活补体链,使红细胞在血管内破坏。当红细胞破坏的速度大于骨髓代偿造血时,出现贫血,称为自身免疫性溶血性贫血(autoimmune hemolytic anemia,AIHA)。

自身免疫性溶血性贫血分类为:①温抗体型;②冷凝集素型;③冷溶血素型。

【流行病学】

患病率不详。原发患者仅占 45%，多见于青壮年，儿童和老年多为继发性自身免疫性溶血性贫血。其中温抗体型较多见于其他亚型，约占 80%～90%。

【免疫病理】

自身抗原产生的原因不清楚。一种认为是红细胞膜结构蛋白抗原区域发生变异，导致自身抗体的产生。另一种认为是自身抗体的抗原识别功能紊乱，抗体攻击了自身组织。还有一种认为是半抗原吸附到红细胞膜上诱导了自身抗体的攻击。冷凝集素对红细胞膜结合的抗原位点有：I 抗原、i 抗原、Sp1/Pr 抗原。少见的结合位点有：ABH 位点和 hewit 位点。冷溶血素对红细胞膜结合的抗原位点有 P 位点等。

与红细胞结合的抗体多为 IgG 和 IgM，少见 IgA。临床 70%～80% 患者为 IgG 抗体。如果一个红细胞表面结合 IgG 小于 260～500 个蛋白分子，则不易发生凝集，但 Coomb 试验亦可出现假阳性。如果一个红细胞表面结合 IgG 多于 500 个蛋白分子，则会发生红细胞凝集。黏附了 IgG 的红细胞和凝集的红细胞颗粒主要在脾窦中破坏。红细胞膜上只要结合一个 IgM 分子，就可以激活 C1 转化为 C1a，继续激活 C3 转化为 C3b，黏附有 C3b 的红细胞与巨噬细胞膜上的 C3b 受体结合可以被巨噬细胞吞噬，吞噬后的红细胞失去变形能力，主要在肝窦破坏。由于膜结合 C3b 极易被 C3b 分解碎片封闭其活性，故不易发生血管内溶血。冷溶血素 IgG 与红细胞表面结合的数量会随温度下降而增加。血液温度升高后又没有 IgG 解离，则迅速结合补体发生血管内溶血。

免疫调节失衡及膜蛋白成分改变。AIHA 患者 T 细胞平衡失调，CD8/CD4 比例多降低。温抗体型 AIHA 自身抗原为 Rh 相关蛋白、电泳带 3 蛋白、血型糖蛋白 A 等。由于自身抗原的存在，TH 细胞激活，从而产生自身抗红细胞抗体。AIHA 患者带 3 蛋白或 4.1、4.2 蛋白减少，红细胞抗原成分改变而导致膜成分丢失，使红细胞形态成球形细胞，从而使破坏加速。

药物引起 AIHA 的机制大致有 3 种：①免疫源性药物，如半抗原性的青霉素等静脉注射，如果产生了药物特异性抗体，吸附于细胞膜药物结合部位，触发红细胞破坏。②通过抗体免疫复合物途径，如磺胺、奎宁等药物，可造成无辜旁观性溶血。③还有一些药物（如甲基多巴等）可致机体产生红细胞自身抗体，其机制尚不十分清楚。

病毒感染及肿瘤相关病毒感染，肿瘤特别是免疫系统的肿瘤，如淋巴瘤、慢性淋巴细胞白血病等可导致机体免疫功能障碍，患者红细胞自身抗体发生率为非肿瘤患者的 12～13 倍。

红细胞表面由于荷电位而不容易凝集。血浆蛋白和胶体液会促进凝集。结合了 IgG 的红细胞凝聚力稍有增加。温度升高可增加血清 IgG 浓度，增加 IgG 和红细胞结合，促使红细胞凝集。结合了 IgM 的红细胞会立即发生凝集。在低温下 IgM 更易凝集，更易结合补体。

血管内溶血是指红细胞在血管内裂解。血管外溶血是指红细胞在肝、脾、网状内皮系统破坏。温抗体型反应的红细胞膜上结合的是 IgG1 和 IgG3，结合抗体后的红细胞膜可被单核-巨噬细胞上的 IgG1 和 IgG3 受体识别，进而被吞噬损伤细胞膜。膜愈合后的红细胞因为膜僵硬而变形力下降。另外结合 IgG1 和 IgG3 的红细胞可以激活补体 C2b，被巨噬细胞膜上的 C2b 受体识别而发生膜损伤。这种变形力差的红细胞也在脾窦中被阻留和破坏，引起血管外溶血。冷凝集素几乎都是 IgM，它在 >32℃ 时不发生反应。在 0～4℃ 时 IgM 浓度增加；结合了 IgM 的红细胞凝集力加大，激活补体 C1，进而激活 C3 转化酶，但不能激活 C7、C8、C9。如果在 10～30℃ 范围缓慢升温并达到最佳的 20～25℃，由于 C3 转化酶抑制物的封闭作用因升温而加强，不会引发补体参与的血管内溶血。IgM 可造成较大的红细胞凝集颗粒，在肝中被库普弗细胞吞噬破坏，以发生血管外溶血为主。如果急速升温,也会发生血管内溶血。冷溶血素是一种自身抗体又称D-L抗体,属IgG类,在低温寒冷时(15℃以下)被激活,结合并激活补体,此时一般不引起溶血,当温度达37℃时则会激活C789,发生血管内溶血。

表47-5 引起自身免疫性溶血性贫血三种抗体的性质

	温凝集素	冷凝集素	冷溶血素
Ig 类型	IgG	IgM	双 IgG
沉降系数	7S	19S	16S
分子质量	140kDa	189kDa	240kDa
结构	单体	五聚体	双体
轻链	K+λ	K	K+λ
温度	32℃	4℃	先 4℃后 37℃
抗原		I/i	P
血管外溶血	脾	肝	无
血管内溶血	轻	重	重
结合补体	少	多	多

【组织病理】

骨髓增生活跃,红系增生活跃,甚至出现类巨幼样红细胞。晚幼红细胞和网织红细胞增加,浆细胞多见。

脾的脾窦扩张,可见脾索梗死灶,脾间质含铁血黄素沉着,脾充血。同时伴有肝大。甚至出现肝硬化和食管静脉曲张。

抗人球蛋白抗体检测可确定红细胞膜上结合了致病性免疫球蛋白。①温抗体型检测为32℃。冷凝集素型检测是4℃。冷溶血素型是先4℃后37℃,反复3次试验。②直接 Coomb 试验:患者 RBC+抗人 IgG 的免疫血清→RBC 凝集。③间接 Coomb 试验:患者血清+正常人 O 型血 RBC+抗人 IgG 的免疫血清→RBC 凝集。④抗补体试验:患者 RBC+抗人补体 C4/C3 的免疫血清→RBC 溶解。⑤增敏试验:把患者的 RBC 用酶处理,以去除封闭蛋白。

【临床表现】

由于溶血量大小不一,溶血速率快慢不等,骨髓代偿能力有差异,是否伴有其他血细胞破坏而临床表现差别很大。一般按急性溶血和慢性溶血分别描述。

(一)急性溶血

多是血管内溶血,可在遇冷、劳累等诱因后反复发生。

急进的中、重度贫血。可多脏器缺血,导致肾功能衰竭。

重度黄疸、酱油色尿。

高热、寒战。

肌肉酸痛、腰痛、腹痛,肌痛多在治疗后 24 小时缓解。

输血治疗可促使黄疸加重。

可造成急性红细胞造血功能停滞。急性贫血伴血小板减少时称 Evans 综合征。

(二)慢性溶血

多是血管外溶血。

慢性进展的轻、中度贫血。睑结膜苍白，甲床苍白，可见到发绀。

轻重不等的黄疸。一般仅有尿三胆阳性，没有酱油样尿。

肝、脾肿大，偶见淋巴结肿大。

乏力、食欲缺乏、低热。

反复发作的慢性患者会造成肺含铁血黄素沉着症和贫血性心脏病。

可继发多系统免疫损伤。

【辅助检查】

血红蛋白减少，呈正细胞正色素性贫血，网织红细胞增高，小球形红细胞增多，可见幼红细胞。白细胞、血小板正常。

血清间接胆红素增高，结合珠蛋白减少或消失，血浆游离血红蛋白增高。尿含铁血黄素阳性。

骨髓象可见增生活跃，以中、晚幼红细胞增生明显。粒系、巨核细胞系正常。

直接抗人球蛋白试验阳性，间接抗人球蛋白试验阳性或阴性（温抗体型自身免疫溶血性贫血）。冷凝集素试验阳性（冷凝集素综合征）。冷热溶血试验阳性，尿含铁血黄素试验阳性（阵发性冷性血红蛋白尿症）。

B超检查有肝脾肿大。X线片可有肺含铁血黄素沉着症，心脏普遍增大。

【诊断与鉴别诊断】

1. 诊断

对有贫血、伴网织红细胞明显升高的患者，根据患者抗人球蛋白试验的结果结合其临床表现特点可以确诊。诊断标准为：①有血管内或血管外溶血性贫血的临床表现。②Coomb 试验阳性。③排除其他溶血性贫血。④糖皮质激素或免疫抑制剂治疗有效。⑤冷溶血征再增加以下任意 1 条：a. 遇冷后手足发绀，突出和暴露部位发绀。b. 冷溶血素试验阳性。

2. 鉴别诊断

需与以下疾病鉴别：阵发性睡眠性血红蛋白尿，有雷诺征的脉管炎。

【治疗】

（一）病因治疗

积极寻找病因，治疗原发病。感染所致的 AIHA 大多可治愈。继发于卵巢囊肿、畸胎瘤等 AIHA 手术后可治愈。继发于造血系统肿瘤的患者，在治疗的同时加泼尼松，多数患者需长期化疗。

（二）肾上腺皮质激素

皮质激素抑制了巨噬细胞清除抗体红细胞的作用，使抗体结合到红细胞的作用降低，抑制抗体的产生。一般在用药后 4～5 天，网状内皮系统清除抗体或补体致敏红细胞的能力即见减退。撤除激素后约 10％～16％患者能获长期缓解。感染往往诱使溶血加重，需增加药量，同时加用抗生素治疗。

（三）免疫抑制治疗

对激素治疗无效者或必须依赖大剂量激素维持者，有切脾禁忌证者和切脾无效者均可有使用。免疫抑制剂治疗期间必须观察血象，至少每周检查 1 次，应注意骨髓抑制、严重感染。

（四）脾切除

适用于原发性温抗体型 AIHA,年龄在 4 岁以上,激素治疗无效或有激素依赖者,免疫抑制剂治疗无效或有明显的毒副作用者。脾栓塞的远期疗效较脾切除差。

（五）其他治疗

大剂量丙种球蛋白静脉注射起免疫封闭作用。

抗淋巴细胞球蛋白,直接杀伤淋巴细胞。

达那唑,能有效调节免疫作用。

长春新碱,免疫抑制剂。

血浆置换法,必要时应予以输注洗涤红细胞以纠正贫血。冷抗体型 AIHA,轻型患者不影响劳动,需要注意保暖。冷凝集素病以治疗原发病为主,预后也与原发病有关。

【预后】

急性免疫性溶血性贫血的死亡率已由 20 世纪中叶的 50%～60%下降到 20%以下。慢性溶血贫血患者自然寿命缩短 15～20 年,主要死于肺含铁血黄素沉着症并肺纤维化又继发肺感染,少数死于肝、肾功能衰竭。

第六节　血小板免疫病分类

止血是血小板的主要功能之一。血栓对封闭创伤起重要作用,黏附在血小板血栓上的免疫复合物可以被网状内皮系统清除。黏附在血管内皮的血小板既维持了血管内皮完整性,又参与了系统性血管炎的发病机制。血小板增多症是一种免疫病,临床更多见血小板减少症。其分类见表 47-6。

表 47-6　血小板免疫病分类

免疫性血小板减少伴遗传性疾病	原发性免疫性血小板减少
先天性免疫性血小板减少症	纯巨核再障
伴 IgA 增多血小板减少症	原发性血小板减少性紫癜
家族性慢性血小板减少症	血栓性血小板减少性紫癜
单纯血小板减少症	其他
伴 IgA 肾病血小板减少症	药物性免疫性血小板减少性紫癜
免疫性血小板减少重叠其他免疫病	周期性血小板减少症
重叠弥漫性结缔组织病(SLE 、Sjögren 等)	输血后紫癜
重叠其他免疫血液病(Chediak-Higashi 综合征,Evan 综合征)	新生儿同种免疫性紫癜

第七节　原发血小板减少性紫癜

原发血小板减少性紫癜(idiopathic thrombocytopenic purpura,ITP)是一个原因未明的免疫性出血性疾病。血循环中存在抗血小板抗体,导致血小板破坏增多引起紫癜。骨髓中巨核细胞正常或者增多,伴成熟障碍。循环血小板数量减少,导致皮肤、黏膜、内脏出血。

【流行病学】

患病率不详,儿童和青少年高发。Lozner 1957 年统计了 737 例 ITP 患者,45%在 15 岁前发病。上海瑞金医院 1965 年统计了 168 例 ITP 患者,28.6％在 13 岁以下。急性 ITP 以 2～9 岁多见,慢性 ITP 20～40 岁多见,男女之比为 1：3。

【免疫病理】

血小板膜蛋白被错误识别成为自身抗原。已知血小板膜糖蛋白 GpIb/Ⅸ 可被识别为抗原;血小板膜蛋白 GpIb、GpⅡb/Ⅲa 可被识别为自身抗原。GpⅡb/Ⅲa 是 Fbg. vwF 和纤维粘连蛋白受体,由它引发的血小板减少常伴血小板无力症。分子模拟理论提示抗体错误识别多与病毒感染相关,例如抗风疹病毒抗体与血小板膜蛋白有交叉识别。感染后的免疫复合物也可以直接黏附到血小板膜上。

正常人血小板膜结合的 IgG<0.4pg,结合过多的 IgG 则会启动补体反应。已知患者血小板膜上结合的免疫球蛋白是正常人的 100 倍。75％的患者结合 IgG,称为 PAIgG,这种 PAIgG 由 CD5 阳性 B 细胞产生。5％患者单独结合 IgM,称为 PAIgM。少部分患者同时结合 PAIgG、PAIgM 和 PAIgA。PAIgG 分子量是 15 万,以二聚体结合到血小板膜上,其中 94％是 IgG1 和 IgG2。PAIgG 可通过胎盘。另外,补体 C3、C4 也会结合到血小板膜上,称为 PAC3 或 PAC4。

结合了抗体或补体的血小板会发生血小板聚集,聚集的血小板颗粒失去血小板生理功能而被吞噬掉。聚集的血小板颗粒也可以解聚。Harringto 测定 132 例患者中有 100 例 PAIgG 增加和血小板聚集增加。临床血小板数目减少有时血小板聚集率升高并不明显。

结合了补体和抗体的血小板都会激活 C3b;膜合了 C3b 的血小板可以和单核/巨噬细胞表面的 C3b 受体结合引起血小板被吞噬。膜合了 PAIgG 的血小板可以和单核/巨噬细胞表面的 FCR 受体结合引起血小板被吞噬。聚集成颗粒的血小板主要在脾窦被阻留吞噬。血小板寿命由 9.9±6 天下降到 2～3 天。

【组织病理】

血小板呈年轻化,可见巨大血小板,数目减少,功能基本正常。

骨髓巨核细胞成熟障碍,产板巨核细胞数目减少呈幼稚化。

可以查到血小板抗体 PAIgG、PAIgM、PAIgA、PAC3、PAC4。膜抗原为 GpⅠb/Ⅸ, GpⅠb, GpⅡb/Ⅲa。

肝、脾可轻度肿大。

出血部位显示小血管渗血。

【临床表现】

1. 急性原发性血小板减少性紫癜

①儿童多见,部分患儿有先期感染,如麻疹、水痘、百日咳、EB 病毒感染,多发于冬春季。②急、重起病。治疗后 90％在 4～6 周缓解,10％转为慢性。③皮肤紫癜多较重。可见口腔血疱,常见球结合膜出血、鼻出血。④内脏出血多较重,有咯血,消化道出血,泌尿道出血等。⑤可见颅内出血病例。表现为头痛,视物模糊,眼底出血,颅内压升高,意识障碍,昏迷。⑥肝、脾、淋巴结肿大少见。严重出血可继发感染出现发热。

2. 慢性原发性血小板减少性紫癜

①女性多见,青壮年多见。多重叠其他自身免疫病。②起病隐匿,病情反复缓解和加重,可因轻度出血症状而延缓确诊。③搔抓皮肤后出血,静脉穿刺后瘀斑。皮肤出血点较多见。牙龈出血,轻度鼻出血,间歇球结合膜出血。④内脏出血以月经过多较常见。眼底出血、关节出血、消

化道出血等均不常见。⑤颅内出血很少见。慢性患者病情加重者,约为 10%。⑥可见肝、脾轻度肿大。

3. 鉴别诊断见表 47-7。

表 47-7 原发性血小板减少性紫癜急性与慢性鉴别

	急性型	慢性型
主要发病年龄	2~6 岁小儿	成人 20~40 岁
性别差异	无	男：女为 1：3
发病前感染史	1~3 周前常有	不常有
起病	急	缓慢
口腔、舌黏膜血疱	严重时有	一般无
血小板计数	常<20×10⁹/L	(30~80)×10⁹/L
嗜酸粒细胞增多	常见	少见
骨髓中巨核细胞	正常或增多	正常或明显增多
	幼稚型多见	产板巨核细胞减少或缺如
病程	2~6 周,最多 6 个月	数月至数年
自发缓解	80%	少见、常反复发作

【辅助检查】

1. 血小板计数

急性患者多<$20×10^9$/L,慢性患者多($30~80$)×10^9/L。可见巨大血小板。

2. 血小板聚集功能

对 ADP、胶原、凝血酶、肾上腺素反应良好。个别患者可见到血小板功能异常。因血小板数量少,血块收缩不良。

3. 骨髓

骨髓巨核细胞增多,成熟障碍,颗粒型巨核细胞比例增多。

4. 血小板抗体

血小板抗体可见于 65%~90%的患者。用 ELISA 方法检测 PAIgG 等抗体较为敏感,抗原多用 GpⅡb/Ⅲa。

【诊断和鉴别诊断】

1. 诊断

国内诊断标准:①多次化验检查血小板减少。②脾不增大或仅轻度增大。③骨髓检查巨核细胞正常或增多,有成熟障碍。④具备以下 5 点中任何一点:a. 强地松治疗有效;b. 脾切除有效;c. PAIg 增高;d. PAC3 增高;e. 血小板寿命缩短;⑤排除继发性血小板减少症。

2. 鉴别诊断

需鉴别继发性血小板减少症,如再生障碍性贫血、脾功能亢进、DIC、白血病、SLE、药物性免疫性血小板减少等。本病与过敏性紫癜不难鉴别。

【治疗】

1. 一般治疗

急性型及重症者应住院治疗,限制活动,加强护理,避免外伤。禁用阿司匹林等影响血小板聚集的药物,以免加重出血。出血严重的危重患者、急诊切脾术前要迅速提升血小板数量。止血药物对症处理也很重要。

2. 肾上腺皮质激素

肾上腺皮质激素可抑制单核-巨噬细胞系统的吞噬作用,从而使抗体被覆的血小板的寿命延长,改善毛细血管的渗透脆性减轻出血。糖皮质激素有效率为70%～90%,是首选药物。初治采用大剂量甲强龙静脉滴注,当血小板数 $>50\times10^9$/L,再改为口服,减量要缓慢。慢性患者使用激素2周见效,20%～25%可获完全缓解。维持治疗>6个月。

3. 脾切除

脾切除是ITP的有效疗法之一。脾切除指征:①慢性ITP,内科积极治疗6个月无效;②糖皮质激素疗效差,或需用较大剂量维持者(30～40mg/d);③对激素或免疫抑制应用禁忌者;④^{51}Cr标记血小板放射性核素扫描显示血小板主要阻留在脾,则脾切除有效率可达90%,若阻留在肝,则70%的脾切除无效。不能手术脾切除者可考虑脾放疗或脾栓塞。

4. 免疫抑制剂

长春新碱可使70%～80%患者血小板上升,与激素合并使用,疗效更好。环孢素对提升血小板有效,但起效较慢。其他有硫唑嘌呤、CTX、骁悉等。

5. 免疫球蛋白

能快速升高血小板,但不能持久。首次剂量400mg/kg静脉滴注,连续5～10天。

6. 血浆置换

适用于急性重症患者,每日交换血浆3～5单位,连续数日。对慢性ITP疗效较差。

7. 促血小板生成药

注射用重组人白介素-11,可促进初级造血干细胞的生长,促使巨核系祖细胞增殖,诱导巨核细胞分化,能缓解骨髓抑制导致的血小板减少症。皮下注射,推荐剂量为25～50μg/kg,连续14～21d为一疗程。重组人血小板生成素注射液(特比澳,TPO),是刺激巨核细胞生长及分化的内源性细胞因子,对巨核细胞生成的各阶段均有刺激作用,包括前体细胞的增殖和多倍体巨核细胞的发育及成熟,从而升高血小板数目。皮下注射,15 000U每日一次,连续应用14天,用药过程中待血小板计数恢复至 100×10^9/L以上,或血小板计数绝对值升高$\geqslant50\times10^9$时即应停用。

【预后】

小儿急性 ITP 多数可以完全缓解。50％患者治疗 6 周可恢复且不再复发。10％～20％在 6 个月后转成慢性。成人慢性 ITP 缓解率低。颅内出血死亡率约 1％。

第八节　单核/巨噬细胞免疫病分类

单核细胞疾病分类很困难,因为很少有单独导致单核细胞或巨噬细胞异常的疾患。原发疾病可以是遗传性的,可以是炎症性的,也可以是肿瘤性的。目前分为 3 大类,①树状突细胞异常,主要疾病有朗格汉斯细胞组织细胞增生症及幼年型黄色肉芽肿。②巨噬细胞异常,主要疾病有噬血细胞综合征、结节病、窦组织细胞增生伴巨大淋巴结病(Rosai-Dorfman)。③单核细胞组织细胞异常,主要疾病有急性白血病(M4、M5)、CMML、淋巴瘤及恶性组织细胞病。

第九节　朗格汉斯细胞组织细胞增生症

朗格汉斯细胞组织细胞增生症(Langerhans cell histiocytosis),以往曾称为组织细胞增生症 X。可分为嗜酸性肉芽肿、Hand-Schüller-Christian 病、Letterer-Siwe 3 个亚型。Letterer-Siwe 病为急性弥漫性,进展性组织细胞增生,常表现为恶性过程。Hand-Schüller-Christian 病为慢性进行性疾病。嗜酸性肉芽肿为良性局限性组织细胞增生。这 3 种疾病的病变范围和预后不同,它们的共同特点是都有 Langerhans 细胞增生。

【流行病学】

本病发病率 1/200 万～1/20 万,主要发生在婴儿和儿童,也见于成人甚至老人。Lieberman 等回顾 50 年 238 例患者,发病年龄为 1 个月～66 岁,56.6％发病在 15 岁以内。男女比例为 3.7：1。北欧白种人多见,黑种人罕见。

【免疫病理】

Basset 等首次在本症患者的病变组织细胞中发现 Birbeck 颗粒,经多种免疫组织化学方法检查,证实了此种细胞的特异性非常接近正常的朗格汉斯细胞,由此确立了本症是由于朗格汉斯细胞异常增生的结果。朗格汉斯细胞是单核/巨噬细胞系统中的表皮树状突细胞,虽然它的吞噬功能较弱,但在免疫识别和信息传入中起重要作用。它具有 T 细胞抗原表达和诱发延迟性超敏反应的作用,可分泌具有生物活性的细胞因子,如白细胞介素 1(IL-1)和 PGE$_2$ 等,促使破骨细胞功能活化而发生溶骨现象造成骨损害。组织化学染色 S-100 蛋白呈阳性,能与花生凝集素和 OKT6(CD1a)单克隆抗体发生反应。作为非肿瘤性的朗格汉斯细胞增生,此种增生可能由于内源性或外源性刺激导致免疫调节功能紊乱所致。Osband 等发现患者 T 淋巴细胞有组织胺 H$_2$ 受体缺乏,T 抑制细胞减低,T 辅助细胞与 T 抑制细胞的比例(CD4$^+$/CD8$^+$)升高。但亦有报道 CD4 降低,CD4$^+$/CD8$^+$ 在诊断时降低,随着病情好转而升高。

【组织病理】

光镜下,朗格汉斯细胞与不同数量的嗜酸粒细胞、淋巴细胞及中性粒细胞混杂在一起。朗格汉斯细胞直径为 10～12 μm,胞质丰富呈伊红色,核椭圆或肾形,大多数的核呈典型的沟槽状或卷曲状外观,含颗粒状的染色质,可见到 1 个或多个明显的核仁,核分裂象少见。病变中可见到广泛的坏死及纤维化。电镜下,在朗格汉斯细胞中可见到 Birbeck 颗粒,本质上为质膜的内陷。朗格汉斯细胞的免疫组化显示:S-100 蛋白(＋)、MAb O10(＋)、CD1a(＋)、vimentin(＋)、CD68(＋/－)、溶菌酶(+/-)、LCA 冷冻切片(+/-),EMA(-)、CD21(-)、CD15(-)。

【临床表现】

患者的症状和体征,在很大程度上取决于浸润的器官。骨、皮肤、牙齿和齿龈组织、耳、内分泌器官、肺、肝、脾、淋巴结和骨髓都可被侵犯。

(一)骨骼病变

几乎所有患者均有骨损害,早期表现为痛性肿胀。颅骨最易受累,其次为上肢长骨、扁平骨(肋骨、骨盆、脊椎)。可为单一或多发性骨损害,颅骨病变开始为头皮表面隆起,有轻度压痛,当病变蚀穿颅骨外板后肿物变软,触之有波动感,多可触到骨边缘。眶骨破坏多为单侧,可致眼球突出或眼睑下垂。下颌骨破坏导致齿槽肿胀,牙齿脱落。例如,在 6 个月以内的婴儿可有早出牙和早落牙现象。严重的骨损害发生在脊柱可导致压缩性骨折。X 线摄片可清楚显示单发或多发边缘不规则的溶骨性缺损。

(二)皮肤

皮疹为常见症状,主要分布于躯干、头皮和耳后,也可见于会阴部。起病时为淡红色斑丘疹,直径 2~3mm,继而呈出血性、湿疹样或皮脂溢出样皮疹等;以后皮疹表面结痂、脱屑,触摸时有刺样感觉,脱痂后留有色素脱失的白斑或色素沉着。外耳道溢脓多呈慢性反复发作,对抗生素不敏感,可能由于外耳道组织细胞皮肤浸润所致。

(三)淋巴结、胸腺

以颈部淋巴结受累最为常见。胸部 X 线摄片可示胸腺明显增大。

(四)肝和脾

肝肿大可由朗格汉斯细胞损害或由肝门淋巴结肿大导致阻塞性病变引起,也可由库普弗细胞肥大和增生引起。肝功不良表现为低蛋白血症、腹水、高胆红素血症、凝血酶原时间延长。病理检查显示轻度胆汁淤积、肝门区组织细胞浸润伴肝细胞损害和胆管受累,最终可进展为免疫性胆管炎、严重纤维化、胆汁性肝硬化和肝衰竭。脾肿大可能是参与一种或多种血细胞减少的原因之一,常伴有进行性贫血、粒细胞和血小板减少。

(五)肺

可发生于任何年龄,表现为咳嗽、呼吸急促、发绀、发热和体重下降。胸部 X 线片示弥漫性小结样病变。肺内囊状结构不断增加,形成"蜂窝状肺",晚期形成肺大泡,甚至自发性气胸。终末期形成肺气肿及肺间质纤维化。

(六)胃肠道

胃肠受累表现为呕吐、腹泻,蛋白质丢失性肠病。腹部 X 线片可见小肠和大肠有交替性节段性扩张和狭窄改变。

(七)内分泌腺

尿崩症是本病最常见的内分泌疾病,常见于颅骨受累患者,经限水试验和尿精氨酸加压素测定阳性。40%系统性朗格汉斯细胞组织细胞增生症患儿表现为侏儒,下丘脑浸润可引起高催乳素血症和低促性腺激素血症。

(八)中枢神经系统

颅内高压或惊厥等急性表现较罕见,但可在病后数年发生进行性共济失调、构音障碍、眼球震颤、反射亢进、轮替运动障碍、吞咽困难、视物模糊或脑神经受损。MRI 有助于早期诊断和随访。病损一般呈对称性,常首发于小脑,进而累及脑室旁白质。

【辅助检查】

(一)X 线检查

1. 骨骼 X 线片

扁平骨和长骨发生溶骨性改变,呈圆形、椭圆形、地图形稀疏影。

2. 胸 X 线片

当肺间质有炎性浸润时,胸片可见斑片状、网状或粟粒状阴影。少数可见肺气肿、气胸和皮下气肿等。约 1/6 的婴幼儿患者可见胸腺肿大。

(二)血象

可大致正常,也可有贫血及血小板减低。

(三)骨髓象

一般无特殊变化。骨髓受累者,可见组织细胞增多,电镜观察可见典型的朗格罕斯细胞,其胞浆内有 Birbeck 颗粒。

(四)病理活检或皮疹压片检查

病理学检查是诊断本症的重要依据,可做皮疹、淋巴结、齿龈、肿物的活组织检查,病灶局部穿刺物、刮出物的病理检查。皮疹压片法检查操作简便,患者痛苦小,阳性率较高。

(五)免疫学检查

可有血清免疫球蛋白及 T 细胞亚群改变,对病变组织细胞做免疫组化检查见朗格汉斯细胞呈 S-100 蛋白(＋)、CD1a(＋)。

【诊断和鉴别诊断】

诊断需根据临床、X 线和病理学检查。临床最有特征的症状是皮疹,是诊断中的重要依据。突眼、尿崩症、颅骨缺损是幼儿期以后的常见症状,应进一步做 X 线检查。发热、咳嗽、肝脾肿大和贫血虽是婴幼儿时期患者的常见症状,但无特异性。X 线检查对诊断帮助极大,若肺部和骨骼病变同时出现,多可确诊。病理检查是诊断本病最可靠的依据,尤其是电镜下找到具有 Birbeck 颗粒的朗格汉斯细胞,结合临床即可确诊。

本症应与下列疾病相鉴别:

1. 骨骼疾病

呈现上述骨骼的不规则破坏、软组织肿胀、硬化和骨膜反应同样常见于骨髓炎、Ewing 肉瘤、成骨肉瘤、神经母细胞瘤骨转移、颅骨的表皮样瘤以及纤维性骨发育不良等。颅骨的溶骨性损害、突眼以及上眼睑瘀斑往往是神经母细胞瘤的早期表现。

2. 皮肤疾病

本症的皮肤改变应与脂溢性皮炎、脓皮病、血小板减少性紫癜或血管炎等鉴别。皮肤念珠菌感染可能与本病的鳞屑样皮损相混淆,但本症皮损愈合后形成小的瘢痕和色素脱失为其特点,皮疹压片可见成熟的组织细胞。

3. 单核细胞性白血病

单核细胞性白血病侵及淋巴结时,可见大量幼稚单核细胞浸润,特点为细胞中等大小,胞界清楚,有少量红染胞浆,核圆或微凹,居中或偏位,无扭曲及核沟。瘤细胞:S-100 蛋白(－),CD1a(－)、MPO(＋),骨髓象及血象有助鉴别。

4. 外周 T 细胞性淋巴瘤

外周 T 细胞性淋巴瘤有如下特点:①淋巴结结构破坏;②大量内皮小血管增生;③大量肿瘤性 T 淋巴细胞。部分细胞胞浆透明,核圆或扭曲,多数 T 细胞核形不整,核膜薄,染色质细,但不见典型核沟,有多形性及异型性,核分裂象多见;④可间杂有少量嗜酸粒细胞、B 淋巴细胞、浆细胞;⑤免疫组化:瘤细胞 LCA(＋)、CD3(＋)、S-100 蛋白(－)、CD1a(－)、Mac387(－)。

【治疗】

治疗目的为避免早期死亡,缩短病程及减少后遗症。应根据疾病类型、患者年龄、病变部位及活动性等选择。单个系统受累的患者,几乎不需要全身性治疗。重型患者应住院并给予抗生素,保持气道通畅,加强营养支持及皮肤护理。

(一) 手术治疗

适用于骨组织细胞肉芽肿,病变处于易刮除部位。

(二) 放射治疗

适用于牙龈、眼眶、乳突、脊椎等孤立的骨骼病变,有病理性骨折危险的部位。对尿崩症尚未完全丧失尿液浓缩功能者,头部放疗后可使症状消失或减轻。

(三) 化学治疗

有效化疗药物有泼尼松、长春新碱、环磷酰胺、苯丁酸氮芥、甲氨蝶呤、6-巯基嘌呤、阿糖胞苷、柔红霉素及依托泊苷等。一般采用两种药物联合化疗方案,连用 6～12 周,不同方案交替应用。泼尼松对肺部病变及大片皮疹疗效较好。

(四) 免疫治疗

对于病情严重患者,除应用化疗外,应加用胸腺肽每次 1～2mg,肌内注射,隔日 1 次。对于有严重肺浸润、气胸和皮下气肿者可取得较好的效果。近年来开始试用 α-干扰素和环孢素,对调节免疫功能,减少化疗的远期副作用有较好的效果。

(五) 其他治疗

对合并呼吸衰竭、气胸、贫血和肝功损害者应进行对症治疗。对继发尿崩症的应给予垂体后叶激素;继发侏儒的患儿可试用生长激素。积极防治感染,治疗中应注意控制和预防继发感染,对较长期应用联合化疗者,应给予复方新诺明以预防卡氏肺囊虫感染。

【预后】

年龄＜2 岁,受累器官多,有器官功能衰竭者,预后差。但由于治疗的改进,目前 Letterer-Siwe病的病死率已较前大为降低,部分能痊愈、好转或转为其他类型。本病晚期后遗症发生率为 33％～50％。包括智力问题、神经症状、内分泌异常、需矫形手术的伤残。尚未证实延长治疗能防止这些后遗症的发生。

(张源潮)

第十节 特发性脾功能亢进症

从脾的结构和功能进行分析,它是由两个部分组成,一个是免疫器官,即白髓,它包括外周的淋巴鞘和生发中心;另一个则是吞噬细胞器官,即红髓,包括巨噬细胞和衬于血管腔(脾索和窦状隙)的粒细胞。正常成人的脾长约12cm,宽约7cm,厚约4cm,重100～200g。正常脾在左肋缘下不能触及,能触及脾的人应考虑为脾肿大。临床上的巨脾病大都合并有脾功能亢进症(hyper-splenism)。

脾功能亢进症简称脾亢,是一种综合征,临床表现为脾肿大,一种或多种血细胞减少,而骨髓造血细胞相应增生活跃,脾切除后血象恢复,症状缓解。临床上可分为:

1. 原发性脾亢

原发性脾亢又称原发性脾增生、非热带性特发性脾肿大、原发性脾性粒细胞减少、原发性脾性全血细胞减少、脾性贫血或脾性血小板减少症。目前病因不明。

2. 继发性脾亢

发生在下列各种病因较明确者:①急性感染伴脾大,如病毒性肝炎、传染性单核细胞增多症、亚急性细菌性心内膜炎;②慢性感染,如结核、布氏杆菌病、血吸虫病、黑热病、疟疾等;③充血性脾肿大门脉高压,肝内阻塞性疾病如门静脉性肝硬化、胆汁性肝硬化、含铁血黄素沉着症、结节病等;肝外阻塞性疾病(有门静脉或脾静脉外来压迫或血栓形成)等;④恶性肿瘤,如淋巴瘤、白血病及恶性组织细胞病等;⑤骨髓增殖性疾病,如真性红细胞增多症、慢性粒细胞白血病、原发性血小板增多症及骨髓纤维化;⑥慢性溶血性疾病,如遗传性球形细胞增多症、自身免疫性溶血性贫血及海洋性贫血等;⑦类脂质沉积症,如Gaucher病、Niemann-Pick病;⑧炎症性肉芽肿,如系统性红斑狼疮、类风湿关节炎、Felty综合征及结节病等;⑨其他尚有脾动脉瘤、海绵状血管瘤及淀粉样变性。

3. 隐匿性脾亢

无论原发性或继发性脾亢,因骨髓代偿性增生良好,外周血象未显示血细胞减少。一旦有感染或药物等因素抑制造血功能,即可导致血细胞减少。

【流行病学】

脾病变多见于继发其他原发病。肝硬化及门脉高压症引起的充血性脾肿大较多见,国内长江流域则多见血吸虫病。全世界范围发病率为17.1/10万,发病年龄大多在20～50岁,男女比例(3.6～8):1。在气候温和地区,最常见的原因是淋巴系统病变和骨髓增殖性疾病、类脂质沉积症和结缔组织疾病。而在热带,传染病则是主要原因。

【免疫病理】

(一) 阻留血细胞

衰老红细胞在弯曲的脾索内缓慢行进,在低葡萄糖及酸性环境条件下,红细胞膜受损,红细胞变形能力减弱,无法通过基膜小孔进入脾血窦,最终在脾索中心为巨噬细胞吞噬。正常血小板在脾索内黏附性增加,容易被脾内网状纤维阻滞。正常脾对粒细胞阻留作用不明显。

(二) 免疫作用

脾是机体最大的淋巴组织,在感染、变态反应及自身免疫性疾病时,脾可产生部分抗体。血液中的抗原物质经过分支小动脉和毛细血管直接与淋巴鞘内的淋巴细胞和浆细胞接触,刺激生成免疫活性细胞。由于抗原刺激,白髓生发中心促使抗体产生。

(三) 血液贮存

脾的被膜具有平滑肌纤维,经脾小梁而深入脾实质。急性失血或注射肾上腺素时,脾能引起节律性的收缩与松弛。当脾显著肿大时,其贮血量增加,甚至可达全身血量的20%,起到调节全身血流量的作用。

(四) 血细胞的生成

在胚胎时期脾脏可以生成各种血细胞,出生后则仅产生单核细胞及淋巴细胞。病理情况下,如骨髓纤维化或恶性肿瘤骨髓转移时,可发生髓外造血,脾重新生成血细胞。在脾切除后几小时内,外周血白细胞和血小板可迅速上升,并分别在2、3天及一周内达高峰;血片中靶形细胞明显增多,有时出现幼红细胞、铁粒幼细胞。上述现象提示正常脾具有控制调节血细胞成熟以及骨髓造血释放入血液的功能。

【组织病理】

脾白髓、红髓及血窦均可累及,脾小体受压,红髓和脾小体结构破坏。脾明显肿大者可因供血不足伴发缺血性脾梗死。脾梗死可由血栓、动脉分支阻塞引起,也可因血细胞增多,使脾脏局部缺血坏死而形成。梗死多在脾实质的前缘部,梗死局部组织水肿,坏死,逐渐机化,纤维化,形成瘢痕。偶可发生自发性脾破裂、包膜下出血及血肿形成。患者的血细胞变形性能很差,常无法通过,长期阻留在脾索而被巨噬细胞所破坏。在肝硬化门静脉高压时,由于大量的血细胞在肿大的脾中停留而被巨噬细胞所破坏,出现白细胞、红细胞、血小板等血细胞减少,脾功能亢进表现。

【临床表现】

脾功能亢进大多为继发性,以脾大、血细胞减少和骨髓增生为主要临床表现。主要包括:

1. 脾肿大

大多为轻至中度肿大,少数表现为巨脾,脾肿大可达盆腔,并越过中线。明显增大时可产生左上腹沉重感,以及因胃肠受压而出现消化系统的症状。

2. 血细胞减少

可累及红系、粒系和巨核系。因外周血三系减少而产生贫血、感染和出血等临床表现。但多数患者虽白细胞或血小板减少,而感染或出血的表现并不严重。贫血、感染与出血的严重程度在继发性脾功能亢进时,还受到原发疾患的影响。如脾功能亢进伴有肝脏病变,可同时有肝功能减退和凝血功能障碍的表现,出血倾向严重。

【辅助检查】

(一) 血象

红细胞、白细胞或血小板可以一系、两系乃至三系同时减少。血细胞减少与脾大程度不一定成比例。发生全血细胞减少时各系列细胞的减少程度也不一致,一般早期以白细胞或(和)血小板减少为主,晚期常发生全血细胞减少。贫血一般呈正常细胞正常色素性。白细胞减少则以中性粒细胞为主,淋巴细胞相对增多。

(二) 骨髓象

呈增生活跃或明显活跃。如为全血细胞减少,则骨髓中相应三系的细胞均有增生;如外周血仅某一或两系减少,则骨髓中相应系的细胞增生,且一般均伴有相应系细胞的成熟障碍,如粒细胞系可见分叶核细胞减少,产血小板型巨核细胞减少。

(三)生化检查

血液生化检查有助于许多伴有脾肿大疾病的诊断。早期肝功生化正常,继发肝硬化时球蛋白升高,γ球蛋白升高,γ-GT升高,AKP升高,胆红素升高。血清电泳出现单克隆丙种球蛋白或免疫球蛋白降低提示淋巴增殖性疾病或淀粉样变性;多克隆高丙种球蛋白血症可见于慢性感染(如疟疾、黑热病、布氏杆菌病、结核)及胶原性血管疾病;肝功能试验在肝硬化充血性脾肿大时可出现异常。血清维生素 B_{12} 升高可见于骨髓增殖性疾病,如慢性粒细胞白血病和真性红细胞增多症。

(四)影像检查

放射性核素脾扫描是一种可靠的无创性检查方法。CT扫描与磁共振检查可确定脾大小并可显示多种内源性及外源性病损的异常特征,可用于检查门静脉与脾静脉血栓形成。

(五) ^{51}Cr 标记的红细胞和血小板寿命与脾摄取功能检查

该特殊检查在考虑脾切除时对判定这些细胞的阻留程度是有益的。

【诊断和鉴别诊断】

(一)诊断

因脾功能亢进以继发性常见,故诊断应包括两方面:脾功能亢进的诊断及原发疾患的诊断。对脾功能亢进,国内的诊断标准(1991)如下:

脾大,轻度肿大在肋缘下未触及的,应以超声、放射性核素显像等手段检测。

外周血中血细胞一系、两系或三系同时减少。

骨髓造血细胞增生活跃或明显活跃,部分可伴轻度成熟障碍。

脾切除后外周血象接近或恢复正常。

^{51}Cr标记红细胞或血小板注入体内后,脾区体表放射性活性比率大于肝2~3倍,提示血小板或红细胞在脾内过度破坏或阻留。

在考虑脾功能亢进诊断时,以前3条更为重要。

(二)鉴别诊断

在诊断脾亢时有以下两种情况须注意:

脾肿大伴有一种或几种血细胞减少也可发生于与脾亢无关的几种疾病,如系统性红斑狼疮、慢性布氏杆菌病及亚急性细菌性心内膜炎。

即使在有脾亢患者,其血细胞减少可能并不由脾亢直接引起而与其原发病有关,所以不能经切脾而好转,如淋巴瘤有骨髓浸润者。

【治疗】

(一)治疗并发症

合并急、慢性感染的脾亢要给予充分的抗感染治疗。合并门静脉高压的脾亢要降低门脉压力,改善肝功能。

(二)糖皮质激素及免疫抑制剂

脾的单核-吞噬细胞系统由于各种不同的原因,发生了异常的免疫反应,产生自身抗体,具有破坏自身细胞的作用,导致血细胞减少。可应用糖皮质激素和免疫抑制剂在短期内形成"化学性脾切除"的效果。常用免疫抑制剂为长春新碱,每次 1～2mg,静脉滴注。由于这类药物均有严重的副作用,使用时须谨慎。

(三)放射治疗

可以局部形成放射性脾炎,形成脾纤维化。

(四)外科切脾治疗

凡脾大显著或血细胞减少严重,放射性核素检查证实脾脏是破坏血细胞的主要场所,内科治疗无效者,可做脾切除治疗。脾脏切除的指征有:①脾肿大显著,引起明显的压迫症状。②贫血严重,尤其是有溶血性贫血时。③有相当程度的血小板减少及出血症状。④粒细胞缺乏症,有反复感染史。近年来由于腹腔镜的兴起,腹腔镜脾切除术也被临床采用,它具有创伤小、术后疼痛轻、恢复快、伤口美观等优点,是一种安全可行的脾切除方法。

(五)介入治疗

近年来介入治疗成为脾亢的又一新型治疗方法,可经导管插入术进行脾的部分或全部栓塞方法治疗,可作为外科脾切除的替代疗法。脾栓塞目前常采用 PSE 方法,在于脾内动脉分支终末动脉栓塞后,其所供血的脾组织发生梗死,从而减少了血细胞破坏的场所,达到缓解患者症状的目的。栓塞的材料有无水乙醇、鱼肝油酸钠、带 Dacron 纤维毛、钢丝弹簧、明胶海绵、真丝线段和碘油,一般多采用明胶海绵颗粒。

【预后】

本病经治疗原发病后,部分病例临床症状可减轻。脾切除后,临床症状可得到纠正。少数脾切除的患者,因机体的免疫功能削弱,抗感染能力下降,易发生脾切除后严重感染,不及时治疗,死亡率高。

(刘 新 徐功立)

第十一节 巨球蛋白血症

血液中出现异常增多的免疫球蛋白 M 如 IgM,这种异常增多的 M 蛋白多表现为单克隆性,但也偶见多克隆性,由于 IgM 分子量较大(约为 950kD)且常形成五聚体结构,故得名为巨球蛋白血症。此症临床特征是血液黏滞度增高、血浆容量增加,贫血、出血,外周神经出现脱髓鞘性神经病变。体征可以出现肝、脾及淋巴结肿大、贫血、皮肤瘀斑等。本症可分为原发性和继发性。原发性巨球蛋白血症(primary macroglobulinemia)又称华氏巨球蛋白血症(Waldenström's macroglobulinemia,WM),1944 年 Waldenström Jan 首先描述了本病,它是血液中出现大量单克隆 IgM 为特征的 B 淋巴细胞的恶性增生性疾病。继发于其他疾病的 IgM 增多称之为继发性巨球蛋白血症,多继发于风湿免疫性疾病、感染和肿瘤等。

原发性巨球蛋白血症可分为三大类:①良性单克隆巨球蛋白血症及冷凝集素综合征;②浆细胞病,如华氏巨球蛋白血症、IgM 型多发性骨髓瘤和髓外浆细胞瘤;③B 淋巴细胞肿瘤,如 B 淋巴细胞恶性淋巴瘤和慢性淋巴细胞白血病。本章节主要针对原发性巨球蛋白血症进行讨论。

【流行病学】

本病多发生于老年人,病情进展缓慢。发病率占所有血液系统肿瘤的 1%～2%,大约为多发性骨髓瘤的 1/4,而且约占巨球蛋白血症总患病人数的 25%。高加索人发病率较高,而非洲后裔患病率相对较低。美国白种人患病男性为 0.61/10 万,女性为 0.25/10 万,黑种人女性 0.36/10 万。发病年龄 80% 在 50 岁以上(18～92 岁),平均年龄 63 岁,发病高峰在 70～80 岁,仅 3% 在 40 岁以下。国内报道较少,尚无大样本统计分析。

【免疫病理】

本病病因及其发病机制至今不甚明确。由于 WM 在部分患者家族内发生,包括单卵双生的患者,因此疾病的发生与遗传可能有一定的关系。细胞遗传学研究,89% 患者有克隆性改变,但异常表现变化多,且较复杂。有染色体 2、4、5 的结构变化,有单体 16、18、19、20、21 及 22,也有三体 12。此病经常会合并其他淋巴增殖性免疫性疾病,如低丙种球蛋白血症、自身抗体(如类风湿因子)增加等,这种免疫球蛋白的产生在部分患者可能是由于 B 淋巴细胞存活时间延长所致,它常伴有 Bcl-2 基因的表达增加。

病毒感染在发病中的意义至今尚未被肯定。WM 患者发生丙型肝炎病毒(HCV)感染明显升高说明病毒感染可能在本病发病中起一定的作用,然而 WM 不伴有混合型冷球蛋白血症时,二者未发现有相关联系。

WM 患者 B 淋巴细胞克隆研究表明克隆内小淋巴细胞表面 Ig 的沉着不同,从淋巴样浆细胞到成熟浆细胞,其胞浆内含有不同的 Ig,这些细胞均有 IgM 的表达,大部分细胞可以表达 CD19、CD20、CD22。浆细胞和淋巴样浆细胞尚有 CD38 的高度表达,表达 CD10 的患者存在家族聚集现象更明显。WM 的细胞克隆可涉及 10、12、20 号染色体的缺失和重复,少见的有 t(8;14) 或 t(14;18) 的报道,但至今仍未发现与此病有关的特异性染色体改变。

B 淋巴细胞的发育涉及 Ig 重链、轻链各系的可变区基因在淋巴滤泡生发中心出现体细胞高度突变。WM 在突变后细胞发生的特异机制被关闭,从而保持着这些细胞能够不断地分泌 IgM,然而确切详细的发病机制尚待进一步的研究。

【组织病理】

本病骨髓检查时穿刺抽吸常呈"干抽"现象,通常可见淋巴细胞、浆细胞、淋巴浆细胞样细胞增多,胞质嗜碱性,核内过碘酸-希夫染色(PAS)阳性,阳性物质为沉积在核周或在核内空泡中的 IgM 所组成的 Dutcher-Fahey 小体。而且,更有特征性的表现是:嗜碱细胞及组织嗜碱细胞(肥大细胞)增多。

淋巴结病理可见淋巴结结构基本存在,显示多形性细胞浸润,淋巴结与周围脂肪中,可见不典型淋巴细胞、单核细胞、浆细胞及淋巴样浆细胞等,这些细胞胞质内有 PAS 阳性物质存在。

【临床表现】

（一）一般表现

1. 贫血、疲乏无力

本病在老年人多见,进展缓慢,早期多出现乏力、消瘦等症状。因骨髓中淋巴样浆细胞增生,红系造血受抑制;加之高浓度 IgM 导致血浆容量增多,患者可有中度贫血,偶有溶血性贫血。

2. 出血倾向

40% 患者因鼻出血、口腔黏膜出血或紫癜就诊。出血原因有:①毛细血管壁因高黏稠度致静脉淤积而受损。②IgM 被覆在血小板上,干扰了血小板因子释放,影响血小板功能。血小板计数大多正常。③IgM 与凝血因子形成复合物,使凝血因子减少。④IgM 的 Fab 段结合到纤维蛋白上,抑制纤维蛋白单体聚集,影响血块收缩。

3. 反复感染

25%患者表现有反复多部位感染,常见有肺炎、肺结核和胆囊炎等,是由于 M 蛋白免疫功能低下所致。

4. 淋巴结、肝和脾肿大

体格检查约半数患者可有淋巴结、肝、脾肿大,肝、脾肿大多为轻至中度,偶可达到肋下 5～6cm。淋巴结肿大遍及全身,早期轻到中度肿大,晚期可融合成块。

(二) IgM 增高的特殊表现

1. 高黏滞综合征

IgM 大于 50g/L,血清黏度在 6 以上。出现临床症状,如头痛、眩晕、听力障碍、共济失调、精神障碍,出现昏迷,又被称为"副蛋白症昏迷"(paraproteinaemic coma)。眼底可见视网膜静脉腊肠样改变、视网膜出血、视盘水肿。可因血管阻力增加出现充血性心力衰竭。

2. 冷球蛋白血症

少数 IgM 有冷球蛋白性质。对冷敏感而呈雷诺现象,紫癜,关节疼痛。受凉可发生肢端坏疽。

3. 肾功能异常

大多有蛋白尿,但几乎无管型尿。1/3 患者有本周蛋白尿(轻链尿)。尽管血液中尿素氮可升高,但很少出现肾功能不全。

4. 神经系统异常

可见脑卒中、蛛网膜下腔出血,以及周围神经表现:包括吉兰-巴雷综合征,单神经病,多发性单神经炎,感觉及感觉运动多神经病。少数患者出现脱髓鞘性神经病变可有四肢末端感觉异常、麻木等。20%患者有周围神经病变的表现,以感觉神经为主,多数是缓慢进行性、对称性;常从下肢开始,下肢症状较上肢重。有些神经症状出现早于巨球蛋白血症几年。

5. 其他

可见肺部肿块结节,可见胸腔积液,慢性腹泻等。

【辅助检查】

1. 血象

可见不同程度贫血,多为正细胞正色素性贫血;80%患者血红蛋白小于 120 g/L,多数在 40～70g/L。红细胞聚集呈缗钱现象。白细胞及血小板计数多正常,少数患者可减少。淋巴细胞增多,嗜酸细胞、单核细胞可增多;血涂片可出现少量浆细胞样淋巴细胞。

2. 血沉

明显增快,一半病例达 100 mm/h 以上。但若血浆中 IgM 含量明显增高,导致黏稠度明显加大时,血沉可不增快甚至反而减慢。在化疗后,血清 IgM 含量明显下降时,血沉方显增快。

3. 生物化学

血清总蛋白与球蛋白均明显增高。蛋白电泳在 β-γ 区可见 M 成分。血清 LDH、AKP 增高。尿酸增高,胆固醇减低,类风湿因子阳性,甚至梅毒血清反应可出现假阳性。

4. 骨髓检查

见"组织病理"部分。

5. 血浆黏滞度

2/3 患者血浆黏度明显增高,常大于 4,一般为 4～20。

6. 免疫球蛋白测定及血浆蛋白电泳

可见球蛋白增高,γ 区带可见一单株(单克隆)条带为 IgM,亦可见此条带位于 β 区,其轻链以 κ 型常见。IgM 水平在 10～12 g/L,占总蛋白的 20%～70%。IgG1 和 IgA 定量测定多正常,疾病晚期可降低,而 IgM 明显增高。

7. 尿本-周蛋白

1/3 患者呈现阳性。

8. 肾改变

可出现肾功能异常,个别可发生肾病综合征。

9. 其他

如由于大量 IgM 的存在,导致血型鉴定及配血试验困难。

【诊断与鉴别诊断】

(一)诊断

诊断 WM 的必要依据为:①老年人不明原因贫血、出血倾向、视力障碍,外周和中枢神经系统症状,蛛网膜下腔出血,肝、脾、淋巴结肿大;②血清 IgM>10g/L,血浆蛋白电泳呈单克隆条带,无骨损害;③骨髓中淋巴样浆细胞明显增多。

(二)鉴别诊断

1. 意义未明的单克隆丙种球蛋白病血症

除了可以有周围神经病的表现外,无骨、肾损害及贫血等。骨髓浆细胞<10%,IgM<30g/L,正常免疫球蛋白不降低,并稳定无变化。

2. 慢性淋巴细胞白血病

外周血白细胞总数与淋巴细胞数明显增高,单克隆淋巴细胞绝对数大于 $5.0×10^9$,而且形态上具有典型的成熟淋巴细胞特征,血清黏度正常,无高黏滞综合征表现。

3. 恶性淋巴瘤

一般无高黏滞综合征和眼底变化。诊断依赖于淋巴结或其他组织的病理学检查。

4. 多发性骨髓瘤

多有骨痛,溶骨损害,易感染,肾功能损害,但很少有高黏滞综合征的临床表现与视网膜血管改变,无肝、脾、淋巴结肿大。骨髓主要是浆细胞增生,血清蛋白主要是 IgG、IgA、轻链与 IgG 增多,而 IgM 骨髓瘤极罕见。

5. POEMS 综合征

有多发性神经病、脏器肿大、内分泌病、M-蛋白及皮肤改变等五项相应表现。本病可伴发多发性骨髓瘤、巨球蛋白血症等浆细胞病。诊断 POEMS 综合征至少有多发性神经病、M-蛋白和其他的一项,而且本病中的 M-蛋白多为 IgG、IgA,而 IgM 极少见。

6. 其他继发性丙种球蛋白增高的疾病

如风湿免疫性疾病、感染和肿瘤等。

【治疗】

早期病情稳定,进展缓慢的非进行性原发性巨球蛋白血症,可以不治疗,但需要定期随访,观察病情与检测血清中 IgM 的水平。若出现如下情况均需要接受治疗:①反复发热,夜间盗汗,乏力;②进行性淋巴结肿大和脾肿大;③血红蛋白≤100g/L 或血小板数≤100×10^9/L;④高黏滞血症,周围神经病变,全身淀粉样变性,肾功能不全及冷球蛋白血症。治疗的目的是延长生存时间,改善生活质量。

(一)血浆置换术

能有效控制高黏滞综合征。因 IgM 80%分布在血管内,一般至少去除一半的血浆容量,才能有效地降低血清黏度,有报道,每次置换 3L,能降低 IgM 水平约 35%,可使血黏度从 5 降到 2 或 1。但 IgM 抗体浓度下降后,又可反馈性地刺激新的抗体生成;因此,为避免"反跳现象",血浆置换应该配合系统化疗来杀伤恶性增殖的淋巴样浆细胞,以抑制单克隆 IgM 生成。

(二)化学治疗

1. 烷化剂治疗

一般首选苯丁酸氮芥(瘤可然),也可选用环磷酰胺或美法仑(马法兰),可单药使用或联合泼尼松治疗。瘤可然一般 6~8mg/d 口服,持续 2~4 周,根据血象和疗效调整剂量给予维持,维持量 2mg/d,至少治疗 3 个月。瘤可然与泼尼松 1mg/(kg·d)联用,可以提高疗效。每 4~6 周用药一次。如出现明显白细胞减少或粒细胞缺乏,应及时停药。本病患者一旦出现骨髓抑制,较难恢复。

2. M2 方案

与多发性骨髓瘤所用剂量一致,经治疗后可使 IgM 下降大于 50%,骨髓淋巴细胞增高和器官肿大减小 50%以上。治疗的反应率可达 80%,中位存活期约 4.2 年。

3. CHOP 方案

对耐烷化剂的患者可试用 CHOP 方案,反应率达到 65%,存活期与瘤可然-泼尼松(CP)方案相近。

4. 嘌呤核苷类似物

对原发耐药或缺乏有效维持缓解用药而复发的患者可应用嘌呤核苷类似物,如氟达拉滨(fludarabine)和克拉屈滨(2cd-A,Cladribine)。氟达拉滨 $25\sim30$ mg/m² 静脉滴注,连续 5 天,每 4 星期重复一次;其反应率为 34%~79%,中位无进展存活约 40 个月。克拉屈滨 $0.1\sim0.12$ mg/(kg・d)静脉滴注 2 小时以上,连用 5 天,每月一次;反应率可达 80% 以上。对初治病例中位无进展存活达 18 个月,全部中位生存期约 6 年,复发患者反应率 35%~50%。尚无足够的证据表明当患者用某一种核苷类似物治疗后复发或耐药,换用另一种是否有效。氟达拉滨治疗后复发的患者 75% 对克拉屈滨有反应,而对氟达拉滨耐药的患者仅 10% 对克拉屈滨有反应。此类药物主要的副作用为骨髓抑制、免疫抑制。治疗 1 年后,患者多伴有 $CD4^+$ T 细胞及 $CD8^+$ T 细胞持续缺如。此外,多个疗程用药后有发生 MDS 的报道。

5. 免疫疗法

(1) 干扰素-α 治疗:开始一个月内每日 300 万单位,皮下注射,以后每周 3 次,每次 300 万单位,需要治疗 4~6 个月。可见到 IgM 水平下降大于 50%,并常伴有血红蛋白的升高和骨髓淋巴样浆细胞浸润的减少,有效率约 32%。IFN-α 也可作为化疗好转后的维持用药,每周 3 次,每次 300 万单位。

(2) 单克隆抗体治疗

1) 抗 CD20 单克隆抗体治疗:WM 肿瘤细胞上广泛表达 CD20 抗原。多项回顾性和前瞻性研究显示,用标准剂量抗 CD20 单克隆抗体——美罗华(rituximab)375 mg/m² 静脉滴注,每周一次,共 4 次,治疗初治及难治的 WM 患者,27%~75% 的患者获得主要缓解。对那些疗效甚微的患者,使用美罗华后血红蛋白、血小板升高,肿大的淋巴结和脾缩小。3 个月后患者若无进展证据可再接受 4 周的美罗华治疗,主要缓解率可达 44%~48%,而疾病进展的时间估计为 16~29 个月。美罗华的治疗反应时间较慢,平均都超过 3 个月,最佳反应时间可能需要 18 个月。美罗华耐受性良好,约 1/4 患者会出现轻中度不良反应,骨髓抑制作用较轻。最新研究表明美罗华联合 CHOP 方案对于部分难治或复发的 WM 患者有效。

2) 阿仑单抗(alemtuzumab)可与 WM 肿瘤细胞表面的 CD52 抗原结合,有临床试验将其用于 7 例以前接受过治疗的患者,结果 4 例获得部分缓解,1 例获得完全缓解,中位治疗反应持续时间为 13 个月。并发症中感染很常见,包括巨细胞病毒、单纯疱疹病毒、曲霉菌及结核菌感染。

6. 大剂量化疗

大剂量化疗使用美法仑、DEXA-BEAM 方案(地塞米松、卡莫司丁、依托泊苷、阿糖胞苷、美法仑)或化疗联合全身照射,多数患者可获得治疗反应,其中包括常规化疗无效的患者。

7. 干细胞移植

骨髓/外周血干细胞移植治疗尚在摸索阶段,年轻患者或重要脏器功能良好的患者可考虑施行。准备接受自体干细胞移植的患者,干细胞采集应先给于核苷类似物治疗。异基因移植的治疗经验更加有限,完全反应比自体干细胞移植多增高,但治疗相关死亡率高达 40%,且仅限于有同胞供者的年轻患者及对前述治疗无效的患者。

8. 沙利度胺(thalidomid)或雷诺度胺(renolidomid)

鉴于沙利度胺对多发性骨髓瘤的有效性,它也被用于治疗 WM 患者。单用沙利度胺的有效率为 25%。大多患者可出现便秘、乏力、周围神经病等不良反应。雷诺度胺是沙利度胺的类似物,较后者神经毒性小,对沙利度胺无效的患者用雷诺度胺可能有效。

9. 硼替佐米(Bortezomib)

有临床研究表明蛋白酶抑制剂硼替佐米可用于对核苷类似物和美罗华治疗无效的患者。

10. 脾切除

文献报告对耐药的 WM 患者在脾切除后单克隆 IgM 明显降低,此种缓解可维持数年。在某种程度上,脾切除清除了产生 IgM 的主要来源细胞,减轻了脾功能亢进。

(三)对症及支持治疗

重度贫血时可输红细胞,纠正贫血。但输注速度不宜过快,注意心脏功能。

因血小板过低的出血,可输血小板。如出血是因凝血因子减少,要补充有关凝血因子。

积极控制与预防感染,选择有效抗生素。

注意改善心脏功能,及时控制心衰,预防、检测并及时纠正电解质及酸碱平衡紊乱。

【预后】

WM 是一种进展较慢的惰性疾病,其预后差别较大。大宗研究显示本病中位生存时间约 5~7 年。随着生存期的延长,有部分患者可转化成弥漫性大 B 细胞淋巴瘤。研究表明:老年男性,体重下降,冷球蛋白血症,血清白蛋白降低,血细胞计数减少,高血清 β_2-MG,IgM>40g/L,高黏滞性等与预后不良有关。最常见的死亡原因是淋巴恶性增殖、感染及心力衰竭,少数患者死于脑血管意外、肾衰竭或消化道出血。

(姜玉杰 王 欣)

参 考 文 献

沈志祥,欧阳仁荣.1999.血液肿瘤学.北京:人民卫生出版社,368-369.

张之南,沈悌.2007.血液病诊断及疗效标准.第 3 版.北京:科学出版社,239-241.

张之南,杨天楹,郝玉书.2003.血液病学.北京:人民卫生出版社,1357-1359.

Arslan O, Arat M, Tek I, et al. 2004. Therapeutic plasma exchange in a single center: Ibni Sina experience. Transfus Apher Sci, 30(3):181-184.

Aversa F, Reisner Y, Martelli MF. 2008. The haploidentical option for high-risk haematological malignancies. Blood Cells Mol Dis, 40(1):8-12.

Bagg A. 2008. Malleable immunoglobulin genes and hematopathology-the good, the bad, and the ugly: a paper from the 2007 William Beaumont hospital symposium on molecular pathology. J Mol Diagn, 10(5):396-410.

Chide OE, Orisakwe OE. 2007. Structural development, haematological immunological and pharmacological effects of quinolones. Recent Pat Antiinfect Drug Discov, 2(2):157-168.

Dimopoulos MAC. 1999. Waldenström's macroglobulinemia therapy. The American Society of Hematology education program, 370-375.

Dimopoulos MA, Panayiotidis P, Moulopoulos LA, et al. 2000. Waldenström's macroglobulinemia: Clinical Features, Complications, and Management. Clinical Oncologist, 18(1):214.

Gertz MA, Fonseca R, Rajkamar SV. 2000. Waldenström's macroglobulinemia. Oncologist, 5(1):63.

Grann VR, Bowman N, Joseph C, et al. 2008. Neutropenia in 6 ethnic groups from the Caribbean and the U. S. . Cancer, 113(4):854-860.

Ho CL, Kito H, Squillace DL, et al. 2008. Clinical correlates of serum pro-major basic protein in a spectrum of eosinophilic disorders and myelofibrosis. Acta Haematol, 120(3):158-164.

Jensen RT. 2000. Gastrointestinal abnormalities and involvement in systemic mastocytosis. Hematol Oncol Clin North Am, 14(3):579-623.

Kadowaki N. 2007. Dendritic cells: a conductor of T cell differentiation. Allergol Int, 56(3):193-199.

Kyle RA, Treon SP, Alexanian R, et al. 2003. Prognostic markers and criteria to initiate therapy in Waldenström's macroglobulinemia: consensus panel recommendations from the Second International Workshop on Waldenström's Macroglobulinemia. Seminars in Oncology, 30(2):116-120.

LeBien TW, Tedder TF. 2008. B lymphocytes: how they develop and function. Blood, 112(5):1570-1580.

Merlini G. 1999. Waldenström's macroglobulinemia clinical manifestation and prognosis. The American Society of Hematology education program, 358-369.

Siami GA, Siami FS. 1999. Plasmapheresis and paraproteinemia: Cryoprotein-induced disease, monoclonal pammopathy, Waldenström's macroglobulinemia, hypervisoosity syndrome, multiple myeloma, light chain disease, and amyloidosis. Ther Apher, 3(1):8-19.

Treon SP, Hunter Z, Barnagan AR. 2005. CHOP plus rituximab therypy in Waldenström's macroglobulinemia. Clinical Lymphoma, 5(4):273-277.

Udby L, Borregaard N. 2007. Subcellular fractionation of human neutrophils and analysis of subcellular markers. Methods Mol Biol, 412:35-56.

Ukena SN, Koenecke C, Geffers R, et al. 2009. T helper type 2 differentiation is associated with induction of antibacterial defense mechanisms in blood lymphocytes of patients with sarcoidosis. Immunol Invest, 38(1):49-66.

Vijay A, Gertz MA. 2007. Waldenström's macroglobulinemia. Blood, 109(12):5096-5103.

Welte K, Dale D. 1996. Pathophysiology and treatment of severe chronic neutropenia. Ann Hematol, 72(4):158-165.

第四十八章　内分泌系统免疫病

内分泌系统由内分泌腺和激素分泌细胞及它们所分泌的激素组成。内分泌腺主要包括：下丘脑和神经垂体，松果体，腺垂体，甲状腺，甲状旁腺，内分泌胰腺，肾上腺皮质和髓质，性腺等。

内分泌免疫病是指由免疫反应机制导致内分泌系统异常的一组疾病。免疫内分泌病主要见表48-1。

表 48-1　常见内分泌免疫病

下丘脑综合征	甲状旁腺功能减退症
垂体功能减退症	肾上腺皮质功能减退症
甲状腺功能亢进症	性腺功能减退症
甲状腺功能减退症	自身免疫性多发内分泌腺病综合征
甲状腺炎：包括亚急性甲状腺炎和慢性淋巴细胞性甲状腺炎	自身免疫性胰腺病：自身免疫性胰岛炎所致的1型糖尿病

第一节　腺垂体功能减退症

腺垂体功能减退症（anterior pituitary hypofunction，APH）指垂体激素分泌减少，可以是单个激素减少，如生长激素（GH）、催乳素（PRL）缺乏，也可以是多种激素，如促性腺激素（Gn）、促甲状腺激素（TSH）和促肾上腺皮质激素（ACTH）同时缺乏。大多数腺垂体功能减退症继发于垂体瘤、垂体缺血性坏死、手术放射治疗和创伤、感染和炎症、垂体卒中。产后垂体坏死（希恩综合征，Sheehan syndrome）少数人为自身免疫性因素所致。

【流行病学】

本病较多见于女性，系于产后出血所致垂体缺血性坏死有关。本病发病年龄以21～40岁最为多见。

【免疫病理】

一部分腺垂体功能减退症患者无明显病因可查，可以是自身免疫现象导致垂体退化萎缩。

【组织病理】

下丘脑和垂体的病理改变随病因而异，垂体或下丘脑肿瘤、感染、浸润性病变、放射损伤、外伤等均有相应的病理特点。产后大出血所致者，腺垂体呈大片缺血性坏死，伴有单个核细胞浸润，靶腺（甲状腺、肾上腺皮质、性腺）呈不同程度的萎缩。

【临床表现】

据统计垂体组织破坏50%以上才出现症状，破坏75%以上才有明显的临床症状，破坏95%以上可有严重的垂体功能减退。促性腺激素、生长激素、催乳素缺乏症状最早出现；促甲状腺激素缺乏次之；然后可伴有ACTH缺乏。腺垂体功能减退主要表现为各靶腺功能减退。

1. 性腺功能减退

女性有产后大出血、休克、昏迷病史，产后无乳、月经停止、性欲减退、乳腺不胀，外阴、子宫和阴道萎缩，毛发脱落，尤以阴毛、腋毛为甚。男性性欲减退、阳痿，睾丸松软缩小，胡须、阴毛、腋毛稀少，肌力减退，皮脂分泌减少，骨质疏松。

2. 甲状腺功能减退

表现怕冷、思维迟钝、精神淡漠、皮肤干燥变粗、少汗，食欲不振、便秘，心率减慢，心电图低电压、T波平坦。严重者黏液性水肿、贫血、精神失常、幻觉、妄想。

3. 肾上腺功能减退

由于 ACTH 缺乏，皮质激素分泌不足，患者常有明显疲乏软弱、食欲不振、体重下降、恶心、呕吐、血压下降。对胰岛素敏感可有血糖降低，生长激素缺乏可加重低血糖发作。黑素细胞刺激素缺乏可有皮肤色素减退，面色苍白、乳晕色素变浅。

垂体功能减退危象：在全垂体功能减退基础上，各种应激因素如感染、腹泻、呕吐、脱水、饥饿、寒冷、急性心肌梗死、脑血管意外、手术、麻醉及使用镇静药、降糖药等均可诱发垂体危象。临床表现为：①高热型($T>40℃$)；②低温型($T<30℃$)；③低血糖型；④低血压循环虚脱型；⑤水中毒型；⑥混合型。各型可伴有相应症状，突出表现为消化系统、循环系统、神经精神方面症状，如高热、休克、恶心、呕吐、头痛、神志不清、抽搐谵妄、昏迷等严重垂危状态。

【辅助检查】

1. 性腺功能测定

女性血雌二醇降低，男性睾酮水平降低。

2. 肾上腺皮质功能

24 小时尿 17-羟皮质类固醇及游离皮质醇排出减少，血皮质醇浓度降低。

3. 甲状腺功能测定

血总 T_3、T_4，游离 T_3、T_4 均可降低。

4. 腺垂体功能测定

FSH、LH、PRL、TSH、GH、ACTH 均可降低。

5. CT、MRI 检查

对垂体下丘脑病变可用 CT、MRI 检查了解其部位、大小、性质及对周围组织的侵犯程度。

【诊断与鉴别诊断】

腺垂体功能减退症的临床表现复杂多样，主要有畏冷、乏力、毛发脱落、性功能减退，临床上遇此类患者应考虑本病，此时应做垂体-靶腺功能检查及垂体储备功能检查。主要由根据病史、临床表现、内分泌功能检查及影像学检查，排除其他疾病才能做出诊断。应与下列疾病鉴别：多发性内分泌腺功能减退症；神经性厌食；失母爱综合征。

【治疗】

应积极针对病因治疗。对于出血休克引起的缺血性垂体坏死,关键在加强围生期监护,及时纠正产科病理状态。

腺垂体功能减退采用相应激素替代治疗。下列药物剂量为生理量:左甲状腺素 $50\sim150\mu g/d$;甲状腺粉 $40\sim120mg/d$;氢化可的松 $20\sim30mg/d$;泼尼松 $5\sim7.5mg/d$;炔雌醇 $5\sim20\mu g/d$。治疗过程先补充糖皮质激素,然后甲状腺激素,根据患者情况加用性腺激素。

近 20 余年来,脑内移植在实验研究方面已取得了一系列的重大成就。据国外报道,目前临床上组织或细胞脑内移植术的适应证包括成年人腺垂体功能减退症。近来有关神经组织基因治疗研究亦取得了一些进展。理想的基因转移方法应具备安全性、高效性、特异性、稳定性、简便性、可控性等特点。

神经干细胞移植是国际医学界的一个前沿学科。现阶段,国内外医学学术界都公认神经干细胞移植是修复神经功能受损的有效方法。可以预见,神经干细胞移植必将促进腺垂体功能减退症的治疗进展。

第二节　Graves 病

Graves 病(Graves disease,GD)是甲状腺功能亢进症的最常见亚型,本病被公认为内分泌自身免疫病,它与慢性淋巴细胞性甲状腺炎、产后甲状腺炎同属于自身免疫性甲状腺病。按照对自身免疫病分类,本病属器官特异性自身免疫病,可以和 1 型糖尿病、慢性肾上腺皮质功能减退症、恶性贫血、萎缩性胃炎、特发性血小板减少性紫癜等病伴发,也可和系统性红斑狼疮、类风湿关节炎、重症肌无力等病伴发。

【流行病学】

普通人群患病率约 1‰,发病率为 $(15\sim50)/10$ 万,男女比例为 1:$(4\sim6)$,高发年龄 20～50 岁。

【免疫病理】

GD 患者血清中存在针对甲状腺细胞 TSH 受体的特异性自身抗体,TSH 受体抗体(TSH receptor antibodies,TRAb)分三种类型:TSH 受体刺激性抗体、TSH 刺激阻断性抗体、甲状腺生长免疫球蛋白。甲状腺突眼病患者循环血中存在针对眶后成纤维细胞的自身抗体和针对眼外肌的自身抗体,但这两种抗体只能作为疾病活动的指标,没有直接致病的证据。

【组织病理】

甲状腺呈不同程度的弥漫性肿大,滤泡上皮细胞呈高柱状或立方状增生。滤泡腔内胶质减少或消失。滤泡间可见不同程度的淋巴细胞浸润,浸润细胞以 T 淋巴细胞为主,伴少数 B 细胞和浆细胞。浸润性突眼眶后组织有脂肪细胞浸润,纤维组织增生,大量黏多糖和糖胺聚糖沉积,透明质酸增多,淋巴细胞和浆细胞浸润。眼肌纤维增粗,纹理模糊,肌纤维透明变性、断裂和破坏。

【临床表现】

(一)甲状腺毒症表现

1. 高代谢综合征

疲乏无力、怕热多汗、皮肤潮湿、多食易饥、体重减轻等。

2. 精神神经系统

多言好动、焦虑紧张、焦躁易怒、失眠多梦、注意力不集中、记忆力下降,手和眼睑震颤

3. 心血管系统

心悸气短、心动过速、收缩压升高,脉压增大。合并甲状腺功能亢进性心脏病时出现心律失常、心脏增大、心力衰竭。

4. 消化系统

稀便、排便次数增多,可有肝大、肝功异常。

5. 肌肉骨骼系统

主要是甲亢周期性麻痹、甲亢肌病,少数患者伴发重症肌无力。

6. 造血系统

白细胞减少,但淋巴细胞比例增多,可伴随血小板减少性紫癜。

7. 生殖系统

女性月经减少或闭经。男性阳痿。

（二）甲状腺肿

多数患者甲状腺肿大,呈弥漫性、对称性,质地不均,无压痛,可触及震颤,闻及血管杂音。

（三）眼 征

1. 单纯性突眼

与交感神经兴奋性增高有关。

2. 浸润性突眼

与眶后组织的自身免疫炎症有关。

（四）特殊的临床表现和类型

1. 甲状腺危象

主要诱因:感染、手术、放射碘治疗、创伤、心肌梗死、严重药物反应等。表现为:甲亢症状加重,高热、心动过速、心房纤颤或心房扑动、烦躁不安、呼吸急促、大汗、厌食、恶心、呕吐、腹泻,偶有黄疸,严重者出现休克、嗜睡、谵妄、昏迷,部分患者可心衰、肺水肿。

2. 甲状腺功能亢进性心脏病

主要表现:心律失常、心脏增大、心力衰竭。

3. 淡漠型甲状腺功能亢进症

多见于老年患者,起病隐匿,高代谢征、眼征和甲状腺肿不明显。表现为消瘦、心悸、乏力、头

晕、精神淡漠、腹泻、厌食。可伴有心房纤颤,肌病和震颤等体征,易因消瘦被误诊为恶性肿瘤。

4. 亚临床甲状腺功能亢进症

本症需排除其他能抑制 TSH 水平的疾病,依赖实验室检查结果才能诊断,即血清 T_3、T_4 正常,但 TSH 降低。

5. 胫前黏液性水肿

与浸润性突眼同属自身免疫病。皮损大多对称,多发生在胫骨前下 1/3 部位,也可见于足背、踝部、肩部、手背,偶见于面部。早期皮肤增厚、变粗,广泛分布大小不等的棕红色或红褐色或暗紫色突起不平的斑块结节,边界清楚,直径 5~30mm。皮损周围表皮稍发亮,薄而紧张,表面及周围可有毳毛增生、变粗、毛囊角化,可伴感觉过敏或减退。后期皮肤粗厚,如橘皮或树皮样,皮损融合,有深沟,覆以灰色或黑色疣状物。下肢粗壮如象腿。

6. Graves 眼病

25%~50%GD 患者伴有不同程度的眼病。5%患者以眼病为主,称为甲状腺功能正常型 Graves 眼病(euthyroid Graves ophthalmopathy,EGO)。眼征达 4 级以上者称为 Graves 眼病(thyroid ophthalmppathy,GO)。GO 多见于男性。单眼受累病例占 GO 的 10%~20%。EGO 患者的实验室检查可能存在亚临床型甲亢和甲状腺自身抗体的异常。诊断 EGO 应排除其他眼部疾病。

7. 三碘甲腺原氨酸(T_3)型和甲状腺素(T_4)型甲状腺毒症

T_3 型甲状腺毒症在碘缺乏地区和老年人群中常见,实验室检查发现血清 TT_3、FT_3 水平增高;但是 TT_4、FT_4 的水平正常,TSH 水平减低,^{131}I 摄取率增加。T_4 型甲状腺毒症主要发生在碘致甲亢和伴有全身性严重疾病的甲亢患者中。

【辅助检查】

(一)甲状腺功能的血清激素

TSH、TT_3、TT_4、FT_3、FT_4 放射免疫法成人正常值:$TT_3$1.8~2.9 nmol/L(115~190ng/dl)、TT_4 65~156nmol/L(5~12μg/L)、FT_3 3~9pmol/L(0.19~0.58ng/dl)、FT_4 9~25pmol/L(0.7~1.9ng/dl)。

免疫化学发光法正常值与放射免疫法有所不同。TSH 普遍采用免疫化学发光法属第三代 TSH 测定法,成人正常值 0.3~4.8mU/L。

(二)甲状腺自身抗体测定

TSH 受体抗体(TRAb)、甲状腺刺激抗体(TSAb)。TRAb 包括 TSAb 和抑制性 TSH 受体抗体(TSBAb)。新诊断的 GD 患者 75%~96%TRAb 阳性,85%~100%TSAb 阳性。TSAb 是诊断 GD 的重要指标。

(三)甲状腺影像学检查

1. ^{131}I 摄取率和甲状腺放射性核素扫描

前者主要用于甲状腺功能亢进所致的甲状腺毒症与炎症所致的漏出性甲状腺毒症的鉴别诊断。后者主要用于甲状腺结节和肿瘤的鉴别诊断。

2. 超声检查

GD 时,甲状腺呈弥漫性、对称性、均匀性增大,可增大 2～3 倍。边缘多规则,内部回声多密集、增强光点,分布不均匀,部分有低回声小结节状改变。腺体肿大明显时,常有周围组织受压和血管移位表现。多普勒彩色血流像显示患者甲状腺腺体内血流呈弥漫性分布,为红蓝相间的簇状或分支状图像。血流大,速度增快,超过 70cm/s,甚至可达 200cm/s,血流量为正常人的 8～10倍。彩色多普勒也可用于 GD 甲亢治疗后的评价。眼球后 B 超有助于 GD 眼病的诊断。

3. CT 或 MRI 诊断

目前认为,CT 在 GD 诊断及鉴别诊断方面具有重要价值。首先,用 CT 排除肿瘤,其次,在眼部病变不明显时,可观察到眼外肌受累的情况,并且定量 CT 可以评价眼外肌的大小、密度及眼球位置,有助于 TAO 的诊断。CT 尚可鉴别球后眼外肌炎。MRI 检查费昂贵,检查时间长,且未发现具有比 CT 多的优势。

【诊断与鉴别诊断】

(一)诊断

诊断的程序是:①确定有无甲状腺毒症;②确定甲状腺毒症是否来源于甲状腺功能亢进;③确定甲状腺功能亢进的原因。

甲状腺功能亢进症的诊断:①高代谢症状和体征;②甲状腺伴或不伴血管杂音;③血清 FT_4 增高、TSH 减低。具备以上三项即可诊断。

GD 的诊断:①甲亢诊断成立;②甲状腺肿大呈弥漫性;③伴浸润性突眼;④TRAb 和 TSAb阳性;⑤其他甲状腺自身抗体阳性;⑥胫前黏液性水肿。具备①、②项诊断即可成立,其他 4 项的阳性均会进一步支持诊断。

(二)鉴别诊断

1. 甲状腺毒症的鉴别

甲状腺功能亢进所致的甲状腺毒症与甲状腺炎导致甲状腺激素漏出所致的甲状腺毒症的鉴别、病史、甲状腺体征和[131]I 摄取率是主要的鉴别手段。前者[131]I 摄取率增高,摄取高峰前移;后者[131]I 摄取率减低,并呈动态变化。

2. 甲亢所致的甲状腺毒症的原因鉴别

不典型的 GD 应排除结节性毒性甲状腺肿、甲状腺自主高功能腺瘤。鉴别的主要手段是甲状腺放射性核素扫描和甲状腺 B 超。

【治疗】

目前尚不能对 GD 进行病因治疗,三种方法普遍采用:抗甲状腺药物,放射性碘,手术治疗。

(一)抗甲状腺药物(ATD)

ATD 的作用是抑制甲状腺激素合成,是甲亢的基础治疗,ATD 也用于手术和放射碘治疗的准备阶段。常用的 ATD 分为硫脲类和咪唑类,硫脲类包括丙硫氧嘧啶(PTU)和甲硫氧嘧啶;咪唑类包括甲巯咪唑(他巴唑)和卡比马唑(甲亢平)。

1. ATD 的适应证

①病情轻、中度患者;②甲状腺轻、中度肿大;③年龄小于 20 岁;④孕妇、高龄或由于其他严重疾病不适于手术者;⑤手术和放射碘治疗前的准备;⑥术后复发且不宜放射碘治疗者。

2. 剂量与疗程

以 PTU 为例,初治期:300～450 mg/d,分 2～3 次口服,持续 6～8 周,每 4 周复查血清甲状腺激素水平一次。临床症状缓解后开始减量。临床症状缓解可能滞后于激素水平的改善。减量期:每 2～4 周减量一次,每次减量 50～100 mg/d,3～4 个月减到维持量。维持期:50～100 mg/d,维持治疗 1～1.5 年。由于 TSH 能够刺激甲状腺细胞表面相关抗原分子的表达,TSH 增高可能加重甲状腺肿大,因此部分学者主张在 ATD 治疗同时合用左甲状腺素,以避免血清 TSH 水平升高,但使用 L-T4 的临床疗效报道不一致。甲巯咪唑剂量为 PTU 的 1/10。

3. 不良反应

①粒细胞减少,发生率 10% 左右,严重者粒细胞缺乏。外周血白细胞低于 $3×10^9/L$ 或中性粒细胞低于 $1.5×10^9/L$ 时应当停药。治疗前和治疗后每周检查白细胞是必要的。②皮疹:发生率 2%～3%。③PTU 偶可诱导产生抗中性粒细胞胞质抗体(antineutrophil cytoplasm antibody,ANCA),并可导致自身免疫性血管炎。④胆汁淤积性黄疸、血管神经性水肿、中毒性肝炎、急性关节痛等不良反应较为罕见。

4. 停药指标

主要依据症状和体征。目前认为 ATD 维持 18 个月可以停药。有严重药物不良反应时应停用药物或更换药物品种。下述指标预示甲亢可以治愈:①甲状腺肿消失;②TSAb 转为阴性;③T_3 抑制试验恢复正常。

（二）放射碘治疗

其机制是 ^{131}I 被甲状腺摄取后释放出 β 射线,破坏甲状腺组织细胞。

1. 适应证

在美国年龄大于 21 岁的 GD 患者首选此方法。我国较保守。放射碘治疗适应证为:①中度甲亢;②年龄大于 25 岁;③经 ATD 治疗无效或对 ATD 过敏;④不宜手术或不愿接受手术者。

2. 禁忌证

①妊娠、哺乳期妇女;②小于 25 岁;③严重心肝肾衰竭;④活动性肺结核;⑤外周血白细胞小于 $3×10^9/L$ 或中性粒细胞低于 $1.5×10^9/L$;⑥严重浸润性突眼;⑦甲状腺危象。

3. 剂量

根据甲状腺组织重量和甲状腺吸碘率计算剂量,一般每克甲状腺组织一次给予^{131}I 3.0MBq(80μCi)。病情较重、甲状腺明显肿大或患有心脏病者,先用甲巯咪唑(MMI)治疗控制症状,此时不宜用 PTU,因为它对甲状腺摄碘率抑制作用会持续数周到数月,而 MMI 作用仅维持 24 小时。症状控制后停用 ATD 5～7 天给予^{131}I,这类患者^{131}I 的治疗量应当增大到每克甲状腺组织 3.75～5.6 MBq(100～150μCi)。治疗后 2～4 周症状减轻,甲状腺缩小,6～12 周甲状腺功能恢复正常。

4. 并发症

①甲状腺功能减退:国内报道一年内发生率 4.6%～5.4%,以后每年增加 1%～2%。②放射性甲状腺炎:发生在 ^{131}I 治疗后 7～10 天。③个别可诱发甲亢危象。④有时加重浸润性突眼。

(三)手术治疗

1. 适应证

①中重度甲亢,长期药物治疗无效,或停药复发,或不能坚持服药者;②甲状腺肿大显著,有压迫症状;③胸骨后甲状腺肿;④结节性甲状腺肿伴甲亢。

2. 禁忌证

①伴严重浸润性突眼;②合并较严重的心脏、肝、肾疾病,不能耐受手术;③妊娠早期 3 个月和第 6 个月后。

3. 手术方式

通常采用甲状腺次全切除术,两侧各留 2～3g 甲状腺组织。主要并发症是甲状旁腺损伤导致甲状旁腺功能减退和喉返神经损伤,发生率 1%～2%,术后复发率 10% 左右。

4. 其他治疗

①碘剂:减少碘的摄入是甲亢的基础治疗之一。复方碘化钠溶液仅在手术前和甲亢危象时使用。②β受体阻滞剂:阻断甲状腺激素对心脏的兴奋作用;阻断外周组织 T_4 向 T_3 转化,在 ATD 治疗初期可较快的控制甲亢症状。通常普萘洛尔每次 10～40mg,每日 3 次或 4 次。支气管病变者可选择 $β_1$ 受体阻滞剂,如美托洛尔每次 25～50mg,每日 2～3 次。

(四)甲状腺危象的治疗

①针对诱因治疗。②抑制甲状腺激素合成:首选 PTU 600mg 口服或胃管注入,以后 250mg 每 6 小时一次,症状缓解后减为一般治疗量。③抑制甲状腺激素释放:服 PTU 1 小时后再加用复方碘口服溶液 5 滴,8 小时一次。或碘化钠 1g 加入 10% 葡萄糖盐水溶液静脉滴注 24 小时,以后视病情减量,一般使用 3～7 天。碘过敏者改用碳酸锂 0.5～1.5g/d,分 3 次口服,连用数日。④普萘洛尔:口服或静脉缓慢注射。⑤氢化可的松 50～100mg 加入 5%～10% 葡萄糖液静脉滴注,6～8 小时一次。⑥上述常规治疗效果不好时可选用腹膜透析、血液透析或血浆置换以迅速降低血浆甲状腺激素水平。⑦降温:可选择物理降温,避免使用乙酰水杨酸类药物。⑧其他支持治疗。

(五)浸润性突眼的治疗

①高枕卧位、限制食盐、给予利尿。②1% 甲基纤维素或 0.5% 氢化可的松滴眼,加盖眼罩等。③免疫抑制剂:泼尼松 60～100mg/d,分 3 次口服,持续 2～4 周,以后逐渐减量。严重者加用甲泼尼龙 0.5～1.0g 静脉滴注,隔日一次,连用 2～3 次后改为口服泼尼松;也可试用环磷酰胺等其他免疫抑制剂。④严重突眼、暴露性角膜炎或压迫性视神经病变可行眼眶减压手术或球后放射治疗。⑤控制甲亢首选 ATD 治疗。⑥可合用 L-T_4 50～100μg/d,以预防甲状腺功能低下加重突眼。

(六)甲状腺功能亢进性心脏病的治疗

针对甲状腺毒症治疗,尽快使甲状腺功能恢复正常。首选放射碘治疗,不适合放射碘治疗者使用 ATD 治疗。β受体阻滞剂能迅速减慢心率、缩小脉压、减少心排血量,对于控制心房纤颤的心率有明显疗效。由于甲亢所致的代谢率增加,普萘洛尔应用剂量相对较大。不能使用β受体阻滞剂者可予抗心力衰竭治疗,如地高辛和利尿剂。

【预后】

甲亢的治疗国内以药物疗法应用最广。单纯 ATD 的治愈率仅 40%,复发率高达 50%~60%。放射性碘治疗的患者 80% 可以一次治愈,未愈者 6 个月后应进行第二次治疗。手术为创伤性治疗,术后甲亢复发率在 10% 左右。

第三节　亚急性甲状腺炎

亚急性甲状腺炎(subacute thyroiditis)又称肉芽肿性甲状腺炎、巨细胞性甲状腺炎和 de Quervain 甲状腺炎,是一种自限性炎症性疾病,以短暂疼痛的破坏性甲状腺组织损伤,伴全身炎症反应为特征。在急性阶段,可能存在甲状腺自身免疫。

【流行病学】

甲状腺炎可分为急性化脓性甲状腺炎、亚急性甲状腺炎、亚急性无痛性甲状腺炎、慢性淋巴细胞性甲状腺炎和产后甲状腺炎。亚急性甲状腺炎约占甲状腺疾病的 5%,以 40~50 岁女性最为多见。

【免疫病理】

血中有病毒抗体存在(抗体的效价滴度和病期相一致),最常见的是柯萨奇病毒抗体,其次是腺病毒抗体、流感病毒抗体、腮腺炎病毒抗体等,并且与 HLA-B35 相关。10%~20% 的患者在疾病的亚急性期发现甲状腺自身抗体,疾病缓解后这些抗体消失。

【组织病理】

甲状腺肿大,质地较实。切面仍可见到透明的胶质,其中有散在的灰色病灶。显微镜下见病变甲状腺腺泡为肉芽肿组织替代,其中有大量慢性炎症细胞、组织细胞和吞有胶性颗粒的巨细胞形成,病变与结核结节相似,故有肉芽肿性甲状腺炎或巨细胞性甲状腺炎之称。

【临床表现】

起病前 1~3 周常有病毒性咽炎、腮腺炎、麻疹或其他病毒感染的症状。

1. 早期

多急骤发热,伴以怕冷、寒战、疲乏无力和食欲不振。特征性的表现为甲状腺部位的疼痛和压痛,常向颌下、耳后或颈部等处放射,咀嚼和吞咽时疼痛加重。甲状腺病变范围不一,可先从一叶开始,以后扩大或转移到另一叶,或始终限于一叶。病变腺体肿大,坚硬,压痛显著。病变广泛时,泡内甲状腺激素以及非激素碘化蛋白质一时性大量释放入血,因而除感染的一般表现外,尚可伴有甲状腺功能亢进的表现。

2. 中期

当甲状腺腺泡内甲状腺激素由于感染破坏而发生耗竭,甲状腺细胞尚未修复前,血清甲状腺激素浓度下降呈现甲状腺功能减退,临床上也可转变为甲减表现。

3. 恢复期

症状渐好转，甲状腺肿或及结节渐消失，有不少病例遗留小结节以后缓慢吸收。如果治疗及时，患者大多可完全恢复，极少数患者变成永久性甲状腺功能减退症。轻症或不典型病例，甲状腺仅略增大，疼痛和压痛轻微，不发热，全身症状轻微，临床上也可没有甲亢或甲减表现。本病病程长短不一，可自数星期至半年以上，一般约为 2～3 个月，故称亚急性甲状腺炎。病情缓解后可能复发。

【辅助检查】

^{131}I 摄取率和血清 T_3、T_4 水平呈现"分离曲线"为本病特点之一。病程初期^{131}I 摄取率减低，血清 T_3、T_4 水平增高；随病程进展，^{131}I 摄取率逐渐回升，血清 T_3、T_4 水平逐渐下降。这种分离曲线的形成源于甲状腺细胞的炎症损伤造成摄碘功能降低和储备功能减低，储存在甲状腺滤泡内的甲状腺激素漏出，进入血循环造成高甲状腺激素血症；伴随甲状腺细胞的修复，摄碘功能逐步恢复，血清甲状腺激素浓度恢复正常。患者血沉加快，可大于 100mm/h。

【诊断与鉴别诊断】

（一）诊断

甲状腺肿大和疼痛伴有全身症状，实验室检查^{131}I 摄取率和血清 T_3、T_4 水平呈现"分离曲线"时，诊断即可成立。超声波检查对诊断和判断其活动期时是一个较好的检查方法。超声波显示压痛部位常呈低密度病灶。细胞穿刺或组织活检可检出巨核细胞的存在。

（二）鉴别诊断

1. 急性化脓性甲状腺炎

发热及甲状腺局部炎症反应更明显。常有邻近部位受感染或菌血症。

2. 桥本病急性发作

少数患者可伴甲状腺疼痛或触痛，但多不剧烈，甲状腺多呈弥漫性肿大，疼痛常累及整个腺体。不发热，病程较长。TGAb，TPOAb 增高。行穿刺可见大量淋巴细胞浸润等相应改变。

3. 甲状腺播散浸润性癌

有些快速增大的甲状腺癌，多为未分化癌，可伴有疼痛。

【治疗】

糖皮质激素对本病有显著效果，用药 1～2 天后发热和甲状腺疼痛往往迅速缓解，一周后甲状腺常显著缩小。开始时可给泼尼松，每日 3～4 次，每次 10mg，连用 1～2 周，以后逐步每周递减 5mg/d，全程 1～2 个月，停药后，如有复发，可以再应用泼尼松，并可加用左甲状腺素，尤其有甲减者。针对甲状腺毒症可予普萘洛尔。抗炎镇痛药如吲哚美辛等药物，对本病也有效。

【预后】

本病为自限性病程，预后良好。

第四节　慢性淋巴细胞甲状腺炎

慢性淋巴细胞甲状腺炎（chronic lymphocytic thyroiditis）又称自身免疫性甲状腺炎，是较常见的自身免疫性甲状腺疾病,因为本病存在有甲状腺细胞介导而被命名自身免疫性甲状腺炎。包括两种类型:一为甲状腺肿型,即桥本甲状腺炎(Hashimoto thyroiditis, HT);另一为甲状腺萎缩型,即萎缩性甲状腺炎(atrophic thyroiditis, AT)。

【流行病学】

目前提出的自身免疫甲状腺病包括:Graves 病、Graves 眼病、产后甲状腺炎、慢性淋巴细胞性甲状腺炎。本病女性多发,女性发病率是男性的 3 倍左右。各年龄均可发病,但以 30~50 岁多见。

【免疫病理】

本病是公认的器官特异性自身免疫病。患者血中存在高滴度的 TPOAb 和甲状腺球蛋白抗体(TgAb),萎缩性甲状腺炎可存在 TSH 刺激阻断性抗体(TSH-stimulating blocking antibodies, TSBAb)。细针穿刺细胞学表现可分为两型:①淋巴细胞型,滤泡上皮多形性中有大量的淋巴细胞。②嗜酸细胞型,在前者基础上出现较多的 Askanazy 细胞。

【组织病理】

甲状腺轻度或中度弥漫性肿大,可出现结节,质地坚硬。显微镜下见明显的淋巴细胞、浆细胞浸润和纤维化,大多数病例有淋巴滤泡形成,伴有生发中心。萎缩性甲状腺炎患者甲状腺萎缩,可见广泛的纤维化和淋巴细胞浸润。

【临床表现】

甲状腺中度肿大,质地坚硬。一般认为本病典型的临床表现是:中老年妇女,病程较长者,甲状腺呈弥漫性、质地硬韧的、无痛性的轻度或中度肿大,发展缓慢,可有轻压痛,颈部局部压迫和全身症状不明显,常有咽部不适感。临床 50% 的病例出现甲状腺功能减退。萎缩性甲状腺炎的首发症状可以是甲减。少数病例表现为桥本甲状腺炎甲状腺肿伴甲亢,称之为桥本甲状腺毒症,少数可有浸润性突眼。

【辅助检查】

甲状腺功能正常时 TPOAb、TgAb 滴度显著升高,是有意义的诊断指标。采用国内常用的放射免疫双抗体测定方法,二者>50% 有诊断意义。50% 的桥本甲状腺炎发生甲减,血清 FT_3、FT_4 降低,TSH 显著升高。部分表现为亚临床型甲减。疾病晚期 ^{131}I 摄取率减低。甲状腺扫描分布不均,可见冷结节。甲状腺活检有助于诊断。

【诊断与鉴别诊断】

凡是中年妇女有质地较硬的甲状腺肿,特别是峡部锥体叶肿大,不论甲状腺功能是否改变,都应怀疑到桥本甲状腺炎。如血清 TPOAb、TgAb 滴度显著升高,诊断即可成立。北京协和医院提出:凡患者具有典型的临床表现,只要其血中 TgAb 或 TPOAb 阳性或升高,就可诊断。抗体滴度不高者应做甲状腺细针穿刺活检。甲状腺萎缩伴甲状腺功能减退,TPOAb、TgAb 滴度显著升高时,萎缩性甲状腺炎诊断即可成立。超声检查对本病诊断有一定意义。坚硬的甲状腺应与甲状腺癌鉴别。

【治疗】

仅有甲状腺肿者一般不需治疗。发生甲减或亚临床甲减者可给予左甲状腺素或甲状腺粉治疗,左甲状腺素的半衰期为 7 日,吸收缓慢,每天晨间服药一次即可维持较稳定的血药浓度。长期替代治疗维持量为 $50\sim200\mu g/d$,一般初始剂量为 $25\sim50\mu g/d$,每 2~3 周增加 $12.5\mu g/d$,直至达到最佳疗效。甲状腺粉 60mg 相当于左甲状腺素 $100\mu g$。甲状腺迅速肿大、伴局部疼痛或压迫症状时,可给予糖皮质激素治疗,泼尼松30mg/d,分3次口服,症状缓解后减量。压迫症状明显、药物治疗不缓解者可考虑手术治疗。甲状腺毒症患者,一般给予抗甲状腺药物治疗,不采用手术或放射治疗,以避免加速甲减的发生。

第五节　甲状腺功能减退症

甲状腺功能减退症(hypothyroidism)简称甲减,是由各种原因导致的低甲状腺激素血症或甲状腺激素抵抗而引起的全身性低代谢综合征,其病理特征是黏多糖在组织和皮肤堆积,表现为黏液性水肿。

按照病变部位分为:甲状腺本身病变引起的甲减称为原发性甲状腺功能减退症。由于垂体疾病引起TSH分泌减少者称为继发性甲状腺功能减退症。由于下丘脑病变引起TRH分泌减少者称为三发性甲状腺功能减退症。由于甲状腺激素在外周组织发挥作用缺陷称为甲状腺激素抵抗综合征。根据病变原因分类:药物性甲减、^{131}I治疗后甲减、手术后甲减、特发性甲减等。

【流行病学】

世界多个地区的新生儿筛查发现,每4000~5000个新生儿中就有一个甲减患儿;普通人群患病率0.8%~1.0%。

【免疫病理】

原因不明的甲减患者,血清中常有高滴度的抗甲状腺球蛋白抗体和抗甲状腺TPOAb。TSH受体抗体(TRAb)这是一类具有异质性的特异性免疫球蛋白,存在于甲状腺滤泡细胞膜上,依功能不同分为二类:可激活TSH受体引起甲亢的甲状腺刺激性抗体(TSAb)和阻断TSH与受体结合及TSH功能的甲状腺阻断性抗体(TBAb)。TBAb拮抗TSH的作用,很可能是本病原因之一。

【组织病理】

由于病因的不同,甲状腺体积可以缩小或肿大。缩小者甲状腺滤泡及胶质只见部分或全部消失,出现致密透明样的纤维组织。甲状腺肿者,早期可见滤泡细胞增生、肥大,胶质减少或消失;久病者甲状腺肿呈现结节状,镜下见滤泡充满胶质,滤泡上皮细胞呈扁平状。腺垂体增大,甚至呈结节状增生。透明质酸、黏蛋白、黏多糖的液体在组织内充盈,致使皮肤肿胀,表皮萎缩、角化;骨骼肌及心肌退行性变,以致坏死。全身组织细胞的核酸与蛋白质合成、代谢及酶系统的活力均减弱,浆膜腔积液。

【临床表现】

1. 一般表现

易疲劳、怕冷、体重增加。记忆力减退、反应迟钝、嗜睡、精神抑郁。便秘、月经不调、肌肉痉挛等。表情淡漠、皮肤干燥发凉、粗糙脱屑,面部眼睑和手部水肿,声音嘶哑、毛发稀少,手脚皮肤蜡黄色。

2. 肌肉与关节

肌肉无力、暂时性肌强直、痉挛、疼痛、进行性肌萎缩。腱反射迟缓期延长超过350ms。

3. 心血管系统

心肌黏液性水肿导致心肌收缩力下降、心动过缓、心排血量下降,心脏增大,心电图低电压。冠心病在本病高发,10%患者伴发高血压。

4. 血液系统

由于下列原因出现贫血:甲状腺激素缺乏引起血红蛋白合成障碍;肠道对铁或叶酸吸收障碍;恶性贫血,是自身免疫甲状腺炎伴发的另一种器官特异性自身免疫病。

5. 消化系统

厌食、腹胀、便秘,严重者麻痹性肠梗阻或黏液水肿性巨结肠。

6. 生殖系统

性欲减退,男性患者常有阳萎;女性患者可有月经过多或闭经。

7. 其他

长期严重病例可导致垂体增生,部分患者血清催乳素(PRL)升高,发生溢乳。原发性甲减伴特发性肾上腺皮质功能减退和1型糖尿病属多发性内分泌自身免疫综合征的一种。

8. 黏液性水肿昏迷

多在冬季发病,诱因为:严重全身性疾病、甲状腺激素替代中断、寒冷、手术、麻醉和使用镇静药等。表现为:嗜睡、低体温、呼吸徐缓、心动过缓、血压下降、肌肉松弛、反射减弱或消失,昏迷、休克、肾功能不全。

【辅助检查】

1. 血常规

多为轻中度正常细胞正常色素性贫血。

2. 生化检查

血清三酰甘油、LDL-C增高,HDL-C降低,CK、LDH升高

3. 甲状腺激素和 TSH

血清 TSH 升高、FT_4 减低是诊断的必备条件。亚临床甲减仅有 TSH 升高,血清 TT_4 或 FT_4 均正常。

4. ^{131}I 摄取率

减低。

5. 甲状腺自身抗体

血清 TPOAb 和 TgAb 阳性提示甲减是自身免疫甲状腺炎所致。

6. X线检查

可见心影增大、胸膜腔积液,部分患者有蝶鞍增大。

7. TRH 兴奋实验

静脉注射 TRH 后血清 TSH 不升高提示垂体性甲减;延迟升高为下丘脑性甲减;在增高的基础上进一步升高提示原发性甲状腺功能减退症。

【诊断与鉴别诊断】

血清 TSH 升高、FT_4 减低,即可诊断原发性甲减。如 TSH 正常而 FT_4 减低,考虑垂体性或下丘脑性甲减,需做 TRH 兴奋试验来区分。

鉴别诊断:应与其他原因所致的黏液水肿鉴别。蝶鞍增大要与垂体瘤鉴别。低 T_3 综合征(euthyroid sick syndrome,ESS)是指非甲状腺疾病原因所致的伴有低 T_3 的综合征。主要表现为血清 TT_3、FT_3 水平降低,rT_3 增高,TSH、T_4 水平正常。T_3 降低的程度与疾病的严重程度相关,疾病危重时可出现 T_4 水平降低。

【治疗】

1. 替代治疗

首选左甲状腺素($L-T_4$),一般初始剂量 $25\sim50\mu g/d$,每 $2\sim3$ 周增加 $12.5\mu g/d$,直到达到最佳疗效,维持量 $50\sim200\mu g/d$。老年人初始剂量 $12.5\sim25\mu g/d$,每 $4\sim6$ 周增加 $12.5\mu g/d$,避免诱发和加重冠心病。甲状腺粉剂 60mg 相当于 $L-T_4 100\mu g$,初始用量 $15\sim30mg/d$,每 2 周增加 $15\sim30$ mg/d,维持量 $60\sim180$ mg/d。$L-T_3$ 起效快,维持时间短,一般不用于替代治疗。

2. 替代治疗的注意事项

治疗目标是将血清 TSH 和甲状腺激素水平控制在正常范围。替代剂量个体差异较大。$L-T_4$ 通过胎盘量较少,因此妊娠母体所需的替代量显著增大。主张维持血清 TSH 在正常范围的上限。亚临床甲减在下列情况需要替代治疗:高胆固醇血症,血清 $TSH > 10mU/L$,甲状腺自身抗体强阳性者。

3. 黏液水肿昏迷的治疗

①补充甲状腺激素,首选 $L-T_3$ 静脉注射,每 4 小时 $10\mu g$,直至病情改善。清醒后改为口服;或 $L-T_4 300\mu g$ 静脉注射,以后每日 $50\mu g$,至清醒后改口服。无注射剂可用片剂鼻饲,$L-T_3 20\sim 30\mu g$,每 $4\sim6$ 小时一次,清醒后每 6 小时 $5\sim15\mu g$;或 $L-T_4$ 首剂 $100\sim200\mu g$,以后每日 $50\mu g$,直至清醒后改口服。②保温、供氧、保持呼吸道通畅。③氢化可的松 $200\sim300mg/d$ 持续静脉滴注,清醒后逐渐减量。④根据需要补液。⑤控制感染,治疗原发病。

【预后】

本病一般不能治愈,需终身替代治疗。

第六节 甲状旁腺功能减退症

甲状旁腺功能减退症(hypoparathyroidism)简称甲旁减,是指甲状旁腺素(PTH)分泌不足和

(或)效应不足引起的一组临床综合征。其临床特点是手足搐搦、癫痫样发作、低钙血症和高磷血症。临床常见类型有特发性甲旁减、继发性甲旁减、低血镁性甲旁减，少见类型包括假性甲旁减等。

【流行病学】

特发性甲旁减是少见的疾病，多呈散发性。呈家族性者极少见，但无单基因遗传方式的特点。

【免疫病理】

PTH 从合成、释放、与受体结合的任何一个环节障碍均可引起甲旁减，包括 PTH 合成减少、分泌受抑制、作用受阻。PTH 生成减少有继发性和特发性两种原因，特发性甲旁减的病因尚未明确，可能与自身免疫有关。可伴有其他自身免疫病如原发性甲状腺功能减退症、恶性贫血、特发性肾上腺皮质萎缩所致的 Addison 病等。

【病理生理】

由于 PTH 缺乏，破骨作用减弱，骨吸收减低；同时 $1,25\text{-}(OH)_2D_3$ 形成减少而胃肠道钙吸收减少；肾小管钙重吸收减低而尿钙排出增加。肾排磷减少，血清磷升高。血清低钙、高磷是甲旁减的生化特征。

【临床表现】

甲旁减的症状取决于低钙血症的程度和持续时间，血清钙下降速度也具有重要作用。

1. 神经肌肉应激性增加

低钙血症首先可出现指端和嘴部的麻木与刺痛，手足面部肌肉痉挛。手足搐搦典型表现为双侧拇指内收，掌指关节屈曲，指间关节伸直，腕肘关节屈曲呈鹰爪状。轻症或久病者不一定出现手足搐搦。神经肌肉兴奋性增高表现为面神经叩击征阳性（Chvostek 征）：用手指叩击耳前和颧弓下面神经，同侧面肌抽动。束臂加压试验阳性（Trousseau 征）：维持血压稍高于收缩压（10mmHg）2～3 分钟，出现手足搐搦为阳性。

2. 神经精神症状

手足搐搦发作时可伴有喉痉挛与喘鸣，由于缺氧可诱发癫痫样大发作。长期慢性低血钙可引起锥体外神经症状，包括帕金森病的表现，纠正低血钙可使症状改善。可伴有自主神经功能紊乱：出汗、声门痉挛、气管呼吸肌痉挛、胆道肠道和膀胱平滑肌痉挛，慢性甲旁减患者可出现精神症状：烦躁易激动、抑郁或精神病。

3. 外胚层组织营养变性

白内障颇为常见，可严重影响视力，牙齿发育障碍，皮肤干燥、脱屑，毛发粗而干，易脱落，血钙纠正后上述症状可能好转。

4. 其他

转移性钙化可见于脑基底核，常对称分布。其他软组织、肌腱、脊柱旁韧带均可出现钙化。

【辅助检查】

多次测定血清钙＜2.2mmol/L，存在低钙血症。有症状者一般≤1.88mmol/L，血清游离钙

≤ 0.95 mmol/L。多数患者血清磷增高，部分为正常。尿钙磷排泄量减少，血碱性磷酸酶正常。血 PTH 多数低于正常范围，因低血钙对甲状旁腺是一种强烈刺激，血清总钙≤ 1.88 mmol/L 时，血 PTH 应增加 5～10 倍，所以低钙血症时血 PTH 正常仍应考虑甲旁减。患者血中可检测出甲状旁腺抗体，可伴有肾上腺皮质、甲状腺或胃壁细胞抗体。心电图 QT 时间延长，主要为 ST 段延长，伴异常 T 波，脑电图可出现癫痫样波。

【诊断与鉴别诊断】

有手足搐搦反复发作史，Chvostek 征、Trousseau 征阳性，实验室检查如血钙降低、血磷增高，排除肾功能不全者，诊断基本可以确定。如血清 PTH 明显降低或不能测得，或滴注外源性 PTH 后尿磷和 cAMP 显著增加，诊断即可确定。

特发性甲旁减需与下列疾病鉴别

1. 假性甲状旁腺功能减退症

由于 PTH 受体或受体后缺陷，外周器官对 PTH 无反应致甲状旁腺增生，PTH 分泌增加。本病可伴发育异常如智力低下、体态矮胖、脸圆、掌骨跖骨缩短，特别是对称性第 4 与第 5 掌骨缩短，易与特发性甲旁减鉴别。

2. 严重低镁血症（血清镁低于 0.4 mmol/L）

患者可出现低钙血症和手足搐搦，血清 PTH 可降低或不能测出，但低镁纠正后低钙血症即可恢复，血清 PTH 随之正常。

3. 其他

代谢性或呼吸性酸中毒、维生素 D 缺乏、肾功能不全、慢性腹泻、钙吸收不良等，应予鉴别。

【治疗】

主要采用补充维生素 D 与钙剂。治疗目的：控制症状、减少并发症发生、避免维生素 D 中毒。

1. 急性低钙血症的治疗

当发生低钙血症手足搐搦、喉痉挛、哮喘、惊厥或癫痫样大发作时即刻静脉注射 10% 葡萄糖酸钙 10～20ml，注射速度要缓慢，必要时 4～6 小时重复注射，每日酌情 1～3 次。如发作严重可短期内辅以地西泮或苯妥英钠肌内注射，以控制抽搐与痉挛。

2. 间歇期处理

①钙剂：每日葡萄糖酸钙 6～12g，或乳酸钙 4～8g，分次服。②维生素 D：轻症患者补充钙剂、限制磷治疗后血钙可基本正常。症状控制，较重者需加用维生素 D 制剂。由于甲旁减 PTH 缺乏，肾 25-(OH)D_3 转变为 1,25-(OH)$_2D_3$ 的 α_1 羟化酶活性降低，补充维生素 D_2 效果不佳，应给予 1,25-(OH)$_2D_3$。初量 0.5μg/d，以后按需要调整剂量，直至症状控制，一般不超过 2.0μg/d。维生素 D 与钙剂的剂量可相互调节，维生素 D 加快肠道钙吸收，增加钙剂可相应减少维生素 D 的补充。③补镁：伴有低镁血症者立即补镁，25% 硫酸镁 10～20ml 加入 5% 葡萄糖盐水 500ml 静脉滴注。④甲状旁腺移植：对药物治疗无效或发生各种并发症的甲旁减患者可考虑同种异体甲状旁腺移植治疗。

【预后】

长期口服钙剂和维生素 D 制剂可使病情得到控制。

第七节　原发肾上腺皮质功能减退症

原发肾上腺皮质功能减退症(primary adrenocortical insufficiency),即艾迪生(Addison)病,是由于双侧肾上腺的绝大部分被损伤所致的慢性肾上腺皮质功能减退症,于 1856 年被命名。常见的病因有肾上腺结核、恶性肿瘤转移、淋巴瘤、白血病浸润等。自身免疫性甲状腺炎致原发性肾上腺皮质功能减退症病因不清。

【流行病学】

原发性肾上腺皮质功能减退症,是一种历史悠久的疾病,患病率不高。在美国为 39/100 万人,在英国和丹麦为 60/100 万人。我国尚无确切的流行病学资料。

【免疫病理】

由自身免疫性肾上腺炎导致,两侧肾上腺皮质呈纤维化,伴淋巴细胞、浆细胞、单核细胞浸润,髓质一般不受累。75%患者血中检出抗肾上腺的自身抗体。近半数患者伴有其他器官特异性自身免疫病。

【组织病理】

典型的 Addison 病肾上腺破坏一般均在 90%以上,而且不仅影响束状带和网状带,也影响球状带,肾上腺结核还影响髓质。

【临床表现】

最具特征性者为全身皮肤色素加深,暴露处、摩擦处、乳晕、瘢痕等处尤为明显;黏膜色素沉着见于齿龈、舌部、颊黏膜等处。系垂体 ACTH、黑色素细胞刺激素、促脂素分泌增多所致。其他症状:①神经精神系统:乏力淡漠、疲劳,重者嗜睡、意识模糊。②胃肠道症状:食欲减退、胃酸减少、消化不良,恶心、呕吐,腹泻者提示病情严重。③心血管系统:血压下降、心脏缩小、心音低钝、昏厥。④代谢系统:糖异生减弱,肝糖原消耗,可发生低血糖。⑤肾:大量饮水后可出现稀释性低血钠。⑥生殖系统:女性阴毛腋毛减少,月经失调或闭经。男性性功能减退。⑦对感染的抵抗力减弱。⑧与其他自身免疫病并存时则伴有相应疾病的临床表现。

肾上腺危象为本病急剧加重的表现。常发生于感染、创伤、手术、分娩、过劳、大量出汗、呕吐、腹泻、失水或突然中断肾上腺皮质激素治疗等应激情况下。表现为恶心、呕吐、腹泻、严重脱水、血压下降、心率快、脉细弱、精神失常、常有高热、低血糖症、低钠血症、血钾可高可低。如不及时抢救可发展为休克、昏迷、死亡。

【辅助检查】

(一)血生化

可有低血钠、高血钾,少数患者可有轻度或中度高血钙,脱水明显时有氮质血症,可有空腹低血糖。

(二)血常规

正细胞正色素性贫血,少数合并恶性贫血。白细胞分类中性粒细胞减少、淋巴细胞相对增多、嗜酸性粒细胞增多。

(三)激素检查

血浆基础 ACTH 测定:原发性肾上腺皮质功能减退症者明显升高,超过 55pmol/L,常介于

88～440 pmol/L(正常人低于 18pmol/l)。基础血、尿皮质醇、尿 17-羟测定常降低,但也可正常。ACTH 试验:静脉滴注人工合成 ACTH 0.25mg 前和后 30 分钟测血浆皮质醇,正常人血浆皮质醇增加 276～552nmol/L。

(四)影像学检查

患者肾上腺 X 线摄片、CT、MRI 可见肾上腺增大及钙化阴影。部分患者 CT 显示垂体增大,激素替代后多恢复正常。

【诊断与鉴别诊断】

典型的临床表现以及血尿常规和生化测定可为本病的诊断提供线索,但确诊依赖特殊的实验室和影像学检查。

(一)肾上腺皮质功能减退症化验诊断

1. 血尿皮质醇的基础水平

低于 82.8nmol/L(3μg/dl),则本病诊断成立。

2. 血 ACTH

原发性肾上腺皮质功能减退症患者血 ACTH 水平应明显高于正常,至少在 22pmol/L 以上。

3. ACTH 兴奋试验

快速 ACTH 兴奋试验,静脉注射 0.25mg ACTH,分别于 0、30 和(或)60 分钟抽血标本。结果判断:①正常反应,基础或兴奋后血浆皮质醇增加 276～552nmol/L。②原发性肾上腺皮质功能减退症,由于内源性 ACTH 已经最大程度地兴奋肾上腺分泌皮质醇,因此,外源性 ACTH 不能进一步刺激皮质醇分泌,血皮质醇基础值低于正常或在正常低限,刺激后血皮质醇很少上升或不上升。

(二)鉴别诊断

进行肾上腺、甲状腺和胰腺自身抗体的测定。

肾上腺和蝶鞍 CT/MRI 检查以及其他垂体前叶功能化验等检查。

与慢性消耗性疾病鉴别,可见尿 17-羟、17-酮类固醇降低,而 Addison 病患者尿 17-羟也可正常。ACTH 兴奋试验最有价值,肾上腺皮质功能减退者储备功能低下,而非本病者 ACTH 兴奋后血尿皮质醇明显升高。

【治疗】

(一)基础治疗

①健康教育:使患者明白疾病的性质。患者身上应带有卡片,写明姓名、地址,说明自己为肾上腺皮质功能不全患者。②糖皮质激素替代治疗:通常采用氢化可的松或醋酸可的松口服,氢化可的松一般剂量为早上 20mg,下午为 10mg。剂量因人而异,可适当调整。醋酸可的松只适用于肝功能正常者,可的松本身没有生物活性,必须在肝脏转化为氢化可的松后才发挥作用。其通常剂量为早上 25mg,下午 12.5mg。有发热等合并症时适当加量。③食盐及盐皮质激素:食盐摄入应充分,大量出汗、腹泻时更应增加食盐摄入量,大部分在服用氢化可的松和充分盐摄入后可获得满意效果。有的患者仍感头晕、乏力、血压偏低,则需加用盐皮质激素,口服 9α-氟氢可的松,上午 8 时 0.05～0.1mg。如有水肿、高血压、低血钾则减量盐摄入。

（二）病因治疗

重叠其他自身免疫病者，同时检查是否有其他内分泌腺体功能减退，如存在应相应治疗。

（三）肾上腺危象

为内科急症，应积极治疗。主要为静脉滴注糖皮质激素、补充盐水、葡萄糖及治疗存在的应激状态。①补充盐水，初治的第1、2日迅速补充生理盐水，每日2000～3000ml。补充葡萄糖液以避免低血糖。②糖皮质激素，立即静脉滴注氢化可的松或琥珀酸氢化可的松100mg，使血皮质醇浓度达正常人严重应激时水平。以后每6小时加入补液中静脉滴注100mg，最初24小时总量400mg，第2、3天可减到300mg，分次静脉滴注。病情好转继续减到每日200mg，继而100mg。可进食者改口服。当口服剂量减到每日50～60mg以下时，应加用9α-氟氢可的松。③积极治疗感染及其他诱因。

（四）外科治疗及其他应激时的治疗

较轻的短暂应激每日给予氢化可的松100mg即可，以后按情况减量。较严重应激时每天氢化可的松总量300mg。大多数外科手术应激为短暂的，故可在数日内逐渐减量，直到维持量。

【预后】

患者应终生使用肾上腺皮质激素替代治疗。平时用基础量补充生理需要，在有并发症时根据具体情况适当加量。

第八节　自身免疫性多发内分泌腺病综合征

在同一患者身上发生2种或2种以上的内分泌腺体自身免疫病，称为自身免疫性多发内分泌腺病综合征（autoimmune polyendocrinopathy syndrome，APS）。有两种不同的类型，即Ⅰ型和Ⅱ型。有的还合并其他自身免疫病。

【流行病学】

自身免疫性多发内分泌腺病综合征Ⅰ型是一种常染色体隐性遗传病，此病的遗传位点位于21号染色体短臂上。患者的同胞受累概率是25％。自身免疫性多发内分泌腺病综合征Ⅰ型较少见，此型患者通常在儿童期发病（通常在15岁以前）。自身免疫性多发内分泌腺病综合征Ⅱ型是最常见的多腺体自身免疫综合征，又称Schmidt综合征、自身免疫多腺体功能减低征或糖尿病多内分泌病综合征，自身免疫性多发内分泌腺病综合征Ⅱ型女性多于男性，此病发病高峰在中年，有家族聚集性，可累及几代人。

【免疫病理】

自身免疫性多发内分泌腺病综合征的特点是患者有多个内分泌腺或内分泌组织功能减退的改变和血清中存在多种针对内分泌腺或组织的器官特异性抗体。这种器官特异性自身免疫病发生的原因目前还不十分清楚，但其发生与HLA相关的遗传易感性有关，还可能与其他遗传因素和一些环境因素有关。上述诸因素激发了一个自身免疫过程，结果产生了腺体结构破坏或功能亢进。

【临床表现】

（一）自身免疫性多发内分泌腺病综合征Ⅰ型的临床特点

该型也称为自身免疫多内分泌病-念珠菌病-外胚层营养不良综合征，以肾上腺皮质功能减退、黏膜和皮肤念珠菌病及自身免疫性甲状旁腺功能减退症三联征为特点。诊断时并不需要三者均存在,还可以出现其他许多疾病,例如合并原发性腺功能低下、恶性贫血、白癜风和自身免疫性甲状腺病等。

慢性黏膜念珠菌病常是最早出现的临床表现,随后出现甲状旁腺功能减退,接着为肾上腺皮质功能减退。70%～80%的患者可发生2种内分泌疾病。同一个体两个疾病的发生最长可相隔几十年。

此型患者体内可存在抗甲状旁腺抗体、抗肾上腺抗体和抗GAD抗体。

（二）自身免疫性多发内分泌腺病综合征Ⅱ型的临床特点

一个个体身上同时发生2个或2个以上的下列疾病:原发性肾上腺皮质功能减退症、自身免疫性甲状腺病、自身免疫性1型糖尿病、原发性性腺功能减退症、重症肌无力和乳糜泻。另外,白癜风、脱发、浆膜炎和恶性贫血等的发生率也比一般人群高。1型糖尿病和自身免疫性甲状腺病是最常同时出现的疾病。在此型患者及其家属的血循环中可以检测出器官特异性抗体,并且此抗体可以出现在临床显性疾病发生前。

由于器官特异性自身免疫性疾病发展的时间进程缓慢,此综合征患者及其家属每隔一段时间就要复查。

【治疗】

（一）自身免疫性多发内分泌腺病综合征Ⅰ型的治疗原则

对肾上腺功能低下和甲状旁腺功能减退症的治疗见相关章节

皮肤黏膜念珠菌病主要给予抗真菌药物,如口服氟康唑和酮康唑。有些患者治疗一年就可获长期缓解,但是多数患者停药或减量后可复发。另外,因为酮康唑能抑制肾上腺和性腺类固醇的合成,所以对患者必须仔细监护。

为早期发现新的组成疾病,应在明显的症状和体征出现前进行筛查,包括自身抗体、电解质、钙磷水平、甲功和肝功、血涂片以及基础皮质醇水平和卧位血浆肾素活性化验。

（二）自身免疫性多发内分泌腺病综合征Ⅱ型

每个组成疾病在发展成显性疾病前都有很长一段时间的前驱期,此期内仅出现自身抗体,无临床表现。对疾病要进行预测并争取积极的手段进行干预。目前,对内分泌自身免疫病"同工激素"治疗,即应用靶器官的激素产物影响自身免疫,已成为研究热点。其治疗机制可能是负反馈抑制腺体功能、旁路抑制自身免疫;引起对相关激素的免疫耐受等。如治疗Graves病时常同时给予抗甲状腺药物和左旋甲状腺素钠或甲状腺素口服,以减少复发并预防Graves眼病。

当原发性甲状腺功能减退和肾上腺皮质功能减退同时存在时,应该先用类固醇激素或同时联合应用类固醇激素和甲状腺激素治疗。若先给甲状腺素替代治疗则能导致肾上腺皮质功能迅速恶化而危及生命。

1型糖尿病患者无原因的表现出胰岛素用量减少,可能是合并肾上腺皮质功能减低的最早提示,它可能发生在皮肤色素沉着和电解质紊乱表现之前。因胰岛素治疗可以使1型糖尿病患者的胰岛B细胞处于休息状态,保护胰岛B细胞的残留功能。故有人主张,对于1型糖尿病患者,无论是否处于蜜月期,都应尽进行胰岛素治疗。

【预后】

目前,对自身免疫病本身还缺乏有效的治疗方法,临床治疗的主要是用激素替代治疗功能减退的内分泌腺体。

第九节　1 型糖尿病

1 型糖尿病(type 1 diabetes)是由于胰岛 B 细胞发生自身免疫性损伤而引起的一种糖尿病,其特征是进行性的自身免疫损伤,胰岛细胞中有慢性单个核细胞浸润和产生针对胰岛 B 细胞的自身抗体,有遗传倾向。

【流行病学】

1 型糖尿病流行病学的一般规律是:①多见于 15 岁以前的儿童和未成年人;②亚洲及我国的发病率相对较低;③各国的 1 型糖尿病均较以前有逐年增加趋势;④不少地区的 1 型糖尿病的发病率与季度有关,四季分明地区的 1 型糖尿病发病的高峰多发生在冬秋季节,但其确切原因未明。

【免疫病理】

1 型糖尿病有两种亚型:①免疫介导 1 型糖尿病,患者 HLA-DQA、DQB、DR 位点某些等位基因高表达,体液中存在针对胰岛 B 细胞的抗体如:谷氨酸脱羧酶抗体、酪氨酸磷酸酶样蛋白抗体、胰岛细胞自身抗体和胰岛素自身抗体。可伴随其他自身免疫病如:Graves 病、桥本甲状腺炎和 Addison 病。②特发型 1 型糖尿病是指某些特殊人种所见到的特殊类型,常有家族史,起病早,初发时可有酮症,需胰岛素治疗,胰岛功能不一定进行性减退,起病数月到数年期间不需要胰岛素治疗,无自身免疫反应的证据。

1 型糖尿病的发生发展可分为 6 个阶段:①第一期—遗传易感性:患者呈现 HLADQ、DR 编码基因高表达,与 DQ 基因关系最密切。②第二期—启动自身免疫反应。③第三期—免疫异常:循环中出现自身抗体,即胰岛细胞自身抗体、胰岛素自身抗体、谷氨酸脱羧酶自身抗体(GAD)等。④第四期—进行性胰岛 B 细胞功能丧失。⑤第 5 期—临床糖尿病,患者明显高血糖,出现糖尿病症状,残留正常 B 细胞约 10%。⑥第六期,发病数年后胰岛 B 细胞完全破坏,胰岛素水平极低,失去对刺激物的反应。

【临床表现】

血糖升高,渗透性利尿,引起多尿,口渴继而多饮。常被描述为三多一少:多尿、多饮、多食、体重下降。1 型糖尿病患者大多起病快,病情重,症状明显。酮症酸中毒可为部分病人的首发症状。患者可出现皮肤瘙痒,高血糖可引起眼房水及晶体渗透压改变而出现屈光不正致视物模糊。

(一)急性并发症

糖尿病酮症酸中毒和高渗性非酮症糖尿病昏迷,某些患者首发此表现。1 型糖尿病患者有自发酮症酸中毒的倾向,多数患者在发生意识障碍前数天有多尿、烦渴多饮和乏力,随后出现食欲减退、恶心、呕吐,常伴头痛、嗜睡、烦躁、呼吸深快,呼气中有烂苹果味。随着病情进一步发展,出现严重失水,尿量减少,皮肤弹性差,眼球下陷,脉细速,血压下降。至晚期时各种反射迟钝甚至消失,嗜睡甚至昏迷。感染等诱因引起的临床表现可被糖尿病酮症酸中毒的表现所掩盖。少数患者表现为腹痛,酷似急腹症,易误诊,应予注意。部分患者以酮症酸中毒为首发表现而就医,易误诊。

高渗性非酮症糖尿病昏迷多见于老年人,好发年龄为 50~70 岁,男女发病率大致相同。约 2/3 患者于发病前无糖尿病史,或仅有轻度症状。本症发病机制复杂,未完全阐明。起病时常先有多尿、多饮,但多食不明显,或反而食欲减退,以致常被忽视。失水随病程进展逐渐加重,出现神经精神症状,表现为嗜睡、幻觉、定向障碍、偏盲、上肢拍击样粗震颤、癫痫样抽搐等。最后陷入昏迷。来诊时常已有显著失水甚至休克,无酸中毒样大呼吸。

急性或灶性感染:糖尿病患者易发生疖、痈,有时引起败血症。真菌感染也常见,合并肺结核的发生率较非糖尿病者为高。

(二)慢性并发症

1. 大血管病变

与非糖尿病人群相比较,糖尿病人群中动脉粥样硬化的患病率较高,发病年龄偏轻,病情进展也较快。大、中动脉粥样硬化主要侵犯主动脉、冠状动脉、脑动脉、肾动脉和肢体外周动脉等。引起冠心病、缺血性或出血性脑血管病、肾动脉硬化、肢体动脉硬化等。肢体外周动脉粥样硬化常以下肢动脉病变为主,表现为下肢疼痛、感觉异常和间歇性跛行。严重供血不足可导致肢体坏疽。

2. 微血管病变

微血管是指微小动脉、小静脉和管腔直径在 $100\mu m$ 下的毛细血管。微血管网微循环障碍,微血管瘤形成,微血管基底膜增厚,是糖尿病微血管病变的典型改变。山梨醇旁路代谢增强,生长激素过多,血液流变学改变,凝血机制失调,血小板功能异常,红细胞 2,3-二磷酸甘油酸(2,3-DPG)活性抑制致糖化血红蛋白含量增高,导致组织缺氧等可能与微血管病变的发生和发展有关。微血管病变主要表现在视网膜、肾、神经、心肌组织,其中以糖尿病肾病和视网膜病为重要。

3. 神经病变

糖尿病性神经病变主要由微血管病变及山梨醇旁路代谢增强以致山梨醇增多等所致,其病变部位以周围神经为最常见,下肢较上肢严重,通常为对称性,病情进展缓慢。

4. 眼的其他病变

除视网膜病变外,糖尿病还可引起黄斑病、白内障、青光眼、屈光改变、虹膜睫状体病变等。

5. 糖尿病足

糖尿病患者因末梢神经病变,下肢动脉供血不足以及细菌感染等多种因素,引起足部疼痛、皮肤深溃疡、肢端坏疽等病变,统称为糖尿病足。

【辅助检查】

(一)血糖尿糖测定

尿糖阳性是诊断糖尿病的重要线索,但尿糖阴性不能排除糖尿病的可能。血糖升高是目前诊断糖尿病的主要依据。常用葡萄糖氧化酶法测定。血浆、血清血糖比全血血糖高 15%。作诊断时主张用静脉血浆测定,正常范围为 $3.9\sim5.6mmol/L(70\sim100mg/dl)$。便携式血糖计采毛细血管全血测定。

(二)葡萄糖糖耐量试验

当血糖高于正常范围而又未达到诊断糖尿病标准者,须进行口服葡萄糖糖耐量试验(OGTT)。OGTT 应在清晨进行。WHO 推荐成人口服 75g 葡萄糖,溶于 $250\sim300ml$ 水中,5 分钟内饮完,2 小时后再测静脉血浆葡萄糖。儿童口服葡萄糖按每千克体重 1.75g 计算,总量不超过 75g。

（三）糖化血红蛋白 A1（GHbA1）和糖化血浆白蛋白测定

GHbA1 测定可反映 8～12 周内血糖的总水平。人血浆蛋白（主要为白蛋白）可与葡萄糖发生非酶催化的糖基化反应而形成果糖胺，果糖胺的测定可反映 2～3 周内血糖总的水平。

（四）胰岛素和 C 肽测定

血胰岛素水平测定对评价胰岛 B 细胞功能有重要意义。其检测方法除放射免疫法（RIA）外，还有酶联免疫吸附法（ELISA）和化学发光免疫分析法。正常人空腹基础胰岛素水平约为 35～145pmol/L（5～20mU/L）。C 肽和胰岛素以等分子从胰岛细胞生成并释放。由于 C 肽清除率慢，肝对 C 肽摄取率低，周围血中 C 肽/胰岛素比例常大于 5，且不受外源性胰岛素影响，故能准确反映胰岛 B 细胞功能。正常人血浆基础 C 肽水平约 400pmol/L。胰岛 B 细胞分泌胰岛素功能受许多因素所刺激，如葡萄糖、氨基酸（亮氨酸、精氨酸）、激素（胰升血糖激素、生长激素）、药物（磺脲类、α 受体阻断药、β 受体激动剂）等，其中以葡萄糖最为重要。正常人口服葡萄糖（或标准馒头餐）后，血浆胰岛素水平在 30～60 分钟上升至高峰，可为基础值的 5～10 倍，3～4 小时恢复到基础水平。C 肽水平则升高 5～6 倍。

（五）自身抗体的测定有助于免疫分类

1. 胰岛细胞自身抗体（ICA）

新诊断的 1 型糖尿病患者中 80% ICA 阳性，在发病后 6 个月至 3 年后，其滴度逐渐降低或消失。

2. 胰岛素自身抗体（IAA）

胰岛素是 T 细胞的首选抗原，50% 以上的临床前期和初发 1 型糖尿病患者自身抗胰岛素抗体阳性。未曾用过外源性胰岛素的患者体内可检出针对自身胰岛素的自身抗体。

3. 谷氨酸脱羧酶抗体（GAD$_{65}$）

新诊断的 1 型糖尿病患者中 GAD$_{65}$ 阳性率为 60%～96%，且敏感性高，特异性强、持续时间长，有助于区分 1 型和 2 型患者，并提示及早应用胰岛素治疗。

4. 酪氨酸磷酸酶抗体（IA-2A）

70% 的 1 型糖尿病患者中具有 IA-2 的自身抗体，非糖尿病个体出现该抗体预示其患 1 型糖尿病的高危险性。IA-2A 代表胰岛 B 细胞特异性免疫。

（六）其他

合并症的实验室检查。

【诊断与鉴别诊断】

（一）诊断

2003 年 ADA 专家委员会提出的高血糖分类建议如下：正常血糖空腹血糖 3.9～5.5 mmol/L；5.6～6.9 mmol/L 为空腹血糖调节受损（IFG）；≥7.0 mmol/L 应考虑糖尿病。OGTT2 小时血糖 7.8～11.0 mmol/L 为 IGT；≥11.1 mmol/L 应考虑糖尿病。

糖尿病诊断标准为：糖尿病症状加任意时间血浆葡萄糖≥11.1 mmol/L，或空腹血糖≥7.0 mmol/L，或 OGTT2 小时血糖≥11.1 mmol/L 为糖尿病。症状不典型者，需另一天再次化验证实,不主张做3次 OGTT。根据病人的发病年龄、症状、病程、发生酮症与否,结合胰岛素释放试验、C 肽测定,以及各种自身抗体的检查,可明确1型糖尿病的诊断。

（二）鉴别诊断

1. 其他原因所致的尿糖阳性

肾糖阈降低,甲状腺功能亢进、胃空肠吻合术后,弥漫性肝病应激状态,非葡萄糖性糖尿等。

2. 其他类型的糖尿病及继发性糖尿病

2型糖尿病、肢端肥大症、Cushing 病等。

3. 药物对糖耐量的影响

噻嗪类利尿药物、呋塞米、避孕药、糖皮质激素等可对抗胰岛素或抑制胰岛素释放,导致血糖升高,尿糖阳性。

【治疗】

（一）糖尿病健康教育

自我监测血糖,体育锻炼,饮食治疗。

（二）饮食治疗

成年人休息状态每日每千克理想体重给予热量 105～125 kJ。轻体力劳动 125～146 kJ。中体力劳动 146～167 kJ。重体力劳动 167 kJ 以上。总热量中碳水化合物占 50%～60%。蛋白质一般不超过 15%。脂肪占 30%。儿童、孕妇、乳母、营养不良及消瘦者总热量及蛋白摄入量适当增加。根据病情、药物、生活习惯合理分配饮食。

（三）口服降糖药

磺脲类、胰岛素增敏剂一般不适用于1型糖尿病者。双胍类可在使用胰岛素基础上加用,有利于病情稳定。

（四）胰岛素治疗

胰岛素制剂可分为速（短）效、中效、和长（慢）效三类。胰岛素可从猪、牛的胰腺中提取,纯品指制剂中所含胰岛素原的量少于 10ppm(1ppm＝10^{-6})。应用 DNA 重组技术和酶转化技术成功制成了与人体氨基酸序列相同的胰岛素并已商品化。人胰岛素比动物来源的胰岛素更少引起免疫反应。随着科技的发展,新型的胰岛素即胰岛素类似物不断被研制,快速胰岛素制剂提供快速吸收的胰岛素,可在餐后迅速起效。赖脯胰岛素(insulin lyspro 或 lispro)是将胰岛素 B 链 28、29 位的脯氨酸(Pro)、赖氨酸(Lys)次序颠倒,使胰岛素分子形成多聚体的特性改变,从而加速皮下注射后的吸收。皮下注射后 15 分钟起效,30～60 分钟达高峰,持续 4～5 小时,被 FDA 批准上市的有优泌乐。另一种速效制剂为门冬胰岛素(insulin aspart),是 B 链 28 位的脯氨酸由门冬氨酸取代,注射后起效快(10～20 分钟),40 分钟达峰,高峰持续时间比普通人胰岛素短(3～5 小时),被 FDA 批准上市的有诺和锐。长效胰岛素类似物有甘精胰岛素(insulin glargine),为 A 链 21 位的门冬氨酸换成甘氨酸,并在 B 链 C 末端加两分子精氨酸,这一改变使等电点改变,于注射后在生理 pH 下,在皮下吸收缓慢,持续 24 小时,无明显高峰。

1型糖尿病患者体内胰岛素绝对缺乏,因此需用胰岛素终身替代治疗。1型糖尿病应用多种组合方案使机体达到生理状态下胰岛素分泌的两种形式。为保持基础胰岛素水平有以下两种方法:①睡前注射中效胰岛素;②每天注射1~2次长效胰岛素。用量调整依据血糖变化和每餐量多少,要个体化调节。通常胰岛素强化治疗方案是餐前多次注射速效胰岛素加睡前注射中效胰岛素,现今,采用甘精胰岛素作为基础输注量的胰岛素,赖脯胰岛素注射液(优泌乐)或门冬胰岛素注射液(诺和锐)作为餐前负荷量的胰岛素方案,可更好的模拟胰岛 B 细胞的功能。另一种方法是用胰岛素泵持续皮下胰岛素输注。人工胰能敏感感知血糖变化,指令胰岛素泵输出胰岛素,模拟胰岛 B 细胞分泌胰岛素的模式。

(五)胰腺移植和胰岛移植

可解除对胰岛素的依赖,改善生活质量。可用干细胞或胰导管细胞诱导分化为胰岛细胞治疗糖尿病。

(周新丽　梅焕平　赵家军)

参 考 文 献

Badenhoop K, Boehm BO. 2004. Genetic susceptibility and immunological synapse in type 1 diabetes and thyroid autoimmune disease. Exp Clin Endocrinol Diabetes,112(8):407-415.

Berkkanoglu M, Arici A. 2003. Immunology and endometriosis. Am J Reprod Immunol,50(1):48-59.

Bodnar RJ. 2008. Endogenous opiates and behavior: 2007. Peptides,29(12):2292-2375.

Dillon JS. 2005. Dehydroepiandrosterone, dehydroepiandrosterone sulfate and related steroids: their role in inflammatory, allergic and immunological disorders. Curr Drug Targets Inflamm Allergy,4(3):377-385.

Gaillard RC. 2001. Interaction between the hypothalamo-pituitary-adrenal axis and the immunological system. Ann Endocrinol (Paris),62(2):155-163.

Heufelder AE. 2000. Pathogenesis of ophthalmopathy in autoimmune thyroid disease. Rev Endocr Metab Disord,1(1-2):87-95.

Inokuchi T, Moriwaki Y, Takahashi S, et al. 2005. Autoimmune thyroid disease (Graves' disease and hashimoto's thyroiditis) in two patients with Crohn's disease: case reports and literature review. Intern Med,44(4):303-306.

Mathieu C, Badenhoop K. 2005. Vitamin D and type 1 diabetes mellitus: state of the art. Trends Endocrinol Metab,16(6):261-266.

Mathieu C, Gysemans C, Giulietti A, et al. 2007. Vitamin D and diabetes. Diabetologia,48(7):1247-1257

Nelson RG. 2007. Advances and emerging opportunities in type 1 diabetes: a strategic plan. Nephrol News Issues,21(3):28, 31.

Orchard TJ, Costacou T, Kretowski A, et al. 2005. Type 1 diabetes and coronary artery disease,48(7):1247-1257.

第四十九章　神经系统免疫病

第一节　神经系统免疫病概述

一、定义短义及分类

免疫神经病(immunological neurology)是指由神经系统内异常免疫应答导致的神经结构和功能障碍,而产生临床症状和体征的一类疾病。神经免疫病学的主要研究范围包括神经系统免疫性疾病的流行病学、病毒学、免疫学、分子生物学和遗传学,全身性免疫性疾病的神经系统表现,以及这些疾病的诊断和治疗等。免疫神经病的分类(表49-1)。

表 49-1　免疫神经病和可能与免疫有关的神经病

原发免疫神经病和可能与免疫有关的神经病	小舞蹈病
多发性硬化	颞动脉炎
视神经脊髓炎	主动脉弓综合征
急性播散性脑脊髓炎	原发性 moyamoya 病
急性炎性脱髓鞘性多神经病	特发性自主神经功能不全
慢性炎性脱髓鞘性多神经病	干燥综合征的神经系统损害
多发性肌炎和皮肤炎	结节性多动脉炎的神经系统损害
重症肌无力	小柳-原田综合征
急性脊髓炎	Lambert-Eaton 综合征
继发性免疫神经病	神经系统结节病
僵人综合征	神经贝赫切特综合征
获得性神经性肌强直	原发性中枢神经系统血管炎
肌萎缩侧索硬化	系统性红斑狼疮的神经损害

二、神经—内分泌—免疫网络

神经、内分泌、免疫系统是各具特征而又密切联系的 3 大调制系统,它们对维持机体内环境平衡发挥着重要作用。近年来,神经科学、免疫学和分子生物学的迅猛发展揭示了这三大系统之间复杂的相互关系,开辟了研究神经、内分泌、免疫系统的新领域,提出了"神经-内分泌-免疫网络"的概念。

1. 中枢神经系统对免疫系统的调节作用

(1) 大脑皮质对免疫功能的调节:有关研究表明,双侧大脑皮质都参与了免疫功能的调节,人为地破坏动物的大脑皮质可以明显地引起免疫功能的变化,手术损伤小鼠左侧大脑皮质可以抑制 T 胞和自然杀伤细胞的活性,损伤右侧皮质则增强免疫反应。

另外,精神心理因素对免疫功能也有明显的影响。焦虑、紧张等心理应激主要影响细胞免疫,使 T 细胞活性下降,对病毒,细菌感染的抵抗力和对肿瘤细胞的监视能力下降,间接引起 B

细胞抗体生成能力的降低,导致感染和肿瘤的发生。

(2)大脑深部核团对免疫功能的调节:下丘脑的不同区域对免疫系统功能的影响不一样,电损毁大鼠、豚鼠等双侧下丘脑前部,可引起免疫功能的深度抑制,表现为皮肤迟发型超敏反应抑制,抗体效价下降,胸腺、脾、淋巴结等淋巴样器官中淋巴细胞数量减少等。损毁下丘脑中区,淋巴细胞对美洲商陆(PWM)促有丝分裂原反应明显增高,反映 T、B 淋巴细胞功能增强,提示下丘脑中区是免疫抑制区。而下丘脑后区可以促进免疫反应,或对免疫反应没有影响。大鼠双侧海马、杏仁核电毁损后,胸腺和脾淋巴细胞增加,刀豆球蛋白 A(ConA)引起的脾细胞增殖反应增强,因此边缘系统可能是免疫抑制区。

(3)条件性免疫反应:条件性免疫反应是指某些不引起免疫功能变化的中性条件刺激与一些能够引起机体免疫反应的非条件刺激相结合,经过反复强化后,单独给予中性刺激仍然出现近似于或大于单独非条件刺激的免疫学效应。有报道给小鼠注射环磷酰胺作为非条件刺激的同时,给予甜饮(糖精)作为条件刺激,约 10 天后单独饲甜饮即可引起免疫抑制,提示条件反射可对免疫应答进行调控。

(4)自主神经系统对免疫功能的调节:人及动物的淋巴器官都有交感神经和副交感神经末梢。胸腺、骨髓、脾和淋巴结的交感神经节后纤维随血管进入后分布,形成神经末梢与免疫器官的直接接触。向培养中的 T 细胞加入副交感神经节后纤维的神经递质乙酰胆碱可导致 T_C 细胞功能加强,提示副交感神经有免疫增强作用。有关交感神经对免疫系统影响的报道尚不一致,有文献报道切除大鼠脾脏交感神经后,用 SRBC 免疫时抗体形成增多,提示交感神经对免疫有抑制使用,但也有相反的报道,给成年大鼠腹腔注射 6-羟基多巴胺用以破坏交感神经末梢,免疫后抗体生成减少,提示交感神经可能有增强免疫的作用。

2. 神经肽、神经递质和激素对免疫功能的调节

神经肽、神经递质和激素通过与免疫细胞上相应的特异受体结合进而影响免疫系统。

(1)内源性阿片肽对免疫功能的调节:最重要的内源性阿片肽-内啡肽(-EP)、甲硫脑啡肽(M-ENK)和亮啡肽。体内外实验结果显示,-EP 和 M-ENK 能促进 T_C 细胞的增生和单核细胞的趋化性。

(2)P 物质对免疫功能的调节:P 物质(SP)是发现最早的一种神经肽,它既影响非特异性免疫,又可影响特异性免疫。SP 能促进 T 细胞的增殖和吞噬细胞的吞噬作用、趋化性和游走活性。此外,SP 也能使免疫球蛋白的合成增加。高于生理浓度的 SP 能促进对特异性免疫反应的诱导作用。其他神经肽,包括血管活性肠性肽、生长调节素等也被发现对免疫系统有影响。

(3)儿茶酚胺对免疫功能的调节:当个体情绪激动、恐惧等因素使机体内儿茶酚胺水平升高时,吞噬细胞的趋化和吞噬功能受到抑制。外源性给予啮齿动物儿茶酚胺,可使外周血淋巴细胞的增殖能力下降,抗体生成减少。

(4)乙酰胆碱对免疫功能的调节:用离体方法在人外周血 T 淋巴细胞悬液中加入 ACh 活性玫瑰花环形成细胞明显增多,细胞毒 T 淋巴细胞(CTL)杀伤肿瘤细胞能力增强。ACh 还可以增加淋巴细胞和巨噬细胞的数量。

(5)5-羟色胺对免疫功能的调节:一般认为外周 5-羟色胺(5-HT)通过免疫活性细胞膜上的 5-HT 受体抑制免疫功能。中枢 5-HT 是否参与免疫功能的调节尚有争论。有研究者认为中枢 5-HT 可通过中缝核-下丘脑-垂体途径影响免疫应答。

(6)糖皮质激素对免疫功能的调节:淋巴细胞、粒细胞和单核细胞上都有糖皮质激素(GC)的特异受体;体外实验证明,生理浓度的 GC 能抑制淋巴细胞转化和 T_C 细胞的功能。

（7）生长激素对免疫功能的调节：生长激素是一种对免疫系统有明显作用的垂体前叶激素，几乎对所有的免疫细胞，包括淋巴细胞、巨噬细胞、NK 细胞、中性粒细胞、胸腺细胞等，都具有促进分化和加强功能的作用。

（8）性激素对免疫功能的调节：不同剂量的雌激素具有免疫抑制和促进双重作用，低浓度雌二醇能刺激外周淋巴细胞的活性，高剂量则产生抑制作用。孕激素同时是一种免疫抑制剂，可抑制外周血淋巴细胞对 PHA 和 ConA 的反应，延长实验动物的同种皮肤移植及心脏移植的存活期。免疫细胞上还有其他激素受体，包括胰高血糖素、卵泡刺激素、黄体生成素、促甲状腺素释放因子等的受体。这些激素在免疫调节中的作用有待进一步的研究。

3. 免疫系统对神经、内分泌系统的调节作用

（1）免疫系统通过细胞因子参与神经内分泌活动的调节

1）细胞因子对神经功能的调节：当免疫细胞受到异物刺激后，在做出相应的免疫应答反应的同时，免疫细胞还可释放各种细胞因子如白介素、肿瘤坏死因子、干扰素等，这些因子可作为免疫应答的信息分子作用于神经系统，从而影响其功能。细胞因子对神经系统的作用主要有以下几个方面：①促进神经细胞的生长和存活，白介素-1（IL-1）、白介素-2（IL-2）、白介素-3（IL-3）、肿瘤坏死因子（TNF）和干扰素（IFN）等均具有神经营养使用。IL-1 与施万细胞共同孵育一定时间，可促进细胞内神经生长因子（NGF）mRNA 表达。IL-2 能够促进大鼠胚胎海马神经元的存活和轴索生长以及皮质、纹状体和神经元的存活。IL-6 可促进胆碱能神经元存活，而且与 NGF 的作用相似。②对脑电和行为的影响作用，将 ConA 刺激的大鼠脾细胞培养的上清液转输给另一大鼠，则可导致大鼠下丘脑和视前区（AHPO）放电频率增高，ConA 能刺激脾细胞主要是 T 细胞产生细胞因子，而这些因子可导致 AHPO 放电频率的变化。IL 可使脑电活动中慢波成分增强，IFN-α 注入脑室，则可引起大鼠典型的睡眠行为和皮质脑电图同步化改变。将 10^{-13} mol/L 的 IL-2 注入实验动物的海马和下丘脑腹内侧核可以引起运动和掠夺行为。当 IL-1 水平增高时，还可以引起嗜睡和厌食等。③镇痛作用，IFN-α 具有中枢镇痛作用，此作用可被纳洛酮阻断或翻转。IL-2 则具有中枢和外周镇痛使用，这种作用也可被纳洛酮所阻断。④致热作用，IL-1、TNF 能够直接作用于下丘脑而引起发热，现已证明 IL-1 和 TNF 均属于内生致热源。

2）细胞因子对神经内分泌系统功能的调节：细胞因子能够作用于下丘脑和垂体影响神经内分泌，IL-1、TNF、IFN 能诱导下丘脑合成和释放促皮质激素释放因子，诱导垂体合成和释放 ACTH。诱导肾上腺合成和释放皮质酮。IL-2 可激活下丘脑-垂体-肾上腺轴，但作用强度不如 IL-1。将 IL-2 使用于培养的大鼠垂体细胞，能够促进 ACTH 合成和释放，还能促进 TSH 的释放。

（2）免疫系统通过神经肽和激素参与神经内分泌活动的调节：免疫细胞在促有丝分裂原和超抗原的诱导下可以产生神经肽和激素，已达 20 余种，这些肽类物质通过自分泌、旁分泌和内分泌调节免疫功能和神经内分泌的功能。从淋巴细胞合成和释放的促肾上腺皮质激素（ACTH）抗原性、分子量、稳定性和生物活性，均与垂体合成和释放的 ACTH 非常相似，可促进大鼠肾上腺肿瘤细胞分泌皮质类固醇。淋巴细胞能合成免疫反应性内啡肽物质（irEP），在离体条件下能与阿片受体结合，将其注入小鼠脑内后，具有镇痛和止吐的作用。IrEP 还可直接参与调节自主神经活动和下丘脑-垂体轴功能，影响脾神经活动。通过体液和局部途径作用于胰腺 EP 受体，使胰岛素和胰高血糖素分泌增加。免疫细胞还可产生血管活动性肠肽、生长抑素、神经垂体激素、生长激素、促甲状腺激素和催乳激素等。这些不同的神经肽和激素可传递不同的免疫信息，这些免疫信息可通过脑内或体内各系统中相应的受体，影响神经的功能活动。

总之,在神经、内分泌和免疫系统之间存在一个完整的相互调节的环路,它们可以分泌共同的信息分子,通过自分泌、旁分泌或内分泌的方式作用于三大系统拥有相同结构的受体,使三大系统之间形成相互调节的双向网络,促进机体的稳态得以更好的维持。

第二节　多发性硬化

多发性硬化(multiple sclerosis,MS)是原发于中枢神经系统的脱髓鞘疾病,其特点为病变不同时期发生多灶性的空间病变。

【流行病学】

MS在世界上分布广泛,各地的发病率不同。和人种无关而与地理纬度有一定的关系,大致是越远离赤道,其发病率越高。西北欧、美国北部、加拿大南部、澳大利亚南部、新西兰等地发病率高,为(30~60)/10万。欧洲南部、美国南部、澳大利亚北部、中东等地,为(5~15)/10万。我国与日本发病率相当,为<2/10万。MS常在20~40岁发病,10岁以下的儿童仅占3%,约1%在60岁以后,男女比例为1:(1.9~2.1)。

【免疫病理】

目前认为MS可能是易感个体由于病毒感染所诱发的自身免疫性疾病。

(一)免疫因素

该病患者的血液、脑脊液及神经组织病变处都存在着细胞免疫和体液免疫的广泛异常,如T淋巴细胞亚群及亚类的分布与功能,B细胞及免疫球蛋白的质与量,细胞因子的水平及NK细胞和单核细胞的吞噬杀伤功能的异常等。部分MS患者还合并有其他自身免疫性疾病。

(二)感染因素

不少研究发现MS患者血清及脑脊液中麻疹病毒抗体增高,以后又有人陆续在MS患者血液或脑脊液中检出多种高滴定度病毒抗体,如风疹病毒、流行性腮腺炎病毒、带状疱疹病毒等。病毒的感染可导致自身反应T细胞致敏,这种自身反应特异性T细胞进入中枢神经系统后,非特异性T细胞和巨噬细胞加入其行列,共同导致髓鞘的破坏。T细胞还可引起B细胞合成自身反应抗体,后者也参与了中枢神经系统的损害。

(三)遗传因素

约10%的患者有家族史,患者一级亲属中本病的发病率比普通人高10~15倍。单卵双胎生的MS共同发病率为25.9%~31%,而双卵双生仅为2.3%~5%,前者比后者高5~10倍。不同人种的多发性硬化与一定的人类白细胞抗原(HLA)类型相关联。

(四)环境因素

MS具有地理分布的特点,表明气温、日照、食物、生活方式、毒素等环境因素也可能对MS发病起一定作用。

【组织病理】

中枢神经系统均可受累,而以脊髓、延髓、桥脑、视神经、内囊和大脑白质最常受侵犯。尤以脑室附近的白质最为常见,灰质偶也有受损,周围神经极少受累。病灶围绕小静脉分布,大小为0.1~4cm。急性期斑块常为灰红色,质地较软,有充血、水肿、炎性脱髓鞘改变,血管周围以淋巴细胞为主袖套浸润,浆细胞及巨噬细胞亦可见,髓鞘崩解,轴突相对保存。慢性病灶可见髓鞘有不同程度脱失,轴索增粗或肿胀,亦可断裂呈球状,星形胶质细胞和小胶质细胞大量增生。晚期斑块常为半透明灰色,质较正常为硬,镜下小胶质细胞及星形胶质细胞消失,剩下少数纤维型星形胶质细胞及许多胶质纤维,形成瘢痕组织。

【临床表现】

MS多为急性或亚急性起病,病前可有感冒、发热、感染、败血症、外伤、外科手术、妊娠、分娩、过劳、精神紧张等诱发因素。缓解后复发是本病的重要特点。病变可累及视神经、脊髓和脑干,小脑及大脑半球的白质,所以临床表现多种多样。①眼部症状:常为急性视神经炎的表现,患者可有急性视力减退,严重时视野可缺失,慢性者可出现视盘萎缩。另外,患者还可出现眼肌麻痹,复视及眼震。②运动障碍:肢体无力,多呈不完全性上运动神经元瘫痪。下肢受累比上肢早,患者先有强直感、沉重感,随后出现偏瘫或严重痉挛性截瘫或挛缩性疼痛。另外患者还可出现假性球麻痹,意向性震颤及躯干或肢体的共济失调。③感觉症状:多数患者在疾病某一时期呈感觉异常,表现为一侧面部或一侧上、下肢的麻木和蚁行感,一侧的足和腿的位置觉、震动觉消失,痛和温度障碍可呈节段性或传导束型。当颈髓受累时可出现 Lhermitte 征,表现为屈颈时产生一种类似电击的感觉放射到全身。少数患者可有三叉神经痛。④精神症状,以情感障碍最为显著,可有抑郁或欣快,记忆及智能障碍有时亦发生。⑤语言障碍,可出现语音顿挫、缓慢,多为小脑功能障碍。个别患者可有失语,也可有出汗异常。⑥自主神经功能障碍,病程中可出现不同程度的排尿和排便障碍,如尿急、尿痛、尿失禁等,男性患者还常出现性功能障碍。

MS的临床病程表现不一,通常有三种形式。①缓解复发型:有反复发作史,每次复发持续24h以上,然后症状缓解,缓解长短不一。②缓解进展型:发病初同缓解复发型,以后病情不再缓解,功能障碍逐渐加重,约占40%。③慢性进展型:发病后病情持续进展,无缓解或稳定,功能障碍进展较快。

【辅助检查】

（一）脑脊液

细胞数多数正常,急性期白细胞增多,最高可达$(50\sim100)\times10^6$/L,以淋巴细胞为主。蛋白质定量为正常或轻度增高,很少超过 1g/L,以球蛋白增高为主。寡克隆 IgG 区带(OB),可见于 90%~95% 的患者。每日鞘内合成 IgG 量,正常值为 3.3~9.9mg/ml,70%~96% 的患者增高。IgG 指数 70%~80% 的患者增高。

（二）视觉、听觉和体感诱发电位

有助于发现相应传导通路中的临床下病灶,即虽无症状,但提示有病变,一般以潜伏期延长为主。

（三）CT 扫描

主要表现为中枢神经系统白质内多发的、大小不一的低密度灶,最常分布于侧脑室周围,由于脑白质萎缩,侧脑室可扩大,急性期病灶有强化。

（四）磁共振检查

阳性率可高达 95%,T_1加权像可见脑室周围白质中低信号斑,T_2加权像呈高信号斑;急性期病灶周边明显强化,激素治疗后病灶明显减少并缩小。

【诊断与鉴别诊断】

（一）诊断

目前国内尚无 MS 的诊断标准,现国内外普遍采用的诊断标准是 1982 年华盛顿 MS 诊断专题会议的标准。

1. 临床支持确诊的 MS

①病程中有两次发作,临床提示两个分离病灶。②病程中有两次发作,临床提示一个部位病灶,并有一个亚临床病灶(亚临床病灶指的是通过诱发电位、CT 或 MRI 发现的无症状性病灶)。

2. 实验检查支持确诊的 MS

①病程中有 2 次发作,一个临床病灶或一个亚临床病灶,CSF OB/IgG 阳性。②病程中有 1 次发作,临床提示两个分离病灶,CSF OB/IgG 阳性。③病程中有 1 次发作,一个临床病灶和一个亚临床病灶,CSF OB/IgG 阳性。

3. 临床支持可能的 MS

①病程中有两次发作,临床提示 1 个部位病灶。②病程中有一次发作,临床提示两个分离病灶。③病程中有一次发作,临床提示一个部位病灶,并有一个亚临床病灶。

4. 实验检查支持可能的 MS

病程中有两次发作史,并有 CSF OB/IgG 阳性。

（二）鉴别诊断

1. 急性播散性脑脊髓炎

发病前常有病毒感染史或疫苗接种史,发病急,病程短,早期可出现头痛、体温升高,继而出现神经系统的症状和体征,CT 上多呈现白质区大片状低密度灶,并可伴周围脑水肿。病程呈单时相,一般持续数周后逐渐恢复,一般无复发。

2. 大脑淋巴瘤

中枢神经系统可见多灶性病损,对类固醇反应良好,但此病无缓解,MRI 显示脑室旁病损与 MS 斑块极为类似,CSF 无 OB 阳性。

3. 脑白质营养不良

其特点是家族性,对称性和进行性,不难与 MS 相鉴别。

另外,有时还须与播散性红斑狼疮、结节性动脉周围炎、进行性多灶性白质脑病、多灶性缺血性脑血管病或副肿瘤综合征等鉴别。

【治疗】

（一）发作期的治疗

1. 皮质类固醇

有抗炎和免疫调节作用,是 MS 发作期的主要治疗药物。①甲泼尼龙,每日 1g,加于 5% 葡萄糖 500ml 静脉滴注,3～5 日为一疗程,然后改口服泼尼松,逐渐减量,直至停服。②泼尼松,每日 80mg,口服,1 周;以后依次减为 60mg,5 天;每日 40mg,5 天;以后每 5 天减 10mg,共 4～6 周为一疗程。

2. β-干扰素（IFN-β）疗法

治疗首次发作 MS 可用 IFN-β 22μg，皮下注射，1～2 次/周；确诊的复发缓解型 MS，22μg，2～3次/周。

3. 硫唑嘌呤

2～3mg/（kg·d）口服，不能影响残疾的进展，可降低 MS 复发率。

4. 大剂量免疫球蛋白

0.4g/（kg·d），静脉滴注连续 3～5 日。对降低 MS 复发率有肯定疗效。

（二）缓解期的治疗

1. 免疫抑制剂

适用于复发频率较高的患者，硫唑嘌呤常用剂量为 2mg/（kg·d），可连用数月。

2. 支持对症治疗

如对痛性感觉异常，痛性强直性痉挛发作，或其他发作性症状，可给予卡马西平或地西泮。对精神抑郁者可用三环类抗抑郁剂。对尿急、尿频者可用溴丙胺太林。

3. 预防感染、发热，避免过劳及精神紧张等

（三）造血干细胞移植治疗

可使细胞免疫和体液免疫重建，使 MS 缓解期延长，复发率降低。

【预后】

MS 预后与发病年龄、早期病变部位、复发频率及进展速度有关。发病年龄越早、早期出现皮质脊髓束或小脑损害、多次复发或进展迅速者，预后不佳。早期症状为视力减退或感觉异常者预后相对较好。死亡原因多由于合并感染、压疮、全身衰竭等。

（杜怡峰）

第三节　视神经脊髓炎

视神经脊髓炎（neuro-optic myelitis，NOM）又称 Devic 病，是急性或亚急性起病，两侧视神经和脊髓同时或相继受累的脱髓鞘病变。既可以是进行性加重的单向病程亦可以呈反复发作的复发病程。其与 MS 的关系有待阐明，有些专家认为 NMO 是 MS 的一种临床亚型，与 MS 相比病损局限而且多发。

【流行病学】

各年龄段均可以发病，5～65 岁发病均有报道，以 21～40 岁为多见。男女发病数无明显差异，夏秋季发病较多。是国内常见的脱髓鞘性疾病。

【免疫病理】

（1）利用流式细胞仪检测细胞内抗原染色的方法对细胞内细胞因子进行测定发现 NMO 的

发病及发病阶段与Ⅱ型辅助性T细胞(Th2)和Ⅱ型细胞毒性T细胞(Tc2)的某些细胞因子有一些关系,NMO分泌细胞因子IL-13的Th2和Tc2细胞明显增多,且复发期显著增加而缓解期无明显变化。实验显示在NMO复发的早期阶段CD4$^+$、CD8$^+$T细胞产生IL-13增加。IL-13具有抗炎和抑制NK细胞功能及减少NO合成酶的作用,对MS和NMO的发病及复发起了一定的作用。Th2型细胞因子在NMO中是优势表达。

(2)有人曾经在患者血清中发现了一种自身抗体NMO-IgG,发现其能与构成血脑屏障的星形胶质细胞的水通道蛋白4结合,提示NMO是一种自身免疫性通道病。

(3)NMO患者CSF中的IL-5、IL-6、IgG及IgM对抗髓鞘少突胶质细胞糖蛋白(MOG)特异反应增高,IgM分泌细胞的数量明显高于IgG特异性分泌细胞。此外,NMO患者CSF中的嗜酸粒细胞趋化因子Eo-2、Eo-3及嗜酸粒细胞阳离子蛋白(ECP)水平明显升高,CSF和外周血中抗MOGIL-12分泌细胞增多,嗜酸粒细胞激活仅存在于CSF中。

【组织病理】

视神经脊髓炎常选择性的累及视神经和脊髓,中枢神经系统的其他部位不受累。视神经损害主要累及视神经和视交叉,可发生在视神经前段呈视盘炎,也可发生在视神经的后2/3段呈球后视神经炎。累及视交叉很少涉及视束。脊髓病变好发于胸段和颈段,通常超过3个以上。病灶内血管壁增厚、纤维化、透明样变是重要病理学特征。病灶内有明显的巨噬细胞、小胶质细胞及B淋巴细胞浸润,还有少数CD4$^+$、CD8$^+$T细胞浸润,血管周围有明显的中性粒细胞、嗜酸粒细胞、IgM和补体C9沉积。受累脊髓出现肿胀脱髓鞘、软化和坏死空洞形成,轴索损伤伴血管周围炎细胞浸润。少突胶质细胞丢失明显,极少有髓鞘再生,病情更严重和持久。

【临床表现】

少数呈慢性、进行性,一般呈急性、亚急性病程。视神经及脊髓损害可同时出现也可先后发生,两者可间隔数天、数周、数月或数年发病。多数患者先发生眼部症状。

视神经受累症状:急性或亚急性起病的单眼或双眼视力缺失。开始视物模糊,可伴眼球胀痛和头痛,在数周或数月内进行性加重至程度不同的视力缺失,有缓解-复发,甚至失明。视盘炎表现为视盘充血水肿,严重者可有炎性渗出,视野检查可见中心暗点,视野向心性缩小。球后视神经炎表现为早期视盘正常,其后视力减退或失明,恢复期可见视盘苍白,边界清楚,呈原发性视神经萎缩。

脊髓损害症状:以颈段和胸段受累多见,急性或亚急性起病的横贯性或上升性播散性脊髓炎,迅速进展,表现为病变以下运动障碍、出现感觉平面、括约肌功能障碍、自主神经功能障碍,后期表现为椎体束征及病理反射。感觉障碍达胸中段可出现阵发性抽搐和痛性强直性痉挛。颈髓损害出现Horner征,约30%的患者有缓解-复发的过程,劳累和感染可诱发其复发。

【辅助检查】

1. 脑脊液检查

大多数患者CSF-MNC>5×10^6/L,少部分患者CSF-MNC>50×10^6/L,某些迅速进展型的CSF-MNC>100×10^6/L。γ球蛋白轻度增高,可有寡克隆带,复发型患者蛋白含量比单向病程患者高,脊髓明显肿胀或伴发炎症时蛋白含量明显升高。

2. 血常规

急性发作时周围血白细胞可能增高,以多形核白细胞为主。血沉增快;血清总补体增高。

3. 视觉诱发电位(VEP)

P100 峰时延迟和振幅降低,可在视神经脊髓炎的早期出现。有患者体感诱发电位和听觉诱发电位也有相应的异常变化。

4. MRI

对中枢神经脱髓鞘病变有较高的灵敏度,出现脊髓受累症状后,磁共振检查显著异常。颈髓和胸髓可见斑片状长 T_1、长 T_2 信号,以 T_2 加权像清晰。

【诊断与鉴别诊断】

1. 诊断

急性或亚急性起病,双侧同时或相继发生视神经炎和急性横贯性或上升性播散性脊髓炎表现,CSF 蛋白、细胞增多偶见寡克隆带,视觉诱发电位异常,MRI 显示视神经和脊髓病变,即可以诊断视神经脊髓炎。

2. 鉴别诊断

(1)多发性硬化:NMO 的 CSF-MNC $>50\times10^6$/L,中性粒细胞增多,这在 MS 中罕见;90％以上的 MS 可见到寡克隆带,NMO 不常见到;MRI 在 NMO 中脊髓纵向融合病变超过 3 个脊髓阶段节段,MS 通常为 1～2 个节段。

(2)单纯球后视神经炎:早期眼征易与球后视神经炎混淆,球后视神经炎往往只损害单眼,NMO 多为两眼先后受累,有明显的缓解-复发特点。随着病情进展会有脊髓受损表现。

(3)急性播散性脑脊髓炎:该病多有出疹性感染和疫苗接种史,常有发热、头痛、呕吐、脑膜刺激征、昏迷、抽搐和共济失调等脑与脊髓受累征象,不出现视神经损伤,可资鉴别。

(4)亚急性脊髓视神经病:该病多见于小儿,可有腹痛、腹泻等症状。以感觉症状异常为主,常呈对称性,运动症状不明显,不复发。CSF 无明显改变。

【治疗】

1. 皮质类固醇类治疗

甲泼尼龙是治疗 NMO 的经典药物,甲泼尼龙冲击疗法,500～1000mg/d 静脉滴注,连用 3～5 日。以后逐步减量并改口服泼尼松治疗,能加快发作病情的恢复,对终止或缩短 NMO 的恶化有效。

2. 免疫抑制剂

硫唑嘌呤、环磷酰胺等,硫唑嘌呤 50～100mg/d 分次口服。环磷酰胺常用于对激素治疗反应不理想者,剂量为 200～400mg/d 静脉滴注,每周两次,用药期间注意肝功能损害和白细胞减少。

3. 其他治疗方法

免疫调节剂,如干扰素-β、考泊松等。免疫球蛋白静脉滴注治疗;血浆置换。联合用甲基泼尼松龙和 EPO 可以减少视网膜神经节细胞的凋亡,促进神经细胞再生,减少炎症细胞的浸润从而使得视神经节细胞的功能得到明显恢复。

【预后】

约 1/3 的视神经炎患者可完全恢复,包括视力显著减退和视盘苍白的病例多数可显著改善。复发型 NMO 预后差,多数患者呈阶梯式进展,发生全盲或截瘫等严重残疾,1/3 的患者死于呼吸衰竭。

第四节　急性播散性脑脊髓炎

急性播散性脑脊髓炎(acute disseminated encephalomyelitis,ADEM)是一种广泛累及脑和脊髓白质的急性炎症性脱髓鞘疾病。多发生在疫苗接种,常见于狂犬疫苗、百日咳疫苗、流感疫苗等接种后,也见于感染后如病毒感染,如麻疹、水痘、风疹、腮腺炎、流感等感染后。少数亦可无明显示诱因而自发地产生。

【流行病学】

本病不常见,发病率随诱因不同而不同,可发生于任何年龄,但以儿童和青壮年多见,不见于 2~3 岁以下的幼儿。男女发病率差别不大。

【免疫病理】

目前认为是非特异性病毒感染或疫苗接种后,由于病毒蛋白或疫苗蛋白上某些肽片段与髓鞘蛋白成分中的某些肽片段结构如髓鞘碱性蛋白相似,它们致敏的 T 细胞通过血液循环黏附于中枢神经系统的血管内皮细胞,同时释放炎性细胞因子,进而导致细胞介导的自身免疫性中枢神经系统脱髓损害。

【组织病理】

脑和脊髓充血水肿。在大脑、小脑、脑干和脊髓等的白质内,围绕在小和中等静脉周围有播散的脱髓鞘病灶,病灶从 0.1mm 到数毫米不等,有单核细胞浸润,轴索相对完好。严重者白质内可见片状出血,血管周围组织坏死。

【临床表现】

绝大多数患者急性起病,在病毒感染、发热消退后再次出现发热、头痛。其临床表现多样,症状可因病变部位而异。脑膜受累时有头痛、恶心、呕吐、脑膜刺激征。脑实质受累可出现精神异常、意识障碍、惊厥,也可发生偏瘫、偏盲、视力障碍、脑神经麻痹和共济失调等。脊髓实质受累则可发生截瘫、传导束型感觉缺失、上升性麻痹、大小便障碍等。临床上可分为脑型、脊髓型和脑脊髓型。

【辅助检查】

(1) 血白细胞增多,血沉增快。

(2) 脑脊液压力增高,细胞数可正常或轻度增高,以单核细胞或淋巴细胞为主,一般很少超过 100×10^6/L,蛋白轻度至中度增高,以 IgG 增高为主,可发现寡克隆带。

(3) EEG 检查多为弥漫性中度以上异常,常见为 θ 和 δ 波,亦可有棘波和棘慢综合波。

(4) 头颅 CT 可显示白质内弥散性多灶性大片状或斑片状低密度区。急性期可有明显强化。

(5) MRI 可发现脑和脊髓白质内有散在多发的长 T_1、长 T_2 信号病灶。

【诊断与鉴别诊断】

本病的诊断主要依据:①发生于感染或接种疫苗后急性起病的脑实质弥漫性损害,有脑膜受累及脊髓炎症状易于诊断。②脑脊液单核细胞增多。③EEG广泛性中度以上异常。④CT和MRI检查发现脑和脊髓白质内存在散在多发病灶,则有助于诊断。须注意与单纯疱疹病毒性脑炎、流行性乙型脑炎、感染中毒性脑病、多发性硬化及其他内科疾病所致的脑病。

【治疗】

（一）对症支持治疗

包括脱水降颅压、控制抽搐,注意水电解质和酸碱平衡,保持呼吸道通畅,预防和控制感染,高热昏迷者可予冬眠疗法,加强全身营养支持。

（二）免疫治疗

急性期采用大剂量糖皮质类固醇冲击疗法,以减轻过度的自身免疫反应,抑制炎性脱髓鞘过程。另外,血浆置换疗法和免疫球蛋白静脉滴注对一些暴发型病例亦有效。

【预后】

ADEM为单时相病程,急性期约为2周,过后即逐渐好转,多数可完全或基本恢复。

（闫　鹏　杜怡峰）

第五节　急性炎症性脱髓鞘多发性神经病

急性炎症性脱髓鞘多发性神经病(acute inflammatory demyelinating polyradiculoneuropathies,AIDP)旧称吉兰-巴雷综合征(Guillain-Barre syndrome,GBS)是一组急性或亚急性发病的周围神经瘫痪疾病;主要病变是周围神经广泛的炎症性脱髓鞘。病前可有非特异性病毒感染或疫苗接种史。

【流行病学】

GBS的年发病率为(0.6～1.9)/10万人,男性略高于女性,可发生于任何年龄,但以儿童和青壮年多见。四季皆有发病,以夏秋季为发病高峰期。

【免疫病理】

患者患病前多有非特异性感染或疫苗接种史,最常见为空肠弯曲菌,此外还有巨细胞病毒、EB病毒、肺炎支原体、乙型肝炎病毒和人类免疫缺陷病毒(HIV)等。但至今在病变组织中未能找到感染因子直接侵犯的证据。目前一般认为本病是一种自身免疫性疾病,其依据有:①发病前常有前驱感染,经一段潜伏期才出现神经症状。②患者血清和脑脊液中免疫球蛋白增高。③动物实验发现,实验性变态反应性神经病具有和GBS类似的临床、电生理及病理特点。

【组织病理】

主要病变在前根、神经丛和神经干,也可累及后根、自主神经节及远端神经。病初神经内膜的血管周围出现炎症细胞,大多为淋巴细胞和巨噬细胞浸润;继之引起节段性脱髓鞘,部分伴有远端轴索变性。急性脱髓后两周内,施万细胞增殖,随之髓鞘再生,炎症消退。

【临床表现】

半数以上患者起病前1～4周有上呼吸道或消化道感染史;少数有疫苗接种史。急性或亚急性起病,常在数天至2周达高峰,少数3～4周仍在发展。首发症状常为四肢对称性无力,多远端重于近端、少数反之。严重病例可因累及肋间肌及膈肌而致呼吸麻痹。瘫痪呈下运动神经元性,腱反射减低或消失,病理反射阴性,并可出现肉萎缩。感觉障碍常不如运动障碍明显,患者可有肢体感觉异常如烧灼感、麻木、刺痛和不适感。感觉缺失较少见,呈手套袜子样减退,不少病例始终无感觉障碍。脑神经损害以双侧周围性面瘫最常见,尤其在成人;其次是舌咽、迷走神经麻痹,以儿童多见;其他如舌下、副、动眼、外展、三叉神经等都可受累,偶可见视盘水肿。自主神经损害可表现为多汗、皮肤潮红、手足肿胀及营养障碍,约半数患者有心动过速;少数有直立性低血压或血压增高、Horner 征等;括约肌功能一般不受影响。

【辅助检查】

1. 脑脊液检查

多数患者脑脊液蛋白含量增高,细胞数正常或接近正常,呈蛋白细胞分离现象。起病初蛋白含量可正常,至病后第 3 周蛋白增高最明显,细胞计数一般<$10×10^6$/L,少数可达($11～40$)×10^6/L。

2. 电生理检查

早期肢体远端的神经传导速度可正常,多有 F 波的潜伏期延长;后期远端神经亦发生节段性脱髓鞘时,神经传导速度减慢,运动传导速度降低更明显。肌电图早期可正常,后期可显示失神经电位。

【诊断与鉴别诊断】

1. 诊断

可根据病前 1～4 周有感染史,急性或亚急性起病,四肢对称性弛缓性瘫痪,可有颅神经损害,常有脑脊液蛋白细胞分离现象。典型病例一般诊断不难。

2. 鉴别诊断

(1) 多发性神经病:一般起病缓慢,肢体远端受损较重,运动或感觉症状同样明显或以感觉障碍为主,脑脊液检查正常。

(2) 多发性肌炎:四肢无力,酸痛或压痛,以近端为主,血沉快,血清肌酶明显增高,肌电图可见典型的肌源性损害。

(3) 周期性瘫痪:肢体弛缓性瘫痪常反复发作,无感觉障碍和脑神经损害,多有血钾降低和低钾心电图改变,补钾后症状迅速缓解。

(4) 急性脊髓灰质炎:起病时多有发热,肌肉瘫痪多呈节段性,无感觉障碍和颅神经损害,脑脊液蛋白及细胞均增加,运动神经传导速度正常,肌电图可有失神经支配现象。

(5) 全身型重症肌无力:可呈四肢弛缓型瘫痪,但一般起病较慢,症状有波动,多晨轻暮重,疲劳试验和新斯的明试验阳性。脑脊液正常。

【治疗】

1. 一般对症处理

急性期应卧床休息,多翻身,防止压疮,注意营养,有吞咽障碍者应尽早鼻饲。保持呼吸道通畅,积极预防肺部感染。瘫痪肢体应早期进行被动或主动运动,保持肢体功能位,防止足下垂及挛缩,防止血栓形成。

2. 辅助呼吸

呼吸肌麻痹是 GBS 的主要死亡原因之一,故临床上应密切观察患者的呼吸情况,如患者有憋气、烦躁、出汗、发绀等缺氧症状,应尽早纠正。要加强吸氧,清除呼吸道分泌物,人工辅助呼吸等。当患者咳嗽无力,呼吸道分泌物排出困难,肺活量下降至 20～25ml/kg 体重以下,动脉氧分压低于 70mmHg 时;应及时气管切开,有的可先行气管插管。气管切开后,应加护理、防治合并症,注意观察呼吸功能;若未能达到正常状态,应机械通气,使用呼吸机,同时积极防治肺部感染。

3. 激素治疗

大剂量激素曾被长期而广泛地用于治疗本病,近年来随机对照临床试验未发现其效果优于结合治疗,且可能并发症多,已不主张应用。但目前国内仍有人主张在无禁忌证的情况下,可早期应用地塞米松,成人常用量为 10～20mg,加入生理盐水 500ml 中,静脉滴注,约 1 周左右,无效时应尽早停用,若有效可继续使用。病情稳定后改为泼尼松 40～60mg/d,并逐渐减量,总过程约 1 个月。

4. 血浆交换疗法

在发病的最初 2 周应用,适用于急性重症者、自发缓解不满意或激素治疗效果不佳者。可缩短辅助呼吸的时间,提高疗效。

5. 免疫球蛋白治疗

已证实免疫球蛋白治疗 GBS 是有效的,应在出现呼吸麻痹前尽早施行,成人为 0.48/(kg · d)静脉滴注,连用 5 天。

6. 改善神经营养代谢药物

可促进周围神经损害的修复和再生,一般给予维生素 B_1、维生素 B_6、维生素 B_{12}、ATP、辅酶 A、细胞色素 c 等。

【预后】

GBS 预后一般较好,常病后 3 周开始恢复,多数患者 2 个月至 1 年内恢复正常。近年来随着治疗药物的发展和呼吸机等技术设备的改进,死亡率已明显下降。死亡率为 15%。

（闫　鹏　杜怡峰）

第六节　慢性炎症性脱髓鞘多发性神经病

慢性炎症性脱髓鞘多发性神经病(chronic inflammatory demyelinating polyradiculoneuropathy,CIDP)是一组免疫介导的炎性脱髓鞘性周围神经病,具有慢性进展性和复发性特点,对激素治疗效果好。

【流行病学】

CIDP 的发病率低,其发病占炎症性脱髓鞘性神经病的 1.4%～4.7%,男女均可发病,且各年龄均可发病,但儿童罕见。

【免疫病理】

目前认为免疫机制参与发病过程。其免疫机制可能为主要组织相容性复合物（MHC）Ⅰ类、Ⅱ类抗原的上调和各种 T 细胞浸润。

【组织病理】

CIDP 病理改变为神经根及周围神经出现节段性脱髓鞘及髓鞘再生，形成洋葱头样肥大改变，病程长者可见轴突受累，个别可见脊髓后柱髓鞘脱失。

【临床表现】

常无前驱感染史，隐袭起病，临床征象以运动障碍和感觉障碍为主。肢体无力常从远端向近端发展，少数由近端向远端发展，肌萎缩较轻。感觉障碍常与运动受累同时存在，可有肢体麻木、刺痛、烧灼或疼痛感；检查可发现深、浅感觉均有改变。另外，尚有患者可出现脑神经损害和自主神经障碍，表现有复视、周围性面瘫、构音不清、吞咽困难及皮肤干燥、无汗、脱屑、灼热等。

【辅助检查】

（1）脑脊液检查主要是蛋白增高，细胞数多无异常，可见寡克隆区带，IgG 合成率增高。

（2）肌电图为神经源性损害，神经传导速度减慢、波幅降低。

（3）腓肠神经活检可发现节段性脱髓鞘和典型洋葱头改变。

【诊断与鉴别诊断】

根据病程缓慢进展，历时 6 个月以上，缓解和复发交替的特点；脑脊液有蛋白细胞分离现象，肌电图神经传导速度减慢或波幅降低；对激素治疗效果明显，应考虑本病。如诊断有困难可进一步做神经活检。

应与多灶性运动神经病、遗传性感觉运动性神经病、复发性 GBS、糖尿病性周围神经病、血卟啉病相鉴别。

【治疗】

1. 皮质类固醇

对本病反应敏感，为首选药，泼尼松 60～100mg/d，连用 3～4 周后逐渐递减，最后维持剂量 10～20mg/d。

2. 免疫抑制剂

如果皮质类固醇效果不佳，可用免疫抑制剂，如硫唑嘌呤 3mg/(kg·d)或环磷酰胺 2mg/(kg·d)，有一定疗效。

3. 其他

免疫球蛋白静脉滴注和血浆交换疗法亦被认为有较好的疗效。

【预后】

Dyck 等对 52 例 CIDP 进行长期观察，完全恢复为 4%；症状缓解、好转，能正常工作和生活为 60%；症状好转，能步行，但不能正常工作和生活为 8%；卧床不起或需做轮椅为 28%。全部患者于病后 2～19 年死于各种并发症，死亡率为 11%。

第七节　重症肌无力

重症肌无力(myasthenia gravis,MG)是一种表现为神经-肌肉接头处乙酰胆碱受体损伤的自身免疫性疾病,其临床特征为部分或全身横纹肌的易疲劳性,通常在活动后加剧,休息后减轻。

【流行病学】

MG 的患病率为人口的(50～125)/100 万;女性多于男性,约 6:4。各组年龄均可发病;11～40 岁发病者,以女性为多;中年以后发病则以男性为多。

【免疫病理】

目前的有关研究提示 MG 是由于神经肌肉接头处突触后膜乙酰胆碱受体(AChR)被自身抗体破坏所致。应用从电鳗电器官提取纯化的 AChR 的抗原,注入多种动物内,可以制成症状、病理和肌电变化均与 MG 相似的动物模型,即实验性自身免疫性重症肌无力(EAMG)。在 EAMG 模型动物血清中可测到 AChR 抗体,其结合部位在突触后膜的 AChR。应用免疫荧光法检测 EAMG 动物模型的突触后膜,发现 AChR 数目大量减少。此外,将 MG 患者的血清输入小鼠亦可产生类似 MG 的症状和电生理改变。约 80%MG 患者血清中可以测到 AChR 抗体。这些抗体在补体参与下与 AChR 产生免疫应答,破坏 AChR,使之不能产生足够的终板电位,导致突触后膜传递障碍而产生肌无力。但是,引起 MG 免疫应答的起始环节,仍不清楚。由于几乎所有的 MG 患者都有胸腺异常,故推测诱发免疫反应的始动抗原可能来自胸腺。胸腺中肌样细胞表面存在 AChR。本病可能是由于机体在感染或遗传等致病因素的作用下,导致胸腺内肌样细胞上的 AChR 的抗原位点的暴露,使机体免疫系统致敏,产生抗 AChR 抗体。

【组织病理】

肌纤维本身变化不明显,有时可见肌纤维凝固、坏死、肿胀,约 50%病例肌肉内有淋巴细胞聚集。神经肌肉接头处可见终板部位的突触间隙加宽,突触后膜皱褶减少,在残余的突触后膜皱褶中,用免疫化学的方法可证实有抗体和免疫复合物存在。另外,约 65%患者有胸腺增生,表现为生发中心增加;10%～15%伴发胸腺淋巴上皮瘤。

【临床表现】

起病缓慢,某些诱因如感染、过度疲劳等可引起发病或使症状加重。主要表现为骨骼肌的无力和易疲劳性,连续肌肉收缩后出现严重肌无力甚至瘫痪,经短期休息后又可好转。每天的症状都有波动,早晨较轻,劳动后和傍晚时加重,称之为"晨轻暮重"。最常受累的肌群为眼外肌,表现为上睑下垂、斜视和复视。重者眼球运动明显受限,甚至眼球固定,但眼内肌常常不受累。面部表情肌受累出现表情障碍,苦笑面容,闭眼、示齿均无力。咀嚼肌及咽喉肌无力时,连续咀嚼无力,进食时间延长,说话有鼻音、饮水呛咳、吞咽困难。四肢肌群受累时,上肢不能持久上抬、上楼梯困难,但腱反射不受累,感觉正常。颈肌无力者,头部倾向前坠,经常用手托扶。若肋间肌、膈肌等受累则咳嗽乏力,呼吸困难。偶有影响心肌者,可引起突然死亡。个别患者可伴发癫痫、锥体束征、精神障碍等。

按改良 Osserman 化分型法 MG 的分型:

Ⅰ型(眼肌型):单纯眼外肌受累。

ⅡA 型(轻度全身型):四肢肌肉轻度受累,常伴有眼外肌受累,无咀嚼、吞咽及讲话困难,生活能自理。

ⅡB 型(中度全身型):四肢肌群中度受累,眼外肌受累,有咀嚼、吞咽及讲话困难,生活自理有一定困难。

Ⅲ型(重度急进型):急性起病,进展快,多于数周或数月内出现球麻痹、呼吸麻痹,常有眼外肌受累,生活不能自理。

Ⅳ型(迟发重症型):多在两年内逐渐由Ⅰ、ⅡA、ⅡB型发展到球麻痹和呼吸麻痹。

Ⅴ型(肌萎缩型):指重症肌无力于起病后半年出现肌萎缩。

【辅助检查】

1. 肌电检查

神经重复电刺激为诊断本病最敏感而实用的方法。应用低频(2～3Hz)和高频(10Hz以上)刺激,能使动作电位很快降低落10%以上都为阴性。单纤维肌电图可出现颤抖(Jitter)增加且出现阻滞,其阳性率可达85%～90%。

2. AChR 抗体测定

对 MG 的诊断有特征性意义,80%MG 病例血清中 AChR 抗体明显升高。

3. 胸腺的影像学检查

胸部 CT 可发现胸腺瘤,常见于年龄大于 40 岁的患者。

4. 其他

(1)疲劳试验(jolly 试验):使可疑病变的肌肉反复收缩,如嘱患者连续眨眼或两臂平举后出现肌无力症状不断加重,而休息后肌力又恢复正常者为阳性。

(2)抗胆碱酯酶药试验

1)依酚氯铵(腾喜龙,tensilon)试验:静脉注射依酚氯铵 2ml,如无特殊反应,则再静脉注射8ml,一分钟内症状好转。

2)新斯的明试验:肌内或皮下注射新斯的明 0.5～1ml,30～60 分钟内症状减轻或消失。

【诊断与鉴别诊断】

1. 诊断

根据病史,受累骨骼肌的病态疲劳,症状波动、晨轻暮重,缺乏神经系统的其他阳性体征,疲劳试验阳性,依酚氯铵试验阳性,AChR 抗体阳性,可以确诊。

2. 鉴别诊断

本病应与下列疾病相鉴别:

(1)脑干和颅神经病变:此类病变无肌疲劳的特点,新斯的明试验阴性,常有瞳孔改变、舌肌萎缩、感觉障碍和锥体束征。

(2)多发性肌炎:多有肌肉疼痛和压痛、病情无波动性;血清肌酶(CK、LDH)增高可助鉴别。

(3)急性感染性多发性神经根神经炎:发病较急,有神经根痛症状,脑脊液 呈蛋白细胞分离现象,新斯的明试验阴性。

(4)Eaton-Lambert 综合征:为一组自身免疫性疾病,男性患者居多,常见于 50～70 岁,约2/3患者伴有癌肿,症状类似 MG,但脑神经支配肌极少受累,以肢体近端无力为主,下肢症状重于上肢,患肢活动后肌力暂见好转,肌电图做10Hz以上高频刺激时可见动作电位递增。

【治疗】

1. 药物治疗

（1）胆碱酯酶抑制剂:常用新斯的明、吡啶斯的明、美斯的明。其中吡啶斯的明最常用,成人起始量60mg口服,每日3～4次。口服2小时达高峰,作用时间为6～8小时。作用温和、平稳,副作用小。

（2）肾上腺糖皮质激素:可抑制自身免疫反应。①大剂量递减疗法,用泼尼松30～40mg每天早晨一次顿服或地塞米松每天5～10mg静脉滴注开始,一直用到临床症状获得恒定改善4～5天后再渐减。可每1～2个月减泼尼松5mg,一般经过3～6个月可减至维持量,即泼尼松每天10～20mg。若维持治疗1年左右仍无复发可停药观察。②小剂递增疗法,可从泼尼松每天15～20mg开始,若无明显加重,每2～3天增加5mg,一直增加到每天50～60mg,待症状恒定改善4～5天后渐减,减量速度和维持剂量及时间同上。

（3）免疫抑制剂:激素治疗半年内无改善,应考虑选用硫唑嘌呤,每日50～200mg,分两次口服。也可用环磷酰胺,与食物一起服用可以防恶心。需注意白细胞减少的副作用。

（4）免疫球蛋白:0.4g/(kg·d)静脉滴注,5日一疗程,作为辅助治疗缓解病情。

2. 血浆置换

适用于危象和难治性MG,可使绝大多数患者症状有程度不等的改善,疗效可持续数日或数月,该法较安全,但费用贵。

3. 胸腺切除

适用于伴有胸腺肥大和高AChR抗体滴度者、伴有胸腺瘤的各型MG,年轻女性全身型,对抗胆碱酶药物治疗反应不满意者。约70%患者术后症状缓解或治愈,但胸腺切除术的疗效常在数月或数年后显现,故该疗法并非应急治疗。

4. 危象的处理

MG患者若急骤发生呼吸肌无力,难以维持换气功能时,称为重症肌无力危象。应及时识别危象性质,给予正确处理,否则会危及患者生命。危象是MG最危急状态,一旦出现呼吸麻痹,应立即气管切开,用人工呼吸器辅助呼吸。应积极控制感染,及时吸痰,保持呼吸道通畅,防止肺不张等并发症。

（1）肌无力危象:为最常见的危象,常因抗胆碱酶药量不足引起。如注射新斯的明或依酚氯铵后症状改善,则应加大抗胆碱酶药的剂量。

（2）胆碱能危象:由抗胆碱酶药物过量所致,患者肌无力加重,出现肌束震颤等毒蕈碱样反应,可静脉注射依酚氯铵2mg,如症状继续加重则应停用抗胆碱酯酶药,待药物排泄后可重新调整剂量再用。

（3）反拗危象:由抗胆碱酯酶药不敏感所致,依酚氯铵试验无反应,应停用抗胆碱酯酶药物,改用输液维持。72小时后从小剂量开始重新调整抗胆碱酯酶药物的剂量。

【预后】

MG预后较好,Christensen(1998年)总结290例成年人MG治疗3年、5年、10年、20年的存活率分别为 85%、81%、69% 和 63%。

（杜怡峰）

第八节 急性脊髓炎

急性脊髓炎（acute myelitis）又称急性非特异性脊髓炎或急性横贯性脊髓炎，是一组原因不明的非特异性的脊髓炎症，临床表现为横贯性脊髓损害。病变常局限于数个脊髓节段，是常见的最具代表性的非外伤性横贯性脊髓病。如病变由下而上逐步累及颈髓和延髓者，成为上升性脊髓炎。

【流行病学】

本病见于任何年龄，但以青壮年常见，其中尤以农村青壮年为多。一年四季均可发病，但在初春和秋末发病稍多。无明显性别差异和地区差异。

【免疫病理】

患者发病前 1~2 周常有病毒感染如 EB 病毒、疱疹、流感、风疹、流行性腮腺炎、水痘等病毒感染，人类免疫缺陷病毒（HIV）感染也可伴脊髓炎。有人从本病患者脑脊液中检测到 II 型疱疹病毒抗体，故认为其可能为：病毒感染后的变态反应。本病的可能发病机制为细胞介导的免疫反应，侵犯脊髓及自身免疫性脉管炎。

【组织病理】

急性脊髓炎可累及脊髓任何节段，以胸段（$T_{1~3}$）最常见，其次是颈段和腰段。肉眼可见受累节段脊髓肿胀，梭形膨大，严重者表面可有血管周围渗出物。断面镜检可见脊髓白质广泛片状脱髓鞘性改变，侧索和后索尤为明显；软脊膜和脊髓内血管扩张、充血，血管内皮细胞肿胀变性，部分闭塞。病变起自血管周围向邻近融合成片，严重病例可见空洞形成及胶质细胞增生。部分可见脊髓前角运动神经元肿胀，但不伴运动神经元缺失。晚期可见病变部位形成瘢痕或脊髓萎缩，伴脊髓蛛网膜或硬脊膜粘连等。

【临床表现】

多数急性脊髓炎患者在病前数日或 1~2 周有发热、上呼吸道、消化道、泌尿生殖道感染或疫苗接种史等。可有脊柱负重、扭伤等诱因。急性起病，多在数小时至数天内迅速进展至高峰，表现出完全性横贯性截瘫和大小便障碍。首发症状多为双下肢麻木、无力、疼痛，病变节段相应部位的束带感等。而后进行性加重并迅速上升，出现病变水平以下的脊髓完全性横贯性截瘫，主要表现为肢体瘫痪、感觉缺失和膀胱、直肠功能障碍等。

以典型的胸段横贯性脊髓炎为例，其症状主要包括：

1. 运动障碍

早期一般表现为双下肢不同程度的截瘫。早期也可呈弛缓性、肌张力低下和腱反射减弱甚至消失、引不出病理反射，称为脊髓休克期。脊髓休克的产生机制尚不明确，一般情况脊髓休克期的持续时间约 1~3 周，但如同时伴发肺部、尿路感染和压疮等并发症，则脊髓休克期会明显延长，可达 1~2 个月，乃至数月。脊髓休克期过后，逐步可以引出病理征，患者肌张力逐渐恢复，腱反射逐渐增强甚至亢进。脊髓完全损伤者，休克期过后往往出现痉挛性屈曲性截瘫，这是由于在脊髓完全性横贯性损害时维持伸肌肌张力的网状脊髓束和前庭脊髓束遭到破坏，在这种截瘫患者下肢任何部位给予刺激,均可引起肢体强烈的屈曲反射和阵挛,伴有出汗、竖毛、大小便自动排除等症状,这种反应称为总体发射。是脊髓功能恢复预后不良的指征。脊髓部分损伤者,在休克期过后则会逐步出现伸性截瘫。

2. 感觉障碍

病变以下感觉减退或消失。在完全性损害者,病变以下所有的感觉包括痛、温觉、触觉均减退。少数患者在病变附近可有1～2节感觉过敏区,患者主诉束带感,是因后根受刺激所引起。儿童患者感觉不明显,感觉水平难以确定。随病程发展与好转,感觉水平可下移,但很难完全消失。个别患者感觉异常可持续存在数十年之久。

3. 自主神经功能障碍

括约肌功能异常表现为早期出现大小便障碍。脊髓休克期出现尿潴留,膀胱无充盈感,逼尿肌松弛无力,呈无张力性神经源性膀胱,膀胱容量大,过度充盈时可出现充盈性尿失禁,此期需留置导尿管,引流尿液。随脊髓功能的逐渐恢复,膀胱出现反射性收缩,形成反射性神经源性膀胱,此时膀胱收缩不完全,有较多残余尿。若在急性期膀胱护理不当,有可能出现痉挛性小膀胱,尿频尿急、尿量少,呈不易控制的急迫性尿失禁。直肠功能障碍表现为大便潴留,亦可因肛门括约肌无力出现大便失禁。另外,病变节段以下可有皮肤干燥、出汗异常等皮肤植物功能障碍。一般情况下,若不伴有严重并发症,多数患者在发病后4周左右可拔除导尿管,绝大部分患者在病后3～6个月可恢复排尿功能。腰骶段脊髓炎患者两便功能恢复较差。儿童患者膀胱和直肠功能障碍可能不明显。

根据节段损害的不同,急性脊髓炎的临床表现各有特点。高位颈髓损害者出现四肢上运动神经元瘫痪和呼吸困难;病变累及颈膨大时,瘫痪可为四肢瘫,且上肢表现为下运动神经元瘫痪、下肢表现为上运动神经元瘫痪。病变在胸髓者表现为下肢截瘫以上运动神经元瘫痪,最多见。腰段损害者只出现下肢瘫痪和感觉缺失,而胸腹部正常。骶段损害者,出现鞍区感觉缺失,肛门反射消失,运动无影响。脊髓损害由较低节段向上发展,累及较高节段,出现吞咽困难、言语不能者,称为上升性脊髓炎。严重者呼吸麻痹,需用人工辅助呼吸,预后差。

【辅助检查】

1. 实验室检查

急性期外周血白细胞正常或轻度增高。脑脊液压力正常,外观无色透明,细胞数正常或轻度升高约$(20～200)×10^6$,以淋巴细胞为主,蛋白含量正常或轻度增高约$0.5～1.2g/L$。压颈试验通畅,少数病例急性期局部脊髓肿胀,椎管呈不完全梗阻。

2. 电生理检查

视觉诱发电位(VEP)正常,可与视神经脊髓炎和多发性硬化鉴别。下肢体感诱发电位(SEP)波幅明显降低。运动诱发电位(MEP)、中枢运动传导时间(central motor conduction time,CMCT)及中枢感觉传导时间(central sensory conduction time,CSCT)均异常。

3. 影像学检查

脊柱X线平片和脊髓CT检查无特殊意义。脊髓MRI检查可见髓内片状或较弥散的T_2相异常信号,一般为T_1低信号,T_2高信号,增强阳性,脊髓肿胀。脊髓MRI可为脊髓炎提供诊断、鉴别诊断和治疗随访的评价指标。

【诊断与鉴别诊断】

1. 诊断

根据患者的前驱感染病史、急性起病和迅速出现脊髓横贯性损害的表现,结合脑脊液、电生理以及影像学相关检查,可以确诊。

2. 鉴别诊断

(1)周期性麻痹:周期性麻痹者不伴有传导束性感觉障碍和膀胱直肠功能障碍,有血清钾水平降低。

(2)急性感染性多发性神经根神经炎:本病急性起病四肢迟缓性瘫痪,不伴有持久性膀胱直肠功能障碍,没有传导束性感觉障碍。伴有末梢型感觉障碍,在第2~3周出现脑脊液蛋白细胞分离现象。

(3)功能性瘫痪:患者体征多变,无肯定感觉障碍、运动障碍及自主神经功能障碍。

(4)急性硬脊膜外脓肿:发病前有身体其他部位的化脓性感染史,有医源性穿刺、麻醉、手术等病史;起病急,伴高热和全身中毒症状,病灶相应部位的脊柱剧烈疼痛,压痛和叩击痛;脑脊液检查动力学试验完全梗阻,细胞数和蛋白升高,MRI可资鉴别。

(5)脊柱结核:急性起病,伴有低热、盗汗、食欲缺乏、乏力等全身中毒症状。可根据脊柱和椎旁压痛,X线片见锥体破坏、塌陷和椎旁脓肿等进行鉴别,必要是可行脊柱CT和MRI检查辅助鉴别。

(6)椎管内肿瘤:多起病缓慢,症状逐渐进展,根性疼痛常为首发症状,后渐出现脊髓压迫症状,运动障碍,可以脊髓横惯性损害症状发病。腰穿检查有椎管完全性或不完全性梗阻,MRI可显示肿瘤部位及大小。

【治疗】

急性脊髓炎的急性期治疗主要包括精心护理、支持疗法、预防并发症、早期康复训练等,药物治疗有助患者功能恢复及改善预后。

1. 防治并发症

数日内急性进展至上下肢截瘫、病变以下感觉障碍及大小便障碍,皮肤营养障碍等,预防并发症是保证脊髓功能恢复的重要前提条件。①每天定时翻身拍背,保持病房通风,鼓励患者咳嗽排痰,早期进行床上活动。注意防止感冒,预防肺炎或坠积性肺炎的发生。②定时翻身、按摩,保持床垫平整、保持皮肤干燥清洁,避免受压部位发生压疮,避免烫伤。如发现受压部位发红或已发生压疮,及早给予红外线照射、外敷药物等相应治疗措施。③尿潴留要及早留置导尿,会阴擦洗,每日膀胱冲洗等,鼓励患者多饮水,以起到生理性冲洗膀胱的作用。待到形成反射性膀胱后可拔除导尿管。④对急性期重症患者或上升性脊髓炎患者,特别是出现呼吸肌麻痹威胁生命的患者,应密切监护呼吸状况,保持呼吸道通畅、及时吸痰、吸氧,必要时气管插管或切开给予辅助呼吸。⑤加强营养。高位脊髓炎有吞咽困难者给予鼻饲流质饮食。

2. 药物治疗

无肯定特效药物。根据急性脊髓炎的发病机制可能与感染后的非特异性炎症有关,其中涉及自身免疫机制,可给予激素治疗。一般用量为地塞米松 10～20mg/d,静脉滴注约 10～20 天后改用泼尼松 30～60mg/d,维持 3～6 周后逐渐减量。

3. 康复治疗

急性期过后应及早实施。加强肢体主动和被动锻炼,防止肢体肌肉萎缩和关节挛缩,促进肌力恢复。中药活血通络药物、针灸和推拿等均可应用。

【预后】

预后良好。多数患者可在 3 个月内恢复步行能力,少数残留严重后遗症,极少数完全不能恢复。同时有约 10％患者可复发或出现视神经损害,演化为视神经脊髓炎或多发性硬化。

(闫　鹏　杜怡峰)

第九节　神经系统肉样瘤病

肉样瘤病又称结节病(sarcoidosis)是一种原因未明的自发性非干酪性肉芽肿疾病,本病可侵犯全身任何器官,但以胸部器官和淋巴结为主。本病有时亦可侵犯神经系统,包括中枢神经系统、脑神经、周围神经、骨骼肌、头颅及脊椎。

【流行病学】

据报道有 5％～16％的结节病患者伴发神经系统损害,称为神经系统肉样瘤病。本病呈世界分布,欧美国家发病率较高,约为(5～64)/10 万。东方民族少见,日本发病率为(5～6)/10 万。多见 20～50 岁,女性患者占多数。中枢神经系统肉样瘤病少见。Scadding(1967)统计 275 例结节病患者中,仅 3 例出现中枢神经系统病灶。Mayok 报告 145 例结节病患者中有 10 例有神经系统肉样瘤病,Chen 等报道 285 例中占 14 例,Stern 等报道 649 例中有 33 例神经系统肉样瘤病。我国尚缺确切统计数字。

【免疫病理】

结节病可能为外源性物质的刺激与人体淋巴免疫系统功能障碍相互作用的结果。患者的细胞免疫功能有明显减退,对各种抗原的皮肤迟发型过敏反应表现为抑制。末梢血淋巴细胞减少。在病变局部则可见以激活的 Th 细胞为主的淋巴细胞增多。另外研究证实患者单核/巨噬细胞活性增加。患者末梢血淋巴细胞虽然减少,细胞免疫受到抑制,但是病灶部位却表现为细胞免疫活跃。体液免疫方面,B 细胞被 Th 细胞非特异性刺激,产生高球蛋白血症,各类球蛋白都有增加,这些球蛋白是由肺而非血中 B 细胞产生的。患者对病毒、支原体、细菌、T 淋巴细胞或核抗原的抗体形成均正常。补体活力、溶菌酶和 ACE 增加。同时免疫复合物在急性阶段亦增加。

【组织病理】

本病病理改变与结核病及其他肉芽肿感染相似。基本病变是局灶性上皮样细胞聚集,病灶区常见巨细胞,干酪样变罕见,病灶周边淋巴细胞浸润。病变结节常累及纵隔及周围淋巴结、肺、肝、皮肤、指(趾)骨、眼和腮腺等,小部分可累及神经系统。

结节病的神经系统损害绝大多少是由于肉芽肿性病变的直接压迫产生的。结节样肉芽肿最易侵犯基底部软脑膜,使其增厚,失去透明性,呈褐色,上有小的斑块。镜下脑膜血管周围可见均匀分布的多发性非干酪性肉芽肿或肉芽肿性血管炎,炎症较少累及血管中层。内膜完整。肉芽肿可散在分布于软脑膜,致脑膜肥厚,形成粘连性脑和脊髓的蛛网膜炎。结节病型脑膜炎可以发生在大脑半球和脊髓表面的任何部位,可为弥散性,也可为局限性。脑实质的损害多位于幕上,呈占位性病变,病灶可以是单个或多个,与周围组织的界限不清,少数可有包膜。肉芽肿亦可发生在室管膜和脉络膜丛。中枢神经损害的另一个重要原因为肉芽肿所造成的血循环障碍,位于血管周围的肉芽肿易于引起此种损害,血管本身也可受累浸润,从而导致血管的坏死或闭塞,形成脑梗死。病变侵犯脊髓时,脊髓外观可正常、萎缩或类似髓内肿瘤,镜检可见脊髓的灰质及白质被纤维化肉芽肿所代替。

【临床表现】

起病多数缓慢,偶可急性发病。早期可无症状,约 90% 以上的病例同时有肺部病变,早期可有咳嗽、乏力、发热、体重减退等,后期发展成纤维化时可有行动后气急,甚至发绀。约 1/4 病例有眼或皮肤病变。眼病可表现为急性葡萄膜炎、角膜-结膜炎等。皮肤损害常表现为面颈部、肩部或四肢的结节性红斑。关节炎可见于 5%～37% 的结节病患者。结节病心肌炎时可有心律不齐、传导阻滞等。浅表淋巴结肿大也较常见。

肉样瘤病神经系统症状的轻重与结节性肉芽肿是否活动、病变部位和范围有关。中枢神经系统损害多见于疾病的早期。而周围神经系统和骨骼肌的损害则多见于疾病的慢性阶段。脑神经最常被侵犯,其症状出现亦很早。

1. 脑部损害

神经系统结节病主要累及脑膜、脑膜旁、脑实质、下丘脑及垂体等,病变主要位于脑底部。

(1)结节病性脑膜炎(sarcoidosis meningitis):本病常侵犯脑膜,文献报道本病患者尸检发现 100% 有脑膜受侵犯,但临床上仅约 64% 出现脑膜受累的症状及体征,常见于 15～40 岁,女性略多。以慢性脑膜炎表现为主,患者表现有头痛、呕吐、颈项强直或伴癫痫发作;部分患者病灶局限于垂体蒂、视交叉和下丘脑等处,可出现视觉障碍、多饮、多尿、高血糖、血泌乳素水平异常、体液平衡障碍和嗜睡等;颅底蛛网膜受累者可有多数脑神经损害,出现脑神经麻痹的表现,据统计面神经受累最多,其次是视神经,舌咽神经、迷走神经以及听神经亦可受累。

(2)脑实质的损害也比较常见,以脑室周围及室管膜受累为主:肿块压迫脑实质可出现中枢神经系统症状,如偏瘫、四肢瘫、小脑症状、偏盲、失语、抽搐乃至痴呆以及头痛、呕吐、视盘水肿等高颅压表现等。室管膜受累常出现脑积水。

(3)以颅内肿瘤的形式发病者较少,可表现类似于脑膜瘤和胶质瘤:少见基底核被肉芽肿浸润可引起多动症,表现为舞蹈动作、震颤麻痹以及半侧投掷动作等。神经系统结节病患者并发脑血管病变也是产生脑部损害的原因之一,临床表现为 TIA 发作及脑卒中,但临床上本病并发脑血管病意外发作很少见。

2. 脊髓损害

神经系统结节病亦可侵犯脊髓,但较少见,病程反复出现缓解-复发,主要侵犯脊髓胸腰段,可引起根痛,病变损害水平以下有感觉及运动障碍,并伴有括约肌的功能障碍。病变以浸润方式出现,脊髓轻度增大弥漫性损害,偶以占位方式累及脊髓,病理检查可见脊髓的灰质及白质被纤维化肉芽肿所代替。脑脊液检查、椎管造影等检查可有部分梗阻或蛛网膜炎征象。

3. 脑神经和周围神经损害

脑神经中 12 对脑神经均受累,其受累程度、发病率、病程和预后各不相同。本病所致脑神经麻痹对类固醇治疗较敏感。其中最常侵犯面神经,并发发病率高达 50%,出现面神经麻痹,两侧面神经均可受侵犯,为周围性面瘫,一侧性多于双侧性。类固醇治疗效果较好,有时不经治疗也可以自愈,较少遗留后遗症;25%患者伴发视神经损害,仅次于面神经麻痹,多出现在疾病早期,表现为视力减退或视物模糊,可出现视盘水肿、视神经萎缩、视野缺损等,视神经损害可自行缓解或应用类固醇治疗后症状好转;舌咽神经以及迷走神经亦常见受累,多侵犯一侧,表现为吞咽困难、声音嘶哑及咽反射减弱或消失;少见听神经受累,出现耳聋、耳鸣及眩晕等表现,病情波动大,有时可自行缓解。偶有报道称本病侵犯动眼神经、滑车神经、外展神经、副神经等其他脑神经受累,出现相应临床症状和体征。

周围神经损害的发病率约为15%左右。病程可为急性、慢性或复发性,临床表现单神经炎、多发性神经根神经病、多神经炎以及急性炎症性多发性神经炎等。肌电图检查有失神经电位,神经传导速度延长。本病并发周围神经损害的发病原理是由于肉芽肿浸润及节段性脱髓鞘所致,预后较好。

4. 肌肉损害

本病常并发慢性肌肉损害,呈进行性,病程从数月到数年,发病年龄平均为50岁,多见于绝经期妇女。有报道本病肌肉损害的特征是肉芽肿性多肌炎的征象,临床可无症状,亦可表现出两侧对称性肢体近端的肌无力和肌萎缩,时可见肌肉肥大。肌电图示肌病型,肌酶常可升高。活组织检查在显微镜下可见肉芽肿为正常的肌组织所包绕。

【辅助检查】

1. 脑脊液检查

脑脊液压力正常或增高;蛋白总量中等程度增高,常为2g/L,少数可见较大程度增高,可高达20g/L,是弥散性脑膜浸润表现。白细胞增高以淋巴细胞为主,70%患者CSF淋巴细胞轻-中度增高,一般为$(10\sim200)\times10^6/L$;约10%患者有糖、氯降低;CSF中IgG指数常增高,可以有或无寡克隆带。

2. 影像学检查

本病肺和胸内淋巴结病变约占90%,所以胸部X线检查阳性率很高。由于结节性肉芽肿的侵蚀,颅骨平片可见颅骨破坏现象。由于脑内肿物使脑室变形、移位,故脑室造影可见脑室扩大或闭塞。CT扫描能详细掌握神经结节病的病态,可见轻度高密度占位损害,脑室周围低密度,脑膜和下丘脑及脑室周围病灶可增强。MRI检查对神经系统结节病的诊断具有较高敏感性,显示为T_1WI呈多种信号混杂,T_2WI示脑室周围白质有高信号,对发现间脑和脑膜损害尤敏感,有脑膜病变时强化扫描可发现脑膜强化。脊髓损害可显示脱髓鞘病变,明显的局灶性对比效应或异常T_2WI信号。

3. 肌电图

肌电图可发现周围神经损害的改变,大多数显示有轻-中度的感觉或运动传导速度降低,混合肌肉动作电位和感觉神经动作电位的波幅可正常或轻中度降低。

4. 组织活检

形态学发现对诊断具有特异性,可发现结节病肉芽肿,肉芽肿内有大量的类上皮细胞和少量的巨噬细胞浸润,其中心无干酪性坏死,也无抗酸杆菌的存在。

5. 放射性核素⁶⁷Ga 扫描

较 X 线胸部平片检查敏感，早期可显示肺、腮腺、唾液腺和泪腺等镓摄取增加，有助于本病的早期诊断。

6. 血管紧张素 I 转换酶

约有 2/3 患者血清中血管紧张素 I 转换酶明显增高，与肺结节病严重程度呈正比。但它并不是本病所特有，另外多种疾病如多发性硬化、急性炎症性脱髓鞘性神经病、贝赫切特综合征等亦可有增高，神经系统结节病明显增高。

【诊断与鉴别诊断】

1. 诊断

神经系统肉样瘤病在全身结节病的基础上出现，一般诊断并不难，但若以结节为唯一表现或肉芽肿首先侵犯神经系统时，常引起误诊。诊断主要依据肉芽肿结节的临床表现、脑脊液检查、影像学表现、活检等证据综合考虑。脑膜和脑组织以及周围神经的活检病理是诊断本病的重要依据。

2. 鉴别诊断

须与其他慢性无菌性脑膜炎、多发性硬化、颅内占位性病变、脑寄生虫病、隐球菌病、麻风、梅毒及结核等疾病相鉴别。

【治疗】

1. 激素和免疫抑制剂

神经系统结节病，尤其是中枢神经受累的病例，是糖皮质激素的适应证。患者近期出现神经症状或脊髓病等，表明该病处在活动期，应给予激素治疗。泼尼松的用量一般为 30～40mg/d，症状明显改善 2 周后再逐渐减量，减量速度一般为 2～4 周减 5mg，当减至 15mg/d 以后可改为每 1～2 个月减 5mg。若用开始的剂量治疗 1～2 个月仍无改善时可增至 50～60mg/d 或加用其他免疫抑制剂，如环孢素、环磷酰胺、硫唑嘌呤或甲氨蝶呤等。

2. 放射治疗

可行全脑放疗，每次 300cGy，3 周内给予 10 次，总放射剂量 3000cGy。适用于颅内受损和激素治疗无效的患者，放疗后不仅神经症状改善，而且脑内的结节病肉芽肿也见消退。

【预后】

治疗停止后约 1/3 患者常在原部位复发，颅内占位和脑积水的患者复发率较高。抽搐发作者预后较差。早期诊断及时治疗可使病情得以明显缓解。另外在疾病的缓解期给予小剂量激素维持有可能改善预后。

（杜怡峰）

第十节　神经贝赫切特综合征

神经贝赫切特综合征是指免疫介导的贝赫切特综合征导致神经系统损害。贝赫切特综合征是一种以小血管炎为病理基础的慢性进行性和复发性多器官多系统损害的疾病,其好发部位在口腔、皮肤、生殖器、眼和关节。神经贝赫切特综合征指病变累及脑血管后引起的多发性缺血性梗死。被认为是一种结缔组织疾病的边缘疾病。

【流行病学】

该病有明显的地理性差异,高发区为土耳其等地中海周围的中东国家,欧美人的患者则明显少。神经贝赫切特综合征在贝赫切特综合征中发生率为 $4\% \sim 49\%$。神经症状一般发生较迟,从本综合征发病到神经症状的出现平均为 6.5 年。中青年为高峰,男女比为 $(2 \sim 5.7):1$。我国病例发病以女性稍多见,男女之比约为 $3:4$。初发病年龄为 $4 \sim 70$ 岁,主要见于 $16 \sim 40$ 岁的青壮年。

【免疫病理】

有报道认为发病可能与慢病毒感染引起的自身免疫异常有关;近来研究发现本病可能与病毒感染、链球菌感染以及结核菌感染有关系,研究表明病毒、链球菌与结核菌及麻风分枝杆菌有共同抗原结构域为热休克蛋白的一个特定片段,链球菌及麻风分枝杆菌诱发 65kDa 抗体亦存在于人体内。在人体内这种抗体能引起循环抗体产生并与 T 细胞反应。

1. 细胞免疫

活化的 T 细胞出现在患者的炎症组织和周围血中,其中 CD_4^+ 和 CD_8^+ 均有增多,$\gamma\delta T$ 细胞也增多。$TCR\beta$ 呈多态性,即 T 细胞升高是由多种不同抗原促发的。周围血中 IL-2 和 IFN-γ 增高,Th2 分泌的细胞因子 IL-4 和 IL-10 呈低水平,属 Th1 占优势的细胞免疫反应。中性粒细胞具有产生大量过氧化物和溶酶体酶及加强趋化作用的能力,造成组织损伤。血管内皮细胞能合成、释放活性物质如血管舒张因子和收缩因子,抗凝血和促凝血因子,促进和抑制血管壁细胞生长因子,防止血细胞黏附。当受到致炎细胞因子刺激后,内皮细胞表达的黏附分子增多,有利于血小板和白细胞黏附和形成血栓。白细胞外移和活化释放导致组织损伤的介质,扩大了自身组织的损伤。内皮细胞受损后有抗原提呈,促进炎症反应的作用。

2. 体液免疫

为抗内皮细胞抗体(AECA)与血管炎病有一定相关性,可以出现在多种血管炎病变中,在 BD 中其阳性率为 28%。AECA 的靶抗原在各种血管炎中很不相同,在 BD 的靶抗原尚不明。AECA 与内皮细胞损伤的因果关系不明确,但它可以活化内皮细胞,促发补体抗体依赖的细胞毒反应,导致内皮细胞的损伤持续和进一步进展。

3. 交叉免疫

细菌的 HSP65 和人的 HSP60 间有 50% 以上的氨基酸序列排列相似,有证明在人黏膜和皮肤有大量 HSP60。当细菌入侵人体后,易感者的 HSP65T 细胞起了交叉免疫反应,促使黏膜和皮肤 HSP60 的活化出现口腔溃疡和皮损。外界病原体的侵入可引起急性葡萄膜炎及视网膜炎。视网膜受损后产生的自身抗原 S-Ag 中部分氨基酸序列(aa342-355)与 HLA-B51 及 HLA-B27 的抗原序列有部分相同,成为共同抗原决定簇。通过交叉细胞免疫反应,使 BD(HLA-B51)和脊柱关节病(HLA-B27)的患者出现反复发作的葡萄膜炎。

4. 其他

贝赫切特综合征与 HLA 的相关性有较为肯定的结论,其中 HLB$_5$-A 与贝赫切特综合征关系密切,HLB$_5$-A 抗原阳性的贝赫切特综合征患者中男性较女性多见,且完全型较不完全型多,有眼部病变者多。HLB$_5$-A 抗原阳性者在某些致病因子的作用下形成抗原-抗体复合物和致敏的淋巴细胞,使机体产生炎症反应,同时释放各种炎症介质从而损伤血管、黏膜及皮下组织。

【组织病理】

贝赫切特综合征各系统损害的共同病理改变是多器官的血管炎特别是细静脉的炎症性渗出和增生。急性渗出性病变为血管腔内充血,管壁水肿,内皮细胞肿胀,管腔内血栓形成。管壁及其周围组织内纤维蛋白沉积或纤维蛋白样变性,血管周围淋巴细胞、单核细胞浸润。内皮细胞和外膜细胞增生,有时出现肉芽肿,导致局部小血管消失和纤维样变性。神经组织组织病理学改变为中小血管炎,可见病变区脑血管内皮细胞肿胀、闭塞、透明血栓形成,相应供血区脑组织缺血、梗死。晚期出现类似多发硬化的脱髓鞘病变。

【临床表现】

贝赫切特综合征的发病有急性和慢性两型。前者较少,是在 5 天至 3 个月内多部位同时或先后发生局部损害或全身症状。大多数是慢性发病,即在半年乃至 20 余年内逐渐发病,首先表现于某个部位,经不等时间的反复发作与缓解后,再分别在其他部位表现出来。在本病进程中可急性加重,全身症状主要是发热、头痛、乏力、食欲不振和关节疼痛等。过度劳累、睡眠不佳、月经前后、气候突变等都能引起眼、口腔等损害加重。

1. 眼-口腔-生殖器综合征典型的表现

(1) 口腔损害:以口腔损害为初发症状者约占 55%。其中溃疡,占 99%,每年发作至少 3 次。发作期间在颊黏膜、舌缘、唇、软腭等处出现不止一个的痛性红色小结,继之溃疡形成,溃疡面覆盖白色或灰白色纤维膜,多于 2 周左右愈合,但可见反复发作而无长期缓解的病例。随病程加长或病情的加重,患者发作间隔可有缩短,也可连续不断地发作。

(2) 生殖器溃疡:同口腔损害基本相似,占 73.6%。女性常出现在阴唇、阴道,男性多见于阴囊和阴茎,也可出现在会阴和肛门附近。一般比口腔溃疡深而大,数目少、疼痛剧烈、愈合慢,但反复次数少。少数病例可见阴囊壁静脉坏死破裂出血,阴道内溃疡大出血及尿道-阴道瘘等表现。

(3) 眼症状:各型眼损害约占 43%。临床表现为反复发作的虹膜睫状体炎,可伴有前房积脓。其他为结膜炎、角膜炎、视网膜炎、视盘炎及视神经萎缩等。早期可为一侧,病期久者双侧受累者可达 60%。早期病变单一,反复发作后则成复合病变,终至失明。

(4) 皮肤损害:发生率可占到 97%,约有 25% 病例是以皮损作为首发症状出现的。常见皮损类型有结节性红斑、毛囊炎样损害、针刺反应阳性,少数可出现 Sweet 病样损害、浅表性游走性血栓性静脉炎。

2. 眼-口腔-生殖器综合征神经系统症状

发病率一般在 8.2%~26.6%。累及中枢及脊髓,病变呈进行性发展。病变好发部位为脑干、脑膜、丘脑、内囊、基底核,白质病变多于灰质。

(1)头痛:是神经系统损害的初发症状,大多数患者都有头痛的症状,不少患者还出现剧烈的头痛发作。可同时出现呕吐、视盘水肿等颅内压增高症状,脑脊液压力增高。有时伴有偏瘫,类似颅内占位病变。

(2)脑干损害:可出现一侧或两侧锥体束征以及脑神经麻痹,如头晕、头痛、耳鸣、意识障碍、斜视、复视、瞳孔变化、眼震,语言障碍、吞咽困难、Horner 征,面肌瘫痪、眼球麻痹,呼吸障碍,味觉障碍,癫痫以及三叉神经损害症状等。

(3)脑膜-脊髓损害:以发热、头痛及颈项强直为开始症状,类似脑膜炎。同时可有意识障碍、精神异常、视盘水肿、双侧锥体束征,并伴有四肢感觉异常以及疼痛、无力,进一步可出现四肢瘫及尿便潴留。

(4)脑炎症状:在发作期间可突然出现高热、头痛,继而发生全身痉挛,并陷入昏迷状态。病程中可出现显著的精神兴奋或抑郁,有的表现为精神分裂症样症状。少数患者可出现类似震颤麻痹综合征或进行性嗜睡,亦可以出现痴呆等。

(5)脑神经损害:以动眼神经、展神经、三叉神经、面神经、视神经、位听神经等损害为主。还可有核间性眼肌麻痹、舌咽迷走神经麻痹症状。

(6)脊髓损害:可出现脊髓半侧损害症状,亦可发生双下肢无力、麻木、截瘫等;膀胱、直肠括约肌的功能障碍以及损害平面以下的深浅感觉障碍。

(7)周围神经损害:四肢无力、麻木、四肢感觉障碍、肌萎缩、腱反射低下等。可并发多发性单神经炎,表现为双侧正中神经损害,或双侧尺神经损害,或一侧正中及尺神经损害,或一侧正中神经另一侧尺神经损害等。

(8)精神障碍:情绪障碍:强哭强笑、情感不稳、欣快、迟钝、淡漠等。抑郁状态:焦虑、不安、悲伤等。类似焦虑性抑郁的表现。妄想状态以迫害妄想和嫉妒妄想为多见,可有幻觉,常伴有抗拒、兴奋、怪异行为等。痴呆状态常表现为思维贫乏、记忆障碍、精神运动迟缓等。精神混乱状态表现为意识不清,定向障碍,类似麻痹性痴呆。

3. 其他系统损害

约60%患者出现疼痛或酸痛,红肿者极少,多能自行缓解,骨及关节 X 线片一般无明显异常。少数患者可出现心脏受累表现,因心肌炎、心内膜炎、心肌纤维化表现为心律失常和心音改变、心脏扩大等。约20%左右的患者伴有消化道损害,表现为上腹部饱胀不适、嗳气、隐痛等,重者可有阵发性腹绞痛等功能障碍,器质性病变主要是溃疡,儿童胃肠道损害发病率比成人高。另外,少数患者还可出现肺、肾以及附睾等损害。

【辅助检查】

1. 血沉

血沉增快,白细胞增多。50%的患者黏蛋白增高,白蛋白/球蛋白比值倒置,血清糖蛋白增加。

2. CSF 检查

部分患者 CSF 压力升高,蛋白、细胞数增多(以淋巴细胞增多为主),IgG、IgM、IgA 明显升高。脑脊液蛋白电泳 γ-球蛋白增加,白蛋白相对减少。白介素-6(IL-6)的升高与病情进展情况有关。

3. 免疫学检查

血清学检查抗核抗体谱、抗中性粒细胞浆抗体、抗磷脂抗体均无异常,补体可正常或轻度升高。抗结核抗体约有 40% 增高,部分患者结核菌素实验阳性。血清抗口腔黏膜抗体和白细胞细胞质结合因子抗体增高。以热凝集的人体 γ-球蛋白做抗原,敏感红细胞凝集反应的阳性率增高;以 14c-胸腺嘧啶核苷标记的淋巴细胞来观察细胞性抗体,在多数病变组织中有相对的增高,并与病情的严重程度相平行。部分病例活动期 CH50 升高,C3 升高,C9 升高,IgG、IgM 升高,还有人发现患者血内有免疫复合物存在。

4. 非特异性皮肤试验

针刺阳性率约为 35%。用 0.1ml 生理盐水皮下注射,主要表现为针刺部位于 24h 后出现红疹或脓疱,48h 左右最为明显。这是组织出血并伴以中性粒细胞为主的急性浸润性炎症所致。这种皮肤反应在贝赫切特综合征中有特异性。

5. 诱发电位

体感诱发电位可见 P_{15}、N_{15} 的潜伏期以及中枢传导时间($N_{18} \sim N_{13}$)显著延长。

6. 脑电图变化

异常脑电图出现率为 56%~70%,脑电图有基本节律慢波化,左右不对称;可出现高幅慢波,不典型的棘-慢波综合,反复出现短程阵发性电活动以及弥散性 α 波。如出现弥散性 α 波,提示有脑干损害。本病脑电图在愈后的判断上有一定的参考价值。

7. CT 表现

CT 检查敏感性较差,仅少数在脑干、丘脑或大脑半球发现低密度灶。脑室脑池对称扩大,沟裂增宽。

8. MRI 表现

急性期患者于 T_2 加权像上可见高密度影而 T_1 加权图像上则为等低密度影。异常信号可为圆形、线型、新月型或不规则型;主要分布于脑干,特别是中脑的大脑脚和桥脑周围。此外丘脑、基底节、大脑半球、脊髓和小脑上可发现类似的异常信号影。当病变较严重时,MRI 可见水肿带和占位效应。反复发作的慢性神经贝赫切特综合征患者后期还可见到脑干萎缩。NBD 在影像学上需与多发性硬化(MS)和系统红斑狼疮(SLE)鉴别。三者在 MRI 均呈长 T_1、长 T_2 信号,NBD 病灶常位于脑桥、中脑、基底核区,既可位于白质,又可位于灰质;MS 主要表现在脑室旁白质,ALS 脑皮质下白质病灶多见。

【诊断与鉴别诊断】

1. 诊断

首先确定眼-口腔-生殖器综合征的诊断。在本病反复发作的病程中,出现神经系统损害的症状及体征,再加上有关的实验室检查和皮肤试验阳性,则可以诊断神经贝赫切特综合征。

日本厚生省特定疾患贝赫切特综合征研究班的诊断标准:

（1）三大主征

1）口腔黏膜复发性口腔溃疡：上下唇、颊黏膜、齿龈、舌缘等边缘清楚的圆形或椭圆形疼痛性溃疡，通常在7~10天自愈，不留瘢痕，反复发作。

2）结节性红斑样皮疹，每7~10天在四肢分批出现稍隆起，硬结伴有压痛的红斑，呈反复消退与新发，以及好发于面颈胸背部的毛囊炎、痤疮样皮疹。

3）虹膜睫状体炎是复发性前房积脓性虹膜睫状体炎，缓解后发生虹膜后粘连和虹膜萎缩，视网膜脉络膜炎是视网膜水肿样混浊、渗出和出血斑，视网膜血管炎渗出物玻璃体混浊，常反复发作恶化；外生殖器疼痛性溃疡。

（2）神经系统症状：出现包括精神症状、锥体束征及脑神经症状等各种中枢神经症状。

（3）其他系统可能出现的症状：心血管系统症状：以血栓性静脉炎为代表的大小动静脉闭塞及动脉瘤的出现；消化系统：小肠多发性溃疡，可伴有穿孔；关节症状：单侧性大关节一过性轻度红痛，RF阴性。

（4）辅助检查：皮肤针刺反应；免疫异常等。

2. Mason 和 Barne 提出贝赫切特综合征的诊断标准

（1）主要症状：反复发作性口腔黏膜溃疡；皮损如结节性红斑，毛囊炎样、疖肿样皮疹；针刺反应阳性；外生殖器溃疡；眼部损害如虹膜睫状体炎、视网膜、脉络膜炎。

（2）其他症状：神经系统症状；关节症状；消化道症状；心血管系统症状；睾丸炎。

若存在主要症状中的3项或2项，再加次要症状中的2项即可确诊为本病。根据出现的症状多少可将本病分为3型：①完全型即病程中同时或相继出现上述5项主要症状者；②不完全型即在病程中同时或相继出现3项主要症状或眼部损害加1项主要症状者；③疑似型及在病程中同时或相继出现2项主要症状者。

3. 鉴别诊断

（1）多发性大动脉炎：当贝赫切特综合征以血管系统病变为主要表现时，应与多发性大动脉炎加以区分，后者主要表现为上肢或下肢无脉症、无口腔、会阴部溃疡，针刺反应阴性，很少有皮损。

（2）克罗恩病：肠道贝赫切特综合征与克罗恩病有相似的临床表现，通过组织病理和血管造影可将两者区分。

（3）韦格肉芽肿：其病情呈进行性恶化，肺部X线检查可见有变化多样的浸润影，有时可有空洞形成。组织病理改变为肉芽肿性血管炎，而且肾功能损害严重，无阴部溃疡，血中ANCA抗体多阳性，易于与贝赫切特综合征区分。

（4）结核性关节炎：有时伴有结节性红斑，可有眼部损害及阴部溃疡，抗结核治疗有效。结核菌相关贝赫切特综合征且对抗结核治疗有效，有结核菌素试验阳性。

【治疗】

1. 皮质类固醇

泼尼松口服或地塞米松静脉滴注，对重症者可一开始就采用甲基泼尼松龙冲击治疗。全身应用激素治疗可以减轻炎症，全身炎症症状明显，脑脊液中γ-球蛋白或IgG明显增多者给予大剂量有效，但不能防止复发，可用泼尼松龙60~100mg/d，给药数日后逐渐减量。

2. 免疫抑制剂

重要脏器受损可首选,但毒副作用大。苯丁酸氮芥对眼色素膜炎疗效好,还能预防神经贝赫切特综合征复发,开始剂量 5~10mg/d,炎症缓解后逐级减量至 2~4mg/d 维持治疗,治疗过程要注意白细胞变化。环磷酰胺的冲击疗法对色素膜炎和视网膜血管炎有效,通常每月 1 次 1000mg/m²。雷公藤多苷起效较快,疗效较好,副作用较小,一般每日用 1mg/kg,疗程 2~3 个月。低剂量的甲氨蝶呤对抑制颅内炎性损伤的进展有效。

3. 非激素类抗炎药物

秋水仙碱每日 1mg 静脉注射可减少复发。此外,免疫调节剂如转移因子、干扰素对神经系统损害有一定效果。

【预后】

神经贝赫切特综合征死亡率较无神经合并症的贝赫切特综合征高 25%~41%,存活者完全缓解的少见,有 77% 留有神经后遗症,如近记忆力减退、神经症、震颤、欣快、痴呆、类帕金森综合征等,也可留有运动障碍和括约肌症状等。故早期诊断,早期治疗能减轻症状、减少复发、降低病死率,提高生活质量。

(闫　鹏　杜怡峰)

第十一节　原发中枢神经系统血管炎

原发中枢神经系统血管炎(primary agiitis of the central nervous system,PACNS) 是指一组病因尚不清楚的中枢神经系统血管炎,因仅局限于颅内血管系统,故又称为孤立性中枢神经系统血管炎。

【流行病学】

可发生于任何年龄,但多发于 40~60 岁,男女患病率无差异,大多数患者的发病是亚急性的或是隐匿性的伴有缓解和渐进的过程。

【免疫病理】

Linnemann 报道在病变部位血管平滑肌的细胞质和核内发现病毒样颗粒。免疫组化检查病变血管周围的淋巴细胞大多为 T 淋巴细胞,提示是以细胞免疫为主的迟发性变态反应。Schwab 研究 PACNS 合并淀粉样血管病(CAA)发病机制时认为,CAA 患者体内 ApoE 等位基因变异造成 β-淀粉多肽"暴露"效应,引发了免疫攻击。Nogueras 总结了 22 例 HIV 感染后 PACNS 病例后指出,其病因为血管内皮细胞的 HIV 感染、免疫复合物沉积及细胞黏附因子的调节异常。总之,PACNS 的发病拟与感染后免疫因素有关。

【组织病理】

PACNS 多侵犯软脑膜小血管和脑实质中小血管,主要是动脉,静脉较少受累。典型的血管炎为局部节段性、跳跃性病变。血管炎分为肉芽肿性和非肉芽肿性,肉芽肿性血管炎低于 50%,肉芽肿成分以淋巴细胞、浆细胞和组织细胞为主,也可见朗格汉斯细胞及外来巨细胞,嗜酸细胞少见。动脉内膜、内弹力层周围或中膜内外可出现巨细胞,数量 1~2 个或聚集成串。非肉芽肿性血管炎分为淋巴细胞浸润为主的血管炎和多动脉坏死性血管炎,伴有急性期和恢复期血管炎。两种血管炎均可出现动脉内膜细胞增生及纤维化,提示动脉慢性炎性改变。脑组织缺血性改变,神经细胞浆尼氏体消失、HE淡红染色、核固缩、周围水肿及胶质细胞增生。

【临床表现】

由于本病的病理改变的多样性,所以临床表现也是多种多样的。

1. 头痛

复杂性头痛是最常见的且为最先出现的症状,占60%～70%,表现为类似偏头痛样或剧烈头痛发作,可为急性或慢性发病,程度可轻可重,也可自行缓解。

2. 局灶性中枢神经系统损害

局灶性的中枢神经系统症状很常见,包括短暂性脑缺血发作、卒中、偏瘫、脑神经病变、癫痫及共济失调等。由于血管腔阻塞或血栓形成而引起的脑组织缺血,局灶或多灶性脑梗死,但缺血病变比较少见。由于动脉壁的局灶性坏死和炎性动脉瘤的形成引起血管壁破裂导致脑出血,在出血的患者中颅内出血最常见,也可表现为蛛网膜下腔和脊髓硬膜下出血。

3. 弥漫性脑损害症状

可出现一过性意识水平的改变或认知功能改变或反复发作伴有意识丧失的惊厥,尚可出现部分运动性惊厥。部分患者表现为进行性的智力减退。阿尔茨海默病可与中枢神经系统血管炎同时出现,因此,对于诊断为中枢神经系统血管炎的患者,若激素治疗有效后仍出现进展性的智能下降,应考虑到此病。

【辅助检查】

1. MRI

多数表现为皮质下白质病灶,部分同时累及皮质,呈现大小不等片状、边界模糊、周围可见水肿。少数可以累积深部白质,主要位于基底核区、丘脑和侧脑室旁。增强扫描见轻度点片状强化或脑回样强化。MRA对大、中血管病变显示较好,主要表现为受累血管的狭窄或闭塞,慢性病灶可见侧支循环形成。DSA更易发现微血管形态改变,表现为血管及其分支的突然不规则、节段性的狭窄、串珠样改变及代偿性扩张。

2. 血液检查

10%的患者出现血沉加快,常无血清学和免疫学持续性的异常改变。

3. CSF检查

最常见脑脊液淋巴细胞增多、蛋白轻度升高,可出现寡克隆区带(OB)阳性。

4. 脑组织活检

脑组织活检是诊断本病的“金标准”。如有无法解释的脑病综合征,持续数天至数周,特别是有局灶的小脑体征、CSF蛋白质含量升高和淋巴细胞数增多、头颅MRA或血管造影有血管炎的可疑征象时,则应行脑活检。

【诊断与鉴别诊断】

1. 诊断

Calabrase 等提出了良性中枢神经系统血管病（ benign angiitis of central nervous system, BACNS) 的诊断,认为是 PACNS 中的一个亚型,为女性多见,多表现为发作性头痛,可伴有或不伴有神经功能缺损,与 PACNS 相比,无脑脊液的异常改变,其诊断仅依靠头部影像学检查,没有组织活检,激素治疗效果明显且预后较好。

Moore(1998)的标准:①临床表现为多灶性或弥漫性中枢神经系统损害,呈复发和渐进的病程;②通过相关的实验室检查排除了系统性疾病或中枢神经系统的病毒、细菌或其他感染;③CSF检查显示有炎症(蛋白含量升高及淋巴细胞数增加),同时排除了感染和肿瘤;④MRI 证实有中枢神经系统炎症且除外了其他的可能诊断,并有血管造影检查发现血管炎;⑤组织学证据:脑组织活检证实有血管炎的表现并能除外感染、肿瘤或其他的血管病。

2. 鉴别诊断

本病应与下列疾病相鉴别:

(1) 非炎性血管病:动脉粥样硬化、蛛网膜下腔出血和肿瘤,可以通过病史、临床、影像和脑脊液检查相鉴别。

(2) 感染性血管炎:化脓性脑膜炎继发细菌性动脉炎,多为颅底不同程度弥漫性小动脉狭窄。

(3) 结核性脑膜炎:多累及颅底血管,尤其颈内动脉的幕上部分和大脑中动脉的水平段和脑表面分支。

(4) 梅毒性脑血管炎:发病期多为梅毒进展的第 3 期,脑膜血管期,动静脉均可受累,倾向累及大脑中动脉的分支。

(5) 非感染性累及中枢系统血管炎:系统性坏死性血管炎包括结节性多动脉炎、巨细胞动脉炎、Wegner 肉芽肿 ,结缔组织病相关性血管炎,Moyamoya 病、神经结节性血管炎和药物性血管炎。以上非感染性中枢血管炎与 PACNS 的鉴别诊断主要从临床表现、病程、血清学自身抗体相鉴别。

【治疗】

推荐的治疗方案是糖皮质激素和环磷酰胺的联合治疗。最常用的治疗方案是静脉注射甲泼尼龙,每日 1g,用 3～7 天,随后口服泼尼松(60mg/d)。环磷酰胺 2～215mg/(kg·d),或静脉注射环磷酰胺 500～5000mg/m²,每周 1 次,连用 3 次,以后每月 1 次。环磷酰胺是强有力的免疫抑制剂,但不良反应也更大。有研究将硫唑嘌呤和甲氨蝶呤用于 PACNS 的一线治疗;经鞘内注射甲氨蝶呤及地塞米松,收到良好的效果,但还有待于活检证实。抗血小板制剂已被推荐用于支持治疗。

【预后】

良性血管炎患者,病程良性,不一定需积极治疗外。多数患者的预后较差,如不经积极治疗病情进行性加重,最终死亡。

第十二节　僵人综合征

僵人综合征(Stiffman syndrome, SMS)是一种以躯体中轴部位肌肉进行性、波动性僵硬伴阵发性痉挛为特征的中枢神经系统少见疾病。简单地说 SMS 是躯干和四肢肌肉僵硬,突然刺激后激发,睡眠后僵硬肌肉放松为临床特点的肌强直症状群。

【流行病学】

本病农村多,城市少,冬秋季好发。发病年龄为 20~50 岁,男性多见。病程多为慢性波动性进展,约半数病例病程超过 4 年,最长可至 20 年。约半数有复发缓解倾向,但亦有个别病例呈急性或亚急性进展。

【免疫病理】

20 世纪 80 年代后期 Solimena 等发现 SMS 患者血清中存在谷氨酸脱羧酶抗体(glutamic acid decarboxylase antibody,GADAb),认为本病与自身免疫有关,并提出了自身免疫学说,认为 γ-氨基丁酸(GABA)能神经终末的谷氨酸脱羧酶为主要自身抗原。谷氨酸脱羧酶(GAD)为 GABA 能神经末梢浓聚的胞浆内酶,可将谷氨酸转化为 GABA。当 GAD 作为蛋白质抗原被 GADAb 所结合时,GABA 合成即减少或发生功能障碍,使 GABA 对脊髓运动神经元的抑制作用减轻,进而导致脊髓 α 运动神经元持续过度兴奋而出现持续性肌肉僵直和阵发性痉挛。目前 GADAb 已在 60%~70% 的患者中得到证实。有些 GABAb 阴性的 SMS 患者有抗-amphiphysin(一种位于神经元突触前膜的 128kDa 蛋白)的自身抗体,而 Butle 发现有些伴发纵隔肿的 SMS 患者存在 gephyrin 抗体。gephyrin 是一种选择性集聚于抑制性突触的突触后膜上的细胞溶质蛋白和抗抑制性突触的成分的自身免疫和强直与痉挛为特征的神经症状有密切关系。本病患者发病前多数有受寒或轻微感染史,提示 SMS 发病是感染后免疫异常。

【组织病理】

1960 年以前有文献报道患者脑组织正常,但之后陆续发现脑内有神经元或中间神经元脱失,还有的报告脑干和脊髓血管周围有淋巴细胞套。最近发现 36 例脑内 GADAb 阳性患者。血管周围有炎性反应,前角细胞和其他神经元脱失,其中有 2 例为进行脑炎伴强直肌阵挛。

【临床表现】

1. 起病情况

多为急性发病,开始可为发作性单侧或双侧下肢僵直,呈猝倒或在情绪激动时步行困难,逐渐进展几月至几年后引起脊柱两旁和近端肢体受累可随之稳定持续几年到几十年。

2. 僵直和肌肉痉挛

僵直和肌肉痉挛常对称累及躯干和四肢近端肌肉。肌肉僵直的程度是波动的,可由轻度肌张力增高到板样僵直,严重时影响主动动作和走路。肌痉挛可自动出现,也可由内外刺激因素如突发音响、触摸、动作、生气、害怕等引起。肌痉挛可影响动作。开始时肢体抽动几下,之后拮抗肌群同时收缩几秒钟再逐渐减退,晚上入睡和轻睡时明显减少或消失。肌阵挛明显时可引起骨折、关节脱臼、腹部疝,可引起突然跌倒,猝倒症或癫痫。突然跌倒,可以致误诊为癫痫。

3. 自主神经障碍

表现为大汗、瞳孔散大、心动过缓、高血压、体温升高和呼吸过缓。如连续出现肌痉挛可以引起致死性自主神经紊乱。10% 患者由于严重自主神经功能衰竭而发生猝死。

4. 其他临床表现

腱反射亢进,腹壁反射消失。60%患者因触摸或音响有过强,诱发惊吓反应。10%～20%引发癫痫,有癫痫者应除外 PERM(进行性脑脊髓炎伴有僵直与肌阵挛)。50% 患者惧怕空旷地。由于惊吓反应、胆小、情绪异常会引起肌痉挛,2/3 患者被误诊为癫痫。Moersch 和 Wolfman 的首次报告就提到糖尿病与 SMS 伴发。有报告 1/3 病例因糖尿病酮症死亡。伴发胰岛素依赖糖尿病占 30%～60% ,并发自家免疫性甲状腺疾病占 10% ,并发白斑病占 5%。

【辅助检查】

1. GADAb

60%～80% SMS 患者可在血中测出 GADAb,放射免疫方法最灵敏,脑脊液(CSF)中测出更具特异性。

2. CSF

大多数患者 CSF 异常。60% 寡克隆区带阳性,白细胞数、蛋白总量、IgG 也可增高,GADA b 阳性,而且有时比血中还高。

3. 肌电图

肌电图表现为静息时出现连续正常运动单位电位,在痉挛发作时肌电发放明显增强,静脉注射地西泮或神经阻滞,电位明显减弱直至停止。

4. 肌肉活检

多数肌肉活检正常,有少数表现为轻度的肌肉透明变性。

5. 影像学检查

多无阳性发现。

【诊断与鉴别诊断】

1. 诊断

参考标准根据 Gordan 及 Brown 等提出本病临床特征,石佩琳等提出的本病诊断参考标准:①体轴肌(含面肌咀嚼肌)持续僵硬并强直,呈"板样"(肢体近端肌也可受累):②异常的体轴姿势(常为过度的腰脊柱前凹);③突然并发的痛性痉挛,系由随意运动、情绪烦乱或未意料的听觉及体感刺激引起,睡后减轻或消失;④至少在一条体轴机出现持续的运动单位活动(CMUA);⑤肌电图静息电位可有正常运动电位,发作时肌电增强,注射安定后电位减弱或消失;⑥用安定类药物治疗有特效;⑦注意排除肿瘤所致的转移灶。分型:近年来临床上发现许多不典型的病例,Brown 及 Marsden 将其归纳为僵人叠加综合征(stiff man plus syndrome ,SMPS)。按病变分布不同划分为三种类型:Ⅰ型伴强直的亚急性脑脊髓炎;Ⅱ型主要以脑干损害为主的慢性病例;Ⅲ型僵肢综合征(stiff limb syndrome ,SLS),亦称局灶性 SMS。近年详细的临床观察发现,SMS还有一些变异型,如跳动型 SMS、副肿瘤性 SMS。

2. 鉴别诊断

（1）神经肌强直和肌强直：主要影响远端肌肉伴有临床肌肉僵硬和局灶肌痉挛。肌肉收缩后松弛迟缓。持续 MUP 在远端比脊旁肌明显。EMG 有典型肌强直放电以及多联电位，有利于神经肌强直和肌强直诊断。

（2）累及躯干部肌肉的肌病：如强直脊椎综合征、纤维肌炎、Emery Deifuss 肌营养不良、少数炎性肌病。这类病的肌肉收缩在入睡后和麻痹情况下均仍存在。MRI 检查可发现肌肉萎缩和脂肪浸润，行 EMG 和肌活检可明确诊断。

（3）良性生理性肌痉挛：长期运动后个别肌肉会发现局灶性肌痉挛，持续的时间很短，与SMS 较广泛的累及躯干和四肢不同。

（4）节段性僵直：可出现在脊髓炎、多发性硬化（multiple sclerosis，MS）、副肿瘤肌病、脑干和脊髓肿瘤、脊髓动静脉畸形或脊髓缺血。这些疾病严重影响脊髓神经细胞，导致局部肌肉僵直。

【治疗】

1. 药物治疗

地西泮常用，很多病例易产生耐受，因此需要逐步加大剂量至 100mg/d。副作用有嗜睡、忧郁、语言不清、眩晕、共济失调等。硝西泮、肌松药、抗癫痫药也有效。

2. 免疫治疗

静脉注射免疫球蛋白，2g/kg，2 次/月，共 3 个月。皮质激素治疗对一些病例有效，可用甲泼尼龙 500mg/d 静脉滴注 5 天，以后口服甲泼尼龙 100mg/d 渐减至 10mg/d，在 6 周内有效者应持续激素治疗 1 年以上。

3. 内毒毒素治疗

在躯干及近端肌肉使用，有良好的效果。

【预后】

一般来说，典型 SMS 经治疗预后良好。但 SMPS 预后较差。SLS 几年后约一半的患者需使用轮椅。

第十三节　获得性神经性肌强直

获得性神经性肌强直（acquired neuromyotonia，ANM）周围运动神经过度兴奋而导致功能障碍性肌肉抽搐、痉挛和无力。而神经性肌强直亦称 Isaacs 综合征，大多数为获得性的，是一种罕见、原因未明的综合征。

【流行病学】

该病一般呈急性或亚急性发病，缓慢进展，任何年龄均可发病，但以中青年多见。

【免疫病理】

其发病机制仍在探讨之中。目前认为是一种由电压门控钾离子通道抗体介导的自身免疫性疾病。自身抗体可能为本综合征的病理性体液因子，抗体使在正常情况下对神经兴奋性起调节作用的功能性钾离子通道数目减少，导致运动轴索的过度兴奋，从而引起功能障碍性肌肉抽搐、痉挛、无力。此外,本综合征常与免疫系统肿瘤或免疫介导的其他神经系统疾病并存。近50％的 ANM 患者的血清中存在抗电压门控钾离子通道抗体。部分患者的血清中有抗乙酰胆碱受体抗体。有些患者脑脊液中 IgG 升高、寡克隆带阳性。静脉注射免疫球蛋白治疗或免疫抑制治疗对本病有效,部分患者的病程呈自限性。这些特点显示了本病的免疫病学特征。

【组织病理】

其神经损害可位于周围神经的不同部位,大多数位于运动轴索的末梢分叉处和神经末梢运动动的终板处,少数位于 Ranvier 结或前角运动细胞本身。可见散在角形纤维或肌纤维大小不均匀,部分肥大,间有萎缩。

【临床表现】

常呈进行性发展,始自肢体远端的持续性肌纤维颤搐,症状明显时肌纤维收缩波沿肌纤维纵轴方向呈波浪样扩散,可伴肌松弛困难,以手足小肌肉群受累最为显著,表现为握拳后难以松开、手腕屈曲、手指内收强直。严重者可致四肢小关节畸形,常由四肢远端向近端发展,多波及全身,并累及躯干、四肢肌肉,面肌、眼睑肌、咀嚼肌和腹肌等。咽喉肌甚至呼吸肌、膈肌也可受累,少数患者仅侵犯面肌或咀嚼肌。患者亦可有肌肥大或萎缩,腱反射可因肌强直而降低或消失,叩击肌肉时无肌强直,感觉障碍较轻;运动后出现痛性肌僵硬,常伴多汗及心动过速等自主神经症状,静息和睡眠时肌痉挛仍存在。

【辅助检查】

1. 肌电图

具有特征性肌电图表现为高频自发性持续运动单位放电活动,频率为 $150\sim300\mathrm{Hz}$,持续数秒,突发突止,高频重复电刺激波幅递减,不受睡眠及麻醉药物的影响。在静息状态下可见自发的持续双联、三联或干扰相电位。

2. 肌肉活检

本病的病理改变符合神经源性病理改变的特点,可见散在角形纤维或肌纤维,大小不均匀,部分肥大,间有萎缩。

3. 其他

血清肌酸磷酸激酶活性可轻度高,偶有乳酸脱氢酶的升高。

【诊断与鉴别诊断】

1. 诊断

可根据病史、体格检查及特征性肌电图改变明确诊断。

2. 鉴别诊断

(1) 僵人综合征:肌强直主要位于躯干部,患者在睡眠休息后症状消失,肌电图表现为拮抗肌群出现持续性运动单位发放。睡眠、全身或脊髓麻醉、神经干阻滞后症状减弱或消失。静脉滴注安定后症状迅速消失。

(2) 先天性肌强直:肌肉叩击时出现局部凹陷呈肌球状,肌电图变化频率为 $50\sim100\mathrm{Hz}$,伴有典型的轰炸机俯冲音。而 Isaacs 综合征患者的肌电图所见为受累肌肉自发性、节律性和持续性肌电活动,频率较高,可达 300Hz,睡眠、麻醉药物均不能够改变这种自发的运动单位或肌纤维电位的发放。

（3）Schwarty-Jampel 综合征:与 Isaacs 综合征有相似的电生理表现,但前者患者有身材矮小及眼部和面部的特征性改变,可资鉴别。

（4）运动神经元病:有明显的神经定位体征。

【治疗】

苯妥英钠 0.1g,每天 3 次,对难治病例增加用量或加用卡马西平 0.2g,每天 3 次。一般治疗 1 周后症状即可明显改善,但需重复应用以维持疗效。因本病可能与自身免疫因素相关,有文献报道采用血浆交换、激素、免疫抑制剂等治疗,可取得不同程度的疗效,但远期疗效尚待进一步观察。

【预后】

多数患者在用药 1～3 个月后症状可基本消失,少数患者出现症状波动。

（闫　鹏　杜怡峰）

第十四节　肌萎缩侧索硬化

肌萎缩侧索硬化(amyotrophic lateral sclerosis,ALS)是运动神经元病(motor neuron disease,MND)的一个主要类型,以脊髓前角和脑干运动神经核的运动神经元以及锥体束的慢性进行变性,上、下运动神经元同时受损为特征。

【流行病学】

ALS 呈世界性分布:95% 为散发性 ALS(sporadic ALS,SALS),5% 为家族遗传性 ALS(familial ALS,FALS)。年发病率约 $0.2\sim2.4/10^6$,人群患病率 $0.8\sim7.3/10^6$ 。多为中老年起病,男:女约 1:(1～4.8)。

【免疫病理】

关于 ALS 患者的体液免疫异常各项研究结果差异很大,有各种 Ig 水平的升高,出现循环免疫复合物、CSF 寡克隆带、鞘内合成 IgG 增加等文献报道。免疫组化研究发现,ALS 患者的脊髓运动神经元、运动皮质锥体细胞中有 IgG 沉积,IgG 在早期病例以及形态较完整的神经细胞中密度高,在已经萎缩或有大量脂褐质沉积的细胞则无 IgG 染色,提示 IgG 对神经元退变可能有一定的作用。也有人发现 ALS 脊髓神经元中同时存在一种非免疫性血浆蛋白——α_2巨球蛋白,其分布、密度与 IgG 相似。近年来从患者血清及 CSF 标本中分离出一些特异性抗体,如抗 GM-1 抗体,抗 AGM-1 抗体,抗钙通道及抗微管蛋白等。

有报道 ALS 患者血清中淋巴细胞有明显减少,CD3、CD8、Leu7 阳性细胞减少,$CD4^+/CD8^+$ 比例增加。有大量 CD8 反应性 T 细胞及少量 CD4 阳性细胞沿着脑和脊髓实质的毛细血管分布。在对 ALS 患者的肌肉活检中发现,病变组织有人白细胞抗原 HLA2DR 的表达,T 细胞与巨噬细胞呈激活状态。这些均提示 ALS 可能与 T 细胞免疫有关。

【组织病理】

本病最显著的特征是运动神经元选择性损害。镜下可见大脑皮质的大锥体运动神经元数量减少,轴突变短、断裂和紊乱。延髓以下的皮质脊髓束在内的神经元纤维髓鞘分解脱失。脊髓前角 α 运动神经元和脑干的运动神经元明显减少。在残留神经元中可以看到不同时相的变性现象,包括中央染色体溶解、空泡形成、噬神经细胞以及神经细胞模糊不清。

【临床表现】

大多数患者是以上肢的下运动神经元损伤症状为首发,表现为手指活动不灵或力弱,同时伴同侧伸腕困难。部分患者是以整个肢体或近端上肢无力起病,随后大、小鱼际肌和蚓状肌等手部小肌肉萎缩,渐向前臂、上臂及肩胛带肌发展,伸肌无力较屈肌显著。与此同时或以后出现下肢痉挛性瘫痪、剪刀步态、肌张力增高、腱反射亢进和 Babinski 征阳性等。少数病例从下肢起病,渐延及双上肢。肌束颤动是最常见的症状,可在多个肢体及舌部发生。延髓麻痹通常出现在晚期,但也可于手部肌肉萎缩不久后出现,少数情况为首发症状,表现为构音障碍,讲话不清,吞咽和咀嚼困难,舌肌萎缩,伴震颤。部分患者可出现假性球麻痹情感障碍,如强哭强笑等。即使脑干功能严重障碍,眼外肌也不受影像,不累及括约肌。患者可有肢体主观感觉麻木、疼痛等。

【辅助检查】

1. 神经电生理检查

早期运动神经传导速度基本正常,随着病情进展,可出现复合运动动作电位(CAMP)幅度下降;即出现低运动和正常感觉型表现。

肌电图呈失神经支配改变,如纤颤电位、束颤电位、运动单位数目减少等。病情发展过程中,失神经与神经再支配现象是同时存在的。出现肌肉失神经再支配,小力收缩时运动单位电位时限增宽、波幅增大、多相电位增加,大力收缩呈现单纯相电位。胸锁乳突肌肌电图异常对该病诊断有显著的意义,阳性率高达 94%。

2. 影像学检查

CT 和 MRI 可见大脑皮质不同程度的萎缩,40% ALS 患者头部 MRI 在 T_2 加权上皮质出现高信号。

3. 肌肉活检

早期可见到散在的小范围的萎缩性Ⅰ型和Ⅱ型肌纤维,后期可见到肌群组萎缩现象。

4. 其他

血生化,CSF 检查多无异常,肌酸磷酸激酶活性可轻度高。

【诊断与鉴别诊断】

1. 诊断

根据中年以后隐袭起病,慢性进行性病程,以肌无力、肌萎缩和肌束震颤,伴腱反射亢进、病理征等上、下运动神经元同时受累表现,无感觉障碍,有典型神经源性改变肌电图,可临床诊断。

1998 年 El Escorial 的修订标准:

(1) 临床、肌电图或神经病理学检查有下运动神经元损害的证据。

(2) 临床检查有上运动神经元损害的依据。

(3) 症状或体征在一个部位进行性扩展到其他部位。

(4) 同时排除以下两点:①有能解释上运动神经元和(或)下运动神经元损害的其他疾病的

电生理依据;②有能解释临床体征和电生理特点的其他疾病的神经影像学依据。

2. 鉴别诊断

（1）颈椎病性脊髓病:是常见的临床疾病,易与 ALS 混淆。两者均好发于中老年人,临床表现相似,本病无舌肌萎缩和束颤,下颌反射不活跃,无球麻痹,胸锁乳突肌肌电图正常。

（2）伴传导阻滞的多灶性运动神经病:本病以手部小肌肉无痛性不对称性无力、萎缩起病,缓慢进展。中青年起病,可伴有束颤、逐渐波及前臂、上臂,少数患者可有舌肌受累,腱反射可以活跃,肌电图检查可见周围神经节段性多灶性运动神经传导阻滞,纤颤电位和散在束颤电位。

（3）脊肌萎缩症:这是一种遗传性疾病,通常发生在婴儿、儿童或青少年,其病理特征是脊髓前角细胞变性,临床主要表现是局限性肌肉的进行性无力、肌萎缩以及肌束颤动。

【治疗】

目前尚无特效的药物用于该病的治疗。

1. 抗兴奋毒性治疗

利鲁唑片（力如太,riluzole）能延缓 ALS 的进展,并改善患者生存状态,平均延长生存时间约18 个月。这是第一个成功延长 ALS 患者生命的抗兴奋毒性药物,也是目前唯一通过美国食品与药品管理局认定确实对 ALS 有效的药物。

2. 抗氧化治疗

维生素 E 是一主要防护脂质过氧化反应的抗氧化剂,可用于延迟临床症状的发生、发展,但不能延长其生存时间,有研究已初步证实治疗一年后脊髓首发症状者死亡率下降。

3. 神经保护性治疗

神经营养因子治疗是一种不考虑病因及发病机制的保护性治疗。

4. 免疫治疗

目前免疫治疗效果尚不肯定,临床大剂量环磷酰胺治疗并未改变 ALS 的病程。

【预后】

ALS 患者最后可因呼吸麻痹或并发呼吸道感染死亡。本病生存期短者数月,长者十余年,平均 27～52 个月。

（姚　博　杜怡峰）

第十五节　小舞蹈病

小舞蹈病（chorea minor,CM）又称 Sydenham 舞蹈病、急性舞蹈病和风湿热舞蹈病,由 Sydenham(1684)首先描述,是风湿热在神经系统的常见表现。以不自主舞蹈样动作、肌张力降低、肌力减弱、自主运动障碍和情绪改变等为临床特征。

【流行病学】

本病常发生在 5～15 岁的儿童,女性多于男性。男女之比为 1：(1.5～3.2)。全年均有发病,但夏季多见。本病可发生于所有民族。在风湿热流行高发期,一度相当常见,可见于30％以上的风湿热病例。在散发病历中,本病见于10％～20％的急性风湿热患者。自1960年以来,小舞蹈病的发病率随风湿热的减少而稳步下降,病情也在减轻。

【免疫病理】

本病常为急性风湿热的一种表现。多数患者有A组β-溶血性链球菌感染或风湿热史。美国国立卫生研究院一组21例小舞蹈病患儿中,20例有血清抗神经元抗体滴度升高。提示小舞蹈病是一种自身免疫病,与A组β-溶血性链球菌感染有关。也见于抗磷脂抗体阳性的患者或合并系统性红斑狼疮的患者。Husby等用免疫荧光染色法证实46％的患儿血清中具有IgG抗体,这类抗体能与尾状核、丘脑底核及其他部位神经元上的抗原起反应,间接提示神经元与A组链球菌膜抗原之间存在一定的交叉性。A组β-溶血性链球菌膜抗原刺激机体产生的抗体与尾状核、丘脑底核及其他部位神经元上的抗原起交叉反应,导致这些部位神经元细胞的损伤。

【组织病理】

本病属非致死性疾病,所以尸检材料很少见。病理改变主要为黑质、纹状体、丘脑底部、小脑齿状核和大脑皮质,炎性逆性改变,如水肿、充血、炎性细胞浸润和神经细胞弥漫性变性。以尾状核和壳核最明显,有的病例可见散在动脉炎、点状出血、脑组织栓塞性小梗死。尸解病例中90％可发现有风湿热心脏病的证据。

【临床表现】

大约30％的病例在出现舞蹈症状前2～6个月或更长的时间内有β-溶血性链球菌感染的症状,曾有发热、咽喉肿痛、风湿热关节炎、心肌炎、心内膜炎、心包炎、皮下结节或紫癜。但血沉增快和抗"O"增高者并不多见。

5～15岁的儿童、女性较多。多数病例呈隐匿或亚急性起病。情绪不稳、注意力不集中、焦虑不安、抑郁等是常见的早期症状,可见患者学业退步、字迹歪斜、手持物体易失落等。随后出现头面、四肢和躯干的不随意运动,如伸舌、努嘴、挤眉、弄眼和吞咽困难,躯干扭转,四肢呈快速的无目的的幅度和方向不定的舞蹈样动作。上肢各关节交替伸屈、内收,下肢步态颠簸。上肢通常重于下肢,有时候为一侧性或呈局限性,精神紧张时加重,安静休息时减轻,睡眠时消失。检查时可发现双手握力不均,时紧时松,称为盈亏征或挤奶握力征。四肢肌张力低,肌力减弱导致特征性的旋前肌征,即当患者举臂过头时,手掌旋前。当手臂前伸时,因张力过低而呈腕屈、掌指关节过伸,称舞蹈病手姿。同时可见腱反射减低。头痛、癫痫发作和锥体束征极少见。

【辅助检查】

1. 血清学检查

伴有急性风湿热的病例可见外周血白细胞增加,血沉加快,抗"O"增高,C反应蛋白增高。由于小舞蹈病多发生在链球菌感染后2～3个月,甚至6～8个月,故绝大多数病例发生舞蹈样动作时血清学检查常为阴性。

2. 脑电图

无特异性,常为轻度弥漫性慢活动。

3. 影像学检查

CT显示尾状核区低密度水肿灶,MRI可见尾状核、壳核和苍白球增大,PET显示纹状体呈高代谢改变,症状减轻或消失后可恢复正常。

【诊断与鉴别诊断】

1. 诊断

学龄期儿童,有特征性舞蹈样动作、随意运动不协调、肌张力降低、肌力减退等,诊断不难;如有急性风湿热的其他表现,如关节炎、扁桃体炎、心脏病、血沉增快等,则诊断更加肯定。不典型的病例,行肌电图和血液生化检查,颅脑 CT/MRI 或 PET 和 CSF 检查等。排除其他疾病,如亨廷顿舞蹈病、低钙或高钙血症、脑炎、系统性红斑狼疮和 Wilson 病等是必要的。

2. 鉴别诊断

(1) 习惯性痉挛:也称习惯性动作,多见于儿童,特点是刻板式重复的习惯性动作,局限于同一个肌肉或同一肌群,无肌力、肌张力和共济运动的异常。

(2) 先天性舞蹈病:多在 2 岁前发病,较小舞蹈病发病早,舞蹈样动作可作为脑瘫的一种表现形式,常伴智能障碍、震颤和痉挛性截瘫等。

(3) 抽动秽语综合征:见于儿童,表现为快速刻板的肌肉抽动,常累及头面部、颈肌群和咽喉肌。除抽动作外,还有发怪声或讲脏话,可与本病区别。

(4) 亨廷顿舞蹈病:多见于中年以上,除舞蹈动作外,常有遗传史和痴呆。

【治疗】

1. 一般处理

急性期应卧床休息,保持环境安静,降低室内亮度避免强光刺激,给予足够的营养支持,并给维生素 B$_6$、维生素 C 服用。适当配用镇静药物。

2. 病因治疗

本病一经确诊,无论病症轻重,都应使用青霉素或者其他有效抗生素治疗。通常建议青霉素肌内注射,10~14 天为一疗程。同时给予糖皮质激素,如泼尼松、地塞米松等或阿司匹林治疗,症状消失后再逐渐减量直至停药,目的是最大限度地防止或减少本病复发,并控制心肌炎、心瓣膜病的发生。血浆置换、免疫球蛋白静脉注射治疗,疗效比较快。已经有资料表明血浆置换与静脉注射免疫球蛋白可缩短病程与减轻症状。

3. 对症治疗

对重症患儿,注意控制舞蹈样不自主运动,可用丙戊酸钠、卡马西平服用,用 4~6 周。无效时,改用多巴胺受体拮抗剂,如匹莫齐特(哌迷清)、氯丙嗪、氟哌啶醇,4~5 周。通常能在 5~10 天内控制不自主运动,症状好转后,仍须继续应用几周,再缓慢停药。症状复发,重新启用,但因小舞蹈病常有自限,治疗宜着眼于那些舞蹈动作相当严重,干扰生活者。另外需要注意,在用精神安定类药物时,剂量应尽可能小,以避免发生迟发性运动障碍。

【预后】

本病为自限性,预后良好,即使不经治疗,3~6 个月后也可自行缓解,治疗可缩短病程,可完全恢复而无任何后遗症状。约 1/4 的患者可复发,约 1/5 的病例死于心脏并发症。个别病例舞蹈症状持续终生。

第十六节　原发 Moyamoya 病

原发 Moyamoya 病又称为烟雾病或自发性基底动脉环闭塞症,是一种以双侧颈内动脉末端及大脑前、大脑中动脉起始部动脉内膜缓慢增厚,动脉管腔逐渐狭窄以至闭塞,脑底穿通动脉代偿性扩张为特征的疾病,扩张的血管在血管造影时的形态如烟囱里冒出的袅袅炊烟,故日本人形象地称之为烟雾病,而在日语里烟雾又叫做"moyamoya",故又叫做 Moyamoya 病。

【流行病学】

世界各地均有烟雾病发病的报道,主要发生于黄种人,发病率最高的是日本、其次是韩国和中国及东南亚地区,我国以长江流域多见。日本现有烟雾病的患者达 6000 例以上,每年大约有 150~450 例新发病人,男性少于女性,男女发病率为 1:1.8。发病年龄有两个高峰,一是在 4 岁左右的儿童期,二是在 30~40 岁时的中年期。儿童较为多见,儿童与成人发病率之比为 5:2。烟雾病在各个年龄段均可发病,但以儿童和青年多见,约有一半的病例发病年龄小于 10 岁,11~40 岁发病者约占 2/5。

【免疫病理】

有学者认为某些病原体(如 EB 病毒、钩端螺旋体等)感染可能与烟雾病的发病密切相关。但迄今为止还未见到感染直接引起发病的病理依据,更多的观点倾向于免疫性血管炎可能是该病的潜在病因。有学者发现烟雾病患者抗 EB 病毒抗体的滴度明显升高,且 EB 病毒 DNA 检出的阳性率也明显高于对照组,提示该病可能与 EB 病毒感染有关。铃木二郎等对 100 例烟雾病患者进行流行病学调查,发现 66% 患者既往有扁桃体炎、咽炎、中耳炎等头面部感染史,14% 患者有原因不明的发热史,推测可能与头颈部感染后,引起颈动脉系统变态反应有关。Ogawa 等发现烟雾病患者血清中(72%)抗 α-胞衬蛋白自身抗体阳性。有人通过向猴的颈内动脉或前肢浅表静脉注射胞壁酰二肽在其颅内动脉,甚至颅外动脉诱发出部分与烟雾病颈内动脉相似的弹力膜增生分层。通过向家兔耳缘静脉或颈动脉末端周围区域局部注射马血清的方法成功建立了烟雾病的动物模型。最近国内有学者应用自身免疫炎性反应的分类基因芯片分析了烟雾病患者和健康者外周血液淋巴细胞的基因表达情况,发现其中 32 个基因发生了差异表达,其中与细胞免疫相关的基因有 23 个,与体液免疫相关的基因有 9 个。这些均表明免疫介导的炎性反应在烟雾病的发病机制中可能具有重要作用。

【组织病理】

烟雾病的病理改变主要发生在颅底动脉环的前半部分,表现为受损的动脉变细,内皮细胞增生与内膜增厚,导致管腔变窄甚至闭塞。狭窄段大动脉的内膜呈偏心性纤维细胞性增厚,其中的细胞成分主要是由中膜移行而来的平滑肌细胞。内弹力膜增生分层,中膜肌层萎缩、变薄或部分消失。常见附壁血栓,少见脂质沉积,一般没有炎性细胞浸润。狭窄闭塞段动脉的远端部分则常表现为管腔萎陷、内弹力膜过度屈曲,中膜平滑肌层亦萎缩变薄。颅底及软脑膜可见代偿增生的异常血管网形成,侧支循环血管网的管壁十分薄弱、管腔扩张、中膜纤维化,有时伴内弹力膜断裂、微动脉瘤形成,故容易破裂出血。随着年龄的增大,扩张的小血管亦可出现进行性内膜增厚,从而使狭窄动脉的数量增加。

【临床表现】

短暂性脑缺血发作(TIA)、偏瘫、失语、不自主运动、头痛、精神症状、癫痫发作以及脑出血等都是本病常见的临床表现,并有年龄差异。约 95% 的儿童患者表现为 TIA 或缺血性脑卒中。偏瘫、偏身感觉障碍、偏盲都很常见。优势半球受损可有失语,非优势半球受损多有失用,两侧症状可交替发生或反复发作。TIA可单独出现,也可作为急性脑梗死的先兆症状。部分病例有智能障碍和癫痫发作。头痛比较常见,可能与脑底异常血管网的血管舒缩有关。约5%的病例表现为脑出血或蛛网膜下腔出血。

成年患者以出血性脑卒中为主,其中蛛网膜下腔出血多于脑出血。与囊状动脉瘤破裂引起的蛛网膜下腔出血比较,本病患者的神经系统局灶症状出现率较高,如偏身感觉障碍、偏瘫。脑出血的临床表现并无特异性,出血性卒中有反复发作倾向,约有1/5的成年病例表现为缺血性卒中。

【辅助检查】

1. 数字减影血管造影(DSA)

确诊主要依赖脑血管造影检查(DSA),现在磁共振血管成像(MRA)亦能确诊,并为无创检查。但DSA仍为金标准,而且它还能很好的分析侧支循环情况和指导手术治疗。烟雾病的脑血管造影特点:①一侧或双侧颈内动脉虹吸部、大脑中动脉和大脑前动脉起始部的狭窄或闭塞;②侧支血管网。脑底部和大脑半球深部的异常血管网,动脉间的侧支循环吻合网和部分代偿增粗的血管。

2. 颅脑 CT 和 MRI

可显示脑梗死、脑出血或蛛网膜下腔出血的部位和病灶范围。大部分脑梗死病灶位于皮层和皮层下,特别是额、顶、颞叶和基底核区。脑出血多见于额叶,病灶形态多不规则。

3. 脑电图检查

大多呈非特异性的弥散性异常;若系一侧病变,可见该侧慢波灶。

4. 血液学检查

某些血液学检查如血沉(ESA)、抗"O"、C反应蛋白、类风湿因子、抗核抗体、钩体凝溶试验等,对确定有无结缔组织疾病、钩端螺旋体感染是很必要的。

5. 脑脊液检查

脑脊液检查对本病的诊断无特异性,部分病例显示有颅内压增高,白细胞数和蛋白增加,脑出血和蛛网膜下腔出血患者可见血性脑脊液。

6. 其他检查

TCD、PET、SPECT等检查对本病的诊断也有一定帮助,但往往难以提供诊断的直接证据。

【诊断与鉴别诊断】

凡是儿童和青年出现不明原因的TIA、脑梗死、脑出血、蛛网膜下腔出血均应考虑烟雾病之可能。本病的确诊依赖于DSA或MRA的检查。其病因诊断则需依靠其他实验室检查。

1. 诊断要点

儿童及青年发病者较常见,表现为短暂性脑缺血发作及轻偏瘫。

成年发病者多以自发性蛛网膜下腔出血为首发症状,可伴有轻偏瘫。

脑血管造影的特征性改变为 ①颈段颈内动脉狭窄或闭塞;②颈内动脉虹吸段至大脑中动脉起始段狭窄或完全闭塞;③脑底异常血管网形成;④可见与颈外动脉或基底动脉之间形成的侧支循环开放。

头颅 CT 或 MRI 可见双侧半卵圆中心及基底核散在缺血病灶。

2. 鉴别诊断

(1) 脑动静脉畸形:多以头痛、癫痫或脑出血为首发症状,脑血管造影可显示异常的畸形血管团,并可见较大的引流静脉。

(2) 动脉粥样硬化性脑动脉狭窄或闭塞:临床症状相似,脑血管造影有助于诊断。

【治疗】

因为本病的发病原因和发病机制还不完全清楚,治疗主要为对症治疗:如患者出现 TIA、脑梗死、脑出血、蛛网膜下腔出血,分别采用相应治疗方法,如脱水降颅压,预防应激性溃疡等;有钩端螺旋体感染者,应选用青霉素等抗生素治疗。有结脑者,应给予系统的抗结核治疗。合并结缔组织疾病者可给予皮质类固醇和其他免疫抑制剂治疗。有癫痫发作者应给予抗癫痫药物治疗。有认知功能障碍者可给予安理申、都可喜等治疗。若为脑血管畸形且发作频繁、颅内动脉狭窄且闭塞严重者,特别儿童患者,可考虑手术治疗。促进侧支循环的形成,恢复再循环,改善脑供血状况。

【预后】

本病的预后和致病的诱因、起病年龄、脑损害的部位和严重程度相关。本病的预后通常较好,死亡率为 4.8%～9.8%。大部分患者病变由一侧发展至双侧要经过数周至数月,临床症状可反复发作,发作的间隔不定,为数日到数年。儿童患者在一定时期内呈缓慢进展,成年患者病情大多趋于稳定。与高血压动脉硬化引起的脑卒中相比较,该病神经系统缺损症状较轻,且恢复较快。

(姚 博 杜怡峰)

第十七节 特发性自主神经功能不全

特发性自主神经功能不全(idiopathic autonomic nervous dysfunction)又称急性或亚急性全自主神经功能不全,是一种急性或亚急性发病的全自主神经功能障碍的周围神经病。呈多数性自主神经麻痹症状,如瞳孔反应异常、出汗少、无眼泪、阳痿、直立性低血压及尿潴留等。病程具自限性。

【流行病学】

1969 年由 Young 首次报道,至今文献中仅有 30 余例报道,临床上实为罕见。发病年龄以青中年为主,男多于女。

【免疫病理】

病前多有呼吸道或消化道感染症状,已发现本病多发生于传染性单核细胞增多症及痢疾之后;部分病例 EB 病毒的抗体滴度增高。有人认为本病为自身免疫性自主神经病,类似嗜神经病毒感染;但目前多认为是一种对自主神经节或节后神经纤维的异常免疫反应。北京协和医院神经科曾在 1995 年以"全自主神经功能不全"的病名报道 5 例,均可能与免疫功能障碍有关,其理由有 3 个:①5 例中 2 例合并周围性感觉、运动障碍;脑脊液检查 2 例有蛋白细胞分离现象;肌电图有轻度神经元损害或传导速度减慢,临床符合吉兰-巴雷综合征,还有 1 例周围神经活检符合干燥综合征,这两种疾病都已经被公认为免疫障碍性疾病,因此推测全自主神经功能不全也与免疫障碍有关。②神经活检结果有的显示有髓纤维减少,无髓纤维萎缩,数目减少,轴索结构紊乱,符合炎性脱髓鞘改变。③有的患者用糖皮质激素治疗有一定疗效。但本病是否为一独立的疾病单元还有待于进一步探讨。

【组织病理】

病理改变发生于周围或中枢自主神经系统;直接影响周围神经节或节后交感神经及副交感神经的功能。神经活检结果显示部分病例有髓纤维减少,无髓纤维萎缩,数目减少,轴索结构紊乱。

【临床表现】

青中年为主,男性多见。急性或亚急性起病,病前常有上呼吸道感染或肠道感染等病毒性感染的前驱症状。数天后即出现四肢无汗、皮肤干燥、瞳孔异常或瞳孔不等大、瞳孔反射消失、眼泪和唾液分泌减少或消失、或有时眼泪和唾液分泌过多、视物模糊。直立性低血压、固定心率或加快十分明显、尿潴留、阳痿。胃肠功能障碍包括恶心、呕吐、便秘、腹胀或者腹泻等亦很常见。少数患者存在温度和痛觉异常。直立性低血压时可引起晕厥。大部分患者无中枢神经系统和周围神经损害的其他表现,合并有周围神经的运动或感觉障碍。

【辅助检查】

1. 血清学检查

血沉可轻度增高、糖耐量实验多不正常。其他血液化学、血清免疫学、内分泌检查多正常。

2. 脑脊液检查

约 40% 患者有脑脊液蛋白含量增高,而细胞数正常。

3. 肌电图

部分病例的肌电图检查显示神经元损害。

4. 腓神经活检

腓神经活检常无异常发现,但也有报道少量有髓纤维有脱髓鞘和轴索变性,部分无髓纤维出现变性萎缩。施万细胞增生和胶原纤维增多,亦见单核细胞和吞噬细胞浸润。

5. 心电图

可有窦性心动过缓。

【诊断与鉴别诊断】

1. 诊断

本病诊断主要依据临床表现急性或亚急性多数自主神经功能不足的症状,无周围神经损害,无脑损害表现,无家族史。

2. 鉴别诊断

(1) 家族性自主神经功能不全:本病有家族性遗传史,多于出生后发病,男女发病无差别,缓慢进展,常有躯体症状和发育异常,为不完全性自主神经功能不全。患者表现为无泪,舌缺乏蕈状乳头等,预后常不佳。

(2) 自主神经功能混乱:自主神经功能紊乱是人体内脏器官功能失调综合征,常表现为神经系统、循环系统、消化系统、泌尿生殖系统功能失调,这些症状往往集中在某脏器或器官组织结构上,并无相应病理变化,因而常依据出现症状的器官而被诊断为心脏神经症、胃肠神经症、神经性尿频等。

(3) 糖尿病周围神经病:糖尿病引起的自主神经型周围神经病也可表现为汗腺分泌功能、胃肠道功能、膀胱直肠功能、循环功能等自主神经调节障碍。由于自主神经功能受损,对血糖浓度的感受功能亦减低,因此不能感受通常情况下的低血糖状态,从而更易发生低血糖损伤。

【治疗】

患者可自发痊愈,但也可能死于营养不良、麻痹性肠梗阻或心律失常等并发症。急性发病时应给予对症处理,如促进胃肠蠕动、胃肠减压、灌肠、导尿、人工唾液、人工泪液、加强营养、补充维生素、输血、输液、穿弹力袜等。直立性低血压时可应用糖皮质激素,如氟氢可的松等,也要注意经常测量卧、立位血压,以免血压过高。中药如补中益气丸、至灵胶囊等对本病也有一定疗效。

【预后】

多数病例常在数月至数年后自发恢复,或部分恢复。少部分死于营养不良、麻痹性肠梗阻或心律失常等并发症。

第十八节 干燥综合征脑病

干燥综合征(sjogren syndrome,SS)是一种以侵犯外分泌腺,尤其是唾液腺及泪腺为主的慢性、系统性自身免疫性疾病。口、眼干燥为其主要临床表现,同时可伴有其他外分泌腺及腺体其他器官受累而出现多系统损害的症状。血清中则有多种自身抗体存在。本病分为原发性和继发性两大类,前者指不伴有其他结缔组织病的单纯的 SS,后者指伴有其他结缔组织病,如 RA、SLE 等。

【流行病学】

SS 为常见病,无明显地区分布,可发生于任何年龄。国内报告人群中患病率为 0.29%~0.77%,男女之比为 1∶(9~20)。在老年人群中患病率为 3%~4%。

【免疫病理】

SS 是遗传、病毒感染和性激素异常等多种因素共同作用下,导致机体细胞免疫和体液免疫的异常反应。在 T 辅助细胞作用下,B 淋巴细胞功能异常,产生多种自身抗体、多克隆的免疫球蛋白以及免疫复合物,致使唾液腺和泪腺等组织发生炎症和破坏性病变。在 SS 患者体内有许多免疫异常表现,其中以体液免疫异常为主,约 90% 患者 ANA 阳性,60% 以上 RF 阳性,40% 有抗 SSB 阳性,80% 患者血清蛋白电泳是显示多克隆丙种球蛋白血症。外分泌腺淋巴细胞浸润是干燥综合征免疫异常的主要表现,免疫组化研究发现,疾病初期主要为唾液腺的 T 淋巴细胞浸润。SS 患者发病机制中有多种免疫分子参与,如细胞因子、黏附分子、趋化因子等。SS 患者血清中 γ-干扰素、IL-10 水平升高,唇腺和唾液腺组织中的 γ-干扰素、IL-10、IL-2、IL-6、IL-1 和 TNF-α

等细胞因子的表达也明显升高。SS患者体内存在抗胆碱酯酶3受体(M3R)抗体,阻断了乙酰胆碱能神经信号的有效传递,引起腺上皮细胞的分泌功能障碍。

【组织病理】

　　病理改变有两种:一种是在柱状上皮细胞组成的外分泌腺有大量淋巴细胞浸润,往往形成淋巴滤泡样结构。可出现在唾液腺、泪腺、肾间质、肺间质、消化道黏膜、肝汇管区及淋巴结等,最终导致局部导管和腺体的上皮细胞增生,继之退化、萎缩、破坏,代以纤维组织,丧失其应有的功能。另一种病变为血管炎,这种血管炎往往因冷球蛋白血症、高球蛋白血症、或免疫复合物沉积而引起。是本病并发肾小球肾病、周围及中枢神经系统病变、皮疹、雷诺现象的病理基础。

【临床表现】

1. 口干

　　唾液分泌减少,口干思饮,吞咽干食困难,需水或汤送下;易见牙龈炎,40%患者有龋齿;检查有口腔黏膜干燥裂开、溃疡。

2. 干燥性角膜结膜炎

　　泪腺分泌减少,有眼干、发痒、畏光、疼痛和视物模糊,泪腺一般不肿大;检查有结膜炎、浅层角膜炎、角膜溃疡等。

3. 其他外分泌腺受累

　　①肾小管受累,大多数表现为肾小管酸中毒伴低钾性麻痹。②呼吸道受累,因分泌减少而致气管、支气管炎、支气管扩张及肺间质感染等。③严重时有皮肤、阴道等干燥。

4. 腺体外表现

　　①70%~80%有关节痛;②1/3患者有肾小管损伤;③70%左右的患者有肺功能减退,可见肺音质纤维化,肺门淋结肿大及胸膜炎积液;④部分患者可见肝脾肿大;⑤重症者有全身淋巴结肿大,偶可发生恶性淋巴瘤。

5. 合并其他结缔组织病

　　①约半数患者伴发类风湿关节炎;②部分患者伴发SLE、硬皮病、多发性肌炎、皮肌炎、结节性多动脉炎等。

6. 神经系统表现

　　干燥综合征可有各种各样的神经系统症状,但不如系统性红斑狼疮多见,预后也较系统性红斑狼疮好。干燥综合征神经系统病变进展缓慢,主要为血管炎所致,可分为中枢神经系统病变和周围神经系统病变。中枢神经系统病变的发病率低,多为暂时性功能障碍,也可反复发生积累性神经损害,如癔病、躯体性精神病如焦虑-抑郁综合征。可发生癫痫、共济失调、脑神经病变、偏盲、幻觉、猜疑、迫害妄想、木僵昏迷、脑梗死、脑出血,甚至可导致死亡。仅有5%的患者出现严重的中枢神经系统病变。周围神经系统病变较中枢神经系统病变多见,但易漏诊。常累及三叉神经及其他感觉神经和运动神经,导致感觉过敏、感觉缺失或运动障碍,如面神经麻痹、肢体麻木疼痛、腕管综合征等。神经系统病变主要是冷球蛋白血症和(或)高球蛋白血症及免疫复合物沉积造成的血管炎所致,因此干燥综合征患者一旦有神经系统症状应及早进行脑 CT、磁共振等检查,及早诊断治疗。延误诊治往往使中枢神经系统病变成为不可逆转。

【辅助检查】

1. 高丙球蛋白血症及多种自身抗体阳性

如 75%～90% 类风湿因子阳性,50%～80% 抗核体阳性,SS-B 抗体和抗 SS-A 抗体分别为 60% 和 70% 阳性。还可见抗甲状腺球蛋白抗体,抗胃壁细胞抗体,Coombs 阳性。

2. 唾液腺检查

①唾液分泌量显著减少,一侧腮腺<0.5ml/min;②腮腺导管造影异常及造影剂排空时间 >30分钟;③下唇腺活检小唾液腺周围有淋巴腺浸润,腺泡萎缩及肌上皮岛形成。口腔干燥症诊断必须具备上述 3 项中的 2 项不正常。

3. 眼及泪腺功能检查

①Schirmer 泪液分泌试验阳性;②泪腺破膜时间测定明显缩短<10 秒;③角膜荧光素染色点增多>10 个点。眼干燥症诊断必须具备上述 3 项中的 2 项不正常。

4. 病理学检查

泪腺、腮腺和颌下腺等体内呈大量淋巴细胞浸润,以 β 细胞为主,重症病例 β 细胞浸润可似淋巴结的生发中心,腺体萎缩,导管的上皮细胞增殖形成上皮-肌上皮细胞岛,腺管狭窄或扩张,后期被结缔组织替代。腺外的淋巴样浸润可累及肺、滑膜。

【诊断与鉴别诊断】

1. 诊断国际文献中提出五个诊断标准

如 Copenhagen 标准、Fox 标准等,1992 年董怡等提出诊断标准:①干燥性角结膜炎;②口干燥症;③血清中有下列一种抗体阳性者:抗 SS-A、抗 SS-B,ANA>1∶20,RF>1∶20 具有上述 3 条,并除外其他结缔组织病和淋巴瘤,AIDS 和 GVH 等疾病者可以确诊;只有上述二条并除外其他疾病者为可能病例,该标准的特异性和敏感性经临床试用结果相对较高。

2. 鉴别诊断

本病的误诊多由于医师对本病的认识不深,警惕性不高,不重视患者口眼干燥表现或将某些器官损害考虑为一独立性病变。容易被误诊的疾病除有类风湿关节炎、系统性红斑狼疮外,尚有自身免疫性肝病、肺纤维化、肾小管性酸中毒等。

【治疗】

1. 注意口腔卫生

口干、唾液少、舌皲裂者要注意口腔卫生,防止口腔细菌增殖,每天早晚至少刷牙 2 次,选用软毛牙刷为宜,饭后漱口,忌烟酒,减少物理因素的刺激,继发口腔感染者可用多贝尔液漱口,有龋齿者要及时修补,平日用麦冬、沙参、甘草等中药泡水代茶饮保持口腔湿润,口腔念珠菌感染者可用制霉菌素。

2. 保护眼睛

眼泪少使眼干涩,防御功能下降,异物感,可引起角膜损伤,易发生细菌感染,视力下降及其他眼病,注意防止眼干燥,可用人工泪液,素高捷疗等点眼,病情严重者用 0.5%～2.0% 的可的松眼药水点眼,能较快缓解症状,但停药后易复发。夜间戴潜水镜防止泪液蒸发,睡前涂眼膏,保护角膜。

3. 干燥综合征早期不需全身治疗

局部外分泌替代疗法即可,必漱平具有黏液溶解作用,可用来减轻口眼干,每日剂量至少 8 毫克,疗效尚难肯定。关节痛可服用非甾体抗炎药,如布洛芬、吲哚美辛、萘普生、双氯酚酸等。周期性低血钾麻痹者可静脉补钾,平稳后改为口服,有的需终身用药。出现高球蛋白血症、严重的血管炎、肺纤维化、周围神经病变等可用糖皮质激素治疗,根据情况决定激素的用量,泼尼松每日 10～60mg 不等,同时也可联合用甲氨蝶呤、硫唑嘌呤、环磷酰胺等免疫抑制剂,与其他结缔组织病用药基本相同。高球蛋白血症和肾小管酸中毒可行血浆置换。继发性干燥综合征患者,以治疗原发病为主,也有用氯喹、环孢素治疗,但效果还不肯定。

【预后】

本病病程缓慢,取决于病变的累及范围及伴发病,对假性淋巴瘤病例需密切观察其转归,发生恶性淋巴瘤者预后差。

(沈伦乾　杜怡峰)

第十九节　结节性多动脉炎脑病

结节性多动脉炎(polyarteritis nodosa)是一种累及中、小动脉全层的炎症和坏死性血管炎,随受累动脉的部位不同,临床表现多样,可仅局限于皮肤,称皮肤结节性血管炎、皮肤结节坏死性血管炎,也可波及多个器官或系统(系统型),神经及皮肤受累较常见。

【流行病学】

该病在美国的发病率为 1.8/10 万人,我国尚无详细记载。男性发病为女性的 2.5～4.0 倍,年龄几乎均在 40 岁以上。起病可急骤或隐匿。

【免疫病理】

本病病因尚未阐明。许多资料发现病毒感染与结节性多动脉炎关系密切,30%～50% 患者伴乙型肝炎病毒感染,人类免疫缺陷病毒(HIV)等均可能与血管炎有关。病毒抗原与抗体形成免疫复合物在血管壁沉积,引起坏死性动脉炎。药物如磺胺类,青霉素等以及注射血清后也可作为本病的病因,毛细胞白血病患者少数在病后伴发本病,有报告皮肤结节性多动脉炎与节段性回肠炎有关。总之,本病的病因是多因素的,其发病与免疫失调有关。以上因素导致血管内皮细胞损伤,释出大量趋化因子和细胞因子,如白介素(IL-1)和肿瘤坏死因子(TNF)加重内皮细胞损伤,抗中性粒细胞浆抗体(ANCA)也可损伤血管内皮,使失去调节血管能力,血管处于痉挛状态,发生缺血性改变、血栓形成和血管阻塞。

【病理改变】

主要侵犯中、小动脉,病变为全层坏死性血管炎,好发于动脉分叉处,常呈节段性为特征,间或可累及邻近静脉,各脏器均可受累,以肾、心、脑、胃肠道常见,较少累及肺及脾。病理演变过程可见:初期血管内膜下水肿,纤维素渗出,内壁细胞脱落、相继中层可有纤维素样坏死,肌纤维肿胀、变性、坏死。全层可有中性粒细胞、单核细胞、淋巴细胞及嗜酸粒细胞浸润引起内弹力层断裂,可有小动脉瘤形成。由于内膜增厚,血栓形成,管腔狭窄致供血的组织缺血,随着炎症逐渐吸收,纤维组织增生,血管壁增厚甚至闭塞,炎症逐渐消退,肌层及内弹力层断裂部由纤维结缔组织替代,形成机化。以上各种病理变化在同一患者常同时存在。

【临床表现】

男女均可发病,以男性多见,由于多种组织脏器均可受累,临床表现呈复杂多样,发病早期以不典型的全身症状为多见,也可以某一系统或脏器为主要表现,一般将本病分为皮肤型和系统型。

1. 皮肤型

皮损局限在皮肤,以结节为特征并常见,一般为 $0.5 \sim 1.0 cm$ 大小,坚实,单个或多个,沿表浅动脉排列或不规则地聚集在血管近旁,呈玫瑰红、鲜红或近正常皮色,可自由推动或与其上皮肤粘连,具压痛,结节中心可发生坏死形成溃疡,常见有网状青斑、风团、水疱和紫癜等。好发于小腿和前臂、躯干、面、头皮和耳垂等部位,发生在两侧但不对称,皮损也可呈多形性,一般无全身症状,或可伴有低热、关节痛、肌痛等不适。良性过程,呈间隙性发作。

2. 系统型

急性或隐匿起病,常有不规则发热、乏力、关节痛、肌痛、体征减轻等周身不适症状。

肾病变最为常见,可有蛋白尿、血尿,少数呈肾病综合征表现,肾内小动脉广泛受累时可引起严重肾功能损害。肾内动脉瘤破裂或因梗死时可出现剧烈肾绞痛和大量血尿。高血压较常见,有时为临床唯一表现。高血压加重了肾损害,尿毒症为本病主要死亡原因之一。

消化系统受累随病变部位不同表现各异,腹痛最为常见,还可出现呕吐、便血等。如为小动脉瘤破裂可致消化道或腹腔出血,表现为剧烈腹痛、腹膜炎体征、肝脏受累可有黄疸,上腹痛,转氨酶升高,部位病例合并乙型肝炎病毒感染呈慢性活动性肝炎表现。当胆囊、胰腺受累时可表现出急性肿囊炎、急性胰腺炎的症状。

心血管系统也较常累及,除肾上高血压可影响心脏外,主要因冠状动脉炎产生心绞痛,严重者出现心肌梗死,心力衰竭,各种心律失常均可出现,以室上性心动过速常见,心力衰竭亦为本病主要死亡原因之一。

神经系统受累,结节性多动脉炎并发周围神经病变的约为 30% ,而且常为首发症状。可表现为多神经炎,呈对称性,以肢体远端明显,表现肢体瘫痪,感觉障碍,腱反射消失等。少数也可表现为单神经炎,其中最常侵犯的神经有坐骨神经、胫神经、正中神经等,脑神经有时可也受侵犯。30% 患者可表现有中枢神经病变,出现幻觉、错觉、意识模糊等精神症状,也可出现痴呆、记忆力减退、淡漠、人格改变等进行性精神衰退表现。另外,少数病例还可出现脑膜刺激征、癫痫、脑卒中综合征、脊髓损

肺血管很少受累,眼部症状约占 10% 。其他如生殖系统,尸检材料睾丸和副睾 80% 受累,但临床表现者仅 20% 左右。

本病的病程视受累脏器,严重程度而异。重者发展迅速,甚至死亡。也有缓解和发作交替出现持续多年终于痊愈者。

【辅助检查】

1. 白细胞总数及中性粒细胞常增高

因失血或肾功能不全可有不同程度贫血,血沉多增快,尿检常见蛋白尿,血尿,管型尿,肾损害较重时出现血清肌酐增高,肌酐清除率下降。

2. 免疫学检查

丙种球蛋白增高,总补体及 C3 补体水平下降常反映病情处于活动期,类风湿因子、抗核抗体呈阳性或低滴度阳性,ANCA 偶可阳性,约有 30% 病例可测得 HBsAg 阳性。

3. 病理活检对诊断有重要意义

但本病病变呈节段性分布,选择适当器官,部位进行活检至关重要,可见中小动脉坏死性血管炎。

如活检有困难或结果阴性时,可进行血管造影。常发现肾、肝、肠系膜及其他内脏的中小动脉有瘤样扩张或节段性狭窄,对诊断本病有理要价值。

【诊断与鉴别诊断】

1. 诊断

皮肤型主要根据皮损表现,尤以沿浅表动脉分布的皮下结节,多形性损害,必要时皮肤活组织检查可明确诊断。

1990 年美国风湿病协会提出的标准可供参考:①体重自发病以来减少≥4kg。②皮肤网状青斑。③能除外由于感染,外伤或其他原因所致的睾丸疼痛或压痛。④肌痛、无力或下肢触痛。⑤单神经炎或多神经病。⑥舒张压≥12.0kPa(90mmHg)。⑦肌酐尿素氮水平升高。⑧HBsAg或 HBsAb(+)。⑨动脉造影显示内脏动脉梗死或动脉瘤形成(除外动脉硬化,肌纤维发育不育或其他非炎症性原因)。⑩中小动脉活检示动脉壁中有粒细胞或伴单核细胞浸润,以上 10 条中至少具备 3 条阳性者,可认为是结节性多动脉炎。其中活检及血管造影异常具重要诊断依据。

2. 鉴别诊断

(1) 变应性肉芽肿病:临床上多有哮喘,累及上下呼吸道。主要侵犯小动脉,细小动脉和静脉,可见坏死性肉芽肿,各种细胞浸润,尤以嗜酸粒细胞为主等特点。

(2) 过敏性血管炎:常有药物过敏史,疫苗接种史,主要累及皮肤,可合并心肌炎、间质性肾炎,主要侵犯细小动静脉。病理可见白细胞裂解或淋巴细胞浸润,偶尔亦有肉芽肿形成。

【治疗】

皮质类固醇是治疗本病的首选药物,未经治疗者预后较差,及早使用可改善预后。病情较轻,无严重内脏损害者,糖皮质激素单独治疗,泼尼松 1mg/(kg·d)口服。病情重,激素治疗一个月效果不佳,可联合选用细胞毒药物,如环磷酰胺、硫唑嘌呤、甲氨蝶呤等。首推环磷酰胺,常用剂量,2mg/(kg·d)口服,如不能耐受者,可予静脉给药。用激素联合环磷酰胺治疗的效果更好。对有高血压和肾病的也能获得令人满意的疗效。本病常有血栓形成,加用非激素类抗炎,抗凝血药如肠溶阿司匹林、双嘧达莫等对症疗效,出现血管狭窄可用扩血管药如钙离子拮抗剂。

【预后】

　　不论是急性或慢性,本病如不治疗常因心,肾或其他重要器官的衰竭,胃肠道并发症或动脉瘤破裂死亡。仅有33%的患者能存活1年,88%的患者在5年内死亡。肾小球肾炎合并肾功能衰竭者偶尔治疗有效,但无尿与高血压是不祥之兆,肾衰竭是65%患者的死亡原因,潜在致命的机会性感染常可发生。

（冯建利　杜怡峰）

第二十节　小柳-原田综合征

　　小柳-原田综合征(Vogt-Koyanagi-Harada disease,VKHS)是一种伴有全身特异性症状的急性弥漫性葡萄膜炎,选择性地侵犯全身黑色素细胞的系统性疾病。本病的早期常有明显的脑膜刺激症或脑炎症状,故又名葡萄膜脑炎综合征、葡萄膜脑膜脑炎、葡萄膜脑膜综合征、葡萄膜脑膜炎。本综合征除眼和脑的症状外,还可出现听力障碍,皮肤白斑白毛和脱发等,故又称眼-脑-耳-皮综合征。本综合征常以头痛、发热等为前驱症状,然后出现双眼前部弥漫性葡萄膜炎,毛发改变,白斑和耳聋等。

【流行病学】

　　小柳-原田综合征易发生于含色素较多的人种,最常见为亚洲人,西班牙裔美洲人、印第安人,黑人也易受累,居住在北欧的人种则不易受累。此综合征在日本人和中国人中较为常见。此病多发生于春天和秋天。多发生于20～50岁的成年人,尤其以20～40岁发病最多,儿童和老人发病少见。有关此综合征的性别差异目前的报道尚不一致,有人认为无性别差异,但多数学者认为女性多于男性。

【免疫病理】

　　本病可能与病毒感染、免疫因素和免疫遗传等有关。20世纪70年代以来对小柳-原田综合征患者的免疫学研究较多,包括细胞免疫和体液免疫。其中以细胞免疫研究的比较多。

　　色素细胞膜抗原在小柳-原田综合征发病中的重要作用。因为人黑色素瘤细胞株与正常黑色素细胞具有共同的抗原决定簇,以人黑色素瘤细胞代替正常人黑色素细胞对小柳-原田综合征患者进行各种实验研究。用T淋巴细胞介导的细胞毒性试验,结果表明小柳-原田综合征患者确实存在色素细胞相关抗原特异性的细胞毒性T淋巴细胞。抗体依赖细胞毒介导的细胞毒试验(ADCCT)结果表明不仅小柳-原田综合征初期病例ADCCT阳性,迁延病例也存在细胞毒阳性。说明该病中致敏淋巴细胞在自身免疫机制中发挥重要作用,攻击自身黑色素细胞。因此认为小柳-原田综合征是自身免疫性疾病,色素细胞即是自身抗原,又是靶细胞。这种与免疫有关的抗原存在于黑色素细胞表面。小柳-原田综合征发生的直接原因是由于机体解除了对黑色素细胞的免疫耐受性,免疫耐受的解除有两种可能性,一是原发性免疫监视系统障碍。其障碍只限于黑色素细胞,这可能是由于正常抑制黑色素细胞抗原性的抑制性T细胞的量或功能低下所致。另一种免疫耐受性解除的原因是黑色素细胞由于某种因素引起了黑色素细胞膜发生变化,其表面抗原出现变异,免疫系统将其误认为非己物质,发生免疫性攻击。黑色素细胞表面的变异抗原与正常抗原有部分共同的抗原性,因此免疫活性细胞的也攻击正常的色素细胞。听迷路的黑色素、葡萄膜和软脑膜都来源于神经嵴,因而小柳-原田综合征伴有内耳损害和脑神经系统疾病。

【组织病理】

围绕脉络膜类上皮细胞、巨细胞成团,并有淋巴细胞、浆细胞,形成结节性肉芽肿。睫状体和虹膜组织所见与脉络膜基本相同,但虹膜组织的类上皮细胞和巨细胞不如在脉络膜所见者明显。葡萄膜富有浆细胞浸润伴有不同程度的色素上皮紊乱和增殖,并可见色素吞噬细胞和较多的成纤维细胞。炎症反应往往损害脉络膜毛细血管,也影响其上的视网膜,为活动性局灶性脉络膜视网膜炎,晚期有脉络膜视网膜瘢痕,色素进入视网膜。表现为非肉芽肿性炎症者,主要表现为浆细胞浸润,或是以大量类上皮细胞和淋巴细胞为主弥漫性肉芽肿性炎症,伴有些浆细胞和多核巨细胞。

【临床表现】

1. 眼部表现

本综合征典型的表现为双侧肉芽肿性葡萄膜炎,患者通常急性发病,据统计,双眼受累占患者总数的 $94\%\sim100\%$。70% 的患者双眼同时受累,约 30% 的患者双眼先后受累,但一般间隔为 $1\sim3$ 天,个别可长达 10 天。眼前段受累者出现羊脂状 Kp,明显的前方闪辉和少许房水细胞,有些患者出现 Bussaca 结节和 Koeppe 结节,以后者为常见。早期眼压通常降低,因睫状体水肿而分泌房水不足所致。此综合征易发生虹膜后粘连,引起瞳孔闭锁,所以往往引起继发性瞳孔阻滞性青光眼。眼后段通常表现为急性双侧性后葡萄膜炎,常出现视盘肿胀和视盘炎,视盘的改变通常合并后极部视网膜水肿,严重的患者可以发生渗出性视网膜脱离。与破裂源性视网膜脱离不同,它一般不会达到锯齿缘,这种脱离见于初发的患者,在复发者中一般不再发生视网膜脱离,在恢复后往往留下分界线,勾画出以往发生脱离的部位。本综合征的一个典型改变是在周边眼底出现深层的黄白色圆形损害,在活动期,病变界限比较清晰,外观光滑湿润有隆起感,在消退过程中,病变逐渐皱缩干燥,周围出现色素环绕,最后这种病变成为有色素沉着的瘢痕。这种病变可以发生于整个眼底周边部,但以下方周边眼底最为常见。随着病程的延长,脉络膜和视网膜色素上皮的色素脱失,眼底成晚霞状外观。

2. 神经系统表现

包括颈项强直、头痛、意识模糊。一半以上的患者有脑脊液淋巴细胞增多,此种脑脊液改变可持续 8 周。少数患者出现明显的脑膜脑炎的表现,如颅神经麻痹,常见的为第 Ⅲ 对脑神经和第 Ⅴ、Ⅶ、Ⅷ 脑神经,轻偏瘫、失语。还可出现横断性脊髓炎和睫状神经节炎,个别患者可出现明显的人格改变,甚至发生精神病和自杀。

3. 皮肤和毛发改变

有多种异常,如眉毛、睫毛和头发变白;头发和皮肤对触摸特别敏感。白癜风多发生于发病后 $1\sim3$ 个月,常发生于头部、眼睑、躯干和骶部通常呈对称性分布,尤其以骶部最常见。

4. 听觉系统改变

听力下降和耳鸣。听觉障碍为典型地耳蜗听力减退,此种听力丧失主要表现为高频范围。但在疾病的早期,在整个频率范围内均可听力下降。听力下降只是此病的最初表现,一般与眼病同时发生,听力下降可以持续数月甚至数年。耳鸣也是常见的临床表现,发生率为 $14\%\sim68\%$,可持续数月甚至数年,有时候在眼部炎症消退之后仍存在。

【辅助检查】

1. 脑脊液检查

患者的脑脊液改变主要表现为淋巴细胞增多。脑脊液淋巴细胞增多一般于8周内消失,炎症复发时,一般不再出现脑脊液淋巴细胞增多,因此对慢性迁延不愈的患者和复发的患者进行此项检查诊断价值较差。

2. 荧光血管造影检查

荧光血管造影检查是一项非常有用的辅助检查方法。在急性期特征性地表现为视网膜色素上皮多发性点状高荧光,这些荧光点逐渐扩大,并使视网膜下野和视网膜色素上皮下野染色。高荧光点位于脉络膜炎症部位,染料来自脉络膜毛细血管,并进入视网膜下间隙,勾画出多灶性视网膜脱离的轮廓。葡萄膜炎期的另一个特征是,出现放射状的脉络膜荧光暗带和亮带,是由肿胀的脉络膜皱褶所致。在炎症的慢性期和复发期,发生弥漫性色素移行和视网膜色素上皮萎缩,造影显示"虫蚀"样外观和窗样缺损,弥漫性视网膜色素上皮损害,引起椒盐样高或低荧光改变。

3. 超声检查

该病的超声检查包括弥漫性后极部脉络膜低至中度反射性增厚;浆液性视网膜脱离局限于后极部或下方;一定程度的玻璃体浑浊,不伴有玻璃体的后脱离;后部巩膜或巩膜外层增厚。

4. 眼电生理检查

眼电图和视网膜电流图检查在小柳-原田综合征诊断中无特异性,但对于屈光介质浑浊者或进行随访观察可能有一定的意义。

5. 免疫学检查

小柳-原田综合征可有多种免疫学改变,如血清中抗葡萄膜抗体、抗感光细胞外段抗体、视网膜S抗原等的抗体,患者血清IgD水平、γ-干扰素水平增高。但这些都不具有特异性,因此在确定诊断方面意义不大。

【诊断与鉴别诊断】

1. 诊断

主要根据临床表现以下几点:

(1)初期自觉症状:如头痛、头晕、耳鸣等症状,特别是头痛、头晕对每个可疑患者都要询问。

(2)双眼虹膜睫状体炎:多发展为肉芽肿性炎症。

(3)双眼渗出性脉络膜视网膜炎:视盘充血水肿和黄斑部水肿,渗出性视网膜脱离或有"晚霞样"眼底。视盘周围有萎缩晕。眼底荧光血管造影的特殊所见有助诊断。

(4)中、晚期毛发皮肤改变:以上4项中有3项阳性而无眼球穿通伤史即可诊断。如果疾病早期症状不典型时头发感觉异常和角膜缘色素脱失可做参考。

2. 鉴别诊断

(1)中心性浆液性视网膜脉络膜病变:小柳-原田综合征有黄斑部水肿脱离容易诊断为此

病,但小柳-原田综合征有前葡萄膜炎表现可鉴别之。

（2）交感性眼炎：也表现为双眼弥漫性肉芽肿性葡萄膜炎,有时也可出现毛发改变,但有外伤史。

（3）视神经炎或视盘水肿：一般不伴有葡萄膜炎,更不会有视网膜脱离。

（4）多发性硬化：也可发生葡萄膜炎和视神经炎,但这种葡萄膜炎症状较轻,而且不伴有毛发皮肤改变。

【治疗】

早期应用肾上腺皮质激素对治疗本病有特效,用法用量合适,治疗效果良好。如果用药不当可使病情延缓或反复,预后不佳。应当全身早用药,用量要足,要持续用,一般情况首选 80～100mg 泼尼松,每早 1 次顿服,炎症好转逐渐减量,发病后 1 个月内避免急剧减量。如果是病情严重的急性期可大量应用泼尼松每日 100～120mg。根据病情逐渐减量改为隔日用药法,最后用维持量,一般至少服用 3～6 个月;病情严重者或皮质激素治疗开始的晚,用药时间应长一些,甚至需用药一年以上。

一般可不用免疫抑制剂,只有当皮质激素治疗无效或因副作用不能继续用皮质激素者,才考虑免疫抑制剂如环磷酰胺等。

【预后】

病程大约一年,可缓解或不进展;也可反复发作而迁延数年;还可留下一些严重的后遗症,如继发性青光眼、白内障、视网膜脱离或瞳孔闭锁等,导致严重视力障碍;也可遗留耳聋、人格改变、失语或其他神经功能缺失症状。总的看来本病预后不良。约有 30％可恢复正常视力。

（姚 博 杜怡峰）

第二十一节 Lambert-Eaton 综合征

本病又称肌无力综合征或类重症肌无力,是一种神经-肌肉接头处传递障碍性疾病,常与小细胞肺癌相伴。是电压控制性钙离子通道抗体使突触前膜钙离子通道丧失,使乙酰胆碱自突触前膜释放的单位数量减少而导致肌无力。主要表现为躯干肌、肩胛带、骨盆带和四肢等部位的异常肌无力和易疲劳。

【流行病学】

本病多见于男性,男女比例约为 5∶1。约 2/3 的患者并发恶性肿瘤,特别是 40 岁以上的患者常见。

【免疫病理】

1981 年已明确 Lambert-Eaton 肌无力综合征是一种自身免疫性疾病。

1. 免疫遗传学

Lambert-Eaton 综合征患者中人类白细胞抗原（HLA)-B8 出现率为 62％,明显高于对照组的 19％。另一组资料非癌性 Lambert-Eaton 综合征组 HLA-B8 阳性率（73％）高于癌性 Lambert-Eaton 综合征组（50％）。

一种特殊的 IgG 重链标志 Glm(2)的阳性率在 Lambert-Eaton 综合征患者组（47％）明显高于对照组（16.8％）,癌性 Lambert-Eaton 综合征病人组（45％）明显高于不伴 Lambert-Eaton 综合征的小细胞肺癌病人组（19.4％）;而不伴 Lambert-Eaton 综合征的小细胞肺癌患者组与对照组无明显差别；Glm(2)特异地针对 Lambert-Eaton 综合征，而不是特异地对小细胞肺癌。

2. 免疫靶器官

Lambert-Eaton 综合征的被动转移研究证明：非癌性 Lambert-Eaton 综合征和癌性 Lambert-Eaton 综合征均有针对神经-肌肉接头处突触前膜与乙酰胆碱释放有关抗原决定簇的 IgG 抗体。实验动物和 Lambert-Eaton 综合征患者一样，不明显依赖于钙离子流入的自发性最小释放单位性乙酰胆碱释放，微小终板电位均正常。提示：Lambert-Eaton 综合征的 IgG 抗体可能与妨碍钙离子传递有关。

将两组小鼠分别注入正常人和 Lambert-Eaton 综合征患者的 IgG 10mg/d，把两组小鼠肌肉配对编码。发现 Lambert-Eaton 综合征的 IgG 注射后致乙酰胆碱释放量明显减少，致突触前膜乙酰胆碱释放部位和该部位膜内大颗粒的选择性破坏，同时有释放部位颗粒的丛集增加。乙酰胆碱释放部位的膜内大颗粒是钙离子通道和直接抗这些靶器官的 IgG 抗体的结合部位。

3. 细胞免疫

OKT8$^+$(抑制性)T 细胞在癌性 Lambert-Eaton 综合征组为(16±1.7)％，明显低于无神经系统疾病的小细胞肺癌对照组(25±2.2)％、健康对照组和非癌性 Lambert-Eaton 综合征组。而健康对照组与癌性对照组和非癌性 Lambert-Eaton 综合征组间无明显差别。由于癌性 Lambert-Eaton 综合征 OKT8$^+$(抑制性)T 细胞细胞数下降，故 T4∶T8 值在癌性 Lambert-Eaton 综合征组为 3.7±0.5 明显高于癌对照组 1.9±0.3。

4. 体液因子

大部分 Lambert-Eaton 综合征患者于血浆交换后均有自觉、客观和肌电图好转。由小指展肌记录其肌肉动作电位，于血浆交换后有增高，血浆交换后 10～15 天达最高值，按推测此时体液免疫因子水平也应该最低，癌性 Lambert-Eaton 肌无力综合征患者和非癌性 Lambert-Eaton 综合征患者同样有效。约 30 天其电位又大大降低。

5. 免疫启动

在癌性 Lambert-Eaton 综合征患者，神经-肌肉接头突触前膜钙通道蛋白和肿瘤。特别是肺小细胞癌的抗原可能存在相似性，肿瘤抗原诱导产生的抗体能与突触前膜钙通道蛋白产生交叉反应，致使钙通道被破坏。当神经冲动到达神经末梢时，钙离子不能或很少能内流，导致 Ach 释放显著减少，引起神经肌肉传递障碍。引起交叉反应的抗体称为抗电门钙通道抗体(抗-VGCC)，该抗体作用于突触前膜上的 VGCC，阻碍突触前膜上的乙酰胆碱囊泡的释放。该综合征患者中有 95％患者可检测出 P/Q 型的 VGCC 抗体。另有 15％～40％患者血清中检测出 ANA 抗体。

【组织病理】

早期观察不到肌肉有明显改变，晚期出现肌肉萎缩，肌肉体积缩小，颜色变浅，质地变硬。光镜下，肌纤维间及肌纤维内有局灶性、数量不等的淋巴细胞浸润。肌纤维本身的改变可以是正常，也可出现不同程度的变性、坏死，但无特殊性。在晚期，肌纤维萎缩，呈肌源性萎缩分布，也可呈簇状神经元性萎缩，以后者多见。定量冷冻蚀刻电镜研究发现：Lambert-Eaton 肌无力样综合征患者有乙酰胆碱释放部位面积缩小，突触前膜单位面积上和乙酰胆碱释放部位单位面积上膜内大颗粒数减少；排列不正常的膜内大颗粒丛集数增加，非乙酰胆碱释放部位的膜内大颗粒密度正常。

【临床表现】

本病多见于 40 岁以上男性，2/3 患者伴发肺癌。肌无力可出现在发现肿瘤的数月或数年前,也可和肿瘤被同时发现。其中以肺小细胞癌最常见,尤其是燕麦细胞癌。约 1/3 的患者未能发现肿瘤,特别是 40 岁以下患者,其中大部分合并其他自身免疫性疾病。

多呈亚急性起病,首发症状多为站起费力,上楼困难及行走费力等,逐渐影响肩胛带肌,如举物困难,梳头费力等。典型表现为躯干肌、肩胛带、骨盆带和四肢等部位的肌无力和易疲劳,进行性加重。有少部分患者出现复视、上睑下垂、构音障碍和吞咽困难等。静止时肌肉力量减弱,活动后肌无力增加,不耐受疲劳。但在早期自主运动时肌力可暂时增加,持续活动数分钟后肌力又开始减弱。患者腱反射减弱。部分患者有感觉异常、疼痛和一些自主神经功能障碍,如肠道蠕动减弱而便秘,唾液分泌减少而口干等。此外,患者可合并副肿瘤综合征的其他神经系统表现,如多发性肌炎、多灶性白质脑病、周围神经病等。

【辅助检查】

1. 血清学检查

血清检查多为正常。对怀疑有本病者应进行肿瘤标记物全套检查,部分患者可检测到肿瘤标记物。

2. 影像学检查

本病患者应常规进行肺部平片和肺部 CT 检查,一次检查阴性结果并不能除外肿瘤。如果肺部检查为阴性,也应注意进行消化道内镜检查,腹腔和盆腔脏器 B 超检查。

3. 肌电图检查

对本病最有诊断价值,肌电图重频电刺激可见低频(3Hz)刺激时波幅递减,而高频(10Hz 以上)刺激时波幅递增达 200% 以上。对怀疑本病者应行肌电图重频刺激检查。

4. 依酚氯铵试验、新斯的明试验

可呈阳性反应,但不如重症肌无力明显。

5. 电压门控性钙通道自身抗体检查

神经肌肉接头突触前膜存在电压门控性钙通道自身抗体 P/Q 亚型,对任何病因的 Lambert-Eaton 综合征都有高度敏感性和特异性。

【诊断与鉴别诊断】

1. 诊断

根据对称性的近端肌肉无力和易疲劳,可伴有口干、括约肌功能障碍等表现,肌电图高频重频刺激波幅递增,即可诊断。应全面检查,以排除肺癌等恶性肿瘤。

2. 鉴别诊断

(1) 重症肌无力:肌无力特点为晨轻暮重,活动后加重,休息后减轻,新斯的明试验阳性,抗胆碱酯酶药治疗有显著疗效,血清抗 AChR 抗体阳性,肌电图低频重频刺激波幅递减,而高频重频刺激波幅无显著变化。

(2) 癔症性肌无力:癔症性肌无力经过暗示治疗肌无力可显著改善,肌电图检查可鉴别。

【治疗】

本病的治疗原则为促进神经-肌肉传递,抑制自身抗体产生,治疗原发肿瘤三方面。首先应避免应用钙离子通道阻滞剂,肯定有肿瘤时,外科手术、深部放疗或细胞毒药物均能使症状明显改善。

1. 增加神经-肌肉接头处突触前膜乙酰胆碱释放的药物

3,4-二氨基吡啶斯的明(10~20mg/d,4~5次)有效、且副作用小,相对无毒;有时于服后约1小时可发生口周或更广泛的感觉异常。

胍尼丁<30mg/kg体重有效,但副作用较大。

2. 症状较重者应当用免疫抑制剂治疗

泼尼松1~1.5mg/kg,隔日可配合血浆交换。血浆交换是一种有用的辅助疗法;轻病例经此治疗后其动作电位可能恢复正常,当症状缓解时,应逐渐缓慢减用泼尼松的量直至最低有效量。

泼尼松1~1.5mg/kg,硫唑嘌呤2.5mg/kg,合用最有效。但其起效甚慢,至少6个月才有好转。应告诉患者需要长期用免疫抑制剂,因停用可能会导致症状重新出现。

血浆交换　迄今认为血浆交换对治疗本病最有效。

【预后】

本病合并肿瘤者预后常不佳,常因肿瘤而在数月或数年后死亡。不合并肿瘤者预后较好,经治疗部分患者肌无力症状可完全恢复,部分可明显改善。

（沈伦乾　杜怡峰）

参 考 文 献

Alves-Leon SV, Pimentel ML, Sant'Anna G, et al. 2008. Immune system markers of neuroinflammation in patients with clinical diagnose of neuromyelitis optica. Arq Neuropsiquiatr, 66(3B):678-684.

Arenillas JF, Alvarez-Sabin J, Molina CA. 2003. C-reactive protein predicts further ischemic events in first-ever transient ischemic attack or stroke patients with intracranial large-artery occlusive disease. Stroke, 34(10):2463-2468.

Bafaloukos D, Gogas H. 2004. The treatment of brain metastases in melanoma patients. Cancer Treat Rev, 30(6):515-520.

Cairncross G, Macdonald D, Ludwin S, et al. 1994. Chemotherapy for anaplastic oligodendroglioma. National Cancer Institute of Canada Clinical Trials Group. J Clin Oncol, 12(10):2013-2021.

Collins MP, Periquet MI, Mendell JR, et al. 2003. Nonsystemic vasculitic neuropathy: insights from a clinical cohort. Neurology, 61(5):623-630.

Jordy SS, Tilbery CP, Fazzito MM. 2008. Immunomodulator therapy migration in relapsing remitting multiple sclerosis: a study of 152 cases. Arq Neuropsiquiatr, 66(1):11-14.

Kuenz B, Lutterotti A, Ehling R, et al. 2008. Berger T, Reindl M. Cerebrospinal fluid B cells correlate with early brain inflammation in multiple sclerosis. PLoS ONE, 3(7):e2559.

Lutterotti A, Berger T, Reindl M. 2007. Biological markers for multiple sclerosis. Curr Med Chem, 14(18):1956-1965.

Nemoto H, Konno S, Nakazora H, et al. 2007. Histological and immunohistological changes of the skeletal muscles in older SJL/J mice. Eur Neurol, 57(1):19-25.

O'Brien K, Fitzgerald DC, Naiken K, et al. 2008. Role of the innate immune system in autoimmune inflammatory demyelination. Curr Med Chem, 15(11):1105-1115.

Redman CM, Reid ME. 2002. The McLeod syndrome: an example of the value of integrating clinical and molecular studies. Transfusion, 42(3):284-286.

Satoi H, Oka N, Kawasaki T, et al. 2008. Mechanisms of tissue injury in vasculitic neuropathies. Neurology, 50(2):492-496.

Vincent A. 2008. Autoimmune disorders of the neuromuscular junction. Neurol India, 56(3):305-513.

第二单元　眼科免疫病

第五十章　眼免疫病概述

免疫机制导致眼损伤的疾病称眼免疫病。眼科免疫学就是用免疫学方法研究人类及动物眼内外的免疫反应的学科分支。由于眼科免疫学的迅速发展,新的免疫性眼病不断被发现,旧的免疫性眼病不断被认识和治疗,并取得好的疗效。

一、眼免疫学的发展史

采用人乳滴眼治疗眼疾始自哪一个朝代已无法考证,但可以认定是人类眼免疫病研究的开端。16世纪发明了人痘苗,即用人工轻度感染的方法,以达到预防天花的目的。同时有了眼部接种痘疹。直到17世纪,Jenner发现牛痘苗接种法(Vaccination),才弥补了人痘苗的不足,1804年传入我国代替了人痘苗,随后,眼部痘疹很少发生。19世纪,Anderson(1961)和Price(1975)的实验表明,在兔角膜缘注射灭活HSV疫苗,可防止坏死性角膜炎的发生,用活的或灭活疫苗接种能保护眼组织免受单纯疱疹病毒攻击。Choidiker和Thomas于1963年首先检出了泪液免疫球蛋白IgG和IgA,以后又有学者检出了IgM。1975年,有人检出了泪液补体C3、C4。房水中的IgA、IgG也先后有人检出。另外,晶体抗原、角膜抗原、视网膜抗原、葡萄膜特异抗原等的发现,为眼科免疫学积累了研究基础。

二、常见的免疫眼病(表50-1)

表50-1　常见的免疫眼病

免疫眼睑疾病	蚕食性角膜溃疡
变应性眼睑水肿	硬化性角膜炎
过敏性眼睑炎	Terrien边缘性角膜变性
血管神经性眼睑水肿	基质性角膜炎
睑板腺囊肿(霰粒肿)	免疫巩膜病
免疫结膜疾病	表层巩膜炎
枯草热结膜炎	深层巩膜炎
特应性结膜炎	免疫葡萄膜病
接触性结膜皮肤炎	虹膜睫状体炎
春季卡他性结膜炎	晶体过敏性葡萄膜病
泡性结膜炎	视网膜细胞肉瘤
急性出血性结膜炎	网状细胞肉瘤
翼状胬肉	急性后极部多发性鳞状上皮病变
免疫角膜病	交感性性眼炎

续表

葡萄膜大脑炎	脉络膜黑色素瘤
免疫视网膜疾病	淋巴瘤
视网膜色素变性	白血病
视盘血管炎	MM
视神经炎、球后视神经炎青光眼	继发性免疫眼病
视网膜静脉周围炎	重症肌无力性睑下垂
视网膜脱离	Reiter 综合征
眼淋巴免疫肿瘤	Fuch 综合征
视网膜母细胞瘤	Sjögren 综合征
巨球蛋白血症	Behçet 综合征

三、眼免疫病理

1. 眼睑免疫病理

眼睑覆盖在眼球的上方,承担保护眼球的非特异性免疫的屏障功能。先天性眼睑缺损或面神经麻痹者,易患暴露性角膜炎。眼睑的神经支配很丰富,当支配眼睑的运动神经麻痹,可致面神经炎引起的眼轮匝肌麻痹,即眼睑不能闭合或闭合不全。感觉神经即三叉神经第一、二支麻痹时,眼睑的感觉反射消失,从而减弱眼睑的保护性反射。眼睑皮肤薄而纤细,富于弹性,对外伤有缓冲作用。眼睑皮下组织特别疏松而且不含脂肪,局部抵抗力降低或病原微生物致病力较强时会发生感染,炎症渗出易致弥漫性水肿。睑板腺的分泌物有黏附和杀菌作用,同时参与泪膜的组成。如腺管阻塞、分泌物储留,脂肪酸分解,肉芽组织形成会导致霰粒肿,继发化脓性炎症时为睑腺炎(麦粒肿)。眼睑血管丰富,静脉回流到海绵窦,由于眼睑静脉无瓣膜,炎症化脓感染时,细菌可直接进入海绵窦导致严重后果。

2. 泪腺免疫病理

主泪腺和副泪腺的腺泡间质中有浆细胞和淋巴细胞。正常泪腺组织中没有嗜酸及嗜碱性细胞,中性粒细胞也很罕见。用免疫组化法证实主泪腺和副泪腺的浆细胞均有 IgG、IgA、IgD 和 IgE,IgM 较少见。

3. 泪液免疫病理

泪液溶菌酶不但能直接溶解细菌,还能通过环磷腺苷,对中性粒细胞引起的组织损伤起调节作用;刺激机体提高免疫力,有利于抗菌和抗病毒感染。角膜溃疡、急性结膜炎,干燥性角膜炎、结膜炎患者的泪液溶菌酶值低于正常值。泪液免疫球蛋白具有较强的抗体活性。有人测定单纯疱疹病毒性角膜炎患者泪液中的 IgG 水平显著升高,急性期尤为明显,而恢复期则明显降低。泪液补体也是局部免疫防御的重要组分,有人测得急性病毒性角膜炎患者的 C3 增高,而虹膜炎的 C3 降低。

4. 结膜免疫病理

正常结膜囊内虽然有时也存在细菌,但并不致病,结膜囊起屏障作用。只有当结膜的完整性受到破坏或局部抵抗力下降时才可能感染。结膜的血管供应非常丰富,其上皮细胞的增生能力非常活跃,故结膜的破损能很快愈合。结膜损伤后,一般很少发生感染,这是因为结膜血管丰富,对感染有较强的抵抗能力。结膜炎的基本病理改变是免疫炎症,主要表现为充血、水肿、分泌物增多以及炎性增生。

5. 角膜免疫病理

角膜结构的完整性保证了其屈光功能的发挥。角膜组织有产生抗体的能力。角膜上皮由排列非常整齐的复层鳞状上皮构成。青光眼患者其上皮质易与前弹力层分离,长期高眼压可引起大疱性角膜炎。角膜上皮细胞的再生能力很强,对细菌的抵抗力也较强。角膜上皮质广泛分布着感觉神经末梢,故角膜知觉很灵敏。前弹力层和上皮质的连接疏松,大疱性角膜炎时,富含蛋白的渗出液能积聚于上皮质和前弹力层间;此膜不能再生,能形成瘢痕组织,产生角膜云翳或白斑。

角膜没有血管,主要靠角膜缘的血管网供应营养。角膜炎症过程有血管新生时,使局部抵抗力增强,促进角膜炎或溃疡好转。

正常角膜含水分 76%,如水分含量增加 10% 以上,便可发生角膜水肿。不仅见于角膜本身的疾病(如角膜外伤、化学烧伤、角膜炎等),也可发生于角膜临近组织的病变,如急性结膜炎、葡萄膜炎、青光眼等。

角膜组织具有抗原性,包括 ABO 血型抗原和 HLA 抗原系统。供受体角膜组织的抗原性越大,角膜移植后越易发生免疫排斥反应。角膜上皮层、实质层及内皮层都可以参与排斥反应。内皮和上皮排斥反应开始于靠近血管处,常在植片内面形成线状沉着物,可以破坏植片的内皮和上皮;同时淋巴细胞沿此线侵入,使植片形成线状水肿,这时未受侵犯的角膜部分尚透明,但形成了免疫排斥。

6. 巩膜免疫病理

巩膜各部厚度不一:后极部最厚,肌肉附着处最薄,进出血管和神经的孔道是薄弱,钝力或长期高眼压易引起病理性改变。巩膜由巩膜上组织、巩膜本组织和棕黑色板层组成。巩膜上组织疏松,富于血管和神经,表层炎症时常表现为局限的结节伴疼痛。巩膜本组织由致密结缔组织构成,基本不含血管,故此处炎症一般都具有发展缓慢,病情顽固易复发等特点。深层巩膜炎,可出现大片状坏死,溃疡穿孔向内累及脉络膜和视网膜,可以并发眼内感染而致失明。巩膜主要起着非特异性免疫防护作用,但在病理情况下这种功能被削弱,因而导致病原体的感染,引起视力障碍。

7. 色素膜免疫病理

色素膜又称血管膜,富含血管。前葡萄膜炎多与免疫和遗传有关。Fuchs 异色性虹膜睫状体炎的组织切片中可见浆细胞,在房水中可检出免疫复合物。有人认为,晶体致葡萄膜炎先有 T 细胞的获得性免疫耐受消失;前房液中围绕晶体物质有大量多形核白细胞,少数为上皮细胞,偶见有大泡沫样组织细胞。继发性疱疹性葡萄膜炎主要为免疫机制所介导。交感性眼炎为一种自身免疫性眼病,是对感光细胞相关的蛋白多肽分子的过敏反应,组织病理可见色素膜特别是脉络膜呈弥漫性肉芽肿样增厚,巨细胞和上皮细胞的结节状浸润。毛细血管层可无改变,脉络膜可比正常增厚 3～4 倍。上皮样细胞和巨噬细胞吞噬色素导致色素消退,最后脉络膜间质崩溃、玻璃膜和血管消失,全层脉络膜萎缩。

8. 视网膜免疫病理

视网膜主要由神经组织构成,起着感光换能和产生视觉的作用。这主要由视网膜的视觉细胞、双极细胞及神经节细胞完成。在病理情况下,这三种神经元可突发变性肥大、萎缩死亡,不能增生或再生。神经胶质细胞和血管为视网膜的支架组织,能够增生与再生。视锥细胞与视杆细胞为感光换能细胞,是三种神经元中最强的一种,即使在病变时,其他神经元改变时,该细胞也很少改变。神经节细胞在三种神经元中抵抗力最弱,病变易先受累,表现出各种各样的退行性变,如脂肪变性、透明变性等。双极细胞是视网膜的第二神经元,主要起支持作用,病理情况下,最初表现为混浊肿胀,继之以收缩、崩溃。视网膜的组织结构分为 10 层,最外层为色素上皮质,细胞内含有较多的色素,受光照变为白色。视网膜的第 9 层为神经纤维层,此层主要为神经纤维,系由神经节细胞发出的轴突,所有神经纤维均向视盘部集中,向后越过筛板成为视神经。视网膜最内层为内界膜层,与玻璃体比邻。病理情况下,由于化学性质的改变,表面可有一层梭形细胞增生,以后变为膜样组织,其收缩可引起视网膜脱离。

研究证明视网膜有抗原性。Wacker1975 年首次提纯了视网膜 S 抗原,其分子质量为 50 000Da。Faure1984 年用杂交瘤技术产生了抗 S 抗原的单克隆抗体,并用 ELISA 和免疫荧光法分析抗体的特异性,证实 S 抗原位于脊椎动物的视网膜感光细胞中,发现 S 抗原上有两种抗原决定簇:一种是牛 S 抗原所特有的,另一种是非特异的、广泛存在于脊椎动物中。

视网膜的另一抗原成分是 P-抗原,不溶于水,存在于感光细胞的外段,80％由视紫质和磷脂组成,有组织特异性,与视网膜色素上皮有共同的抗原决定簇。此抗原主要引起后葡萄膜炎,伴有视细胞外段局灶性损伤。大剂量 P-抗原和 S-抗原可引起实验性自身免疫性葡萄膜炎。视网膜的第三种抗原即 U-抗原,致病活性高于 P-抗原,但低于 S-抗原。U-抗原不溶于水,存在于视网膜色素上皮的脉络膜基质中,可能有组织特异性,与葡萄膜、角膜和晶体有共同抗原决定簇,主要引起脉络膜炎,几乎不影响前葡萄膜,常伴有视网膜下渗出和感光细胞外段破坏。A 抗原也是视网膜的可溶性抗原之一,具组织特异性,可引起实验性葡萄膜网膜炎。视网膜母细胞瘤抗原为肿瘤相关抗原和正常视网膜组织有相同的相关抗原性。

由于 HLA 抗原具有种系和个体的差异性,而无组织器官特异性,故许多视网膜病变与 HLA 有关。如 1 型糖尿病视网膜病变、裂孔性视网膜脱离、脉络膜视网膜炎、弓形虫病性视网膜脉络膜炎、中心性浆液性视网膜脉络膜病变、出血性黄斑部病变、视网膜色素变性、视网膜母细胞瘤、Eales 病等。

9. 晶状体免疫病理学

晶状体是由囊膜和晶状体纤维构成的屈光介质。晶状体蛋白在晶体的免疫生理方面有重要意义。晶状体过敏性眼内炎与晶状体蛋白对虹膜产生毒性有关,也可能是对"异体"晶状体蛋白产生过敏反应。如用异种晶状体蛋白免疫动物,其后代的小动物也发生白内障。老年性白内障可随年龄增长,与机体对晶状体蛋白产生轻度的排斥反应有关。

10. 玻璃体免疫病理

玻璃体正常呈凝胶状,病理情况下,玻璃体可变性液化或浑浊。玻璃体的免疫系统不完全,玻璃体是免疫活性细胞系统尚未发展起来的一种胚胎组织。

玻璃体内没有或有很少免疫球蛋白,没有血管和神经支配,抵抗力相对较弱,故病原微生物一旦进入玻璃体,便可迅速繁殖化脓。

(申家泉)

参 考 文 献

Anwar M,Teichmann KD. 2002. Deep lamellar keratoplasty:surgical techniques for anterior lamellar keratoplasty with and without baring of Descemet's membrane. Cornea,21(4):374-383.

Brubaker RF,Pederson JE. 1983. Ciliochoroidal detachment. Surv phthalmol,27(5):281-289.

Faye M, Lam A, Borzeix A. 1991. Treatment of Mooren's ulcer by the combination of periectomy and corticothera-py. Apropos of 6 cases. J Fr Ophtalmol,14(11-12):629-632.

Horgan N,Kirwan RP,O'Brien CJ. 2007. Choroidal detachment associated with latanoprost use in the fellow eye. Ann Pharmacother,41(1):161-162.

Kapoor S, Bielory L. 2009. Allergic rhinoconjunctivitis: complementary treatments for the 21st century. Curr Allergy Asthma Rep,9(2):121-127.

Leonardi A,Motterle L,Bortolotti M. 2008. Allergy and the eye. Clin Exp Immunol,153(Suppl 1):17-21.

MoltyanerY,Tenenbaum J. 1996. Temporal arteritis: a review and case history. J Fam Pract,43(3):294 -300.

Niederkorn JY. 2008. Immune regulatory mechanisms in allergic conjunctivitis: insights from mouse models. Curr Opin Allergy Clin Immunol,8(5):472-476.

Sulochana KN,Biswas J,Ramakrishnan S. 2004. Eales disease: increased oxidation and po2mxidation products of membrane constituents chiefly lipids and decreased antioxidant enzymes and reduced glutathione in vitreous. Curr Eye Res,19:254-259.

Voegtlé R,Borderie V,Baudrimont M,et al. 2000. Mooren ulcer. J Fr Ophtalmol,23(7):711-717.

Villani E,Galimberti D,Viola F,et al. 2007. The cornea in Sjogren's syndrome: an in vivo confocal study. Invest Ophthalmol Vis Sci,48(5):2017-2022.

第五十一章　外眼免疫病

第一节　过敏性结膜炎

季节性过敏性结膜炎(seasonal allergic conjunctivitis, SAC)又称枯草热结膜炎,是过敏性结膜炎中最常见的一种。常年过敏性结膜炎(perennial allergic conjunctivitis, PAC)与季节过敏性结膜炎相似,但倾向于慢性发作,症状和体征较轻。

【流行病学】

季节性过敏性结膜炎约占过敏性结膜炎发病总数的50%,此病的发生有一定的遗传及种族倾向。另外,尚有一定的环境及地域分布特征。季节性过敏性结膜炎患者主要对空气中的花粉、草籽、动物皮毛等成分敏感,因而发病季节与空气中过敏原多少有关,如对花粉过敏者多在5、6月份,对豚草种过敏者发病多在夏末秋初发病。虽常年过敏性结膜炎,但79%的患者有季节性加重的病史。

【免疫病理】

本病为Ⅰ型超敏反应,特异性较强。引起过敏的物质有多种,如尘埃、动物皮毛、螨虫、花粉、羽毛等。敏感个体初次接触致敏原后,致敏B淋巴细胞产生特异的抗体IgE,并结合在肥大细胞和嗜碱性粒细胞膜上。当抗原性物质再次入侵时,抗原-抗体-肥大细胞复合物导致肥大细胞细胞膜分子构型改变,肥大细胞释放出大量生物活性物质,包括细胞质中组胺、嗜酸粒细胞趋化因子、肝素、缓激肽等;还有受激活后合成的前列素、白三烯等。其中组胺和缓激肽、5-HT是主要的反应介质,能通过扩张血管、改变血管通透性,引起局部充血、水肿等一系列临床表现,能直接刺激神经末梢,引起痒、痛感。白三烯趋化巨噬细胞,引起局部炎症细胞浸润。季节性和常年过敏性结膜炎患者泪液、血清中IgE升高。迟发过敏反应可同时引起结膜、鼻黏膜、支气管的炎症。

【组织病理】

季节性过敏性结膜炎和常年过敏性结膜炎患者结膜刮片均发现大量嗜酸粒细胞,正常人和非过敏性结膜炎患者结膜刮片也可见到嗜酸粒细胞存在。过敏性结膜炎患者的泪液中有嗜酸粒细胞增高,而正常人的泪液中却没有嗜酸粒细胞。

【临床表现】

患者常突然发病,一般双眼发病,轻重不一,双眼奇痒、流泪、烧灼感,结膜充血、水肿,可有浆液性分泌物。少数病例累及角膜,出现痛疼、怕光、视力下降;严重者有眼睑及眶周组织水肿,上睑结膜乳头增生。部分患者可同时伴有喷嚏、流涕、哮喘等呼吸道过敏症状。常年过敏性结膜炎程度较轻,持续时间较长。

季节性过敏性结膜炎常反复发作,患者往往可以自己找出发病季节。眼科检查见结膜充血、水肿,眼睑水肿,结膜可有乳头增生及少量滤泡等。发病时有典型的瘙痒症状,并有程度不同的呼吸道过敏症状。

【辅助检查】

上睑结膜刮片中肥大细胞数目增多。中性粒细胞、嗜酸粒细胞、淋巴细胞亦相继增多。嗜酸性粒细胞增多是超敏反应的典型表现,但对于过敏性结膜炎的分型并无特异性。血清组胺水平明显升高。Dart 发现,62%的患者泪液中有针对白桦、艾蒿等花粉的特异性 IgE 抗体;Ballow 则发现了针对豚草的特异性 IgG 抗体。

【诊断与鉴别诊断】

（一）诊断

全身过敏情况、典型临床表现、结膜刮片显示嗜酸粒细胞和游离嗜酸粒细胞增多、血清 IgE 升高可以诊断。

（二）鉴别诊断

1. 干燥性角结膜炎

结膜充血、水肿不明显,有刺激感,痒感明显,角膜点状上皮缺损多位于睑裂区,常伴有黏丝状分泌物。

2. 接触性结膜炎

病史明确,发病与接触毒性物质有关,结膜充血水肿,有分泌物,有明显的灼热感但无痒感。

3. 病毒性结膜炎

多呈慢性发作,易复发,伴有耳前淋巴结肿大,其泪液、血清中的 IgE 水平正常。

【治疗】

明确过敏原并避免接触是最根本的治疗方法。可针对致敏原进行脱敏疗法。季节性过敏性结膜炎是一种自限性疾病,敏感季节过后可自行缓解,部分患者也可随年龄增长而自然脱敏。常用的药物有:

1. 局部血管收缩剂

在轻症病例,用萘甲唑啉、盐酸肾上腺素等血管收缩剂点眼,每日 2～3 次,可减轻症状。

2. 抗组胺药

通过局部应用组胺拮抗剂,可阻断组胺的扩张血管、增加通透性作用,缓解瘙痒症状。如氯苯那敏,口服每次 4mg,1～3 次/日,滴眼:0.1%～0.5%溶液,3 次/日。

3. 肥大细胞稳定剂

避免激发肥大细胞脱颗粒,亦可缓解临床症状。经典的肥大细胞稳定剂是色甘酸钠滴眼剂,每日 4～6 次滴眼。

4. 糖皮质激素

主要用于严重和顽固性病例,可迅速缓解症状,但可引起激素性高眼压、白内障等,常作为临时应急药物,但不能长期使用,可配合其他药物治疗。

【预后】

季节性过敏性结膜炎是一种自限性疾病,敏感季节过后可自行缓解。部分患者也可随年龄增长而自然脱敏痊愈。

第二节 蚕食性角膜溃疡

蚕食性角膜溃疡又名 Mooren 溃疡(Mooren ulcer),病因不明,是一种慢性、疼痛性角膜溃疡,属特发型角膜溃疡的一种。

【流行病学】

本病在世界范围内属少见或罕见眼病,多见于成年人。我国陈家祺曾报道了 36 年中连续收治的 550 例(715 眼)的临床资料,发病年龄为 14~79 岁,平均为 48.4 岁,35 岁以上者占 79.5%,男性是女性的 1.35 倍,单眼患者占 70%。Kietzman 报道尼日利亚 37 名蚕食性角膜溃疡,多发于 20~30 岁健康男性,36% 的患者发生角膜穿孔。Lewallen 等分析了 287 例蚕食性角膜溃疡的资料后发现,年轻患者中,黑种人是白种人的 5 倍,男性是女性的 1.6 倍,双眼患者中白种人是黑种人的 2.5 倍,老年人是年轻人的 1.5 倍。

【免疫病理】

本病的确切病因不明,已有研究表明,本病是一种眼部自身免疫性疾病。既有细胞免疫介导,又有体液免疫参与。角膜组织在某些因素的影响下,表达了自身抗原性,从而刺激机体产生自身抗体。有学者提出,由于某种情况,使自身角膜变性获得抗原性,而后刺激机体产生抗体,抗原抗体结合形成免疫复合物沉淀在角膜缘,加重局部的炎症反应。角膜局部的浆细胞增多,浆细胞能产生胶原溶解酶,此酶可溶解角膜基质中的胶原组织。同时病变的结膜中胶原酶的活性也增加,能影响角膜而使之发生溃疡。

【组织病理】

角膜病变组织可见浆细胞、多形核细胞、嗜酸性粒细胞、肥大细胞、免疫球蛋白、补体等。角膜上皮细胞基底膜有带状 IgE 状沉着。溃疡周围的结膜组织胶原酶和蛋白水解酶活性增高。胶原酶来源于结膜上皮细胞和多性核细胞,蛋白水解酶来源于活化的中性粒细胞。球结膜的上皮细胞和角膜基质细胞异常表达 HLA-DR 抗原。同时,辅助性 T 细胞的比值较正常对照明显增高。结膜组织细胞异常表达细胞间黏附分子,炎性细胞普遍表达淋巴细胞功能相关抗原-1。

【临床表现】

1. 症状

患者常述说眼红、眼痛、流泪、畏光。眼痛是突出的特点,难以缓解。视力常有下降,可能是中央角膜受累及周边角膜变薄引起的不规则散光。可继发虹膜炎、青光眼和白内障。病情发展快,病情重,在 6 周内累及全角膜。

2. 体征

大多数病例由睑裂处角膜起病,角膜发病初期在周边角膜的基质层出现数个斑状灰白色浸润灶,数周内病灶逐渐融合并向深层发展,病变部位逐渐出现上皮缺损和浅沟,形成溃疡。病变多数先沿角膜缘出现,然后向角膜中央进展,未被累及的角膜仍保持透明,最终病变可累计整个角膜。溃疡靠角膜中央一侧边缘呈穿凿样,溃疡深度可达前 1/3 到前 1/2 角膜基质,一般不向更深层角膜侵蚀。角膜溃疡面常有新生上皮覆盖和新生血管长入,很少引起后弹力层膨出。由于病变组织水肿,溃疡的深度往往不容易估计,若去除溃疡的穿凿样边缘或在边缘用虹膜恢复器轻轻探入,可明确溃疡的深度。如无继发感染,则无前房积脓及穿孔倾向。

【辅助检查】

Gottsch 等用免疫荧光技术在患者血清中检测出抗角膜上皮抗体。Brown 用直接免疫荧光法在患者结膜上皮间隙和上皮细胞发现有免疫球蛋白沉积,有补体与免疫球蛋白相结合。用间接免疫荧等光法检测出抗球结膜上皮和抗角膜上皮的循环抗体。血清 IgA 和循环免疫复合物升高。Murray 和 Rahi 发现患者外周血抑制性 T 细胞较辅助性 T 细胞的数量减少。角膜刮片做培养可明确角膜溃疡的感染来源。

【诊断与鉴别诊断】

本病好发于健康成年人,病程较长,角膜刺激症状严重,剧烈痛疼,难以入眠。病变始于角膜缘,沿角膜缘向中央或巩膜呈溃疡性潜行进展,新生血管很快覆盖,则诊断成立。鉴别诊断包括周边性角膜溃疡和其他角膜溃疡。感染性角膜溃疡有其特征性的分泌物危险因素,如佩戴接触镜,对抗生素治疗反应好。

【治疗】

本病尚无满意的治疗方法:

1. 药物治疗

免疫抑制剂包括皮质类固醇、环磷酰胺、FK506 等。早期患者几乎都可以用皮质类固醇药物。常用泼尼松 30mg 口服,每日早饭后 1 次顿服,或氢化可的松 100mg,加入 10% 葡萄糖液中,静脉点滴,每日 1 次,病情缓解后逐渐减量。有报道使用冲击疗法,每天口服泼尼松 60~100mg 或甲泼尼龙,1000mg,静脉滴注,每日 1 次,共 3~4 天,然后改口服泼尼松(1~2mg/kg)。局部用 0.1% 地塞米松和抗生素眼药水滴眼,每 2 小时 1 次,联合应用睫状肌麻痹剂(如阿托品眼膏),1 次/日。0.2g 环磷酰胺加入生理盐水中缓慢滴注,每日 1 次,总量至 2.0~3.0g。FK506 是一种新型免疫抑制剂,能抑制 T 细胞增殖,抑制 IL-2 产生及其他细胞因子的作用。用 0.1%FK506 滴眼液,每日 4 次,对复发性蚕食性角膜溃疡有较好疗效。环孢素对 T 淋巴细胞亚群亦有选择性的抑制作用。

可选用 3% 半胱胺酸眼水或 2.5% 依地酸钠眼水滴眼,每 2 小时一次;也可采用自家血清滴眼。

抗螨虫治疗和干扰素治疗也都有成功的报道。

2. 手术治疗

(1)球结膜切除术:球结膜切除阻断了溃疡活动部位中性粒细胞和浆细胞等的来源。切除范围包括溃疡两侧各超过 2 个钟点位,向后暴露 4~5mm 巩膜,可联合对巩膜暴露区灼烙或冷冻。该手术适于轻型患者。

(2)板层角膜移植术:手术清除免疫炎性坏死组织和炎性细胞及免疫活性成分,清除了靶抗原组织。中断了免疫性炎症过程,防止了角膜穿孔,重建了角膜正常结构。板层角膜移植是目前治疗蚕食性角膜溃疡疗效最可靠的方法。

(3)穿透性角膜移植术:病变活动期不宜行穿透性角膜移植,待病变结瘢完全后方可考虑。

分段式治疗蚕食角膜溃疡的方法包括:首先局部采用皮质类固醇激素。如溃疡继续进展,可采用球结膜切除。以上两种方法均不奏效时全身应用免疫抑制剂。如病变仍不能控制则采用板层角膜移植术。

【预后】

良性型：临床症状较轻，浸润较局限，常单眼发病，药物或手术容易治愈。恶性型：临床症状较重，病情发展迅速，浸润的范围较大，常双眼发病，角膜穿孔率可达 36％，药物或手术治疗困难，易复发。

（申家泉）

第三节　免疫巩膜炎

巩膜炎(scleritis)为基质层的炎症，对眼的结构和功能有一定破坏性，好发于 20～60 岁，女性多见，大多为双眼。可分为前巩膜炎和后巩膜炎，前者又分为结节性、弥漫性和坏死性。

【免疫病理】

①与多种全身感染性疾病，如与结核、麻风、梅毒、带状疱疹感染后或感染病灶引起的过敏反应有关。②与自身免疫性结缔组织疾病有关，如风湿性关节炎、Wegener 肉芽肿、系统性红斑狼疮、多发性结节性动脉炎等。③其他原因：代谢性疾病，如痛风可能与巩膜炎有关。外伤或结膜创面感染扩散，常见病原体为细菌、真菌和病毒。附近组织如结膜、角膜、葡萄膜或眶内组织炎症直接蔓延也可引起巩膜炎。④还有一些不明原因的巩膜炎，被认定为自身免疫性巩膜炎。

【组织病理】

巩膜炎时出现的浸润、肥厚及结节是一种慢性肉芽肿性病变，有局限性及弥漫性之分，但本质相同，即被侵犯的巩膜表现为慢性炎症的细胞浸润，这些细胞包括多形核白细胞，淋巴细胞和巨噬细胞，形成结节状及弥漫性肥厚的病灶。肉芽肿被多核的上皮样巨细胞和新旧血管包绕，有的血管有血栓形成，表现出血管炎的特点。这些变化有时向周围扩展，远超出肉芽肿的部位，最先累及远离病变处的巩膜黏多糖，表现为胶体铁染色减弱。在接受肉芽肿处纤维被黏液水肿推开，而黏多糖只能形成斑状着染。在电镜下可见胶原纤丝也吸收染色剂。此处细胞改变是胶原纤维细胞的数量和活性明显增加，而在肉芽肿内，细胞成分显著增加，该区域被浆细胞、淋巴细胞和巨噬细胞所浸润外，其中有些聚合成巨细胞。巩膜胶原纤丝失去在偏振光下的双折光现象。在坏死性区域，可见以浆细胞为主的浸润细胞集团，胶原纤维增生。在此部位有来源于上巩膜或脉络膜的簇状新生血管。新旧血管都有中层坏死，黏多糖沉积，并可见血栓形成。很多血管内及周围有纤维蛋白沉积。

病变表浅时，结膜下及巩膜浅层均受侵犯，巩膜水肿可显层间分离，其间隙淋巴细胞浸润，同时浅层巩膜血管充血，淋巴管扩张。轻型者愈后多不留痕迹。侵犯巩膜前部的炎症也会波及到角膜，相反前房积脓性角膜炎亦可波及到巩膜而产生浅层巩膜炎。深层巩膜炎亦多累及浅层巩膜，而在坏死性巩膜炎时，病灶中心区产生类纤维蛋白坏死，其周围有大单核细胞如栅栏状围绕，严重时在炎症细胞浸润中心可发生片状无血管区（动脉闭塞），组织变性坏死，而后可发生脂肪变性或玻璃样变性、钙化等。坏死部逐渐吸收纤维化而形成瘢痕，此局部巩膜薄变而扩张，或组织肥厚形成所谓"肥厚性巩膜炎"。

【临床表现】

1. 前巩膜炎

病变部位位于赤道部之前，双眼先后发病。①疼痛剧烈，有刺激症状。眼球运动使疼痛加剧。②视力下降。③巩膜病灶。

一次发作可持续数周,病程反复、迁延可达数月或数年;炎症消退后,病变区巩膜被瘢痕组织代替,巩膜变薄,葡萄膜颜色显露而呈蓝色。可并发葡萄膜炎、角膜炎、白内障,因房角粘连可形成继发性青光眼。

(1) 结节性前巩膜炎:约占44%。病变区巩膜呈紫红色充血,炎症浸润与肿胀,形成结节样隆起,结节质硬,压痛,不能推动。40%病例可有数个结节,并可伴有表层巩膜炎。

(2) 弥漫性前巩膜炎:约占40%,巩膜呈弥漫性充血,球结膜水肿。60%累及部分巩膜,40%累及整个前巩膜。

(3) 坏死性巩膜炎:是一种破坏性较大、常引起视力损害的巩膜炎症,约占14%。发病时眼痛明显,病情发展迅速。病理改变为巩膜外层血管发生闭塞性脉管炎,病灶及其周围出现无血管区,可局限化或蔓延扩展,巩膜坏死变薄,显露出脉络膜,也可在巩膜上先出现无血管区和灰黄色结节。随后,巩膜发生软化、坏死和穿孔,因此又名为穿孔性巩膜软化症。常双眼发病,病程长短不一,一些患者常有严重的自身免疫性疾病。

2. 后巩膜炎

后巩膜炎为发生于赤道后方巩膜的一种肉芽肿性炎症。临床少见,约占2%,单眼多见,一般眼前段无明显改变,诊断较困难。

程度不同的眼痛和压痛,眼睑及球结膜水肿,眼球轻度突出,因眼外肌受累可致眼球运动受限及复视。若合并葡萄膜炎、玻璃体混浊、视盘水肿、渗出性视网膜脱离时,视力明显减退。

【辅助检查】

要依靠辅助检查,如B超、CT、MRI等检查可显示后部巩膜增厚。

【诊断及鉴别诊断】

1. 诊断

眼病、视力下降、有影像学资料可以诊断,具有病理学资料可以确诊。

2. 鉴别诊断

眶蜂窝织炎,其症状及眼球突出更明显。

【巩膜炎的治疗】

1. 病因治疗

积极诊断与治疗原发病。

2. 抗炎治疗

糖皮质激素及非糖皮质激素、免疫抑制剂等。

3. 手术治疗

对坏死、穿孔的巩膜部位可试行异体巩膜移植术。

第四节 干 眼 征

Sjögren综合征(Sjögren syndrome, SS)又称舍格伦综合征,是一种以口、眼干燥为特征,主要累及泪腺及大小唾液腺等全身自身免疫性外分泌腺疾病。1882 年 Leber 首先描述了 SS 的主要眼部表现为角膜炎,1888 年 Hadden 首次对一例老年妇女的口腔干燥和泪腺分泌缺乏作了详细描述,1933 年 Sjögren 对 SS 进行了全面研究,认识到本病病理改变的广泛性,并强调眼改变是全身疾病的局部表现,确定了 SS 是一独立的全身性疾病。

【流行病学】

本病好发于女性,尤以 40 岁以上妇女多见,男女之比为 1∶(10～20)。肾损害临床较为少见。

【免疫病理】

确切病因尚未明确,可能涉及自身免疫因素如遗传、病毒感染等。

1. 病毒感染

EB 病毒、巨细胞病毒、HIV 病毒等。有研究证实在原发性 SS 患者的涎腺、泪腺、肾脏标本上检测出 EB 病毒及其 DNA 基因。

2. 遗传因素

免疫遗传研究提示本病的免疫反应基因与主要组织相容复合体中某个特定基因如 HLAB8、DR3 处于连锁不平衡。因此,HLAB8 及 DR3 抗原携带者患本病率相对高。经研究发现,SS 可在家族中聚集出现。

3. 患者的体液免疫与细胞免疫异常

如血液中出现多种器官特异性和非特异性抗体,如抗 SSA、抗 SSB、抗核抗体、抗 DNA 抗体、抗涎腺导管上皮抗体等;同时可出现抑制性 T 细胞减少等 T 淋巴细胞亚群的变化。

【组织病理】

本病主要累及腮腺、泪腺及其他外分泌腺体,由淋巴细胞、浆细胞等浸润而引起腺体的分泌功能障碍。本病分为原发性 SS 及继发性 SS,如仅有外分泌腺受累,不合并其他免疫性疾病者称为原发性 SS;同时伴有其他结缔组织损害或继发于系统性红斑狼疮、类风湿关节炎、系统性硬化症等自身免疫性疾病,则称之为继发性 SS。

本病可累及全身各系统,肺为最常见的受累器官之一。SS 肾损害大部分为小管间质性肾炎,小部分为肾小球肾炎,以女性居多,约占 90%,起病在 40～60 岁。

【临床表现】

1. 唾液腺受累

发生干燥性口炎,自觉口干、唇干、口渴,咀嚼困难及吞咽困难,尚伴有齿龈炎及龋齿。

2. 泪腺受累

眼干,发生干燥性角膜结膜炎,常伴角膜溃疡。

3. 其他外分泌腺受累

呼吸道及消化道干燥,易发生鼻干、咽干,易发生支气管炎、肺炎、慢性萎缩性胃炎、慢性胰腺炎,还可有阴道干燥,皮肤干燥,全身瘙痒。

4. 腺外器官受累

肺为主要受累器官,后者可有小气道功能减低、肺间质纤维化。肾受累为多样性,如小管间质性损害、不完全性 RTA、肾钙化、肾结石、肾小球肾炎、肾功能衰竭等。

【诊断及鉴别诊断】

国际上有多种 SS 的诊断标准,包括哥本哈根标准、圣地亚哥标准、Fox 标准、中国标准和 2001 年的美国 2 欧洲联盟标准等。第八届 SS 国际专题会议提出的 2002 年 SS 国际分类(诊断)修订标准(表 51-1),其敏感性为 88.3%~89.5%,特异性为 95.2%~97.8%。

表 51-1 干燥综合征分类标准

Ⅰ	口腔症状:3 项中有 1 项或 1 项以上
	1 每日感口干持续 3 个月以上
	2 成年后腮腺反复或持续肿大
	3 吞咽干性食物时需用水帮助
Ⅱ	眼部症状:3 项中有 1 项或 1 项以上
	1 每日感到不能忍受的眼干持续 3 个月以上
	2 有反复的砂子进眼或砂磨感觉
	3 每日需用人工泪液 3 次或 3 次以上
Ⅲ	眼部检查任 1 项或 1 项以上阳性
	1 Schirmer 试验(+)(≤5mm/5min)
	2 角膜染色(+)(≥4vanBijsterveld 计分法)
Ⅳ	组织学检查下唇腺病理活检:淋巴细胞灶≥1(指 4mm² 组织内至少有 50 个淋巴细胞聚集于唇腺间质者为 1 个灶)
Ⅴ	涎腺检查任 1 项或 1 项以上阳性
	1 唾液流率(+)(≥1 5ml/15min)
	2 腮腺造影(+)
	3 涎腺放射性核素检查(+)
Ⅵ	自身抗体:抗 SSA 或抗 SSB(+)(双扩散法)

1. 原发性干燥综合征

无任何潜在疾病的情况下,符合有下述任 1 条则可诊断:

(1) 符合表 51-1 中 4 条或 4 条以上,但必须含有条目Ⅳ(组织学检查)和(或)条目Ⅵ(自身抗体)。

(2) 条目Ⅲ、Ⅳ、Ⅴ、Ⅵ 4 条中任 3 条阳性。

2. 继发性干燥综合征

患者有潜在的疾病(如任一结缔组织病),而符合表 51-1 的Ⅰ和Ⅱ中任 1 条,同时符合条目Ⅲ、Ⅳ、Ⅴ中任 2 条。

必须除外:颈头面部放疗史,丙型肝炎病毒感染,艾滋病(AIDS),淋巴瘤,结节病,移植物抗宿主(GVH)病,抗乙酰胆碱药的应用(如阿托品、莨菪碱、溴丙胺太林、颠茄等)。本病有时易被漏诊或误诊为其他结缔组织病,如系统性红斑狼疮、类风湿关节炎、系统性硬化症等自身免疫性疾病,故在诊断其他结缔组织疾病时应考虑本病的可能。

该病的早期诊断注意与其他结缔组织病相鉴别,如系统性红斑狼疮、类风湿关节炎、系统性硬化症等自身免疫性疾病。

【治疗】

目前对 SS 尚无根治方法,主要为对症治疗。全身治疗可采用肾上腺糖皮质激素及细胞毒类药物等免疫抑制剂,也可应用免疫调整剂胸腺素等。

（一）一般治疗

对干燥症状明显的眼部和口腔干燥难受者,可用 0.5%～1%甲基纤维素生理盐水点眼或 2%浓度该药漱口,鼻腔干燥以生理盐水滴鼻为宜。并发感染者应用抗生素治疗。

（二）糖皮质激素

药物剂量应视病情轻重而定。出现肾病综合征时泼尼松的剂量为 1mg/(kg·d)或以上,或同时合并使用环磷酰胺冲击治疗。

（三）环磷酰胺

治疗剂量为 2～4mg/(kg·d),缓解后需维持治疗。可单独使用或联合使用皮质激素治疗。

（四）胸腺素

常用量 5mg/次,隔天 1 次,肌内注射,3 个月为一疗程,很少有毒性反应。

（五）纠正酸中毒及电解质紊乱

对远端肾小管酸中毒者需长期补充碱性药物及电解质。

（六）中医药治疗

雷公藤及其制剂对 SS 及 SS 肾损害有效。中药养阴生津类与其他治法配合使用,可改善临床症状。

（王　冰）

参 考 文 献

Abelson MB, Allansmith MR, Friedlaender MH. 1980. Effects of topically applied occular decongestant and antihista-mine. Am J Ophthalmol, 90(2):254-257.

Abelson MB, Gomes PJ, Vogelson CT, et al. 2005. Effects of a new formulation of olopatadine ophthalmic solution on nasal symptoms relative to placebo in two studies involving subjects with allergic conjunctivitis or rhinoconjunctivitis. Curr Med Res Opin, 21(5):683-691.

Abiose A, Merz M. 1983. Cryosurgery in the management of vernal keratoconjunctivitis. Ann Ophthalmol, 15(8):744-747.

Azevedo M, Castel-Branco MG, Oliveira JF, et al. 1991. Double-blind comparison of levocabastine eye drops with sodium cromoglycate and placebo in the treatment of seasonal allergic conjunctivitis. Clin Exp Allergy, 21(6):689-694.

Cazabon S, Over K, Butcher J. 2005. The successful use of infliximab in resistant relapsing polychondritis and associated scleritis. Eye (Lond), 19(2):222-224.

French DD, Margo CE. 2008. Postmarketing surveillance rates of uveitis and scleritis with bisphosphonates among a national veteran cohort. Retina, 28(6):889-893.

Garrity JA, Liesegang TJ. 1984. Ocular complications of atopic dermatitis. Can J Ophthalmol, 19(1):21-24.

Hakin KN, Ham J, Lightman SL. 1991. Use of orbital floor steroids in the management of patients with uniocular non-ne-crotising scleritis. Br J Ophthalmol, 75(6):337-339.

Kenyon KR, Berman M, Rose J, et al. 1979. Prevention of stromal ulceration in the alkali-burned rabbit cornea by glued-on contact lens. Evidence for the role of polymorphonuclear leukocytes in collagen degradation. Invest Ophthalmol Vis Sci, 18(6):570-587.

Sigelman S, Friedenwald JS. 1954. Mitotic and wound-healing activities of the corneal epithelium; effect of sensory dener-vation. AMA Arch Ophthalmol, 52(1):46-57.

Tuft SJ, Watson PG. 1991. Progression of scleral disease. Ophthalmology, 98(4):467-471.

Watson PG, Hayreh SS. 1976. Scleritis and episcleritis. Br J Ophthalmol, 60(3):163-191.

第五十二章　内眼免疫病

第一节　晶状体过敏性葡萄膜炎

晶状体过敏性葡萄膜炎(phacoallergic uveitis)是由于晶状体皮质逸出囊外所致的一种过敏性葡萄膜炎。过敏原为晶状体蛋白,本病属自身免疫性疾病。

【免疫病理】

正常晶状体有完整的囊膜,且无血管,处于免疫隔绝状态。在某些诱因存在如眼外伤致晶状体破裂,白内障囊外摘除等,晶状体皮质逸出囊外,刺激葡萄膜,引起过敏反应。一般认为,晶状体过敏性葡萄膜炎属于迟发性超敏反应性。诱因使晶状体的隐蔽抗原晶状体蛋白逸出,其抗原决定簇暴露,成为自身抗原,抗原随血流达葡萄膜。晶状体蛋白进入血循环,可刺激 B 淋巴细胞变成浆细胞而产生抗体,与抗原相遇时能结合成抗原抗体复合物,沉积在葡萄膜血管基底膜和间隙里,进而激活补体 C3a、C5a、C167,粒细胞趋化因子吸引中性粒细胞向病灶聚集,释放溶酶体等,损伤组织。补体激活物还可作用于嗜碱粒细胞、肥大细胞释放组胺等活性物质,引起葡萄膜炎。

【组织病理】

急性反应区中心先以多形核性白细胞为主,随后单核细胞渐占优势。可见被析出的晶状体物质,表面有炎性细胞堆积,发生坏死反应越强烈,坏死的细胞也越多。在反应区外围,有组织细胞、上皮样细胞、巨细胞和一种淡染的年轻间叶细胞的合胞体共同形成包围圈。虹膜睫状体也有这些细胞堆积,形成结节状浸润病灶;虹膜与晶状体常被炎性纤维紧密胶着。脉络膜视网膜,特别是其血管周围,有程度不同的单核细胞浸润。

【临床表现】

（一）症状

发病较轻,可有眼红痛,视物不清。引起继发性青光眼则可表现为眼胀痛、虹视、头痛、恶心、呕吐等。

（二）体征

晶状体皮质进入前房后 1～14 天,眼科检查可见眼睑及结膜充血水肿,睫状充血或混合充血,角膜水肿,大量羊脂状 KP。有时前房积脓,虹膜广泛后粘连。继发青光眼时眼压升高,睫状压痛,可由于晶状体碎片为吞噬细胞堵塞房角所致。

眼后节表现一般不明显,有时视网膜表面散布着沉淀物,呈视盘炎及视网膜血管炎。

【辅助检查】

晶状体皮肤过敏试验:采用晶状体的浸出液做皮下过敏试验呈阳性反应,正常人为阴性。

【诊断与鉴别诊断】

1. 诊断

晶状体外伤或白内障囊外摘除后发生的葡萄膜炎,角膜后羊脂状 KP 突然增多,有继发青光眼者,可诊断本病。在白内障成熟期或过熟期的患者,如自发地发生葡萄膜炎及继发青光眼,有羊脂状 KP 者也支持本病的诊断。

2. 鉴别诊断

本病主要应与交感性眼炎鉴别。而交感性眼炎是双眼同时发炎且炎症的消长是平行的。此外应注意与白内障手术后感染相鉴别,该病发病急剧,而晶状体过敏性炎症一般在术后 10 天以上才发生。

【治疗】

清除滞留于眼内的晶体皮质,最好在显微镜下仔细手术清除干净。

局部应用皮质类固醇及非甾体抗炎药,病情重者可全身使用。

其他可应用 1%阿托品眼膏滴眼,1～2 次/日,继发青光眼时应行抗青光眼治疗。

第二节　视神经炎

视神经炎(optic neuritis)是指能够阻碍视神经传导,引起视功能一系列改变的视神经病变,如炎症、退变及脱髓鞘疾病等。临床又常分为视盘炎和球后神经炎两类。

【流行病学】

在美国明尼苏达州 Olmstead 县,每年急性视神经炎发病率是 5.1/10 万,患病率是 115/10万。奥克尼(Orkney)岛和苏格兰北部异常高发区患病率可高达 300/10 万。瑞典斯德哥尔摩的发病率为 1.5/10 万。芬兰平均每年视神经炎发病者在 194/10 万。视神经炎在亚太地区相对少见。大多患者在 20～50 岁发病,平均发病年龄 30 岁,儿童发病少见,60 岁以上老人发病罕见。

【免疫病理】

常见于全身性急性或慢性传染病感染之后,如脑膜炎、流行性感冒、麻疹、伤寒、腮腺炎、结核、梅毒等,也可继发于眼眶、鼻窦、牙齿炎或由于葡萄膜炎蔓延引起。原因不明者约占半数,可能与变态反应有关,林区的疏螺旋体感染引起的莱姆病所致视神经炎,铅中毒、烟酒中毒视神经炎亦不少见。

已知 1/3 的视神经炎患者的脑脊液中,可检出单克隆 IgG 抗体。这些患者的血清麻疹抗体也明显升高。此外,在视神经炎患者的脑脊液中,还可查到抗风疹、副流感病毒及抗 EB 病毒的抗体。应用同种异体的脊髓混悬液加 Freund 完全佐剂免疫豚鼠,可诱发实验性变态反应视神经炎,病理检查可见造模动物的视神经、视交叉及脑组织有单核细胞浸润,也可看到神经局部性脱髓鞘及视神经网膜炎症。有的球后视神经炎患者脑脊液中 γ-球蛋白增高,若单克隆抗体增高90%,提示有多发性硬化症。

【组织病理】

早期白细胞渗出,主要是中性粒细胞聚集于病灶周围,神经纤维肿胀并崩解。然后巨噬细胞出现并清除变形的髓鞘物质。慢性期炎症细胞以淋巴细胞及浆细胞为主,中等程度受损的视神经会形成少量的瘢痕组织。严重受损的神经纤维将被神经胶质细胞增生所替代。由于神经组织肿胀而致视神经内部压力增高,轴浆运输受阻,局部缺血和缺氧进一步加重,神经纤维逐渐失去代偿而萎缩。

【临床表现】

急性视神经炎患者常表现有视力突然下降。慢性视神经患者则表现为缓慢减退,远近视力均不良。可伴有眼痛、球后痛,运动痛等,但也有人无眼痛。视野中心暗点、旁中心暗点、哑铃性暗点,或中心暗点内有绝对暗点核。周边视野可出现同心性视野缩小或多形缺损。

眼底检查:视盘炎者眼底视盘潮红,视盘表面混浊;视盘呈轻度隆起不超过 2~3D,边界不清,筛板模糊生理凹陷消失。视盘周围视网膜水肿呈放射状条纹,视盘表面及边缘有小出血;视网膜静脉怒张弯曲或有白鞘。病变波及黄斑时可有水肿、出血及渗出物,甚至成星芒状扇形白斑,称视神经网膜炎。球后视神经炎患者的眼底早期可无异常,但视力却显著减退;3~4 周后视盘颞侧可显露出色淡或变白,毛细血管减少,为胶质组织增生所致。瞳孔常呈中度或极度散大,单眼直接对光反应迟钝或消失,间接对光反应存在。

【辅助检查】

检测 mt-DNA 发现 11778 位点突变。球后视神经炎患者脑脊液中 γ-球蛋白增高,90% 单克隆抗体增高,提示有多发性硬化症。多发性硬化与组织相容性抗原系统密切相关,HLA 检测,HLA-A$_3$、B$_7$ 阳性有助于诊断,在我国以 HLA-DR$_2$、DRW$_8$ 和 DQW$_1$ 阳性率最高。

【诊断与鉴别诊断】

根据视力、眼底改变及视野等一般可拟确诊,但必须要有两项客观指标。详尽的病史、眼部及全身检查。对比敏感度、色觉检查及视觉诱发电位等均有一定诊断价值。视盘水肿,视力早期一般正常,其眼底改变:视盘水肿隆起大于 3D,视盘周围有出血和渗出物,颅内压常升高。假性视神经炎,视力可正常或下降,视盘正常或微隆起,视网膜动静脉均可有轻度扩张、弯曲。缺血性视盘病变,视力突然减退但较轻,视盘水肿小于 3D,色较淡,可有小出血点,视神经萎缩常呈局限性。

【治疗】

首先要积极寻找诱因,针对病因进行治疗。早期多采用大剂量糖皮质激素,开始宜用静脉滴注地塞米松 10mg,有效后可逐渐减量,然后再改口服,一般治疗不宜太短,维持时间在两个月左右。可同时局部给予泼尼松龙或地塞米松球旁注射、Tenon 囊下注射或球后注射。抗生素的应用根据有无感染性炎症而定,可用青霉素 800 万单位静脉滴注。对于重症视神经炎可先采用甲泼尼龙 500~1000mg 冲击疗法 3~5 天,再减量。其他神经营养药物可用维生素 B$_1$ 100mg 肌内注射 10 天、维生素 B$_{12}$ 250μg 肌内注射 10 天,肌苷 0.2g,3 次/日,均有一定疗效,活血化瘀类药物如复方丹参、葛根注射液等也有良好效果。体外反搏及高压氧治疗也有一定疗效。

【预后】

视盘炎起病较急,轻度者可完全吸收,不留任何后遗症,视力可完全恢复。如已发生视神经萎缩,则预后较差,视力多不能完全恢复,甚至可完全失明。但也有视盘苍白,而视力和视野仍可恢复正常者,急性球后视神经炎者预后较好,视力减退甚至失明,也常可逐渐恢复。慢性者常造成程度不等的永久性视力损害。

(申家泉)

第三节 交感性眼炎

交感性眼炎(sympathetic ophthalmic)是指一只眼受穿孔性外伤或内眼手术而引起的双眼肉芽肿性葡萄膜炎。有感染和过敏学说,很可能是二者的结合作用。

【免疫病理】

由于外伤及某种因素,正常眼组织结构被破坏,机体对此作为抗原的免疫认识而引起超敏反应。实验证明应用中等量的 S-抗原可制成与交感性眼炎相似的动物模型。近年来又强调抑制性/细胞毒性 T 细胞对色素细胞、光感受器等的破坏作用。根据眼外伤与发病的时间,肉芽肿性炎症反应和体外细胞免疫检查的结果,说明本病是一种迟发型自家免疫性葡萄膜炎,并发现患者的 HLA-A11 检出率高,可能有遗传易感性基因。

【临床表现】

1. 刺激眼

眼球受伤后伤口愈合不良,或愈合后炎症持续不退,顽固性睫状充血,同时出现急性刺激症状,眼底后极部水肿,视盘充血,角膜后有羊脂状 KP,房水混浊,虹膜变厚发暗。

2. 交感眼

起初有轻微的自觉症状,眼痛、畏光、流泪、视力模糊。刺激症状逐渐明显,轻度睫状充血,房水混浊,细小 KP。随着病情发展出现成形性炎症反应,虹膜纹理不清,瞳孔缩小而虹膜后粘连,瞳孔缘结节、瞳孔闭锁,玻璃体混浊,视盘充血、水肿;周边部脉络膜可见细小黄白色类似玻璃膜疣样病灶,逐渐融合扩大,并散布到整个脉络膜。恢复期后眼底遗留色素沉着,色素脱色和色素紊乱,眼底可出现"晚霞样"改变。

【诊断与鉴别诊断】

1. 诊断

有眼球穿通伤史及双眼炎症反应。当交感眼出现 KP 前房和前部玻璃体有浮游物和闪辉时,即可考虑交感性眼炎的发生。把已经失明的刺激眼摘除后可作病理学检查进一步确诊。

2. 鉴别诊断

对一眼有外伤史、另眼有刺激症状者,要尽力排除交感眼原发病灶。

排除晶体性葡萄膜炎、葡萄膜大脑炎(VKH):它们有难以鉴别的共同点,也各有特点。

与贝赫切特综合征相鉴别。

【治疗】

一经诊断,及时散瞳,控制炎症,进行综合治疗。

首选药物 大量皮质类固醇,每日晨口服泼尼松 60~80mg,以后根据病情酌情减为隔日给药一次,待炎症消退后仍应持续用维持量数月,切不可随便停用,或提前减少药量。

激素不能继续应用者,可用免疫抑制剂如福可宁或环磷酰胺等。

局部和全身应用抗生素及辅助治疗。

刺激眼经过早期积极治疗,视力已完全丧失者应早期手术摘除。若有恢复视力之可能者,仍应积极救治双眼。

一般应随诊 3 年以上。每年随访一次。

第四节　葡萄膜大脑炎

特发性葡萄膜大脑炎(idiopathic uveo-encephalitis)又称 Vogt-小柳-原田综合征、色素膜-脑膜炎,是一种原因不明的累及全身多器官如眼、耳、皮肤、脑膜的综合征。Alfred Vogt(1906)和小柳美三(1941)先后报道了一种伴有毛发变白、脱发、皮肤脱色斑及听力损害的双眼葡萄膜炎,发病前有脑膜刺激症状,称为 Vogt-小柳综合征;1926 年原田永之助报道了一种伴有视网膜脱离的双眼渗出性葡萄膜炎,发病前亦有脑膜刺激症状,称为原田病。此后,根据不断观察,发现两者之间并无明显界线,实际上均属于弥漫性渗出性葡萄膜炎,仅病变程度、主要受害部位和各种症状、体征出现的早晚略有不同而已,故被统称为 Vogt-Koyanai-Halada 综合征(VKH)。

【流行病学】

本病多见于黄种人,易复发,病程长,有的可达数十年。各个年龄段均可发病,常见于 30～40 岁。男女患病比率约为 1:1。

【免疫病理】

本病病因至今尚无一致认识。有病毒感染说、自身免疫说或两者的综合。Ohno(1984)认为本病与交感性眼炎均有免疫遗传背景。文献报道本病有 HLA-DR4、DRW53Z 增高,尤以 HLA-DRW53 为显著。

【组织病理】

组织学改变与交感性眼炎极为相似,其不同处仅为于本病的肉芽组织发育的更加成熟;上皮样细胞不像在交感性眼炎中聚集在一起,而且在形态上也更像成纤维细胞;视网膜出现坏死,在交感性眼炎标本中从未见过。但亦有人认为是完全一致的。

【临床表现】

本病为双侧弥漫性葡萄膜炎,伴有头痛和颈项强直等脑膜刺激症状,以及耳鸣,听力下降。皮肤色素脱失,白癜风,全身毛发变白等全身情况。

临床分为三个阶段:

1. 前驱期

脑炎、脑膜炎期。患者在眼症状出现前常有头痛、头晕、耳鸣、全身不适等感冒症状。严重者可出现高热、头痛、颈项强直以至昏迷。CSF 检查可有蛋白和淋巴细胞数增加,并表现病理性脑电图。5～6 天后脱发、眉毛变白、白癜风、斑秃和听力障碍等一系列症状逐渐出现。

2. 眼病期

葡萄膜炎期双眼同时或先后出现弥漫性、渗出性葡萄膜炎。视力迅速下降,伴有羞明、眼疼、闪光、飞蚊、变形。眼部检查:①小柳型,以前部色素膜炎为主。睫状体充血、角膜后沉着物,虹膜结节及后粘连等,短期内可形成瞳孔闭锁或膜闭,因而眼底不能窥见。常因继发青光眼而失明。②原田型,急性弥漫性渗出性脉络膜炎。视网膜高度水肿或视网膜脱离,视力可降至光感。前部色素膜炎症较轻,仅见角膜后沉着物和房水闪光,玻璃体虽然混浊,但多能窥见眼底,数周后视网膜水肿及脱离可自行消退。眼底因葡萄脱失似晚霞之赤色,脉络膜血管外露,反复发作。

3. 恢复期

眼内炎症逐渐消失,6 个月至 1 年。视网膜脱离复位,眼底有色素沉着,由于视网膜色素上皮崩溃脱失,眼底呈晚霞状。严重者可有各种并发症,如白内障、继发性青光眼,甚至失明。

【辅助检查】

有神经系统症状时,应行颅脑 CT 或 MRI 排出神经系统疾病。

有脑膜刺激征者应做腰穿,行脑脊液检查。

眼底荧光血管造影。

【诊断】

有双眼弥漫性色素膜炎。前节发展为肉芽肿性炎症,后节视盘及黄斑部局限性视网膜脱离,以及晚期的"晚霞样"眼底。并伴有毛发及皮肤等处改变者应考虑该病诊断。

【治疗】

1. 充分持久散瞳,防止虹膜后粘连

2. 局部

皮质类固醇眼水点眼,也可结膜下及球旁注射。

3. 肾上腺皮质激素全身治疗

大剂量激素控制病情后,迅速减量,用小剂量激素维持。

4. 免疫抑制剂

环磷酰胺等可以试用。

5. 明显颅内压增高者,应用 20% 甘露醇脱水治疗

6. 急性期可用大剂量免疫球蛋白静脉滴注

7. 其他

抗生素、抗病毒药物,前列腺素抑制剂,ATP、辅酶 A、肌苷等支持药物,中药:清热解毒、利湿明目中药。

第五节　视网膜静脉周围炎

视网膜静脉周围炎(retinal periphlebitis)又称青年复发性视网膜玻璃体出血。由 Henry Eales 于 1882 年首先阐明玻璃体积血与视网膜静脉的关系,故又名 Eales 病。

【流行病学】

本病多见于 20~30 岁男性。两眼多在一年内先后发病,且易复发。近年来,有人认为本病亦损害动脉,且病因不明,应改称特发性视网膜血管炎。但据文献及作者临床所见,本病累及动脉者仅一小部分病例,而且均以静脉炎症为主,因此并无改名之必要。

【免疫病理】

发病相关因素多种多样,结核感染为常见诱因已被多数学者所承认。其发病机制,除少数是结核杆菌由血源或局部蔓延直接侵袭外,就绝大多数而言,则为由结核菌素类引起的 III 型变态反应。脓毒性病灶,如慢性扁桃体炎、龋齿、皮肤脓肿等,亦为本病较常见的诱因。此外,血栓闭塞性脉管炎、蛔虫病、梅毒、结节病、Behçet 综合征等,也有引起本病的报道。有两种不同情况,一是肉芽肿性,病变处视网膜静脉管壁及其周围组织有淋巴细胞结节状浸润,其间杂有上皮样细

胞及巨细胞,静脉壁可见梭形膨胀。附近视网膜组织可以发现裂隙,并有内皮细胞覆盖,可能是表面血管吻合的开始。静脉内皮细胞亦有增生,严重时可阻塞内腔而使血流停滞。另一类比较多见,表现为非特异性炎症改变。

【组织病理】

这两种性质的静脉炎症,均可见到病灶附近视网膜出血及玻璃体积血,在偶然情况下,亦均可波及邻近小动脉。病灶附近纤维蛋白团块,视网膜出血和玻璃体积血,最终形成极化膜。视网膜静脉周围炎大多是原发的。病变局限于视网膜。也可以由葡萄膜炎症蔓延而来。即所谓继发性视网膜血管炎。

【临床表现】

1. 玻璃体积血

因受累血管的大小、出血量多少及部位而定。若病变位于眼底周边部小血管且出血量不多者,患者多无自觉症状或仅有飞蚊症;当侵及较大静脉,出血量多时可突破内界膜进入玻璃体。或出血虽少而位于黄斑及其邻近者,视力突然减退。严重者可迅速下降至眼前指数,手动、甚至仅剩光感。开始1~2次的玻璃体积血吸收较快,发病数周内可大部消失,视力亦随之好转。如果黄斑尚未损害,视力可恢复至正常或接近正常。

2. 易复发

屡次反复后,玻璃体积血越来越不易吸收,最终机化,表现为不同范围、不同形态的机化膜。机化膜可有新生血管,薄弱的新生血管壁易破裂,更增加了出血反复发作的机会。另外,机化膜的收缩亦易于导致牵拉性视网膜脱离。

【辅助检查】

眼底改变:视网膜静脉扩张迂曲呈扭结状,管壁伴有白鞘,附近有火焰状或片状出血,其间杂有灰白色境界模糊的渗出斑,渗出斑部分掩盖静脉,使静脉似中断或切削状。病灶处视网膜轻度水肿混浊,有时也可见到累及邻近小动脉,出现白鞘或被渗出覆盖。玻璃体有大量积血者,眼底无法窥见。

本病初起时一般只发生在某支或某几支周边部静脉小分支,以后波及较大静脉,但也有一开始就有较大静脉受累者。当发生于视盘或其附近的静脉时,视盘面水肿混浊,近处视网膜出血、水肿明显,黄斑可见星芒状渗出。炎症活动期间,偶尔亦可见到脉络膜炎症病灶。病灶呈斑块状,灰黄色或灰白色。边界模糊,位于视网膜血管后方,与视网膜炎症静脉间隔一些距离。炎症静止期间,视网膜出血及水肿消失,视网膜静脉管径恢复正常或变的狭窄,静脉管壁残留白鞘。如果炎症时有静脉阻塞,则该支呈现节段状或整支血管白线化。邻近处可见新生血管形成吻合,并有瘢痕性白斑及色素斑点。

【诊断与鉴别诊断】

1. 诊断

本病大多双眼受累,两侧病情严重程度及复发频率并不一致。在一眼有玻璃体大量积血而眼底不能检查时,不管另眼有无症状均应充分扩瞳后检查眼底。如在周边部见到一处或数处小分支充盈迂曲;附近有出血或渗出病灶,静脉管壁白鞘或浑浊,即可作为本病的临床诊断依据。全面体检和必要的化验室检查很重要。

2. 鉴别诊断

胸部透视或摄片等检查有无结核或类肉瘤病（结节病），皮肤、口腔、耳鼻喉科检查有无脓毒性病灶或浅表溃疡；行抗"O"、梅毒快速血浆反应素试验、血象、大小便常规等检验。

因本病主要原因为结核变态反应，结核菌素试验似乎是必要的，但皮试阳性，不能肯定眼病是由结核所引起的；而 PPD 试验有时能使病情急剧恶化，视力可以受到毁灭性损害，这种惨痛教训，临床上时有发生。所以只要患者有结核既往病史或见到全身的非活动性结核如肺门或肺部纤维化、钙化病灶，即可据此做实验治疗观察，即使不能证明结核，亦可做一个阶段的诊断性抗结核治疗。

【治疗】

开始 1～2 次玻璃体出血，能较快自行吸收。但多次反复者应用激光光凝病变血管可防止复发，文献上有治疗成功的报道。严重的玻璃体积血，在 3 个月内不见消退，并有机化膜形成导致牵拉性视网膜脱离危险者，可作玻璃体切割术，同时进行眼内激光，光凝可疑病变血管。

全身治疗，积极抗结核病治疗或对症治疗；应用止血剂，后期可用活血化瘀剂；有文献报道激素有害无益，目前尚有争议。

【预后】

本病视力的预后取决于黄斑是否受累，牵拉性视网膜脱离是否发生，玻璃体积血多少，或频繁复发者，一般预后较差。玻璃体大量积血，特别是反复发作后的玻璃体积血，常不易消失，终因机化而形成玻璃体增生膜。严重者可因增生膜收缩而引起牵拉性视网膜脱离，预后不良。

（王　冰）

参 考 文 献

Atkins EJ, Biousse V, Newman NJ. 2006. The natural history of optic neuritis. Rev Neurol Dis, 3(2):45-56.

Bhooma V, Sulochana KN, Biswas J, et al. 1997. Eales' disease: accumulation of reactive oxygen intermediates and lipid peroxides and decrease of antioxidants causing inflammation, neovascularization and retinal damage. Curr Eye Res, 16 (2):91-95.

Kronenthal RL. 1981. Nylon in the anterior chamber. Ophthalmology, 88(9):965-967.

Kutsal YG, Altioklar K, Atasu S, et al. 1987. Eales' disease with hemiplegia. Clin Neurol Neurosurg, 89(4):283-286.

Optic Neuritis Study Group. 1991. The clinical profile of optic neuritis. Experience of the Optic Neuritis Treatment Trial. Optic Neuritis Study Group. Arch Ophthalmol, 109(12):1673-1678.

Rahi AH, Garner A. 1976. Immunopathology of the Eye. Oxford, England: Blackwell Scientific Publications.

Rizzo JF 3rd, Lessell S. 1991. Optic neuritis and ischemic optic neuropathy. Overlapping clinical profiles. Arch Ophthalmol, 109(12):1668-1672.

Sanborn GE, Kivlin JD, Stevens M. 1984. Optic neuritis secondary to sinus disease. Arch Otolaryngol, 110(12):816-819.

Sheppard JD, Nozik RA. 1989. Clinical Ophthalmology. In: Duane TA, Jaeger EW eds. Practical Diagnostic Approach to Uveitis. 4, chapter 33. Philadelphia: JB Lippincott.

Sorensen TL, Frederiksen JL, Bronnum-Hansen H, et al. 1999. Optic neuritis as onset manifestation of multiple sclerosis: a nationwide, long-term survey. Neurology, 53(3):473-478.

Uhlenhuth P. 1903. Zur Lehre von der Unterscheidung verschiedener Eiweissarten mit Hilfe spezifischer Sera. In: Festschrift zum Geburstag Robert Koch. Gustav Fischer Verlag, 49-74.

Volcker HE, Naumann GO. 1979. Morphology of uveal and retinal edemas in acute and persisting hypotony. Mod Probl Ophthalmol, 20:34-41.

第三单元 耳鼻喉科免疫病

第五十三章 免疫耳病

第一节 免疫耳病分类

由免疫致病机制所导致的耳功能病变称为免疫耳病。免疫耳病分类见表53-1。

表53-1 免疫耳病分类

内耳病变	自身免疫性感音性耳聋
	特发性免疫性耳聋
	梅尼埃病
中耳病变	中耳乳突胆脂瘤
	中耳炎
	耳硬化症
	鼓室硬化症
	Bell 麻痹
外耳病变	耳郭复发性多软骨炎

一、内耳的免疫功能

内耳处于骨性包囊中,缺乏淋巴引流系统,受血-迷路屏障的保护,长期以来被认为和大脑一样是免疫豁免部位。大脑中血-脑屏障的功能是将血清蛋白与大脑细胞外液及脑脊液分隔开来。正常情况下,白细胞不能穿过血-脑屏障。内耳的免疫功能和免疫原性与大脑相同。血-迷路屏障将迷路与循环系统分开,从而维持耳蜗淋巴液的离子特征。与脑脊液相同,内耳外淋巴液中免疫球蛋白浓度仅相当于血清中的1/1000,其中主要为IgG,IgM和IgA则很少。然而,内耳显示比大脑有更强的免疫反应性,耳蜗内的抗原能更容易地进入全身循环。正常耳蜗中不含淋巴细胞,其参与免疫反应的淋巴细胞不是源于内淋巴囊,而是来源于螺旋静脉。螺旋静脉内皮细胞在免疫反应时激活,表达细胞黏附分子,吸引并协助淋巴细胞自循环系统中迁移。内耳免疫反应可使耳蜗免受病毒性迷路炎及其他感染的损害。耳蜗精细的结构又使其易受炎症反应的损害,自身免疫反应是引起耳蜗损害的原因。内淋巴囊具有免疫吞噬等防御功能,在内耳的免疫中发挥重要作用。内淋巴囊具有丰富的血管网,当内耳受抗原刺激后,通过血管反应,内淋巴囊部位的免疫活性细胞增加;捕捉抗原,淋巴细胞及其亚群与巨噬细胞相互作用,完成内耳免疫应答反应。当破坏内淋巴囊或其导管后,耳部的免疫反应明显减弱,耳蜗损害减轻。

所有四型免疫反应均参与内耳疾病。Ⅰ型免疫反应引起内耳功能障碍的病理学过程目前还不清楚,一种原因可能是组胺引起内淋巴囊有窗型血管扩张、通透性增加,导致内淋巴水肿,从而破坏内耳离子运输。另一原因可能是组胺导致内淋巴囊有窗型毛细血管扩张,为无关来源的免疫复合物沉积在内淋巴囊提供了条件,导致内淋巴囊损害。Ⅱ型免疫反应,研究表明34% 梅尼埃病患者血清可以和来自豚鼠针对内耳抗原的特异性抗体产生血清反应。Ⅲ型免疫反应,具有生物活性的免疫复合物沉积不但可引起血管损伤,而且还可引起迷路结构的继发破坏。与对照者相比,梅尼埃病患者的血清中免疫复合物明显增加,梅尼埃病患者内淋巴囊血管栓塞部位有免疫球蛋白的沉积。Ⅳ型免疫反应,由靶细胞上抗原激活的敏感 T 细胞,或者直接使靶细胞溶解,或者产生淋巴因子,通过吸引其他炎性细胞使反应放大。

二、内耳的免疫结构

研究证实内耳具有免疫防御系统所需要的解剖学结构,耳蜗的毛细血管是无孔毛细血管,主要参与血迷路屏障的构成。但内淋巴囊的毛细血管是孔毛细血管,有滤过功能,体循环中的抗体可循此途径进入内耳。内淋巴囊周围分布有淋巴管,囊中部具有薄壁的淋巴管,囊及囊周围有多种免疫活性细胞和炎性细胞,这些细胞可能是外界物质进入内耳的第一道防线。外淋巴中有 IgG 和少量的 IgM 与 IgA,内淋巴中也存在着免疫球蛋白。内、外淋巴中的免疫球蛋白是宿主免疫防御系统的另一个方面。

二、内耳自身免疫病的病理变化

内耳病理变化主要为不同程度的膜迷路积水。螺旋神经节细胞变性,数目减少。血管纹及蜗轴中小血管出现血管炎改变。鼓阶或内淋巴囊有炎性渗出和细胞浸润,以及毛细胞变性和血管纹萎缩等。全身性自身免疫病患者可呈颞骨内听动脉、蛛网膜及硬脑膜上小血管的血管炎,微血栓形成,内淋巴囊周围有窗毛细血管管壁增厚,耳蜗和前庭弥漫性纤维化和骨化,鼓阶纤维黏液样渗出等。造成内耳病理损伤的一类疾病成为免疫内耳病。系统性自身免疫病也有内耳损伤,但不在本章讨论之列。免疫内耳病包括:自身免疫性感音性耳聋;梅尼埃病;特发性免疫性耳聋。

第二节 自身免疫性感音性耳聋

由免疫因素造成的感音性耳聋,临床表现为进行性、波动性双耳或单耳听力下降,可伴有耳鸣和眩晕,对免疫治疗反应良好。听力检查可为耳蜗性、蜗后性或混合性耳聋。如果血清学检查表现为某种自身免疫病的特征性抗体谱,则应结合临床考虑为系统性自身免疫病继发自身免疫性感音性耳聋,不在本节讨论。

1979 年,MaCabe 首次提出了自身免疫性感音神经性聋(autoimmune sensorineural hearing loss,ASNHL)的概念,并认为 AISNHL 是可望治愈的一种感音神经性聋,应用免疫抑制剂治疗已取得令人欣慰的成果。这使患者甚至耳科医生对这一疾病的治疗产生过高期望,对某些无确凿自身免疫性聋依据、不明原因的感音神经性聋也盲目采用免疫抑制疗法,其结果却令人失望。

【流行病学】

本病可见于任何年龄,但多见于中年人,文献报道患者年龄最小为 8 岁,最大 77 岁,女性较多见。有时伴有其他自身免疫病或变应性疾病,如慢性溃疡性结肠炎、结节性多动脉炎、桥本甲状腺炎、肾小球肾炎、荨麻疹和药物过敏等。

自 1979 年 Macabe 首次报道本病以来,临床研究在国内外文献上陆续报道,但本病并非常见病,Byl 等报道美国的发病率为每年 1/10 万人。过去由于对本病缺乏认识,肯定有一些这类病例,特别是早期病历被临床医师丢失,只采用一般的治疗,可能导致最后双耳听力丧失。

【免疫病理】

1. 内耳的特殊结构

内耳血管纹血管结构类似肾小球毛细血管和脑脉络丛,至此血流变缓。一些形成免疫复合物的疾病,如系统性红斑狼疮、风湿性关节炎、慢性全身感染性疾病等,由于血流动力学的原因,抗原抗体复合物可非特异性沉积在血管纹,引起内耳免疫病理改变、血管纹萎缩和一些内耳代谢性损伤。

2. 耳蜗毛细血管

耳蜗毛细血管是无孔毛细血管,内淋巴囊的毛细血管是有孔毛细血管,有滤过交换功能,体循环中的抗体可循此途径进入内耳。内淋巴囊周围分布有淋巴管,内淋巴囊及其周围区域有多种免疫活性细胞如巨噬细胞、T淋巴细胞等,有IgG、IgM和IgA免疫球蛋白结合细胞,这些细胞是外界物质侵入内耳的第一道防线。外淋巴中有IgG和少量的IgM和IgA,内淋巴中也存在着免疫球蛋白。内、外淋巴中的免疫球蛋白是宿主免疫防御系统的另一个方面。内淋巴囊内含分泌性IgA(SIgA)。实验堵塞内淋巴囊,再进行外淋巴抗原激发,堵塞一侧内耳抗体水平明显较对侧低,伴随抗原激发产生的内淋巴囊中及其周围的炎性细胞浸润也明显减轻。如只阻塞内淋巴管,保留内淋巴囊,进行鼓阶抗原激发也有类似发现。因此可以看出,内淋巴囊与接受抗原激发和产生抗体密切相关,外淋巴中的抗体可能大部分直接来自内淋巴囊。内耳免疫应答是其保护性机制的一部分,但如果免疫应答过于强烈,则可损伤内耳,产生内耳自身免疫性疾病。内耳受到抗原刺激后,在内淋巴囊和耳蜗出现巨噬细胞、粒细胞、辅助性T淋巴(Th)细胞、抑制性/细胞毒性T淋巴(Ts/Tc)细胞;在内耳也检出了白细胞介素。

3. 内耳组织抗原

在外伤、手术、感染等情况下,血-迷路屏障破坏,内耳隐蔽抗原与免疫细胞接触,被视为"异己",启动免疫应答。另外,理化及感染等因素可改变内耳组织抗原决定簇,使之成为"异己"物质,启动免疫应答。在自身免疫性感音神经性聋患者血清中可检测到抗内耳组织特异性抗体。使用同种或异种动物内耳组织抗原免疫动物,可导致自身免疫性内耳损伤,从而证实内耳组织抗原的存在。

不同来源的内耳组织有分子量接近的组成成分,1990年Harris等研究发现,在快速进行性感音神经性聋患者和自身免疫性内耳病动物模型的血清中,有一些抗体成分能与牛内耳组织提取物中68kDa的抗原特异性结合,提示68kDa的内耳抗原在自身免疫性内耳损伤中可能起重要作用。1993年Yamanobe等发现32～3kDa的成分为内耳特异性抗原,而68kDa抗原的抗血清也可以和脑、肾、肝及骨骼肌等相关成分发生反应,因此认为68kDa的抗原不一定是内耳特异性抗原。邹静等也进行了这方面的研究工作,由于各家提取膜迷路蛋白方法不尽相同,结果不一致,尚缺乏进一步的验证,所以,目前尚不能肯定哪种成分为内耳特异性抗原。

4. Ⅱ型胶原

1982年开始,Yoo等对Ⅱ型胶原与自身免疫性感音神经性聋的关系做了大量实验和临床研究,成功用Ⅱ型胶原在大鼠和豚鼠中制作出自身免疫性内耳损伤、耳硬化症样病变的动物模型。证实与自身免疫有关的主要是Ⅱ型胶原,而Ⅰ、Ⅲ和Ⅴ型胶原并不引起自身免疫性耳病,并发现不明原因感音神经性聋、梅尼埃病、耳硬化症患者的血清中抗Ⅱ型胶原抗体水平偏高。然而Ⅱ型胶原在自身免疫性内耳损伤中所起的作用存在争议,Harris等用Ⅱ型胶原免疫大鼠,发现血清及外淋巴中抗Ⅱ型胶原抗体水平升高,有的出现关节炎,但中耳和内耳未发现形态和功能的改变。Sorensen等用牛Ⅱ型胶原免疫小鼠未发现内耳改变,并发现耳硬化症患者血清中抗Ⅱ型胶原抗体也无明显升高。但Soliman证实用Ⅱ型胶原诱发出动物自身免疫性内耳损伤,并具有一定可重复性。因此,Ⅱ型胶原自身免疫在人类内耳免疫病中所起的作用不应忽视。

5. 病毒感染

病毒可改变组织的抗原性,激活B淋巴细胞分裂增殖为浆细胞产生抗体,并能直接损害免疫系统。病毒感染可促使辅助性T淋巴细胞(Th)释放干扰素,在上皮细胞表面表达Ⅱ型胶原,引起免疫应答。病毒感染还可使内耳血管纹、内淋巴囊和基底膜下血管上皮细胞发生改变,产生特异性抗体,形成自身免疫性内耳损伤。

此外,细菌感染也可能是内耳免疫性损伤的因素之一,邹静等在临床诊断为自身免疫性感音神经性聋患者的血清中测出了抗肺炎克雷伯杆菌膜蛋白抗体,并发现其与抗膜迷路蛋白抗体有相关性,推论自身免疫性感音神经聋的发病可能与肺炎克雷伯杆菌感染之间存在一定的关系。由于测试例数少,且仅检测了一种细菌膜蛋白抗体,故难于做出肯定结论。

【组织病理】

内耳为司人体听觉与平衡的感觉器官。内耳埋藏于颞骨中,无法对其进行活检,绝大部分内耳免疫的病理诊断源于所建立的动物模型和尸解。

Orozko等利用禽类耳蜗组织免疫豚鼠和小鼠,制作感音神经性聋动物模型,并与用豚鼠耳蜗组织免疫小鼠的动物模型相对照,免疫后ABR测试听阈提高,取血清用酶联免疫法测出特异性抗耳蜗抗体;再取颞骨作内耳免疫病理,发现毛细胞静纤毛免疫组化着色,组织学检查见内淋巴积水和Corti器退行性变。发现种系间免疫较种系接近的鼠类间免疫产生的免疫反应更为强烈。对静纤毛抗体损伤涉及微机械功能(micromechanical function)与感觉细胞离子水平梯度(ionic gradient)。检查免疫反应中的内耳,在鼓阶、圆囊周围结缔组织中和内淋巴囊腔中发现多种炎性细胞,早期是以多形核白细胞和巨噬细胞为主,以后是淋巴细胞和浆细胞增多。此种组织病理学改变与突发性耳聋合并结节性多动脉炎暴死患者颞骨的改变极为相似,已知结节性多动脉炎是典型的自身免疫性疾病。Yoo等报道了Ⅱ型胶原自身免疫内耳损伤动物模型的组织病理学改变,表现为螺旋神经节细胞退行性变、Corti器萎缩、耳蜗动脉周围炎、内淋巴管上皮萎缩和内淋巴积水。随着透模时间延长、抗体滴定量增加,病理变化加重。此外,有些动物还表现出外耳道和听泡骨质的海绵样改变,分析Ⅱ型胶原的自身免疫可能还在以下疾病中起作用:耳硬化症、梅尼埃病、耳郭复发性多软骨炎等。

用异种耳蜗组织加弗氏佐剂免疫豚鼠后,第Ⅷ神经动作电位阈值升高显示出明显的听力损害,查到了抗耳蜗抗体,免疫损伤的组织学改变是螺旋神经节细胞退化,血管周围浆细胞浸润、水肿和出血。有些动物是单侧听力损害,有些动物是程度不等的双侧听力损害,并发现只有听力损害的动物血清中才可以查到抗耳蜗抗体,这种抗体并不存在于但无听力损害的模型动物,说明这种抗体与模型动物的听力损害有明显关系。不同的学者免疫动物的方法不同,抗原的种类和剂量不一致,动物存活时间也各异,所以观察到的组织病理学改变不尽相同,比较一致的是螺旋神经节细胞变性、内淋巴积水、内淋巴囊腔内及周围细胞浸润等,对Corti器和血管纹的观察,有的发现正常,有的发现有损伤,这可能与动物存活时间有关。Corti器的损伤主要是毛细胞变性、萎缩,支持细胞变性等。Sone等分析了7例患者的14块颞骨,一致的病变为毛细胞和螺旋神经节细胞丧失,14块颞骨均发现血管纹粘连。

国内学者报道以同种内耳组织、Ⅱ、Ⅴ型胶原免疫豚鼠,内耳也发现了与上述改变相似的病理组织学改变。扫描电镜观察见耳蜗、前庭毛细胞均有损害,病变以 Corti 器外毛细胞为重,并见异形耳石增多。谭长强等用不同内耳组织抗原免疫豚鼠,发现以螺旋韧带和基底膜组织作为抗原免疫动物的蜗管内有絮状物沉积、血管纹呈炎性改变;而用螺旋神经节组织为抗原免疫的豚鼠,其内耳病理变化主要为蜗轴血管炎及细胞肿胀、变性及炎性细胞浸润。

【临床表现】

发病年龄多在 20～40 岁,女性常见。以周、月计算的快速进行性感音神经性耳聋。通常是双侧、非程度对称性,累及低频更为常见。约 60% 有眩晕症状,约 29% 患者同时伴发系统性自身免疫性疾病。本病耳聋多属耳蜗性,也可为蜗后性,如形成的免疫复合物形成血管炎影响到内耳血供,则出现耳蜗性聋,各频率听阈均升高;如自身抗体导致快速进行性耳蜗神经病变,则出现蜗后性聋。听力障碍和前庭症状可单独、先后或同时出现,可伴有耳鸣和前庭功能低下。进行性的定义为:在一个频率阈移≥15dB,在两个或更多的连续频率≥10dB,或言语识别率显著变化。单独发作的听阈提高,小于 72 小时是稳定的,可以认为是突发性聋而被除外;而波动性的听力下降,如果是进行性,可考虑本病。

【辅助检查】

1. 流式细胞仪(flow cytometry,FCM)

检测内耳疾病患者外周血 T 淋巴细胞亚群。

2. 淋巴细胞转化试验

应用纯净的内耳膜迷路作为模拟抗原,用已致敏的外周淋巴细胞在体外对可疑抗原反应,与正常标准对比可判定其结果为阳性、临界或者阴性。

3. 免疫印迹试验

用于检测特发性耳聋及速进性感音性耳聋患者抗小牛内耳膜迷路组织抗原反应,免疫印迹试验检出是抗内耳抗原抗体。

4. 其他

包括血沉、类风湿因子检查、血清免疫球蛋白(IgG、IgA 和 IgM)测定、循环免疫复合物和补体测定等。

5. 听力检查

包括纯音测听、导抗测听、语言识别率测定和耳声发射等。

【诊断与鉴别诊断】

目前本病尚无统一的诊断标准,主要根据病史、病程进行排除诊断。McCabe 认为 ASNHL 的临床诊断依据可归纳为:①双耳进行性不对称性感音神经性听力减退、耳鸣,排除其他可致听力减退的病因;②可伴有以黑暗中不稳感等为主要表现的前庭功能减退;③发病快但并非突发性,病程常为几周至几月,不是数天或数年;④中年发病、女性患者多见;⑤类固醇类药物治疗可缓解症状;⑥可伴有其他自身免疫性疾病;⑦免疫学检查阳性。鉴别诊断:ASNHL 应与一些原因不明的 SNHL 鉴别,加之缺乏高度特异性和灵敏性的实验室检查方法,使得诊断较为困难。严格来说确诊应有病理结果,内耳的不可活检性增加了本病诊断的困难性。

中华耳鼻咽喉科杂志编委会在 1994 年的全国自身免疫性内耳病研讨会上提出的诊断标准：①进行性、波动性、双耳或单耳感音神经性聋，听力检查结果可为耳蜗性、蜗后性或混合性。②可伴有耳鸣、眩晕。③病程为数周、数月，也可能数年，但不包括突发性聋。④除外噪声聋、药物中毒性聋、外伤性聋、遗传性聋、早老的老年性聋、桥小脑角疾病和多发性硬化等。⑤血清免疫学参数的改变：包括组织非特异性抗体、抗内耳组织特异性抗体、淋巴细胞亚群、白细胞移动抑制试验、淋巴细胞转化试验等检测。必须指出：这些检测结果如为阳性，对诊断有重要参考价值，如为阴性时并不能除外本病。血清免疫球蛋白、血沉、类风湿因子、循环免疫复合物的检测等也有一定参考价值，但必须综合判断。⑥伴有其他免疫性疾病，如关节炎、血管炎、桥本甲状腺炎、肾小球肾炎等。⑦进行试验治疗，对高剂量类固醇药物和免疫抑制剂有一定效果。

【治疗】

1. 药物治疗

主要是免疫抑制疗法。

（1）全身用药：由于本病无满意的实验室观察指标，而采用治疗试验。临床一般采用类固醇药物和环磷酰胺等免疫抑制剂治疗。McCabe 认为联合应用环磷酰胺及大剂量类固醇激素的治疗结果令人满意，推荐治疗方法：环磷酰胺 2 mg/(kg·d) 静脉给药 2 周，间歇 2 周后再用 2 周；地塞米松 16 mg/d，分次给药，最短应用 6 个月，在较长一段时间内减量，如果复发，激素恢复到原来水平再用 6 个月。用药前排除溃疡、糖尿病及高血压，用药过程中密切观察血象及不良反应。也有学者报道先采用类固醇药物治疗，如无效改用或加用环磷酰胺，其具体方法是：泼尼松 20mg，每日 4 次，共 10 天；如有效逐渐减量为 10mg，隔日一次，共 4~6 个月。1994 年 Sismanis 等报道应用小剂量甲氨蝶呤（methotrexate，MTX）治疗自身免疫性感音神经性聋，均为大剂量类固醇药物试验治疗有效的患者，第一周口服 7.5mg，逐周增加，可达 15mg。Sismanis 等认为 MTX 毒性小，没有服用类固醇药物的禁忌证，且没有环磷酰胺停药后听力再次降低的不良作用。中药雷公藤总苷与类固醇药物联合应用，也可用于本病的治疗，每日 3 次，每次 10mg，雷公藤毒副作用大，主要是肝、肾的损害，用药过程中应定期检查肝肾功能，且不能作为首选药物。

（2）局部用药：鼓室内注射，由于类固醇激素的副作用及免疫抑制剂严重的细胞毒性，使这类药物的应用受到很大局限。经圆窗膜直接将皮质类固醇注射到内耳，能提高药物的浓度并避免其系统性的副作用。研究类固醇激素经口服、静脉和局部（鼓室内注射）给药，在豚鼠内耳液中的药代动力学结果提示：鼓室内注射类固醇激素较全身应用更为有效，且避免了高血药浓度，降低了副作用。

2. 血浆置换

是对维持一些患者听力可能是有用的辅助治疗。治疗机制可能包括去除抗原、抗体和免疫复合物，清除封闭的抗体，清除其他的免疫介质、网状内皮阻塞，或提高同时应用的免疫抑制剂的效用。血浆置换只是一种替代治疗，作用短暂，对去除患者血循环中的自身抗体为暂时效果，存在费用及复发问题。

3. 耳蜗植入

严重 ASNHL 和系统性自身免疫疾病导致的 ASNHL 患者是安装人工耳蜗的适应证。Quaranta 等对 10 例 ASNHL 患者置入人工耳蜗，均没有出现并发症，而且术后均获得很好的言语识别率。

【预后】

本病所查的自身抗体与抗体滴度与患者耳聋的程度不完全平行，与预后相关性不强。除免疫因素外，感染和外伤会加重本病病情，但国内外一致认为本病如治疗得当，是可以恢复听力的，McCabe 称之为唯一可望治愈的感音性耳聋。

第三节　特发免疫性耳聋

不能发现病因的突发性耳聋，称为特发性免疫性耳聋（sudden sensorineural hearing loss，SSNHL）。是指突然发生的原因不明的感音神经性听力损失，患者的听力一般在数分钟或数小时内下降至最低点，少数患者可在 3 天以内耳聋；可伴有耳鸣及眩晕；除第Ⅷ对脑神经外，无其他脑神经症状。

免疫介导的突发性感音神经性耳聋不足 1/3 是原发性局限于内耳的疾病。大部分是继发于全身系统的自身免疫性内耳疾病。全身系统自身免疫疾病如 Cogan 综合征、Wegener 肉芽肿、结节性大动脉炎、系统性红斑狼疮。

【流行病学】

1944 年 De Kley 首次报道一组 SSNHL 病例。事实上，突发性聋在临床并不少见，发病率每年为 5～20/10 万。任何年龄都有可能患病，患病的高峰年龄为 50～60 岁。近年来有发病年龄向年轻偏移的趋势。发病无明显性别差异。多为单侧耳患病，双侧耳患病者罕见，而双耳同时患病者更罕见。发病率逐年增加，有自愈倾向。

【免疫病理】

内耳位于骨性囊内，缺乏淋巴引流，但内耳仍可产生免疫应答反应。内淋巴囊是内耳的免疫活性中心，能收集来自血液系统的免疫补体细胞。免疫反应包括细胞浸润、炎症、内耳损伤、外淋巴抗体和局部抗体产生、免疫介质如白介素-2 的释放。免疫损伤导致 Corti 器、血管纹、螺旋神经节的退化变性。用抗原接种已被全身致敏的动物内耳时，免疫应答导致细胞浸润、炎症和耳蜗损伤，外淋巴液内抗体浓度增高及局部抗原生成。内淋巴囊被大量淋巴管及窗性毛细血管包绕，内含能够递呈细菌或病毒抗原的免疫活性细胞，可增强免疫应答，并在局部产生免疫球蛋白。内淋巴囊在局部免疫应答中起重要作用，当手术切除或损毁内淋巴囊后耳蜗免疫应答及损伤显著降低。SIgA 及多种淋巴亚群的存在使内淋巴囊具有黏膜相关淋巴组织的特征。致敏的记忆淋巴细胞可长期存在于血液循环中。内耳免疫应答时血液中白细胞进入内耳积聚，局部抗体生成。内淋巴囊能够通过产生白细胞介素-2（IL-2）增强免疫反应，激活螺旋轴静脉（SMV）的内皮细胞使细胞间黏附分子-1（ICAM-1）过度表达，ICAM-1 可诱使血液炎性细胞聚积。细胞外基质纤维化、骨化，导致 Corti 器、血管纹及螺旋神经节变性，造成听觉和前庭功能损害。

【组织病理】

Berrocal JR 等认为特发性免疫性耳聋颞骨组织病理学表现为耳蜗的纤维化和骨化、结节性大动脉炎和 Corti 器及血管纹萎缩。在 4 例结节性大动脉炎的患者中，有 2 例迷路动脉全层增厚、内弹性膜层退化、内淋巴积水、外淋巴间隙充满增生的纤维组织和骨组织。Merchant 等研究 17 例突发性耳聋病例发现，颞骨组织主要病理变化包括：毛细胞及支持细胞缺失伴或不伴盖膜、螺旋血管纹、螺旋缘及神经元萎缩，盖膜、支持细胞、螺旋血管纹；耳蜗神经元缺失。且靠近耳蜗顶端的螺旋韧带萎缩最为明显，这些改变在对侧听力未损失耳也可观察到。

【临床表现】

发病前大多无明显的全身不适感,患者一般均能回忆发病的准确时间、地点、及当时从事的活动,约 1/3 患者在清晨起床后发病。主要症状包括:①听力下降:可为首发症状,听力一般在数分钟或数小时内下降至最低点,少数患者听力下降较为缓慢,在 3 天以内才达到最低点。听力损失为感音神经性,在相邻的 3 个频率内听力下降可达 30dB HL 以上;多数为中度或重度耳聋。若眩晕为患者首发症状,由于严重的眩晕和耳鸣,耳聋可被忽视。②耳鸣:可为始发症状,突发单侧高调耳鸣,同时或相继出现听力迅速下降。经治疗后,听力虽可提高,但耳鸣可长期不消失。③眩晕:约半数患者在听力下降前或听力下降后出现眩晕,多为旋转性眩晕,少数为不稳感,大多伴有恶心、呕吐,冷汗,卧床不起。以眩晕为首发症状者,常于夜间睡眠中突然发生。与梅尼埃病不同,本病无眩晕反复发作史。④部分患者有患耳耳内堵塞、压迫感,耳周麻木或沉重感。

主要体征包括:①外耳道、鼓膜无明显病变。②纯音听阈测试:纯音听力曲线示感音神经性聋,大多为中度、重度或全聋、可以为高频下降为主的下降型,或以低频下降为主的上升型、也可呈平坦型曲线。下降型可分为陡降型和缓降型。听力损失严重者可出现岛状曲线。③重振试验阳性,自描听力曲线多为Ⅱ型或Ⅲ型。④声导抗测试:鼓室导抗图正常。耳蜗电图及听性脑干诱发电位示耳蜗损害。⑤前庭功能检查:一般在眩晕缓解后进行。前庭功能正常或降低。⑥瘘管试验(Hennebert 征,Tullio 试验)阴性。

【辅助检查】

磁共振检查可以排除肿瘤,有报道 Cogan 综合征在 T_1 加权图像上膜迷路呈强信号,表示疾病处于活动期,通过不正常的膜迷路产生出血和淋巴漏。另外有报道在 T_2 加权图像上患耳耳蜗和或前庭表现为高信号,表明外淋巴或内淋巴的化学组成发生改变,磁共振阳性者预后比磁共振阴性者要差。

【诊断与鉴别诊断】

1. 诊断

在排除了由其他疾病引起的突发性听力下降后,本病的诊断方可成立。Garcia 提出了免疫介导的 SSNHL 诊断标准,主要标准包括:①累及双耳;②伴有系统性自身免疫性疾病;③较高水平抗核抗体(ANA);④原始 T 细胞减少;⑤激素治疗有效(听力恢复超过 80%)。次要标准包括:①单侧发病;②青年或中年患者,女性常见;③血清有抗 HSP-70 反应;④激素治疗有效(听力恢复小于 80%)。若具备 3 条主要标准或同时具备 2 条主要标准和 2 条次要标准,则支持免疫介导的 SSNHL 诊断。

2. 鉴别诊断

①如听神经瘤;②梅尼埃病;③窗膜破裂;④耳毒性药物中毒;⑤脑血管意外;⑥化脓性迷路炎;⑦梅毒;⑧多发性硬化;⑨血液或血管疾病;⑩自身免疫性内耳病等。本病容易发生误诊,为慎重起见,对特发性突发性聋的患者进行 6～12 个月的随诊观察,以了解听力的变化情况,病情的转归,进一步排除其他疾病。

【治疗】

皮质类固醇应用于治疗 SSNHL,可阻断自身抗体、白细胞介素、TNF-α、干扰素 IFN-γ、GM-CSF 生成,减少淋巴细胞增殖,减低血管通透性,稳定溶酶体膜,阻断迁移抑制因子,抑制花生四烯酸代谢来抑制免疫反应。Garcia 等推荐的治疗方案为:开始每天使用甲泼尼龙 1mg/kg,此后

21 天剂量递减。对重度听力下降患者（>70dB），连续 3 日每日使用 500～1000mg 甲泼尼龙冲击治疗。对复发或治疗无反应患者使用甲氨蝶呤（MTX），第一周口服 7.5mg，可增至每周 15mg 以期达到最大疗效，每周分两次给药，疗程 4～8 周。治疗期间监测血象和肝功能，为减小毒性反应可给予叶酸 1mg/d。

鼓室注射给药方式，鼓室注射给药时药物可以直接通过圆窗膜吸收，不经过血-迷路屏障，明显增加局部药物浓度；另外鼓室注射给药主要在局部起作用，可减少用药量，降低副反应发生的可能。

【预后】

预后报道差异很大，这与就诊时间、听力损失、是否伴眩晕及听力曲线坡度程度有关。有文献报道该病自然恢复率达 65%。

第四节 梅 尼 埃 病

梅尼埃病（Ménière disease，MD）是特发性内耳病，病理改变为膜迷路积水，梅尼埃四联征为反复发作的旋转性眩晕、感音神经性波动性听力损失、耳鸣和耳胀满感。近一百多年来，梅尼埃病的病因和发病机制迄今尚无定论。内淋巴纵流功能障碍、内淋巴吸收不足、血管扩张导致渗出增多。解剖阻塞因素、病毒感染、自身免疫等因素加重了内淋巴积水。

【流行病学】

因诊断标准不同，文献所报道的发病率不一。Cawthorne（1954 年）统计 2000 例眩晕患者，梅尼埃病占 60%；Willams（1958 年）统计 632 例眩晕，梅尼埃病占 17.5%；国内 301 医院统计 9000 例眩晕者发病率为 11%。单侧患者较多，Walsh1956 年报道 127 例患者中，单耳患者占 83.5%。发病年龄多在 30～50 岁，青少年较少，占 7%～10%。男女性别无大差异。Matsunaga1976 年统计，发展中国家和都市人口发病率较高，近年来文献报道此病有增加趋势，可能与空气污染和化学药物中毒等因素增加有关。

【免疫病理】

由于某些非器官特异性的自身免疫性耳聋患者有同样的表现，因此人们怀疑 Ménière 病是否有自身免疫因素的参与。研究发现，梅尼埃病患者循环免疫复合物含量较正常人明显升高。应用免疫组化技术研究梅尼埃病患者的内淋巴囊，发现 IgG 沉积阳性者 SP/AP 增大，双侧性受累及听力损失增加，疾病呈进行性加重。对免疫介导的内淋巴积水与梅尼埃病发病机制关系的研究发现，内淋巴囊受到再次免疫刺激后引起的功能障碍，最终可导致内淋巴积水和梅尼埃病样发作。

目前关于梅尼埃病的免疫病理机制：①免疫复合物沉积于内耳血管纹，使得血管通透性增高，导致正常的血-迷路屏障破坏，引起内淋巴液的分泌及吸收功能障碍，导致膜迷路积水。②免疫复合物沉积于内淋巴囊。有窗毛细血管，有较高的通透性，免疫复合物易于沉积；内淋巴较血清有相对较高的渗透性，有利于囊周血管壁免疫复合物的局部沉积。免疫复合物的沉积引起血管、上皮损伤局部缺血以及上皮下区域的纤维变性。对内淋巴囊的损伤妨碍淋巴液的运输，最终导致膜迷路积水。③免疫复合物既沉积于血管纹又沉积于内淋巴囊。

【组织病理】

①膜迷路积水的早期阶段，蜗管与球囊膨大，前庭膜被推向前庭阶，外毛细胞退变；②膜迷路积水加重可使椭圆囊及半规管壶腹膨胀；③螺旋器听毛细胞和支持细胞、神经纤维和神经节细

胞退行性变,血管纹萎缩;④内淋巴囊上皮皱褶变浅或消失,上皮细胞退变,囊壁纤维化。

【临床表现】

梅尼埃病发病多在中青年时期,儿童亦可发病,性别之间发病率无显著差异。梅尼埃病多发生在一侧,少数患者双耳相继得病。双耳患者所占比例,各家报道也不一致,可低至 2 ％和高达 44 ％。主要症状表现为反复发作旋转性眩晕、波动性感音性耳聋、耳鸣、患侧头部或耳内有胀满感以及频繁呕吐。检查外耳道及鼓膜均未见明显异常,纯音听阈测试呈感音性耳聋,甘油试验阳性。

1. 眩晕(vertigo)

多为无先兆突发旋转性眩晕。少数患者发作前可有轻微耳胀满感、耳痒、耳鸣等。患者常感自身或周围物体沿一定方向与平面旋转,或为摇晃浮沉感。持续数十分钟至数小时,长者可达数日甚至数周。眩晕常同时伴恶心、呕吐、出冷汗、面色苍白及血压下降等自主神经反射症状,不伴头痛,无意识障碍。因转头或睁眼可使眩晕加重,患者多闭目静卧。发作间歇期可为数日、数周、数月、数年,有的患者发作间歇期可长达十余年或数十年,甚至终生只发作一次。

2. 耳鸣

间歇性或持续性,多与眩晕同时出现。眩晕发作前后耳鸣可有变化,发作过后,耳鸣逐渐减轻或消失,多次发作可使耳鸣转为永久性,并于眩晕发作时加重。

3. 耳聋

初次眩晕发作即可伴有单侧或双侧耳聋,发作间歇期听力常能部分或完全自然恢复,这种发作时与发作后的听力波动现象是本病的一个特征。随发作次数增多,听力损失逐渐加重,并可转化为不可逆的永久性感音神经性聋。

4. 其他症状

发作时患耳闷胀感或压迫感较多见,可有头胀满感或有头重脚轻感。有的患者可有复听(diplacusis),即双耳将同一纯音听为音调与音色完全不同的两个声音。

【辅助检查】

梅尼埃病诊断检查包括:①鼓膜位置分析检测梅尼埃病患者服用甘油后鼓膜位置发生改变;②前庭诱发性肌原性电位和眼震电图评价前庭的功能;③耳声发射评价耳蜗功能,尤其是在甘油试验的时候,加测耳声发射,特别是畸变产物耳声发射;④耳蜗电图,使用 SP/AP 面积比;⑤颞骨 CT 和 MRI 检查前庭水管;⑥使用内耳抗原进行免疫学检查。

发作期难以对患者进行全面检查,间歇期可进行以下检查:

1. 听力评价

①音叉测试:Rinne 试验阳性,Weber 试验居中或偏向健侧,Schwabach 试验骨导正常或缩短。②纯音测听听阈曲线初次发作过后可能基本正常或有轻度感音神经性聋,低频听力损失为主,多次发作过后,听力曲线为轻度至重度感音神经性聋,低频、高频听力均可累及,但罕见全聋。早期听力波动明显,可有复响。③声阻抗测听鼓室曲线正常,镫骨肌声反射阈与纯音听阈差缩小。④听性脑干反应测听,Ⅰ 波、Ⅴ 波潜伏期延长或阈值提高。⑤耳蜗电图 SP-AP 复合波增宽,SP/AP 异常增加。

2. 前庭功能检查

眼震电图检查初次发作间歇期各种自发及诱发试验结果可能正常,多次发作者可能提示前庭功能减退或丧失,或有向健侧的优势偏向。增减外耳道气压可能诱发眩晕与眼球震颤,称安纳贝征(Hennebert sign),提示膨胀的球囊已达镫骨足板下与足板发生纤维粘连。如以强声刺激诱发眩晕与眼震,则称图利奥现象(Tullil phenomenon)。

3. 甘油试验

试验前进行纯音测听,确定基准听阈。患者禁食 2 小时后,一次顿服 50% 甘油 2.4~3.0ml/kg,每隔 1 小时测听 1 次。如 250~1000Hz 气导听力改善 >15dB,则为甘油试验阳性。提示耳聋系膜迷路积水引起,处于波动性、部分可逆性阶段。试验前后进行耳蜗电图、耳声发射、听性脑干反应测听检查可为甘油试验提供客观依据。

4. 影像学检查

颞骨 X 线平片一般无明显异常发现,内听道及桥小脑角 CT 或 MRI 检查有助于本病的诊断与鉴别诊断。

【诊断与鉴别诊断】

中华医学会耳鼻咽喉科学会,中华耳鼻咽喉科杂志编委会 1997 年推荐的《梅尼埃诊断依据和疗效分级》。

诊断依据:

1. 反复发作的旋转性眩晕

持续 20min 至数小时,至少发作 2 次以上。常伴恶心、呕吐、平衡障碍。无意识丧失。可伴水平或水平旋转型眼震。

2. 至少一次纯音测听为感音神经性听力损失

早期低频听力下降,听力波动,随病情进展听力损失逐渐加重。可出现重振现象。具备下述 3 项即可判定为听力损失:①0.25kHz、0.5kHz、1kHz 听阈值较 1kHz、2kHz、3kHz 听阈值高 15dB 或 15dB 以上;②0.25kHz、0.5kHz、1kHz、2kHz、3kHz 患耳听阈均值较健耳高 20dB 或 20dB 以上;③0.25kHz、0.5kHz、1kHz、2kHz、3kHz 平均阈值 >25dB HL。

3. 耳鸣

间歇性或持续性,眩晕发作前后多有变化。

4. 可能耳胀满感

5. 排除其他疾病引起的眩晕

如位置性眩晕、前庭神经炎、药物中毒性眩晕、突发性聋伴眩晕、免疫介导的脉管炎、各种继发性膜迷路积水(如耳外伤、感染性、耳梅毒、耳蜗型耳硬化症、变异型 Cogan 综合征等)、椎基底动脉供血不足和颅内占位性病变等引起的眩晕。①药物性耳中毒:迟发性前庭损害,易与本病混淆。但其耳鸣、耳聋有明显用药史,如应用氨基糖苷类、奎宁、水杨酸和抗癌类药。②位置性眩晕：在某一特定体位时发病，变换体位即好，无耳鸣、耳聋，前庭功能可能正常。③突发性聋：无任何诱因，突然发病，一次性听力严重损失，以高频为主，甚至全聋，有时可伴以严重眩晕。发病前无耳鸣、耳聋史，3～7天后眩晕好转，但听力很难恢复。④前庭神经元炎：无耳鸣、耳聋，突然眩晕发作，可有受凉发作，可有受凉感冒史，有向健侧自发性眼震，患侧前庭功能减弱或丧失，有时白细胞升高。⑤椎基动脉供血不足：颈椎畸形或骨质增生，高血压或动脉硬化，均可诱发脑干前庭中枢或内耳供血不足，因症状比较复杂，应进行心血管检查、血液分析和颈椎CT或X线摄片等检查。⑥听神经瘤：早期单侧耳鸣、耳聋，偶有头晕现象，少有旋转感觉。听力检查为蜗后性损害，如出现音衰，Ⅰ～Ⅴ波间期延长，波Ⅴ消失，内听道X线摄片显示扩大，CT检查可见肿瘤图像，可资鉴别。

【治疗】

梅尼埃病的治疗主要是药物治疗，尚无对梅尼埃病患者各个阶段统一治疗方法，多为经验治疗：梅尼埃病的急性发作期治疗包括前庭抑制药，控制眩晕效果良好；抗胆碱药和抑吐药也大多有效；必要时用安定可减少焦虑。梅尼埃病的长期治疗包括低盐饮食，利尿剂和组胺类药物。激素可用于双耳发作和与自身免疫有关的患者；也有使用脱敏治疗的方法。用药途径还可经鼓室给药：鼓室注射激素，鼓室注射庆大霉素或链霉素。创伤性治疗和手术在开始治疗时很少考虑。手术分两类，保守性和破坏性手术。内淋巴囊扩大术是治疗梅尼埃病的非破坏性手术。鼓室内注射庆大霉素无效或不适宜应用鼓室内注射庆大霉素时，前庭神经切断术是控制眩晕、保存听力和改善生活质量的一种迷路手术。梅尼埃病患者丧失听力后迷路切除术是一种安全有效的减轻眩晕的手术。

1. 一般疗法

患者对此病发作具有恐惧心理，首先应向患者耐心解释本病为内耳疾病，不威胁生命。介绍本病的预后情况；低盐饮食；发作期静卧于暗室内；发作间歇期鼓励患者加强平衡功能锻炼，增强体质和耐力，劳逸适当；禁烟、酒及浓茶。

2. 药物疗法

镇静药：急性发作期可选用一种镇静药，用量不宜过大，如地西泮、艾司唑仑、盐酸异丙嗪等。抗眩晕药发作时按病情需选用如氟桂利嗪、地芬尼多（眩晕停）、甲磺酸倍他司汀（敏使朗）、倍他啶等。血管扩张剂，7%或5%碳酸氢钠40～50ml，缓慢静脉滴入，每日一次；50%葡萄糖40～60ml，静脉注射，每日2次。糖皮质激素，可用地塞米松、泼尼松等。维生素类，如有代谢障碍，维生素缺乏，此治疗有一定意义，如维生素C，维生素B族。

3. 中药

中医对眩晕病早已有记载，中药治疗可取得一定疗效，耳源性眩晕，辨证种种不一，治疗上应用运脾行水除痰清火。

4. 疾病的后期治疗

应用鼓室内注入庆大霉素，可以抑制内淋巴的产生，能使90%的患者眩晕得到控制，但常有30%的听力损失发生率；耳鸣、耳堵也能得到很好的改善。

5. 手术治疗

药物治疗无效者,可手术治疗。手术种类较多,包括内淋巴囊手术,迷路切除术,前庭神经切断术,星状神经节切除术颈-胸交感神经切除术等。

6. 自身免疫性病的治疗

如果没有应用皮质类固醇激素的禁忌证如妊娠、高血压、糖尿病、青光眼、消化性溃疡等,则可用类固醇药物。类固醇药物与环磷酰胺等免疫抑制剂合用。具体方案:泼尼松 20mg,4 次/天,治疗 10 天,有效则继续使用泼尼松 10mg 隔天 1 次,治疗 4~6 个月;效果不佳则改用地塞米松加环磷酰胺,地塞米松 16mg 每天 1 次静脉注射,共 2~6 个月,此后逐渐减量;环磷酰胺 2~5mg/(kg·d)静脉注射,共 4 周。

【预后】

梅尼埃病没有有效的治愈方法,但一些药物和手术可以有效的减少后遗症,缓解症状。耳蜗微音电位(cochlear microphonics,CM)的测量,可以评价毛细胞的状态和听力恢复状态。如果发现 CM 较大,可能是耳蜗结构改变引起,通常有较好疗效。如果发现 CM 较小,则可能是毛细胞死亡引起,治疗效果较差。

第五节 分泌性中耳炎

分泌性中耳炎(otitismedia with effusion,OME)是以中耳积液及听力下降为主要特征的中耳炎性疾病。又称为渗出性中耳炎、卡他性中耳炎等,如积液黏稠呈胶冻状者,又称为胶耳。

【流行病学】

本病小儿发病率较高,是引起小儿听力下降的原因之一。美国每年因本病而手术者超过一百万人次。据统计,90%的学龄前儿童有过 OME 病史,而 6 个月至 4 岁间为高发期,1 岁以内的发病率可高于 50%,到两岁时可超过 60%。虽然多数 OME 可在 3 个月内自行消退,却有高达 30%~40%的复发率,并且 5%~10%的患儿可持续 1 年或 1 年以上。患儿的发病率随年龄增长和咽鼓管功能的完善而逐渐下降。黑种人儿童患 OME 者较少见,土生的美国儿童较白种儿童的发病率高。

【免疫病理】

中耳为一相对独立的免疫防御系统。由于患者中耳积液中炎性介质的存在,并可检出细菌的特异性抗体和免疫复合物以及补体,提示 OME 可能是一种免疫介导的病理过程。中耳积液中测得嗜酸性粒细胞阳离子蛋白含量高于正常,亦说明有免疫因素的参与。

常见的免疫学说有:Ⅲ型变态反应,通常由于先期细菌感染引起。分子模拟的免疫复合物(IC)沉积于中耳黏膜,通过Ⅲ型变态反应,损伤毛细血管,导致血管渗透性增加而引起渗出。Ⅰ型变态反应,有学者对 OME 患者中耳积液和血清 IgE 进行测定,认为中耳局部Ⅰ型变态反应是免疫病理之一。嗜酸细胞及其代谢产物嗜酸细胞阳离子蛋白与 OME:嗜酸细胞阳离子蛋白是嗜酸细胞脱颗粒释放的一种强碱性蛋白,被认为是嗜酸细胞的特异性标志,反映了嗜酸细胞的活化程度。作为机体免疫反应的标记。有研究发现中耳黏膜存在嗜酸细胞,且中耳积液存在高水平的嗜酸细胞阳离子蛋白,嗜酸细胞参与了免疫学反应并脱颗粒释放 ECP。据此推证某些 OME 可能是中耳本身局限性、变应性炎症过程。目前多数学者认为,呼吸道变应性疾病合并本病的原因,可能是由于患者对感染性疾病的敏感性增加,由肥大细胞释放的炎症介质不仅使鼻黏膜,也使咽鼓管咽口甚至咽鼓管黏膜水肿、分泌物增多，导致咽鼓管阻塞和中耳负压。

Palva等对中耳积液中的蛋白质和酶进行分析后认为，本病的中耳积液是一种分泌物，而非渗出物。对患者的中耳黏膜的组织学检查结果也支持这一观点，黏膜中杯状细胞和黏液腺体明显增加。在此基础上，Palva等认为，某些OME可能属于免疫复合物型变应性疾病，其抗原为细菌菌体蛋白，存在于腺样体或口咽部的淋巴组织内。对早期中耳积液的分析发现大量中性多核白细胞，其表面含有大量的IL-8受体，这种特异性受体可导致细胞变形、脱颗粒，释放溶酶体和过氧化物，造成咽鼓管及中耳黏膜水肿，增加毛细血管通透性，破坏黏液-纤毛输送系统，降低咽鼓管输送功能，使积液潴留于中耳腔内。OME早期积液可能与IL-8的高表达直接相关。TNF-α被认为与疾病的持续状态相关，对渗出液的潴留起重要作用。后期的NO和TNF-α均出现高表达，推测NO和TNF-α的组织损害和抗体的抑制作用可能是导致OME迁延不愈的重要因素之一。

【组织病理】

咽鼓管功能障碍时，外界空气不能进入中耳，中耳内原有的气体逐渐被黏膜吸收，腔内形成相对负压，引起中耳黏膜静脉扩张、淤血、血管壁通透性增强，鼓室内出现漏出液。如负压不能得到解除，中耳黏膜可发生一系列病理变化，主要表现为上皮增厚，上皮细胞化生：鼓室前部低矮的假复层柱状上皮变为增厚的纤毛上皮；鼓室后部的单层扁平上皮变为假复层柱状上皮，杯状细胞增多，分泌亢进。上皮下病理性腺体组织形成，固有层血管周围出现以淋巴细胞及浆细胞为主的圆形细胞浸润。疾病恢复期，腺体逐渐退化，分泌物减少，黏膜渐恢复正常。

中耳积液多为漏出液、渗出液和分泌液的混合液，因病程不同而以其中某种成分为主。一般认为病程早期为浆液性，后期为黏液性。"胶耳"甚为黏稠，呈灰白或棕黄色，含大量蛋白质，如糖蛋白及核蛋白，由于糖蛋白为高分子蛋白，故液体呈胶冻状。

【临床表现】

1. 症状

（1）听力减退：听力下降、自听增强。头位前倾或偏向健侧时，因积液离开蜗窗，听力可暂时改善称为变位性听力改善。积液黏稠时，听力可不因头位变动而改变。小儿常因对声音反应迟钝，注意力不集中，学习成绩下降而由家长领来就医。如一耳患病，另耳听力正常，可长期不被察觉，而于体检时始被发现。

（2）耳痛：急性者可有隐隐耳痛，常为患者的第一症状，可为持续性，亦可为抽痛。慢性者耳痛不明显。本病尚有耳内闭塞或闷胀感，按压耳屏后可暂时减轻。

（3）耳鸣：多为低调间歇性，如"劈拍"声，嗡嗡声及流水声等。当头部运动或打呵欠、擤鼻时，耳内可出现气过水声。

（4）患耳周围皮肤有发"木"感，心理上有烦闷感。

2. 检查

鼓膜松弛部或全部内陷，表现为光锥缩短、变形或消失，锤骨柄向后、上移位，锤骨短突明显外突、前后皱襞夹角变小。鼓室积液时鼓膜失去正常光泽，呈淡黄或琥珀色，光锥变形或移位。慢性者可呈灰蓝或乳白色，鼓膜紧张部有扩张的微血管，锤骨柄呈浮雕状。若液体为浆液性，且未充满鼓室，可透过鼓膜见到液平面。此液面状如弧形发丝，称为发状线，凹面向上，头位变动时，其与地面平行的关系不变。透过鼓膜有时尚可见到气泡，咽鼓管吹张后气泡可增多。鼓气耳镜检查鼓膜活动受限。分别紧压耳屏后速放,双耳分别试验,患者自觉患耳有类似拔瓶塞时的声响。

【辅助检查】

1. 听力检查

音叉试验和纯音听阈测试结果示传导性聋。听力损失程度不一,重者可达 40dBHL 左右。因积液量常有变化,故听阈可有一定波动。听力损失一般以低频为主,但由于中耳传声结构及两窗的阻抗变化,高频气导及骨导听力亦可下降,积液排出后听力可有改善。

2. 声导抗图检测

对诊断有重要价值,平坦型(B 型)为分泌性中耳炎的典型曲线;高负压型(C3 型)提示咽鼓管功能不良,部分有鼓室积液。听力障碍显著者,应行听性脑干反应检测和耳声发射检查,以确定是否对内耳产生影响。

3. 颞骨 CT 扫描

可见中耳系统气腔有不同程度密度增高。

【诊断与鉴别诊断】

(一)诊断

根据病史和临床表现,结合听力检查结果,诊断一般不难。诊断性鼓膜穿刺术可以确诊。但若鼓室内液体甚黏稠,亦可抽吸不到液体。有感音神经性耳聋的儿童患 OME 时,残余听力更为下降,常使原来佩戴的助听器失去作用,若不注意仔细检查,易被忽略而漏诊,有长期感音神经性聋病史的成年患者,合并本病时,耳聋又于短期内加重,故凡长期非进行性耳聋而于近期内加重者,应疑及本病而进行相应的检查。

(二)鉴别诊断

1. 鼻咽癌

对一侧分泌性中耳炎的成年患者,应注意鼻咽部有无肿瘤,特别是鼻咽癌。因此,对这种患者须毫无例外地常规作仔细的鼻腔及鼻咽部活检,包括纤维鼻咽镜检查,血清中 EBV-VCA-IgA 测定。鼻咽部 CT 扫描对位于黏膜下的鼻咽癌灶有较高的诊断价值。

2. 脑脊液耳漏

颞骨骨折并脑脊液耳漏而鼓膜完整者,脑脊液聚集于鼓室内,可产生类似分泌性中耳炎的临床表现。先天性颅骨或内耳畸形患者,可伴发脑脊液耳漏。根据头部外伤史或先天性感音神经性聋病史,鼓室液体的实验室检查结果,以及颞骨 X 线片,颞骨 CT 扫描等可鉴别。

3. 外淋巴瘘

多继发于镫骨手术后,或有气压损伤史。瘘管好发于蜗窗及前庭窗,耳聋为感音神经性,可表现为突聋。常合并眩晕,强声刺激可引起眩晕。

4. 胆固醇肉芽肿

表现为中耳炎反复发作或有中耳炎性渗出,多伴有听力减退,间歇性耳鸣,耳内闷胀感及棕褐色的耳溢液,耳镜下检查鼓膜呈淡蓝色,大多鼓膜完整。听力学检查:纯音测听多为传导性聋,病程较长者可表现混合性聋或感音神经性聋。鼓室图均为 B 型。影像学检查:颞骨 CT 表现为边缘光滑的软组织影,类似脑组织密度,不增强或环形增强,但与胆脂瘤不易区分,少有骨质破坏。

5. 急性中耳炎

有急性发作的病史及中耳感染的症状和体征,无论是初发还是复发,均可以通过对鼻咽分泌物的检测来指导抗生素及抗病毒药物的使用。

6. 中耳传导功能障碍

在婴幼儿中,中耳畸形、中耳腔内羊水和间叶组织尚未吸收等病变所导致的中耳传导功能障碍可以与分泌性中耳炎的临床表现相似,在诊断分泌性中耳炎时应注意鉴别。

【治疗】

1. 药物治疗

(1) 抗生素:经验用药仍是主要方式,其中头孢类抗生素是首选药物,近来也有小剂量长期阿奇霉素治疗小儿 OME 的报道。新近的美国儿童及婴幼儿 OME 临床指南认为:抗菌药物疗效短暂而有限,副作用多,不推荐长期使用抗生素治疗。另外指出鼓膜充血不应该成为抗生素应用的指征。

(2) 皮质类固醇激素:糖皮质类固醇激素治疗 OME 的疗效报道较多,其中主要为鼓室内注射地塞米松和糜蛋白酶。口服治疗并未被作为常规推荐。糖皮质类固醇激素抗炎、抗水肿、减少渗出的疗效已得到实验证实。美国儿童及婴幼儿 OME 临床指南认为:儿童,OME 为自限性疾病,因有一定的自愈率,故 OME 的患者应该严密观察 3 个月。同时认为抗组胺药和减充血剂对 OME 无效,不建议用于治疗。

2. 外科治疗

(1) 鼓膜穿刺抽液:鼓膜穿刺抽液作为传统的外科治疗手段简便易行,目前在临床实践中仍在广泛运用,在穿刺同时相应的药物治疗是必要的。至于是否需要穿刺后向鼓室内注入激素类药物目前也未达成共识。

(2) 鼓膜切开置管术:积液较黏稠,鼓膜穿刺不能将其吸尽者;或经反复穿刺,积液在抽吸后又迅速形成时,建议行鼓膜切开置管术。

(3) 腺样体切除:腺样体肥大可使咽鼓管鼓口开启受阻是部分 OME 的患儿发病的重要病因,对于这种患儿将腺样体切除往往可收到良效。

(4) 鼓膜造孔术:单纯鼓膜造孔也可以使 OME 患者症状得以好转,但往往因造孔维持时间不够充分成为影响其疗效的重要因素。

(5) 咽鼓管逆行插管:咽鼓管逆行插管随着内镜在鼻科的应用成为新的治疗方法。

(6) 鼓室探查及乳突上鼓室切除术:对于反复发作长期不愈怀疑鼓室粘连的病例有必要施行鼓室探查术。单纯的鼓室探查术有时并不能完全解决问题,在一部分患者中耳乳突手术是必要的。慢性 OME 行中耳乳突手术的适应证为:①经过各种治疗如药物、咽鼓管吹张、鼓膜穿刺抽液或中耳置管术,甚至鼓室探查术无效。②影像学检查显示鼓室、鼓窦及乳突气房内有大量积液或者有软组织影。③病史较长,疑已经发展成中耳胆固醇肉芽肿者。完壁式(闭合式)乳突上鼓室切除加鼓室探查术可彻底清除病变,建立鼓室、鼓窦及乳突的通气引流,是治疗慢性分泌性中耳炎的有效方法。

【预后】

部分轻症患者的中耳积液可自行吸收,或经咽鼓管排出。

病程较长而未作治疗的儿童患者,将影响言语发育、学习以及与他人交流的能力。

鼓室硬化,顽固的慢性 OME,鼓膜紧张部可出现萎缩性瘢痕,钙化斑,鼓膜松弛,鼓室内出现硬化病灶。

粘连性中耳炎,黏稠的分泌物容易发生机化,形成粘连。

咽鼓管功能不良,中耳长期处于负压状态者,可逐渐出现鼓膜松弛部内陷袋形成。

第六节 耳硬化症

耳硬化症(otosclerosis)是骨迷路致密板层骨因局灶性吸收而被富含血管和细胞的海绵状新骨所替代,继而血管减少、骨质沉着,形成骨质硬化病灶而产生的内耳疾病。因病变侵犯部位与范围不同,临床特征可表现为:①隐匿型;②传导性聋;③感音神经性聋;④混合性聋。部分患者有眩晕症状。病灶仅局限于骨迷路的骨壁内而未侵及传导和感音结构,可无任何症状,只是在尸检作颞骨组织切片时方被发现,这种不引起临床症状的骨迷路组织学的病变,称为"组织学耳硬化症"。若病变向骨壁范围之外扩展,侵及环韧带,使镫骨活动受限或固定,出现进行性传音功能障碍者,称为"临床耳硬化症",也称"镫骨性耳硬化症"。若病变发生在耳蜗区或甚至侵袭内耳道,引起耳蜗损害或听神经变性,临床表现为感音神经性聋,称"耳蜗性耳硬化症"。

【流行病学】

欧美统计临床发病率为 0.3%~0.5%,一般认为发病率白种人>黄种人>黑种人。高发年龄为 20~50 岁,高峰在 30~40 岁。发病率男女比例为 1:2,女性发病率高,20~40 岁女性为高发病年龄。我国尚无统计数字,解放军总医院统计发病率为 5/2400。

【免疫病理】

耳硬化症是炎症性组织反应性疾病,伴有巨噬细胞、T 和 B 淋巴细胞、HLA-DR 阳性细胞、浆细胞浸润,因炎性细胞侵及血管分布而导致骨吸收。耳硬化症溶骨期病灶中有补体沉积和 IgG、IgA 存在,已证实这些免疫球蛋白是麻疹病毒蛋白的抗体,电镜检查发现副黏液病毒如流感病毒、副流感病毒和腮腺炎病毒的结构。免疫组化检查证实有麻疹病毒抗原表达。聚合酶链反应检测镫骨手术切除的镫骨底板的耳硬化骨中有麻疹病毒相关序列。Niedermeyer 等在活动性耳硬化骨组织中观察到麻疹病毒抗原表达;14 个耳硬化症患者手术切除镫骨骨屑中检测麻疹病毒 RNA 序列,13 个呈阳性反应,患者的其他组织和非耳硬化症对照组均未查出此序列。研究结果支持耳硬化症是麻疹病毒感染相关性免疫性疾病的学说。也有报道耳硬化病灶中存在胶原,特别是 Ⅰ、Ⅱ、Ⅲ、Ⅵ、Ⅸ 和 Ⅺ 型胶原,软骨细胞特异性抗原和自身抗体阳性,软骨特异性自身免疫病可能与本病的病原有关。

【组织病理】

颞骨中耳硬化症病理光镜特征:骨迷路包囊灶性骨质吸收,髓腔扩大,血管增多,呈海绵样变,破骨、成骨现象可同时存在。电子显微镜观察表明耳硬化组织中有类似成骨细胞副黏病毒核壳的结构,在早期的海绵状骨与晚期的致密性硬化骨之间改变。耳硬化灶愈大,其愈富于血管性且愈活跃。

【临床表现】

1. 耳聋

多为双侧缓慢进行性耳聋,其性质多为传导性耳聋。患者常感在嘈杂环境中听力反较在安静环境下为好,临床上称为韦氏错听。

2. 耳鸣

多为低音调耳鸣,且与耳聋同时出现。

3. 眩晕

部分患者伴有眩晕,可能与半规管受累有关,亦可能系迷路水肿所致。

4. 耳镜检查

外耳道一般较宽大,耵聍分泌甚少。鼓膜多呈正常外观或显示 Schwartz 征。咽鼓管功能正常。早期在鼓膜后上象限透见淡红色区域,为活动性病灶表面黏膜充血的反映,称 Schwartz 征。

【辅助检查】

1. 听力检查

音叉、纯音测听、声阻抗。纯音听力计检查,早期气导曲线呈平坦型或上升型,以低频损失较重;其骨导曲线正常。在 2000～4000Hz 区曲线常呈 V 型下降,称卡氏切迹,卡氏切迹是镫骨型耳硬化症的特征之一。气骨导间距随病变的进展逐渐增宽,但平均最大不超过 50dB。

2. 声阻抗测试

耳硬化症时,通过鼓室压测量,所得出的鼓室功能曲线一般属 As 型(即低峰型)。

3. 颞骨 X 线断层摄片

可看到两窗区、迷路或内耳道骨壁上有界限分明的局灶性硬化改变,如镫骨底板增厚等。影像检查意义不大,颞骨 X 线断层摄片,可看到两窗区、迷路或内耳道骨壁上有界限分明的局灶性硬化改变,如镫骨底板增厚等。在精密螺旋 CT,可以看到骨质吸收与骨化。

4. 颞骨病理学

证明耳硬化症病起儿童后期,病灶波及卵圆窗或耳蜗之前,大多数(8∶1)已成熟静息。12岁以下或中年以上因患本病觉听力减退的很少。

【诊断】

1. 病史

①进行性聋,单侧或双侧,可有先后;②伴低频耳鸣;③偶有眩晕史;④排除其他病史;⑤家族史。

2. 一般检查

①语音:语调轻平、咬字吐词准确;②鼓膜正常或菲薄;③耳咽管功能正常。

3. 检查

音叉、纯音、阻抗。

4. 影像检查

意义不大,在精密螺旋 CT,可以看到骨质吸收与骨化。

【治疗】

诊断为慢性卡他性中耳炎,应行鼓膜按摩;诊断为神经性聋,应行鼓膜穿刺、切开;诊断为听骨固定,应行耳咽管吹张;诊断为粘连性中耳炎,应用氟化钠治疗。对无法手术或不愿意手术的患者可以佩戴助听器。

常用手术有:①镫骨底板切除术,将受累之镫骨底板全部或部分切除,用自体残余听骨或身体他处的骨或软骨小柱、聚乙烯小管、不锈钢丝脂肪栓、硅橡胶或氧化铝陶瓷等有机或无机材料制作的人工镫骨,置于锤骨或砧骨长突与前庭窗间,用自体静脉片、骨或软骨膜、颞肌筋膜、结缔组织、明胶海绵片等覆盖前庭窗。②镫骨底板钻孔术＋活塞(piston)置入术,即不撼动镫骨,再造一套活动的听骨链。

【预后】

预防及中止骨海绵化的病理变化,是影响预后的重要因素。现在因早期诊断加上氟化钠的治疗,已经使预后有所改善。

第七节　中耳乳突胆脂瘤

中耳乳突胆脂瘤是一种常见病,其主要的特征表现为中耳腔存在大量的、增殖的、角化的鳞状上皮和邻近骨质的破坏。角化细胞凋亡,导致腔内角化碎屑的堆积,在中耳腔内。胆脂瘤不断增大,造成骨质破坏,引起严重听力丧失,反复感染和前庭功能紊乱,甚至发生颅内并发症,威胁患者生命。中耳乳突胆脂瘤是慢性皮肤炎症反应引起的一种免疫学改变,是颞骨皮肤相关性疾病。

【免疫病理】

用特殊染色方法,中耳乳突胆脂瘤以及与其相邻的含有炎性细胞浸润的黏膜中可检出带有树突状突起的典型的朗格汉斯细胞,外耳道皮肤和耳后皮肤也与身体其他部位的皮肤一样可见到朗格汉斯细胞。朗格汉斯细胞在胆脂瘤免疫中具有重要作用,其属于抗原呈递细胞,形状为树突状,分为胞体和树枝状突起。朗格汉斯细胞表面有 Fc 受体和 C3 受体,可摄取抗原,将抗原抗体复合物纳入细胞内,在细胞表面由 MHC Ⅱ级分子复合物,引起 T 淋巴细胞反应。正常外耳道皮肤和中耳乳突胆脂瘤上皮中最引人注目的不同是后者的上皮朗格汉斯细胞数目较前者增多。在有上皮组织的胆脂瘤标本中,可见树突状朗格汉斯细胞,按两种方式分布:①聚集成团的朗格汉斯细胞充满整个上皮,从基底层直达顶层,各个细胞由它们的树枝状突起彼此相连。②在这些聚集的细胞以外,还可见散在的树突状细胞,位于上皮的基底层,这些细胞的树突状突起较聚集的细胞团中者明显地少。在炎症严重的情况下,胆脂瘤的基质中也可见树突状细胞位于近上皮处,这些细胞多数集中在上皮组织的树突状细胞团边缘。

【组织病理】

胆脂瘤是一种由囊内容、基质、基质外层3种成分组成良性的角化上皮细胞囊。囊内容是由完全分化的无核的角化上皮组成。基质包括形成囊壁结构的角化的鳞状上皮。基质外层或固有层是胆脂瘤的外周部分,由肉芽组织组成,可能包含胆固醇结晶;基质外层与骨质相连,而肉芽组织产生蛋白水解酶,导致骨质破坏。

【临床表现】

后天原发性胆脂瘤可无耳内流脓史,继发者患耳可长期持续流脓,脓量多少不等,因腐败菌的继发感染,脓液常有特殊恶臭。传导性耳聋轻重不等,上鼓室的早期局限性小胆脂瘤,听力可基本正常;即使听骨部分遭到破坏,但因胆脂瘤可作传音桥梁,听力损失亦可不甚严重。当病变波及耳蜗时,耳聋呈混合性。耳镜检查时可见鼓膜松弛部或紧张部后上方有边缘性穿孔,从穿孔处可见鼓室内有灰白色鳞片状或豆渣样无定形物质,多不易取尽,恶臭。有时尚可见上鼓室外壁骨质破坏,或在穿孔周围有红色肉芽或息肉组织。松弛部穿孔的大小一般与胆脂瘤的侵犯面积无关。若为紧张部大穿孔,鼓室内壁黏膜可化生为表面光滑而反光甚强的鳞状上皮,此时如锤骨柄及短突粘连于上皮下,可误认为紧张部尚残留大片鼓膜。松弛部存在小穿孔时,鼓膜紧张部可完全正常,特别当穿孔被痂皮覆盖时,可被误认为鼓膜完整而漏诊。

【辅助检查】

CT 扫描:可以明确颞骨内胆脂瘤骨质破坏的范围,分清楚听骨链、上鼓室、乳突和面神经之间的关系;MRI 检查:可以明确颅内侵犯的胆脂瘤范围以及与脑膜、脑干和小脑的关系。

【诊断与鉴别诊断】

1. 诊断

胆脂瘤型中耳炎的 HRCT:①中耳腔内瘤影,多为团块状伴周边连续或间断低密度圈。②中耳腔骨壁破坏,以盾板及上鼓室外侧壁破坏较具特征,扩大的中耳腔大部分伴骨质硬化环,病变常常沿鼓室、鼓窦入口及鼓窦路径发展。③听小骨破坏常见,且程度重。④多发生在硬化型乳突的基础上。

2. 鉴别诊断

单纯型中耳炎,乳突为气化型或板障型,病灶弥散分布,无骨质破坏。

肉芽肿型中耳炎,软组织影多呈片状,听小骨破坏少见,鼓窦腔多无明显扩大及骨质硬化环,乳突气化大多为板障型,CT 增强后肉芽组织有强化,胆脂瘤无强化。

结核性中耳炎,有骨质破坏伴死骨,另外身体其他部位可有结核病灶。

中耳癌,以中耳为中心的骨质破坏伴密度相对较高的软组织肿块,且明显强化。

【治疗】

治疗胆脂瘤中耳炎的手术多种多样,可分为5种类型。

1. 开放术腔的鼓室乳突根治术

是手术去除外耳道后壁,使外耳道和乳突腔成为一个完整的腔,包括乳突根治术和改良乳突根治术。乳突根治术包括清除乳突和鼓室腔内的病灶,去除鼓膜、锤骨和砧骨不行鼓室成形术,可伴有或不伴咽鼓管封闭。目前临床上常用的是改良传统乳突根治术,是将开放术腔的乳突根治术与鼓室成形术相结合。

2. 完壁式鼓室乳突根治术

由前、后联合进路鼓室切开手术治疗胆脂瘤和中耳慢性感染。1958 年 House 和 Sheehy 将这种手术进行了改进,包括磨除面神经隐窝骨质,分期行听骨链重建。

3. 保留骨桥的乳突根治术

这种手术保留了开放式和完壁式手术各自的优点。在能够完全清除病灶的同一时期重建听力。其特点是经上鼓室外侧壁的部分骨质切除,切除外耳道后壁骨质,充分暴露上鼓室和镫骨周围结构。

4. 重建外耳道的乳突根治术

由于传统的开放式和完壁式手术治疗胆脂瘤时均有各自的缺点,有人提出部分外耳道切除并一期外耳道重建术的概念。

5. 内镜或内镜辅助下的中耳乳突手术

近年来国内外均有将内镜用于胆脂瘤手术的报道。由于完壁式鼓室乳突根治术容易发生病灶残留,其主要原因是外耳道内侧不能清楚暴露,为了解决这个问题,有人将内镜用来检查手术显微镜不能看清的部位,如上鼓室、鼓室窦、咽鼓管等。内镜可用于完壁式手术后的"二期探查"手术,可以缩短手术时间,减少手术并发症。

6. 儿童胆脂瘤型中耳炎手术治疗

乳突腔填塞术有延误复发胆脂瘤的诊断和治疗的危险,不应提倡。由于胆脂瘤残留率和复发率高,计划性分期鼓室成形术比较安全。

第八节 Bell 麻 痹

Bell 麻痹(Bell palsy)又称特发性面神经麻痹(idiopathic facial palsy),或简称面神经炎,是因茎乳孔内面神经非特异性炎症所致的周围性面瘫。1821 年英国神经病学者贝尔首先全面地描述了该病的典型临床表现,即患侧口角下垂,上下唇不能紧密闭合,不能鼓腮、吹气;患侧眼睑不能闭合,结膜外露;患侧额纹消失,不能皱眉;另外还有味觉、听觉及唾液和泪液分泌障碍等症状。因此将此病命名为 Bell Palsy。

【流行病学】

Bell 麻痹占所有周围性面神经麻痹病例的 $60\%\sim75\%$,每年的发病率约为 $(10\sim40)/10$ 万人,平均每 60 人就有 1 人在一生中曾罹患该病。流行病学调查发现 Bell 麻痹的发病没有明显季节性,但夏季相对发病少;高发年龄为 $15\sim45$ 岁,平均年龄为 $40\sim44$ 岁,小于 15 岁和大于 60 岁的患者少见;患病率无明显性别差异,女性略高于男性;左右两侧的发病率无明显差异;0.3% 的患者表现为双侧面神经麻痹;9% 的患者为复发病例;$2.5\%\sim12.5\%$ 的患者有糖尿病史,8% 的患者有家族史。

【免疫病理】

Bell 麻痹患者血清中 T 辅助细胞数目减少；并含有抗单纯疱疹病毒抗体,目前倾向于隐匿性人类单纯疱疹病毒感染由分子模拟免疫引起神经的反应性炎症是本病的病理机制。

【组织病理】

神经肿胀、炎性细胞浸润,尤以内听道底、迷路段神经受累最为明显,髓鞘崩溃、部分轴突消失等。

【临床表现】

面神经麻痹患者最显著的症状是面部表情肌瘫痪,高达 3/4 的患者最初会误认为是卒中或颅内肿瘤。表情肌瘫痪发生突然,进展迅速,在 2 天内达高峰。伴随症状可有听觉过敏,泪液减少和味觉改变。患者也可能诉有耳痛或耳胀,面部或耳后疼痛一般程度较轻,通常在面肌瘫痪前出现。面神经麻痹可导致外周性下运动神经元性面瘫,表现为单侧面肌、颈阔肌运动障碍,一侧眉毛和口角下垂,眼口闭合不全。闭眼不全时可见 Bell 现象:闭眼时眼球向上转动,露出巩膜。

【辅助检查】

1. 血清学检查

疱疹病毒抗体滴度增高,但不是面神经麻痹的可靠诊断依据。在病毒复制期,针对单纯疱疹型病毒和带状疱疹病毒的唾液检测更可能证明病毒感染存在。但这些检测目前仅作为研究工具。

2. 磁共振成像

可排除肿瘤。

3. 镫骨肌反射

面神经麻痹一般不影响听阈,但镫骨肌反射可能下降或消失。

4. 定位试验和神经电生理检查

可以提供有价值的预后信息。

【诊断与鉴别诊断】

1. 目前的诊断标准

①面部表情肌的完全或不完全瘫痪;患侧眼裂大,眼睑不能闭合,流泪,额纹消失,不能皱眉;患侧鼻唇沟变浅或平坦,口角低,向健侧牵引。损害部位分型诊断:茎乳突以上鼓索支神经元,则有舌前 2/3 味觉障碍。镫骨神经神经元,可有听觉障碍;膝状神经节神经元,可有乳突部压痛,外耳道与耳郭部感觉障碍。损害在膝状神经节以上神经元,可有泪液、唾液减少。②突发性。③排除中枢神经系统、后颅窝、耳、腮腺等疾病。

2. 鉴别诊断

排除其他引起面神经麻痹的疾病方可诊断为 Bell 麻痹。

(1) Hunt 综合征:是带状疱疹病毒引起的多发性神经病变,表现为突发性周围性面瘫;患耳疼痛;鼓膜、外耳道、耳郭疱疹;可能有听力下降、听觉过敏、耳鸣、眩晕等。其他全身表现有发热、口唇疱疹、淋巴结肿大、Horner 综合征、颈部皮肤感觉迟钝等。其中"面瘫、耳痛、疱疹"被视为 Ramsay Hunt 综合征的三联征。与 Bell 麻痹比较,Hunt 综合征面瘫严重、预后较差。

(2) Lyme 病:是蜱媒传播的多系统受累的传染性疾病,病原体为伯氏包柔螺旋体,主要表现为游走性皮肤红斑、心脏传导阻滞、关节肿胀、脑膜炎等,10%的患者出现面神经麻痹,其中 1/4 为双侧麻痹。通过疫区接触史、lyme 抗体检测可以明确诊断。

(3) Melkersson-Rosenthal 综合征:多为散发病例,也有家族性报道。主要表现为口唇肿胀、舌皱褶和面神经麻痹,约 20%的患者出现面瘫,表现为突发性周围性面神经麻痹,可为单侧或双侧,常反复发作。

(4) 急慢性中耳乳突炎:其中 2%~5%的患者可出现面瘫,是炎症对神经的侵犯或由胆脂瘤或肉芽对神经的压迫所致,这类面瘫起病急缓不一。根据病史、体检、听力学与影像学检查可以明确诊断。

5. 良性肿瘤

桥小脑角、颞骨、侧颅底、腮腺的良恶性肿瘤可以造成面神经麻痹。良性腮腺肿瘤很少发生面瘫,恶性腮腺肿瘤可引起面瘫,面瘫多为缓慢进展。先天性胆脂瘤、颈静脉球体瘤也会造成面瘫。以上肿瘤所致的面神经麻痹通过影像学检查可明确诊断。

6. 外伤性面瘫

包括手术所致,根据损伤程度和部位可能表现为即刻或延迟、完全或非完全性面神经麻痹,通过病史以及影像学检查可以明确诊断。

【治疗】

由于贝尔麻痹的病因至今仍未确定,所以临床上也缺少公认的标准治疗方案。临床治疗大多是针对各种可能的病因学说采取的相应疗法以及几种疗法的联合应用,强调尽早治疗。

1. 药物治疗

根据病毒感染学说,目前大多数学者在临床治疗贝尔麻痹时多主张采用激素和抗病毒药物联合应用。激素常用可的松、地塞米松、泼尼松和甲泼尼龙等。国内外研究证实无论采用常规给药还是大剂量冲击疗法,均可取得确切疗效。激素的作用在于减轻面神经水肿,改善局部血液循环,减少神经受压。激素对于缩短疗程、提高治愈率和减少后遗症有肯定的效果。但使用时要注意患者是否有应用激素的禁忌证。阿昔洛韦是治疗贝尔麻痹的常用抗病毒药物。

2. 物理疗法和肌功能训练

应用超短波电疗、药物离子导入及中频电疗的方法辅助治疗,可改善局部血液循环而有助于贝尔麻痹的治疗。

3. 眼睛保护

由于泪液分泌减少和眼睑闭合不全,患者容易发生暴露性角膜炎;尤其在 Bell 现象阴性患者,因闭目时角膜不能得到眼睑的保护,更容易出现角膜磨损、溃疡或感染,严重者会造成失明,因此眼睛保护十分重要。

4. 手术治疗

综合治疗 80% 的病例均可恢复,但仍有少数患者可产生瘫痪肌挛缩、面肌痉挛、联带运动等后遗症,极少数可发展为永久性面瘫。针对这部分患者可采取的手术治疗方法:微血管减压术;神经吻合、移植、重建术;颞肌瓣、股薄肌瓣移植术等。

5. 其他

如高压氧可辅助治疗、星状神经节封闭等。

【预后】

总的来说,面神经麻痹即使不治疗也预后较好。约有 3/4 患者恢复正常功能。仅有 1/10 患者遗留轻微后遗症,其中有 1/6 患者遗留中至重度面肌无力、挛缩、偏侧面肌痉挛或面肌联合运动。部分性面神经麻痹患者 94% 能完全康复。但带状疱疹病毒引起的部分性面神经麻痹患者的预后较差。在不经治疗而恢复的患者中大部分患者发病后 3 周内得到明显的改善,如果这一时期未恢复,那么可能在起病 4~6 个月后才见恢复,此时已经发生神经再生长和再支配。6 个月时就会明显区分出是否遗留中至重度后遗症。

第九节 耳郭复发性多软骨炎

耳郭复发性多软骨炎是复发性多软骨炎(relapsing polychondritis,RPC)在耳部的局部表现,临床往往是多器官、多部位的病变。耳郭复发性多软骨炎是少见的、原因不明的炎症软骨性疾病,可单独发生于某一部位的软骨或与其他自身免疫性疾病,如系统性红斑狼疮、血管炎等并发。耳郭、鼻部和气管软骨是主要的发病部位。

【流行病学】

各年龄阶段均可发病,好发年龄为 30~60 岁,发病无性别倾向。

【免疫病理】

相关报道的免疫学检查发现:血清中抗 DNA 抗体和 CH50 水平升高,患者血清中可检测到抗角膜上皮抗体。Yang 等报道 6 例均检查到抗 Ⅱ、Ⅸ 型胶原自身抗体,4 例表现有抗 α_2 Ⅺ 型胶原自身抗体,1 例对软骨基质蛋白 matrilin-1 具有体液和细胞免疫反应。曾报道本病与 HLA-DR4 相关。Issing 等报道 1 例 55 岁女性患者侵及右耳郭、双侧耳蜗-前庭和双眼,表现为右耳郭软骨炎症、突发低频性听力减退,急性中度眩晕伴恶心,轻度眼部异常,证实存在循环抗耳蜗-前庭抗体。也有报道检测到抗磷脂体抗体。可能体液和细胞免疫反应均参与发病。

【组织病理】

光镜下早期表现为软骨基质嗜碱染色减弱或消失,伴有浆细胞和淋巴细胞浸润的非特异性炎症,软骨细胞退行改变纤维细胞和胶原纤维增生,软骨基质坏死、溶解、液化,被纤维肉芽组织入侵代替。偶尔可见小片状软骨再生,缺乏酸性黏多糖基质。软骨的炎症和软骨破坏,继之软骨为肉芽组织所代替,最终形成纤维化。在纤维肉芽组织产生的过程中引起原有组织或器官塌陷、变形。电镜检查可见大量软骨细胞包括溶酶体及类脂增多,因基质破坏出现稠密的多囊体。

【临床表现】

可隐匿起病,也可骤发或病情突然加重,活动期可有发热、局部疼痛、疲乏无力、体重减轻和食欲不振等。耳郭软骨炎是最常见的临床表现,病变多局限于耳郭软骨部分,包括耳郭、耳屏,有时可侵犯外耳道。常对称性受累,但耳垂不受累。初期表现为耳郭红、肿、热、痛,可有红斑结节,常在 5～10 天内自行消退。反复发作。久之耳郭塌陷畸形,局部色素沉着。耳郭软骨炎可导致耳松软、变形、弹力减弱,出现结节,外耳道萎缩。外耳道狭窄、中耳炎症、咽鼓管阻塞可致传导性耳聋。后期可累及内耳,表现为听觉或前庭功能损伤。病变累及迷路可导致旋转性头晕、眼球震颤、共济失调、恶心及呕吐等。

【辅助检查】

1. 血常规及血沉

大多数急性活动期患者有轻度贫血,白细胞中度增高,血沉增速。

2. 尿常规

少数患者有蛋白尿、血尿或管型尿,有时可出现类似于肾盂肾炎的改变。急性活动期尿中酸性黏多糖排泄增加,对诊断有参考价值。

3. 血清学检查

20％～25％的患者抗核抗体及类风湿因子阳性,少数患者梅毒血清学反应假阳性。或狼疮细胞阳性。总补体升高,C3、C4 多正常,偶有升高。IgA、IgG 在急性期可暂时性增高。间接免疫荧光法抗软骨细胞抗体阳性及抗Ⅱ型胶原抗体阳性有助于复发性多软骨炎的诊断。

4. 肾功能与脑脊液检查

肾功能异常及脑脊液细胞增多提示相关的血管炎。

5. X 线检查

常有耳软骨钙化,喉断层摄影可见有气道狭窄。胸片显示肺不张、肺炎和程度不等的纤维化。气管支气管断层摄影可见气管、支气管普遍性狭窄。X 线检查可见心脏扩大,并以左心扩大为主,有时也能显示主动脉弓扩大,升主动脉和降主动脉、鼻、气管和喉有钙化。

【诊断与鉴别诊断】

1. 诊断

1976 年 McAdam 的标准诊断:①双耳软骨炎;②非侵蚀性多关节炎;③鼻软骨炎;④眼炎;包括结膜炎、角膜炎、巩膜炎、浅层巩膜炎及葡萄膜炎等;⑤喉和(或)气管软骨炎;⑥耳蜗和(或)前庭受损,表现为听力丧失,耳鸣和眩晕。具有上述标准 3 条或 3 条以上,并由病理活检证实可以确诊;如临床表现明显,并非每例患者均需做软骨活检,而可以临床诊断复发性多软骨炎。

2. 鉴别诊断

耳郭病变及外耳炎应与局部外伤、冻疮、丹毒、慢性感染、系统性红斑狼疮、痛风、霉菌性疾病、梅毒、麻风病鉴别。系统性血管炎或其他结缔组织病也可引起耳软骨炎,但双侧耳软骨炎者不多见。

【治疗】

1. 一般治疗

急性发作期应卧床休息,视病情给予流质或半流质饮食,避免引起会厌和喉部疼痛。注意保持呼吸道通畅,预防窒息。烦躁不安者可适当用镇静剂,以保持充足的睡眠。

2. 药物治疗

非甾体抗炎药,可参照类风湿关节炎用药;糖皮质激素,可抑制病变的急性发作,减少复发的频率及严重程度,用于病情较重者。开始剂量为 $0.5 \sim 1mg/(kg \cdot d)$,分次或晨起一次口服。对有喉、气管及支气管、眼、内耳受累及的急性重症患者,糖皮质激素的剂量可酌情增加。甚至行甲泼尼龙冲击治疗,临床症状好转后,可逐渐减量,以最小维持剂量维持 $1 \sim 2$ 年或更长时间。免疫抑制剂,可选用环磷酰胺、甲氨蝶呤、硫唑嘌呤。在使用免疫抑制剂时,应定期查血、尿常规,肝、肾功能以防止不良反应发生。氨苯砜在人体内可抑制补体的激活和淋巴细胞转化,也能抑制溶菌酶参与的软骨退行性变,剂量范围:$25 \sim 200mg/d$,平均剂量为 $75mg/d$,开始从小剂量试用,以后逐渐加量;因有蓄积作用,服药 6d 需停药 1d,持续约 6 个月。氨苯砜主要副作用为恶心、嗜睡、溶血性贫血、药物性肝炎及白细胞下降等。

3. 手术治疗

耳软骨炎引起软骨液化时需行清创术,清除坏死组织。

【预后】

患者 5 年病死率接近 1/3,通常死于喉和气管软骨支持结构塌陷。有心血管病变如大动脉瘤、心脏瓣膜功能不全,或系统性血管炎预后较差。为降低病死率,改善预后,应及早诊断和及时治疗。

(李　莉)

参 考 文 献

Brown OE,Meyerhoff WL,Ginsburg CM. 1986. Ear,nose and throat manifestations of systemic disease. In:Clinical Pediatric Otolaryngology. St. Louis,Mo:Mosby-Year Book.

Coelho DH,Lalwani AK. 2008. Medical management of Meniere's disease. Laryngoscope,118(6):1099-1108.

Eisen MD,Ryugo DK. 2007. Hearing molecules:contributions from genetic deafness. Cell Mol Life Sci,64(5):566-580.

Gilden DH. 2004. Clinical practice. Bell's Palsy. N Engl J Med,351(13):1323-1331.

Jervell A,Lange-Nielsen J. 1957. Congenital deaf-mutism functional heart disease with prolongation of the QT interval and sudden death. Am Heart J,54:9-68.

Katusic SK,Beard CM,Wiederholt WC,et al. 1986. Incidence,clinical features,and prognosis in Bell's palsy,Rochester, Minnesota,1968-1982. Ann Neurol,20(5):622-627.

Lesinski SG. 2002. Causes of conductive hearing loss after stapedectomy or stapedotomy:a prospective study of 279 consecutive surgical revisions. Otol Neurotol,23(3):281-288.

Merchant SN,Adams JC,Nadol JB Jr. 2005. Pathophysiology of Meniere's syndrome:are symptoms caused by endolymphatic hydrops? Otol Neurotol,26(1):74-81.

Morzaria S,Westerberg BD,Kozak FK. 2004. Systematic review of the etiology of bilateral sensorineural hearing loss in children. Int J Pediatr Otorhinolaryngol,68(9):1193-1198.

Peitersen E. 2002. Bell's palsy:the spontaneous course of 2,500 peripheral facial nerve palsies of different etiologies. Acta Otolaryngol Suppl,4-30.

Sajjadi H,Paparella MM. 2008. Meniere's disease. Lancet,372(9636):406-414.

Sourdille M. 1937. New technique in the surgical treatment of severe and progressive deafness from otosclerosis. Bull NY Acad Med,13:673.

Sullivan FM,Swan IR,Donnan PT,et al. 2007. Early treatment with prednisolone or acyclovir in Bell's palsy. N Engl J Med,357(16):1598-1607.

第五十四章　鼻免疫病

第一节　变应性鼻炎

变应性鼻炎(allergic rhinitis,AR)是特应性个体接触致敏原后由 IgE 介导的介质释放、并有由多种免疫活性细胞和细胞因子等参与的鼻黏膜慢性炎症反应性疾病。主要临床表现有鼻塞、流鼻涕、鼻痒、打喷嚏以及嗅觉功能障碍等。常可以导致或并发鼻窦炎、咽炎、中耳炎、气管和支气管炎、哮喘和眼结膜炎等,并可影响患者的睡眠、发音功能、儿童面部发育以及生活质量差。

【流行病学】

全球变应性疾病的发病率呈上升趋势,尤其是在生活水平较高的工业化或发达国家,患病率为 10%～25%,呈现高流行状态。由于调查的群体对象不同,调查者在调查中采用的工作标准不同,不同地区报道的 AR 患病率或发病率有差异。有关季节性鼻炎的调查资料较多,患病率在 1%～40%;常年性鼻炎患病率在 1%～18%。儿童和青少年中季节性鼻炎患病率高于成年人,而成年人常年性鼻炎的患病率高于儿童。在多数国家和地区,花粉变应原非常普遍。而在东亚、拉丁美洲和热带地区,螨更为常见。

家族变态反应病史,尤其是家族性 AR 病史,是 AR 发生的主要危险因素之一。65% 的季节性 AR 患者具有遗传因素,75% 的儿童患者与遗传有关。此种遗传因素可由父母单方或双方遗传,但以母系遗传者居多。AR 在西方生活方式化的国家已是一种常见病,在发达国家更为普遍,在发展中国家也有日益增加趋势。个体的遗传易感性与环境因素之间的相互作用是导致 AR 发病增多的主要原因。随着我国经济的发展和社会的进一步开放,人们的生活方式发生了转变,居住环境、饮食结构等也有了改变,空气污染和各种刺激因素对机体发生变态反应病的促进作用,导致人们日常接触变应原的种类和数量增加。AR 已成为常见病、多发病。

【免疫病理】

变应性鼻炎属 IgE 介导的 I 型变态反应,其机制可能与以下因素有关:①黏膜上皮屏障损坏;②黏膜刺激物受体敏感性增加;③周围神经或感觉神经纤维传导的改变;④介质释放或降解的改变;⑤靶细胞受体敏感性改变或代谢改变;⑥炎症细胞的汇集。

变应性鼻炎的致敏过程,吸入的变应原与鼻黏膜表面相接触,变应原的有效成分在分泌物中被浸出后,通过黏膜屏障到达鼻黏膜下被巨噬细胞吞噬,巨噬细胞将变应原信息传递给 B 淋巴细胞,在 Th 和 Ts 细胞的控制和调节下,B 淋巴细胞转变为浆细胞.产生相应 IgE(亦称反应素),并吸附于鼻黏膜的肥大细胞、嗜碱粒细胞的表面,使机体处于致敏状态。当相同的变应原再次与鼻黏膜接触时,变应原与鼻黏膜中的已致敏细胞上的 IgE 结合形成 IgE-变应原-IgE 桥,激活细胞膜上的一系列生化过程。使 Ca^{2+} 通道开放,Ca^{2+} 内流,致敏细胞脱颗粒,释放出生物活性介质,如组胺、白细胞三烯,前列腺素、5-羟色胺、缓激肽、嗜酸粒细胞趋化因子等。这些化学介质引起毛细血管扩张、血管通透性增加、血浆渗出、嗜酸粒细胞趋化,使鼻黏膜水肿,分泌物中出现大量嗜酸粒细胞。胆碱能神经兴奋释放乙酰胆碱,使鼻黏膜腺体分泌增多。组胺刺激鼻黏膜感觉神经末梢,引起鼻痒、喷嚏。若变应原进入淋巴管和血管,则在淋巴结和脾激活 B 淋巴细胞,使之转变为产生抗体的浆细胞。浆细胞形成的抗体通过血液循环到达全身称循环型抗体,主要为

IgG、IgE 和 IgM，参与全身性免疫应答。若变应原仅在黏膜表面作用，不进入淋巴管和血管，则主要激活黏膜中的 B 淋巴细胞，使抗体在黏膜局部形成，并有相当数量的抗体穿透黏膜在分泌物中出现称为分泌型抗体，主要为分泌型 IgA(SIgA)，此外尚有分泌型的 IgE 和 IgG。这些抗体参与的免疫反应只发生在变应原接触的部位，称为局部性免疫应答。

常年性变应性鼻炎(PAR)，并不完全符合速发相变态反应病理模式。PAR 患者在接触变应原后，不但可以出现速发反应，并可于 4～8h 后出现迟发相反应(latephasereaction，LPR)。LPR 在 10 小时左右达高峰，24～48 小时缓慢消退。速发相变态反应被认为主要由肥大细胞脱颗粒，释放预先形成的和迅速形成的介质所致。机体产生血管扩张、渗出及感觉神经受体兴奋等效应。然而，这些介质很快被降解，也不伴有过多的炎性成分。因而难以解释 PAR 患者症状持续不断呈慢性迁延过程现象。推测机制有 4 个方面：①IgG 介导的Ⅲ型变态反应；②肥大细胞和嗜碱粒细胞参与 IgG 介导的反应；③呼吸道非特异性反应性增强的结果；④已知各种不同类型反应的综合作用。

Wasserman 和 Lewis 等分别提出了肥大细胞和嗜碱粒细胞双相脱颗粒反应的理论。肥大细胞释放的介质可分为预存介质、续发介质和颗粒基质介质 3 类。预存介质和部分续发介质迅速释放，导致速发反应。颗粒基质介质和部分续发介质释放缓慢，引起多形核白细胞及随后的单核细胞浸润，最终导致迟发相反应。Robert 认为，肥大细胞颗粒基质介质中含有一种低分子质量的过敏性炎症因子，它在肥大细胞脱颗粒后，从颗粒中缓慢释放，其作用可达数小时，在 LPR 的发生中起重要作用。以上理论均认为，LPR 是在变态反应基础上发生的，Ⅰ型变态反应分别从不同的角度产生影响。LPR 的发生可能不属于单一机制。

组胺，变应性鼻炎的介质中组胺最重要，它是体内最先发现的血管活性物质之一，其在变应性鼻炎发病中的作用概括起来有以下几点：①加重鼻黏膜组织的炎症。②调节鼻黏膜微循环的功能状态，使鼻黏膜毛细血管床交替地开放和关闭。③刺激鼻黏膜的感觉神经，喷嚏是在鼻腔感觉神经受到刺激后传至中枢，再经与呼吸有关的神经传出，由呼吸系统各有关部分协同产生。④对鼻黏膜血管张力的影响。可兴奋 H_1 和 H_2 受体，低浓度组胺兴奋 H_2 受体引起鼻黏膜血管扩张，高浓度组胺($>10^{-5}$ mol/L)兴奋 H_1 受体，引起鼻黏膜血管收缩，使鼻黏膜外观苍白，但随之而来的是血管扩张，血管通透性增高，这是由于局部代谢产物堆积，加上神经反射使鼻黏膜副交感神经释放乙酰胆碱所致。组胺引起鼻黏膜血管收缩还必须有钙离子参与，环核苷酸(cGMP)可能是组胺引起鼻黏膜血管收缩的另一方面。

嗜酸粒细胞趋化因子，主要有动物过敏嗜酸性粒细胞趋化因子 ECF-A，补体嗜酸性粒细胞趋化因子(ECF-C)。ECF-A 的前体存在于肥大细胞和嗜碱粒细胞的颗粒中，当变应原激发的肥大细胞和嗜碱粒细胞脱颗粒时，ECF-A 与其他介质一起释放出来。ECF-C 在补体活化时释放，ECF-C 具有趋化嗜酸粒细胞和中性粒细胞的作用，它与 ECF-A 不同，ECF-A 只选择性地趋化嗜酸粒细胞。Ⅰ型变态反应的特征是嗜酸粒细胞增高，Ⅲ型变态反应则嗜酸粒细胞和中性粒细胞皆增高。中性粒细胞可释放一种抑制嗜酸粒细胞迁移和趋化的物质，这就是变应性鼻炎继发感染时中性粒细胞增多而嗜酸粒细胞在鼻黏膜和鼻分泌物中消失的原因。

白细胞三烯，肥大细胞表面吸附变应原和 IgG 后，在 Ca^{2+} 的参与下，细胞膜磷脂裂解产生花生四烯酸，通过 5-脂氧合酶代谢途径转化为白细胞三烯(LT)。其中，硫化白细胞三烯、LTC_4、LTD_4 和 LTE_4 具有过敏性慢反应物质(SRS-A)的活性，LTD_4 作用于人的鼻黏膜可使血流量增加，但不产生鼻分泌物增多；LTE_4 具有强烈的化学趋化作用，可能是组织中性粒细胞和嗜酸粒细胞浸润的重要介质。

前列腺素，是花生四烯酸通过环氧合酶代谢途径的产物，与变应性鼻炎有关的主要是

PGD$_2$、PGE$_2$、PGF$_2$等,因同工异构酶不同而产生的不同产物,其作用也不同。PGD$_2$作用类似组胺,而鼻内应用形成类似高浓度组胺作用,PGE$_2$引起鼻黏膜血管收缩。Naclerio 等对迟发相反应的变应性鼻炎患者进行变应性鼻激发,鼻分泌物中都有速发的组胺、TAME 酯酶和 PGD2 增高,1~3h 这些介质消失或减少。3~11h 症状再发,伴有鼻分泌物中组胺和 TAME 酯酶出现。但 PGD2 在迟发相反应时从不出现。已知,PGD2 只能由肥大细胞产生,因此认为迟发相反应的介质来源于嗜碱粒细胞。

P 物质(substance P,SP)是一种由 11 个氨基酸残基组成的神经肽,人体鼻黏膜中存在这种物质并可从鼻分泌物中测得。SP 神经纤维是指当神经兴奋性增强时,神经介质 P 物质大量释放的神经,可引起血管扩张、通透性增高、黏膜水肿,以及腺体分泌增加等,并能促进肥大细胞脱颗粒及组胺释放,引起变态反应。

细胞黏附分子,与鼻部变态反应有重要关系的有:细胞间黏附分子-1(ICAM-1)、细胞间黏附分子-2(ICAM-2)、血管细胞黏附分子-1(VCAM-1)、血管内皮白细胞黏附分子-1(E-LAM-1)(又称 E-选择素)、P-选择素、血小板内皮细胞黏附分子-1(PECAM-1)等。在变态反应中,CAM 参与炎症细胞的移行,局部炎症介质、细胞因子(IL-1、IL-4、TNF)等激活位于白细胞表面、血管内皮和血管外周组织的黏附分子(ICAM-1、VCAM-1、E-LAM-1 等)。这些黏附分子又进一步诱导和选择性地辅助更多的炎症细胞吸附并穿过血管内皮细胞间隙进入血管外周组织,导致局部变态反应性炎症。

【组织病理】

黏膜纤毛上皮损伤,包括纤毛脱落和部分上皮细胞剥脱;杯状细胞增生以及细胞外基质沉积。细胞外基质以胶原为主要成分沉积于黏膜上皮下的基底膜下和固有层的间质中,表现为上皮下基底膜增厚及固有层内纤维组织增多;嗜酸粒细胞聚集于黏膜上皮及上皮下;新生血管和黏膜下腺体增生。

【临床表现】

本病以鼻痒、阵发性喷嚏、大量水样鼻涕和鼻塞为主要特征。

1. 鼻痒

是鼻黏膜感觉神经末稍受到刺激后发生于局部的特殊感觉。季节性鼻炎尚有眼痒和结膜充血。

2. 喷嚏

为一反射动作。呈阵发性发作,从几个、十几个或数十个不等。

3. 鼻涕

大量清水样鼻涕,是鼻分泌亢进的特征性表现。

4. 鼻塞

程度轻重不一,季节性变应性鼻炎由于鼻黏膜水肿明显,鼻塞常很重。

5. 嗅觉减退

由于鼻黏膜水肿明显,部分患者尚有嗅觉减退。

6. 鼻科检查

常年变应性鼻炎者的鼻黏膜可为苍白、充血或浅蓝色。季节变应性鼻炎患者在花粉播散时鼻黏膜常呈明显水肿。这些变化以下鼻甲最为明显,用1‰麻黄碱可使肿胀充血的鼻甲缩小,但严重水肿的鼻黏膜反应则较差。

【诊断】

中华医学会耳鼻咽喉科分会2004年兰州会议制定的诊断标准:

1. 病史

详细询问病史,分析症状发作的时间和诱发因素,有无哮喘,评估症状严重程度。具有鼻痒、喷嚏、鼻分泌物和鼻塞4项症状中至少3项,常年性者在有症状的日子里症状每日累计达0.5～1 h以上。

2. 检查

鼻腔检查可见鼻黏膜苍白、水肿或充血、肿胀。花粉症患者往往有明显的结膜充血、水肿,严重者眼睑肿胀。发作期鼻分泌物涂片和(或)结膜刮片嗜酸粒细胞检查阳性。变应原皮肤试验呈阳性反应,至少1种为(＋＋)或(＋＋)以上。有条件者可行血清或鼻分泌物特异性IgE检查。必要时行变应原鼻黏膜激发试验。

3. 为便于观察疗效,制定下述记分标准:症状计分方法见表54-1。

表 54-1　症状记分标准

分级记分	喷嚏*	流涕△	鼻塞	鼻痒
1分	3～5	≤4	有意识吸气时感觉	间断
2分	6～10	5～9	间歇性或交互性	蚁行感,但可忍受
3分	≥11	≥10	几乎全天用口呼吸	蚁行感,难忍

*1次连续喷嚏个数;△每日擦鼻次数。

体征计分标准:下鼻甲与鼻底、鼻中隔紧靠,见不到中鼻甲或中鼻甲黏膜息肉样变、息肉形成,记录为3分;下鼻甲与鼻中隔(或鼻底)紧靠,下鼻甲与鼻底(或鼻中隔)之间尚有小缝隙,记录为2分;鼻甲轻度肿胀,鼻中隔、中鼻甲尚可见,记录为1分。

【治疗】

1. 避免接触致敏原

不论采用何种治疗都必须尽量做到少接触致敏原,虽然不可能完全避免接触,但其是治疗策略的必要组成部分。

2. 药物治疗

近年来由于高效、长效、安全的药物不断问世,使药物治疗在变应性鼻炎治疗中占有重要地位。

(1) 推荐用药方案:①轻度变应性鼻炎。口服或鼻内局部应用抗组胺药,可低剂量鼻腔局部应用糖皮质激素,如症状改善不理想,可换用另一种抗组胺药或适当增加鼻腔局部应用糖皮质激素的次数。根据症状特点可短期(7天以内)应用鼻腔局部减充血剂。儿童应用半衰期短的鼻内糖皮质激素药物,按药物推荐剂量每日 1 次喷鼻;肥大细胞膜稳定剂可用于轻症患儿。②中、重度变应性鼻炎:鼻腔局部应用糖皮质激素或鼻腔局部应用糖皮质激素＋短期口服,或鼻内局部应用抗组胺药。如果鼻黏膜高度水肿或合并支气管哮喘可考虑短期(7～10 天)应用口服糖皮质激素后改用鼻腔局部应用糖皮质激素。③合并变应性结膜炎:应用抗组胺药或肥大细胞膜稳定剂滴眼。④合并支气管哮喘:糖皮质激素支气管吸入,或口服白三烯拮抗剂等,严重哮喘发作时应请呼吸内科会诊。不提倡应用含地塞米松的滴鼻剂,也不提倡使用糖皮质激素长效制剂行鼻内或肌内注射。

用抗组胺药应注意嗜睡副作用,注意患者职业性质和给药时间。对具有心脏毒性的抗组胺药应慎用,处方应严格按照推荐剂量,并注意其配伍禁忌。减充血剂的使用应注意药物性鼻炎的发生和对心血管的影响。

(2)幼儿及儿童:抗组胺药有嗜睡作用可影响患儿的学习能力。应考虑到长期应用糖皮质激素的使用可能对患儿生长发育的影响。

(3)孕妇:由于缺乏临床试验结果,应重视选择药物,按照推荐剂量使用肥大细胞膜稳定剂或鼻内糖皮质激素。

3. 免疫治疗

选用标准化的变应原疫苗或浸液进行特异性免疫治疗,坚持治疗 3～5 年通常有效。进行免疫治疗,应严格掌握适应证:①对药物治疗效果不理想的患者;②合并支气管哮喘者;③合并持续性咳嗽特别是夜间咳嗽的患者;④对多种致敏原呈阳性反应者。免疫治疗中应密切观察、监护患者,如出现不良反应时应及时减量,严重者停止治疗。

4. 某些免疫调节剂和手术疗法

如下鼻甲部分切除术可有一定疗效。

【预后】

其他疗法:需进行随机对照临床试验,以客观的评定其疗效。

第二节　鼻息肉和鼻息肉病

鼻息肉(nasal polyp)是位于鼻腔和鼻旁窦的半透明炎性肿块,来源于中鼻道、中鼻甲和鼻旁窦的黏膜内层,并突入鼻腔。鼻息肉能引起隆凸性鼻阻塞、后鼻滴涕、嗅觉丧失和头部胀满感等症状。鼻息肉继发的鼻旁窦感染,会引起患者的头痛和面神经痛,并可发展成严重的骨、眼部和大脑并发症,严重影响患者的生活质量

鼻息肉病是指双侧鼻鼻窦黏膜广泛的炎性、水肿性及退行性改变。它不是一个新发现的疾病,亦不是对鼻息肉的重新命名。鼻息肉病是一类比较特殊的鼻息肉,具有双侧性、多发性和弥漫性的特点,术后复发率相当高,近些年来将这类鼻息肉称之为鼻息肉病,以区别于一般鼻息肉。

【流行病学】

鼻息肉在成年人的发病率为 1%～2%,男性高于女性,在 40 岁以后发病率明显升高。鼻息肉好发于哮喘和对阿司匹林过敏的人群。大约 40%～80%的阿司匹林过敏患者患有鼻息肉,并且 15%的鼻息肉患者对阿司匹林具有过敏性。

鼻息肉病发生于 36%阿司匹林耐受不良患者,7%支气管哮喘患者,0.1%儿童及大约 20%

囊性纤维病患者。此外多种病理状态,如变应性或非变应性鼻和鼻窦炎综合征,变应性血管炎,变应性真菌性鼻窦炎,慢性纤毛运动障碍综合征,右位心、支气管扩张、鼻窦炎三联征,Young 综合征(垂体性糖尿病)、免疫缺陷症、鼻孢子菌病、Wegener 肉芽肿等均与鼻息肉病的发病有关。经统计学分析,非变应性哮喘比变应性哮喘患者更易发生鼻息肉病。鼻息肉病极少见于 2 岁以下幼儿,儿童鼻息肉病多与囊性纤维病有关。

【免疫病理】

由于存在气化的中鼻甲和巨大的筛泡,鼻中隔高位偏曲等异常解剖结构,使中鼻道狭窄和局部气压减低,导致鼻窦内炎症性水肿的黏膜易脱出。鼻息肉的结构细胞包含上皮细胞、成纤维细胞和血管内皮细胞等,产生 GM-CSF 和其他细胞因子,对鼻息肉组织的炎症反应具有"放大通路"的作用,从而加重了炎症反应。嗜酸粒细胞产生的细胞因子和嗜酸粒细胞阳离子蛋白,主要碱性蛋白等和中性粒细胞产生的前列腺素和 15HETES 等,形成鼻息肉中的炎性反应,可直接损伤鼻黏膜,使其吸收水分增加,在细胞内和间质中,形成组织水肿,导致鼻息肉的生长和增大。研究表明,特别是鼻息肉组织中的嗜酸粒细胞,可以合成和释放多种调节因子-细胞因子,如 GM2CSF、TNF-2α、TGF-2β、IL-23、IL-24、IL-25、CD40 等,其中部分因子如 GM2CSF、TNF2α 及 IL-24 可以直接或间接地又促进嗜酸粒细胞的集聚及活化,IL-23、IL-25、GM2CSF 还具有抑制嗜酸粒细胞凋亡的作用。

鼻息肉组织中嗜酸粒细胞的浸润可能不一定意味着发生了变态反应,嗜酸粒细胞增多性非变应性鼻炎即是一个很好的例证。鼻息肉患者对多种变应原反应的阳性比率与健康人大致相同,约为 25%。吸入性变应原不会造成源于鼻腔上部和鼻窦的病变,因为该处不易有吸入物的大量沉积。1997 年,Min 等发现在变态反应中起重要作用的细胞因子 lL-4、IL-5 IFN-mRNA 在变应性鼻炎合并感染性鼻炎的鼻息肉中的表达未见显著差异。

【组织病理】

鼻息肉为一种良性的黏膜肿胀,可分为 4 种组织学类型。①水肿型(嗜酸粒细胞型或所谓的变态反应型)鼻息肉,最常见的类型约占总数的 85%~90%。水肿型鼻息肉的形态学特点包括组织水肿,上皮杯状细胞增生,基底膜增厚,大量白细胞,特别是嗜酸粒细胞浸润。②纤维炎性鼻息肉,特点是慢性炎症重叠上皮(overlying epithelium)化生改变。③浆液黏液性腺体型。④水肿型鼻息肉,非常罕见,表现为具有不典型的基质和水肿。

【临床表现】

1. 鼻塞

鼻息肉多为双侧发病,单侧者较少,所以常表现为双侧鼻塞并渐加重为持续性,息肉体积长大后可完全阻塞鼻通气。鼻塞重者说话呈闭塞性鼻音,睡眠时打鼾。息肉蒂长者可感到鼻腔内有异物随呼吸移动。后鼻孔息肉可致吸气时轻鼻呼气困难。

2. 鼻溢液

鼻腔流黏液样或脓性涕,间或为清涕,可伴喷嚏。

3. 嗅觉功能障碍

多有嗅觉减退或丧失。

4. 耳部症状

当鼻息肉或分泌物阻塞咽鼓管口，可引起耳鸣和听力减退。

5. 继发鼻窦症状

息肉常阻塞并妨碍鼻窦引流，继发鼻窦炎，患者出现鼻背、额部及面颊部胀痛不适。

6. 鼻镜或鼻内镜检查

鼻腔内有一个（单发型）或多个（多发型）表面光滑、灰白色、淡黄或淡红色的如荔枝肉状半透明肿物，带蒂或广基，触之柔软，不痛，不易出血。复发者鼻息肉则基底广，多发，质地韧，伴周围结构破坏或瘢痕。充分收缩鼻腔后可发现较小息肉。息肉大而多者，可向前突至前鼻孔，前端因常受外界空气及尘埃刺激，呈淡红色，有时表面有溃疡及痂皮。鼻息肉向后发展可突至后鼻孔甚至鼻咽。巨大或复发鼻息肉可致鼻背变宽，形成"蛙鼻"。鼻腔内可见到稀薄浆液性或黏稠、脓性分泌物。

此外，鼻息肉病常伴有相关症状和综合征，除了上述的囊性纤维病和不动纤毛综合征外。常见的还有鼻息肉、哮喘、阿司匹林不耐受、鼻窦炎综合征、垂体性糖尿病、变应性真菌性鼻窦炎、嗜酸细胞增多症和过敏性血管炎等。

【诊断与鉴别诊断】

1. 诊断

根据病史、鼻内镜检查和影像学较易诊断。

鼻息肉病诊断主要根据临床特征、检查。包括手术所见及术后的随访、术后病理检查、以下几点可供诊断时参考：①嗅觉减退与鼻塞、鼻腔可见病变不成正比；②内镜检查见双侧鼻腔鼻窦黏膜广泛水肿样改变，外观像许多融合在一起的小囊泡，复发病例呈簇状其内无液体，而是疏松的结缔组织，颜色暗红或苍白，与正常黏膜无明显边界，严重病例除下鼻甲外几乎无正常黏膜；③CT检查示全鼻窦炎，多数病例中鼻甲气房消失，下鼻甲抬高。MRI 示鼻窦黏膜向心性水肿，信号均匀。

2. 鉴别诊断

（1）上颌窦后鼻孔息肉：原发于上颌窦，然后以细长茎蒂经上颌窦副孔或自然孔突出向后滑向后鼻孔，可突至鼻咽部。病因不明。术后有复发倾向。

（2）鼻腔内翻性乳头状瘤：多为单侧发病，有时表面形如多发性鼻息肉，但表面粗糙不平，触之易出血，色灰白或淡红。可不断更新变，最后依靠组织病理学确诊。

（3）鼻咽纤维血管瘤：好发于青春期男性，有鼻塞及反复鼻出血史。肿瘤原发于鼻咽与鼻后孔交界处，基底广，多为单侧，表面可见血管，色红，触之较硬，易出血。

（4）鼻腔恶性肿瘤：凡单侧进行性鼻塞，反复少量鼻出血或有血性臭脓涕，同侧上牙齿或面部麻木、剧烈偏头痛，局部检查鼻腔内有新生物等临床表现时，必须施行活检，明确诊断。

（5）鼻内脑膜-脑膨出：多发生于新生儿或幼儿，成人少见。肿块多位于鼻腔顶部、嗅裂或鼻中隔的后上部。表面光滑、触之柔软，有弹性，为单一肿物。可伴清亮鼻溢液。可根据作颅骨侧位或颅底位 X 线片、CT 或 MR 扫描检查辅助诊断。疑似该病者通常勿行活检。

【治疗】

由于鼻息肉发病与多种因素有关，且易复发，现多主张综合治疗。

1. 激素治疗

①局部糖皮质激素,初发较小息肉,或鼻息肉手术前与手术后,或伴有明显变态反应因素者,可用局部吸入型糖皮质激素喷鼻剂喷鼻,如布地奈德或氟替卡松等,通常每日清晨 1 次用药,严重者每日 2 次。可持续应用 2~3 个月,甚至更长。可阻止息肉生长甚至消失,改善由鼻息肉导致的其他鼻症状。②口服激素治疗:伴有变态反应,阿司匹林耐受不良或哮喘等鼻息肉患者,或鼻息肉术后,可口服泼尼松 0.5~1mg/(kg·d),晨起空腹顿服,共 10~14 天。常无需减量即可停药,配合皮质激素类喷鼻剂效果更好,6 岁以下的儿童原则上不主张长期使用激素。

2. 手术治疗

多数鼻息肉,特别是多发和复发性息肉者,须接受经鼻内镜手术治疗。鼻息肉病治疗困难,鼻息肉复发是最难解决的问题,目前主要以手术为主的综合治疗,包括正确的鼻窦内镜手术、认真的术后随访及护理,这些是提高治愈率,减少术后复发的重要手段。术后很快复发,甚至 1 个月长满整个鼻腔。

【预后】

理想的长期效果取决于谨慎的手术、术后的仔细随访和适当的综合治疗。鼻息肉病病史较长,老年患者、有湿疹、阿司匹林不耐受及失嗅等全身疾患者的复发率较高,术前病变范围广是复发的预兆。α_1抗胰蛋白酶缺乏与鼻息肉病相关,LTC_4 的水平与鼻息肉病复发相关,LTC_4 测定对预后可能有价值。

第三节　变应性真菌性鼻窦炎

变应性真菌性鼻窦炎(allergic fungal sinusitis,AFS)是易感个体对真菌抗原免疫炎症反应介导的疾病,而不是感染性真菌病。AFS 大多发生在特应性(atopic)个体,患者多有变应性鼻炎和(或)支气管哮喘史,且几乎均合并鼻息肉病,许多 AFS 患者对数种真菌和其他多种吸入物变应原皮肤试验呈阳性反应,血清中也可查到相应特异性 IgE 抗体。

【流行病学】

AFS 患者以青年为主,平均发病年龄 21.9 岁。特应性为疾病的特点:大约 66% 的患者有过敏性鼻炎的病史,90% 的患者血液有一种或多种真菌抗原的特异性 IgE 升高,50% 的患者有哮喘。但与机体是否对阿司匹林敏感无关。其真菌病原体多种多样,最常见的是暗色孢科真菌,如双极菌、弯曲菌、链格孢菌等。AFS 的发病率随地理环境的不同而有差异,在温暖潮湿的地方发病率较高。

【免疫病理】

AFS 是 IgE 介导的 Ⅰ 型变态反应和免疫复合物介导的 Ⅲ 型变态反应的结合,近年来发现细胞介导的嗜酸性粒细胞超敏反应性 Ⅰ 型中 Va2 亚型在发病中起到重要的作用。鼻窦中的真菌作为抗原,引起 IgE 介导的肥大细胞脱颗粒释放炎性介质,同时嗜酸粒细胞等产生细胞因子,从而导致组织损害。鼻窦黏膜水肿,发生炎症反应,形成恶性循环,导致患病窦腔内变应性真菌性黏蛋白积存。病变鼻窦窦口处黏膜炎症反应更加明显而致鼻息肉形成,鼻息肉可扩展到筛漏斗、中鼻道、蝶筛隐窝和鼻腔。变应性真菌性黏蛋白积存达一定时间和一定量时,则出现病变鼻窦骨壁变薄、变形和扩张,出现面部畸形、眼球突出和移位,甚至出现病变侵入颅内。

【组织病理】

变应性真菌性黏蛋白为黏稠或高黏滞性物质,无色或褐色、灰绿色,是 AFS 的特征性病变。变应性真菌性黏蛋白表现为在大片嗜酸粒细胞和 Charcot-Leyden 晶体中可查见非侵袭性真菌菌丝,HE 染色主要观察其中的黏蛋白和细胞成分,嗜酸粒细胞和 Charcot-Leyden 晶体染色易于识别。Charcot-Leyden 晶体分布于脱颗粒的嗜酸粒细胞簇之间,多靠近较大的簇,是嗜酸粒细胞的颗粒在一定条件下结晶而形成;其大小变异较大,HE 染色为淡橙色,横切面呈六角形,纵切面则呈锥体形或纺锤形。真菌具嗜银特性,在 HE 染色中不显示,可用 Grocott 或 Gomori 染色,而病变鼻窦黏膜和骨质中均无真菌侵袭的组织病理学迹象。

【临床表现】

AFS 患者为特应性个体,临床表现无特异性,主要为长期反复发作的全组鼻窦炎、鼻窦炎或鼻息肉病。

鼻窦黏膜增生、鼻息肉阻塞窦口以及黏蛋白积存致鼻窦发生扩张性病变,可引起面部和眶部畸形,如眶、鼻侧缓慢进展的隆起,隆起增大最终推挤眼球外移和前凸、眼球活动受限等。

病变累及眶内和视神经可致失明。如为急性视力丧失,即刻手术后可望恢复视力。病变也可能侵入颅内,但病变并不侵及脑组织。

局部疼痛。不常见,如出现提示细菌性鼻-鼻窦炎的伴随存在。

【辅助检查】

1. 影像学检查

CT 扫描显示鼻窦内软组织高密度影,似均匀毛玻璃状,或可见散在钙化点。窦腔扩大,纸板外移;窦壁骨质变薄、变形和扩张常见。除鼻窦外病变常扩展到眼眶,其次为前、中颅窝。然术中常发现窦壁并无破坏,也不能证实有组织学的骨侵蚀。这种所见并非 AFS 的特征,但有相对特征性,且可提供术前支持 AFS 诊断的信息。磁共振成像也可提供有用的诊断,OME 等指出黏蛋白中黏蛋白浓度超过 28% 时,可导致磁共振 T_1 和 T_2 加权像的中央明显低信号,此效应在 T_2 加权像上更明显。变应性黏蛋白的高蛋白、低水分与鼻窦黏膜水肿的内含高水分形成对比,产生特有的 MRI 征象。CT 和 MRI 所见可提供 AFS 特异性的影像学表现。

2. 免疫学检查

研究表明大多数病例,对真菌抗原呈阳性速发型皮肤反应,部分病例还同时有迟发反应,不少病例同时还对多种非真菌抗原呈阳性皮肤反应。多数病例均有明显的周围血嗜酸粒细胞增多,半数以上病例血清总 IgE 水平升高,并与 AFS 复发相关。

【诊断】

目前还没有统一的 AFS 诊断标准,变态反应体质、反复发作的鼻息肉、鼻窦炎甚至哮喘、"变应性黏蛋白"以及 CT 表现,这些都可以提示 AFS 的可能。但本病客观,准确的诊断还应基于病理组织学、真菌免疫学等实验室检查。免疫及变态反应学检查也是 AFS 重要的诊断根据之一,包括变应原皮肤试验,放射免疫嗜酸粒细胞直接计数,IgE 定量,皮肤试验真菌致敏原的放射免疫吸附试验等。覃刚等归纳提出的诊断标准是:由病史,抗原皮试或者血清学检查证实了 I 型变态反应;具有变应性黏蛋白;鼻分泌物或鼻窦内容物真菌染色或培养阳性;具有典型的 CT 和 MRI 影像学表现;排除其他病原以及侵袭性真菌感染。

【治疗】

1. 手术

手术清除变应性真菌性黏蛋白和切除鼻息肉，一般情况下患窦黏膜仅有轻度到中度的炎症反应，应予以保留，通过手术和术后的免疫治疗，使用类固醇药物完全有可能恢复正常，且黏膜对真菌还可能有屏障作用，并对邻近的解剖结构有保护作用。手术应达到 3 个目的：①完全去除所有的变应性黏蛋白和真菌碎片，以减少或清除抗原刺激因素；②手术达到患窦永久性引流，同时保留患窦黏膜的完整性；③即使在良好的手术条件下，小的真菌碎片仍可能遗留于原位，因此要求术后能对患窦进行复查以防复发，术后随访十分必要。

2. 药物治疗

长期系统应用类固醇药物一般是口服。Kuhn 等推荐泼尼松 40mg /d，4 天；30mg /d，4 天；20mg/d 至术后 1 个月；0.2mg/(kg·d)，共 4 个月；0.1mg /(kg·d)共 2 个月，同时鼻腔局部应用类固醇药物，剂量一般为常规用量的 3 倍。可有效地控制局部的炎症，并可调节免疫。

全身应用抗真菌药物治疗是不必要的，也是无效的。这是由于 AFS 是真菌免疫反应而非真菌感染性疾病，且抗真菌药可引起严重的毒副作用。

免疫治疗：目前认为，术后免疫治疗是有效的治疗方法。但应该注意的是，免疫治疗的同时，如果患窦内大量变应原存在，将导致疾病的恶化。因此，免疫疗法虽然有效，但需在手术彻底清除变应性黏蛋白的基础上使用。

【预后】

AFS 的复发率从 10%（2000 年，Marple 等）至近 100%（1998 年，Ferguson），复发率的高低很大程度上决定于随访时间的长短和术后是否进行综合治疗。

（李　莉）

参 考 文 献

Alho OP, Karttunen R, Karttunen TJ. 2004. Nasal mucosa in natural colds: effects of allergic rhinitis and susceptibility to recurrent sinusitis. Clin Exp Immunol, 137(2):366-372.

Bernstein JM, Gorfien J, Noble B. 1995. Role of allergy in nasal polyposis: a review. Otolaryngol Head Neck Surg, 113(6): 724-732.

Berger WE. 2001. Treatment update: allergic rhinitis. Allergy Asthma Proc, 22(4):191-198.

Deshpande RB, Shukla A, Kirtane MV. 1995. Allergic fungal sinusitis: incidence and clinical and pathological features of seven cases. J Assoc Physicians India, 43(2):98-100.

Feger TA, Rupp NT, Kuhn FA, et al. 1997. Local and systemic eosinophil activation in allergic fungal sinusitis. Ann Allergy Asthma Immunol, 79(3):221-225.

Meltzer EO, Szwarcberg J, Pill MW. 2004. Allergic rhinitis, asthma, and rhinosinusitis: diseases of the integrated airway. J Manag Care Pharm, 10(4):310-317.

Safirstein BH. 1976. Allergic bronchopulmonary aspergillosis with obstruction of the upper respiratory tract. Chest, 70(6): 788-790.

Tos M. 1990. The pathogenic theories on the formation of nasal polyps. Am J Rhinol, 4:51-56.

Tuncer U, Soylu L, Aydogan B, et al. 2003. The effectiveness of steroid treatment in nasal polyposis. Auris Nasus Larynx, 30(3):263-268.

第五十五章 咽喉免疫病

第一节 变态反应性咽炎

变态反应性咽炎(Allergic pharyngitis)是近年来逐渐被人们认识的疾病,目前尚缺少明确的定义和公认的诊断标准。主要临床特征为咽痒、咳嗽,长期难愈且多由"感冒"而诱发。多数慢性咽炎患者具有咽部痒感、阵发性干咳等变态反应性炎症的症状,并且非特异性抗过敏药物及激素治疗有效。慢性咽炎患者变应原检测有阳性率高达50%~60%的报道,均提示变态反应因素在慢性咽炎发病中具有重要作用。

【免疫病理】

由IgE介导的经典的Ⅰ型变态反应、迟发变态反应、化学性致敏、IgG参与的Ⅲ型超敏反应都参与发病。其中Ⅰ型变态反应指变应原被黏膜表面的抗原提呈细胞吸收后,经过加工处理呈递给Th0淋巴细胞。Th0细胞转化成Th2细胞分泌白细胞介素-4,白细胞介素-4刺激合成的IgM浆细胞转化成合成IgE的浆细胞。IgE结合到肥大细胞和嗜碱细胞表面,当变应原再次接触机体后,与IgE结合导致肥大细胞和嗜碱细胞脱颗粒释放组胺等炎性介质,同时合成前列腺素等炎症介质,引起变态反应。由肥大细胞释放的细胞因子刺激黏膜上皮细胞活化,合成释放细胞因子,趋化嗜酸粒细胞和嗜碱粒细胞到黏膜引起迟发反应,黏膜肿胀。食物过敏原可以结合IgE经过补体C3和C4途径引起过敏反应。由感觉神经释放的P物质等神经肽也能刺激炎症细胞活化和腺体细胞分泌,此外由外界刺激引起的副交感反射引起咳嗽等反应。

【组织病理】

患者的扁桃体和腺样体组织水肿,扁桃体和腺样体黏膜中含有大量肥大细胞和嗜酸粒细胞。

【临床表现】

变应性咽炎主要表现为咽部紧缩感、痒、舌肿胀感、腭垂水肿。有时伴有鼻痒、喷嚏、鼻塞等鼻变态反应症状和喉水肿等喉变态反应症状。

【辅助检查】

皮肤变应原实验阳性、总IgE和血清IgE特异性检测升高、食物变应原实验阳性。

【诊断】

诊断主要依据:①病史症状、季节性变化情况、持续时间和严重程度、加重因素、对药物的反应、并发症;②有无变应性鼻炎、哮喘、皮炎病史;③生活环境和工作环境中的致敏因素。国内吴建平等提出的诊断标准为:①咽部异物感、咽喉发痒、咽部肿胀感和干咳,有上述症状1项或1项以上者;②咽部黏膜肿胀、色淡和(或)咽后壁淋巴滤泡增生肿大;③变应原皮肤试验有1种以上变应原存在。

【治疗】

避免接触变应原、使用抗组胺药、肥大细胞膜稳定剂、抗胆碱药、局部或全身应用糖皮质激素,免疫调节剂治疗被认为有较稳定及持久的疗效。

第二节　病灶性扁桃体炎

慢性扁桃体炎是耳鼻咽喉科常见的疾病之一,在儿童多表现为腭扁桃体的增生肥大,而在成人扁桃体不一定增生肥大。存在于扁桃体中的病原体或毒素可作为异种抗原,使体内产生特异性抗体。扁桃体本身的实质细胞因感染而损伤或脱落可作为自体抗原,使体内产生自体抗体。当再次有抗原(如细菌)侵入或有更多的自体抗原形成时,则抗原和抗体结合而发生变态反应。慢性扁桃体炎患者在身体受凉受湿、全身衰弱、内分泌紊乱、自主神经系统功能失调或生活及劳动环境不良的情况下,扁桃体可成为一种全身性疾病的病灶,引起许多严重疾病。如心血管系统疾病、肾疾病、关节疾病、阑尾炎、胆囊炎及毒性甲状腺肿等。慢性扁桃体炎在这种情况下就可称为"病灶性扁桃体炎"。此种反应尤易发生在某些抗体与其细胞紧密结合的器官或组织内,从而引起各种病灶性疾病,如风湿病、肾炎等。

【流行病学】

慢性扁桃体炎发病年龄3岁以下儿童少见,以5～14岁多见,青年人次之,老年人也很少见。

【免疫病理】

腭扁桃体通常简称为扁桃体和咽扁桃体又称腺样体是咽部淋巴环中的主要淋巴组织,具有细胞免疫和体液免疫的功能,是儿童时期重要的免疫器官,是上呼吸道抵御外来抗原侵袭的淋巴组织;在成年人,扁桃体的免疫功能逐渐为其他免疫器官所替代。

扁桃体是具隐窝的淋巴组织的堆集,一般有10～20个隐窝,系由上皮陷入扁桃体内形成的复杂树枝状的细支盲管系统。扁桃体的表面积的总和相当于咽部的7倍,它位于呼吸道和消化道的交叉部位,是许多微生物和致病因子的入侵口,故扁桃体上皮表面和上皮下淋巴组织与外界抗原接触的机会极多,淋巴组织由于其向上皮内的嵌入而更易与外界发生接触。由于隐窝上皮结构疏松呈"网状",淋巴细胞充填上皮的"网眼"裂隙,形成所谓的游走淋巴细胞,造成了与隐窝内抗原接触的结构条件。电镜检查发现,正常扁桃体中80%～90%为处于各种不同发育阶段的淋巴细胞,包括B细胞和T细胞。van Kempyen等发现,扁桃体可细分成四部分微小结构参与免疫应答:隐窝上皮、滤泡生发中心、外套层和中间滤泡。它主要通过M细胞识别和摄取抗原.将抗原信息传递给淋巴细胞,进行一系列的免疫应答。M细胞位于隐窝上皮表面,胞质内充满囊泡,其功能与巨噬细胞相似。M细胞的胞质中有丰富的管状囊泡系统,正常情况下形成扁桃体的上皮防线,反复感染的扁桃体网状上皮出现鳞状上皮化生,M细胞数量减少,胞质中管状囊泡系统缺失,导致识别和捕获抗原能力降低,上皮下产生免疫球蛋白的浆细胞数目随之减少。

抗原物质进入扁桃体后可使T细胞致敏,致敏T细胞能直接杀伤再次进入的抗原或带有抗原的靶细胞,也可释放淋巴因子,使吞噬细胞聚集在病灶部位把病菌吞噬销毁。激活的T细胞再激活B细胞,部分B细胞也可由抗原直接激活,在再次抗原刺激下分化成浆细胞产生大量免疫球蛋白,IgG、IgM、IgA、IgD和IgE。扁桃体产生的IgA属分泌型IgA(SIgA),结构与血清IgA相似,但杀菌能力更强,能增强蛋白分解酶的溶菌和溶病毒作用,从而增加局部抵抗力。形成IgA的细胞多靠近扁桃体的基膜、上皮腺组织及生发中心。分泌IgG和IgM的细胞遍布于淋巴组织中,也包括生发中心,而分泌IgD的细胞多在生发中心周围的外套层。分泌IgE的细胞较少,亦遍布于淋巴组织中。

【组织病理】

1. 增生型

因炎症反复刺激，淋巴组织与结缔组织增生，腺体肥大、质软，突出于腭弓之外。镜检可见腺体淋巴组织增生，生发中心扩大，核丝状分裂明显，吞噬活跃。

2. 纤维型

淋巴组织和滤泡变性萎缩，为广泛纤维组织所取代，因瘢痕收缩，腺体小而硬，常与腭弓及扁桃体周围组织粘连。病灶感染多为此型。

3. 隐窝型

腺体隐窝内有大量脱落上皮细胞、淋巴细胞、白细胞及细菌聚集而形成脓栓，隐窝口因炎症瘢痕粘连，内容物不能排出，形成脓栓或囊肿。

【临床表现】

患者常有咽痛，易感冒及上感后发生急性扁桃体炎，可有扁桃体源相关全身性疾病，如风湿病、肾炎、风湿性心脏病等。

平时自觉症状少，可有咽发干、发痒、异物感、刺激性咳嗽等轻微症状。若扁桃体隐窝内潴留干酪样腐败物或有大量厌氧菌感染，则出现口臭。

小儿扁桃体过度肥大，可能出现呼吸不畅、睡时打鼾，可有吞咽或言语共鸣的障碍。由于隐窝脓栓被咽下，刺激胃肠，或隐窝内细菌、毒素等被吸收引起全身反应，导致消化不良、头痛、乏力、低热等。

成年人患慢性扁桃体炎时，扁桃体多呈萎缩型，扁桃体表面高低不平，有瘢痕形成，与周围粘连，触之有硬感。腭舌弓明显慢性充血，隐窝口处可有黄白色脓栓。有时，扁桃体呈包埋型，即扁桃体大部分深藏在扁桃体窝内，仅当患者恶心时，方能看清其真实大小。挤压前弓有脓样或干酪样物自腺窝内溢出，腭舌弓可呈带状慢性充血，且常与扁桃体有粘连，界限不清，扁桃体表面凹凸不平，并有索条状瘢痕，双侧下颌角颈上深淋巴结肿大。

【诊断与鉴别诊断】

1. 诊断

（1）根据病史、临床症状及体征：如急性扁桃体炎反复发作及免疫反应形成病灶，引起全身远隔部位，如风湿病、肾炎、结节性红斑等或系统疾患。

（2）局部检查：扁桃体大小不能作为诊断标准，扁桃体腺窝内可有栓塞物。

2. 鉴别诊断

（1）隐性扁桃体结核：须作病理检查方可确诊。扁桃体结核可为颈淋巴结结核的原发病灶。

（2）扁桃体肿大：恶性肿瘤、淋巴肉芽肿和白血病引起的扁桃肿大，发展迅速。可为一侧性。若扁桃体肿大而有溃疡，须考虑有癌肿的可能。

（3）扁桃体角化症：在慢性隐窝型扁桃体炎，其隐窝口处的脓栓柔软，可以挤出或拭去。如角化物坚硬，附着牢固，用力拉之，可连同邻近组织取下，遗留出血创面。

【治疗】

小儿在 4～5 岁前由于机体免疫功能不完善,发热、咽痛或"感冒"较为频繁,不能盲目给以"扁桃体经常发炎"的结论,而应以注意营养、日常生活增强体质锻炼,必要时可注射丙种球蛋白。到 4～5 岁,扁桃体分泌的 SIgA 对下呼吸道还有保护作用,扁桃体切除后常见咽部淋巴滤泡增生,此为机体的代偿。SIgA 还保护扁桃体本身,使隐窝内细菌不致过多繁殖而致病。扁桃体具有免疫功能,不应轻易切除,只有在扁桃体发生了不可逆性炎症,成为病灶时才应考虑手术切除。

第三节　变应性喉炎

喉是下呼吸道的门户,并与消化道毗邻,接触各类变应原的机会较多。变应性喉炎(allergic laryngitis)这一病名由 Williams 1972 年首次提出,临床上主要表现为顽固性干咳,咽喉不适,杓状软骨黏膜苍白水肿为其特征。目前倾向于认为,变应性喉炎是一个独立的疾病。变应性喉炎近年来越来越受到临床重视。本病表现为迁延性、慢性经过,有别于变应性喉水肿。

【流行病学】

本病以 30～50 岁多见,女性发病率较高。

【免疫病理】

喉室分泌液中免疫球蛋白的组成成分与上呼吸道其他部位分泌液中的成分几乎相同,人的喉黏膜内有单核巨噬细胞和朗格汉斯细胞等抗原呈递细胞以及抗人 IgE 抗体染色阳性的黏膜型肥大细胞,因此喉部作为局部免疫反应场所具备发生 I 型变态反应的条件。变应性喉炎是由 I 型变态反应介导的喉免疫疾病,临床上表现为慢性、迁延性经过。有别于变应性喉水肿由 IgE 抗体介导的肥大细胞脱颗粒过程。除了释放预成介质(如组胺、趋化因子等)外,数小时后还有继发或新形成介质如白三烯、前列腺素等被释放,导致效应器官产生明显的黏膜炎症反应,反应性增高。近年来的研究还发现,神经递质参与了变应性喉炎的发病。喉黏膜上皮内的 P 物质阳性神经纤维受到组胺等炎性介质的刺激后产生向心性冲动,通过轴突反射引起神经源性炎症,并将冲动传向延髓中枢,产生咳嗽症状。神经冲动还可使副交感神经反射亢进而影响血管和腺体的功能,投射于大脑皮质的神经冲动则导致咽喉部异常感的产生。

【组织病理】

喉部特别是杓状软骨黏膜固有层水肿,腺体细胞增生,黏膜下有嗜酸粒细胞、嗜碱粒细胞及肥大细胞等炎性细胞浸润。电镜下可见肥大细胞脱颗粒现象。但与变应性鼻炎相比,黏膜的炎症反应较轻微。在发作间歇期或免疫治疗后,喉黏膜的病理变化可减轻甚至恢复正常。

【临床表现】

呈慢性临床经过,病程较长。发作期典型症状为顽固性干咳和咽喉异常感,干咳通常持续 3 周以上,夜间尤甚。患者由于组胺等炎性介质刺激了 P 物质阳性纤维,产生连续性发作性咳嗽,这有利于吸入物致敏原的排出。咽喉异常感常有瘙痒感、虫爬感、异物感、干燥感或堵塞感等,为喉部感觉神经末梢受到多种炎性介质刺激所引起的症状。本病偶尔有轻度声嘶,但无发热、呼吸困难和喘鸣。合并其他变态反应疾病者,可伴有相关临床症状。喉部间接喉镜或纤维喉镜检查可见杓状软骨、杓间区、会厌、室带等喉部黏膜苍白水肿,声带充血而水肿较为少见。杓状软骨黏膜苍白水肿为本病的重要体征。

【辅助检查】

变应原(吸入物、食物)皮肤试验多呈阳性反应。

末梢血和喉分泌物涂片嗜酸粒细胞计数增多。

血清变应原特异性 IgE 抗体检测阳性。

用特制的喉拭子取杓状软骨或会厌黏膜,细胞学检查可见嗜酸性粒细胞、肥大细胞浸润。不合并支气管哮喘时,肺功能检查一般无异常发现。

【诊断与鉴别诊断】

本病根据病史、临床症状和体征、实验室检查等可做出诊断。症状不典型时易漏诊或误诊,故详细询问病史及发病经过对诊断十分重要。

日本喉变态反应研究会于 1994 年制定了变应性喉炎的诊断依据,1995 年对此进行了修订,在此基础上 Naito(2000)提出新的变应性喉炎诊断标准草案:

无喘鸣的干咳持续 3 周以上。

咽喉异常感持续 3 周以上。

患者为特应性体质,以下 5 个项目中至少符合 2 项:①合并其他变应性疾病或有变应性疾病既往史(哮喘除外);②末梢血嗜酸粒细胞增多;③血清总 IgE 值升高;④特异性 IgE 抗体阳性;⑤变应原皮肤试验阳性。

镇咳药和 β_2 受体激动剂对咳嗽无效。

喉部无急性炎症、异物、肿瘤,喉镜检查可见杓状软骨黏膜苍白水肿,也可无异常发现。

肺功能检查正常。

胸部和鼻窦 X 线检查未发现与咳嗽相关的疾病。

抗组胺药和(或)皮质类固醇治疗有显著效果。

排除胃食管反流病。对疑似病例,喉部黏膜病理学检查发现嗜酸性粒细胞和肥大细胞有助于确诊。

【鉴别诊断】

1. 喉异感症

咽喉部有异物堵塞感,有时表现为虫爬感、瘙痒感、痰黏着感等不适感觉,一般无其他呼吸道症状。喉部检查无明确体征。据 Yamashita 报道(1995),喉异感症患者中约 5% 属于变应性喉炎,应引起重视。

2. 变应性支气管炎

持续数月至数年的慢性发作性咳嗽,咳痰,一般无发热和呼吸困难。吸入致敏变应原后可诱发咳嗽、咳痰、气喘等支气管症状。实验室检查可见痰液及末梢血嗜酸粒细胞增多。肺功能检查气道阻力无增加或仅轻度增加。抗组胺药、β_2 受体激动剂及镇咳药对本病无效,皮质类固醇治疗有效。

3. 特应性咳嗽

干咳持续 2 个月以上,夜间多发,可伴咽喉部异物感,无喘鸣、无呼吸困难和发热等症状。发病可能与咳嗽受体的敏感性过高有关。本病多合并其他特应性疾病或有家族史,发病与年龄无关,男性较多见。喉部检查一般无异常体征,支气管黏膜活检可见嗜酸粒细胞浸润,可资鉴别。抗组胺药、肥大细胞膜稳定剂及皮质类固醇治疗有效。

4. 咳嗽变异型哮喘(CVA)

持续 1 个月以上的慢性非阻塞性咳嗽,以夜间发作的干咳为特征,无喘鸣和呼吸困难。发病机制为气道阻力增加导致呼吸道平滑肌痉挛,与咳嗽受体敏感性无关,有可能转变为哮喘,一般无其他特应性疾病史及合并症。发病与年龄无关,女性较多见。肺功能检查 1 秒钟用力呼气容积(FEV_1)轻度下降,可作为与变应性喉炎相鉴别的重要证据。β_2 受体激动剂及皮质类固醇对 CVA 有效。

5. 其他

嗜酸粒细胞性支气管炎、鼻后滴流综合征、胃食管反流病等引起的慢性咳嗽,血管紧张素转化酶抑制药引起的干咳副作用,甲状腺功能减退喉部的表现等。

【治疗】

治疗原则主要包括 3 个方面:避免接触致敏的变应原、药物治疗和特异性免疫治疗(脱敏疗法)以控制临床症状及预防复发。

1. 避免接触变应原

找出致敏的变应原并避免接触,是预防变态反应疾病的最有效方法,变应性喉炎也不例外。完全避免接触变应原可达到治愈本病之目标,但通常难以实现。减少与环境中变应原的接触可缓解症状,并有助于提高药物或免疫治疗的效果。

2. 药物治疗

目前有 5 种类型的药物可用于治疗变应性喉炎,应根据本病的病理生理学特点及患者的临床表现选择最适合的药物。①抗组胺药:目前临床上多选用第 2 代口服 H_1 受体拮抗剂,起效较快,镇静作用小。②肥大细胞膜稳定剂:阻止肥大细胞脱颗粒,减少组胺等炎性介质的释放,但起效较慢。③白三烯受体拮抗剂:可有效地预防白三烯多肽所致的血管通透性增加,抑制气道嗜酸性粒细胞浸润,控制迟发相反应。④β_2 受体激动剂:其治疗机制尚不十分清楚,可能与抑制肥大细胞释放炎性介质,减轻因呼吸道平滑肌收缩引起的咳嗽反射有关,对本病的疗效有待于进一步临床观察。⑤糖皮质类固醇:具有多种多样的抗变态反应药理作用,可从各个环节阻断变态反应的发生和发展,一般采用局部皮质类固醇吸入治疗,全身给药副作用多,仅适宜短期治疗。变应性喉炎的药物治疗首选抗组胺药和肥大细胞膜稳定剂口服治疗 2~3 周,对咳嗽症状的有效率为 88%。疗效不理想时,应考虑是否为 CVA,可使用 β_2 受体激动剂做试验性治疗。对于病程长、症状重的患者,建议首选局部皮质类固醇吸入疗法。值得指出的是,各种类型的镇咳药,包括中枢性和外周性镇咳药 对本病的咳嗽症状均无效。

3. 特异性免疫治疗

适用于对吸入物过敏的变应性喉炎,药物治疗效果不理想或合并支气管哮喘者。治疗方法、疗程和疗效有待于临床上进一步探讨。

4. 中医药治疗

根据中医辨证施治理论,变应性喉炎可分为风寒侵袭型和肺肾阴虚型。前者宜疏风散寒,宣肺止咳,清利咽喉。后者宜补肾益肺,滋阴降火,清利咽喉。日本有报道"麻黄附子细辛汤"具有抗变态反应和缓解咽喉异常感等作用,对变应性喉炎有良好的临床疗效。本病也可进行针灸治疗。

（李　莉）

参 考 文 献

吴建平,梅志丹,陶泽璋,等.2006.变态反应性咽炎的诊断和治疗.临床耳鼻咽喉科杂志,20(22):1047.

叶京英,韩德民.2004.慢性咽炎研究进展.中国医学文摘耳鼻咽喉科学,19(5):268-271.

周玫,周文光,印洪林.2000.IgA 肾病患者的扁桃体免疫组织化学观察.临床耳鼻咽喉科杂志,14(12):536-537.

Ebenfelt A,Finizia C. 2000. Absence of bacterial infection in the mucosal secretion in chronic laryngitis. Laryngoscope,110 (11):1954-1956.

Ebell MH,Smith MA,Barry HC,et al. 2000. The rational clinical examination. Does this patient have strep throat? JAMA,284(22):2912-2918.

Hanson DG,Jiang JJ. 2000. Diagnosis and management of chronic laryngitis associated with reflux. Am J Med,108(Suppl 4a):112S-119S

Paparella MM. 1991. Otolaryngology. 3rd ed. Philadelphia:. WB Saunders Co,2247-2253.

Paradise JL. 1992. Etiology and management of pharyngitis and pharyngotonsillitis in children:a current review. Ann Otol Rhinol Laryngol Suppl,155:51-57.

Singh S,Dolan JG,Centor RM. 2006. Optimal management of adults with pharyngitis—a multi-criteria decision analysis. BMC Med Inform Decis Mak,6:14.

Wolter JM. 1998. Management of a sore throat. Antibiotics are no longer appropriate. Aust Fam Physician,27(4):279-281.

第四单元　口腔科免疫病

第五十六章　口腔黏膜免疫病

第一节　口腔黏膜免疫病概述

口腔黏膜免疫病(oral mucosal immunological disease)是指由免疫病理介导的发生于口腔黏膜及软组织上的一类疾病。

一、分　类

口腔黏膜免疫病类型各异、种类众多,所涉及的内容包括:①单独发生于口腔黏膜的疾病,也就是口腔黏膜本身固有的疾病;②同时发生于皮肤和口腔黏膜的疾病,称为皮肤黏膜免疫病;③同时发生于外胚叶和中胚叶的疾病,也就是同时发生于各个体窍黏膜的疾病称为多腔道黏膜免疫病;④全身性系统性免疫疾病的口腔表征以及反应性疾病某个病期的口腔黏膜反应性病变。口腔黏膜病中几乎所有病种都与免疫有关,这些病种包括原发口腔黏膜免疫病和继发于其他免疫病的口腔黏膜病(表56-1)。

表 56-1　原发性口腔黏膜免疫病和继发性口腔黏膜免疫病

原发性口腔黏膜免疫病	继发性口腔黏膜免疫病
复发性口疮	血管神经性水肿
贝赫切特综合征	药物性口炎
坏死性涎腺化生	黏膜嗜酸性肉芽肿
剥脱性龈口炎	过敏性紫癜
接触性口炎	多形渗出性红斑
光化性唇炎	光线性类网织细胞增生症
皮肤-口腔炎综合征(Baader 综合征)	多发性骨纤维营养不良症(Albright 综合征)
梅-罗综合征	淀粉样变性病
口周色素沉着-肠息肉综合征	结节性筋膜炎
息肉-色素沉着-脱发-甲肥大综合征	银屑病
眼色素层-腮腺炎	结节病
坏死性中线肉芽肿综合征	肉芽肿病
坏疽性脓皮病	嗜酸细胞肉芽肿
特发性中线破坏性疾病——恶性肉芽肿	组织细胞增生症
口腔灶性黏蛋白病	异位性淋巴组织病
地图舌	大疱性表皮松解疱
Moeller 舌炎	Wegener 肉芽肿
正中菱形舌炎	惰性白细胞综合征

原发性口腔黏膜免疫病	继发性口腔黏膜免疫病
毛舌	组织细胞吞噬性脂肪炎
灼口综合征	着色性干皮病
掌趾角化牙周病综合征	Mikulicz 病
扁平苔藓	干燥综合征（Sjögren's syndrome，简称 SS）
慢性盘状红斑狼疮	变应性血管炎
Nohn 舌炎	特发性血小板减少
Hunter 舌炎	急性中性粒细胞缺乏症
肉芽肿性唇炎	周期性中性粒细胞减少症
苔藓样变	伯基特肉芽肿
天疱疮	巨细胞动脉炎并舌坏死
良性黏膜类天疱疮	硬皮病
大疱性类天疱疮	川崎病
慢性黏膜创伤性溃疡	移植物抗宿主病（GVHD）
疱疹样脓疱病	骨膜增生厚皮病
淋巴滤泡性唇炎（黏膜良性淋巴组织增生症）	Reiter 病
黏膜色素失禁症	Chrone 病
裂纹舌	Sweet 综合征
口腔黏膜下纤维变性	Werner 综合征
毛状白斑	溃疡性结肠炎
白斑	传染性单核细胞增多症
	系统性红斑狼疮
	AID

二、黏 膜 免 疫

　　人体的呼吸道、消化道、泌尿生殖道、眼结膜、耳道、口腔及外分泌导管都覆盖着黏膜，黏膜与皮肤一起将人体与外界环境隔离开。黏膜的面积至少是皮肤面积的 200 倍，是机体与外界接触和隔离的最大屏障，黏膜具有独特的清除外源性毒物或微生物入侵的免疫机制，同时又参与全身的免疫反应。

1. 黏膜相关淋巴组织

　　黏膜相关淋巴组织（mucosal-associated lymphoid tissues，MALT）亦称黏膜免疫系统，主要指呼吸道、肠道及泌尿生殖道黏膜固有层和上皮细胞下散在的无被膜淋巴组织，以及某些带有生发中心的器官化的淋巴组织，如扁桃体、小肠的派尔（Peyer patches）集合淋巴结及阑尾等。

　　健康成人体内 50% 的淋巴组织存在于黏膜系统，他们构成黏膜相关淋巴组织，是发生局部特异性免疫应答的主要部位，是产生黏膜免疫球蛋白 IgA 的 B 细胞的主要分布部位。MALT 没有输入淋巴管，抗原从黏膜表面进入。

MALT 包括:肠黏膜相关淋巴组织(gut-associated lymphoid tissues,GALT)、呼吸道黏膜相关淋巴组织(bronchus-associated lymohoid tissues,BALT)和鼻黏膜相关淋巴组织(nasal-associated lymphoid tissues,NALT)。

肠黏膜相关淋巴组织(GALT)包括派尔集合淋巴结、淋巴小结(淋巴滤泡)、上皮细胞间淋巴细胞(intraepithelial lymphocytes,IELs)、固有层淋巴细胞(lamina propria lymphocyte,LPLs)等。GALT 的主要作用是抵御侵入肠道的微生物感染。

在派尔集合淋巴滤泡内含有散在的 M 细胞(membranous epithelial cell or microfold cell,膜上皮细胞或微皱折细胞),是一种特化的抗原转运细胞,黏膜下有巨噬细胞、树突状细胞(DC)、B 细胞和 T 细胞混居。M 细胞可将抗原内吞,再将其释放入黏膜上皮下方的淋巴组织,抗原进入 MALT 后很快被抗原提呈细胞(antigen presenting cell,APC)如树突状细胞、巨噬细胞摄取,提呈给 MALT 中的 T 细胞和 B 细胞,产生特异性 B 淋巴母细胞,B 细胞在生发中心增殖后通过血流迁移到远处的黏膜和腺体组织,并在那里进一步分化成熟为浆细胞并分泌 IgA 为主的免疫球蛋白。后者与肠黏膜吸收细胞基底面或侧面上的膜表面相应受体结合,并经胞吐转运过程分泌至小肠黏膜表面,形成大量分泌型 IgA(secretory IgA,SIgA),从而执行黏膜免疫应答。部分幼浆细胞可经血液循环进入唾液腺、呼吸道黏膜、女性生殖道黏膜和乳腺等部位,产生 SIgA,发挥相似的免疫作用,使肠道免疫成为全身免疫的一部分。

上皮细胞间淋巴细胞(IEL)是存在于小肠黏膜上皮内的一类独特的细胞群,IEL 可能存在两种不同的细胞来源:40% 为胸腺依赖性,其数量与抗原刺激有关。60% 为胸腺非依赖性,属固有性免疫细胞,具有较强的细胞毒作用,并能分泌多种细胞因子,因此,IEL 在黏膜免疫中具有重要作用。

呼吸道黏膜相关淋巴组织(BALT)主要分布于各肺叶的支气管上皮下,其结构与派尔集合淋巴结相似,滤泡中的淋巴细胞受抗原刺激后增殖,形成生发中心,其中主要是 B 细胞。

鼻黏膜相关淋巴组织(NALT)包括咽扁桃体、腭扁桃体、舌扁桃体及鼻后部其他淋巴组织,它们共同组成韦氏环(Waldeyer ring),其主要作用是抵御经空气传播的病原微生物的感染。其结构与淋巴结的结构相似,由淋巴滤泡及弥散的淋巴组织组成。淋巴滤泡主要由 B 细胞组成,受抗原刺激后增殖,在滤泡内形成生发中心。

MALT 的功能及其特点:

(1)参与黏膜局部免疫应答:MALT 在肠道、呼吸道及泌尿生殖道黏膜构成了一道免疫屏障,是参与局部特异性免疫应答的主要部位,在黏膜局部免疫防御中发挥关键作用。

(2)产生分泌型 IgA:MALT 中的 B 细胞多为产生分泌型 IgA 的 B 细胞,这是因为表达 IgA 的 B 细胞可趋向定居于派尔集合淋巴结和固有层淋巴组织;另外,与淋巴结和脾相比,派尔集合淋巴结含有更多可产生大量 IL-5 的 Th2 细胞,而 IL-5 可促进 B 细胞分化并产生 IgA。B 细胞在黏膜局部受抗原刺激后所产生的大量 SIgA,经黏膜上皮细胞分泌至黏膜表面,成为黏膜局部抵御病原微生物感染的主要机制。

2. 共同黏膜免疫系统(common mucosal immune system,CMIS)

从 IgA 的诱导部位如 BALT、GALT、NALT 至 IgA 效应部位如胃肠道、呼吸道、泌尿生殖道固有层称为共同黏膜免疫系统(CMIS)。由于 CMIS 的存在,疫苗在一处接种可诱导多个远位黏膜包括口腔黏膜表面的 SIgA 产生免疫应答. 也就是说,抗原通过接触肠、鼻腔、支气管和泌尿生殖道等部位的黏膜相关淋巴组织,不仅可以诱导局部产生免疫反应,而且能够在远离诱导部位的黏膜产生免疫反应。机体不同部位的黏膜构成一个相互联系的免疫网络。

黏膜免疫是免疫系统一个特殊的组成部分,又不同于其他脏器免疫系统,黏膜免疫系统可同时刺激产生黏膜免疫应答和全身免疫应答,而全身免疫只诱导全身免疫应答,有时不能启动黏膜免疫系统。黏膜免疫应答产生分泌型 IgA(SIgA)抗体阻止病原体对黏膜表面的入侵,而全身免疫应答有时不能产生分泌型 IgA。另外,黏膜免疫是局部诱导产生记忆 T 细胞最为有效的途径。

3. 口腔黏膜免疫

口腔领域的免疫系统其主要生理功能有两方面,一为抵御外界病原微生物等抗原物质入侵,并通过对抗原物质的加工、处理及呈递抗原信息,引起免疫应答反应。二是口腔内有数百种的常在菌,而口腔局部的特殊生理及解剖环境,口腔的温度、湿度及 pH 环境,有利于口腔细菌的固着、生长和繁殖,这主要是通过局部免疫系统的调控,微妙地统御了宿主与细菌之间的共生关系。口腔黏膜病的免疫问题是口腔免疫学的重要组成部分,它包括正常口腔黏膜的免疫功能,口腔黏膜的免疫病理以及口腔黏膜病的免疫治疗。

正常口腔黏膜的免疫功能包括口腔黏膜本身、口腔唾液和口腔局部淋巴结和淋巴组织。

(1)口腔黏膜是机体消化系统起始部位的一道重要屏障,可合成大量免疫活性物质,参与机体非特异性免疫防御。同时与鼻黏膜免疫系统复合存在。口腔黏膜上皮细胞的角质细胞、Langhans 细胞、巨噬细胞具有抗原呈递功能,受到病原刺激物的侵袭后,无需中枢免疫系统参与可以直接进行免疫应答。上皮组织中还存在许多免疫效应细胞如中性粒细胞、T 细胞、B 细胞等,能对抗原产生免疫应答,引起炎症免疫反应,能把病原微生物或抗原物质阻止和消灭于局部黏膜之中。口腔黏膜表面或牙龈沟内存在大量免疫活性细胞及细胞因子,能抵御口腔内的多种病原微生物及其毒性产物穿透黏膜表面,避免黏膜下的深部组织损伤。

(2)口腔唾液的 99% 为水分,有机物主要为黏蛋白,还有多种免疫球蛋白、补体、溶菌酶、唾液淀粉酶及过氧化酶等。唾液中的免疫球蛋白主要为分泌型 IgA,由于口腔黏膜具有酶解拮抗作用,SIgA 可免受蛋白酶分解,与血清中的各种免疫球蛋白相比在口腔黏膜部位更能够发挥抗体的功能。此外,唾液中还存在细菌微生物促凝集因子,具有抑菌及抗菌作用。

(3)口腔黏膜上皮下大量弥散的淋巴细胞以及扁桃体等组织,除了捕捉抗原异物以外,还能刺激黏膜局部的 B 细胞增殖分化产生 SIgA,具有重要的局部抗感染作用。

第二节　口腔免疫性溃疡分类

口腔免疫溃疡病是发生于口腔黏膜上最常见的一类糜烂溃疡性疾病,也常与许多疾病伴发或并发(表 56-2)。

表 56-2　常见的免疫口腔溃疡病

原发性口腔免疫溃疡病	继发性口腔免疫溃疡病
复发性阿弗他溃疡(RAU)	黏膜多形渗出性红斑
接触性口炎	贝赫切特综合征
黏膜良性类天疱疮	药物过敏性口炎
坏死性龈口炎	Reiter 综合征
天疱疮	AIDS
	克罗恩病

第三节　复发性阿弗他溃疡

复发性阿弗他溃疡(recurent aphthous ulcer RAU)是具有周期性发作特点、有明显灼痛感的口腔黏膜局限性溃疡性损害,由免疫因素造成。

【流行病学】

RAU 是口腔黏膜病中最常见的溃疡类疾病,患病率高达 20%,居口腔黏膜病首位,在口腔病中仅次于龋齿和慢性牙周疾病。

【免疫病理】

近年来研究认为本病的发生与患者局部和全身免疫状态有关。①在患者溃疡中能分离出溶血链球菌,再以溶血链球菌作为抗原,进行皮内注射,可引起皮肤的迟发性超敏反应。②一些患者产生了抗口腔黏膜抗体,体外动物实验用兔抗口腔黏膜抗体可成功诱发出 RAU 动物模型。③在溃疡前期、溃疡发作期和间歇期,CD3、CD4、CD8 以及 CD4$^+$/CD8$^+$ 细胞比例均有不同程度的异常变化,证明了 T 淋巴细胞及其亚群之间的构成比例失去平衡,介导了免疫应答反应。溃疡前期是 T 辅助细胞(CD4$^+$ Th/i)占优势,溃疡期则 T 毒性细胞(CD8$^+$ Ts/c)为主,愈合期又回到 CD4 优势。④RAU 患者外周血的 IL-2 和 IL-2R 水平增高,由活跃的 CD4 分泌增多造成。⑤患者血清中存在自身抗体,包括抗核抗体,抗口腔黏膜抗体,抗胃壁细胞抗体等,在血清中发现免疫复合物增多。唾液中的 SIgA 含量在发病期升高,缓解期降低。⑥患者白细胞抗原 HLA-B5 及 HLA-B12 明显高于正常。

【组织病理】

溃疡表面可有坏死组织或纤维素样渗出物形成的假膜。固有层胶原纤维水肿,变性,大量的炎症细胞浸润。毛细血管充血、扩张,内皮细胞肿胀,管腔狭窄甚至闭塞。

【临床表现】

按临床表现分为三型:轻型阿弗他溃疡又称轻型口疮;重型阿弗他溃疡又称复发性黏膜腺周围炎(简称腺周口疮);疱疹样阿弗他溃疡又称阿弗他口炎或称疱疹样口炎。

1. 轻型阿弗他溃疡

最常见,约占 RAU 的 80%。直径一般为 2~4mm,圆形或椭圆形,周界清晰,孤立散在,每次 1~5 个不等。溃疡表现为"凹、红、黄、痛",即溃疡中央凹陷,基底不硬,周边有约 1mm 的充血红晕,表面覆有浅黄色假膜,灼痛感明显。口腔溃疡反复发作具有自限性,且有一定的规律性。溃疡只发生在黏膜角化程度较差的区域,角化程度较高的龈、腭较少发生。

2. 重型阿弗他溃疡

发作时溃疡大而深,似"弹坑"。直径 1~3cm,深及黏膜下层甚至肌层。初始好发于口角,其后有向口腔后部发作趋势,如咽旁、软腭、腭垂等。发作规律同轻型阿弗他溃疡,但发作期长,有自限性。溃疡疼痛较重,愈后可留瘢痕,在舌尖和腭垂处可致组织缺损。

3. 疱疹样阿弗他溃疡

溃疡小而多,散在分布于口腔黏膜内,直径小于 2mm,可达数十个之多,似满天星。疼痛较重。唾液分泌增加,可伴头痛、低热、全身不适、局部淋巴肿大等症状。

【辅助检查】

1. 外周血

T 细胞亚群常为 CD4、CD8 减少,CD4$^+$/CD8$^+$ 细胞比例降低;抗核抗体阳性。

2. 病理活检

黏膜上皮、固有层有大量淋巴细胞浸润,毛细血管扩张,内皮细胞肿胀,微小血管管腔狭窄甚至闭塞。

【诊断与鉴别诊断】

1. 诊断

主要依据口腔溃疡特点、复发性和自限性的病史规律,不必活检即可诊断。结合溃疡特征可以分型。但对于大而深且长期不愈的溃疡,应警惕癌肿,需做活检明确诊断。

2. 鉴别诊断

(1)急性疱疹性龈口炎:应与疱疹样口疮鉴别(表 56-3)。

(2)重型阿弗他溃疡应与以下疾病鉴别:

1)癌性溃疡:溃疡或深或浅;边缘不整齐;底部呈菜花状;基底和周围较硬;病理检出细胞恶变。

2)结核性溃疡:溃疡深;呈鼠噬状;底部有肉芽组织;基底和周围轻度炎症浸润;病理可见朗格汉斯细胞。

3)创伤性溃疡:溃疡或深或浅;周围炎症不明显;边缘可隆起,形态和损伤因子契合;底部平或有肉芽组织;病理表现为慢性炎症。

4)坏死性涎腺化生:口腔内软硬腭交界处溃疡,周界清楚、充血,边缘可隆起;深及骨面,底部有肉芽组织;病理表现为小涎腺的坏死。

5)深部真菌感染:如孢子丝菌病、球孢子菌病,都可能有类似于结核的溃疡和肉芽肿的表现,采用真菌培养,镜下可见真菌菌丝。

6)梅毒:见于三期黏膜梅毒,初期于软硬腭交界处或软腭弓出现圆形硬性结节,以后逐渐变红,中心干酪样坏死,穿破成深度溃疡;有冶游史,梅毒血清反应阳性。

表 56-3 急性疱疹性龈口炎与疱疹样口疮的鉴别

	急性疱疹性龈口炎	疱疹样口疮
好发年龄	婴幼儿	成人
发作情况	急性发作、全身反应较重	反复发作、全身反应较轻
病损特点	1. 成簇小水疱,疱破后成为大片表浅溃疡	1. 散在小溃疡,无发疱期
	2. 损害遍及口腔黏膜各处包括牙龈、上腭、舌、颊和唇黏膜	2. 损害仅限于口腔的无角化黏膜
	3. 可伴皮肤损害	3. 无皮肤损害

【治疗】

局部治疗结合全身用药,抗炎止痛,促进愈合。缩短发作,对因治疗,减少复发。

1. 局部治疗

以消炎、止痛、防止继发感染、促进愈合为原则。

（1）各种含漱剂：0.1％氯己定、3％复方硼酸溶液、0.1％高锰酸钾、0.02％呋喃西林液含漱；溶菌酶含片、华素片等；

（2）外用的散剂、液剂、油剂如金达液、金霉素甘油等。

（3）溃疡药膜：用羧甲基纤维素钠、山梨醇为基质，加入金霉素、氯己定以及表面麻醉剂、皮质激素等制成的药膜，贴于患处。

（4）止痛剂：0.5％的盐酸达克罗宁液，在进食前和疼痛难忍时使用，有迅速麻醉止痛作用。

（5）腐蚀剂：10％硝酸银、50％三氯醋酸、95％乙醇、8％氯化锌等，具有腐蚀作用烧灼溃疡表面能使表面蛋白凝固，形成假膜，促进愈合。使用时注意隔湿，切勿灼伤周围正常黏膜。本法适用于溃疡发作不频繁、个数较少、溃疡期较长的患者，不宜经常使用。

（6）超声雾化：庆大霉素8万U、地塞米松5ml、2％利多卡因或1％丁卡因20ml加入生理盐水200ml制成雾化剂，每日一次，每次15～20分钟，3天1个疗程。

（7）局部封闭：对于疼痛明显或经久不愈的溃疡，如重型口疮，可作黏膜下封闭注射。常用曲安奈德混悬液或醋酸泼尼松龙混悬液加等量2％利多卡因液，溃疡下局部浸润，每周一次。有止痛和促进愈合的作用。

（8）理疗：采用弱激光（如半导体激光、He-Ne激光）、微波等治疗仪或口内紫外灯照射溃疡，有减轻渗出促进愈合的作用。

2. 全身治疗

（1）免疫调节剂：转移因子是从白细胞中提取的小分子多肽，能将供体的细胞免疫信息传递给受体，使受体的淋巴细胞致敏，提高机体细胞免疫功能。每周1～2次，每次1支，注射于上臂内侧皮下或大腿内侧皮下淋巴组织较丰富部位。左旋咪唑每片15mg或25mg，每日150～250mg，分3次口服，连服2日后停药5日，4～8周为一个疗程。偶有头晕恶心、白细胞减少。聚肌胞是人工合成的干扰素诱生剂，同时能刺激巨噬细胞，增加吞噬细胞功能和抗体形成。采用肌内注射12～24小时达到峰值，因此每日或间日给药即可，不良反应为一过性低热。卡介苗，每支0.5mg，每周2～3次。每次1支，肌内注射，20天为一疗程。胸腺素注射液，胸腺素可使骨髓产生的干细胞转变为T细胞，具有增强细胞免疫功能的作用。每支2mg或5mg，每日或隔日肌内注射1次，每次1支。也可选用胸腺肽、转移因子口服液等。

（2）肾上腺皮质激素：中小剂量糖皮质激素有抗炎、抗过敏、降低细血管通透性，减少炎性渗出，抑制组胺释放等多种作用。糖尿病、高血压、胃溃疡病人慎用。

（3）中药：昆明山海棠和雷公藤多苷，有良好的抗炎和抑制增生作用，抑制毛细血管的通透性，减少炎性渗出，对机体的细胞免疫和体液免疫具有多重调节作用，每片0.25g，每日3次，每次0.5g。绞股蓝能提高免疫功能，降低血黏度，改善微循环，明显延长间歇期，缩短疗程。

（4）谷维素、安心补心丸等能稳定情绪，减少失眠。

（5）铁制剂、锌制剂、维生素B、维生素C等补充维生素和微量元素。

【预后】

良性病变。发作频繁会影响生活质量，不会影响生命。

第四节　舌 免 疫 病

舌黏膜具是特殊的黏膜生理功能,属于特殊黏膜,许多全身性疾病的口腔表现首先出现在舌部,部分口腔黏膜病在舌部也具有独特表现。舌免疫病分类如下(表 56-4):

表 56-4　免疫舌病分类

原发性舌免疫病	继发性舌免疫病
萎缩性舌炎	缺铁性贫血性舌炎
菌状乳头炎	Hunter 舌炎(恶性贫血)
叶状乳头炎	烟酸缺乏症晚期
轮廓乳头炎	维生素 B_2 缺乏性舌炎
游走性舌炎(地图舌)	舌毛状白斑
正中菱形舌炎	黏液性水肿
Moeller 舌炎	血管神经性水肿
舌扁平苔藓	毛舌
舌部赤斑	叶酸缺乏症
舌白斑	川崎病
青少年腺周口疮	坏死松解性游走性舌炎
梅-罗综合征	(胰高血糖素瘤综合征)
舌反应性淋巴样组织增生	萎缩性舌炎
舌淀粉样变	
舌灼痛(灼口综合征)	

第五节　舌 灼 痛

舌灼痛(burning mouth syndrome,BMS)是指舌的色质、形态、功能无任何异常,体检时无异常发现,患者自感舌尖部及舌缘部烧灼样疼痛,又称灼口综合征。

【流行病学】

舌灼痛是临床中常见病症,占口腔黏膜病的第三位。患病率大约为 5.1%,在更年期女性中可达 40%。

【免疫病理】

①BMS 患者交感神经兴奋性增强,可能存在神经损害。②细胞因子广泛参与神经系统疾病的病理生理过程,低浓度的 IL-6 抑制神经生长因子(NGF)的合成,而高浓度的 IL-6 刺激 NGF 的合成。BMS 患者 IL-6 显著低于对照组,导致神经损伤出现慢性疼痛。③BMS 患者静态和动态混合唾液中 SIgA 的浓度均下降,导致口腔免疫力低下。④唾液 IgM 的浓度升高为 SIgA 不足的替代性升高。⑤坚果类可引起口腔黏膜的灼痛和不适,通过调整食物谱结构能消除黏膜的症状。⑥汞合金充填龋洞后引起口腔的疼痛,汞过敏试验发现患者汞过敏。

【组织病理】

尚没有发现组织结构的异常。

【临床表现】

舌灼痛属于非器质性的灼痛,它的发展大都与神经精神和血管神经因素有密切关系。表现为刺痛、轻度持续性,表在性、局限性的自发性痛。共有三组症状和一组相关症状。

口腔三联征为舌灼痛、口干、味觉异常。以舌烧灼样疼痛为最常见的临床症状,也可表现为麻木感、刺痛感、味觉异常。过多说话、食用干燥食物、空闲静息时加重,工作、吃饭、熟睡、注意力分散时无疼痛加重,或反而减轻甚至消失。

一组相关症状是全身神经精神的相关症状表现为:①神经官能症或神经衰弱:多见于青壮年,表现为头痛、头晕、睡眠不佳、多梦、易烦躁或精神不振、常感疲乏、记忆力减退等。②精神、心理、情绪障碍:常有多疑及恐癌症,并经常伸舌自检。③自主神经功能紊乱症状:心悸、手震、多汗、脸红、肢端发凉、麻木等。④癔病(如歇斯底里),多见青年女性。

【辅助检查】

实验室检查的主要目的是排除器质性舌痛和继发性舌痛。

(1)血常规:缺铁性贫血或巨幼红细胞性贫血造成的舌乳头萎缩亦可引起舌痛。

(2)涂片检查是否伴有念珠菌感染。

(3)过敏原检查或皮肤斑涂试验。

【诊断与鉴别诊断】

1. 诊断

舌灼痛应具备以下特点:①舌表在性疼痛;②舌部无器质性病变;③未服用慢性药物,如心血管病药等常用药;④无全身性器质性疾病,如贫血、糖尿病、结缔组织病等;⑤不符合精神分裂症等精神障碍的诊断;⑥疼痛的症状与"慢性疼痛"的疾病性质完全不同。

2. 鉴别诊断

(1)三叉神经痛:①在三叉神经分布区突发性阵痛,常为单侧性;②阵发性闪电样剧痛,每次30秒左右,极少超过3分钟;③有皮肤或黏膜表面的扳机点;④可在寒冷、饮食、吞咽、讲话、咀嚼、剃胡子修面、洗脸时诱发;⑤发作时常有患者面部表情肌不能自制的反射性抽搐。

(2)舌咽神经痛:①与三叉神经痛性质相似,常为单侧性;②为尖刀刺样,并在感觉根上的某一点突然像闪电样发作,迅速沿神经放射;③扳机点可在舌根部或扁桃体附近,或在耳部,可放射到它所分布的区域,但很少放射到患侧的皮肤;④患者开口、舌运动、讲话、吞咽等动作均可激发,甚至开口讲话与饮食。

(3)Ramsay-Hunt 综合征(膝状神经节综合征):又名耳带状疱疹。是带状疱疹病毒侵犯面神经的膝状神经节,出现外鼓膜疱疹,累及感觉纤维和运动纤维所致。表现为疱疹-耳痛-面瘫三联征。还可出现愈后的听力障碍和较剧烈的疹后神经痛。

(4)裂纹舌:舌背部可见不规则裂纹,食物残渣刺激局部充血可引起疼痛。

(5)舌乳头炎:尤其是叶状乳头炎,患者可有轻重不等的疼痛,有时可影响睡眠、讲话及饮食。检查时可发现叶状乳头充血水肿及增生,有触痛。

(6)萎缩性舌炎:舌乳头全部萎缩,食用刺激性食物可引起疼痛,多数可查到贫血、糖尿病、干燥综合征等疾病。

【治疗】

有心理情绪障碍给予心理疏导;试用多虑平、氟西汀(百忧解)等;更年期女性可在妇科医生的指导下口服尼尔雌醇及黄体酮。

中医辨证施治。

不主张局部用药。

【预后】

非器质性病变,非精神病,预后良好。

第六节 免疫口腔斑纹病

口腔黏膜斑纹病又称口腔黏膜白色病变,是指发生在口腔黏膜上白色或灰白色的斑块、丘疹、丘斑的损害。发生于口腔黏膜上的这些白色病变不能被擦掉的,大小各异,形态多样。免疫口腔斑纹病包括(表56-5):

表 56-5 免疫口腔斑纹病分类

原发性免疫口腔斑纹病	继发性免疫口腔斑纹病
口腔扁平苔藓	银屑病
口腔白色角化病	亚急性皮肤型红斑狼疮
红斑	先天性厚甲
盘状红斑狼疮	烟草性口炎
白色水肿	烟斑
口腔黏膜下纤维变性	念珠菌性白斑
微电流性白色斑	维生素 A 缺乏
毛状白斑	毛囊角化病
角化性正中菱形舌炎	汗孔角化症
麻疹	Touraine 多角化症
白喉	空泡细胞性异常增生
	局限性掌跖角化病
	鲍恩病(Bowen 病)

口腔扁平苔藓

扁平苔藓(lichen planus,LP)是一种原因不明的皮肤黏膜慢性炎症性疾病,皮肤病变多出现在上肢的屈面和下肢的内侧面,表现为针头至绿豆大小扁平紫红色多角形丘疹。还可有指(趾)甲的纵沟及变形。皮肤及黏膜可单独或同时发病。口腔病损称为口腔扁平苔藓(oral lichen planus,OLP)。

【流行病学】

OLP 是口腔黏膜病中最常见的疾病之一,其患病率为 0.51%。各种年龄均可发病,中年人患病较多,女性多于男性。

【免疫病理】

病损组织的上皮下固有层中,致密带状淋巴细胞浸润带主要为 T 淋巴细胞,少量为 B 淋巴细胞。在病损早期主要有辅助-诱导 T 细胞(Th/i)和单核/巨噬细胞介导,CD4$^+$/CD8$^+$细胞比例增高;在病损后期是以抑制-细胞毒性(Tc/s)所介导,CD8$^+$细胞增多,CD4$^+$/CD8$^+$细胞比例下降。浸润带的上缘与上皮相连处界限不清,下缘分界比较清楚,靠近液化基底膜区域以 Tc/s 细胞为主,并且可游离至上皮内,而 Th/i 细胞多散在分布于固有层。

朗格汉斯细胞(LC)是免疫系统的一个重要细胞,作为口腔黏膜内的主要免疫细胞之一,在 OLP 的发病中起着始动与放大作用。当外来或与外来抗原结合的自身抗原侵及皮肤、黏膜时,被启动的首先是 LC,LC 接受抗原后处理并递呈给 Th 细胞,Th 细胞识别抗原及其表面的 MHC Ⅱ类抗原后被启动,分泌多种细胞因子,引起一系列细胞免疫反应,同时吸引 Tc/s 细胞进入上皮内和病灶区,形成特征性的淋巴细胞浸润带,激发局部的免疫应答,造成黏膜组织损伤。Tc/s 细胞在造成局部组织损伤的同时,还同时分泌 γ-干扰素(γ-INF)及多种细胞因子;进一步促使 KC 上的 MHC Ⅱ类抗原异常表达,使 OLP 病损不断扩大。

OLP 上皮细胞的损伤并不是内在因素所致,而是由于免疫细胞移入表皮后发生,上皮细胞损伤的方式为细胞免疫所致,而非补体损伤所致。

【组织病理】

①上皮角化不全;②上皮不规则增生,颗粒层明显,棘层肥厚者居多,少数萎缩变薄;③上皮钉突不规则延长呈锯齿状;④基底细胞液化变性;⑤固有层淋巴细胞带状浸润;可见到胶样小体。

【临床表现】

口腔病损可以发生于口腔黏膜的任何部位,大多左右对称。患者多无自觉症状,有些患者感黏膜粗糙,常偶然发现。黏膜充血糜烂时,遇辛辣、热、酸、咸味刺激,局部敏感灼痛。局部表现为珠光色白色条纹,也可以多种多样的形式出现,如网纹状、环状、斑块状、丘疹状、水疱状、糜烂、萎缩等。病情可反复波动,可同时出现多样病损,并可相互重叠和相互转变。舌背部 OLP 病损灰白而透蓝色,舌乳头萎缩或部分舌乳头呈灰白色小斑块状突起,局部柔软,弹性张力基本正常。

【辅助检查】

1. 外周血

多数患者外周血没有明显异常,少数患者会出现 CD4、CD8 细胞减少,CD4/CD8 细胞比例异常,抗核抗体阳性。

2. 活检

明确诊断,排除恶变。

上皮的不规则增生;上皮钉突呈不规则锯齿状;基底细胞液化变性;固有层淋巴细胞带状浸润为 OLP 的典型病例表现。

免疫荧光:病损组织的直接免疫荧光检查所见:①上皮基底膜区可见有免疫球蛋白沉积,主要为 IgM,呈细小颗粒状荧光图型。偶见 IgG 和 IgA;②部分病例可见补体沉积,主要为 C5 或 C3,偶见 C4,呈点荧光图形;③胶样小体(Colloid body 又称 Civatte body)免疫球蛋白及补体均呈阳性荧光反应包括 IgG、IgA、IgM、C1q、C4、C3 和 C5 等;④纤维蛋白(fibrin)或纤维蛋白原(fibrinogen)在基底膜区为高频度的沉积(可达 95%～100%),少数病例可见 fibrin 在血管壁表面沉积。

3. 部分患者血清中存在自身抗体

如抗核抗体阳性率达 30%～40%,抗体滴度为 1/640～1/20;主要为 IgG。

【诊断与鉴别诊断】

1. 诊断

根据口腔白色珠光条纹组成的图形,如难以确认,可进行活检,根据病理的基底膜区液化和密集的淋巴细胞浸润带一般均可诊断。

2. 鉴别诊断

(1) 盘状红斑狼疮:有时单靠临床表现难以鉴别,需要依靠病理检查。

盘状红斑狼疮病理表现上皮不规则萎缩;基底细胞液化;淋巴细胞浸润围绕血管周围。

(2) 口腔白斑:斑块型 OLP 与白斑有时很难鉴别,特别是舌背部的病损。舌白斑为白色或白垩色斑块,粗糙稍硬,有时有沟纹或沟裂。病理检查对鉴别有重要意义,OLP 角化层较薄,棘细胞轻度增生或萎缩,基底细胞液化变性,基底膜模糊不清,固有层淋巴细胞呈密集带状浸润;白斑角化层较厚,粒层明显,棘层肥厚,基底膜界限清楚,无基底细胞液化变性,固有层和黏膜下层可见散在的淋巴细胞和浆细胞浸润。

(3) 口腔红斑:间杂型红斑有时与 OLP 容易混淆。表现为红白间杂,即在红斑的基础上有散在的白色斑点,需病理检查确诊。镜下红斑上皮萎缩,角化层消失,棘细胞萎缩仅有 2~3 层,常有上皮异常增生或已是原位癌。

(4) 黏膜天疱疮、类天疱疮、剥脱性龈炎:OLP 表现为糜烂、溃疡或疱时应与天疱疮、类天疱疮鉴别。发生在牙龈的 OLP 病损还应与剥脱性龈炎鉴别。主要依靠病理学检查。天疱疮可见尼氏征阳性,镜下棘层松解,上皮内疱形成,脱落细胞检查可见天疱疮细胞,免疫荧光检查呈翠绿色鱼网状荧光。类天疱疮的免疫荧光检查在基底膜处可见均匀细线状翠绿色荧光带,有助于鉴别。剥脱性龈炎充血、水肿发亮,上皮剥脱,形成糜烂出血,有敏感症状。

(5) 苔藓样反应:由于药物、化学品、牙科材料、物理创伤、器官移植等引起的口腔损害,常呈局限性、单侧性苔藓样损害,可出现剥脱性糜烂、充血,伴有短放射状细纹,散在密集的细粟粒状白色损害。病理表现也与皮肤扁平苔藓类似,但固有层除淋巴细胞外,尚有嗜酸粒细胞和浆细胞浸润,浸润可累及到血管周围。

(6) 多形性红斑:但多型红斑往往有发热等急性过程,皮肤有红斑,红斑上可出现小疱,呈虹膜状或靶状。多形性红斑多侵犯唇红,伴有明显的血痂,不同于扁平苔藓。

(7) 迷脂症:皮脂腺异位,患者往往在青春期前后发现在唇部,颊部黏膜上由针头大小、孤立的淡黄色或淡白色球形隆起或扁平丘疹,触之粗糙。

【治疗】

1. 调整全身状态

精神状态,睡眠,月经,消化等。

2. 局部治疗

(1) 洁治术:去除局部结石,消除感染性炎症。

(2) 肾上腺皮质激素:局部应用安全性高,疗效好。可选用软膏、凝胶和油膏,亦可选用药膜、贴剂、服用含片、气雾剂等,病损区基底部注射可促进溃疡糜烂的愈合。

(3) 全身治疗:①肾上腺皮糖质激素小剂量、短疗程应用。②昆明山海棠和雷公藤:有较强的抗炎作用,抑制体液免疫和细胞免疫,有双向作用。毒副作用主要为胃肠道反应;心肌、肾、肝损害;白细胞、血小板下降;男性精子数目下降、活力降低,女性闭经、月经紊乱等。③氯喹:治疗过程中注意心律变化和眼睛的症状。④免疫增强剂的应用:如转移因子、左旋咪唑、聚肌胞、多抗甲素等。⑤注意念珠菌的感染。

第七节　牙周免疫病分类

牙周病(peiodontal disease)(表 56-6)是指发生在牙齿支持组织(牙周组织)的疾病,是口腔两大类疾病之一。在世界范围内有较高的患病率,在我国患病率居于龋病之上。世界卫生组织(1984)提出健康人的十项标准中,其中一项是"牙齿无洞,无疼痛,牙龈不流血"。

表 56-6　牙周免疫病

牙龈免疫病	牙周免疫炎症
慢性缘龈炎	成人牙周炎
青春期龈炎	局限性青春前期牙周炎
妊娠期龈炎	弥漫性青春前期牙周炎
药物性牙龈增生	局限性青少年牙周炎
牙龈纤维瘤	弥漫性青少年牙周炎
牙龈瘤	快速进展性牙周炎
急性龈乳头炎	坏死性溃疡性牙周炎
坏死性溃疡性龈炎	Down 综合征
	掌跖角化-牙周破坏综合征

第八节　成人牙周炎

牙周炎(cementoperiostitis)指发生在牙齿支持组织的炎症性疾病,不包括累及牙龈组织的牙龈病,成人牙周炎是最常见的一型牙周炎,约占牙周炎患者的 95%,是长期存在的慢性牙龈炎向深部牙周组织扩展而引起。牙周炎是破坏人类咀嚼器官的最主要疾病。世界卫生组织已将牙周健康状况列为人类保健水平的一项重要指标。

【流行病学】

多数成人罹患的牙周炎为轻至中度。重度牙周炎仅累及少数人群,其患病率可能为人群的 5%～20%。牙周炎的患病率和严重性随年龄增加而增高,35 岁以后患病率明显增高,50～60 岁达高峰,此后患病率有所下降,可能是一部分牙周破坏严重的牙已拔出的缘故。一般认为,牙周炎占拔牙原因的 40%左右。

【免疫病理】

局部感染组织中白细胞包括中性粒细胞、B 淋巴细胞、T 淋巴细胞、巨噬细胞、单核细胞等在结缔组织中大量浸润,并且穿越袋上皮进入龈沟。

在牙周炎的早期,病损组织中以 T 淋巴细胞为主;晚期则以 B 细胞和浆细胞为主,炎症越明显产生抗体的细胞数越多。

龈沟液中所含的免疫球蛋白以 IgG 为主,健康成年人龈沟液中 IgG 浓度低于血清中的浓度,牙周炎时龈沟中的 IgG 可高于血清,这些抗体既有来自血液的部分,部分由局部牙周组织中产生。

龈沟液中的淋巴细胞以 B 淋巴细胞为主,T 淋巴细胞和 B 淋巴细胞的比例为 1:3,而在正常外周血为 3:1。

龈沟液中的 C3、C4、C5 等补体成分,在牙周炎被活化后,释放 C3a 和 C5a。

龈沟液中还可以检测出由 B 细胞、T 细胞、中性粒细胞、巨噬细胞等产生的细胞因子,如白细胞介素 IL-1、IL-6 和 IL8 等,前列腺素(PGE$_2$),表明细胞免疫应答的存在。

龈沟液中含有多种酶:胰蛋白酶、天冬氨酸转氨酶、乳酸脱氢酶、胶原酶和碱性磷酸酶,在牙周炎时均有增高,而超氧化物歧化酶会有明显下降。

免疫病理机制:在口腔菌斑与宿主免疫应答之间存在着一种平衡。健康个体的免疫系统提供了一个规律性的、特征性的防护作用以抵抗菌斑内有害物质对牙周组织的浸润。在牙周疾病中,组织损伤机制包括两个方面:一是细菌学机制,菌斑中各种病原微生物及毒素直接损伤牙周膜和牙槽骨。二是免疫学机制:即通过细胞免疫、体液免疫及其产生的多种炎症性细胞因子等参与牙周组织的损害。菌斑中各种病原性细菌及毒素可直接损伤牙周膜、牙槽骨,还可以刺激并使 T 细胞活化,在 T 细胞分裂增殖的同时,分泌多种淋巴因子,促使和诱导巨噬细胞产生和分泌细胞因子,导致血管通透性增加,破骨细胞活化,纤维细胞变性,炎症扩散。同时抗原物质启动和诱导 B 淋巴细胞活化,促使浆细胞产生各种抗体,如 IgG、IgM 等,与抗原结合形成抗原抗体复合物导致细胞溶解,参与牙周组织的破坏。巨噬细胞、B 淋巴细胞等产生的 IL-1β 和其他破骨细胞因子(OAF)都可引起牙槽骨吸收,参与牙周组织的破坏。牙周组织的破坏与迟发型变态反应有密切关系。

【组织病理】

活动期牙周炎的病理变化:①牙面上可见不同程度的菌斑、软垢及牙石堆积。②牙周袋内有大量炎性渗出物、免疫球蛋白及补体等成分。③沟内出现糜烂或溃疡,一部分上皮向结缔组织内增生呈条索或网眼状,有大量炎症细胞浸润,并见一部分炎症细胞及渗出物移出至牙周袋内。④结合上皮向根方增殖、延伸,形成深牙周袋,其周围有密集的炎症细胞浸润。⑤沟内上皮及结合上皮下方的胶原纤维水肿、变性、丧失,大部分被炎症细胞取代。⑥牙槽骨出现活跃的破骨细胞性骨吸收陷窝,牙槽嵴顶及固有牙槽骨吸收、破坏。⑦牙周膜的基质及胶原变性、降解,由于骨的吸收、破坏,导致牙周膜间隙增宽。⑧深牙周袋致使根面的牙骨质暴露,可见牙石与牙槽骨牢固地附着。

静止期牙周炎(修复期)的病理变化:①沟内或袋壁上皮及结合上皮周围的炎症明显减少,在牙周袋与牙槽骨之间可见大量新生的纤维结缔组织或见粗大的胶原纤维束增生,其间可见少量的慢性炎症细胞浸润,还可见一部分新生的毛细血管。②牙槽骨及牙槽嵴部位的吸收可见有类骨质或新骨形成。③牙根面被吸收的牙骨质也见类骨质或新形成的牙骨质,增生的粗大胶原纤维束附着在根面的牙骨质上,常呈棘状增生象。

【临床表现及临床检查】

牙龈出血和炎症;牙周袋形成;牙槽骨吸收;牙齿松动和移位。

1. 口腔卫生状况

菌斑、软垢、牙石、色渍沉积,有食物嵌塞和口臭。

2. 牙龈状况

炎症牙龈探诊检查时牙龈易出血。通常采用指数记分法来记录,牙龈指数(GI)、龈沟出血指数(SBI)和探针出血(BOP)。

GI 分为 4 级:0 为正常牙龈;1 级为牙龈略有水肿,探诊不出血;2 级探针出血;3 级有自发出血情况或溃疡形成。此项要求操作者需要经过严格训练才能掌握探针的深度和力度,使记分客观准确。

SBI 将牙周探针探至龈缘下 1mm 处,观察有无出血及出血程度,以 0~5 级记分:0 为正常牙龈;1 级为牙龈略有水肿,不出血;2 级为在探诊处呈点状出血;3 级为出血沿龈缘扩展;4 级为出血溢出龈缘;5 级有自发出血或溃疡。这种分级比 GI 细,更为客观,适用于牙龈炎症较重的人群观察治疗前后效果的临床研究。

BOP 指示牙龈有无炎症,是较为客观的指标。根据探诊有无出血记为 BOP 阳性或阴性。

3. 牙周探诊

探测牙周袋的深度和附着丧失水平。

4. 牙齿松动度检查分为三度

Ⅰ度:松动在 1mm 以内或仅有颊舌向松动。Ⅱ度:松动在 1~2mm 间或仅有颊舌方向和近远中方向松动。Ⅲ度:松动在 2mm 以上或颊舌方向、近远中方向和垂直方向均松动。

5. 殆创伤和咬合关系的检查

6. 食物嵌塞的检查

【实验室检查】

1. X 线片检查

2. 其他

微生物学检查、压力敏感探针、X 线片数字减影技术、牙动度仪、合力计、龈沟液检查、基因检测。

【治疗】

1. 牙周基础治疗

①菌斑的控制;②洁治术;③龈下刮治术;④调合;⑤松牙固定。

2. 牙周病的药物治疗

(1) 牙周病的全身用药:甲硝唑、替硝唑、螺旋霉素、羟氨苄西林、四环素族、罗红霉素等。

(2) 牙周病的局部用药:①3%过氧化氢液和 0.1%~0.2%氯己定牙周袋内冲洗。② 缓释抗菌药物的应用:2% 盐酸米诺环素软膏或 25% 甲硝唑凝胶注射入牙周袋内。含 30%干重的氯己定薄片置入牙周袋内,可被降解。③含漱药物:0.12%~0.2%氯己定液或 2%盐水或 1%过氧化氢液。④局部涂布抗炎收敛药物：碘伏、碘甘油、碘酚等。

3. 牙周病的手术治疗

①牙龈切除术和牙龈成形术；②翻瓣术；③膜龈手术。

（尹新芹）

参 考 文 献

樊明文. 2008. 龋病病因及免疫预防. 中国实用口腔科杂志, 1(10): 583-585.

Akdis CA, Barlan IB, Bahceciler N, et al. 2006. Immunological mechanisms of sublingual immunotherapy. Allergy, 61(Suppl 81): 11-14.

Kobayashi K, Ueno F, Bito S, et al. 2007. Development of consensus statements for the diagnosis and management of intestinal Beh çet's disease using a modified Delphi approach. J Gastroenterol, 42(9): 737-745.

Mutasim DF. 2003. Autoimmune bullous dermatoses in the elderly: diagnosis and management. Drugs Aging, 20(9): 663-681.

Papasteriades CA, Skopouli FN, Drosos AA, et al. 1988. HLA-alloantigen associations in Greek patients with Sjögren's syndrome. J Autoimmun, 1(1): 85-90.

Sanchez AR, Eckert SE, Sheridan PJ, et al. 2005. Influence of p latelet2 rich p lasma added to xenogeneic bone grafts on bone mineral density associated with dental imp lants. Int J Oral Maxillofac Imp lants, 20(4): 526-532.

Sculean A, Windisch P, Chiantella GC. 2004. Human histologic evalua2 tion of an intrabony defect treated with enamelmatrix derivative xen2 ograft, and GTR. Int J Periodontics Restorative Dent, 24(3): 326-333.

Scully C, Mignogna M. 2008. Oral mucosal disease: pemphigus. Br J Oral Maxillofac Surg, 46(4): 272-277.

Scully C, Lo Muzio L. 2008. Oral mucosal diseases: mucous membrane pemphigoid. Br J Oral Maxillofac Surg, 46(5): 358-366.

Tlaskalová-HogenováH, StepánkováR, Hudcovic T, et al. 2004. Commensal bacteria (normal microflora), mucosal immunity and chronic inflammatory and autoimmune diseases. Immunol Lett, 93(2-3): 97-108.

Walker C, Thomas J, Nango S, et al. 2000. Long2term treatment with subantimicrobial dose doxycycline exerts no antibacterial effect on the subgingivalmicroflora associated with adult periodontitis. J Peri2 odontal, 71(9): 1465-1471.

第五十七章　牙体免疫病

龋病(dental caries)是一种细菌感染性为主的口腔免疫病。是由口腔中多种因素综合作用所导致的牙齿硬组织慢性进行性病损,表现为无机质的脱矿和有机质的分解,随着病程的发展从色泽变化到形成实质性病损。其特点是发病率高,分布广,是口腔主要的常见病,也是人类最普遍的疾病之一,世界卫生组织已将其与癌肿和心血管疾病并列为人类三大重点防治疾病。

【流行病学】

根据我国 2002 年流行病学调查,儿童的患病率可达 80%,成人的患病率达 50%,随着生活水平的提高和口腔卫生意识的增强,龋病的患病率在不断地发生变化。

【龋病与免疫】

龋病的发生与变形链球菌属感染密切相关,它一方面依赖于细菌的侵袭,另一方面宿主发挥防御作用,通过对抗原异物的识别和清除,保持相对的自身稳定。

机体的免疫防龋体系包括全身免疫系统和局部免疫系统。全身免疫系统所产生的抗体主要在机体内,以血清 IgG 为主。黏膜免疫系统的抗体则主要存在于机体肠腔表面的外分泌液,以分泌型 IgA(SIgA)为主。在龋病免疫学中,黏膜免疫系统起着重要的作用。SIgA 是黏膜局部抗感染的重要成分,是唾液的主要成分,它与黏蛋白协同作用能更有效地阻隔细菌在黏膜上皮和牙齿表面的黏附和细菌的清除。SIgA 有抑制细菌酶的作用,能抑制变形链球菌葡糖基转移酶的活性,使细菌产生的酸更容易扩散出来;SIgA 还能干扰细菌的代谢。

唾液中的变形链球菌与肠道相关淋巴组织如派尔集合淋巴结接触,被 M 细胞吞噬,经抗原提呈细胞如巨噬细胞或树突状细胞提呈给淋巴细胞,淋巴细胞进入黏膜淋巴小结和肠系膜淋巴结,其中 B 细胞在 Th 细胞辅助下分化为幼浆细胞,后者经淋巴再循环途径,大部分返回肠黏膜固有层并转变为浆细胞。肠黏膜固有层浆细胞主要产生 IgA,后者与肠黏膜吸收细胞基底面或侧面上的膜表面相应受体结合,并经胞吐转运过程分泌至小肠黏膜表面,形成大量分泌型 IgA,并执行黏膜免疫应答。部分幼浆细胞可经血液循环进入包括唾液腺在内的其他黏膜组织,并在那里进一步分化成熟为浆细胞产生 SIgA,唾液中 SIgA 则可影响变形链球菌的附着和黏附,发挥黏膜免疫作用。

【免疫防龋】

免疫防龋就是采用人工免疫的方法使机体产生针对变形链球菌的多克隆抗体。在此介绍几种主动免疫防龋疫苗。

1. 亚单位疫苗

以生物化学和物理方法提取纯化 Pac、GTFs 等特异性抗原,或利用基因重组技术将 Pac、GTFs 等抗原的基因片段克隆到原核高效表达载体中,使之大量表达,再将其提取纯化制成的疫苗。Childers 等提取了 GTF 蛋白用于临床研究。Zhang 等制备了融合 PAc SBR 区和 GTF GLU 区的重组蛋白。

2. 合成肽疫苗

根据致龋菌毒力因子的重要免疫源性和功能区的氨基酸序列,人工合成的十到数十个氨基酸残基的短肽疫苗。Smith 等已合成了对应 GTF 的 CAT 区和 GLU 区的多肽。

3. 细菌活载体疫苗

将 PAc 和 GTFs 等抗原的基因克隆到原核表达质粒中,然后将质粒克隆到载体菌中,由载体菌在体内携带和表达。常用的载体菌有减毒沙门菌和乳链球菌。凌均棨等研究了基因重组乳链球菌防龋疫苗。

4. DNA 疫苗

将携带抗原基因的真核表达载体直接导入宿主细胞内,诱导宿主免疫系统对抗原基因所表达的蛋白发生免疫反应。樊明文等分别以 pCI 和 pVAXl 为载体研制了针对 PAc 和 GTF 的防龋 DNA 疫苗。杨锦波等以 pcDNA3.1 为载体,研制了分别针对 PAc 和 GTF 的防龋 DNA 疫苗。Han 等构建了编码变形链球菌壁相关蛋白 WapA 的 DNA 疫苗。

防龋疫苗尚未用于人类龋病的预防。动物实验已显示防龋疫苗的免疫作用,然而,由于龋病仅给人类带来痛苦或不适,影响生活质量,并不危及生命,所以,防龋疫苗只有在确认完全安全无毒副作用才能为人类接受。

(尹新芹)

参 考 文 献

Daramola OO, Flanagan CE, Maisel RH, et al. 2009. Diagnosis and treatment of deep neck space abscesses. Otolaryngol Head Neck Surg, 141(1):123-130.

Harwood-Nuss A, Linden C, Luten R. 1996. Dental, oral and salivary gland infections. In: The Clinical Practice of Emergency Medicine. 2nd ed. Philadelphia: Lippincott Williams & Wilkins Publishers, 73-77.

Holmstrup P, Poulsen AH, Andersen L, et al. 2003. Oral infections and systemic diseases. Dent Clin North Am, 47(3):575-598.

Kuriyama T, Williams DW, Yanagisawa M, et al. 2007. Antimicrobial susceptibility of 800 anaerobic isolates from patients with dentoalveolar infection to 13 oral antibiotics. Oral Microbiol Immunol, 22(4):285-288.

Marioni G, Rinaldi R, Staffieri C, et al. 2007. Deep neck infection with dental origin: analysis of 85 consecutive cases (2000-2006). Acta Otolaryngol, 1-6.

Maruyama F, Kobata M, Kurokawa K, et al. 2009. Comparative genomic analyses of Streptococcus mutans provide insights into chromosomal shuffling and species-specific content. BMC Genomics, 10(1):358.

Pogrel MA. 1994. Antibiotics in general practice. Dent Update, 21(7):274-280.

Pynn BR, Sands T, Pharoah MJ. 1995. Odontogenic infections: Part one. Anatomy and radiology. Oral Health, 85(5):7-10, 13-4, 17-8 passim.

Roberts J, Hedges JR. 1991. Emergency dental procedures. In: Clinical Procedures in Emergency Medicine. 2nd ed. Philadelphia: W B Saunders Co, 1045-1069.

Rosen P, Barkins R. 1992. Dental emergencies. In: Emergency Medicine: Concepts and Clinical Practice. Vol 3. 3rd ed. St Louis: Mosby-Year Book, 2381-2398.

Reznick J. 1993. Infections of odontogenic origin. Oral Health, 1-6.

Sands T, Pynn BR, Katsikeris N. 1995. Odontogenic infections: Part two. Microbiology, antibiotics and management. Oral Health, 85(6):11-4, 17-21, 23 passim.

第五单元 皮肤科免疫病

第五十八章 原发皮肤免疫病

第一节 原发皮肤免疫病分类

一、皮肤免疫

皮肤是人体表面积最大的组织器官,其结构和功能的特殊性包括角质层的高度不渗透性,表皮较快的更新率,位于人体的最外层,具有强大的非特异性免疫防御能力。近十余年来,随着生物学和医学免疫学的不断发展,人们对免疫与皮肤之间的关系有了较深的认识与理解,认为皮肤构成了机体免疫的独特的外围系统,包含了参与免疫反应的几乎所有体液和细胞成分。许多皮肤疾病的发生与发展都存在免疫学基础或过程,因此免疫皮肤病学作为皮肤病学的一个重要分支,越来越受到人们的重视。

(一)皮肤在免疫学发展中的作用

早在 17 世纪我国劳动人民开始使用牛痘接种在皮肤的方法来预防天花并获得成功,到 18 世纪中叶英国人 Jenner 通过观察科学的证实了接种牛痘的人可不再患天花;通过皮肤的预防接种可以用于防止微生物的再感染,为传染免疫学开辟了新纪元。19 世纪末,Jadasshon 发现金属汞外用于皮肤可以产生变态反应性接触性皮炎,随后的研究证明了该反应的发生是通过淋巴细胞起主导作用的,是细胞而非体液因子介导的免疫反应,并且随着对朗格汉斯细胞(LC)研究的深入,其发生机制进一步明确。目前在免疫损伤的发病机制中,变态反应性接触性皮炎已作为Ⅳ型变态反应介导的免疫反应的典型范例。LC 在混合淋巴细胞反应中是强有力的抗原提呈细胞,具有 MHC-Ⅱ类抗原,是皮肤移植排斥反应中的重要功能细胞。

皮肤在免疫耐受的产生中起重要作用,这一现象最早在 20 世纪初由 Frei 发现。在静脉应用砷治疗梅毒的过程中发现,这些患者的皮肤对砷不产生过敏反应,提示砷不经过皮肤识别,就可能产生特异性的无反应,说明皮肤对免疫耐受的产生是很重要的。多种微生物源性抗原制剂及化学制剂,用皮试来测定机体反应性,了解细胞免疫功能状态。

总之,皮肤除了其天然的屏障作用以外,对感染免疫、细胞介导的免疫、体液介导的免疫、移植免疫、免疫耐受、免疫缺陷等诸多方面都起着重要的作用。

(二)皮肤免疫的基本概念

1. 皮肤相关淋巴组织

1978 年 Streilein 提出皮肤相关淋巴组织(skin associated lymphoid tissue,SALT)。SALT 包含 4 种功能不同的细胞:角质形成细胞、淋巴细胞、LC 和内皮细胞。各种不同的细胞在 SALT 中起着各自独特的作用。SALT 的主要功能:对新的抗原进行识别和应答,对已接触的抗原维持免疫应答,防止对非致病性皮肤抗原产生有害的免疫应答。

2. 皮肤免疫系统

皮肤组织包含了参与机体免疫反应的几乎所有成分,黏附分子使皮肤中参与免疫应答的各种成分之间形成了相互联系、相互依存、相互作用的独特关系,因此,1986 年 Bos 提出皮肤免疫系统(skin immune system,SIS)的概念。SIS 由细胞和体液两部分组成。细胞成分包括角质形成细胞、淋巴细胞、组织巨噬细胞、单核细胞、粒细胞、肥大细胞等,体液成分包括纤维蛋白酶、花生四烯酸、补体、细胞因子、免疫球蛋白等。

3. 真皮免疫系统

Nickoloff 等研究发现真皮在皮肤免疫反应的启动、进行与终止过程中发挥着重要的作用,1993 年提出真皮免疫系统(DIS)的概念。DIS 的提出更加丰富了皮肤免疫系统的内容。

4. 构成皮肤免疫系统的几种主要细胞

(1) 角质形成细胞(keratinocyte,KC):角质形成细胞是人体表皮的主要组成部分,约占表皮的 95%,为皮肤免疫反应的发生提供了良好微环境。在皮肤的屏障保护作用中 KC 是结构细胞,同时在皮肤参与的特异性免疫反应中,KC 承载基础细胞。KC 表达 MHC-II 类抗原(HLA-DR),在 T 细胞介导的免疫反应中起辅助作用;KC 产生细胞角蛋白、黏多糖等维持皮肤正常生化及物理完整性,产生多种细胞因子如 IL-2、IL-3、IL-6、IL-8、IL-10、CSF、PDGF、bFGF、黑素细胞刺激素等。生理状态下,KC 只产生少量上述因子,调节淋巴细胞及 LC 活性。病理状态下,受损伤的 KC 可大量产生细胞因子,使表皮细胞和真皮细胞间的淋巴细胞、内皮细胞、肥大细胞以及成纤维细胞活性增强。KC 能摄取和降解抗原物质并将其加工过的抗原释放到表皮微环境向 T 淋巴细胞递呈。活化的淋巴细胞释放的淋巴因子对 KC 的活动有调节作用。如局部分泌的 IFN 可以激活 KC,有放大作用。

(2) 朗格汉斯细胞(Langerhans cell,LC):1868 年首次由 Langerhans 发现该细胞位于表皮基底层,呈树枝状,无色素,占表皮细胞的 3%~8%。LC 起源于中胚叶,皮肤中的 LC 来源于骨髓。它是皮肤的主要抗原递呈细胞,可从表皮吞噬并加工抗原,经真皮-表皮连接将抗原携带到真皮,然后通过淋巴回流将抗原信号传送到引流淋巴结,在淋巴结皮质将抗原递呈给特异性 T 淋巴细胞。

(3) 淋巴细胞:表皮中的淋巴细胞主要为 CD8+ T 细胞,约占皮肤淋巴细胞的 2%;真皮中的淋巴细胞主要为 CD4+ T 细胞,约占皮肤淋巴细胞的 90%。侵入皮肤的细菌和抗原经 KC、LC 等 APC 的加工处理,由 T 细胞识别。T 细胞能够循环至皮肤,接触抗原后的 T 细胞活化、增殖,分泌多种细胞因子发挥免疫防御作用。活化的 T 细胞进入局部淋巴结后,将抗原信息传递给 B 淋巴细胞,使 B 淋巴细胞活化、增殖,产生特异性免疫球蛋白,启动体液免疫。

(4) 内皮细胞:主要功能是介导和调节血浆和组织间的物质交换。在炎症、组织修复和免疫方面起重要作用。可促使循环淋巴细胞进入真皮或直接进入表皮。

(5) 肥大细胞(mast cell):肥大细胞来源于骨髓,它不仅涉及 I 型变态反应,而且在 IV 型变态反应中通过活化与脱颗粒,释放介质,参与免疫反应。所释放的介质主要有血管活性物质如组胺、5-羟色胺等,趋化因子(如嗜酸粒细胞趋化因子、中性粒细胞趋化因子等),活性酶及结构糖蛋白等。

(6) 单核细胞、巨噬细胞:主要的功能为吞噬作用,另外还可合成集落因子、分泌溶酶体酶、溶菌酶、花生四烯酸产物、纤维蛋白酶、处理与加工抗原、抗体依赖的细胞毒性反应等。

5. 皮肤抗原

皮肤中的某些成分具有自身抗原性,能够诱导特异性的体液或细胞免疫反应,从而引起某些自身免疫性皮肤病的发生。下面简单介绍几种常见的皮肤抗原。

(1) 天疱疮抗原:天疱疮是皮肤科常见的自身免疫性大疱性皮肤病,临床上分为寻常性天疱疮、增殖性天疱疮、落叶性天疱疮、红斑性天疱疮、药物性天疱疮,副肿瘤性天疱疮、IgA 天疱疮。天疱疮抗原是构成桥粒的部分,桥粒主要有两类蛋白构成,一类是跨膜蛋白,由桥粒芯糖蛋白(desmoglein,DG)和桥粒芯胶蛋白(desmocollin,DC)构成。另一类是附着板蛋白,由桥粒斑蛋白(deamoplakin,DP)和桥粒斑珠蛋白(plakoglobin,PG)构成。不同类型的天疱疮其抗原不同,寻常性天疱疮抗原为 130kDa 桥粒芯糖蛋白Ⅲ及 85kDa 桥粒斑珠蛋白。落叶性天疱疮抗原为 160kDa 桥粒芯糖蛋白Ⅰ。副肿瘤性天疱疮抗原主要为 250kDa 桥粒芯糖蛋白、桥粒斑蛋白Ⅰ和 210kDa 桥粒斑蛋白。IgA 天疱疮抗原为 115kDa 桥粒芯胶蛋白Ⅰ和 100kDa 桥粒芯胶蛋白Ⅱ。天疱疮抗体与抗原结合以后的作用与补体无关,也不需要炎症细胞的参与,发生棘细胞松解的机制可能为抗体与抗原结合后导致天疱疮抗原构象发生变化,刺激角质形成细胞产生蛋白酶使天疱疮抗原蛋白溶解从而破坏了桥粒的结构。

(2) 类天疱疮(BP)抗原:①BP230 抗原位于基底膜带半桥粒细胞浆中,50%～90%BP 血清能够与这种抗原发生反应,有组织特异性,而无种属特异性。②BP180 抗原是位于半桥粒上的一种跨膜蛋白,35%～80%BP 患者血清可与之发生反应,BP180 的抗体与病情关系密切,血清中仅出现与 BP180 抗原的 BP 患者往往病情较重,可作为预后不良的指标。

(3) 获得性大疱性表皮松解症(EBA)抗原:获得性大疱性表皮松解症(EBA)是一种自身免疫性表皮下大疱。Ⅶ型胶原自身抗体的存在为其特征。Ⅶ型胶原位于基底膜带致密板下部锚状纤维中,分子质量 290kDa,由成纤维细胞和角质形成细胞合成,Ⅶ型胶原对真皮乳头内纤黏素具有高度亲和性,连接真皮与表皮。EBA 自身抗体主要与Ⅶ型胶原的羧基端发生作用。

(4) Ro(SSA)和 La(SSB)抗原:Ro(SSA)和 La(SSB)蛋白主要位于细胞核中,也可见于细胞浆内,与小 RNA 构成复合体,形成微粒,诱发自身免疫反应。Ro(SSA)包括 60kDa 和 52kDa 两种蛋白。La(SSB)主要为 48kDa 的磷酸化蛋白。抗 Ro(SSA)和 La(SSB)抗体存在于多种结缔组织病中。

二、常见免疫皮肤疾病(表 58-1)

表 58-1 常见与免疫相关的皮肤疾病

皮肤免疫病	免疫相关皮肤病
1. 变应性皮肤病	1. 结缔组织病
荨麻疹	红斑狼疮
药疹	皮肌炎/多发性肌炎
特应性皮炎	硬皮病
接触性皮炎	混合结缔组织病

皮肤免疫病	免疫相关皮肤病
2. 自身免疫性大疱病	2. 皮肤免疫缺陷病
天疱疮	先天性性联无丙种球蛋白血症
类天疱疮	特发性迟发性免疫球蛋白缺陷
获得性大疱性表皮松解症	选择性免疫球蛋白缺陷病
妊娠疱疹	伴或不伴内分泌疾患的慢性皮肤黏膜念珠菌病
线状 IgA 大疱病	伴有血小板减少和湿疹的免疫缺陷病
疱疹样皮炎	共济失调毛细血管扩张症
	短肢侏儒免疫缺陷症
	C1 酯酶抑制剂缺乏
	慢性肉芽肿
	艾滋病
3. 其他免疫皮肤病	3. 恶性增生性疾病
银屑病	皮肤 T 细胞淋巴瘤
扁平苔藓	Kaposi 肉瘤
皮肤血管炎	
白癜风	
斑秃	

第二节　银　屑　病

　　银屑病(psoriasis)是一种常见的慢性炎症性疾病,病因不清,临床上具有特征性红色丘疹、斑块及银白色鳞屑,据临床特点不同,分为寻常型、脓疱型、关节病型和红皮病型。其中以寻常型最为常见。目前普遍的观点认为:银屑病是一种细胞免疫介导的多基因遗传与环境相互作用而发生的皮肤病。

【流行病学】

　　银屑病在自然人群中的患病率为 0.1%~3%,欧美国家为 1%~2%,我国 1984 年大规模的流行病学调查结果为 0.123%,其中北方高于南方,城市高于农村,男性高于女性,60% 患者皮损面积小于体表面积的 10%。

【免疫病理】

　　其发病机制涉及遗传、感染、环境、精神神经因素以及免疫学异常等诸多因素。T 淋巴细胞的异常在银屑病皮损的启动及维持过程中发挥着极其重要的作用,银屑病是 T 淋巴细胞介导的皮肤病。新型选择性 T 细胞免疫抑制剂对该病的有效治疗为此提供了依据,而最直接的证据来自于动物模型。应用人皮肤 2SC ID 嵌合体模型鼠,将银屑病患者皮损或外周血来源的 T 淋巴细胞进行皮下注射,SC ID 鼠的未受累皮肤或正常皮肤均可成功地诱导出银屑病改变。

　　银屑病的重要病理改变之一是 T 淋巴细胞在局部皮损内特别是表皮内的浸润和聚集。T 细胞浸润先于角质形成细胞的过度增殖,可能是功能异常的 T 细胞引起继发性的表皮角质形成细胞过度增殖。参与 T 细胞局部聚集和向表皮移行重要因素是各种黏附分子选择性地黏附于真皮血管内皮细胞,黏附分子调控局部微环境。实验证明银屑病皮损中 E2 选择素、皮肤淋巴细胞功能相关抗原(CLA)、淋巴细胞功能相关抗原(LFA)-1、ICAM-1 表达显著上调。

　　聚集于局部的 T 细胞可通过抗原依赖性和非依赖性两个途径激活,T 细胞也可被局部微环境的作用而进一步激活。T 淋巴细胞及其活化后分泌的细胞因子影响表皮增生及凋亡,调控基因的表达影响 KC 的增生,从而导致表皮的增生和凋亡加速,表皮生存时间明显缩短是银屑病的表皮动力学特点。

部分银屑病患者可出现免疫球蛋白的异常,大多数研究结果显示患者血清中 IgA、IgE 增高,而 IgM 降低,Hall 等在 50% 的患者中测得 IgA/免疫复合物,血清中或角质层中可测到抗角质层抗体。银屑病患者血清中 C3a 和 C4a 含量明显高于正常人,皮损中也发现有 C3a、C4a 和 C5a 的存在,经过治疗后患者血清补体的水平明显下降。

银屑病患者的皮损部位和外周血中存在着多种细胞因子的异常。活化的 T 淋巴细胞释放多种细胞因子,刺激角质形成细胞增生,同时受刺激的角质形成细胞亦可释放细胞因子,反过来增加 T 细胞的活性状态,如此形成一个恶性循环,最终促发并维持银屑病的病程。白介素-1(IL-1)的许多生物学效应均与银屑病有关,IL-1 可直接刺激角质形成细胞增生,酶免疫组化结果显示银屑病皮损局部 IL-1α 为主。银屑病患者外周血和皮损中 IL-6 和 IL-8 的含量均升高,而经过治疗后二者随之下降。IL-6 是组织损伤和感染反应的主要介质。IL-8 具有强烈的 T 淋巴细胞、PMN 化学趋化因子特性。银屑病患者皮损中可测的两者相应的 mRNA,提示角质形成细胞可能部分产生 IL-6、IL-8,两者在体外都有刺激角质形成细胞增殖的作用。γ-干扰素(γ-IFN)是由活化的淋巴细胞分泌的细胞因子,间接免疫荧光显示 γ-IFN 主要分布于银屑病患者的角质层、微脓肿周围的角质形成细胞,真皮单一核细胞上,阳性染色往往在疾病活动期更明显。转移生长因子-α(TGT-α)由角质形成细胞合成、分泌,并与角质形成细胞表面的表皮生长因子(EGF)受体结合,产生相当于 EGF 的作用,促进表皮细胞增生。银屑病患者皮损中 TGT-α 和它的 mRNA 水平明显高于正常人和银屑病未累及的皮肤的患者。γ-IFN 和 IL-6 可促使正常角质形成细胞培养中的 TGT-α 表达显著增加。肿瘤坏死因子-α(TNF-α)是巨噬细胞受到刺激产生的细胞因子,其能活化 T 淋巴细胞,同时诱导产生 IL-2、TNF-γ 受体、前炎症介质 IL-1、IL-12 及趋化因子 IL-8;也作用于内皮细胞使其增强包括 E 选择蛋白在内的黏附分子的表达,导致炎症反应加剧,产生典型的银屑病皮损。实验表明银屑病患者血清中 sE-选择蛋白水平明显高于正常人,而且与病情呈平行相关。

【组织病理】

1. 寻常型银屑病

表皮明显增厚伴角化不全,角质层内或层下可见到 Munro 小脓肿。颗粒层变薄,表皮突延长。真皮乳头毛细血管扩张扭曲,管壁增厚,真皮上部血管周围炎症细胞浸润,乳头水肿并上延。

2. 脓疱型银屑病

棘层上方可见 Kogoj 海绵样脓肿。真皮淋巴细胞、组织细胞浸润明显。

3. 红皮病型银屑病

主要为真皮浅层血管扩张充血更明显,余与寻常型银屑病相似。

【临床表现】

1. 寻常型银屑病

好发于青壮年,无明显性别差异,病程缓慢,多数患者冬重夏轻。典型皮疹为边界清楚的红色斑丘疹或斑疹,表面覆有银白色鳞屑,鳞屑易刮除,其下方可见一层发亮的薄膜,称为薄膜现象,继续刮除薄膜可见小的出血点,即点状出血(称为 Auspitz 征)。皮疹好发于头皮、躯干和四肢伸侧,发生于头皮时可见到束状发。皮疹表现多样,可有点滴状、地图状、斑块状、回状、蛎壳状、疣状等。病程长者可出现甲凹点、甲剥离、甲肥厚等。根据病程发展可分为进行期、静止期和退行期。进行期的皮肤在外观正常的部位可出现银屑病的皮损,称为同形反应。寻常型银屑病皮损较大、形如盘状或钱币状时称为盘状银屑病或钱币状银屑病。皮损不断扩大、融合,呈不规则地图状时,称为地图状银屑病。皮损鳞屑增厚变硬呈蛎壳状时称为蛎壳状银屑病。

急性点滴状银屑病(acute guttate psoriasis)又称发疹性银屑病,常见于青年,发病前常有咽喉部的链球菌感染病史。起病急骤,数天可泛发全身,皮损为 0.3~0.5cm 大小的丘疹、斑丘疹,色泽潮红,覆以少许鳞屑,痒感程度不等。经适当治疗可在数周内消退,少数患者可转化为慢性病程。

2. 脓疱性银屑病

脓疱性银屑病分为泛发性和局限性。多由于寻常型患者处理不当或感染等因素诱发,也可发病即表现为泛发性。在外观正常皮肤或寻常型银屑病皮疹部位,出现红斑并于其表面出现粟粒大小浅表无菌性脓疱,脓疱聚集可形成脓湖,严重者泛发全身。患者发疹前往往有发热、关节肿胀、痛疼等表现。病情好转后可出现寻常型皮疹。

3. 红皮病型银屑病

红皮病型银屑病常因治疗不当引起,如寻常型银屑病进行期外用刺激性较强药物可诱发。临床表现为全身皮肤迅速出现弥漫性潮红,表面有大量麸皮样鳞屑,原银屑的特征消失,可伴畏寒、发热、关节痛、头痛、浅表淋巴结肿大等全身不适症状。

4. 关节病型银屑病

除银屑病皮疹外,还具有类风湿关节炎样症状,关节症状可发生于皮疹前、皮疹后或与皮疹伴发。多侵犯四肢小关节末端关节,受累关节出现红肿、痛疼,重者活动受限,关节畸形。严重者可累及多个大小关节及脊柱。关节症状多随皮疹的变化而变化。

【辅助检查】

组织病理学检查具有特异性改变。

【诊断与鉴别诊断】

1. 诊断

主要依据典型的皮疹特点,必要时结合组织病理学检查,一般不会误诊。

2. 鉴别诊断

(1)脂溢性皮炎:与头皮银屑病鉴别。皮损为边缘不清的红斑,上覆细小的黄色油腻鳞屑,毛发可稀疏、变细、脱落,但无束状发。

(2)头癣:与头皮银屑病鉴别。皮损上覆灰白色糠状鳞屑,有断发及脱发,可查到真菌,多见于儿童。

(3)二期梅毒疹:有不洁性交和硬下疳史,皮损广泛分布,典型皮损为掌跖部位角化性斑丘疹,梅毒血清反应阳性。

（4）扁平苔藓：皮损为散在性多角形扁平紫红色丘疹,可融合成鳞屑性斑块,黏膜常受累,病程慢性。

（5）慢性湿疹：与发生于小腿、前臂伸侧及骶尾部的肥厚性银屑病皮损进行鉴别。湿疹往往有剧烈瘙痒,皮肤呈浸润肥厚、苔藓样变。

【治疗】

1. 去除可能的诱因

如感染、镇静安定、皮肤刺激物等。

2. 外用药物疗法

根据不同病情、部位、不同药物的作用特点和用药方法选择药物。皮损局限者可单独外用药物治疗,泛发者宜同时加用其他疗法。①糖皮质激素：外用有效,患者易于接受,相对安全。应注意局部及系统性副作用。②焦油类：剂型有软膏、溶液、香波等。③维A酸类：常用浓度0.025%～1%,剂型有软膏、霜剂和凝胶。主要副作用为局部刺激。该类药物透皮吸收少,长期应用无系统副作用。④地蒽酚：制剂有蜡棒、软膏、乳剂、凝胶等。常用浓度0.25%～3%。主要副作用是对皮肤刺激和染色。⑤其他：0.0045%IL-8单克隆抗体乳膏,0.01%～0.25%辣椒碱霜,10%～15%喜树碱等

3. 全身用药

①甲氨蝶呤（MTX）：效果明显,既可作为短期控制用药,亦可作为长期维持治疗。每周7.5～15mg,一般7～14天减量,4～8周效果最明显。MTX可与外用药联合应用,使用过程中应注意其系统性副作用。②维A酸类药物：包括阿维A酯、阿维A、异维A酸等。疗效较理想,应注意其不良反应的发生。③环孢素（CyA）：用量2.5～5mg/(kg·d),主要副作用为肾毒性及高血压。④英利昔单抗（抗TNF-α嵌合性单克隆抗体）5mg/(kg·d)。与环孢素疗效相近,优于阿维A酯,且能明显改善银屑病的关节症状。⑤抗生素：主要用于有感染的银屑病,特别用于急性点滴状银屑病。⑥其他：霉酚酸酯、羟基脲、多种维生素、氨苯砜、雷公藤、抗CD4单克隆抗体、中医中药等。

4. 光疗

紫外线配合药物对寻常型银屑病效果较好,常用的有PUVA,窄波UVB等。

【预后】

本病目前病因尚不清楚,对银屑病的各种治疗只能达到近期疗效,不能防止复发。流行病学调查显示约有一半的患者有自然复发的趋势。

第三节　天　疱　疮

天疱疮（pemphigus）是一组原发损害为大疱的自身免疫性皮肤病,患者血清中有针对表皮棘细胞桥粒的抗体,临床上分为寻常性天疱疮（pemphi gusvulgaris,PV）和变异型天疱疮。变异型包括增殖性天疱疮、落叶性天疱疮（pem phigusfoliaceus,PF）（及其亚型红斑性天疱疮）、药物性天

疱疮、副肿瘤性天疱疮、IgA 天疱疮。主要临床表现为皮肤、黏膜成批出现易破的薄壁水疱,不经治疗难以愈合。

【流行病学】

本病相对少见,年发病率为(0.5～3.2)/10 万,中年好发。

【免疫病理】

天疱疮的基本病理生理是患者血清中存在的自身抗体与靶抗原 Dsg 结合,引起角质形成细胞内血纤维蛋白溶酶原激酶的上升,它使血纤维蛋白溶酶原转变为血纤维蛋白溶酶,后者破坏细胞间的连接,从而引起棘层松解性水疱。角质形成细胞间连接的障碍,主要是由于患者血清中存在有 IgG 自身抗体所诱发的。不管哪型天疱疮,血清中都存在针对表皮棘细胞桥粒的抗体。血清中抗体滴度的水平与病情的严重程度相平行。间接免疫荧光技术检测活动期患者抗体阳性率 85%～90%,直接免疫荧光检测则可达 95%～100%。天疱疮皮损周围沉积的抗体主要为 IgG1,偶有 IgA 或 IgM。缓解期与活动期的抗体类型也有区别,缓解期主要为 IgG4,活动期主要为 IgG1。自身抗体的靶抗原是桥粒的膜蛋白 Desmo glein(Dsg),PV 的靶抗原为 Dsg3,PF 的靶抗原为 Dsg1。天疱疮的角质形成细胞间失去正常的连接,于表皮内形成裂隙。其中 PV 的裂隙位于基底细胞层上,PV 存在着黏膜型和黏膜皮肤型等。而 PF 的裂隙则位于颗粒层或角质层下。所有这些临床型的病理基础均与自身抗原的位置分布有关。免疫组织化学方法研究发现,Dsg3 主要存在于表皮下层,特别是基底层;Dsg1 在表皮全层均有发现,并且越向表皮表面表达越强。另一方面,黏膜组织中 Dsg3 存在于上皮全层,而 Dsg1 则仅仅少量的存在于基底层。

实验显示天疱疮患者血清中 sIL-2R 水平高于正常对照,随着皮疹治疗好转,其水平逐渐降低,疱液中 sIL-2R 水平高于血清水平,提示天疱疮病变皮损中存在活化的 T 淋巴细胞。另外 CD36+、CD68+ 的单核/巨噬细胞在不同类型的天疱疮病变部位都有浸润。自身反应性 Th2 细胞对 Dsg3 的反应可能是导致 PV 发病的关键,Th2 细胞参与识别 MHC-Ⅱ类抗原、B 细胞激活、抗体产生以及靶器官的破坏等诸环节中均起重要作用。应用免疫组化技术对 PV 患者皮损中浸润细胞的免疫表型及其分泌细胞因子研究显示,Th2 型细胞在病程早期即有浸润,在浸润 T 细胞中以分泌 Th2 型细胞因子的 T 细胞占优势。

【组织病理】

1. 寻常型天疱疮

基底细胞层上有裂隙或水疱,基底细胞与棘细胞之间连续性分离,可见到棘松解细胞。真皮浅层混合细胞浸润。直接免疫荧光检查显示 IgG 和(或)C3 沿棘细胞膜呈波纹状沉积,阳性率为 80%～95%。

2. 增殖型天疱疮

棘层松解部位与寻常型相同,晚期皮损有明显的角化过度、棘层肥厚和乳头瘤样增生,绒毛形成和表皮突下伸特别明显,可有嗜酸粒细胞组成的表皮内微脓肿。

3. 落叶型天疱疮

水疱位于颗粒层或角质层下,疱内可见棘松解细胞,有时可见到中性粒细胞或嗜酸粒细胞海绵形成。真皮乳头水肿,浅层血管周围可见混合细胞浸润。直接免疫荧光检查显示 IgG 或补体成分沉积在整个表皮内。

4. 红斑型天疱疮

棘层松解的部位发生在颗粒层或棘层上部，类似落叶型天疱疮，陈旧皮损颗粒层棘层松解，角化不良细胞常显著。疱疹样天疱疮棘层松解的部位在棘层中部，疱内有嗜酸性粒细胞或中性粒细胞。

5. 副肿瘤型天疱疮

与其他类型天疱疮相比早期损害中可见到明显的炎症细胞浸润，非水疱型损害可见到空泡状界面皮炎，伴基底角朊细胞坏死。苔藓样损害表现为真皮乳头内致密的带状淋巴细胞浸润。直接免疫荧光检查显示 IgG、补体成分沉积在细胞表面和基底膜带中。

6. IgA 天疱疮

有两种病理类型：①充盈中性粒细胞和稀少棘松解细胞的角层下脓疱。②充盈中性粒细胞和偶见嗜酸性粒细胞的表皮内脓疱。直接免疫荧光检查显示 IgA 沉积在鳞状细胞间，一般无补体或其他免疫球蛋白。

【临床表现】

1. 寻常型天疱疮

寻常型天疱疮(pemphigus vulgaris)为天疱疮中最常见、较为严重的一型。几乎 100% 患者伴有黏膜损害，表现为口腔黏膜的糜烂，60% 患者为首发症状。其他黏膜部位也可受累。典型皮疹表现为在正常皮肤或红斑基础上的松弛型大疱，疱壁薄，易破，不宜愈合。尼氏征阳性。好发于易受压的部位。

2. 增殖型天疱疮

增殖型天疱疮(pemphigus vegetans)较少见，为寻常型天疱疮的变型，主要表现为水疱糜烂面易发生增殖性损害，好发于皮肤皱褶部位，常侵犯口腔、鼻腔、阴唇、龟头、肛门等处黏膜。黏膜水疱易破形成糜烂面，经常引起剧烈疼痛，在口腔则影响进食。皮损好发于皮脂溢出部位和皱折部位，如头面、腋窝、乳房下、腹股沟、肛周、外阴等处。损害最初为薄壁松弛性水疱，尼氏征阳性，极易破裂，形成糜烂面和乳头状的肉芽增殖，边缘常有新生水疱，使损害面积逐渐扩大。皱折部位温暖潮湿，易继发细菌及念珠菌感染，常有臭味。陈旧的损害表面略干燥，呈乳头状。病程慢性，预后较好。

3. 落叶型天疱疮(pemphigus folliaceus)

口腔黏膜受累少见。由于疱壁薄，发生部位浅表，临床上少见水疱，主要表现为大片潮红面，表面油腻性叶状鳞屑或痂皮。红斑型天疱疮为其亚型。

4. 红斑型天疱疮

红斑型天疱疮(pemphigus erythematosus)是落叶型天疱疮的良性型。好发于头面及胸背上部，下肢和黏膜很少累及。早期皮损类似红斑狼疮的蝶形红斑，水疱常不明显，后于红斑基础上可出现散在、大小不等的浅表性水疱，尼氏征阳性，壁薄易破，形成轻度渗出、鳞屑和结痂。本型病情发展缓慢，水疱时愈时发，日晒后可加重，偶可转化为落叶型天疱疮。

5. 特殊类型天疱疮

（1）药物诱导的天疱疮（drug-induced pemphigus）：临床表现类似落叶型天疱疮。发病前有用药史，常见药物有巯基类药物、含二硫键药物、抗生素等。

（2）副肿瘤型天疱疮（paraneoplatic pemphigus）：有典型的天疱疮的皮疹，但黏膜受累明显。患者均伴有潜在肿瘤，一般为恶性肿瘤。

（3）IgA 天疱疮（IgA pemphigus）：皮疹类似落叶型天疱疮或角层下脓疱病，表现为红斑基础上松弛性大疱或脓疱。好发于妇女或老年人，尼氏征阴性。

（4）疱疹样天疱疮（pemphigus herpetiformis）：多见于中老年人，皮损好发于胸、腹、背及四肢近端，为环形或多环形红斑，针头到绿豆大水疱，疱壁紧张，尼氏征阴性。皮疹剧烈瘙痒。黏膜损害少见。

【辅助检查】

组织病理学及 DIF 检查是确诊本病的必要条件。几乎所有患者 DIF 检查在表皮棘细胞间有 IgG、C3 的沉积，IgA 天疱疮为 IgA 沉积。间接免疫荧光可检测血清中天疱疮循环抗体，可用于监测病情转归。其他实验室检查无特异性。

【诊断与鉴别诊断】

1. 诊断

本病诊断主要依靠临床皮疹特点及组织病理学及 DIF 检查。

2. 鉴别诊断

需注意和以下疾病鉴别：大疱型类天疱疮；线状 IgA 大疱性皮病；获得性大疱性表皮松解征；多形红斑；脂溢性皮炎；脓疱病；角层下脓疱病；扁平苔藓。

【治疗】

减少自身抗体是治疗的目的。糖皮质类固醇激素是非常重要的首选药物。顽固患者可加用其他免疫抑制剂。伴有良性肿瘤的副肿瘤型天疱疮应行肿瘤切除。

1. 支持疗法

加强营养，补充维生素，注意水、电解质平衡。

2. 局部治疗

①对天疱疮的水疱、糜烂面可应用抗生素软膏。②口腔黏膜损害可用含激素的药膜或溶液，疼痛明显者可用局麻药喷雾。③平时注意应用 3%～5%碳酸氢钠溶液漱口，清洁口腔，预防真菌感染。④皮疹局部可外用糖皮质激素制剂。⑤顽固性皮损、口腔黏膜损害可用糖皮质激素局部注射治疗。

3. 全身用药

（1）糖皮质激素：根据病情轻重选用不同的起始量，轻症使用泼尼松 0.5～1mg/(kg·d)，中症为 1～1.5mg/(kg·d)，重症为 2mg/(kg·d)以上。使用大剂量激素时应注意防止药物副作用的产生。控制病情后激素应逐渐减量。若病情凶险或病情严重，可考虑采用糖皮质激素冲击治疗。

(2) 硫唑嘌呤：2～3mg/(kg·d)，分次口服。大剂量可引起白细胞减少、血小板减少、肝毒性损害等。

(3) 环磷酰胺：1～2mg/(kg·d)，分次口服，或间歇静脉注射。主要副作用为白细胞减少、出血性膀胱炎、诱发恶性肿瘤。血浆置换疗法与免疫抑制剂合用，可迅速减少患者血清中抗体水平，适用于皮疹广泛、病情恶化快的患者。

(4) 大剂量免疫球蛋白静脉注射(IVIG)：400mg/(kg·d)，静脉滴注，连用3～5天。有报道与免疫抑制剂合用可有效控制常规治疗难以奏效的病例。

(5) 其他：苯丁酸氮芥、四环素和烟酰胺、金制剂、环孢素、甲氨蝶呤和雷公藤等。

4. 特殊类型天疱疮治疗

(1) 药物诱导的天疱疮：大多数患者病情较轻，停用可疑药物后病情可逐渐缓解，但常需应用糖皮质激素治疗，剂量约为寻常型天疱疮的2/3左右，控制病情后逐渐减量。

(2) 副肿瘤型天疱疮：对肿瘤的治疗是非常重要的方面，可行手术治疗。致死原因除肿瘤外，20%以上患者因闭塞性细支气管炎引起的呼吸衰竭，可在数月内死亡。可使用大剂量环孢素[7mg/(kg·d)以上]治疗。

【预后】

应用糖皮质激素治疗后，死亡率约为5%～10%，免疫抑制剂的并发症是常见的死因。预后与以下因素有关：年龄越大预后越差；皮疹越广泛预后越差；控制病情所需激素量越大预后越差；寻常型与落叶型、增殖型、红斑型相比预后较差；伴有恶性肿瘤的患者预后较差；长期轻度适动的患者预后较好。

第四节　白　癜　风

白癜风(vitiligo)是一种常见的色素脱失性皮肤黏膜病，肤色深的人群比肤色浅的患病率高。皮肤组织病理证实其皮损内色素细胞减少或缺乏。近年来越来越多的研究支持白癜风是一种自身免疫性疾病。

【流行病学】

我国人群患病率为1‰～2%。学龄前儿童和青少年发病情况有增高的趋势，成人发生白癜风的比例明显高于其他年龄段，女性发病的比例明显高于男性。社会经济发展，人民生活水平较好的寒湿地区发病情况明显低于经济落后，生活水平低，居住环境差的干旱性，热带地区。

【免疫病理】

其发生可能是具有遗传素质的个体在多种内外因素的激发下，诱导了免疫功能异常、神经精神及内分泌代谢异常等，从而导致酪氨酸酶系统抑制或黑素细胞的破坏，最终引起皮肤色素脱失。①患者血清中存在抗黑素细胞自身抗体，其滴度与病变程度成正比，特别是活动期和家族史阳性患者抗体阳性率最高。②白癜风患者可合并其他自身免疫性疾病如糖尿病、甲状腺疾病、恶性贫血等。能在血清中测到抗甲状腺球蛋白、抗平滑肌、抗胃壁细胞及抗肾上腺组织等器官特异性抗体。③病理组织学示白癜风表皮黑素细胞消失，活动性白斑边缘的真皮内有$CD3^+$淋巴细胞、$CD4^+$淋巴细胞和$CD8^+$T细胞浸润。④将活动性患者血中提取的IgG加入培养基中，能引起补体介导的黑素细胞破坏。⑤将正常人皮肤移植到裸鼠，注射白癜风患者血IgG可使移植的皮肤出现白斑。⑥系统或局部应用糖皮质激素对部分患者有效。

【组织病理】

活动期皮损内黑素细胞密度降低,基底层缺乏多巴染色阳性细胞,表皮细胞内黑素颗粒缺乏,周围黑素细胞异常增大。后期脱色皮损内无黑素细胞。

【临床表现】

白癜风可开始于任何年龄,无明显性别差异。后天发生,多见于青壮年。皮疹可发生在任何部位,但好发于易受光照及摩擦损伤部位,如手指背、腕、前臂、面颈、生殖器及其周围。而掌跖及黏膜少见白斑。大部分白色斑对称分布,亦有部分患者白斑沿神经节段分布,少数患者泛发全身。

典型皮损为局限性色素脱失斑,乳白色,圆形、椭圆形或不规则形,数目不定,大小不一,大多数患者无自觉症状。白斑处毛发也可变白。在进展期,脱色斑向正常皮肤移行,发展较快,并有同形反应:即压力、摩擦、外伤后可形成继发白癜风。在稳定期,白斑停止发展,境界清楚,边缘色素增加。少数病例白斑相互融合成大片,泛发全身如地图状,白斑中可见到残留的正常皮岛。病程慢性迁延,可持续终身,亦有自行缓解的病例。

根据皮损范围和分布可将本病分为:

1. 局限型

若皮损局限于一个部位,又可分为:①节段型,皮损按皮节分布。②黏膜型,仅累及黏膜。

2. 泛发型

最常见,表现为皮损广泛分布于体表。①寻常型:皮损散在分布于体表多处;②面肢端型:皮损分布于面部和肢体远端;③混合型:上述两型组合而成,如面肢端型＋节段型等。

3. 全身型

全身皮肤完全或几乎完全受累,亦可有毛发变白。

【辅助检查】

组织病理显示,活动期皮损内黑素细胞密度降低,周围黑素细胞异常增大;后期脱色皮损内无黑素细胞。

【诊断及鉴别诊断】

1. 诊断

根据后天性脱色斑,呈乳白色,周边有色素沉着带,无自觉症状,可诊断本病。

2. 鉴别诊断

需与单纯糠疹、花斑癣、贫血痣、无色素痣、梅毒性白斑及炎症后色素减退等相鉴别,这些病也有白斑表现但同时各有其特征,可与之鉴别。

【治疗】

本病治疗比较困难,虽然治疗方法很多,但疗效多不满意,一般采用综合疗法,且疗程至少3个月。

1. 光化学疗法（photochemotherapy）

补骨脂素（psoralen）及其衍生物是光致敏剂，内服后经长波紫外线或日光照射可加强紫外线作用，增加酪氨酸酶活性和黑素细胞密度，使黑素合成及转运增加，恢复色素。8-甲氧补骨脂素（8-MOP）0.3～0.6mg/kg 口服。三甲基补骨脂素（TMP）0.6～0.9mg/kg 口服。2 小时后照射 UVA。而皮损局限者可外用 0.1%～0.5% 8-MOP，30 分钟后照射长波紫外线或日光，需治疗数月。

2. 氮芥乙醇

把盐酸氮芥（chlorethamine hydrochloride）50mg 溶于 95% 乙醇 100ml 中，外用，2 次/日。因本药稳定性差需新鲜配置，冰箱内保存。此药可激活酪氨酸酶加速黑素合成，但本制剂有刺激性和致敏性，外用时仅限于白斑区。

3. 糖皮质激素

泛发性、进展期皮损可系统应用糖皮质激素，如小剂量泼尼松持续数月。局限性、早期皮损或 10 岁以下儿童可局部应用皮质激素涂剂，如 0.05% 卤美他松、0.1% 倍他米松和二甲基亚砜乙醇溶液、0.1% 曲安西龙霜等，一般每天外用 1 次，如 3 个月内未见色素再生，应换用其他方法。曲安西龙混悬液皮损内注射亦有一定效果。长期外用糖皮质激素可引起局部皮肤萎缩、毛细血管扩张等不良反应。

4. 自体表皮移植

将自体黑素细胞移植到脱色区，可以达到色素恢复的目的。一般在供皮区和受皮区分别采用负压起疱法，将供皮区疱壁移植到受皮区。适用于病变范围较小、病情稳定者。另有钻孔移植法，小片移植法，薄片移植法，自体表皮培养移植法，自体黑素细胞移植法等

【预后】

白癜风是一种常见的皮肤色素脱失性皮肤病，因其发病机制不清，缺乏有效的手段，除了传统的外用中西药外，目前比较倾向于表皮移植或色素细胞移植。皮损面积小、发生在曝光部位、病期短者治疗效果较好。

第五节　扁平苔藓

扁平苔藓（lichen planus, LP）又名扁平红色苔藓，是一种原因不明的复发性、慢性或亚急性的炎症性皮肤病，典型皮损为紫红色多角形扁平丘疹，常伴黏膜损害等。病程慢性。基础的研究发现有关因素很多，目前一般认为发病可能与神经精神障碍、病毒感染或自身免疫有关，是否与遗传有关尚无确证。应用链霉素、异烟肼、氯磺苯脲、甲磺丁脲等可诱发扁平苔藓样皮疹，或促使本病加剧。

【流行病学】

扁平苔藓在世界各地均有发病，无种族高发倾向。人群患病率<1%，北欧 0.8%，美国人总患病率 0.442%。约占皮肤科门诊新病例的 0.5%～1.2%。多见于 30～60 岁患者，儿童较少，仅占总数的 2%～3%。女性多见，但也有报道男女患病率无显著差别报告。

【免疫病理】

目前许多免疫学的研究认为,扁平苔藓的发病主要是细胞介导的免疫反应。外来的或自身改变了的抗原作用于表皮细胞表面后,首先激活朗格汉斯细胞,使其数目增多,发生形态和功能的改变并分泌白细胞介素-1等细胞因子;诱导T细胞在真皮形成带状浸润,损伤基底膜后移入表皮,而后T淋巴细胞被激活使之分泌IL-2、γ-干扰素、肿瘤坏死因子-β和单核细胞刺激因子等。INF-γ诱导角质形成细胞表达HLA-DR和细胞间黏附分子-1,抗原产生IL-1、IL-3和GM-CSF等因子;进一步吸引T细胞浸润,使T淋巴细胞与表面抗原异常的角质形成细胞黏附,直接或间接杀伤角质形成细胞。这种连锁反应最终导致基底细胞广泛破坏。

1983年首先由Olsen等用直接免疫荧光检查发现80％扁平苔藓病例的皮损中有扁平苔藓特异性抗原(LPSA),主要存在于颗粒层或棘层。在患者血清中可查见抗LPSA抗体。皮损基底膜带处有IGM、纤维蛋白、纤维蛋白原及补体等线状沉积。

据Ellis统计,在37％的病理切片标本中可发现胶样小体。用直接免疫荧光检查,87％的病例中会查见此种小体,位于表皮下部,直径为20微米,HE染色为均一嗜伊红性圆形变性的角质形成细胞;较棘细胞稍小,核皱缩或无核,PAS染色阳性。在电镜下可见基底细胞的桥粒与半桥粒的松解变性,伴有大量炎症细胞浸润。在基底细胞与基底膜分离的空隙中形成上皮下水疱。变性的桥粒可能成为抗原而引起自身免疫再反应。在直接免疫荧光检查下,有时可见基底膜区出现免疫复合物沉积。

【组织病理】

表皮角化过度,颗粒层呈局灶性楔形增厚,棘细胞层不规则增厚,表皮突呈锯齿状。基底细胞液化变性。真皮上部以淋巴细胞为主的带状浸润,在陈旧性损害中浸润减轻,组织细胞与成纤维细胞相对增多。由于基底细胞液化变性,基底层内的黑素颗粒脱落,故在带状浸润处见到有较多的黑素及载黑素细胞。

有些类型的扁平苔藓还有其各自的特征:如毛囊性扁平苔藓在毛囊周围有致密的淋巴细胞为主的带状浸润,如为早期病变还可见到毛囊性角质栓。大疱性扁平苔藓可见广泛的基底细胞液化变性及真皮上部细胞浸润,表皮与真皮分离,形成表皮下裂隙或水疱。溃疡性扁平苔藓边缘的组织象为典型扁平苔藓的改变。肥厚性扁平苔藓的组织象既有扁平苔藓的特点,又有慢性单纯性苔藓的改变。萎缩性扁平苔藓中央表皮显著变薄,几乎仅见颗粒层,致密的角化过度伴有表皮嵴完全消失,很少见到胶样小体。黏膜扁平苔藓的病理变化与皮肤病变基本相同。多数病例常呈现角化不全,出现颗粒层及表皮变薄;有时可见溃疡,是水疱破裂或上皮坏死所致。真皮浅层以淋巴细胞为主的带状浸润则是诊断要点。

【临床表现】

可突然发病或缓慢起病。最初发作可持续数周或数月,数年内可间断地复发。

1. 典型皮损

为高起的紫红色扁平发亮丘疹,呈暗红、红褐、污灰或正常肤色;粟粒至绿豆大或更大,大小不等,多角形或圆形、类圆形;境界清楚,表面附蜡样薄膜鳞屑。可见白色光泽小点或细浅的白色网状条纹,称为Wickham纹,为特征性皮损。丘疹散在或密集分布,局限或泛发,可融合成片或斑块。程度不同的瘙痒。皮损可发生于任何部位,但四肢多于躯干,且四肢屈侧多于伸侧,尤以腕屈侧、踝周围和股内侧最易受累。躯干部损害位于腰部较多;面部受累较少见。累及头皮时破坏毛囊可形成永久性秃发甚至头皮萎缩或瘢痕形成。病程慢性,可持续数周或数月,亦可数年内反复发作。急性期可有同形反应。

2. 黏膜损害

30%～70%的病例累及黏膜,以口腔黏膜损害最为多见。可与皮肤同时或先后发生,亦可为单一的临床表现。最常见于颊黏膜后侧,其次为舌腹侧、舌背、齿龈、腭部及咽喉等;表现为树枝状或网状银白色细纹,可发展增大、融合或出现糜烂,口唇微有糜烂或渗液,有明显的黏膜性鳞屑。分为网状损害、丘疹、斑块、水疱和糜烂等几型,但分型并无重要临床意义。

生殖器部位也是扁平苔藓的好发部位,损害与口腔黏膜的病变相似。常呈暗红色的圆或椭圆形斑块,表面可见白色网状损害,易发生糜烂。此外,肛门周围、眼结合膜、鼻黏膜及鼓膜,甚至食管、胃、直肠、尿道及膀胱等处的黏膜偶尔也会受到侵犯。

3. 甲损害

甲受累占1%～16%,常呈对称性。一般仅累及少数指(趾)甲,全部指(趾)甲受累者少见。常与皮肤和口腔损害同时出现,也可单独发生。甲下角化过度致甲板增厚、翘起或分离;甲床近端灶性萎缩致甲沟槽状损害,弥漫性萎缩致甲板变薄。整个甲床破坏可致暂时或永久性脱甲。可有甲裂缝,尤其以中线处裂缝较为多见。由于甲基质灶性破坏,甲皱襞的甲小皮过度增长,覆盖且粘连于无甲片的甲床,称甲翼状胬肉。少数病例还可见甲下色素沉着,甲板可呈粉红、紫蓝、褐色或黑素甲。

4. 扁平苔藓亚型

根据其发病情况、皮疹形态与分布等特点,在临床上可分为多种亚型:急性泛发性扁平苔藓,慢性局限性扁平苔藓,肥厚型扁平苔藓,线状扁平苔藓,环状扁平苔藓,萎缩性扁平苔藓,毛囊性扁平苔藓,钝头性扁平苔藓,大疱性扁平苔藓,类天疱疮样扁平苔藓,点滴状扁平苔藓,红斑性扁平苔藓,掌跖扁平苔藓,光线性扁平苔藓,孤立性扁平苔藓,念珠状厚苔藓,Graham-Little-piccardi-Lassueur综合征,扁平苔藓-红斑狼疮重叠综合征及外阴-阴道-牙龈综合征等。

【辅助检查】

组织病理对诊断有意义。

【诊断与鉴别诊断】

1. 诊断

典型的扁平苔藓其皮疹形态、发病部位及皮疹排列均有特异性,并多有瘙痒感,结合组织病理检查可以诊断。

2. 鉴别诊断

(1) 不典型者主要还需与下列疾病鉴别

1) 皮肤淀粉样变:皮疹多对称分布于两小腿伸侧及两侧,为半球形或略显扁平的丘疹,皮面粗糙而无光泽。刚果红试验阳性。皮肤活检有助于鉴别。

2) 神经性皮炎:皮疹多位于颈项、肘部及胫前等处,常呈典型的苔藓样变,无 Wickham 纹及口腔黏膜皮损。

3) 扁平疣:扁平丘疹常位于面部及手背等暴露部位,多散在分布,有的皮疹可呈条状排列。

4）结节性痒疹：肥厚性扁平苔藓与钝头性扁平苔藓的皮疹有时和结节性痒疹的皮疹相似，但在该两型扁平苔藓的斑片与斑块周围，往往有典型的扁平苔藓的扁平丘疹，结合组织象进行鉴别。

5）银屑病：点滴状银屑病可与点滴状扁平苔藓相似，有的寻常性银屑病可与红斑性扁平苔藓相似，当银屑病出现慢性肥厚性皮疹时可与慢性局限性扁平苔藓相似。但银屑病鳞屑多，往往层层堆积，刮去鳞屑可见到薄膜，刮去薄膜可见到点状出血。

6）药疹：特别是药物性扁平苔藓样疹酷似扁平苔藓，但一般药疹多在用药数日至数周后发疹，起病急，皮疹对称分布，停药后多会逐渐消退。根据服药史和皮肤活检可诊断。

7）结核性苔藓：多为半球形粟粒丘疹，多见于躯干部，散在分布或密集成片，无自觉症状。

8）硬化性萎缩性苔藓：好发于外阴及肛门，为淡白色扁平丘疹，周围有微红晕，丘疹表面有黑头粉刺样角质栓；晚期皮疹表面呈羊皮纸样皱纹。

9）线状苔藓：苔藓样小丘疹排列成线条状，可仅有一条，亦可为数条平行排列；不痒，好发于一侧上肢或下肢。皮肤病理检查有助于鉴别。

10）黏膜白斑病：本病与仅发生在口腔及女阴黏膜而无其他部位皮损的扁平苔藓较难鉴别。但黏膜白斑病多为微隆起的白色小斑块，触之质稍硬。组织病理检查有助于鉴别。

（2）口腔部位的扁平苔藓需与下列疾病相鉴别：寻常型天疱疮、增殖性天疱疮、大疱性类天疱疮、DLE、二期梅毒疹等。

（3）阴部扁平苔藓需与下列疾病相鉴别

1）黏膜银屑病：黏膜银屑病的部位包括龟头、包皮内面、睑结合膜及口腔黏膜等，龟头上的斑较扁平苔藓者大，且有银白色鳞屑。

2）扁平湿疣：好发于肛门周围、外生殖器等摩擦部位，表面湿润的扁平丘疹融合，上覆灰白色膜，有大量的梅毒螺旋体。

3）外阴-阴道-牙龈综合征：此为糜烂性扁平苔藓的一种变型，应与特发性脱屑性阴道炎、特发性糜烂性外阴炎、红斑增生型外阴苔藓硬化症、天疱疮等疾病相鉴别。

4）慢性女阴营养不良即外阴白色病变：局部损害为微隆起的白色小斑块，病理检查有助于诊断。

5）鲍温样丘疹病：病变部位多为腹股沟、外生殖器、肛门周围，男性好发于包皮和龟头，女性好发于小阴唇和肛周。皮损为肉色或红褐色，圆形、椭圆形或不规则形的丘疹，表面光亮。病理有很多核大、深染的成堆的上皮细胞。

（4）其他

1）增殖性扁平苔藓：又称肥厚性扁平苔藓，应与结节性痒疹、盘状红斑狼疮、扁平苔藓-红斑狼疮重叠综合征等鉴别。

2）大疱性扁平苔藓和类天疱疮样扁平苔藓：应与大疱性皮肤病相鉴别：包括天疱疮、大疱性类天疱疮、疱疹样皮炎、IgA 天疱疮、疱疹样天疱疮、线状 IgA 大疱性皮病等相鉴别。

3）限局性扁平苔藓：应与斑状萎缩、斑状硬皮病、硬化性萎缩性苔藓、线状苔藓、线状银屑病等鉴别。

【治疗】

1. 非药物治疗

无症状扁平苔藓不需治疗。有症状者通过询问病史及临床检查寻找诱发因素，针对性治疗。对可能激惹本病的药物应当停用，消除精神紧张，治疗慢性病灶，适当锻炼以提高免疫力；限制烟酒及刺激性饮食,去除口腔内刺激因素等。

2. 药物治疗

(1) 对瘙痒者可给抗组胺药、镇静及安定止痒剂等。可服维生素 A、维生素 E 和维生素 B 族及烟酸等治疗。

(2) 皮质类固醇:是目前治疗本病最主要的药物。糜烂性口腔黏膜损害和广泛性、严重性瘙痒皮损常需用全身皮质类固醇激素治疗。它能使其皮损消退,瘙痒减轻。一般用小或中剂量泼尼松口服,症状缓解或皮疹消退后可逐渐减量停药。对于顽固性病例可用冲击疗法,对急性泛发型扁平苔藓尤为合适。可用泼尼松 30~60mg/d,4~6 周,以后 4~6 周逐渐减量至停用。能减轻大多数患者的症状,皮质类固醇还有预防阴道受累、甲萎缩、甲翼状胬肉形成的作用。

(3) 维 A 酸:适用于口腔角化过度性扁平苔藓。维 A 酸能抑制表皮角化过度,使萎缩或角化过度的上皮细胞恢复正常。一般用阿维 A 酯或阿维 A 或异维 A 酸,每日 30~40mg,分次口服,连服 3 周,如无效则应停用。

(4) 免疫抑制剂及免疫调节剂:①环孢素,是一种强效免疫抑制剂,可用于常规治疗无效的顽固性扁平苔藓。每日 3~6mg/kg 口服,一般在 2~4 周内开始见效,效果较好。一般不与非甾体类抗炎药同时使用。②他克莫司对糜烂黏膜性扁平苔藓的效果较理想。除局部烧灼感及短暂味觉减退外无明显副作用。匹美莫司比他克莫司更具有亲脂性,与皮肤有高度亲和性,用于口腔糜烂性扁平苔藓,无明显副作用。③硫唑嘌呤:25~50mg 口服,每日 2 次;或环磷酰胺 25~50mg口服,每日 2 次;或甲氨蝶呤治疗,已有成功地治愈病例的报道。④免疫调节剂:左旋咪唑对泛发性扁平苔藓及红斑性扁平苔藓疗效较好,对其他类型而病程短者疗效亦佳。方法为 50mg 口服,每日 3 次,连服 3 天,间隔7~11 天为一疗程。有效者多在 2~3 疗程后出现效果。转移因子治疗口腔扁平苔藓亦有效。

(5) 抗感染治疗:有人认为扁平苔藓的发病与细菌感染病灶有关。采用抗生素治疗后有的病例有效。①青霉素:80 万 U,肌内注射,每日 2 次,10 天为一疗程。②甲硝唑:200mg 口服,每日 3 次,2 周为 1 疗程,用药 3 疗程无效时弃用。③异烟肼:每日 300~400mg。④多西环素:可改善口腔扁平苔藓的脱屑性齿龈损害。⑤灰黄霉素:其治疗作用可能是和干扰角质形成细胞的核酸代谢有关。方法为 200mg 口服,每日 3 次,总量 18g。可与维生素 B_6、B_1 同时服用,对大疱性扁平苔藓疗效较好。

(6) 其他内服药物:①氨苯砜(DDS),可抑制浸润细胞内的髓过氧化物酶和肥大细胞释放炎症物质,每日 50~200mg,分次口服。②氯喹:100mg 口服,每日 2 次,2 周后改为 100mg 口服,每日 1 次,连服 1~3 个月。对光线性扁平苔藓和扁平苔藓甲病更佳。③苯妥英钠:每日 100~200mg 分次口服,一般在 2~8 周内见效。此外,同时外用苯妥英钠软膏治疗效果更好。该药物能抑制细胞介导的免疫异常,有减少白细胞游走,具有抗炎、抗胶原酶和溶酶体酶的活性作用。④组胺球蛋白:2ml 隔日肌内注射,连续使用平均 6~10 针,可使损害消退或改善。⑤雷公藤多苷片:0.5~1mg/(kg·d)口服,对口腔扁平苔藓有一定疗效。

3. 外用药物治疗

(1) 皮质类固醇制剂:局部外用皮质类固醇治疗扁平苔藓有效,对小面积的损害可用强效皮质类固醇。如 0.1%醋酸去炎松霜于夜间外涂后用聚乙烯封包。或卤倍他索丙酸酯和卤美他松(适确得)在夜间作封包疗法则效果更好。阴道、直肠部和肛门的损害可用可的松栓或 1%氢化可的松霜。Anderson 等应用氢化可的松栓剂治疗 60 例外阴阴道扁平苔藓,发现烧灼感、瘙痒及性交痛等缓解 81％,糜烂好转率 76.1％。口腔损害可采用 0.05％氯倍他米松戊酸酯吸入治疗。外用皮质类固醇必须注意其可致皮肤萎缩,故对面部及外阴部不宜长期应用。另外,还可用皮质类固醇做皮损内注射,对肥厚性、局限性损害,甲损害及口腔内的损害均很有效。

(2) 维 A 酸制剂:0.01％～0.3％维 A 酸软膏或 0.1％异维 A 酸软膏或霜剂外涂治疗有效。

(3) 口腔扁平苔藓的治疗:环孢素口腔含漱治疗有效;金霉素和四环素漱口治疗口腔扁平苔藓和外阴-阴道-牙龈综合征也有效。3％过氧化氢溶液、复方硼砂溶液、锡类散、珠黄散及冰硼散等也可用于治疗口腔扁平苔藓。

(4) 其他外用药:食管扁平苔藓可用锭剂或溶液作洗涤治疗和黏膜黏附治疗,可使吞咽困难获明显缓解。肥厚局限性扁平苔藓可用各种焦油制剂,如 5％～10％黑豆馏油软膏或 10％～20％水杨酸火棉胶等。

4. 物理及光化学疗法

(1) 冷冻治疗:液氮冷冻可用于口腔扁平苔藓的治疗,损害往往可在 3 周内痊愈。

(2) 光化学疗法(PUVA):采用 PUVA 治疗扁平苔藓可收到良效,具有疗效较高及复发率较低而无需要再用维持量来巩固疗效的特点。

(3) 激光治疗:二氧化碳激光或 YAG 激光,用于肥厚性斑块、疣状增殖性病损以及口腔糜烂型扁平苔藓。如为红斑鳞屑性损害,可用氩离子激光器照射。

(4) 放射线治疗:境界线治疗肥厚型扁平苔藓有效。浅层 X 线、放射性核素^{32}P 及^{90}Sr 等照射皮损,有一定疗效。

5. 外科治疗

对溃疡性、肥厚性、癌变者及口腔黏膜持续性糜烂病变,可用手术切除和创面缝合或植皮术治疗。

6. 中医药治疗

扁平苔藓中医称紫癜风,其口腔损害类似中医的口蕈。损害发于皮肤者,有风湿热蕴聚经络,气血瘀滞,成瘀化热。治宜祛风除湿解毒,活血通络。方用当归、赤勺、桃仁、红花、苦参、黄连、防风各 10g,泽泻、蝉衣、紫草、山甲各 9g,白芷、丹皮、鸡血藤、白癣皮、金银花各 15g,刺蒺藜 30g 等加减内服。风盛者相当于急性泛发性扁平苔藓,治宜消风清热祛湿止痒,方用消风散加减:荆芥、防风、当归、生地、苦参、苍术、蝉衣、胡麻仁、牛蒡子、知母、石膏、木通、甘草加减。病变以口腔黏膜为主,肝肾阴虚,阴血不足,脾湿不运,虚火上炎,治宜滋补肝肾,健脾除湿,滋阴降火。方用南北沙参、熟地、元参、紫丹参、生薏米各 15～30g,石斛、枸杞子、车前子各 9～15g,天麦冬 12g,山萸肉 6～9g,苦参 3～9g,白术 9g 加减等。

【预后】

本病倾向于自限性,少数病例可在数周内痊愈,约 50％的病例在 9 个月内痊愈,95％的病例在两年内痊愈,7％的病例在两年以上甚至数十年内才能痊愈。其中多为肥厚性与较大的环状损害,黏膜扁平苔藓消退尤为迟缓。少数病例的损害消退后还会反复发作。皮肤和黏膜扁平苔藓继发鳞状细胞癌较为少见,多为病程长特别是在出现溃疡的情况下较易发生。近年来陆续报道本病癌变的病例,其恶变率约在 1％左右,符合癌前状态的诊断标准,故对长期充血糜烂不愈的病损应严密观察,及时活检。

(孙志坚　陈　楠　牟慧君)

参 考 文 献

American College of Obstetricians and Gynecologists. 2008. Diagnosis and management of vulvar skin disorders. National Guideline Clearinghouse.

Berker DD,Dalziel K,Dawber RP,et al. 1993. Pemphigus associated with nail dystrophy. Br J Dermatol,129(4):461-464.

Bowcock AM. 1995. Genetic locus for psoriasis identified. Ann Med,27(2):183-186.

Elder JT,Henseler T,Christophers E,et al. 1994. Of genes and antigens: the inheritance of psoriasis. J Invest Dermatol, 103(5 Suppl):150S-153S.

Greaves MW,Weinstein GD. 1995. Treatment of psoriasis. N Engl J Med,332(9):581-588.

Goldberg I,Ingher A,Brenner S. 2004. Pemphigus vulgaris triggered by rifampin and emotional stress. Skinmed,3(5):294.

Halder R,Taliaferro S. Vitiligo. 2008. In: Wolff K,Goldsmith L,Katz S,Gilchrest B,Paller A,Lefell D,eds. Fitzpatrick's Dermatology in General Medicine. Vol 1. 7th ed. New York,NY: McGraw-Hill,72.

Judd KP,Lever WF. 1979. Correlation of antibodies in skin and serum with disease severity in pemphigus. Arch Dermatol, 115(4):428-432.

Krueger GG,Feldman SR,Camisa C,et al. 2000. Two considerations for patients with psoriasis and their clinicians: what defines mild,moderate,and severe psoriasis? What constitutes a clinically significant improvement when treating psoriasis? J Am Acad Dermatol,43:281-285.

Krueger JG,Bowcock A. 2005. Psoriasis pathophysiology: current concepts of pathogenesis. Ann Rheum Dis,64(Suppl 2): ii30-36.

Manolache L,Seceleanu-Petrescu D,Benea V. 2008. Lichen planus patients and stressful events. J Eur Acad Dermatol Venereol,22(4):437-441.

van den Wijngaard RM,Aten J,Scheepmaker A,et al. 2000. Expression and modulation of apoptosis regulatory molecules in human melanocytes: significance in vitiligo. Br J Dermatol,143(3):573-581.

Wilson CL,Wojnarowska F,Dean D,et al. 1993. IgG subclasses in pemphigus in Indian and UK populations. Clin Exp Dermatol,18(3):226-230.

第五十九章 获得性皮肤免疫病

第一节 特应性皮炎

特应性皮炎(atopic dermatitis,AD)也叫异位性皮炎、遗传过敏性皮炎。是一种慢性复发性皮肤病,患者除有特定的湿疹样皮疹的临床表现外,常伴有血清 IgE 水平增高,对异种蛋白过敏,血液中嗜酸粒细胞增高,有易患哮喘、过敏性鼻炎、湿疹家族史。本病在不同年龄、不同个体、同一个体的不同部位临床表现各有不同。

【流行病学】

本病为一种常见病,在人群中的发病率约为 5%,女性多于男性,儿童中的发病率约为 2%~3%。在我国儿童皮肤病中 AD 占皮肤科门诊就诊人数的 30%左右。

【免疫病理】

1. 血清中 IgE 升高

实验发现 80%AD 患者血清中 IgE 升高,其程度与皮损的严重度、分布的广度相平行。以吸入性变应原给患者作皮试阳性率可达 80%,皮损严重者更为明显。由于 AD 患者的 IgE 值明显高于正常人,且 AD 患者血清 IgE 和 IL-4 呈正相关,因此 IL-4 可作为特应性皮炎的重要诊断指标。另外研究发现应用 SA 阴离子蛋白 NP-tase 及 P70 刺激 AD 患者 PBMC 培养物,发现这两种蛋白通过增加 IL-4/IFN-γ 比率而促使患者 IgE 合成。AD 患者皮肤金黄色葡萄球菌(SA)密度增高,可通过激活 Th2 细胞引起湿疹样皮肤改变,促进 IgE 抗体产生。

2. 细胞免疫异常

AD 患者的淋巴细胞体外转化功能低下,随病情的缓解可逐步恢复。部分患者迟发型变态反应缺陷,对多种迟发性皮内试验反应低下。活化的 T 细胞释放的 IFN-γ 上调角质形成细胞的 Fas(CD95),诱导后者的凋亡,从而参与海绵状水肿的形成。AD 患者 Th 细胞群中存在 Th2 细胞优势,以产生 IL-4、IL-10 为主的 Th2 型细胞因子谱系显著高于正常对照。分泌以 IFN-γ 为代表的 Th1 型细胞因子谱系低下或缺陷,表现为 Th2/Th1 细胞亚群失衡,Th2 细胞功能占优势,促进 IgE 介导的 AD 速发型超敏反应。

3. 超抗原(SAgs)与 AD

AD 患者常有金黄色葡萄球菌 SA 寄生,在皮损处寄生率为 75%~90%。从患者皮肤上分离出的 SA 约有半数以上具有分泌超抗原(super antigens,SAgs)的能力。SAgs 与抗原呈递细胞(APC)表面 MHCⅡ 及 T 细胞 Vβ 受体(TCRVβ)结合后,非特异性的激活大量 T 细胞;达 T 细胞总数的 5%~20%;并使之增殖、释放细胞因子,从而诱导和加重 AD。局限于脂溢区皮损的圆形糠秕孢子菌能使患者外周单核细胞增殖并产生 Th2 分泌的细胞因子,部分 AD 患者血清中可检测出针对圆形糠秕孢子菌特异性 IgE,经酮康唑治疗后皮损好转、血清 IgE 水平下降。

4. B 细胞异常

AD 患者 B 细胞功能亢进,可自动分泌 IgE。B 细胞尤其是 IgE 受体阳性的 B 细胞明显增多。AD 患者的 T 细胞可以通过释放一种 IgE 结合因子促使 B 细胞分泌 IgE。

5. 单核吞噬细胞功能低下

AD 患者血清中存在白细胞和单核细胞的趋化抑制因子,可能通过对受体的暂时阻断 而抑制细胞趋化。AD 患者皮肤中组胺水平增高,组胺可通过 cAMP 途径降低吞噬细胞的趋化性。

6. NK 细胞活性下降

NK 细胞活性与疾病严重程度呈正相关,与血清 IgE 水平呈负相关。AD 患者 NK 细胞活性低下与 NK 细胞数目减少有关。

【组织病理】

1. 急性期

表皮海绵水肿或水疱形成,有淋巴细胞及嗜酸性粒细胞浸润。表皮细胞内轻度水肿;真皮浅层血管扩张充血,真皮乳头水肿;浅层血管周围淋巴细胞浸润,可见数量不等的嗜酸性粒细胞。

2. 亚急性期

表皮轻度增生,灶性海绵水肿、角化不全;真皮乳头水肿,胶原纤维增粗、致密、红染;浅层血管周围中度混合细胞浸润。

3. 慢性期

表皮呈银屑病样增生,棘层明显增厚。表皮突下延;角化不全及角化亢进。真皮乳头层增厚,可见于表皮垂直走行增粗和红染的胶原;浅层血管周围中度淋巴细胞浸润。

【临床表现】

根据皮疹发生和发展特点分为 3 个阶段。婴儿期(0～2 岁)、儿童期(3～11 岁)、成年早期(12～20 岁)。不同时期的皮疹特点有所差异。根据临床变现又可分为急性、亚急性、慢性湿疹样改变。

瘙痒为本病的主要临床症状。皮疹的基本类型有:痒疹,苔藓样变,湿疹损害,色素异常,眶周黑晕,掌纹症,手足皮炎,干燥症等。

本病常伴发过敏性鼻炎和哮喘,红皮病,寻常性鱼鳞病,白内障,地图舌等。易并发细菌、真菌以及病毒感染,生长迟缓等。

【辅助检查】

外周血嗜酸粒细胞增多。

免疫组化显示皮损中 $CD4^+$ 细胞浸润为主,$CD4^+/CD8^+$ 细胞比例为 7。

皮肤白色划痕试验阳性。

【诊断与鉴别诊断】

1. 诊断

我国常采用康克非的诊断标准。

基本特征:①瘙痒性、慢性、复发性皮炎在婴儿、儿童期主要分布于面部及四肢伸侧,表现为炎性、渗出性、湿疹性皮损,青少年后主要分布于四肢屈侧及(或)伸侧,表现为苔藓皮疹;②个人或家庭中有遗传过敏史。

次要特征:

遗传相关:①早年发病。②干皮症/鱼鳞病/掌纹症。

免疫异常相关:①Ⅰ型反应相关的:过敏性结合膜炎/食物过敏/外周嗜酸性粒细胞增高/血清 IgE 增高/Ⅰ型皮试反应;②免疫缺陷相关的:皮肤感染倾向。

生理和(或)药理异常相关:①面色苍白/白色划痕阳性/乙酰胆碱延迟发白;②毛周隆起/非特异性手足皮炎/眶周黑晕。

凡有基本特征者;或基本特征一项加次要特征任何 3 项者可诊断 AD。

2. 鉴别诊断

需注意和以下疾病鉴别:变应性接触性皮炎;脂溢性皮炎;钱币样湿疹;免疫缺陷/代谢性疾病;共济失调毛细血管扩张症;高 IgE 综合征;肠病性肢端皮炎;可变型红斑角皮症。

【治疗】

治疗原则是恢复皮肤湿度,寻找和去除诱因,止痒以及减轻炎症反应。

1. 局部治疗

①糖皮质激素:根据年龄、皮损部位及病情严重程度选用不同种类、不同抗炎强度的糖皮质激素。②润肤剂:改善患者的皮肤干燥。③抗感染:多于应用糖皮质激素同时加用抗感染药物。④免疫抑制剂:如 0.1%他克莫司等。⑤止痒剂:缓解瘙痒症状。⑥其他:有渗出时可加用湿敷治疗,皮疹肥厚时可应用维 A 酸霜或激素封包治疗。

2. 全身用药

(1) 抗组胺药:有镇静作用的抗组胺药疗效更明显。

(2) 抗生素及抗真菌药:适用于皮疹广泛或有渗出性的皮疹。

(3) 糖皮质激素:原则上不提倡使用,尤其是儿童患者。病情严重时可小量使用。

(4) 免疫抑制剂:如环孢素、硫唑嘌呤

(5) 干扰素:多中心、双盲研究表明该药可明显改善患者症状。

(6) 免疫调节剂:如胸腺肽、卡介苗素等。

(7) 其他:色甘酸钠、甘草酸二胺等

3. 光疗

根据病情可选用 UVA、UVB 和 PUVA 治疗。

第二节　荨　麻　疹

荨麻疹(urticaria)是一种常见的皮肤黏膜过敏性疾病,由于皮肤黏膜小血管扩张,渗透压增加,血浆渗出形成的一种局限性水肿。皮疹主要表现为风团,时起时消,消退后不留痕迹,常反复发作。多数患者不能找到确切病因。一般有免疫性和非免疫性两种学说。

【流行病学】

流行病学调查显示,患病率呈世界性的增加与流行趋势,影响到世界 22% 以上的人群。

【免疫病理】

1. 免疫性荨麻疹

多数为 IgE 介导的 I 型变态反应,特异性 IgE 与肥大细胞或嗜碱粒细胞表面受体结合,引起肥大细胞或嗜碱粒细胞脱颗粒,释放组胺等炎症介质,这些介质引起血管通透性增加、毛细血管扩张、平滑肌收缩、腺体分泌增加等,从而产生皮肤、黏膜、消化道和呼吸道等一系列症状。

2. 血管炎性荨麻疹

为 III 型变态反应,抗原抗体免疫复合物沉积于血管壁,激活补体,趋化炎细胞,引起血管壁通透性增加及水肿。自身免疫性荨麻疹患者血清中有抗肥大细胞 IgE 受体自身抗体和抗高亲和力 IgE 受体(FcεRI)自身抗体,同样可引起肥大细胞脱颗粒。引起荨麻疹症状的主要炎症介质是组胺,其他炎症介质有 5-羟色胺、激肽、乙酰胆碱、白三烯、前列腺素、血小板活化因子等。

3. 非免疫性者

多是由某些物质直接刺激肥大细胞,使释放炎症介质或使花生四烯酸代谢途径障碍而发生。

【组织病理】

主要表现为真皮水肿,皮肤毛细血管及小血管扩张充血,真皮浅层血管周围轻度炎细胞浸润。

【临床表现】

根据病程可分为急性和慢性荨麻疹。

1. 急性荨麻疹

起病常较急,在短时期内能痊愈。患者常突然自觉皮肤瘙痒,很快于瘙痒部位出现大小不等的红色风团,呈圆形、椭圆形或不规则形,开始孤立或散在,逐渐扩大并融合成片。微血管内血清渗出急剧时,压迫管壁,风团可呈苍白色,皮肤凹凸不平,呈橘皮样。数小时内水肿可减轻,风团变为红斑并逐渐消失,持续时间一般不超过 24 小时,但新风团可此起彼伏,不断发生。病情严重者可伴有心悸、烦躁,甚至血压降低等过敏性休克样症状。胃肠道黏膜受累时可出现恶心、呕吐、腹痛和腹泻等症状。累及喉头、支气管时,出现呼吸困难甚至窒息。感染引起者可出现寒战、高热、脉速等全身中毒症状。

2. 慢性荨麻疹

皮损反复发作超过 6 周以上者称为慢性荨麻疹。全身症状一般较急性者轻,风团时多时少,反复发生,常达数月或数年之久。偶可急性发作,表现类似急性荨麻疹。部分患者皮损发作时间有一定规律性。

3. 特殊类型荨麻疹

本病发生多与物理因素有关。

(1) 人工荨麻疹(factitious urticaria):皮肤瘙痒,用手搔抓或用钝器划过皮肤后,沿划痕发生条状隆起,不久即消退,即皮肤划痕征(dermatographism)阳性。

（2）寒冷性荨麻疹:可分为两种类型:一种为家族性寒冷性荨麻疹,为常染色体显性遗传,较罕见,出生后不久或早年发病,皮损终身反复出现。另一种为获得性寒冷性荨麻疹,较常见,表现为接触冷风、冷水或冷物后,暴露或接触部位产生风团或斑块状水肿,病情严重者可出现手麻、唇麻、胸闷、心悸、腹痛、腹泻、晕厥甚至休克等。有时进食冷饮可引起口腔和喉头水肿。本病可为某些疾病的临床表现之一,如冷球蛋白血症、阵发性冷性血红蛋白尿症等。

（3）胆碱能性荨麻疹(cholinergic urticaria):又称小丘疹状荨麻疹,多见于青年,由于运动、受热、情绪紧张、进食热饮或饮酒使躯体深部温度上升,分泌乙酰胆碱作用于肥大细胞而发生。风团在受刺激后数分钟即出现,直径为2～3mm,周围有红晕,互不融合,自觉剧痒。诱因消除后,可于半小时至1小时内消退。可伴发流涎、头痛、脉缓、瞳孔缩小、痉挛性腹痛、腹泻等乙酰胆碱样全身反应。

（4）日光性荨麻疹:较少见,常由中波、长波紫外线或可见光引起,以波长300nm左右的紫外线最敏感。风团发生于暴露部位的皮肤,自觉瘙痒和刺痛。少数敏感性较高的患者接受透过玻璃的日光亦可诱发。病情严重的患者可出现全身症状如畏寒、乏力、晕厥和痉挛性腹痛等。

（5）压迫性荨麻疹(pressure urticaria):皮肤受压后数小时,局部发生肿胀,持续8～12小时消退。常见于行走后的足底部和受压迫后的臀部皮肤。机制不明,可能与皮肤划痕症相似。

（6）血清病性荨麻疹(serum sickness urticaria):是由异体血清、疫苗或药物引起。表现为发热、关节痛、淋巴结肿大、多环形风团。

（7）蛋白胨性荨麻疹(peptone urticaria):多发生在暴饮暴食猪肉和海货以及大量饮酒时,食物中的蛋白胨未被消化即经胃肠道吸收入血,从而引起皮肤发红、风团,可伴有乏力、头痛。病程较短,只持续1～2天。

【辅助检查】

1. 血常规

可有嗜酸粒细胞增高。若有金黄色葡萄球菌感染时,白细胞总数常增高或细胞计数正常而中性粒细胞的百分比增多。

2. 顽固性荨麻疹病因不明者

必要时检测抗核抗体、补体、血沉、乙肝表面抗原和抗体,抗甲状腺微粒体抗体和抗甲状腺球蛋白抗体。

3. 过敏原血清学试验

以检测吸入性和食物性过敏原。

4. 斑贴试验

以检测接触性过敏原。

5. 皮肤激发试验

如皮肤划痕试验、冷接触试验、运动试验、压力试验、光试验等有助于物理性荨麻疹的诊断。寒冷性荨麻疹患者被动转移试验可阳性,冰块可在局部诱发风团。

6. 组织病理检查

主要表现为真皮水肿,皮肤毛细血管及小血管扩张充血,真皮浅层血管周围轻度炎细胞浸润。

【诊断和鉴别诊断】

1. 诊断

发生及消退迅速的风团,消退后不留痕迹等临床特点,应考虑本病诊断;但多数患者的病因诊断较为困难。应详细询问病史、生活史及生活环境的变化等。

2. 鉴别诊断

本病应与丘疹性荨麻疹、荨麻疹性血管炎等进行鉴别;伴腹痛或腹泻者,应与急腹症及胃肠炎等进行鉴别;伴高热和中毒症状者,应考虑合并严重感染。

【治疗】

1. 一般治疗

寻找并去除发病诱因,如停用可疑药物,排除过敏食物,去除感染病灶,积极治疗某些基础疾病等。

2. 急性荨麻疹治疗

一般轻症患者:可单选针对 H_1 受体的抗组胺药物,如选用第一代抗组胺药氯苯那敏 4mg,每日 3 次或赛庚啶 2mg,每日 3 次,或第二代抗组胺药,如西替利嗪、咪唑司汀、依巴斯丁、氯雷他定等,均为 10mg/d,连用 2～3 天皮疹消退后可停用,无效者则可 2～3 种 H_1 抗组胺药合用。

如用上述药物仍有皮疹反复出现,或联合选用 H_2 受体拮抗剂,如西米替丁 200mg,每日 2 次或雷尼替丁 150mg,每日 2 次。同时用降低血管壁通透性药物,如维生素 C、钙剂等,与抗组胺药有协同作用。皮疹消退后,再维持用药 3～5 天停药。

对于急、重症患者,可用糖皮质类固醇激素,如地塞米松 5～10mg 或氢化可的松 200～300mg 加入液体 250～500ml 内静脉滴注,每日 1 次。同时选加上述 H_1 和 H_2 抗组胺药,应连续应用数日,待病情稳定后,逐渐减量至停药。

病情危重,伴有休克、喉头水肿或呼吸困难者,应立即皮下或肌内注射 0.1% 肾上腺素 0.5～1ml。根据病情 20～30 分钟后可重复使用肾上腺素。肌内注射盐酸异丙嗪 25～50mg。氢化可的松 200～400mg 和维生素 C 3～4g 加入 5% 葡萄糖溶液 500ml 中静脉滴注。支气管痉挛者可缓慢静脉滴注氨茶碱 0.2g。一旦病情缓解,应严密观察,如病情反复较重,则可继续使用糖皮质类固醇激素及抗组胺药。

3. 慢性荨麻疹治疗

以抗组胺药为主,给药时间应根据风团发生的时间进行调整,如晨起较多则应临睡前给予稍大剂量,如临睡时多发则晚饭后给予稍大剂量;风团控制后宜继续用药并逐渐减量。一种抗组胺药无效时,可 2～3 种联用或交替使用。顽固性荨麻疹单用 H_1 受体拮抗剂疗效不佳者,可联用 H_2 受体拮抗剂,还可酌情选用利血平、氨茶碱、氯喹、雷公藤等口服。

4. 特殊类型荨麻疹

在抗组胺药基础上根据不同类型荨麻疹可联合使用不同药物。如皮肤划痕征强阳性者可用酮替芬；寒冷性荨麻疹可用酮替芬、赛庚啶、安替根、多虑平等；胆碱能性荨麻疹可用酮替芬、阿托品、溴丙胺太林；日光性荨麻疹可用氯喹；压力性荨麻疹可用羟嗪。

5. 局部治疗

外用止痒安抚剂，如炉甘石洗剂、1％薄荷醑或2％樟脑醑等。

【预后】

多数患者不能找到确切病因，尤其是慢性荨麻疹，常反复发作，数月乃至数年不愈。偶可急性发作。急性荨麻疹在短时期内能痊愈。

（孙志坚　陈　楠　牟慧君）

参 考 文 献

American Academy of Allergy, Asthma & Immunology. 2006. Consultation and referral guidelines citing the evidence: how the allergist-immunologist can help. J Allergy Clin Immunol, 117(2 Suppl Consultation): S495-523.

American College of Allergy, Asthma, & Immunology. 2006. Food allergy: a practice parameter. Ann Allergy Asthma Immunol, 96(3 Suppl 2): S1-68.

Beltrani VS. 1999. Atopic dermatitis: An update. J Allergy Clin Immunol, 104(3 Pt 2): S85-86.

Boguniewicz M. 2004. Topical treatment of atopic dermatitis. Immunol Allergy Clin North Am, 24(4): 631-644, vi-vii.

Drake LA, Ceilley RI, Cornelison RL, et al. 1992. Guidelines of care for nevi I (nevocellular nevi and seborrheic keratoses). Committee on Guidelines of Care. Task Force on Nevocellular Nevi. J Am Acad Dermatol, 26(4): 629-631.

Grattan CE, Humphreys F. 2007. Guidelines for evaluation and management of urticaria in adults and children. Br J Dermatol, 157(6): 1116-1123.

Greer FR, Sicherer SH, Burks AW. 2008. Effects of early nutritional interventions on the development of atopic disease in infants and children: the role of maternal dietary restriction, breastfeeding, timing of introduction of complementary foods, and hydrolyzed formulas. Pediatrics, 121(1): 183-191.

Hanifin JM, Rajka G. 1980. Diagnostic features of atopic dermatitis. Acta Derm Venereol, 92: 44-47.

Hanifin JM, Tofte SJ. 1999. Update on therapy of atopic dermatitis. J Allergy Clin Immunol, 104(3 Pt 2): S123-125.

Maurer M, Ortonne JP, Zuberbier T. 2009. Chronic urticaria: a patient survey on quality-of-life, treatment usage and doctor-patient relation. Allergy, 64(4): 581-588.

Ong PY, Boguniewicz M. 2008. Atopic dermatitis. Prim Care, 35(1): 105-117, vii.

Torresani C, Bellafiore S, De Panfilis G. 2009. Chronic urticaria is usually associated with fibromyalgia syndrome. Acta Derm Venereol, 89(4): 389-392.

第六十章　皮肤血管炎

第一节　皮肤血管炎分类

皮肤血管炎(vascular dermatosis)是指原发于皮肤血管管壁及其周围的一类炎症性疾病。其组织病理改变表现为血管内皮细胞肿胀,血管壁纤维蛋白样变性及管周炎症细胞浸润或肉芽肿形成。由于受累血管的种类、大小、范围、炎症反应程度以及病因和发病机制的不同,导致临床表现多种多样;如毛细血管和细小血管受累表现为紫癜、水肿性红斑、丘疹、水疱、血疱。小血管受累表现为结节、溃疡和坏死等。局限于皮肤也可累及关节、肾脏、肺、胃肠和神经系统等。

皮肤血管炎的病因复杂,可由机体内部的感染病灶、药物和食物过敏诱发。也可由一系列炎症性疾病、自身免疫性疾病或肿瘤引起,如系统性红斑狼疮、类风湿关节炎、干燥综合征、贝赫切特综合征、皮肌炎、硬皮病和起源于骨髓或淋巴系统的肿瘤等。发病机制未完全明了,主要与免疫有关,常涉及Ⅰ、Ⅲ型变态反应。

血管炎的分类不一,根据病理上细胞浸润类型、受累血管大小及有无肉芽肿形成,笔者作如下分类:①白细胞破碎性小血管炎,结节性多动脉炎;②白细胞破碎性微小血管炎,变应性皮肤血管炎、贝赫切特综合征、过敏性紫癜、系统性血管炎、血清病、荨麻疹性血管炎等;③淋巴细胞性小血管炎,急性痘疮样苔藓样糠疹,皮肤结节性血管炎;④肉芽肿性小血管炎,淋巴瘤样肉芽肿病、面部肉芽肿等。

第二节　过敏性紫癜

过敏性紫癜(anaphylactoid purpura)又称亨-许紫癜(Henoch-Schönlein purpura),是一种过敏性毛细血管和细小血管炎,其特征为非血小板减少性紫癜,除皮肤紫癜外,还可伴有关节痛、腹痛和肾脏的改变。

【流行病学】

流行病学显示其患病率呈世界性的增加与流行趋势,影响到世界 22% 以上的人群。本病发病率不一,各年龄组均有发病,以儿童和青少年较多见,约占 70%～80%,男性稍多于女性。一般在冬春及季节变化时好发。

【免疫病理】

1. Ⅰ型变态反应(速发型变态反应)

致敏原进入机体与蛋白结合成抗原,刺激抗体形成,产生 IgE,后者与肥大细胞和嗜碱粒细胞表面的受体相结合,当致敏原再次入侵机体时,即与肥大细胞上的 IgE 结合,激发细胞内一系列酶反应,释放组胺等过敏介质。此外,致敏原与 IgE 结合后,也能刺激副交感神经兴奋,释放乙酰胆碱。组胺和乙酰胆碱作用于血管平滑肌,引起小动脉及毛细血管扩张,通透性增加,进而导致出血。

2. Ⅲ型变态反应(抗原-抗体复合物反应)

致敏原刺激浆细胞产生 IgG(也可产生 IgA 和 IgM),后者与相应抗原在血流中结合成小分子可溶性抗原-抗体复合物,能在血流中长期存在,促使血小板和嗜碱粒细胞释放组胺和 5-羟色胺,免疫复合物沉积在血管壁和肾小球基底膜上,激活补体并吸引中性粒细胞,对复合物进行吞噬,并释放溶酶体酶类物质,引起血管炎症及组织损伤。抗原-抗体复合物也可刺激肥大细胞和嗜碱粒细胞,促其释放血管活性物质,使血管通透性增加,引起局部水肿和出血。

【组织病理】

其特征是真皮浅层细小血管的白细胞破碎性血管炎。血管的内皮细胞肿胀,管腔闭塞,管壁有纤维蛋白沉积、变性和坏死。血管及其周围有中性粒细胞浸润,伴有核尘、水肿及红细胞外渗。

【临床表现】

本病多见于儿童和青少年,男性多于女性。大多数病例有皮肤紫癜,且为首发症状。紫癜多为出血性斑丘疹、高出皮肤,亦可融合成片状瘀斑,常累及臀部及四肢,呈对称性分布,以双下肢伸侧面最多见。严重者可呈血疱,甚至中心坏死,形成溃疡。紫癜可伴有皮痒、荨麻疹或血管性水肿。

仅累及皮肤者往往较轻,称为单纯型紫癜。如并发关节酸痛、肿胀、活动受限称为关节型(Schonlein 型)紫癜。以膝、踝关节多见,也可波及肘、腕、指关节。如并发腹部症状称为腹型(Henoch 型)紫癜。表现为脐周和下腹部绞痛,伴恶心、呕吐、便血等,甚者腹痛剧烈,出现肠套叠或肠穿孔。如肾受损者称为肾型紫癜。可出现蛋白尿、血尿、管型尿,重者可反复发作成慢性肾炎。有时可以混合型出现。病程可数月或 1～2 年,常反复发生,伴发内脏损伤者多转为慢性病变。

【辅助检查】

血小板计数、凝血因子及出、凝血时间等均在正常范围内,毛细血管脆性试验阳性,肾型可有蛋白尿、血尿和管型尿,胃肠型大便潜血可阳性,必要时可进行过敏原检查。

【诊断与鉴别诊断】

1. 诊断

据年龄、好发部位、病情反复发作、皮疹为可触及的出血性丘疹或瘀斑、伴发胃肠道或关节等症状及血液学检查正常,即可诊断。

2. 鉴别诊断

注意与血小板减少性紫癜、血友病、维生素 C 缺乏病、色素性紫癜性皮病相鉴别。腹型紫癜应与急腹症进行鉴别;肾脏症状明显而皮损不突出时,应与其他肾炎进行鉴别;有关节症状并伴低热者,应与系统性红斑狼疮进行鉴别

【治疗】

应寻找并消除致病因素,如防治上呼吸道感染、去除感染性病灶如扁桃体炎、龋齿等、避免服用易过敏药物及食物,适当休息。

1. 单纯型紫癜

可服用维生素 C 100mg,每日 3 次、10%葡萄糖酸钙 10ml/d 静脉推注,可降低血管通透性;

双嘧达莫 25mg，每日 3 次，能减少血小板对血管壁的黏附作用和抗凝作用，无严重副作用，可较长时间应用；维生素 E 100mg，每日 3 次；适当选用抗组胺药物；成人加用四环素（tetracycline）250mg，每日 3 次或多西环素（doxycycline）0.1g 每日 2 次，有抑制白细胞趋化作用，皮损消退后逐渐减量。如果治疗效果不明显病情迁延，可给予泼尼松（prednisone）15mg/d。以上药物为各型紫癜的基础用药。

2. 关节型紫癜

除以上治疗外可加用雷公藤多苷（tripterygium glucosides）20mg 每日 3 次，该药有较强的抗炎作用和免疫抑制作用，其抗炎作用与皮质激素相似，但无激素的副作用，与激素合用有协同作用可减少激素用量，加快减量。羟氯喹（hydroxychloroquine）100mg 每日 2 次，非甾体抗炎药吲哚美辛（indomethacin）25mg 每日 2 次，症状缓解后停药。氨苯砜（DDS）25mg 每日 3 次，可减少中性粒细胞的趋化作用。泼尼松成人剂量 20～60mg/d，小儿剂量 1～2mg/(kg·d)，病情缓解后逐渐减量，皮质激素有抗过敏及减轻血管通透性的作用，可减轻软组织水肿、关节肿胀，如疗效差可换用甲泼尼松、地塞米松进行静脉滴注。

3. 肾型紫癜

应用一般剂量的皮质类固醇多数无效，加大剂量仅使部分患者缓解。对重症紫癜性肾炎激素治疗无效者可采用免疫抑制剂环磷酰胺（CTX）静脉滴注，硫唑嘌呤（azathioprine）50mg 每日 2～3 次。

4. 腹型患者

激素用量同关节病型，可加用山莨菪碱 5～10mg 每日 3 次，小儿用量每次0.2～2mg/kg，必要时 15～30 分钟重复 1 次，以缓解胃肠道症状，CTX 100mg/d 口服。

【预后】

本病为急性自限性疾病，一般在 2～8 周内好转，预后良好。肾型病程最长，可达 4～5 年以上。有肾脏受累者，多数能恢复，少数可发展为慢性肾炎，极少数可因急性肾功能衰竭而死亡。病死率低于 5%。患者还必须牢记过敏原，避免再次诱发。

第三节　结节性红斑

结节性红斑（erythema nodosum，EN）是发生于真皮血管和皮下脂肪的炎症性疾病。急性起病，基本损害为累及小腿伸侧及大腿、前臂的红色结节和斑块，不发生溃疡，经 3～6 周消退，不留任何瘢痕。

【流行病学】

多见于女性，发病年龄 20～30 岁，提示 EN 与雌激素有关，80% 在发病前曾有上呼吸道感染，其中 50% 是乙型溶血性链球菌引起的咽炎。

【免疫病理】

细菌、病毒等致病因子侵袭局部组织，吸引致敏淋巴细胞释放淋巴因子破坏组织并引起巨噬细胞的吞噬，使自身组织成为自身抗原，刺激机体产生抗体。某些细菌和人体血管组织等具有共同抗原，当细菌感染后在体内产生相应的抗体，抗原抗体结合成为免疫复合物。中等分子可溶性免疫复合物,可因血管扩张随血流沉积在皮肤毛细血管,激活补体,引起局部水肿及炎症反应,促进中性粒细胞释放溶酶体内成分,导致真皮血管及周围结缔组织的损伤。

新近发现,血浆中之血小板膜糖蛋白 GMP-140 在 α 颗粒膜上,正常时不在血小板表面显露,当血小板受刺激活化时伸出伪足,释放其颗粒内容物,成为目前最具特异性的血小板活化的分子标记物,参与炎症及免疫等反应。

【组织病理】

典型表现为皮下脂肪间隔性脂膜炎。真皮深层血管周围呈慢性炎症浸润,早期脂肪间隔有中性粒细胞浸润,中小血管数目增多并扩张,可有红细胞外渗到间隔组织。晚期主要为淋巴细胞和组织细胞浸润,形成肉芽肿,最后出现纤维化。

【临床表现】

患者多为青年或中年女性,好发于春秋季节。发病前有前驱症状,如上呼吸道症状、发热、肌痛和关节酸痛、乏力等。之后数日双胫前对称发生疼痛性结节,表面皮肤逐渐发生红色隆起,直径约 1～5cm 大小,有压痛,表面热。结节逐渐增多,每侧数个至十余个不等,一般不融合。少数可发生于大腿及上臂。一般经数周可自行消退,不破溃,不留萎缩和瘢痕,但可反复发生。部分患者结节持久不退,炎症及疼痛较轻,称为慢性结节性红斑或迁延性结节性红斑。儿童性 EN 罕见,可见于 13～14 岁少年,由链球菌感染或结核杆菌感染诱发,皮损期平均 11.5 天,最长不超过 20 天。

【辅助检查】

全血细胞计数、肝功一般正常。可见血沉、白细胞轻度升高,血沉加快高达 80mm/h,α 球蛋白一过性升高,抗链球菌溶血素"O"可升高。结核相关者结核菌素试验阳性。

【诊断与鉴别诊断】

1. 诊断

根据好发于双胫前的结节性红斑损害,有压痛,不破溃,发病前有感染史,或服用药物史(磺胺类、避孕药、溴及碘剂等),组织病理为间隔性脂膜炎可诊断。

2. 鉴别诊断

应注意与硬红斑、结节性血管炎及结节性多动脉炎鉴别。

(1)硬红斑:硬红斑发生于两小腿屈侧下 1/3 处,结节为暗红色,一般较大,无疼痛或压痛。病程长,结节可破溃。

(2)结节性血管炎:虽易发生在小腿伸侧,但多在小腿下部,结节硬小,常与血管走向一致,病程长。

(3)结节性多动脉炎:结节数目少,不对称,常与血管方向一致,多合并高血压及其他全身症状。

【治疗】

寻找并祛除病因是治疗与防止复发的关键,急性期应卧床休息

寻找病因,有感染者服用琥乙红霉素或罗红霉素。

有发热者或急性发作时,应卧床休息,抬高患肢以减轻局部水肿。

对症治疗:疼痛明显者可服非甾体抗炎药,如吲哚美辛 25mg 每天 2 次。

重症者可用泼尼松 20～30mg/d,症状缓解后逐渐减量至停药。

氨苯砜 50～100mg/d,皮疹消退后每周减 25mg,直至停药。对难以消退者除外结核感染后可采用碘化钾 400～900mg/d 治疗,结节消退后每周减 100mg 或 200mg。

活血化瘀中药,如复方丹参片每次 2 片,每日 3 次。

【预后】

本病为急性自限性疾病,一般数周自愈,但可发复发作,数月乃至数年不愈,除严重并发症外,一般预后良好。

(孙志坚　陈　楠　牟慧君)

参 考 文 献

Allen DM,Diamond LK,Howell DA. 1960. Anaphylactoid purpura in children (Schonlein-Henoch syndrome): review with a follow-up of the renal complications. AMA J Dis Child,99:833-854.

Amitai Y,Gillis D,Wasserman D,et al. 1993. Henoch-Schönlein purpura in infants. Pediatrics,92(6):865-867.

Gibson LE,Su WP. 1995. Cutaneous vasculitis. Rheum Dis Clin North Am,21(4):1097-1113.

Kraft DM,Mckee D,Scott C. 1998. Henoch-Schönlein purpura: a review. Am Fam Physician,58(2):405-408,411.

Michel BA,Hunder GG,Bloch DA,et al. 1992. Hypersensitivity vasculitis and Henoch-Schönlein purpura: a comparison between the 2 disorders. J Rheumatol,19(5):721-728.

Marshall JK,Irvine EJ. 1997. Successful therapy of refractory erythema nodosum associated with Crohn's disease using potassium iodide. Can J Gastroenterol,11(6):501-502.

Mert A,Ozaras R,Tabak F,et al. 2004. Primary tuberculosis cases presenting with erythema nodosum. J Dermatol,31(1):66-68.

Puavilai S,Sakuntabhai A,Sriprachaya-Anunt S,et al. 1995. Etiology of erythema nodosum. J Med Assoc Thai,78(2):72-75.

Stolk-Engelaar VM,Hoogkamp-Korstanje JA. 1996. Clinical presentation and diagnosis of gastrointestinal infections by Yersinia enterocolitica in 261 Dutch patients. Scand J Infect Dis,28(6):571-575.

Tseng S,Pak G,Washenik K,et al. 1996. Rediscovering thalidomide: a review of its mechanism of action, side effects, and potential uses. J Am Acad Dermatol,35(6):969-979.

Trapani S,Micheli A,Grisolia F,et al. 2005. Henoch Schonlein purpura in childhood: epidemiological and clinical analysis of 150 cases over a 5-year period and review of literature. Semin Arthritis Rheum,35(3):143-153.

第六单元 生殖系统免疫病

第六十一章 男性生殖器官免疫病

第一节 男性生殖器官免疫病分类

男性免疫生殖器官病是指发生在男性生殖器官,如睾丸、附睾、前列腺、精囊腺和阴茎,以免疫损伤为主要发病机制,病因不清,免疫调节治疗有效的一类疾病。在以往的疾病分类中,本病部分列入泌尿外科、男科学疾病的范畴。

原发性免疫男生殖器官病有:①阴茎海绵体硬结症;②男性生殖系统软斑病;③非特异性肉芽肿性前列腺炎;④浆细胞性阴茎头炎;⑤阴茎淋巴管瘤;⑥阴茎硬化性淋巴管炎;⑦睾丸原发淋巴瘤;⑧自身免疫性睾丸炎等。

继发性免疫男生殖器官病有:①贝赫切特综合征;②Reiter 综合征;③系统性红斑狼疮;④血管炎病;⑤结节病;⑥慢性肉芽肿病;⑦淀粉样变性;⑧阴茎皮肤银屑病;⑨继发性睾丸淋巴瘤、白血病等。

在临床上原发性免疫男生殖器官病以阴茎海绵体硬结症较为常见。继发性免疫男生殖器官病的相关表现将在其他的章节予以述及。

第二节 阴茎海绵体硬结症

阴茎海绵体硬结症(plastic induration)是以累及阴茎背侧白膜的局限性纤维斑块为特征的一种疾病,亦称阴茎纤维性海绵体炎、海绵体纤维化、阴茎纤维组织炎等。因 1743 年由法国医生 De la Peyronie 首次报道,故又称 Peyronie 病。

【流行病学】

1968 年 Ludvik 等报告该病发病率占泌尿外科男性就诊患者的 0.3%~0.7%。现估计全世界 0.4%~3.5%的成年男性患有阴茎海绵体硬结症。尸检研究显示阴茎的亚临床斑块或纤维样损伤的发生率更高。本病以中年人最为多见,发病年龄为 45~60 岁,平均 53 岁,也可见于 20 来岁的年轻人和 80 岁的老年人,发病率随年龄的增高而增加。

【免疫病理】

阴茎海绵体硬结症至今病因尚未完全清楚,推论很多,可能与 Dupuytren 挛缩、鼓膜硬化、自身免疫性疾病、HLA 异常、外伤、糖尿病、痛风、Paget 病、感染及使用 β 受体阻滞剂相关,或成为全身性纤维瘤样病的局部表现。从目前来看,该病的病因较为复杂,自身免疫机制、创伤和遗传因素作为病因被多数学者接受。

弹性蛋白是细胞外的一种基质蛋白,存在于皮肤、血管和其他结缔组织中,在血清中可测出其合成和分解产物,分别为可变的弹性蛋白肽和 α-弹性硬蛋白。抗弹性硬蛋白抗体可以参与动脉粥样硬化的形成,因为在动脉粥样硬化的斑块中存在着免疫复合物,其中含有抗弹性硬蛋白抗体。有报道测定阴茎海绵体硬结症患者血清中可变性弹性硬蛋白抗体和 α-弹性硬蛋白抗体水平明显高于正常对照组,该病患者血清中弹性蛋白产物增加,弹性蛋白破坏和阴茎斑块内胶原物质增加与在硬皮病及其他结缔组织病所见机制相同。这些研究显示:对严重的阴茎海绵体硬结症患者应用免疫抑制剂来治疗是一种有效的方法。抗原或细胞表面标记可能引起 Peyronie 病,抗弹性蛋白抗体或弹性蛋白的某些衍生物的肽类,也可能参与了 Peyronie 病的发病机制。

微血管损伤产生的纤维蛋白沉积与阴茎海绵体硬结症的形成有关。斑块由致密的胶原结缔组织组成,弹性纤维减少或断裂。勃起时阴茎过度弯曲或勃起阴茎的钝性损伤,导致微血管损伤或被膜下出血,造成被膜下层出现液体或纤维蛋白原,产生的纤维蛋白原沉淀是创伤愈合启动的关键。巨噬细胞及中性粒细胞聚集在炎症反应部位,炎细胞在血凝块反应时释放各种细胞因子、自体有效物质及血管活性因子,促成纤维变性沉积。TGF-β_1 在阴茎海绵体硬结症的发生中对纤维细胞功能有多重作用,增加胶原、蛋白多糖、纤维蛋白的转录与合成,同时也能增加组织胶原酶抑制物的合成,从而抑止结缔组织的分解。在创伤愈合的后期,结缔组织最终被特异性的胶原酶和蛋白酶重塑,而在阴茎海绵体硬结症中,胶原的过量生成以及其他的组织重塑机制缺陷使创伤不能消退,斑块形成。

【组织病理】

阴茎白膜上胶原结缔组织呈灶性增厚、斑块形成,弹性蛋白严重减少。病理解剖见硬块呈结节状、条索状或斑块状,质地似软骨,甚至骨样坚硬,多位于阴茎背侧白膜与海绵体之间。纤维组织向两侧海绵体之间伸入,甚至可向海绵体组织内生长,少数位于一侧白膜和海绵体之间。结节大小可由数毫米至数厘米,结节可以是单发的,也可多发。硬结切面为灰白色有光泽的瘢痕。组织病理与其他纤维组织无明显区别。在病变初期,镜下可见血管周围发炎,伴有淋巴细胞、浆细胞浸润,胶原沉积。开始纤维化,尔后钙化,形成斑块。在病变晚期,可见多灶性胶原纤维增厚,弹性纤维严重减少。胶原纤维组织内很少有细胞成分,可有骨组织,偶见骨内髓腔,结节外周可有充血和炎性细胞浸润等炎症表现。

【临床表现】

阴茎海绵体硬结症的临床表现主要包括局部硬结、勃起痛、勃起弯曲、性交困难和阳痿。

1. 局部硬结

多数患者因摸到阴茎硬结就诊,早期可无任何症状,硬结多位于阴茎背侧,硬结小者似米粒大小,大者可蔓及整个阴茎背面,形状类圆形、条索状或斑块状,质地坚硬,固定不活动,阴茎皮肤及皮下组织多不受累。

2. 勃起痛

勃起痛是阴茎硬结症最常见的症状之一,文献报道有 23%～96%(平均 47%)的患者出现勃起痛,而在非勃起状态下多无疼痛表现。也可阴茎勃起和非勃起状态下均无症状,而在性交时出现疼痛,甚至因疼痛迫使性交失败。许多病人因性交痛而长期避免性生活。疼痛的原因主要时阴茎勃起纤维组织牵拉使阴茎弯曲所致。

3. 勃起弯曲

绝大多数患者只在勃起时出现阴茎弯曲,部分患者因硬结小、弯曲度小而未引起注意。弯曲方向多为背屈,部分患者可出现背侧屈,如果硬结位于阴茎的一侧可出现侧屈,很少有向腹侧弯曲。

4. 性交困难

阴茎勃起功能正常,但因勃起痛和勃起弯曲导致性交困难以致性交失败。勃起痛或性交痛、阴茎弯曲越严重,性交困难越明显。部分患者因巨大的纤维斑块影响海绵体血液供应,使阴茎勃起不坚也可造成性交困难。

5. 阳痿

约 50% 的阴茎海绵体硬结症患者发生阳痿,长期阴茎勃起痛或性交痛、勃起弯曲和性交困难引起的精神性阳痿可能是其主要原因。另外因较大的阴茎背侧纤维斑块导致阴茎勃起时血液灌流障碍,部分患者有静脉闭合障碍,造成阳痿。

【辅助检查】

B 超检查可用以估计阴茎海绵体硬结症斑块的数目、位置和大小。勃起功能受损的患者,可在海绵体注射血管活性药物之前和之后进行彩色多普勒超声诊断,评定阴茎海绵体的结构及白膜、海绵体动静脉的功能。海绵体动脉灌注仪可辅助多普勒超声确诊静脉关闭不全。海绵体低浓度造影可了解纤维硬结的大小和向海绵体组织延伸生长的情况,同时了解阴茎静脉关闭功能。MRI 可用于少数病例手术前解剖学详细评估阴茎。

【诊断与鉴别诊断】

阴茎海绵体硬结症通过病史及体检常可确诊。病史应包括发病的时间与方式、病程、阴茎手术史、滥用药物以及阴茎海绵体硬结症或 Dupuytren 挛缩家族史等。性心理史、勃起时的硬度、有无阴茎弯曲、硬结和勃起疼痛等。体检可以扪及阴茎体的纤维性硬结,边界清楚。超声检查可识别阴茎硬结的数目和位置以及有无钙化,必要时海绵体内注射血管活性药物使阴茎勃起,客观判断阴茎弯曲的方向和程度。如果计划切开或切除斑块、移植物替代,则需行药物诱发勃起,多普勒超声检查阴茎血管功能。

鉴别诊断包括其他可导致阴茎弯曲及硬化的原因:阴茎先天性弯曲、伴尿道下裂或不伴尿道下裂的痛性阴茎勃起、阴茎背静脉血栓、局部损伤继发海绵体纤维化、阴茎海绵体白细胞浸润、良性或恶性的原发或继发肿瘤、阴茎淋巴肉芽肿浸润等。

【治疗】

阴茎海绵体硬结症有自愈倾向,极少数患者在数年后可能硬结缩小症状自行缓解,但绝大多数患者如不采取积极的治疗措施,其病情进一步发展可导致阳痿,因此对阴茎海绵体硬结症的患者应积极治疗。

1. 非手术治疗

最初的治疗为保守治疗,适用于硬结小、症状轻、阴茎曲度小、勃起功能正常的患者。口服维生素 E 常用于治疗阴茎海绵体硬结症,早期报告维生素 E 可以缓解疼痛,改善阴茎的弯曲度和减少硬结的体积。但 Gelbard 报道与阴茎海绵体硬结症的自然病程进展组相比较,维生素 E 对疼痛、阴茎曲度及性交能力方面没有明显的治疗作用。

(1) 他莫昔芬:有利于成纤维细胞释放转化生长因子-β(TGF-β),TGF-β 通过灭活巨噬细胞及 T 淋巴细胞,在调节免疫应答、炎症及组织修复中起重要作用。他莫昔芬使炎症反应减弱从而减少血管生成及纤维化的发生。他莫昔芬的剂量为 20mg,每日一次,疗程 3 个月。

(2) 秋水仙碱:秋水仙碱是最近报道的口服治疗阴茎海绵体硬结症的有效药物,其为抗微管制剂,可阻止炎症细胞及成纤维细胞增殖,也可提高胶原酶活性并减少胶原的合成,一般用量0.6mg,每日两次,治疗2~3周后,如无秋水仙碱中毒症状,可继续应用3~4个月。

(3) 甾体类药物:已用于阴茎海绵体硬结内注射治疗。基于抗炎特性及不清楚的降低胶原合成的机制,硬结内注射地塞米松 5mg,每周两次,对早期的轻微病变疗效明显,但局部激素治疗也有许多副作用,包括局部组织萎缩、皮肤变薄,多次注射导致局部解剖改变,给日后手术治疗造成困难。

(4) 干扰素硬结内注射治疗:在来自阴茎海绵体硬结症斑块的成纤维细胞中,加入干扰素可减少细胞外胶原的合成,增加胶原蛋白酶的合成,可以软化斑块,改善症状。

2. 手术治疗

本病绝大多数经非手术治疗均能获得很好的疗效,手术治疗仅限于阴茎海绵体硬结症导致严重的阴茎弯曲,保守治疗无效并影响正常性活动者。手术时机一般等待病情稳定后,通常在发病一年以后。手术治疗包括斑块切除加白膜修补、阴茎弯曲矫正和阴茎假体置入。近年来主要对手术效果的评价和手术的适应征作了研究,Lewis 提出:在切除斑块前先在阴茎海绵体内注射血管活性药物,如注药后阴茎能勃起者,采用斑块切除加白膜修补术。注药后无勃起者,适用于斑块切除或切开,同时选用阴茎假体置入,这样可提高手术后成功率。

【预后】

本病最初可采用保守治疗,给予期待和药物治疗,一旦阴茎弯曲及瘢痕稳定,根据症状及检查可对严重畸形的患者实施手术,一般预后良好。

第三节　男生殖器软斑病

男生殖器软斑病的病因及发病机制尚不完全明确,本病多发生于 40~70 岁中老年男性,平均年龄 50 岁,多数报道认为与大肠杆菌慢性感染有关,80％以上患者尿、前列腺液培养有大肠杆菌生长,血清中大肠杆菌凝集抗体明显增高,而软化斑小体(MG 小体)是被巨噬细胞吞噬革兰阴性杆菌后经溶酶体包裹后磷酸钙和含铁血黄素沉着而成。前列腺为大肠杆菌易感部位,平时治疗较为困难的慢性细菌性前列腺炎也以大肠杆菌慢性感染居多,二者之间有无相关性尚有待进一步研究。约 40％患者有免疫缺陷性疾病。另外,软斑病多伴发于重症结核、类肉瘤、恶性肿瘤、糖尿病、系统性红斑狼疮、肾移植后和免疫缺陷性疾病,软斑细胞和 MG 小体免疫标记呈IgA 和 IgG 阳性。患者循环 T 淋巴细胞降低,也提示本病可能与免疫障碍有关。

前列腺软斑病非常罕见,症状包括排尿困难、尿潴留、尿频、尿急、尿痛、发热等。82％患者尿培养有大肠杆菌,直肠指诊前列腺可触及质硬结节,经直肠超声检查可见前列腺区域性低回声。多数还伴有明显的 PSA 升高。前列腺软斑病在临床上与前列腺癌非常相似,国外文献报告的 33例最初均被误诊为前列腺癌,其中有 25 例行根治性前列腺切除或放射治疗,术后病理学检查才确诊为软斑病。本病的组织病理学表现为:在炎症的背景中,由大量软斑细胞(von Honseman 组织细胞)呈肿瘤样聚集,并出现 MG 小体。MG 小体在吞噬细胞内形成,可释放于间质中,是一种圆形或同心圆形分层的嗜碱性胞浆包涵体,呈酵母菌样,均质、折光,直径 2~5μm 至 40~50μm,含钙和铁,PSA 阳性,该小体通常呈区域性分布。此病的组织病理学诊断也有相当难度,容易误诊为前列腺癌,需多处取材。临床上,当该病伴有 PSA 明显增高时,就更难与前列腺癌区别。因可引起 PSA 升高的因素很多,而现已发现的前列腺软斑病病例数又很有限,临床上该病与 PSA 的关系尚没有明确的研究结论。前列腺软斑病的病因机制及组织病理学特点为使用抗生素治疗本病提供了依据。Septra 可作为治疗前列腺软斑病的首选用药；另外，利福平、链霉素、四环素、SMZ 都有治疗该病有效的报道。近年来，也有人使用改善巨噬细胞吞噬功能的药物（如胆碱能促效剂、维生素 C 等）以增强免疫功能，治疗前列腺软斑病。由于前列腺软斑病是一种可以治愈的炎性病变，临床上应强调对可疑病例多次前列腺穿刺组织行病理学检查，严格地与前列腺癌相鉴别，以避免不必要的根治性前列腺切除。

睾丸附睾软斑病 75% 发生于右侧，以疼痛和肿胀为主要症状和体征，病程在 2～12 周。起病初期抗生素治疗稍能缓解疼痛，但睾丸进行性增大，易误诊为睾丸肿瘤。

第四节 非特异肉芽肿前列腺炎

非特异肉芽肿前列腺炎（non-specific granulomatous prostatitis，NSGP）是一种少见的非感染性前列腺炎，1943 年 Tanner 和 McDonald 首先报道此病。本病病因未明，多数学者认为是部分前列腺小管梗阻后，导管或腺泡上皮破坏，腺泡内容物外溢而引起的一种非感染性反应性肉芽肿。此外，良性前列腺增生引起较小腺管和腺泡内前列腺液淤积，导致腔内感染，腺泡导管壁上皮破坏，炎性产物渗出以及前列腺液进入组织间隙产生刺激，促进异物炎性反应而发病。本病亦曾命名为"慢性纤维性巨细胞前列腺炎""组织细胞嗜酸性瘤样增殖"及"嗜伊红肉芽肿前列腺炎"等。其本质上与全身性肉芽肿病变和肉芽肿性甲状腺炎及肉芽肿性乳腺炎类似，可能与自身免疫相关。免疫组化的研究表明 T 和 B 淋巴细胞在肉芽肿性甲状腺炎的发生上起重要作用，T 淋巴细胞对上皮细胞的损伤，破坏及腺体分泌物外溢，产生强烈的炎症反应，以引起组织细胞增生，上皮样细胞和多核巨细胞聚集，形成上皮样肉芽肿。肉芽肿内没有干酪性坏死，特殊染色未见生物病原体，部分病例加用激素治疗，可使病程明显缩短等，均表现其有自身免疫性疾病的特征。NSGP 的基本病理形态特征是以导管或腺泡为中心的肉芽肿，低倍镜下典型表现为多结节性或分叶状肉芽结构，但也可以呈弥漫性肉芽肿性炎症。病灶内细胞成分复杂，呈非单一性细胞浸润。往往以淋巴细胞、浆细胞、中粒细胞、嗜酸粒细胞和组织细胞浸润为主，腺泡上皮变性、坏死、脱落明显，上皮质内常有中性粒细胞浸润并可出现泡沫细胞和异物巨细胞。

NSGP 常伴有下尿路梗阻症状及前列腺硬结，83% 的患者有严重下尿路感染症状：如发热、寒战、尿频、尿急、尿痛，偶见血尿、会阴痛及耻骨上不适。实验室检查无特殊发现，KUB 加 IVP、膀胱尿道造影和膀胱镜检查无特异性发现，故对诊断帮助不大。本病直肠指检时均可触及前列腺硬结或前列腺肿大，临床上极易与前列腺癌混淆，文献报道有 70% 的患者误诊为前列腺癌，说明临床上对本病的认识不足。但以下特点有助于两者的鉴别：早期前列腺癌结节一般深在、局限，中晚期浸润或成块，表面可高低不平，质坚硬且无弹性。NSGP 一般发展较快，出现硬结则较大且弥漫，界限不清，表面常不规则，但多有弹性、软硬不一。前列腺穿刺活检对本病的诊断具有决定意义。怀疑前列腺癌的一个重要原因为血 PSA 明显升高，抗炎治疗后，血 PSA 明显下降，而前列腺癌患者抗炎治疗并无效果。

NSGP 其穿刺活检小标本与前列腺癌难以鉴别。当 NSGP 有成片上皮样组织细胞增生时在穿刺标本中易与低分化癌混淆，鉴别的主要依据为：①NSGP 的细胞成分除上皮样组织细胞增生外还有异物巨细胞、泡沫细胞、淋巴细胞、浆细胞、中性粒细胞、嗜酸粒细胞等其他炎性成分，并常常以破坏的腺泡为中心形成多结节性肉芽肿。②诊断困难的病例可以作免疫标记检查。上皮样组织细胞 KP1（+），LCA（+），而低分化癌 PSA（+）和低分子质量细胞角蛋白（+）。

对 NSGP 的治疗意见尚未统一，常用方法有药物治疗、局部理疗和手术等。患者大多以下尿路刺激症状或梗阻症状就诊，因此除抗生素外，多加用 α 受体阻滞剂。Bush 提出单纯应用泼尼松龙可治愈本病,选用抗组胺药有助于消除前列腺肿大。也有人认为不用任何方法治疗本病有可能自然消退,其预后与药物治疗者相同。多数患者的治疗主要是针对非特异性炎症的局部治疗,如局部坐浴2~4周,症状可以得到改善。此外暂时性留置导尿也有助于症状缓解。对于梗阻症状严重并发尿潴留患者可行经尿道前列腺电切。由于本病的性质为炎症,如需手术治疗,腔内手术比开放性手术更适合。合并良性前列腺增生且前列腺体积明显增大者,以开放手术为宜。

第五节　阴茎头浆细胞炎

阴茎头浆细胞炎(balanitisplasmacellularis)又称良性浆细胞增殖红斑和慢性局限性浆细胞性阴茎头炎。1952年Zoon首先报告,故又称Zoon浆细胞性阴茎头炎。病因尚不清,可能与摩擦、灼热、外伤、生殖器局部卫生不良、阴垢的分枝杆菌等感染及糖尿病等因素有关,故它的病因是多因素的。此病好发于中老年人。临床特点为慢性,光滑或脱屑,可有橘红色局限性斑块。表面通常稍湿润,并有深红色出血点,一般无自觉症状,偶有轻痒,稍疼痛。本病良性过程,非癌前病变,目前尚无报道转变成龟头癌和阴茎癌。女性生殖器相似损害为浆细胞性女外阴炎,Schilberg等曾首先报道。临床上考虑此病必须通过组织活检来确定。组织病理检查显示其特征为上皮细胞无典型增生,表皮萎缩,表皮突扁平,真皮内大量浆细胞浸润;毛细血管扩张,有含铁血黄素沉着。临床上要与下列疾病鉴别:增殖性红斑、Bowen病、固定性药疹、念珠菌病、变应性接触性皮炎、扁平苔藓、寻常性银屑病、单纯疱疹、二期梅毒。与增殖性红斑鉴别,其组织病理表现为上皮明显非典型性增生。目前本病病因不清,大多数学者认为,本病是一种非特异性炎症,但有报道称病变区的浆细胞主要分泌的是IgG,其次为IgA和IgD,而IgM缺如或数量极少。据此推测,本病可能与慢性炎症反应有关。本病治疗通常选用包皮环切术,长期局部应用可的松霜和油剂对一些病例可以减轻症状,但应注意副作用。高锰酸钾外洗及局部卫生对此病有益处。

第六节　阴茎淋巴管瘤

淋巴管瘤是一种少见的发生于淋巴管组织的良性过度增生性错构瘤,为淋巴管畸形或发育障碍所致。分为先天性畸形和后天获得性两类。但其基本损害和发展过程却有相似之处,病理分类为单纯性淋巴管瘤、海绵状淋巴管瘤及囊性淋巴管瘤3种类型。亦有人将其分为4型,即局限性界限性淋巴管瘤、经典型局限性淋巴管瘤、海绵状淋巴管瘤(囊性水瘤)、进行性淋巴管瘤。该病可发生于全身多种脏器或部位。淋巴管瘤的发生原因尚不明确,手术、外伤、感染、癌肿、放疗及慢性非特异性炎症等均能引起淋巴管瘤的发生。有报道手术联合放疗能进一步增加其发生率。Hagiwara等报道1例丝虫病患者因长期误诊致使橡皮肿转变为淋巴管瘤。除丝虫病外,丹毒和结核病也能引起此病的发生,且针对病因治疗后,肿瘤可消退。

淋巴管瘤形态多样,单凭肉眼观察很容易引起误诊。病理学表现为表皮呈乳头瘤样增生,真皮乳头部血管明显扩张呈囊状充血,伴较多大小不等的扩张的淋巴管,管腔内有染成淡红色的淋巴液,周围有弥漫性的淋巴细胞、组织细胞为主的炎症细胞浸润等。与典型的非生殖器部位的皮肤淋巴管瘤相比,发生于外阴及生殖器部位的淋巴管瘤其临床多表现为疣状外观,很容易误诊为尖锐湿疣,也易误诊为传染性软疣。淋巴管瘤的治疗方法很多,包括冷冻、激光、放射治疗、手术切除及注射硬化剂等。囊性及海绵状者对放射线不敏感。单纯性淋巴管瘤有自然消退的趋势,因而皮损表浅而局限的患者可观察随访。

第七节　阴茎硬化淋巴管炎

阴茎硬化淋巴管炎病因未明,可能与病毒感染、创伤、局部机械刺激等因素有关。淋巴液回流停滞,引起淋巴管扩张,管壁增厚,淋巴液回流动力减小,淋巴管内栓子形成。阴茎硬化性淋巴管炎的病变主要发生在冠状沟周围的浅表淋巴管,表现为冠状沟皮下弯曲的索条状物,色泽正常,质中硬,无触痛。好发于 20～40 岁性活跃的男性,多数无自觉症状,有时轻度疼痛或不适,偶可形成溃疡。本病良性经过,大多有自限性,发病后一定时间内能自行消退,一般无需用药。但个别患者病程长,痛苦大,若病程超过 1～3 个月不自愈,则应积极治疗。保守疗法失败可采用手术将硬化淋巴管切除,手术方法简单,且疗效可靠。手术切除应彻底,方可避免复发。本病主要应与阴茎海绵体硬结病及阴茎中线囊肿相鉴别,前者为阴茎海绵体间隔的慢性纤维化,表现为阴茎硬结或斑块,多位于阴茎远端,常导致痛性勃起,病程一般较长;后者为先天性异常,常发生于龟头及阴茎腹侧,为质软的囊肿,比较容易鉴别。

第八节　自身免疫睾丸炎

肉芽肿性睾丸炎(granulomatous orchitis)患者血液内可找到抗睾丸抗原的自体免疫抗体,因此,认为该病属自身免疫性疾病。为了和放线菌病等引起的睾丸肉芽肿相区别,Ameur 等又将其称为特发性肉芽肿性睾丸炎,并推测可能与精液透过血管引起的自身免疫反应有关。该病原因不明,极难与睾丸肿瘤鉴别,多在手术切除睾丸后才得以确诊。肉芽肿性睾丸炎的发病年龄在 29～79 岁,左右睾丸患病机会均等,部分还可双侧同时受累,超声波检查发现有与睾丸肿瘤极相似的超声图像,呈低回声包块。本病抗生素治疗无效,手术切除睾丸是唯一的治疗措施。

自身免疫性疾病可以影响血管并引起自体免疫性缺血性睾丸炎。其基本病理表现为严重的血管炎引起的炎症及梗死,有全身反应的患者伴反复发生阴囊肿胀、疼痛。经超声多普勒检查显示为睾丸缺血,睾丸内抵抗指数上升,舒张期血流为阴性。目前除手术切除病变睾丸外尚无其他方法治疗。

第九节　睾丸原发淋巴瘤

睾丸淋巴瘤由 Curling 和 Malassez 首先描述,在所有淋巴瘤中不足 1%。该病常发生于中老年人,青少年和儿童少见,发病年龄多在 50～70 岁。睾丸淋巴瘤是老年睾丸肿瘤之一。淋巴瘤起源于淋巴细胞,而睾丸因其血睾丸屏障,本身为淋巴细胞缺如器官。其发生淋巴瘤的机制可能为睾丸炎症后部分淋巴细胞侵入睾丸。在各种体内外因素刺激下淋巴细胞发生恶性变,同时因为睾丸内无正常的淋巴细胞免疫监视功能,而使得恶变淋巴细胞最终定植在睾丸。睾丸淋巴瘤的首发症状主要为单侧睾丸的无痛性肿大,少数患者可有睾丸疼痛,全身症状(如间断发热等)少见。病变早期不易引起患者重视,从出现症状到确诊时间从数月到 2 年不等,但大多在 1 年内确诊。肿瘤可侵犯睾丸包膜、附睾和精索,同时部分睾丸淋巴瘤在确诊时即可出现其他器官受累,受累部位以对侧睾丸、中枢神经系统、韦氏环、肝、骨、骨髓和皮肤较为常见。睾丸活检是诊断睾丸淋巴瘤的必要手段。

在睾丸淋巴瘤中,以 B 细胞性非霍奇金淋巴瘤多见,其中弥漫大 B 细胞性非霍奇金淋巴瘤约占 70%,T 细胞性非霍奇金淋巴瘤和霍奇金淋巴瘤罕见。睾丸淋巴瘤主要应与精原细胞瘤、胚胎恶性肿瘤和白血病睾丸侵犯等鉴别。其中精原细胞瘤的发病年龄低于淋巴瘤,平均40岁,免疫组化 CD45RO、CD20、PLAP 等检测有助于鉴别;睾丸胚胎癌以年轻患者多见,并同时有 CK、PLAP 阳性,结合患者甲胎蛋白(AFP)、HCG、PLAP 及 LDH 等血液生化指标的检查可鉴别。睾丸淋巴瘤进展快,预后很差,常在2年内出现全身多器官转移。影响预后的主要因素是临床分期及治疗方案,中枢神经系统(CNS)受累也是预后不良的因素。治疗上强调综合治疗,单纯手术治疗虽有极少数病例长期生存的报道,但大多预后极差,常在术后短期内复发。目前,手术联合化疗是睾丸淋巴瘤的标准治疗方案。也可同时辅以放射治疗,如对侧睾丸的预防性放疗。化疗方案多采用蒽环类药物为主的方案,如 CHOP、博来霉素(B)+CHOP 等。近年来,抗 CD20的单克隆抗体利妥昔单抗显著地提高了弥漫大 B 细胞性非霍奇金淋巴瘤患者的缓解率和生存期。睾丸淋巴瘤有中枢神经系统侵犯或复发的倾向,中枢神经系统的总累及率为 14%~30%,因此应对所有睾丸淋巴瘤患者行至少4次以上的鞘内化疗,推荐 MTX 或阿糖胞苷和地塞米松,可以明显降低中枢神经系统的复发率。

(金讯波　孙　鹏)

参 考 文 献

Ireton RC,Berger RE. 1984. Prostatitis and epididymitis. Urol Clin North Am,11(1):83-94.

Jordan GH. 2007. Peyronie's disease:update on medical management and surgical tips. Can J Urol;14 Suppl 1:69-74.

Ludvik W. 1968. Renal papillary necrosis. Urologe,7(1):36-41.

Melekos MD,Asbach HW. 1987. Epididymitis:aspects concerning etiology and treatment. J Urol,138(1):83-86.

Mynderse LA,Monga M. 2002. Oral therapy for Peyronie's disease. Int J Impot Res,14(5):340-344

Smith JF,Walsh TJ,Lue TF. 2008. Peyronie's disease:a critical appraisal of current diagnosis and treatment. Int J Impot Res,20(5):445-459.

Tanner FH,McDonald JR. 1943. Granulomatousprostates:a histologic study of a group of granulomatous lesions from prostatic glands. ArchPath,36:358-370.

Tunuguntla HS. 2001. Management of Peyronie's disease—a review. World J Urol,19(4):244-250.

Tracy CR,Steers WD,Costabile R. 2008. Diagnosis and management of epididymitis. Urol Clin North Am,35(1):101-108;vii.

第六十二章 女性生殖器官免疫病

第一节 女性生殖器官免疫病分类

女性生殖免疫病是指由免疫病理介导的原发或继发的女性生殖系统形态与功能的异常;产生临床症状、体征,有相应的实验室检测指标变异的一类疾病。生殖免疫有如下 3 个特点:

1. 神经内分泌免疫网络

在正常的女性体内,神经-内分泌-免疫 3 个系统之间存在一个完整的生化信息传导与调节的网络,共同影响女性的生殖生理。生殖神经内分泌系统除了产生生殖神经内分泌激素外,还能产生某些细胞因子,通过免疫系统淋巴细胞上的相应受体对免疫功能起调节作用;能诱发免疫细胞产生肽类生殖神经内分泌激素,免疫系统也通过其所分泌的细胞介质和有免疫活性的生殖神经内分泌激素对生殖神经内分泌系统起作用。因此,生殖神经内分泌系统与免疫系统之间构成了一个完整的环路,形成生殖神经内分泌—免疫调节网络,共同调节着正常的女性生殖功能。

2. 生殖器官局部免疫结构

在女性的生殖系统局部,亦有复杂的免疫调节机制。女性生殖道的整个黏膜面是免疫系统的一部分,是女性生殖道防御屏障的第一线。产生的抗体可对抗很多抗原。成熟的卵泡、卵巢分泌细胞、子宫、宫颈,与阴道的黏膜腺上皮都能分泌多种抗体,而且对雌激素与孕激素非常敏感。①阴道:阴道上皮为复层鳞状上皮,下面有一层固有膜,在此集聚许多淋巴细胞,经测定阴道液内含有大量 IgA、IgG 及少量 IgM。其中 IgA、IgG 的比例与唾液、肠液、支气管液中含量比例无差别。②子宫颈:宫颈组织的间质中有中量的淋巴细胞与浆细胞,宫颈管受雌激素的作用,在月经周期中分泌 IgG 与 IgA 的量波动较大。在周期的最后 1 周 IgG、IgA 上升,即黄体期上升,可升高 $10\sim15$ 倍。排卵时在宫颈黏液中还可见到补体 C3。③子宫:子宫内膜中存在较多巨噬细胞和淋巴细胞,在分泌期及整个怀孕过程中更为丰富。电镜发现子宫内膜上皮间存在连接复合体,能阻止抗原与内膜免疫效应因子接触,在有异物、趋化因子、感染或排斥反应的情况下,白细胞聚集在子宫内膜形成细胞介质免疫反应。正常情况下,补体 C 及溶菌酶在子宫内膜中含量较低。④输卵管:输卵管的基底膜和纤毛间质也分泌 IgG、IgA,很少发现 IgM,在输卵管和腹腔中亦可发现许多巨噬细胞和淋巴细胞。⑤卵巢:卵巢抗原性强,卵泡膜细胞、颗粒细胞、卵泡液、高柱状冠状细胞、透明带、卵黄囊和卵子的膜及卵子本身都具有抗原性,卵泡液中的 IgG 与 IgA 浓度略低于血清含量。

3. 妊娠免疫

正常生殖是由男性和女性双方决定的。正常的生殖过程包括配子的发生及运行,精卵结合及胚胎种植等过程。其间的免疫反应非常复杂,不仅牵涉自身免疫,还有同种异体免疫参与其中。因此,免疫性不孕仍是目前生殖领域的一个难题。

胎儿作为一个同种移植物,在成功妊娠时,成为一个巨大的"异体抗原"存在于母体内,而不被母体所排斥。其机制涉及复杂的免疫学问题。据目前研究,可从以下几个方面进行解释:一是妊娠期母体的免疫防御反应受到抑制;二是由于胎盘的屏障作用,将胎儿抗原封闭起来,阻碍了胎儿抗原与母体的免疫系统的接触;三是母体抗体以及其他免疫因子受到胎盘屏障的阻碍而无法通过胎盘与胎儿接触。这些内源性的免疫反应机制不仅仅是抑制了母体对胎儿的排斥作用,同时促使母体对胎儿产生免疫耐受。子宫对胎儿在母体内的生长也具有保护作用,隔离了母体对胎儿的免疫反应。由此可见,正常妊娠得以维系,需要母体和胎儿之间免疫因素多方面相互协调。

常见女性免疫生殖病有:①自身免疫性卵巢早衰;②卵巢不敏感综合征;③子宫内膜异位症;④子宫腺肌病;⑤贝赫切特综合征;⑥免疫性不孕;⑦免疫性反复性自然流产。

第二节　自身免疫性卵巢早衰

卵巢早衰(premature ovarian failure,POF)是指妇女在 40 岁以前因某种原因引起的闭经、不育、雌激素缺乏以及促性腺激素升高为特征的一种疾病。自身免疫性卵巢早衰是在排除其他已知病因后的一种卵巢早衰,该病也可重叠了一种或几种自身免疫性疾病。大约 20% 的 POF 是由于免疫系统不能识别自身卵巢组织所致。自身免疫性疾病的免疫抑制治疗所引起的卵巢早衰属于医源性 POF 的一种。

【流行病学】

据文献报道,40 岁以前卵巢早衰的发生率约为 $1\% \sim 3.8\%$,30 岁以前发生率为 $1\%_0$,原发闭经患者中 POF 患病率为 $10\% \sim 28\%$,继发闭经患者中 POF 发生率为 $4\% \sim 18\%$。自身免疫性 POF 大约占所有 POF 的 20%。POF 的平均发病年龄 23.3 岁。

【免疫病理】

卵巢自身免疫的机制不清,可能存在遗传或环境因素。主要组织相容性复合物(MHC)抗原和细胞因子可能与其发生有关。目前还未发现细胞或抗体介导免疫的确切机制。卵巢早衰是由于卵巢局部免疫调节异常,导致卵泡闭锁的加速;最终卵泡耗竭而卵巢萎缩。卵泡闭锁加速可能还存在病毒感染或遗传因素。上述因素促使卵巢内的淋巴细胞产生 IFN-γ 增加,IFN-γ 诱导颗粒细胞表达 MHC 抗原,激活卵巢内的巨噬细胞和淋巴细胞产生 IL-1。IL-1 对卵泡闭锁的作用有:①IL-1 刺激卵巢淋巴细胞产生 IL-2,IL-2 又以自分泌的形式刺激产生更多的 IL-1。②IL-1 刺激卵巢巨噬细胞分泌 IFN-γ、TGF-β、FGF 等细胞因子。如果这种分泌呈持续状态,则卵泡闭锁连续发生。③IL-1 促使内皮细胞产生组织因子,激活因子Ⅳ和因子Ⅹ,导致纤维蛋白溶解,最终卵泡破坏。④IL-1 刺激 IFN-γ 的分泌可增强颗粒细胞的 Ⅰ型和Ⅱ型 MHC 抗原的表达,尤其是 HLA-DR3 的表达,同时淋巴细胞上的 IL-1 受体增多。卵巢上还能检测到细胞毒性 T 细胞(CD8⁺),闭锁的卵泡上出现纤维沉着。

外周血 T 细胞亚群失衡,呈现活化的 T 细胞增加,CD4⁺ 细胞百分比无明显变化,CD8⁺ 细胞百分比明显降低,CD4⁺/CD8⁺ 细胞比例明显升高。

部分患者循环血中可检测出抗卵巢抗体(AOA)、抗颗粒细胞膜抗体(MG-Ab)、抗透明带抗体(Zp-Ab)、抗卵浆抗体(OO-Ab)、抗卵巢内膜抗体(TI-Ab)、抗黄体细胞抗体(LC-Ab)等;病变严重程度与抗卵巢抗体的滴度呈正相关。其他还有如抗甲状腺抗体、抗心磷脂抗体和抗核抗体异常等。研究发现 HLA-DQB1 编码的 57 位为天门冬氨酸的 HLA 肽段与羟甾醇脱氢酶有交叉抗原性在 POF 发病中具有协同作用。

【组织病理】

早期自身免疫性卵巢炎的病理改变主要发生在生长卵泡及其周围,光镜下,以单核巨噬细胞、浆细胞浸润为主,病情发展时间越长,细胞浸润越严重,生长卵泡和黄体数目减少,闭锁卵泡增多;颗粒细胞变薄伴有血管扩张、充血,间质水肿。病情严重后,卵巢外观上,大多呈纤维组织,表面光滑,无卵泡;少数患者尚有一些始基卵泡,但形成腔后即不向前发展,对增高的 FSH 亦无反应。

【临床表现】

1. 症状

闭经是 POF 的主要临床表现。POF 发生在青春期前表现为原发闭经,且没有第二性征发育;发生在青春期后则表现为继发闭经,40 岁以前月经终止,往往有第二性征发育。POF 前月经改变的形式很不一致,约有 50% 患者会有月经稀发或不规则子宫出血;25% 患者突然出现闭经。POF 发病年龄取决于卵巢中原始卵泡的储备及卵泡闭锁的速度。卵泡储备少及闭锁速度快都会使卵巢功能提前衰竭。

不孕或不育与 POF 因发病时间早晚有关,表现为原发性或继发性不孕或不育,POF 导致的不孕或不育以继发性多见,部分患者因为一次或数次自然或人工流产后闭经就诊才发现 POF。

绝经期综合征发生于 POF 后期,表现为潮热、出汗、情绪改变、感觉异常、失眠、记忆力减退、老年性阴道炎、生殖器官萎缩等。

伴发自身免疫性疾病的临床表现,如桥本甲状腺炎、重症肌无力、系统性红斑狼疮等相应症状与体征。有些患者继发于其他的自身免疫性疾病,如类风湿病、重症肌无力、甲状腺功能低下、Hashimoto 甲状腺炎等。

2. 体征

妇科检查可以发现阴道黏膜充血、黏膜下出血点等雌激素缺乏表现。部分患者可触及增大的卵巢,伴或不伴压痛。

【辅助检查】

1. 外周血 T 细胞亚群

呈现活化的 T 细胞增加,Th/Ti 升高。

2. 血清抗体

卵巢抗体(OV-Ab)、抗颗粒细胞膜抗体(MG-Ab)、抗透明带抗体(Zp-Ab)、抗卵浆抗体(OO Ab)、抗卵巢内膜抗体(TI-Ab)、抗黄体细胞抗体(LC-Ab)等可呈阳性。

3. 性激素

血清 FSH>40U/L,E_2<73.2pmol/L。若伴发有甲状腺、肾上腺的自身免疫性疾病引起其功能低下,则皮质醇、T_3、T_4 水平低下,ACTH 和 TSH 则升高。

4. 超声检查

经阴道或经直肠 B 型超声检查可见子宫小,卵巢测值小于生育期妇女,无卵泡存在或虽有卵泡存在,但数目很少。直径很少在 10mm 以上者,连续监测未见卵泡发育。

5. 其他检查

基础体温单相,宫颈黏液 Insler 评分低,阴道脱落细胞学检查提示雌激素水平低落。

【诊断与鉴别诊断】

1. 诊断

卵巢早衰的诊断标准:40 岁以前出现至少 4 个月以上闭经,并有 2 次或以上血清 FSH＞40U/L(两次检查间隔 1 个月以上),雌二醇水平＜73.2pmol/L。病史、体格检查及其他辅助实验室检查可有助于相关病因疾病的诊断和鉴别。

2. 鉴别诊断

①无反应性卵巢综合征;②染色体异常所致的卵巢衰竭,如 Turner 综合征,其核形为 45,XO;③XX 单纯性卵巢发育不良;④17α-羟化酶缺乏;⑤XY 单纯性腺发育不良,或称 Swyer 综合征;⑥睾丸女性化综合征或先天性睾酮不敏感综合征;⑦女性假两性畸形。

【治疗】

对 POF 的治疗,具体方案应根据患者年龄、生育状况和生育要求、病因、卵巢内有无卵泡及经济状况等因素综合确定。

1. 无生育要求的年轻患者

常用雌激素和孕激素序贯疗法。以建立规律性撤退性出血,改善围绝经期及绝经后症状,预防骨质疏松和心血管疾病发生,提高患者生活质量。具体用法是自月经的第 1 天至第 5 天起应用雌激素,如补佳乐 0.5～1mg/d,连续应用 20～24 天,应用雌激素的最后 7～14 天加用孕激素,如安宫黄体酮 8～16mg/d。

2. 有生育要求的年轻患者

(1) 若双侧卵巢中至少一侧有卵泡存在,可在应用雌、孕激素序贯治疗 3～5 个月后,FSH 较用药前下降 5～10U 后停药,能使部分患者的卵巢恢复对内源性 FSH 的反应而引起卵泡发育和排卵并可能发生自然妊娠。常用 Kaufmann 疗法:在撤退性出血的第 5 天开始,每日给予倍美力 1.25mg,连续应用 14 天后加用安宫黄体酮,6mg/d,继续应用 7 天,如此进行 3～4 个周期,停药 1～2 个月后观察有无卵泡发育。

(2) 促性腺激素释放激素类似物治疗:持续应用促性腺激素释放激素类似物,使垂体产生降调节,在 FSH 降至 20U 时停药,可诱导卵泡对内、外源性促性腺激素的正常反应,卵泡出现发育并排出。临床常用的促性腺激素释放激素类似物有短效药物达必佳 0.1mg/d 和长效药物达菲林每月 3.75mg。

(3) 促性腺激素治疗:对促性腺激素刺激试验治疗有反应的 POF 患者,可在撤退性出血的第 3 天起,每日应用 FSH 150～225U 或 HMG 300～450U,3～5 天后根据血 E_2 值和 B 超监测的卵泡发育情况调整 FSH 或 HMG 用药量,当卵泡直径达到 18mm 时,注射 HCG 5000～10 000U。在 Kaufmann 疗法或促性腺激素释放激素类似物治疗的基础上应用促性腺激素,可提高排卵率。

（4）辅助生育技术：POF 患者如子宫形态正常,子宫内膜对雌激素和孕激素反应良好,可进行赠卵体外受精与胚胎移植实现生育,临床妊娠成功率为 25%～35%。

3. 免疫治疗

对血中自身免疫抗体阳性者,给予肾上腺皮质激素治疗可恢复排卵。常用药物为泼尼松,5mg/d,地塞米松,0.75mg/d,可连续应用至妊娠乃至足月生产后。应用血浆置换能清除血中抗体,可能有助于 POF 的治疗。

【预后】

多数 POF 患者卵巢功能衰退发生的过程是突然的且不可逆的,少数患者这一过程会持续一段时间,相当于自然绝经的过渡期。临床上偶有已诊断为 POF 后又出现所谓一过性的卵巢功能恢复,表现为恢复正常月经,甚至有 POF 患者妊娠的报道,但随着 POF 确诊后时间的延长,卵巢功能恢复的机会也逐渐减小。

第三节　卵巢不敏感综合征

卵巢不敏感综合征(resistant/insensitive ovarian syndrome,ROS)又称 Savage 综合征。是指原发性闭经或 30 岁以前继发性闭经,内源性促性腺激素水平升高,卵巢内有正常卵泡存在,但对大剂量外源性促性腺激素刺激呈低反应者。

【流行病学】

ROS 属特发性 POF。约占高促性腺激素闭经患者的 11%～20%。

【免疫病理】

ROS 的确切病因还不清楚。从免疫学角度看,继发闭经者可能是自身免疫病,卵巢内环境的内分泌-免疫功能失调,机体产生抗 FSH 受体的抗体,破坏卵巢 FSH 受体,致使卵巢对促性腺激素的敏感性下降,则卵泡停止发育,影响性激素的合成与分泌。

【组织病理】

大体观察卵巢形态及大小正常,组织活检见有大量形态正常的始基卵泡和未成熟卵泡,无淋巴细胞和浆细胞浸润。电镜下观察卵母细胞、透明带及卵泡膜细胞均有正常的超微结构。但无卵泡发育。

【临床表现】

与卵巢功能早衰相似,但超声检查可见卵巢大小正常,但无卵泡发育。

【辅助检查】

血激素水平与 POF 相似。外周血中可监测到抗 FSH 抗体。

【诊断与鉴别诊断】

1. 诊断

有卵巢早衰的临床特征。其诊断的金标准是剖腹或腹腔镜进行卵巢深部活检获得病理证据,经阴道超声探测到卵泡也可以作为 ROS 无创的诊断方法。

2. 鉴别诊断

主要与卵巢功能早衰相鉴别,其他鉴别同卵巢功能早衰。

【治疗及预后】

ROS 的治疗效果较 POF 为好,可用大剂量雌激素周期治疗,促使子宫发育和卵泡 FSH 受体敏感性增高,并抑制亢进的促性腺激素的分泌。随后逐渐减少雌激素的剂量,进行小剂量雌激素周期治疗的同时,加用绝经期促性腺激素(HMG)等促排卵药物,可取得较好的效果。

第四节 子宫内膜异位症

子宫内膜异位症(endometriosis,EMT)是指具有生长功能的子宫内膜组织出现在子宫以外身体其他部位,是一种始于细胞水平而终止于以盆腔疼痛和不孕为特点的持续性病变,是育龄女性常见的良性疾患。近数十年来,虽然对其进行了大量不懈的研究,但迄今为止关于 EMT 的真正病理生理学机制并未最终阐明,促使异位内膜种植和生长的机制至今仍不清楚。近年来,将免疫病理学说引入子宫内膜异位症的发病机制,对子宫内膜异位症的预防与治疗产生重要影响。

【流行病学】

子宫内膜异位症多发生于生育年龄的妇女,是引起盆腔疼痛与不孕的主要原因之一。20 世纪 70 年代初期的 EMT 多具有典型的病史与症状,如痛经、包块和不孕等。以后由于腹腔镜的普遍应用,得以发现大量无症状的早期轻微 EMT。从而改变了对 EMT 的传统认识。发现在月经正常来潮的妇女也可患 EMT。由于至今尚无一种简单有效而又非损伤性的诊断方法,致使对 EMT 的准确发病率迄今尚无统一的认识。

文献报道 EMT 的发病率范围变化甚大,约 1‰～50%。①发病率与抽样的关系:不同群体抽样其发病率差异很大,在诸多抽样标本中,不孕与盆腔疼痛的妇女 EMT 的发病率最高,分别为 48% 和 32%,有生育力而无症状的妇女,如绝育术者的发病率最低。②发病率与诊断方法的关系:组织学和外科学诊断的发病率明显低于临床诊断。③发病率与疾病分期的关系:轻症者多无症状,因不作腹腔镜而无法诊断。中到重度的 EMT,腹腔镜检查的机会多,EMT 的检出率必然要高得多。④发病率与调查方法的关系:据文献报道,因不孕做腹腔镜的生育年龄妇女中 EMT 的发病率为 31.7%,而曾有生育的同龄妇女的发病率仅 3.3%,但不孕症未作腹腔镜的妇女并未统计在内。不同国家的腹腔镜检率差别很大,美国约 50% 能接受腹腔镜检,而发展中国家镜检率却很低。普查资料研究表明 13～59 岁之间的妇女中,EMT 的发病率为 6.2%。

EMT 发病与患者年龄、月经、社会经济地位、子宫异常、孕产次及家族史都有一定的关系。周期性的月经来潮和雌激素影响为一致公认的重要发病因素。

【免疫病理】

免疫机制在子宫内膜异位症发生、发展的各环节都起重要作用。近年来研究表明,免疫异常对异位内膜的种植、黏附、增生具有直接或间接作用。表现为免疫监视、细胞如 NK 细胞、巨噬细胞等细胞毒作用减弱。黏附分子协同促进异位内膜的移植、定位。免疫活性细胞释放的细胞因子促进异位内膜存活、增殖。自身抗体为单克隆激活模式证明它具有自身免疫性疾病的特征。

1. 子宫内膜异位种植的免疫机制

尽管 90% 的妇女可发生经血逆流,但仅少部分发生子宫内膜异位症。异常的免疫机制不能阻止内膜种植,并导致其进一步定位和增殖。

(1) T 淋巴细胞异常:患者的外周血及腹腔液中抑制性 T 细胞(Ts)显著升高,而细胞毒性 T 细胞(Tc)显著降低,CD4$^+$/CD8$^+$ 细胞比例降低,甚至出现倒置。细胞介导的免疫反应被抑制,有利于异位子宫内膜的异位。

（2）NK细胞：NK细胞作为一类无须致敏即可具有细胞毒性的淋巴细胞在机体的抗肿瘤功能中发挥着免疫监视和清除作用。子宫内膜组织之所以能异位种植并像肿瘤细胞一样广泛地散播，已证实，患者体内存在NK细胞功能异常，表现为：①子宫内膜异位症患者外周血及腹腔液中NK细胞活性均有明显降低，且腹腔液中NK细胞活性较外周血下降更为明显。②NK细胞活性是一种功能性下降，而非数量减少。③外周血及腹腔液对NK细胞的活性呈现明显的抑制，并呈剂量依赖关系。切除异位内膜病灶可逆转NK细胞的抑制。④随着疾病的进展NK细胞活性呈进一步下降趋势，即在患病的早期，NK细胞活性易于恢复，而在晚期则发生了较严重或不可逆损害。

（3）巨噬细胞：巨噬细胞是自然免疫反应的核心组分，可识别外来细胞并将其递呈给T淋巴细胞。巨噬细胞还产生一系列细胞因子如白细胞介素-1（IL-1）、肿瘤坏死因子α（TNF-α）及转化生长因子β（TGF-β）等致炎作用因子，这些因子能激活白细胞并刺激巨噬细胞分泌IL-1、6、8、13等。IL-8为一化学趋化性物质，可促进血管生长。TGF-β促进间质细胞的增殖，有利于异位病灶的生长。患者腹腔液中巨噬细胞内游离钙水平升高；环磷酸腺苷（cAMP）水平降低抑制了巨噬细胞。

（4）腹腔液中细胞因子的变化：①患者腹腔液内IL-1、2、6、8、12、13等多种成分均增加，可从不同的角度激活T和B淋巴细胞，介导免疫炎性反应，导致局部粘连，促进细胞的分化和增殖。白细胞介素还可抑制生殖活性。②血管内皮生长因子（VEGF）：异位内膜的生存有赖于血管的增生。VEGF是调节血管新生的重要生长因子，可促使腹膜下的血管网形成，有利于种植。内异症患者腹腔液和病灶内的VEGF水平增加。③TNF-α与IL-6：两者常共同作用，患者血清和腹腔液中两者水平皆上升，且与疾病分期呈正相关。

2. 子宫内膜异位黏附机制

细胞与细胞、细胞与细胞外基质间的黏附作用是多细胞生物的基本生物学现象。黏附作用是通过一系列位于细胞膜表面的细胞黏附分子（cell adhesion molecules，CAMs），或称为细胞黏附受体所介导的。人类子宫内膜的腺上皮及基底膜均有多种CAMs的表达，有些呈周期性变化，并与子宫内膜"着床窗"（window of implantation）开放同步。某些CAMs的异常表达参与了异位子宫内膜的定位、黏着及种植过程，还可通过干扰子宫内膜对受精卵的接受性而导致不孕。某些CAMs的异常表达参与了子宫内膜组织异位黏附的过程：①腹腔液中免疫细胞选择性渗出与CAMs在不同类型细胞表达的差异以及细胞因子对CAMs表达的不同调节作用有关。②CAMs介导细胞的移动，对异位内膜到达宫腔外部位的选择性定位具有促进作用。③CAMs参与异位内膜细胞与基质的附着，是异位内膜细胞存活、繁殖所必需的，主要由整合素家族的黏附分子介导。④CAMs参与细胞间的附着，主要由钙黏附素家族的CAMs以自身识别方式启动，引导异位内膜细胞的聚集。

3. 异位子宫内膜增殖机制

由于NK细胞活性下降，免疫监视机制未能成功地清除异位子宫内膜，在黏附分子的诱导下内膜碎片定居于腹腔，此时免疫系统调节作用进一步失控，由免疫监视、免疫清除转化为免疫促进，表现为众多激活的免疫细胞分泌一系列炎性介质、细胞因子及生长因子，促进异位内膜进一步增殖。①细胞因子 细胞因子是由巨噬细胞等合成和分泌的一类介导炎症和免疫反应的多肽类蛋白。子宫内膜异位症患者腹腔液中巨噬细胞数量增多、活性增强，活化的巨噬细胞释放

IL-1、IL-6 及 TNF 等一系列细胞因子。研究显示患者腹腔液中 $CD8^+$ 及 $CD4^+$ 的 T 淋巴细胞浓度较正常组低，IL-13 与 T 细胞活性成反比，而 IL-12 则与 T 细胞活性成正比。腹腔液中上述细胞因子水平升高，刺激 T、B 淋巴细胞增殖、活化，介导免疫反应，促进前列腺素合成及局部成纤维细胞增生，胶原沉积和纤维蛋白形成，导致盆腔纤维化和粘连。有利于子宫内膜异位症的发展。②血管生长因子 血管发生(angiogenesis)后能形成新生毛细血管。近年来有证据表明，血管发生参与了子宫内膜异位症的发生机制，逆流经血中的子宫内膜之所以能成功地在异位种植生长，与局部新生毛细血管的生长有关。对盆腔内异位病灶的形态学研究证实，异位的子宫内膜基底部毛细血管的数量和面积均显著增多。新鲜的红色病灶较陈旧的褐色病灶具有更丰富的毛细血管。血管生长因子是一类小分子的肽类，目前已被分离纯化的有表皮生长因子(EGF)、转化生长因子(TGF)、肿瘤坏死因子(TNF)及纤维母细胞生长因子(FGF)等。它们除了有强烈的生血管活性外，对卵泡的发育成熟，精子的获能，孕卵的种植及胚胎的发育都起着重要的作用，参与人类生殖活动。同时还具有介导炎症反应及免疫调节作用。已有研究证实，子宫内膜异位症患者腹腔液巨噬细胞的数量增多，分泌 TGF、TNF 等生长因子的能力增强，异位子宫内膜上皮 EGF、FGF 及受体的表达也明显高于正常，导致腹腔液中生血管活性物质增多，使腹壁微血管形成增加，为子宫内膜的异位种植创造了条件。

4. 自身抗体

越来越多的证据表明，子宫内膜异位症是一种自身免疫性疾病，在患者的外周血和腹腔液中出现多种非器官特异性抗体如抗多核苷酸类、抗组蛋白及抗心磷脂抗体等。器官特异性抗体如抗子宫内膜和卵巢抗体。尤其是抗子宫内膜抗体对子宫内膜异位症的发病及不孕均具有重要的作用，异位的子宫内膜组织能表达 MHC Ⅱ 类抗原，能向 Th 细胞提呈抗原，诱导机体产生抗子宫内膜抗体。自身抗原是分子质量为 26kDa，34kDa，42kDa 的小分子子宫内膜蛋白。CA125 水平升高可能是异位灶的上皮及在位子宫的内膜上皮细胞在自身免疫因子作用下分泌亢进的结果。抗原抗体结合沉积于子宫和异位病灶中，通过激活补体，使患者血清及腹腔液中 C3、C4 水平增高，并能激活一系列的自身免疫反应。

总之，子宫内膜异位症的免疫发病机制为免疫抑制与免疫失衡导致免疫失控所致。在疾病发展早期，机体表现为积极的免疫反应，此时 NK 细胞、巨噬细胞、Th 细胞数目增加，IL-2 浓度升高，使淋巴细胞活性增加，细胞毒作用增强，启动多种途径清除异位内膜残片。但内膜组织释放的有害因子(如免疫抑制因子)与免疫系统相互作用的过程中，诱发免疫系统释放一系列反馈因子，抑制免疫活性细胞对异位内膜的清除，并使免疫清除作用逆转为免疫促进，使得异位内膜完成了转移、定位、生长。

【组织病理】

在微观上，异位内膜组织含有 4 种成分：子宫内膜腺体、子宫内膜间质、纤维素、血液。其主要病理变化为异位种植的子宫内膜随卵巢甾体激素的变化而发生周期性出血，血液、分泌液及组织碎片聚集在组织间隙内，血浆及血红蛋白缓慢吸收，病灶周围产生类似炎症反应，纤维组织增生、粘连并形成瘢痕。在病变处呈现紫褐色斑点或小泡，最后形成大小不等的紫蓝色结节或包块。病变因发生部位及程度的不同而有所差异。

子宫内膜异位症病灶在体内分布较广，其发生最多的部位为宫骶韧带 76%、子宫直肠陷凹 70%、卵巢 55.2%，因盆腔腹膜的各个部位及盆腔器官的表面最易受累，故有盆腔子宫内膜异位症之称。根据其异位发生部位不同，可分为腹膜子宫内膜异位症、卵巢子宫内膜异位症和子宫腺肌病。

1. 腹膜子宫内膜异位症,可分为色素沉着型及无色素沉着型两种

①色素沉着型:即典型的黑色、紫蓝色腹膜异位结节。②无色素沉着型:为内膜异位种植的早期病变,具有多种表现形式,种植面积从数毫米到2cm不等,又分为表面性异位和侵蚀性异位两种,后者常累及腹膜下结构。微小的腹膜子宫内膜异位症病灶只在腹腔镜下看见。红色病变:有红色火焰样病灶、腺体型病灶、息肉样病灶、腹膜紫点、血管赘生区等形态类型。白色病变:有白色透明、卵巢周围粘连、黄棕色斑及环形腹膜缺损等类型。

2. 卵巢子宫内膜异位症,接近卵巢门皱折处的卵巢前沿最常累及

卵巢内膜异位病灶可分为微小病变型和典型病变型两种类型。

(1) 微小病变型:卵巢的表面及表层可见灰红色、棕色或蓝红色斑点及小囊,囊肿仅数毫米大小,有时可融合成桑葚样结构,并有反复地穿破及出血,与周围组织粘连甚紧。手术剥离时有咖啡色黏稠物流出。

(2) 典型病变型:由于异位组织侵及卵巢皮质,在卵巢皮质内生长,随月经周期激素的变化反复出血,形成单个或多个囊肿,形似宫腔积血。囊内压增加时,囊壁可出现小裂隙,内容物溢出,引起局部炎性反应及组织纤维化,导致卵巢与邻近器官紧密粘连而固定于盆腔不能活动。卵巢内可具有多个小腔,小腔之间有正常的卵巢皮质;囊肿进行性扩大、纤维化而掩盖正常的卵巢结构,卵巢可因色素沉着、纤维增生而成为少血管的囊肿壁。卵巢中内膜异位病灶的周期性出血及吸收缓慢的内膜碎片积存在囊腔内,每周期的再次出血又填充囊腔,而使囊内液呈黑色、柏油样、巧克力色,有时也可为鲜红色。卵巢子宫内膜异位症的镜下特点变化很大,有时缺乏典型的组织学改变。在卵巢表面的异位病灶,大多能见到较为完整的腺体组织;病灶较小的部位,也能看到类似正常的内膜组织。受内容物的压迫,扩大变薄,上皮脱落或破坏,因而临床上常不易得到卵巢子宫内膜异位瘤的组织学证据。在镜下,内膜异位瘤壁可有以下几种类型:①囊壁内层为柱状上皮,似内膜的腺上皮,上皮下为内膜的间质细胞,伴有出血,为典型的内膜瘤。②囊壁内层的上皮大部分被破坏,只能见到少许的立方形上皮,其间质部分或全部为肥大的含铁血黄素细胞所替代,为最多见的一种。③内膜上皮及间质均找不到,只能见到含铁血黄素细胞层在囊肿周围,其外由玻璃样变性的结缔组织包围。

【临床表现】

1. 症状

子宫内膜异位症的症状与体征因人而异,且随病变部位的不同而不同,并与月经周期密切相关。

(1) 疼痛:是子宫内膜异位症的主要症状之一。其产生的原因为异位的病灶受周期性卵巢激素的影响,而出现月经期的变化,如增生、出血等,故本病疼痛的特点是痛经。继发性痛经随局部病变加重而逐渐加剧和渐进性痛经被认为是子宫内膜异位症的典型症状。但有27%~40%子宫内膜异位症患者无疼痛症状。

(2) 子宫内膜异位症引起的疼痛多位于下腹部及腰骶部,可放射至阴道、会阴、肛门或大腿。常于月经来潮前1~2日开始,经期第一日最剧,以后逐渐减轻至月经干净时消失。严重时可引起恶心、呕吐、肛门坠胀、腹泻,但疼痛的程度与病灶的大小不成正比。因此有无痛经不是诊断子宫内膜异位症的主要依据。月经失调:表现为经量增多或经期延长,少数出现经前点滴出血。不孕:子宫内膜异位症患者不孕高达40%。性交痛:异位的子宫内膜使周围的组织肿胀,性交时由于受阴茎的撞动,可引起性交疼痛。以月经来潮前性交痛最为明显。多见于直肠子宫陷凹有异位病灶或因病变导致子宫后倾固定的患者。

（3）非生殖器官的子宫内膜异位症：当身体任何部位有内膜异位种植和生长时,均可在病变部位出现周期性疼痛、出血或块物增大。异位内膜可出现在腹部瘢痕、肠道、泌尿道、肺部及脑,引起相应的症状体征。

2. 体征

典型的子宫内膜异位症在盆腔检查时,子宫多后倾固定。直肠子宫陷凹、宫骶韧带或子宫后壁下段等部位可扪及触痛性结节,有卵巢子宫内膜异位囊肿时,在一侧或双侧附件处扪到囊性包块,往往有轻压痛,其特点是囊壁较厚,常与子宫相连固定并随月经期增大,月经后缩小。若病变累及直肠阴道隔,可在阴道后穹隆处扪及甚至可看到隆起的紫蓝色结节。其他部位的异位病灶如腹壁瘢痕,会阴侧切等处在经期可见肿大的结节。

【辅助检查】

1. 血清 CA_{125}

异位症患者中 CA_{125} 浓度增高,一般很少超过 200U/ml。血清 CA_{125} 浓度的测定多应用在怀疑有深部子宫内膜异位病灶或Ⅲ～Ⅳ期的子宫内膜异位症。重度患者血清中浓度高于Ⅰ、Ⅱ期患者,以血清 CA_{125} 浓度≥35U/ml 为诊断子宫内膜异位症的标准。

2. 腹腔液 CA_{125}

腹腔液中的浓度较血清高出 100 多倍。因此,腹腔液中 CA_{125} 的浓度是诊断轻度子宫内膜异位症的一个重要手段,判断标准为≥2500U/ml。CA_{125} 的特异性和敏感性均有局限性,且与多种疾病有交叉阳性反应,因此不能单独用做诊断或鉴别诊断。

3. 子宫内膜抗体

抗子宫内膜抗体是子宫内膜异位症的标志抗体,其靶抗原是子宫内膜腺体细胞中一种孕激素依赖性糖蛋白,特异性达 90%～100%,但测定方法较繁琐,敏感性不高。

4. 影像学检查

（1）超声检查通常应用在子宫内膜异位症Ⅲ～Ⅳ期的患者,盆腔内形成了子宫内膜异位囊肿,声像图不易与卵巢肿瘤相区别,需结合临床和其他检查予以鉴别。一般在盆腔内可探及单个或多个囊肿,囊肿直径一般为 5～6cm,很少＞10cm。内膜异位囊壁较厚且粗糙不平,囊肿多与周围组织紧密粘连特别与子宫粘连较紧。月经期 B 超下可稍增大,多为卵巢巧克力囊肿。多数患者的诊断及随访以超声诊断为主。

（2）子宫内膜异位症的 HSG 影像图特征：①子宫不规则增大,宫体边绕有小囊状阴影；②子宫内树枝状或火炬状阴影,宫体和宫底的两侧缘有毛刷状改变；③双侧输卵管可因受压变窄或异位,也可因粘连而增宽；④造影剂在盆腔内弥散不均匀。

（3）CT 扫描多表现为边界、轮廓不清,密度不均匀的病灶,有出血者显示为高密度影,局部积液者为低密度影。MRI 的表现多变,对卵巢、直肠阴道间隔、阴道周围、直肠乙状结肠之间的内膜异位灶显示较好,但对腹膜及韧带之异位灶显示欠佳。

（4）腹腔镜检:腹腔镜是目前诊断子宫内膜异位的最佳方法,特别是对盆腔检查和 B 超检查均无阳性发现的不孕或腹痛患者更是唯一手段。腹腔镜下对可疑病变进行活检可通过病理组织学诊断。子宫内膜异位症在腹腔镜下的表现为多种多样，主要有盆腔腹膜充血、腹膜窗样结构、白色斑块、水泡样病变、出血病灶、腹膜皱缩、瘢痕形成、紫色或褐色病灶、囊肿形成和盆腔广泛粘连等。

（5）子宫以外的异位症可根据病变的部位行胸片、直肠镜检查。

【诊断与鉴别诊断】

1. 诊断

育龄女性有不孕、痛经、性交痛或慢性盆腔痛者，盆腔检查有与子宫相连的包块，盆底子宫后有痛性结者均应拟诊断为子宫内膜异位症。确诊需腹腔下诊断或病理诊断。

（1）病史：注意痛经或腹痛起始时间、疼痛程度和持续时间，有无性交痛和肛门坠胀感等，疼痛是否明显发生在某次子宫腔操作之后，特别是手术瘢痕部位的子宫内膜异位症。不孕症患者要特别注意询问有无多次输卵管通液、碘油造影等宫腔操作史。患者家庭史、月经史、孕产史应该重点询问。

（2）妇科检查：双合诊检查子宫后位，活动不良或固定，宫骶韧带和后穹隆可触及结节，触痛明显。卵巢大者，在附件处可触及与子宫相连或与周围组织粘连的肿块，肿块多固定，月经期后，肿块张力大，其下界往往有触痛，囊肿一般小于 10cm。对异位症患者应常规进行三合诊检查，能提高子宫后壁或直肠阴道间隔的病灶检出率。

（3）结合实验室检查指标。

（4）临床分期：目前我国多采用美国生育学会（American Fertility Society，AFS）1985 年修正的 1979 年会议提出的分期法（revised American Fertility Society，AFS-r）见表 62-1。

2. 鉴别诊断

（1）卵巢恶性肿瘤：早期无症状，病情发展快，一般情况差，有持续性腹痛腹胀。妇科检查触及包块，多伴有腹水。B超显示肿瘤为混合性或实性包块，肿瘤标记物 CA_{125} 值多大于 200U/ml。应及早剖腹探查。

（2）盆腔炎性包块：患者有反复发作的盆腔感染病史，平时亦有下腹部隐痛，疼痛无周期性，可伴发热。妇科检查子宫活动差，双侧附件有边界不清包块，抗生素治疗有效。

（3）子宫腺肌病：痛经症状与异位症相似，但更剧烈，疼痛位于下腹正中。妇科检查子宫呈均匀性增大，质硬，经期检查子宫触痛明显。

【治疗】

根据患者年龄、症状、病变部位和范围以及对生育要求和临床分期等选择治疗方法，准确的分期有利于评估疾病的严重程度，正确选择治疗方案，准确比较各种治疗方法优劣，判断患者生育预后。分期需要在腹腔镜手术或剖腹探查手术确定。强调治疗个体化。原则上症状轻者选用期待治疗；有生育要求的轻度患者先行药物治疗，病情较重者行保留生育功能手术；年轻无生育要求的重度患者可行保留卵巢功能手术，并辅以激素治疗；症状及病变均严重的无生育要求患者可行根治性手术。

1. 期待治疗

指对患者定期随访和对症处理轻微病变引起的轻微经期腹痛。适用于轻度异位症且无明显症状的患者。有生育要求的患者,应尽早行腹腔镜下输卵管通液检查,或镜下对轻微病灶进行切除和电凝处理,改变盆腔内环境后,期待患者尽早妊娠。一旦妊娠,异位内膜病灶会坏死萎缩,可能治愈。据报道妊娠率达 60%~70%。

表 62-1 美国生育协会修定子宫内膜异位症分期表(AFS-r 分期法)

	异位病灶		<1cm	1~3cm	>3cm
腹膜	表浅		1	2	4
	深层		2	4	6
卵巢	右	表浅	1	2	4
		深层	4	16	20
	左	表浅	1	2	4
		深层	4	16	20
子宫直肠窝封闭			部分		完全
			4		40
粘连			<1/3 包入	1/3~2/3 包入	>2/3 包入
卵巢	右	薄膜	1	2	4
		致密	4	8	16
	左	薄膜	1	2	4
		致密	4	8	16
输卵管	右	薄膜	1	2	4
		致密	4*	8*	16
	左	薄膜	1	2	4
		重	4*	8*	16

* 如伞端全部包入,更改为 16 分。

Ⅰ期(微型):1~5 分;Ⅱ期(轻型):6~15 分;Ⅲ期(中型):16~40 分;Ⅳ期(重型):>40 分。

2. 药物治疗

适用于有慢性盆腔痛和经期痛经症状明显,无生育要求及无卵巢囊肿形成的患者。采用对症治疗和激素治疗。对症治疗主要是抑制疼痛,不能阻止病情进展,反而可能掩盖病情或促使病灶发展。临床常用的药物为性激素,使患者假孕或假绝经,导致异位内膜萎缩、退化、坏死。

(1)达那唑(danazol):达那唑为合成的 17α-乙炔睾酮衍生物。能抑制 FSH、LH 峰,抑制卵巢甾体激素生成能力,直接与子宫内膜的雄激素和孕激素受体结合,抑制内膜细胞增生,导致子宫内膜萎缩,短暂闭经,称假绝经疗法(pseudomenopause therapy)。此药不良反应是卵巢功能抑制症状及雄激素同化作用。

(2)孕三烯酮:是 19-去甲睾酮甾体类药物,有抗孕激素和抗雌激素作用。此药半衰期达 24 小时。不良反应较达那唑小。2.5mg,每周服药 2 次,月经第一日起服,连续用药 6 个月。

(3)促性腺激素:促性腺激素释放素激动剂(GnRH-α):为人工合成的十肽类化合物,其作用是调节垂体 LH 和 FSH 分泌,与 GnRH 受体亲和力强,长期连续应用可使垂体 GnRH 受体耗尽,而对垂体产生负调节作用,垂体分泌促性腺激素减少,导致卵巢激素明显下降,出现暂时绝经,此疗法又称"药物性卵巢切除"。长期用药,由于卵巢激素分泌受抑制,患者出现低雌激素所致潮热、阴道干燥、性欲减退和骨质丢失等绝经症状,停药后这些症状可以消失,用药时间短也能恢复排卵。用药 3 个月以上者应行雌激素反向添加治疗,可给予妊马雌酮 0.625mg 加甲羟孕酮 2mg,每天 1 次。用的 GnRH-α 类药物有:①亮丙瑞林 3.75mg,月经第 5 日皮下注射一针后,每隔 28 日注射一次,共 3～6 次。②戈舍瑞林 3.6mg,用法同前。一般用药后第二个月开始闭经,可使痛经缓解,停药后在短期内可恢复排卵。

(4) 假孕疗法:临床常用甲羟孕酮每日口服 20～50mg,连续应用 6 个月。大剂量长期应用雌/孕激素,使患者产生假孕以治疗异位症,称假孕疗法(pseudopregnancy therapy)。应用的药物很多,因长期大剂量雌激素导致恶心呕吐及乳腺胀痛,目前已改用高效孕激素长期服用,以抑制垂体促性腺激素释放并直接作用于子宫内膜和异位内膜,导致内膜萎缩和闭经。药物副反应为体内吸收不稳定而致阴道不规则流血、体重增加等。停药后月经能恢复正常。

3. 手术治疗

手术治疗目的:①确诊及进行临床分期;②切除病灶及异位囊肿;③分离粘连及恢复正常解剖结构;④增加生育力;⑤止痛。手术指征:①附件包块;②盆腔疼痛;③不孕。手术方法:有经腹手术和经腹腔镜手术两种。

目前以腹腔镜确诊＋手术＋药物治疗为异位症的治疗金标准治疗。腹腔镜手术已成为异位症的首选治疗方法,但腹腔镜手术质量取决于内镜质量和手术者的经验及手术技巧。

(1) 保留生育功能的手术:适用于药物治疗无效又有生育要求的年轻患者。手术切除所有可见的异位内膜病灶,分离粘连,恢复正常解剖结构,保持生殖器官的完整性。用内凝、电凝、微波及激光手术方法去除异位内膜病灶,通过剥除囊肿保留正常卵巢。

(2) 保留卵巢功能的手术:指去除盆腔内病灶,切除子宫,保留至少一侧或部分卵巢的手术。适用于Ⅲ、Ⅳ期患者、症状明显且无生育要求的 45 岁以下患者。45 岁以上合并子宫肌瘤、子宫腺肌瘤者也可行此手术治疗。

(3) 根治性手术:

1) 去势手术:双侧卵巢切除称去势手术。双侧卵巢切除后,无激素作用,异位内膜自行萎缩退化消失。适用于近绝经期、症状明显而子宫正常的患者。也适用于结肠、乳腺恶性肿瘤术后子宫正常,但患有盆腔异位症而有症状的患者。用腹腔镜手术的操作简单易行,手术时间短、损伤小、术后恢复快;而同时切除子宫并发症多且对患者的损伤明显大于卵巢切除。

2) 全子宫、双附件及子宫内膜异位灶切除术:适用于重症患者,特别是盆腔粘连严重导致输尿管压迫或狭窄的患者。

4. 手术＋药物或药物＋手术＋药物联合治疗

单纯手术治疗和单纯药物治疗均有其局限性。如严重粘连不利于手术彻底切除异位灶,不能防止新病灶生长。药物疗效存在个体差异,停药后会复发。因此采用手术前后加用药物治疗疗效更好。术前给予 3～6 个月药物治疗后再进行手术清除病灶,术后继续给予药物治疗。

【预后】

治疗后能够妊娠或疼痛缓解为治疗满意,但并不是治愈。除根治性手术外,异位症复发率较高,其复发率与病情轻重、治疗方法、随访时间长短及统计方法有关。重症患者复发率高于轻症患者,病情越重复发越快。年复发率约为 5%～20%,5 年累计复发率为 40%。用各种 GnRHα 治疗方案,轻症患者复发率为 37%,重症患者为 74%。单纯药物治疗的复发率高于手术治疗。术后应用孕激素并不减少复发率,根治手术后雌激素替代治疗不明显增加复发危险。

第五节　子宫腺肌病

子宫腺肌病(adenomyosis)是指子宫内膜向肌层良性浸润并在其中弥漫性生长。有子宫内子宫内膜异位症之称,与盆腔内子宫内膜异位症一样均受卵巢激素的调节。

【流行病学】

多发生于 30~50 岁妇女。因病切除的子宫作连续切片检查,10%~47%子宫肌层中有子宫内膜组织。本病病因至今不清楚。

【免疫病理】

子宫腺肌病组织内含有雌激素受体,而孕激素受体的水平较正常子宫肌层低。患者的自身抗体阳性率升高,内膜中的 IgG、C3、C4 增加。肌层中的巨噬细胞增加,是子宫肌瘤的两倍。推测其免疫病理与异位于子宫肌层的内膜组织成为抗原刺激体内巨噬细胞活性增高,把自身抗原提呈给淋巴细胞产生免疫球蛋白。

【组织病理】

子宫大体观:病变在子宫肌层多呈弥漫性生长,故子宫均匀增大,前后径增大较多,呈球形,一般不超过 12 周妊娠子宫大小。少数腺肌病病灶呈局限性生长,形成结节或团块,似肌壁间肌瘤,称子宫腺肌瘤(adenomyoma)。弥漫增大的子宫和腺肌瘤的剖面见子宫肌壁明显变硬增厚,达 3~5cm,肌壁间有粗厚肌纤维带和微囊腔,腔内有陈旧性血液。15%~40%腺肌病合并异位症,病变子宫可与周围脏器粘连。镜下可见:子宫肌层内有岛状分布的异位内膜腺体和内膜间质为其特征。肌层内的异位内膜为不成熟内膜,仅对雌激素起作用,对孕激素无反应。腺体呈增生期改变,病灶可达浆膜层,甚至穿透子宫与直肠粘连。

【临床表现】

约 35%的子宫腺肌病无临床症状。临床症状与病变的范围有关。

1. 月经异常

月经过多约占 40%~50%。一般出血多少与病灶的深度呈正相关,偶也有小病变月经过多者。

2. 痛经

15%~30%的患者有痛经,疼痛程度与小岛的多少有关。约 80%痛经者为子宫肌层深部病变。特点为周期性下腹正中疼痛,多数于经期痛经。部分患者呈经前或经后某一固定时间内下腹疼痛,且疼痛逐渐加重。

3. 其他症状

性欲减退占 7%,子宫腺肌病不伴有其他不孕疾病时,一般对生育无影响,伴有子宫肌瘤时可出现肌瘤的各种症状。

【诊断】

确诊取决于组织学检查。初步做出临床诊断的依据有:①典型的进行性加重的痛经史、月经过多史。②妇科检查子宫均匀性增大或局限性隆起,质地硬并压痛,经期压痛更明显。③B 型超声检查子宫增大,边界清楚,子宫肌层增厚,回声不均。

【治疗】

应视患者年龄、生育要求和症状而定。

1. GnRHα

GnRHα 对垂体-卵巢的抑制作用,可使子宫缩小和症状缓解,在停药后症状恢复,子宫重新增大。可用于年轻有生育要求的患者和有子宫切除禁忌证者。

2. 达那唑

栓剂含 175mg 达那唑放于子宫,达那唑治疗有明显疗效,可使子宫缩小而不干扰排卵。

3. 宫腔镜子宫内膜切除

此法可用于腺肌瘤<3mm 的轻症患者,深部的电切比手术切除好。但有复发的可能,少数情况残留的内膜腺体可发生恶变。

4. 其他手术

症状严重、年龄偏大无生育要求或其他治疗无效者可采用全子宫切除术,卵巢是否保留取决于卵巢有无病变和患者年龄。经腹腔镜骶前神经切除术和骶骨神经切除术可治疗痛经,约80%患者术后疼痛消失或缓解。

第六节　免疫性不孕

凡婚后未避孕、有正常性生活,同居 1 年未妊娠者,称为不孕症(infertility)。

【流行病学】

据世界卫生组织(WHO)报道育龄妇女中不孕者约占 10%左右,其中不孕患者的 30%左右是由于免疫因素造成的。而男性不孕症患者中免疫因素占 5%~15%。

【免疫病理】

人类生殖免疫为一复杂问题,涉及男女双方。由生殖系统抗原的自身免疫或同种异体免疫引起,如精子、精浆、卵子的透明带、卵巢产生类固醇激素的细胞及子宫内膜细胞都会成为特异性抗原,刺激机体产生特异性抗体引起不孕。

1. 正常的生殖免疫

(1)局部免疫:女性性交后必需经生殖器官吸收某些抗原物质,才会引起免疫反应。性交后有少量精液抗原被吸收,产生抗体。这些抗体可对抗很多抗原,正常情况下,并不引起免疫性不孕,而是起防御作用。成熟的卵泡、卵巢分泌细胞、子宫、宫颈,与阴道的黏膜中腺上皮都能分泌这种抗体,而且对雌激素与孕激素反应敏感。精液具有免疫抑制效应,它可抑制女性生殖道的一系列免疫反应,保护精子及受精卵免遭排斥。其作用主要来源于精浆。有人发现精浆内存在着免疫抑制因子(immune suppressive factor,ISF),它可抑制受激活的 T 淋巴细胞繁殖,降低天然杀伤细胞(NK)、T 细胞、B 细胞、中性粒细胞和单核巨噬细胞的功能,并可干扰补体活性。

(2)生殖腺与免疫系统的相互作用:性腺细胞包括支持细胞、Leydig 细胞、精原细胞及卵巢颗粒细胞等,它们均可以一定的方式调节免疫系统的功能。而免疫系统也可影响性腺细胞的活性。由此提出了性腺免疫轴的概念。一方面睾丸 Leydig 细胞分泌一种或多种免疫调节因子,如活性因子、前列腺素及类固醇激素等,在睾丸内控制着巨噬细胞和淋巴细胞的功能。另一方面高浓度黄体生成激素(LH)、人绒毛膜促性腺激素(HCG)的刺激,会导致 Leydig 细胞功能障碍而引起炎性反应。巨噬细胞和淋巴细胞激肽也可调节睾丸的功能状态。卵巢与睾丸有相似的调控机制,包括颗粒细胞和黄体细胞与免疫系统的相互作用。因此性腺激素是重要的生殖细胞免疫保护物质。

另外,从抗原特异性免疫的角度看,因精子和卵子均在青春期才开始发育,在男性已证实有精原细胞自身抗原,在女性也证实有来自卵子透明带的自身抗原,并已发现相应的抗体。正常情况下机体不发生抗该抗原的免疫反应。研究发现性腺除局部解剖学屏障如血睾屏障和正常的耐受机制外,性腺自身抗原还受局部免疫抑制因子的保护。免疫抑制系统识别这些抗原并起动抑制免疫机制。

(3)神经内分泌与免疫系统的相互作用:神经内分泌与免疫系统之间存在双向联系,二者有共同化学语言如共同分享配体与受体。神经内分泌系统产生的肽类激素、神经递质以及某些细胞因子,也可由免疫系统产生,如黄体生成素(LH)、泌乳素(PRL)、促性腺激素释放激素(GNRH)等。虽在结构上与神经内分泌产生的有所差别,但由于共享配体及受体,使二者之间得以相互影响,相互调节。体内形成了一个复杂的神经内分泌与免疫系统的作用网络,调节着人体多种功能。

生殖免疫较为复杂,任何一个环节异常会引起整个系统的紊乱,而各个环节之间相互影响,许多发病机制目前尚未明了。

2. 免疫不孕的机制

在免疫性不孕的机制中存在着体液免疫及细胞免疫两种方式。

(1)体液免疫

1)抗精子抗体(ASAb):精子进入女性生殖道后,由于精浆中存在一些免疫抑制因子和女性生殖道某些蛋白成分包裹精子的保护作用,正常情况下仅少部分人产生 AsAb。由于子宫内膜损伤、炎症等致黏膜免疫防御机制破坏,精子抗原可被女性宫颈上皮或子宫内膜免疫细胞识别,引起生殖道局部或全身免疫反应,大量合成 AsAb。AsAb 可降低精子活力及精子穿透宫颈黏液、透明带的能力,干扰精子获能、受精及胚泡植入,是造成不孕及流产的重要原因。其作用机制为:①对精子运行的抑制作用。AsAb 可以使精子凝集,不能进入宫腔,并被补体或细胞介导的杀伤作用损害,失去活动力。②干扰精子获能抑制顶体反应。③阻止精子穿透透明带。AsAb 抑制透明质酸酶的释放,阻断卵丘的消散和精子在卵丘细胞上的识别位点,干扰精子与卵丘细胞的黏着从而影响精子通过卵丘。④干扰精-卵黏附与融合。AsAb 对精卵结合具有抑制作用,有人认为主要是抑制了精子和卵黄膜的融合。⑤既能和卵裂胚胎抗原决定簇起交叉反应,又能结合胚胎细胞表面的 IgA 型抗精子抗体,通过补体介导,巨噬细胞和杀伤细胞直接杀伤受精卵和早期胚胎而导致妊娠的终止。

精子抗体分为 IgA、IgG、IgM 等型,其作用特点不同。如 IgA 型精子抗体,具有抑制精子穿透宫颈黏液的作用,使精子表现"震颤现象",其抗原决定簇位于精子尾尖。IgG 型抗体可与补体结合,IgM 型抗精抗体能抑制精子获能及顶体反应,影响精子与透明带及卵细胞结合。IgG 及 IgM 型抗体还能介导补体依赖性精子制动及细胞毒作用。而作用于精子尾尖的抗体对生育无明显影响。

总之,大量的研究报道都证实,抗精子抗体是免疫性不孕的重要原因。但它与免疫不孕的关系只是相对的,因在正常生育的部分妇女体内也可发现抗精子抗体。抗精子抗体可以在许多环节影响受精,而精子是由大量抗原所组成,并不是所有产生的抗精子抗体都能干扰受精,只有能产生影响受精的针对免疫活性抗原的精子特异性抗体对生殖与避孕才有重要的意义。

2) 抗子宫内膜抗体(AEMAb):女性除可对同种异体精子抗原发生免疫应答外,还可针对自身生殖道组织产生抗体,如子宫内膜炎症或子宫内膜异位症时,内膜组织可转化抗原或半抗原,刺激机体合成 AEMAb,通过补体反应,破坏子宫内膜结构,使子宫内膜发育不良及对孕卵的接受性降低,影响胚胎着床及生长发育,导致不孕或流产。另外,人工流产时,脱落的内膜碎屑进入血液,也可刺激产生 AEMAb,引起继发性不孕。

3) 抗卵巢抗体(AOVAb):卵巢组织的抗原成分复杂,一些不明原因导致卵巢内组织抗原特性改变或体内其他组织存在与卵巢组织相似抗原性,均会刺激产生 AOVAb。卵巢组织受到免疫攻击,推测其发病机制可能与细胞、抗体、激素 3 个因素有关。细胞因素包括 T 细胞、NK 细胞及巨噬细胞破坏卵巢结构,损伤及溶解各级卵泡。抗体因素:多克隆浆细胞浸润卵巢,产生多种自身抗体,组织培养证实类固醇特异性自身抗体,可诱发补体参与的中性粒细胞的杀伤作用。免疫复合物及补体对卵巢组织可能具有直接的细胞毒作用。激素因素:患者血清中存在一种 IgG 的球蛋白,是抗 FSH 抗体或抗 FSH 受体抗体,可中和 FSH 或破坏卵巢 FSH 受体,阻止促性腺激素与卵巢组织内细胞受体的结合,使卵巢不能接受促性腺激素的作用而退化衰竭,导致生殖细胞减少,卵泡闭锁加快,生殖细胞破坏,从而造成生育能力下降。

4) 抗透明带抗体(AZPAb):卵透明带(zona pellucida,ZP)是卵细胞在着床前孕卵的细胞外糖蛋白外壳,具有较强的抗原性,可诱发产生抗透明带抗体,刺激同种或异种机体产生免疫反应。在受精过程中,精-卵间的种族专一性识别及结合发生在透明带表面的受体上。如果这些受体被遮盖或改变性质,则精-卵间的识别及结合无法进行,受精过程被阻。在研究中发现,抗透明带抗体随患者年龄的增长及不孕时间的延长,其阳性率有增加趋势,说明抗透明带抗体可能是免疫性不孕的重要原因。抗透明带抗体的作用可概括为:①与透明带结合干扰卵子与卵泡细胞间的信号交流,导致卵泡和卵子的闭锁。②使卵子失去与同种精子的结合能力。③干扰孕卵脱壳并妨碍着床。最新研究显示,在产生 AZPAb 的小鼠中,$CD4^+$ Th2 辅助细胞分泌的 IL-4 与其生育能力密切相关。

5) 抗 HCG 抗体(AhCGAb):HCG 是合体细胞滋养层分泌,能促进妊娠黄体发育及甾体激素分泌的妊娠特有激素。AhCGAb 可阻断 HCG 的作用,导致流产和不孕。关于其产生的机制,目前研究较少。

6) 同种不相容抗原:除上述与生殖相关的抗体外,还有其他自身抗原,如 ABO、MN 等红细胞型抗原,人白细胞组织相容性抗原(HLA)、Y-抗原、Ia 抗原等,由于妻子对丈夫精子组织抗原的免疫性排斥,也可能导致不孕。

在对不孕症配偶双方的白细胞型(HLA)研究中,虽未发现与 HLA 直接相关的孕卵排斥现象,但有学者证实不孕症与 HLA 也有关联,人抗精子抗体的产生与 HLA 的亚型密切相关,一般认为 HLA-A$_{28}$、Bw$_{22}$ 高表达的女性容易产生抗精子抗体。丈夫含有 HLA 的精子被妻子吸收后,不孕妇女产生 HLA 抗体要比正常对照组为多,可能诱发免疫性不孕。

7) 细胞外基质:细胞外基质常见的有 IV 型胶原,层粘连蛋白等。主要分布在子宫内膜腺上皮细胞及基底膜,血管内皮细胞及基底膜和间质细胞;随月经周期的变化而变化并参与子宫内膜的周期性变化,与胚胎着床功能相适应。在不孕患者中,细胞外基质过高表达,影响胚胎对子宫内膜的识别、定位和黏附过程,导致着床失败。

(2) 细胞免疫：人体内 CD4$^+$ 的辅助 T 细胞可分为 Th1 细胞与 Th2 细胞，Th1 细胞分泌白介素 2(IL-2)，IFN-γ，肿瘤坏死因子 β(TNF-β)和 IL-12。Th2 细胞分泌 IL-4、IL- 5、IL-6 和 IL-10，两细胞亚群均可分泌的细胞因子有 GM-CSF、TNF-α、IL-3 等。Th1 和 Th2 细胞通过各自分泌的细胞因子相互制约，它们之间的平衡决定着机体细胞免疫与体液免疫之间的平衡。正常妊娠以 Th2 型反应为主。病理妊娠时，Th1 型细胞因子过度表达，胚胎吸收率较高。研究中发现不孕患者体内 IFN-γ 异常升高，并且 IFN-γ 与 ASAb 可相互影响和促进，形成恶性循环。细胞免疫功能处于增强状态，Th1/Th2 的平衡偏离，Th1 型细胞因子过度表达，母胎之间免疫排斥反应增强，最终导致不孕。

另外，男性可因病毒感染或外伤等原因，产生对睾丸或精子的自身免疫反应也是免疫性不孕的一个重要疾病，在此不作赘述。

【临床表现】

夫妇婚后性生活正常，未采取任何避孕措施超过一年不孕者，生殖器官的检查正常，第二性征正常，月经正常，排卵体温曲线正常，应拟诊免疫性不孕症。

【辅助检查】

针对免疫因素引起的不孕症，其主要的免疫学检查有：

1. 精子穿透宫颈黏液的检查

(1) 性交后试验：是检测生殖道局部 ASAb 的方法之一，为体内试验。在近排卵期进行，试验前禁性交 3 天，然后夫妇性交，性交后 6～8 小时分别取后穹隆混合液标本，宫颈外口处黏液标本，宫颈管内的黏液标本，分别在显微镜下观察各标本液的精子数及活动度。以每高倍视野有 20 个活动精子为正常，若精子穿过黏液能力差或精子不活动，则可能为免疫因素所致。

(2) 精子宫颈黏液接触试验：试验选在预测的排卵期进行。取一滴宫颈黏液和一滴液化的精液放于玻片上，两者相距 2～3mm，轻晃玻片使两滴液体相互接近，在光镜下观察精子的穿透能力。能判断 ASAb 存在于宫颈黏液或是精液中，易有假阳性。

2. ASAb 的测定

(1) 精子制动试验：取血作定性检测，特异性强，但敏感性差，假阴性率高。此反应依赖于补体的存在，抗体分子和精子表面抗原相互作用，激活补体系统，导致细胞膜渗透性和完整性的损伤，这一反应对精子的基本作用——制动可在显微镜下观察到。另外可用一定染料使损伤的精子着色，以细胞毒的形式表现出来。在血清中制动和细胞毒抗体的存在和滴度与男女不育明显相关。一般补体固定抗体属于 IgM 或 IgG 类免疫球蛋白，但不属于 IgA 类或 IgG$_4$ 亚类，实验使用的精子必须取自高质量的射精液，作为补体来源的血清必须是新鲜的，每一批试验必须有严格的对照，以保证实验的可信性和重复性。

(2) 精子凝集试验：取血作定性检测，特异性差，假阳性率高。基于抗体和分子抗原之间相互反应而出现凝集这一原理，来检测抗精子抗体。由于一些支原体，病毒非抗体血清成分等也可引起凝集反应，所以在每次试验中必须包括对照血清样品。常用的方法有：①明胶凝集实验(gelutin agglutination test,GAT)。这是种肉眼观察估价同种和自身的精子凝集抗体的方法，检查的抗体一般属于 IgG 和 IgM。缺点是所需精液量较大，不能进行定量测定，不能观察精子凝集部位。对一般在妇女中发现的头对头的凝集素不太敏感。②盘凝集试验(tray agglutination test,TAT)：优点是所用试剂量少，操作迅速，可以观察精子凝集部位，可避免 GAT 的缺陷。在 TAT

中血清内凝集作用的活性物质是抗体 IgG 或 IgM,但少数含有非免疫球蛋白的血清也显示阳性,另外一些非抗体因素和感染性因素均可引起精子凝集,造成假阳性。由于 TAT 可能出现假阳性,故还有人认为 TAT 完全可代替 GTA。③试管-玻片凝集试验(tube-slide agglutination test,TSAT):此实验最易检出头对头凝集素,一般认为是 IgG 或 IgM。但一些血清中非免疫球蛋白因子或甾体激素也能够造成阳性结果,研究发现 TSAT 中的血清阳性结果与不孕关系密切。

（3）混合抗球蛋白反应(mixed antiglobulin reaction,MAR)及免疫珠结合法(immunobead-binding,IBB):IBB 是 MAR 的改进方法,是目前国外许多实验室采用的方法。这两种方法都可以分为直接和间接试验。此法可进行 IgG、IgA 的分类测定,并且在检测男性患者精液标本时,可用直接法测定患者精子上的抗精子抗体,还可用间接法测定血清,宫颈黏液和精浆中的抗精子抗体。此法最大特点是可了解那些活动度好的精子上抗体的情况,因此对免疫性不孕症的检测意义较大。直接试验是用抗 Rh 不完全抗体致敏(即用 IgG 致敏)人或羊的红细胞,再将致敏的红细胞与待测精液混合后,加入抗 IgG 血清,如果激活的精子表面结合有抗精子抗体时,则精子与致敏红细胞结合形成可动的混合凝集团。IBB 是使用包裹抗人 IgG、IgM 或 IgA 的亲水性聚丙烯酰胺珠(免疫珠)来测定精子结合抗体。

间接试验为将供精者精子与待测血清或宫颈黏液孵育后,再与致敏红细胞或免疫珠反应。如待测血清或宫颈黏液中有抗精子抗体也会出现可动的混合凝集团。

MAR 与 IBB 的优点为特异性强,敏感度高,可以鉴别抗精子抗体的类型,较少发现假阳性结果,不足之处是不能进行定量测定。此法简便易行,所需设备不多。

（4）酶联免疫吸附及生物素-亲合素酶联免疫吸附(BA-ELISA)法可检测待检标本 ASAb 的量及种类。抗球蛋白放免法及免疫珠蛋白结合试验:可检测精子表面的抗体,可定量及定位。

3. ZPAb 测定

由于人透明带与猪透明带间有交叉反应,目前均用猪透明带检测人血清中透明带抗体,以新鲜猪红细胞吸收待测血清,排除其中异种凝集素的干扰,避免被检血清中的非特异性抗体造成假阳性。目前检测透明带抗体的方法有:酶联免疫吸附技术(ELISA)透明带沉淀反应;间接免疫荧光技术;被动血凝法;放射免疫法;卵子透明带结合或穿透试验等等。其中 ELISA 敏感性强、特异性高,能定量,确定抗体类型,标本用量少,无需特殊设备,易自动化操作。

4. 酶联免疫吸附测定法(ELISA)对其他抗体的测定

可检测抗子宫内膜抗体(AEMAb)、抗卵巢抗体(AOVAb)、抗绒毛膜促性腺激素抗体(AH-CGAb)等抗体。此法可进行 IgG、IgA 的特异性检测并可定量。

【诊断】

根据病史,体征及相应的实验室检查,并且如能排除其他不孕原因,则可应考虑为免疫因素所引起。

【治疗】

1. 避免抗原接触

用避孕套或性交中断体外排精法,6~12 个月。如以血清中抗体效价作为监测指标,当滴定度降至 1：32 以下时,性生活受孕率较高。常与其他疗法联合应用。

2. 免疫抑制剂

主要用类固醇类激素。皮质激素对抗体的消除不具特异性，不能因多种抗体并存而增加用量，治疗作用可保持半年。对免疫性不孕患者的方法有局部疗法、低剂量持续疗法、大剂量间歇疗法。①局部疗法用氢化可的松栓置于阴道内，用于宫颈黏液中 ASAb 阳性者。②低剂量持续疗法泼尼松 5mg，每日 3 次，连用 3～12 个月。适用于 ASAb 阳性的少精症患者。③大剂量间歇疗法甲泼尼龙 32mg，2～3 次/日，月经周期第 5～11 天（或第 21～28 天，或第 1～7 天），夫妇同用，可连续用 6 个月。或 60～100mg/d，自月经周期最后一周起至下一周期的第 2 周止。泼尼松龙 40～80 mg/d，月经第 1～10 天，夫妇同用。副反应较重，妊娠率 20％～33％。

3. 宫腔内受精（IUI）

精子洗涤后宫腔内人工受精，通过洗涤及用 IUI 避开宫颈黏液，使 ASAb 的有害作用降到最低。妊娠率为 10％～15％。最近报道用特异性 IgA 蛋白酶体外处理精子使结合抗体的精子数由 90％降至＜10％，可能是一种更有效的方法。其操作是用上游法优选的精子液 0.5ml，用生理盐水擦洗阴道与宫颈，轻轻将受精管入宫腔内，缓慢注射，术后患者仰卧半小时。在阴道超声监测下于本周期排卵前后各行一次 IUI。常与促排卵联合应用。

4. 助孕技术

种植前遗传学诊断（PGD）、人工授精（AIN 及 AID）、体外受精（IVI）、IUI、体外受精-配子移植（IVF-ET）、配子输卵管内移植（GIFT）、卵细胞单精子显微注射（ICSI）等，妊娠率 10％～30％。

【预后】

免疫因素不孕的机制复杂，往往合并其他诱因，除上述对症治疗外，目前尚无特效治疗方法。

第七节　免疫性反复自然流产

流产指妊娠不到 28 周，胎儿体重不足 1000g 而中止妊娠者。当自然流产连续发生 3 次以上时则称为反复性自然流产（recurrent or repetitive spontaneous abortion，RSA）。在排除了一切其他流产因素后的 RSA 称为免疫性反复性自然流产，应用敏感的 β-hCG 放射免疫法在月经周期的后半期检测已婚妇女，发现约 30％～40％的受精卵在着床后月经前发生流产，称为隐性流产（occult abortion）。这类患者仅表现为月经稍延迟、月经量稍多或正常，这类患者不在本病讨论之列。

【流行病学】

医院统计连续自然流产 3 次的 RSA 应该发病率为 0.4％～1.0％，如按连续发生 2 次则计发病率为 5％。一般认为自然流产患病率为 10％～18％，如按自然流产发病率为 15％计算，妊娠 2 次发生 2 次流产的孕妇为 2.3％，妊娠 3 次发生 3 次流产的孕妇为 0.34％。近年研究显示，自然流产发病率远高于 15％。目前比较一致的看法为自然流产的发病率为 50％～60％。所以，RSA 的实际发病率高于上述数字。

【免疫病理】

1. 生理妊娠的免疫学机制

胚胎相对于母体是具有父方 1/2 遗传物质的同种自然移植物，具有同种异体移植及自体移植的双重特性。胎儿及其附属物不被母体排斥并可在子宫内发育成熟，表明母体和胎儿之间在免疫学上的对抗取得了平衡。达到这一平衡是一个非常复杂的过程。妊娠期，母体免疫功能对胎儿产生免疫封闭，主要由特异性免疫抑制物质如封闭抗体、抑制性 T 细胞等，非特异性抑制因子如雌孕激素、HCG、hPL、PGE_2、AFP、α_2 球蛋白、早孕因子妊娠相关蛋白等。胎儿本身所具有的免疫抑制因素以及胎儿天然免疫屏障作用，共同组成胎儿对母体的免疫相容，起到保护胎儿的作用。各种免疫学因素通过有机协调参与维持妊娠。母体免疫平衡失调，排斥作用增强，是引起免疫性流产的主要因素。

2. RSA 的异常免疫学机制

免疫因素引起的 RSA 主要分为两类，即自身免疫型和同种免疫型。自身免疫型约占 35%，病人体内可检出多种自身抗体。同种免疫型约占 65%，主要与封闭抗体缺乏有关。两者均可造成胚胎和胎盘组织的免疫损伤导致流产。

（1）同种免疫型：此型 RSA 患者主要表现为封闭抗体或其抗独特型抗体表达低下或缺乏。

1）HLA 与 RSA：人类白细胞抗原（human leucocyte antigen，HLA）是一类存在于各种组织细胞表面并可引起强烈排斥反应的抗原，主要有 HLA-A、B、C 和 D/DR 片段。HLA 位于人类第 6 号染色体上，胎儿只有一条 6 号染色体来源于母体，另外一条 6 号染色体上携带着来自父方的 HLA 复合体。目前的研究认为，父方的 HLA 抗原可刺激母体产生相应的 HLA 抗体，这些抗体能够保护胎儿免受母体免疫系统的攻击。如果夫妇间的 HLA 相容性过高，则不能有效地刺激母体产生保护性抗体，胎儿暴露于母体免疫监视的识别之下，使母体产生排斥反应，导致流产和死胎的发生。

HLA 抗原相容性引起流产的机制可能有：①在人类致死基因可能与 DR 基因连锁，当 DR 基因纯合子形成时，致死基因也成为纯合子，可引起早期流产；②HLA 抗体，特别是抗 DR 抗体在正常妊娠中起促进抗体生成的作用，RSA 夫妇由于 DR 抗原相容性高，DR 抗体形成极少，致使胎儿易受母体细胞免疫应答攻击；③由于 DR 抗原存在于血管内皮细胞，胎儿的 DR 抗原以可溶性状态移行到母体，形成耐受状态。但 RSA 夫妇由于 DR 抗原相容性，不易形成耐受，因而易发生母体排斥胎儿的免疫反应，导致流产。

2）滋养层细胞抗原与 RSA：滋养层是胚胎与母体直接接触的部分。滋养层细胞能够产生补体调理素，并能抑制 HLA 抗体的表达。在母胎之间起物理屏障作用。传统观点认为，合体滋养层细胞膜表面不表达 HLA，但最近研究发现并非如此。但表达父方 HLA 基因的滋养层细胞是如何逃逸母体免疫排斥的，其机制不详。存在于滋养层淋巴细胞和交叉反应抗原（trophoblast-lymphocyte cross reaction antigen，TLX）可能与 RSA 有关。滋养层细胞膜抗原（trophoblast antigen，TA）可分为 TA_1 和 TA_2（即 TLX），前者可诱导产生细胞毒性淋巴细胞反应，后者则刺激母体产生封闭性抗体。如果 TA_2 抗体封闭了 TA_1，使其不被免疫系统识别，正常妊娠能够维持；如果 TA_2 抗体不能封闭 TA_1，就会导致病理性免疫反应，引起流产。原发性流产可能是配偶间具有相同的 TLX，因而不能激发必要的免疫反应，产生保护性封闭抗体。

3）血型抗原系统与 RSA：①ABO 血型抗原系统。ABO 血型不合的夫妇中母胎血型是否相合，与夫妇血型为纯合型还是杂合型有关。ABO 血型不合引起 RSA 的机制可能是胎盘屏障上有某些缺陷或裂隙，胎儿红细胞有机会经胎盘进入母体，使母体致敏而产生相应抗体；抗体又穿过胎盘干扰胎儿的器官形成和胚胎发育而导致流产。A、B 血型的母亲一般只形成 IgM 抗体，它不能通过胎盘屏障。而 O 型血母亲对 A、B 抗原均可产生 IgG 抗体，IgG 抗体能透过胎盘屏障，所以 O 血型母亲更易发生 RSA。②Rh 血型抗原系统。根据红细胞上 D 抗原的有无，将 Rh 血型分为有 D 抗原 Rh 阳性(Rh＋)和无 D 抗原 Rh 阴性(Rh－)两类。当丈夫为 Rh＋,妻子为 Rh－时,Rh＋胎儿红细胞可因出血等原因通过胎盘进入母体而产生抗体,抗体进入胎儿体内使胎儿受损。如母胎间 Rh 血型不相容,胎儿红细胞进入母体后可通过抗体和补体的溶细胞作用,巨噬细胞吞噬作用,抗体依赖细胞介导的细胞毒作用等,被快速从母体循环中清除而避免发生 Rh 免疫反应。③P 血型抗原系统。纯合的 PP 个体的红细胞上含有 P_1、P_2、P^K 和 P 抗原。这类个体非常少见,发生频率约为 1∶150 000。近亲婚配时纯合的 PP 个体增加,其血浆中含有抗-PP_1P^K抗体,为 IgG,可通过胎盘而影响胎儿。在纯合的 PP 女性中,流产率达 46%,并与丈夫的 P 血型有一定关系,即丈夫为 P_1 和 P_2 血型者,流产率增加。

4) 封闭抗体缺乏与 RSA:在研究中发现,正常孕妇的血清中存在一种抗配偶的淋巴细胞特异性 IgG 抗体,能抑制混合淋巴细胞反应,封闭母体淋巴细胞对滋养层的细胞毒作用。在经产妇或正常孕妇的血清还能封闭同种抗原刺激淋巴细胞产生的巨噬细胞移动抑制因子。特异性封闭抗体在妊娠头 3 个月浓度较高,以后逐渐下降;至分娩后再次增高达峰值,随着妊娠次数增加抗体浓度也增高。用带有 HLA 抗原的血小板或白细胞吸附可使之灭活,提示这种封闭因子很可能是抗 HLA-I 类抗体,并可通过胎盘与胎儿的淋巴细胞起反应,遮盖配偶的 HLA 抗原决定簇在淋巴细胞上的表达,对胎儿起保护作用。RSA 妇女缺乏特异性封闭抗体。

(2) 自身免疫型:此型 RSA 患者体内抗磷脂抗体、抗核抗体等自身抗体增多。抗磷脂抗体是一组以狼疮抗凝物(LAC)和抗心磷脂抗体(ACL)为代表的自身抗体。某些 LAC 阳性妇女的胎盘发育极差,可有蜕膜血管内膜增厚、纤维素样坏死、管腔内出血等病理变化;ACL 则通过激活血小板和损伤血管内皮细胞等机制使胎盘血管发生血栓栓塞,导致胚胎缺血死亡。

1) 抗磷脂抗体与 RSA:抗磷脂抗体(antiphospholipid antibody,APA)是一组自身免疫性抗体,包括狼疮抗凝抗体及抗心磷脂抗体。抗磷脂抗体阳性者 RSA 发生率高达 66%～89%,围产儿存活率仅为 14%。抗磷脂抗体与 RSA 间有很强的相关性。

APA 引起 MA 的机制目前尚未完全阐明,可能的机制有:①APA 抑制血管内皮前列环素的产生,导致血管收缩和血栓形成。②APA 与第二信使分子上的磷脂位点结合,阻断信息传递过程;③APA 损伤血小板,使血小板易与血管内皮结合,发生凝集和血栓形成;④APA 通过干扰内源性抗凝剂 C 蛋白的激活而降低纤溶活性;⑤APA 可影响血栓调节因子内具有负电荷的磷脂的功能,易致血栓形成;⑥干扰如 annexin-V 的功能。annexin-V 是一种具有抗凝特性的磷脂结合蛋白,正常情况下存在于合体滋养层,覆盖于绒毛表面,能够保持绒毛间隙血液的流畅。APA 阳性的 RSA 者胎盘绒毛 annexin-V 明显减少。体外实验 APA 可直接降低胎盘绒毛 annexin-V 水平;⑦在细胞滋养层向合体滋养层分化过程中磷脂黏附分子具有促进作用,APA 可干扰磷脂黏附分子的这一作用,抑制细胞滋养层向合体滋养层的分化。APA 的上述作用最终导致胎盘梗死,血流减少,而发生流产。但病理检查 APA 阳性的 RSA 者的胎盘,仅少部分病例可见胎盘梗死,因而 APA 所致胎盘病变及与 RSA 的关系尚需进一步研究证实。

2) 抗核抗体和抗甲状腺抗体与 RSA:RSA 妇女抗核抗体(antinuclear antibody,ANA)阳性率明显高于无 RSA 者,分别为 7%～53% 和 0%～8%。一般认为 ANA 滴度≥1∶40 即可引起 RSA。抗甲状腺抗体(antithyroid antibody)阳性者 RSA 的发生率为 17%,明显高于对照组。这些妇女并无明显的甲状腺疾病,所以发生流产的原因与内分泌无明显关系。这种抗体引起 RSA 的机制尚不清楚,可能与抗甲状腺抗体在胎盘局部与胎盘产生的甲状腺素样蛋白结合,而干扰正常妊娠有关。

3) 抗精子抗体与 RSA:RSA 者抗精子抗体阳性率达 50% 以上。抗精子抗体的发生率随流产次数增加而增高,5 次流产组可达 100%,4 次流产组为 87.5%,3 次流产组为 63.6%,2 次流产为 56.0％。RSA 妇女的 IgG 抗精子抗体的发生率明显高于不孕妇女。抗精子抗体引起 RSA 的机制可能为：①抗体与进入输卵管内的精子或受精卵结合，使之沉积；②抗精子抗体活化巨噬细胞，对配子及胚胎产生毒性作用；③滋养层可能有与精子共同的交叉抗原位点，抗精子抗体可直接损伤滋养层。

4）Th1/Th2 型细胞因子的失衡与 RSA：$CD4^+$ 辅助性 T 细胞根据其分泌的细胞因子不同可分为具有两种功能不同的亚群，即 Th1（Thelper1-type）和 Th2（Thelper2-type）细胞。主要由 Th1 细胞分泌的细胞因子称为 Th1 型细胞因子，主要由 Th2 细胞分泌的细胞因子称为 Th2 型细胞因子。主要由 Th1 细胞分泌的 IFN-γ 可抑制滋养层的生长，如与 TNF-α 协同作用可抑制胚胎的发育。INF-γ 还能诱导吞噬细胞到胎盘部位，损伤胎盘滋养层细胞，影响胎盘功能而导致流产。TNF-α 参与滋养层细胞的凋亡，并可损伤胎盘中的血管，使血管平滑肌收缩，造成胎儿的供血系统发生栓塞，造成胚胎、胎儿的死亡。TNF-α 与 IL-2 共同作用可使 NK 样细胞转化成细胞毒性的淋巴因子激活的杀伤细胞（lymphokine-actived killer cell，LAK），对胎盘组织产生损害。而 Th2 型细胞因子对胎儿的生长发育有一定的正向作用。IL-4 在子宫胎盘中可调节细胞的生长分化，并且还可抑制 NK 细胞黏附于血管内皮细胞，抑制 NK 细胞进一步的聚集和活化。IL-10 可通过两种机制抑制母体免疫系统对胎儿的攻击，一种是作为细胞因子合成的抑制因子，选择性抑制 IL-2、IL-3、TNF、粒-巨细胞集落刺激因子（GM-CSF）等细胞因子的合成，直接抑制免疫应答；另一种是通过诱导促肾上腺皮质激素（ACTH）的产生而间接抑制免疫应答。众多的临床研究也发现 RSA 的发生与孕妇血中 IL-1、TNF-α、INF-γ 的升高有关。

虽然 Th2 型细胞因子的升高有利于妊娠的进行，但异常的高表达可能与某些病理妊娠有关。说明在妊娠过程中，并非是 Th1 型细胞因子的含量越低越好，也不是 Th2 型细胞因子的含量越高越好，关键在于 Th1/Th2 型细胞因子之间的比例和动态平衡不能破坏。

【临床表现】

自然流产连续发生 3 次或 3 次以上，每次发生流产的时间可在同一妊娠月份，有时长短不一。其临床表现与一般流产相同。亦可经历先兆流产－难免流产－不全或完全流产几个阶段。早期仅可表现为阴道少许出血，有轻微下腹隐痛，出血时间可持续数天或数周，血量较少。一旦阴道出血增多，腹疼加重，检查宫颈口已有扩张，甚至可见胎囊堵塞颈口，成为不可避免流产。如妊娠物全部排出，称为完全流产；如仅部分妊娠物排出，尚有部分残留在子宫腔内时，称为不全流产，需立即清宫处理。

【辅助检查】

①ABO 血型检测及 Rh 血型抗体检测：采用间接血凝法检测，滴度≥1∶128 诊断为阳性。②抗精子抗体检测：可用精子凝集试验检测精子凝集抗体，精子制动试验检测精子制动抗体，免疫磁珠试验检测精子结合抗体。③抗磷脂抗体检测：ELISA 法使实验更为敏感。④封闭抗体检测：采用改良的单向混合淋巴细胞封闭实验（MLR-BE），根据封闭效率检测封闭抗体。⑤封闭抗体的抗独特型抗体检测。⑥细胞毒指数：采用补体微量淋巴细胞毒试验，大于 20％ 为阳性。

【诊断】

1. 一般性诊断

包括病史询问（内、外、产科史、代谢病史、感染史，宫内有无异物存放，有无药物中毒，接受放射线治疗等），体检及盆腔检查时应注意子宫大小、位置，附件情况，基础体温测定，宫内膜检查，子宫输卵管造影，必要时作宫腔镜和腹腔镜检查。实验室检查包括血常规、血沉、血型及精液常规等。

2. 特殊检查

(1) 对疑有遗传性疾病者,夫妇双方均应做染色体核型检查,或进一步做夫妇的家系遗传学调查和谱系绘制。

(2) 激素测定,包括雌激素和孕激素、绒毛膜促性腺激素等的定量检测。

(3) 尿、宫颈黏液培养了解有无微生物感染。

(4) 对于流冲后妊娠物的病理解剖及细胞遗传学的研究。

(5) 怀疑患自身免疫性疾病者要检测 APA。

经以上全面检查,逐一排除常见原因而病因仍不明者,应行免疫学检查以确诊。

【治疗】

自身免疫病与同种免疫异常被认为是导致 RSA 的两个常见因素,为抗磷脂抗体综合征的治疗措施和同种免疫型的免疫治疗措施如下。

1. 抗磷脂抗体综合征的治疗

自身免疫型 RSA 患者体内的抗磷脂抗体和抗核抗体等自身抗体主要是通过影响胎盘循环损坏胚胎组织,故采用免疫抑制剂和抗凝措施成为治疗此型 RSA 的原则。免疫抑制剂多用泼尼松等肾上腺皮质激素;常用抗凝剂如阿司匹林和肝素。

2. 同种免疫型 RSA 的免疫学治疗

进行免疫学治疗的目的就是使排斥反应减弱,保护胎儿。目前主要有主动免疫治疗,包括少量全血输注法、白细胞输注法、淋巴细胞皮内注射法、精浆免疫法等。用丈夫或第 3 个体的白细胞作为抗原刺激母体产生足够的封闭抗体,阻止母体免疫系统对胚胎的排斥,使胚胎形成免疫耐受,提高妊娠成功率,这是主动免疫疗法的理论依据。最新研究发现 CD86 阻断剂可使 Th2 失衡的情况得以恢复,并可通过增加 $CD4^+$、$CD25^+$ 调理的外周血 T 细胞治疗免疫性先兆流产。

3. 免疫球蛋白静脉输注疗法(IVIG)

此法主要采用静脉输注免疫球蛋白来治疗 RSA。IVIG 可降低 T 细胞对胎盘细胞外基质组分的黏附力来维持妊娠。

【预后】

流行病学研究显示,即使连续自然流产 4 次,再次妊娠的成功概率仍为 55%。但大部分这类研究没有考虑既往流产的病因及孕妇年龄等因素。不同致病因素,其预后有很大差别。如染色体异常所致的 RSA,目前尚无积极有效的治疗方法,再次妊娠成功的概率为 20%。孕妇年龄对 RSA 的预后也有很大影响,年龄越大,预后越差。所以,在估计 RSA 患者的预后时,首先考虑病因,再结合其他因素综合分析,才能得出比较恰当的结论。

(陈子江 张 鹏)

参 考 文 献

Branch DW,Scott JR,Kochenour NK,et al. 1985. Obstetric complications associated with the lupus anticoagulant. N Engl J Med,313(21):1322-1326.

Betterle C,Volpato M. 1998. Adrenal and ovarian autoimmunity. Eur J Endocrinol,138(1):16-25.

Bondy CA, Nelson LM, Kalantaridou SN. 1998. The genetic origins of ovarian failure. J Womens Health, 7 (10): 1225-1229.

Clarke GN, Hyne RV, du Plessis Y, et al. 1998. Sperm antibodies and human in vitro fertilization. Fertil Steril, 49(6): 1018-1025.

Christin-Maitre S, Vasseur C, Portnoi MF, et al. 1998. Genes and premature ovarian failure. Mol Cell Endocrinol, 145 (1-2): 75-80.

Hornstein MD, Gleason RE, Orav J, et al. 1993. The reproducibility of the revised American Fertility Society classification of endometriosis. Fertil Steril, 59(5): 1015-1021.

Kennedy S. 1998. The genetics of endometriosis. J Reprod Med, 43(3 Suppl): 263-268.

Liu DT, Hitchcock A. 1986. Endometriosis: its association with retrograde menstruation, dysmenorrhoea and tubal pathology. Br J Obstet Gynaecol, 93(8): 859-862.

Mathur S, Peress MR, Williamson HO, et al. 1982. Autoimmunity to endometrium and ovary in endometriosis. Clin Exp Immunol, 50(2): 259-266.

Prentice A, Deary AJ, Bland E. 2000. Progestagens and anti-progestagens for pain associated with endometriosis. Cochrane Database Syst Rev.

Strathy JH, Molgaard CA, Coulam CB, et al. 1982. Endometriosis and infertility: a laparoscopic study of endometriosis among fertile and infertile women. Fertil Steril, 38(6): 667-672.

Verkauf BS. 1987. Incidence, symptoms, and signs of endometriosis in fertile and infertile women. J Fla Med Assoc, 74(9): 671-675.

Wilson WA, Gharavi AE, Koike T, et al. 1999. International consensus statement on preliminary classification criteria for definite antiphospholipid syndrome: report of an international workshop. Arthritis Rheum, 42(7): 1309-1311.

第七单元 职业与中毒免疫病

第六十三章 免疫系统中毒与免疫毒理

第一节 百草枯中毒

百草枯中毒(Paraquat poisoning)系指除草剂百草枯经过消化道、呼吸道和破损皮肤等途径进入人体,引起的以呼吸系统、泌尿系统、消化系统损伤为主的全身性疾病,如不积极救治,患者多死于进行性呼吸衰竭。因免疫系统中毒性损害,使脱毒后存活者产生后续的免疫炎症损伤和肺部纤维化改变。

【流行病学】

20世纪50年代末,百草枯(paraquat)的除草作用首次被发现:1962年市场上开始出现百草枯产品。百草枯又名克芜踪,使用这种除草剂有利于"免耕农业"的开展,在世界各地广泛使用。近年来,各种原因引起的百草枯中毒的病例剧增,由于百草枯中毒具有极高的病死率,可高达$60.3\%\sim87.8\%$,且无特效解毒剂,它已经成为当前严重危害人民健康的中毒性疾病之一。

【免疫病理】

百草枯为联吡啶类化合物,纯品为白色结晶体,分子式$C_{12}H_{14}N_2C_{12}$,本品可经消化道和呼吸道吸收。不易经完整的皮肤吸收,易经受损的皮肤吸收。百草枯大鼠经口LD_{50}为100 mg/kg。小鼠经口LD_{50}为120 mg/kg。兔经皮LD_{50}为236mg/kg。百草枯吸收后随血液分布至肺、肾、肝及甲状腺等器官,但以肺内含量最高,含量可大于血中含量的十至数十倍,且存留时间较久。百草枯在体内很少降解,常以原形随粪、尿排出,少量经乳汁排出,肺是百草枯中毒损伤的主要靶器官。Ⅰ型及Ⅱ型肺泡上皮细胞则是百草枯选择性毒性作用的主要靶细胞。目前关于其机制的研究主要有以下几个方面:

1. 百草枯对机体抗氧化防御系统的毒性作用

百草枯主要在肺中蓄积,肺组织中的浓度比血中的浓度高$6\sim10$倍,即使血百草枯浓度开始下降的时候,肺组织中仍然保持较高的浓度。有学者认为百草枯中毒与其吡啶阳离子的还原和再氧化过程有关,大量自由基形成能使生物膜中的多不饱和脂肪酸发生过氧化;还可影响体内许多依赖NADPH的生化过程,或可直接造成DNA的损伤,从而造成组织细胞损伤。研究表明,血清表面活性剂蛋白-D可以反映出百草枯中毒后自由基引起的损伤的缺氧状况。

2. 百草枯引起的细胞因子变化

细胞因子的水平与肺纤维化的发生密切相关。复杂的细胞因子网络调控着肺泡上皮细胞和间质成纤维细胞的增殖和凋亡,使细胞外基质的沉积逐渐增多,抑制纤溶系统的激活,最终促使肺纤维化的形成。细胞因子在百草枯中毒大鼠急性肺损伤致肺纤维化中可能起关键的作用。研究表明,肿瘤坏死因子-α(TNF-α)、白细胞介素-1β(IL-1β)、白细胞介素-6(IL-6)、白细胞介素-10(IL-10)、血小板源性生长因子(PDGF)、胰岛素样生长因子-1(IGF-1)、转化生长因子-β1(TGF-β1)在百草枯中毒急性肺损伤机制中,可能起到了重要作用。

3. 百草枯引起的基因表达变化

日本学者建立了百草枯肺损伤 C57Black/6J 小鼠的动物模型。研究结果显示,部分基因在染毒 6h 时出现 2 倍以上的增长或在这期间出现时间依赖性的降低,它们可能是肺组织损伤的早期标志物。早期参与的基因包括 Mt1、Mt2、Hmox1、Gcl、GR、IL-6、IL-13、Txn1、Fas、FasL、Lpin2、Mmp1a、Mmp12、Sfp-B、Sfp-D、CAT、EC-SOD、GST 和 Pltp。另一方面与纤维化形成有关的基因如 procollagen、Fn1、Eln、SMA、and Mmp9、Timp1 在中毒后第五天时明显增加。基因 Mmp3 和 Mmp8 在染毒 24 小时和 5 天时表达显著增加,基因 VEGFA 表达减少,因此这些基因也可作为晚期的标志物。

4. 其他

内皮素可能与百草枯中毒导致的多器官功能衰竭有关,可作为评价多器官功能衰竭的程度的临床指标之一,用来指导治疗和判断预后。

【组织病理】

百草枯中毒病理表现为早期肺泡上皮细胞受损,肺泡内出血水肿,炎症细胞浸润。晚期则出现肺泡内和肺间质纤维化,这种表现被命名为"百草枯肺",是急性呼吸窘迫综合征(ARDS)的一种变异形式。

【临床表现】

百草枯无挥发性,生活中一般不易经呼吸道吸入中毒。急性重度中毒几乎均为口服吸收引起。全身中毒症状表现为多器官损害。通过临床大宗病例观察,我们发现急性百草枯中毒临床表现呈现规律性变化。呼吸系统损害的表现最为突出,主要有咳嗽、咳痰、呼吸困难、肺水肿,严重者 24h 内可迅速发生肺水肿及出血表现,1～3 天出现急性呼吸窘迫综合征,早期可因 ARDS、休克等多脏器功能衰竭致死。服毒量超过 100 ml 的患者中毒后前 3 天为暴发期,患者多于此期因多脏器功能迅速衰竭而死亡。7 天后存活患者,其病情变化以进行性肺渗出性炎性病变和纤维化形成、伴呼吸衰竭为主,14 天后达到高峰。此期经过治疗即使是较严重的肝肾损伤也能逐渐恢复。21 天后肺纤维化进展减慢,但仍有部分患者 3 周后死于肺纤维化引起的呼吸衰竭。12 周后存活患者临床症状消失,经系统治疗肺 CT 检查少数患者肺部留有局部胸膜肥厚、纤维条索。有些患者早期可无明显症状或有其他脏器损害表现,在数日后又可迅速出现肺水肿表现,炎性渗出明显,然后出现肺纤维化,一旦迟发性肺部症状出现,预后很差。

消化系统损害主要表现为口咽部及食管灼伤、恶心、呕吐、腹痛、腹泻,甚至出现呕血、便血和胃穿孔,部分患者约 1～7 天出现中毒性肝病表现,如肝区疼痛、肝肿大、黄疸及肝功能异常,严重可引起急性肝坏死。

泌尿系统损害常于中毒 1～3 天出现,表现为蛋白尿、管型尿、镜下血尿,血肌酐、尿素氮升高,严重者发生急性肾功能衰竭,但尿量往往不减少。

其他损害:重者可有中毒性心肌损害、血压下降。神经系统损害多见于严重中毒患者,可出现头痛、头晕、精神异常,幻觉、嗜睡、手震颤、面瘫,并可有脑水肿等。个别患者可发生 DIC。皮肤吸收中毒可引起接触性皮炎,甚至出现灼伤性红斑、水疱、溃疡、坏死等。也有皮肤接触引起肺纤维化改变的报道。高浓度百草枯接触指甲后,可致指甲严重破坏,甚至脱落。眼沾染浓液体后可出现刺激症状及结膜或角膜灼伤。

关于百草枯中毒的临床分级,根据大量的临床实践我们提出按照患者服毒量多少结合临床表现将其分为摄入量(20％原液或相当量)＜50ml 组,50～100ml 组和＞100 ml 组,对于指导治疗和疗效判断具有较好的实用性。其他影响因素包括服毒时是否空腹、服毒后是否立即进行催吐、服毒后至洗胃的时间间隔以及服毒后至正规治疗的时间间隔等。

【辅助检查】

1. 毒物分析

可行血、尿百草枯测定,注意样本要保存在塑料试管内,不可用玻璃试管。血浆百草枯浓度测定可协助明确诊断。

2. 血、尿、粪三大常规检查,肝肾功能检查,动脉血气分析

可有异常改变。

3. 肺部影像学检查

肺部高分辨 CT(HRCT)动态观察有助于发现中毒患者肺部病变的变化规律,对于制定救治措施和判断预后具有较高的实用价值。其他如肺部 X 线检查等也有助于病情判断,但其作用不如肺 HRCT。

【诊断】

主要根据明确的百草枯接触史、典型的临床表现结合有关实验室检查即可确诊。毒物接触的方式主要是口服中毒。皮肤黏膜接触引起中毒的病例也屡见不鲜。鉴别诊断上主要应与其他除草剂中毒鉴别,应注意百草枯与其他农药混配中毒的可能。

【治疗】

1. 现场处理和一般治疗

接触量大者立即脱离现场。皮肤污染时立即用流动清水或肥皂水冲洗 15min。眼污染时立即用清水冲洗 10min,局部应用抗菌药物,以防继发感染。口服者给催吐和彻底洗胃,洗完胃后将蒙脱石散剂 30g 加入 20％甘露醇溶液中,分次口服,根据病情在中毒后前几天可重复给予。或给予 20％活性炭混悬液,成人 100g,儿童每千克体重 2g,分次口服或通过胃管灌入,同时给予适量甘露醇口服,直至患者大便颜色由墨绿色变为黑色。口服百草枯后 2h 内清除毒物疗效最好。除了口腔黏膜和食管严重损伤外,推荐流质饮食。对长时间、剧烈呕吐者可采取以下措施:应用 5-羟色胺拮抗剂或吩噻嗪类止吐剂,如甲哌氯丙嗪(丙氯拉嗪)。不要使用甲氧氯普胺等多巴胺拮抗剂,因此类药物可减弱多巴胺对肾功能的恢复作用。

2. 保持呼吸道通畅

应注意保持呼吸道通畅,确保呼吸功能正常。禁用高压氧。一般在出现呼吸衰竭时才考虑给予＞21％浓度氧气治疗,无效时可给予机械通气治疗。可给予地塞米松 5mg,每日 1～2 次雾化吸入。

3. 免疫抑制治疗

目前,临床上多采用糖皮质激素联合环磷酰胺冲击治疗急性百草枯中毒。然而,由于患者的服毒量和病情不同,即使是相同的治疗方案,其抢救成功率差别很大。在临床实践中,我们的具体方法为:甲泼尼龙 500 mg,静脉滴注,1 次/天,根据病情连用 10～14 天后逐渐减量至停药。环

磷酰胺可根据病情在 1 周后酌用。

4. 细胞因子拮抗剂治疗

重组人Ⅱ型肿瘤坏死因子受体-抗体融合蛋白（etanercept，国产商品名益赛普）是一种完全人化的重组可溶性 TNF p75 受体二聚体融合蛋白，在理论上可干预肺纤维化的形成和发展，我们在临床实践中给予重组人Ⅱ型肿瘤坏死因子受体-抗体融合蛋白（etanercept）50 mg，皮下注射，每周 1 次，连用 3 周，配合甲泼尼龙和环磷酰胺治疗急性百草枯中毒可明显降低肺纤维化发生，对于服毒量小于 100 ml 的患者初步显示较好的疗效。

5. 血液净化治疗

有关血液净化治疗急性百草枯中毒的疗效国内外报道不一。我们强调中毒发生后尽早行血液净化治疗（最好在中毒后 6 小时内）1 次。不提倡重复血液净化，以免使上述治疗药物丢失，触发肺部病变而加重病情。

6. 对症治疗和其他治疗

应积极输液、利尿，保持水电解质平衡，防治继发感染，加强营养支持。康复新液局部或口服使用，能减轻口腔及消化道灼伤。联苯双酯具有稳定肝细胞膜的作用，可防治肝损害。霉菌感染多发生在治疗 1 周后，一旦出现应及时给予抗真菌药物如氟康唑治疗。有关肺移植治疗百草枯中毒致肺纤维化，迄今为止国外仅有 1 例成功的病例报道。抗凝治疗初步显示有效。

【预后】

对于服毒量小于 50ml（20％原液或相当量）的百草枯中毒患者，如经过及时积极抢救，预后较好；如果服毒量超过 50ml，或者空腹服毒、抢救不及时者，预后往往不良；对于服毒量超过 100ml 者，仅个别患者存活。

（菅向东　赵东波）

第二节　汞及其无机化合物中毒

汞中毒（mercury poisoning）是指接触金属汞及其无机化合物而引起的以中枢神经系统、口腔病变为主，并累及呼吸道、胃肠道、肾等的全身性疾病。汞中毒伴有免疫系统损伤。

【流行病学】

汞在自然界有三种形态，即金属汞（元素汞、汞蒸气）、无机汞（汞盐）及有机汞。金属汞及汞盐中毒是对人体多脏器的损伤，急性与慢性中毒的靶器官不同。急性中毒的靶器官主要是肾，其次是脑、消化系统，汞蒸汽吸入会累及肺。慢性中毒的靶器官主要是脑，其次是消化系统和肾。

职业性及日常生活中汞的接触机会如下：汞的开采与冶炼、汞齐法炼金、氯碱行业、有机合成工业、含汞化合物的制造、仪表行业、电气行业、汞齐作补牙材料、使用含汞偏方、使用含汞化妆品等；误服（自服）汞的无机化合物（如甘汞、升汞、醋酸汞等）。

20 世纪 50 年代，汞中毒以职业性中毒较为多见。近年来，有关利用汞的无机化合物作为偏方治疗某些疑难病症导致的医源性汞中毒呈现增多趋势。经常有儿童误服破碎体温表中的金属汞的情况，但是由此导致汞中毒的病例罕见。

【免疫病理】

对汞中毒机制的研究与认识正逐渐向分子面推进，比较公认的机制如下：

1. 汞与大分子的共价结合

由于 Hg^{2+} 具有高度亲电子性,因此对体内含硫、氧、氮等电子供体基团如巯基、羧基、氨基、羰基、磷酸基等,具有很强的结合性,这些基团与 Hg^{2+} 结合即失去活性。Hg^{2+} 除与酶、蛋白等大分子物质发生共价结合造成功能和结构损伤外,它对 DNA 也有明显攻击性,可造成 DNA 单链断裂,可能它的亲电子性在体内促进产生超氧阴离子自由基有关。

2. Hg^{2+} 致金属内稳态失衡

Hg^{2+} 诱导脂质过氧化损伤了细胞膜结构,造成膜通透性增强,导致细胞外液 Ca^{2+} 大量进入细胞,引起细胞内"钙超载"。Hg^{2+} 还可通过激活 Ca^{2+} 的反应位点,直接诱发钙介导的各种反应,损伤细胞。金属硫蛋白 MT 主要存在中枢神经系统及肾脏,MT 与 Hg^{2+} 结合,在部分地拮抗 Hg^{2+} 毒性的同时,诱导产生更大量 MT 也结合了人体必需的元素 Zn^{2+}、Cu^{2+} 等,导致微量元素失调,又间接造成对机体的毒性。

3. 汞的免疫损伤作用

接触汞蒸气对肾脏的损伤被认为是免疫相关损伤,研究表明 Hg^{2+} "进入"肾小球,使肾小球组织具有"自身抗原"性质并诱发机体产生抗体,在肾局部生成"原发性免疫复合物"沉积,电镜下可见肾小球系膜区及内皮质充斥大量蛋白沉积物,可见 Hg^{2+} 蛋白复合物致肾小球滤膜通透性增高。另外,肾小管损伤后释放的抗原也是引起肾小球免疫损伤的主要原因,氯化汞的多克隆激活作用也有促进自身抗体生成的效应。汞及其化合物尚可引起 IV 型(细胞介导)变态反应,是早期蛋白尿或之后肾小球免疫性损伤原因的可能性。

4. Hg^{2+} 对机体防护机制的影响

机体对汞毒性有以下几个重要防护机制:①血浆和红细胞中,形成汞-硒复合物,为机体的"一线"防护;②谷胱甘肽阻断 Hg^{2+} 与体内大分子物质的结合,为机体对 Hg^{2+} 的"二线"防护机制;③金属硫蛋白(MT)与汞的亲和力大于其他金属,可迅速与进入肾、肝细胞的汞金属结合使其失去活性,为"三线"防护机制;④溶酶体(LYS)可吞噬汞硫蛋白,并逐渐将其降解成低分子物质排入肾小管腔,故 LYS 可视为机体对 Hg^{2+} 的最后防线。

5. 其他

由于 Hg^{2+} 高度的亲脂性和可扩散性,使其有充分时间透过细胞屏障及胎盘,并沉积于胎盘。汞中毒引起周围神经受损的报告。

【临床表现】

汞中毒的临床表现与进入体内汞的形态、途径、剂量、时间密切相关。短时间 $>3\sim5h$ 吸入高浓度汞蒸气 $>1.0mg/m^3$ 或口服大量无机汞可致急性汞中毒。服用或涂抹含汞偏方可致亚急性汞中毒。职业接触汞蒸气常引起慢性汞中毒。

1. 急性中毒

(1) 轻度中毒:短期内接触大量汞或其化合物,尿汞增高。可出现发热、头晕、头痛、震颤等全身症状。并可出现下列表现:①口腔-牙龈炎及胃肠炎;②急性支气管炎。

(2) 中度中毒:在轻度中毒基础上可出现①间质性肺炎;②肾病综合征。

（3）重度中毒：下列表现之一者，①急性肾功能衰竭；②癫痫样发作；③精神障碍。

2. 慢性中毒

（1）轻度中毒：可表现为①脑衰弱综合征；②口腔-牙龈炎；③眼睑、舌或手指震颤；④尿汞增高。

（2）中度中毒：可表现为①出现精神性格改变；②粗大震颤；③明显肾损害。

（3）重度中毒：可表现为①小脑共济失调；②精神障碍。

【辅助检查】

1. 血汞

接触汞后可立即急性接触升高，国内尚无血汞正常值标准。国外近年研究表明正常人血汞应＜0.05μmol/L(＜10μg/L)。

2. 尿汞

接触汞数日后尿汞升高，1～3个月达峰值，停止接汞后尿中排汞仍增加可持续6～8个月以上，可作为慢性汞中毒机体内剂量标志物。一般尿汞＞0.25μmol/g Cr 可出现神经系统症状，尿汞＞0.5μmol/g Cr 以上临床改变更加明显。双硫腙法，正常值为0.25μmol/L(0.05mg/L)；蛋白沉淀法，正常值为0.05μmol/L(0.01 mg/L)。

3. 血液检查

可酌情检查下列项目：①血常规；②血尿素氮、肌酐、钾、钠、氯离子测定；③心肌酶谱测定；④肝脏酶学检查；⑤血气分析。

4. 尿常规检查

5. X 线胸片

可见肺门阴影增大，双肺点、片状或融合成大片阴影，少数可见双肺磨砂玻璃样改变。

6. 汞试验

用常规量巯基络合剂后，尿汞较驱前增加1倍或超过正常值50%，较有利于诊断。

【诊断】

有明确汞接触史，典型的汞中毒临床表现，结合血汞或尿汞检查结果诊断并不难。尿汞增高，无汞中毒临床表现者为观察对象。但急性汞中毒发热、皮疹、神经症状、肾脏病变需与上呼吸道感染、肺炎、药物过敏、某些皮肤病和传染病、急性肾小球肾炎等相鉴别。

慢性汞中毒神经精神症状、口腔炎、震颤等需与神经衰弱、更年期综合征、贝赫切特综合征、甲亢、帕金森病、慢性酒精中毒、脑血管硬化症、反应性精神病或妄想型精神病相鉴别。

【治疗】

1. 急性中毒

（1）紧急处理：经呼吸道吸入者需立即脱离中毒现场，及时清洗和消毒；经口服大量汞盐者尽早用温水及0.2%活性炭交替洗胃，之后给予牛奶或蛋清及活性炭(15g)保护胃黏膜。少量口服金属汞后不需处理（3～5 天内经粪便自行排出）。

（2）驱汞治疗：常用二巯丙磺酸钠 2.5～5.0mg/kg，肌内注射。也可用二巯丁二钠 15～20mg/kg，缓慢静脉注射，每 6～8h 一次，2 天后改为每日一次，次晨留标本验尿汞，6 天为一个疗程。间隔 4 天，每晨验尿汞一次，根据尿汞水平决定是否进行下一疗程。如需要第二疗程，则开始 5mg/kg，每日一次，肌内注射。或改用二硫丁二钠，每次 1g 或 15mg/kg，每日一次，缓慢静脉注射。出现明显性肾衰竭时不易驱汞，应全力抢救防治 ARF，必要时可行透析疗法或在血液透析配合下进行驱汞治疗，也可采用血液置换治疗。

（3）对症及支持治疗：口腔炎可给予康复新液局部应用。合理使用抗生素防治感染。积极补液、利尿，并注意维持水电解质和酸碱平衡。常规使用糖皮质激素，可选用甲泼尼龙或地塞米松。

2. 慢性汞中毒处理

（1）生活中毒：要立即停止接触汞或汞盐，职业性慢性汞中毒患者需脱离汞作业，都要立即进行驱汞治疗。

（2）驱汞治疗：①二巯丙磺钠：每次 5mg/kg，每天 1 次，肌内注射。②二硫丁二钠：每次 1g 或 15mg/kg，每日 1 次，缓慢静脉注射。③二硫丁二酸：每次 0.5g，每日 2 次，口服。3 天为 1 疗程，间隔 4 天，间歇尿汞正常或经 2～4 疗程尿汞接近正常可停止驱汞。

（3）对症支持治疗：给予镇静、安神等治疗，汞性口腔炎可予 2％碳酸氢钠溶液或漱口水漱口。

【预后】

目前，急慢性汞中毒经过积极治疗一般预后良好。

（菅向东）

参 考 文 献

Dietert RR, Lee JE, Hussain I, et al. 2004. Developmental immunotoxicology of lead. Toxicol Appl Pharmacol, 198(2): 86-94.

Descotes J. 2005. Immunotoxicology: role in the safety assessment of drugs. Drug Saf, 28(2): 127-136.

Descotes J. 2006. Methods of evaluating immunotoxicity. Expert Opin Drug Metab Toxicol, 2(2): 249-259.

Holsapple MP. 2003. Developmental immunotoxicity testing: a review. Toxicology, 185(3): 193-203.

Jack H. Dean. 1997. Issues with introducing new immunotoxicology methods into the safety assessment of pharmaceuticals. Toxicology, 119: 95-101.

Karol MH, Stoliker D. 1999. Immunotoxicology: past, present, and future. Inhal Toxicol, 11(6-7): 523-534.

Luster MI, Portier C, Pait DG, et al. 1992. Risk assessment in immunotoxicology I Sensitivity and predictability of immunetests. Fundam Appl Toxicol, 18 : 200-210.

LusterMI, PaitDG, Portierc, et al. 1992. Qualitative and quantitative experimental models to aid in risk assessment for immunotoxicology. Toxicology Letters, 64-65: 71-78.

Philippe H Beaune, Sylvaine Lecoeur . 1997. Immunotoxicology of the liver: adverse reactions to drugs. Journal of Hepatology, 26(Supplement 2): 37-42.

第六十四章 职业性免疫病

第一节 职业性哮喘

职业性哮喘（occupational asthma）是在生产环境中吸入致喘物后引起的以间歇发作性喘息、哮鸣等为特点的气道狭窄性疾病，是支气管哮喘的一种类型，同属气道阻塞性疾病，造成起到阻塞的原因主要是由于支气管炎症所致的急性支气管平滑肌痉挛，黏膜及黏膜下水肿，黏液过度分泌、支气管上皮剥脱所致黏液栓形成，不可逆的重塑性气道壁纤维化以及气道高反应性等。

【流行病学】

职业性哮喘的发病率约占哮喘总人数的 2%～5%，在某些职业人群中其患病率可达 5%～40%。职业性哮喘的诱因分为高分子质量的生物学物质和低分子质量的化学物质两种，其中大多数为职业性致喘物，少数是刺激物。目前已经记录在册的致喘因子有 250 余种，仍有许多可疑因子尚待确定。

1. 植物类

谷尘、面粉、大豆、蓖麻子、咖啡豆、茶叶、烟叶、植物胶、棉籽、亚麻子等。

2. 动物身体成分及其排泄物

实验室动物、鸟、蛋、牛奶、蟹、虾等。

3. 昆虫

家庭尘螨、谷螨、禽螨、蚕、蟑螂、蜜蜂等。

4. 酶

木瓜蛋白酶、舒替兰酶、胰酶、胃蛋白酶、胰蛋白酶、真菌淀粉酶等。

5. 植物胶

阿拉伯胶、黄蓍胶、卡拉牙胶等。

6. 异氰酸酯类

如甲苯二异氰酸脂（TDI）、亚甲二苯基二异氰酸脂、己二异氰酸酯等。

7. 苯酐类

如苯二甲酸酐、偏苯三酸酐、三苯六羧酐等。

8. 药物

如青霉素、头孢菌素、螺旋霉素、四环素、哌嗪枸橼酸盐等。

9. 木尘

如桃花心木、雪松、枫树、橡树等木材的木尘。

10. 金属

如铂、镍、铬、钴等。

11. 其他

松香、甲醛、乙二胺、巯基乙酸铵等。

【免疫病理】

1. 细胞免疫

职业性抗原物进入人体后由 T 淋巴细胞识别抗原,并激活 T 细胞释放淋巴因子。T 辅助细胞(Th1、Th2)分泌的白细胞介素-3(IL-3)。粒细胞-巨噬细胞集落刺激因子(GM-CSF),分别活化、增殖肥大细胞,中性粒细胞和巨噬细胞。由 Th1 分泌的白细胞介素-2(IL-2)。刺激 T 细胞和巨噬细胞生长。由 Th2 分泌的白细胞介素-4(IL-4)、白细胞介素-5(IL-5),前者刺激肥大细胞产生 IgE,后者则活化、增殖、聚集嗜酸粒细胞,形成嗜酸粒细胞炎症。

2. 体液免疫

职业性致喘物特别是高分子量物质,抗原和 IgE 结合,产生特异性反应,激活炎细胞,释放炎性介质,导致气道黏膜和平滑肌的炎症反应。炎症介质的释放是通过活化细胞内磷脂酶 A_2(PLA2),并催化花生四烯酸(AA)的合成与释放来完成的。AA 经酯氧酶途径形成百三烯系列(LT_S:A4、B4、C4、D4):经环氧酶途径合成前列腺素(PGD_2、PGF_2、PGE_2、PGI_2)及血栓烷(TXA_2)。由 PLA2 合成与释放血小板活化因子(PAF)。活化的肥大细胞、嗜碱粒细胞脱颗粒,释放颗粒含有介质,如组胺、嗜碱粒细胞释放因子,中性粒细胞趋化因子及各种中性蛋白酶等。这些介质除 PGE2、PGI2 外,均可史支气管平滑肌收缩、黏膜水肿、黏液分泌增多、炎细胞浸润,上皮脱落等病变。

【组织病理】

支气管气道腔壁存在广泛的嗜酸粒细胞浸润,血管扩张,微血管渗漏,上皮脱落,细小管腔黏液栓形成等。支气管肺泡灌洗液中存在大量嗜酸粒细胞,上皮细胞及肥大细胞。碱性蛋白和白三烯的浓度增加。

【临床表现】

在接触职业性致喘物后出现发作性伴有哮鸣音的呼气性呼吸困难或发作性胸闷或咳嗽,严重者被迫采取坐位或呈端坐呼吸,干咳或咳大量白色泡沫痰,甚至出现发绀等症状。反复哮喘发作可有明显的气道高反应性表现,严重者伴有肺气肿,并可发生持久的阻塞性通气功能障碍。轻度哮喘或非常严重的哮喘发作,哮鸣音可不出现,后者称为"寂静胸"。严重哮喘患者可出现心律增快、奇脉、胸腹反常运动。非发作期体检可无异常。

职业性哮喘临床分级如下:

1. 观察对象

出现胸闷、气短、咳嗽、咳痰,并呈发作性哮喘,两肺可闻及哮鸣音,但缺少特异性实验室指标异常者。在体检中仅发现有特异性实验室指标异常,而临床上缺少典型的发作性哮喘症状、体征者。观察对象不属于职业病。

2. 轻度哮喘

具有以下任何一项者,可诊断为轻度哮喘:①经数月或数年潜伏期后,出现胸闷、气短、发作性哮喘,两肺哮鸣音,可伴有咳嗽、咳痰。脱离有害物质,症状可在短期内自行缓解;再次接触后,可再发。并具备任何一项特异性实验室指标异常;②哮喘临床表现不典型,但有气道反应性增强的实验室指征(如乙酰甲胆碱或组胺支气管激发试验阳性),并具备任何一项特异性实验室指标异常。

3. 重度哮喘

在轻度哮喘基础上出现反复哮喘发作,具有明显的气道高反应性表现,伴有肺气肿,并有持久的阻塞性通气功能障碍。

【辅助检查】

职业性现场支气管激发试验可呈阳性。

室内变应原支气管激发试验阳性。

抗原特异性 IgE 抗体检查,放射变应原吸附试验(RAST)或酶联免疫吸附试验(ELIST)阳性。

变应原皮肤试验(皮内、点刺或划痕法)重复阳性。

其他非特异性检查 肺功能检查发作期可出现阻塞性通气障碍;动脉血气分析可有异常;胸部 X 线检查在哮喘发作早期可见两肺透亮度增加,呈过度通气状态。

【诊断】

根据确切的职业史及哮喘临床表现,结合职业卫生与流行病学调查以及实验室资料,进行综合分析,排除其他原因引起的哮喘或呼吸道疾患后,方可诊断。确切的职业史及病史是指:从事该项工作前无哮喘病;从事该项工作后出现发作性或可逆性哮喘,伴有肺部哮鸣音;有可靠证据,证明哮喘发作与其职业密切相关,即接触后出现哮喘,而节、假日症状改善或消失,再接触后可复发。速发型变态反应介质阻滞剂、抗组胺药以及肾上腺糖皮质激素均有预防及治疗效果。作业工龄一般在半年以上。职业性哮喘的诊断目前国内仅限于直接接触下列职业性致喘物(职业性变应原)的人员,①异氰酸酯类:甲苯二异氨酸酯(TD1)、二苯甲酸二异氰酸酯(MD1)、六甲撑二异氰酸酯(HD1)、萘二异氰酸酯(ND1)等;②苯酐类:邻苯二甲酸酐(PA)、1,2,4 苯三酸酐(TMA),四氯苯二酸酐(TCPA)等;③多胺固化剂:乙烯二胺、二乙烯三胺、三乙烯四胺等;④铂复合盐;⑤剑麻。诊断本病时应与上呼吸道感染、慢性喘息性支气管炎、心源性哮喘、外源性变应性肺泡炎以及非气管哮喘等病进行鉴别。

【治疗】

治疗原则,急性发作期应尽速脱离作业现场,对症治疗,如吸氧,给予平喘药、抗过敏药及中药等;必要时给予肾上腺糖皮质激素。慢性反复发作者,除给以上处理外,尚需配合适当的支持治疗。

1. 脱离变应原

脱离变应原为防治职业性哮喘最有效的方法。

2. 药物治疗

（1）缓解哮喘发作：此类药物的主要作用为舒张支气管，又称支气管舒张药。主要有 β_2 肾上腺素受体激动剂、抗胆碱药、茶碱类等。短效 β_2 肾上腺素受体激动剂主要有沙丁胺醇、特布他林和非诺特罗。长效 β_2 受体激动剂主要有福莫特罗、沙美特罗及丙卡特罗等。抗胆碱药主要有异丙托溴胺、泰乌托品等。茶碱类主要有氨茶碱和控释茶碱等。

（2）控制哮喘发作：此类药物主要治疗哮喘的气道炎症，亦称抗炎药。主要有糖皮质激素、LT 调节剂、色苷酸钠及尼多酸钠、酮替酚、阿司咪唑、曲尼斯特、氯雷他定等。

【预后】

职业性哮喘患者如能早期脱离原工作岗位，一般可有明显的好转或痊愈。但就全部的职业性哮喘追踪观察来看，停止接触致喘物后，哮喘症状减少、非特异性气道高反应性有改进者不超过 50%。

第二节　职业性急性变应性肺泡炎

职业性急性变应性肺泡炎（occupational acute allergic alveolitis）是在生产过程中吸入具有抗原性的某些有机粉尘所引起的以肺泡变态反应改变为主的呼吸系统疾病，按吸入物质分为农民肺、蔗渣菌孢肺、蘑菇肺等。

【流行病学】

农民肺是最具有代表性的职业性急性炎性肺泡炎，其次是鸽饲养者肺，其患病率估计在 6%～15%。

【免疫病理】

抗原抗体在血液中形成可溶性复合物，沉积于血管壁并激活补体，吸引中性粒细胞到局部，后者在吞噬免疫复合物过程中释放溶酶体，溶酶体损伤血管及邻近组织，引起炎症、浸润和出血，形成肉芽肿及间隔细胞浸润。急性肉芽肿性间质性肺炎，病理改变主要是肺泡炎、肉芽肿，间质纤维化。偶可见血管和支气管结构的改变，如明显的闭塞性细支气管炎等。肺泡壁的炎症伴大量淋巴细胞的间质浸润是急性期最早及最常见的改变。肺泡腔中常见含大量的泡沫状的巨细胞。急性炎症后期肉芽肿开始形成，炎症逐渐消退。

【组织病理】

巨细胞、朗格汉斯细胞、上皮细胞、巨噬细胞、单核细胞以及散在的淋巴细胞形成细胞性肉芽肿，肉芽肿一般发生在肺泡壁和小血管附近。肺泡内可见肉芽肿结节通过一个蒂附着在肺泡壁上，有单核巨噬细胞、成纤维细胞核含胶原纤维的结缔组织形成。肉芽的表面常有一层成纤维细胞，肌纤维母细胞或上皮细胞覆盖。偶尔可见血管和血管周围有淋巴细胞浸润。支气管肺泡灌洗液细胞分析发现抑制 T 淋巴细胞为主。

【临床表现】

急性变应性肺泡炎一般是在吸入变应原 4～8h 后出现畏寒、发热、咳嗽、胸闷、气急。两下肺可闻及捻发音。严重患者可出现体重减轻、乏力，胸部捻发音增多等表现。咳嗽的病情判断标准:轻度(＋):白天间断咳嗽,不影响正常生活和工作。中度(＋＋):症状介于轻度(＋)及重度(＋＋＋)之间。重度(＋＋＋):昼夜咳嗽频繁或阵咳,影响工作和睡眠。

【辅助检查】

1. 血清沉淀抗体双向免疫扩散试验

用已知抗原如嗜热放线菌、链霉菌可溶性抗原、或从生产环境有机粉尘中提出的可溶性抗原,和被测试者全血清进行双向扩散方法测定。抗原和抗体互相结合,出现白色沉淀线,则为阳性。常可检出与变应原相应的特异性抗体,有助于对患者进行病因学诊断。

2. X 线检查

胸部 X 线检查未见肺实质改变,轻度病变见双肺纹理增强,并有 1~5mm 大小的边缘模糊、密度较低的点状阴影,其病变范围不超过 2 个肺区。重度者示有斑片状阴影,分布范围超过 2 个肺区。或融合成大片模糊阴影。

3. 肺功能测定

为限制性通气障碍,表现为肺活量下降和肺顺应性降低,气体交换功能受损。通气血流比例失调而致低氧血症,纤维化和肺泡膜增厚而致气体弥散功能障碍。

【诊断】

根据明确的多次吸入变应原的职业史,经一定潜伏期后出现以呼吸系统损害为主的临床症状、体征和胸部 X 线表现,结合现场职业卫生学调查结果,参考肺功能、动脉血气和血清沉淀抗体测定结果,排除其他病因引起的类似病变后,进行综合分析,方可诊断。应注意与上呼吸道感染、肺炎等疾病相鉴别。

【治疗】

急性发作者应暂时脱离现场,进行必要的检查及处理,并密切观察 24~72h。

轻度者应暂时脱离生产环境并休息,给予止咳、平喘、吸氧等对症处理及适量糖皮质激素治疗,注意随访。

重度者应卧床休息,早期足量使用糖皮质激素和对症治疗。

【预后】

急性变应性肺泡炎由发展亚急性、最后发展成慢性过敏性肺炎,取决于个体的反应性及是否有重复暴露。有的一次发作后如不再暴露,可以痊愈。有的即使是一次发作也可发展成亚急性继而变成慢性,或由急性发展成慢性。

(菅向东 张忠臣)

参 考 文 献

Arshad M, Braun SR, Sunderrajan EV. 1987. Severe hypoxemia in farmer's lung disease with normal findings on chest roentgenogram. Chest,91(2):274-275.

Alberts WM, do Pico GA. 1996. Reactive airways dysfunction syndrome. Chest,109(6):1618-1626.

Aaron SD, Fergusson D, Dent R, et al. 2004. Effect of weight reduction on respiratory function and airway reactivity in obese women. Chest,125(6):2046-2052.

Ghosh SK, Parikh JR, Gokani VN, et al. 1979. Studies on occupational health problems during agricultural operation of Indian tobacco workers: a preliminary survey report. J Occup Med, 21(1):45-47.

Hartl D, Latzin P, Zissel G, et al. 2006. Chemokines indicate allergic bronchopulmonary aspergillosis in patients with cystic fibrosis. Am J Respir Crit Care Med, 173(12):1370-1376.

Lockey J, McKay R, Barth E. 2002. Bronchiolitis obliterans in the food flavoring manufacturing industry. Am J Respir Crit Care Med, 165: A461.

Malmberg P, Rask-Andersen A, Palmgren U, et al. 1985. Exposure to microorganisms, febrile and airway-obstructive symptoms, immune status and lung function of Swedish farmers. Scand J Work Environ Health, 11(4):287-293.

Pellegrino R, Viegi G, Brusasco V, et al. 2005. Interpretative strategies for lung function tests. Eur Respir J, 26(5): 948-968.

Schwarz MI, Fontenot AP. 2004. Drug-induced diffuse alveolar hemorrhage syndromes and vasculitis. Clin Chest Med, 25 (1):133-140.

Sander N, Fusco-Walkert SJ, Harder JM, et al. 2006. Dose counting and the use of pressurized metered-dose inhalers: running on empty. Ann Allergy Asthma Immunol, 97(1):34-38.

Swami S, Suryakar AN, Katkam RV, et al. 2006. Absorption of nicotine induces oxidative stress among bidi workers. Indian J Public Health, 50(4):231-235.

Sheikh A, Hurwitz B, Shehata Y. 2007. House dust mite avoidance measures for perennial allergic rhinitis. Cochrane Database Syst Rev, CD001563.

Todd NW, Peters WP, Ost AH, et al. 1993. Pulmonary drug toxicity in patients with primary breast cancer treated with high-dose combination chemotherapy and autologous bone marrow transplantation. Am Rev Respir Dis, 147(5): 1264-1270.

Uchiyama H, Suda T, Nakamura Y, et al. 2008. Alterations in smoking habits are associated with acute eosinophilic pneumonia. Chest, 133(5):1174-1180.

第八单元　移植免疫与移植后免疫病

第六十五章　器官移植与免疫排斥

组织器官移植已成为医学上重要的治疗手段之一,临床上已开展同种肝、心脏、肾、脾、胰岛、小肠移植,以及肝肾、肝胰、心肺等联合移植。根据移植物来源及供、受者遗传背景的差异,一般将组织器官移植分为自体移植(autograft)、同种移植(allograft)、异种移植(xenograft)。移植排斥是引起移植物失活及机体死亡的主要原因,是由移植治疗引起的治疗性免疫病。本章主要探讨同种移植过程中出现的移植排斥,并探讨其机制、预防措施。

【流行病学】

中国器官移植始于 20 世纪 60 年代,虽然起步较晚,但发展较快,2000 年,国内已有 108 家医院开展肾移植,肾移植数达 4830 例。目前中国内地已有 16 家医院经卫生部审定核准开展器官移植,每年肾移植数目超过 100 例的医院就有 30 多家,每年进行肾移植手术的有 5000 例左右,肾移植数实际累计已超过 2 万例次,仅次于美国,居世界第 2 位。每年肝移植数为 3000～3500例,居全球第 2 位,截至 2007 年 6 月底已累计完成 14 613 例。目前肝移植技术已日臻成熟,至2006 年肝移植累计近 4000 例,肝癌肝移植约占 30%～40%。

【免疫病理】

移植排斥(transplantation rejection)是受者免疫系统识别移植抗原后产生免疫应答,进而破坏移植物的过程。同种移植中出现的排斥反应称为同种反应(alloreaction),引起排斥反应的抗原称同种抗原(alloantigen),受者 T 细胞对同种抗原的识别称同种识别(allo-recognition)。

1. 引起同种移植排斥的抗原

引起移植排斥的抗原为移植抗原(transplantation antigen),即组织相容性抗原,是移植排斥的分子基础。其中,能引起较强排斥反应的组织相容性抗原称为主要组织相容性抗原(MHC 抗原);引起较弱排斥反应的组织相容性抗原称为次要组织相容性抗原(mH 抗原)。移植成功的关键即取决于供、受者间组织相容性抗原是否一致或相近。

(1)主要组织相容性抗原:人类的主要组织相容性抗原称为人类白细胞抗原(human leuko-cyte antigen,HLA 抗原),其中与移植排斥有关的主要为 HLA-Ⅰ类和Ⅱ类抗原。HLA-Ⅰ类抗原广泛表达于一切有核细胞表面,Ⅱ类抗原主要表达在活化的 Mφ、B 细胞、树突状细胞等抗原提呈细胞、血管内皮细胞及活化的 T 细胞表面。在群体中,HLA 等位基因及其产物具有高度多态性,故在人群中很难随机找到 HLA 基因型或表型完全相同的供者和受者。

(2)次要组织相容性抗原:次要组织相容性抗原包括非 ABO 血型抗原及性染色体相关抗原,如男性 Y 染色体上有编码次要组织相容性抗原的基因,称为 H-Y 基因,女性受者可针对男性供者 H-Y 抗原产生排斥反应。另外,在不使用免疫抑制剂的情况下,即使主要组织相容性抗原完全相同的同胞兄弟姐妹间进行移植,仍会发生移植排斥,此乃由次要组织相容性抗原所引起,这些抗原可能定位在其他染色体上。次要组织相容性抗原一般仅引起较弱的排斥反应,但某些次要组织相容性抗原的组合能引起强而迅速的排斥反应。由于组织配型技术的改进,在主要组织相容性抗原引起的排斥反应基本被控制后,次要组织相容性抗原引起的排斥反应将引起人们的关注。

(3) 红细胞血型抗原:ABO 血型抗原不仅存在于红细胞表面,也广泛存在于除中枢神经系统外的各种组织细胞表面,并可分布于体液及分泌液中。若供者与受者 ABO 血型不配合,则受者血清中天然血型抗体与移植物血管内皮细胞表面的血型抗原结合,可激活补体,造成血管内皮细胞损伤和血管内凝血,引起超急性排斥反应。

(4) 组织特异性抗原:表达在特定细胞、组织和器官表面的抗原称为组织特异性抗原。同种不同组织器官的组织特异性抗原不同,移植后发生排斥反应的强度亦各异。皮肤移植引起的排斥反应最强,其次为肾,肝脏移植物较易成活。血管内皮细胞(vascular endothelial cell,VEC)表达特异性 VEC 抗原,可诱导受者产生强的细胞免疫应答。

2. 移植排斥反应的过程

供、受者间组织抗原相容的移植可产生排斥反应,其过程类似于机体对微生物产生的特异性免疫应答,不同之处在于受者淋巴细胞识别的抗原为移植抗原。动物实验证明:移植后 1 周左右,初次移植的皮肤开始出现排斥现象,10 天左右皮片脱落,称初次排斥;发生初次排斥后再移植同一供者的皮片,术后 6～8 天皮片脱落,称再次排斥。在发生初次排斥后,若再次移植的是第二供者的皮片,则出现初次排斥。上述实验依据表明,移植排斥反应具有特异性免疫应答的基本特点:即特异性、记忆性和区分"自己"与"非己"的特点。

(1) T 细胞的同种识别途径:发生移植排斥反应时,尤其是急性排斥反应早期,移植物中常出现单个核细胞,主要是 T 细胞的浸润。先天无胸腺小鼠(裸鼠)体内无成熟 T 细胞,其接受同种或异种移植后不发生排斥反应,表明 T 细胞在移植排斥过程中起核心作用。

移植术后,受者和移植物内的可移动细胞能相互流动(immigration)。其中以 APC 和淋巴细胞的移动最为重要,这是移植抗原被特异性 T 细胞识别的前提。受者 T 细胞的 TCR 通过直接和间接两条途径识别移植物上的同种异型 MHC 抗原。

1) 直接识别途径(direct recognition):受者 T 细胞 TCR 特异性识别供者的同种异型 MHC 抗原。既可识别完整的同种异型 MHC 分子天然结构,也可识别同种异型 MHC 分子-抗原肽复合物。即过路白细胞表面的 MHC Ⅱ 类分子或 MHC Ⅱ 类分子-抗原肽复合物可直接被受者的 $CD4^+$ 细胞识别,无需经过受者 APC 处理。学者们对这种直接识别方式与免疫应答的 MHC 限制性的矛盾有不同的解释,其中一种解释是:同种异型的 MHC Ⅱ 类分子-供者抗原肽可能模拟受者 MHC Ⅱ 类分子-抗原肽的结构,因而发生了交叉识别或交叉反应所致。而同种异型 MHC 分子天然结构被看成是外来抗原,由 T 细胞识别。直接识别途径的特点是速度快、强度大,在急性排斥反应中起主要作用。参与直接识别的 T 细胞约占 T 细胞总数的 1%～10%,被称为同种反应性 T 细胞(allo-reactive T cell),它们对免疫抑制药如环孢素比较敏感。

2) 间接识别途径(indirect recognition):受者 APC 对供者 MHC 抗原进行加工、处理,以 MHC Ⅱ 类分子-抗原肽复合物的形式提呈给受者 T 细胞,使之识别和活化,引起排斥反应。间接途径有赖于受者的 APC 对同种异型抗原进行加工、处理,其所引起的排斥反应出现较晚。参与间接识别的 T 细胞约占 T 细胞总数的 0.01%～0.1%,由于此种 T 细胞须识别与自身 MHC 分子结合的移植抗原才能产生免疫应答,故又被称为自身 MHC 限制性 T 细胞(self-MHC-restricted T cell)。间接识别途径对免疫抑制药相对不敏感。

(2) 移植排斥反应的细胞基础:参与同种移植排斥反应的细胞主要包括受者 $CD4^+$ T 细胞和 $CD8^+$ T 细胞、NK 细胞及移植物内携带的过路白细胞。

1）T 淋巴细胞：在同种移植排斥反应中，受者 CD4$^+$T 细胞（Th）和 CD8$^+$ T 细胞（CTL）所起的作用不同：CD4$^+$T 细胞主要识别 MHC Ⅱ类分子和 APC 所提呈的抗原。CD8$^+$ T 细胞主要识别 MHC Ⅰ类分子和 APC 所提呈的抗原。几乎所有体细胞均表达 MHC Ⅰ类分子，它们主要由 CD8$^+$T 细胞识别。活化的 CD4$^+$T 细胞可产生 IL-2、IFN-γ、TNF-α 等作用于淋巴细胞和单核巨噬细胞等，引起迟发型超敏反应。CD4$^+$T 细胞所产生细胞因子也可作用于 CTL，产生细胞毒效应，损伤移植物。

2）过路白细胞（passenger leukocyte）：是指在移植物血管内或组织中的供者白细胞，其中主要是树突状细胞（dendritic cell，DC）。移植术后，树突状细胞可从移植物中移出并进入受者体内，通过直接途径，将供者移植抗原提呈给受者 T 细胞。

3）NK 细胞：人 NK 细胞表达杀伤细胞抑制受体 KIR。KIR 与自身组织细胞表达的 MHC Ⅰ类分子或 MHC Ⅰ类分子-自身抗原肽复合物结合，通过胞浆内 ITIM 介导，产生负调节信号，抑制 NK 细胞的杀伤活性。移植术后，因受者 NK 细胞的 KIR 不能识别移植物细胞表面的异型 MHC 抗原，可通过胞浆内 ITAM 激活信号途径使 NK 细胞活化，产生杀伤作用，参与对移植物的排斥。

（3）免疫分子在同种移植排斥反应中的作用：细胞因子、黏附分子和抗体等免疫分子均参与同种移植排斥反应。活化的 Th 细胞分泌的 IL-2、IFN-γ 可激活 CTL 和 NK 细胞，通过细胞介导的细胞毒作用（cell mediated cytotoxicity，CMC）损伤移植物。活化的 Th 细胞产生 IL-4 、IL-5，促使 B 细胞活化、增殖并分化为浆细胞，分泌免疫球蛋白，发挥抗体依赖细胞介导的细胞毒作用（ADCC）和补体依赖细胞毒作用（complement dependent cytotoxicity，CDC）破坏移植物，主要损伤血管内皮细胞。活化的 Th 细胞分泌的 IFN-γ 和 TNF-β 激活巨噬细胞，通过介导炎症反应参与排斥。另外，急性排斥反应中同种反应性 T 细胞高表达细胞间黏附分子-1（ICAM-1）、血管细胞黏附分子-1（VCAM-1）等，参与 T 细胞活化和归巢。

3. 单向移植排斥模式和双向移植排斥模式

（1）单向移植排斥模式：正常个体接受同种异体移植术后，其免疫系统将会对移植物发动免疫攻击，即发生宿主抗移植物反应（host versus graft reaction，HVGR）；免疫功能严重低下的个体接受含有大量免疫细胞的异体移植物（如骨髓）后，移植物中的免疫细胞可被受者的组织相容性抗原激活，产生针对受者组织器官的免疫应答，导致受者组织损伤，即移植物抗宿主反应（graft versus host reaction，GVHR）。上述反应均属单向移植排斥模式（one way paradegm）。

（2）微嵌合状态与双向移植排斥模式：临床资料发现：某些肝、肾移植长期存活患者的皮肤、淋巴结、骨髓、胸腺等多种器官中可检出供者来源的细胞；取这些患者淋巴细胞与供者淋巴细胞在体外进行混合培养，结果不发生明显的增殖反应。上述事实提示，这些受者对供者组织相容性抗原产生了免疫耐受。据此，Starzl 于 1993 年提出了"双向移植排斥模式"（two way paradegm）。该理论认为：实体器官或骨髓移植后，受者体内均会同时发生 HVGR 和 GVHR，差别仅在于不同移植类型中二者的强度不同，但最终均形成二者共存的现象。

在带血管的器官移植中，血管一旦接通，移植物中过路细胞即可进入受者体内，过路细胞表面的组织相容性抗原可刺激受者免疫细胞，使之激活和增殖，发生 HVGR。另一方面，受者白细胞也会进入移植物内，可刺激移植物内供者来源的免疫细胞，使之激活并发生 GVHR。由于长期存活的移植受者一般均持续使用免疫抑制剂，其移植排斥反应的方式和特点与自然状态存在差别。在受者处于免疫功能低下的情况下，其体内 HVGR 和 GVHR 均被削弱，双方彼此制约而形成一种无反应的微嵌合状态（microchimerasm）。实验证明，过路白细胞越多的移植物，移出的白细胞也越多,故容易形成供-受者嵌合状态。长期的微嵌合状态有可能导致对移植物的免疫耐受。但是,目前对微嵌合状态的形成机制及其与移植耐受的关系还存在不同观点。

【组织病理】

宿主抗移植物反应即实质脏器移植所发生的排斥反应。根据排斥反应发生的时间、强度及病理学改变及其机制,可分为超急性排斥、急性排斥和慢性排斥反应。

1. 超急性排斥反应(hyperacute rejection)

急性排斥反应是在移植物血液循环恢复后数分钟或数小时,多在 24-48 小时以内发生的排斥反应,由体液免疫介导。其原因是受者体内预先存在抗供者同种异型抗原如 HLA 抗原、ABO 血型抗原、血小板抗原抗体等。在移植术后,抗体与移植物细胞表面相应抗原结合,激活补体,导致血管通透性增强,中性粒细胞和血小板聚集,纤维蛋白沉积,血管内凝血和血栓形成。其组织病理学特点是早期发生毛细血管内大量中性粒细胞聚集,小动脉血栓形成,继之出现缺血、变性、坏死。

超急排斥反应可见于移植术前反复多次输血、多次妊娠、长期血液透析或再次移植的个体,也可由于移植抗原与病原微生物具有共同抗原所致。另外,由于灵长类动物血清中存在抗猪血管内皮抗原 α-半乳糖苷成分的天然抗体,故猪-猴(人)异种移植后会发生超急性排斥反应。

2. 急性排斥反应(acute rejection)

急性排斥反应是同种移植后最常见的排斥反应,多发生在移植后 1 周至 3 个月内。发生急性排斥反应的快慢和轻重,与供者组织相容性抗原差异程度、免疫抑制剂使用情况及受者免疫功能状态有关。主要病理改变为肾间质肾炎,血栓形成,内皮细胞肿胀增生、坏死,肾间质水肿及单个核细胞浸润。急性排斥反应以细胞免疫为主,受者 T 细胞直接识别供者 APC 表面同种异型 MHC 抗原,发生激活和增殖,并通过不同效应机制损伤移植物。例如,CD4$^+$ T 细胞介导迟发型超敏反应性炎症;CD8$^+$ T 细胞特异性杀伤移植物细胞;活化的 Mφ 对靶细胞的直接或间接杀伤作用;NK 细胞的 ADCC 作用等。

3. 慢性排斥反应(chronic rejection)

慢性排斥反应多发生于移植术后数月或数年,病程缓慢。肾移植引起的慢性排斥反应,其主要病理改变为:单核细胞、中性粒细胞或血小板黏附于移植肾血管内皮损伤部位,导致内膜纤维组织增生、小动脉管腔狭窄甚至闭塞,有时可见多发性梗死灶,肾间质中有单核细胞浸润。慢性排斥反应的机制尚不十分清楚,目前的观点有如下几种,①免疫学因素:慢性排斥反应是急性排斥反应反复发作的结果,导致移植物组织的退行性变。细胞免疫和体液免疫应答均参与慢性排斥反应,T 细胞和 Mφ 介导迟发型超敏反应。B 细胞产生抗体,通过激活补体及 ADCC 破坏血管内皮细胞;炎症细胞、组织细胞及血管内皮细胞产生的 IGF-1、PDGF 、TGF 所致血管平滑肌增生,动脉硬化、血管壁炎性细胞浸润等。②非免疫学因素:局部缺血、再灌注损伤、免疫抑制剂毒副作用、巨细胞病毒(cytomagalo virus)感染、高血压、糖尿病等均可参与慢性排斥的发生。

【临床表现】

1. 超急性排斥反应

移植后数分钟至数小时发生,在术中可发现移植物肿胀、色泽变暗,血流减少,无弹性,功能迅速衰竭。

2. 急性移植排斥反应

临床最常见，术后 6 个月内发生，一般在移植后 2～4 周左右发生，表现为突发寒战、高热，移植物肿胀引起的局部胀痛，移植物器官功能减退。肾移植时出现尿量减少、血肌酐、尿素氮增高。肝移植则出现明显的黄疸、血清转氨酶、胆红素迅速上升。

3. 慢性排斥反应

临床表现为移植物器官功能缓慢减退，增加免疫抑制药物浓度治疗难以奏效。

4. 移植物抗宿主反应

常见于骨髓、胸腺、脾等免疫器官移植或大量输血后，受者免疫功能严重低下，移植物中含大量免疫活性细胞，供和受者间组织相容性抗原不符等情况，其主要临床的表现是炎症性疾病，患者可出现皮疹、腹泻、肺炎等。除 MHC-Ⅰ类和 MHC-Ⅱ类抗原不符外，次要组织相容性抗原（mH 抗原）不符也可导致 GVHD。

【辅助检查】

1. 移植物相应器官功能检查

（1）肾：尿量及尿常规的检查，BUN、Cr 检测。
（2）肝：血清转氨酶、胆红素的变化。

2. 病理活检

早期诊断困难时，可以穿刺活检提供病理学诊断。

【诊断】

超急性、急性、慢性排斥，根据症状出现的时间，行超声、CD14$^+$、TGF-β 及溶性黏附分子等细胞因子的检测，一般诊断不难。

1. 静脉血栓

移植物静脉血栓时，由于血液循环障碍，也表现为功能障碍，但是可以借助于超声或者 CT 进行鉴别。

2. 胆道梗阻

肝移植术后胆道并发症的发生率高达 15%～30%，超声可以观察肝内外胆管有无扩张或其他并发症，最后经 ERCP 或磁共振胆道造影确诊。

3. 肾结石及肾积水

是肾移植后常见的并发症，利用 B 超可明确诊断。

【治疗】

防治移植排斥的防治原则的主要包括正确合理的组织配型、移植排斥反应的免疫监视及抑制受者免疫功能等。

1. 正确合理的组织配型

组织配型的目的是选择合适的供者，这是移植成功的关键。

(1) ABO血型：人红细胞血型抗原是重要的组织相容性抗原,移植前应检测供者与受者的血型是否相符,最佳选择是二者血型相同,或至少符合输血原则。此外,其他红细胞血型抗原系统(如 Rh 抗原)也可能影响移植物的存活时间。

(2) HLA 型别：发生移植排斥的主要原因是供者与受者 HLA 抗原的差异。因此,HLA 分型是选择供体的重要指标。临床资料证明,移植肾长期存活与供受者 HLA 抗原密切相关,各 HLA 基因座位的重要性依次为 HLA-DR、HLA-B、HLA-A。骨髓移植物中含有大量免疫细胞, HLA 不匹配的移植易产生强烈的 GVHR,故要求供、受者 HLA 型别完全一致。HLA 分型技术包括血清学分型法(微量淋巴细胞毒试验)和基因分型法。目前,以 PCR 为基础的 HLA 基因分型技术正逐渐代替传统的血清学分型方法。

(3) 预存抗体的测定：为了防止超急排斥反应,术前须检测受者体内是否存在抗移植物抗体。某些曾多次接受输血或移植的患者体内存在有抗多种 HLA 抗原的抗体,移植后可发生超急排斥反应。

(4) 交叉配型：交叉配型是将受者或供者淋巴细胞进行混合培养(mixed lymphocyte culture, MLC),细胞增殖反应的水平与供、受者间组织相容性程度呈负相关。若增殖反应过强,说明供者选择不当。

(5) mH 抗原分型：男性个体组织细胞表面表达与性别相关的 mH 抗原。在 HLA 抗原匹配的情况下,女性受者可能排斥男性供者的移植物。因此,宜尽可能选择同性别的供者。某些情况下,mH 抗原对 GVHD 的发生起重要作用。

2. 急性排斥的免疫学监视

急性排斥反应是同种移植的一大障碍。除单卵双生子和两个单元型完全相同的同胞兄弟姐妹间移植外,多数同种移植术后均可能发生急性排斥反应。若能及早诊断并采取有效的抗排斥措施,将有利于保护移植物功能并延长移植物存活时间。急性排斥反应的诊断除依据临床症状、组织活检及生化检测外,某些免疫学检测指标也可提供有意义的线索,例如：T 细胞数量增多；$CD4^+$ T 细胞与 $CD8^+$ T 细胞比值上升；补体水平下降；溶菌酶升高；某些细胞因子如 TNF-α、IL-1、IL-4、IL-6、IFN-γ 等水平升高；某些可溶性细胞因子受体如可溶性 IL-2 受体及黏附分子受体可溶性 ICAM-1 受体水平升高等。

3. 免疫抑制措施

由于群体中 HLA 具有高度多态性,个体间 mH 抗原的差异也极为复杂,因此,除自体移植和同卵双生子间移植外,一般难以避免排斥反应的发生。为延长移植物的存活时间,临床上均常规进行免疫抑制治疗。

(1) 免疫抑制剂的应用：

1) 化学性免疫抑制剂：临床上常用的有环孢素(cyclosporin A,CsA)、糖皮质激素、硫唑嘌呤(azathioprine)、环磷酰胺、FK506 等。其中,联合使用 CsA、糖皮质激素和硫唑嘌呤可增强抗排斥疗效。CsA 的作用机制为：抑制 Th 细胞产生 IL-2、IFN-γ 等细胞因子,使移植排斥反应中的效应细胞不能被激活；糖皮质激素的药理作用是诱导活化的 T 细胞凋亡；降低 APC 的功能及 MHC 表达。硫唑嘌呤可抑制次黄嘌呤核苷酸代谢,干扰 DNA 合成,从而抑制 T 淋巴细胞增殖。

2) 生物性免疫抑制剂：临床上已使用的生物性免疫抑制剂及其作用机制,①抗淋巴细胞球蛋白(ALG)或抗胸腺细胞球蛋白(ATG),可与相应靶细胞结合,通过补体依赖的细胞毒作用杀伤淋巴细胞或胸腺细胞,抑制排斥反应；②抗某些免疫细胞膜分子的抗体如抗 CD3 抗体、抗 CD4

抗体等,其作用原理同上;③某些融合蛋白,如抗 CD45 抗体-蓖麻毒素融合蛋白可杀伤过路白细胞;IL-2-白喉毒素融合蛋白能特异杀伤表达 IL-2 受体的活化 T 细胞;CTLA4-Ig 融合蛋白可阻断 B7 与 CD28 结合,抑制 T 细胞活化;④反义寡核苷酸(antisence oligonucleotide),可阻断相应细胞因子或黏附分子的表达。

3) 中草药:某些中草药如雷公藤、冬虫夏草等已用于抗移植排斥反应。据报道,雷公藤多苷与硫唑嘌呤的免疫抑制作用类似,肾毒性相对较低。

(2) 淋巴结照射:骨髓移植前用大剂量放射线照射受者淋巴结,使其完全丧失对移植物的排斥能力。

4. 诱导免疫耐受

诱导免疫耐受是控制排斥反应的最理想方法。但是,除少数方案已在临床得到应用外,诱导移植耐受的方法迄今多处于实验研究阶段。

(1) 移植前输供者血或供体骨髓:移植术前给受者少量、多次(100～200ml/次,间隔 2 周,共 3 次)输注新鲜供者血,可提高移植物存活率。此为供者特异性输血(donor-specific transfusion, DST),其作用机制可能是:①使 Th2 细胞活化并产生 IL-4、IL-10,抑制 Th1 细胞和 CTL 功能;②白细胞表面 HLA 分子可刺激受者产生抗 HLA 抗体,后者可阻断 CTL 作用,并激活 Ts,诱导对移植抗原的免疫耐受;③供者血中含造血干细胞,它们能在受体内长期存活,从而形成嵌合体。

此外,通过输注供者骨髓也可诱导受者产生移植耐受,其机制为:骨髓中富含造血干细胞约为外周血干细胞的 10～100 倍,故输注供者骨髓后更易形成嵌合体。

(2) 胸腺内注射供者抗原:移植术前将供者组织、细胞或 MHC 抗原植入受者胸腺内,可诱导移植耐受。其机制为:正常情况下,胸腺细胞在胸腺内经历阴性选择,能识别并结合自身抗原的 T 细胞均发生凋亡,从而建立中枢性自身耐受。若胸腺内存在同种异体抗原,即可"驯化"出对异体抗原耐受的 T 细胞。

(3) T 细胞疫苗:TCR 分子存在的独特型可被相应抗独特型抗体所识别,在体内形成独特型-抗独特型调节网络。应用供者抗原刺激,使受者的移植抗原特异性 T 细胞克隆化,增殖后制备成 T 细胞疫苗。接种此疫苗可诱导受者产生针对移植物抗原的免疫耐受。

(4) 移植物的预处理:术前充分灌洗移植物,以尽可能彻底地清除其中的过路白细胞,有助于预防 HVGR。应用抗淋巴细胞球蛋白等预处理骨髓移植物,去除其中的 T 细胞,有助于预防 GVHR。

(5) 免疫隔离:采用合适的材料将移植组织或细胞包裹在囊中,与宿主免疫系统隔离。由于免疫隔离材料属半透膜,小分子营养物质可以进入,细胞代谢产物也可被排出,该方法适用于通过分泌活性物质而发挥作用的组织或细胞(如胰岛)移植。

目前,移植免疫学还面临几大难题,如供体来源、排斥反应、新型免疫抑制药国产化及诱导供体免疫耐受等。

【预后】

我国肾移植存活率已达到世界先进水平,最长存活可超过 20 年,肾移植肾存活率为首次 93.0% /88.7%,对于肾移植移植物功能丧失而进行再次肾移植的人肾存活率分别为 87.8%和 70.4%,胞间肾 HLA 完全相同的肾移植 4 年存活率 90%,单型相同的 4 年存活率 70%。DR 位点相配者,两年生存率 93.8%。国内肝移植的中长期生存率 3 年为 60%左右,5 年不超过 40%,中位生存时间 48 个月。单独小肠移植患者 3 年生存率已达 70%。

(冯永强)

参 考 文 献

Atkinson K. 1990. Chronic graft-versus-host disease. Bone Marrow Transplant,5(2):69-82.

Atkinson K,Horowitz MM,Gale RP,et al. 1990. Risk factors for chronic graft-versus-host disease after HLA-identical sibling bone marrow transplantation. Blood,75(12):2459-2464.

Billingham RE. 1966~1967. The biology of graft-versus-host reactions. Harvey Lect,62:21-78.

Burt RK,Hess A,Deeg HJ. 1993. How to identify GVHD. Contemp Oncol,19-34.

Deeg HJ,Henslee-Downey PJ. 1990. Management of acute graft-versus-host disease. Bone Marrow Transplant,6(1):1-8.

Ho VT,Zahrieh D,Hochberg E,et al. 2004. Safety and efficacy of denileukin diftitox in patients with steroid-refractory acute graft-versus-host disease after allogeneic hematopoietic stem cell transplantation. Blood,104(4):1224-1226.

Mollee P,Morton AJ,Irving I,et al. 2001. Combination therapy with tacrolimus and anti-thymocyte globulin for the treatment of steroid-resistant acute graft-versus-host disease developing during cyclosporine prophylaxis. Br J Haematol,113(1):217-223.

Miller KB,Roberts TF,Chan G,et al. 2004. A novel reduced intensity regimen for allogeneic hematopoietic stem cell transplantation associated with a reduced incidence of graft-versus-host disease. Bone Marrow Transplant,33(9):881-889.

Reddy V,Iturraspe JA,Tzolas AC,et al. 2004. Low dendritic cell count after allogeneic hematopoietic stem cell transplantation predicts relapse,death,and acute graft-versus-host disease. Blood,103(11):4330-4335.

Sullivan KM. 1999. Graft-versus-host disease. In: Thomas ED, ed. Hematopoietic Cell Transplantation. 2nd ed. Boston,Ma: Blackwell Science,515-516.

Schmitz N,Beksac M,Bacigalupo A,et al. 2005. Filgrastim-mobilized peripheral blood progenitor cells versus bone marrow transplantation for treating leukemia: 3-year results from the EBMT randomized trial. Haematologica,90(5):643-648.

Takahashi S,Ooi J,Tomonari A,et al. 2007. Comparative single-institute analysis of cord blood transplantation from unrelated donors with bone marrow or peripheral blood stem-cell transplants from related donors in adult patients with hematologic malignancies after myeloablative conditioning regimen. Blood,109(3):1322-1330.

第六十六章　移植后免疫病

第一节　心　脏　移　植

一、概　　述

　　心脏移植(heart transplantation)的研究是从 21 世纪初开始的,今天已成为临床上治疗终末期心脏疾病的一种有效手段。1902 年,法国医生 Alexi Carrel 创建了沿用至今的血管吻合技术,于 1905 年首次报道了犬异位心脏移植的试验研究,确立了器官移植的概念,他将一只幼犬的供心吻合于另一支大犬的颈部,由于心脏内血栓形成,移植的心脏只存活了约 2 小时。1933 年,Mann 和 Priestly 等采用了抗凝和冠状动脉灌注技术,使犬异位心脏移植供心的存活时间延长到 8 天。20 世纪 40～50 年代,苏联 Demikov 的一系列胸腔脏器的实验研究推动了脏器移植研究的发展。20 世纪 50 年代初,低温和体外循环的出现,极大地推动了心脏移植研究的发展,异位心脏移植逐渐转向了原位心脏移植。1960 年,Lower 和 Shumway 发表了首例心脏移植实验成功的报道,并证明低温(4℃)生理盐水浸泡可使供心缺血时间延长至 7 小时。

　　1964 年,美国的 Hardy 在 8 年心脏移植实验研究的基础上首次将猩猩的心脏移植入一个急性心源性休克的患者胸腔内,供心复跳一小时,因心排血量不足而失败。这次大胆的尝试标志着心脏移植进入临床应用的开端,也是人类异种心脏移植临床尝试的开端。1967 年 12 月 Barnard 在南非的开普敦成功完成了首例人类异体心脏移植手术,患者 18 天后死于肺部感染。1968 年 1 月,Barnard 又成功完成了一例原位心脏移植,术后存活 18 个月,患者死于慢性排斥反应。同年,Shumway 完成了一例原位心脏移植,患者存活两周。之后的 2～3 年内全世界完成了大约 150 例手术,但由于对移植中许多问题认识不足,大多患者术后短期死亡。在此期间,美国 Stanford 大学的 Shumway 仍坚持深入系统的研究,总结出一种简单易行的手术方式,研究了供心的心肌保护方法,探索术后监测排异反应的措施以及免疫抑制药物的使用方案等。20 世纪 80 年代,环孢素(CsA)问世,心脏移植数量不断增加,而且在心肺移植、儿童心脏移植、异种移植等方面深入研究。1987 年美国卫生和社会服务部正式宣布心脏移植已经不再是一种实验性医疗方法,被公认为是临床治疗终末期心脏病的唯一有效手段。目前,全球已有 5 万余例患者接受了该手术,手术成功率在 95％以上,5 年生存率在 76％以上,最长存活者达 30 余年。

　　我国心脏移植手术起步较晚,第 1 例人体心脏移植手术于 1978 年由上海瑞金医院张世泽等医师完成,患者存活了 109 天。近年来我国心脏移植无论从数量上和质量上都有着长足的发展,完成心脏移植最多的医院复旦大学附属中山医院 2000 年至今已完成 141 例,福建医科大学附属协和医院 1995 年 8 月～2005 年 12 月共完成 66 例。哈尔滨医科大学附属第二医院 1992 年心脏移植存活时间最长,现已 14 年。

二、移植受体免疫处理

　　移植术前对供受者进行免疫学处理,目的是减少移植术后的排斥反应和提高移植物的存活率。常用的预处理办法包括以下几种:

1. 输血

以前认为输血可带入大量抗原,尤其是白细胞抗原,诱发受者体内产生细胞毒抗体,以致增加移植术后超急性排斥反应的机会,故主张尽可能少输血或不输血。然而1973年Oplez首先报告,术前输血可以提高移植肾存活率达20%。如术前输血10个单位或更多,肾存活率接近80%;术中接受输血者移植肾存活率为60%;而从未接受输血者肾存活率仅45%。若HLA-A、B和DR配型相符者,接受术前输血的移植肾存活率可高达87%。1983年Salvatierra等将供者特异性输血(donor specific transfusion,DST)用于活体亲属供肾移植,输血术后移植物的存活率较非特异性输血者高10%～15%。以上报告提示术前输血可能诱导受者免疫耐受,故提倡移植前输血。至于输血量与间隔时间以及输什么样的血一直没有定论。

术前输血可提高移植物存活率的确凿事实证明,输血具有调节免疫反应的效应。具体机制尚未明了。可能的解释为:①非特异性免疫抑制效应;②诱导特异性独特型抗体的产生;③诱导活化抑制性T细胞。

使用环孢素A后,各种器官移植的存活率大大提高,输血已经丧失了在只应用硫唑嘌呤/皮质激素时代的显著效应。Oplez本人又对输血与不输血的肾移植患者又做了大量回顾性调查,分析发现输血提高移植物存活率并不明显,因输血可能引起多种病毒感染,包括AIDS病毒的感染。输血可导致患者致敏,使其处于高敏状态。故目前对移植前输血并不强调。

不过术前给供体特异性输血对提高肾移植的存活率仍益处较大,故即使在目前使用环孢素A,排斥反应得以控制及存活率较为满意的情况下,许多移植中心仍进行特异性输血。在实施特异性输血时,同时可加用免疫抑制剂,如CsA、Aza,也有的使用紫外线照射,目的均在于减少致敏,加强免疫耐受,诱导Ts细胞和抗特异型抗体激活,从而延长移植物的存活。

2. 免疫抑制处理

免疫抑制处理的目的是为了减轻术后排斥反应或移植物抗宿主反应(GVHR)。自从使用CsA以来,移植物排斥反应的预防与控制并非想象的那么困难。大多数终末期疾病患者一般状况较差,往往有贫血、低蛋白血症、抵抗力下降等,如再施行免疫抑制预处理,对患者打击较大,甚至可引起相反的效果。目前术前受者行免疫抑制预处理方案已不多见,主要用于免疫器官的移植,如骨髓、脾、小肠等器官的移植,且同时伴有供体的预处理。

(1) 免疫抑制剂:单用CsA 6～8mg/(kg·d)或加用Aza 50～100mg/d,或同时加用抗淋巴细胞球蛋白(ALG)8～10mg/(kg·d),视各中心的经验和移植器官的种类而定。这种预处理的时间不必长,术前1～3天使用即可,以减少受者体内的免疫活性细胞,抑制其活性的发挥。

(2) 放疗及化疗:多用于骨髓移植。放疗分全身放疗与局部放疗。化疗的方案很多,常用的为"白消安＋环磷酰胺"。放疗可与化疗联合使用。

(3) 大剂量皮质激素的使用:在大多数器官移植中,术中开放血流前均需用大剂量激素,如甲泼尼龙500～800mg或琥珀酰氢化可的松1000～1500mg冲击处理,以溶解、抑制T淋巴细胞,激素应用不仅对移植术后急性排斥反应有预防作用,同时抑制抗体的形成,对加速性排斥反应也有防治作用。此外,皮质激素还有抗炎、抗过敏等作用。

3. 血浆置换

某些患者因多次妊娠、反复输血、多次移植等原因导致体内淋巴细胞毒抗体强阳性,呈多次配型不成功,这些患者被称为高致敏者,他们当中有些因等不到合适的供体而死亡。为了解决这一矛盾,术前可作血浆置换处理,以消除淋巴细胞毒抗体及免疫复合物,使受者有与更多供者配合的机会,降低移植术后超急性排斥反应的发生率。血浆置换一般在移植前进行2~4次,有条件者可做6次。或加作特异性免疫吸附,彻底清除淋巴毒抗体。

术前血浆置换用于下列3种情况:①急性排斥反应耐皮质类固醇,多为与抗体有关的血管性排斥反应。血浆置换效果有争议。②ABO血型不相容的活体亲属供肾术前受者准备。③与环磷酰胺联合应用以减少高度致敏者血中HLA抗体滴度,缩小反应范围,使交叉反应转为阴性,以便进行移植。

4. 供者抗原的输入

移植术前1~2周,受者输入供者抗原物质或脾细胞等可以诱导免疫耐受,能使移植物获得长期存活。这在许多动物试验中得以证实,但在临床实践中,特别是在以尸体供体为主的情况下不易实现。

5. 脾切除

一度认为脾切除可减轻术后排斥,提高移植物的存活率,但随着CsA等强效免疫抑制剂的使用,加上近年来发现脾存在许多功能,如放大免疫、滤过、造血和抗肿瘤功能等,脾切除后会引起诸多并发症,严重者可引起凶险性感染(OPSI),威胁生命,故现已基本摒弃此种预处理方式。

三、手 术

1. 心脏移植手术适应证和禁忌证

心脏移植手术的适应证:接受心脏移植的患者,均为经过内科保守治疗,治疗效果差,已发展为终末期心脏病者。但并非终末期患者都适合做心脏移植,仍需经各种辅助检查并仔细选择,这是手术成功的重要条件之一。什么是终末期心脏病,如何判断患者生存期会短于1年,是很困难的问题。终末期心脏病积极而正确的内科治疗下心力衰竭难以纠正,症状严重而失去劳动力。病程中有严重心律失常。有心脏停搏心肺复苏史。轻微感染即诱发心力衰竭住院。慢性低血压,肝肾功能持续下降。心源性恶病质倾向。应考虑为心脏病的终末期。有学者提出,左室射血分数(LVEF)<20%。每搏量≤40ml。肺动脉楔压>3.4kPa。患者多数于0.5年内死亡,1年生存率低于60%,生活质量极差。为心脏移植的客观标准。符合以下条件是基本的手术适应证:①内外科均无法治愈的终末期心脏病患者,如心肌病、冠心病。心脏瓣膜病因各种原因不能进行换瓣手术者,外科手术无法矫治的先天性心脏病等。②年龄一般在60岁以下,也可适当放宽。③经完善的内科治疗后,心功能仍为平均心功能级别(NYHA)Ⅲ~Ⅳ级,预期寿命<12个月。④除心脏病外,其他脏器功能正常。⑤精神状态稳定,不愿长期内科治疗。⑥家属同意,并能提供各种支持。

心脏移植手术的禁忌证:并非所有符合心脏移植适应证者均能接受手术,如果存在以下问题会极大影响移植术后的疗效,属于心脏移植的禁忌证。①全身有活动性感染。②合并恶性肿瘤。③合并肺、肝、肾不可逆性功能减退。④同时存在全身性疾患,如胶原性疾病。⑤肺动脉高压,平均压>8.2kPa,全肺阻力>6Wood单位。⑥吸毒或HIV抗体阳性。⑦活动性精神病。

2. 心脏移植供体选择

(1) 供体选择一般原则

1) 供心一般取自脑死亡者。脑死亡的主要特征是：深昏迷，脑干反射完全消失，无自主呼吸，经内科与神经科医生鉴定认可。

2) 年龄：一般认为男性＜40岁，女性＜45岁，但随着供心需求量的不断增加，年龄范围不断放宽。

3) 心功能：正性肌力药物使用剂量不宜过大，时间不宜过长。超声心动图是测定心功能的常规方法，检测室壁和室间隔运动，测定射血分数。可通过补液试验判断。

4) 体重：一般供体、受体体重之差不能超过20％。

5) 性别：男性组织细胞膜为H-Y抗原，女性无此抗原。当男性组织细胞植入女性体内时，会发生免疫反应。因此，女患者以女性供心为宜。

6) 一般状况：供体无高血压病、糖尿病及恶性肿瘤等。术前供体需行X线及心电图检查。

(2) 组织配型

1) ABO血型相符：也有ABO血型不符者行急诊心脏移植长期存活的报道。

2) 淋巴细胞毒性反应：阳性率＜10％。

3) HLA抗原：Ⅰ类抗原配合程度与移植器官远期存活有关，Ⅱ类抗原配合程度与移植器官近期存活密切相关。Ⅰ类抗原影响最强的为A、B位点，Ⅱ类抗原影响最强的为DR位点。HLA配型力争寻找一处或多处A、B及DR抗原特异性相同的供体，可降低术后排斥反应发生的程度。

3. 心脏移植的手术方法

(1) 供心的切取：胸骨正中切口，心包悬吊后，进行心外直视检查，排除心肌挫伤，冠状动脉病变，瓣膜疾病，先天性心脏病。观察左、右心室的收缩力，做出取舍的最后决定。

游离升主动脉与肺动脉主干分开，绕以束带。切开上腔静脉周围的心包反折，游离上腔静脉至奇静脉，注意保护窦房结。游离下腔静脉周围的心包反折，露出下腔静脉一段约2～3厘米。

经上腔静脉注入肝素(按3mg/kg计算)。阻断上、下腔静脉，使心脏空跳，阻断升主动脉，于升主动脉插针灌注心肌停搏液。等心脏完全停跳后，离断下腔静脉，将心脏拉向左侧，靠心包反折处切断右肺上、下肺静脉。再将心脏向头侧抬起，游离左房后壁的组织暴露左肺静脉，然后切断左肺上、下静脉。最后用主动脉钳近端切断主动脉，于右主肺动脉分叉处切断肺动脉，尽量保留大血管的长度，以便吻合时有足够的长度。

将切取的心脏随即置入盛有4℃盐水或林格氏液的无菌塑料袋内，上口紧密结扎，防止液体外漏，再外套两层无菌塑料袋，同样扎紧上口，再将此袋放入盛有小冰块的冷藏箱内，上锁后即可运输。

影响移植后效果的原因虽是多方面的，但缺血时间是个重要的危险因素。一般要求心肌总缺血时间不超过3～4小时为原则，少数病例也有超过这个限值并获得移植成功，其上限至今还没有明确的规定，但应以尽量缩短为原则。

(2) 原位心脏植入的方法：原位心脏移植术采用Lower和Shumway介绍的原位心脏移植的标准术式，因受体的部分左、右心房被保留，故有称之为心室移植。这种术式吻合方法相对简单，操作时间短，移植的近期效果肯定，从而被定为原位心脏移植的"标准"术式。近年的研究发现，标准术式移植后的心脏存在一定的解剖和生理学上的不足。Bhaltia等证明标准术式移植后的心脏，二、三尖瓣关闭不全的发生率为67％，可能是由于心房的异常增大、心房受两个窦房结的支配而呈不协调收缩及房室瓣被变性的心房过分牵拉所致。另外，标准术式移植后心律失常的发生率较高，窦性心律失常的发生率为18％～44％。早期的心动过缓为38％，其中40％需用临时起搏器。近年，一种改进术式即双腔静脉吻合法心脏移植术受到重视。此术式将受体右心房全部切除后，供心的上、下腔静脉分别与受体的上、下腔静脉吻合。尽管此术式吻合时间可能要延长15分钟左右，但保存了完整右心房，从而保持较正常的三尖瓣功能和完整的窦房结功能。据报道，该术式移植术后1年、3年和5年生存率分别为87%、82%和81%，较标准法分别为74%、70%和62%为高。另有一种全心脏原位移植术式，完全保留了供体心脏的解剖形态，对预防移植后心房内血栓形成和二、三尖瓣关闭不全具有重要作用，但其操作稍复杂，进一步临床应用有待观察。

1) 经典移植法：受体心脏保留左心房后壁、右心房后壁和侧壁。供心左心房后壁的4条肺静脉口剪通与受体左心房吻合。供心的右心房自下腔静脉口前壁中部向右心耳剪开，与受体的右心房吻合。吻合顺序为左心房→右心房→主动脉→肺动脉。由于受体的心脏经常因病变而扩大，很多情况下供、受体的心脏体积相差较大，吻合不易。可将受体的左、右心房下缘缝合折叠至合适口径后再进行吻合。

该术式最大的优点是2条腔静脉和4条肺静脉通过2个吻合口连于供心，手术操作简单。但同时也出现了许多与之相关的并发症。术后早期心律缓慢较多见，主要由于窦房结功能不全所致，可能有以下原因：①供心右心房切口距房间沟较远，吻合后窦房结易扭曲。②术中损伤窦房结及(或)窦房结血供。③术后晚期心房颤动和心房扑动发生率较高，可能与心房增大变形及右心房压增高有关。④术后血流动力学紊乱。⑤由于受体的窦房结尚有功能，术后受体不协调的残余心房运动将影响整个心脏的运动而导致血流动力学紊乱。出现房室瓣反流，90%的患者术后出现三尖瓣反流。其原因有：①右心房扩大及形状的改变。②供、受体心房不协调收缩所引起的房间隔不规则摆动。③早期右心室扩张及功能不全。④各种原因所致的三尖瓣腱索结构破坏。⑤三尖瓣瓣环扩张。此外术后还可出现肺动脉高压、二尖瓣反流等并发症。

2) 全心脏移植法：受体的上、下腔静脉插管尽量远离心脏。切除受体全部心脏，仅于左、右肺静脉周围留一小块心房袖。供心上、下腔静脉尽量保留充分，于左心房后壁将左、右两边的肺静脉口分别剪通与受体的左心房袖吻合。吻合顺序为左右肺静脉→上腔静脉→下腔静脉→肺动脉→主动脉。

该术式上、下腔静脉直接吻合，右心房的大小和形状保持正常，避免了标准原位心脏移植术中右心房增大变形所致的各种并发症。左心房采用带左、右肺静脉的心房袖吻合，较标准原位心脏移植术的左心房变化小，更符合生理要求。患者早期存活率明显提高，血流动力学指标也明显改善。房室瓣反流和心动过缓的发生率及由此而致的起搏器的使用率明显下降，临床效果理想。该术式吻合口较多，且左、右肺静脉位置较深，手术难度大。另外因为胸腔内下腔静脉很短，下腔静脉直接进行插管较为困难。切除受体的心脏后，所剩的下腔静脉残端更短，使下腔静脉吻合的难度增加。

3) 双腔移植法：供、受体的上、下腔静脉及右心房的处理类似于全心原位心脏移植术，左心房的操作类似于标准原位心脏移植术，切除受体的右心房，保留左心房后壁。吻合顺序为左心房→上腔静脉→下腔静脉→肺动脉→主动脉。

该术式保留了右心房的完整性，从而使与右心房吻合相关的并发症明显减少。有学者发现该术式患者的右心房压较低，临床效果明显优于标准原位心脏移植术。由于保留了右心房的完整性，维持了心房的正常搏动，使它对心脏排血的促进作用得以保留。受体左心房后壁的保留使手术操作较全心原位心脏移植术简便，缩短了手术时间。由于受体的右心房及窦房结已被切除，因此左心房残余部分将无明显的节律性收缩，这部分组织将随着供心左心房的运动而出现被动的反常运动，尽管不明显，但对血流动力学仍有不利影响。有学者发现尽管双腔原位心脏移植术有不少方面优于标准原位心脏移植术,但二尖瓣反流的发生率无明显差别,这可能与保留受体的左心房后壁有关。

四、移植术后的排斥反应

1. 排斥反应的类型

依据排斥反应发生的时间快慢,将排斥反应分为三种:

(1)超急性排斥反应:这种反应是受者对移植物的一种迅速和激烈的排斥现象,可在受者与供者间建立起循环后数分钟至 24 小时内发生。主要见于受者血液中已经存在对抗供者的抗体,移植后,形成抗原-抗体复合物,激活补体,释放出多种生物活性物质,引起广泛的急性动脉炎和小动脉炎、微血栓形成及组织缺血性坏死。

(2)急性排斥反应:多发生在心脏移植术后半年内,2~8 周发生率最高。急性排斥反应是细胞免疫反应引起的。受体的 T 淋巴细胞在移植抗原的刺激下活化,导致细胞免疫反应。病理检查为心肌间质水肿,血管周围及心肌间质中有淋巴细胞浸润。心肌细胞可出现浊肿、空泡变性、细胞溶解及凝固性坏死。

(3)慢性排斥反应:多发生在移植一年以后。主要引起冠状动脉内膜发生广泛性、进行性增生,血管周围单核细胞与淋巴细胞浸润。最终可导致供心冠状动脉弥漫性狭窄和闭塞,心肌缺血和梗死。产生慢性排斥反应的机制尚不清楚,目前认为可能是体液介导的内皮损伤。

2. 诊断

心内膜心肌活检(endomyocardial biopsy,EMB)是早期诊断排斥反应最可靠的"金标准",经心导管从右心室取心内膜心肌组织标本,观察其病理形态变化,这是诊断心脏排斥反应唯一的确诊方法。但这是一种有创检查,有时可发生心律失常、感染等并发症,频繁施行会给患者造成过大的精神压力。许多无创性临床监测,有助于早期诊断排斥反应,如临床表现为右心衰竭、胸部 X 线平片出现心影扩大、心电图出现 QRS 电压下降或心律失常、超声心动图发现心肌顺应性下降等。

五、心脏移植术后的免疫抑制治疗

心脏移植术后用药物进行免疫抑制治疗的目的是预防移植心脏被受体排斥。心脏移植免疫抑制治疗的基本原则是预防用药、联合用药、适当选药和早期用药。常用的免疫抑制剂有皮质类固醇激素、钙神经素抑制剂、增殖抑制剂和抗淋巴细胞抗体,上述药物作用于 T 细胞激活、细胞因子释放和免疫细胞增殖等排斥反应的不同环节。临床上常用的肾上腺皮质激素有甲泼尼龙(MP)和泼尼松龙。钙神经素抑制剂有环孢素(CsA)和他克莫司(FK506)。增殖抑制剂有硫唑嘌呤(Aza)和霉酚酸酯(MMF)。抗淋巴细胞抗体种类较多,多克隆抗体有抗淋巴细胞球蛋白(ALG)、抗胸腺细胞球蛋白(ATG);单克隆抗体有抗人淋巴细胞表面分子 CD3 的单克隆抗体(OKT3)以及新近应用于临床的赛尼哌(达利珠单抗)和舒莱(巴利昔单抗)。临床上免疫抑制治疗可分为诱导治疗、维持治疗和急性排斥反应的治疗。

1. 免疫抑制的诱导

免疫抑制的诱导治疗是指在心脏移植后的早期使用较大剂量的抗淋巴细胞制剂,以使受体的免疫系统对移植心脏处于"免疫耐受"状态,预防移植后早期和晚期的排斥反应。

(1)抗淋巴细胞多克隆抗体:是用人淋巴细胞免疫动物而获得的抗血清或免疫球蛋白。人淋巴细胞取自胸腺导管的制品称抗淋巴细胞血清(ALS)或抗淋巴细胞球蛋白(ALG);取自胸腺者称抗胸腺细胞血清(ATS)或抗胸腺球蛋白(ATG)。它们是T淋巴细胞的特异性抗体,针对性的破坏T细胞,抑制细胞免疫。使用后T细胞减少,Th减少,Ts增加。不少学者认为ATG应用后可推迟第一次排斥反应出现的时间,同时也可以减少排斥反应发生次数。临床上常规使用方法为手术结束后即刻用药,在怀疑排斥反应时也立即使用本药,一般应用3~5d。此制剂的主要副作用是抑制白细胞生成和暂时性的血小板、粒细胞减少。

(2)抗淋巴细胞单克隆抗体:① OKT3,直接作用于T细胞表面的抗原决定簇CD3复合物。患者注射OKT3后,血液循环中的T淋巴细胞迅速下降。首剂用药后经常出现流感症状,严重者可出现癫痫,在输液过负荷的情况下会引起肺水肿。用药前30~60min给予抗组胺类药物或泼尼松可以预防副反应的发生。②抗IL-2受体的单克隆抗体:赛尼哌和舒莱均为人源化的单克隆抗体,能与IL-2R上的Tac亚单位特异性结合,抑制IL-2与其受体的结合,抑制激活状态下T淋巴细胞的增殖;可减少免疫应答致急性排斥反应的发生,但对其他免疫活性细胞无影响。其突出的优点在于具有特异性,人源化单抗避免了免疫原性,应用时间长并可反复应用。半衰期长达21d,能维持血药浓度至少3个月,使患者顺利度过心脏移植急性排斥反应的高危险期。

2. 免疫抑制的维持治疗

联合应用免疫抑制药物可以针对T细胞激活的不同阶段发挥作用,在保证充分的免疫抑制作用同时最大限度减少单一药物的副作用。通常是肾上腺皮质激素、钙神经素抑制剂和增殖抑制剂三联应用。

(1)肾上腺皮质激素:几乎对免疫系统的各个环节都有作用。已使用较长时间,但有较多的不良反应,如高血压、糖尿病、高血脂、骨质疏松、白内障。高血压、糖尿病和高血脂均可促使移植心脏冠状血管发生病变。20世纪80年代中期开始有心脏移植后不用肾上腺皮质激素也可达到理想的免疫抑制效果的报道,相继的研究逐年增多,但肾上腺皮质激素目前仍是心脏移植手术的常规用药。

成人心脏移植手术肾上腺皮质激素的一般用法是体外循环开始前及升主动脉开放前分别用MP 500mg静脉注射。术后第1天用MP 500~750mg,术后第2、3天逐渐减量,之后改用泼尼松龙口服,起始剂量为1.0mg/(kg·d),逐渐减量至术后1个月达维持量10~15mg/d。

(2)钙神经素抑制剂:CsA是含11个氨基酸的环状多肽。FK506是大环内酯类的抗生素。这两种药物均能与细胞浆内亲免蛋白形成复合物,该复合物与钙神经素结合后阻断有后者的信息传递功能。钙神经素是免疫反应过程中活化T细胞产生细胞因子IL-2的关键性酶,它被抑制后T细胞的活化、增殖也受到抑制。FK506抑制淋巴细胞增殖的活性是CsA的50~100倍。CsA用量靠血药浓度谷值来调节,需要个体化,一般术后第1个月血药浓度谷值宜维持在250~350μg/L,此后维持量要保证其血药浓度谷值在150~250μg/L。FK506用量也要依据血药浓度谷值来调节,要求在10~20ng/ml。CSA和FK506都有肾毒性,可致高血压、多毛症和牙龈增生,CsA导致高血脂更多见,而FK506引起糖尿病和肿瘤更多见。

(3)增殖抑制剂:Aza可以阻止大多数T细胞的功能,抑制抗体合成,降低循环血液中单核细胞和粒细胞的数目。Aza主要作用于增殖期的细胞,对已经发生的免疫反应无抑制作用,因此当发生急性排斥反应的时候不用Aza来对抗。MMF商品名骁悉,作用于单核苷酸脱氢酶从而抑制T细胞和B细胞的增殖。对成人心脏移植,Aza的用量是2mg/(kg·d),MMF的用量是

1.5～2g/d。Aza 的不良反应为骨髓抑制且难以恢复,主要表现为白细胞减少,贫血和血小板减少也可见,胃肠道症状和肝功能损害偶可见。MMF 不良反应有胃肠道症状、腹泻。

3. 急性排斥反应的治疗

对于超急性排斥反应,能挽救患者生命的唯一方法是切除已遭受排异的供心,安置人工心脏并争取时间设法寻得一个合适的供心再做移植。对于慢性排斥反应,如心脏受损明显,只好进行再次移植。对中度以上急性排斥反应必须积极治疗。一般用甲泼尼龙冲击疗法,甲泼尼龙 500mg 每天一次静脉注射,共 3 天,然后增加泼尼松口服剂量至排斥反应消退后,再逐渐减少剂量。如果发生严重的急性排斥反应可给予硫唑嘌呤(Aza)2.5mg/kg 每天一次静脉注射,连用 3 天,每次用药前 30 分钟先静脉注射 500mg 甲泼尼龙;或予甲泼尼龙 1000mg 每天 1 次,静脉滴注,共 3 天。

4. 治疗效果

心脏移植的疗效与术前患者的全身状况和重要脏器功能有关,与免疫抑制剂的合理应用等也有密切关系。在心脏移植术后 30 天内死亡的主要原因中,非特异性移植物衰竭占 35.0%,感染占 10.0%,急性排斥反应占 8.9%,超急性排斥反应占 3.3%,多器官功能衰竭占 3.3%,其他原因占 36.1%。心脏移植术后 1 年最主要的原因是感染,占 20.3%,急性排斥反应占 13.3%,移植后的冠状血管病占 4.6%,移植后的淋巴瘤占 0.9%,CMV 感染占 1.5%。

心脏移植术后 1 年 89.7% 患者活动不受限,8.5% 的患者需要辅助,1.5% 需要完全辅助,术后 1 年不再住院患者占 56.8%。因排斥反应再次住院者占 10.8%,因感染再次住院者占 15.8%,因感染和排斥反应而再次住院者占 7.0%,非排斥反应或感染的原因再次住院者占 9.6%。术后 4 年随访,93.9% 患者活动不受限,5.3% 的患者需要辅助,0.8% 需要完全辅助。术后 4 年不再住院患者占 82.8%,因急性排斥反应再次住院者占 2.6%,因感染再次住院者占 7.1%,因感染和排斥反应而再次住院者占 0.5%,非排斥反应或感染的原因再次住院者占 7.0%。

术后 1 年有 11.4% 的患者存在肾功不全,7.9% 患者血清肌酐水平大约 $221\mu mol/L$,有 1.2% 患者需要慢性透析。术后 4 年有 14.6% 的患者存在肾功不全,7.4% 患者血清肌酐水平大约 $221\mu mol/L$,有 1.9% 患者需要透析。术后 1 年有 39.3% 患者存在高脂血症,有 19.5% 患者存在糖尿病;术后 4 年有 56.3% 存在高脂血症,17.5% 患者存在糖尿病。

随着心脏移植近期疗效的提高,移植后远期并发症的防治显得更为重要。移植远期主要致死原因有移植物冠状血管病(cardiac allograft vasculopathy,CAV)、恶性肿瘤、感染,分别占术后 5 年死亡原因的 25%、18.6%、7.9%。其中 CAV 是移植后中远期发病和死亡的主要原因。CAV 发病后进展迅速,除再次移植外,对内、外科治疗效果均较差。CAV 的发病机制尚不清楚,目前认为存在免疫学因素和非免疫学因素。一般认为与免疫反应有关,且细胞免疫和体液免疫都参与血管内膜的损伤。国外较多研究认为,免疫学因素和抗排异反应药物的应用是 CAV 发病的重要因素。

六、移植器官的保存

保存器官的方法很多,不同的移植中心根据自己的经验,采取了不同的方法,但其主要原理都相似,一般有下述 3 种方法:

1. 单纯低温冷保存法

在原位或离体状态下,将冷灌洗液以一定的压力借高度重力灌入移植物的动脉系统内,使该器官迅速而又均匀地降温到 10℃ 以下。然后准备一软性容器(如塑料袋),其内予注冷保存液,将移植物浸泡在保存液内,然后将其置入冰盒中使温度保持在 1~4℃,直到移植。软性容器可以避免冰块对移植物的物理损伤。

灌洗液的成分对最终的保存效果一般不是至关重要的。通常应用乳酸林格氏液或生理盐水,其中加入甘露醇提高渗透压。目前采用的保存液大多为细胞内液型液体,一般能安全保存肾 30~36 小时。国际上获公认的 UW 液能安全的保存肾和胰腺 72 小时,保存肝 30 小时或更长。细胞内液型保存液含有高浓度的钾离子,可以使膜结合离子泵迅速去极化,能导致细胞水肿,内皮细胞严重损伤。1990 年,Robert T. Current 等发明的 Carolins 灌洗液可以有效地保护内皮细胞免受再灌注损伤。

2. 持续低温机械灌流法

将离体器官保存于一个特制的有脉冲式或非脉冲式泵的机器内,冷灌流液经器官血管系统做持续循环灌流。灌注液经微孔过滤,再经膜式氧合器。循环灌流液可以供应低温下代谢所必需的基本营养并清除有关废物。Belzer 首先采用此法,灌流液采用经缓冲液处理的冷沉淀血浆,能保存供肾长达 72 小时。

机器灌流在 20 世纪 70 年代开始兴起,过去由于设备复杂应用不多,但目前机器灌流又被重新采纳。近年来许多学者认为脉冲机器灌流保存有如下优点:①移植后器官功能恢复较快;②保存时间长;③能检测灌注流量、压力和动脉阻力;④减少动脉痉挛;⑤提供营养;⑥可以用药物控制灌注流量。但也有如下缺点:费用高,能造成内皮损伤,装置复杂。研究发现采用连续低温脉冲机器灌流保存,温度控制在 6℃,脉冲 60/min,灌流量 0.3~0.7ml/(min·g),肾组织能保持组织完整性;减少细胞能量消耗;减少组织水肿;提供氧及代谢所需的营养,阻止钙内流,减少组织酸中毒;清除肾脏产生的废物;减少移植后感染;减少移植后延迟肾功能的发生。通过调节灌流量及血管阻力可提高保存肾脏的质量。多数学者认为它是减少移植肾功能延迟发生率的有效方法。

3. 深低温冷冻保存法

将离体器官快速冷冻到 0℃ 以下保存,理论上深低温冷冻保存最理想。然而在冰点状态,水从溶液形成冰的过程对细胞有直接损伤作用。降温速度越快,冰的结晶越小,损害也越小。低温保护剂如甘油、二甲基亚砜等可减少结晶体,可加快结晶的过程,但他们对组织细胞都有一定的毒性作用。目前深低温冷冻保存尚处于实验摸索阶段。

与前两种保存方法相比,深低温冷冻保存法保存时间长。Belzer 认为,冷冻和持续有氧灌注是获得真正长期(一个月至几年)保存的唯一方法。但由于其技术复杂,价格昂贵,携带不便,因此在临床上的应用很受限制。目前临床上大都采用单纯低温保存法。在试验和临床应用中,持续灌注保存的温度范围为 6~14℃,单纯低温保存一般为 0~4℃。

(张文龙)

第二节 肺 移 植

一、概 述

肺移植（Lung Transplantation）是治疗终末期肺病（包括晚期肺实质疾病和晚期肺血管疾病）唯一有效的方法。1950 年 5 月美国纽约州 Buffalo 大学医学院在全麻下切除犬的左肺，原位再植成功。同年，法国 Metras 首先采用左房袖吻合代替肺静脉吻合，进行了动物同种异体单肺移植手术，获成功。1954 年美国 Hardin 和 Kittle 分别报道了犬科动物的肺移植技术经验。1963 年美国芝加哥大学 Nigro 等报道，仅靠再移植的右肺实验犬生存长达 2.5 年。肺保藏技术的进一步改进使得远距离获取供肺，以及移植早期获得良好的肺功能变得可行。通过药物应用可以减轻再灌注损伤，逆行灌注提高了肺灌注的均一性。

1963 年，美国密西西比大学医学中心 Hardy 教授施行了第一例人同种异体肺移植，该患者生存 18 天。1968 年，比利时 Deron 为一位 23 岁的晚期硅沉着病（矽肺）患者做了右肺移植术，手术后 8 个月出院。1971 年有一例右肺移植存活了 10 个月。1981 年加拿大多伦多肺移植研究组证实了大量激素的使用能严重影响支气管愈合：会促使吻合口的裂开，这个研究组还证明一个带蒂的大网膜可以在数天内使得一个缺血的支气管出现血管再生，带蒂的大网膜不仅可以为支气管提供新的间接血供，当支气管口部分裂开的时候可以起到保护作用。另外，当时多伦多研究组还发现环孢素具有强大的免疫抑制作用而不影响支气管愈合，减少皮质类固醇的用量。1983 年，多伦多肺移植研究组为一位 58 岁的终末期肺纤维化的男性患者施行了同种异体单肺移植手术，术后存活 6.5 年。1986 年多伦多肺移植组报道了 5 例终末期肺间质病患者肺移植，4 例术后恢复了正常生活。1989 年法国 Beaujon 医院 Herve Mal 为 2 例终末期肺气肿的患者施行了单肺移植手术，术后一般情况良好。1990 年，洛杉矶儿科医院的 Statues 教授施行了第一例活体供肺肺叶移植。他成功缓解了等待肺移植的患者数和可用的尸体器官数之间日益增加的差距。从 20 世纪 90 年代开始，肺移植数量开始迅速增长，至目前全世界已经完成肺移植近 2 万例。

中国中日友好医院的辛育龄教授于 20 世纪 70 年代末做了 2 例人同种异体单肺移植手术，术后因气管狭窄、感染而失败。1979 年北京结核病研究所为 2 例肺结核患者进行的单肺移植，术后因排斥反应和感染而把移植肺切除。1995 年首都医科大学北京安贞医院为 1 例终末期结节病肺纤维化患者行左单肺移植，术后存活 5 年 10 个月，为国内首例成功的单肺移植。1998 年首都医科大学北京安贞医院又为 1 例原发性肺动脉高压患者在体外循环下行双侧序贯式肺移植，术后存活 4 年 3 个月，成为国内首例成功的双肺移植。此后我国国内的肺移植逐渐得到发展。

在肺移植术后感染的预防和治疗方面取得了相当的进步。现在术后感染可以通过常规预防性应用广谱抗生素，以及吸入氨基糖苷类抗生素进行有效的预防细菌感染。单纯疱疹病毒感染可以通过常规应用阿昔洛韦使之发生率降低。巨细胞病毒（CMV）感染，可以通过合理地匹配供者和受者 CMV 血清学检查，预防性应用更昔洛韦，而显著降低其发生率。

二、手 术

临床上肺移植有 4 种：活体肺叶移植、单肺移植、双肺移植（包括整体双肺移植和双侧顺序式单肺移植术）、心肺联合移植术。从广义上讲，这 4 种手术方法都能达到肺移植的目的。从狭义上讲,临床肺移植指的是肺叶移植、单肺移植、双肺移植术。各种术式的主要适应证不同,肺移植受者依其所患病种的不同而采用不同的术式。

(一)肺移植适应证

1. 单肺移植适应证

(1)慢性阻塞性肺部疾病:①肺气肿;②α_1-抗胰蛋白酶缺陷。

(2)晚期纤维性肺部疾病:①特发性肺纤维化;②家族性肺纤维化;③药物/中毒性肺纤维化。

(3)原发性肺动脉高压(右心功能正常)。

2. 双肺移植适应证

从原则上讲,各种晚期肺部感染肺实质或肺血管疾病只要心功能尚好,或右心功能可以恢复,不合并严重的冠心病或心瓣膜病等,都是双肺移植的适应证。

(1)慢性感染性肺疾病:①囊性肺纤维化;②支气管扩张。

(2)晚期慢性阻塞性肺疾病:①肺气肿;②α_1-抗胰蛋白酶缺陷症。

(3)原发性肺动脉高压(右心功能正常)。

(4)其他:黏液分泌黏稠症等。

3. 心肺联合移植适应证

(1)肺血管病:①原发性肺动脉高压;②艾森门格(Eisenmenger)综合征;③慢性肺栓塞。

(2)肺实质性病变(伴不可复性心功能不全):①囊性肺纤维化;②晚期慢性阻塞性肺部疾病;③黏液分泌黏稠症;④淋巴管平滑肌瘤病。

(3)肺动脉高压、先天性心脏病、肺囊性纤维化是心肺联合移植的主要适应证。

(二)肺移植禁忌证

肺移植的绝对禁忌证:①单肺移植患者>65岁,双肺移植者>55岁;②左心功能不佳;③不可逆的肝肾疾病;④明显的肺外全身性疾病,如胶原性疾病,恶性肿瘤;⑤活动性肺外感染;⑥病情危重,不能耐受手术;⑦患者与家属不配合。

相对禁忌证有:①骨质疏松症未纠正者;②应用激素未停用者;③烟、酒嗜好或吸食毒品;④用呼吸机不能脱机者;⑤曾行一侧开胸或胸骨正中切开术;⑥严重的肌肉、骨骼疾病,如驼背等;⑦营养状况较差,体重<体重正常值的70%,或>130%的肥胖者;⑧结核病;⑨有霉菌及非典型分枝杆菌感染。

治疗后注意事项:①排斥反应的治疗;②控制感染。

(三)移植供体标准

1. 一般情况

(1)单肺移植供体年龄应小于50岁;双肺及心肺联合移植供体应小于45岁。

(2)既往无心、肺疾病,无胸部外伤及手术史。

(3)无肿瘤、感染、糖尿病等重大全身性疾病。

(4)供、受者胸廓大小应相匹配,供体胸廓可稍小于受者。故供、受者胸廓均应行最大胸围、胸廓横径(膈顶平面)、纵径(胸顶到膈顶的距离)的测量。供、受体之体重、体表面积及肺总量之差的限度以分别不超过 20kg、0.5m² 和 500ml 为宜。

2. 实验室检测

供、受体 ABO 血型相同,巨细胞病毒(CMV)血清学相符,淋巴细胞毒交叉配合试验阴性,供体乙型肝炎表面抗原阴性,艾滋病血清学阴性。

3. 供肺及心的检测

(1)胸部系列 X 线片正常,肺野清晰。心、肺供体要求心/胸比率正常。

(2)心、肺物理检查正常,特别应注意供体胸腔打开后,心、肺的直视检查,无肺内病变,无冠状血管病。

(3)心电图正常。

(4)气管镜检查正常。

(5)气管内分泌物涂片及培养检查均无感染征象。

4. 供体复苏时间

一般不超过 48 小时,最长不超过 72 小时,当吸氧浓度为 40% 时,氧分压 14.7~20.0kPa,吸氧浓度 100% 时,氧分压 ≥46.7 kPa。

复苏过程供体应保持平均动脉压 10.7 kPa,正性肌力药物多巴胺用量不宜超过 5~10μg/(kg·min),中心静脉压 0.39~0.98kPa,尿量 30ml/h。

（四）供体心肺的切取及保存

为节约供体,最大限度地利用供体的器官,以缓解器官供应的严重不足,满足多个移植受者的需要,目前西方各移植中心已广泛采用联合切取器官、器官分享的方式,这要求有严密的组织及各移植组之间相互密切的配合。手术前和手术中需与取其他器官的外科医师协调,协调手术步骤。修剪供者肺组织时,需注意供者心脏的保护和完整。全身麻醉,气管插管,纯氧下辅助通气。切取心肺的步骤如下:

胸骨正中切口,切开皮肤至胸骨,钝性分离胸骨上窝及上段胸骨后组织;游离剑突及下段胸骨后组织。电锯正中劈开胸骨,用胸骨撑开器尽量打开心包及两侧胸膜,检查双侧肺、心及冠状血管的质量。

分离前上纵隔,结扎切断左无名静脉,游离上、下腔静脉,分离升主动脉与肺动脉干,如发现存在动脉导管,应结扎切断。

在高位左肺动脉水平游离气管前及左右侧,注意尽可能多地保留气管周围组织,防止损伤气管、支气管的血管。

阻断循环,在循环阻断前静脉肝素化(3mg/kg)。

升主动脉及肺动脉插管,升主动脉灌注高钾心脏停跳液(1000ml),肺动脉插管处先注入前列腺素(Prostaglandine,PGE₁),继之灌注肺灌洗液(改良 Euro-Collins 液、Papwarths 液或 UW 液),切开下腔静脉及左心耳,以打开心、肺灌洗排出通道,在心肺灌注的同时胸腔内置入 4℃改良 Euro—Collins 液及碎冰作表面冷却。

灌注后涨肺,停止通气,于肺充气状态下在隆突上方 5~6 个气管环处用气管缝合器打双排缝合钉,并于其远端处切断气管,游离气管与后纵隔间的粘连,连同食管外膜一起联合切取心肺。如仅行单肺或双肺移植,可先切取心,再修整双肺或单肺。

将切取的肺或心肺立即浸于 4℃改良 Collins 液中,以双层无菌大塑料袋封闭,置入充满碎冰屑的特制低温箱(或筒)中运送。目前一般临床可接受的供肺最长保存时间为 5 小时。

（五）肺移植手术过程

肺移植主要有单肺移植术、双肺移植术及心肺联合移植术。

1. 单肺移植手术

（1）移植侧的选择：①单肺移植多选择病变严重侧，或血流灌注差、肺气肿严重侧，如双侧病变程度相近，则多选择右侧为移植侧。肺动脉高压患者行单肺移植术，以右侧为宜。因右侧开胸易于行升主动脉及右房插管体外循环。②麻醉：气管插管(双腔)，静脉全身麻醉，桡动脉插管，颈内静脉 Swan-Ganz 导管监测。术中监测心电图、血压、呼吸、中心静脉压、肺动脉压及血氧分压。体外循环的应用与否应视术中具体情况而定。

（2）单肺移植手术技术

1）受者体位：患者仰卧，采用左侧型双腔气管插管麻醉。术前插入 Swanz-Ganz 肺动脉导管。然后取一侧侧卧位，术侧朝上，行标准后外侧切口，适合于任何一侧的单肺移植，也可用于序贯双肺移植术。取前外侧切口可适用于单肺移植和双肺移植术，目前序贯式双肺移植术多采用此切口。也可取仰卧位，正中切口，适用于双肺移植和某些特殊的单肺移植术。

2）手术步骤：开胸后，使肺萎陷(肺动脉高压者除外)。切断肺韧带，解剖肺门结构，游离肺动脉近端，将肺静脉分支尽可能向远端游离。沿肺静脉周围打开心包结扎切断肺动脉第一分支，此时可先将上肺静脉的最上一分支结扎切断，以利于肺动脉的暴露。于肺动脉第一分支以远，结扎切断肺动脉主干，在其近端夹一无损伤血管钳，以防止静脉切缘外膜下出血。将肺静脉的分支尽量游离靠肺组织结扎切断，保留较长的近端作为受者的心房袖。于上叶支气管分叉近端切断主支气管，切除受者肺脏。

在切除受者肺的同时，修整供者肺：游离供者肺动脉、剪去左心房袖周围过多的心包组织，距上叶支气管分叉近端两个气管软骨环处横断主支气管，如行右肺移植，通常在气管隆突远侧端右主支气管开口 2 个软骨环处横断主支气管。用冷湿纱布包裹供肺放于胸腔，其外放置冰屑。先吻合支气管，当受者为肺气肿患者或受者胸腔很大时，则可用冷湿纱布将供肺门垫高，有助于支气管吻合；反之肺纤维化患者接受肺移植以及胸腔太小时，不宜用冷湿纱布包裹供肺。操作如下：用 4-0 可吸收线连续缝合支气管膜部，于膜部的任意一端缝一针，打结，连续缝至膜部的另一端，在此处另缝一针打结，并和连续缝线打结完成膜部的吻合。吻合软骨部可采用端端吻合、"8"字形缝合使两端轻度重叠吻合，也可以使用褥式缝合使吻合口两切缘套叠 1～2 个软骨环吻合。虽然左肺移植部主张采用套叠式缝合，但当供肺或受者支气管口径较小时，或当供者、受者支气管大小不匹配时，应选择端端吻合，或稍重叠的"8"字吻合技术。支气管吻合完成后，请麻醉医师给移植肺加 30cmH$_2$O 压力充气，以检查吻合口是否漏气。吻合口缝合完毕，应用局部脂肪组织或供者部分心包组织包裹吻合口，也可以选用带蒂的心包脂肪垫或大网膜进行包裹，目前已很少应用大网膜进行包裹。

于受者肺动脉近端置一无损伤血管钳，修整受者肺动脉主干残端，剪去血管缝合器钉，修整后血管应与供者肺动脉相仿。无需切断受者动脉韧带。用 5-0 不吸收单丝线吻合肺动脉先在吻合口两侧各缝一针以防吻合口狭窄。前壁吻合完成前，用冰生理盐水冲洗肺动脉排气，以防止开放肺动脉后气体冲入肺。安置左心房阻断钳，尽量向内但勿阻断对侧肺静脉。剪去肺静脉残端结扎线，在上下肺静脉残端之间剪开，修整成一完整的受者心房袖。先在拟吻合的两侧各缝一4-0 不可吸收单丝线，分别打结，然后连续缝合吻合口的前、后壁，这样可避免吻合口狭窄。在前壁缝合完成打结前，用冰生理盐水冲洗心房袖。轻轻给供肺部分通气，之后开放肺动脉数秒，再行阻断,使血液从心房吻合口快速冲出。同时缓缓开放左心房阻断钳,使血液从吻合口倒流排气,然后,将心房吻合口缝线打结。开放肺动脉,观察两个吻合口是否出血。确认无漏血,手术野严密止血,放置上下胸管,常规关闭胸腔。

(3) 注意事项:不管是单肺移植,还是双肺移植,在行支气管吻合前可先行受者支气管后壁周围组织与供者部分心包组织连续缝合,保留缝线,当完成整个支气管吻合口后,再用保留的缝线连续缝合受者支气管前壁周围组织与供者部分心包组织,完成吻合口周围组织的包裹。支气管吻合口一定不能扭曲。

肺动脉和左房袖吻合前需二点定位后再连续缝合吻合口,确保肺动脉和左房袖吻合口一定不能扭曲。对于肺动脉和左房袖吻合口术中较小的渗血,往往止血纱布或明胶海绵压迫后能止住。较大的出血需同时阻断肺动脉和左心房,肺动脉可直接行"8"字修补,左房袖需加用垫片行褥式缝合。对不能控制的大出血,需及时建立体外循环。

术毕创面止血或检查各吻合口时,移植肺需暂停通气,等待移植肺萎缩后再进行创面止血和检查各吻合口情况。不要过度的牵拉移植肺,以防吻合口撕裂大出血。

当移植肺过大或受者胸腔很小的受者,术中需及时行移植肺减容(1/4~2/5)或肺叶移植(右侧中下叶移植,左侧下叶移植)。一般选择供肺适当小于移植胸腔,偏大易引起通气/血流比例失调,造成分流。

2. 双肺移植手术

双肺移植有两种术式,即双肺联合移植及双肺分侧移植术。

(1) 双肺联合移植术

1) 切除病变双肺:仰卧位,胸骨正中切口或经第4前肋间横断胸骨作前外侧切口。打开心包,行经右房上、下腔静脉插管及升主动脉插管,肝素化后开始体外辅助循环,此时主动脉不阻断。打开双侧胸膜腔,游离双肺后处理肺门,首先阻断肺循环,用血管缝合器阻断左右4条肺静脉,于肺动脉主干中点处用无创钳钳夹肺动脉干,用气管缝合器分别阻断左右主支气管,然后分别于远端切断左右4条肺静脉、肺动脉主干及左右主支气管,摘除病变双肺。自左、右支气管残存部分别向隆突部游离,直至隆突上1~2个环水平处切断气管。

2) 双肺植入术:将供肺做适当修整,4条肺静脉连带部分左房壁,肺动脉主干于肺动脉瓣上方切断,气管于隆突上2~3个软骨环切断。将修整后的供肺置入双侧相应胸腔。

将气管牵至主动脉与上腔静脉间,吻合气管。阻断升主动脉,灌注心脏停跳液,待心搏停止后,将心尖推向右前方,暴露左房,紧贴左侧上、下肺静脉边缘切开左房,并将切口向右侧延展,切下左右肺静脉残干,使其左房开口与供体左心房片(带左右4条肺静脉开口)相匹配。用4-0 prolene缝线连续缝合供、受者左房,吻合后心复位。

于肺动脉瓣上方,吻合供、受者肺动脉,吻合毕复温,开放气管,加压缓慢通气,心排气后开放升主动脉,待心复跳规律后中止体外循环,继续呼吸器控制呼吸,安置双侧胸内、前纵隔和心包内引流,逐层缝合关胸。

(2) 双肺分侧移植手术:双肺分侧移植术是双肺移植中较普遍采用的术式,它较双侧同期联合移植手术操作简单,且并发症较少,其手术技术即为双侧单肺移植术。由于双肺移植患者的肺部疾病大多合并有感染,因此在行病肺切除时多采用胸膜外全肺切除术,以防污染胸腔。

双肺移植一般先从右侧开始。

3. 心肺联合移植术

(1) 麻醉:气管插管,静脉复合麻醉,体外循环,桡动脉插管,颈内静脉 Swan-Ganz 导管监测。

（2）心肺联合移植手术技术

1）切除病变的心肺　切除受者病变的心肺是心肺移植手术中最困难的一环，先切除心，再分别切除两肺，术中注意保护双侧膈神经、迷走神经和喉返神经，严密细致止血是手术成功的关键。

患者取平卧位，取胸骨正中切口切开两侧胸膜进胸探查两肺，如肺与胸膜粘连应在肝素化前先分离全部粘连，细致止血。

正中切开心包，肝素化后在升主动脉行主动脉插管，右房行上、下腔静脉插管，建立体外循环，阻断升主动脉，开始转流，全身降温至 28℃。

心的切除平面：于主动脉瓣交界平面切断主动脉，在肺动脉中点水平切断肺动脉，循房室沟切开右房、房间隔和左房，将左右心耳连同心室一并切除，仅保留一右房袖状开口以备与供心右房吻合。

紧靠双侧肺静脉前，与膈神经平行，分别在心包左右作一纵行切口，上至肺动脉水平，下达横膈，为保护膈神经及其血供，双侧均保留一个宽约 3cm 的带状心包片，使膈神经及其血供均完好地保留在此心包片上。

在残留的左房后壁中央纵行将左、右肺静脉分开，将左半侧左房残部及与之相连的左肺静脉与后纵隔组织分离，充分游离肺门，切断左肺动脉主干，并用缝合器将左主支气管夹闭，并于其远端切断左支气管，切除左肺。在游离过程中应注意将增粗的支气管动脉结扎。

右肺切除时应先在右侧房间沟后、左房上作一纵行切口，并将切口扩大使右房和右肺静脉完全分开，分离时注意不要损伤房间隔，因这部位的房间隔在心肺植入后将成为新右房的后壁。分离右肺静脉及右半侧左房后壁与后纵隔的粘连，分离右肺门，切断右肺动脉干，并将右主支气管夹闭后于其远端切断，切除右肺。

最后游离并切除残留的肺动脉主干及左、右肺动脉残段，动脉导管韧带周围的一小段肺动脉壁予以保留，以免损伤其邻近的左侧喉返神经。游离双侧支气管残端至气管隆突部位，紧靠隆突上方将受者气管切断。

受者仅存留气管、主动脉及右房 3 个开口待吻合。

2）植入供体心肺：先将供体右肺经右心房后送入右侧胸腔，左肺经左侧附有膈神经的心包片后方送入左胸腔，胸腔内注入冰水使心降温，注意防止液体流入气管内。

吻合顺序为气管、右心房、主动脉。用 3-0 prolene 缝线连续缝合气管后壁膜样部，软骨部采用间断缝合。用 4-0 prolene 缝线连续缝合右心房，自后侧缘开始，包括受者房间隔及左房残余缝至前缘中点打结。最后用 4-0 prolene 缝线将供、受者主动脉作连续对端吻合。

吻合毕，开始复温，开放气管，缓慢加压通气，心排气后开放升主动脉，移植心复跳后继续辅以体外循环，直至各项指标正常后逐渐停止体外循环，继续呼吸器控制呼吸。仔细检查无出血后安置心脏起搏导线及双侧胸腔、前纵隔、心包引流后，逐层缝合关胸。

三、受体免疫处理

1. 新的国际肺排斥分类、分级标准

新的国际肺排斥分类、分级标准目前具体标准为：

A　急性排斥，分为 0、1、2、3、4 级。

0 级：无明显异常。

1 级：极轻度的急性排斥，偶见血管外周单核细胞浸润。

2 级：轻度急性排斥，在小静脉和小动脉外周可见单核细胞浸润。

3 级：中度急性排斥，血管外周密集，呈袖套状的单核细胞浸润，并延伸至肺泡间隔及气腔。

4 级：重度急性排斥，弥漫性血管外周，间质，及气腔内单核细胞浸润，合并有肺泡的损伤，可伴有坏死、梗死，或小脉管炎。

B 气道炎症：淋巴细胞性支气管炎或细支气管炎。

C 慢性气道排斥：阻塞性细支气管炎。

(1) 活动期。

(2) 静止期。

D 慢性血管性排斥。

为预防排斥反应，患者自移植日开始接受免疫抑制治疗。

移植术中，血管开放时，静脉给予甲泼尼龙 10mg/kg。术后第一天，每 8 小时静脉注入 120mg，以后逐渐减量，连用 3～5 天。

目前，肺移植术后最常应用的免疫抑制方案为环孢素、硫唑嘌呤、抗淋巴血清、泼尼松三联或四联联合用药，以减少单独用药的用量，减轻其毒副作用，增强疗效。

环孢素 A(CsA)是新型、高效、安全的免疫抑制药物，在肺移植中也是首选药物，但它具有肝、肾毒性，特别是肾毒性。因此，能否应用要根据患者的肾功能，特别是肌酐水平来决定。在肾功能允许的条件下，CsA 的用量一般自小剂量开始，术后初起量多为 0.5～4mg/(kg·d)，以后逐渐增至 10mg/(kg·d)。具体用量参照血中的环孢素 A 浓度及肌酐水平来调节，一般全血 CsA 浓度保持在 150～250g/L(放射免疫法)为宜。

硫唑嘌呤是细胞代谢药，肺移植手术日术前口服 2mg/kg，术后用量为 2～2.5mg/(kg·d)。硫唑嘌呤有骨髓抑制作用，当白细胞降至 4×10^9/L 以下时，应减量或停用。

抗胸腺淋巴细胞球蛋白 2.5mg/(kg·d)持续静脉慢速点滴，连续 10～14 天。在治疗过程中，需每日监测血小板及淋巴细胞绝对值，当血小板降至 5.55×10^9/L 以下时应停药。部分患者用药后可能出现过敏反应。

皮质激素类：甲泼尼龙是一种速效的糖皮质激素，在移植术中血管开放时即刻冲击给药 10mg/kg。近年来，主张术后连续使用 3～5 天，以减轻炎症及免疫反应，但应逐日减低用量。口服泼尼松类药物，在肺移植中因具有延缓气道吻合口愈合的副作用，大多自术后 3～4 周开始应用，开始剂量 0.5～1mg/(kg·d)，逐渐至 10～15mg/d，长期维持。

OKT 为单克隆抗体，目前主要用于无法使用环孢素的病例，一般用量 5mg/d，连续使用 10～14天。

FK506 是一种新的免疫抑制药物，其免疫抑制效果强于 CsA，但肾毒性及神经毒性均高，且价格昂贵，目前在肺移植中仍处于临床试用阶段。

2. 排斥反应的治疗

(1) 急性肺排斥的治疗：甲泼尼龙静脉冲击治疗，30～50mg/(kg·d)，连续 3～5 天。在肾功能允许下，可同时增加 CsA 的用量，在大多数情况下均可取得好的疗效。对于难治性排斥，除静脉用甲泼尼龙冲击外，再辅以 5～10 天的 ATG 或 5 天的 OKT。某些患者急性肺排斥时出现重度呼吸功能衰竭，使用体外循环、膜氧合器支持，可以帮助患者度过呼吸衰竭期。

(2) 慢性排斥的治疗：目前尚无特别有效的方法，在部分患者，早期加大免疫抑制药物的剂量可能延缓病情的发展，但最终仍将导致移植肺的功能丧失。

选择性地对某些尚能耐受手术的患者行再移植术是拯救生命、恢复功能唯一的治疗手段。

四、脏器保存和处理

1. 肺保存和处理方法

目前临床应用最广的是单纯肺动脉灌注和低温浸泡相结合。肺灌注和保存的最佳温度现在仍然不很清楚,虽然有实验证明 10℃比 4℃能获得更好的效果,但大多数仍采用 4℃进行灌注和保存。常用的灌注液有 Euro-collins 液和低钾右旋糖酐液。将切取供肺或心肺立即浸入保护液中,以双层无菌大塑料袋封闭,置入充满碎冰屑的特制低温箱中运送。目前临床上可接受的供肺保存时间最长为 4～6h。目前多使用低钾右旋糖酐灌注液,其在肺血管内有更好的分布,所含的葡萄糖可以增加能量储备,提高移植肺功能。逆行灌注和顺行灌注结合能更好的保护供体肺。灌注液中加入氧自由基清除剂如超氧化物歧化酶、过氧化氢酶、谷胱苷肽等,有利于减轻再灌注损伤。前列腺素 E 已被临床证实具有扩张肺微血管、抗血小板聚集和白细胞黏附的作用。

供肺的保存,特别是长期保存,仍是一个尚待解决的问题。目前部分实验组在实验中证明以低钾细胞外液型的肺灌洗液(LPD)在 6～10℃灌注,其效果明显优于 4℃改良的 Euro-Collins 液。

2. 心脏的保存和处理方法

当供体心取出后,立即完全将心浸入 4℃的生理盐水中,5 分钟后取出并放入另一盆 4℃的生理盐水中,使心肌能均匀下降温度。浸入时间要 5 分钟以上,然后取出置入消毒的装有 4℃的生理盐水 100～200ml 的塑料袋内,密封塑料袋,将塑料袋置入消毒的装有 4℃的生理盐水 250～500ml 的塑料罐内,再次密封,然后放入盛有碎冰的冰箱内保存。

(赵东波　房玉芳)

第三节　肝脏移植

一、概　述

1963 年,Starzl 和助手们在科罗拉多州立大学施行了世界上第一例肝移植手术。现代抗排斥疗法出现以前的肝移植成功率令人失望,一年存活率只有 24%～33%,此种状况一直持续到 20 世纪 80 年代初期,当时环孢素在实质器官移植中作为一种有效的免疫抑制剂得到证实。到 1983 年时,肝移植(liver transplantation)已成为治疗严重及致命性肝疾病的一种实际并可供选择的方法。当年 6 月,美国国家卫生研究院召集了肝脏病学、外科学及儿科学方面的专家,对肝移植状况达成一致意见,认为肝移植是治疗终末期肝疾患的一种有效方法,值得推广应用。这对产生更多的手术方法、精心选择患者、提高手术技巧和术后管理质量等都是一个强有力的推动。

20 世纪 80 年代中期,在应用环孢素使得肝移植后果大为改善之后,肝移植手术方式的增多及适应证的放宽导致各种各样的适应证都可进行肝移植,而更为重要的是等待肝移植患者的显著增加及对可获得有限供体肝的激烈竞争。1997 年在北美有近 1000 个患者在等待肝移植期间去世。增加可获得器官数量的措施包括使用以前认为不合适的供体肝,如老年人供体肝、分离

（离断）肝移植及在小儿行活体部分供肝移植。许多国家和地区通过政治和法律途径来增加供体器官数量，如通过假定同意法或弃权法，根据此法律就可假定患者是捐献器官的，除非事先已特别要求拒献。随着技术专长的提高、更合适的肝移植候选患者、更好的器官保护及更多预防和治疗排斥反应药物的出现，使得大多数器官移植中心施行的肝移植均取得了相当好的结果，移植物和患者存活率达80%～90%。而在20世纪90年代，注意力越来越聚焦于移植术后的生活质量、大量肝移植候选人和小量合适供体之间的巨大反差。目前研究方面主要集中于异体移植（为了解决及时供体的短缺）、移植耐受性（改善受体远期效果、避免需要慢性抑制而提高生活质量）及人工肝支持系统等方面。

二、肝移植的适应证和禁忌证

（一）适应证

1. 终末期肝实质疾患

如原发性胆汁性或门脉性肝硬化、急性爆发性肝炎或亚急性坏死性肝炎、先天性代谢性肝病。

2. 肝胆系统的先天性疾患

如先天性胆管闭锁。

3. 肝良性肿瘤

如肝巨大海绵状血管瘤。肝恶性肿瘤，各家意见不一致，但一般认为癌块较小、门脉无癌栓、无肝外转移、又不能做半肝切除者，可以考虑。

（二）禁忌证

年龄较大，超过50岁者。

合并有严重的糖尿病感染。

严重心、肺疾患。

合并严重的全身感染或局部感染经内科治疗无效者，有肺结核者。

肝胆恶性肿瘤已有远处转移、门静脉癌栓者。

三、供体的选择和供肝的处理

（一）供体的选择

由于移植受体过多，而供体又过少，使得供体器官呈供不应求状态，因此对那些以前不适合作器官供体的对象，现在也不得不充分利用其供体肝，以缓解供体来源严重不足的问题。目前对供肝者并无年龄限制（尽管年龄＞60岁），但此种供肝是发生移植初期功能较差的一个危险因素，当然其他因素如脂肪浸润、恢复前冷缺血时间过久或低血压时间过长等均可加重其危险程度。

当然，许多死于意外事故的年轻的脑死亡者是理想的供体，不管是肉眼观察还是组织学检查其肝均为正常。应用那些丙肝阳性供体的肝也大有问题，但如果冷冻切片病理检查没有发现严重的慢性肝炎,有些移植中心也给受体使用丙肝阳性供体的肝。尽管如此,也需另外采取一些预防措施,即让那些可能的移植受体了解这种情况,并签字同意接受丙肝呈阳性的供肝。在那些接受慢性丙肝供肝移植的患者,严重程度不一的丙肝复发很常见,但并没有证据表明,丙肝阳性的受体接受一个丙肝阳性供肝就会导致侵袭性更强的疾病。

在选择供肝时,供体与受体的 ABO 血型最好相同,供体、受体的 HLA 抗原相同数越多,则组织相容性越强,移植后器官的存活时间就越长,排斥反应也越轻。肝移植后的排斥反应较肾移植轻微,可能与 HLA 抗原在肝细胞膜上的数量较少有关。选择供肝及监测排斥反应的实验室检查法包括:微量补体依赖性淋巴细胞毒性试验、混合淋巴细胞培养试验、移动抑制试验、玫瑰花瓣形成试验、补体 C3 测定、淋巴细胞绝对计数及白细胞介素-2 受体测定。

(二) 供肝的处理

供肝来自"脑死亡"者,先钳夹腹主动脉,于 $1\sim2$ min 内开始用 4℃灌注液对肝充分灌洗,并降温,$30\sim45$ min 内完成供肝的切除,然后立即将供肝贮存于 $2\sim4$℃冰水中直至移植。一般冷缺血时间不宜超过 6 小时。

四、肝移植手术步骤

肝移植的标准术式可分为四个阶段:①受体肝切除期;②无肝期;③再灌注期;④完成期。对手术操作和麻醉管理来说,每个阶段都有它们自己的特点。

五、术中免疫抑制剂的使用

在肝移植术后,唯一能改善患者后果的最重要因素就是免疫抑制。静脉注射皮质激素如甲泼尼龙通常在移植手术期间就开始进行,在围术期也可使用单克隆抗体舒莱等作诱导性免疫抑制。

六、术后排斥反应及处理

(一) 超急性排斥反应

多在移植物恢复血供后数分钟至数小时内发生,是导致移植物早期死亡的重要原因之一。对同种肝移植术而言,超急性排斥反应可以说没有实际临床意义。

(二) 急性排斥反应

急性排斥反应主要是由移植抗原致敏的特异性杀伤性细胞介导的免疫应答反应。大多数在术后 3 个月内发生,90%的急性排斥反应发生在术后 $7\sim14$ 天。

术后 10 天左右,受体突然出现血清胆红素和转氨酶活性增高,体温突然上升,黄疸急剧加深,食欲减退,情绪变化,肝肿大、胀痛,全身不适及胆汁分泌减少,此时应考虑有急性排斥反应的可能,但需与其他疾病相鉴别。

发生急性排斥反应时,首先应选择肾上腺皮质激素冲击疗法,无效时可改用 OKT$_3$ 或 FK506 治疗。

(三) 慢性排斥反应

慢性排斥反应发生于肝移植数周后,常继发于急性排斥反应。也可直接出现,通常表现为一种缓慢发生的进行性胆管消失。目前其发生原因尚不清楚,故也没有有效的防治对策。

(许世峰 刘 军 周明花)

第四节 肾 移 植

一、肾移植免疫基础

(一)概念与分类

移植免疫学是研究移植术后的免疫反应和科学。将某一个体的细胞、组织或器官用手术或其他方法,移植到自己或另一个体的体内,称为移植术。被移植的部分,称为移植物,提供移植物的个体叫做供者;接受移植物的个体叫做受者或宿主。人和高等动物都具有识别移植物的能力,如发现非自身成分,便发挥"识别自身,排斥异己"的免疫反应,使其破坏、摧毁、脱落,此即为移植免疫反应;从受者的角度来说,称为排斥反应。

按照遗传免疫学的观点,移植可以分为四种类型,①自体移植:即供、受者为同一个体。②同系移植:即供、受者虽非同一个体,但有完全相同的遗传基因、抗原结构,如单卵孪生同胞间的移植,也称之为同基因移植。以上两类移植都不会发生排斥反应。③同种异体移植:亦称同种异基因移植,供、受者属于同一种族,但不是同一个体,是临床移植最常用术式和类型。由于同种中具有不同遗传基因、不同抗原结构的个体之间的移植,在移植后会发生排斥反应。④异种移植:是不同种属个体间的移植,如将动物的器官移植给人。移植后,可发生严重的排斥反应,迄今尚未获得永久性存活的病例。

构成移植免疫排斥反应的必要前提,除了供、受者之间遗传基因和抗原结构不同以外,移植物还需有活力。根据移植物的活力,可以分为活体移植和非活体移植。活体移植是指移植物在移植过程中始终保持活力,在移植于受者后,能较快恢复其原有生理功能。而非活体移植,移植物的作用是机械性的,如血管、骨、软骨、腱及筋膜等。移植物内细胞活力大多已经丧失,故术后不会发生排斥反应。同样原因,人工合成物如高分子材料或合成金属等在体内应用,如人工心脏瓣膜、人工关节、义肢及镶牙等,不发生移植免疫反应。

(二)移植免疫学的形成

早在 20 世纪初,人们对同种异体组织移植间发生排斥反应的现象有多种解释,如供、受体间生理学的不相容等。1943 年在第二次世界大战期间,完成了一系列著名的实验研究。通过兔的皮片移植试验,观察了初次排斥反应和二次排斥反应的组织学改变,并从组织学角度提出了细胞免疫在急性排斥反应中的主要地位,证明了排斥反应的机制是供体抗原激活受者免疫系统而产生的活性反应。在另一实验中,人们又观察到另外一种排斥现象,称为白色移植排斥反应。这类型排斥反应的主要原因可能不是细胞免疫反应所致,未见淋巴细胞浸润移植物,而是由体液免疫反应引起的超急性排斥反应。

1. 移植抗原的发现

①Peter Gorer 通过对小鼠肿瘤抗原的检测,发现许多位点是引起排斥反应的抗原。此后,又证明不同组织都有统一的同一抗原,称为 H_2 抗原。此后,又证明了 H_2 位点是引起排斥反应的主要原因,为一复合体,由一组紧密相连的基因组成,每个位点又带有很多不同的等位基因,构成了引起排斥反应的主要抗原复合物,即主要组织相容性复合物(major histocompatibility complex,MHC)。各种动物(包括人类)都有自己非常复杂的组织相容性系统。②1901 年,Land-steiner 发现了人类的第一个血型,即红细胞 ABO 血型。1958 年,Dausset 确认了人类第一个白细胞抗原 Mac,即 HLA-A₂抗原。此后,多种人类白细胞抗原被陆续发现。1975 年第六届国际会议决定,以 HLA 作为人类白细胞抗原符号,即人类白细胞抗原复合物。

2. 免疫耐受

1945 年,Owen 首先报道自由马丁现象,即双胞胎在同一子宫内,共享同一胎盘及血液循环,可形成红细胞的嵌合体,相互间不构成排斥反应。此后,又有人发现异卵孪生同胞体内亦有天然存在的嵌合体。因而认为,先天性免疫耐受均形成于免疫系统处于胚胎期尚未成熟之前。而获得性耐受的形成,需受者在胚胎期、胎儿期或刚出生时即接触移植物,即获得性免疫耐受的诱导需在胚胎期。免疫耐受是移植免疫中的重要内容之一。

3. 免疫抑制治疗

目前临床所用的免疫抑制治疗措施均属非特异性治疗,主要是免疫抑制药物,还有抗血清等生物制剂、外科手术和放射治疗等。这些治疗方法一方面破坏大多数免疫活性细胞,但对剩余的和新生的淋巴细胞影响较小,因此不能最终完全消灭排斥反应;另一方面由于损害了受者的整个免疫系统,使患者的抗感染能力降低。同时,上述治疗方法还有其他有害的毒副作用。常用的免疫抑制药物有环孢素、硫唑嘌呤、糖皮质激素、他克莫司、麦考酚吗乙酯及抗淋巴细胞血清等,治疗方案则以联合用药为主。

综上所述,移植免疫学已在医学发展的历史步伐中逐渐形成,它包括各种免疫反应、免疫抗原、免疫耐受和免疫抑制四个主要的部分。

(三)移植抗原

1. 白细胞抗原

白细胞抗原(human leukocyte antigen,HLA)是人类的主要组织相容性复合物。HLA 系统位于人类第 6 号染色体的短臂上,由一群多功能的连锁基因组成,其中 HLA-A、B、C 位点编码 I 类抗原,HLA-DR、DP、DQ 位点编码 II 类抗原,HLA-III 类则包括 C2、C4、Bf 等位点,编码相应的补体成分。与移植排斥有关的主要是 HLA-I 类、II 类抗原。这些抗原分子都是糖蛋白,HLA-I 类抗原广泛分布于所有的有核细胞、上皮细胞及内皮细胞表面;II 类抗原主要分布于 B 细胞、单核-巨噬细胞表面。在体液中如血清、尿液、精液及乳汁中均已检出可溶性 HLA-I 类、II 类抗原。

由于 HLA 具有多个基因位点的共显性表达的等位基因,因此在人群中存在着众多的同种异型,形成了 HLA 抗原的多态性。据统计在无血缘关系的个体之间,HLA 抗原完全相符的概率几乎为零。

2. 次要组织相容性抗原

引起同种移植排斥反应的非 MHC 基因编码的抗原被称为次要组织相容性抗原(mH 抗原),属多态性蛋白。mH 抗原表达于机体组织细胞表面,降解形成的肽段同种异型决定簇,为组织特异性或性别特异性,mH 抗原在细胞内经处理成为肽后,可通过移植物细胞表面的 MHC 分子提呈给 T 细胞。mH 抗原不能单独在细胞表面表达。如男性特殊的 Y 染色体编码的整套蛋白。大多数 mH 抗原是结合在自身(即移植物上)的 MHC-I 类分子上的肽分子;而对 mH 抗原发生反应的细胞则以 CD8$^+$ T 细胞为主,CD8$^+$ T 细胞主要识别由 MHC-Ⅰ类分子提呈的内源性肽分子。此外,少数结合在自身 MHC-Ⅱ类分子上的肽分子也参与了针对 MHC 相同移植物的排斥反应。由于针对 mH 抗原的 T 细胞频率明显低于针对 MHC 抗原的 T 细胞频率,因此 MHC 相合的移植与 MHC 不相合的移植相比,前者的排斥反应的发生时间较晚,程度也较轻。因为在移植物中,所有的细胞都表达 mH 抗原,所以整个移植物最终也可被针对 mH 抗原的排斥反应所破坏。

3. ABO 血型抗原

ABO 血型抗原不仅分布在红细胞表面,也存在于肝、肾等组织细胞和血管内皮细胞表面。如供、受者 ABO 血型不合,血型抗原常常成为抗体介导的针对血管的免疫反应的靶抗原。ABO 血型抗原是血型糖蛋白,可分为 A、B 和 O 型。存在针对这些抗原的天然抗体的原因,可能是它们与环境中细菌或蛋白的共同碳水化合物决定簇存在交叉反应性。O 型个体携带抗 A 和抗 B 抗体,而 A 型个体携带抗 B 抗体,B 型个体携带抗 A 抗体。因而,器官移植仍要遵守"ABO"输血原则或相容原则。

4. 组织特异性抗原

此类抗原是独立于 HLA 和 ABO 血型抗原之外的一类抗原系统。该抗原特异性地表达在某一器官、组织或细胞表面。对内皮细胞抗原的编码基因与 MHC 紧密相连,可诱导受者产生细胞免疫反应;在肾移植受者体内可检出抗内皮细胞抗体。由此可见,内皮细胞在移植排斥反应中也可发挥一定的作用。

(四) 移植免疫反应

同种异体器官移植的免疫反应是针对移植物的特异性免疫反应。特异性免疫反应有两个主要的和特定的组成部分,即 T 细胞及其细胞因子参与的细胞免疫反应和 B 细胞及其抗体参与的体液免疫反应。在各种器官移植反应中,细胞免疫反应和体液免疫反应都参与其中,但参与程度有所不同。

1. 发病机制

宿主抗移植物反应又称排斥反应。其发生有两个必需的条件:移植物抗原,即移植抗原或组织相容性抗原,主要是 HLA,即人类的 MHC;受者体内的免疫活性细胞,主要的是 T 淋巴细胞,体液免疫也起一定的作用。

(1) 识别阶段:识别移植物抗原是受者的淋巴细胞主要是 T 淋巴细胞,这是排斥反应的启动阶段。T 细胞可通过两条不同的途径识别移植物的 MHC 抗原,即直接识别和间接识别。直接识别,受者体内的 T 细胞直接被移植物内抗原提呈细胞(APC 细胞)所携带的 MHC-Ⅰ类分子或Ⅱ类分子及其多肽所激活。供者移植物内残留在血管或组织里的过客白细胞中的 APC 细胞随血流或淋巴管进入受者局部淋巴结和脾内,经过识别,激活 T 细胞,使其增殖。这些激活的受者 T 细胞群随血流或淋巴管返回移植物内,导致急性排斥反应的发生,促使移植物迅速损毁而丧失其功能。间接识别,是供者的移植细胞、抗原片段或 MHC 分子从移植物上脱落,为受者的 APC 细胞所摄取,并进行处理。然后,这些经处理的抗原肽段,由受者 APC 细胞的 MHC 分子提呈给受者的 T 细胞,从而导致排斥反应。

(2) 反应阶段:当淋巴细胞接触被处理过的抗原后,发生增殖,并母细胞化;再经进一步分化,可分别形成效应淋巴细胞即免疫活性 T 淋巴细胞和浆细胞。其中各有一部分母细胞形成

"记忆细胞"。当其再次接触同一抗原时,即可迅速大量增殖、分化,分别形成效应淋巴细胞和浆细胞,发挥免疫作用。

（3）效应阶段:效应阶段由于机制不同可分为三种形式。①现存抗体可引起排斥反应:现存抗体包括预存天然 ABO 血型抗体和抗 MHC 抗体;后者可因输血、妊娠和曾做过移植而产生。这些抗体可以直接与移植物血管内皮细胞表面的抗原结合,激活补体系统和凝血系统,发生血管内凝血,引起移植物毁损,即超急性排斥反应。②经致敏而活化、增殖的淋巴细胞与进入机体的抗原发生特异性结合,释放多种细胞因子,参与细胞免疫反应。③致敏的浆细胞产生免疫球蛋白(抗体),参与体液免疫。

2. 排斥反应的类型

在同种移植中,受者免疫系统识别移植物中的移植抗原后,体内可产生细胞免疫和体液免疫应答,不同类型的排斥反应表现不同,发生的机制亦不相同。

（1）超急性排斥反应:多发生在移植器官血管接通后数分钟至术后 24～48 小时内发生,一般在术后 24 小时内。急剧反应。移植肾在恢复血流供应后,其鲜红色泽逐渐变为暗红和青紫,质地变软,失去充实饱满感,搏动消失,体积明显缩小,功能丧失,表现为输尿管蠕动消失,出现血尿、少尿、无尿,移植肾区剧痛,血压升高等。通常术后 24～48 小时内发生的超急性移植排斥反应不可逆转,任何药物治疗均无效。一经确诊,应立即切除移植物,以免威胁受者生命。

一般认为,超急性排斥反应发生的原因是宿主体内已存在抗供体移植物的抗体,主要有 ABO 血型抗体或抗血管内皮细胞抗体及抗组织相容性抗原的抗体等。反复多次输血、血液透析、多次妊娠或曾做过器官移植的患者可具有这类抗体,主要为 IgG 型抗体。在移植术中,这种抗体与供者的组织抗原结合,通过激活补体,直接破坏靶细胞如血管内皮细胞,或通过补体活化过程中产生的多种补体裂解片段,导致中性粒细胞浸润,血小板凝聚,凝血系统激活,血栓形成等,最终造成局部缺血及移植物广泛坏死。

组织学检查显示,毛细血管周围中性粒细胞等浸润,血栓形成,血管栓塞,管壁纤维素样坏死。移植物组织明显出血、水肿,大片出血性坏死。应用免疫荧光组织化学染色方法,可证实在受累动脉及毛细血管内皮上有 IgG、IgM 和补体及纤维蛋白沉积。

为了避免超急性排斥反应的发生,不应使用淋巴细胞毒性实验高于 5% 的供者,ABO 血型应相同。反复输血、多次妊娠、长期血液透析或再次移植等有预先致敏抗体存在因素患者,应选择不同时期,作多次交叉配合试验。若一次组织配型时出现试验阳性,更应慎重考虑。未能作 B 细胞分型和冷抗体测定者,宜暂时放弃移植。再次移植时,不应选择与前次供者 HLA 抗原相同的供者的器官。多次妊娠的受者,应避免挑选 HLA 抗原与受者丈夫的 HLA 抗原相同的供者,以减少受者存在预存抗体的可能性。对于免疫反应高度敏感的患者,如两次以上的移植受者,移植前可试行血浆置换,清除特异性抗 HLA 抗体。降低抗体水平,有可能使移植获成功。

（2）急性排斥反应:是同种异体移植时最常见的排斥反应类型,也是导致移植器官功能丧失的最常见的原因。急性排斥反应一般发生在移植早期的几周到 3 个月内,以 2～3 周最多见,个别病例可于手术后数年方出现。但随时间的推移,急性排斥反应的发作频率减少,反应强度也减轻。急性排斥反应的发生率极高。即使移植前经 HLA 配型,移植后常规应用免疫抑制药物,其发生率仍可高达 30%～50%。临床上需要紧急处理的排斥反应大都属于这种类型。此类排斥反应多数可逆。如能及时判定,并采取合适有效的抗急性排斥反应措施,大多数急性排斥反应都可获得缓解,并使移植器官的功能恢复。但仍有 15%～25% 的移植物因这种排斥反应而功能丧失。

急性细胞排斥反应的特征是实质细胞坏死伴淋巴细胞和巨噬细胞浸润。这些浸润的炎症细胞攻击移植物的组织细胞。有多种病理机制参与急性细胞排斥反应,其中 CD4$^+$ T$_D$ 细胞和 CD8$^+$ CTL 细胞是主要的反应细胞,同时巨噬细胞和 NK 细胞介导的杀伤作用也有一定激活。

急性体液排斥反应的特征是移植物血管坏死。该反应的发生多由针对血管内皮细胞同种抗原(即 HLA)的 IgG 抗体激活补体引起,也有淋巴细胞的参与,故这一过程又称为急性血管排斥反应。参与该过程的淋巴细胞可直接杀伤血管内皮细胞,也通过分泌细胞因子,引起内皮细胞的坏死。

急性排斥反应的组织病理学改变以急性单个核细胞浸润为特征,表现为单个核细胞在动脉和毛细血管周围间质中聚集形成斑块;浸润的细胞有淋巴细胞、单核-巨噬细胞、中性粒细胞和浆细胞等。病理特点是血管内皮的损伤,病变分布不均匀,常呈局灶性或节段性分布。血管内膜受损和纤维素样坏死,常同时伴单核细胞浸润;单核细胞因吞噬了崩解血小板的类脂质而形成泡沫细胞,堆积在受损部位血管壁内膜下层,构成特征性改变。此后,受损部位的血管壁被纤维细胞所代替,并渐形成致密的纤维结缔组织,使该处的内膜明显增厚,导致管腔狭窄,甚至闭塞。病变程度与临床症状和体征的严重程度相一致。除有免疫活性细胞对血管内膜的直接损伤外,免疫荧光染色检查还发现,受损的血管壁上有多种免疫球蛋白、补体和(或)纤维蛋白的沉积,提示体液免疫损害直接参与了急性血管排斥反应的炎症。

(3)慢性排斥反应:可早在移植后几周内发生,但多数发生于术后 6～12 个月,尤其是 1 年以后。慢性排斥反应病程进展缓慢,临床症状不明显,往往呈隐匿性,移植物功能逐渐减退,应用抗排斥反应药物无效。由于目前对慢性排斥反应尚无有效的治疗方法,因而大约 50% 的移植物可在 1 年内完全丧失功能,是影响移植物长期存活的重要原因之一。慢性排斥反应发生的确切机制不清,一般认为是免疫排斥应答反应所致,且以体液免疫过程为主。但目前对该反应的概念又有更新,推测可能还有非特异免疫因素的参与。慢性排斥反应的临床表现与自身免疫性疾病相似。慢性排斥反应的诊断主要根据临床表现,确诊应作移植物的穿刺活检。典型的病理变化为"洋葱皮样"动脉病变。穿刺活检有助于鉴别有无轻度急性排斥反应同时存在。诊断时,应注意与原发性疾病的复发相鉴别,如移植肾慢性排斥反应需与复发性肾小球肾炎相鉴别,移植胰腺慢性排斥反应需与糖尿病复发相鉴别等。同时,还应与免疫抑制剂对移植肾、胰、肝、心脏等的毒性损害所造成的功能减退相鉴别。后期移植物功能出现减退,则应寻找有无潜在或活动性感染病灶,如结核病、细菌性或病毒性感染等。

(五)同种肾移植的组织配型和免疫学测定

为了提高肾移植的存活率,在移植术前,必须尽量对供、受者进行免疫学选配,常规的检测有以下几种:

1. 淋巴细胞毒试验

淋巴细胞毒试验(CDC),即补体依赖性细胞(CDC)试验,用于器官同种移植前判断受者对供者有无预存抗体。同一般补体结合试验的差别是,作为抗原的淋巴细胞本身又是指示细胞。判断结果的方法,不是细胞溶解,而是在补体存在下受抗体的作用使淋巴细胞膜失去屏障作用,细胞膜的通透性增强,锥蓝或伊红通过受损的细胞膜而着色。试验结果以计算着色细胞的百分率表示。其中死细胞<10% 为阴性,如果结果>10%,说明受者血清中有抗供体 T 细胞的抗体++++,肾移植后将迅速发生超急性排斥反应,为肾移植的禁忌。

在器官移植前检查受者是否具有抗供者抗原的预形成抗体。如果有细胞毒抗体,能引起受者的超急排斥反应,造成移植术失败。因此,在移植前检查受者血清中有无抗供者淋巴细胞的抗体,是预防超急排斥反应所必需的试验。目前,器官移植配型中应用两种方法,一种是微量法,另一种是半微量法,二者又均可分一步法和二步法两种。一步法是将受者血清同供者淋巴细胞及补体一起混合,在37℃条件下培育后加锥蓝染色看结果。二步法是先将受者血清与供者淋巴细胞混合,再加入兔补体,在37℃条件下培育后加锥蓝染色看结果。微量法,一般采用的标准NIH的方法,实验比较敏感,需要一定的设备和专业技术,试验时间较长。半微量法则较简单,不需要特定的设备和技术,只要有一定的细胞学技术就可以完成,而且实验时间较短,尤其适用于不能提前取到供者血的实验室。

2. HLA 配型

在器官移植的供、受者之间 HLA 相容程度愈高,移植物存活的概率愈大。因此,器官移植前,慎重选择供、受者,对提高器官移植的存活率十分重要。一般应按照国际标准6抗原相配的原则进行移植术前配型。骨髓移植对 HLA 配型要求最高,要求供、受体 HLA-Ⅰ类或Ⅱ类基因各位点完全一致认为是异基因骨髓移植成功的重要前提,否则将发生严重的移植物抗宿主病。在其他器官如肾、心、胰腺等移植时,HLA6 位点配型中,HLA-A、HLA-B、HLA-DR 位点相符对移植后果有明显的影响。目前,临床配型常规检测的 HLA 抗原达 100 种左右。在这 100 种抗原中供者与受者 HLA 抗原相同的概率很低,以致供体利用率降低。但研究发现,许多 HLA 抗原在分子结构上具有相同部分,称为公共抗原决定簇。这些抗原分子结构相近,故均可与某一抗体发生反应,称为交叉反应。这些抗原又被称为交叉反应组。根据交叉反应组的不同,可将目前常规检测的 100 种 HLA 抗原划分为 10 个交叉反应组。大量临床数据表明,在同一交叉反应组中,虽然供者和受者的抗原不同,其发生移植后免疫排斥反应的概率明显低于非同一交叉反应组中的 HLA 抗原错配,移植器官存活率也明显高于随机 HLA 抗原错配者,因此又称此为“可接受的错配”。

3. ABO 血型抗原配合

在肾移植术中,一般均选择 ABO 血型相配合的同型供体。在无相同血型供体的情况下,也可使用相配合的 O 型血供者的肾脏,即将 O 型供者的肾脏给 A 型的、B 型的、AB 型的受者。A型、B型供者的肾也可以给 AB 型的受者。

二、肾移植临床

(一) 概念和分类

各种原因导致的终末期肾疾病,病肾不能完成正常肾排泄代谢产物,纠正水、电解质和酸碱平衡紊乱的功能时,用他人的肾经过手术植入患者的机体,代替自体肾的功能。这个过程叫肾移植。

供肾来源分为同种及异种两类。异种供肾来源于动物,如狒狒等,由于排斥反应剧烈,目前尚未用于临床。同种肾移植指同一种系的个体之间相互供肾,如人与人之间供肾。异体肾移植是区别于自体肾移植而言。将他人肾移植于患者体内,称同种异体肾移植。在同种异体肾移植术中,又分亲属供肾和非亲属供肾。亲属供肾包括父母给子女、子女供父母、兄弟姐妹之间相互提供,这种情况的供、受者之间至少存在半数的基因是相同的,这种方式供肾在理论上排斥反应减少,但供肾的亲属则会有一定风险。如果是双胞胎之间供肾,则有两种可能:一是双卵双胎之间供肾,与上述亲属供肾无异;二是单卵双胎供肾,意味着两者的基因完全相同,术后应无排斥反应发生。亲属供肾可以是活体供肾,供肾与移植手术同时进行,肾无热缺血过程。冷缺血即取肾后冷藏保存的时间也十分短暂,因此,活体供肾质量优于尸体供肾。非亲属供肾多是无血缘关系的肾,供肾基因与受肾者完全不同。非亲属供肾多是尸体供肾,即脑死亡或其他原因死亡者的肾。尸体供肾多数热和冷缺血时间较长,因而术后会有相当一部分肾可能出现急性肾小管坏死,即急性肾功能衰竭或移植肾功能延迟恢复等并发症。

(二)肾移植适应证和禁忌证

1. 肾移植的适应证

年龄 60 岁以下者,全身一般情况良好者年龄可适当放宽。慢性肾炎终末期,或其他肾疾病而致的不可逆转的肾功能衰竭者;经过血液透析或腹膜透析治疗大于 3 个月。不存在由于尿毒症或高血压所致的不可逆转的并发症,如慢性心功能不全、慢性呼吸衰竭等。全身一般情况好,体内无潜在感染灶,能耐受肾移植手术者。无活动性消化道溃疡、肿瘤、肝炎及结核病史。无精神、神经不正常史及家族史者。与供肾者组织配型良好者。

2. 肾移植的禁忌证

对有活动性溃疡病患者,手术前应治愈溃疡病。对体内有潜在感染灶者,应积极治疗和治愈感染灶。对心功能不全者,应治疗。待病情稳定一段时间后,也可考虑肾移植手术。肿瘤患者必须在肿瘤切除,治愈后超过观察期者,再慎重考虑是否手术。

对有下列情况的患者,不适合做肾移植手术,以免加重病情,危及患者的生命。转移的恶性肿瘤者;顽固性心功能衰竭者;慢性呼吸功能衰竭者;严重的血管病变者;凝血机制紊乱者;精神病患者;严重的泌尿系先天畸形者;肝功能异常,如肝硬化、慢性活动性肝炎者;活动性结核患者;严重糖尿病者;艾滋病毒携带者。

3. 相对禁忌证

有些疾病经治疗后痊愈或进入稳定期后可以择期手术,这类疾病称为相对禁忌证,如支气管炎,可以控制的轻度糖尿病,浅表性消化道溃疡稳定期,房性心律失常被纠正后,早期冠心病等。相对禁忌证与绝对禁忌证之间无明显界限,随着医疗技术和条件的改善,过去许多绝对禁忌证现在已不再是禁区,如结核病。虽然结核病仍然是肾移植术后主要并发症之一,但由于免疫抑制剂特异性不断增加,受者的非特异性免疫系统不再被过分抑制,同时进行预防性抗痨治疗,有些非活动期的结核患者也可以接受肾移植术。严重糖尿病肾病患者,可以同时接受肾和胰腺移植或胰岛细胞移植,能同时治疗肾病和糖尿病。

(三)肾移植术前准备

1. 肾移植手术前应具备的基本条件

(1)透析治疗的时间:终末期肾病拟行肾脏移植的患者,必须经过较充分的透析治疗。通常情况下,血液透析或腹膜透析的时间要大于 3 个月,最好 1 年左右。尿毒症患者常伴有氮质血症、酸中毒、低蛋白血症、水钠潴留和电解质紊乱等,应予以纠正,维持患者体内内环境的相对稳定。患者经过一段时间的血液透析治疗后,原发病病情相对稳定。

(2)纠正贫血:在使用传统免疫抑制剂时代,术前输血可改善移植肾存活率,但在环孢素时代,术前输血对肾脏移植存活率的关系已无明显的改善。为纠正尿毒症患者的贫血,避免因多次输血而导致潜在的各种病毒感染和患者致敏,可用红细胞生成素,能有效地改善尿毒症患者的贫血。

（3）肝功能:当损害程度较轻或病变较局限时,由于肝脏具有强大的代偿和再生能力,往往从化验中是不能真实地得到反应。一旦接受了肾移植手术后,需要长期服用免疫抑制剂,在肝基础较差的情况下,发生肝功能损害的比率要较阴性患者高,如乙肝病毒携带者和丙肝抗体阳性患者。不要急于行肾移植手术,应待转阴后再考虑手术,可减少手术后肝功能损害所造成的一系列棘手问题。

（4）控制和消除体内的感染灶:晚期尿毒症患者由于免疫功能低下,可有潜在的感染灶而不易被发现;在接受肾移植手术后,大量的免疫抑制剂的应用,潜在的感染灶极易乘机发作,有危及生命。因此,肾移植前详细的询问病史、认真仔细体检和对各种分泌物做细菌培养等都是很重要的。

（5）纠正心血管异常:尿毒症患者常常伴有高血压、心肌炎、心包积液等病变,移植前应积极治疗纠正。高血压在血液透析治疗后可有所下降,大部分患者需要应用降压药物,使血压调整到较理想水平。有心衰或心包积液的患者,通过透析后可改善水钠潴留、纠正贫血、控制血压、消除肺部水肿,将心胸比率小于或等于50%。上述情况改善将为手术后顺利恢复提供保证。

（6）对患者进行必要的科普教育:移植医师要对患者进行一般性的肾移植基本常识的介绍,使患者理解移植免疫治疗的持续性和长期性,对其有一些基本的了解,有较充分的思想准备,取得患者手术后良好的配合,争取满意的临床效果。此外,在有条件的医院,应对等待肾移植的患者进行心理咨询。对有心理障碍的患者应延缓手术。

2. 肾移植手术前的检查及准备

（1）肾移植术前实验室检查

1）一般检查:包括血型,血常规,尿常规和出凝血时间;细菌学检查:包括咽拭子、尿、痰和腹透液的培养;病毒学检查:包括乙型肝炎、丙型肝炎、艾滋病毒和巨细胞病毒检测;影像学检查:包括胸部X线片、泌尿系平片,肝、脾、胆囊、胰腺及双肾B超,髂血管动静脉彩色多普勒,超声心动图、心电图等。对男性患者要进行常规的前列腺检查,对有严重前列腺肥大尿潴留者,在接受肾脏移植手术前,要给予治疗。对女性患者要行妇科宫颈涂片检查。

2）配型:配型是器官移植手术的特殊检查,目前国内开展的主要有三种配型方法。①ABO血型相配;方法与输血配型相同。②淋巴细胞毒交叉配合试验:将供者体内分离出的淋巴细胞与受者血清一起培养,观察供者淋巴细胞死亡数,判断受者体内有无抗供者淋巴细胞抗体。一般死细胞率在10%～15%以下为阴性。但在多数移植中心将比例定在5%左右。初次接受移植手术,往往死细胞率很低,98%以上受者交叉配型为5%以下。再次或多次手术患者,体内可能存在预有抗体,因而阳性率发生较高。③组织配型:又叫白细胞分型。简称HLA位点。目前世界上发现的HLA位点有几千种,分成主要和次要位点。现认为与人类移植物存活有密切关系的主要组织相容位点有两组:B位点和DR位点。其中B位点的配合与否决定移植物的远期存活效果,DR位点决定移植物近期是否排异。每个人的组织细胞表面均带有一对B位点和一对DR位点,其他次要位点在此不赘述。因此试验的方法是用血清学或基因探针方法测出供、受者分别携带的白细胞抗原的类型,然后比对,选择最佳配合者。由于人类目前发现的B位点和DR位点已多达几十种,再加上A、C、DQ等位点的配合问题,要达到每例手术都进行理想的HLA位点配型的筛选,难度很大。

（2）肾移植术前的准备:肾移植前24h必须确保患者血液透析或腹膜透析。透析的目的有两点:手术前透析可适当脱水,以防止手术后早期无尿而导致心功能衰竭;手术前透析可纠正体内电解质紊乱,尤其使血钾正常。腹膜透析的患者手术当天要加强透析,每 2h 进行一次交换,并留取腹透液进行常规和微生物学培养。上手术室之前将腹透液全部放出。手术前的肠道准备:患者手术前晚上应服用导泻药,手术当日如无排便者应给予清洁灌肠一次。术前 6h 禁饮食。

(四)肾移植后的排异反应

由于机体内代谢等各种条件的不断变化、组织相容性抗原的不完全配合的存在,移植后可能出现排异反应。排异反应通常分四类:

1. 超急排异反应

这种排异是由于受者体内有针对供体的抗体,该种反应的发生多在术后几分钟至 48 小时内,往往在手术中移植肾脏便被切除。淋巴细胞毒交叉配合试验用于预测这类反应的发生。

2. 加速排异反应

多发生于手术后 1 周内,其发病机制尚不太清楚,一旦发生多不可逆。

3. 急性排异反应

多发生于术后 1 周至半年内,半年以后发生的急性肾功能下降,也可以是急性排异反应。急性排异反应从病理分型上又分为单纯型、混合型、血管型和细胞型。急性排异反应发生率高,但发现及时,治疗得当,50%～70%可以逆转。急性排异反应发生时,首先表现为尿量减少。可伴有轻、中度发热,很少伴有高热;如有高热应考虑有无加速性排异反应,并应除外感染。发热多为一过性,可伴有关节酸痛、肾区胀痛。主要体征是移植肾体积增大,移植肾区局部肿胀、变硬。部分患者可伴有高血压、轻度水肿。实验室检查尿常规中可见红细胞、蛋白、偶见管型,尿比重降低。尿脱落细胞检查可见大量肾小管上皮细胞。血肌酐、尿素氮明显升高,内生肌酐清除率下降。B超示双肾皮质增厚,体积增大,皮髓质界线不清。同位素肾图可见吸收率下降,排泄延缓。

一旦诊断急性排异反应后应立即治疗,传统的冲击疗法是应用大剂量激素静脉注射,连续 3 天为一个疗程,可同时给予利尿剂和小剂量肝素。冲击治疗之前应注意有无潜在感染,肝素治疗之前应确定有无消化道出血和其他出血倾向。激素冲击治疗无效时,可应用抗淋巴细胞球蛋白。目前应用的有抗全部淋巴细胞球蛋白(ALG)和抗胸腺淋巴细胞球蛋白(ATG)。后者较前者有更强的特异性,直接杀伤导致急性排异反应的淋巴细胞。无论 ALG 或 ATG,只要应用及时,其疗效稳定、可靠。不影响非特异免疫系统功能,比激素冲击治疗不良反应少,但价格昂贵,部分患者有过敏现象。

目前特异性抗体类药物发展十分迅速,除上述 ALG、ATG 外,比较新的还有单克隆抗 T 细胞亚群抗体,又叫 OKT。已用于临床的有 OKT$_3$,是针对体内带有 CD3 抗原的淋巴细胞亚群特异性抗体。目前国外应用已较普遍,其效果显著,但易产生针对 CD3 的抗抗体。

急性排异反应的转归与诊断治疗开始的时间有密切的关系,发现越早,治疗越早,移植肾恢复功能的可能性越大。但仍有一部分病例不可逆转,逐步演变为慢性排异反应,最终丧失移植肾。据统计数字表明,在术后前 3 个月中发生排斥反应的次数与存活时间成反比。

4. 慢性排异反应

术后半年以后肾功能逐渐减退、对各种治疗无反应的排异反应称为慢性排异反应。发生慢性排异反应的主要因素是 HLA 位点的不配合。目前对慢性排异反应尚无明显有效的治疗方法。慢性排斥反应多发生在半年之后,病程缓慢,初期多无明显症状和体征,仅在化验中有轻度变化,肾功能轻度异常,尿中有少许蛋白等,对冲击治疗和对特异抗体类药物治疗效果欠佳。慢性排异反应因无明显的临床症状和体征,又多在术后较长时间后发生,患者随诊时间间隔较长,故往往贻误诊断。虽然有些药物可以有效地治疗急性排异反应,但对慢性排异反应无任何作用。其根本原因是由于 HLA 不相配合,因此,目前只能在预防和减少急性排异反应方面努力。一旦发生慢性排异反应,应尽量延缓肾功能减退的速度。

(五)肾移植术后的急性外科并发症

1. 肾动脉破裂

肾动脉破裂是极其危险的并发症,由于发病突然,无任何症状与诱因,往往在短时间内患者血压下降至零,意识丧失,迅速死于出血性休克。临床表现为突然下中腹或偏移植肾一方剧烈腹痛,疼痛部位局限,可于疼痛部位见到迅速出现的肿块,有压痛。血压快速下降,脉搏增快,大汗淋漓,意识丧失。由于剧烈程度不同,上述症状也有所差异。要求临床医生有丰富的经验,能迅速及时做出诊断,当场用手压迫移植肾区,打开静脉通道马上输血,根据出血程度和病情轻重决定在病房或送入手术室急诊手术探查。绝大多数患者来已不及血管重新吻合,应当机立断切除移植肾。

2. 肾破裂

肾破裂的发生率为 $3\% \sim 6\%$,多发生于术后 1 个月之内,其原因与排异反应有关。肾破裂的主要临床表现为肾区突然疼痛,有明显压痛、反跳痛,疼痛范围逐渐扩大,肾区局部有隆起并随疼痛范围扩展而扩大。如患者仍在卧床状态,则疼痛范围可逐渐沿移植肾肾窝方向向腰及季肋部方向扩展。多数病人有脉增快,由于出血不如肾动脉破裂出血凶猛,故早期血压无明显下降,血红蛋白下降也缓慢。此时应严密观察血压、肾脏局部症状和疼痛部位的变化,必要时及时进行手术探查,给以修补或肾切除。

3. 肾血管血栓形成及栓塞

移植肾的静脉血栓形成及动脉栓塞的发生,主要原因是手术操作损伤血管内皮及排异反应。肾动脉栓塞的特点是突然少尿进而无尿,初期有肾肿大、变硬、有压痛;晚期肾也会变软、变小。诊断要依靠血管造影,同位素动态肾图也有一定的帮助。无论血栓形成还是栓塞都应尽早作出诊断。采取溶栓或取栓等措施,帮助肾脏血运恢复。但最终必须解决造成此并发症的原因,才能保证上述治疗的效果。

4. 尿漏

肾移植术后尿漏的发生率在 2% 左右。尿漏发生的原因有以下几点,①手术操作损伤:一是修肾修剪过度,损伤营养输尿管的血管,这种情况造成输尿管尿漏。二是吻合过程中缝扎过紧,或膀胱壁内输尿管移行过多造成输尿管远端坏死。三是膀胱吻合口缝扎过松造成吻合口漏。②与排异反应有关,使输尿管坏死。③与感染有关。不论哪种原因,发生尿漏后应视其原因决定手术探查的时机。如仅仅是吻合口缝合过松,则予以保留导尿管,采取局部引流、卧床等措施等待自愈,无需手术。但如有输尿管坏死,则应尽早手术探查。同时治疗排斥、感染等病因。

5. 刀口感染

由于术前多数患者处于营养不良状态,术后应用大剂量免疫抑制剂,患者的刀口愈合和抗感染能力低下,因而伤口感染率增加。术中渗出多、术后引流不畅也是感染原因之一。感染多发生于术后 2~3 周,表现为局部红肿、有分泌物,或伴发热。发生感染后应充分引流,必要时要切开刀口,每日换药。用适当的抗生素盐水冲洗伤口,辅助理疗治疗。贫血也可以输新鲜血、白蛋白等,可促进愈合。

(六)肾移植术后的急性内科并发症

1. 感染

肾移植术后接受大剂量免疫抑制剂,机体免疫防御系统遭到破坏和抑制,尤其在术后第一个月内。特别在术后第三周是受者免疫力最低的时期,是引发感染的最危险的时期。感染是肾移植术后各种并发症主要死亡原因之首,细菌感染占第一位,真菌感染居次。各系统均可发生感染,尤以肺部感染最多、最严重。多数病例为两种以上微生物的混合感染,给治疗带来一定困难。由于机体处于免疫抑制状态,故普通抗生素难于奏效。而大剂量广谱抗生素的长时间应用,不可避免地带来双重感染或霉菌感染,使病情复杂化。除此之外,各种寄生虫病、结核等都可能发生。感染可以诱发排异反应的发生,因此,感染是移植后最严重的并发症。

2. 消化道出血

肾移植术后应用大剂量激素,可造成消化道黏膜糜烂出血。手术应激、严重感染等并发症均可造成消化道黏膜的应激性溃疡。如果患者本身就存在消化道溃疡,发生消化道出血的危险就更大。现在常规应用免疫抑制剂的剂量已降低,但在冲击治疗时仍需大剂量应用激素,现在消化道溃疡的治疗技术有很大提高,但此种应激溃疡往往是大面积胃或肠道黏膜的表面糜烂性炎症和溃疡,累及范围可达全消化道,治疗困难。

3. 急性肾小管坏死(ATN)

肾移植术后 ATN 是常见并发症之一,发病率达 30%~60%。其原因主要是由于取肾过程中肾脏短时的血液循环中断,血运恢复后产生大量氧自由基,这些物质对肾小管细胞的损伤导致 ATN。临床表现主要为多尿或少尿甚至无尿,肾功能不恢复或恢复后又恶化,一般发生在术后 3~7 天。发生 ATN 时,肾局部无变硬、无肾增大的体征。无发热,无关节酸痛,肾区无胀感和压痛等症状。化验检查可见蛋白尿,血肌酐、尿素氮升高。B 超肾的大小、形态与结构均无异常。此时治疗应注意以下几点:①及时血液透析,清除毒素和多余的水分。透析中视尿量情况决定脱水量,切忌透析中发生低血压。低血压可使肾再次受到氧自由基的损伤,使肾功能难以恢复,即使恢复功能,远期存活的质量也要受影响。②医生及患者自己都应注意肾局部的体征变化,有无肾变硬、肿胀,因 ATN 恢复期常伴有急性排异反应的发生。如忽视排异的发生,也是丧失肾的原因之一。③如果肾逐渐变小、变软,应考虑有无肾血管血栓形成。④治疗中发生了 ATN 应及时减少环孢素的用量,随尿量的增加肾功能好转而逐步增加环孢素 A 的用量。总之,单纯的 ATN 是可以恢复而不影响远期存活的。

4. 急性骨髓抑制

肾移植术后服用大剂量硫唑嘌呤,可以造成一过性骨髓抑制。由于嘌呤类药物是抗代谢药物,对所有增生活跃的细胞都有抑制作用。这种抑制多发生在术后 3～4 周。约有 1/3 的患者出现骨髓抑制为剂量依赖型的,只需减少硫唑嘌呤用量便可自行恢复正常。急性骨髓抑制严重者表现为全血细胞下降,但绝大多数仅为末梢血白细胞下降;减药后 3～5 天便可恢复正常,部分患者需加服少量升白细胞药。少数患者末梢血白细胞下降幅度较大,甚至在 1×10^9/升以下,此时常并发病毒或 G 杆菌的感染。对骨髓急性抑制治疗首先停药,应用骨髓细胞集落刺激因子,贫血严重者应输血,防止感染,隔离患者。

(七)肾移植术后的远期并发症

1. 结核

肾移植术后由于服用大剂量激素而容易诱发结核,也可使原来已钙化的陈旧结核灶转为活动性结核。因此,术前对曾患有结核的患者应采取预防措施。无论是陈旧结核复发还是重新感染结核,症状与体征与普通结核患者相似。肺结核可有咳嗽、咯血、发热。胸部 X 线可见明确的病灶,但早期病灶影像可能不典型。痰中可找到结核菌。痰中结核菌 DNA-PCR 法可呈阳性。肾移植术后远期并发结核的特点是肺外结核较多见,早期无明确具体的病灶,多以高热为特征。体温为弛张热,一般抗炎治疗无效。许多患者在发热 3～6 个月之后方可发现具体病灶,多见于腹腔、皮肤、皮下、骨及关节。另一个特点是一般抗结核治疗效果欠佳,往往一个疗程下来不能控制病情。多需外科手术清除病灶,配合积极的全身支持疗法,长期大剂量的抗结核药物治疗才可奏效。肺内结核的药物治疗效果明显高于肺外结核。

2. 高血压

肾移植术后约有 1/3 的患者有高血压,其原因可能有以下几点:①原肾由于肾功能衰竭,肾逐渐萎缩,但部分残余肾单位仍有生理功能,仍可分泌少量肾素导致血压升高。②术后服用激素,增强体内水潴留,使血容量增加,造成高血压。③移植肾动脉吻合口狭窄,造成高血压。④排异反应时血压可以升高。前两种原因的高血压,只需服用中等剂量的降压药即得到良好的控制。随着时间的延长,这两种作用会逐渐减弱,血压会逐渐恢复正常。第三种原因的高血压需做血管造影明确诊断,视血压增高的幅度,血管狭窄的程度决定是否需要手术重新吻合血管。如狭窄严重,则必须手术,否则将导致移植肾的丧失。第四种原因则需要积极治疗排异,随着排异的逆转,血压下降。

3. 药物性肝损害

肾移植术后服用硫唑嘌呤和环孢素(CsA)的患者均可造成不同程度的肝损害。约 1/3 左右的患者术后可有转氨酶轻度升高,10% 左右的患者有不同程度的黄疸,后者与服用 CsA 有关。术前有肝病的患者,术后更容易发生肝损害。因此,肝功能不正常的患者,在肝功恢复正常之前,不能接受手术。术前有胆道系统疾病,如结石、胆囊炎等,也应明确诊断,因 CsA 可影响胆汁的排泄,从而促使病情恶化。术后如发生转氨酶轻度升高,多数无需改变免疫抑制剂的剂量,加服保肝药后短时间内可恢复正常。如伴有黄疸发生,则应高度警惕,多预示肝已有较严重的损害,应及时调整免疫抑制剂的用量。监测 CsA 的血浓度,同时应用保肝药,清热解毒、除湿利胆中药。如黄疸水平已超过正常的一倍以上,应考虑停用 CsA。应注意停药后有可能发生严重的不可逆的排异反应而丧失移植肾,这时应根据具体情况调整治疗方案,并以保全患者生命为前提。

4. 血糖升高

肾移植术后血糖升高有两个原因:①由于应用大剂量激素,导致糖代谢紊乱;②CsA 对胰岛细胞有一定的抑制作用,使其正常释放胰岛素的功能受限。肾移植术后血糖增高发生率在 $3\% \sim 8\%$。多数早期无症状,逐渐出现多尿、口渴、体重下降等症状。实验室发现血糖升高,尿糖呈阳性。部分患者通过减少激素用量和限制饮食可缓解症状和体征,绝大部分病例需口服降糖药,即可控制血糖水平,只有少数病例需长期依赖胰岛素治疗。

5. 骨质疏松

骨质疏松和无菌性股骨头坏死是长期大量应用激素的不良反应之一,其发生与应用激素总量有关,同时也与个体对激素的敏感性有关。股骨头坏死发生率在 $4\% \sim 14\%$,临床表现为关节疼痛、活动障碍。X 线或 MRI 测定可以确诊。部分患者可伴有磷、钙代谢紊乱。治疗首先要降低激素用量。二羟基磷酸钠在促进钙磷代谢、防止骨质疏松、缓解骨痛方面效果良好,可以酌情应用。鲑鱼钙素、罗钙全等对骨质疏松和无菌性骨坏死有一定疗效。股骨头坏死严重可以施行人工股骨头置换术。

6. 肿瘤

长期服用免疫抑制剂,可以破坏体内免疫监视系统,从而使肿瘤的发生率高达 7% 以上。据报道,肿瘤多见于淋巴瘤、皮肤癌以及泌尿系肿瘤,多发生于术后一年半以后。发现肿瘤后,应先切除肿瘤,视肿瘤的性质和发生部位考虑是否切除肾。停用免疫抑制剂,继续接受血液透析治疗,以防止肿瘤复发、扩散和再生。据报道,停药后切除移植肾患者的 5 年存活率高于单纯肿瘤切除的病例。

7. 移植肾肾炎

肾移植术后可重新发生肾炎,这是由于移植手术只能替代病肾工作,而不能杜绝发生肾炎的原因。肾炎属免疫性疾病,移植肾也可遭到抗体的攻击而导致移植肾肾炎,如抗肾小球基底膜抗体的存在。再发肾炎大多数病理改变与原肾肾炎病变相同,但需与慢性排异反应相鉴别。移植肾肾炎多出现在上呼吸道感染之后,早期多数表现为间断蛋白尿,而肾功能无变化;病情进展,冲击治疗无效。病理检查有助于确诊,尤其免疫荧光和电镜检查。再发肾炎的治疗与一般肾炎治疗相同,于肾移植术后应用大剂量免疫抑制剂,实际上再发肾炎的发生率可能并没有报道的那么高。

8. 肾积水

术后无诱因出现肾功能不全还应注意有无肾积水。肾积水多数是由于输尿管与膀胱吻合口狭窄所致,术后远期出现的狭窄多与手术操作有关。有些由于漏尿愈合后形成瘢痕狭窄或感染造成压迫所致。肾积水一般 B 超即可确诊,静脉肾盂造影可明确狭窄梗阻部位和程度。早期手术解除梗阻,术后肾功能可很快恢复正常。如梗阻时间过长,再施行手术,也有可能丧失移植肾。

(八)肾移植后临床常用的免疫抑制剂

1. 常用的免疫抑制剂

(1)泼尼松:片剂,每片 5mg。临床应用的历史较长,时至今日仍是一种不可缺少的抗排斥药物。副作用:长期应用可诱发高血压、糖尿病、白内障、骨质疏松等并发症。泼尼松属皮质类固醇激素,目前对于泼尼松是否应长期使用尚有争议。有学者指出,停用泼尼松后 6 个月内,可诱导急性排斥反应的发生,虽然排斥反应对类固醇仍然敏感,但排斥反应的炎症可能永久损害移植肾功能。也有学者指出,泼尼松停药后血肌酐明显增加,肌酐清除率下降。

(2) 硫唑嘌呤:片剂,每日 50～100mg。也是一种应用较早的抗排斥药物,尽管它有一定的毒副作用,但由于价格便宜,且具有较好的免疫抑制效果.部分患者由于经费不足,故在临床上仍在使用。主要的毒副作用是骨髓抑制和肝损害。可出现血小板减少、白细胞减少和贫血。肝功能破坏,转氨酶升高。发热,有时体温可升至 39℃。大剂量时,可出现胃肠道与口腔溃疡、脱发和精子缺乏症。

(3) 环孢素:分胶囊和水剂两种剂型。进口环孢素又称新山地明,其胶囊每粒有 25mg 和 100mg 两种剂量,每盒 50 粒。口服液每瓶 50ml,每毫升为 100mg。国产环孢素常用的有赛斯平、田可等,其胶囊每粒有 10mg、25mg 和 50mg,每盒各 50 粒;口服液每瓶 50ml,每毫升为 100mg。由于胶囊便于携带和服用,故患者用药均以胶囊为主。环孢素是目前临床上最常用的一种免疫抑制药。环孢素可引发病毒感染。约 20% 的患者出现神经毒性,表现为震颤、手掌和足底烧灼感、头痛、面红、抑郁、精神错乱、嗜睡、视力障碍、定向障碍至昏迷。约 50% 的患者出现面部、臀部、肩部及背部多毛。肠道症状,表现为厌食、胀气、恶心、呕吐等。肝毒性,伴高胆红素血症的胆汁淤积和转氨酶升高,亦可诱发胆囊结石、胆管结石等。可使血清碱性磷酸酶升高。

(4) 他克莫司(FK-506):胶囊,有 1mg、5mg 两种剂量,每瓶 100 粒,是一种强效免疫抑制剂。其免疫抑制作用比环孢素强 10～100 倍,有利于移植肾远期存活。谷浓度过高且未能及时减药可引起肾毒性和高血糖,而谷浓度过低又可出现急性排斥反应,少数可出现与 EB 病毒相关的淋巴组织增生疾病,亦可引起视觉和神经功能障碍。部分病例可出现震颤、腹胀、高血脂、肝功能异常及白细胞减少等并发症。

(5) 麦考酚吗乙酯(MMF):片剂,每片 250～500mg,是一种新型免疫抑制剂,可使急性排斥反应发率明显下降,对治疗难治性急性细胞性排斥反应有效。当麦考酚吗乙酯与环孢素或他克莫司合用时,不仅可以减少环孢素或他克莫司的用量,而且还可以减少其毒副作用。MMF 可造成血液系统损害,如贫血、白细胞减少等。消化道症状,如恶心、呕吐、腹胀等。感染性并发症,如尿路感染、巨细胞病毒感染和疱疹病毒感染等。

2. 药物间相互作用

在临床用药过程中应遵守的原则是选用最低有效剂量,注意药物间的协同或拮抗作用,减少免疫抑制药物的不良反应,达到经济实惠、患者安全的目的。环孢素与麦考酚吗乙酯具有协同作用。环孢素可使血中霉酚酸(麦考酚吗乙酯的活性产物)的浓度提高 2 倍,故应减少环孢素和麦考酚吗乙酯的用量。他克莫司与下列药物合用时可加剧毒性反应:氨基糖苷类、万古霉素、阿昔洛韦(无环鸟苷)。环孢素或他克莫司与地尔硫草联合应用时,能提高血药浓度,从而减少环孢素或他克莫司的用量。他克莫司与环孢素联合应用时,可使环孢素半衰期延长,影响环孢素的清除,加重环孢素的肾毒性。将环孢素转换为使用他克莫司时,应当在环孢素停药 24 小时后再改用他克莫司。

3. 用药方案及剂量

(1) 几种用药方案:①环孢素＋麦考酚吗乙酯＋泼尼松;②环孢素＋硫唑嘌呤＋泼尼松;③他克莫司＋麦考酚吗乙酯＋泼尼松;④他克莫司＋硫唑嘌呤＋泼尼松;⑤麦考酚吗乙酯＋泼

尼松。以上几种用药方案应根据患者的个体情况及各医院的经验来选择采用。

（2）服药方法：事实上每一种药物都有其明确的有效的浓度范围。在未达到该浓度范围之前。剂量和疗效可以成正相关，而一旦达到之后，加大剂量未必有益。与此同时还要考虑个体的用药耐受性以及在联合用药时药物间的相互作用。在此基础上调整各种药物的使用剂量和间隔时间。

泼尼松：目前对泼尼松的用量趋于保守，尤其与强效免疫抑制药物合用时更是如此。一般认为初始剂量为 30mg/d，每月递减 5mg/d，3 个月后 20mg/d，半年后 15mg/d，1 年后减到 10mg/d 维持。还有的主张初始剂量 10mg/d，并以此剂量维持下去。

硫唑嘌呤：可按 1.5～3.0mg/(kg·d)，一次口服，半年后 50mg/d 维持。

环孢素：初始剂量为 5～8mg/(kg·d)，1 年后的用量低于 4mg/(kg·d)，一般应在餐前半小时服用。药量的调整参考环孢素谷值及 2 小时浓度。

他克莫司：初始剂量为 0.15～0.3mg/(kg·d)，分 2 次口服。3 个月后服用他克莫司 2～4mg/d 即可。监测他克莫司谷值浓度十分重要，有时谷值偏低，但肾功能逐步改善，可不必急于增加他克莫司用药量，经观察肾功能恶化再决定调整剂量。少数患者即使 0.5～1.0mg/d 一次口服，其谷值浓度仍然偏高，亦有的患者虽然谷值浓度在 5～6ng/ml，然而其肾功能维护较好，可见药物个体化之重要性，一股每日分 2 次口服，要求餐前 1 小时或餐后 2～3 小时服用。

麦考酚吗乙酯：麦考酚吗乙酯的用量，目前在临床上不统一，国内与国外尚存差异，剂量偏大容易造成贫血、白细胞减少等血液系统损害。国内多采用两种剂量：一种是 1.0g/次，2 次/天口服；另一种是 0.75g/次，2 次/天口服。因为麦考酚吗乙酯常与强效免疫抑制药物联合应用，适当减少剂量还是安全可靠的。要求空腹服用。

4. 用药的监测

（1）定期到医院复查，有利于正确指导用药。

（2）凡口服环孢素或他克莫司的患者均应定期检查血药谷浓度、在肾移植术后早期尤为重要。

（3）应注意的几个问题：有肝功能损害时，由于环孢素、硫唑嘌呤均有肝毒性，故应减量或停用；而他克莫司在肝内代谢，肝功能损害时可使他克莫司的总清除率降低，因此使用他克莫司时亦应减量。应用他克莫司最令人担忧的是有引起高血糖的可能性。如果他克莫司的谷浓度低于 15ng/ml，其高血糖的发生率则会明显降低。血红蛋白、白蛋白和皮质激素水平可影响他克莫司血中浓度，故术后早期他克莫司血浓度常偏低，约 1 周后才稳定。环孢素有高度的亲脂性，可在体内脂肪中蓄积，因此肥胖患者环孢素的用药量应稍低于非肥胖者。早期环孢素浓度不要减的太快，否则易诱发排斥反应。稳定的血药浓度是延长移植肾存活的关键之一。对老年患者，感染及心血管并发症是危及生命的主要原因。老年患者体内 P-450 酶减少，使环孢素代谢降低，环孢素血浓度升高，加之老年人免疫功能衰退，故环孢素应当减量。

（金讯波　孙　鹏）

第五节　骨　髓　移　植

一、概　述

骨髓移植（bone marrow transplantation）是通过局部麻醉从骨髓腔中抽取骨髓，将正常骨髓有核细胞分离纯化后注入患者体内,从而达到治愈某些疾病的一种方法。骨髓移植可分为骨髓干细胞移植、经集落刺激因子动员的外周血干细胞移植、脐带血干细胞移植。

1989 年干细胞治疗使坏死心脏组织功能再生的设想提出。1994 年武警总医院邢更彦率先在国内开展体外冲击波疗法联合自体骨髓间充质干细胞移植治疗骨折不愈合、骨不连、骨股头坏死。2001 年上海交通大学医学院附属第九人民医院曹谊林用干细胞在兔耳上培育出人耳。2001 年石家庄市医科院完成我国第一例神经干细胞移植治疗帕金森病手术,并获得成功。2002 年海军总医院高连如完成国内首例经冠状动脉干细胞移植治疗心力衰竭的病例。2002 年河南安阳市人民医院神经内科杨清成完成我国第一例神经干细胞移植手术。2003 年军事医学科学院野战输血研究所干细胞与再生医学研究室李艳华等首次在体外将人骨髓间充质干细胞诱导分化为胰岛样细胞团,并经 RT-PCR 检测有 ngn3、IPF-1、胰岛素和胰高血糖素基因表达,双硫腙染色阳性,免疫组织化学法检测证明,细胞团表达胰岛素、胰高血糖素、生长抑素等内分泌激素。2003 年首都医科大学血管外科研究所的研究人员成功实施我国首例自体干细胞移植疗法治疗糖尿病足手术。2003 年河南省人民医院神经外科步星耀等人,在国际上率先成功应用自体骨髓干细胞移植治疗脊髓损伤。2003 年广西医科大学第一附属医院血液科赖永榕成功开展国内首例自体外周血干细胞移植治疗重症肌无力。2003 年南京市鼓楼医院血液科欧阳建和神经内科倪秀石采用自身造血干细胞移植治疗,成为国内第一个应用自身骨髓移植法成功治疗神经系统免疫性疾病患者。2004 年北京军区总医院肝病治疗中心完成世界上第一例自体骨髓干细胞移植治疗重型肝炎病例。2005 年河南省人民医院神经外科步星耀等,在国际上首创"自体骨髓干细胞脑内移植定向分化诱导术",为 1 名脊髓外伤后遗症患者进行治疗,并获得成功。2005 年浙江省中医院神经内科及血液科完成华东首例应用干细胞移植治疗重症肌无力,并获得成功。2006 年中国医学科学院北京协和医院风湿免疫科采用自体造血干细胞移植治疗危重结缔组织病,为全亚洲用造血干细胞移植治疗结缔组织病病种最全、例数最多的医院。2006 年解放军 304 医院肿瘤科完成国内首例异基因外周血干细胞移植治疗进展期肾癌双肺多发性转移,并诱导出移植物抗肿瘤效应,肿块基本消失。2007 年南京鼓楼医院欧阳建教授成功完成国内首例造血干细胞移植治疗 1 型糖尿病。

二、骨髓的获取

(一) 需要的设备和试剂

骨髓活检穿刺针;普通肝素;生理盐水;无菌瓶(储存骨髓血);载玻片;10ml 注射器;利多卡因;床旁心电血压监护设备。

(二) 操作步骤

患者取俯卧位,接好床旁心电血压监护设备。常规消毒铺无菌巾。用 1% 的利多卡因注射液分别在双侧的髂后上棘部位作局部麻醉。然后用骨穿针进行多点穿刺。穿刺的深度因患者的胖瘦而异,总的来说,合适深度应为骨穿针被髂骨所固定,针尾无法水平推动。用已抽取 1ml 肝素盐水的 10ml 注射器,抽取 9ml 的骨髓血。抽取时要有一定的负压,以使处在蜂窝状骨间隙中的骨髓细胞更多地被抽取出来。但速度也不要太快,可以每抽取 50ml 左右就停一会儿。同时加快输液速度,必要时给予血浆代用品或输血。使用多侧孔骨髓穿刺针,多点多方向抽取,这样可以抽取更多的骨髓细胞。将抽出的骨髓血贴壁注入无菌瓶中,使之不产生泡沫。同时不断混匀避免凝血。抽取 300~400ml 左右的骨髓后,拔出骨髓穿刺针,压迫 3~5min。包扎穿刺点。将盛有骨髓血的无菌瓶封好,送到干细胞分离室。

三、骨髓干细胞的实验室分离和提取

骨髓干细胞的制取必须严格无菌操作：①在无菌操作间及超净工作台中进行。洁净工作台的洁净度一般要求达到百级。②制取前操作间及超净工作台要经紫外线消毒 1h 后使用。③进入无菌操作间前，要在缓冲间内戴好口罩、帽子、手套，穿好隔离衣，换上专用拖鞋，再经风淋室进行风淋。严格无菌单人操作尽可能减小动作幅度。骨髓干细胞的实验室制取过程：按照骨髓干细胞自身的细胞密度与分离介质密度之差，选择合适密度的细胞分离液，以密度梯度离心法进行分离提取。

密度梯度离心法分离单个核细胞：①骨髓血中加入 2 倍体积生理盐水，制备细胞悬液。另取一支离心管，加入骨髓干细胞分离液。将细胞悬液沿管壁缓缓加于细胞分离液的顶部以 $400 \sim 500g$ 离心 20min。按照 Stokes 公式，当细胞颗粒密度（ρp）等于分离介质密度（ρm），即：$\rho p = \rho m$，离心时的细胞颗粒悬浮于分离介质中不移动。离心后在上层含有细胞碎片的细胞分离液与下层红细胞之间，可见一明显细胞区带。吸取此细胞区带层，加入离心管中，以 PBS 或生理盐水，$400 \sim 500g$ 离心 5min 洗涤 3 次弃去上清液以生理盐水制备细胞悬液。②计数细胞数。③流式细胞仪鉴定或纯化骨髓干细胞。④以含 10% 血清的 DMEM 培养液，在 5% CO_2，37℃ 孵箱中培养。

四、骨髓干细胞的冻存与复苏

低温保存是细胞保存最常用的方法之一。冷冻保存一般是指在 $0 \sim -196$℃ 进行保存，就是将体外培养物悬浮在加有冷冻保护剂的溶液中，以一定的冷冻速率降至零下某一温度，并在此温度下对其长期保存的过程。主要有 $-40 \sim -20$℃ 冰箱保存、$-80 \sim -60$℃ 深低温冰箱和液氮（-196℃）超低温保存等。

（一）冻存技术

1. 液氮法

目前，细胞冻存最常用的技术是液氮冷冻保存法，主要采用加适量保护剂的缓慢冷冻法冻存细胞。细胞冷冻技术的关键是尽可能地减少细胞内冰晶的形成。采用甘油或二甲基亚砜作保护剂，这两种物质分子量小，溶解度大，易穿透细胞，可以使冰点下降，提高细胞膜对水的通透性，且对细胞无明显毒性。慢速冷冻方法又可使细胞内的水分渗出细胞外，减少胞内形成冰结晶的机会，从而减少冰晶对细胞的损伤。

细胞冻存时常备的材料有：0.25% 胰蛋白酶，含 10%～20% 的血清培养液，DMSO（分析纯）或无色新鲜甘油（121℃ 蒸气高压消毒），2ml 安瓿（或专用细胞冻存管）、吸管、离心管、喷灯、纱布袋（或冻存管架）等。

2. 操作步骤

（1）选择处于对数生长期的细胞，在冻存前一天换液。将多个培养瓶中的细胞培养液去掉，用 0.25% 胰蛋白酶消化。适时去掉胰蛋白酶，加入少量新培养液。用吸管吸取培养液反复吹打瓶壁上的细胞，使其成为均匀分散的细胞悬液。悬浮生产细胞则不消化处理，然后将细胞收集于离心管中离（1000r/min，10 分钟）。

（2）去上清液，加入含 20% 小牛血清的完全培养基，于 4℃ 预冷 15 分钟后，逐滴加入已无菌的 DMSO 或甘油，用吸管轻轻吹打使细胞均匀，细胞浓度为 $3×10^6 \sim 1×10^7$/ml。

（3）将上述细胞分装于安瓿或专用冷冻塑料管中，安瓿装 $1 \sim 1.5$ml 在火焰喷灯上封口，封口处要完全封闭，圆滑无沟。冷冻管要将盖子盖紧，并标记好细胞名称和冻存日期，同时作好登记（日期、细胞种类及代次、冻存支数）。

（4）将装好细胞的安瓿或冻存管装入纱布袋内；置于液氮容器颈口处存放过夜，次日转入液氮中。采用控制降温速度的方法也可采用下列步骤：先将安瓿置入 4℃ 冰箱中 $2 \sim 3$ 小时，再移至冰箱冷冻室内 $3 \sim 4$ 小时，再吊入液氮容器颈气态部分存放 2 小时，最后沉入液氮中。

（二）复苏技术

1. 细胞复苏的原则

在实际操作中，冻存细胞要进行复苏，再培养传代。复苏细胞一般采用快速融化法。以保证细胞外结晶快速融化，以避免慢速融化水分渗入细胞内，再次形成胞内结晶损伤细胞。

2. 操作步骤

（1）佩戴眼镜和手套，从液氮罐中取出安瓿或冷冻管。

（2）迅速放入 40℃ 水浴中，并不时摇动，在 1 分钟内使其完全融化，然后在无菌下取出细胞。

（3）在 1000r/min 速度下离心 $5 \sim 10$ 分钟，弃去上层液，加入适量培养液后接种于培养瓶中，接种浓度 $1×10^9$/L，置 37℃ 温箱静置培养，次日更换一次培养液，继续培养，观察生长情况。若细胞密度较高，及时传代。或无需离心直接将细胞加入瓶中，并加入培养基贴壁培养 $12 \sim 24$ 小时后，充去上清，换入新鲜培养基继续培养。

（吕晓霞）

五、骨髓移植的注意事项

（一）术前骨髓评估

移植前进行骨髓像评估，术前先抽取 0.1ml 骨髓做涂片以排除血液病。

患者的准备：患者入室前，需讲清骨髓移植的全过程及重点注意事项，使患者具有充分的心理准备，主动地配合治疗。手术当日禁食、禁水。术前 30min 肌内注射哌替啶（度冷丁）50mg，苯巴比妥钠 0.1g。建立一条静脉通道，进行体温、脉搏、呼吸、血压监测。

（二）移植物抗宿主反应

移植物中的免疫活性细胞针对宿主体内组织相容性抗原发生免疫应答，其结果使宿主受损，称为移植物抗宿主反应（GVHR）。GVHR 的发生需要一定的特定条件：① 宿主免疫系统缺乏或丧失排异移植物的功能；② 移植物中含有足量的能识别宿主组织相容性抗原的免疫活性细胞；③ 宿主具有移植物所缺少的组织相容性抗原。GVHR 主要见于对原发生或继发性免疫缺陷患者采用骨髓移植或反复大量输血治疗或其他免疫细胞的移植。

1. 发生 GVHR 的条件

GVHR 是由移植物中的抗原特异性淋巴细胞识别宿主组织抗原而发生的一种排斥反应。

一旦发生,一般均难以逆转,不仅导致移植失败,而且还能给受者造成严重后果。GVHR 的发生依赖于下列条件:①宿主与移植物间组织相容性抗原不符;②移植物中含有足够数量的免疫细胞,尤其是 T 细胞;③移植受体处于免疫无能和免疫功能极度低下的状态。临床上,GVHR 主要见于骨髓移植后。此外,胸腺、脾移植以及新生儿接受大量输血时也可能发生。

2. GVHD 的发生机制

理论上,骨髓移植中供、受体间遗传背景的差异可同时导致 HVGR 和 GVHR。但由于骨髓移植受者多伴有严重的免疫缺陷,所以实际上很少发生明显的 HVGR。

(1) 诱导 GVHD 发生的抗原:GVHD 的发生程度和发生率与供、受者间 HLA 型别配合的程度密切相关。研究显示:次要组织相容性抗原不相容也与 GVHD 显著相关。尤其 HLA-Ⅰ不相容对 GVHD 的发生起重要作用。

(2) 发生 GVHD 的机制:GVHR 的发生,主要是骨髓移植物中的成熟 T 细胞被宿主的异型组织相容性抗原(包括主要和次要相容性抗原)所激活,增生分化为效应 T 细胞。这些激活的效应细胞在受者体内移动,对宿主的组织或器官发动免疫攻击,从而导致 GVHD。

近年文献报道,细胞因子网络失衡可能是造成 GVHD 组织损伤的重要原因。骨髓移植后受体体内异常增生的细胞因子主要有两个来源:①对骨髓移植物进行预处理而致的毒性、感染和受者的原发疾病引起细胞因子分泌失调;②供者骨髓中识别受者同种异型抗原的 T 细胞被激活,分泌细胞因子并表达细胞因子受体。这些过量产生的细胞因子,有的本身即具有强烈的细胞毒性,有的还可激活 NK 细胞和 CTL 等效应细胞,使之发挥对靶细胞的细胞毒作用,活化 T 细胞所产生的多种细胞因子均参与 GVHD 损伤机制,其中 IL-2、TNF-α、IFN-γ 等作用尤为重要。

3. 移植物抗白血病反应(graft versus leukemia reaction,GVLR)

(1) GVLR 的概念:白血病患者进行异基因骨髓移植治疗时所面临的一个严重问题是白血病复发。已发现同卵孪生的同胞间进行骨髓移植,由于主要和次要组织相容性抗原不存在差异,因此不发生 GVHD,但白血病的复发率高达 46%;自体骨髓移植患者白血病的复发率也较高;而 HLA 相同的异基因骨髓移植后,白血病复发率明显较低。这一临床现象提示:次要组织相容性的差异在诱导 GVHD 的同时,可能也有助于引发 GVLR,即骨髓移植物中的免疫细胞向残留的白血病细胞发生攻击,从而防止白血病的复发。

从一定意义上讲,GVLR 也被视为一种特殊类型的 GVHR,但二者并不必然平行发生。由于临床异基因骨髓移植一般均在 HLA 一致的供、受者间进行,因此刺激 GVLR 产生的白血病抗原主要是:①广泛分布的次要组织相容性抗原,如 HA-3、HA-4、HA-6、H-Y 等;②相对特异性的血细胞抗原,如 HA-1、HA-2(淋巴细胞或髓细胞系)、CD19(淋巴细胞)、CD45(淋巴细胞或髓细胞);③白血病特异性抗原,如 BCR-ABLp210、P190(慢性髓细胞性白血病)、PML/RARA(急性髓细胞性白血病)、突变的 Ras 蛋白(髓性白血病)等;④某些在白血病时表达增高的正常蛋白。

(2) GVLR 的诱导及其机制:对骨髓移植受者术后输注供者淋巴细胞(donor lymphocyte infusion,DLI),可在一定程度上诱导受者体内的 GVLR。研究发现,慢性髓细胞白血病(CML)BMT 后复发的患者接受 DLI 治疗后,体内可出现特异性识别 CML 细胞的供体 T 细胞克隆。DLI 效应细胞可优先杀伤白血病细胞,其可能机制是:①正常造血干细胞对刺激性细胞因子较为敏感,而 CML 细胞对细胞毒性细胞因子(如 TNF-α、IFN-γ 等)更为敏感;②CD34⁺造血干细胞一般不表达 fas 抗原,而 CML 细胞在某些细胞因子刺激下可高表达 fas 抗原,从而可通过 fas/fasL 途径发生凋亡。

4. 延长移植物存活的措施

（1）选择合适的供者：尽可能地选择较理想的供者，即 ABO 血型抗原相符，组织相容性抗原（HLA）尽可能接近。目前在移植前常规进行 HLA 分型和受者血清中细胞毒抗体的测定。

（2）使用非特异性免疫抑制疗法：由于 HLA 抗原系统非常复杂，要获得完全配合的 HLA 几乎不可能，因此仍常规适当使用免疫抑制剂。但免疫抑制剂能使免疫功能全面抑制，故长期应用会造成患者严重的继发性免疫缺陷，发生感染或肿瘤。此外，移植物局部照射或受者全身淋巴组织照射、用血浆分离器除去淋巴细胞及移植前给受者多次输血（利用同种细胞进行自动免疫以诱导特异性免疫抑制）等也是提高移植物存活率的手段。

（3）移植后的免疫学监视：同种异体移植除单卵双生外必然发生免疫排异反应。因此有必要对免疫排异反应进行监测，以便及早采取措施，使移植物尽量延长存活期。但目前所能观察的免疫学指标（E 玫瑰花结形成试验、淋巴细胞转化试验、血清补体水平测定等）均不能特异性地反映免疫排异反应，只能作为一种参考指标。目前更主要的监测方法还是测定移植脏器的功能或取组织进行活检。

（汪定山　肖东圭）

第六节　多能造血干细胞移植

造血干细胞（haemopoietic stem cell）是由胚胎干细胞发育而来的一种成体干细胞，是血细胞与免疫活性细胞的起始细胞；其显著特点之一是表达 $CD34^+$ 抗原。是最早被认识也是至今研究得最清楚的干细胞。是能自我更新、有较强分化发育和再生能力可以产生各种类型血细胞的一类细胞。是不均一的细胞群体，不同年龄组的干细胞组成在细胞的大小、比重、形态、行为特征、表面标志、细胞周期及细胞调控机制等方面存在较大的差异。造血干细胞移植。在 20 世纪 50 年代逐步发展壮大，形成血液学、肿瘤学、移植免疫学、细胞生物学、放射生物学、器官移植学等多学科交叉的独特的边缘学科。随着人类组织相容性抗原（HLA）配型和移植技术的进步以及支持治疗的改善，造血干细胞移植得到迅猛发展。

一、造血干细胞移植的起源与发展

骨髓干细胞移植术经历了一个世纪的漫长过程，从萌芽阶段、早期研究到目前的发展阶段。

1. 启蒙阶段

19 世纪末至 20 世纪中开始应用骨髓治疗疾病。1891 年 Brown-Sequard 和 d'Arsonarah 提出口服骨髓的治疗方法。1923 年 Leake 试用红骨髓和脾的提取物成功治疗几例用其他方法治疗无效的贫血患者。1937 年 Schretzenmyr 首先将骨髓的活细胞进行移植尝试，应用新鲜自体或异体骨髓，肌内注射治疗寄生虫感染，取得一定的效果。1939 年 Osgood 和 1944 年 Bernard 试用骨髓静脉输注或髓腔内注射治疗血液疾病，治疗效果有限。

2. 早期研究

1950～1980 年是造血干细胞移植术的早期研究阶段。1950 年 Jacobson 等报道对致死量照射的小鼠,输注骨髓或屏蔽脾后可以存活。1952 年 Lorenz 等给急性辐射损伤的小鼠和豚鼠植入骨髓组织,能重建造血。1958 年输注异基因骨髓,经检测红细胞抗原提示植入成功。1961 年 Mc Farland 等用骨髓移植治疗 20 例再生障碍性贫血,初期部分患者有效,但最终只有极少数骨髓植入者。这时研究者认识到异体骨髓输入前需要某种条件,以后称为预处理。1969 年 DeKoning 试用骨髓移植治疗重症免疫缺陷性疾病。随着细胞学、免疫学的发展,尤其是 HLA 系统的确定和 HLA 分析方法的完善使临床开展骨髓移植成为可能。直到 1978 年,美国国家肿瘤研究所的 Appelbaum 等报道大剂量化疗后用自体骨髓移植作为支持治疗的方法以后,骨髓移植才逐步得到广泛应用。

3. 发展阶段

1980~2000 年是造血干细胞移植术的发展时期。随着基础医学研究的飞速发展,使接受造血干细胞移植者的生存率日益提高,死亡率逐渐降低。由于受到供者干细胞来源的限制,大约只有 30% 的患者有机会得到 HLA 配型相合的骨髓供者,为解决供体缺乏的问题,1986 年美国建立了国家骨髓库,开展 HLA 相合无关供者的异基因骨髓移植,1989 年 Gluckman 等首先报道用 HLA 匹配的脐血移植治疗范可尼贫血。以后其他学者也报道用 HLA 相合或不相合脐血移植治疗恶性及非恶性血液疾病。脐血库和骨髓库的建立,部分解决供体来源受限的问题。60 年代已证实外周血中存在造血干细胞,但因其数量较少,未引起人们的重视。1988 年 Kessinger 曾用未动员的外周血干细胞移植来重建造血。1993~1995 年 Bensinger 进行异基因或自体外周血干细胞移植,初步的临床结果令人鼓舞。2000 年 Carelle 等提出试用小移植方案治疗人类血液恶性疾病,Collins 和 Salama 等应用供体白细胞输注治疗白血病,Passweg 和 Mogal 等进行 HLA 半相合造血干细胞移植和血缘无关脐血移植的临床研究。

二、造血干细胞的采集、分离纯化、移植与分类

(一) 干细胞的采集

1. 抽取骨髓造血干细胞

捐献者作全麻或局麻,从捐献者髂骨中抽取骨髓。

2. 外周血中采集干细胞

给捐献者注射动员剂,进行血液成分单采术,从捐献者外周血中采集造血干细胞。

(二) 干细胞的分离和纯化

分离是指从组织材料或分散细胞悬液中获得目的细胞的过程。纯化是指从成分混杂的细胞悬液中获得单一细胞的过程。

1. 利用细胞体积和密度分离纯化的方法

在离心力的作用下细胞在一定的介质中沉降的速率与细胞的体积与密度和其周围介质的密度之差成正比,当离心力与内向流力及浮力达到平衡时在相应界面层可获得相应的目的细胞。

操作方法:吸取 5ml Ficoll 于 10ml 离心管中,另用 5ml PBS 悬浮沉降后离心收集的白细胞沉淀,小心铺在 Ficoll 上,以 300g 离心 30 分钟,吸白膜层移入另一试管中 PBS 洗涤 3 次,收集细胞。

2. 免疫溶解法

当补体存在时,用特异性抗体与混合细胞一起孵育,可使具有该特异性表面标志的细胞溶解,将相应的细胞溶解。

3. 流式细胞分选术

依据不同细胞带有不同的表面标志,利用抗该表面标志的特异性抗体通过荧光染色分选出来。

4. 免疫磁珠分选技术

利用免疫磁珠作为载体,将靶物质结合在载体上。

(三)造血干细胞移植

指正常人的造血干细胞通过静脉输注到患者体内,使其生长繁殖,重建患者的造血功能和免疫功能,达到治疗某些疾病的一种治疗过程。造血干细胞在正常骨髓中含量约占有核细胞的1%～2%,在外周血中含量约为单个核细胞的 0.1%。理论上讲只要有一个造血干细胞移植成功即可形成造血与免疫系统重建,但临床上为了安全地在短期内重建一个遍布全身并具有功能的血液和免疫系统,则需要移植相当数量的造血干细胞以保证重建受者造血和免疫系统。迄今为止,造血干细胞移植已经挽救了数以万计的患者的生命。

三、造血干细胞移植前的清髓与非清髓治疗

传统的清髓移植由于采用了大剂量的放疗/化疗作为预处理方案,使得移植过程存在很大风险,如严重的造血抑制可引起重度贫血、脑出血、肺出血,容易发生细菌/真菌败血症,可导致患者早期死亡。大剂量的放疗不但容易引起放射性肺炎合并感染、肝静脉闭塞综合征、白内障等严重并发症,而且会影响到患者的生殖功能,造成年轻患者在移植后不孕不育,这些都严重影响到患者在移植后的生存质量。对于那些年纪大于 50 岁、身体虚弱、合并有其他器官功能障碍的患者,是被排除在传统移植治疗之外的,但是临床上有相当一部分患者在发病时,年纪多在五六十岁,甚至更大。如何使更多的患者,包括年纪较大的患者,能进行造血干细胞移植? 1998 年美国和以色列学者相继提出"非清髓造血干细胞移植"的概念和方法。非清髓造血干细胞移植摒弃了传统移植所采用的大剂量的放疗(化疗)预处理,主要采用低毒性、低副作用的药物,或联合小剂量的放疗组成预处理方案,患者耐受性良好,相关并发症轻,如采用不含放疗的非清髓预处理方案,则可完全避免放射性肺炎、白内障、生殖功能障碍等并发症。与清髓移植相比,非清髓移植后造血重建迅速,明显降低了早期死亡率,使造血干细胞移植变得更加安全,风险更小;另外由于对机体重要器官功能的影响减小,使许多年老体弱、合并其他器官功能损害的患者可以经受造血干细胞移植治疗,并从中获益;对于年轻未生育的患者,其生殖功能在移植后不受影响。更为重要的是,非清髓移植由于加强了移植前后的免疫调节处理,使移植物抗宿主病的发生率降低,严重程度减轻,更多的患者在移植后无需长期服用免疫抑制剂,提高了生活质量。

四、造血干细胞移植的适应证

(一)造血干细胞移植的适应证

急性和慢性淋巴细胞白血病;急性和慢性髓性白血病;非霍奇金淋巴瘤;霍奇金淋巴瘤;骨髓

增生异常综合征;多发性骨髓瘤和其他浆细胞瘤;重症再生障碍性贫血;性联锁重症联合免疫缺陷和无球蛋白血症;性联淋巴增生性疾病;Wisket-Aldrich 综合征;Chediak-Higashi 综合征;慢性肉芽肿病;红细胞吞噬细胞性淋巴组织增多症;骨硬化症;软骨毛发增生不良免疫缺陷综合征;地中海贫血;镰状红细胞贫血;腺苷脱氨酶缺陷和嘌呤核苷酸磷酸化酶缺陷;戈谢病;范可尼贫血;先天性角化不良;肾上腺脑白质营养不良和异染性脑白质营养不良;黏多糖病(性联、Sly 综合征);Ltsch-Nyhan 综合征(性联);恶性组织细胞病;事故性急性放射病。

(二) 自体造血干细胞移植的适应证

急性淋巴细胞白血病,复发者;慢性淋巴细胞白血病;急性髓系白血病,复发者;慢性髓系白血病,急变期;非霍奇金淋巴瘤,低度恶性者;霍奇金淋巴瘤,CR1 者;难治性者;骨髓增生异常综合征;多发性骨髓瘤和其他浆细胞瘤;

另外,造血干细胞移植治疗参与整体治疗方案的有:非慢性髓系白血病的骨髓增生性疾病,如原发性红细胞增多症、血小板增多症和原发性骨髓纤维化。实体瘤:乳腺癌、生殖细胞瘤、卵巢癌、胶质瘤、小细胞肺癌、非小细胞肺癌。自身免疫病:血小板减少性紫癜、系统性硬化症、类风湿关节炎、多发性硬化症、系统红斑狼疮、淀粉样变性等。

五、移植注意事项及造血干细胞移植的并发症

(一) 注意事项

(1) 严格正确的选择适应证范围。
(2) 移植时机选择要因人因病而异。
(3) 动员采集干细胞要严防交叉感染。
(4) 医护人员严格执行无菌操作程序。
(5) 超净环境的级别,骨髓移植层流净化病房要达标。
(6) 干细胞配型严格规范。
(7) 入仓、出仓后特别注意预防感染,特别是消化道呼吸道感染。
(8) 重视抗感染和支持疗法的应用。

(二) 并发症

1. 感染

发生感染的概率为 50%～80%。可发生在身体的任何部位,病原体可能来自移植操作的污染、移植物携带的感染病原体激活、环境中接触的新病原体。病原体包括细菌、真菌、病毒、寄生虫等。感染是目前影响移植个体长期存活的主要因素之一。

2. 移植失败

移植失败是异基因造血干细胞移植最严重早期并发症之一。由于移植物未能成功植入,造血重建失败,临床呈现患者全血细胞严重减低,感染、出血,处理困难,死亡率高。

3. 移植物抗宿主病

是异基因造血干细胞移植的主要并发症和死亡原因之一,有急性和慢性之分。急性主要累及皮肤、肠道和肝,临床表现为皮疹、腹泻、肝功损伤。慢性是一种类似自身免疫性疾病的全身性

疾病,常累及多个器官。

4. 出血性膀胱炎

出血性膀胱炎也是常见的并发症之一,临床表现为不同程度的血尿。

5. 远期合并症

主要涉及呼吸道和肺部疾病、甲状腺功能减退、性腺功能减退。

六、干细胞移植与免疫性疾病

干细胞移植对自身免疫性疾病的治疗最初引起关注的是多年的动物实验的研究观察和某些患有自身免疫性疾病同时有造血功能障碍的患者,经过造血干细胞移植以后,两个疾病都有所减轻。这样的发现促使科学家针对干细胞治疗自身免疫性疾病的能力发生了兴趣。随着自体/异体干细胞移植技术的不断成熟,很多顽固性的自身免疫疾病,可使用干细胞进行治疗。在1997年,英国血液病学杂志发表了比较系统的关于干细胞治疗自身免疫系统疾病的评估以后,干细胞治疗自身免疫疾病从实验室逐渐走上了临床。从1997~2004年的7年间,在针对某些特定疾病的治疗,干细胞移植得到了相当程度的肯定。1996年瑞士召开了第一届国际造血干细胞移植治疗自身免疫性疾病的专题讨论会,提出了自体造血干细胞移植治疗自身免疫性疾病的Ⅰ/Ⅱ期临床试验方案。北京协和医院于1999~2007年开始进行去T细胞(CD34$^+$细胞分选)自体造血干细胞移植治疗重症自身免疫性疾病39例,包括系统性红斑狼疮、类风湿关节炎、系统性硬化病、混合性结缔组织病。这些患者均接受过正规的糖皮质激素及免疫抑制剂治疗,病情不能控制或药物不能减量,在接受干细胞移植治疗后,绝大多数患者的病情得以明显控制,病情有不同程度的改善,在移植后两年内未见复发者。

目前认为造血干细胞移植治疗自身免疫性疾病的机制主要是建立在大剂量免疫抑制剂对原有免疫系统的清除作用基础上,造血干细胞移植后的免疫重建作用。治疗的疗效与安全性各不相同,此与病种、病例的选择、预处理方案有关。造血干细胞移植治疗自身免疫性疾病尚未确定可获得长期安全稳定临床效应的最佳移植方案,总体认为近期疗效显著,而远期疗效尚需更多病例的临床研究和观察,只有在真正实现移植后的免疫重建,控制移植后复发,最终才能达到通过造血干细胞移植治愈自身免疫性疾病。

(汪定山　肖东圭)

第七节　器官移植后纤维淤胆性肝炎

纤维淤胆性肝炎(fibrosing cholestatic hepatitis,FCH)是一类由全身免疫剂抑制诱导所致的新的临床病种,免疫抑制诱导性暴发性肝衰竭(fulinant hepatic failure,FHF)是指由纤维淤胆性肝炎迅速发展而来的肝衰竭。纤维淤胆性肝炎有着独特的发病机制和临床病理特征,可发生于各种原因引起的严重免疫抑制状态。特别是器官移植后大量使用免疫抑制制剂并有肝炎病毒感染者,其临床经过凶险,患者多在起病后数月甚至数周内因暴发性肝衰竭而迅速死亡。本病国内尚少报道。

【流行病学】

1991年,英国学者 Davis 和 O'Grady 等首次报道 27 例乙型肝炎病毒(HBV)相关的终末期慢性肝病患者在原位肝移植的患者中,有 6 例发生移植肝的功能衰竭且肝病理改变与一般情况不同,表现为门管区周围纤维化、显著肝内淤胆、肝细胞广泛气球样变性伴细胞丢失、大量毛玻璃样肝细胞(胞浆内病毒抗原过多堆积)、炎症反应轻微,此种特殊病变被命名为纤维淤胆性肝炎。

【免疫病理】

纤维淤胆性肝炎可见于下列情况:①HBV 携带者或轻度慢性乙型肝炎患者,在接受肾移植、骨髓移植免疫抑制治疗后;②原无 HBV 感染,但在肾移植围手术期过程中感染 HBV 并接受免疫抑制治疗者;③因急性淋巴母细胞性白血病而接受化疗的 HBV 携带者;④合并 HBV 感染的终末期获得性免疫缺陷综合征(AIDS)患者;⑤丙型肝炎病毒(HCV)感染者在接受肝移植、肾移植、心脏移植后,或在移植围手术期过程中新感染 HCV 者。简言之,感染有 HBV 或 HCV 的患者,在一切原因引起的严重免疫抑制状态下均有可能发生纤维淤胆性肝炎。

严重的全身性免疫抑制是纤维淤胆性肝炎发生的必备前提条件。在此种情况下,肝炎病毒被充分激活,高度复制和(或)过度表达病毒抗原。病毒抗原外泌障碍,从而直接导致靶肝细胞病变,是发生纤维淤胆性肝炎并继之导致肝功能衰竭的主要机制。泼尼松龙或甲泼尼龙、硫唑嘌呤、环孢素 A(cyclosporine A,CSA)等主要通过免疫抑制作用诱导纤维淤胆性肝炎的发生,此外,前者还可与 HBV 基因组中的糖皮质激素反应元件结合,促进 HBsAg 等病毒抗原的表达,直接有利于纤维淤胆性肝炎的发生。

HBV 主要是通过激活特异性细胞毒性 T 淋巴细胞(CTL)等引起肝细胞免疫损伤。完整的 HBV 颗粒、表面抗原(HBsAg)等并不显示明确的直接致肝细胞病变作用。但纤维淤胆性肝炎患者存在严重的免疫抑制状态,肝组织缺乏明显的炎症细胞浸润,高度提示此时肝细胞的损伤和功能障碍并非由于免疫攻击。实际上,HBsAg 和(或)HBcAg 在细胞内的异常表达和堆积,可通过纯物理因素引起肝细胞过度膨胀,干扰细胞代谢,耗竭肝细胞的营养成分,导致肝细胞损伤、功能衰竭。HBV 基因组前 S 基因区发生某些突变,或 S 启动子中能调节 HBsAg 合成的 CCAAT 序列突变为 CCAGT,有可能阻抑 HBsAg 的分泌并与某些患者肝细胞内 HBsAg 过多贮积有关。前 C 基因突变可妨碍 HBcAg 的折叠和(或)使之不能外泌,导致 HBcAg 在肝细胞内持续增加。Fang 等报道前 C 基因 1896G→A 终止性突变与纤维淤胆性肝炎相关。Angu 等报道 24 例肝移植后存活超过 3 个月的患者中,有 9 例于肝移植后再感染前 C 突变株,其中 7 例出现 HBV 相关的移植物丧失;这 7 例中有 5 例发生了纤维淤胆性肝炎,从而在临床观测上表明前 C 突变与移植肝发生纤维淤胆性肝炎及继之功能衰竭密切相关。此外,HBcAg 中有一富含精氨酸、丝氨酸和脯氨酸的区域,与宿主细胞 DNA 结合蛋白的对应功能区相似,故推测细胞核中的 HBcAg 还可与宿主细胞的 DNA 直接结合并阻碍其复制和转录。

据推测,HCV 及其抗原在细胞内的过度堆积也可直接导致靶细胞损伤,但目前尚缺乏这方面的直接实验依据。Pessoa 等报道免疫抑制诱导的 HCV 准种(quasispecies)高度变异与 HCV 相关性纤维淤胆性肝炎的发生密切相关,其机制尚有待阐明。

【组织病理】

进行性和匍行性门管区周围纤维化,这是纤维淤胆性肝炎的典型病理学特征之一。轻者可只局限于门管区小静脉周围,重者则广泛波及肝腺泡。纤维组织可自正常大小的汇管区向不同距离的肝腺泡延伸,并呈细带状包绕于肝窦周围。纤维条带可与胆管上皮细胞的不规则基板共同自门管区周围向肝腺泡延伸,有时可见桥样纤维化。

肝内胆汁淤积。胆汁可淤积于毛细胆管、小胆管及肝细胞内。一些区域可见吞噬有胆色素的巨噬细胞聚集。不同病例的肝内胆汁淤积的程度差别可以很大。

肝细胞气球样变性。一般病情愈重者,其范围愈广;但随着病情的继续恶化,可因细胞融合、细胞溶解等因素致细胞丧失。

毛玻璃样肝细胞。是 HBsAg 大量堆积的特征性表现;HBV 相关性纤维淤胆性肝炎基本上均可见到此种细胞,严重者 2/3 以上的肝组织甚至全肝均可见到。HCV 相关性纤维淤胆性肝炎是否存在毛玻璃样细胞,尚未见相关描述。

肝组织炎症轻微。一般炎症细胞浸润较少,肝细胞炎性坏死较轻,甚至根本无明显炎症。部分病例可有轻到中度混合性炎病反应,门管区及肝实质有淋巴细胞、浆细胞、嗜伊红细胞或中性粒细胞等浸润,在纤维淤胆性肝炎早期相对明显。

不同程度的碎屑样或桥样坏死,肝细胞内可有不同数量的嗜酸小体。一些区域可见局灶性静脉周围细胞丧失伴网硬蛋白塌陷。普通重型肝炎时所见大块或亚大块肝坏死基本不见。

免疫组织化学染色,普遍见肝细胞内 HBsAg 和(或)HBcAg 超负荷染色,主要分布于气球样变性和毛玻璃样改变的肝细胞。HBsAg 一般分布于胞浆中,而 HBcAg 在胞核和胞浆中均有分布。HBsAg 和 HBcAg 还可呈膜型表达。有些患者肝细胞内可检出 HDAg,多在核型分布,偶在胞浆中看见,提示 HBV/HDV 重叠感染。少数病例还可检见巨细胞病毒(CMV)。关于 HCV 相关性 FCH,目前尚缺乏有关免疫组化资料。

【临床表现】

1. 起病时间和病程

发病早者可于器官移植术后 3～3.5 个月即获得组织学诊断,一般在术后 6～12 个月发病者最常见,长者可于 2.5 年后起病。Benner 等报道 1 例患者接受二次肝移植,术后 1 个月即发生,术后 2 个月移植肝功能丧失。一旦发生纤维淤胆性肝炎,患者多在 3～4 个月内,甚至 2～6 周内因肝功能衰竭及相关严重并发症而死亡。Poulet 等报道 1 例合并 HBV 感染的终末期 AIDS 患者,自发现纤维淤胆性肝炎后 4 个月内即死于进行肝功能障碍。

2. 进行性黄疸

黄疸可突然出现并进行性加重;肝区可有隐痛、胀痛,肝脏不同程度肿大;严重者可有皮肤瘙痒、粪便颜色变浅等。患者常感全身乏力、食欲不振;当病情快速进展至亚急性肝衰竭或暴发性肝衰竭时,患者极度乏力,黄疸进一步加深。可以出现皮肤瘀点、瘀斑、消化道出血等凝血功能障碍表现。

3. 不同程度的肝性脑病

肝肾综合征、水电解质和酸碱平衡紊乱、肝肺综合征、心血管系统功能障碍、感染包括二重感染等严重并发症。由于纤维淤胆性肝炎是在高度免疫抑制的状况下发生的,因此一旦合并细菌、真菌或其他病毒感染常非常严重,不易控制。此外,患者还有原先各种慢性消耗性基础疾病所引起的症状或体征,包括营养不良等。

【辅助检查】

血总胆红素水平可高达 $400\mu mol/L$ 以上,血清直接胆红素水平相对较高。ALT 和 AST 轻至中度升高,血 γ-GT、ALP 常显著升高,有报道 γ-GT 可高达 4000U/L 左右。血清白蛋白水平多在 32g/L 以下(以正常 38g/L 计)。血浆凝血酶原时间显著延长,可至 50 秒以上。血清中一般可以检测出相应病毒学标志,如 HBsAg\HBeAg\HBV DNA 或抗-HCV、HCV RNA 等。

【诊断】

诊断纤维淤胆性肝炎应抓住如下要点。

在严重的全身免疫抑制状态下,特别是因器官移植而使用免疫抑制剂时,应警惕纤维淤胆性肝炎。

在上述前提下出现进行性黄疸,全身乏力,病情迅速恶化;但血 ALT、AST 仅轻至中度升高,而 ALP、γ-GT 显著提高。此时应怀疑可能发生纤维淤胆性肝炎。

血样检查证实存在 HBV、HCV 或其他肝炎病素养感染时,应高度怀疑纤维淤胆性肝炎。

肝活检可获明确诊断。根据符合上述病理特征的情况,可做出纤维淤胆性肝炎、纤维淤胆性肝炎初期或不典型纤维淤胆性肝炎、纤维溶细胞性肝炎等诊断。

纤维淤胆性肝炎应注意与各种急慢性排斥反应、普通慢性病毒性肝炎及肝衰竭、药物性肝损害、其他原因所致的肝内淤胆等进行鉴别,特别是前二者。

【治疗】

不同免疫抑制因素诱导的纤维淤胆性肝炎,其治疗原则有所不同。现将目前有关治疗纤维淤胆性肝炎的措施总结如下,并作简要评价。

1. 核苷类似物

主要有拉米夫定(lamivudine)、泛昔洛韦(famciclovir)、阿的福韦(aderfovir)、洛布卡韦(lobucavir)和甘昔洛韦(ganciclovir)等。这类药物可竞争性抑制 HBV 的反转录和复制过程,不增加移植排斥反应的危险;理论上是 HBV 相关性纤维淤胆性肝炎首选的治疗措施,目前尚缺乏系统的疗效评价。AI Faraidy 等用拉米夫定 100mg,口服,1 次/天治疗一肾移植术后 6 个月发生纤维淤胆性肝炎的患者,疗程自诊断后 2 个月开始,治疗 6 个月后血清 HBV DNA 降至测不出,肝功能基本恢复正常。Chan 等用拉米夫定治疗 1 例肾移植术后 8 个月发生纤维淤胆性肝炎的患者,疗程自明确诊断后立即开始,结果 4 个月内血 HBV DNA 即显著下降,肝功能逐渐好转;24 个月后病情基本稳定。Jamal 等长程静脉滴注甘昔洛韦治疗 1 例肝移植后不久发生的 HBV 相关性纤维淤胆性肝炎,结果患者术后 2 年仍生存良好。及早发现纤维淤胆性肝炎并给予此类药物,保证足够疗程,合理联合用药以减少或避免耐药株的出现,有助于提高疗效。由于 HCV 不具有反转录酶和反转录过程,因此一般不用上述药物治疗 HCV 所致纤维淤胆性肝炎。不过 Morales 等报道利巴韦林(病毒唑,ribavrin)对此有一定效果。

2. 其他治疗措施

干扰素对合并 HBV 感染的 AIDS 患者的纤维淤胆性肝炎,是很好的适应证;若用于治疗器官移植诱发的纤维淤胆性肝炎,应警惕激活或增强排斥反应的危险。高效价乙型肝炎免疫球蛋白(HBIg)多用于肝移植后预防 HBV 再感染,但由于它只与胞浆中的 HBV 结合,对细胞内的 HBV 无能为力,故很少用来治疗纤维淤胆性肝炎。减少免疫抑制药物未必很有效,应以能有效控制移植排斥反应为最低限度。对发生纤维淤胆性肝炎并已进展至暴发性肝衰竭者,可以进行肝移植和二次肝移植,但这种治疗往往收效甚微,突出表现为手术失败率高、并发症多、移植肝可更快遭受攻击,包括纤维淤胆性肝炎等。当然,合理的对症基础支持治疗及控制并发症也十分必要。

(许世峰 刘 军 周明花)

参 考 文 献

Allen DL, Samol J, Benjamin S, et al. 2004. Survey of the use and clinical effectiveness of HPA-1a/5b-negative platelet concentrates in proven or suspected platelet alloimmunization. Transfus Med, 14(6):409-417.

Barst RJ, Rubin LJ, Long WA. 1996. A comparison of continuous intravenous epoprostenol (prostacyclin) with conventional therapy for primary pulmonary hypertension. The Primary Pulmonary Hypertension Study Group. N Engl J Med, 334(5):296-302.

Clavien PA, Harvey PR, Strasberg SM. 1992. Preservation and reperfusion injuries in liver allografts. An overview and synthesis of current studies. Transplantation, 53(5):957-978.

Creteur J, Sibbald W, Vincent JL. 2000. Hemoglobin solutions—not just red blood cell substitutes. Crit Care Med, 28(8): 3025-3034.

Delaflor-Weiss E, Mintz PD. 2000. The evaluation and management of platelet refractoriness and alloimmunization. Transfus Med Rev, 14(2):180-196.

Ketcham EM, Cairns CB. 1999. Hemoglobin-based oxygen carriers: development and clinical potential. Ann Emerg Med, 33(3):326-337.

Kanwal F, Dulai GS, Spiegel BM, et al. 2005. A comparison of liver transplantation outcomes in the pre- vs. post-MELD eras. Aliment Pharmacol Ther, 21(2):169-177.

Kaczmarek I, Sadoni S, Schmoeckel M, et al. 2005. The need for a tailored immunosuppression in older heart transplant recipients. J Heart Lung Transplant, 24(11):1965-1968.

Keipert P. 2006. Oxygent, a perfluorochemical-based oxygen therapeutic for surgical patients. In: Winslow R, ed. Blood Substitutes. London: Elsevier Inc, 312-323.

Simonson MS, Dunn MJ. 1991. Endothelins: a family of regulatory peptides. State-of-the-art lecture. Hypertension, 17(6 Pt 2):856-863.

Schonewille H, Haak HL, van Zijl AM. 1999. Alloimmunization after blood transfusion in patients with hematologic and oncologic diseases. Transfusion, 39(7):763-771.

Wolfe RA, Ashby VB, Milford EL, et al. 1999. Comparison of mortality in all patients on dialysis, patients on dialysis awaiting transplantation, and recipients of a first cadaveric transplant. N Engl J Med, 341(23):1725-1730.

索　引

A

阿尔茨海默病（Alzheimer disease，AD）　585
阿司匹林性哮喘（aspirin asthma，AA）　502

B

白癜风（vitiligo）　1163
鼻息肉（nasal polyp，NP）　493
鼻咽淋巴组织（nasopharyngeal-associated lymphoid tissue，NALT）　757
扁平苔藓（lichen planus，LP）　1165
变应性鼻炎（allergic rhinitis，AR）　1118
变应性肉芽肿血管炎（Churg-Strauss 综合征）　385
变应性真菌性鼻窦炎（allergic fungal sinusitis，AFS）　1125
布-加综合征（Budd-Chiari syndrome，BCS）　888

C

肠系膜淋巴结炎（mesenteric lymphadenitis）　563
成人丙种球蛋白缺乏症（adult agamma globulin deficiency AGD）　732
成人 Still 病（adult onset Still's disease AOSD）　239
川崎病（Kawasaki disease，KD）　372
春季卡他性结膜炎（vernal conjunctivitis，VC）　483
Crohn 病（Crohn disease，CD）　900

D

多发大动脉炎（takayasu arteritis）　358
多发性骨髓瘤（multiple myeloma，MM）　637
多发性肌炎（polymyositis，PM）　335
多发性硬化（multiple sclerosis，MS）　1043

E

恶性组织细胞病（malignant histiocytosis，MH）　653

F

反复性自然流产（recurrent or repetitive spontaneous abortion，RSA）　1211
反应性关节炎（reactive arthritis，ReA）　429
反应性气道功能不全综合征（reactive airway dysfunction syndrome，RADS）　504
非霍奇金淋巴瘤（non-Hodgkin lymphoma，NHL）　624
非特异肉芽肿前列腺炎（non-specific granulomatous prostatitis，NSGP）　1188
分泌性中耳炎（otitismedia with effusion，OME）　1104
风湿热（rheumatic fever，RF）　438
复发性阿弗他溃疡（recurrent Aphthous ulcer，RAU）　1138

G

干燥综合征（Sjögren syndrome）　36
共同黏膜免疫系统（common mucosal immune system，CMIS）　1137
骨关节炎（osteoarthritis，OA）　450
骨质疏松（osteoporosis）　220
过敏性鼻炎（allergic rhinitis，AR）　490
过敏性结膜炎（allergic conjunctivitis，AC）　483
过敏性哮喘（allergic asthma，AA）　495
过敏性紫癜（anaphylactoid purpura）　387，1179

H

花粉症（pollinosis）　486
混合性结缔组织病（mixed connective tissue disease，MCTD）　265
混合性结缔组织病（multi-connective tissue diseases）　36
获得性免疫缺陷综合征（acquired immunodeficiency syndrome，AIDS）　748
获得性神经性肌强直（acquired neuromyotonia，ANM）　1044
霍奇金淋巴瘤（Hodgkin lymphoma，HL）　624

I

IgA 缺乏症（immunodeficiency with IgA）　727

J

肌萎缩侧索硬化（amyotrophic lateral sclerosis，

ALS）　1045

急性播散性脑脊髓炎（acute disseminated encephalomyelitis, ADEM）　1018

急性皮肤红斑狼疮（acute cutaneous lupus erythematosus, ACLE）　273

急性肾炎综合征（acute nephritic syndrome）　914

季节性过敏性结膜炎（seasonal allergic conjunctivitis, SAC）　1073

甲状旁腺功能减退症（hypoparathyroidism）　997

甲状腺功能减退症（hypothyroidism）　603

僵人综合征（Stiffman syndrome, SMS）　1041

交感性眼炎（sympathetic ophthalmic ）　1085

接触性皮炎（contact dermatitis, CD）　517

结节病（sarcoidosis）　560

结节多动脉炎（polyarteritis nodosa, PAN）　368

结节性红斑（erythema nodosum, EN）　1181

巨乳头结膜炎（giant papillary conjunctivitis, GPC）　484

巨细胞动脉炎（giant cell arteritis）　356

K

卡氏肺囊虫肺炎（pneumocytic carinii pneumomia, PCP）　750

抗核抗体（antinuclear antibody, ANA）　265

抗核周因子抗体（antiperinuclear fac-tor, APF）　225

抗环瓜氨酸肽抗体（anti-CCP antibody）　225

抗角蛋白抗体（anti keratin antibody, AKA）　38

抗磷脂综合征（anti-phospholipids syndrome, APS）　286

抗内皮细胞抗体（antiendothelial cell antibodies, AECA）　354

溃疡性结肠炎（ulcerative colitis, UC）　895

L

狼疮性脂膜炎（lupus panniculitis）　274

老年黄斑变性（age- related macular degeneration, ARMD）　595

类风湿关节炎（rheumatoid arthritis, RA）　217

类风湿因子（rheumatoid factor, RF）　38

淋巴水肿（lymphoedema）　543

卵巢不敏感综合征（resistant/insensitive ovarian syndrome, ROS）　1196

卵巢早衰（premature ovarian failure, POF）　1193

M

慢性淋巴细胞甲状腺炎（chronic lymphocytic thyroiditis）　993

慢性淋巴细胞性白血病（chronic lymphocytic leukemia, CLL）　617

慢性炎症性脱髓鞘多发性神经病（chronic inflammatory demyelinating polyradiculoneuropathy, CIDP）　1022

猫抓病（cat scratch disease）　560

毛细淋巴管瘤（capillary lymphangioma）　550

梅尼埃病（Ménière's disease, MD）　1100

免疫性胆管炎（immune cholangitis, IC）　891

N

黏膜相关淋巴组织（mucosal-associated lymphoid tissues, MALT）　1136

P

皮病性淋巴结炎（dermatopathic lymphadenitis）　562

皮肌炎（dermatomyositis, DM）　335

普通变异免疫缺陷病（common variable immunodeficiency, CVID）　683

Q

强直性脊柱炎（ankylosing spondylitis, AS）　294

侵蚀性炎性骨关节炎（erosive in-flammatory arthritis, EIA）　463

R

人类白细胞抗原（human leukocyte antigen, HLA）　252

S

舌灼痛（burning mouth syndrome, BMS）　1142

肾病综合征（nephrotic syndrome, NS）　924

肾动脉狭窄（renal artery stenosis）　946

肾脏免疫病（immunological nephrology）　911

湿疹血小板减少伴免疫缺陷综合征（Wiskott-Aldrich syndrome, WAS）　715

食管硬化病（esophageal scleroderma）　851

视神经脊髓炎(neuro-optic myelitis,NOM) 1016

嗜酸粒细胞胃肠炎(eosinophilic gastroenteri-
tis) 857

宿主抗移植物反应(host versus graft reaction,
HVGR) 1232

T

特发性肺动脉高压(idiopathic pulmonary artery
hypertension,IPAH) 794

特发性间质性肺炎(idiopathic interstitial pneu-
monias,IIP) 769

特发性免疫性耳聋(sudden sensorineural hear-
ing loss,SSNHL) 1098

特发性面神经麻痹(idiopathic facial palsy) 1112

特应性角膜结膜炎(atopic keratoconjunctivitis,
AKC) 484

特应性皮炎(atopic dermatitis,AD) 512

脱屑性间质性肺炎(desquamative interstitial
pneumonia ,DIP) 769

W

韦格纳肉芽肿(Wegener granulomatosis) 379

围生期心肌病(peripartum cardiomyopathy,
PPCM) 845

未分化型脊柱关节病(undifferentiatedspondy-
loarthropathy,uSpA) 294

X

X性连锁高IgM综合征(X-linked hyperIgM
syndrome,XMS) 730

系统性红斑狼疮(systemic lupus erythemato-
sus,SLE) 36

系统性硬化(systemic sclerosis,SSc) 316

纤维淤胆性肝炎(fibrosing cholestatic hepati-
tis,FCH) 1280

显微镜下多血管炎(microscopic polyangiitis,
MPA) 376

限制型心肌病(restrictive cardiomyopathy,
RCM) 824

腺垂体功能减退症(anterior pituitary hypo-
function,APH) 984

小柳-原田综合征(Vogt-Koyanagi-Harada dis-
ease,VKHS) 1060

小舞蹈病(chorea minor,CM) 1048

血清阴性脊柱关节病(seronegative spondyloar-
thropathies,SpA) 294

荨麻疹(urticaria) 519

Y

亚急性甲状腺炎(subacute thyroiditis) 992

亚急性皮肤型红斑狼疮(subacute cutaneous
lupus erythematosus, SCLE) 273

炎症性肠病性关节炎(inflammatory bowel dis-
ease arthritis,IBDA) 311

移植抗原(transplantation antigen) 1230

移植物抗白血病反应(graft versus leukemia re-
action,GVLR) 1275

移植物抗宿主反应(graft versus host reaction,
GVHR) 1232

遗传性血管性水肿(hereditary angioedema,
HAE) 521

疫苗后淋巴结炎(postvaccinal lymphadenitis) 561

银屑病(psoriasis) 1156

银屑病关节炎(psoriatic arthritis,PsA) 308

幼年特发性关节炎(juvenile idiopathic arthri-
tis,JIA) 252

原发性胆汁性肝硬化(primary biliary cirrho-
sis,PBC) 414

原发性全身性骨关节炎(primarygeneralized os-
teoarthritis) 465

Z

增殖细胞核抗原(proliferating cell nuclear anti-
gen, PCNA) 219

职业性急性变应性肺泡炎(occupational acute
allergic alveolitis) 1227

职业性哮喘(occupational asthma) 1224

中毒性表皮坏死松解症(toxic epidermal
necrolysis,TEN) 524

重症肌无力(myasthenia gravis,MG) 1023

子宫内膜异位症(endometriosis,EMT) 1197

子宫腺肌病(adenomyosis) 1204

自身免疫性感音神经性聋(autoimmune senso-
rineural hearing loss,ASNHL) 1093

自身免疫性溶血性贫血(autoimmune hemolytic
anemia,AIHA) 961

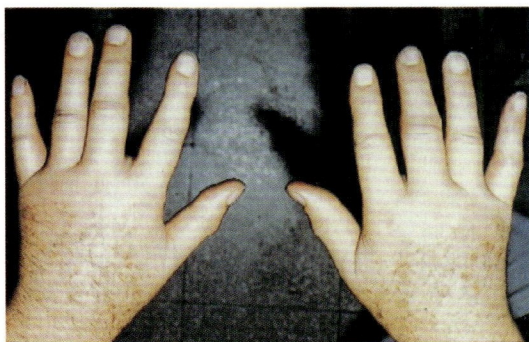

图 1　RS3PE 大面积急性疼痛性、凹陷性水肿

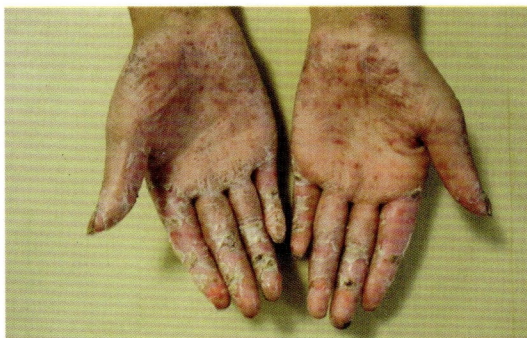

图 2　系统性红斑狼疮血管炎

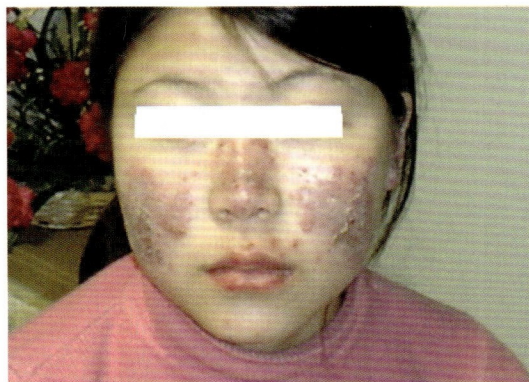

图 3　SLE 蝶形红斑

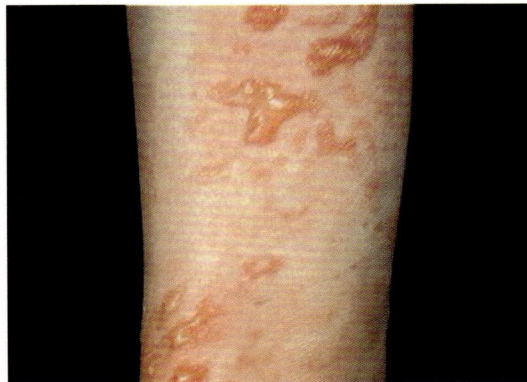

图 4　系统性红斑狼疮大疱性皮疹

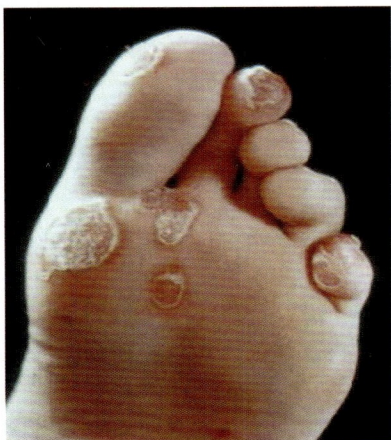

图 5　脓溢性角化病

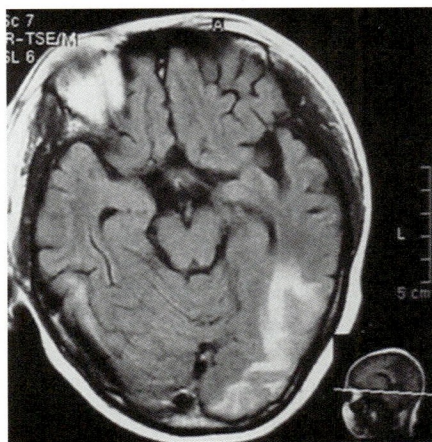

图 6　SLE 患者颅内出血灶

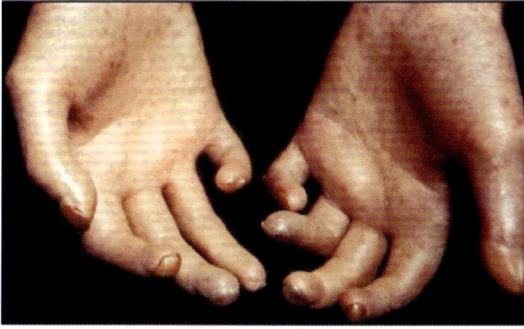

图 7 硬皮病指端硬化病和指端骨吸收

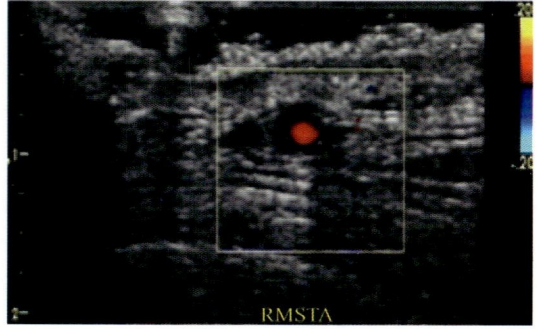

图 8 右侧颞浅动脉主干血管横断面声像图显示血管腔变窄，血流信号呈周边充盈缺损样改变，病变增厚的血管壁呈低回声"晕"环绕血管腔内血流信号，此为巨细胞颞动脉炎的特征性图像改变
RMSTA，右侧颞浅动脉主干

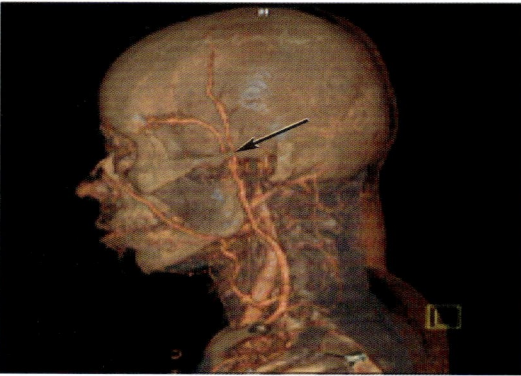

图 9 巨细胞动脉炎颞动脉 CTA 显示颞动脉受累部位血管狭窄并狭窄后血管扩张

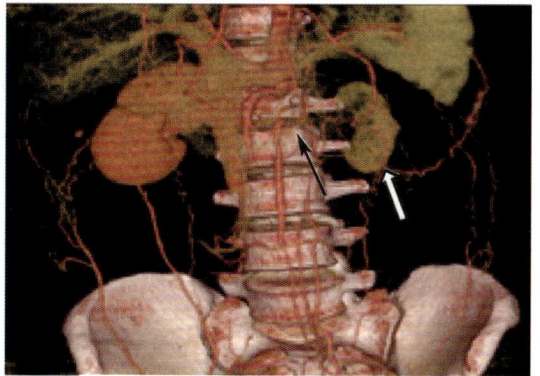

图 10 大动脉炎 CTA 显示
腹主动脉（↑）及左肾动脉闭塞，左肾萎缩（⇑）

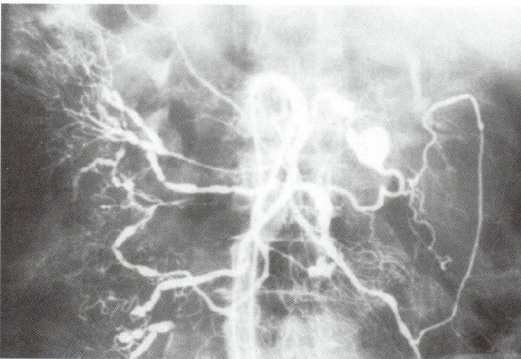

图 11 结节性多动脉炎肠系膜上动脉造影显示多个形状、大小不一的囊状动脉瘤，动脉管腔狭窄、扩张

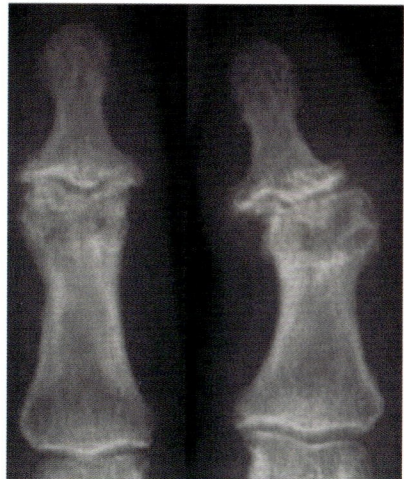

图 12 OA "海鸥翼" 征